HANDBUCH DER MEDIZINISCHEN RADIOLOGIE

ENCYCLOPEDIA OF MEDICAL RADIOLOGY

HERAUSGEGEBEN VON · EDITED BY

L. DIETHELM
MAINZ

O. OLSSON
LUND

F. STRNAD
FRANKFURT/M.

H. VIETEN
DÜSSELDORF

A. ZUPPINGER
BERN

BAND/VOLUME XVII

SPRINGER-VERLAG BERLIN · HEIDELBERG · NEW YORK 1970

SPEZIELLE STRAHLENTHERAPIE GUTARTIGER ERKRANKUNGEN

RADIATION THERAPY OF BENIGN DISEASES

VON · BY

L. CAMPANA · G. HOFFMANN · A. JAKOB · E. KLEBERGER
W. MEHRING · W. OELSSNER · H. OESER · G. VON PANNEWITZ
W. S. REICHEL · J. K. RIES · E. SCHERER · E. RUCKENSTEINER
W. SCHLUNGBAUM · H. TRÜBESTEIN

REDIGIERT VON · EDITED BY

A. ZUPPINGER · E. RUCKENSTEINER
BERN INNSBRUCK

MIT 76 ABBILDUNGEN
WITH 76 FIGURES

SPRINGER-VERLAG BERLIN · HEIDELBERG · NEW YORK 1970

ISBN-13: 978-3-642-95154-1 e-ISBN-13: 978-3-642-95153-4
DOI: 10.1007/978-3-642-95153-4

Softcover reprint of the hardcover 1st edition 1970

Titel-Nr. 5859

Vorwort

Die Strahlentherapie gutartiger Erkrankungen ist zu Unrecht einesteils in Vergessenheit geraten, andererseits fürchtet man vor allem unerwünschte oder gar gefährliche Bestrahlungsfolgen. Die möglichen Gefährdungen sind heute, dank Untersuchungen in den beiden letzten Jahrzehnten, gut bekannt. Bei richtiger Indikationsstellung und adäquater Technik sind die Gefahren bei Bestrahlung gutartiger Erkrankungen von gleicher Größenordnung, wenn nicht kleiner, als diejenigen anderer medizinischer Maßnahmen. In zahlreichen Fällen ist die Strahlentherapie die wirksamste, gelegentlich sogar die lebensrettende Behandlung. Auch kann sie angewandt werden, wenn andere Verfahren nicht zum gewünschten Erfolg geführt haben. Anzeigestellung, Methodik, Erfolgsaussichten, mögliche Gefährdung und ihre Vermeidung werden bei verschiedenen Erkrankungen beschrieben. Die Darstellung des derzeitigen Standes des Wissens auf dem Gebiet der Strahlentherapie gutartiger Erkrankungen gibt dem Fachmann ein wertvolles Hilfsmittel in die Hand und wird diese Behandlungsform zu der ihr gebührenden Anwendung führen.

Bern, April 1970

A. Zuppinger

Preface

In non-malignant diseases radiotherapy has on the one hand fallen into undeserved neglect and on the other aroused fears of undesirable and even dangerous sequelae. Today, as a result of studies carried out over the last 20 years, the risks of radiation are well understood. Given correct interpretation of symptoms and adequate technical resources, the risks of treating non-malignant diseases by irradiation are of the same order of magnitude, or less than those attending other medical procedures. Radiotherapy is very often the most effective treatment and on occasion can even be life-saving. It can also be used where other methods have failed. Indications, techniques, chances of success, potential risks and how avoid them are described for a variety of morbid conditions. This statement of what is currently known about radiotherapy in non-malignant diseases will be a valuable tool in the hands of the specialist and should help to ensure the wider use of this form of treatment.

Bern, April 1970

A. Zuppinger

Inhaltsverzeichnis

A. Allgemeine Richtlinien und Methodik. Von W. S. REICHEL 1
I. Einleitung 1
II. Kurzer historischer Rückblick 2
III. Bemerkungen zur Nomenklatur 3
IV. Strahlenbiologische Grundlagen 4
V. Alleinige Strahlentherapie oder Kombination mit anderen Behandlungsverfahren 6
VI. Somatische und genetische Schäden und ihre Verhütung 8
VII. Indikationen und Gegenindikationen 12
VIII. Allgemeine Methodik 14
IX. Zusammenfassung und Schlußbemerkung 16
Literatur 17

B. Akute und chronische Entzündungen. Von G. HOFFMANN 19
I. Einführung 19
II. Bezeichnung der Methode 21
III. Historischer Überblick 22
IV. Wirkung der Entzündungsbestrahlung 24
1. Einleitung 24
2. Pathologie und Pathophysiologie der Entzündung 24
a) Grundlagen und Begriffe 24
b) Der Gewebsaufbau 24
α) Die Blutbahn 24
β) Das Bindegewebe 25
γ) Die Lymphgefäße 25
c) Entzündungsursachen 25
α) Physikalische Ursachen 25
β) Chemische Ursachen 26
γ) Lebende Entzündungserreger 26
d) Der Ablauf der Entzündung 26
α) Morphologische Merkmale der sekundären entzündlichen Gewebsalteration 26
β) Physikalisch-chemische Merkmale der sekundären entzündlichen Gewebsalteration . . 26
γ) Biologisch-chemische Merkmale der sekundären entzündlichen Gewebsalteration 27
e) Die entzündliche Kreislaufstörung 28
f) Die entzündliche Exsudation 29
g) Die entzündliche Infiltration 29
h) Die Proliferation und Narbenbildung 30
i) Allgemeine übergeordnete Entzündungsreaktionen des Organismus 30
3. Der Strahleneffekt kleiner Dosen 30
a) Allgemeines 30
b) Strahlenbedingte Veränderungen der Zellen und des Gewebes unter dem Aspekt der entzündlichen Gewebsalteration 32
c) Strahlenbedingte Kreislaufveränderungen unter dem Aspekt der entzündlichen Kreislaufstörung 35
d) Strahlenbedingte Gewebsveränderungen unter dem Aspekt und im Vergleich zur entzündlichen Exsudation und Infiltration 36
e) Strahlenbedingte Gewebsveränderungen unter dem Aspekt der entzündlichen Proliferation und Narbenbildung 38
f) Übergeordnete Faktoren der Entzündungsbestrahlung 38
4. Allgemeine Probleme sowie Indikation und Gegenindikation der Entzündungsbestrahlung . 38
5. Bestrahlungstechnik 40
V. Die spezielle Entzündungsbestrahlung 41
1. Entzündungen der Haut und der Anhangsgebilde 41
a) Onychomycosis trichophytica 41
b) Paronychie 42

c) Trichophytia profunda . . . 42
d) Furunkuloide Form der Trichophytie-Blastomykose, Sporotrichose . . . 42
e) Actinomykose . . . 43
f) Hidradenitis . . . 43
g) Folliculitis . . . 44
h) Furunkel — Furunkulose . . . 45
i) Karbunkel . . . 46
j) Erysipel (Wundrose oder auch Rotlauf) . . . 46
k) Erysipeloid . . . 46
l) Acne vulgaris . . . 46
m) Acne conglobata . . . 47
n) Chronische oberflächliche oder tiefer gehende, wuchernde (vegetierende) oder atrophisierende Pyodermien . . . 47
o) Ekzem . . . 47
p) Verbrennungen . . . 47

2. Entzündungen drüsiger Organe . . . 48
a) Mastitis . . . 48
b) Mastodynie und Mastopathie . . . 48
c) Parotitis . . . 49
d) Thyreoiditis . . . 50
e) Akute und chronische Pankreatitis . . . 50
f) Thymushyperplasie . . . 50
g) Tonsillitis . . . 50

3. Entzündungen der Weichteile, des Knorpels und der Knochen . . . 51
a) Phlegmonen . . . 51
b) Absceß . . . 52
c) Gasbrand . . . 52
d) Panaritium . . . 53
e) Osteomyelitis . . . 54
f) Ostitis deformans Paget . . . 55
g) Eosinophiles Granulom . . . 55
h) Osteochondrosis, Chondrosis und Perichondrosis . . . 56

4. Entzündungen der Gelenke . . . 56
a) Arthritis . . . 56
b) Spondylarthritis ankylopoetica . . . 56
c) Periarthritis humeroscapularis . . . 57
d) Peritendinitis calcarea . . . 58
e) Tendinitis, Paratendinitis (Tendovaginitis), Epicondylitis . . . 58
f) Myositis ossificans circumscripta . . . 59

5. Entzündungen der übrigen Organe und Organsysteme . . . 59
a) Thoraxorgane . . . 59
b) Bauchorgane . . . 60
c) Harnapparat . . . 60
d) Die Mundhöhle (Zähne und umgebendes Gewebe) . . . 61
e) Nasennebenhöhlen und Ohr . . . 61
f) Weibliche und männliche Geschlechtsorgane . . . 62
g) Entzündung des Lymphgewebes . . . 62

6. Tuberkulose . . . 63
a) Tuberkulöse Lymphome . . . 63
b) Tuberkulose des Abdomens . . . 64
c) Mastitis tuberculosa . . . 64
d) Knochen- und Gelenktuberkulose . . . 64
e) Tuberkulose übriger Organe . . . 64
f) Tuberkulose der Haut . . . 64

Literatur . . . 65

C. Degenerative Erkrankungen. Von G. v. PANNEWITZ . . . 73

I. Die Arthrosis deformans . . . 73
a) Vorbemerkungen zur Pathologie . . . 73
b) Vorbemerkungen zur Klinik . . . 74
c) Vorbemerkungen zur Statistik . . . 75
d) Strahlentherapie . . . 75
α) Historische Vorbemerkungen . . . 75
β) Wirkung der Bestrahlung . . . 76

γ) Ergebnisse der Röntgentherapie . . . 77
δ) Voraussetzungen des Bestrahlungserfolges . . . 79
ε) Dosierung . . . 82
c) Vergleich mit anderen Methoden . . . 84

II. Osteochondrosis dorsi . . . 86
a) Vorbemerkungen zu Pathologie und Klinik . . . 86
b) Strahlentherapie . . . 87
α) Ergebnisse und Wirkungsweise . . . 87
β) Dosierung . . . 88
c) Vergleich mit anderen Methoden . . . 89

III. Periarthritis humeroscapularis . . . 90
a) Klinische Vorbemerkungen . . . 90
b) Strahlentherapie . . . 92
α) Wirkung und Ergebnisse . . . 92
β) Dosierung und Behandlungstechnik . . . 94
c) Vergleich mit anderen Methoden . . . 95

IV. Die Sehnenansatzperiostosen . . . 96
a) Epicondylitis . . . 96
b) Calcaneussporn . . . 97

V. Das Sudeck-Syndrom . . . 98
a) Klinische Vorbemerkungen . . . 98
b) Therapie . . . 99

VI. Die schmerzhafte Osteoporose . . . 100

VII. Ergänzende Bemerkungen . . . 101

Literatur . . . 104

D. Gutartige Nervenkrankheiten. Von E. Scherer . . . 108

I. Einleitung und allgemeine Vorbemerkungen . . . 108

II. Spezieller Teil: Zentrale Erkrankungen . . . 109
1. Gehirn und Gehirnhäute . . . 109
a) Die Epilepsie . . . 109
b) Die luetische Encephalitis (progressive Paralyse) . . . 110
c) Entzündliche Erkrankungen (Encephalitis und Meningitis verschiedener Genese) . . . 111
d) Gefäßprozesse . . . 112
α) Organische Erkrankungen . . . 112
β) Funktionelle Erkrankungen . . . 113
e) Hydrocephalus, Commotio cerebri, Liquorrhoe . . . 114
f) Degenerative Erkrankungen . . . 115
g) Erkrankungen der Hirnnerven . . . 115
α) Die Neuritis nervi optici . . . 115
β) Die Trigeminusneuralgie . . . 115
γ) Die Neuralgien des N. facialis und N. glossopharyngeus . . . 117
2. Rückenmark und Rückenmarkshäute . . . 117
a) Die multiple Sklerose . . . 117
b) Die Tabes dorsalis . . . 119
c) Die Poliomyelitis . . . 120
d) Arachnitis spinalis adhaesiva . . . 121
e) Syringomyelie und andere degenerative Erkrankungen . . . 121

III. Spezieller Teil: Periphere Erkrankungen . . . 123
1. Neuralgien und Neuritiden . . . 123
a) Die Occipitalneuralgie . . . 124
b) Die Plexuserkrankungen . . . 124
c) Die Intercostalneuralgie . . . 125
d) Die Coccygodynie . . . 126
2. Der Phantomschmerz . . . 126
3. Der Herpes zoster . . . 127

IV. Schlußbetrachtung . . . 128

Literatur . . . 128

E. Die Strahlentherapie allergischer Krankheiten. Von W. SCHLUNGBAUM . . . 133
I. Asthma bronchiale . . . 133
a) Zur Geschichte der Strahlentherapie des Asthma bronchiale . . . 133
b) Die Wirkungsweise der Röntgentherapie . . . 134
c) Zur Bestrahlungstechnik . . . 136
d) Klinischer Verlauf . . . 136
e) Ergebnisse der Strahlentherapie des Asthma bronchiale . . . 136
f) Zur Indikation der Strahlentherapie des Asthma bronchiale . . . 138
g) Zusammenfassung . . . 138
II. Rhinitis vasomotorica und Heuschnupfen . . . 138
a) Therapie . . . 139
b) Strahlentherapie . . . 139
c) Therapeutische Technik . . . 139
d) Behandlungsergebnisse . . . 140
e) Zusammenfassung . . . 140
Literatur . . . 141

F. Die Strahlentherapie gutartiger Erkrankungen innersekretorischer Drüsen. Von W. SCHLUNGBAUM . . 144
I. Die Strahlentherapie gutartiger Schilddrüsenerkrankungen . . . 144
1. Die Behandlung der Hyperthyreose . . . 144
a) Zur Ätiologie und Pathogenese . . . 144
b) Geschichtliche Übersicht . . . 145
c) Die Röntgenbestrahlung der Hyperthyreose . . . 146
α) Methode und Technik der Röntgenbestrahlung . . . 146
β) Dosierung und Technik . . . 146
γ) Die biologische Wirkung der Röntgenbestrahlung bei Hyperthyreose . . . 147
δ) Ergebnisse der Röntgenbestrahlung bei Hyperthyreose . . . 147
d) Die Radiojodtherapie der Hyperthyreose . . . 149
α) Grundlagen der Radiojodtherapie . . . 149
β) Die radioaktiven Jodisotope. Physikalische Eigenschaften und Gewinnung von Jod-131 150
γ) Dosierung von Jod-131 bei der Therapie der Hyperthyreose . . . 152
δ) Die biologische Wirkung der Radiojodtherapie . . . 166
ε) Praktische Durchführung der Radiojodtherapie der Hyperthyreose . . . 167
ζ) Ergebnisse der Radiojodtherapie der Hyperthyreosen . . . 168
η) Verkleinerung der Struma . . . 171
ϑ) Rückbildung des Exophtalmus . . . 172
ι) Rückbildung der vegetativen Symptome . . . 173
e) Nebenwirkungen und Komplikationen . . . 174
f) Indikationen und Kontraindikationen. Wahl des Behandlungsverfahrens . . . 183
2. Die endokrine Ophthalmopathie (maligner Exophthalmus) und ihre Behandlung . . . 185
a) Klinik und Symptomatologie . . . 187
b) Die Therapie der endokrinen Ophthalmopathie . . . 188
3. Die Strahlentherapie der euthyreotischen Struma . . . 191
a) Die Röntgenbestrahlung der euthyreoten Struma . . . 191
b) Die Radiojodtherapie der euthyreoten Struma . . . 191
4. Die Strahlentherapie der Thyreoiditis . . . 193
II. Strahlentherapie gutartiger Erkrankungen anderer endokriner Organe . . . 197
1. Die Strahlentherapie gutartiger Hypophysenerkrankungen . . . 197
2. Die Strahlentherapie gutartiger Thymuserkrankungen . . . 197
3. Die Strahlentherapie gutartiger Nebennierenerkrankungen . . . 197
4. Die Strahlentherapie gutartiger Erkrankungen der Epiphyse . . . 197
5. Die Strahlentherapie gutartiger Erkrankungen des Pankreas . . . 197
6. Die Strahlentherapie gutartiger Nebenschilddrüsenerkrankungen . . . 197
7. Die Strahlentherapie gutartiger Erkrankungen der Ovarien . . . 197
Literatur . . . 198

G. Hyperplasien. Von H. TRÜBESTEIN . . . 218
I. Condylomata acuminata . . . 218
II. Hyperplasien des adenoiden Gewebes des Nasenrachenraumes . . . 219
III. Thymushyperplasie . . . 221
Literatur . . . 224

H. Gefäßerkrankungen. Von H. Trübestein . . . 229
I. Obliterierende Gefäßerkrankungen . . . 229
II. Die Thrombophlebitis . . . 233
Literatur . . . 236

J. Funktionelle Strahlentherapie. Von W. Oelssner . . . 238
I. Einleitung . . . 238
II. Strahlenbehandlung der Angina pectoris und der Herzinsuffizienz . . . 242
1. Allgemeines . . . 242
2. Behandlung der Angina pectoris durch Bestrahlung des vegetativen Nervensystems . . . 243
a) Historisches . . . 243
b) Wirkungsweise . . . 244
c) Bestrahlungstechnik . . . 244
d) Bestrahlungswirkungen und Ergebnisse . . . 246
e) Indikationsstellung . . . 249
3. Behandlung der Angina pectoris durch Nebennierenbestrahlung . . . 251
a) Historisches . . . 251
b) Wirkungsweise . . . 251
c) Bestrahlungstechnik . . . 253
d) Bestrahlungswirkungen und Ergebnisse . . . 253
e) Indikationsstellung . . . 255
4. Behandlung der Angina pectoris und der Herzinsuffizienz durch Radioresektion der euthyreotischen Schilddrüse . . . 256
a) Historisches . . . 256
b) Wirkungsweise . . . 257
c) Voraussetzungen für die Behandlung . . . 258
d) Bestrahlungstechnik und Bestrahlungsfolgen . . . 258
e) Ergebnisse . . . 261
f) Indikationsstellung . . . 264
5. Zusammenfassung . . . 265
III. Strahlenbehandlung der Hochdruckkrankheit . . . 267
1. Allgemeines . . . 267
2. Behandlung der Hypertonie durch Nebennierenbestrahlung . . . 268
3. Behandlung der Hypertonie durch Bestrahlung vegetativer Ganglien . . . 270
4. Behandlung der Hypertonie durch Hypophysen-Zwischenhirnbestrahlung . . . 272
5. Behandlung der Hypertonie durch Bestrahlung des Sinus caroticus . . . 276
6. Zusammenfassung . . . 279
IV. Strahlenbehandlung der Oligurie, der Anurie und der Nephritis . . . 280
V. Strahlenbehandlung des Magen- und Zwölffingerdarmgeschwürs . . . 284
1. Allgemeines . . . 284
2. Historischer Überblick . . . 285
3. Wirkungsweise funktioneller Bestrahlungen . . . 289
4. Bestrahlungstechnik . . . 290
5. Bestrahlungswirkungen und Ergebnisse . . . 292
6. Anzeigestellung zur Ulcusbestrahlung . . . 297
7. Zusammenfassung . . . 298
Literatur . . . 299

K. Fistelbestrahlung. Von W. S. Reichel . . . 310
I. Einleitung und Einteilung der Fisteln . . . 310
II. Strahlentherapeutische Möglichkeiten der Fistelbehandlung . . . 310
III. Primäre Fisteln bei anlagebedingten Fehlbildungen . . . 312
1. Halsfisteln . . . 312
a) Die laterale Halsfistel . . . 312
b) Die häufigere mediane Halsfistel . . . 312
2. Steißbeinfisteln . . . 312
IV. Sekundäre Fisteln als Folge von Entzündungen . . . 313
1. Fisteln von Drüsen mit äußerer Sekretion . . . 313
a) Speichelfisteln . . . 313
b) Schweißfisteln . . . 314

2. Fisteln der Haut, der Schleimhäute und des Bindegewebes . . . 314
a) Ano-rectale Fisteln (Mastdarmfisteln) . . . 314
b) Nebenhoden-Hoden-Fisteln . . . 316
3. Fisteln der Lymphknoten bei Drüsentuberkulose und Drüsenerkrankungen anderer Ätiologie 316
a) Fisteln bei Drüsentuberkulose . . . 316
b) Fisteleiterungen bei Lymphknotenerkrankungen . . . 316
V. Sekundäre Fisteln als Folge von Verletzungen und operativen Eingriffen . . . 316
1. Speichelfisteln . . . 317
2. Nieren- und Ureterfisteln . . . 319
3. Scrotal-Fisteln . . . 320
VI. Sekundäre Fisteln als Folge tumoröser Erkrankungen . . . 320
Zusammenfassung . . . 320
Literatur . . . 321

L. Erkrankungen des Auges und der Orbita. Von H. Oeser und E. Kleberger . . . 322
I. Anatomische Vorbemerkungen . . . 322
II. Zur Strahlenanwendung (Indikation) bei gutartigen Augenerkrankungen . . . 323
III. Zur Bestrahlungstechnik . . . 324
IV. Spezielle Indikation zur Strahlenanwendung am Auge . . . 328
1. Liderkrankungen . . . 328
a) Benigne Tumoren . . . 328
b) Entzündungen . . . 330
2. Erkrankungen der Bindehaut . . . 330
a) Benigne Tumoren . . . 330
b) Entzündungen . . . 331
3. Erkrankungen der Hornhaut und Lederhaut . . . 333
a) Benigne Tumoren . . . 333
b) Degenerationen . . . 333
c) Entzündungen . . . 333
4. Pathologische Zustände in der Augenvorderkammer . . . 341
5. Erkrankungen der Uvea . . . 343
6. Das Glaukom . . . 345
7. Erkrankungen der Netzhaut und ihrer Gefäße . . . 347
8. Erkrankungen der Sehnerven . . . 349
9. Erkrankungen der Orbita . . . 349
a) Benigne Tumoren . . . 349
b) Entzündungen . . . 351
V. Komplikationen infolge / nach Strahlenanwendung am Auge . . . 351
1. Cornea . . . 352
2. Linse . . . 352
3. Glaskörper . . . 353
4. Netzhaut . . . 353
5. Bulbus . . . 353
6. Orbita . . . 354
VI. Strahlenschutzmaßnahmen für das Auge . . . 355
Literatur . . . 356

M. Strahlenbehandlung der Blutungen. Von J. Ries . . . 363
I. Allgemeine Betrachtungen . . . 363
II. Die Wirkung der Strahlen auf den Vorgang der Blutstillung . . . 365
III. Die Strahlenbehandlung bei nicht gynäkologischen Blutungen . . . 370
1. Bestrahlungstechnik und Behandlungsergebnisse . . . 370
IV. Strahlenbehandlung bei gutartigen gynäkologischen Blutungen . . . 370
1. Präklimakterische und klimakterische Blutungen (Prämenopause) . . . 371
a) Indikationen . . . 371
b) Behandlungsmethoden . . . 377
α) Schleimhautbestrahlung mit radioaktiven Isotopen . . . 377
β) Schleimhautbestrahlung mit Radium-Betastrahlen . . . 379
γ) Schleimhaut- und Ovarbestrahlung mit Radium-Gammastrahlen und gammastrahlenden Isotopen . . . 380
δ) Röntgenovarialbestrahlung . . . 381

2. Juvenile Blutungen und andere Blutungsanomalien . . . 382
3. Myomblutungen . . . 384
4. Gefahren der Strahlenbehandlung bei gynäkologischen Blutungen benigner Genese . . . 385
a) Folgen der Behandlung und Komplikationen . . . 385
b) Akute und direkte Strahlenfolgezustände . . . 386

V. Strahleninduzierte maligne Neoplasmen in der Gynäkologie . . . 386

Literatur . . . 391

N. Die Strahlenbehandlung der gutartigen gynäkologischen Erkrankungen (ohne Blutungen). Von J. Ries und W. Mehring . . . 396

I. Einleitung . . . 396

II. Strahlenbehandlung der Myome . . . 396
1. Allgemeines und historische Entwicklung der Myombestrahlung . . . 396
2. Grundlagen der Strahlentherapie der Uterusmyome . . . 398
3. Ovarialbestrahlung — „Kastrationsbestrahlung“. . . . 399
4. Die Wirkung der intrauterinen Radiumbehandlung auf die Uterusmyome . . . 400
5. Klinische Wirkungen und Folgen der Myombestrahlung . . . 400
6. Myombestrahlung und ovarielle Ausfallserscheinungen . . . 401
7. Indikation zur Behandlung der Uterusmyome . . . 402

III. Endometriose . . . 403
1. Indikation zur Therapie . . . 403
2. Technik der Bestrahlung . . . 404

IV. Sterilisierung und Schwangerschaftsunterbrechung durch Strahlen . . . 405

V. Die Entzündungsbestrahlung gynäkologischer Erkrankungen . . . 405
1. Allgemeines . . . 405
2. Mastitis . . . 406
a) Technik der Bestrahlung . . . 407
3. Strahlenbehandlung der Adnexenentzündung und der Parametritis . . . 408
a) Indikationen . . . 408
b) Dosierung und Ergebnisse der Bestrahlung . . . 408
c) Technik der Bestrahlung . . . 409
4. Strahlenbehandlung der Genitaltuberkulose der Frau . . . 409
a) Geschichtliches . . . 409
b) Wirkungsweise der Röntgenbestrahlung auf die Tuberkulose . . . 409
c) Behandlungsindikation . . . 411
d) Technik der Bestrahlungsmethoden . . . 414
5. Genitalaktinomykose . . . 414
a) Technik der Bestrahlung . . . 415
6. Seltenere entzündliche Erkrankungen des weiblichen Genitales . . . 415
7. Arthrosen und klimakterische Arthropathien . . . 415

VI. Funktionelle Strahlentherapie . . . 416
1. Klimakterische Ausfallserscheinungen und Ovarialinsuffizienz . . . 417
2. Mastodynie und Mastopathie . . . 420
3. Pruritus Vulvae et Ani . . . 422
4. Kraurosis Vulvae . . . 422
5. Beeinflussung der Nierenfunktion durch Bestrahlung . . . 423
a) Bestrahlungstechnik . . . 423

VII. Schlußbemerkung . . . 423

Literatur . . . 424

O. Strahlentherapie gutartiger Neubildungen (Hämangiome, Lymphangiome, Keloide). Von A. Jakob . . . 431

I. Einleitung . . . 431

II. Physikalische Eigenschaften der für die Hämangiomtherapie in Frage kommenden Strahlungsquelle . . . 431
1. Radium . . . 431
2. Thorium-X . . . 432
3. Röntgenstrahlen . . . 432
4. Strontium-90 und Yttrium-90 . . . 433
5. Tantal-182 . . . 433
6. Iridium-192 . . . 435

III. Strahlenbelastung und Schädigungsmöglichkeiten durch die in der modernen Therapie verwendeten Strahlungen . . . 436
1. Strahlenbelastung bei der Radiumtherapie der Hämangiome . . . 437
2. Strahlenbelastung bei der Strontium- und Yttriumtherapie . . . 437
3. Strahlenbelastung bei der Weichstrahltherapie . . . 439
4. Zusammenfassung . . . 440
IV. Einteilung, Strahlenempfindlichkeit und Lokalisation der Hämangiome . . . 440
V. Lokalisation und Geschlechtsverteilung . . . 441
VI. Indikationen für die verschiedenen Strahlungen . . . 442
VII. Technik, Dosierung und Ergebnisse der Strahlentherapie der planotuberösen Angiome . . . 443
1. Technik . . . 444
a) Pflege der Applikatoren . . . 444
2. Dosierung . . . 444
3. Ergebnisse der Strontium-90- und Yttrium-90-Therapie . . . 447
VIII. Kavernome und Übergangsformen . . . 447
1. Technik . . . 448
2. Dosierung . . . 448
3. Ergebnisse . . . 449
IX. Therapie des Naevus flammeus . . . 451
1. Technik . . . 452
2. Dosierung . . . 453
X. Die Riesenhämangiome . . . 454
1. Therapie und Dosierung . . . 455
XI. Strahlentherapie der Knochenhämangiome . . . 455
1. Technik . . . 456
2. Dosierung . . . 457
XII. Strahlentherapie der Lymphangiome und Hämangio-Lymphangiome . . . 457
1. Bestrahlungstechnik der Radiotantal-Therapie bei Hämangio-Lymphangiomen . . . 458
2. Dosierung . . . 458
3. Applikationstechnik . . . 458
4. Ergebnisse . . . 460
XIII. Strahlentherapie der Keloide . . . 460
1. Nahbestrahlung und Weichstrahltherapie der Keloide . . . 461
a) Dosierung . . . 462
2. Strontium-90-Therapie der Keloide . . . 462
a) Dosierung . . . 462
3. Die prophylaktische Nachbestrahlung nach Keloidexcision . . . 463
4. Radium-Therapie der Keloide . . . 465
5. Zusammenfassung . . . 465
Literatur . . . 465

P. Mesenchymale Tumoren des Zwischenbereichs von Gut- und Bösartigkeit. Von E. RUCKENSTEINER . . . 470
I. Einleitung . . . 470
II. Die Desmoid-Geschwülste . . . 471
III. Das progressive und rezidivierende Dermatofibrom der Haut (Morbus Darier-Ferrand) . . . 472
IV. Diffus wachsende Fibrome, Lipome, Myxome und komplex-conjunctive Geschwülste . . . 474
Literatur . . . 476
V. Solitäre Riesenzelltumoren (Osteoklastome) des Knochens . . . 477
1. Ansichten über die Natur und Pathogenese . . . 477
2. Über die „Semimalignität" der Riesenzellsarkome und ihre Prognose . . . 480
3. Diagnose und Differentialdiagnose . . . 482
4. Therapie . . . 488
Literatur . . . 491
VI. Das maligne Adamantinom (Angioblastoma malignum) unter besonderer Berücksichtigung der Lokalisation in den langen Röhrenknochen. Von L. CAMPANA und G. C. SCHUBERT . . . 494
1. Lokalisation . . . 496
2. Geschlechts- und Altersverteilung . . . 496
3. Wachstum . . . 496
4. Malignität . . . 496

5. Klinik 496
6. Röntgenbild 497
7. Makroskopisches Bild 497
8. Pathogenese 498
9. Therapie 498
10. Prognose 498
Literatur 499

VII. Das Gemmangiom. Von L. CAMPANA und G. C. SCHUBERT 500
Literatur 501

Q. Die Therapie der Polycythaemia rubra vera Vaquez-Osler. Von E. RUCKENSTEINER 502
I. Der Krankheitsbegriff 502
1. Das klinische Bild 503
2. Der Blutbefund 505
3. Verlauf und Prognose 506

II. Allgemein therapeutische und medikamentöse Maßnahmen 506
1. Historisches zur Strahlentherapie 507
2. Die segmentäre Skeletbestrahlung nach PARKINSON 508
3. Andere Bestrahlungsmethoden 509
4. Die Ganzkörperbestrahlung nach SGALITZER 509
5. Behandlungsversuche mit anderen Isotopen als mit Radiophosphor 510

III. Die Radiophosphorbehandlung nach LAWRENCE 510
1. Zum physikalisch-chemischen und biologischen Verhalten des Radiophosphors 511
2. Die Applikation des Radiophosphors 512
3. Die Bemessung der Dosis und ihre zeitliche Aufteilung 513
4. Ergebnisse der ^{32}P-Behandlung und ihre Komplikationen 515

IV. Zur Frage der strahleninduzierten Leukämie bei Polycythämiekranken 517

Literatur 518

Namenverzeichnis — Author Index 524

Sachverzeichnis 563

Subject Index 574

Mitarbeiter von Band XVII. Contributors to volume XVII

Dr. Luc Campana, Strahleninstitut der Universität Bern, Inselspital, CH 3008 Bern (Schweiz)

Dr. Gerhard Hoffmann, Röntgenabteilung im St. Antonius-Hospital, 419 Kleve, Peter-Albers-Allee 5

Dr. Alfons Jakob, Vorstand des zentralen Strahleninstitutes der Städtischen Krankenanstalten, 85 Nürnberg, Flurstr. 17

Professor Dr. Eberhard Kleberger, 1 Berlin 38, Cimbernstr. 16, früher: Augenklinik der Freien Universität Berlin im Städtischen Krankenhaus Westend, 1 Berlin 9, Spandauer Damm 130

Dr. W. Mehring, Gynäkologisch-Geburtshilfliche Abteilung des Städtischen Krankenhauses, 8 München-Harlaching

Professor Dr. Wilhelm Oelssner, Radiologische Klinik der Karl-Marx-Universität, X 701 Leipzig, Liebigstr. 20

Professor Dr. Heinz Oeser, Universitäts-Strahlenklinik und -institut, Klinikum Steglitz der Freien Universität, 1 Berlin 45, Hindenburgdamm 30

Professor Dr. G. von Pannewitz, 48 Bielefeld, Beethovenstr. 15

Professor Dr. Wolf S. Reichel, Radiologische Klinik des Städtischen Klinikum Berlin-Buch, X 1115 Berlin-Buch, Wiltbergstr. 50

Professor Dr. Julius K. Ries, Strahleninstitut der I. Frauenklinik der Universität München, 8 München 25, Penzberger Straße 21

Professor Dr. E. Ruckensteiner, Zentralröntgeninstitut der Universität, A 6020 Innsbruck (Österreich)

Professor Dr. Eberhard Scherer, Zentrales Röntgeninstitut und Strahlenklinik am Klinikum der Ruhr-Universität, 43 Essen, Hufelandstr. 55

Professor Dr. Werner Schlungbaum, Städtisches Krankenhaus Spandau, Strahleninstitut, 1 Berlin 20, Lynarstr. 12

Dr. Gerhard C. Schubert, Strahleninstitut der Universität Bern, Inselspital, CH 3008 Bern (Schweiz)

Professor Dr. Hermann Trübestein, Radiologische Zentralabteilung des Kreiskrankenhauses, 7030 Böblingen, Elsa-Braendström-Straße

A. Allgemeine Richtlinien und Methodik

Von

Wolf S. Reichel

Mit 3 Abbildungen

I. Einleitung

Die Strahlentherapie gutartiger Erkrankungen umfaßt ein so großes und differentes Indikationsgebiet, daß es unmöglich erscheint, für alle in Frage kommenden Bestrahlungsmöglichkeiten in gleicher Weise gültige Richtlinien aufzustellen. Während die Strahlentherapie der bösartigen Erkrankungen, der malignen Tumoren, ausschließlich die zellzerstörende, destruierende Wirkung der energiereichen Strahlen im Verein mit dem Sensibilitätsgefälle zwischen Wirtsgewebe und Tumor ausnutzt, liegen die Verhältnisse bei der Bestrahlung gutartiger Leiden völlig anders. Hier wird nur im Ausnahmefall, wie etwa bei den gutartigen Neubildungen, die destruierende Strahlenwirkung bezweckt werden, in der Regel jedoch andere nach der Art der Erkrankung unterschiedliche direkte oder indirekte, organische oder funktionelle Strahlenreaktionen. Von wenigen Ausnahmen abgesehen, ist daher auch die Methodik der Bestrahlung in beiden Fällen grundlegend verschieden und innerhalb der Indikationsgruppe „gutartiger" Leiden noch in weiten Grenzen variabel, ohne jemals die bei der Krebsbestrahlung erforderliche und angewandte Dosisgröße zu erreichen. Ein weiterer wesentlicher Unterschied zwischen den beiden Anwendungsbereichen der Strahlentherapie besteht darin, daß im Falle der Krebsbestrahlung eine vitale Indikation vorliegt, die für den Patienten ein gewisses Risiko einschließt, das der Strahlentherapeut ebenso wie der Chirurg zur Erhaltung des Lebens auch bei Gefahr gewisser unvermeidlicher Schäden zu übernehmen gewillt und berechtigt ist. Bei der Strahlentherapie gutartiger Erkrankungen dagegen liegt zwar oft eine absolute Indikation zur Bestrahlung, jedoch meist keine Ausschließlichkeit des Verfahrens vor. Hier muß vielmehr Nutzen und Schaden unter eingehender Berücksichtigung aller strahlenbiologischen Erkenntnisse und klinischen Erfahrungen kritisch gegeneinander abgewogen werden. Und nur, wenn sich somatische und genetische Schäden mit Sicherheit vermeiden oder bei Berücksichtigung des Charakters des Leidens in vertretbar niedrigen Grenzen halten lassen, darf die Strahlentherapie als alleinige oder unterstützende Behandlungsmethode zur Anwendung kommen. Da es sich hier, im Gegensatz zur Krebsbestrahlung, bei den zur Behandlung kommenden Patienten auch um jüngere, noch im generationsfähigen Alter stehende handelt, spielt bei der Indikationsstellung die Frage einer genetischen Schädigung durch die Bestrahlung eine große Rolle. Mit der Zunahme des künstlichen Strahlenpegels durch ärztliche Maßnahmen, die sich auf einen ständig wachsenden Personenkreis erstrecken, und der damit verbundenen Gefahren für die Gesamtbevölkerung, stellt sich die Frage nach der Zulässigkeit einer Therapie mit energiereichen Strahlen bei gutartigen und oft harmlosen Leiden. Es wird zu prüfen sein, inwieweit eine Strahlenbelastung der Gonaden bei dieser Methode vorhanden ist und trotz geeigneter Schutzmaßnahmen auch nicht vermieden werden kann und welche Indikationen davon betroffen werden, die dann folgerichtig bei jüngeren Patienten entfallen müßten oder anders ausgedrückt zu Kontraindikationen würden. Die Möglichkeit einer somatischen und genetischen Schädigung ist abhängig von der angewandten Strahlendosis. Im letzten Jahrzehnt hat sich nicht nur aus genetischen Rücksichten sondern aus experimentellen und klinischen Erkenntnissen ein deutlicher Wandel in der Dosierungsfrage vollzogen. In zahlreichen Veröffentlichungen wurden gute und sehr gute Heilerfolge mit kleinen und Kleinstdosen bis herunter zu 1 R besonders bei der Entzündungsbestrahlung mitgeteilt, die wenigstens für bestimmte Indikationen die Möglichkeit einer wesentlichen Herabsetzung der wirksamen Dosis wahrscheinlich machen, womit das Problem des genetischen Strahlenschutzes wesentlich vereinfacht würde. Es wäre daher völlig verfehlt, aus Furcht vor genetischen oder gar somatischen Schäden die Methode der Strahlentherapie bei gutartigen Leiden von vornherein abzulehnen. Sie ist im Gegenteil eine oft außerordentlich wirksame und in vielen Fällen im Erfolg andere Behandlungsverfahren übertreffende Methode, wenn sie nur unter der richtigen Indikation und mit der richtigen Technik angewandt wird. Der Erfolg und die Gefahrlosigkeit der Strahlentherapie hängt daher wesentlich davon ab, ob der Strahlentherapeut die erforderlichen strahlenbiologischen Kenntnisse und strahlenklinischen Erfahrungen besitzt, die ihm erst die Möglichkeit der richtigen Indikation und Dosierung geben. Tatsache ist, daß ganz allgemein die Strahlentherapie gutartiger Erkrankungen, insbesondere die Entzündungsbestrahlung, bei Ärzten aller Fachgebiete, trotz eines umfangreichen Schrifttums, noch zu wenig bekannt ist, im Gegensatz zur Krebsbestrahlung, die jedem Studenten geläufig ist (Glauner, 1951).

Da die Strahlentherapie der gutartigen Erkrankungen meist keine Ausschließlichkeit der Methode in sich trägt, sondern nach Nutzen und Schaden, nach der erfahrungsgemäß zu erwartenden Heilungsquote gegen andere Behandlungsmittel, seien sie chirurgische, chemotherapeutische, physikalische oder sonstwie geartet, vor ihrer Anwendung abgewogen werden muß, ist von dem Strahlentherapeuten ein großes Maß an Kenntnissen auf den verschiedensten Fachgebieten erforderlich. Da dieser Idealzustand wohl selten voll erfüllt sein dürfte, muß die Strahlenbehandlung in enger konsiliarischer Gemeinschaft mit den zuständigen Fachärzten, den Internisten, Chirurgen, Gynäkologen, Dermatologen usw. erfolgen, wobei jeder Facharzt seinen Teil zum Gesamtbehandlungsplan beizutragen hat.

In diesen allgemeinen Richtlinien können und sollen nicht alle biologischen, theoretischen und experimentellen Grundlagen der Strahlentherapie der gutartigen Erkrankungen, noch deren spezielle Methodik im einzelnen abgehandelt werden. Das bleibt vielmehr den nachfolgenden speziellen Abhandlungen vorbehalten. Es soll aber doch auf einige wesentliche Punkte der Strahlenbiologie, der Wirkungstheorie, der Indikationsstellung und der Methodik eingegangen werden.

II. Kurzer historischer Rückblick

Schon zwei Jahre nach der Entdeckung der Röntgenstrahlen veröffentlichte Gocht 1897 im ersten Band der „Fortschritte auf dem Gebiet der Röntgenstrahlen" eine Arbeit über die erfolgreiche Bestrahlung von Trigeminusneuralgien, wobei er die Bestrahlung bewußt als Schmerzbestrahlung bei einem 76jährigen Mann anwandte, der seit über 10 Jahren eine therapieresistente Trigeminusneuralgie hatte. Der analgetische Effekt trat prompt zwei Tage nach der Bestrahlung ein und hielt auch an. Gocht hatte diesen Versuch unternommen, nachdem er bei der Röntgenbestrahlung von zwei inoperablen Mamma-Carcinomen, wider Erwarten, eine fast völlige Schmerzfreiheit erzielt hatte. Diese schmerzstillende Wirkung hatte vor ihm schon Despeignes (1896) bei der Bestrahlung eines Magen-Carcinoms beobachtet, sie wurde bei der Bestrahlung von Gelenkerkrankungen 1897 von Sokolow — bei 4 Kindern mit Gelenkrheumatismus — und wenig später von v. Beust, Escherich, Kirmisson und Stenbeck bestätigt, wobei letzterer 1899 bereits bei 52 Rheumatikern in $^4/_5$ der Fälle gute Besserungen erzielte. In dem ersten Buch über die Röntgentherapie „Grundriß der gesamten Radiotherapie" von C. Freund (1903) sind bereits Angaben über die Strahlenbehandlung der Blepharitis, der Acne vulgaris und anderer entzündlicher Erkrankungen enthalten. Im gleichen Jahr (1903) führte Morton mit Erfolg Entzündungsbestrahlungen bei Furunkeln durch. Schon vorher (1900) hatten Sjögren und Sederholm Bestrahlungen bei verschiedenen Hautkrankheiten — 78 Fälle —

durchgeführt und BIRCHER (1897) die Peritonitis tuberculosa bestrahlt, wie GLAUNER in seiner erstmals 1940 erschienenen umfassenden Monographie über „Die Entzündungsbestrahlung" berichtet, der auch zahlreiche weitere geschichtliche Daten entnommen werden können (GLAUNER, 1951; REICHEL, 1949).

Die Zahl der Indikationen zur Bestrahlung nahm ständig zu, ohne daß von einer systematischen Ordnung der Anwendung die Rede sein konnte. Erst durch die umfangreichen, neunjährigen klinischen und experimentellen Beobachtungen von HEIDENHAIN und FRIED, die diese 1924 auf dem Chirurgen-Kongreß in Berlin mitteilten, war der Grundstein zur Entwicklung eines wesentlichen Gebietes der Strahlentherapie gutartiger Erkrankungen, der „Entzündungsbestrahlung", gelegt. Gleichzeitig erschienen zahlreiche Veröffentlichungen über die Bestrahlung nicht bösartiger gynäkologischer Erkrankungen, insbesondere die temporäre und die dauernde Röntgenkastration wegen genitaler Blutungen, klimakterischer Störungen oder entzündlicher Prozesse der Adnexe, unter anderem von WINTZ (1924), BORAK (1925) und WAGNER (1926). Die französische Schule, ZIMMERN, DELHERM, COTTENOT u.a., erwarb sich große Verdienste auf dem Gebiet der funktionellen Strahlentherapie, die speziell für die Behandlung der Hautkrankheiten als indirekte Strahlentherapie von GOUIN — „Roentgenthérapie sympathique" — und von PAUTRIER — „Roentgenthérapie médullaire ou radiculaire" — ausgebaut wurde.

Bereits 1916 wurde von LÜDIN die Bestrahlung des Skelets bei der Polycythaemia vera empfohlen, die nach dessen Vorschlag anfangs mit hohen, später, nach neueren Erkenntnissen (ZIMMER, 1950), mit niedrigen Dosen oder aber als Röntgenganzbestrahlung (SGALITZER) durchgeführt wurde. Seit den ersten Mitteilungen von LAWRENCE (1949) über die weitaus besseren Erfolge mit der Anwendung radioaktiven Phosphors hat sich für die Behandlung der Polycythaemia vera allgemein das ^{32}P als Mittel der Wahl durchgesetzt (SCHERER, 1958).

Diesem kurzen historischen Rückblick, der nur eine allgemeine Übersicht darstellen soll und in den speziellen Kapiteln dieses Bandes vervollständigt wird, sei noch hinzugefügt, daß im Laufe der Strahlenanwendung bei gutartigen Erkrankungen in den vergangenen 60 Jahren im letzten Jahrzehnt, ausgehend von den Untersuchungen der Wiener Schule um PAPE, eine immer mehr zunehmende Erniedrigung der Bestrahlungsdosen erfolgte, die bis zur Entwicklung einer „Kleinstdosen"-Therapie, bis herunter zu 1 R, führte.

III. Bemerkungen zur Nomenklatur

Wie in der Einleitung bereits betont, stellt die Strahlentherapie der gutartigen Erkrankungen ein so heterogenes Indikationsgebiet dar, daß es kaum möglich oder sinnvoll erscheint, hierfür eine einheitliche Bezeichnung zu wählen. Im Schrifttum sind dementsprechend auch eine Vielzahl synonymer Begriffe für diese Therapieart zu finden. Sie sind einmal ausgerichtet auf die zu erzielende Wirkung, zum anderen auf das zu bestrahlende Organ oder auf die Höhe der Strahlungsdosis bzw. die Art der Strahlenqualität. Keine dieser Bezeichnungen kann für alle Indikationen oder Methoden gleichermaßen als zweckmäßig und sinngemäß anerkannt werden. Es erscheint vielmehr bei der sehr differenten Indikationsliste auch eine unterschiedliche oder besser unterscheidende Bezeichnung für das strahlentherapeutische Verfahren berechtigt. Dementsprechend würde der Begriff „Entzündungsbestrahlung" für die Strahlenbehandlung akuter und chronischer Entzündungen, der Begriff „Schmerzbestrahlung" für die Strahlentherapie des Schmerzes, die Bezeichnung „funktionelle Strahlentherapie" für die Strahlenbehandlung des neuroendokrinen Systems sinnvoll erscheinen. Für diese Indikationen die Bezeichnung „Röntgenreizbehandlung" zu wählen, wie SCHERER u.a. das tun, oder „Schwachbestrahlung", weil mit niedriger Dosis gearbeitet wird, erscheint unzweckmäßig, da hier jeweils nur ein Teil des Komplexes für das Ganze gesetzt wäre. Letzteres erscheint darüber hinaus sehr formal — man spricht ja auch nicht von „Starkbestrahlung" bei der Krebstherapie! —

und ersteres trifft eben nur für einen Teil des komplexen strahlenbiologischen Vorganges zu. Scherer korrigiert sich daher auch selbst: „Beide Bezeichnungen sind nicht sehr glücklich gewählt, weil einmal der Begriff ‚Reiz' in der Röntgentherapie nicht fest umrissen ist und auch Schwachbestrahlung ein etwas vager, relativer Begriff ist" (Scherer, 1958). Für eine Vielzahl von Indikationen treffen diese Bezeichnungen keinesfalls zu, so vor allem nicht für die Therapie der Blutungen, der nicht-malignen Systemerkrankungen und vor allem nicht der gutartigen Neubildungen. Es erscheint daher zweckmäßig, eine einheitliche Begriffsbezeichnung für diese spezielle Bestrahlungsart zu vermeiden und jeweils nach dem gewünschten Zweck, also der Indikation, zu deklarieren.

IV. Strahlenbiologische Grundlagen

In dieser als Einleitung zu diesem Band, der die spezielle Strahlentherapie gutartiger Erkrankungen umfaßt, gedachten Abhandlung können und sollen alle Probleme dieser Therapie, die theoretischen und experimentellen Grundlagen ihrer Wirkungsweise, ihre methodischen Möglichkeiten, Ergebnisse und möglichen Schäden, selbstverständlich nicht in extenso und im Detail erörtert werden. Das muß den speziellen Kapiteln und deren Bearbeitern vorbehalten bleiben. Es erscheint jedoch auch im Rahmen einer einleitenden Übersicht zweckmäßig, zumindest kursorisch die genannten Probleme zu besprechen.

Bis auf wenige Ausnahmen — Systemerkrankungen, gutartige Neubildungen, bestimmte Hauterkrankungen — handelt es sich bei der Strahlentherapie der gutartigen Erkrankungen um Bestrahlungen, die unter die oben erwähnten Begriffe der Entzündungsbestrahlung, der Schmerzbestrahlung oder der funktionellen Bestrahlung fallen. Wenn — wie eingangs erwähnt — in den letzten Jahren oder besser zwei Jahrzehnten ganz eindeutig die Tendenz zu einer oft wesentlichen Herabsetzung der Dosis bis herunter zu „Kleinstdosen" von wenigen R besteht, bei gleich guten oder sogar besseren Behandlungsergebnissen, so stellt sich die Frage, ob bei einer so geringen Strahlenenergie der Einzeldosis überhaupt objektiv, also experimentell faßbare biologische Reaktionen vorhanden sind und gegebenenfalls von welcher Minimaldosis an, die dann gleichsam als Schwellenwert der Wirksamkeit bezeichnet werden könnte. Die Möglichkeit der Beurteilung derartiger strahlenbiologischer Reaktionen ist abhängig von der Kenntnis des Ablaufs unbeeinflußter „normergischer" (Scherer) Entzündungen. Diese kann hier vorausgesetzt werden, es sei jedoch kurz an die wesentlichen Faktoren des komplexen Vorgangs erinnert, der in seiner Gesamtheit sicher noch nicht restlos geklärt ist.

Der pathologisch-histologisch faßbare Entzündungsvorgang ist nach Rössle charakterisiert durch 5 Phasen: Exsudation, Zellulation, Proliferation, Zellverschleiß und Regeneration. Dazu kommen aber als sehr wesentliche Faktoren die biochemischen und biophysikalischen Gewebsreaktionen, die eine Vielzahl komplex verbundener Vorgänge darstellen. Der osmotischen Hypertonie folgt ein Anstieg der CO_2-Spannung und der H-Ionen-Aktivität, damit eine Störung des elektroosmotischen Gleichgewichts und der Oberflächenspannung mit zunehmender Durchlässigkeit der Zellmembran und Auflockerung des Zellverbandes. Eine Verschiebung der Wasserstoffionenkonzentration im Sinne der Acidose ist in dieser Phase vorherrschend. Durch Leukocytenzerfall werden Fermente frei und Abwehrstoffe gebildet. Bei weiterem Zellzerfall kann es zur Abscedierung kommen. Gleichzeitig kommt es durch die Druckwirkung des Exsudates bzw. Ödems, durch die pH-Verschiebung der Gewebsreaktion und durch nervale Einwirkung auf die Gefäße, zur Stase und damit zur Hemmung des Abtransports saurer Stoffwechselprodukte. Der Entzündungsschmerz ist ausgelöst durch diese Veränderungen, insbesondere die Acidose des Gewebes, die Hypertonie und die Bildung von H-Substanzen (Glauner, 1951; Reichel, 1949; Scherer, 1958).

In diesen sehr komplexen Vorgang der Entzündung, der ja nach der Art und Intensität des schädigenden Agens und der humoralen Ausgangs- und Abwehrlage erhebliche qualitative Abstufungen erfährt, greift die Strahlentherapie wiederum in einem noch keineswegs in allen Phasen bereits abgeklärten komplexen Mechanismus ein. Aufgrund der bisher vorliegenden experimentellen Ergebnisse strahlenbiologischer Forschung lassen sich drei Wirkungstheorien aufstellen, durch deren Synthese sich eine gut fundierte Hypothese des Wirkungsmechanismus der Entzündungs- und der Schmerzbestrahlung mit ionisierenden Strahlen, bedingt auch der Wirkungsmodus der funktionellen Bestrahlung, ableiten läßt.

a) Die **„cellulär-fermentative Theorie"**, die vor allem durch PORDES vertreten wurde, der in der Zerstörung der Exsudatzellen den Hauptfaktor der Wirkung sah. Dabei kommt es durch den Zerfall von Leukocyten zum Freiwerden von Eiweißzerfallsprodukten und proteolytischen Fermenten, die analog der Proteinkörperwirkung bei der parenteralen Eiweißkörpertherapie örtliche und Fernwirkungen auslösen (PORDES, HOLZKNECHT, HOLTHUSEN, DU MESNIL). Von dieser Parallele her entstand der Begriff „Röntgenreizbehandlung" (SCHERER, 1958), der sicher nur einen Teil des Problems trifft, in der Definition des „Reizes" in diesem Zusammenhang fragwürdig ist und deshalb von den meisten Autoren abgelehnt wird: „Die Bezeichnung ‚Reizbestrahlung' an Stelle von Entzündungsbestrahlung kommt heute nicht mehr in Frage" (GLAUNER, 1951). Was nicht etwa heißen soll, daß die cellulär-fermentative Wirkungstheorie an Bedeutung verliert, ihr liegen fundierte experimentelle Ergebnisse zugrunde (BUHTZ, MISCHTSCHENKO u. Mitarb., 1935; PORDES u. a.).

b) Die **„neuro-regulatorische Theorie"** mit ihrem Angriffspunkt am Gefäßnervensystem, an seinem Terminalreticulum, am Grenzstrang des Sympathicus und am neuroendokrinen System, besonders seiner Umschaltstelle, dem Hypophysen-Zwischenhirn-System. Hierbei spielt sicher die Freisetzung einer sog. H-Substanz, wahrscheinlich aus Lecithin bzw. Cholin und Essigsäure durch gewebseigene Esterase infolge des direkten Strahlenreizes gebildetes Acetylcholin, das über die Synapse auf den Gefäßnerven im Sinne einer Erregbarkeitsänderung wirkt, eine wesentliche Rolle. Diese Erregbarkeitsänderung ist bipolar von der Höhe der vegetativen Ausgangslage abhängig und unterliegt dem von WILDER aufgestellten „Ausgangswertgesetz" (VIETEN, 1953). Neben dieser direkten oder, über eine H-Substanz, indirekten Wirkung auf die Gefäße spielt hier sicher auch eine indirekte Wirkung über den neuroendokrinen Apparat durch Mitbestrahlung — oder sogar alleinige Bestrahlung — der Nebennieren, der Hypophyse oder des Parasympathicus eine entscheidende Rolle, wie PAPE u. Mitarb. experimentell mehrfach nachweisen konnten (NEUMAYR und THURNHERR, 1952; PAPE, 1952; PAPE u. RIEHL, 1952; SCHERER, 1955 u. a.).

c) Die **„elektrochemische Theorie"**, bei der die Verschiebung der H—OH-Ionenkonzentration die wesentliche Rolle spielt, auf die erstmals LANGE (1915) aufmerksam machte. Die Zweiphasigkeit dieser Strahlenreaktion mit einer unmittelbaren Acidose und einer nach wenigen Stunden einsetzenden, langsam zunehmenden und über Tage anhaltenden Alkalose konnte durch Untersuchungen des Säurebasenhaushalts und der Alkalireserve bestätigt werden (v. PANNEWITZ, zit. nach REICHEL, 1949). Wir konnten im Tierexperiment im bestrahlten, lebenden Gewebe die pH-Änderungen direkt über längere Zeit messen und bestimmte Gesetzmäßigkeiten feststellen (REICHEL, 1955; MEYER, 1952): Unter der Bestrahlung kommt es zu einer in Höhe und Dauer dosisabhängigen „Frühacidose", der eine schubweise fortschreitende, langanhaltende „Spätalkalose" folgt, die nach 8 und 16 Tagen noch nachweisbar ist. Wir konnten experimentell (am Meerschweinchen) einen für die Erzielung der Alkalose erforderlichen Schwellenwert bestimmen, der zwischen 20 und 30 R liegt (REICHEL, 1955) (s. Abb. 1 und 2) und etwa der „Entzündungsdosis" entsprechen dürfte. Die Alkalose, die durch in mehrtägigen Abständen wiederholte Bestrahlungen über 2 Wochen und länger erhalten werden kann, wirkt zweifellos der Entzündungsacidose entgegen, beseitigt den Entzündungsschmerz, stellt das durch die Entzündung gestörte Donnansche Elektrolytgleichgewicht wieder her, wirkt damit auch regulierend und normalisierend auf die Zellpermeabilität, die osmotische Hypertonie und alle anderen Faktoren des Entzündungsvorganges.

Alle in diesen 3 Wirkungstheorien kurz und keinesfalls vollständig skizzierten strahlenbiologischen Reaktionen ergeben in ihrer Gemeinsamkeit eine brauchbare Hypothese der Wirkung der Entzündungsbestrahlung, der Schmerzbestrahlung und der funktionellen Strahlentherapie. Dabei haben naturgemäß, je nach der Art der 3 Methoden oder Indikationen, die einzelnen Theorien und ihre verschiedenen Faktoren eine qualitativ und effektiv unterschiedliche Bedeutung und Wertigkeit. Daß über die hier nur flüchtig skizzierten Ergebnisse hinaus die klinische und experimentelle Strahlenforschung auf diesem speziellen Gebiet noch eine große Zahl bedeutsamer Befunde und grundlegender Ergebnisse erbracht hat, deren Besprechung den speziellen Kapiteln vorbehalten bleiben muß, sei nur noch einmal erwähnt.

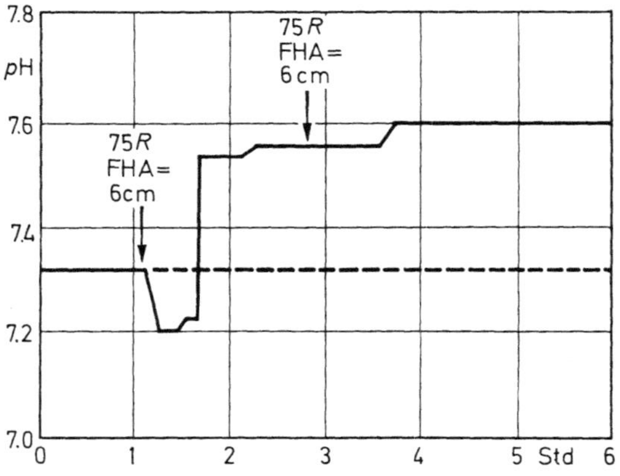

Abb. 1

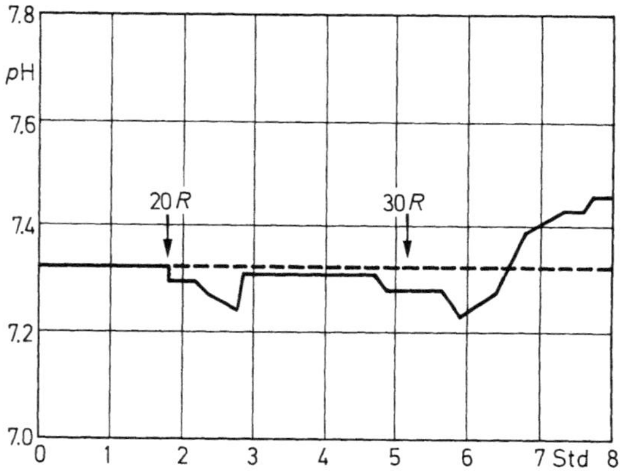

Abb. 2

Abb. 1. Frühacidose und schubweise Ausbildung der Spätalkalose bis 0,29 pH über den Ausgangswert nach 75 R (Nahbestrahlung, 60 kV, FHA 6 cm)

Abb. 2. „Schwellenwert" zwischen 20 und 30 R (Tiefentherapie, 180 kV)

V. Alleinige Strahlentherapie oder Kombination mit anderen Behandlungsverfahren

Insbesondere für die Strahlenbehandlung akuter Entzündungen muß heute die Frage gestellt werden, ob und inwieweit die Chemotherapie an die Stelle der Strahlentherapie getreten ist, ob sie diese ersetzt, die Behandlungsergebnisse also gleich gut oder besser sind oder ob eine sinnvolle, dem Einzelfall angepaßte Kombination beider Verfahren möglich und erfolgversprechend ist. Unter dem unmittelbaren Eindruck der ersten großartigen Erfolge der Sulfonamide und des Penicillins in den ersten Nachkriegsjahren sprach Glauner auf dem Erlanger röntgentherapeutischen Fortbildungskurs 1948 vom „Zeitalter der Chemotherapie", die zu den größten Fortschritten in der Medizin zählt, und fügt hinzu: „Es ist jetzt nicht möglich, irgendetwas Abschließendes zu sagen. Man kann nur ein Augenblicksbild festhalten, das schon in wenigen Jahren gänzlich überholt sein kann." In der Folgezeit hat die Chemotherapie weitere gewaltige Fortschritte erzielt, sie ist aus unserem therapeutischen Rüstzeug nicht mehr wegzudenken und hat sicher eine ganze Anzahl von Indikationen der Entzündungsbestrahlung für sich erobert, weil sie das bessere oder gleichwertige und vor allem einfachere Verfahren darstellt, das von keiner Apparatur abhängig ist. Bei einer ganzen Reihe von entzündlichen Prozessen erwies sich jedoch die Röntgenbestrahlung auch der Chemotherapie überlegen, zumindest brachte erst sie, nach vorher vergeblicher chemotherapeutischer Behandlung, den entscheidenden Erfolg (Fried, 1953; v. Pannewitz, 1960). Vielfach konnten die Resultate durch eine gleichzeitige Anwendung beider Verfahren verbessert werden, wie z.B. bei der Behandlung des Panaritiums mit Penicillin und kleinen Röntgendosen (Buchtala und Viehweger, 1952). Man wird auch heute auf die gleichzeitige Anwendung der Chemotherapie bei einer so absoluten Bestrahlungsindikation, wie beim Nasen- oder Lippenfurunkel, wegen der möglichen septischen Allgemeininfektion nicht verzichten. Dabei muß man heutzutage infolge der inzwischen eingetretenen Resistenz gegen zahlreiche Antibiotica bei vielen Menschen schon Kombinationen oder Breitband-Antibiotica anwenden. Prinzipiell könnte man sagen, daß alle Allgemeininfektionen, ebenso wie die bakteriellen Entzündungen auf Schleimhäuten oder größeren Flächen der Haut als Domäne der Chemotherapie zu betrachten sind, während bei lokalen Entzündungen, infolge des entzündlichen Ödems und des bindegewebigen Abwehrwalles mit seiner schlechteren Durchblutung, die Chemotherapie oft nur ungenügend wirksam werden kann. Hier wäre die gleichzeitige, kombinierte Chemo-Röntgen-Therapie zu bevorzugen (SCHERER, 1955). Wesentlich ist jedoch, daß in diesen Fällen die Röntgentherapie sofort, so früh wie möglich, einsetzt — gegebenenfalls auch nachts als dringliche Therapie, wie beim Gesichtsfurunkel oder der akuten puerperalen Mastitis —, weil hier der Erfolg entscheidend vom Zeitpunkt des Bestrahlungsbeginns abhängt (v. PANNEWITZ, 1960), und nicht erst kostbare Zeit mit Sensibilitätstesten oder nutzloser Anwendung eines unwirksamen Chemotherapeuticums vertan wird.

Daß in bestimmten Fällen, es sind das in der Hauptsache die fortgeschrittenen, also zu spät bestrahlten, bei erfolgter Abscedierung die rechtzeitige operative Entlastung, also die Kombination der Strahlentherapie mit chirurgischen Maßnahmen zu erfolgen hat, sollte selbstverständlich sein, aber ausdrücklich betont werden. Voraussetzung für eine rechtzeitige chirurgische Intervention in solchen Fällen ist die Kenntnis des unter der Bestrahlung veränderten klinischen Verlaufs der Entzündung. Der ganze Entzündungsprozeß wird zeitlich zusammengedrängt (GLAUNER, 1951). Der Entzündungsprozeß bildet sich — bei rechtzeitig, also früh einsetzender Behandlung — ohne Eiterbildung noch im Stadium der Exsudation völlig zurück, oder aber es kommt zu einer beschleunigten Einschmelzung und Abscedierung, wobei die klinische Symptomatik durch Fehlen des Entzündungsschmerzes und geringere lokale und allgemeine Reaktionen sehr viel ärmer und milder erscheint. Die richtige Einschätzung des jeweiligen Entzündungsstadiums ist eine der Hauptaufgaben des Strahlentherapeuten, von dessen Beurteilungsvermögen Erfolg oder Mißerfolg der Bestrahlung entscheidend abhängen.

Die Frage nach der Zweckmäßigkeit einer Kombination der Röntgentherapie mit anderen physikalischen Behandlungsverfahren wird nicht einheitlich beantwortet. Beim Schweißdrüsenabsceß sah v. PANNEWITZ durch eine auf die Röntgentherapie folgende Nachbehandlung mit Kurzwellen eine deutliche Besserung der Ergebnisse. DALICHO (1956) stellte einen Vergleich der Wirkung der Röntgenbestrahlung mit der anderer Methoden an und kam zu dem Ergebnis, daß bei der Osteochondrosis cervicalis die Röntgentherapie die besten Ergebnisse erbrachte bei den radikulären, vegetativen und gelenkbedingten Beschwerden, während die Myogelosen und muskulären Hypertonien auf Massage nach vorheriger Überwärmung, die flächenhaften Verspannungen auf Ultraschall und die Gelenkblockierungen auf Extension und chiropraktische Maßnahmen am besten reagierten. Auch MUNTEAN konnte nachweisen, daß von einer größeren Gruppe medikamentös, physikalisch und orthopädisch erfolglos behandelten Osteochondrosen noch 75% auf Röntgenbestrahlung gut ansprachen. Gleiches gilt für die Periarthritis humeroscapularis. Hier fällt ein Vergleich zwischen Hydrocortison-Injektionen und Röntgenbestrahlung eindeutig mit viermal weniger Versagern zugunsten der letzteren aus (PIZON). Bei der Strahlentherapie der Neuralgien, insbesondere der Trigeminusneuralgie, sind die Erfolge deutlich schlechter, wenn vorher Alkohol- oder andere Injektionen gegeben wurden. Auch hier sollte die Strahlentherapie primär erfolgen und erst bei ihrem Versagen — wobei eine längere Beobachtungszeit erforderlich ist! — andere Behandlungsmaßnahmen durchgeführt werden.

Diese wenigen Beispiele sollen zeigen, daß eine sinnvolle Kombination der Strahlentherapie bei Entzündungen oder Schmerzen mit anderen chemotherapeutischen, physikalischen, chirurgischen oder orthopädischen Methoden durchaus zweckmäßig und erfolgverbessernd sein kann, daß aber in jedem Falle die zeitliche Reihenfolge von den empirisch gewonnenen Erfahrungen abhängig gemacht werden muß. Dabei dürfte als Grundregel die Feststellung dienen, daß die Strahlentherapie um so bessere Erfolge aufweist, je weniger das bestrahlte Gewebe durch andere lokale Maßnahmen alteriert wurde, daß also die Behandlung zweckmäßig mit der Röntgenbestrahlung beginnen sollte.

VI. Somatische und genetische Schäden und ihre Verhütung

Auch heute, nach der Einführung und umfassenden Anwendung chemotherapeutischer und antibiotischer Behandlungsmethoden und nach der Weiterentwicklung und Verbesserung physikalischer Verfahren, hat die Strahlentherapie gutartiger Erkrankungen ihren in Jahrzehnten empirischen Suchens gewonnenen und durch zahlreiche übereinstimmende Erfolgsstatistiken gesicherten Platz behalten. Wie eingangs schon betont, handelt es sich dabei um eine therapeutische Methode, die keine unbedingte Notwendigkeit oder Ausschließlichkeit der Anwendung aufweist, sondern eines von mehreren möglichen Verfahren darstellt. Man wird es wählen, wenn es unter anderen die bessere Wirksamkeit und größere Sicherheit und eine gleich gute oder bessere Verträglichkeit besitzt. Es muß deshalb gefordert werden, daß seine Anwendung ohne die Gefahr einer somatischen Schädigung für den Behandelten ist. Aber nicht nur die absolut sichere Ausschaltung jeder Möglichkeit einer radiogenen somatischen Schädigung muß bei Anwendung des Verfahrens gewährleistet sein, sondern auch die genetische Strahlenbelastung des Patienten, darüber hinaus auch, bei breiterer Anwendung der Methode, der Gesamtbevölkerung muß, wenn nicht völlig vermeidbar, so doch in tragbaren Grenzen gehalten werden können. Nur bei Erfüllung dieser Forderungen darf die Strahlentherapie auch nicht bösartiger Erkrankungen mit gutem Gewissen empfohlen werden. Es erscheint daher unerläßlich, bereits in diesem einleitenden Aufsatz diese Fragen zu untersuchen und sich mit einzelnen kritischen, zum Teil alarmierenden Berichten objektiv auseinanderzusetzen.

Mit der Möglichkeit einer somatischen Schädigung durch ionisierende Strahlen, sei es durch einmalig hohe oder wiederholt über längere Zeiträume verabfolgte kleine Dosen, muß, nach den Ergebnissen tierexperimenteller Untersuchungen, auch beim Menschen gerechnet werden. Entscheidend dürfte hier die in der Zeit akkumulierte Dosis sein. Ein primärer Strahlenschaden kann bei technisch einwandfreier Durchführung der Therapie bei gutartigen Erkrankungen praktisch ausgeschlossen werden. Es kommen vielmehr mögliche Spätschäden nach einer mehr oder weniger langen Latenzperiode in Betracht. So ist allgemein bekannt und durch eine eindeutige Kasuistik belegt, daß es nach einer Nahbestrahlung von Hämangiomen beim Säugling oder Kleinkind in der Nähe der Epiphysen zu Wachstumsstörungen der Knochen kommt, wenn mit entsprechend hoher Dosis, wie vor 20 Jahren noch üblich, bestrahlt wurde. Das gleiche gilt für die Bestrahlung von Hämangiomen im Bereich der kindlichen Brustdrüse bei Mädchen mit Mammahypoplasien als Spätfolge. Die erst Jahre später in Erscheinung tretenden Folgen gaben Veranlassung, einmal die Indikation einzuengen, besonders im Hinblick auf die hohe Spontanrückbildungsquote der Hämangiome, und die Technik zu ändern, kleinere Einzeldosen, große Intervalle.

Aufsehen erregten Berichte aus den USA, die eine Erhöhung der Leukämietodesrate bei Ärzten gegenüber der übrigen Bevölkerung um das fast Doppelte und bei den Radiologen gegenüber anderen Ärzten um das 8—9fache nachwiesen. Die Erhebungen umfaßten einmal einen Zeitraum von 10 Jahren (ULRICH, 1946), einmal einen von 20 Jahren (MARCH, 1950), bzw. rund 35000 und 66000 Todesfälle, davon 159 an Leukämie. Das statistisch erfaßte Material ist offensichtlich für bestimmte Zeiträume das gleiche, dem Generalregister entnommen. Für die 9mal höhere Leukämietodesrate bei Radiologen wird von den Autoren die Strahlenexposition als „mögliche" Ursache angenommen. Es wird aber betont, daß das Außerachtlassen des Strahlenschutzes und eine schlechte Untersuchungstechnik, besonders bei den röntgenologisch tätigen „Nichtradiologen", die das Gros der

Untersuchungen durchführen, dazu beigetragen haben dürften. Die leukämogene Wirkung ionisierender Strahlung, durch experimentelle Untersuchungen an der Maus bereits erwiesen, beim Menschen durch die Erhöhung der Leukämierate bei Radiologen vermutet, wurde durch die Auswirkungen der Atombombenexplosionen von Hiroshima und Nagasaki bestätigt. Auch hier fand sich bei Überlebenden aus der Nähe des Explosionszentrums, maximale Dosis etwa 200 R, eine 10fache Erhöhung der Leukämierate.

Im Jahre 1955 erschien nun ein erster Bericht über Leukämiehäufungen nach Entzündungsbestrahlungen aus England. BROWN, COURTH und ABBAT gaben als vorläufigen Bericht das Ergebnis einer Umfrage heraus, die sie an 37 Strahlenzentren in England und Wales gerichtet hatten, in der die Zahl der im Zeitraum von 1940—1954 an Leukämie verstorbenen und vorher wegen ankylosierender Spondylitis (Morbus Bechterew) röntgenbestrahlten Patienten ermittelt werden sollte. Die Leukämietodesrate der Bestrahlten wird dann mit der der Gesamtbevölkerung verglichen und nach einer statistischen Aufbereitung eine 5—10fache Erhöhung festgestellt. Diese Arbeit und ihr alarmierendes Ergebnis wird nun immer wieder zitiert und, wie MAYER (1960) betont, oft auch unrichtig, zumindest fast immer ohne Erwähnung der verabfolgten Dosis! Bei genauer Betrachtung ergibt sich aus diesem Bericht folgendes: 9364 Patienten wurden im genannten Zeitraum röntgenbestrahlt, $^1/_3$ davon mit mehreren Serien. Nur von 3085 Patienten lagen nähere Angaben vor und nur 1731 wurden länger als 2 Jahre kontrolliert. Insgesamt wurden 25 Todesfälle an Leukämie angegeben, 21 davon waren als solche auch im Generalregister erfaßt. Fünf Patienten hatten ihre Leukämie bereits vor Beginn der Bestrahlung bzw. unmittelbar danach (2 Monate), verbleiben also höchstens 20. Dabei werden noch gewisse Zweifel an der Richtigkeit der Diagnose in allen Fällen geäußert. Das Resultat scheint jedoch, wie die Verfasser vorsichtig formulieren, dafür zu sprechen, daß die Röntgenbestrahlung die entscheidende Ursache für die Erhöhung der Leukämierate darstellt: Auf 3,9 statistisch erwartete Todesfälle an Leukämie kamen 5 bei den Nichtbestrahlten und 20 bei den Bestrahlten. Das Verhältnis bestrahlte zu nichtbestrahlte Bechterewfälle betrug demnach 4:1, bestrahlte Bechterewfälle zu sonstiger Bevölkerung etwa 5:1. Es erhöhte sich signifikant bei den mit mehreren Serien Bestrahlten auf das 9fache der Erwartung. Ein kritischer Untersuchungsausschuß (British Medical Research Council) gab 1956 einen Bericht heraus: "The hazards to man of nuclear and allied radiations", der einen Vergleich von zwei Bechterew-Serien enthält (1627 bestrahlte gegen 399 nichtbestrahlte Fälle von Morbus Bechterew). Auch hier fand sich eine Erhöhung der Leukämietodesrate bei den Bestrahlten (7:0). Es wird der Schluß gezogen, daß die Leukämie 1. mit dem Morbus Bechterew, 2. mit der Röntgenbestrahlung und 3. mit Morbus Bechterew und Röntgenbestrahlung in Beziehung steht. Die Hypothese, daß die Bestrahlung alleinige Ursache der Leukämie ist, konnte nicht bewiesen werden, es wird aber gefolgert, daß sie die Hauptrolle bei der Entstehung der Leukämie spielt (ABBAT und LEA, 1956). Zwei weitere Beobachtungen folgen 1957 und 1959, ebenfalls aus England. HOWARD (1957) berichtet über 630 im Zeitraum von 1940—1953 wegen Morbus Bechterew röntgenbestrahlte Patienten, von denen 455 bis zu 10 Jahren beobachtet wurden. Er fand 2 Todesfälle an Leukämie, eine 9fache Erhöhung der Todesrate gegenüber der statistischen Erwartung. Und COOPER (1959) fand bei 198 wegen Morbus Bechterew von 1946—1955 Bestrahlten eine Leukämie. HOWARD (1957) und COOPER (1959) machen nun erstmalig auch genaue Angaben über die Bestrahlungsmethodik und die Dosishöhe, die vermutlich repräsentativ für die in England geübte Bestrahlungstechnik sind, also auch für die von BROWN und ABBAT (1955) erfaßten Fälle zutreffen dürften: 220 kV, 2,3 mm Cu HWS, FHA 50 cm, 1 Feld 16/12 cm auf die Kreuzbeinfugen, 3 Felder je 6/15 oder 6/20 cm auf die Wirbelsäule, also eine Gesamtbestrahlungsfläche von etwa 50 cm^2! Bei einer Einzeldosis von 150—200 R werden 2 Felder täglich, 5mal wöchentlich, über 3—4 Wochen gegeben, also eine Gesamtdosis pro Serie und Feld von 1500 R bzw. 6000 R Gesamtdosis. HOWARD (1957) fand bei 100 Fällen in 18% eine Senkung der Leukocytenzahlen unter 4000 während der Bestrahlung. Bei der von ihm zitierten „Manchester-Methode", die sich darin von der oben angegebenen unterscheidet, daß alle Rückenfelder einmal wöchentlich über 10 Wochen mit ebenfalls insgesamt 1000—1500 R pro Feld bestrahlt wurden, fanden sich Leukocytensenkungen unter 4000 bei Bestrahlungen bis 1000 R in 40%, bis 1500 R in 73% der Fälle! Es ist ganz offensichtlich, daß die bisher nur in England beobachtete Erhöhung der Leukämierate bei röntgenbestrahlten Bechterewkranken eine Folge der abnorm hohen Raumdosis im Bereich des Knochenmarks ist, die ohne Zweifel eine leukämogene Wirkung hat.

Simpson und Hempelmann (1957) machten katamnestische Erhebungen an 1722 Kindern, die im Zeitraum von 1926—1951 wegen Thymushyperplasie röntgenbestrahlt wurden. 1502 wurden von ihnen 10—15 Jahre nach erfolgter Bestrahlung nachuntersucht und 1933 nicht bestrahlten „Thymuskindern" gegenübergestellt. Bei der bestrahlten Gruppe fanden sie 10mal Schilddrüsen-Carcinome, 7mal Leukämie und 4 „andere" Carcinome, denen in der Kontrollgruppe 5 „andere" Carcinome gegenüberstanden, jedoch keine Leukämie, kein Schilddrüsen-Carcinom, also ein signifikanter Anstieg der Tumorrate um das 3—4fache bei den Bestrahlten, die höchste Tumorrate bei der Gruppe, die relativ weich und hochdosiert bestrahlt wurde (bis über 600 R bis maximal 1500 R bei einer Feldgröße von 10/10 cm!). Bei der Feldgröße von 100 cm^2 kommt das bei den Größenverhältnissen des Neugeborenen oder Säuglings fast einer Ganzbestrahlung gleich (Mayer, 1960).

Diese ausschließlich in England und den USA erhobenen zwar eindeutigen, aber mit unserer Auffassung nach völlig abwegiger Technik und Dosis erzielten Spätschäden werden immer wieder von Kritikern der Methode, meist ohne nähere Angaben und oft unrichtig, zitiert (Hug und Feine, 1957; Vlamynck, 1956 u.a.). Demgegenüber betonen Mayer und Zdansky (1961), daß zwar mit der Möglichkeit von Strahlenspätschäden in irgend einer Form prinzipiell gerechnet werden mußte, so mit einer Verdoppelung der Leukämierate bei Ganzbestrahlungen von 50—100 R, daß aber bei richtiger Technik das Risiko gering sei, wenn nicht unzulässig hohe Dosen, insbesondere Raumdosen, verabfolgt würden.

Der Vollständigkeit halber seien noch die Strahlenspätschäden erwähnt, die in der Vergangenheit des öfteren nach einer Hautbestrahlung bei chronischem Ekzem oder Pruritus beobachtet wurden. Es handelt sich dabei zumeist um Bestrahlungen, die in der Frühära, den ersten 3 Jahrzehnten röntgenologischer Tätigkeit, in Unkenntnis der biologischen Wirkungen und möglichen Schäden, zu häufig und zu hoch dosiert gegeben wurden. Es kam dabei des öfteren zur Ausbildung einer ausgesprochenen „Röntgenhaut" und gelegentlich auch zu radiogenen Ulcerationen und schließlich zu „Röntgen-Carcinomen". Nach einer zu oft wiederholten Bestrahlung des Dammes bei Pruritus ani oder Analekzem konnte bei Männern neben den Hautveränderungen mit Atrophien, Teleangiektasien auch ein völliges Erlöschen der Spermiogenese mit Impotentia generandi beobachtet werden. Bei der heute geübten dermatologischen Bestrahlungstechnik sind derartige Schäden mit Sicherheit vermeidbar.

Wie verhält es sich nun mit der genetischen Strahlenbelastung durch die Röntgentherapie nicht bösartiger Erkrankungen? Von dem eben erwähnten Beispiel abgesehen, muß auch heute bei bestimmten Indikationen mit einer nicht unerheblichen Strahlenbelastung der Gonaden gerechnet werden, insbesondere bei den Bestrahlungen, bei denen die Gonaden im Bereich des Primärstrahlenkegels liegen, wie z.B. bei Frauen bei der Bestrahlung der Lendenwirbelsäule oder der Kreuzbeinfugen oder bedingt auch der Hüftgelenke. Eine wenn auch geringere Gonadenbelastung ist bei diesen Lokalisationen auch beim Mann zu erwarten. Es kommt nun einmal darauf an, das einzelne Individuum im generationsfähigen Alter vor einer unzulässig hohen genetischen Strahlenbelastung zu schützen, zum anderen im Hinblick auf die Strahlenbelastung der Gesamtpopulation sich ein Urteil über deren Ausmaß und die Möglichkeit ihrer Reduzierung zu bilden. Nicht zuletzt bedingt durch die rapide Entwicklung der Atomphysik und die zunehmende Anwendung der Kernenergie in der Medizin stehen Probleme des Strahlenschutzes heute im Mittelpunkt der radiologischen Forschung. Der konstante und unbeeinflußbare natür-

Tabelle 1. *Mittlere Gonadendosen bei einer Bestrahlungsserie*

Autoren	Indikation	Dosis (R/O)	Gonadendosis ohne Abdeckung	(m R) mit Abdeckung
KOREN u. MAUDAL (1957)	Schultergelenk	3×100	♀: 72 — ♂: 42	
GLAUNER u. Mitarb. (1958)	Mastitis	3×50	111	25
	Hidradenitis axillaris	5×200	♀: 70 — ♂: 50	
	Gesichtsfurunkel	50	3	1,6
	Schultergelenk	3×200	♀: 42	
v. PANNEWITZ (1959)	Mastitis	2×50	40—60	
	Kniegelenk	6×50	♂: 600—3600	200—1200
	Hüftgelenk	6×100	♂: 1800	
	LWS	3×100	9000	
REICHEL (1960)	Tonsillen	2×4×150	♂: 440	20
	Schultergelenk	3×3×75	♂: 66	30
	Kniegelenk	3×2×50	♂: 2550	

liche Strahlenpegel, der sich im wesentlichen aus einer Ganzkörperbestrahlung durch kosmische und Umgebungsstrahlung von außen und hauptsächlich durch eine Strahlung von Kalium (^{40}K) von innen als Körpereigenstrahlung zusammensetzt, wird in stetig zunehmendem Umfang durch zusätzliche, künstliche Strahlenbelastungen erhöht. Während die natürliche Strahlenbelastung pro Individuum und Generation (30 Jahre) mit 3400 mR angenommen wird, wurde die zusätzliche Belastung durch künstliche Einflüsse in verschiedenen Ländern sehr unterschiedlich hoch eingeschätzt. Die Höhe dieser künstlichen Strahlenbelastung wird bestimmt durch die Größe der Dosis, die durch medizinische Anwendung ionisierender Strahlung appliziert wird und hier ganz überwiegend durch die Röntgendiagnostik. Während der Anteil der diagnostischen Röntgenstrahlung in Großbritannien und Deutschland etwa gleich hoch und rund 25% der natürlichen Strahlenbelastung angenommen wird (HOWARD, 1957; SEELENTAG u. Mitarb., MUTH), werden für Schweden und die USA sehr viel höhere Werte angegeben, die bei 90 bzw. 70% liegen (LIESS 1959). Der hier interessierende Anteil der Strahlentherapie an der zusätzlichen Strahlenbelastung wird von LAUGHLIN und PULLMAN grob geschätzt für die USA auf 300 mR/30 Jahre (SEELENTAG u. Mitarb., 1958). Der Anteil der Strahlentherapie nicht bösartiger Erkrankungen dürfte dagegen sehr viel niedriger liegen, bei etwa 1—3% der diagnostischen Belastung. Entsprechende Schätzungen liegen nicht vor, dürften auch sehr schwierig oder unmöglich sein, da ja nur ein sehr kleiner Anteil der Gesamtbevölkerung davon betroffen wird, im Gegensatz zur Röntgendiagnostik. Wenn also die genetische Strahlenbelastung der Gesamtpopulation durch diese spezielle Form der Strahlentherapie praktisch vernachlässigt werden kann, so spielt sie doch für das bestrahlte Individuum eine erhebliche Rolle. Um nun, ähnlich wie für die Röntgendiagnostik, auch für die Strahlentherapie, ihre verschiedenen Methoden und Indikationen, die entsprechenden Gonadendosen zu erhalten, wurden von mehreren Untersuchern Messungen angestellt (KOREN und MAUDAL, GLAUNER, MESSNER und THELEN, 1958; v. PANNEWITZ, 1959; REICHEL, 1960), deren Ergebnisse in einer Tabelle zusammengestellt wurden (Tabelle 1). Daraus geht eindeutig hervor, daß bestimmte Bestrahlungsindikationen bei Menschen im generationsfähigen Alter wegen einer zu hohen Gonadenbelastung abzulehnen sind, wie die der unteren Lendenwirbelsäule, der Hüftgelenke, andere nur unter sorgfältiger Bleiabdeckung der Testes durchgeführt werden dürfen (Kniegelenke) und die Mehrzahl gerade der „absoluten" Indikationen ohne jedes Risiko angewandt werden können (Mastitis, Gesichtsfurunkel, Schweißdrüsenabscesse usw.), da hier die Gonadenbelastung sich in der Größenordnung gängiger röntgendiagnostischer Verfahren bewegt.

Darüber hinaus sind Maßnahmen zur weiteren Herabsetzung der Gonadenbelastung empfohlen worden. Die Herabsetzung der HWS durch geringere Spannungen um 140 kV und geringere Filterung um 0,3 mm Al sowie die Verkleinerung des Einzelfeldes von 300 auf 150 cm² und möglichst tangentiale Strahlenrichtung bringen bei der Mastitis-Bestrahlung eine Verringerung der Ovarialdosis auf $^1/_4$ mit Durchschnittswerten von 25—30 mR (GLAUNER u. Mitarb., 1958). Die Abdeckung der Testes durch Bleikapseln und eine entsprechende Strahlenrichtung bringt bei der Bestrahlung der Kniegelenke auch beim Mann wesentliche Erniedrigungen der Gonadendosis, die für eine ganze Bestrahlungsserie unschwer unter 1 R gehalten werden kann (v. PANNEWITZ, 1959).

Beachtung verdient in diesem Zusammenhang die Forderung GLAUNERS, bei Patienten im fortpflanzungsfähigen Alter, Frauen unter 40, Männer unter 50 Jahren, Röntgenbestrahlungen der Hüftgelenke oder der Lendenwirbelsäule grundsätzlich abzulehnen! Eine entscheidende Verbesserung mit einer wesentlichen Erniedrigung der Gonadenbelastung brachte die in den letzten Jahrzehnten immer zunehmende Tendenz zur Herabsetzung der Einzel- und auch Gesamtdosis. Hier sei besonders auf die Untersuchungen der Wiener Schule, vor allem von PAPE u. Mitarb. hingewiesen, die sowohl im Experiment wie im klinischen Versuch eindeutige biologische und gute therapeutische Wirkungen mit kleinsten Dosen bis herunter zu 5 R erzielten, und zwar bei Entzündungsbestrahlungen wie bei funktioneller Strahlentherapie. Diese Ergebnisse wurden in den letzten Jahren mehrfach bestätigt (SCHÖNEICH, 1958, 1961; GRABIGER, 1960; REICHEL, 1955 u.a.).

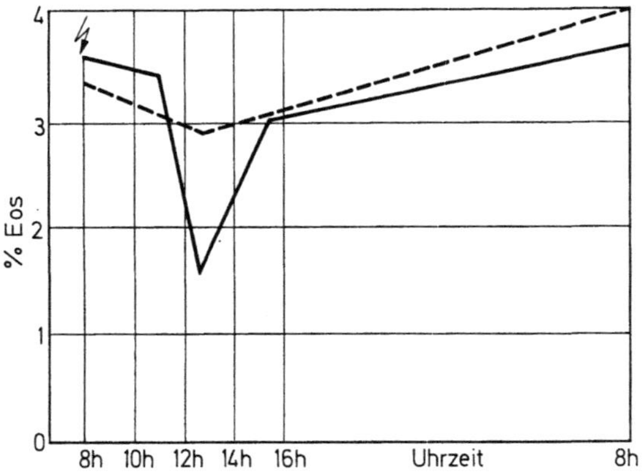

Abb. 3. Normaler Tagesablauf und Eosinophilenkurve nach der Bestrahlung der Hypophyse mit 2×5 R/O

Als ein Beispiel für die Wirkung kleinster Dosen kann hier die Eosinophilen-Kurve nach einer Bestrahlung der Hypophyse von 2 Schläfenfeldern mit je 5 R/O dienen. Wie PAPE, fanden wir 3—5 Std nach der Bestrahlung Eosinophilenstürze — analog dem Thorn-Test — um rund 40% gegenüber dem Ausgangswert (Abb. 3). Das gleiche Ergebnis konnten wir durch Bestrahlung der Nebennieren mit je 5 R/O erzielen (REICHEL, 1955).

Zusammenfassend kann festgestellt werden, daß die Strahlentherapie gutartiger Erkrankungen bei richtiger Technik, Beachtung des Strahlenschutzes und strenger Indikation, ohne ein unzulässiges Risiko, ohne die Gefahr eines somatischen Spätschadens oder einer nennenswerten genetischen Belastung mit Erfolg angewandt werden kann.

VII. Indikationen und Gegenindikationen

Aus den vorangegangenen Darlegungen über die strahlenbiologischen Grundlagen und die alleinige oder mit anderen Verfahren kombinierte Strahlenbehandlung und die Möglichkeit und Vermeidbarkeit strahlenbedingter Schäden lassen sich die Indikationen und Gegenindikationen zur Strahlentherapie der gutartigen Erkrankungen unschwer ableiten. An dieser Stelle können nur allgemeine Gesichtspunkte erörtert werden, alle Einzelfragen müssen den speziellen Kapiteln vorbehalten bleiben.

Im Vordergrund sollten bei der Beantwortung der Frage nach der Indikation zur Bestrahlung ganz allgemein folgende Überlegungen stehen: 1. Ist die Strahlentherapie bei der jeweils zur Diskussion stehenden Erkrankung im Rahmen der möglichen anwendbaren Behandlungsverfahren in ihrer Wirksamkeit als gleich gut oder besser zu bewerten? Bei der Mehrzahl zumindest der Hauptindikationen liegen heute umfangreiche statistische Erfolgsberichte vor, die diese Frage sicher beantworten lassen. 2. Ist die Strahlentherapie im speziellen Fall ohne jede Gefahr anwendbar? Die Kenntnis der strahlenbiologischen Wirkungen und der möglichen und notwendigen Strahlenschutzmaßnahmen ist zur Beantwortung dieser Frage Voraussetzung. Die Strahlentherapie auch der nicht bösartigen Erkrankungen gehört also in die Hand eines entsprechend ausgebildeten Facharztes, in der Regel also in die Hand des Radiologen. 3. Ist im Einzelfall die Strahlentherapie alleiniges oder Hauptbehandlungsverfahren oder wird sie einer besseren Wirkung wegen zweckmäßiger mit anderen Methoden kombiniert? Die Antwort ist abhängig von dem jeweiligen Stand der medikamentösen, physikalischen und chirurgischen Therapie der Erkrankung und wird aus eigener Erfahrung und den Ergebnissen anderer zu geben sein. Dabei wird meist eine enge kollegiale Zusammenarbeit zwischen Radiologen und anderen Fachärzten notwendig und nützlich sein.

Es ist nicht Aufgabe dieses einleitenden Abschnitts, eine vollständige Liste der Vielzahl von Indikationen des gesamten Gebietes der Strahlentherapie gutartiger Erkrankungen aufzustellen, es sollen vielmehr nur allgemeine Richtlinien für die Indikationsstellung zu dieser Methode gegeben werden. Es ist schwer, bei der sehr differenten Palette der Indikationen eine einheitliche Einteilung zu geben. So müssen sowohl von der Wirkung her wie vom Angriffsort der Strahlen und der methodischen Anwendung von vornherein bestimmte Indikationen unterschieden und getrennt besprochen werden. Folgende große Gruppen können dabei vom strahlentherapeutischen Standpunkt unterschieden werden:

1. Entzündungs-Bestrahlung
2. Schmerz-Bestrahlung
3. Funktionelle Bestrahlung
4. Haut-Bestrahlung.

Zur Gruppe der Entzündungsbestrahlung sind alle lokalen, akuten, bedingt auch die subakuten und chronischen Entzündungen zu zählen, soweit sie sich nicht in geschlossenen, meist präformierten Hohlräumen abspielen (Glauner, 1951). Als Beispiele solcher Gegenindikationen seien nur die Appendicitis, die Peritonitis und das Pleuraempyem genannt. Bei der Mehrzahl der akuten, auch lokalen Entzündungen dürfte heute allgemein eine Kombination mit chemotherapeutischen, antibiotischen Verfahren zweckmäßig sein und bessere Ergebnisse bringen. Eine Reihe vor Jahren noch durchaus berechtigter Indikationen ist dagegen in der Zwischenzeit durch leichter anwendbare und besser wirksame Verfahren ersetzt worden, das gilt vor allem für die Tuberkulose und ihre Erscheinungsformen, die heute wohl ausschließlich oder doch primär durch eine tuberkulostatische Behandlung erfaßt und nur im Ausnahmefall und zusätzlich bestrahlt werden.

Unter Schmerzbestrahlung sei die Strahlentherapie degenerativer Gelenkerkrankungen, der peripheren Nervenerkrankungen und bedingt auch der chronischen Entzündungen verstanden, bei denen der Schmerz und die Schmerzlinderung im Vordergrund stehen. Hier wird es naturgemäß zu Überschneidungen mit dem Begriff „Entzündungs"-Bestrahlung kommen, doch halten wir eine Abgrenzung auch in der Begriffsbestimmung für zweckmäßig (Reichel, 1949).

Den Begriff der funktionellen Strahlentherapie möchten wir weiter fassen, als das im allgemeinen geschieht und alle die Indikationen dazu rechnen, bei denen die Beeinflussung der Funktion einzelner Organe oder des Gesamtorganismus Ziel der Behandlung ist. Hierbei spielt die Wirkung auf das vegetative Nervensystem im Sinne einer Normalisierung der gestörten Gleichgewichtslage zwischen Vagus und Sympathicus eine entscheidende Rolle, wobei sowohl eine indirekte Wirkung, z.B. über den Grenzstrang und seine Ganglien, als auch eine direkte Wirkung auf die nervalen Umschaltstellen in der Haut und der Gefäßwand, besonders des Terminalreticulum und der synaptischen Ganglienzellen, möglich und nach zahlreichen Untersuchungen wahrscheinlich erscheint (Glauner, 1949; Vieten, 1956; John, 1947 u.a.). Indirekte und direkte Strahlenwirkungen auf die Gefäße sind die Grundlage für die Bestrahlung bei Herz- und Gefäßerkrankungen. Die Normalisierung des gestörten vegetativen Gleichgewichts durch Bestrahlung übergeordneter Zentren (Hypophysen-Zwischenhirn-System, Nebennieren) spielt, neben den gefäßbedingten Wirkungen bei der Behandlung einer ganzen Reihe vegetativer Fehlsteuerungsleiden, auch der allergischen Erkrankungen, eine wesentliche Rolle. An den Begriff der „vegetativen Gesamtumschaltung" (Hoff, 1952) sei hier erinnert. Ein wichtiges Gebiet der funktionellen Strahlentherapie stellen weiter die endokrinen Funktionsstörungen dar, an erster Stelle die Überfunktion der Schilddrüse, aber auch Störungen der Nebennierenfunktion. Dabei kommt der Bestrahlung eine annähernd gleiche Wirkung zu wie der Substitution mit Nebennierenrindenpräparaten, jedoch über eine aktive Funktionsanregung des Organs selbst. Bei der Behandlung der Hyperthyreose muß heute zwischen einer Strahlenbehandlung mit Röntgenstrahlen und mit Radiojod fallweise entschieden werden; beide Verfahren haben gute Ergebnisse. Bei jüngeren Patienten wird hier aus Strahlenschutzrücksichten der Röntgentherapie der Vorzug gegeben werden müssen. Im Vergleich zur Strahlentherapie der Schilddrüsenüberfunktion spielt die Strahlenbehandlung anderer innersekretorischer Störungen nur eine untergeordnete Rolle.

Die Strahlentherapie der Erkrankungen der Haut, einschließlich ihrer gutartigen Neubildungen, nimmt in diesem Rahmen einen ganz besonderen Platz ein. Die ersten Bestrahlungsversuche überhaupt wurden an der Haut gemacht, die strahlenbiologischen Reaktionsabläufe und ihre Gesetzmäßigkeiten wurden zuerst an der Haut beobachtet und von dermatologischer Seite die ersten positiven, aber auch negativen Effekte einer Bestrahlung festgestellt. Die Folge war, daß man fast alle hartnäckigen Dermatosen mit Röntgenstrahlen zu beeinflussen versuchte, oft jedoch, wie sich später zeigte, ohne den gewünschten Erfolg. Heute befindet sich die Strahlentherapie der Dermatosen in einer Art labilen Gleichgewichts mit anderen Therapieformen der Dermatologie (Graul und Rausch, 1958). Diese Tatsache macht hier, mehr noch als bei anderen Indikationen, eine enge Zusammenarbeit zwischen Dermatologen und Radiologen erforderlich. Hinzu kommt, daß nach den heute gültigen Regeln eine Spezialapparatur erforderlich ist, um eine zweckmäßige Hauttherapie betreiben zu können. Es bleibt dann auch heute noch eine große Anzahl von Indikationen für die Strahlentherapie der Haut, die mit Erfolg und ohne Risiko vom dermatologisch erfahrenen Radiologen oder radiologisch geschulten Dermatologen angewandt werden kann.

Wenn man die Vielzahl der möglichen Indikationen der Strahlentherapie gutartiger Erkrankungen mit den umfangreichen Erfolgsstatistiken, insbesondere denen vergleichender therapeutischer Untersuchungen, und den klinischen und experimentellen Berichten über mögliche Schäden der Behandlung in Beziehung bringt, dann lassen sich bei objektiver Betrachtung 3 Gruppen von Indikationen unterscheiden: erstens die absoluten Indikationen, worunter die allein und primär anzuwendenden und im Effekt besten Behandlungsmethoden zu verstehen sind, zweitens die relativen Indikationen, die gleichwertig mit anderen Methoden oder als unterstützende Therapie gleichzeitig mit anderen Verfahren angewandt werden können, und drittens die Gegenindikationen, bei denen die Strahlenbehandlung im Ergebnis hinter anderen Verfahren eingestuft werden muß oder somatische oder genetische Schäden möglich und nicht mit Sicherheit zu vermeiden sind. Bei Vorliegen einer absoluten Indikation sollte der Strahlentherapeut gegenüber den Vertretern anderer Fachgebiete auf der Priorität seines Verfahrens bestehen zum Nutzen des Patienten, bei den relativen Indikationen wird nach den örtlichen und personellen Gegebenheiten zu entscheiden sein. Die Ablehnung der Kontraindikationen — etwa die „temporäre" Ausschaltung oder die „Reiz"bestrahlung der Eierstöcke — sollte der Radiologe mit Nachdruck gegenüber anderen Fachkollegen vertreten.

VIII. Allgemeine Methodik

Bei der Vielzahl der absoluten und relativen Indikationen zur Strahlentherapie der außerordentlich differenten Erkrankungen gutartiger Natur muß naturgemäß auch die

Methodik vielgestaltig sein. Es können deshalb hier auch nur allgemeine Richtlinien gegeben werden. Als obersten Grundsatz und als Leitmotiv könnte man, wie der vor kurzem verstorbene Nestor der deutschen Strahlentherapie, HANS MEYER, auf dem 15. Kongreß der Dermatologischen Gesellschaft (1927), das Gesetz der kleinsten Wirkung von MAUPERTIUS (1698—1759) zur allgemeinen Annahme empfehlen. MEYER hat das Gesetz so definiert: „Niemals darf in der Strahlentherapie der Hautkrankheiten eine Dosis appliziert werden, die auch nur um ein weniges größer ist als die für den betreffenden Zweck nötige Minimaldosis; niemals darf diese Dosis auch nur ein einziges Mal mehr appliziert werden als nötig, um den Zweck zu erreichen; und niemals dürfen die Pausen zwischen den Bestrahlungen so verkürzt werden, daß durch Kumulation der Einzeldosen eine Schädigung (der Haut) resultieren kann." Das war speziell für die Hauttherapie gesagt, hat aber eine für alle Bereiche der Strahlentherapie gutartiger Erkrankungen allgemein gültige Bedeutung! Hier sind die Fragen der Dosishöhe, der Fraktionierung und der Intervalle zwischen einzelnen Bestrahlungsserien angeschnitten.

Das Problem der Dosishöhe ist heute sicher noch nicht endgültig gelöst. Man kann nur feststellen, wie schon früher betont, daß in den letzten Jahrzehnten eine ganz allgemeine Tendenz zur Senkung der Dosis, sowohl der Einzeldosis wie der Gesamtdosis, vorhanden ist. Hier sei nochmals auf die Mitteilungen von PAPE u. Mitarb. hingewiesen, die sowohl bei der eigentlichen Entzündungsbestrahlung wie bei der funktionellen Bestrahlung gleiche Wirkungen und gleich gute Ergebnisse mit unverhältnismäßig viel niedrigeren Dosen erzielten, als das bisher üblich war. Daß diese niedrige Dosierung mit Klein- und Kleinstdosen von 30—5 R in bezug auf ihre Wirksamkeit nur für die genannten Indikationen Gültigkeit hat, nicht aber beispielsweise für die Behandlung degenerativer Gelenkerkrankungen oder chronischer Neuralgien, daß sie in dieser Höhe nur bedingt für die Beeinflussung endokriner Funktionsstörungen gilt, haben eine Reihe von Autoren inzwischen eindrücklich festgestellt (v. PANNEWITZ, 1959; GLAUNER, 1951; REICHEL, 1961). Die Wahl der Dosishöhe beruhte im wesentlichen auf empirisch gewonnenen Werten. Der Versuch einer experimentell fundierten Dosisermittlung wurde von uns durch die Bestimmung eines Schwellenwertes gemacht, der die Verschiebung der H—OH-Ionenkonzentration im Sinne einer Alkalisierung anzeigte. Er lag bei etwa 20—30 R harter Strahlung (REICHEL, 1957). Ohne die Wirksamkeit von Kleinstdosen anzweifeln zu wollen, möchten wir daher als unteren Grenzwert und damit als allgemein zulässige Dosis für die Entzündungsbestrahlung 30 R als angemessen erachten. Das ist als Herddosis zu verstehen und soll für die akuten Entzündungen gelten. Die Dosierung soll der Akuität des Prozesses entsprechend abgestuft und bei den chronischen Entzündungen höher sein, 50—100 R/O. Höhere Einzeldosen erscheinen uns nicht berechtigt. Anders bei den degenerativen Gelenkerkrankungen. Hier hat die Erfahrung gezeigt, daß eine Dosis unter 50—100 R/O meist unwirksam ist (GLAUNER, 1951; v. PANNEWITZ, 1959). Berücksichtigt man allerdings die entsprechenden Herddosen, kommt man auf annähernd die gleichen Werte wie die vorher genannten, von uns im Tierversuch ermittelten. In der Hauttherapie liegen die Verhältnisse, wie schon erwähnt, anders. Hier wird eine Strahlung gewählt, die der Tiefenlokalisation des Prozesses entspricht, für die Dosierung ist also die Bestimmung der Gewebehalbwertstiefe entscheidend. Entsprechend den technischen Bedingungen der Oberflächentherapie wird also eine relativ hohe Oberflächendosis weicher Strahlung appliziert, die im kritischen Bereich (1—3 mm) eine etwa gleich hohe Energiedosis, wie oben ausgeführt, erzielt. Höhere Dosen sind selbstverständlich erforderlich z.B. zur Ausschaltung der Funktion von Drüsen mit äußerer Sekretion (z.B. Parotis, Schweißdrüsen) oder innerer Sekretion (z.B. Schilddrüse, Keimdrüsen) sowie zur Behandlung gutartiger Neubildungen der Haut oder Gefäße, die um eine Zehnerpotenz höher liegen.

Auch der zeitliche Ablauf der Bestrahlung, die Fraktionierung, ist nach empirisch ermittelten Werten festgelegt. In der Regel wird ein akuter entzündlicher Prozeß in kürzeren Intervallen (2—3 Tage) bestrahlt werden, während ein chronischer Bestrahlungsintervalle von 5—7 Tagen verlangt bei einer durchschnittlich dreimaligen Feldbelastung. Ob dabei jeweils nur ein Feld (v. Pannewitz, 1959) oder zwei bestrahlt werden sollen (Reichel, 1949), erscheint unwesentlich. Die Wiederholung einer Bestrahlungsserie muß vom Effekt abhängig gemacht werden, erübrigt sich in der Regel bei akuten Entzündungen, erscheint notwendig bei chronischen und bei degenerativen Erkrankungen und empfiehlt sich bei der Bestrahlung innersekretorischer Drüsen bei gleichzeitiger Verzettelung der Gesamtdosis, um Gegenregulationen zu vermeiden. Die Gesamtdosis sollte unabhängig von der Indikation in einem Rahmen gehalten werden, der eine somatische und auch genetische Schädigung sicher ausschließt.

Ein für die Erzielung der Wirkung wesentlicher Punkt ist sicher die Wahl der Feldgröße, die bei Entzündungsbestrahlungen nicht zu klein bemessen werden sollte (Glauner, 1951). Die Richtung des Zentralstrahls erscheint dabei zumindest für bestimmte Indikationen (Beckenbereich) zur Vermeidung einer zu hohen Gonadenbelastung von wesentlicher Bedeutung (Glauner et al., 1958; v. Pannewitz, 1959).

Für fast alle Indikationen gilt der Grundsatz, daß die Strahlentherapie, wenn sie indiziert ist, als absolute oder auch relative Indikation, so früh wie möglich zum Einsatz kommen sollte. Bei bestimmten Indikationen (Mastitis, Gesichtsfurunkel) entscheiden Stunden über die Erfolgsquote!

Zur Frage der Strahlenqualität sei nur soviel gesagt, daß — von den Besonderheiten der Dermatotherapie abgesehen (Weichstrahl-Technik!) — in der Regel eine mittelharte bis harte Strahlung zur Erzielung günstiger Ergebnisse erforderlich erscheint, jeweils abhängig von der Tiefenlage des zu beeinflussenden Organs. Die Dosisleistung spielt dabei sicher eine untergeordnete Rolle.

XI. Zusammenfassung und Schlußbemerkung

Nach einleitenden Bemerkungen und einem kurzen historischen Rückblick wurden Probleme der Nomenklatur des Verfahrens erörtert und eine Begriffsbezeichnung entsprechend der Zielsetzung empfohlen: Entzündungsbestrahlung, Schmerzbestrahlung, funktionelle Bestrahlung, Hautbestrahlung.

Es werden die Grundlagen der Strahlenbiologie dieser speziellen Methode auf Grund der vorliegenden experimentellen und klinischen Untersuchungen dargestellt und daraus eine aus 3 Wirkungstheorien bestehende Hypothese des Wirkungsmechanismus der speziellen Strahlentherapie gutartiger Erkrankungen, insbesondere der Entzündungs- und Schmerzbestrahlung, bedingt auch der funktionellen Bestrahlung, abgeleitet. Aktuelle Probleme der alleinigen Strahlenbehandlung oder ihrer Kombination mit anderen physikalischen und chemotherapeutischen Verfahren werden erörtert und die Feststellung getroffen, daß auch heute die Strahlentherapie in diesem Indikationsbereich noch ihren Platz behalten hat, wenn auch einige Indikationen entfallen, andere nur im Sinne der Ergänzungsbehandlung als relative Indikationen noch eine Rolle spielen. Ein besonderes Anliegen war es, sich mit der Frage nach den möglichen somatischen und genetischen Schäden der Bestrahlung auseinanderzusetzen. Hierbei mußte besonders auf die angloamerikanischen Berichte über eine Erhöhung der Leukämierate auch nach sog. Entzündungsbestrahlung eingegangen werden. Es konnte kritisch festgestellt werden, daß mit Wahrscheinlichkeit bei der angewandten Dosierung eine leukämogene Wirkung durch die Bestrahlung erzielt wurde, daß aber andererseits die Höhe der Dosis vergleichsweise so unverhältnismäßig hoch war, daß hier die angewandte Technik, nicht aber das Verfahren an sich beschuldigt werden muß. Auf Grund von Dosismessungen an den Gonaden bei verschiedenen Lokalisationen der Bestrahlung konnten einmal die risikofreie Anwendbarkeit, andererseits ihre strahlenschutzbedingte Begrenzung klargestellt werden. Allgemeine Richtlinien für die Stellung der Indikationen und Kontraindikationen, die Differenzierung in absolute, relative und Gegenindikationen werden an Hand einiger Beispiele gegeben. Abschließend wird die allgemeine Methodik der Bestrahlung, soweit das bei der differenten Palette der Indikationen möglich ist, besprochen. Hierbei wird besonders auf die These der „kleinsten Wirkung" als wesentlichen Faktor für die Wahl der Dosishöhe hingewiesen und, auch auf Grund experimenteller Ergebnisse, die weitere Erniedrigung der Einzel- und Gesamtdosis befürwortet. Zeitliche Fraktionierung, Serienintervalle und Fragen der Strahlungsqualität werden kurz besprochen. In dieser Einleitung zum Band „Spezielle Strahlentherapie gutartiger Erkrankungen" wird ein kurzer Überblick über die Problematik der Methode gegeben, die in den folgenden speziellen Kapiteln im einzelnen ausführlich abgehandelt wird.

Literatur

Abbat, J. D., and A. G. Lea: The incidence of leukaemia in ankylosing spondylitis treated with X-rays. Lancet **1956**, 1317—1319.

Birkner, R., u. J. Trautmann: Zur biologischen Wirkung kleiner Röntgendosen. Ärztl. Wschr. **1945**, 73—76.

— — Die funktionelle Strahlentherapie in Klinik und Experiment. Strahlentherapie **105**, 46—56 (1958).

British Medical Research Council: The hazards to man of nuclear and allied radiations. London 1956.

Brown, M. Courth, and J. D. Abbat: The incidence of leukaemia in ankylosing spondylitis treated with X-rays. A preliminary report. Lancet **1955 I**, 1283—1285.

Buchtala, V., u. G. Viehweger: Die Vorteile der Entzündungsbestrahlung unter Berücksichtigung der Chemotherapie. Strahlentherapie **88**, 53—58 (1952).

Buhtz: Zit. nach R. Glauner 1951.

Cooper, A. G. S., and A. W. Steinbeck: Leukaemia following irradation for ankylosing spondylitis. Brit. J. Radiol. **32**, 266—268 (1959).

Dalicho, W. A.: Zervikale Osteochondrose und Röntgentherapie. Strahlentherapie **100**, 567 (1956).

Daniel, G.: La radiotherapil fonctionelle. Etude critique de sa technique en fonction du peau humoral mouvant. J. de Radiol. **33**, 176—178 (1952).

Fried, C.: Entzündungsbestrahlung und Antibiotica. Medizinische **1953**, 872—874.

Glauner, R.: Die Behandlung entzündlicher Erkrankungen mit Röntgenstrahlen. In: Die Strahlentherapie. Stuttgart: Georg Thieme 1949.

— Die Entzündungsbestrahlung. Stuttgart: Georg Thieme 1951.

— D. Messner u. P. O. Thelen: Gonadendosen bei der Röntgenbestrahlung einiger sogenannter gutartiger Erkrankungen. Fortschr. Röntgenstr. **89**, 473—479 (1958).

Grabiger, R.: Die Strahlenbehandlung des Panaritium ossale mit Kleinstdosen. Strahlentherapie **111**, 574—580 (1960).

Graul, E. H., u. L. Rausch: In: du Mesnil de Rochmont, Lehrbuch der Strahlenheilkunde. Stuttgart: Ferdinand Enke 1958.

Hensel, E.: Die Angina pectoris und ihre Behandlung mit Röntgenkleinstdosen. Wien. med. Wschr. **1952**, 336—339.

Hoff, F.: Klinische Probleme der vegetativen Regulation und Neuralpathologie. Stuttgart 1952.

Howard, N.: The value of irradiation in ankylosing spondylitis. Brit. J. Radiol. **30**, 371 (1957).

Hug, O., u. K. Feine: Strahlenspätschäden unter besonderer Berücksichtigung des Strahlenkrebses. In: Rajewsky, Wissenschaftliche Grundlagen des Strahlenschutzes. Karlsruhe: G. Braun 1957.

Jakoubkowa, J., M. Lokajécek u. V. Stasek: Untersuchungen über die Gonadenbelastung bei der Röntgentherapie nicht-tumoröser Erkrankungen. Strahlentherapie **116**, 148 (1961).

John, F.: Röntgenspätschäden der Haut und nervöses Terminalretikulum. Strahlentherapie **76**, 271—306 (1947).

Koren, K., u. S. Maudal: Zit. nach R. Glauner 1958.

Krautzun, K.: Beiträge zur funktionellen und allgemeinen Röntgentherapie, erläutert am Beispiel der sog. Grenzstrangtherapie. Strahlentherapie **90**, 599—607 (1953).

Laughlin, J. S., u. I. Pullman: Zit. nach W. Seelentag u. D. v. Arnim, E. Klotz u. F. Numberger 1958.

Lepennetier, F.: L'état actuel de la roentgentherapie des affections inflammatoires et apparentées. Acta radiol. Suppl. **116**, 378—744 (1954).

Liess, G.: Strahlenbelastung, Strahlengefährdung und Strahlenschutz in der Röntgendiagnostik. Berlin: VEB Verlag Volk und Gesundheit 1959.

March, H. C.: Leukaemia in radiologists in a 20 year period. Amer. J. med. Sci. 282 (1950).

Marzio, Q. di, and A. Strazzi: X-ray-treatment in uveitis. Ophthalmologica **126**, 1—15 (1953).

Mayer, E. G.: Zur Krebsentstehung durch ionisierende Strahlen. Wien. klin. Wschr. **1960**, 129.

Meyer, E.: Das Verhalten der Wasserstoffionenkonzentration in der Subcutis lebender Tiere nach Röntgen-Bestrahlung. Inaug.-Diss. Rostock 1952.

Mischtschenko, Fomenko, Feszenko, Ledanow u. Morgatschow: Experimentelle Begründung der Röntgentherapie akuter entzündlicher Prozesse. Strahlentherapie **52**, 492, 664 (1935).

Morvay, E.: Zur Behandlung der Epikondylitis humeri. Wien. med. Wschr. **1953**, 766—768.

Müller-Matheesen, W. G.: Welche entzündlichen Krankheiten soll man heute noch einer Röntgentherapie zuführen? Münch. med. Wschr. **1954**, 1384—1386.

Muntean, E.: Zit. nach G. v. Pannewitz 1959.

Muth, H.: Einige neue Gesichtspunkte zur Festlegung höchstzulässiger Dosiswerte für ionisiereden Strahlen. Strahlentherapie **103**, 66—76 (1957).

NEUMAYR, A., u. B. THURNHERR: Zur indirekten Wirkung der Röntgenstrahlen auf die Kapillaren des Menschen. Strahlentherapie **86**, 207—216 (1952).
PANNEWITZ, G. v.: Die Möglichkeiten der Strahlentherapie bei rheumatischen und degenerativen Gelenkerkrankungen. Strahlentherapie, Sonderbd. **43**, 274—284 (1959).
— Zur Röntgentherapie entzündlicher Erkrankungen. Med. Welt **1960**, 181—189.
— Zit. nach REICHEL 1949.
PAPE, R.: Röntgenstrahlen und Vegetativum unter besonderer Berücksichtigung kleinster Dosen. Acta neuroveg. (Wien) **3**, 474 (1952).
—, u. D. GÖLLES: Was leisten Röntgen-Mikrodosen bei der Hidrosadenitis axillaris? Strahlentherapie **81**, 565 (1950).
— — Zur Röntgenbehandlung der Neuralgien. Wien. med. Wschr. **1952**, 439—461.
— — Direkte und indirekte Röntgentherapie bei Gelenkerkrankungen. Radiol. austriaca **6**, 245—254 (1953).
—, u. G. RIEHL: Zur Frage der Röntgenbestrahlung des Zwischenhirns und der Nebennieren bei Dermatosen. Wien. klin. Wschr. **1952**, 697—699.
PIZON: Zit. nach v. PANNEWITZ 1959.
POCHIN, E. E., N. B. MYANT, and B. D. CORBETT: Leukaemia following radiojodine treatment of hyperthyreoidism. Brit. J. Radiol. **29**, 31—35 (1956).
PORDES, F.: Zit. nach W. S. REICHEL 1949.
REICHEL, W. S.: Die Röntgentherapie des Schmerzes. Strahlentherapie **80**, 483—534 (1949).
— Das Verhalten der Wasserstoffionenkonzentration unter Röntgenbestrahlung im Gewebe lebender Tiere. Kongr.-Bericht 1. Tagg Med.-Wiss. Ges. Röntgenologie i. d. DDR 1955, S. 350. Berlin: Akademie-Verlag 1957.
— Über die Dosishöhe der funktionellen und Entzündungs-Bestrahlung. Strahlentherapie, Sonderbd. **35**, 126—128 (1955).
— Röntgentherapie des Schmerzes. Radiologe **1**, 118—121 (1961).
— Aktuelle Probleme der Entzündungsbestrahlung. Berlin: Röntgen-Gesellschaft 1960.
SCHERER, E.: Biologische Grundlagen und neuere Ergebnisse der Entzündungsbestrahlung und funktionellen Strahlentherapie **97**, 349—361 (1955).
— In: DU MESNIL DE ROCHEMONT, Lehrbuch der Strahlenheilkunde. Stuttgart: Ferdinand Enke 1958.
SCHIRREN, C. G.: In: Handbuch der Haut- und Geschlechtskrankheiten von J. JADASSOHN, Erg.-Werk Bd. 5, Teil 2. Berlin-Göttingen-Heidelberg: Springer 1959.
SCHOEN, H.: Die Strahlentherapie gutartiger Erkrankungen. Therapiewoche **1959**, 453—458.
SCHOENEICH, R.: Die Strahlenbehandlung der Schweißdrüsenabscesse. Kongr.-Bericht 2. Tagg. Med.-wiss. Ges. Röntgenologie der DDR 1958, S. 316—323. Berlin: Akademie-Verlag 1958.
— Erfahrungen mit Kleinstdosen bei der funktionellen und Entzündungsbestrahlung. Radiobiol.-Radiother. **2**, 179—183 (1961).
SEELENTAG, W., D. v. ARNIM, E. KLOTZ u. F. NUMBERGER: Zur Frage der genetischen Belastung der Bevölkerung durch die Anwendung ionisierender Strahlen in der Medizin, II. Teil. Strahlentherapie **105**, 169—195 (1958).
SIMPSON, C. L., and L. H. HEMPELMANN: The association of tumors and roentgen-ray treatment of the thorax in infancy. Cancer **10**, 42 (1957).
ULRICH, H.: The incidence of leukaemia in radiologists. New Engl. J. Med. **1946**, 45.
VIETEN, H.: Ausgangswertgesetz und Röntgenerythem. Strahlentherapie **90**, 586—598 (1953).
— Die Röntgenbestrahlung als unterstützende Maßnahme bei der Behandlung des Sudeckschen Syndroms. Strahlentherapie **100**, 561—566 (1956).
VLAMYNCK: Kongr.-Bericht 2. Tagg. Med. wiss. Ges. Röntgenologie der DDR 1956, S. 297—299. Berlin: Akademie-Verlag 1958.
WARIWODA, A., u. G. RIEDL: Über die Röntgenbehandlung der Mastitis puerperalis mit Oberflächenkleinstdosen. Strahlentherapie **96**, 439—444 (1955).
WIEDEMANN, A.: Behandlung von Hauterkrankungen mit Röntgenkleinstdosen. Z. Haut- u. Geschl.-Kr. **20**, 175—181 (1956).
ZDANSKY, E.: Schädigungen durch Röntgendiagnostik und Strahlentherapie. Dtsch. med. Wschr. **1961**, 1289.
ZIERHUT, E.: Ergebnisse der Zwischenhirnbestrahlung. Wien. med. Wschr. **1955**, 659—662.
ZIMMER, E. A.: Veränderungen der Formelemente des Blutes nach Röntgenbestrahlung, IV. Mitt. Strahlentherapie **82**, 261 (1950).
ZUPPINGER, H.: Bestrahlung und vegetatives Nervensystem. Strahlentherapie **92**, 364—367 (1953).
— Die Gefährdung durch ionisierende Strahlungen. Schweiz. med. Wschr. **88**, 1171 (1958).

B. Akute und chronische Endzündungen

Von

G. Hoffmann

Mit 10 Abbildungen

I. Einführung

Im Gegensatz zur Bestrahlung von Geschwülsten nimmt die Behandlung von Entzündungen in der Strahlentherapie nur einen sehr kleinen Raum ein. Diese Situation ist beachtenswert, zumal die Behandlung akuter und chronischer entzündlicher Erkrankungen durch ionisierende Strahlen fast ebenso alt ist wie die Entdeckung der Röntgenstrahlen selbst. Ein sehr gutes Dokument über die Wirkung einer kleinen Strahlendosis findet man u.a. bei einem Nichtmediziner, und zwar in dem Brief von G. B. Shaw vom 8. 12. 12 an seine Freundin Stella Patrick Campbell. Er schreibt hier u.a.: „Verlange unbedingt eine Röntgen-Untersuchung .... Diese Strahlen sind zum verwundern ..." Im selben Brief schreibt Shaw, wobei er sich wahrscheinlich auf eine chronische Osteomyelitis bezog, „..., daß ich 18 Monate lang an Krücken umherstolperte, während ein Sinus (ein Loch), daß durch meinen Fuß hindurch ging, in einem fort zuwuchs und wieder aufbrach, ... ließ ich ihn durchleuchten. ... Binnen 14 Tagen war er gesund." Bereits sehr frühzeitig waren die Ärzte, die ionisierende Strahlen beim Menschen zuerst anwandten, über die Beeinflussung von Entzündungen orientiert, ihr Vorgehen war systematisch. Besonders aber infolge fehlender exakter Dosierungsgrundlagen waren jedoch die Ergebnisse wechselhaft und die Methode geriet für Jahre wieder in Vergessenheit. Von der Entzündungsbestrahlung im engeren Sinne spricht man, seitdem Heidenhain und Fried (1924) vor über 40 Jahren ihre umfassenden Ergebnisse auf der Tagung der Deutschen Gesellschaft für Chirurgie veröffentlicht haben. Im Laufe der Zeit hat sich, verbunden mit der Weiterentwicklung in der Medizin, die Indikation zur Behandlung von Entzündungen mit ionisierenden Strahlen verändert; besonders durch Sulfonamide, Antibiotica, Tuberkulostatica und Nebennierenrindenhormone wurde der Therapiebereich der Entzündungsbestrahlungen teilweise eingeengt.

So werden zahlreiche Krankheitsbilder, die von Heidenhain und Fried (1924) angeführt wurden — wie z.B. Pleuritis acuta und chronica, intraperitonealer und paranephritischer Absceß, die Sepsis und die Osteomyelitis acuta — keinesfalls mehr bestrahlt. Auch die juckenden Hautkrankheiten gehören, entgegen der Empfehlung von Hess (1951), ebenso wie die akute Polyarthritis nicht mehr in das Gebiet der Entzündungsbestrahlung. Die Therapieresistenz verschiedener Erreger gegen Antibiotica, die ungenügende Antibioticakonzentration bei lokalen Prozessen, der nicht ausreichende Dauererfolg und die erheblichen Nebenreaktionen bei der Dauermedikation der Nebennierenhormone, hat andererseits den speziellen Einsatz der Entzündungsbestrahlung erneut erforderlich gemacht. In der heutigen Zeit hat die Entzündungsbestrahlung sehr oft nur den Charakter einer Zusatztherapie. Nur bei einigen wenigen Krankheitsbildern kommt die Strahlenbehandlung ausschließlich zur Anwendung bzw. gilt als Methode der Wahl. Hier sind u.a. die postoperative Parotitis, der Gesichtsfurunkel, das Panaritium ossale, der Gasbrand und der axilläre Schweißdrüsenabsceß anzuführen. Dennoch nimmt die Strahlentherapie bei entzündlichen Erkrankungen oft nicht den ihr gebührenden Platz in der Medizin ein. Auf der Suche nach der Erklärung für diese unbefriedigende Situation lassen sich mehrere Faktoren herausarbeiten.

In der Diskussion gegen die Strahlentherapie steht die bekannte und nachgewiesene zell- und gewebszerstörende Wirkung bei der hochdosierten Tumorbestrahlung. Diese Tatsache wird auch gegen die Bestrahlung mit kleinen Dosen als unsachliches, negatives Argument angeführt. Gekoppelt mit überholten Anschauungen, werden Ansichten von Forschern aus früheren Jahren, z.B. S. FREY (1930) sowie F. FREUND (1931), der sich auf unrichtig ausgewertete Beobachtungen seines Schülers FUKASE (1929) stützt, gegen eine Bestrahlung von Entzündungen benutzt. Hiernach sollte die aus der Arzneimittelkunde bekannte Arndt-Schultzsche Regel, nach der geringe Reize fördern, mittlere hemmen und große töten, für die Röntgenstrahlen nicht gelten, d.h. mit anderen Worten: Röntgenstrahlen würden stets nur hemmend bzw. vernichtend wirken.

Genährt werden diese Ansichten durch auch heute noch zu beobachtende, kosmetisch ungünstig wirkende Spätfolgen an der Haut nach Bestrahlung (z.B. bei Bestrahlung wegen Halslymphknoten-Tuberkulose). Nicht beachtet wird dabei, daß es eine Reaktion nach Verabfolgung relativ hoher Strahlendosen ist, die über den Bereich der Entzündungsbestrahlung weit hinausgeht. Auf Grund der heutigen Erkenntnisse handelt es sich bei der Anwendung kleiner Strahlendosen um eine Reizwirkung, die durch die bei der Bestrahlung freigewordenen Stoffwechselprodukte zustande kommt und die auf die Organismen einwirkt. Der Strahlentherapeut muß allerdings eingestehen, daß trotz aller Fortschritte, trotz beachtlicher Erkenntnisse über die Veränderung an Zellorganen und Abklärung biochemischer Umbauveränderungen unter der Bestrahlung das Wissen auf diesem Gebiet noch mit Hypothesen belastet ist.

Ein zweiter, ebenso beachtenswerter Faktor ist der schlecht objektivierbare Erfolg der Entzündungsbestrahlung. Während beim malignen Tumor der Bestrahlungseffekt durch den klinischen Befund, durch das Röntgenbild oder gegebenenfalls durch das histologische Präparat klar belegt werden kann, sind bei kleinen Strahlendosen objektive Ergebnisse als Reaktion auf die Bestrahlung außerordentlich schwer zu erbringen. Es ist zu berücksichtigen, daß es sich bei den Erkrankungen, die der Entzündungsbestrahlung zugeführt werden sollten, um gutartige Veränderungen handelt, die — wenn auch unter Komplikationen und unter Verlängerung des Krankheitsverlaufes — ohne Strahlenbehandlung in der überwiegenden Mehrzahl ebenfalls zur Ausheilung kommen. Dem Argument nicht orientierter Ärzte „es heilt auch so" kann nur durch die zahlreichen Berichte, in denen ganz besonders auf eine Verkürzung der Krankheitsdauer und auf die erhebliche Verminderung der Komplikationen durch die gleichzeitige Strahlenbehandlung hingewiesen wird, entgegengetreten werden.

Ein weiterer negativer Einfluß auf die Entzündungsbestrahlung entstand durch ihre kritiklose Anwendung. Aus beachtenswerten Anfangserfolgen heraus, verbunden mit noch ungenügenden theoretischen Voraussetzungen, wurde die Wirkung ionisierender Strahlen überbewertet, ihr Einsatz bei ungeeigneten Krankheiten führte zur Kritik. Auch der symptomenarme bzw. schmerzarme Lokalbefund nach Bestrahlung (PORDES, 1929) wurde falsch gedeutet und führte zu Fehlbehandlungen.

Es ist weiter zu beachten, daß ein großer Teil akuter lokaler Entzündungen zumeist in den Händen operativ tätiger Fachärzte liegt und häufig ein schnelles Handeln verlangt. Der betreuende Arzt wird die dringliche Erkrankung nicht mehr aus den Augen lassen und bei zur Einschmelzung drohenden lokalen Prozessen die Incision vorbereiten. Die Überweisung an den Strahlentherapeuten bedeutet von dieser Sicht heraus eine Verzettelung. Vermutlich würde z.B. manche Zahnbehandlung zusätzlich mit analgesierender Kleinstdosis bestrahlt werden, wenn das Röntgentherapiegerät momentan zur Verfügung stände. Denn zweifellos ist auch hier die Besserung des Lokalbefundes und der beschleunigte Heilverlauf nach Bestrahlung bekannt. An den Orten, wo die Vertreter verschiedener Fachrichtungen mit dem Strahlentherapeuten eng zusammenarbeiten, wo gewissermaßen Röntgenröhre und Skalpell jederzeit griffbereit nebeneinander zur Verfügung stehen, kommt die Entzündungsbestrahlung häufiger zur Anwendung und zeigt einen klaren Erfolg durch das gemeinsame Handeln.

Zuletzt darf nicht unberücksichtigt bleiben, daß auch heute noch die Entzündungsbestrahlung vielen zuwenig bekannt ist. Der in Ausbildung stehende Arzt ist nicht genügend mit der Methode konfrontiert worden und mit ihr nicht vertraut. Sehr häufig ist der eindrucksvolle und verblüffende Therapieerfolg bereits nach einmaligem fachgerechtem, frühzeitigem Strahleneinsatz, wie er z.B. bei einem Gesichtsfurunkel, bei der Paronychie, bei der Mastitis puerperalis festzustellen ist, nie gesehen worden.

Die mangelnde Kenntnis in den einzelnen medizinischen Fachdisziplinen geht so weit, daß die Wärmebehandlung bei Entzündungen, z.B. die Behandlung mit Kamillenaufguß einer Strahlentherapie gleichgesetzt wird. Hier ist es Aufgabe und Verpflichtung des für die Ausbildung tätigen Strahlentherapeuten, Erkenntnisse der Entzündungsbestrahlung in wesentlich stärkerem Umfang als bisher dem Lernenden weiterzugeben.

II. Bezeichnung der Methode

Zur Definition ist vorauszuschicken, daß sich bei der Entzündungsbestrahlung bezüglich der Dosishöhe im wesentlichen 3 Gruppen erkennen lassen.

In der 1. Gruppe findet man unter Berücksichtigung der früheren Strahlentherapie im Mittelwert Einzeldosen, wo selbst in extremen Fällen 250 Jso kaum überschritten wurden. Auch über die Gesamtdosis von maximal 1500 Jso wurde selten hinausgegangen.

In der neueren Zeit hat sich eine 2. Gruppe, bei der die Tendenz zu kleineren Dosen besteht, herausgebildet. So werden heute häufig im Mittelwert Einzeldosen um 50 Jso und Gesamtdosen bis ca. 500 Jso gegeben.

In der 3. Gruppe wird die Anwendung von Kleinstdosen (Huguet und Daniel, 1939) (1—20 R) proklamiert. Daniel (1937/38) hat die Methode als erster hervorgehoben. Im deutschsprachigen Bereich wird die Behandlung mit Mikrodosen besonders von Pape vertreten. Diese Therapie ist von Pape und seinen Schülern in zahlreichen Arbeiten sowohl klinisch als auch experimentell belegt worden. Sie hat besonders in der Kinderheilkunde bei vielen Erkrankungen (s. Tabelle) einen festen Platz einnehmen können.

Tabelle. *Röntgentherapeutische Indikationen zur Schwachbestrahlung (Oberflächendosis 5 R) bei Jugendlichen.* (Aus: R. Pape, Strahlenforschung und Strahlenbehandlung, Bd. IV [Strahlentherapie-Sonderbd. 52] München u. Berlin: Urban & Schwarzenberg 1963)

Caput:	Extremitates:
1. Gesichtsfurunkel	6. Panaritium
2. Sinusitis (Augenschutz)	7. Paronychia
3. Hypothalamusbestrahlung bei Menorrhagia juvenilis, Asthma bronchiale, Migräne u.a.	8. Thrombophlebitis cruris
	Korpus:
	9. Hidroadenitis
	10. Mastitis
Collum:	Seltene Indicationes vitales:
4. Tonsillitis	11. Lymphadenitis mediastin. complic.
5. Lymphadenitis	12. Interstitielle Säuglingspneumonie

Umfangreiche vergleichende klinische Untersuchungen unter Berücksichtigung unterschiedlicher Dosishöhen, abgesehen von einigen Arbeiten mit kleiner Patientenzahl (Pape und Gölles, 1950), fehlen. Es ist daher der Erfahrung des einzelnen zu überlassen, mit welcher Einzeldosis ein Entzündungsherd anzugehen ist.

Ähnlich hohe Dosen wie bei der Entzündungsbestrahlung werden zum Zwecke der Analgesie benutzt. Ihre Besprechung erfolgt unter dem Kapitel der funktionellen Strahlentherapie.

Zahlreiche Namen sind für die Entzündungsbestrahlung im Laufe der Jahrzehnte angeführt worden. Die Begriffe sind für einen Nichtröntgenologen verwirrend. Eine zusammenfassende Bezeichnung fehlt. Der von SCHOBER (1962) vorgeschlagene Begriff „Radiobiologische Funktionstherapie" wird mit hoher Wahrscheinlichkeit von den meisten Strahlentherapeuten abgelehnt werden.

Um die Jahrhundertwende bezeichnete man die Behandlung von Entzündungen mit kleinen Strahlendosen häufig als *Schwachbestrahlung*. Offensichtlich sollte hiermit der Gegensatz zu den hohen Strahlendosen bei der Malignombehandlung hervorgehoben werden. Hinter dem Begriff „schwach" verbirgt sich eine Qualitätsbezeichnung, die jedoch zu relativ ist, um eine entsprechende Auskunft zu vermitteln. Die Bezeichnung wurde verlassen.

Ebenso alt wie die vorherige Bezeichnung ist der Begriff der *Reizbestrahlung*. Nach der Ansicht zahlreicher Strahlentherapeuten um 1925 sollten Röntgenstrahlen immer — also auch in kleinen Dosen — hemmend bzw. *zerstörend* wirken. Damit war auch von dieser Bezeichnung von vornherein keine gemeinsame Befürwortung zu erwarten. Wenn auch durch neue Erkenntnisse auf dem Strahlengebiet, besonders unter Berücksichtigung biologischer und biologisch-chemischer Reaktionen, bewiesen wurde, daß es innerhalb von Sekunden oder Minuten nach ionisierter Bestrahlung zu strahleninduzierten Sofortreaktionen kommt, die meist zu reversiblen Funktionsstörungen in Zellen und Geweben führen und diese Wirkung als ein Stimulans im Sinne der Reizphysiologie anzusehen ist, so muß trotzdem die Bezeichnung Reizbestrahlung als unglückliche Lösung betrachtet werden. Handelt es sich doch bei dem Begriff „Reiz" um ein in der Medizin außerordentlich vielseitig benutztes bzw. auch abgenutztes Wort. Zusätzlich gibt der Begriff keine Auskunft über die zugeführte Strahlenmenge. So ist auch diese Bezeichnung bezüglich der Strahlenanwendung auf lokale akute und chronische Entzündungen wenig üblich.

In der überwiegenden Mehrzahl sprechen jetzt die Autoren von der *Entzündungsbestrahlung*. Durch diese Bezeichnung wird der Zweck der Bestrahlung, nämlich die Anwendung auf die Entzündung, hervorgehoben. Es ist somit der schwer zu definierende Qualitätsbegriff über Strahlenart und Strahlenmenge nicht verankert. Obwohl die Entzündungsbestrahlung wie auch die Reiz- und Schwachbestrahlung nichts über die angewandte Strahlenart (u.a. Ultraviolett, Infrarot, Röntgenstrahlen) aussagt, wird unter Entzündungsbestrahlung im engeren Sinn die Behandlung mit ionisierenden Strahlen verstanden.

III. Historischer Überblick

Bald nach der Entdeckung der Röntgenstrahlen im Jahre 1895 wurde die heilende Wirkung ionisierender Strahlen auf Entzündungen und Eiterungen sowie die Schmerzlinderung als Nebenbefund entdeckt. Es ergab sich nämlich, daß bei den damals notwendigen langen Belichtungszeiten und dem fehlenden Strahlenschutz, z.B. Eiterungen, die im Feldbereich einer Diagnostikaufnahme lagen, schneller abheilten. Durch diese Beobachtungen entwickelten sich in kurzer Zeit die entsprechenden therapeutischen Anwendungen. Die Angaben über die zuerst durchgeführte Strahlentherapie bei einer lokalen Entzündung sind unterschiedlich. 1897 hat L. FREUND Röntgenstrahlen zur Epilation verwendet und dabei Furunkel an der Nackenhaargrenze beseitigen können.

TRETTER (1952) führt dagegen COYLE an, der als erster 1896 ein Karbunkel bestrahlt haben soll. Im Jahre 1897 wird von GOCHT die Schmerzbeseitigung durch Strahlenbehandlung bei Trigeminusneuralgie bei einer 76jährigen Patientin mitgeteilt. Im gleichen Jahr wird von SOKOLOW (1897) über „Heilung" bzw. Schmerzbeseitigung durch Schwachbestrahlung bei Gelenkrheumatismus berichtet. Ebenfalls betont ESCHERISCH (1898) die hervorragende Schmerzstillung nach Strahlenbehandlung wegen Gelenkrheumatismus.

Erste Berichte über erfolgreiche Strahlenanwendung bei akuten Adenitiden gibt LASSUEUR (1898) und bei tuberkulösen Adenitiden HENDRIX (1898) an. Eine erste umfangreiche Arbeit über die Entzündungsbestrahlung haben die Schweden SJÖGREN und SEDERHOLM (1900) durchgeführt. Sie teilen 78 Beobachtungen mit. Wie nachträgliche Durchsichten ergeben haben, sind hierunter auch einige nichtentzündliche Erkrankungen mit aufgeführt worden. Im Jahre 1903 macht L. FREUND in seinem Buch „Grundriß der gesamten Radiotherapie für praktische Ärzte" bereits Angaben über die Bestrahlung von Blepharitis, Furunkulose am Hals und Acne vulgaris. Ebenfalls im Jahre 1903 berichtet MORTEN über die Karbunkelbestrahlung. Bereits 1904 beobachten DELHERM und LAQUERRIÈRE, daß eine Bestrahlung mit großem Sacralfeld einen Pruritus ani oft besser beeinflußt als eine kleine, lokale Bestrahlung, wodurch der Weg zu einer funktionellen Strahlentherapie bereits gewiesen wurde. 1905 wurde von ERLER ein ausgedehntes Nackenkarbunkel mit Erfolg bestrahlt. 1906 teilte ROSENBERGER den Strahlenerfolg bei einer brettharten Phlegmone des Halses mit. In dem ersten größeren Handbuch der Röntgentherapie von WETTERER (1908) wird ein ausführlicher Bericht über die Bestrahlung bei einer bereits fortgeschrittenen Entzündung am Hals gegeben. In der chronologischen Reihenfolge sind dann u.a. Mitteilungen über erfolgreiche Röntgenstrahlenanwendung von H. E. SCHMIDT (1914) bei Furunkeln, von BRUNETTI (1924) bei Panaritien gemacht worden. Diese und weitere Berichte beschränkten sich jedoch im wesentlichen darauf, eine Schilderung des Krankheitsverlaufes unter dem Einfluß der Strahlentherapie zu geben. Durch ständige Wiederholung bekannter Therapieergebnisse ohne Beschreibung theoretischer Grundlagen erschien das Gebiet erschöpfend behandelt. Das führte in den Jahren um 1920 zu einem zahlenmäßigen Rückgang an Veröffentlichungen zu diesem Thema.

Eine umfassende Zusammenstellung über die Strahlenbehandlung entzündlicher Erkrankungen erfolgte 1924 durch HEIDENHAIN und FRIED. Sie teilten ihre über 9 Jahre durchgeführten Beobachtungen auf diesem Gebiet mit. Sie konnten zusätzlich über wesentliche entzündliche Veränderungen in Verbindung mit serologischen und bakteriologischen Untersuchungsergebnissen bei der pyogenen Entzündung berichten. Diese Mitteilungen sind auf der 48. Tagung der Deutschen Gesellschaft für Chirurgie in Berlin im Jahre 1924 mit Beachtung aufgenommen worden. Durch diese umfassende Schilderung erscheint es berechtigt, dieses Jahr als das „Geburtsjahr" der Entzündungsbestrahlung im engeren Sinne anzusehen. Im Jahre 1926 informierte HOLZKNECHT die amerikanischen Röntgenologen über die Entzündungsbestrahlung. In den nachfolgenden Jahren standen experimentelle und theoretische Betrachtungen über die Entzündung und die durch ionisierende Strahlen ausgelösten Reaktionen auf eine Entzündung im Vordergrund. So berichtete FUKASE (1929), ein Schüler von F. FREUND, über traumatisch gesetzte Entzündungen und die celluläre Reaktion an der Kaninchenhaut nach einer Bestrahlung. Zum Problem der Strahlenreaktion bei der Wundheilung machten u.a. BUTZ (1933), POHLE, RITCHIE und WRIGHT (1931), RITCHIE (1933) und DOBBS (1939) Mitteilungen. Theoretische Betrachtungen, verbunden mit Erfolgsberichten über Strahlenbehandlung entzündlicher Krankheiten, erfolgten u.a. von MILANI (1932), DYES (1933), TANNENBERG und BAYER (1933) und FREUND (1937). In den gleichen Jahren liegen auch Veröffentlichungen von Amerikanern, Franzosen, Russen, Italienern und Engländern vor. Die erste umfassende Monographie über die Entzündungsbestrahlung erfolgte durch GLAUNER (1940). Eine zweite Monographie folgte 1952 von TRETTER. Diese beiden Arbeiten bildeten gleichzeitig im wesentlichen auch die Grundlage für diesen historischen Überblick.

Seit 1945 ist die Zahl der Mitteilungen über dieses Thema einschließlich der theoretischen Betrachtungen in so starkem Maße angestiegen, daß es nicht mehr gelingt, alle Arbeiten zu übersehen. Die Aufzählung der zahlreichen Publikationen würde den Rahmen des geschichtlichen Überblickes sprengen, so daß nur einzelne Autoren, die besonders auf diesem Gebiet hervorgetreten sind, noch angeführt werden sollen. Überwiegend theoretische Betrachtungen in Verbindung mit der Entzündungsbestrahlung liegen u.a. vor von BORAK (1948), ELLINGER (1935), GRAUL (1953), HORNYKIEWYTSCH (1952), NEUMAYR und THURNER (1951, 1952), REICHEL (1956), ZOLLINGER (1960). Schilderungen im Zusammenhang mit kleinen und kleinsten Dosen erfolgten u.a. von HORNYKIEWYTSCH (1958, 1963), PAPE (1950, 1951, 1952, 1953, 1961, 1963, 1967), v. PANNEWITZ (1953, 1959, 1960), SCHERER (1955, 1965), TRETTER (1949, 1952), HESS (1949, 1961), VIETEN (1947, 1953).

IV. Wirkung der Entzündungsbestrahlung

1. Einleitung

Im folgenden soll versucht werden, die Erkenntnisse, wie ionisierende Strahlen auf entzündetes Gewebe wirken, darzustellen. Es ist vorauszuschicken, daß es sich hier um außerordentlich komplizierte Vorgänge handelt und daß diese Veränderungen auf morphologischem, physikalisch-chemischem und biologisch-chemischem Gebiet bei weitem noch nicht geklärt sind. Die Reaktion kleiner Strahlendosen sowohl auf normales menschliches Gewebe als auch besonders auf entzündetes Gewebe ist noch mit erheblichen Hypothesen belastet. Ständige neue Erkenntnisse bedingen, daß die nachfolgende Deutung nur den augenblicklichen Stand einer im Fluß befindlichen Forschung darstellt. Um die notwendige Übersicht nicht zu verlieren und für ein besseres Verständnis der komplexen Geschehen bei der Entzündung erscheint es unbedingt erforderlich, die gegenwärtigen Erkenntnisse über die normale Entzündung in einem besonderen Abschnitt vorauszuschicken. Es läßt sich dabei nicht vermeiden, auch Ausführungen zu erwähnen, die als Allgemeingut jeder ärztlichen Ausbildung zu betrachten sind.

2. Pathologie und Pathophysiologie der Entzündung

a) Grundlagen und Begriffe

Es ist nicht mehr möglich, den Begriff der Entzündung mit den Kardinalsymptomen von Celsus, nämlich rubor, calor, dolor, tumor sowie der von Galen hinzugefügten functio laesa als ausreichend definiert zu betrachten. Durch zahlreiche Erkenntnisse auf den unterschiedlichsten Gebieten ist der Begriff der Entzündung als ein außerordentlich komplizierter und komplexer Vorgang anzusehen.

Nach LETTERER (1953) ist die Entzündung als eine Veränderung des Zwischengewebes aufzufassen, die als Reaktion auf die Einwirkung eines krankhaften Reizes einsetzt. Ihre Regulation und Steuerung ist bis zum Abklingen des Reizes an die Ausbildung einer geweblichen Primitiveinheit, an ein „Histion“ gebunden. Hierunter ist ein Strukturkomplex zu verstehen, der sich zusammensetzt aus der Grundsubstanz des Bindegewebes, aus dessen Zellen und paraplasmatischen Differenzierungsprodukten sowie den nervösen Strukturen und der in dem Bindegewebe eingebetteten Endstrombahnen. Die auf die örtliche, durch den Entzündungsreiz verursachte Störung des physiologischen Gleichgewichtes eintretende Entzündung ist durch die entzündliche Kreislaufstörung, Exsudation, Infiltration und durch die Proliferation gekennzeichnet.

b) Der Gewebsaufbau

α) Die Blutbahn

Zwischen dem arteriellen und venösen Gefäßsystem sind Capillaren als sog. terminale Strombahn eingeschaltet. Hier ist zwischen den ständig durchbluteten Stromcapillaren und den von ihnen ausgehenden sowie wieder zurückführenden, nur zeitweilig blutführenden Netzcapillaren zu unterscheiden. Die Stromcapillaren zerfallen in drei Abschnitte, in die noch mit Muskelzellen versehenen Metarteriolen. In einen proximalen Capillarabschnitt mit einigen atypischen Muskelelementen und in einen distalen Abschnitt ohne Muskeln.

Die Capillaren sind innen von einer Endothelschicht ausgekleidet, die von einer Kittsubstanz zusammengehalten wird. Außerdem besteht ein Eiweißüberzug plasmatischer Herkunft (ZWEIFACH, 1953). An der Außenseite werden die Capillaren von einer Grenzmembran des umgebenden Bindegewebes umkleidet. Diese perivasculäre Scheide ist durch ins Gewebe eingebrachte Hyaluronidase aufspaltbar, aber durch Hyaluronidase, die in die Blutbahn gegeben wird, dagegen nicht. Die Nervenversorgung der terminalen Strombahn erfolgt durch Innervation der muskulären Elemente. Die Erregung wird durch

Mittlersubstanzen, die frei werden, wie Adrenalin bzw. Acetylcholin, auf das Erfolgsorgan übertragen. Die Gefäßregulierung geschieht auch durch im Gewebe auftretende Substanzen wie Histamin, H-Substanzen, Serotonin, Nucleinsäurespaltprodukte, Milchsäure, CO_2, Peptide. Außerdem erfolgt die Steuerung durch in der Blutbahn befindliche gefäßaktive Substanzen wie Angiotensin II und Nebennierenrindensteroide. Der Flüssigkeitsaustausch zwischen den Capillaren wird reguliert durch osmotischen, kolloidosmotischen und hydrostatischen Capillardruck sowie durch den osmotischen und mechanischen Gewebsdruck. Die unterschiedliche Gefäßfüllung wird als Vasomotion bezeichnet.

β) Das Bindegewebe

Das Bindegewebe wird auch als Mesenchym oder ungeformtes Stützgewebe bezeichnet. Es setzt sich aus Grundsubstanz, Fibrocyten sowie aus kollagenen, retikulären und stark lichtbrechenden elastischen Fasern zusammen. Außerdem sind im Bindegewebe Lymphocyten, Mastzellen und Makrophagen (Histiocyten) eingelagert.

Die Grundsubstanz weist keine Zwischenräume auf und enthält kein freies Wasser, sie bindet aber reichlich Wasser ab (Duran-Reynals und McCrea, 1953).

Chemisch besteht die Matrix der Grundsubstanz aus Mucopolysachariden, Eiweiß und Wasser mit einem physiologischen Salzgehalt. Zu den Mucopolysachariden gehören die Hyaluronsäure, die Chondroitinschwefelsäure und das Heparin, wobei die Gewebsmastzellen der Säuger Bildner und Träger darstellen (R. Keller, 1960). Ein saures Mucopolysacharid konnte auch in menschlichen Leukocyten nachgewiesen werden.

γ) Die Lymphgefäße

Nach Ehrich (1956) entspringt das Lymphgefäßsystem aus einem Netz von Lymphcapillaren. Der Flüssigkeitswechsel zwischen dem Gewebe und der Lymphbahn unterliegt dem osmotischen, onkotischen und hydrostatischen Lymphdruck. Die Lymphbildung soll gleichzeitig auch von der Vasomotion der Blutcapillaren abhängig sein.

c) Entzündungsursachen

Die Entzündung wird durch Einwirken einer Noxe hervorgerufen. Diese führt zu einer Entzündungsreaktion des Gewebes, die jedoch, zumindest im Anfang, weder vom klinischen noch vom histologischen Bild einen sicheren Rückschluß auf die Art der Noxe zuläßt. Nach den heutigen Erkenntnissen ist somit nicht die Art der Schädigung, sondern der Einfluß der Schädigung an sich für die Gewebsreaktion von Bedeutung.

Daß trotzdem der Entzündungsablauf nicht uniform bleibt, wird bestätigt durch das Hervortreten einzelner Phasen im Entzündungsablauf, so ist die Bezeichnung purulente, exsudative oder proliferative Entzündung geläufig. Es kann daher kaum eine Frage sein, daß die physikalischen und chemischen Eigenschaften der Entzündungsnoxen sowie die von lebenden Entzündungserregern erzeugten Produkte und die hierdurch eingeleiteten unmittelbaren Alterationen auch eine wesentliche Determinante der Entzündungsreaktion darstellen (Ehrich, 1956). Sie sind morphologisch schlecht erfaßbar.

Eine Entzündung kann hervorgerufen werden durch physikalische und chemische Ursachen sowie durch lebende Erreger und durch das Zusammentreffen eines Antigens mit einem Antikörper im Sinne der allergisch-hyperergischen Reaktion.

α) Physikalische Ursachen

Zu den physikalischen Ursachen rechnen, neben dem mechanischen Gewebstrauma, Hitze, Kälte, lang- und kurzwellige Strahlen und die Elektrizität.

Durch die Einwirkung ionisierender Strahlen entstehen im Gewebe Peroxyde, die eine Fermenthemmung auslösen (R. Meier (1959). Nach Maurer (1954) erscheint es wahrscheinlich, daß die entzündungserregende Wirkung von Röntgenstrahlen einen Effekt darstellt, der durch unspezifische, sekundäre Bildung von endogenen Reizstoffen hervorgerufen wird. Darüber hinaus existieren zweifellos auch direkte Strahleneinwirkungen, z.B. auf die Nucleinsäure der Zelle.

β) Chemische Ursachen

Chemische Stoffe haben zum Teil eine primäre eiweißfällende oder denaturierende Wirkung (Mineralsäuren, Laugen, Reizgase). Die Entzündung entsteht erst durch die Reaktionsprodukte, die als Folge des Zellschadens auftreten. Terpentinöl ist ein häufig verwendetes chemisches Reizmittel in der Entzündungsforschung.

γ) Lebende Entzündungserreger

Hierzu gehören besonders Bakterien, Pilze und Viren. Die Erreger bauen durch aerobe und anaerobe Glykolyse Monosaccharide ab, wodurch über die entstehenden Spaltprodukte wie Kohlendioxyd und Milchsäure eine Säuerung des Gewebes hervorgerufen wird. Dadurch ist auch eine Erwärmung des Entzündungsfeldes möglich. Daneben geben die Bakterien verschiedene Fermente an das umgebende Gewebe ab; zu nennen sind: Nucleasen (Streptodornase), Proteasen (Kollagenase), Lipase, Lecithinase, Phosphatase sowie die zur Depolymerisation und Aufspaltung der Hyaluronsäure führende Hyaluronidase, wodurch die Schrankenfunktion der Grundsubstanz im Entzündungsgewebe aufgehoben wird.

Wichtig sind außerdem die bei grampositiven Bakterien freiwerdenden thermolabilen Exotoxine und die vorwiegend bei gramnegativen Bakterien festgestellten Endotoxine.

d) Der Ablauf der Entzündung

Nach der voraufgegangenen unmittelbaren primären Alteration, die durch physikalische oder chemische Ursachen oder durch die Stoffwechselprodukte der Bakterien hervorgerufen wurde, folgen nach Ehrich (1956) die einleitenden entzündlichen Gewebsveränderungen, die als sekundär entzündliche Alterationen bezeichnet werden. Dieses Stadium zeigt ein so vielseitiges Bild, daß es notwendig erscheint, dieses morphologisch, physikalisch-chemisch und biologisch-chemisch zu definieren. Gerade auf diesem Gebiet ist in den letzten Jahren viel erarbeitet worden, wenn auch die Wechselwirkung der einzelnen Faktoren noch nicht restlos als geklärt angesehen werden kann.

α) Morphologische Merkmale der sekundären entzündlichen Gewebsalteration

In allen Elementen des Entzündungsfeldes ist die Gewebsveränderung erkennbar. Fibrocyten und Gefäßendothelien weisen eine Schwellung und Basophilie als Zeichen gesteigerter Zellaktivität auf. Die Alteration an den Gefäßendothelien kann so stark werden, daß der Durchtritt von Erythrocyten durch die Gefäßwand möglich wird. Das Bild entspricht dann der hämorrhagischen Entzündung (z.B. bei Diphtherie).

Die Grundsubstanz des Bindegewebes zeigt eine Umwandlung der Gelstruktur in eine solartige Konsistenz (Zweifach, 1953). Durch die „Entleimung" resultiert eine gesteigerte Permeation der ins Gewebe eingebrachten Indicatoren. Eine gleiche Wirkung kennen wir auch von der Hyaluronidase und vom Trypsin. Die gleichzeitig zu beobachtende terminale arterielle Vasodilatation weist auf eine Freisetzung gefäßaktiver Substanzen hin.

β) Physikalisch-chemische Merkmale der sekundären entzündlichen Gewebsalteration

Im Vordergrund dieser Veränderung stehen eine Acidose (Säuerung) und eine Hyperosmie (Anstieg des osmotischen Druckes). Schade (1923, 1935), Frunder (1952, 1953). Frunder (1953) konnte überzeugend nachweisen, daß schon Sekunden nach Einwirkung eines Reizes, vor dem Auftreten irgendeiner morphologischen Veränderung, eine „primäre Acidose" bis zu einem pH von 6,0 festgestellt werden kann. Sie ist als entzündungseinleitende Alteration zu betrachten. Ihre Ursache ist in einer Glykogenolyse zu suchen. Nach dem Auftreten morphologischer Entzündungszeichen kommt es dann zur sekundären oder entzündlichen Acidose. Hierbei geht der pH der Intensität des Entzündungsreizes parallel und kann bis 5,3 absinken.

Die folgende Glykolyse, die vorwiegend anaerob (FLECKENSTEIN, 1944) abläuft, führt zur Anhäufung von Milchsäure, die als wesentlicher Faktor der Acidose angesehen wird. Die Acidose ist verantwortlich anzusehen für Fermentaktivierung, Depolymerisation der Grundsubstanz, Zunahme der Capillarpermeabilität, Förderung der Leukocytenemigration und Phagocytose. Unterhalb eines pH von 6,5 sind alle Leukocyten schwer geschädigt oder abgestorben.

Auch die Hyperosmie, die die Entzündung begleitet, dürfte sowohl entzündungseinleitend als auch Folge der Entzündung sein. Die Druckzunahme im Entzündungsgebiet ist gleichzeitig Ausdruck der beginnenden Exsudation, das wiederum verstärkt den Schmerz.

Daneben kommt es wahrscheinlich zu einer Gleichgewichtsverschiebung der Gewebselektrolyte (Kalium-, Calcium- und Natriumdysionie). HAMBURGER und HEKMA (1908) haben nachgewiesen, daß Calcium in niederen Konzentrationen die Phagocytosefähigkeit der Leukocyten steigert, während Kalium nachteilig wirken soll.

γ) Biologisch-chemische Merkmale der sekundären entzündlichen Gewebsalteration

Unter den chemischen Faktoren, die die Entzündung einleiten und unterhalten, sind vor allen Dingen die vermehrte Proteolyse anzuführen (MENKIN, 1953, 1960). Durch proteolytische Enzyme kommt es zur Freisetzung von Histamin und Heparin. Außerdem liegt im Entzündungsbereich eine vermehrte anaerobe Glykolyse vor.

Nucleinsäurespaltprodukte sind ebenfalls für die Einleitung und Unterhaltung der Entzündung von Bedeutung. Anzuführen ist die im Zellkern vorkommende Desoxyribonucleinsäure (DNS) und die besonders im Zellplasma vorkommende Ribonucleinsäure (RNS). Beide Nucleinsäuren sind in den Zellen an Eiweiß gebunden (Nucleoproteide). Durch Abspaltung des Eiweiß sowie durch Aufspaltung durch Nucleinasen und Nucleotidasen entsteht letztlich Desoxyribose bzw. Ribose. Die beim Abbau entstehenden Nucleotide, Adenosintriphosphorsäure (ATP), Adenosinphosphorsäure und Adenosin sollen eine Bedeutung bei der Entzündung haben (R. MEIER, 1959). Sie führen anfänglich zu einer Verminderung des Gefäßtonus, zu einer Stromverlangsamung in den Arteriolen, Capillaren und Venolen mit Abfall des Blutdruckes. Danach folgt eine vermehrte Durchströmung und Erweiterung des Stromgebietes mit Blutdruckanstieg. Nucleinsäuren fördern in vitro die Bakterienphagocytose der Leukocyten (LUDÁNY, 1955). Nucleinsäuren steigern die Leukocytopoese und somit die Leukocytose. Inwieweit Nucleinsäure-Derivate für die Ödembildung verantwortlich zu machen sind, ist nach R. MEIER (1959) noch fraglich. Als weitere Substanz, die mit dem Entzündungsablauf in Verbindung gebracht wird, ist das Histamin anzuführen. Zweifellos kann man die Beteiligung des Histamins besonders bei der allergisch-hyperergischen Entzündungsreaktion nicht bestreiten (EHRICH, 1956). Auch die Wirkung der Antihistaminica bei verschiedenen Allergosen wie z.B. Quincke-Ödem, Heufieber, vasomotorische Neuritis, Urticaria, Serumkrankheit, weisen auf die Anwesenheit von Histamin hin. Fraglich ist jedoch, ob der Freisetzung des Histamins tatsächlich für die Entzündung eine so große Bedeutung zukommt oder ob es sich nicht um Nebenerscheinungen beim Gewebsuntergang handelt.

Lediglich für die initiale Gefäßreaktion und Exsudation mag das Histamin einen pathogenetischen Faktor unter mehreren Stoffen, die in gleicher Richtung wirken, darstellen.

Ähnlich dem Histamin ist das Serotonin, das auch Enteramin genannt wird. Es ist ein biogenes Amin, das als eine im Entzündungsfeld ebenfalls nachweisbare Substanz in den letzten Jahren häufiger diskutiert wurde. Das Serotonin kommt beim Menschen u.a. in den Thrombocyten vor, so daß bei Anwesenheit von Thrombocyten auch auf eine Serotoninwirkung geschlossen werden kann. Die Mengen dürften aber nicht ausreichen, um eine initiale Kreislaufstörung bei der Entzündungsreaktion des Menschen hervorzurufen.

Aus sauren und alkalischen entzündlichen Exsudaten konnten zahlreiche Peptide und polypeptidähnliche Substanzen gewonnen werden, die auf die einleitenden entzündlichen Veränderungen Einfluß nehmen.

Von Menkin (1953, 1960) wurde das Leukotaxin im alkalischen Exsudat nachgewiesen. Es ist ein Polypeptid, das die Capillarpermeabilität steigert und die Leukocytenemigration und -phagocytose steigert. Auch das Exudin wurde von Menkin (1960) nachgewiesen. Es ist ein Nucleopeptid, das im sauren Exsudat vorliegt und ebenfalls die Capillarpermeabilität sowie die Leukocytenphagocytose steigert. Ebenfalls von Menkin (1960) wurde der Leukocytosis Prominting Factor (LPF) nachgewiesen; dieser läßt sich einige Zeit nach akuter Entzündung im Blut auffinden. Er fördert u.a. die Leukocytose und die Leukocytenphagocytose.

Eine Hemmung der Leukocytenphagocytose und eine Leukopenie werden durch Leukopenin und durch den Leukopenic Factor hervorgerufen. Von geschädigten Zellen wird das Nekrosin gebildet, das ebenfalls die Leukocytenphagocytose hemmt.

e) Die entzündliche Kreislaufstörung

Auf die Bedeutung entzündlicher Durchblutungsstörungen hat schon Cohnheim (1867) aufmerksam gemacht. Bei der Durchblutungsstörung lassen sich verschiedene Zustandsbilder an den Gefäßen erkennen. Man sieht die Hyperämie mit Erweiterung der Capillaren sowie eine beschleunigte Blutdurchströmung. Dieses Stadium kann in eine verlangsamte Durchblutung übergehen und man spricht schließlich von einer Stase, bei der jedoch noch keine Blutgerinnung vorliegt und die völlig reversibel ist. Letztlich läßt sich im Entzündungsbezirk noch die Thrombose nachweisen. Ricker (1924) hat aus der Kenntnis über die entzündlichen Zirkulationsstörungen seine Relationspathologie hergeleitet und seine Stufengesetze aufgestellt.

Nach Ehrich (1956) handelt es sich bei der unterschiedlichen Weite der kleinen Gefäße in Beziehung zur Reizstärke, die Ricker als pathische Fluxion bzw. pathische Ischämie bezeichnet hatte, nicht um einen entzündlichen Reizzustand, sondern um einen physiologisch wechselnden unterschiedlichen Kontraktionszustand der Gefäße. Die entzündliche Hyperämie ist Ausdruck der Gewebsschädigung, die durch die verschiedensten, bei der Entzündung freigewordenen chemischen Reizstoffe hervorgerufen wird.

Nervöse Einflüsse spielen hierbei eine untergeordnete Rolle. Zum Zeitpunkt der Prästase sind Veränderungen am Gefäßendothel und exsudativ-infiltrative Vorgänge als Zeichen der veränderten Capillarpermeabilität nachzuweisen.

Im weiteren Ablauf zeigt sich innerhalb der kleinen Gefäße eine gelatinöse Substanz unbekannter Herkunft [Illig (1953), Zweifach (1953)], in welchem Thrombocyten, Erythrocyten und Leukocyten eingelagert sind. Nach Illig (1953) entsteht die Stase erst nach Gefäßendothelschädigung, verbunden mit einem Erythrocytenaustritt, und somit ist die Stase nicht Zeichen eines vasomotorischen Blutstillstandes.

Von dieser eben genannten Stase ist der vasomotorisch bedingte und durch Adrenalinausschüttung auslösbare Blutstillstand zu unterscheiden. Dieser steht jedoch mit der Entzündung im engeren Sinne nicht in Verbindung. Zusammenfassend läßt sich die Hyperämie als entscheidend mitverantwortlich für den entzündlichen Calor für Exsudation und Infiltration sowie für die Sauerstoffversorgung des entzündlichen Gewebes (Ehrich, 1956) betrachten.

f) Die entzündliche Exsudation

Unter der entzündlichen Exsudation kommt es zum Austritt flüssiger und gelöster Bestandteile aus der Blutbahn in das umgebende Gewebe. Dieser Vorgang ist vorwiegend in der prä- und poststatischen Phase der Entzündung und hier überwiegend auf der venösen Seite der terminalen Strombahn zu beobachten. Durch die gesteigerte Gefäßpermeabilität, die bis zur Ruptur der Capillaren gehen kann, kommt es zu entsprechendem Substanzdurchtritt. In Analogie zum Ausmaß der Gefäßveränderung kommt es zum Durchtritt von Blutflüssigkeit, niedermolekularen Substanzen oder von Albuminen und Globuline aber auch vom Fibrinogen und in extremen Fällen, wie z.B. beim Diphtherietoxin, kommt es sogar zu diesem Zeitpunkt schon zum Erythrocytendurchtritt. Das ausgetretene Fibrinogen wiederum wird durch das im Gewebe vorkommende Thromboplastin zu Fibrin. Die Umwandlung des aus den Gefäßen herausgetretenen Fibrinogens zu einem Fibrinnetz hat nach MENKIN (1950) die Bedeutung einer Barriere gegen eindringende Erreger bei der Entzündung. Hemmt man z.B. die Fibrinbildung beim Kaninchen, z.B. durch das Anticoagulans-Dicumarol, so wird die Ausbreitung eines lokalen Geschehens in eine Septicämie (ANGEVINE, 1953) begünstigt. Je nach der Art der ins Gewebe eingetretenen Substanzen spricht man von seröser, fibrinöser oder auch hämorrhagischer Entzündung. Nach BÜCHNER (1950) wird die Permeabilitätssteigerung hauptsächlich durch die lokale Hypoxie hervorgerufen. Es dürften jedoch weitere, beim Gewebszerfall freiwerdende Stoffe ebenfalls zur Permeabilitätssteigerung beitragen. Des weiteren ist anzunehmen, daß neben Acidose und Hyperosmie auch Hyaluronidase, Trypsin und Heparin für die entzündliche Exsudation von Bedeutung sind. Zusätzlich weisen verschiedene Entzündungserreger capillarpermeabilitätssteigernde Fermente wie z.B. Staphylokokken- und Streptokokkenhyaluronidase auf.

g) Die entzündliche Infiltration

Die entzündliche Infiltration wird dadurch definiert, daß es über die Exsudation hinaus zum Auftreten weißer Blutkörperchen kommt. Es handelt sich vor allem um Granulocyten (Mikrophagen), Monocyten und Histiocyten (Makrophagen). Die Monocyten können sich in Histiocyten umwandeln. Zur Gruppe der Histiocyten rechnen auch die fixen Reticuloendothelien. Je hochgradiger die Reizintensität ist, desto reichlicher lassen sich weiße Blutkörperchen im Gewebe nachweisen. Spezielle Formen der lokalen eitrigen Entzündung sind u.a. die Phlegmone, der Absceß, das Empyem. Makrophagen beobachtet man vor allen Dingen bei chronischen Entzündungen. Nach der überwiegenden Meinung aller Beobachter stammen die Leukocyten fast ausschließlich aus der Blutbahn, wobei sie die Capillarwandungen durch aktive amöboide Bewegungen durchwandern, was auch durch mikroskopische Lebendbeobachtungen mehrfach bestätigt wurde. Nach EHRICH (1956) muß jedoch die Entstehung einzelner Makrophagen aus dem undifferenzierten Mesenchym in Betracht gezogen werden. Diese Situation liegt vor allen Dingen bei der chronischen Entzündung vor. Ähnlich verhält es sich wahrscheinlich mit bestimmten monocytoiden Exsudatzellen, die sich nach BECKER u. Mitarb. (1961) von den Blutmonocyten unterscheiden. Gerade in der neueren Zeit werden wieder Stimmen laut, die der Meinung sind, daß Leukocyten auch aus dem Bindegewebe entstehen. So konnte GUSEK (1960) nachweisen, daß eosinophile Zellen auch aus Fibroblasten entstehen. Als besonders extreme Meinung ist die von BUSSE-GRAWITZ (1960) anzusehen. Hiernach soll kein einziger Leukocyt aus den Gefäßen des Entzündungsgebietes stammen. Die Leukocyten sind auch chemotaktisch reizbar und so wirken Polysaccharidkomplexe (Endotoxine) als Bestandteile von Bakterien ebenfalls auf die Leukocytendiapedese ein. Die Hauptaufgabe der entzündlichen Infiltration ist es, dann schließlich die Aufräumung durch Phagocytose und mit Hilfe autolytischer Fermente im Entzündungsgebiet durchzuführen.

h) Die Proliferation und Narbenbildung

Unmittelbar an das Infiltrationsstadium schließt sich das Proliferationsstadium an; es ist bereits zum subakuten bis chronischen Stadium der Entzündung zu rechnen. Vorwiegend erkennt man jetzt im Entzündungsgebiet Lymphocyten und Plasmazellen. Die Lymphocyten entstehen aus undifferenzierten Mesenchymzellen in den lymphatischen Geweben. Die Plasmazellen entwickeln sich nach EHRICH (1956) durch örtliche Neubildung aus unreifen Zellelementen zu Plasmoblasten. Die ruhenden Fibrocyten beginnen sich jetzt in Fibroblasten umzuwandeln. Gleichzeitig wandern sie in Richtung des Entzündungszentrums bzw. in Richtung der größten Leukocytenansammlung. Somit setzt ein gesteigertes Bindegewebswachstum in diesem Bezirk ein. Durch Angioblasten sprossen neue Gefäße, die sich radiär in Richtung zum Entzündungszentrum ausrichten. Wird jetzt die Entzündung überwunden, so kommt es unter Faserbildung zur bindegewebigen Induration und zur Narbenbildung.

i) Allgemeine übergeordnete Entzündungsreaktionen des Organismus

Da auch unter der Strahlenbehandlung allgemeine Reaktionen des Organismus beobachtet werden, soll die über die lokale Reaktion hinausgehende Entzündung einer kurzen Betrachtung unterzogen werden. Sobald ein entzündlicher Prozeß bestimmte Schrankenfunktionen überschreitet, kommt es zu verschiedenartigen Reaktionen des Gesamtorganismus und man spricht daher von „allgemeinen Entzündungsreaktionen". Als überregionäre Reaktion kommt es zu einer vegetativen Gesamtumschaltung (HOFF, 1928, 1930, 1952. Sie läuft in der ersten Phase sympathikoton und in der zweiten Phase parasympathikoton ab.

Im weiteren ist die Aktivierung des Hypophysen-Nebennierenrinden-Systems zu nennen. Durch verschiedenartigste Reize u.a. Hitze, Kälte, Überanstrengung, Röntgenbestrahlung wird der Körper in einen „Stress" versetzt (SELYE, 1936, 1951). Der Körper reagiert in einer gleichmäßigen, regelmäßig wiederkehrenden Weise, was auch durch morphologische Befunde belegt werden kann. SELYE nennt es das Anpassungs- oder Adaptationssyndrom. In diesem Zusammenhang kommt es zu einer Funktionssteigerung des Knochenmarks und zu einer Veränderung der cellulären Blutzusammensetzung. SCHILLING (1955) hat auf regelmäßige Veränderungen des peripheren Blutbildes auf adäquate Reize aufmerksam gemacht. Er hat neben einer Vorphase drei Abschnitte in der Leukocytenkurve festgestellt. Hiernach unterscheidet man:

1. neutrophile (lympho- und eosinopenische) Kampfphase,
2. monocytäre Abwehr- oder Überwindungsphase,
3. lymphocytär-eosinophile Heilphase.

3. Der Strahleneffekt kleiner Dosen

a) Allgemeines

Wie aus jedem Buch über allgemeine Pathologie zu ersehen ist und wie bereits im voraufgegangenen Abschnitt erläutert wurde, rechnen ionisierende Strahlen zu den physikalischen Entzündungserregern, und es kommt bei einer lokalen Bestrahlung im wesentlichen zu den Zeichen der Gewebsentzündung, wie wir sie als Ursache physikalischer Reizung kennen. Im einzelnen sind Abweichungen bekannt; es soll versucht werden, sie zu schildern.

Wenn hier die Stadieneinteilung der Entzündung beibehalten wurde, so nur aus dem Grund, um die Übersicht und das Verständnis über dieses komplizierte Kapitel nicht zu verlieren. Die unterschiedlichen Reaktionen der Zellen und der Gewebsverbände durch ionisierende Strahlen auf morphologischem, pathophysiologischem und physiologisch-chemischem Gebiet laufen gleichzeitig ab, sie induzieren sich gleichzeitig gegenseitig, so daß ein Hintereinander der Reaktionen im Grunde überhaupt nicht besteht.

Experimentelle Versuche, in vitro-Untersuchungen, Beobachtungen an Tieren sowie Ergebnisse bei Anwendung hochdosierter ionisierter Strahlung lassen sich nur sehr bedingt auf die Veränderungen am Menschen bei der Entzündungsbestrahlung beziehen. Oft fehlen entsprechende Untersuchungsergebnisse, um sozusagen das komplizierte Mosaik der strahlenbedingten Entzündungsreaktion darstellen zu können. Man ist gezwungen, Ergebnisse aus anderen Bereichen mit heranzuziehen, um damit das wahrscheinliche Bild der strahlenbedingten Entzündungsreaktion erklären zu können.

Mehrere Theorien gibt es über den Mechanismus der Strahlenwirkung. Während in den zurückliegenden Jahren mehr die Anschauung einer direkten Strahlenwirkung auf das Erfolgsorgan vertreten wurde, wird jetzt der indirekten Strahlenwirkung stärkere Aufmerksamkeit geschenkt. Beim Mechanismus der direkten Strahlenwirkung (Treffer- oder Trefferbereichstheorie) wird die Energie des ionisierenden Teilchens unmittelbar auf die reaktionsfähigen biologischen Strukturen übertragen und bringt dort eventuell nach vorausgegangener intramolekulärer Energieverschiebung Veränderungen hervor.

Beim Mechanismus der indirekten Strahlenwirkung wird die Strahlenenergie zunächst auf Moleküle in der Nachbarschaft der reaktionsfähigen biologischen Strukturen übertragen und wirkt dann durch intramolekuläre Energiewanderung oder durch Transport über diffusible Energieträger auf das Erfolgsorgan ein. Besonders gegen zu spezielle Modellversuche und abstrakte Vereinfachungen bei der Theorie der Trefferwirkung wurden Einwände gemacht. So wurde die Diffusionstheorie Tobias (1952), Hutchinson, Preston, Vogel (1957) entwickelt. Diese Anschauung berücksichtigt beide vorher genannten Hypothesen.

Trotz der im Laufe der Jahre wechselnden Anschauungen über den Entzündungsvorgang nach Bestrahlung und trotz der unterschiedlichen Deutung des Wirkungsmechanismus dürften nach neueren Erkenntnissen biologische und physikalisch-chemische Reaktionen den Entzündungsvorgang einleiten.

Nach Latarjet und Gray (1954) folgen auf die Strahlenabsorption in einem biologischen Objekt physikalisch-chemische Primärreaktionen. Es kommt zu ersten Veränderungen der Moleküle am Reaktionsorgan (Zelle). Von diesen geänderten Molekülen (Eiweißmoleküle, Nucleinsäuren, Coenzyme oder Substrate) kommt es schließlich zum nachweisbaren biologischen Strahleneffekt. Dabei werden nach Latarjet und Gray (1954) folgende Phasen unterschieden:

1. Absorption der Strahlenenergie,
2. primäre radiochemische Ereignisse,
3. chemische Reaktionskette der Strahlung,
4. beobachteter biologischer Effekt.

Im weiteren erscheint es erforderlich, bei der Betrachtung der Bestrahlung mit kleinen Dosen eine Zweiteilung vorzunehmen:

1. die lokale Entzündung und ihre Grundlagen,
2. die Beeinflussung neuroendokriner Regulationen im Sinne der funktionellen Strahlentherapie.

In diesem Zusammenhang interessiert nur die lokale Entzündung. Grundsätzlich ist zur Bestrahlung einer lokalen Entzündung anzuführen, daß bei vorsichtiger Dosierung zumindest eine Schmerzlinderung, in den meisten Fällen kurzfristig Schmerzfreiheit eintritt (Heidenhain u. Fried, 1924; Eckstein, 1924). Wird in sehr frühem Stadium einer lokalen Entzündung bestrahlt, so ist der weitere Krankheitsverlauf verkürzt und es kommt zur vollständigen Rückbildung der lokalen Entzündung (H. Butz, 1933; Tannenberg u. Bayer, 1933). Erfolgt die Bestrahlung zu einem späteren Termin, so ist meist die bereits drohende Einschmelzung nicht mehr aufzuhalten. Auch hier wird der Krankheitsverlauf verkürzt, der Einschmelzungsherd markiert sich beschleunigt und der operative Eingriff kann oft im verkleinerten Umfang gegenüber einer nicht bestrahlten Entzündung durchgeführt werden. Weiterhin kommt es unter niedriger Strahlendosierung zur Förderung immunbiologischer Vorgänge durch Anregung des reticuloendothelialen Systems. Es kommt auch zur Änderung des Elektrolytmilieus, zur Aktivierung proteolytischer Fermente, Freisetzung von H.-Substanzen, Gefäßreaktionen (Permeabilität, Dilatation) sowie zur Tonusumstimmung vegetativer und neurohumoraler Zentren und Aktivierung der Nebenniere. Wir wissen weiter, daß eine direkte Wirkung auf die Bakterien oder Toxine durch die Entzündungsbestrahlung nicht möglich ist. Experimente in vitro haben ergeben, daß nur in sehr hohen Dosen Bakterien zerstört werden. Diese Beobachtung wird durch die Tatsache unterstrichen, daß die Entzündungsbestrahlung auf eine lokale bakterielle Entzündung in gleicher Weise wirkt wie auf eine traumatische Entzündung (Fukase, 1929) und auch auf lokale chemische Reize (Silbernitrat) (Motojima, 1928). Aber es kommt zu einer indirekten Strahlenwirkung durch Steigerung der Phagocytose.

b) Strahlenbedingte Veränderungen der Zellen und des Gewebes unter dem Aspekt der entzündlichen Gewebsalteration

Nach Borak (1948) wird die Wirkung der Strahlen nicht durch den Charakter des Erregers, sondern durch die Beschaffenheit der anatomischen Gewebsveränderung, d.h. durch das Stadium, in dem sich die Entzündung gerade befindet, bestimmt.

Wie vorangehend angeführt wurde, findet man als führendes physikalisch-chemisches Merkmal der entzündlichen Gewebsalteration eine Acidose (Säuerung), die bis zu einem pH von 5,3 absinken kann. Mit Röntgenstrahlen lassen sich ähnliche Wasserstoffionenkonzentrationsverschiebungen innerhalb der ersten 24 Std hervorrufen. Diese einleitende Frühacidose, welche Dosisabhängigkeit erkennen läßt, bildet sich 2 Std nach dem Strahleninsult aus und führt — wenn nicht unterschwellig bestrahlt wird — im weiteren Verlauf zu einer schubweise fortschreitenden Spätalkalose (Reichel, 1956; s. Abb. 2). Bezüglich der Frühacidose ist noch anzuführen, daß diese nicht auftritt, wenn eine in Ausbildung begriffene Bestrahlungsalkalose erneut bestrahlt wird (s. Abb. 1). Die nachfolgende, lang anhaltende Alkalose (Glauner, 1951; Scherer, 1955; Zollinger, 1960), die auch durch weitere kurzfristige nachfolgende Bestrahlungen in der Höhe nicht wesentlich beeinflußt wird, wirkt der Entzündungsacidose entgegen. Die der Bestrahlung nachfolgende Wasserstoffionenkonzentrationsveränderung im Sinne einer wellenförmigen Alkalose hat Hornykiewitsch (1952) am Rattenschenkel jedoch bei einer Dosis von 4000 R (s. Abb. 3) und Graul (1953) nach einzeitiger Bestrahlung mit 1000 R durch pH-Messungen in der Haut nachweisen können. Hornykiewitsch (1952) konnte die „alkalischen Wellen“ bis zu 30 Tagen nach einer Bestrahlung beobachten (s. Abb. 3).

Die Acidose ist — wie bereits bei der normalen Entzündung beschrieben — für Fermentaktivierungen und Depolymerisationen der Grundsubstanz sowie für die Permeabilitätssteigerung verantwortlich zu machen, wobei nach Scherer (1955) den Membranen und Grenzflächen der Zellen besondere Bedeutung zukommt. Durch die ionisierende Wirkung der Röntgenstrahlen entsteht, in Verbindung mit einer Elektrolytverschiebung in den Zellen und Geweben, eine Änderung des elektrischen Potentials an den biologischen Membranen, was als Ursache der Permeabilitätsänderung angesehen wird (Kroets, 1928; Kovacs, 1928; Morczek, 1958; Prassoli, 1954; Graul, Damminger, 1961; Pape, 1967).

Brinkmann, Lamberts, Zuideveld (1961) führten Untersuchungen an isolierten Membranen durch und beobachteten bereits nach 40 R eine Zunahme der Permeabilität auf das Doppelte. Sie führten die Permeabilitätsveränderung auf Depolymerisierungen der Mucopolysacharide in den Membranen zurück. Da auch Lipoide und Eiweiße am Membranaufbau beteiligt sind (Bergeder, 1963), dürfte die durch Strahlen hervorgerufene Veränderung der Proteine — die später noch genannt werden — von Bedeutung sein. So besteht ein enger Zusammenhang zwischen der Kolloidveränderung des Gewebes und der Permeabilitätsveränderung der Membranen. Unter der Bestrahlung werden auch eine Auflockerung und Quellung des Bindegewebes sowie eine Änderung der Viscosität der Nucleinsäuren festgestellt, was gleichzeitig auf eine Kolloidveränderung hinweist.

Experimentell erworbene Erkenntnisse über strahlenchemische Veränderungen an den Nucleinsäuren, die sich allerdings nicht direkt auf die Dosisbedingungen bei der Entzündungsbestrahlung beziehen lassen, bestätigen, daß die Bausteine der Eiweißstoffe durch Bestrahlung beeinflußt werden. Sie werden zusammengefaßt in Desaminierung, Dehydroxylierung, Bruch der Basen-Zuckerverbindung, Oxydation des Zuckers sowie Bruch der Nucleotidketten mit anschließender Freisetzung von terminalen Phosphatgruppen (Butler, 1956). Zusätzlich kommt die Energieabsorption des Wassers mit hinzu,

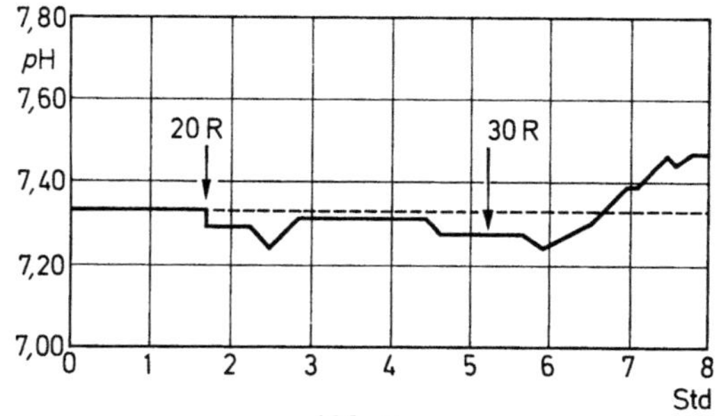

Abb. 1

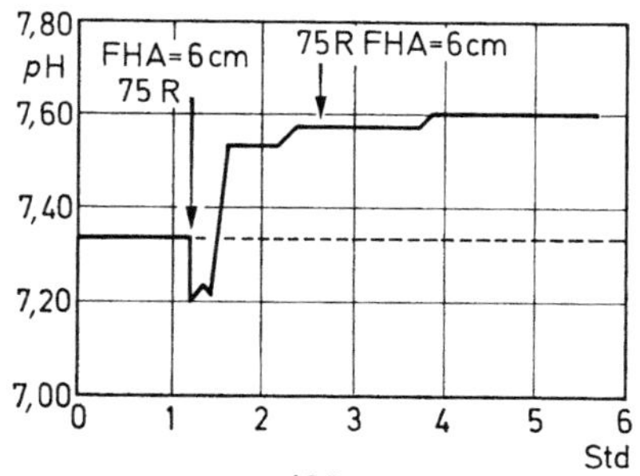

Abb. 2

Abb. 1. „Schwellenwert" für die Ausbildung der Alkalose. 20 R = unterschwellig — keine Alkalose. 30 R = fortschreitende Spätalkalose (Reichel, 1956)

Abb. 2. Fehlende Frühacidose bei bereits bestehender Bestrahlungsspätalkalose (Reichel, 1956)

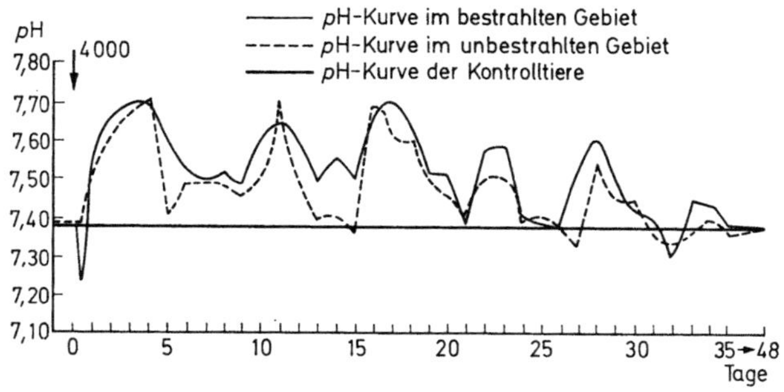

Abb. 3. Einzeitige lokale Röntgenbestrahlung mit 4000 R, pH-Verschiebungen in der Subcutis der Ratten (Hornykiewitsch, 1952)

die zur Bildung von H- und OH-Radikale führt. In niedermolekularen Verbindungen findet man Oxydations- und Reduktionsreaktionen (Hagen, 1964). Letztlich kommt es zur Veränderung der makromolekularen Struktur der Proteine; sie führt zur Denaturierung, Veränderung der Löslichkeit und der Viscosität. Auch die Enzyme zeigen Strahlenreaktionen. Die unterschiedliche Strahlenempfindlichkeit einzelner Enzyme ist z. B. in der Enzymkette der Bernsteinsäureoxydation nachgewiesen worden, hier besteht eine hohe Strahlenempfindlichkeit des Cytochrom C (Rajewsky, Gerber, Pauly, 1957).

Die leukocytotaktische Wirkung der Frühacidose ist als weiterer Faktor zu nennen.

Interessant sind auch die serologischen Veränderungen bezüglich der spezifischen Antikörperbildung, wobei sich das Interesse besonders auf die Agglutinine richtet. So konnten Kaznelson und Lorant (1921) zeigen, daß es durch Bestrahlung verschiedener Organe mit kleinen Dosen bei Personen, die einige Wochen vorher mit Typhusvaccine geimpft worden waren, gelang, im absteigenden Teil der Agglutination einen erneuten Anstieg der Agglutinine zu erreichen. Mittermaier (1927) hat dieses Ergebnis an Versuchstieren bestätigt (s. Abb. 4 und 5).

MISCHTSCHENKO u. Mitarb. (1935) haben sogar gefunden, daß selbst bei völligem Darniederliegen der Agglutination durch Bestrahlung ein Wiederanstieg der Agglutinine erreicht werden kann.

Anzuführen ist noch das klinisch sehr wichtige Schmerzsymptom. Es wird in der acidotischen Phase hervorgerufen und bildet sich mit fortschreitender Spätalkalose unter der Bestrahlung zurück. GAZA und BRANDI (1927) haben die Schmerzursache zu klären versucht. Sie haben durch künstliche Gewebsalkalisierung, wobei sie sekundäres Natriumphosphat benutzten und in die schmerzenden Abscesse einspritzten, eine temporäre Schmerzausschaltung erreicht. Von anderen Autoren wird die Schmerzursache nicht allein durch die pH-Verschiebung, sondern auch durch die Steigerung des lokalen Gewebs-

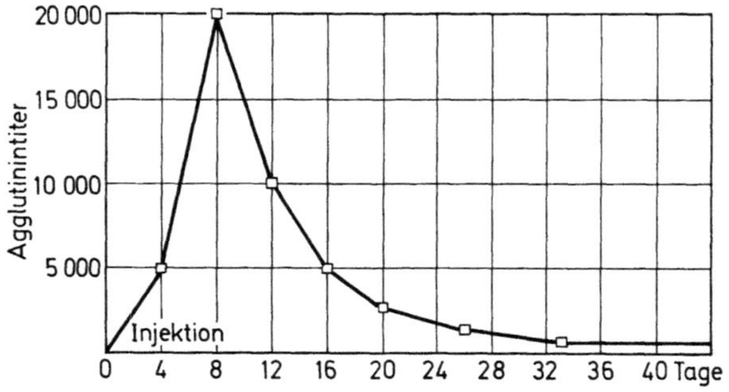

Abb. 4

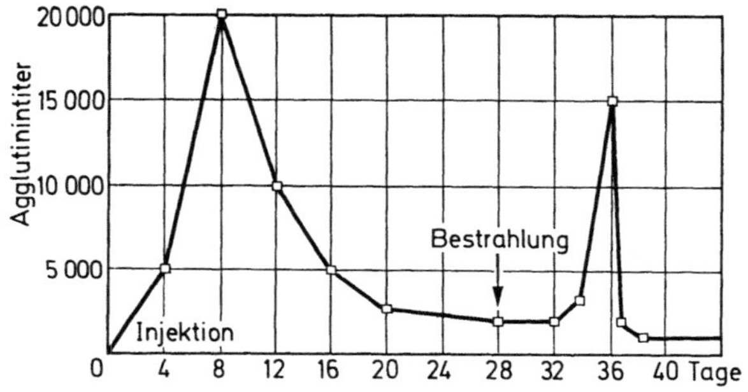

Abb. 5

Abb. 4 u. 5. Verhalten des Agglutinintiters ohne und mit Bestrahlung (MITTERMAIER, 1927)

druckes erklärt. Von GLAUNER (1951, 1959) und anderen Forschern wird die Schmerzlinderung auf die große Strahlensensibilität des vegetativen Nervensystems zurückgeführt. Es wird angenommen, daß durch die Bestrahlung die Schmerzleitung im neurovegetativen System unterbrochen wird und somit der Schmerz vom Patienten nicht empfunden werden kann. Diese Anschauung wird dadurch untermauert, daß die Schmerzlinderung bei Bestrahlung lokaler Entzündungen schon vor der Ödemrückbildung beobachtet werden kann.

Über die Gewebselektrolytverschiebung hinaus kommt es im Bestrahlungsfeld zu einer Salzanreicherung, die MELTZER und KÜHTZ nachgewiesen haben. Die Salzanreicherung ist sowohl bei der unspezifischen Entzündung als auch bei der durch Strahlen ausgelösten Reaktion festzustellen. Erfolgt jedoch unmittelbar nach einer traumatisch ausgelösten Entzündung eine fraktionierte Bestrahlung (5×220 R), wie sie MELTZER und KÜHTZ durchführten, so bleibt die Salzanreicherung aus.

Zusammenfassend läßt sich feststellen, daß die unspezifische entzündliche Gewebsalteration und die durch Strahlen ausgelöste lokale Gewebsreaktion ähnliche Bilder zeigen. Treffen allerdings lokale alterative Gewebsveränderungen und Entzündungsbestrahlung aufeinander, so kommt es vielfach nicht zu einer Kumulation der einzelnen Faktoren, sondern es resultiert in den ersten 24—48 Std nach Beginn einer lokalen Entzündung durch zusätzliche Bestrahlung eine völlige Unterdrückung oder zumindest eine starke Reduzierung der entzündlichen Veränderungen. Sie wird am auffälligsten durch den Umschlag der Entzündungsacidose in die lang anhaltende wellenförmige Bestrahlungsalkalose und dokumentiert sich im klinischen Bild durch die Schmerzfreiheit oder zumindest durch Schmerzlinderung.

c) Strahlenbedingte Kreislaufveränderungen unter dem Aspekt der entzündlichen Kreislaufstörung

Es muß vorweggeschickt werden, daß die strahlenbedingte Frühacidose weitgehend identisch ist mit der beschriebenen allgemeinen Entzündungsacidose. Der strahlenbedingten Kreislaufstörung wird von sehr vielen Autoren die größte Bedeutung beigemessen (Milani, 1932; Borak, 1948; Tannenberg und Bayer, 1933; Scherer, 1955). Während nach Verabfolgung großer Strahlendosen Gefäßveränderungen auf jeden Fall eintreten, lassen kleine Strahlendosen Gefäßveränderungen vermissen (Pape, 1952). Auch Miescher hat 1928 über gleiche Beobachtungen resignierend berichtet.

Für die Gefäßwirkungen sind 3 Reaktionsmöglichkeiten zu unterscheiden.

1. Die direkte Beeinflussung des Gefäßendothels. Sie ist wahrscheinlich im Rahmen der Entzündungsbestrahlung sehr unbedeutend und nur im Sinne von Membranveränderungen deutbar; sie spielt nur bei Anwendung höherer Strahlendosen eine Rolle.

2. Die Beeinflussung der Gefäße auf dem Umweg über chemische Stoffe. Hier sind in erster Linie Histaminsubstanzen anzuführen, die wiederum nicht die überragende Bedeutung besitzen, wie sie von Ellinger (1935) angenommen wurde.

3. Die direkte Einwirkung der Röntgenstrahlen auf den nervösen Stauungsapparat der Gefäße.

Man findet als charakteristisches Zeichen der lokalen Kreislaufveränderung sowohl bei der strahlenbedingten Reaktion als auch bei der unspezifischen Entzündung eine aktive Hyperämie. Sie geht, wie angeführt, einher mit Verengung der Arterien und Venen sowie mit einer Dilatation der Capillaren. Eine der Hypothesen, wonach die Hyperämie durch Gefäßverengung infolge Endothelschwellung (Borak, 1948) hervorgerufen wird, konnte weder im histologischen Schnitt noch intravital an den Gefäßen des Kaninchenohres (Mischtschenko u. Mitarb., 1935) bestätigt werden. Da die Hyperämie fast gleichzeitig mit der Acidose auftritt, wird auch die Strahlenbeeinflussung durch vasoneurale Faktoren diskutiert. Lazarew und Lazarewa (1926/27) haben die Tropfgeschwindigkeit am isolierten Kaninchenohr gemessen. Sie schließen auf Grund ihrer Beobachtungen auf eine Reizbarkeit des vasodilatatorischen Apparates, wobei diese Reaktion noch bis zu 3 Wochen nach Bestrahlung zu beobachten ist. Interessant ist in dieser Hinsicht auch die Beobachtung von Turano (1930), welcher einen Wechsel von Vasodilatation und Vasoconstriction nach Bestrahlung beobachtete. Nach Erich (1956) wird dieser Wechsel auch bei der unspezifischen Entzündung gefunden. Er wird auf eine Freisetzung verschiedener chemischer Reizstoffe bezogen. Interessant ist weiterhin eine Permeabilitätssteigerung der Gefäßwandungen, die bereits nach 10 R, im einzelnen auch schon nach 3 R festgestellt werden kann (Neumayr und Thurnher, 1951).

Die geänderte Gefäßwanddurchlässigkeit nach Röntgenbestrahlung läßt sich u.a. durch Farbstoffe, die eine extravasale vermehrte Anfärbung im Entzündungsgebiet zeigen, belegen (Tannenberg und Bayer, 1933). Diese bisher gemachten Angaben beziehen sich vorwiegend auf die Strahlenreaktion eines nicht entzündeten Gewebsbezirkes. Grundsätzlich sind zwar bei der Bestrahlung bereits entzündeten Gewebes ähnliche Gefäßreaktionen festzustellen, jedoch sind auf diesem speziellen Gebiet entsprechende Detailbeobachtungen selten. Die günstigen Effekte kleiner Röntgendosen auf die Gefäße im Entzündungsfeld konnte Pape (1967) anschaulich demonstrieren. Es wurden Versuchspersonen kleine Mengen Aqua destillata mit Radiojodlösung intracutan oder intramuskulär injiziert und die Resorptionszeit bzw. die Abnahme der Radioaktivität am

Entzündungsherd gemessen. Danach betrug die Halbwertzeit im unbestrahlten Bezirk im Mittelwert 67 min; unter Zusatz von Hyaluronidase und ebenfalls unbestrahlt betrug die Halbwertzeit noch 26 min. Bei Verabfolgung von 2 R auf den Injektionsbezirk ohne Gabe von Hyaluronidase betrug die Halbwertzeit 10 min. Hiermit wird bewiesen, daß durch die Bestrahlung eines lokalen Entzündungsherdes eine schnellere Resorption erreicht wird als durch Behandlung mit Hyaluronidase.

Die Tatsache der hohen Ansprechbarkeit einer lokalen Entzündung auf Strahlen und die Kenntnis, daß man um so vorsichtiger mit der Strahlendosis sein muß, je intensiver die Entzündung ausgeprägt ist, weist auf einen Zusammenhang mit dem Sauerstoffgehalt des Gewebes hin. Von Schwarz (1909) haben wir die Erkenntnis, daß die Verminderung des Sauerstoffgehaltes auch eine Verminderung des Strahlenschadens bedingt. Andererseits hat die Hyperämie, die mit einer erhöhten Sauerstoffspannung einhergeht, auch einen verstärkenden Einfluß auf die Strahlenreaktion (Mitchell, 1959; Howard-Flanders und Scott, 1960), wobei wahrscheinlich die Bildung von Sekundärprodukten im O_2-haltigen wäßrigen Milieu eine entscheidende Rolle spielt.

Die strahlenbedingte lokale Kreislaufveränderung läßt sich abschließend am besten mit den Worten von Borak (1948) zusammenfassen, wonach Röntgenstrahlen die gemeinsame Wirkung von Hitze und Kälte haben. Im entzündeten Gewebe ruft eine kleine Strahlendosis eine länger dauernde Erweiterung der Capillaren und — im Gegensatz zur Hyperämie durch von außen zugeführter Wärme — eine Verengung der vorher erweiterten kleinen Arterien und Venen hervor. Die Röntgenstrahlen beschleunigen also, wie die Hitze, eine Entgiftung und Resorption. Sie verringern gleichzeitig, wie die Kälte, die peristatische Hyperämie und Exsudation. Letzlich resultiert eine Verkürzung des Entzündungsablaufes.

d) Strahlenbedingte Gewebsveränderungen unter dem Aspekt und im Vergleich zur entzündlichen Exsudation und Infiltration

Sowohl bei der unspezifischen entzündlichen Reaktion als auch bei der strahlenbedingten Reaktion kommt es durch die Kreislaufveränderung und deren Folgeerscheinungen zum Austritt von flüssigen und gelösten Bestandteilen in das Gewebe. Die Veränderungen cellulärer Elemente sind relativ leicht objektivierbar, so daß reichlich Beobachtungen über die Exsudation und Infiltration vorliegen. Die Voraussetzungen für diese Beobachtungen sind jedoch sehr unterschiedlich, so daß die Erkenntnisse häufig nur bedingt verwendet werden können. Durch die lokale Bestrahlung kommt es zum früheren und rascheren Auswandern der Leukocyten in das bestrahlte Gebiet. Die Leukocytenauswanderung findet bereits in den ersten Stunden nach der Bestrahlung während der acidotischen Phase statt. Diese Bestrahlungs-Frühacidose wird als leukocytotaktisch (Scherer, 1955) bezeichnet. Somit wird der celluläre Abwehrprozeß durch die Bestrahlung beschleunigt. Im einzelnen liegen Beobachtungen von Buhtz (1933), Tannenberg und Bayer (1933) über Strahlenbehandlung traumatischer Entzündungen an der Kaninchenbauchhaut vor. Demnach setzt im Bestrahlungsgebiet bereits 1 Std nach der Bestrahlung eine starke Leukocytenauswanderung ein, die nach 4 Std ihren Gipfel erreicht hat. Im unbestrahlten unmittelbar daneben liegenden Entzündungsgebiet findet sich das Maximum der Leukocytenemigration erst nach 24 Std. Anhand dieser damals durchgeführten Untersuchungen konnte klar belegt werden, daß der Entzündungsablauf auch in diesem Stadium durch die Bestrahlung beschleunigt wird.

Neben der bekannten Tatsache, daß das acidotische Milieu mit steigender Wasserstoff-Ionenkonzentration (Säuerung) schwer schädigend auf Leukocyten wirkt, wird durch Strahlenbehandlung der Leukocytenzerfall im Gewebe zusätzlich beschleunigt (Zollinger, 1960). Der vermehrte Leukocytenzerfall führt zur vermehrten Abgabe leukocyteneigener proteolytischer Fermente (Desjardins, 1937); so findet man Trypsin, Aminosäure und Gesamteiweiß vermehrt. Die gesteigerte Abgabe leukocyteneigener Fermente hat bei früh behandelten lokalen Entzündungen somit gesteigerte Abwehrmaßnahmen zur Folge, was gleichzeitig eine Verkürzung der Entzündung um ein Drittel bis ein Halbes gegenüber dem normalen zeitlichen Ablauf zur Folge hat (MISCHTSCHENKO, FOMENKO, FESZENKO, LEDANOW, MARGATSCHOW, 1935). Auch bei bestrahlten phlegmonösen Entzündungen werden fast nie Nekrosen gefunden. Man führt diese Beobachtungen auf die Wirkung proteolytischer Fermente zurück, die zu einer frühzeitigen Verflüssigung beginnender Einschmelzungen führen. Gleichzeitig ist aber von einer zu einseitigen Betrachtung zu warnen, denn wäre der gesteigerte Leukocytenzerfall mit vermehrter Freisetzung entsprechender Fermente die besondere und ausschließliche Strahlenreaktion, so müßten gerade die Spätreaktionen einer lokalen Entzündung — also die Abscesse — besonders ideal auch für die klein dosierte Strahlenbehandlung sein und zur völligen Resorption der Herde führen, was wiederum der tatsächlichen Reaktion in diesem Maße nicht entspricht. Wenn auch die Leukocytenzerfallstheorie die weitaus meisten Anhänger hat, soll in diesem Zusammenhang die Histaminhypothese, wie sie von F. ELLINGER (1951) besonders vertreten wurde, sowie die Bedeutung der Cholinderivate, die von einigen Autoren genannt wird, nicht unerwähnt bleiben.

Erfolgt die Bestrahlung der akuten Entzündung zu einem späteren Termin, also nachdem die maximale Leukocyteninvasion des Gewebes überschritten wurde, im Stadium der beginnenden Gewebseinschmelzung, so entwickelt sich als Folge der Bestrahlung einer lokalen Entzündung in beschleunigter Form ein Absceß (2. Verlaufsform nach PORDES, 1929), was auch MITTERMAIER (1927) anhand histologischer Bilder belegen konnte. Es kommt zu einer besseren Demarkierung des Einschmelzungsbezirkes. Als weitere Folge der lokalen Bestrahlung werden vom Patienten Verringerung oder Aufhebung der Schmerzempfindungen angegeben. Somit ist insgesamt, auch wenn ein Entlastungsschnitt bei der Absceßbildung nicht mehr zu vermeiden ist, durch die gleichzeitige lokale Strahlenbehandlung ein beschleunigter Krankheitsverlauf sowie ein besser zu beherrschender Lokalbefund gegenüber einer nicht bestrahlten Entzündung zu erwarten.

Bezüglich der cellulären Reaktion ist anzunehmen, daß Zellen, die sich bereits in entzündlicher Aktivität befinden, durch die Bestrahlung leicht zerstört oder geschädigt werden. Da sich aber bei entsprechendem frühzeitigen Vorgehen zu Beginn der Bestrahlung viele Zellen noch in Ruhe befinden, werden diese nicht oder kaum beeinflußt, wenn nur genügend kleine Dosen gegeben werden. Unterschiedlich sind die Meinungen über die Strahlenempfindlichkeit einzelner Zellgruppen. DESJARDINS (1937) beobachtete ein Absinken der Lymphocytenzahl im bestrahlten Gewebe. Gleichzeitig meinte er, daß durch den Lymphocytenzerfall Wirkstoffe gegen den Entzündungserreger frei werden. Auch nach BORAK (1948) sind die Lymphocyten deutlich strahlensensibel. BORAK erklärt diese Beobachtung dadurch, daß es sich bei den Leukocyten um ausgereifte, im Blut schwimmende Zellen handelt, während dagegen Lymphocyten sich noch vermehrende Zellen sind.

Die Verminderung der Lymphocyten in einem lokalen Bestrahlungsgebiet geht gleichzeitig einher mit einer Verminderung der Plasmazellen. Diese Feststellung ist besonders gut nachweisbar nach Bestrahlung bei Fadengranulomen. Auch die Mastzellen sind anfänglich nach Bestrahlung vermindert, später jedoch wieder erhöht (ZOLLINGER, 1960).

Interessant ist weiterhin, daß im Anschluß an den vermehrten Leukocytenzerfall nach Bestrahlung die Phagocytose zunimmt, was als Reiz- und Stimulationswirkung betrachtet wurde (MITTERMEIER, 1927; MISCHTSCHENKO u. Mitarb., 1935; HOFFMANN et al., 1949). Andererseits wurde die vermehrte Phagocytose auch im Sinne einer Leistungssteigerung der Phagocyten im bestrahlten Gewebe betrachtet (PFALZ, 1934), was durch in vitro-Untersuchungen von ROSSELET (1943) bestätigt wurde. Die vermehrte Phagocytose in Verbindung mit Vermehrung der Fibroblasten als Ausdruck proliferativer Gewebsveränderungen nach Bestrahlung ist nicht unwidersprochen geblieben, da ähnliche Vorgänge auch ohne Bestrahlung bei der lokalen unspezifischen Entzündung ebenfalls vorzufinden sind. Wie außerordentlich kompliziert die Deutung von Zell- und Zellfunktionsänderungen ist, wird durch die Beobachtung von Donaldson et al. (1956) deutlich, der im Gegensatz zum eben genannten nach Ganzkörperbestrahlung bei Mäusen allgemein eine Hemmung der Phagocytose nachweisen konnte.

e) Strahlenbedingte Gewebsveränderungen unter dem Aspekt der entzündlichen Proliferation und Narbenbildung

Wie bereits genannt, handelt es sich jetzt um das späte Stadium der akuten Entzündung. Unsere Aufmerksamkeit wendet sich hier besonders den Fibroblasten zu. Bei den Fibroblasten handelt es sich um jugendliche Zellen, die besonders strahlensensibel sind. So findet man auch in bestrahlten Entzündungsbezirken eine deutliche Verminderung der Fibroblasten. Als Ursache der Verminderung wird das Einwirken ionisierender Strahlen auf den Teilungsmechanismus dieser Zellen angenommen. Diese Vermutung wird unterstützt durch die Tatsache, daß sich im bestrahlten Gebiet reichlich pathologische Zellteilungsfiguren, auch Monsterzellen nachweisen lassen. Im Vergleich zu den Fibrocyten sind Fibroblasten deutlich strahlenempfindlicher und erleiden eher einen Strahlentod (Lushbaugh und Storer, 1953).

Unterschiedliche Beobachtungen liegen über die Faserbildung der Fibrocyten vor. Während Pohle et al. (1949), Maximow (1923) über verminderte Kollagenbildung berichten, sahen andererseits Lubarsch und Wätjen (1928), Desjardins (1937) vermehrte Kollagenbildung. Lubarsch und Wätjen führen an: Wartet man mit der Bestrahlung einer gesetzten Entzündung, bis sich am Wundboden Granulationen zeigen (ca. 3 Wochen), so läßt sich im bestrahlten Gewebe gegenüber unbestrahlten Gewebe ein zell- und gefäßarmes Granulationsgewebe mit reichlicher Bildung kollagener Fasern nachweisen.

Insgesamt wird, wie auch in den anderen Stadien angeführt, bei der ausgelösten, bereits *subakut bis chronisch gewordenen Entzündung* durch lokale Bestrahlung der Heilverlauf beschleunigt. Das Ausmaß der Bindegewebsreaktion wird überwiegend bestimmt durch die Fibroblasten; in Ruhe befindliche Bindegewebszellen werden durch die Bestrahlung nur stimuliert. Einander ähnliche Beobachtungen über Spätreaktionen an bestrahlten und unbestrahlten Wunden liegen von zahlreichen Autoren, u.a. von Buhtz (1933), Tannenberg und Bayer (1933), Freund (1931), Mittermaier (1927), Fukase (1929), Motojima (1928) vor. Im wesentlichen bestätigen alle Beobachter, daß im Vergleich zu unbestrahlten Wunden, wo noch reichlich Entzündungsherde zu finden sind, in bestrahlten Bezirken die Entzündungsherde fehlen, die Wunden bereits abgeheilt und deutliche Bindegewebsreaktionen erkennbar sind.

Außerdem zeigen chronische Entzündungen im deutlich vermehrten Bindegewebe zusätzlich frische entzündliche Rundzellinfiltrate (Lymphocyten). Diese werden durch die Strahlenbehandlung beseitigt, und es tritt Heilung bzw. Linderung des Leidens ein.

f) Übergeordnete Faktoren der Entzündungsbestrahlung

Daß jede lokale Entzündung einhergeht mit übergeordneten Systemveränderungen, wurde bereits bei der allgemeinen Entzündung und auch bei der Wirkung lokaler Bestrahlung angeführt. Zusätzlich lassen sich diese Organe und Organsysteme ebenfalls wieder strahlentherapeutisch beeinflussen. Diese Erkenntnisse werden in der funktionellen Strahlentherapie berücksichtigt.

4. Allgemeine Probleme sowie Indikation und Gegenindikation der Entzündungsbestrahlung

Ist nach der Erfahrung die Entzündungsbestrahlung angezeigt, so sollte man sich möglichst frühzeitig für die Strahlenbehandlung oder für ein kombiniertes Vorgehen im Sinne einer aktiven, meist chirurgischen und strahlentherapeutischen Maßnahme entscheiden. Bei gleichzeitiger Strahlentherapie erlebt man regelmäßig eine deutliche Verkürzung des Heilungsablaufes. Außerdem zeigen vergleichende Untersuchungen, daß z.B. beim Panaritium die Zahl der Amputationen unter der Strahlentherapie deutlich geringer ist als bei nur chirurgisch behandelten Erkrankungen. Selbstverständlich ist z.B. bei einem Panaritium tendinosum mit ausgedehnten Sehnennekrosen eine Restitutio ad integrum durch Bestrahlung nicht mehr zu erwarten. Die Bestrahlungsindikation ist in solchem Stadium als zu spät gestellt anzusehen.

Der Erfolg der Strahlenbehandlung hängt in ganz entscheidenden Maße vom Zeitpunkt des Bestrahlungsbeginns ab. Je früher die Strahlenbehandlung beginnt, desto verblüffender sind die Erfolge. Wird die Bestrahlung bei einer Entzündung, die ca. 24 Std; maximal 48 Std besteht — also wenn das Stadium der ödematösen hyperämischen Schwellung vorliegt — durchgeführt, dann kommt es zur schnellen, vollständigen Rückbildung der klinischen Veränderungen. Ist dagegen bereits das Stadium der massiven Leukocytenauswanderung überschritten und liegt eventuell bereits Eiterbildung vor, dann ist eine Rückbildung der lokalen Entzündung durch die Bestrahlung nur in ganz seltenen Fällen zu erwarten.

Je später mit der Bestrahlung begonnen wird — und dieses kann nicht genügend eindrucksvoll hervorgehoben werden — desto ungünstiger sind die Ergebnisse bezüglich einer Restitutio ad integrum.

Bei fortgeschrittener lokaler Entzündung der Haut mit bereits deutlicher Eiterbildung kann ebenfalls die Entzündungsbestrahlung durchgeführt werden, jedoch unter anderen Voraussetzungen. Eine Rückbildung des Entzündungsgeschehens ist nicht mehr zu erwarten, aber es kommt zur schnelleren und besseren Abgrenzung des Nekroseherdes und zu einer Verflüssigung des Eiters. Gleichzeitig verschwinden oder vermindern sich die subjektiven Beschwerden. Der chirurgische Eingriff bzw. die Drainage kann frühzeitiger und häufig im kleineren Umfang als ohne Bestrahlung ausgeführt werden.

Die schnelle Schmerzrückbildung bei Bestrahlung einer lokalen Entzündung ist charakteristisch. In seltenen Fällen, häufig bei hoher Dosierung, tritt anfänglich noch eine vorübergehende Schmerzsteigerung auf. Früher wurde diese initiale Schmerzsteigerung für notwendig gehalten, weswegen dann auch zu hoch dosiert wurde. Jetzt hat es sich durchgesetzt, daß die brüske Reaktion nicht notwendig ist (Pape, Goelles, 1952) eventuell sogar schädlich wirken kann. Neben dem Nachlassen des Entzündungsschmerzes erkennt man eine Rückbildung des lokalen Ödems. Der lokale Vorgang ist gekoppelt mit einer Temperatursenkung und Besserung des Allgemeinzustandes.

Der gleichzeitige analgetische Effekt der Entzündungsbestrahlung birgt die Gefahr der Verschleierung eines Krankheitsbildes in sich. Durch besonders aufmerksame Beobachtung des Lokalbefundes, des Blutbildes, der Senkungsreaktion und durch Röntgenverlaufskontrolle kann diese eventuell mögliche Verschleierung leicht erkannt werden.

Über die Indikation und Gegenindikation zur Entzündungsbestrahlung ist ein Wechsel im Laufe der Jahrzehnte eingetreten. Dieser Wechsel wird einerseits durch den Fortschritt und den Erfolg in der Chemotherapie und andererseits durch die Resistenzsteigerung der Erreger gegen diese Agentien bestimmt. Somit wird die Strahlentherapie nur teilweise durch die Antibiotica ersetzt. Oft bietet ihr Kombination die beste Voraussetzung für die Heilung (Fried, 1953; Oeser, 1947).

Indikation zur Entzündungsbestrahlung:

Die empirisch erworbenen Anwendungsbereiche, für die der Wert der Entzündungsbestrahlung auch heute noch unbestreitbar ist, sind

alle oberflächlichen, also in der Haut und Unterhaut gelegenen lokalen Entzündungen einschließlich drüsiger Organe;

alle Entzündungen, die nicht sofort auf Antibiotica ansprechen oder bei denen man die Anwendung von Antibiotica ablehnt;

alle bereits längere Zeit bestehenden lokalen entzündlichen Prozesse der Haut, die weder ein Fortschreiten noch eine Rückbildung erkennen lassen.

Eine bedingte Indikation besteht bei allen ohne Eiterbildung einhergehenden Entzündungen präformierter Höhlen, z.B. die Schleimhautschwellung der Nasennebenhöhlen.

Gegenindikation zur Entzündungsbestrahlung:

Unter Berücksichtigung moderner strahlenbiologischer Kenntnisse ist die Bestrahlung abzulehnen bei

allen tiefer gelegenen Prozessen, z.B. Appendicitis, paranephritischer Absceß, Cholecystitis etc., da die Gefahr des Durchbruches in die Bauchhöhle besteht;

unklaren Schmerzherden;

Entzündungen in präformierten Höhlen bzw. von Entzündungen, die im Laufe der Zeit eine Höhle gebildet haben, da die Gefahr des Übertretens von Eiter in die Blutbahn (z.B. Lungenabsceß, Pleuraempyem)
besteht;

unspezifischen oder spezifischen (Lues!) Entzündungen der Generationsorgane (Lorenz, 1961; Mayer, 1962; Zuppinger, 1961);

akut entzündlichen Gelenkaffektionen (z.B. Polyarthritis);

allen Nephropathien (z.B. Glomerulonephritis, Nephrotuberkulose), da sich bereits nach 500 R renale Strahlenfolgen (Bestrahlungshypertonie) einstellen können (Sarre und Moser, 1962);

Agranulocytose und Panmyelopathie.

5. Bestrahlungstechnik

Die Entzündungsbestrahlung ist von Fall zu Fall, je nach Situation individuell durchzuführen. Darüber hinaus lassen sich allgemeingültige Richtlinien zusätzlich herausarbeiten: Während des Bestrahlungszeitraumes keine zusätzliche Anwendung von Wärme oder Kälte, da der Heilverlauf hierdurch unübersichtlich werden kann. Während in früheren Zeiten über gute Erfolge durch Kombinationsbehandlung von Röntgenstrahlen und Kurzwelle (Fuchs, 1951) berichtet wurde, lehnen in der heutigen Zeit die meisten Autoren eine Kombination zwischen Röntgenstrahlen und einer anderen physikalischen Therapie ab.

In fast allen zur Behandlung kommenden Fällen ist das Frühstadium der lokalen Entzündung überschritten, so daß ein kombiniertes Vorgehen, und zwar aktives-operatives Vorgehen und Strahlentherapie notwendig ist. Hierbei sind folgende Punkte zu berücksichtigen:

1. Ruhigstellung des betreffenden Körperabschnittes.
2. Bei tief liegenden Prozessen und bei Fieber ist eine stationäre Behandlung zu überlegen.
3. Häufige Kontrollen und genaue Inspektionen des Lokalbefundes, da ein wichtiger Indicator für das aktive Vorgehen, nämlich der Schmerz, fehlt oder vermindert ist.
4. Incision, Drainage und Spülbehandlung.
5. Chemotherapie.

Bei der Bestrahlung ist zu beachten:

1. Die räumliche Strahlenverteilung muß immer größer sein als das eigentliche Entzündungsfeld,

a) weil die Entzündung in der Tiefe weiter ausgedehnt sein kann als in der Haut sichtbar,

b) weil die Lymphbahnen der Umgebung mit erfaßt werden müssen,

c) weil die entzündungsrandständigen Gefäße optimal erweitert werden sollen.

2. Je früher die Bestrahlung angesetzt wird, desto günstiger ist der Heilungsverlauf. Je akuter die lokale Entzündung ist, desto vorsichtiger bzw. kleiner soll die Einzeldosis sein. Dafür ist die Wiederholungsbestrahlung um so schneller durchzuführen (eventuell bis zweimal täglich). In Analogie dazu läßt sich anführen, je chronischer der Prozeß ist, desto größer können die Einzeldosen gewählt werden und um so länger ist das Wiederholungsintervall.

3. Bei der Entzündungsbestrahlung ist der Versuch, mit der kleinstmöglichen Dosis auszukommen, stets voll gerechtfertigt. Bei akuten lokalen Entzündungen zeigen Dosen zwischen 5—50 R pro Sitzung sehr gute lokale Reaktionen. Selbst in ganz extremen Fällen sollten 100—150 R pro Sitzung nicht überschritten werden. In chronischen Stadien erscheinen Dosen zwischen 50—100 R pro Sitzung optimal. Auch hier sollten, selbst in besonderen Fällen, 200—250 R pro Sitzung nicht überschritten werden.

4. Bezüglich der Strahlenqualität hat man sich der Tiefenausdehnung des Entzündungsprozesses anzupassen. In Einzelfällen, z.B. beim Ekzem, kommt man bereits mit sehr weicher Strahlung (bis 20 kV) oder mit weicher Strahlung (20—60 kV) aus.

5. Unter Berücksichtigung der Strahlenbelastung der Fortpflanzungsorgane ist die Wahl einer möglichst niedrigen Dosierung zu empfehlen. Die Bestrahlungsrichtung ist so zu wählen, daß sie von den Generationsorganen weggerichtet ist. Wie Glauner, Messner, Thelen (1958) und v. Pannewitz (1960) nachweisen konnten, liegt unter Verwendung entsprechender Schutzmaßnahmen die Gonadendosis bei der Entzündungsbestrahlung etwa im Rahmen röntgendiagnostischer Untersuchungen. Werden alle Vorsichtsmaßnahmen berücksichtigt, so ist auch bei jüngeren Personen die Bestrahlung grundsätzlich zu befürworten. Bestrahlungsfelder im Bereich der Generationsorgane sollten nicht angesetzt werden.

6. Die Bestrahlung zum Zwecke der Ausschaltung eines Organs gehört bei entsprechender Voraussetzung noch in das Gebiet der Entzündungsbestrahlung, z.B. führt die Verödungsdosis bei Schweißdrüsenabscessen meist zu prompteren Erfolgen als die wesentlich kleineren Dosen bei der reinen Entzündungsbestrahlung. Vor allen Dingen werden bei der hoch dosierten Verödungsbestrahlung Rezidive weitgehend vermieden. Ähnliche Bedingungen liegen bei der temporären Organausschaltung der Parotis und der anderen Speicheldrüsen vor. Die Organausschaltung der Mamma als Behandlungsmethode bei der chronischen Mastopathie dürfte nur noch von theoretischem Interesse sein.

V. Die spezielle Entzündungsbestrahlung

1. Entzündungen der Haut und der Anhangsgebilde

In diesem Abschnitt werden Erkrankungen besprochen, die zumeist vom Dermatologen behandelt werden. Zweifellos einzugestehen ist, daß die Strahlentherapie der Haut bzw. die Entzündungsbestrahlung nur eine mögliche Behandlungsform unter verschiedenen Methoden ist, die dem Dermatologen zur Verfügung steht. In einigen Fällen kann die Entzündungsbestrahlung als Methode der Wahl bezeichnet werden. Oft ist gleichzeitig auch eine Strahlentherapie tieferer Gewebsschichten — wofür der Strahlentherapeut verantwortlich zeichnet — notwendig, so daß beide Fachrichtungen für den Erfolg Sorge zu tragen haben. Sehr oft spiegelt sich, und das gilt für alle lokalen Entzündungen, das Produkt optimaler Zusammenarbeit im Erfolg wieder.

a) Onychomycosis trichophytica

Unter den Dermatomykosen, also Erkrankungen, die durch Pilze hervorgerufen werden, ist die Trichophytie — und hier im einzelnen die Onychomycosis trichophytica (Nageltrichophytie) anzuführen. Diese Erkrankung erfordert auch heute noch Ausdauer und Konsequenz sowohl vom Arzt als auch vom Patienten. Sie ist durch Nagelextraktion und antimykotische Behandlung zu beherrschen. Die Röntgenbestrahlung bei dieser Erkrankung ist nur bei ungünstigem Verlauf und nur als Therapieversuch bzw. als Ergänzung zu betrachten. Sie wurde von Graul (1955) im Sinne einer Terrainumstimmung empfohlen. Angegeben werden Bestrahlung des Herdes mit 10×25—50 R in wöchentlichen Abständen oder 4—6×100 R in zweiwöchentlichen Abständen; die s wird mit 0,8—1,2 mm Aluminium angeführt.

b) Paronychie

Unterschiedliche Ursachen führen zur Paronychie. Die Paronychie ist eine eitrige Entzündung am Nagelfalz. Am häufigsten breitet sich die Entzündung durch banale Verletzungen aus. Auch die vorher genannte Onychomycosis trichophytica kann auf den Nagelfalz übergreifen und ebenfalls zur eitrigen Entzündung führen. Nur in seltenen Fällen kennen wir als Ursache einer Paronychie die Impetigo contagiosa (Streptogenes) vulgaris. In diesem Fall geschieht die Übertragung auf das Nagelbett und den Nagelwall durch Kratzen.

Bei der Onychomykosis ist selbstverständlich erst der Pilz zu beseitigen, wodurch es meistens spontan zum Abheilen der Paronychie kommt. Für die Strahlentherapie werden bezüglich der Dosishöhe recht unterschiedliche Angaben gemacht. Die Ursache liegt u.a. darin, daß die völlig trockenen und mykotischen Paronychien wesentlich schlechter auf Strahlen reagieren als die traumatisch bedingten. Ein Trend zu kleinen bzw. kleinsten Dosen ist unverkennbar. Führend vertreten wird diese von Pape und seinen Schülern. So berichtet Holeczke (1962) über sehr gute Erfolge mit kleinen Dosen. Er verabfolgte bei akuter Paronychie täglich 3—5 R (180 kV, 0,5 mm Cu s und 40 cm FHA bzw. 100 kV 1,0 mm Al und 40 cm FHA). Meistens war nur eine fünfmalige Applikation notwendig. Gelegentlich trat ein Sofortschmerz auf. Bei chronischer Paronychie verabfolgte er ebenfalls 3—5 R, wobei die Einzeldosis nur 1—3mal wöchentlich gegeben wurde. Oft trat auch hier, selbst bei sehr lange bestehenden chronischen Fällen, bereits nach sechsmaliger Applikation eine Abheilung ein. Die Serie wurde bis zu einer Gesamtdosis von 120 R durchgeführt. Sollte bis dahin kein Effekt eingetreten sein, wurde die Einzeldosis auf 10 R erhöht. In 71% ließ sich eine Heilung oder zumindest gute Besserung nachweisen. Als weiteres positives Argument für diese Therapie führte Holeczke an, daß diese Therapie beim Rezidiv wiederholt werden kann, und daß bei so geringen Dosen Nagelveränderungen nicht auftreten. In der großen Mehrzahl aber wird die Entzündungsbestrahlung der Paronychie im akuten oder subakuten Stadium mit einer Einzeldosis von 25 R und einem direkten Feld im täglichen oder zweitägigen Intervall bis zur Heilung bzw. bis ca. 10mal empfohlen.

Bei der chronischen Paronychie werden meistens höhere Einzeldosen angeführt und Glauner (1951) empfiehlt 3—6 × 150 R oder 3 × 100—150 R. Von Graul und Rausch (1958) werden bis zu 10 × 50—75 R in wöchentlichen Abständen genannt. Die s wird mit 0,5—1,5 mm Al angeführt.

c) Trichophytia profunda

Die tiefe Trichophytie des Bartes gehört nicht direkt in das Kapitel der Entzündungsbestrahlung, sie sei deswegen hier nur der Vollständigkeit halber angeführt. Nur in hartnäckigen Fällen erfolgt die Bestrahlung des Entzündungsbezirkes zur Unterstützung der dermatologischen Therapie mit dem Ziel der Epilation bzw. der temporären Epilation, um in diesem Zeitraum eine bessere Basis für die lokale Behandlung zu haben.

Im eigenen Beobachtungsgut haben Einzeldosen in Höhe von 25 Jso in anfangs täglichen, später in zwei- bis dreitägigem Abstand ca. bis zur Epilationsdosis sehr gute Rückbildungen gezeigt.

d) Furunkuloide Form der Trichophytie-Blastomykose, Sporotrichose

Diese genannten Hautentzündungen in Begleitung von Pilzerkrankungen werden ebenfalls nach den Erkenntnissen der Entzündungsbestrahlung behandelt. Die Therapie mit kleinen Dosen setzt sich weiter durch. Es werden in täglichen oder zweitägigen Abständen Einzeldosen zwischen 25—50 R verabfolgt; jedoch werden auch noch Einzeldosen von 100—200 R zweimal wöchentlich und insgesamt 2—3mal empfohlen.

e) Aktinomykose

Die Aktinomykose ist eine in allen Ländern der Erde verbreitete, chronisch verlaufende Pilzerkrankung. Die medikamentöse Therapie steht weit im Vordergrund und der aerobe Typ ist sulfonamidempfindlich, der anaerobe Typ ist penicillinempfindlich. Bei meningitischer Beteiligung wird zusätzlich Streptothenat mit Erfolg benutzt. Die Strahlentherapie ist somit eine ausgesprochene Reservemaßnahme geworden und nur bei bereits bestehender Leber- und Nierenschädigung noch zu überlegen. Von den verschiedenen Erkrankungsformen spricht die cervico-fasciale Erkrankungsform, die ca. 60% aller Aktinomykosen ausmacht, noch am besten auf eine lokale Bestrahlung an. Die viscerale und die thorako-pulmonale Form eignet sich weniger für eine Bestrahlung, zumal man ohne einen chirurgischen Eingriff hierbei ohnehin nicht auskommt. Bezüglich der Bestrahlungsdosen allerdings geht die Strahlenmenge über die bei der Entzündungsbestrahlung üblichen Dosen hinaus. Nur bei kleinen Herden genügen mittlere Dosen (Nielsen, 1942; Bonse, 1954). Wählt man kleine Einzeldosen, z.B. 50 R, so kann das Intervall gegenüber den ebenfalls häufig genannten Einzeldosen von 200—300 R deutlich kürzer sein. Die Gesamtdosis soll 2000 R nicht übersteigen.

f) Hidradenitis

Die Schweißdrüsenabscesse gehören in die Gruppe der durch Staphylo- und Streptokokken hervorgerufenen Pyodermien. Nach Pulvermacher (1949) unterscheidet man morphologisch und funktionell zwei Gruppen der Schweißdrüsen:

1. apokrine Drüsen,
2. ekkrine Drüsen.

Die apokrinen Drüsen werden auch als Duftdrüsen bezeichnet. Die Schweißdrüsenentzündung ist eine Entzündung der apokrinen Drüsen. Diese befinden sich während der Geschlechtsreife, also ca. zwischen dem 14.—45. Lebensjahr in Funktion. Dementsprechend werden die Schweißdrüsenentzündungen überwiegend in diesem Lebensabschnitt gefunden. Darüber hinaus spielen auch äußere Einflüsse eine bedeutende Rolle, so daß Schweißdrüsenentzündungen vermehrt im Sommer beobachtet werden (s. Abb. 6). Nach Dornuf und Schönwald (1951) unterscheidet man 5 Stadien:

1. Akute Hidradenitis.
2. Grobknotige Hidradenitis.
3. Fortgeschrittene Form mit Absceßbildung.
4. Chronisch rezidivierende Hidradenitis.
5. Phlegmonöse Hidradenitis.

Infolge der anatomischen Lage der Schweißdrüsenabscesse ist eine lokale medikamentöse Behandlung schwierig. Gleichzeitig ist auch die exakte Ruhigstellung nicht möglich. Hierdurch erklären sich die häufigen Rezidive, der langwierige und manchmal recht unbefriedigende Verlauf bei medikamentöser und chirurgischer Behandlung. Außerdem liegen die Schweißdrüsen tief in der Haut und es kommt erst spät zu Symptomen, die den Kranken veranlassen, den Arzt aufzusuchen. Weiterhin greift die Entzündung in der Achselhöhle schnell auf die Umgebung über. Das chirurgische Vorgehen beschränkt sich meistens auf kleinere Incisionen.

Dagegen gilt die Indikation zur Strahlenbehandlung als unbestritten (Glauner, Messner, Theben, 1958). Die Bestrahlung wird als Methode der Wahl angesehen. Stets eindrucksvoll ist zu Beginn der Radiatio das schlagartige Nachlassen der Schmerzen und des Spannungsgefühls (Erikson, 1942). Erfolgsberichte über Strahlenbehandlung bei Schweißdrüsenabscessen reichen fast bis an die Jahrhundertwende heran (Rohrbach, 1919; Rost, 1922; Schreuss, 1920; Heidenhain und Fried, 1924; Seemann, 1927; Kingreen, 1926; Baensch, 1925; Otto, 1929, 1929; Rütz, 1925; Sulger, 1930). Über gute Erfolge einer kombinierten Behandlung (Incision und Strahlenbehandlung) berichtet Kahnt (1930).

Auch in späteren Jahren liegen reichlich Berichte über erfolgreiche Strahlenbehandlung bei Schweißdrüsenabscessen vor (PULVERMACHER, 1949; KRAUSE, 1949; LAUGE-HANSEN und LYNDRUP, 1949; STRAUSS, 1951; PAPE und GÖLLES, 1950). Während bezüglich der Strahlenqualität eine Halbwertschicht zwischen 4 mm Al und 1 mm Cu bzw. eine mittelharte Strahlung vom überwiegenden Teil aller Autoren empfohlen wird, ist die Meinung über die Dosishöhe sehr unterschiedlich. Bezüglich der Dosishöhe läßt sich die Wirkung unterteilen in (DORNUF und SCHOENWALD, 1951):

1. Anaesthesierende Wirkung bei minimalen Dosen, die zwischen 30—50 R liegen.
2. Stimulierende Wirkung auf die Entzündung mit beschleunigtem Heilverlauf und eventuell Einschmelzung von Abscessen bei etwa 100—200 R.
3. Lähmende Wirkung auf die Hyperfunktion der Duftdrüsen mit Dosen von mehrmals 200—300 R.
4. Epilationswirkung mit Beseitigung weiterer Infektmöglichkeiten und Rezidiven bei 400—500 R.

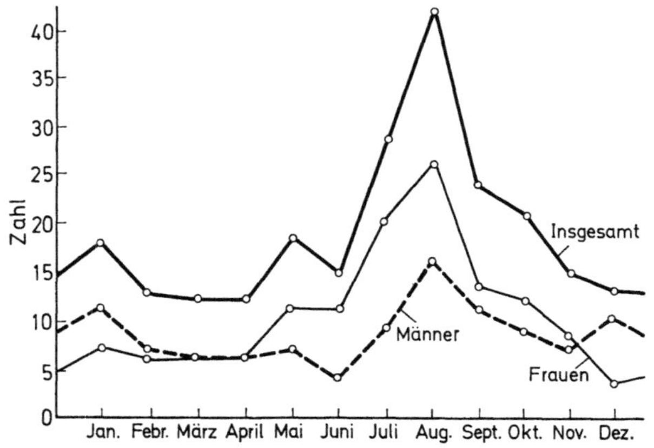

Abb. 6. Schweißdrüsenabscesse in Abhängigkeit von äußeren Einflüssen (DORNUF und SCHÖNWALD, 1951)

In der Anfangszeit der Entzündungsbestrahlung wurde die hoch dosierte Bestrahlung bevorzugt. Sie führte zur funktionellen Ausschaltung der Schweißdrüsen, wodurch recht prompte Erfolge nachzuweisen waren; Rezidive waren selten (BONSE, 1950). Es wurden meistens Dosen zwischen 100—200 R mit mehrtägigem Intervall gegeben. Die Gesamtdosis lag bei 600—1000 R. Die Behandlung mit kleineren Dosen hat sich in den letzten Jahren mehr durchsetzen können, sie hat den Vorteil der geringeren Belastung, und die Bestrahlung kann wiederholt werden (BOITI, 1954). Dafür müssen gelegentlich Rezidive in Kauf genommen werden. Die Einzeldosen liegen hierbei meistens zwischen 25—70 R. Die Bestrahlung wird in zwei- bis dreitägigen Abständen wiederholt. Die Gesamtdosis überschreitet kaum je 500—600 R. Die Behandlung mit Kleinstdosen wird u.a. von PAPE und GÖLLES (1950) vertreten. Sie verglichen die Behandlungsergebnisse bei Einzeldosen zwischen 1—20 R mit Dosen zwischen 50—100 R und mit einer weiteren Gruppe, wobei eine kombinierte Kleinstdosis und mittlere Dosierung gegeben wurde.

Sie kommen zu dem Resultat, daß bei einer Verabfolgung von täglich 1—20 R, 6—10mal; dann eventuell noch 2—3mal 50—100 R optimale Ergebnisse zu erwarten sind. Für alle Methoden gilt gemeinsam: Je früher die Strahlenbehandlung beginnt, desto eindeutiger sind die Erfolge. Die gleichzeitige Behandlung mit Antibiotica ist empfehlenswert.

g) Folliculitis

Die Erkrankung des Haartalgdrüsenapparates wird durch Staphylokokken hervorgerufen. Man unterscheidet die oberflächliche Form „Folliculitis staphylogenes superficialis" und die tiefe Form „Folliculitis profunda". Als besonderer Vertreter dieser

Gruppe ist die Folliculitis staphylogenes barbae, die Bartflechte (Sykosis simplex, Sykosis non parasitaria) zu nennen. Hier läßt sich oftmals durch eine temporäre Epilation, verbunden mit einer intensiven Lokalbehandlung, ein schneller und prompter Erfolg erreichen.

Außerdem gibt es die Folliculitis et Perifolliculitis abscedens et suffodiens, hierbei ist die Indikation zur Entzündungsbestrahlung ebenso wie bei vorgenannter Gruppe durchaus diskutabel. Bewährt hat sich hier die Epilationsbestrahlung. Es können aber auch mehrmals 50—150 R bei einer s von 1,5—3,0 Al gegeben werden.

h) Furunkel — Furunkulose

Es handelt sich hierbei um eine umschriebene, akut eitrige Entzündung eines Haarbalges und seiner Talgdrüse. Als Erreger findet man meistens Staphylokokken, seltener auch Streptokokken. Da die Staphylodermie in erster Linie zum Behandlungsgut der Dermatologie gehört, liegen erste Erfahrungsberichte über die Strahlenbehandlung bei Furunkeln von Dermatologen vor. 1914 erfolgte eine Darstellung über Furunkelbestrahlung von H. E. Schmidt. Zahlreiche positive Berichte über die Bestrahlung von Furunkeln sind bis zur gegenwärtigen Zeit in der Literatur zu finden (Schreus, 1920; Heidenhain und Fried, 1924; Fried, 1930; Liebersohn, 1929; Seemann, 1927; Kingreen, 1926, Baensch, 1925; 1933, Daniel, 1938; Vieten, 1947; Eilermann, 1949; Jüngling, 1949; Diaz-de, Rabago, 1950; Strauss, 1951; Buchtala und Vieweger, 1952; Kelley, 1955; Pape, 1952).

Jedoch hat die Bedeutung der Strahlentherapie seit der Anwendung der Antibiotica erheblich abgenommen. Unverändert gilt beim Furunkel der Nase, der Lippen und des übrigen Gesichts die Indikation zur Strahlenbehandlung als unbestritten (Glauner, Messner, Thelen, 1958; Gibert, 1941) bzw. wird als Methode der Wahl bezeichnet (Buchtala und Vieweger, 1952). Hier ist die Entzündungsbestrahlung der medikamentösen Therapie einwandfrei überlegen. Auch jede aktive chirurgische Therapie, insbesondere die Incision, gilt als kontraindiziert. Infolge der ungünstigen kosmetischen Beeinflussung bei der Lokalisation im Gesicht und der häufig stärkeren Schmerzausprägung kommen Gesichtsfurunkel durchweg früher zur Behandlung als Furunkel des Stammes. Der damit verbundene frühere Therapiebeginn wiederum ist ausschlaggebend für den Strahlenerfolg, und so wird der weniger prompte Erfolg bei Furunkeln des Stammes durch diese Situation erklärt. Die Strahlenbehandlung von Furunkeln bei Kindern wird ebenfalls empfohlen (Becker und Frischbier, 1966).

Früh gegeben, kann die Röntgenbestrahlung die Entzündungserscheinungen in kurzer Frist zur völligen Rückbildung bringen. Zahllose Berichte über verblüffend schnelle Rückbildungen bei einer Einzeldosis zwischen 20—50 R liegen vor. Ist jedoch das Stadium der Infiltration überschritten, dann kann die Einschmelzung auch durch die Bestrahlung nicht mehr verhindert werden. Dennoch ist die Strahlentherapie auch in diesem Stadium angezeigt, denn schnelle Schmerzlinderung oder Schmerzaufhebung, verbunden mit schnellerer und besserer Markierung des Einschmelzungsbezirkes und Verkürzung des Heilverlaufes rechtfertigen die Anwendung.

Auch bei der Entzündungsbestrahlung von Furunkeln ist die Tendenz zu kleineren Dosen festzustellen, und sie wird vom Erfolg gekennzeichnet (Daniel, 1946). So warnt Schreus (1920) bereits davor, Dosen über 200 R zu geben, denn es kommt fast ausschließlich zu Einschmelzungen, zu beschleunigten und ausgedehnten Exacerbationen und zu unangenehmen Zwischenfällen. So werden heute nur noch bei ausweglos erscheinenden Lokalbefunden und sicheren Einschmelzungen sowie bei veralteten Fällen bis zu maximal 200 R Einzeldosis in dreitägigen Abständen und dreimal gegeben.

In der großen Mehrzahl werden Einzeldosen zwischen 10—30 R in frühen Stadien empfohlen. Dabei wird entsprechend der Tiefenausdehnung mit einer s von ca. 1 mm Al bis 1 mm Cu gearbeitet. Es ist hierbei eine Anwendung über 5 Sitzungen hinaus bis zur völligen Rückbildung nicht notwendig. Bei einem etwas späteren entzündlichen

Stadium bzw. bei nicht mehr sicher aufzuhaltender Einschmelzung sind Dosen zwischen 25—50 R in täglichen oder in zwei- bis dreitägigen Abständen anzuwenden, wobei ebenfalls kaum je über 5mal hinaus die Dosis gegeben zu werden braucht.

Die Anwendung von Kleinstdosen, also Einzeldosen von 1—20 R wird u.a. von PAPE (1952) auch beim Gesichtsfurunkel empfohlen.

i) Karbunkel

Beim Karbunkel handelt es sich um ein Krankheitsbild sui generis. Er findet sich meist bei Männern jenseits des 40. Lebensjahres und ist am Nacken und Rücken lokalisiert. Es handelt sich weniger um eitrige Einschmelzungen, als vielmehr um nekrotisierende, tiefgehende Zerstörungen mit hochgradiger Entzündung im Bereich zahlreicher Follikel. Hier setzt meistens die medizinische Behandlung erst im Stadium ausgedehnter Nekrosen ein. Häufig ist ein gemeinsames strahlentherapeutisches und chirurgisches Vorgehen empfehlenswert. Durch die Strahlentherapie wird ein kleinerer chirurgischer Eingrif möglich. Der Heilungsverlauf wird verkürzt (ROSSELET und HUMBERT, 1943). Die Dosishöhe entspricht der der Furunkelbestrahlung, unterliegt aber einer dem Lokalbefund stark angepaßten individuellen Breite.

j) Erysipel (Wundrose oder auch Rotlauf)

Das Erysipel ist eine Streptokokken-Infektion. Das akute Erysipel ist einer medikamentösen Behandlung ausreichend zugänglich und wird nicht mehr bestrahlt. Das lokal chronisch rezidivierende bzw. protrahiert verlaufende Erysipel mit und ohne Lymphstauung eignet sich dagegen noch für eine Röntgenbestrahlung (ROCHLIN, OGLOBLINA u. GUREVIC, 1953), wobei nach GLAUNER (1951) weit über das Entzündungsgebiet hinaus zu bestrahlen ist.

Bei der sich protrahiert entwickelnden Form gibt man neben einer gleichzeitigen antibiotischen Therapie unter Verwendung einer s von 1—4 mm Al drei- bis viermal in der Woche eine Einzeldosis von 25—50 R bis zu einer Gesamtdosis von 500—600 R.

Für die chronisch rezidivierende Form beim Erysipel werden höhere Dosen empfohlen. Es werden 3—6mal 150 R Einzeldosen in zwei- bis dreitägigem Abstand oder auch 2—3mal eine Einzeldosis von 200—300 R im Abstand von 5—10 Tagen angegeben.

k) Erysipeloid

Das Erysipeloid als eine Infektion mit dem Schweinerotlaufbacillus (Bacillus murisepticus) ist infolge Spießungsverletzung durch Knochensplitter oder Fischgräten meist an den Fingern lokalisiert. Es ist eine häufige Erkrankung der Personen der Fleisch verarbeitenden Berufe. Es kommt auch oft bei der Hausfrau vor. Die Erkrankung kann auf die benachbarten Finger übergreifen. Durch Serumgaben, Antibiotika und Sulfonamide ist die Erkrankung gut zu beherrschen. Eine zusätzliche Entzündungsbestrahlung kürzt den Heilverlauf deutlich ab. Bei der Bestrahlung ist die gesunde Umgebung mit zu bestrahlen, wobei besonders auf die Interdigitalfalte zu achten ist, da der Prozeß gern auf die benachbarte Grundphalanx übergeht.

So ist bei gespreiztem Finger jeweils die Beuge- und Streckseite zu bestrahlen (LÖHR, 1935). Die Bestrahlung kann z.B. bei einer Einzeldosis von 50 R in zwei- bis dreitägigem Intervall durchgeführt werden und führt meistens nach einer 2—3maligen Bestrahlung zur Abheilung. In dem eigenen Beobachtungsgut wurden unter Verwendung einer s von 3,8 mm Al 25 R Einzeldosis pro Tag gegeben. Es kam nach 2—5maliger Behandlung zum Abklingen der Infektion.

l) Acne vulgaris

Die Acne vulgaris ist eine Krankheit der Entwicklungsjahre auf dem Boden einer Seborrhoe. Das Krankheitsbild entsteht durch die Entzündung eines durch einen Comedo verstopften Follikels. Gleichzeitig besteht eine Neigung zu Staphylokokken-Infektionen.

Die Acne vulgaris gehört primär nicht in das Gebiet der Röntgentherapie (Love, 1955; Proppe, 1955), da sie durch dermatologische Behandlung beherrscht werden kann. Außerdem handelt es sich um ein temporäres Leiden. Jedoch bei therapieresistenten Fällen und zur Vermeidung kosmetischer irreversibler Entstellungen bedeutet die Bestrahlung eine zusätzliche therapeutische Maßnahme und eine ernst zu nehmende, reelle Indikation. Sie hat sich bewährt beim Sitz der Acne vulgaris im Gesicht, auf den Schultern und am Rücken. Es wird eine dreigeteilte Flächenbestrahlungsserie im Abstand von jeweils 8—12 Tagen mit Einzeldosen von 50—150 R bei einer s von 1,5—3 mm Al empfohlen.

m) Acne conglobata

Die der Acne vulgaris sehr ähnlich aussehende Acne conglobata kommt fast ausschließlich nur bei Männern vor. Ätiologisch unterscheidet sie sich deutlich von der Acne vulgaris. Man findet sie auf dem behaarten Kopf, seltener am Stamm. Es kommt zu starken Entzündungen und zu mächtig unterminierter Absceßbildung. Auch bei der Acne conglobata ist eine Strahlentherapie nicht angezeigt. Nur als Reservemaßnahme und in hartnäckigen Fällen ist die Bestrahlung als Adjuvans aufzufassen.

Die Therapie entspricht der der Acne vulgaris. Sie kann aber auch unter Berücksichtigung der Tiefenausdehnung wie die Bestrahlung beim Furunkel durchgeführt werden.

n) Chronische oberflächliche oder tiefer gehende, wuchernde (vegetierende) oder atrophisierende Pyodermien

Diese durch Staphylo- oder Streptokokken hervorgerufenen Hautentzündungen haben ihr akutes Wesen eingebüßt und führen zu Wucherungen oder Atrophien der befallenen Hautabschnitte. Die medikamentöse Behandlung kann durch eine Entzündungsbestrahlung unterstützt werden. Empfohlen werden in ca. wöchentlichen Abständen Einzeldosen zwischen 50—150 R bei einer s von 0,6—1,5 Al. Es wird eine Gesamtoberflächendosis zwischen 500—800 R gegeben.

o) Ekzem

Das seborrhoisch-mikrobische Ekzem und der Lichen simplex können bestrahlt werden, wenn die medikamentöse Therapie abgeschlossen ist und ein weiterer Erfolg durch Medikamente nicht mehr erwartet wird (Bonse, 1954). Es ist zu beachten, daß das seborrhoisch-mikrobische Ekzem zu Rezidiven neigt. Dementsprechend ist die Entzündungsbestrahlung nur mit strenger Kritik durchzuführen. Bei einer s von 1 mm Al werden dreimal 100 R in wöchentlichen Abständen empfohlen. Besonders bewährt hat sich auch die Grenzstrahlung.

Nicht bestrahlt werden das endogene Ekzem (Prurigo diathesique, Neurodermatitis, Atopic dermatitis) (Bonse, 1954). Auch das Kontaktekzem, das durch exogene Noxen hervorgerufen wird, ist nicht zu bestrahlen.

p) Verbrennungen

Über erfolgreiche Anwendung der Entzündungsbestrahlung bei lokalen Verbrennungen berichten Hillel und Cristescu (1959). Sie führten die Strahlenbehandlung bei akuten Verbrennungen so früh wie möglich durch. Nach kurzer Verstärkung der lokalen Symptome fällt im weiteren Verlauf eine schnelle Schmerzlinderung auf. Gleichzeitig beobachtet man eine deutliche antientzündliche Wirkung, die oft zur Restitutio ad integrum führt. Die Strahlenbehandlung wird besonders an den Stellen empfohlen, wo Chemotherapeutica und Antibiotica nur schlecht appliziert werden können. Es werden bei 160 kV und einer s von 0,5 Cu sowie einer Einzeldosis von 25—50 R pro Feld ca. bis 200 R verabfolgt. Die Entzündungsbestrahlung bei Verbrennungen wird bei gleichzeitiger Fortführung der übrigen Therapie für eine empfehlenswerte Methode gehalten.

2. Entzündungen drüsiger Organe

a) Mastitis

Die Mastitis puerperalis ist die häufigste Form der Mastitis. Sie wird hervorgerufen durch eine Infektion vorwiegend mit Staphylokokken (HOFMANN u. CLEMENS, 1962), seltener durch Streptokokken oder Pyocyaneus. Die Entzündungsbestrahlung nimmt auch heute noch einen breiten Raum in der Therapie der Mastitis ein. Durch entsprechende Prophylaxe und konsequenter Hygiene ist die Erkrankung deutlich seltener geworden. Sie läßt sich mit Hilfe der Antibiotica im sehr frühen Stadium auffangen. Trotzdem hat die Entzündungsbestrahlung auch heute noch ihre Bedeutung behalten können, zumal eine gelegentliche Penicillinresistenz zu beachten (BÖTTGER und RUMPHORST, 1956) ist. Setzt die Bestrahlung in den ersten 24 Std nach Entzündungsbeginn ein, so gelingt es fast ausschließlich, den Prozeß in den folgenden Tagen zur Rückbildung zu bringen (GORJAINOWA, 1940; GANEV, 1962; FOCHEM und GRÜNBERGER, 1963). Der heftige Schmerz geht unter der Strahlentherapie schnell zurück.

Die Erfolgsquote nach Bestrahlung, d.h. die restlose Zurückbildung der Entzündung, wird im Frühstadium von GLAUNER (1951) anhand einer Literaturübersicht mit 95% errechnet. Demgegenüber steht allerdings ein Bericht von WALSH (1949), wobei trotz Strahlenbehandlung und intensiver antibiotischer Therapie von 153 Patienten noch ein Drittel incidiert werden mußte.

Sind die ersten 24—48 Std seit Beginn der Entzündung vorüber, und ist das Stadium der mastitischen Reizung mit Schmerzen, Temperaturanstieg und Rötung (REIFFERSCHEID, 1942) überschritten, so ist zu diesem Zeitpunkt die bereits beginnende Einschmelzung häufig nicht mehr aufzuhalten. Auch in diesem Stadium ist die Bestrahlung zu empfehlen (DOERR, 1940; POHL, 1939; GLAUNER, 1951). Neben einer schnelleren Schmerzbeseitigung bzw. Schmerzlinderung kommt es vor allen Dingen zur schnelleren Einschmelzung und besseren Markierung des Einschmelzungsbezirkes, so daß die unvermeidliche Incision sinnvoller durchgeführt werden kann. Insgesamt gesehen wird durch die Entzündungsbestrahlung in allen Stadien die Krankheitsdauer abgekürzt (THEISS, 1935) und Rezidive werden seltener beobachtet (DOUBOVYI und SCHWARZ, 1940).

Auf die Milchproduktion hat die Strahlenbehandlung keinen Einfluß, wenn nicht sehr hohe Dosen gegeben werden (GRASSBERGER u. SEYSS, 1957). Durch die schnelle Schmerzfreiheit unter der Bestrahlung kehrt die Stillfreudigkeit bei der Mastitis puerperalis schneller wieder zurück als bei einer nicht bestrahlten Mastitis. In diesem Zusammenhang ist die Gonadendosis häufig diskutiert worden, sie liegt jedoch unter Berücksichtigung der Vorsichtsmaßnahmen tiefer als bei einer routinemäßigen diagnostischen Untersuchung, z.B. des Magens (GLAUNER, MESSNER, THELEN, 1958).

Bereits von HEIDENHAIN und FRIED wurden Einzeldosen zwischen 60—120 R genannt. 1935 berichtete THEISS über gute Erfolge mit Einzeldosen von 22,5 R. Gegenwärtig wird im überwiegenden Maße die tangentiale Bestrahlung der Brust mit einem großen Feld und Einzeldosen zwischen 50 und maximal 100 R empfohlen. Diese Dosis kann in den folgenden Tagen zwei- bis dreimal wiederholt werden.

Im fortgeschrittenen Stadium bzw. bei abscedierender Mastitis sind Einzeldosen zwischen 100—150 R mit einigen Tagen Abstand vier- bis fünfmal zu geben. Die Bestrahlungen werden unter Tiefentherapiebedingungen durchgeführt. WARIWODA u. RIEDL (1955) empfehlen, statt der Tiefentherapie eine Oberflächenbestrahlung mit 60 kV und 1 mm Al bei einer Einzeldosis von 10—12 R bei der Mastitis durchzuführen. Die Allgemeinbehandlung ist bei der Mastitis während der Bestrahlung in gleicher Form weiterzuführen.

b) Mastodynie und Mastopathie

Da in der Literatur Diskussionen über die Strahlenbehandlung, und zwar im Sinne einer Entzündungsbestrahlung bei der Mastodynie und Mastopathie geführt wurden, soll dieses Krankheitsbild hier nicht unerwähnt bleiben. Die Strahlentherapie kann zur Anwendung kommen, wenn Hormontherapie und vegetativ dämpfende Mittel versagt haben. Dennoch ist die Strahlentherapie eher der fundamentlose Versuch einer Behandlungsmethode und der Ausdruck der Ohnmacht in der Therapie bei diesem Krankheitsbild. Da zudem durch die Strahlentherapie lediglich der Versuch gemacht wird, die Symptome zu beseitigen, gehört die Erkrankung eher in den Bereich der funktionellen Strahlentherapie.

Es können Einzeldosen von 50—150 R in mehrwöchigen Abständen mehrfach wiederholt gegeben werden.

c) Parotitis

Der Parotitis liegen verschiedene Ursachen zugrunde.

Sehr häufig findet man die recht schmerzhafte einseitige Parotitis nach großen operativen Eingriffen und auch im Verlauf schwerer Krankheiten bzw. im Zusammenhang mit dem Marasmus. Hierbei wird eine durch den Parotis-Ausführungsgang aufsteigende Strepto- oder Staphylokokkeninfektion als Ursache angesehen (LATCHMORE, TOUCHE und SHUCKSMITH, 1940). Aber auch die hämatogen metastatische Infektion oder die Infektion auf lymphogenem Weg wird diskutiert.

Die eindrucksvollsten strahlentherapeutischen Erfolge erzielt man bei der hoch akuten postoperativen Parotitis. Da es sich meistens um Patienten handelt, die sich bereits in einer Krankenhausbehandlung befinden, ist eine frühzeitige Bestrahlung leicht durchzuführen. Der frühestmögliche Bestrahlungsbeginn ist hier meist nur die Frage der Organisation. Bereits eine einzige Bestrahlung vermag eine ganz offensichtliche Besserung des Lokalbefundes herbeizuführen.

Die Bestrahlung erfolgt mit einem direkten Feld auf die Parotis. Unter Fortführung der sonst üblichen Medikation, z.B. Pilocarpintherapie sowie Beibehaltung der Behandlung mit Antibiotica und Sulfonamiden (BACH u. BUTTENBERG, 1958), ist bei Bestrahlungsbeginn innerhalb der ersten 24 Std bei postoperativen Parotitiden (PORTMANN, 1965) sowohl bei der einseitigen Form als auch bei der doppelseitigen Erkrankung eine Einschmelzung fast immer zu vermeiden (GUSTAFSON, 1951; VIETEN, LOHSE, WILLMANN, 1961; HESS, 1961).

Wie aus dem eigenen Untersuchungsmaterial an 97 Patienten hervorgeht, konnte selbst bei einer relativ hohen Einzeldosis von 250 R eine gesteigerte Neigung zur Einschmelzung bei frühzeitigem Bestrahlungsbeginn nicht festgestellt werden. Dagegen fand sich eine prompte vollständige Rückbildung ohne Incision bei 84% der genannten Patienten. In Verbindung mit den aus dem Schrifttum bekannten guten Erfolgsbeobachtungen werden überwiegend Einzeldosen zwischen 30 und 100 R angegeben (FUCHS u. HOFBAUER, 1959). Diese Dosen werden in täglichem Abstand verabfolgt. Auch bei Dosen zwischen 100 und maximal 200 R, die in einem Abstand von 2—3 Tagen gegeben werden, lassen sich ausgezeichnete Erfolge bei der postoperativen Parotitis verzeichnen.

Bei der Parotitis im Zusammenhang mit einer schweren chronischen Allgemeinerkrankung ist die Strahlentherapie in gleicher Weise durchzuführen; jedoch ist auf Grund des Darniederliegens aller Abwehrkräfte des Organismus die Erfolgsquote nicht ganz so hoch und eindrucksvoll.

Die Parotitis epidemica (Mumps) wird durch Viren hervorgerufen. Sie heilt bei nahezu 100% aller Erkrankungen allein aus. Eine Strahlentherapie ist aus diesem Grund nicht angezeigt, und allein die Verkürzung des Krankheitsverlaufes, wie sie auch hier durch Strahlentherapie erreicht werden kann, dürfte bei dieser Erkrankung keine ausreichende Indikation sein.

Die Parotitis als Folge eines Verschlusses der Drüsenausführungsgänge durch Speichelsteine, einhergehend mit einer Sekretstauung, gehört nicht zur Strahlentherapie.

Letztlich gibt es noch das Mikulicz-Syndrom. Hierbei wird eine Strahlenbehandlung empfohlen. Es werden 150 R in wöchentlichen Abständen oder 300—350 R mit einer einmaligen Dosis verabfolgt. Meistens genügt dann diese einmalige Dosis (SCHERER, 1958).

d) Thyreoiditis

Bei der Thyreoiditis ist die Strahlenbehandlung angezeigt (Oppenheimer etc., 1952; Chatton etc., 1954; Fuggazzola, 1955; Hör, 1967).

Es werden die akute Thyreoiditis mit plötzlicher Schilddrüsenschwellung, die subakute Thyreoiditis (de Quervain), die Struma lymphomatosa (chronische Form) (Hashimoto) und die harte Struma fibrosa (Riedel) neben der Struma maligna unterschieden.

Zur Bestrahlung im Sinne der Entzündungsbestrahlung geeignet sind die akute und die subakute Thyreoiditis sowie auch die Struma lymphomatosa. Empfohlen werden fraktionierte Bestrahlungen in ein bis zwei Serien mit einer Gesamtdosis von je 500—800 R. Bei der subakuten bis chronisch verlaufenden Thyreoiditis hat die Entzündungsbestrahlung in Kombination mit einer gleichzeitigen Schilddrüsen-Hormonbehandlung ausgezeichnete Ergebnisse gezeigt (Klein, 1956). Neben der Strahlenbehandlung ist die sonst übliche Therapie in gleicher Form weiterzuführen.

Auf die Gefahr einer malignen Entartung der Thyreoidea bei zu hoher Dosierung besonders bei Kindern und Jugendlichen ist aufmerksam zu machen (Clark, 1956; Winship and Rosvoll, 1961; DeLawter and Winship, 1963).

e) Akute und chronische Pankreatitis

Die akute und chronische Pankreatitis stellt trotz moderner medikamentöser Therapie ein prognostisch ungünstiges Leiden dar. So ist auf die in der Literatur an Tieren (Dannegger u. Pöschl, 1955) und an Menschen angeführte, mit Erfolg durchgeführte Entzündungsbestrahlung dieses Organs hinzuweisen. Es wurden mehrmals von verschiedenen Feldern aus 150—200 R gegeben (Streda, 1948; Heacock und Cara, 1954). Es ist jedoch bei der Bestrahlung dieses Organs auf die einwandfreie Diagnostik sowie auf die Kontraindikationen bei der Bestrahlung des akuten Abdomens (Appendicitis, perinephritischer Absceß, Cholecystitis) besonders hinzuweisen.

f) Thymushyperplasie

Die Bestrahlung der Thymushyperplasie im frühen Kindesalter hat heftige Kritik ausgelöst, zumal wenn sie mit Dosen zwischen 300—500 R durchgeführt wird, wie dies in Amerika vorgenommen worden ist (Hanford et al. 1962). Gegen die bereits ausreichende Entzündungsbestrahlung mit einer Dosishöhe von 2—3mal 10 R (Scherer, 1967) sind weniger Einwände erhoben worden; dennoch erscheint in vielen Fällen die Strahlenbehandlung kaum notwendig (Becker u. Frischbier, 1966), und es wird statt dessen eine Steroidbehandlung versucht (Cocchi, 1959).

g) Tonsillitis

Die Therapie der Tonsillitis war über viele Jahre ein heftig umstrittenes Behandlungsgebiet. Auf der einen Seite wurden klare strahlentherapeutische Erfolge vorgelegt. Auf der anderen Seite konnte man im Fachbereich für Hals-, Nasen- und Ohrenkrankheiten ebenso gute Erfolge durch aktives chirurgisches Vorgehen nachweisen. Durch die moderne antibiotische Therapie hat sich das Problem sozusagen von selbst gelöst. Wenn auch die Zahl der zur Bestrahlung kommenden Fälle klein geworden ist, so wird die Entzündungsbestrahlung bei der Tonsillitis auch heute noch ausgeführt (W. G. Müller, 1953; Scherer, 1958; von Pannewitz, 1960; Pape, 1967). Meistens handelt es sich um besonders gelagerte Einzelfälle, wobei der Einsatz auch weiterhin voll gerechtfertigt erscheint. Es ist auch zu berücksichtigen, daß sich im Laufe der Jahrzehnte das Ziel der Strahlentherapie gewandelt hat. Während früher die Zellzerstörung, also eine Tumordosis angestrebt wurde, weiß man heute, daß durch die Beseitigung chronischer Entzündungsherde in der Tonsille — also durch die viel kleinere Entzündungsdosis — den schädlich wirkenden Bakterien der Nährboden genommen wird. Die fachgerecht durchgeführte Entzündungsbestrahlung hat erwiesenermaßen keinerlei schädigende Veränderungen zur Folge. Einer eventuell später doch noch notwendig werdenden Tonsillektomie sind keine Schranken gesetzt.

Es soll hier nochmals hervorgehoben werden, daß die Entzündungsbestrahlung lediglich die Beseitigung chronisch-rezidivierender Entzündungen zum Ziel hat. Es ist somit nur im günstigsten Fall eine mäßige Verkleinerung des Organs zu erwarten.

Unter Zugrundelegung des Schemas von SCHULTE (1948) sind als Indikationen zur Strahlenbehandlung der Tonsille anzuführen:

1. Die Kontraindikation von Narkose oder Operation.
2. Die Gefahr der postoperativen Nachblutung, z. B. im Zusammenhang mit Arteriosklerose.
3. Bei Verdacht der Bakterienaussaat während der Operation auf dem Blut- und Lymphweg durch infizierte Tonsillen.
4. Im Zusammenhang mit schweren Krankheiten, die die allgemeine Widerstandskraft herabgesetzt haben, sowie u.a. beim schweren Diabetes mellitus, beim Asthma bronchiale und bei der Hämophilie.
5. Bei Sängern und Rednern, die an Anginen und Rachenkatarrhen leiden.
6. Bei gehäuften Rachenkatarrhen nach bereits durchgeführter Tonsillektomie.

Es werden Einzeldosen zwischen 50—150 R empfohlen. Die Tonsillen werden im tangentialen Strahlengang belastet. Bei akuten Tonsillitiden wird man mit der mehrfachen Anwendung von 50 R auskommen, während bei chronischen Erkrankungen 150 R Einzeldosis 2—3mal anzuwenden sind. Die Dosishöhe richtet sich im übrigen nach dem Alter des Patienten. Besonders bei Kindern und Jugendlichen sollte die Einzeldosis von 50 R nicht überschritten werden und die Streustrahlenbelastung der Thyreoidea so klein wie möglich gehalten werden. Mahnende Worte über eine Tumorentwicklung in der Schilddrüse nach Strahlenbehandlung sind zu berücksichtigen (SAENGER, 1960; SNEGIREFF, 1959; HANFORD et al., 1962; WILSON et al., 1960; WINSHIP, 1961). Es wird empfohlen, die Bestrahlungsserie nach 2—4 Wochen und gegebenenfalls noch ein drittes Mal zu wiederholen.

Im Zusammenhang soll noch die Diphtherie angeführt werden. Diese Erkrankung des Nasen-Rachenraumes zeigt eine deutliche rückläufige Tendenz; sie wird — gesteuert durch die entsprechende Serumtherapie im frühkindlichen Alter oder im Säuglingsalter — mehr und mehr zu einer seltenen Krankheit.

Im entsprechenden Maße hat sich die Zahl der Bakteriendauerausscheider verringert. In Epidemiezeiten kann die Strahlentherapie von großer Bedeutung sein, weswegen sie hier angeführt wird. Durch die Strahlentherapie gelingt es, bei Diphtheriedauerausscheidern kurzfristig und sehr zuverlässig Keimfreiheit zu erreichen (REICHEL, 1949; GÜLZOW, 1948; TRETTER, 1952; GLAUNER, 1951). Unter Berücksichtigung des Alters der Patienten werden Einzeldosen von 50 R (STREIL, 1938) bis 150 R von 3 Feldern gegeben. Es handelt sich hierbei um 2 Tonsillenfelder und 1 Nasenfeld. Liegt nach der Bestrahlung kein negativer bakterieller Befund vor, wird die Bestrahlung wiederholt. Im allgemeinen erhält man bei Bacillenträgern etwas schlechtere Resultate als bei Bacillenausscheidern. Über die Mitbestrahlung des Nasenfeldes sind die Meinungen geteilt; u.a. nach FIEBELKORN (1948) werden hierdurch keine besseren Resultate erreicht. Die Bestrahlung wird als eine wirksame und einfache Methode (REICHEL, 1949) bezeichnet. Als einzige Nebenreaktion kann ein leichtes Kratzen im Hals auftreten.

3. Entzündungen der Weichteile des Knorpels und der Knochen

a) Phlegmonen

Nur die Phlegmonen der Haut und des subcutanen Gewebes, die noch keine Eiterbildung erkennen lassen, dürfen bestrahlt werden. Liegt eine Einschmelzung bereits vor, so ist die Bestrahlung erst nach Incision erlaubt. Läßt sich der Nachweis von Pus nicht mit Sicherheit erbringen, wie es z.B. bei den Sehnenscheiden- und V-Phlegmonen der Hand und des Fußes der Fall sein kann, so darf die Entzündungsbestrahlung erst nach chirurgischem Vorgehen angesetzt werden. Ständige Konsultationen beider Fachgebiete über die einzuschlagende Therapie führen zu optimalen Ergebnissen. Die bekannten bretthartenPhlegmonen des Mundbodens und des Halses sprechen auch ohne Incision gut auf die Entzündungsbestrahlung an. Sie gehen zwar langsam, dafür aber vielfach ohne Einschmelzung zurück.

Die Phlegmonen bei Kindern und Säuglingen zeigen ein gutes Ansprechen auf die Entzündungsbestrahlung (Becker und Frischbier, 1966). Die Dosishöhe wird unterschiedlich angegeben, sie richtet sich nach dem Lokalbefund, nach dem Beginn der Bestrahlung sowie nach dem Alter des Patienten. In der Regel führen die Röntgenstrahlen sehr schnell zur Schmerzlinderung oder Schmerzbefreiung sowie zur Rückbildung der lokalen Schwellung. In einzelnen Fällen kommt es zur Gewebseinschmelzung, die beschleunigt vor sich geht und meistens im Vergleich zum noch nicht bestrahlten Vorbefund ein chirurgisches Vorgehen im verkleinerten Umfang erlaubt. Im frühen Stadium werden mehrfach Einzeldosen zwischen 30—50 R empfohlen, in späteren Stadien können 100 R Einzeldosis gegeben werden; in extremen Fällen, und wenn die Einschmelzung forciert werden soll, sind 200 R als Einzeldosis erlaubt.

b) Absceß

Unter Absceß ist hier der akute heiße Absceß bzw. die Eiteransammlung im subcutanen oder auch tiefer gelegenen Weichteilgewebe gemeint. Abscedierungen u.a. im Zusammenhang mit Schweißdrüsenerkrankungen oder bei der Tuberkulose werden im entsprechenden Abschnitt behandelt. Ursache eitriger Einschmelzung ist z.B. der Spritzenabsceß. Er macht im Vergleich zu den übrigen Indikationen der Entzündungsbestrahlung nur einen verhältnismäßig kleinen Anteil aus. Darüber hinaus sind Absceßbildungen nach Injektionen in den letzten Jahren ständig und stark zurückgegangen (Klemm, 1966). Bezüglich der Therapie beim Absceß des Weichteilgewebes ist eine Entzündungsbestrahlung durchaus zu diskutieren. Bedenkt man die vielgenannte und auch erwiesene Resistenzsteigerung der Infektionserreger gegen Antibiotica, so erscheint es bedenklich, wegen eines lokalen Prozesses eine massive antibiotische Ganzkörper-Therapie zu betreiben. Diese Tatsache wird noch durch die Vermutung unterstrichen, daß das Antibioticum nur in unzureichender Konzentration an den Entzündungsbereich herankommen kann.

Es wird somit durch diese Therapie lediglich eine Schutzwirkung auf die hämatogene Erregeraussaat erreicht. Unter diesem Gesichtspunkt erscheint die Strahlentherapie beim Absceß in allen Stadien entweder als alleinige Therapie oder in Kombination mit einem aktiven chirurgischen Vorgehen angezeigt.

Im Frühstadium, in dem allerdings sehr selten ein Patient beim Radiologen erscheint, kann mit einer Heilung allein durch die Strahlenbehandlung gerechnet werden. In späteren Stadien wird durch die Bestrahlung die Ausdehnung des Prozesses zum Stillstand gebracht. Außerdem kommt es zur Schmerzlinderung oder Schmerzfreiheit. Die Heilung erfolgt letztlich beschleunigter gegenüber einem nicht bestrahlten Absceß. In den späten Stadien ist die Incision nicht mehr zu umgehen.

In früherer Literatur werden Einzeldosen zwischen 150—200 R (Tretter, 1952) am häufigsten angegeben. In neuerer Zeit werden Einzeldosen um 50 R, die in täglichen oder zweitätigen Abständen zu applizieren sind, genannt (Klemm, 1966). Die Dosis ist gegebenenfalls mehrfach zu wiederholen.

c) Gasbrand

Beim Gasbrand ist die Prognose außerordentlich ernst. Sie ist besonders schwer, wenn Kopf, Hals sowie Stamm betroffen sind oder eine Infektion im Becken aufsteigt. Auch heute sterben noch zu viele Menschen durch Gasbrand. Es müssen nach Gliedmaßenunfällen noch zu viele Extremitäten geopfert werden, nur weil die Strahlenindikation nicht bekannt ist. Bei jedem starken posttraumatischen Ödem ist auf die radiologische Frühdiagnostik durch Weichteilaufnahme zu verweisen. Man sollte mit der Bestrahlung nicht erst beginnen, wenn das Knistern gefühlt werden kann, zumal die Strahlentherapie keinerlei Gefahren in sich birgt.

Wie aus der amerikanischen Literatur hervorgeht (KELLY und DOWELL, 1941), konnten die Todesfälle an Gasbrand bei Soldaten durch die Bestrahlung von 42 auf 5,9 % gesenkt werden. Auch von COCCHI (1943) liegt ein Bericht über erfolgreiche Strahlenbehandlung bei Gasbrand vor. Es werden ca. 1—3 Tage täglich 1—2mal 50—75 R empfohlen (KELLY und DOWELL, 1941).

d) Panaritium

Nach DÜBEN (1964) werden alle unspezifischen eitrigen Entzündungen der Finger und Zehen unter dem Begriff Panaritium zusammengefaßt. Ausgenommen werden hiervon die Furunkel der Streckseite. Über die Zuordnung der Paronychie und der subungualen Eiterung sind die Meinungen geteilt. Das Panaritium ist eine recht häufig vorkommende Erkrankung in der Bevölkerung. Nach der Lokalisation unterscheidet man als wichtigste Formen das Panaritium cutaneum, Panaritium subcutaneum, Panaritium periostale, Panaritium ossale, Panaritium articulare, Panaritium tendinosum.

Die Entzündungsbestrahlung ist bei allen genannten Formen angezeigt. Der möglichst frühzeitige Beginn der Strahlentherapie bringt verblüffende Erfolge und vermeidet oft ein aktives chirurgisches Vorgehen. Leider kommen die Patienten erst relativ spät zum Arzt und noch viel später zum Strahlentherapeuten. Nicht wieder gutzumachende Zeit ist verlorengegangen.

Bezüglich der Therapie gehört ganz ohne Zweifel das Panaritium zuerst in die Hand des Chirurgen. Er entscheidet über das Vorgehen. Leider jedoch verfügt der Chirurg in den meisten Fällen nur über geringe Kenntnis bzw. Erkenntnis bezüglich der Entzündungsbestrahlung.

Fast alle in diesem Zusammenhang notwendig werdenden Amputationen und sehr viele Versteifungen der Fingergelenke ließen sich vermeiden, wenn von vornherein ein gemeinsames chirurgisches und strahlentherapeutisches Vorgehen eingeplant würde. Es ist nochmals hervorzuheben, daß bei allen lokalen Entzündungen und auch beim Panaritium durch die Entzündungsbestrahlung der bereits bestehende Entzündungsprozeß beschleunigt abläuft. Die Heilung tritt damit schneller ein. Setzt die Bestrahlung frühzeitig ein, ist mit einer vollständigen Rückbildung zu rechnen. Setzt die Bestrahlung spät ein, so ist die Incision nicht mehr aufzuhalten, aber der Prozeß dehnt sich nicht mehr weiter aus, und der Entzündungsherd markiert sich besser. Unter der Strahlentherapie hat der Chirurg besondere Aufmerksamkeit walten zu lassen, denn die markanten Entzündungs- und Einschmelzungszeichen werden aufgehoben, und der rechtzeitige Incisionstermin kann versäumt werden. Neben der breiten Eröffnung, eventuell mit Drainage, sollte auch die übrige, sonst übliche Therapie tunlichst vom Chirurgen durchgeführt werden; u.a. gehören hierzu die exakte Ruhigstellung, der regelmäßige Verbandswechsel, die lokale Betreuung eventuell mit Spülbehandlung, die lokale und allgemeine antibiotische Therapie und, wenn notwendig, auch eine Serumbehandlung. Bezüglich der allgemeinen antibiotischen Therapie ist darauf aufmerksam zu machen, daß Antibiotica das wallartige Entzündungsrandgewebe und das umgebende Ödem nur außerordentlich schlecht durchdringen. Die antibiotische Wirkung ist daher im Entzündungszentrum meist sehr gering. Einen beachtenswerten Faktor bildet zudem bei der Therapie mit Antibiotica die fortlaufende Steigerung der Erregerresistenz. Bezüglich der Strahlentherapie wissen wir, und das gilt auch als Regel für alle anderen lokalen Entzündungen: Je akuter die Entzündung, desto vorsichtiger bzw. kleiner sind die einzelnen Bestrahlungsdosen anzusetzen. Unmittelbar nachdem die Bestrahlung durchgeführt wird, kommt es — abgesehen von einigen wenigen Fällen, wobei sich ein kurzfristiger initialer Frühschmerz einstellt — zur alsbaldigen Rückbildung lokaler Entzündungserscheinungen. Gleichzeitig vermindern sich die Schmerzen, oder es tritt Schmerzfreiheit ein. Verbun-

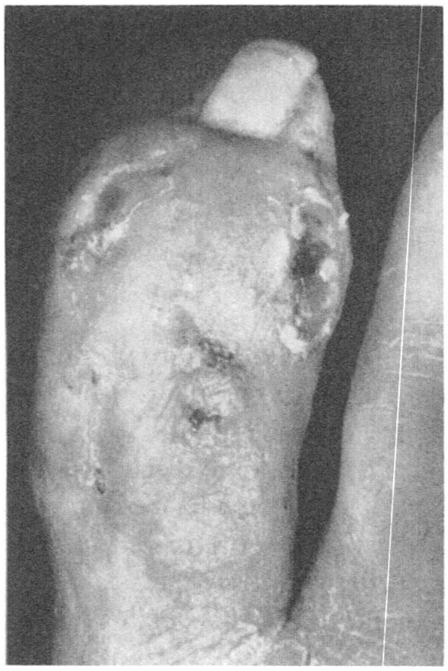

Abb. 7

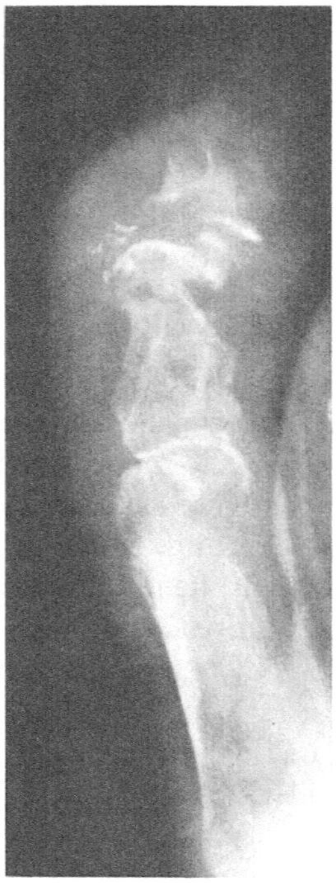

Abb. 8

Abb. 7 u. 8. Panaritium ossale und articulare mit schwersten Veränderungen bei Beginn chirurgischer und strahlentherapeutischer Behandlung

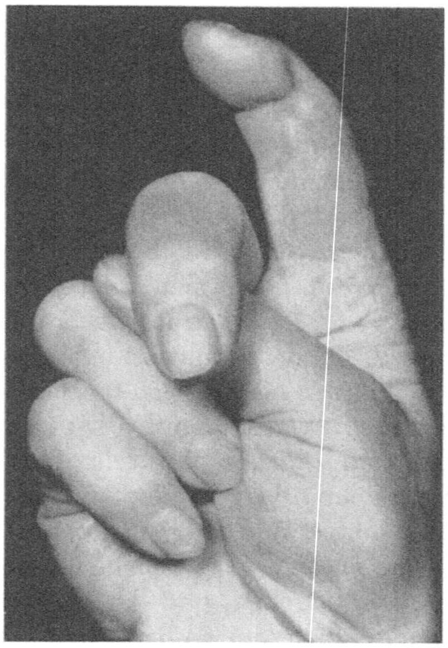

Abb. 9

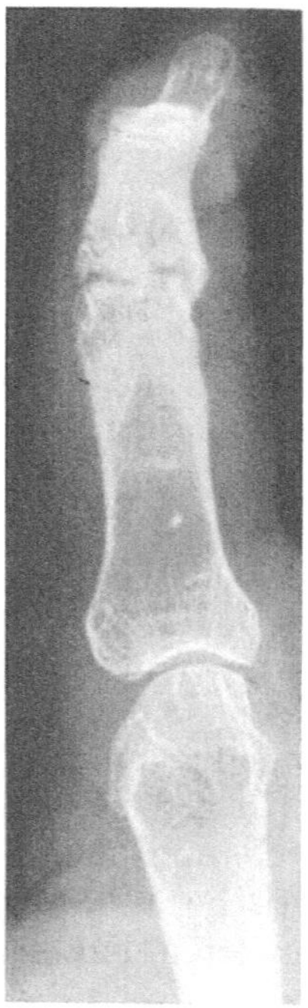

Abb. 10

Abb. 9 u. 10. Gleicher Fall. Kontrolluntersuchung 1 Jahr nach Behandlung

den damit kehrt das subjektive Wohlbefinden zurück. Bezüglich der Dosishöhe der Einzeldosen werden von PAPE (1952) Einzeldosen zwischen 5—10 R angeführt. Er hat keinen Prozeß finden können, bei dem sich höhere Dosen als wirksamer erwiesen haben.

Ein weiterer Vorteil der klein dosierten Bestrahlungsserien ist, daß bei Rezidiven ohne Bedenken die Serie wiederholt werden kann. PAPE schlägt für die erste Woche tägliche Einzeldosen von 5—10 R vor. Danach empfiehlt er, sie nur noch zwei bis dreimal wöchentlich und bis insgesamt ca. zehnmal durchzuführen. Im übrigen schwanken die Angaben über erfolgreich angewandte Einzeldosen erheblich. In der Mehrzahl liegen sie zwischen 5—25 R (PAPE und SEYSS, 1949; BUCHTALA und VIEHWEGER, 1952). Auch Einzeldosen von 200—300 R sind empfohlen worden (u.a. STOLLE, 1950; MÜLLER, 1953; GLAUNER, 1951; TRETTER, 1952; CASTAGNOLI, 1956). Im eigenen Untersuchungsmaterial, wobei es sich überwiegend um schwere und meist schon zeitlich zurückliegende Erkrankungen handelt, wurden bei gleichzeitigem aktiven chirurgischen Vorgehen in den meisten Fällen Einzeldosen von 25 R, vereinzelt auch 50 R gegeben. Häufig lagen die Gesamtdosen bei 125—250 R. Nur in besonders schwierigen Einzelfällen mußten maximal 600—700 appliziert werden (s. Abb. 7—10). Die Erfolge sind als gut bis sehr gut zu bezeichnen. Man sollte in akuten bis subakuten Fällen die Einzeldosis bis zu 50 R und in chronischen Fällen bis zu 100 R nicht mehr überschreiten.

e) Osteomyelitis

Während von vielen Autoren ganz besonders die ossäre Form beim Panaritium als günstig für eine Bestrahlung angesehen wird, ist man demgegenüber bei der entzündlichen Knocheneiterung des übrigen Skelets fast ausschließlich gegen eine Strahlentherapie eingestellt. Der Hauptgrund dürfte darin liegen, daß man einfach noch keine genügende Erfahrung auf diesem Gebiet besitzt. Zusätzlich kann der Prozeß in großen Skeletabschnitten schwer verfolgt werden. Die Röntgenverlaufskontrolle ist dazu eine unbedingt notwendige Voraussetzung.

Da die Gefahr besteht, daß die nach Bestrahlung erfolgte Einschmelzung keinen Abfluß nach außen findet, ist eine gleichzeitige chirurgische Betreuung zusätzlich notwendig. Ganz allgemein ist außerdem festzustellen, daß die Osteomyelitis in den letzten Jahren weniger häufig auftritt, und daß sie oftmals durch Antibiotica beherrscht werden kann. Somit besteht bei der akuten Osteomyelitis keine Indikation zur Strahlenbehandlung. Bei der chronischen Osteomyelitis dagegen, ganz besonders wenn ein Abfluß nach außen bzw. eine Fistelbildung besteht, kann ein Bestrahlungsversuch gemacht werden. Es werden Einzeldosen von 50—200 R, die mehrmals anzuwenden sind, angegeben. Im übrigen ist auf die Strahlenbehandlung fistelnder Prozesse hinzuweisen.

f) Ostitis deformans Paget

Über die Ätiologie der Ostitis deformans Paget besteht keine einheitliche Meinung (Lorenz, 1963). Die Frage, ob es sich auch um eine entzündliche Erkrankung des Knochens handeln könnte, wird diskutiert. Aus diesem Grunde und in Verbindung mit anhaltenden therapierefraktären Schmerzen ist die Ostitis deformans Paget u. a. auch bei Tretter (1952) unter der Entzündungsbestrahlung mit aufgeführt. Eine Änderung des Lokalbefundes wird durch die Bestrahlung nicht beobachtet. Es kommt vereinzelt zur temporären Linderung der Beschwerden. Einzeldosen werden zwischen 150—200 R angegeben, die in Abständen wiederholt werden können.

In der Differentialdiagnose darf ein Paget-Sarkom nicht übersehen werden.

g) Eosinophiles Granulom

Das eosinophile Granulom ist morphologisch eine umschriebene Destruktion überwiegend im Knochen mit unbekannter Ätiologie. Da beim eosinophilen Granulom auch eine infektiös entzündliche Ursache diskutiert wird (u. a. Walthard und Zuppinger, 1949), ist es hier zu besprechen. Nur selten findet man eosinophile Granulome auch außerhalb des Skelets, z. B. in der Lunge. Der Krankheitsprozeß kann von selbst ausheilen. Unbehandelt besteht bei diesem Krankheitsherd die Gefahr, daß es rasch zur unkontrollierten Ausdehnung und zu Spontanfrakturen kommt. Durch die Strahlenbehandlung heilen die Knochenherde prompt ab. Die Heilung ist sogar noch schneller, wenn die Matrix vorher nicht durch eine Operation entfernt wurde. Ein gleichzeitiger chirurgischer Eingriff ist daher nur zu empfehlen, wenn die Operation ohne funktionelle Störungsfolgen ausgeführt werden kann. Liegt die Gefahr der Kompression des Zentralnervensystems vor, wie z. B. beim eosinophilen Granulom im Mittelohrbereich, so ist durch kombiniertes operatives und strahlentherapeutisches Vorgehen mit besten Heilerfolgen zu rechnen. Die Dosisangaben sind sehr unterschiedlich. Es werden of Gesamtdosen gegeben, die über den Rahmen der sonst üblichen Entzündungsbestrahlung hinausgehen. Im Durchschnitt betragen die Gesamtoberflächendosen ca. zwischen 850—2000 R. Ponseti (1948) gibt als Nachbestrahlungsdosis 1200 R am Knie, 400 R an der Hand und 600 R am Fußgelenk an. Als Einzeldosen werden 150—300 R genannt. Talley (1948) bestrahlte ein eosinophiles Granulom am Schädeldach bei einem $3^1/_2$jährigen Jungen und hatte mit dreimal 50 R bzw. bis zu einer Gesamtdosis von 150 R einen sehr guten Erfolg. Differentialdiagnostisch kann auf Grund klinischer Befunde das strahlensensible Knochensarkom nicht ausgeschlossen werden, weswegen nach Vorbestrahlung eine PE zu empfehlen ist.

h) Osteochondrosis, Chondrosis und Perichondrosis

Unter dieser Bezeichnung sind die Knorpelverdickungen, die meistens an der zweiten und dritten Rippe vorn zu finden sind, gemeint. Die Veränderungen wurden erstmals von TIETZE (1921) beschrieben. Sie sind als Tietzsche Syndrom bekannt.

Die schmerzhaften Veränderungen an der Synchondrosis sternalis superior und inferior haben ihre Ursache in einer Chondrosis und Perichondrosis dieser Gelenke.

Die Strahlenbehandlung führt bei diesen Krankheitsbildern häufig sehr schnell zur Schmerzlinderung und oft zur Schmerzfreiheit. In dem eigenen Beobachtungsgut wurden 50 R OD ein- bis zweimal wöchentlich verabfolgt. Die Gesamtoberflächendosis betrug im Mittelwert 300—400 R.

4. Entzündungen der Gelenke

a) Arthritis

Nach Meinung aller Autoren gehören die akut entzündlichen Gelenkerkrankungen nicht mehr zum Indikationsgebiet der Strahlentherapie. Diese Tatsache findet ihre Erklärung auf der einen Seite in der erfolgreichen Anwendung moderner Chemotherapeutica und auf der anderen Seite durch den verschiedentlich ungenügenden Erfolg der Bestrahlung (THURN, 1949), die häufig nur in einer vorübergehenden Schmerzlinderung besteht.

Außerdem wird durch die Strahlentherapie das Grundleiden nicht beeinflußt. Eine früher sehr oft beobachtete Gelenkerkrankung war die Arthritis gonorrhoica. Hier hat die Entzündungsbestrahlung gute Ergebnisse gezeigt (WETTERER, 1921; KAPLAN, 1931). Auf Grund der eindeutigen Erfolge durch die Antibiotica steht bei dieser Erkrankung die Strahlenbehandlung nicht mehr zur Diskussion. Das gleiche gilt auch z.B. für die Arthritis syphilitica und die Arthritis tuberculosa. Auch bei der Arthritis urica sind die Erfolge durch Colchicin eindeutiger als durch die Strahlenbehandlung. Allerdings handelt es sich beim Colchicin ebenfalls um einen mutagenen Stoff. Die serofibrinöse Arthritis bei der Polyarthritis rheumatica zeigt ebenso wie die anderen akut entzündlichen Gelenkerkrankungen nach Strahlenbehandlung keinen oder nur einen sehr bescheidenen Erfolg (u.a. SMYTH, FREYBERG u. LAMPE, 1941; v. PANNEWITZ, 1959). Nicht ganz unerwähnt soll bleiben, daß es sich bei der modernen Hormontherapie ebenfalls nur um eine symptomatische und nicht ganz ungefährliche Therapie handelt.

Bezüglich der chronischen Arthritis bzw. chronischen Polyarthritis sind die ablehnenden Meinungen gegenüber der Strahlentherapie weniger eindeutig. So berichten BORAK und TAYLOR (1948) über Strahlenbehandlung bei fortgeschrittener rheumatischer Arthritis, die mit den üblichen Behandlungsmethoden über Jahre keinen Erfolg gezeigt hatten. Ihre Kontrolluntersuchungen nach 2 Jahren ergaben als Minimum eine Besserung, die durch Verminderung der Schmerzen zum Ausdruck kam. In einzelnen Fällen konnten die Gelenke wieder bewegt werden, bzw. die Patienten konnten wieder ohne fremde Hilfe oder Hilfsgeräte laufen. DESMARAIS (1953) gibt bei der Strahlenbehandlung der Polyarthritis 40% Besserung an. PAPE und GÖLLES (1953) führten bei Gelenkerkrankungen zusätzlich im Sinne der funktionellen Strahlentherapie eine schwach dosierte, indirekte Bestrahlung in Richtung auf die Nebennieren und das Zwischenhirn durch. Sie sahen hierin eine unterstützende Maßnahme. Bezüglich der grundsätzlichen Einstellung zur Frage der Strahlentherapie bei Gelenkerkrankungen ist die Ansicht, die von v. PANNEWITZ (1959) vertreten wurde, als richtungweisend anzusehen. Er hält eine von Fall zu Fall zu entscheidende Strahlenbehandlung für angebracht, lehnt jedoch eine regelmäßige Strahlentherapie bei den entzündlichen Gelenkerkrankungen ab.

Bezüglich der Dosishöhe sind die Angaben außerordentlich unterschiedlich. Es werden Einzeldosen zwischen 50—300 R angeführt, und die Gesamtdosis kann durchaus um 1000 R liegen.

b) Spondylarthritis ankylopoetica

Die Spondylarthritis ankylopoetica — früher auch Spondylosis ankylopoetica genannt — ist synonym mit der Spondylitis ankylopoetica oder der Strümpell-Marie-

Bechterewschen Krankheit. Im französischen Sprachgebrauch bezeichnet man sie als Spondylose rhizomélique oder als Spondylarthrite ankylosante. Die Krankheit gehört zu den chronisch entzündlichen, rheumatischen Erkrankungen. Es zeigen sich entzündliche Veränderungen vor allen Dingen an den Sacroiliacalgelenken und an den kleinen Wirbelgelenken. Außerdem findet man Bandverkalkungen mit Wirbelsäulenversteifungen. Auch die weniger geläufige frühere Bezeichnung Polyarthritis rheumatica der kleinen Wirbelgelenke weist auf vermutete Beziehungen zur chronischen Polyarthritis hin. Die gleichzeitige zusätzliche Erkrankung von Hüft- und Schultergelenk, seltener von Hand- und Kniegelenk, wird als polyarthritische Form bzw. skandinavische Form der Spondylarthritis ankylopoetica bezeichnet.

Bei dieser Krankheit steht die Röntgentherapie im Wettstreit mit medikamentöser, eventuell auch balneologischer und heilgymnastischer Behandlung. Die Strahlentherapie muß außerordentlich früh begonnen werden, denn nur in diesem Stadium liegen reversible Veränderungen, muskuläre Sperren und Weichteilschrumpfungen vor, die durch die Strahlenbehandlung beeinflußt werden können (Ebbenhorst, Tengbergen und Dekkers, 1941).

Unter Berücksichtigung der sonstigen Therapiemöglichkeiten erscheint die Strahlentherapie zwar nicht unbedenklich, jedoch stets gerechtfertigt. Brown und Abbatt (1955), Howard (1957) verweisen auf die erhöhte Leukämierate. Demgegenüber allerdings führt Fuchs (1967) an, daß eine signifikante Erhöhung der Leukämierate nur dann vorlag, wenn mehrere Bestrahlungsserien und Dosen gegeben wurden, die deutlich über das Maß der Entzündungsbestrahlung hinausgingen und fast den Charakter einer Ganzkörperbestrahlung hatten. Obwohl die Warnung vor hohen Dosen und großen Feldern bei der Spondylarthritis ankylopoetica zu Recht besteht (Brown, Abbatt, 1955; Howard, 1957; Borejko, 1962; Hornykiewitsch, 1963; Pape, 1967), ist die Strahlenbehandlung als die weitaus bessere Methode anzusehen, nur muß die Dosis entsprechend niedrig gehalten werden. Durchschnittlich werden bei 60—75 % der Erkrankungen Angaben über Besserungen des Leidens gemacht (Howard, 1957; Stoll, 1957; Demaris, 1953; Kostka und Niepel, 1961/62). Von Pannewitz (1959) bezeichnet die Strahlenbehandlung bei der Spondylarthritis ankylopoetica als erfolgversprechend.

Durch die Röntgenbestrahlung sowie durch die übrigen therapeutischen Maßnahmen wird die Erkrankung nicht geheilt, sondern nur palliativ beeinflußt. Die gut dosierte Strahlentherapie hat die wohl wirksamste palliative Beeinflussung und nicht die Nachteile der jahrelang durchgeführten Cortisonbehandlung.

In der Regel werden die Wirbelsäule und die Iliosacralgelenke bestrahlt. Bei jüngeren Menschen ist es gerechtfertigt, sich auf die Bestrahlung der Wirbelsäule zu beschränken. Die Einzeldosen liegen zwischen 100—200 R. Als Gesamtdosis pro Feld werden 600 bis 1000 R empfohlen. Es wird in Abständen von 4—8 Tagen bestrahlt. Über die Behandlung mit Thorium x bzw. Peteosthor ist an anderer Stelle nachzulesen.

c) Periarthritis humero-scapularis

Die Periarthritis humero-scapularis ist ein Sammelbegriff für die schmerzhafte Bewegungseinschränkung des Schultergelenkes. Zugrunde liegt dem Leiden eine primäre Entzündung der Sehnen und Sehnenscheiden (Fuchs, Hofbauer, 1957). Von den meisten Autoren wird die Erkrankung der Sehne des Musculus supraspinatus, die mit Nekrosenbildung und Kalkeinlagerung einhergeht, als wesentliche Ursache angesehen.

Duplay (1896), der das Krankheitsbild erstmals beschrieb, stellte eine Schleimbeutelerkrankung in den Vordergrund. Verschiedentlich ist das Leiden mit einer cervicalen Osteochondrose kombiniert (Meyer-Langsdorff, 1958). Eine zentral-nervöse Ätiologie (Reinhold und Sauerbrey, 1961) wird diskutiert.

Früher wurden von orthopädischer Seite Procain-Injektionen empfohlen. Die Ergebnisse waren jedoch meist nicht ganz befriedigend (Baensch, 1953). Die Röntgenbestrahlung hatte einwandfrei bessere Resultate aufzuweisen. Nach Pizon (1957) kommt es durch Hydrocortison-Injektionen bei 38% und unter Röntgenbestrahlung dagegen bei 50% zur Beschwerdefreiheit. Fast alle Autoren berichten nach Bestrahlung der Periarthritis humeroscapularis von einer Beschwerdefreiheit, die zwischen 50—70% liegt und einer Besserung, die weitere 20—30% ausmacht (Mustakallio, 1939), (Jenkinson, Norman, Wilson, 1952; Hess und Bonmann, 1955; Fuchs und Hofbauer, 1957; v. Pannewitz, 1959; Reinhold und Sauerbrey, 1961; Raigorodsky, 1964). Unter der Bestrahlung können sich die Verkalkungen zurückbilden (Decker, 1949; Fuchs und Hofbauer, 1957; Pfeifer, 1943). Die Einzeldosen liegen bei der akuten Form zwischen 25—75 R. Fuchs und Hofbauer (1957) empfehlen 60—100 R. In mehr chronischen Fällen werden Einzeldosen um 150 R gegeben. Von den meisten Autoren wird das Schultergelenk mit 3 Feldern bestrahlt. Einzelne Autoren begnügen sich mit einem vorderen und einem dorsalen Feld. Meistens wird ein Interwall von 2—4 Tagen gewählt. Die Gesamtoberflächendosis beträgt im Durchschnitt 600—800 R, kann aber auch in Einzelfällen bis 1000 oder gar 1500 R gesteigert werden. Die zusätzliche Bestrahlung von Hypophyse oder Zwischenhirn sowie der Nebennieren wurde in Einzelfällen versucht; sie verspricht nur wenig Aussicht auf Erfolg. Eine sehr gute Schmerzlinderung erreicht man oft durch die zusätzliche Bestrahlung der Halswirbelsäule.

d) Peritendinitis calcarea

Die mit Verkalkungen einhergehenden entzündlich-degenerativen Erkrankungen bezeichnet man als Peritendinitis calcarea oder auch Calcinosis interstitialis bzw. Kalkgicht. Bei der Kalkgicht wiederum läßt sich die Calcinosis interstitialis universalis und die Calcinosis interstitialis localisata unterscheiden. Die Ätiologie ist ungeklärt. Am häufigsten findet man Verkalkungen in der Umgebung des Trochanter major und minor. Unter der Strahlenbehandlung kommt es meistens zur Rückbildung der Kalkeinlagerungen sowie zur prompten Schmerzlinderung. v. Pannewitz (1959) empfiehlt für das Hüftgelenk eine Einzeldosis von 100 R, die alle 8 Tage von verschiedenen Feldern aus zu geben ist. Für die Extremitätengelenke werden vom gleichen Autor 50 R Einzeldosis in 8tägigen Abständen von mehreren Feldern aus angegeben. Seyss (1960) erreichte Beschwerdefreiheit bei Einzeldosen zwischen 20—60 R und bei einer Gesamtdosis bis zu 360 R.

e) Tendinitis, Paratendinitis (Tendovaginitis), Epicondylitis

Es handelt sich um Entzündungen der Sehnen, Sehnenscheiden sowie der Umgebung von Sehnen. Als Ursache kennen wir die infektiös bedingte eitrige, gonorrhoische und tuberkulöse Tendovaginitis. Außerdem gibt es die durch fortdauernde chronische Überanstrengung hervorgerufene Sehnenscheidenentzündung. Die häufigste durch Überanstrengung hervorgerufene Erkrankung ist die Tendovaginitis crepitans der Hand und des Unterarmes. Dem „schnellenden Finger“ und auch der Ausbildung des Calcaneussporns wird eine Sehnen- oder Sehnenscheidenentzündung zu Grunde gelegt. Beim Calcaneussporn liegt in Einzelfällen eine Skeletanomalie vor (Wex, 1948). Die Sehnenscheidenentzündung wird begleitet von heftigen Schmerzen und hat eine Kraftlosigkeit des betreffenden Skeletabschnittes zur Folge. Bei der Tendovaginitis crepitans der oberen Extremität wird durch die Bestrahlung eine Heilung in ca. 70—90% erreicht (Helweg-Larsen, 1942).

Durch die Bestrahlung der Epicondylitis radialis humeri erreicht man eine Heilung oder Besserung um 80—90% (Reinhold und Sauerbrey, 1961; Morvay, 1953). Die Einzeldosen werden häufig mit 100—150 R angegeben, aber auch mit etwas niedrigeren Dosen von 80—100 R (Morvay, 1953) sind gute Erfolge bekannt. Beim Calcaneussporn gibt H. Müller (1958) als Einzeldosis 30—120 R an, und Wex (1948) nennt fünfmal 200 R Einzeldosis, die in 3tägigem Abstand gegeben werden. In der Mehrzahl aller Fälle reichen 500—600 R Gesamtdosis aus. In früherer Literatur wurde von Bertelsen (1941) die Kombination zwischen operativer Behandlung und Strahlentherapie vorgeschlagen.

f) Myositis ossificans circumscripta

Es handelt sich hierbei um eine umschriebene Verknöcherung im Muskel. Meistens ist ein Zusammenhang mit einem Trauma nachzuweisen. Die Kalkeinlagerungen können sich unter der Strahlentherapie resorbieren (BRANDT, 1961). Es werden gleiche Dosen wie bei der vorher genannten Sehnenscheidenentzündung empfohlen.

5. Entzündungen der übrigen Organe und Organsysteme

a) Thoraxorgane

Bei den Pneumonien unterscheidet man die primären, d.h. die durch Bakterien und Viren hervorgerufenen Pneumonien, von den sekundären Pneumonien, die im Gefolge verschiedener Grundleiden, z.B. Herzinsuffizienz, Lungenembolie, Bronchiektasen etc. auftreten. Beide Formen werden in der Regel nicht bestrahlt. Es ist aber hinreichend bekannt, daß die bakteriellen Pneumonien unter der Antibiotica-Therapie vermehrt zum chronischen Verlauf neigen (FUCHS u. HOFBAUER, 1961). Besonders die Staphylokokken-Pneumonie führt schnell zur Resistenz gegenüber Chemotherapie und Antibiotica. Sie ist noch mit einer relativ hohen Mortalität belastet. Unter Berücksichtigung strahlentherapeutischer Erfolge in früherer Literatur beim Tier (FRIED, 1941) und beim Menschen (Aufzählung bei GLAUNER, 1951) sei auf die Möglichkeit einer zusätzlichen Entzündungsbestrahlung in solchen Fällen aufmerksam gemacht. Bereits nach einer Einzeldosis von 150 R kann eine Rückbildung einer länger bestehenden Lungeninfiltration kurzfristig beobachtet werden. Die Dosis kann in wöchentlichen Abständen einige Male wiederholt werden.

Die Viruspneumonie, die ebenfalls zu den primären Pneumonien rechnet, ist zwar resistent gegen Sulfonamide und Penicillin, jedoch nicht gegen Tetracycline und kann dadurch beherrscht werden. Eine Strahlentherapie erübrigt sich. Auch der Lungenabsceß und die Lungengangrän sind durch Antibiotica zu beherrschen und werden nicht mehr bestrahlt. Kontraindiziert war schon stets die Bestrahlung von Bronchieektasen.

Aus der Kinderheilkunde ist die zur Primitiv-Pneumonie rechnende interstitielle (plasmacelluläre) Pneumonie anzuführen. Die Ätiologie ist noch unbekannt. Pneumocysten werden als fragliche Erreger diskutiert. Nach FETZER (1949) liegen dem Leiden möglicherweise verschiedene Ursachen, die zu den interstitiellen Veränderungen führen, zugrunde. Man findet sie bei Frühgeborenen und bei frühen Säuglingen.

Sie spricht bisweilen auf keine medikamentöse Therapie an und die Strahlentherapie, kann von entscheidender Bedeutung sein. In weniger schweren Fällen wird durch die Strahlenbehandlung die Krankheitsdauer verkürzt. Nach FETZER werden drei Erkrankungsformen, und zwar die exsudative Form, die exsudativ-proliferative Form und die proliferative Form, unterschieden. Fällt die Leukocytenzahl beim Säugling unter 7000 ab, so ist die Bestrahlung zu unterbrechen und erst beim Anstieg über 8000 wieder fortzuführen. Je jünger die Kinder sind, je stärker das Krankheitsbild ausgeprägt ist, desto vorsichtiger ist die Bestrahlung durchzuführen. Es werden Dosen zwischen 1—5 R bei der interstitiellen Pneumonie genannt. FETZER (1949) empfiehlt in schwersten Fällen 10 R täglich. Er führt diese Dosis ein- bis dreimal durch und gibt am 4. Tag eventuell noch 5—10 R. Er arbeitete mit 180 kV maximal, 4 mA, 80 cm FHA und 0,3 mm Cu Filter. OPPENHEIMER (1943) empfiehlt bei Kindern unter 4 Monaten 25 R Einzeldosis, unter 2 Jahren 50 R Einzeldosis und über 5 Jahre 60 R Einzeldosis. BARTH (1957) berichtet über gute Erfolge bei der interstitiellen Pneumonie mit einer Oberflächendosis von 25—50 R, die im Abstand von 2—5 Tagen verabfolgt wurde.

Die Pleuritis siccá und exsudativa wird nicht bestrahlt.

Ein direkter strahlentherapeutischer Einfluß auf den organisch veränderten Herzmuskel ist nicht möglich. Die gelegentlich durchgeführte Strahlenbehandlung bei Angina pectoris mit dem Ziel der Schmerzlinderung oder Schmerzfreiheit gehört in das Gebiet der funktionellen Strahlentherapie. Die Endokarditis, die gelegentlich bestrahlt worden ist, gilt nicht mehr als Bestrahlungsindikation.

Anzuführen ist noch die unspezifische Lymphadenitis mediastinalis bei kleinen Kindern, die zu lebensbedrohlichen Kompressionserscheinungen an Trachea und Bronchen sowie zur Mediastinalverschiebung und Lungenatelektase führen kann. Sie wird durch Kleinstdosen (Pape, 1961), Becker und Frischbier (1966) positiv beeinflußt.

b) Bauchorgane

Die Entzündungsbestrahlung des akuten Abdomens ist grundsätzlich abzulehnen. Durch die Bestrahlung wird das Krankheitsbild nur verschleiert. Es besteht die Gefahr der Abscedierung und der unkontrollierten Eiterausbreitung in der Bauchhöhle. Zu den Kontraindikationen gehören im einzelnen die Appendicitis, der perinephritische, subhepatische, subphrenische Absceß, die Cholecystitis, die Peritonitis unterschiedlicher Ätiologie sowie der chronisch entzündliche Dünndarmtumor.

Darüber hinaus können verschiedene Krankheiten des Abdomens bestrahlt werden. Voraussetzung ist jedoch eine einwandfreie Diagnose. Ganz besonders bei diesem Organabschnitt bereitet es Hemmungen, die Strahlenbehandlung einzelner Krankheitsbilder zu empfehlen. Grundsätzlich ist in der überwiegenden Mehrzahl die medizinische Denkweise bei der Therapie von Krankheiten chemisch oder chemisch-pharmazeutisch orientiert und ausgerichtet. Man läuft somit Gefahr, als Außenseiter zu gelten oder gar nicht ernst genommen zu werden, wenn man eine andere Therapie vertritt, dennoch ist auf die unbefriedigenden Ergebnisse bezüglich der medikamentösen Therapie, z.B. bei der Diverticulitis am Dickdarm und auch bei der Colitis ulcerosa zu verweisen. Bevor der recht große operative Eingriff vorgenommen wird, ist eine Entzündungsbestrahlung, die von Birkner (1946, 1949) mit Erfolg durchgeführt wurde, zu überlegen. Allerdings wird hierbei wie auch bei Magen- und Duodenalulcera (Hedfeld, 1948; Foti und Friedrich, 1954/55) gleichzeitig die Bestrahlung des Zwischenhirns bzw. des Grenzstranges empfohlen, und es handelt sich somit überwiegend um eine funktionelle Strahlentherapie.

c) Harnapparat

Durch die Bestrahlung der Nieren erreicht man ein Wiederinfunktiontreten der Harnproduktion (Literatur bei Glauner, 1951). Es wird vermutet, daß durch die Bestrahlung der Nieren-Gefäßspasmus aufgehoben werden. Durch die normalisierte Nierendurchblutung kommt es dann zur regelrechten Urinbildung. Trotz prompter Lösung der akuten Harnsperre durch Bestrahlung z.B. bei der Schockniere wird diese Therapie nur noch sehr selten durchgeführt. Einerseits lassen sich durch die Peritonealdialyse bzw. durch die künstliche Niere akut bedrohliche Nierenerkrankungen, die mit Anurie einhergehen, sehr gut beherrschen. Zum anderen werden bei zu hoch dosierter Bestrahlung Strahlenschädigungen der Nieren mit Bestrahlungshypertonie regelmäßig beobachtet (Feine, 1959). Nach Sarre und Moser (1962) haben Gesamtdosen von 500 R keine schädigenden Folgen für die Nieren. Bei 500—200 R tritt eine Bestrahlungshypertonie (renale Hypertonie) auf. Bei Dosen zwischen 2300—3000 R wird eine Bestrahlungsnephritis festgestellt. Über 3000 R läßt sich eine Bestrahlungsfibrose (-cirrhose) nachweisen. Somit ist die Bestrahlung z.B. bei der Glomerulonephritis in entsprechend gelagerten Fällen mit kleinen Dosen auch heute noch durchführbar. Von Braun und Moeller (1955) werden bei der Glomerulonephritis Einzeldosen von 60 R mehrfach wiederholt gegeben. Heintz (1949) belastete zur Beseitigung einer Anurie die Nierengegend beiderseits mit 120—220 R und wiederholte die Dosis gegebenenfalls.

Teils im Sinne der funktionellen Strahlentherapie, teils aber auch zur Beseitigung kollateraler Entzündungen wird die Bestrahlung zur Erzielung eines Steinabganges bei Uretersteinen (Frank, 1961) empfohlen. Frank berichtet über Strahlenerfolge bei 150 Patienten mit Uretersteinen. Zum Beispiel konnte bei einer 14 Tage erfolglos konservativ behandelten linksseitigen Harnleiterkolik nach Verabfolgung von 50 R ein spontaner Steinabgang erreicht werden. Im allgemeinen empfiehlt er im täglichen oder zweitägigen Interwall 20—50 R, gelegentlich 80 oder 100 R; er wählt eine Feldgröße von 10×15 cm.

Unter Tiefentherapiebedingungen (180 kV, 0,5 Cu) werden die Dosen fünf- bis siebenmal gegeben. Es wurden nur Steine, die sich im Pelvisabschnitt befanden, mit Erfolg bestrahlt. Die Krankheitsdauer konnte somit verkürzt werden. Die Bestrahlung ist während des generationsfähigen Alters nur unter Bleischutz durchzuführen,

d) Die Mundhöhle (Zähne und umgebendes Gewebe)

Über die Entzündungsbestrahlung der Zähne bzw. odontogener Entzündungen ist wenig bekannt, sie ist zudem seit der verbreiterten Anwendung von Antibiotica weiter in den Hintergrund getreten. Die Strahlenbehandlung ist nur sinnvoll, wenn sie mit einer zahnärztlichen Behandlung, welche die Basis bildet, gleichzeitig durchgeführt wird. Hierüber liegen prompte und eindrucksvolle Behandlungsergebnisse vor. Unter Berücksichtigung der Anwendung von kleinen Dosen könnte die Strahlentherapie auch heute noch eine wertvolle Unterstützung sein. Offensichtlich ist hier wie in den meisten Fällen der fehlende Kontakt der bedeutende Hemmschuh für das gemeinsame Vorgehen.

Die überwiegend von cariösen Höhlen ausgehende Pulpitis dentium, eine Entzündung des Zahnmarks, wird ausschließlich vom Zahnarzt behandelt. Ergreift die Entzündung das gesamte Zahnmark, so spricht man von der totalen Pulpitis, und es kommt gleichzeitig zur Periodontitis (Wurzelhautentzündung). Hier können in Verbindung mit der zahnärztlichen Behandlung die Schmerzen durch Bestrahlung kurzfristig beseitigt werden, und der Verlauf ist im Vergleich zu nicht bestrahlten Erkrankungen günstiger. Überschreitet bei pulpentoten Zähnen die Infektion das Foramen apicale, so führt sie meistens zur umschriebenen akuten oder chronischen Osteomyelitis des periapikalen Gewebes. Sie wird bezeichnet als Parodontitis apicalis acuta bzw. als Parodontitis apicalis chronica granulomatosa. Die akute Form wiederum kann zum submukösen, pallatinalen oder subcutanen Absceß führen. Kommt es zu einer ausgedehnten Weichteilschwellung, so spricht man von der Parulis. Unter subperiostaler Eiterausbreitung kann es zum phlegmonösen perimandibulären Prozeß bzw. perimandibulären Absceß kommen. Gerade diese Komplikationen können durch die Entzündungsbestrahlung abgekürzt oder gar abgefangen werden (Glauner, 1951). Schmerzen, Ödem und Kieferklemmen, z.B. bei der Dentitio difficilis nach Zahnextraktionen und Wurzelspitzenresektionen, können durch die Bestrahlung schneller zur Rückbildung gebracht werden oder von vornherein in ihrer Ausprägung gemildert werden. Die Bestrahlungsdosen sind dem Lokalbefund anzupassen; meist kommt man bereits mit Kleinstdosen von 1—20 R, wie sie Pape (1952, 1953) z.B. bei Zahngranulomen empfohlen hat, aus. Von Kruchen und Bernady (1947) wurden Einzeldosen zwischen 30—50 R angewandt. Auch in den ältesten Therapievorschlägen werden 150 R kaum je überschritten.

e) Nasennebenhöhlen und Ohr

Bei den Nasennebenhöhlen handelt es sich um vorgebildete starrwandige Höhlen. Liegt im Zusammenhang mit einer Sinusitis eine Abflußbehinderung vor, so ist die Strahlenbehandlung kontraindiziert, denn es kann unter Verschleierung des normalen Krankheitsbildes zum Einbruch in die Orbita oder zum Durchbruch in das Schädelinnere kommen. Zeigt die akute oder chronische Sinusitis dagegen eine gute Sekretion, so ist zwar die Grundvoraussetzung zur Strahlenbehandlung gegeben, sie wird dennoch außer in früheren Zeiten u.a. (Cherubino u. Toniolo, 1940) von fast allen Autoren abgelehnt. Lediglich in der Kinderheilkunde hat die Bestrahlung chronischer Sinusitiden mit Kleinstdosen (Pape, 1963, 1967) von 1—5 R, die mit Erfolg angewandt werden konnten, Würdigung gefunden.

Auch bei der akuten und chronischen Otitis media ist trotz verschiedentlich guter Erfolge (Liebersohn, 1929; Goldmann, 1929; Dysart, 1939; Portmann, 1941) jegliche Strahlenbehandlung als überholt anzusehen.

Beim Gehörgangs- und Nasenfurunkel liegt eine klare Indikation zur Bestrahlung vor. Bezüglich des Krankheitsverlaufes in Relation zum Bestrahlungsbeginn wurde bereits ausführlich im Kapitel über Furunkel Stellung genommen. Unter Berücksichtigung der Tendenz nach kleineren Dosen sind 20—50 R Einzeldosis zu empfehlen; die Bestrahlung kann mehrfach wiederholt werden.

Anzuführen ist hier noch eine Beobachtung von PAPE (1967). Er gab beim Menièreschen Symptomkomplex wegen eines anhaltenden, sehr starken Drehschwindels dreimal 5 R auf beide Ohren. Innerhalb weniger Tage hörte der Schwindel auf und ist auch während einer $2^1/_2$jährigen Beobachtungszeit nicht wieder festgestellt worden.

Zu nennen ist auch der chronische Tubenkatarrh der Tuba Eustachii, dem pathogenetisch eine chronische Schleimhautentzündung mit hypertrophierten submukösen Drüsen und Lymphfollikel zugrunde liegen dürften. Das Leiden geht mit Ohrenschmerzen, Druck im Ohr und Schwerhörigkeit einher. Früher wurde die Epipharynx-Bestrahlung von beiden Seiten mit je dreimal 200 R empfohlen. Bessere Erfolge und eine optimale lokale Strahlenwirkung erreicht man durch die von THULLEN im Jahre 1954 entwickelte intratubare Strontiumeinlage. Der stiftförmige Betastrahler wird unter Sicht bis in den Isthmus der Tube eingeführt. Es wird eine Dosis von 500—1000 R abgestrahlt, die Einlage kann wiederholt werden. Die Erfolgsziffern liegen um 75% (THULLEN, 1954; BECK und LAU, 1961; PFALZ, 1967). Bei den Versagern liegen meist knöcherne oder narbige Stenosen im tympanalen Tubenabschnitt vor.

f) Weibliche und männliche Geschlechtsorgane

Die moderne medizinische Therapie erlaubt es zumindest, im fortpflanzungsfähigen Alter auf die Bestrahlung der Geschlechtsorgane zu verzichten. Die Krankheitsbilder lassen sich durch Anwendung moderner Medikamente, wobei besonders die Antibiotica in verschiedenster Applikationsform hervorzuheben sind, sehr gut beherrschen. Wenn hier die Bestrahlung noch angeführt wird, so geschieht es einmal aus Gründen der Vollständigkeit. Zum zweiten ist der Erfolg der Entzündungsbestrahlung ausreichend in der Literatur belegt, so daß sie in entsprechenden Fällen (hohes Alter und reduzierter AZ) durchaus noch angewandt werden kann. So führte u.a. PALUGYAY (1936, 1943) die erfolgreiche Bestrahlung bei der unspezifischen Prostatitis unter Anwendung von Bleischutz für den Hoden und Nebenhoden durch. Er bestrahlte die Prostata von einem suprasymphysären Feld mit 30—80 R; verabfolgte nach einer Pause von 4—8 Tagen eine weitere Dosis von einem Sacralfeld aus und belastete nach weiterer 6tägiger Pause die Prostata nochmals von einem Dammfeld aus. Gelegentlich wurde eine zweite Serie notwendig. Seine Ergebnisse beschrieb er als günstig.

Bei Frauen nahe dem Klimakterium und bei lange bestehender chronischer Entzündung im Sinne der Adnexitis und Parametritis erscheint eine entsprechende Bestrahlung ebenfalls erlaubt. Sie hat das Ziel, die Entzündung allmählich zur Ruhe zu bringen und eine Schmerzausschaltung zu erreichen. Die Therapie ist in Form einer Kastrationsbestrahlung durchzuführen. Es genügen unter Kompression 450 R von je einem großen ventralen und dorsalen Feld in Richtung auf die Ovarien.

g) Entzündung des Lymphgewebes

Die meist von Furunkeln, Abscessen, Phlegmonen oder von Entzündungen im Bereich der Tonsillen und der Zähne ausgehende Lymphangitis und Lymphadenitis wird nicht mehr bestrahlt. Es ist lediglich noch die Lymphadenitis colli und die Lymphadenitis mediastinalis der Kinder, die von PAPE (1963, 1967) mit Kleinstdosen erfolgreich bestrahlt wurde, anzuführen. Beim Lymphogranuloma inguinale, eine durch den Geschlechtsverkehr übertragbare Virusinfektion, können trotz Behandlung mit Tetracyclinen und Sulfatiazole polsterartige inguinale Lymphknoten bestehenbleiben. Sie neigen zum Einschmelzen und zum Durchbruch nach außen und können zu einer Elephantiasis genito-ano-rectalis (Esthiomène) führen. Durch die Bestrahlung kann der Genesungsvorgang beschleunigt werden. Es wird eine Einzeldosis von 250—300 R angegeben, die gegebenenfalls in langfristigem Abstand wiederholt werden kann.

Die durch das Bacterium pasteurella tularense hervorgerufene Tularämie läßt sich durch Streptomycin, eventuell Chloramphenicol beherrschen und wird nicht mehr bestrahlt.

Das Lymphocytom oder die Lymphadenosis benigna cutis solitaria Bäverstedt ist eine seltene Erkrankung, die auf Bestrahlung gut reagiert (KNIERER, 1957). Es werden 50 R in Abständen von jeweils 3 Tagen zehnmal gegeben. Eine Wiederholung der Strahlentherapie ist möglich, jedoch selten notwendig.

6. Tuberkulose

Bei der Tuberkulose ist hervorzuheben, daß es sich hierbei von vornherein um eine Organmanifestation verbunden mit einer allgemeinen Infektion handelt. Jegliche lokale Behandlung, wozu auch die Entzündungsbestrahlung gehört, ist daher a priori nur eine unterstützende Maßnahme. Weiterhin ist die Strahlenbehandlung auf Grund kausaler Behandlungsmöglichkeiten durch Tuberkulostatica fast vollständig in den Hintergrund getreten. Bei Kindern allerdings besteht eine Ausnahme, und es wird die Strahlenbehandlung bei der spezifisch proliferativ-produktiven Lymphknotenhyperplasie sowie bei fistelnden und verkäsenden Lymphomen empfohlen (COCCHI, 1943, UMBACH, 1949; SCHERER und FIEBELKORN, 1955; SANTAGADA, 1956; MÜLLER, 1957; SCHALL, 1964). Von zahlreichen Autoren, z.B. ZUM WINKEL (1956), SCHERER (1955), wird eine kombinierte Behandlung in Form von Chemotherapie und lokaler Bestrahlung angeführt.

a) Tuberkulöse Lymphome

Tuberkulöse Lymphome treten überwiegend am Hals auf. Durch Tuberkulostatica und eventueller zusätzlicher Operation mit Entfernung der Lymphknoten ist ein optimales Ergebnis gewährleistet. In Einzelfällen ist die Bestrahlung zu überlegen. SCHERER und FIEBELKORN (1955) stellen die chirurgische Behandlung der Röntgenbestrahlung bei tuberkulösen Lymphknoten gegenüber und kommen zu folgendem Ergebnis:

Chirurgische Behandlung

Vorzüge: 1. Schnelle und sichere Entfernung und damit Beseitigung der Streuquelle.
2. Relativ kurze Behandlungszeit, oft gutes kosmetisches Ergebnis.

Nachteile: 1. Gefahr der Accessoriusverletzung oder Schädigung des Facialisastes.
2. Verletzung von Gefäßen.
3. Auch die radikale Frühoperation schützt nicht vor Rezidiven.

Gute Erfolgszahlen bei der Operation.

Röntgenbestrahlung

Vorzüge: 1. Ambulante Behandlung möglich.
2. Gefahrlosigkeit, Schmerzlosigkeit.
3. Beeinflussung auch kleiner, tiefer liegender Lymphknoten.

Nachteile: 1. Oft lange Behandlung.
2. Schwielige Verhärtung des Gewebes.
3. Kosmetischer Erfolg nach Ansicht einiger Autoren unbefriedigend.

Die Erfolgsziffern bei der Bestrahlung liegen bei ca. 70—90%. Die alleinige Strahlenbehandlung ergibt ca. 50% Primärheilung.

Die Kombination Strahlenbehandlung und Chemotherapie wird empfohlen.

Bei der Dosierung ist sehr individuell vorzugehen. Je frischer die Lymphknoten sind, desto kleiner sind die Einzeldosen zu wählen. UMBACH (1949) empfiehlt eine Einzeldosis von 50 R, maximal bis 100 R, die mehrfach gegeben wird — etwa zweimal in der Woche, wobei die Gesamtdosis ca. 500—800 R beträgt. Bei älteren Lymphknoten, die über 6 Monate bestehen, können etwas höhere Dosen gegeben werden — maximal bis 200 R Einzeldosis. Auch diese Menge wird nach UMBACH zweimal in der Woche und bis sechsmal verabfolgt.

b) Tuberkulose des Abdomens

Bekannt ist die meist bei jüngeren Menschen vorkommende Peritonitis tuberculosa. Unterschieden werden die exsudativ-cirrhöse Form, die fibrinös-adhäsive Form und die käsig-eitrige Form. Neben der Chemotherapie kann eine Strahlenbehandlung versucht werden. Vor der Bestrahlung ist gegebenenfalls der vorhandene Ascites abzulassen. Die Bestrahlung nach Laparotomie ist möglich.

Die vorsichtige Bestrahlung mit kleinen Feldern z. B. von je 4 Bauch- und 4 Rückenfeldern wird der Großfeldbestrahlung vorgezogen. Bei der Bestrahlung mit kleinen Feldern werden Einzeldosen zwischen 60—150 R angegeben, die in wöchentlichen Abständen mehrmals wiederholt werden können. Bei Frauen im generationsfähigen Alter ist auf die Bestrahlung zu verzichten. Die Angaben über eine Heilung liegen zwischen 40—70% (SCHERER, 1958).

Die Ileocöcal-Tuberkulose und die Mesenterial-Tuberkulose werden nicht bestrahlt.

c) Mastitis tuberculosa

Die Mamma-Tuberkulose ist eine außerordentlich seltene Erkrankung. Sie ist von Achsellymphknotenschwellungen begleitet. Subakute bis chronische Abscedierungen müssen den Verdacht auf eine Tuberkulose lenken. Zuweilen ist eine Verwechslung mit einem inflammatorischen Carcinom möglich.

Versagt die spezifische und antibakterielle Therapie, so ist die Strahlenbehandlung zu empfehlen. Bei bereits bestehender Neigung zur Abscedierung ergibt das gemeinsame operative chirurgische Vorgehen zusammen mit der Strahlentherapie optimale Ergebnisse. Die Erfolgsberichte aus früheren Jahren sind gut (GLAUNER, 1936; HOLFELDER, 1936; COCCHI, 1943). Es werden Einzeldosen von 90—150 R empfohlen, diese können mehrfach wiederholt werden. Die Gesamtdosis wird durch den Krankheitsverlauf bestimmt.

d) Knochen- und Gelenktuberkulose

Bei der Knochen- und Gelenktuberkulose ist von Fall zu Fall zu entscheiden. Die Bestrahlung hat nur eine unterstützende Funktion. Gute Erfolge sind berichtet worden bei der Spina ventosa, vorausgesetzt, daß kein Sequester vorliegt. Der Bestrahlungseffekt bei Prozessen am Sternum, an den Sternoclaviculargelenken, an den Rippen, an den Ileosacralgelenken und dem Kreuzbein wird als gut bezeichnet.

Kleinere Gelenke reagieren besser als große Gelenke. Die Einzeldosen werden zwischen 75 und 180 R angegeben; sie werden in wöchentlichen Abständen und bis zu fünfmal wiederholt.

e) Tuberkulose übriger Organe

Die Tuberkulose der Lungen, des Kehlkopfes, der Nieren wird nicht mehr bestrahlt. Gegen die Bestrahlung der männlichen Genital-Tuberkulose sind warnende Stimmen von KIRCHHOFF (1956), SURANYI (1961), FINKE (1962) erhoben worden. Die Blasen-Tuberkulose kann bestrahlt werden. Sie hat jedoch lediglich als Ziel eine Linderung der Schmerzen und Tenesmen. Man gibt 100—150 Jso in wöchentlichen Abständen.

f) Tuberkulose der Haut

Die Tuberculosis verrucosa cutis, ein ehemals dankbares Gebiet für die Strahlenbehandlung, ist durch die großen Fortschritte in der Chemotherapie der Hauttuberkulose nur noch von zweitrangiger Bedeutung. Die Dosishöhe wird unterschiedlich angegeben. ZUPPINGER (1935) sah sehr gute Erfolge mit einer einmaligen Dosis von 720 R. BONSE (1954) führt eine einmalige hohe Dosis oder 4—6mal 350—500 R an.

Das Scrofuloderm kann bestrahlt werden, und zwar mit 4—6mal 100 R im Abstand von 4—5 Tagen (BONSE, 1954).

Der Lupus vulgaris wird nicht bestrahlt (KALKOFF, 1954; BONSE, 1954). Auch beim Erythema induratum Bazin besteht keine Strahlenindikation mehr.

Literatur

ANGEVINE, D. M.: The role of certain factors in relation to the localization of experimental infections in the mechanism of inflammation. Montreal: Acta Inc., Medical Publishers 1953.

BACH, H. G., u. D. BUTTENBERG: Zur postoperativen Parotitis. Münch. med. Wschr. **1958**, 532—534.

BAENSCH, W.: Die Ergebnisse der Röntgentherapie chirurgischer Erkrankungen. Nach klinischen Beobachtungen und experimentellen Untersuchungen an der Payrschen Klinik. Langenbecks Arch. klin. Chir. **135**, 567—605 (1925).

— Zur Röntgentherapie des Gesichtsfurunkels. Strahlentherapie **47**, 188—194 (1933).

— Zur Röntgenbehandlung der Arthrosis deformans. Langenbecks Arch. klin. Chir. **201**, 677—682 (1941).

BAENSCH, W. E.: Röntgentherapie der Tendinitis calcarea. Strahlentherapie **90**, 514—518 (1953).

BARTH, G.: Zit. nach W. KNIERER, 1957.

BECK, C., u. H. H. LAU: Zehn Jahre intratubare Bestrahlung. Z. Laryng. Rhinol. **40**, 957—964 (1961).

BECKER, HJ., Y. KUDO, H. ARGENTOM u. H. FISCHER: Cytologische Untersuchungen bei der lokalen Entzündung. Folia haemat. (Frankfurt) **5**, 91—136 (1961).

BECKER, J., u. H. J. FRISCHBIER: Die Strahlentherapie im Kindesalter. In: Handbuch der Kinderheilkunde, Bd. II, 2. Berlin-Heidelberg-New York: Springer 1966.

BERGEDER, H. D.: Grenzflächen. In: Strahlenpathologie der Zelle, Hrsg. E. SCHERER und H.-ST. STENDER. Stuttgart: Georg Thieme 1963.

BERTELSEN, ARNE: Tendovaginitis s. peritendinitis crepitans extremitatis superioris, behandlet med Röntgenbestraaling i Forbindelse med Immobilisation. Nord. Med. **11**, 2267—2279 (1941).

BIRKNER, R.: Die Colondiverticulitis und ihre Behandlung mit Röntgenstrahlen. Ärztl. Wschr. **1**, 357—363 (1946).

— Über die Divertikulitis des Dickdarms, ihre Behandlungsmöglichkeiten und den Wert der Strahlenbehandlung. Strahlentherapie **78**, 231—244 (1949).

BÖTTGER, H., u. K. RUMPHORST: Die Röntgenentzündungsbestrahlung der Mastitis puerperalis. Ein Bericht über 535 Bestrahlungen aus den Jahren 1948—1954. Dtsch. med. Wschr. **1956**, 1124 u. 1129.

BOITI, D.: Su alcune indicazioni dell'impiego dei raggi duri in roentgenterapia dermatologica. Rass. Derm. Sif. **7**, 181—184 (1954).

BONSE, G.: Röntgenbestrahlung apokriner Abszesse. Derm. Wschr. **121**, 272—275 (1950).

— Röntgenbestrahlung entzündlicher Krankheiten der Haut. Strahlentherapie **94**, 258—261 (1954).

BORAK, J.: Theorien über die Wirksamkeit der Röntgenstrahlen bei entzündlichen Erkrankungen. Strahlentherapie **77**, 171—178 (1948).

—, u. H. K. TAYLOR: Günstige Wirkungen der Röntgentherapie bei vorgeschrittenen Fällen von rheumatodier Arthritis (a. d. Englischen übersetzt von W. LORENZ). Strahlentherapie **77**, 455—466 (1948).

BOREJKO, J.: On the problem of X-ray therapy in ankylozing spondylitis and in some other non malignant lesions in the light of current protection against ionizing radiation. (Das Problem der Röntgentherapie der Spondylitis ankylopoetica und bei anderen gutartigen Krankheiten im Licht des zeitgenössischen Strahlenschutzes.) Pol. Przegl. radiol. **26**, 317—328 (1962) mit engl. Zus.-Fassg [Polnisch].

BRANDT, C.: Beitrag zur Calcinosis interstitialis localisata. Fortschr. Röntgenstr. **94**, 140—142 (1961).

BRAUN, H., u. J. MOELLER: Zur Behandlung doppelseitiger Nierenerkrankungen mit Röntgenstrahlen. Strahlentherapie **96**, 408—414 (1955).

BRINKMAN, R., H. B. LAMBERTS, and J. ZUIDEVELD: Contributions to the study of immediate and early X-ray reactions with regard to chemoprotection. III. The filtration of water and of red cells through thin connective tissue corium membranes under low-sevel X-irradiation. Int. J. Radiat. Biol. **3**, 509—513 (1961).

BROWN, W. M. C., and J. D. ABBATT: The incidence of leukaemia in ankylosing spondylitis treated with X-rays. Lancet **1955 I**, 1283—1285.

BRUNETTI: Zit. nach R. GLAUNER, 1951.

BUCHTALA, V., u. G. VIEHWEGER: Die Vorteile der Entzündungsbestrahlung unter Berücksichtigung der Chemotherapie. Strahlentherapie **88**, 53—58 (1952).

BÜCHNER, F.: Allgemeine Pathologie. München u. Berlin: Urban & Schwarzenberg 1950 und 1959.

BUHTZ, H.: Beiträge zur pathologischen Physiologie der Entzündung. Über die Beeinflussung der traumatischen Entzündung durch Röntgenstrahlen. Frankfurt. Z. Path. **44**, 57—71 (1933).

BUSSE-GRAWITZ, P.: Der bevorstehende Umbruch in der Entzündungslehre: ein Wendepunkt in der Medizin. Med. Klin. **55**, 2141—2145 (1960).

BUTLER, J. A. V.: The action of ionizing radiation on biological materials. Facts and theories. Radiat. Res. **4**, 20—38 (1956).

CASTAGNOLI, M.: La roentgenterapia delle osteomieliti falangee. Radiologia (Roma) **12**, 869—883 (1956).

CHATTON, P., J. ROCHEDIX, M. PELLISSIER et L. BELTRANDO: Les thyroidites nou spécifiques et leur traitement par les rayous X. J. de Radiol. **35**. 560—565 (1954).

CHERUBINO, M., e G. TONIOLO: Sulla roentgenterapia celle sinusiti fronto-etmoido-mascellari acute e croniche. (Über die Röntgentherapie der akuten und chronischen Fronto-Ethmoido-Sinusitiden.) Bol. Mal. Orecch. **58**, 171—179 und 201—213 (1940).

CLARK, D. E.: The association of irradiation with cancer of the thyroid in children and adolescents. Proc. Int. Conf. Peaceful Uses of Atomic Energy **11**, 146—148 (1956).

COCCHI, U.: Erfolge und Mißerfolge bei Röntgenbestrahlung nichtkrebsiger Leiden. I. Gutartige, nichttuberkulöse und nichtaktinomykotische Prozesse. Strahlentherapie **73**, 255—284 (1943).

— Erfolge und Mißerfolge bei Röntgenbestrahlung nichtkrebsiger Leiden. II. Tuberkulose und Aktinomykose. Strahlentherapie **73**, 285—305 (1943).

— Röntgendiagnostik und Strahlentherapie des Thymus. Strahlentherapie **109**, 426—440 (1959).

COHNHEIM, J.: Über Entzündung und Eiterung. Virchows Arch. path. Anat. **40**, 1—79 (1867).

DANIEL, G.: Indications et techniques de la roentgènthérapie dans les affections inflammatoires aiguës et suraigues. Bull. Soc. Radiol. med. France **25**, 363—372 (1937).

— Processus biologique de la roentgentherapie des affections inflammatoires. Rev. Physiothér. **13**, 181—191 (1937).

— La roentgentherapie anti-inflammatoire. J. Radiol. Électrol. **22**, 353—367 (1938).

— Drainage Roentgénien des Anthrax, panaris et suppurations superficielles. (Die Röntgenentwässerung (-heilung) des Karbunkel, des Nagelgeschwürs und der oberflächlichen Eiterung.] J. Radiol. Électrol. **27**, 263 (1946).

DANNEGGER, M., u. M. PÖSCHL: Röntgenbestrahlung des Pankreas (Versuche an weißen Ratten). Strahlentherapie **98**, 355—365 (1955).

DECKER, K.: Über die Röntgenstrahlenbehandlung der Bursitis calcarea und der Periarthritis humeroscapularis. Strahlentherapie **80**, 219—224 (1949).

DELAWTER, D. S., and T. WINSHIP: A follow-up study of adults treated with roentgen rays for thyroid disease. Cancer (Philad.) **16**, 1028—1031 (1963).

DESJARDINS, A. U.: The action of roentgen rays or radium on inflammatory processes. Radiology **29**, 436—445 (1937).

DESMARAIS, M. H. L.: Radiotherapy in arthritis. Ann. rheum. Dis. **12**, 25—28 (1953).

DIAZ DE RABAGO, J.: Roentgenterapia antiinflamatoria y sulfamidas. Rev. clin. esp. **36**, 110—115 (1950).

DOBBS, W. G.: A statistical study of the effect of roentgen rays on wound healing. Amer. J. Roentgenol. **41**, 625—632 (1939).

DOERR, K. W.: Die Mastitis und ihre Behandlung unter besonderer Berücksichtigung der Röntgenbehandlung nach der Methode von WINTZ. Erlangen: Diss. 1940, 42 S.

DONALDSON, D. M., S. MARCUS, K. K. GYI, and E. H. PERKINS: The influence of immunization and total body x-irradiation on intracellular digestion by peritoneal phagocytes. J. Immunol. **76**, 192—199 (1956).

DORNUF, G., u. H. SCHÖNWALD: Zur Röntgentherapie der sogenannten Schweißdrüsenabscesse. Strahlentherapie **84**, 439—448 (1951).

DOUBOVYI, E., et J. SCHWARZ: Radiothérapie des mastites puerpérales dans le stade aigu. (Röntgenbehandlung der akuten Mastitis puerperalis.) Khirurgiya **11**, 55—58 (1940) [Russisch].

DÜBEN, W.: In: H. HELLNER, R. NISSEN und K. VOSSSCHULTE, Lehrbuch der Chirurgie, Kapitel XXIII. Stuttgart: Georg Thieme 1964.

DUPLAY, S.: De la périarthrite scapulo-humerale. Sem. méd. (Paris) **1896**, No 125, 193.

DURAN-REYNALS, F., and J. F. MCCREA: The ground substance of the mesenchyme in inflammation. Montreal: Acta Inc., Medical Publishers 1953.

DYES, O.: Grundlagen der Behandlung entzündlicher Krankheiten durch Röntgenbestrahlung. Strahlentherapie **47**, 160—178 (1933).

DYSART, B. R.: X-ray treatment of infections: A review of the literature and report of cases of mastoiditis and sinusitis. Ann. Otol. (St. Louis) **48**, 433—442 (1939).

EBBENHORST TENGBERGEN, J. VAN, and H. J. N. DECKERS: Results of roentgen treatment of spondylosis rhizomelica (Spondylarthritis ankylopoetica). (Ergebnisse der Röntgenbehandlung der Bechterewschen Krankheit.) Acta radiol. (Stockh.) **22**, 522—534 (1941).

ECKSTEIN: 48. Tagung der deutschen Gesellschaft für Chirurgie. Langenbecks Archiv klin. Chir. **133**, 166—167 (1924).

EHRICH, W. E.: Adaptation phase in inflammation. In: The mechanism of inflammation. Montreal: Acta Inc., Medical Publishers 1953.

— Die Entzündung. In: Handbuch der Allgemeinen Pathologie, Bd. VII/1. Berlin-Göttingen-Heidelberg: Springer 1956.

EILERMANN, G.: Über die Röntgenbestrahlung pyogener Infektionen. Strahlentherapie **78**, 609—618 (1949).

ELLINGER, F.: Die biologischen Grundlagen der Strahlenbehandlung. (Strahlentherapie — Sonderband 20.) Berlin u. Wien: Urban & Schwarzenberg 1935.

— Die Histaminhypothese der biologischen Strahlenwirkungen. Schweiz. med. Wschr. **81**, 61—65 (1951).

ERIKSON, S.: Röntgenbehandlung von Schweißdrüsenabszessen am „Radiumhemmet". Acta radiol. (Stockh.) **23**, 267—275 (1942).

ERLER: Zit. nach G. EILERMANN 1949.

ESCHERICH: Zit. nach ALBERS-SCHÖNBERG, Über die Behandlung des Lupus und des chronischen Ekzems mit Röntgenstrahlen. Fortschr. Röntgenstr. **2**, 20—29 (1898/99).

FEINE, U.: Experimentelle Untersuchungen zur Entstehung des akuten und des späten Strahlenschadens an der Niere. Strahlentherapie **108**, 408—420 (1959).

FETZER, H.: Die Behandlung der interstitiellen (plasmacellulären) Pneumonie mit niedrig dosierten Röntgenstrahlen. Strahlentherapie **78**, 35—54 (1949).

FIEBELKORN, H.-J.: Über die Röntgenbestrahlung von Diphtheriebazillenträgern. Strahlentherapie **77**, 217—229 (1948).

FINKE, L.: Genitaltuberkulose und Schwangerschaft. Med. Klin. **57**, 1353—1356 (1962).

FLECKENSTEIN, A.: Beitrag zum Mechanismus der experimentellen serösen Entzündung durch Allylformiat. Naunyn-Schmiedebergs Arch. exp. Path. Pharmak. **203**, 151 (1944).

FOCHEM, K., u. V. GRÜNBERGER: Zur Röntgentherapie der Mastitis puerperalis. Wien. klin. Wschr. **75**, 620—622 (1963).

FÓTI, M., u. L. FRIEDRICH: Grenzstrangröntgenbehandlung des peptischen Geschwürs. Z. Verdau.- u. Stoffw.-Krankh. **14**, 74—78 (1954).

— — Röntgengrenzstrangbehandlung des peptischen Geschwürs. Z. Verdau.- u. Stoffw.-Krankh. **15**, 297—299 (1955).

FRANK, A.: Über Indikation, Technik und Erfolge der Röntgenbehandlung des Uretersteinleidens (Fünfjahreserfahrungen). Fortschr. Röntgenstr. **94**, 672—679 (1961).

FREUND, F.: Experimentelle Grundlagen der Röntgentherapie entzündlicher Prozesse. Strahlentherapie **40**, 333—339 (1931).

FREUND, L.: Grundriß der gesamten Radiotherapie für praktische Ärzte. Wien: Urban & Schwarzenberg 1903.

— Zur Röntgentherapie entzündlicher Krankheiten. Strahlentherapie **60**, 19—21 (1937).

FREY, S.: Experimentelle Untersuchungen über den funktionellen Einfluß der Röntgenstrahlen auf die Gefäße. (54. Tagung der Deutschen Gesellschaft für Chirurgie.) Langenbecks Arch. klin. Chir. **162**, 49—50 (1930).

FRIED, C.: Die Ergebnisse der Röntgentherapie der Entzündungen 1924—1930. (54. Tagung der Deutschen Gesellschaft für Chirurgie.) Langenbecks Arch. klin. Chir. **162**, 43—48 (1930).

— The roentgen treatment of experimental pneumonia in the guinea-pig. (Die Behandlung der experimentellen Pneumonie der Meerschweinchen mit Röntgenstrahlen.) Radiology **37**, 197—202 (1941).

— Entzündungsbestrahlung und Antibiotika. Medizinische **1953**, 872—874.

FRUNDER, H.: Über pH-Änderungen im geschädigten Gewebe nach Zuckerbelastung. Pflügers Arch. ges. Physiol. **252**, 500—508 (1952).

— Der Stoffwechsel des entzündeten und geschädigten Gewebes. In: The mechanism of inflammation. Montreal: Acta Inc., Medical Publishers 1953.

FUCHS, G.: Die kombinierte Röntgen-Kurzwellen-Therapie entzündlicher Erkrankungen. Strahlentherapie **84**, 459—466 (1951).

— Wirkliche und angebliche Gefahren der Strahlentherapie gutartiger Erkrankungen. Rad. biol. ther. 8 (2), 181—185 (1967).

—, u. J. HOFBAUER: Zur Röntgentherapie der Periarthritis humero-scapularis. Wien. klin. Wschr. **1957**, 879—880.

— — Zur Röntgentherapie der Parotitis. Wien. med. Wschr. **109**, 432—433 (1959).

— — Die Röntgentherapie der gegen Arzneimittel resistenten Pneumonien. Med. Klin. **56**, 1437—1438 und Bild. 1447 (1961).

FUGAZZOLA, F.: Il trattamento radiante delle tiroiditi subacute. (Die Strahlenbehandlung der subacuten Thyreoöditis.) Radiol. med. (Torino) **41**, 1246—1254 (1955).

FUKASE, S.: Über die Beeinflussung der traumatischen Entzündung durch Röntgenstrahlen. Virchows Arch. path. Anat. **273**, 794—805 (1929).

GANEV, P.: Röntgenbehandlung der akuten, nach Entbindung auftretenden Mastitis. Radiobiol. Radiother. (Berl.) **3**, 511—512 (1962).

GAZA, v. W., u. B. BRANDI: Beziehungen zwischen Wasserstoffionenkonzentration und Schmerzempfindung. Klin. Wschr. **5** (I), 1123—1127 (1926).

— — Die Beseitigung des Entzündungsschmerzes durch Gewebsalkalisierung. Klin. Wschr. **6** (I), 11—13 (1927).

GIBERT, P.: Résultats du traitement roentgenthérapique dans 120 cas de furoncles de la face. (Ergebnisse der Röntgenbestrahlung bei 120 Fällen von Gesichtsfurunkeln.) J. de Radiol. **24**, 72—73 (1941).

GLAUNER, R.: Die Röntgentherapie der Mammatuberkulose. Röntgenpraxis **8**, 38—42 (1936).

— Die Entzündungsbestrahlung. Leipzig: Georg Thieme 1940.

— Die Entzündungsbestrahlung. Stuttgart: Georg Thieme 1951.

— Angriffspunkte der Strahlentherapie bei entzündlichen und neurovegetativen Störungen, insbesondere bei degenerativen Gelenkerkrankungen. (40. Tagung der Deutschen Röntgengesellschaft in Bremen vom 13.—15. Oktober 1958.) Strahlenforsch. u. Krebsbehandlung, S. 267—273 (1959) (Strahlentherapie-Sonderband 43).

— D. MESSNER u. P. O. THELEN: Gonadendosen bei der Röntgenbestrahlung einiger sogenannter gutartiger Erkrankungen. Fortschr. Röntgenstr. **89**, 473—479 (1958).

GOCHT: Therapeutische Verwendung der Röntgenstrahlen. Fortschr. Röntgenstr. **1**, 14—22 (1897/98).

GOLDMANN, R.: Zur Röntgenbehandlung der akuten Entzündung der Mittelohrräume. Strahlentherapie **33**, 152—155 (1929).

GORJAINOWA, R.: Le traitement des mastites puérperaux par les rayons X. (Röntgentherapie puerperaler Mastitiden.) Akush. i Ginek **7/8**, 28—31 (1940) [Russisch].

GRASSBERGER, A., u. R. SEYSS: Beobachtungen über die Mastitis puerperalis und ihre Behandlung mit Röntgenstrahlen. Wien. klin. Wschr. **1957**, 776—779.

GRAUL, E. H.: Untersuchungen über den wellenförmigen Reaktionsablauf in der Haut nach Röntgenstrahleneinwirkung. Strahlentherapie **90**, 446—464 (1953).

— Dermopan-Fibel, ein Ratgeber für den Hautarzt. Erlangen: Siemens-Reiniger-Werke 1955.

—, u. K. DAMMINGER: Strahlenwirkung auf biologische Membranen. In: IXth International Congress of Radiology, vol. 2, Hrsg. B. RAJEVSKY. Stuttgart: G. Thieme u. München u. Berlin: Urban & Schwarzenberg 1961.

—, u. L. RAUSCH: Strahlenbehandlung von Hautkrankheiten. In: Jahrbuch der Strahlenheilkunde, von R. DU MESNIL DE ROCHEMONT. Stuttgart: Ferdinand Enke 1958.

GÜLZOW, M.: Röntgenbestrahlung von Diphtherie-Rekonvaleszentenkeimträgern. Strahlentherapie **77**, 231—236 (1948).

GUSEK, W.: Neuere Erkenntnisse zur Morphologie der örtlichen Entzündung. Med. Welt **1960**, 2665—2668.

GUSTAFSON, J. R.: Akute Parotitis. Surgery **29**, 786—801 (1951).

HAGEN, U.: Biochemie der biologischen Strahlenwirkungen. In: Ergebnisse der medizinischen Strahlenforschung. Neue Folge, Bd. I. Stuttgart: Georg Thieme 1964.

HAMBURGER, H. J., u. E. HEKMA: Quantitative Studien über Phagocytose. Biochem. Z. **9**, 275—306 (1908).

HANFORD, J. M., E. H. QUIMBY, and V. K. FRANTZ: Cancer arising many years after radiation therapy, incidence after irradiation of benign lesions in the neck. J. Amer. med. Ass. **181**, 404—410 (1962).

HEACOCK, C. H., and D. J. CARA, JR.: Radiation therapy of pancreatitis. Radiology **62**, 654—659 (1954).

Hedfeld, A.: Die Magengeschwürserkrankung und ihre strahlentherapeutische Beeinflussung. Strahlentherapie **77**, 387—394 (1948).

Heidenhain, L., u. C. Fried: Röntgenbestrahlung und Entzündung. Langenbecks Arch. klin. Chir. **133**, 624—665 (1924).

Heintz, R.: Behandlung hochgradiger Oligurie und Anurie mit Röntgenstrahlen. Med. Klin. **44** (I), 496—500 (1949).

Helweg-Larsen, P.: Tendovaginitis bzw. Tendovaginitis crepitans der oberen Extremität mit Röntgenbestrahlung ohne Feststellung behandelt. Nord. Med. **1942**, 877—879 u. engl. Zusammenfassung 879 [Dänisch].

Hendrix, L.: 1898 (Zit. nach J. Huguet, 1947).

Hess, F.: Über die Indikation zur Röntgenbestrahlung juckender Hautleiden. Strahlentherapie **84**, 425—438 (1951).

Hess, P.: Die Röntgenbehandlung der Hidradenitis axillaris. Strahlentherapie **80**, 239—246 (1949).

— Wesen und Behandlung der Parotitis postoperativa. Strahlentherapie **114**, 248—252 (1961).

—, u. K.-H. Bonmann: Die Röntgentherapie der Arthrosen, Spondylosen, der Periarthritis humeroscapularis und der Epicondylitis. Strahlentherapie **96**, 75—81 (1955).

Hillel, A., u. M. Cristescu: Die Röntgentherapie der Verbrennungen im akuten Stadium. Strahlentherapie **108**, 581—584 (1959).

Hör, G.: Zum derzeitigen Stand der „Entzündungsbestrahlung" durch Röntgenstrahlen. Fortschr. Med. **85**, 2, 67—71 (1967).

Hoff, F.: Die vegetative Regulation des Blutes. Dtsch. med. Wschr. **54**, 905—908 (1928).

— Unspezifische Therapie und natürliche Abwehrvorgänge. Berlin: Springer 1930.

— Klinische Probleme der vegetativen Regulation und der Neuralpathologie. Dtsch. med. Wschr. **77**, 65—69, 112—115, 146—150 (1952).

Hoffmann, R. L., S. H. Wollmann, and W. Andrus: Effect of x-rays on the migration of cells from adult tissue explants. Proc. Soc. exp. Biol. (N.Y.) **70**, 38—46 (1949).

Hofmann, D., u. H. Clemens: Gegenwärtige Aspekte der Mastitis puerperalis und ihrer Therapie. Ther. d. Gegenw. **101**, 531—536 (1962).

Holeczke, F.: Bestrahlung der Paronychien an den Fingern mit Röntgen-Kleinstdosen. Wien. med. Wschr. **112**, 80—81 (1962).

Holfelder, H.: Röntgenpraxis 8, 43 (1936).

Holzknecht, G.: Roentgen treatment of spontaneous, posttraumatic and post-operative coccus infections and suppurations. Amer. J. Röntgenol. **15**, 332—336 (1926).

Hornykiewytsch, Th.: Physikalisch-chemische und histochemische Untersuchungen über die Wirkung der Röntgenstrahlen. Strahlentherapie **86**, 175—206 (1952).

— Die Strahlentherapie entzündlicher und rheumatischer Erkrankungen. Ther. d. Gegenw. **97**, 265—269 (1958).

— Grundlagen und Ergebnisse der Strahlenbehandlung entzündlicher und degenerativer Gelenkerkrankungen des Skelets unter Berücksichtigung praktischer Gesichtspunkte. Internist. Praxis **3**, 117—132 (1963).

Howard, N.: The value of irradiation in ankylosing spondylitis. (Der Wert der Röntgenbestrahlung bei der ankylosierenden Spondylitis.) Brit. J. Radiol. **30**, 371—374 (1957).

Howard-Flanders, P., and O. C. A. Scott: Tissue oxygen tension and radiotherapy. Radiology **74**, 956—963 (1960).

Hug, O.: Biologische Sofortreaktionen auf schwache Strahlendosen. IX. Int. Congr. of Radiology, München 1959, Bd. II, S. 1181—1195. Stuttgart: Georg Thieme u. München: Urban & Schwarzenberg 1960.

Huguet, J.: La Radiothérapie antiinflammatoire. Paris: G. Boin & Cie 1947.

—, et G. Daniel: La radiothérapie anti-inflammatoire. (Die Entzündungsbestrahlung.) J. de Radiol. **23**, 401—402 (1939).

Hutchinson, F., A. Preston, and R. Vogel: Radiation sensitivity of enzymes in wet and in dry yeast cells. Radiat. Res. **7**, 465—470 (1957).

Illig, L.: Experimentelle Untersuchungen zum Rickerschen Stufengesetz. Klin. Wschr. **31**, 366—372 (1953).

Jenkinson, E. L., R. C. Norman, and J. A. Wilson: Radiation therapy of the nontraumatic painful shoulder. (Strahlenbehandlung des nichttraumatischen Schulterschmerzes. Periarthritis humeroscapularis.) Radiology **58**, 192—198 (1952).

Jüngling, O.: Allgemeine Strahlentherapie. 2. Aufl., bearb. v. R. Glauner und H. Langendorff. Stuttgart: Ferdinand Enke 1949.

Kahnt, E.: Diskussion zu Fried (1930). 54. Tagung der Deutschen Gesellschaft für Chirurgie. Langenbecks Arch. klin. Chir. **162**, 50 (1930).

Kalkoff, K. W.: Der derzeitige Stand der Lupusbehandlung. Strahlentherapie **78**, 201—216 (1949).

Kaplan, Ira J.: Practical radiation therapy. Philadelphia: W. B. Saunders & Co. 1931.

Kaznelson, P., u. J. St. Lorant: Allgemeine Leistungssteigerung als Fernwirkung therapeutischer Röntgenbestrahlungen. Münch. med. Wschr. **1921**, 132—135.

Keller, R.: Biochemische Eigenschaften und physiologische Bedeutung der Gewebsmastzellen. Schweiz. med. Wschr. **90**, 503—508 (1960).

Kelley, J. F.: Diskussionsbeitrag zu J. Love, 1955. Amer. J. Roentgenol. **74**, 1132 (1955).

Kelly James F., and D. Arnold Dowell: Twelve-year review of x-ray therapy of gas gangrene. Radiology **37**, 421—439 (1941).

Kingreen, O.: Die Röntgenbestrahlung der akuten Entzündungen. Dtsch. Z. Chir. **197**, 10—17 (1926).

Kirchhoff, H.: Über das Zusammentreffen von Schwangerschaft und Genitaltuberkulose. Münch. med. Wschr. **98** (II), 975—977 (1956).

Klein, E.: Fortschritte in der Therapie der Schilddrüsenkrankheiten. Dtsch. med. Wschr. **81** (II), 2045—2049 (1956).

Klemm, J.: Die Röntgenbestrahlung bei Spitzenabszeß. Strahlentherapie **129**, 527—532 (1966).

Knierer, W.: Praktische Strahlentherapie. Stuttgart-Wien-Zürich: Medica 1957.

KOSTKA, D., and G. NIEPEL: X-ray treatment of the ankylosing spondylarthritis. (Röntgentherapie bei Spondylarthritis ankylopoetica.) Bratislav. lek. Listy 41, II, 436—440 mit engl. Zus.-Fassg (1961) [Slovakisch].
— and G. NIEFEL: Unsere Erfahrungen mit Röntgentherapie bei Morbus Bechterew. Radiobiol. Radiother. (Berl.) 3, 223—228 (1962).
KOVÁCS, K.: Der Einfluß der Röntgenstrahlen auf die Diffusion und auf die Durchlässigkeit der Zellmembran. Strahlentherapie 30, 77—80 (1928).
KRAUSE, G. P.: Die Röntgenbehandlung der Schweißdrüsenabszesse. Strahlentherapie 79, 253-256 (1949).
KROETZ, CH.: Über die Lichtwirkung vom physikalisch-chemischen Standpunkt aus. Strahlentherapie 28, 92—98 (1928).
KRUCHEN, C., u. TH. BERNARDY: Die Röntgentherapie von Zahnerkrankungen. Strahlentherapie 76, 136—142 (1947).
LAQUERRIÈRE u. DELHERM: Unsere Ansicht über die Röntgentherapie des Uterusmyoms. Fortschr. Röntgenstr. 20, 10—15 (1913).
LASSUEUR: Zit. nach J. HUGUET, 1947.
LATARJET, R., and L. H. GRAY: Definition of the terms "Protection" and "Restoration". Acta radiol. (Stockh.) 41, 61—62 (1954).
LATCHMORE, A. J. C., A. A. D. LA TOUCHE, and H. S. SHUCKSMITH: Acute suppurative paritites, treatment by deep X-ray therapy. (Die Behandlung der akuten eitrigen Parotitis mit Röntgentiefenbestrahlung.) Lancet 1940 I, 497—499.
LAUGE-HANSEN, N., and S. LYNDRUP: Hidrosadenitis axillaris and its roentgen treatment (optimum total dose and intenseness). Acta radiol. (Stockh.) 31, 129—144 (1949).
— — Roentgen treatment of hidrosadenitis axiliaris. Nord. Med. 41, 220—227 (1949).
LAZAREW, N. W.: Über die Veränderungen des funktionellen Zustandes der Blutgefäße nach Röntgenbestrahlung. II. Mitt. Strahlentherapie 25, 255—279 (1927).
—, u. A. LAZAREWA: Über die funktionellen Veränderungen der Blutgefäße nach Röntgenbestrahlung. I. Mitt. Strahlentherapie 23, 41—78 (1926).
— — Über die Veränderungen des funktionellen Zustandes der Blutgefäße nach Röntgenbestrahlung. IV. Mitt. Strahlentherapie 26, 347—362 (1927).
— — Über die Veränderung des funktionellen Zustandes der Blutgefäße nach Röntgenbestrahlung. III. Mitt. Strahlentherapie 25, 458—469 (1927).
LETTERER, E.: Über normergische und hyperergische Entzündung. Dtsch. med. Wschr. 78, 759-768 (1953).
LIEBERSOHN, J.: Zur Behandlung entzündlicher Erkrankungen mit Röntgenstrahlen in kleinen Dosen. Strahlentherapie 3?, 356—360 (1929).
LÖHR: Zur Röntgenbehandlung des Erysipeloids. Röntgenpraxis 7, H. 11, 773—774 (1935).
LORENZ, R.: In: Handbuch der medizinischen Radiologie, Bd. VII/1. Berlin-Göttingen-Heidelberg: Springer 1963.
LORENZ, W.: Strahlenschutz in Klinik und ärztlicher Praxis. Stuttgart: G. Thieme 1961.
LOVE, J.: Dermatological problems in the practice of radiology. Amer. J. Roentgenol. 74, 1123—1132 (1955).
LUBARSCH, O., u. J. WÄTJEN: Allgemeine und spezielle Histologie der Strahlenwirkung. In: LAZARUS' Handbuch der gesamten Strahlenheilkunde, Bd. I, S. 304. München: J. F. Bergmann 1928.
LUDÁNY, G.: Die Wirkung von Histamin und Antihistaminen auf die Phagocytose der Leukocyten. Arch. int. Pharmacodyn. 85, 484—496 (1951).
— Die Entzündung und die Leukocytenphagocytose. Verb. dtsch. Internistentagung. Leipzig 1955.
LUSHBAUGH, C. C., and J. B. STORER: Experimental acute radiodermatitis following beta irradiation. II. The inhibition of fibroplasia. Cancer (Philad.) 6, 678—682 (1953).
— — Experimental acute radiodermatitis following beta irradiation. III. The changes in water, fat and protein content. Cancer (Philad.) 6, 683—685 (1953).
MAURER, H. J.: Über die Wirkung ionisierender Strahlen. Klin. Wschr. 32, 37—39 (1954).
MAXIMOW, A. A.: Studies on the changes produced by roentgen rays in inflamed connective tissue. J. exp. Med. 37, 319—340 (1923).
MAYER, E. G.: Zum Problem des Strahlenschutzes in der Medizin. Wien. klin. Wschr. 74, 645 (1962).
MEIER, R.: Biochemische Kausalzusammenhänge des Entzündungsvorganges. Medizinische Grundlagenforschung, Bd. II. Stuttgart: Georg Thieme 1959.
MELTZER u. KÜHTZ: Zit. nach R. GLAUNER, 1951.
MENKIN, V.: Newer concepts of inflammation. Springfield: Ch. C. Thomas 1950.
— Modern views on inflammation. Int. Arch. Allergy 4, 131—168 (1953).
— Recent studies on repair and on the mechanism of suppression by anti-inflammatory steroids. In: The mechanism of inflammation. Montreal: Acta Inc., Medical Publishers 1953.
— Biochemical mechanisms in inflammation. Brit. med. J. 1960 I, 1521—1528.
MENZEL, K. M.: Zur Behandlung des Peritonealabszesses (Drainage). Arch. Laryng. Rhin. (Berl.) 26, 436—444 (1912).
MEYER-LANGSDORFF, H.: Die Röntgentherapie der zerikalen Osteochondrose. Ihre Beziehungen zur Periarthritis humero-scapularis. Strahlentherapie 105, 397—404 (1958).
MIESCHER, G.: Röntgenbiologie der gesunden und kranken Haut. Strahlentherapie 27, 257—280 (1928).
MILANI, E.: Die Radiotherapie der entzündlichen Affektionen. Strahlentherapie 43, 401—440 (1932).
MISCHTSCHENKO, J. P., M. M. FOMENKO, F. F. FESZENKO, S. N. LEDANOW u. A. W. MARGATSCHOW: Experimentelle Begründung der Röntgentherapie akuter entzündlicher Prozesse. Strahlentherapie 52, 464—496 (1935).
MITCHELL, J. S.: Radiosensitization by oxygen and chemicals. IX. Int. Kongr. Radiol. München, 1959, vol. I, p. 647—660. Stuttgart: G. Thieme u. München u. Berlin: Urban & Schwarzenberg 1960.
MITTERMAIER, R.: Über Fernwirkung bei der Entzündungsbestrahlung. Dtsch. Z. Chir. 205, 197—208 (1927).
MORCZEK, A.: Vergleichende Untersuchungen über strahleninduzierte Ionenverschiebungen zwischen Erythrocyten und Plasma beim Menschen und verschiedenen Tieren. Fortschr. Röntgenstr. 88, 584—591 (1958).

Morten: Carbuncle treated with the x-ray. In: Medical Record (1903), 25. Juli. Ref. in: Fortschr. Röntgenstr. 7, 50 (1903/04).

Morvay, E.: Zur Behandlung der Epikondylitis humeri. Wien. med. Wschr. **1953**, 766—768.

Motojima, R.: Experimentelle Untersuchungen über den Einfluß der Röntgenstrahlen auf den Ablauf von Entzündungen im Vergleich mit anderen physikalischen Methoden. Strahlentherapie **29**, 30—70 (1928).

Müller, H.-F.: Die Röntgenentzündungsbestrahlung bei tuberkulösen Symptomen des Halses. Münch. med. Wschr. **99**, 377—381 (1957).

— Das Krankheitsbild des Calcaneussporns unter besonderer Berücksichtigung der Behandlung mit kleinen Röntgendosen. Zbl. Chir. **83**, 1731—1740 (1958).

Müller, W. G.: Indikationen zur Röntgenstrahlentherapie bei entzündlichen Erkrankungen. Dtsch. Gesundh.-Wes. **1953**, 153—158.

Mustakallio, S.: Über die Röntgenbehandlung der Periarthritis humeroscapularis. Acta radiol. (Stockh.) **20**, 22—32 (1939).

Neumayr, A., u. B. Thurnher: Über den Einfluß lokaler Röntgenbestrahlung auf die Permeabilität menschlicher Kapillaren. Strahlentherapie **84**, 297—305 (1951).

— — Zur indirekten Wirkung der Röntgenstrahlen auf die Kapillaren des Menschen. Strahlentherapie **86**, 207—216 (1952).

Nielsen, J.: Dosierungsfragen bei der Röntgenbehandlung von zervico-fazialer Aktinomykose. Acta radiol. (Stockh.) **23**, 303—314 (1942).

Oeser, H.: Antibiotische Stoffe in der Strahlenheilkunde. Strahlentherapie **76**, 425—432 (1947).

Oppenheimer, A.: Roentgen therapy of interstitial pneumonia. J. Pediat. **23**, 534—538 (1943).

Oppenheimer, Gordon D., Lester Narins, and Norman Simon: Radiotherapy in the treatment of non specific inflammatory stricture of the ureter. J. Urol. (Baltimore) **67**, 476—478 (1952).

Otto, E.: Die Röntgenbehandlung oberflächlicher Entzündungen. Dtsch. med. Wschr. **1929** (II), 1968—1969.

Palugyay, J.: Zur Röntgentherapie der prostatitis. Röntgenstr. **54**, 215—218 (1936).

Palugyay, J. von: Die Röntgenstrahlenbehandlung der Prostataerkrankungen. Strahlentherapie **73**, 437—463 (1943).

Pannewitz, G. v.: Röntgentherapie der Arthritis deformans. Dtsch. med. Wschr. **1933** (I), 614—616.

— Röntgentherapie der Arthrosis deformans. Strahlentherapie **92**, 375—382 (1953).

— Die Möglichkeiten der Strahlentherapie bei rheumatischen und degenerativen Gelenkerkrankungen. Strahlenforschung und Krebsbehandlung (40. Tagung der Deutschen Röntgengesellschaft in Bremen vom 13.—15. Oktober 1958), S. 274—284. München u. Berlin: Urban & Schwarzenberg 1959.

— Zur Röntgentherapie entzündlicher Erkrankungen. Med. Welt **1960**, 181—189.

Pape, R.: Ergebnisse der Röntgentherapie mit Kleinstdosen. Strahlentherapie 81, 331—334 (1950).

Pape, R.: Biologische Effekte von 1 Jahr lang täglich wiederholten kleinsten Röntgendosen. Strahlentherapie **84**, 245—254 (1951).

— Röntgenstrahlen und Vegetativum unter besonderer Berücksichtigung kleinster Dosen. Acta neuroveg. (Wien) **3**, 474—497 (1952).

— Die Heilwirkung kleinster Strahlenmengen. Umschau **52**, 484—486 (1952).

— Zur Röntgenbehandlung schmerzhafter Zahn- und Kiefererkrankungen. Öst. Z. Stomat. **50**, 449—455 (1953).

— Wirkung schwacher Röntgenbestrahlungen an den blutbildenden Organen. Strahlentherapie **91**, 108—114 (1953).

— Fragen und Ergebnisse der Röntgenschwachbestrahlung. (Vorgetragen auf dem V. Kongreß der med.-wiss. Gesellschaft für Röntgenologie in der DDR vom 2.—5. Okt. 1960 in Weimar.) Radiobiol. Radiother. (Berl.) **2**, 169—177 (1961).

— Röntgentherapie mit kleinen Dosen unter besonderer Berücksichtigung der Behandlung Jugendlicher. In: Strahlenforschung und Strahlenbehandlung, Bd. IV, S. 180—187. (Strahlentherapie-Sonderband 52). München u. Berlin: Urban & Schwarzenberg 1963.

— Unter welchen Bedingungen ist die Röntgentherapie nicht maligner Prozesse vertretbar. (Vortrag auf der 11. Tagung der medizinischen wissenschaftlichen Gesellschaft für Röntgenologie der DDR, Magdeburg 1966.) Radiobiolog., Radiother. (Berl.) **8**, 163—173 (1967).

—, u. D. Gölles: Was leisten Röntgenmikrodosen bei der Hydroadenitis axillaris? Strahlentherapie **81**, 565—576 (1950).

— — Zur Röntgenbehandlung der Neuralgien. Wien. med. Wschr. **1952**, 459—461.

— — Direkte und indirekte Röntgentherapie bei Gelenkerkrankungen. Radiol. Austriaca **6**, 245—254 (1953).

—, u. R. Seyss: Kleinstdosenröntgentherapie bei Parasiten. Strahlentherapie **80**, 121—132 (1949).

Pfalz, G. J.: Über Wesen und Wert der Röntgenschwachbestrahlung bei puerperaler Mastitis. Tierexperimentelle Studien immunbiologischer, hämatologischer und histologischer Schwachstrahlenwirkungen. Strahlentherapie **49**, 357—406 (1934).

Pfalz, R.: Intratubare Betabestrahlung mit Strontium-90 zur Behandlung der engen Tuber austachii. Therapiewoche **52**, 2148 (1967).

Pfeifer, W.: Peritendinitis calcarea. Röntgenpraxis **15**, 1—9 (1943).

Pizon, P.: Zit. nach v. Pannewitz, 1959. La Roentgenthérapie des affections rheumatismales. Paris: Masson & Cie 1957.

Pohl, A.: Die Röntgenspätbestrahlung bei Mastitis puerperalis. Zbl. Gynäk. **63**, 1463—1465 (1939).

Pohle, E. A., G. Ritchie, and C. S. Wright: Studies of the effect of roentgen rays on the healing of wounds. Behavior of skin wounds in rats under pre- oder postoperative irradiation. Radiology **16**, 445—457 (1931).

— —, and W. W. Moir: Studies of the effects of roentgen rays on healing of wounds. III. Histological changes in skin wounds in rats following postoperative irradiatiou with very small and moderate doses. Radiology **52**, 707—711 (1949).

PONSETI, J.: Bone lesions in eosinophilic granuloma, Hand-Schüller-Christian disease, and Letterer-Siwe disease. J. Bone Jt Surg. A **30**, 811—833 (1948).

PORDES, F.: Der Mechanismus der Röntgenwirkung. Fortschr. Röntgenstr. **31**, 287—297 (1924).

— Die Verlaufsänderung akuter Entzündungen nach Röntgenbestrahlung. Strahlentherapie **24**, 73 (1927); **33**, 147—151 (1929).

PORTMANN, J.: Die Röntgenerkundungsbestrahlung. Münch. med. Wschr. **107**, 476—479 (1965).

PORTMANN, U. V.: Roentgen therapy for inflammatory conditions of the eyes, ears, nose and throat. (Röntgentherapie bei Entzündungsprozessen am Auge, Ohren, der Nase und dem Rachen.) Arch. phys. Ther. (Chic.) **22**, 472—475 (1941).

PRASSOLI, A.: Comportamento e significato dei potenziali elettrici in casi di neoplasie dell' apparato genitale feminile trattati con roentgen-e radiumterapia. Minerva ginec. **6**, 637—642 (1954).

PROPPE, A.: Die Technik der Behandlung von Hautkrankheiten mit weichen Röntgenstrahlen. Strahlentherapie **98**, 30—40 (1955).

PULVERMACHER, E.: Zur Strahlenbehandlung der Schweißdrüsenabszesse. Strahlentherapie **78**, 93—98 (1949).

RAIGORODSKY, S. A.: Experiences in X-ray therapy of scapulohumeral periarthritis. (Erfahrungen mit der Röntgenbestrahlung bei Periarthritis humeroscapularis.) Sovetsk. Med. **27**, Nr. 12, 73—75 mit engl. Zus.-Fass. (1964) [Russisch].

RAJEWSKY, B., G. GERBER u. H. PAULY: Die Beeinflussung der energieliefernden Prozesse der Zelle durch Röntgenstrahlen. Strahlentherapie **102**, 517—521 (1957).

REICHEL, W. S.: Die Röntgenbehandlung der Diphtheriebazillenträger. Strahlentherapie **80**, 247—260 (1949).

— Über die Dosishöhe der funktionellen und Entzündungsbestrahlung. Strahlenforschung und Strahlenbehandlung (1956), S. 126—128. (Sonderband 35.) München u. Berlin: Urban u. Schwarzenberg (1956).

REIFFERSCHEIDD, W.: Die Behandlung der beginnenden Mastitis. Med. Klin. **1942** (II), 1081—1084.

REINHOLD, H., u. R. SAUERBREY: Die Röntgentherapie des Schulter-Arm-Syndroms, Epicondylitiden an Schulter und Ellenbogen. Dtsch. med. Wschr. **1961** (I), 163—167.

RICKER, G.: Pathologie als Naturwissenschaft. Berlin: Springer 1924.

RITCHIE, G.: Effect of roentgen irradiation on the healing of wounds. Arch. Path. **16**, 839—847 (1933).

ROCHLIN, D. G., Z. V. OGLOBLINA u. R. G. GUREVIĆ: Die Röntgentherapie bei Erysipel, bei Furunkulose und Karbunkeln. Vestn. Rentgenol. Radiol. **1953**, H. 4, 36—46 [Russisch].

ROHRBACH, R.: Die Behandlung einiger der häufigsten Hautkrankheiten in der allgemeinen Praxis. Münch. med. Wschr. **66** (II), 841—845 (1919).

ROSENBERGER: Therapeutischer Wert der Röntgenstrahlen in der Chirurgie. Verh. dtsch. Röntgen-Ges. **2**, 59—65 (1906).

ROSSELET, A.: La röntgentherapie des affections inflammatoires non spécifiques. Radiol. clin. (Basel) **12**, 96—104 (1943).

—, et R. HUMBERT: La Roentgenthérapie des affections inflammatoires non spécifiques. Schweiz. med. Wschr. **73** (II), 393—398 (1943).

ROST, F.: Über die sog. Schweißdrüsenabszesse der Achselhöhle. Klin. Wschr. **46**, 2283—2284 (1922).

RÜTZ, A.: Klinisches und Histologisches nach Röntgenbestrahlung von subakuten und chronischen Schweißdrüsenabszessen der Achselhöhle. Med. Klin. **1925** (II), 1299—1301.

SAENGER, E. L., F. N. SILVERMAN, and T. D. STERLING, et al.: Neoplasia following therapeutic irradiation for benign conditions in childhood. Radiology **74**, 889—904 (1960).

SANTAGADA, A.: La roentgenterapia delle linfoadenitis tubercolari. Rio. med. Bologna **2**, 711—722 (1956).

SARRE, H., u. F. MOSER: Hypertonie, Nephritis und Nephrofibrose (= Zirrhose) nach Bestrahlung der Nieren. Med. Klin. **57**, 1526—1531 (1962).

SCHADE, H.: Die Physikochemie der Entzündung. Verh. dtsch. path. Ges. **19**, 69—80 (1923).

— Die Molekularpathologie der Entzündung. Dresden: Wilhelm Steinkopff 1935.

SCHALL, L.: Kind und Röntgenstrahlen (Aktuelle Probleme der pädiatrischen Röntgenologie). Mschr. Kinderheilk. **112**, 231—233 (1964).

SCHERER, E.: Biologische Grundlagen und neuere Ergebnisse der Entzündungsbestrahlung und funktionellen Röntgentherapie. Strahlentherapie **97**, 349—361 (1955).

— Die Röntgenreizbehandlung als Mittel zur unspezifischen Anregung von Abwehrmaßnahmen des Körpers. In: Lehrbuch der Strahlenheilkunde von R. DU MESNIL DE ROCHEMONT. Stuttgart: Ferdinand Enke 1958.

— Die Bedeutung der Strahlentherapie mit kleinen Dosen. Röntgen-Bl. **18**, 400—406 (1965).

— Strahlentherapie. Stuttgart: G. Thieme 1967.

—, u. H.-J. FIEBELKORN: Beitrag zur allgemeinen Therapie und primären Röntgenstrahlenbehandlung tuberkulöser Symptome. Med. Klin. **50**, 1605—1608 (1955).

SCHILLING, V.: Die Regulierung des morphologischen Blutbildes. 5. Kongr. Europ. Ges. Hämat. 1955, S. 196—215. Berlin-Göttingen-Heidelberg: Springer 1956.

SCHMIDT, H. E.: Roentgen treatment of furunculosis. Urol. cutan. Rev. (St. Louis) **1914**, Tech. Suppl. II, 251.

SCHOBER, R.: Radiologische Funktionstherapie. Münch. med. Wschr. **104**, 1215—1218 (1962).

SCHREUS, TH.: Die Behandlung der Furunkulose mit Röntgenstrahlen. Münch. med. Wschr. **1920** (II), 1169—1170.

SCHULTE, G.: Röntgenbehandlung der Tonsillenerkrankung. Strahlentherapie **77**, 47—54 (1948).

SCHWARZ, G.: Über Desensibilisierung gegen Röntgen- und Radiumstrahlen. Münch. med. Wschr. **56**-1217—1218 (1909).

SEEMANN, O.: Erfahrungen mit Röntgenbestrahlun, gen bei akuten Entzündungen. Bruns' Beitr. klin. Chir. **141**, 454—466 (1927).

SELYE, H.: Asyndrome produced by diverse nocuous agents. Nature (Lond.) **138**, 32 (1936).
— Das allgemeine Adaptationssyndrom als Grundlage für eine einheitliche Theorie der Medizin. Dtsch. med. Wschr. **76**, 965—967, 1001—1003 (1951).
SEYSS, R.: Zur Periarthritis im Bereich des Hüftgelenks. Z. Rheumaforsch. **19**, 263—265 (1960).
SHAW, G. B.: Aus: G. B. SHAW, Briefwechsel mit seiner Freundin Stella Patrick Campbell, hrsg. von ALAN DENT, Brief vom 8. 12. 1912, S. 60ff. Hamburg: Rowohlt 1966.
SJÖGREN, T., u. E. SEDERHOLM: Beitrag zur therapeutischen Verwertung der Röntgenstrahlen. Forsch. Röntgenstr. **4**, 145—170 (1900/01).
SMYTH, C. J., R. H. FREYBERG u. J. LAMPE: Roentgentherapy for rheumatoid arthritis of spine. J. Amer. med. Ass. **117**, 826—831 (1941).
SNEGIREFF, L. S.: The elusiveness of neoplasia following roentgen therapy in childhood. Radiology **72**, 508—517 (1959).
SOKOLOW: Über Heilung des Gelenkrheumatismus durch Röntgenstrahlen bei Kindern. Originalarbeit in: Wratsch Nr. 46 (1897). Ref. in: Fortschr. Röntgenstr. **1**, 209 (1897/98).
STOLL, B. A.: Ankylosing spondylitis. Its hormonal background in relation to x-ray therapy. (Ankylosierende Spondylitis. Ihr hormoneller Hintergrund im Verhältnis zur Strahlentherapie.) J. Fac. Radiol. (Lond.) 8, 201—214 (1957).
STOLLE, A.: Die Strahlenbehandlung des Panaritium ossale. Strahlentherapie 81, 481—494 (1950).
STRAUSS, H.: Über die Röntgenentzündungsbestrahlung mit Kleinstdosen. Strahlentherapie **84**, 554—558 (1951).
STREDA, A.: La roentgenthérapie de la pancréatite chronique. J. Radiol. Électrol. **29**, 257—260 (1948).
STREIL, W.: Die Anwendung von Röntgenstrahlen bei Diphtheriebazillenträgern. Strahlentherapie **61**, 130—136 (1938).
SULGER: 54. Tagung der Deutschen Gesellschaft für Chirurgie. Langenbecks Arch. klin. Chir. **162**, 48—49 (1930).
SURÁNYI, S.: Zur Frage der Genitaltuberkulose und Fertilität. Zbl. Gynäk. **83**, 107—113 (1961).
TALLEY, D. B.: Schüller-Christian's disease with reports of cases. J. Oral Surg. **6**, 303—315 (1948).
TANNENBERG, J., u. L. BAYER: Der Heilungsvorgang von entzündlichen Veränderungen unter dem Einfluß von Röntgenstrahlen. Strahlentherapie **47**, 408—425 (1933).
THEISS, H.: Erfolge der Röntgentherapie bei Mastitis puerperalis an 135 Fällen. Zbl. Gynäk. **28**, 1644—1647 (1935).
THULLEN, A.: Behandlung von Funktionsstörungen der Ohrtrompete mit Radium- und Isotopenbestrahlungen. Z. Laryng., Rhinol. **33**, 551—571 (1954).
THURN, P.: Die Röntgenbestrahlung von rheumatischen, chronischen, Polyarthritiden. Strahlentherapie **79**, 177—185 (1949).
TIETZE, A.: Über eine eigenartige Häufung von Fällen mit Dystrophie der Rippenknorpel. Berl. klin. Wschr. **58**, 829—831 (1921).
TOBIAS, C. A.: The dependence of some biological effects of radiation on the rate of energy loss. Symp. on. Radiobiology. The basic aspects of radiation effects on living system, p. 357—392. New York: John Wiley & Sons 1952.
TRETTER, M.: Röntgentherapie bei Entzündungen. Strahlentherapie **80**, 475—481 (1949).
— Röntgenbestrahlung bei Entzündungen. Stuttgart: Wissenschaftliche Verlagsgesellschaft M.B.H. 1952.
TURANO, L.: Sulle modificazioni del capillari alle radiazioni röntgen. Arch. radiol. (Napoli) **6**, 349—363 (1930).
UMBACH, K.: Zur Strahlentherapie der Halslymphdrüsentuberkulose. Strahlentherapie **78**, 403—410 (1949).
VIETEN, H.: Die Behandlung der Furunkel und Karbunkel mit Röntgenstrahlen. Dtsch. med. Rdsch. **2**, 364—369 (1947).
— Ausgangswertgesetz und Röntgenerythem. Eine Betrachtung vom Standpunkte der funktionellen Strahlentherapie. Strahlentherapie **90**, 586—598 (1953).
— H. LOHSE u. K. H. WILLMANN: Dringliche Radiotherapie bei akuten Entzündungen. Mit besonderer Berücksichtigung der Mastitis puerperalis und der akuten (postoperativen) Parotitis. Radiologe **1**, 99—104 (1961).
WALSH, A.: Acute mastitis. Lancet **1949 II**, 635—639.
WALTHARD, B., u. A. ZUPPINGER: Das eosinophile Granulom des Knochens. Schweiz. med. Wschr. **79**, Nr. 27, 618—623 (1949).
WARIWODA, A., u. G. RIEDL: Über die Röntgenbehandlung der Mastitis puerperalis mit Oberflächenkleinstdosen. Strahlentherapie **96**, 439—444 (1935).
WETTERER, J.: Handbuch der Röntgentherapie nebst Anhang: Die Radiumtherapie, Lehrbuch für Ärzte. Leipzig: O. Nennich 1908.
WETTERER, J.: Die Röntgenbehandlung einiger Komplikationen der Gonorrhoe. Strahlentherapie **12**, 469—486 (1921).
WEX, G.: Über die Behandlung des Calcaneusspornes mit Röntgenstrahlen. Strahlentherapie **77**, 483—484 (1948).
WILSON, E. H., and S. P. ASPER Jr.: The role of X-ray therapy to the neck region in the production of thyroid cancer in young people: A report of 37 cases. Arch. intern. Med. **105**, 244—251 (1960).
WINSHIP, T., and R. V. ROSVOLL: A study of thyroid cancer in children. Amer. J. Surg. **108**, 747—752 (1961).
ZOLLINGER, H. U.: Radio-Histologie und Radio-Histopathologie. In: Handbuch der allgemeinen Pathologie. Strahlung und Wetter, Bd. X/1. Berlin-Göttingen-Heidelberg: Springer 1960.
ZUM WINKEL: Die kombinierte Röntgentherapie bei tuberkulösen Symptomen. Kongr.-Ber. 2. Tagg. der med.-wiss. Ges. für Röntgen. der DDR. Berlin: Akademie-Verlag 1956.
ZUPPINGER, A.: Röntgenbehandlung der Tuberculosis verrucosa cutis. Röntgenpraxis **7**, 622 (1935).
— Der Strahlenschutz des Patienten. Schweiz. med. Wschr. **91**, 1221—1226 und 1250—1254 (1961).
ZWEIFACH, B. W.: An analysis of the inflammatory reaction through the response of the terminal vascular bed to micro-trauma. In: The mechanism of inflammation. Montreal: Acta Inc., Medical Publishers 1953.

C. Degenerative Erkrankungen

Von

G. v. Pannewitz

Als Degeneration bezeichnen wir die Umwandlung von Gewebs- und Organelementen in Gebilde von geringerer Leistungsfähigkeit, eingeengter und abgewandelter Funktion und verändertem Erscheinungsbild. Es handelt sich dabei um chronisch ablaufende, in jedem Fall irreversible Prozesse mit im ganzen fortschreitender Tendenz.

Die degenerativen Prozesse selbst sind durch Strahlentherapie nicht beeinflußbar. Zu ihnen gesellen sich jedoch Begleiterscheinungen, die auf Strahlenbehandlung gut ansprechen. Dabei handelt es sich zudem um diejenigen Vorgänge, die aus dem degenerativen Prozeß eine Krankheit im klinischen Sinne machen. Infolgedessen hat, trotz der Irreversibilität des degenerativen Grundleidens, die Strahlentherapie dieser Erkrankungen eine erhebliche Bedeutung gewonnen.

I. Die Arthrosis deformans

a) Vorbemerkungen zur Pathologie

Unter Arthrosis deformans verstehen wir mit mehr oder weniger starkem Gelenkumbau einhergehende Prozesse, die durch Knorpelzerstörungen, Knochenum- und -neubildungen sowie Kapsel- und Synoviaveränderungen charakterisiert werden. Über Ätiologie und Pathogenese der Arthrosis deformans (Synonyma: Osteoarthrosis deformans, Arthropathia deformans, im älteren Schrifttum und bei K. Weiss Arthritis deformans) finden wir eine Fülle von unterschiedlichen Anschauungen, die teils mehr mechanische, teils mehr physikalisch-chemische Momente in den Vordergrund stellen.

Die ersten makroskopischen Veränderungen finden wir am Gelenkknorpel mit samtartiger Aufrauhung, Auffaserung und Zerklüftung. Auch histologisch findet sich zuerst ein Knorpelschaden im Sinne einer Veränderung der Knorpelgrundsubstanz mit Entquellung, Demarkierung der Kollagenfibrillen usw., wodurch Elastizität und Scherfestigkeit des Knorpels herabgesetzt werden. Es kommt dann zu einer Schädigung der Knorpelknochengrenzschicht und weiterhin durch Wiederaufleben der enchondralen Ossifikation an der Knorpelknochengrenze zur Entstehung der für die Arthrosis deformans charakteristischen Randwulstbildungen. Schließlich finden wir Abschleifungen, Spalt- und Hohlraumbildungen, subchondrale Osteosklerosen usw.

Diese transformativen und hyperostosierenden Vorgänge können unter dem Einfluß sehr verschiedenartiger zusätzlicher Faktoren (z.B. Verschiebungen im Säure-Basenhaushalt, Stoffwechselvorgängen, endokrinen Einflüssen, Durchblutungsstörungen, Veränderung der Gefäßpermeabilität, konstitutionellen und dispositionellen Gegebenheiten, Belastung und Funktion) einen recht unterschiedlichen Verlauf nehmen. Wir sehen teils ständiges Fortschreiten der Veränderungen, teils aber auch Stillstand auf sehr verschiedenen Entwicklungsstadien.

Bei älteren Patienten steht der Knorpelschaden durch mechanisch bedingte Knorpelabnutzung neben endokrinen Einflüssen im Vordergrund, bei jüngeren sind es u.a. auch Alltagstraumen, sportliche Überbeanspruchung, Mikrotraumen, die auf den Knorpel einwirken und u.U. den Krankheitsvorgang einleiten. Aber auch andere Einwirkungen, wie u.a. Infektionen, Vorgänge physikalisch-chemischer Natur können, z.B. auch durch

Vermittlung der Synovialis, Schädigungen der Grundsubstanz des Knorpels und damit Vorbedingungen für die Entstehung einer Arthrosis deformans schaffen.

Die Randwulstbildungen sind zwar das charakteristische röntgenologische Kennzeichen der Arthrosis deformans, im Ablauf des Leidens sind sie jedoch schon als Kompensations- und Anpassungsleistungen zu betrachten.

Payr unterschied zwischen einer primären Arthrosis deformans als einer Aufbrauchs- und Überbeanspruchungskrankheit und einer sekundären Arthrosis deformans als Folge nachgewiesener entzündlicher, traumatischer oder dysplastischer Störungen. Danach beruht die primäre Arthrosis deformans auf — u.U. schon konstitutionsbedingten — Materialfehlern mit vermehrtem Verschleiß, die sekundäre auf einem Materialschaden eines bisher fehlerfreien Gelenkes (Lang). Wenn gegen diese Einteilung auch mancherlei Einwände erhoben werden können, so hat sie doch für die Praxis und vor allem für die Bewertung therapeutischer Möglichkeiten auch heute noch Bedeutung. Ähnliches gilt für die Unterscheidung der häufigeren chondralen von einer ossalen Form (K. Weiss).

b) Vorbemerkungen zur Klinik

Die Arthrosis deformans ist die häufigste Erkrankung aus dem Formenkreis der degenerativen Erkrankungen. Sie ist eine Lokalerkrankung, auch wenn nicht allzuselten mehrere Gelenke, sei es aus gleicher oder verschiedener Ursache, befallen sind. Das Allgemeinbefinden ist nicht beeinflußt.

Die Arthrosis deformans macht sich klinisch meist allmählich bemerkbar, zunächst oft mit einem Gefühl der Schwere oder Steife, oder auch des mangelnden Halts, zu dem sich früher oder später, allmählich oder auch plötzlich, Schmerzen im engeren und weiteren Gelenkbereich einstellen.

An objektiven Symptomen finden wir — wenn auch nicht regelmäßig — reibende und knirschende Geräusche bei Bewegung des Gelenkes, die jedoch für sich allein nicht pathognomonisch sind. Wir finden ferner eine je nach Grad der Erkrankung geringere oder stärkere Bewegungsbeschränkung, die im Anfangsstadium schmerzbedingt ist, in fortgeschrittenen Stadien aber auch mechanisch bedingt sein kann. Trotz aller Knorpel- und Gelenkflächenveränderungen kommt es jedoch nie zu einer echten Ankylose.

Das Röntgenbild ist im Anfangsstadium noch unverändert. Im weiteren Verlauf sieht man Verdichtungen der Gelenklinie, später mit subchondraler Sklerosierung, Verschmälerung des Gelenkspaltes durch Knorpelschwund, Entrundung oder Zuspitzung der Gelenkkanten. Weiterhin entstehen die charakteristischen Randwulstbildungen und schließlich Geröllcysten, Schliffflächen und gröbere Deformierungen.

Das führende Symptom ist jedoch der *Schmerz*. In Frühstadien tritt er oft nur bei Bewegungsbeginn auf, so beim Aufstehen oder Gehen nach längerem Sitzen, später treten die Schmerzen dann auch nach längerem Gehen auf. Charakteristischerweise ist treppab- oder bergabgehen oft unangenehmer als die umgekehrte Bewegung. Aber auch in der Ruhe können Schmerzen auftreten, z.B. bei Überstreckung des Kniegelenks im Bett. Zuweilen können spontan oder nach scheinbar harmlosen Bewegungen (Vertreten, Aussteigen aus dem Auto oder der Straßenbahn!) heftige Schmerzen unvermittelt auftreten.

Die genannten objektiven Symptome wie auch das Röntgenbild stellen keinen Gradmesser der Schwere der Erkrankung dar, da Beschwerden und Röntgenbild nicht miteinander in Übereinstimmung stehen. Auch bei ausgeprägten röntgenologischen Veränderungen brauchen Schmerzen nicht zu bestehen. Ebenso können bei heftigen Beschwerden die objektiven Veränderungen noch gering sein. Bei völlig gleichem Röntgenbefund beiderseits ist u.U. das eine Gelenk schmerzfrei, das andere sehr schmerzhaft.

Es bedarf also eines zusätzlichen Geschehens bzw. Reizzustandes, um die bisher unbemerkt ablaufenden Prozesse durch Auftreten von Schmerzen auch dem Patienten bemerkbar zu machen. Ein bisher kompensierter Zustand geht dann in die Dekompensation über, bzw. es besteht eine Störung zwischen Leistungsfähigkeit und Inanspruchnahme.

Wir betrachten daher die Arthrosis deformans als ein *Leiden*, das erst durch das Auftreten von Beschwerden zur *Krankheit* wird. Wir unterscheiden zwischen dem durch degenerative Umbauvorgänge als Abnutzungs- und Verbrauchserscheinung bewirkten Leiden Arthrosis deformans und der durch zusätzliche Schmerzen und Bewegungsbeschränkung gekennzeichneten Krankheit Arthrosis deformans. *Das Auftreten der ersten Schmerzerscheinungen kündigt den Übergang vom Leiden zur Krankheit an.*

Die Knorpel- und Knochenveränderungen, Randwülste usw. erweisen sich als therapeutisch nicht beeinflußbar, wohl aber die Schmerzen und die dadurch bedingte Bewegungsbeschränkung. Das Leiden ist somit nicht reversibel, wohl aber die Krankheit. Die Krankheitserscheinungen können auch dann behoben werden, wenn das Leiden weiter fortschreitet. Daher sollte man aber auch bei völlig schmerzfrei gewordenen Patienten nicht von Heilung, sondern lediglich von Beschwerdefreiheit sprechen.

c) Vorbemerkungen zur Statistik

Wenn auch die Arthrosis deformans als ein degeneratives bzw. Aufbrauchsleiden vorwiegend im mittleren und höheren Alter auftritt, findet man entsprechende Veränderungen in zunehmendem Maße doch auch schon in früheren Lebensjahren.

Die Aufgliederung der wegen Arthrosis deformans bestrahlten Patienten nach dem Lebensalter zeigt Tabelle 1. Sie enthält die aus den zusammengefaßten Zahlenangaben der Arbeiten von BAKKE, COCCHI, FRIED, GHYS, TOSCHKE und v. PANNEWITZ errechneten Durchschnittswerte.

Die Verteilung der bestrahlten Arthrosen auf die verschiedenen Gelenke zeigt Tabelle 2, mit errechneten Durchschnittszahlen aus den Arbeiten von COCCHI, FRIED, GHYS, HESS, v. PANNEWITZ.

Die rechte Körperseite war bei unserem Krankengut nicht nur bei den Arthrosen der oberen Extremität sondern auch der unteren Extremität im Verhältnis von 55:45% etwas bevorzugt.

Bei Frauen fand sich die Arthrosis deformans etwas häufiger als bei Männern (FRIED 75%, GHYS 60%, v. PANNEWITZ 60%).

Tabelle 1. *Altersverteilung der wegen Arthrosis deformans bestrahlten Kranken*

11—20 Jahre	0,5%
21—30 Jahre	3,0%
31—40 Jahre	10,5%
41—50 Jahre	21,0%
51—60 Jahre	34,0%
61—70 Jahre	23,0%
71—80 Jahre	8,0%

Tabelle 2. *Prozentuale Verteilung der bestrahlten Arthrosen auf die einzelnen Gelenkregionen*

Schulter	10,2%	Hüfte	9,7%	HWS	6,1%
Ellbogen	1,7%	Knie	42,1%	BWS	4,7%
Hand	4,7%	Fuß	6,2%	LWS und Sacr.	14,6%
Obere Extremität	16,6%	Untere Extremität	58,0%	Wirbelsäule	25,4%

d) Strahlentherapie

α) Historische Vorbemerkungen

Während die Mitteilung von SOKOLOFF (1898) sich auf *rheumatische* Gelenkerkrankungen bezog, begann die Röntgentherapie *degenerativer* Gelenkerkrankungen erst 1906 mit einer Veröffentlichung von ANDERS, DAHLAND und PFAHLER über einen erfolgreich bestrahlten Fall von Arthrosis deformans, im Jahre 1907 gefolgt von Mitteilungen von WETTERER und SHARPE über weitere Einzelfälle. 1923 berichtete HEIDENHAIN über 18 bestrahlte Arthrosen, von denen 12 beschwerdefrei wurden. Die erste umfassende Arbeit über die Bestrahlung von nahezu 400 Arthrosen mit sehr guten klinischen Ergebnissen verdanken wir STAUNIG (1925). Im gleichen Jahre berichtete KOHLER über 87% erhebliche Besserung bei 100 bestrahlten Arthrosen und Spondylarthrosen. In schneller Folge erschienen dann weitere, zu ähnlichen Ergebnissen kommende Berichte von CONTE, KREUZWALD, PFENDER (1926); CARDINALE, KRAUS, MOSES, v. PANNEWITZ (1927);

GRAUER, KÄDING (1928); KAHLMETER u. ÅKERLUND, RENCK (1929); DAUSSET u. LUCY, FRIED (1930); GIRAUDI (1931).

1932 versuchte v. PANNEWITZ, neben kritischer Auswertung der bisherigen Ergebnisse bei 1500 eigenen unter planmäßig variierten Bedingungen bestrahlten Fällen eine optimale Dosierung zu ermitteln und die Voraussetzungen und Möglichkeiten des Bestrahlungserfolges zu klären. Der Ausbau der Methodik der Strahlentherapie der Arthrosis deformans im engeren Sinne war damit im wesentlichen abgeschlossen, während das Indikationsgebiet mit ähnlich guten Resultaten auf andere Erkrankungen degenerativen Charakters noch erheblich erweitert werden konnte.

β) *Wirkung der Bestrahlung*

Die Wirkung der Röntgenbestrahlung auf die durch die Arthrosis deformans bewirkten Beschwerden ist zweifelsfrei. Die Möglichkeit einer Suggestivwirkung ist durch Scheinbestrahlung einer Seite bei doppelseitigen Erkrankungen leicht auszuschließen. Bei der Behebung der Schmerzzustände kommen wahrscheinlich mehrere Faktoren gleichzeitig zur Geltung. Angesichts der Fülle der hier vorliegenden Überlegungen, Theorien und Versuche können unter, Hinweis auf einige neuere Darstellungen des Problems (GLAUNER, SCHERER, VIETEN), lediglich einige Möglichkeiten angedeutet werden.

Der bei entzündlichen wie degenerativen Erkrankungen bestehenden Gewebsacidose tritt die strahleninduzierte Alkalose entgegen. Eine Zweiphasigkeit der Strahlenwirkung auch auf das Säure-Basengleichgewicht hat schon 1926 u.a. v. PANNEWITZ festgestellt, jedoch ohne damals die Zusammenhänge mit der klinischen Strahlenwirkung in diesem Bereich zu erkennen. Die nach der Bestrahlung zuerst auftretende kurzfristige Acidose läuft offensichtlich dem Krankheitsgeschehen parallel und erklärt eine u.U. anfängliche Verschlimmerung kurz nach der Bestrahlung. Die anschließende, länger anhaltende Alkalose unterbricht dann den Ablauf des pathologischen Geschehens bzw. kehrt es um.

Auch die Einwirkung der Röntgenstrahlen auf die Durchblutungsstörungen im Gefolge der degenerativen Prozesse dürfte auf komplexe Vorgänge zurückzuführen sein. Einmal können wir eine direkte Einwirkung auf das Gefäßendothel annehmen. Noch umstritten ist die Beeinflussung der Gefäße auf dem Umweg über die durch den Zerfall frei werdenden chemischen Stoffe. Vor allem aber nimmt man eine direkte Einwirkung der Röntgenstrahlen auf den nervösen Steuerungsapparat der Gefäße, insbesondere der Capillaren an, so der in den Gefäßwänden gelegenen sympathischen Elemente, der Ganglienzellen usw.

Mit diesen und anderen Vorgängen in ursächlichem Zusammenhang steht der Effekt der Schmerzlinderung, wohl vor allem durch Unterbrechung der im neurovegetativen System verlaufenden Schmerzleitung wie durch die Beeinflussung der Funktionslage des neurovegetativen Systems.

Der wesentliche Ansatzpunkt der klinischen Wirkung sind die die Arthrosis deformans begleitenden Reizzustände an Gelenkkapsel, Sehnen und Muskelansätzen, bzw. etwaige sekundär entzündliche Begleiterscheinungen, während die degenerativen Prozesse selbst unbeeinflußt bleiben.

Das Symptom der Arthrosis deformans, welches den Patienten zum Arzt führt, ist in erster Linie der *Schmerz*. Da sonstige Kontrollmöglichkeiten fehlen, ist dieser auch zugleich Gradmesser des Behandlungsergebnisses.

Das Verhalten des Schmerzsymptoms unter der Bestrahlung ist unterschiedlich. Bei einem Teil der Kranken tritt schon nach der ersten Sitzung eine deutliche Schmerzlinderung ein; ein Teil reagiert zunächst gar nicht; ein anderer Teil reagiert zunächst mit einer Zunahme der Beschwerden. Oft reagieren aber gerade diese Patienten dann noch besonders günstig. Eine solche Frühwirkung, ob positiv oder negativ, ist jedoch meist vorübergehend und kein zuverlässiger Hinweis auf das Endergebnis. Das Bestrahlungsresultat stellt sich vielmehr erst allmählich ein, meist gegen Ende der Behandlung, u.U. auch erst später. Am längsten bleibt zuweilen eine gewisse Wetterfühligkeit bei sonst völliger Beschwerdefreiheit zurück. Soweit die Bewegungsbeschränkung nicht mechanisch bedingt ist, bildet sie sich mit der Behebung des Schmerzes und etwaiger entzündlicher Begleiterscheinungen ebenfalls zurück.

γ) Ergebnisse der Röntgentherapie

Da eine Änderung des Röntgenbefundes durch die Röntgenbestrahlung nicht bewirkt wird, sich deren Wirkung vielmehr durch Behebung der Schmerzen äußert, fehlen objektive Maßstäbe für die Beurteilung der Behandlungsergebnisse. Eine einfache Trennung in „Gebessert" und „Unbeeinflußt" genügt nicht, denn für den Kranken ist das Ausmaß der Besserung von entscheidender Bedeutung. Die Bezeichnung „Geheilt" sollte bei der Arthrosis deformans als unzutreffend vermieden werden. Angewiesen auf die Angaben der Kranken über ihre Beschwerden, ist es nötig, diese nach einem auch von wechselnden

Tabelle 3. *Ergebnisse der Strahlentherapie bei Arthrosis deformans in %*

Autor	Fälle	+++	++	+	0
BAENSCH	288	27	30	20	23
BAKKE	615	38	35	15	12
BARTH u.a.	473	9	44	33	14
BUGYI	200	30	40	23	7
CORSTEN	300	33	29	31	7
DALICHO	525	14	33	23	30
FRIED	60	33	47	8	12
GHYS	606	8	45	22	25
REICHEL	133	20	29	42	9
TOSCHKE	256	5	35	33	27
v. PANNEWITZ	3496	20	37	26	17
		Durchschnitt			
Summe	6952	22	36	25	17

Untersuchern anwendbaren Schema zu protokollieren. Um Vergleiche zu ermöglichen und die der Beurteilung subjektiver Beschwerden anhaftenden Fehlerquellen möglichst klein zu halten, schlug v. PANNEWITZ 1932 das nachstehende Einteilungsschema der Behandlungsergebnisse vor:

a) +++ = *„Beschwerdefrei"*: Als beschwerdefrei werden nur solche Kranke bezeichnet, die in jeder Hinsicht völlig frei von irgendwelchen Beschwerden sind und keinerlei Schmerzen mehr verspüren.

b) ++ = *„Wesentlich gebessert"*: Als wesentlich gebessert werden solche Patienten bezeichnet, die kaum noch Schmerzen verspüren, oder die im allgemeinen schmerzfrei sind und nur noch zuweilen, z.B. bei Witterungswechsel oder nach Überanstrengung, etwas Schmerzen verspüren, im übrigen aber ihren Beruf oder Sport ohne nennenswerte Beeinträchtigung ausüben können.

c) + = *„Gebessert"*: Als gebessert werden solche Patienten bezeichnet, die zwar einen deutlichen Rückgang der Beschwerden angeben, bei denen aber doch noch Schmerzen, wenn auch auf erträgliches Maß vermindert, fortbestehen.

d) 0 = *„Unbeeinflußt"*; Patienten mit nur flüchtiger Besserung, ohne jede Änderung oder mit Verschlechterung.

Eine Übersicht über die Ergebnisse von elf Autoren, die nach dieser Einteilung verfuhren, gibt Tabelle 3.

Wie auch in den späteren Tabellen, sind hier die z.T. bis auf zwei Dezimalstellen angegebenen Erfolgszahlen auf ganze Prozentzahlen abgerundet. Da diese Zusammenstellungen ja trotz der oben angegebenen Auswertungsrichtlinien doch immerhin nur auf subjektiven Angaben beruhen, erschien die Anführung von Dezimalstellen als eine nur die Übersichtlichkeit beeinträchtigende Pseudogenauigkeit.

Die errechneten Durchschnittswerte der 6952 Fälle aus Tabelle 3 lauten:

Beschwerdefrei	22%
Wesentlich gebessert	36%
Gebessert	25%
Unbeeinflußt	17%

Andere Autoren unterscheiden nur drei Gruppen: Beschwerdefrei, Gebessert und Unbeeinflußt. Aus der Zusammenstellung dieser Mitteilungen (BAENSCH, COCCHI, GERSFELT, GLAUNER, HESS u. BONMANN, KAHLMETER, KOHLER, REBOUL, RENCK, SCHREMS, SEYSS), in die der Vollständigkeit halber auch die Zahlen der Tabelle 3 unter Zusammenfassung der wesentlich Gebesserten und der Gebesserten in die Mittelgruppe mit aufgenommen wurden, errechnen sich aus insgesamt 17378 Fällen von 22 Autoren folgende Durchschnittswerte:

Beschwerdefrei	28%
Gebessert	51%
Unbeeinflußt	21%

Die aus dieser Zusammenstellung sich ergebende Mittelgruppe von 51% Gebesserten ist für die klinische Erfolgsbeurteilung m.E. zu grob. Sie enthält neben den nur wenig gebesserten Fällen auch die zwar nicht ganz beschwerdefreien, aber doch wesentlich und nachhaltig gebesserten Fälle, die aber in Anbetracht der Natur des Leidens ebenfalls als mit Erfolg behandelt gebucht werden müssen, während die nur wenig gebesserten dagegen nicht als Erfolg gerechnet werden sollten. Die Einteilung in vier Gruppen berücksichtigt diese klinischen Erfordernisse wesentlich besser. Wenn wir also nicht die Ergebnisse bei allen Gebesserten, sondern nur bei den Beschwerdefreien (22%) und den wesentlich Gebesserten (36%) als *zufriedenstellende Behandlungserfolge* betrachten, so kommen wir in der Sammelstatistik hierfür auf eine Zahl von *58%*. Dabei liegen diese Zahlen an der unteren Grenze, da die Statistik auch mit unterschiedlichster Technik bestrahlte Fälle enthält. Im Abschnitt Dosierung wird noch festzustellen sein, daß die Erfolgsziffern bei Anwendung entsprechender Technik erheblich höher liegen können.

Wichtig ist auch der Anteil der durch die Bestrahlung *unbeeinflußt* Gebliebenen. Die Sammelstatistiken nennen 21 bzw. 17% Unbeeinflußte. Auch diese Zahl ist sicher ungünstiger als es den tatsächlichen Verhältnissen entspricht, denn vorwiegend wird die Feststellung des negativen Erfolges schon bei Abschluß der Bestrahlungsserie im Protokoll vermerkt. Der Erfolg tritt aber vielfach erst später ein. Daraus erhellt die Wichtigkeit der *Verlaufsbeobachtung*, ganz abgesehen davon, daß auch ein weiterer Teil der zunächst unbeeinflußt gebliebenen Fälle durch eine weitere Bestrahlungsserie noch dem Erfolg zugeführt werden kann. Das Anfangsergebnis ist jedenfalls kein endgültiges. Die Verlaufsbeobachtung ergibt übereinstimmend die Tatsache, daß bei Abschluß der Bestrahlungsserie nicht oder nicht ausreichend beeinflußte Fälle später doch noch einen guten Erfolg zeigen (FRIED, HESS u. BONMANN, SCHREMS), s. a. Tabelle 4.

Tabelle 4. *Vergleich der Früh- und Spätergebnisse in* % (nach GHYS)

	+++	++	+	0
Bei Abschluß der Bestrahlung	6	12	57	25
Nach mehr als 1 Monat	23	22	34	21

Die Zahl der Beschwerdefreien und wesentlich Gebesserten stieg also im Laufe des einen Monats nach Abschluß der Bestrahlung von 18 auf 45%. Die Erfolgsziffer war bei SCHREMS 1 Jahr nach der Bestrahlung noch praktisch dieselbe, wie unmittelbar nach der Bestrahlung. Die Bestrahlung ist somit von *ausgesprochen nachhaltiger Wirkung*. Dabei hat bei der Behandlung der Arthrosis deformans, im Gegensatz zu den bösartigen Erkrankungen, ein Rezidiv nicht den Charakter eines Mißerfolges (HESS), da durch Wiederholung der Bestrahlung erneute Schmerzfreiheit erzielt werden kann. Mißerfolge sind nur die 17 bzw. 20% Refraktären. Über Versuche, diese Zahl weiter zu verringern, wird im Abschnitt über die Behandlungstechnik berichtet.

Mit *Telegammatherapie* sind die Ergebnisse bei den Arthrosen denen der Röntgentherapie zumindest gleichwertig, wenn nicht besser. Dies gilt für die Telekobalttherapie (Keim) wie für die Telecaesiumtherapie, mit der WIELAND u. KUTTIG eine Gesamtbesserungsziffer von 89% mit 62% Beschwerdefreien und 27% wesentlich Gebesserten erreichten.

δ) Voraussetzungen des Bestrahlungserfolges

Der Röntgenbefund. Das Röntgenbild liefert zwar das einzige objektive und reproduzierbare Zeichen der Arthrosis deformans, für die Beurteilung der Aussichten und der Ergebnisse der Strahlentherapie läßt es uns aber im Stich. Beschwerden und Röntgenbefund gehen durchaus nicht parallel, zudem ist der Bestrahlungserfolg nur sehr bedingt vom Grad des Röntgenbefundes abhängig.

Bei Einteilung seiner Fälle in vier Schweregrade, getrennt nach Wirbelsäule und Extremitätengelenken, erhielt v. PANNEWITZ die in Tabelle 5 zusammengestellten Zahlen.

Tabelle 5. *Röntgenbefund und Anteil der Beschwerdefreien und wesentlich Gebesserten*

Röntgenbefund	Wirbelsäule	Extremitäten
Schweregrad 1	92%	72%
Schweregrad 2	64%	64%
Schweregrad 3	42%	65%
Schweregrad 4	24%	61%

Danach ergibt sich für die Extremitätengelenke eine zwar zahlenmäßig faßbare, aber nur geringe und belanglose Abhängigkeit der Erfolgsaussichten von der Schwere des Röntgenbefundes. Das Ausmaß der röntgenologischen Veränderungen ist hier für die Erfolgsaussichten der Strahlentherapie ohne Bedeutung. Dagegen zeigen sich für die Wirbelsäule gute Ergebnisse in den röntgenologischen Frühstadien (ebenso GLAUNER), aber geringere Erfolge bei fortgeschrittenem Röntgenbefund. Frühere Vermutungen, daß durch die Röntgenbestrahlung eine Rückbildung von Randwülsten oder Glättung der Gelenkflächen bewirkt werde, haben sich ebenso wenig bestätigt wie die Annahme, daß nach der Bestrahlung zum mindesten kein Weiterschreiten der Veränderungen erfolge. Vielmehr besteht auch im weiteren Verlauf der Erkrankung eine *weitgehende Unabhängigkeit vom Verhalten des Röngenbefundes*; durch zahlreiche Verlaufsbeobachtungen ist klargestellt, daß sich die Randwülste unter der Bestrahlung nicht zurückbilden und auch u.U., trotz eingetretener völliger Beschwerdefreiheit, noch wachsen können. Ein etwaiger Stillstand der Randwulstbildung nach der Bestrahlung ist nicht deren Folge, er tritt auch bei unbehandelten Fällen ein. Auch Tierversuche ergaben, daß das Entstehen oder das Fortschreiten der röntgenologischen Veränderungen bei experimentell erzeugter Arthrosis deformans durch Röntgenbestrahlung weder verhindert noch verzögert werden konnte (v. PANNEWITZ). Daraus ergibt sich zugleich die sich mit der praktischen Erfahrung deckende Schlußfolgerung, daß eine prophylaktische Bestrahlung mit dem Ziel einer Verhinderung der Entstehung von Randwulstbildungen weder Sinn noch Aussicht auf Erfolg hat.

Somit können weder das Röntgenbild beim Beginn der Behandlung noch das weitere Verhalten des Röntgenbefundes als brauchbares Kriterium des Erfolges und der Erfolgsaussichten benutzt werden. Das Ziel der Strahlenbehandlung ist nicht die Beseitigung von Randwülsten, sondern die Behebung der Schmerzzustände. Es ergeben sich jedoch eine Reihe anderer Faktoren, die teils mehr, teils weniger von Einfluß auf den Behandlungserfolg sind.

Alter und Geschlecht. Zwischen Männern und Frauen lassen sich Unterschiede in der Ansprechbarkeit auf die Strahlenbehandlung und in deren Ergebnissen nicht nachweisen.

Überraschenderweise zeigt sich das Gleiche hinsichtlich des *Alters* des behandelten Kranken (Tabelle 6).

Es läßt sich also keinerlei Abhängigkeit der Behandlungsergebnisse vom Alter feststellen. Zum gleichen Ergebnis kommt BAKKE. In einer Zusammenstellung von GHYS sind die Ergebnisse bei den älteren Patienten sogar um ein geringes besser als bei den jüngeren.

Tabelle 6. *Einfluß des Lebensalters auf das Bestrahlungsergebnis*

Alter:	20	25	30	35	40	45	50	55	60	65	70	75	80	Jahre
Anteil der Beschwerdefreien und wesentlich Gebesserten	100%	90%	72%	63%	67%	54%	68%	53%	65%	64%	83%	54%	79%	

Tabelle 7. *Einfluß der Erkrankungsdauer in %*

Beschwerden seit	Beschwerdefrei		Unbeeinflußt	
	COCCHI	v. PANNEWITZ	COCCHI	v. PANNEWITZ
1 Monat	40	43	16	6
6 Monate	27	37	24	13
1 Jahr	31	28	29	17
über 1 Jahr	19	18	37	27

Tabelle 8. *Bestrahlungsergebnisse und Lokalisation in %*

Obere Extremität	Fälle	+++	++	+	0
COCCHI	303	19	51		30
RENCK	2256	55	40		4
v. PANNEWITZ	312	34	33	23	10
Durchschnitt	2871	36	49		15

Untere Extremität	Fälle	+++	++ und +	0
BAKKE	231	31	52	17
COCCHI	822	15	58	37
FRIED	60	33	55	12
GERSFELT	416	38	32	30
v. PANNEWITZ	1327	22	63	15
RENCK	2726	47	44	9
Durchschnitt	5582	31	49	20

Wirbelsäule	Fälle	+++	++ und +	0
BAKKE	103	26	58	16
BUGYI	200	30	63	7
COCCHI	525	14	45	41
GERSFELT	147	39	29	32
GHYS	288	10	62	28
HESS	206	17	46	37
RENCK	230	45	44	11
v. PANNEWITZ	715	13	62	25
Durchschnitt	2414	24	51	25

Jedenfalls erweist sich hohes Alter für Indikationsstellung und Erfolgsaussichten als ohne Bedeutung.

Dauer der Erkrankung. Von erheblicher Bedeutung ist dagegen das Alter der Erkrankung oder richtiger, die Dauer der Zeitspanne zwischen dem Auftreten der ersten Beschwerden und dem Beginn der Strahlenbehandlung (s. Tabelle 7).

Diese Tabelle zeigt übereinstimmend ein um so größeres Absinken des Anteils der Beschwerdefreien und entsprechendes Ansteigen der Zahl der Unbeeinflußten, je später die Behandlung nach Beginn der Beschwerden einsetzte (ebenso BARTH, KERN u. SCHNÖCKEL).

Die Ergebnisse sind also um so besser, je eher mit der Bestrahlungsbehandlung begonnen wird. Die Fälle mit schon länger andauernden Beschwerden haben meist schon diese oder jene anderen Behandlungsverfahren hinter sich. Die verschiedentlich zu hörende Ansicht, man solle die Röntgenstrahlen bei der Arthrosis deformans erst dann einsetzen, wenn andere Methoden erfolglos geblieben seien, wird durch die obigen Feststellungen widerlegt. Man soll nicht zu lange Zeit und viel Geld mit weniger wirksamen Methoden verlieren, da die verzögerte Anwendung der Strahlentherapie die Erfolgsaussichten nur verringert. Am aussichtsreichsten und damit am wirtschaftlichsten erweist sich vielmehr die möglichst *frühzeitige* Anwendung der Röntgenstrahlen.

Lokalisation. Zur Beurteilung der Wirksamkeit der Behandlung und zur Überprüfung der Indikationsstellung ist es notwendig, die Ergebnisse der Bestrahlung nicht nur nach den zusammengefaßten Erfolgszahlen zu beurteilen, sondern auch die verschiedenen Lokalisationsformen zu berücksichtigen (Tabelle 8).

Trotz der teilweise recht unterschiedlichen Erfolgsangaben lassen sich durch Errechnung der Durchschnittszahlen vergleichbare Werte erhalten. Während die Zahlen der Gebesserten (++ und +) mit 49, 49, 51% praktisch keine Unterschiede erkennen lassen, sehen wir bei den Werten für die Beschwerdefreien und die Unbeeinflußten ein Gefälle je nach der Lokalisation. Beschwerdefrei: obere Extremität 36%, untere Extremität 31%, Wirbelsäule 24%.

Tabelle 9.
Bestrahlungsergebnisse bei einzelnen Gelenken in %

	+++	++ und +	0
Schulter:			
BAKKE	60	36	4
COCCHI	26	57	17
HESS	43	57	0
v. PANNEWITZ	34	54	12
Durchschnitt	41	51	8
Hüfte:			
BAKKE	18	62	18
COCCHI	24	44	32
HESS	4	20	76
PIZON	13	69	24
v. PANNEWITZ	34	41	25
Durchschnitt	18	47	35
Knie:			
BAKKE	38	45	17
COCCHI	25	45	30
FRIED	23	70	7
GHYS	7	78	15
HESS	12	48	40
KAHLMETER	21	67	12
v. PANNEWITZ	25	67	11
Durchschnitt	22	60	18

Noch deutlicher werden diese Verhältnisse, wenn man die Zahlen weiter auf die einzelner Gelenke aufschlüsselt (Tabelle 9). Zugleich lassen sich damit Differenzen in der Tabelle 8, soweit sie auf eine gewisse Einseitigkeit des Krankengutes zurückzuführen sind, erklären bzw. ausschalten.

Die Erfolgsmöglichkeiten bei den verschiedenen Lokalisationen zeigt schließlich eine Aufgliederung von 1416 eigenen Fällen (Tabelle 10).

Tabelle 10. *Beschwerdefrei und wesentlich gebessert*

Ellbogen	76%	Fuß	69%	BWS	53%
Knie	74%	Hand	68%	HWS	50%
Schulter	69%	Hüfte	55%	LWS	46%

Es bestehen somit Unterschiede in der Ansprechbarkeit. Ein Anteil von über $^2/_3$ an Beschwerdefreien und wesentlich Gebesserten wurde bei den Gelenken der Extremitäten, mit Ausnahme der Hüftgelenke, erzielt. Die Unterschiede innerhalb dieser Gruppe sind gering. Um 50%, also etwas niedriger, liegen gute Erfolge bei Hüftgelenk und Wirbelsäule. Die letztere Gruppe zeigt zudem (s. Tabelle 5) eine stärkere Abhängigkeit vom Grad des

Röntgenbefundes. Die fortgeschrittenen Arthrosen der Hüftgelenke und der Wirbelsäule haben also etwas geringere Aussicht auf befriedigende Behandlungsergebnisse als die der übrigen Gelenke aller Grade.

Dabei darf nicht übersehen werden, daß es sich bei Hüftgelenken und Wirbelsäule um Bezirke handelt, in denen bei schematischer Bestrahlung mit gleicher Einfalldosis die wirksame Herddosis geringer als bei den „kleinen“ Gelenken wäre. Achtet man auf die Verabfolgung einer entsprechenden Herddosis, so lassen sich die Unterschiede in den Erfolgsaussichten z.T. ausgleichen, sie sind also z.T. nur scheinbar.

Für die bisher nicht genannten Lokalisationen der Arthrosis deformans, die oft nicht genügend beachtet werden, z.B. *Kiefergelenke*, *Acromioclaviculargelenke*, *Sternoclaviculargelenke*, *Costotransversalgelenke*, *Iliosakralgelenke* usw. ist mit gleich günstigen Bestrahlungsergebnissen zu rechnen.

ε) *Dosierung*

Im älteren Schrifttum über die Bestrahlung der Arthrosis deformans finden sich sehr unterschiedliche Dosisangaben, die von 400—50 R reichen. Trotz der so unterschiedlichen Dosierungen sind die Ergebnisse übereinstimmend gut. Die Arthrosis deformans spricht

Tabelle 11. *Ergebnisse bei verschiedenen Dosierungsmethoden in %*

Dosis	Obere Extremität		Knie und Fuß	
	+++	0	+++	0
50 R alle 8 Tage	**43**	**5**	**46**	**6**
50 R alle 14 Tage	38	9	32	9
50 R alle 21 Tage	26	26	9	15
100 R alle 8 Tage	38	10	18	14
150 R alle 21 Tage	0	9	14	16
Dosis	**Hüftgelenk**		**Wirbelsäule**	
	+++	0	+++	0
50 R alle 8 Tage	12	25	38	14
50 R alle 14 Tage	25	17	32	25
50 R alle 21 Tage	6	31	13	23
100 R alle 8 Tage	**57**	**14**	**55**	**9**
100 R alle 14 Tage	11	17	22	6
100 R alle 21 Tage	0	46	11	28
150 R alle 21 Tage	8	15		

also innerhalb eines weiten Dosierungsspielraums gut auf Röntgenbestrahlung an. Damit stellt sich aber erst recht die Frage nach der wirksamsten Dosis und, zwecks Niedrighaltung der Strahlenbelastung, nach der noch sicher wirksamen *Mindestdosis*.

Versuche in dieser Richtung unternahm v. PANNEWITZ mit Hilfe durch planmäßige Variation der Dosis und des Rhythmus der Bestrahlung gewonnener, vergleichender Beobachtungsreihen. In Tabelle 11 sind unter Beschränkung auf die Zahlen der Beschwerdefreien und der Unbeeinflußten einige dieser Ergebnisse zusammengefaßt.

Für jede Gruppe findet man einen Bestrahlungsmodus, bei dem der Anteil der Beschwerdefreien am höchsten und der der Unbeeinflußten am niedrigsten ist. Diese in den Tabellen fettgedruckten Werte kennzeichnen somit das gesuchte Optimum von Dosis und Rhythmus.

Es ergibt sich danach bei kleinen Gelenken für die Einzelsitzung eine optimale Dosis von 50 R, bei größeren Gelenken von 100 R, das entspricht einer wirksamen Herddosis von 30—40 R. Man wird also, insbesondere bei extrem dicken oder dünnen Patienten, die genannten Oberflächendosen nicht schematisch anwenden, sondern von der Herddosis ausgehen.

Höhere Einzeldosen verbessern die Ergebnisse nicht. Im Gegenteil werden ab 150 R je Einzeldosis die Ergebnisse wieder deutlich schlechter (ebenso BOL, GLAUNER), abgesehen von der unnötigen Strahlenbelastung. Die früher, im Ausland, insbesondere in Frankreich z. T. auch heute noch, verabreichten hohen Einzeldosen wie auch sehr hohe Gesamtdosen von 2000—2700 R (COSTE und BOUREL, HUC und AIMÉ, REBOUL) sind nicht nur überflüssig, sondern auch weniger wirksam als Einzeldosen von 50—100 R mit Gesamtdosen von 300—800 R.

Die Frage der Strahlenbelastung veranlaßte PAPE und GÖLLES, wie auch KOVAČ, die Anwendung noch kleinerer Dosen zu versuchen, doch erwiesen sich dann die Ergebnisse als etwas unsicherer, besonders bei Hüftgelenken, fortgeschrittenen Veränderungen im Alter und großem Körpergewicht. Trotz der Einsparung an Strahlenbelastung hört der Vorteil der Kleindosen dort auf, wo der Behandlungserfolg nicht mehr gesichert oder in seiner Zuverlässigkeit nicht mehr gewährleistet ist. Dosen von 50 R bei kleineren, bis 100 R bei größeren Gelenken dürften minimale wie optimale Dosen darstellen. Die beiden Forderungen, mit möglichst geringer Strahlenbelastung einen optimalen Effekt zu erreichen, schließen einander hier erfreulicherweise nicht aus.

Die Pause zwischen den Sitzungen beträgt zweckmäßigerweise 8 Tage. Längere Pausen evtl. auch mit entsprechend höheren Dosen verbessern die Ergebnisse nicht (s. Tabelle 11). Aber auch eine Verkürzung der zeitlichen Abstände verbessert die Ergebnisse nicht (REICHEL), wenn uns auch äußere Umstände manchmal zu einer zeitlichen Zusammendrängung der Behandlung zwingen mögen. Mehr als zwei Sitzungen in der Woche sind jedoch sicher unwirksam. Eine mit kleinen Dosen über einen längeren Zeitraum hinweg durchgeführte Bestrahlung ist wirksamer als eine in kürzerer Zeit mit größeren Dosen erfolgte Bestrahlung (COCCHI).

Nach Möglichkeit sind mehrere Einfallsfelder zu benutzen, die abwechselnd bestrahlt werden. Der Zweck ist eine möglichst homogene Durchstrahlung des gesamten Gelenkbereiches. Einige Autoren bestrahlen an einem Tag ein Gelenk von mehreren Feldern aus. Unsere Ergebnisse waren besser, wenn an einem Bestrahlungstage das Gelenk nur von einem Feld aus bestrahlt wurde. Meist werden große Felder verwandt, mit dem Ziel, möglichst viele und verschiedenartige Gewebsanteile zu treffen. Lediglich BUGYI, verwendet kleine Felder von 6/8—8/10 cm. Es ergibt sich somit folgende Bestrahlungstechnik: Allgemeine Bedingungen der Tiefentherapie mit 180—200 KV, 0,5 Cu. Herddosis je Sitzung 30—40 R, das entspricht bei durchschnittlichen Körpermaßen einer Oberflächendosis von etwa 50 R bei kleineren und von 100 R bei größeren Gelenken, wie Hüfte und Wirbelsäule. Möglichst werden mehrere Einfallsfelder — z. B. Knie 3—4 Felder, Hüfte 3 Felder, Schulter 2—3 Felder — abwechselnd bestrahlt je Woche mit 1 Sitzung von 1 Feld aus. Eine Serie umfaßt 6—8 Sitzungen mit einer Gesamtdosis von 300—800 R. Die Serie kann, falls nötig, nach 6—8 Wochen wiederholt werden. Durch die Wiederholungsserie können die Ergebnisse weiter verbessert werden. Von unseren, mit der ersten Serie nicht beschwerdefrei gewordenen Fällen, konnten durch eine 2. Serie etwa $^1/_3$ doch noch zur Beschwerdefreiheit gebracht werden.

Die gleichen Dosierungsgrundsätze haben sich auch für die Telegammatherapie als geltend erwiesen. Auch hier sind niedrige Dosen von 50 bis maximal 100 R am wirksamsten. Eine Erhöhung der Einzel- oder Gesamtdosis führt ebensowenig wie bei der Röntgentherapie zu einer Verbesserung des therapeutischen Effektes (KEIM).

Zusatztherapie: Trotz der guten Ergebnisse der Röntgenbestrahlung der Arthrosen bleiben immerhin noch etwa 20% der Fälle unbeeinflußt. In Anbetracht der Natur des Leidens ist das eine erfreulich kleine Zahl. Sie ist aber noch groß genug, um uns vor die Frage zu stellen, wie auch diesen 20% noch zu helfen sei.

An der Spitze der Bemühungen auf röntgentherapeutischem Gebiet steht hier die *kombinierte Zusatzbestrahlung.* PFUNDER u. FLORIAN kamen bei 430 Fällen mit einer mehrfach kombinierten Bestrahlung von Hypophyse und Zwischenhirn, Nebennieren, thorakolumbalem Grenzstrang allerdings über einen Unbeeinflußtenanteil von 18% ebenfalls nicht hinaus. Bessere Ergebnisse erzielten KRAUTZUN u. ELINGHAUSEN mit der Zusatzbestrahlung in solchen Fällen, die auf die Lokalbestrahlung nicht reagiert hatten. Sie gaben entweder 2—3 Wochen nach der Lokalbestrahlung je ein Feld rechts und links der Wirbelsäule mit 60° Neigung nach medial in Richtung Grenzstrang 150 R, oder beim Vorliegen klimakterischer Begleiterscheinungen 100 R auf die Hypophyse. Von den bei der klassischen Strahlentherapie unbeeinflußt Gebliebenen wurden damit noch 40% beschwerdefrei. Bestrahlungen des Zwischenhirns und der Nebenniere *allein* sind, wie auch PAPE bestätigt, nicht erfolgreich.

Eine sog. akute Verschlimmerung der Arthrosen kann ihre Ursache auch in einem Fokalinfekt haben. Eine Herdsanierung ist dann erforderlich. Zunächst vergeblich mit Röntgenstrahlen behandelte Gelenke sprechen nach Entfernung des Focus dann auch auffallend gut auf erneute Röntgenbestrahlung an (PFUNDER u. FLORIAN).

Als Ergänzung der Strahlentherapie, besonders nach einer mehrwöchigen Pause, vermag eine Badekur (Wildwasser, Schwefelquellen, gasförmige Kohlensäure, Mooranwendungen) ausgezeichnete Dienste zu leisten.

c) Vergleich mit anderen Methoden

Häufigkeit, Hartnäckigkeit und Rezidivneigung der Arthrosis deformans bedingen, abgesehen von der Strahlentherapie, eine Fülle von Behandlungsvorschlägen. Es ist unmöglich, alle diese Verfahren und Mittel auch nur zu erwähnen, geschweige denn kritisch zu besprechen. Es können lediglich einige Beispiele herangezogen werden, nicht zuletzt auch deshalb, weil die Zahl vergleichbarer Erfolgsmitteilungen in umgekehrtem Verhältnis zur Zahl der Empfehlungen steht.

Auf dem Gebiet der physikalischen Therapie ist u.a. *Wärme* in unterschiedlichen Applikationsformen angewendet worden, wie z.B. Heißluft, Moor-, Fango- und Paraffinpackungen, Ultrakurzwellendurchflutung, auch die Ultraschallbehandlung wäre hier einzureihen, ferner Massagen in verschiedenen Formen.

Hinsichtlich der früher viel angewandten *Heißluft* hat v. PANNEWITZ bereits 1927 beim Vergleich der Ergebnisse mit der Röntgentherapie eindeutig bessere Ergebnisse erzielt. Ähnliche Feststellungen ergeben sich auch bei den Wärmeanwendungen anderer Art, die in Frühfällen wohl häufig Linderung zu erzielen vermögen, in etwas fortgeschrittenen Fällen aber doch recht unbefriedigende Resultate bringen.

Das Gleiche gilt auch für die *Ultrakurzwellendurchflutung.* Eine Kombination von Röntgenstrahlen mit UKW-Durchflutung empfiehlt RENFER, ebenso FUCHS speziell für schwere und mehrfach vorbehandelte Arthrosen. Eine Potenzierung der schmerzlindernden Wirkung durch gleichzeitige Anwendung von UKW und Röntgenstrahlen beschreibt BELLUCCI. Manche Arthrosen können allerdings Wärme, gleichviel in welcher Applikationsform, auffallend schlecht vertragen.

Zur *Ultraschallbehandlung* verfügen wir über eine größere Zahl vergleichender Berichte. DALICHO, der je rund 500 mit Röntgenstrahlen und mit Ultraschall behandelte Arthrosen miteinander verglich, fand zunächst zwar etwa gleiche Ergebnisse, jedoch ergab sich bei den Nachuntersuchungen, daß die Wirkung der Röntgenbestrahlungen im Durchschnitt etwa doppelt so lange vorgehalten hatte wie die der Ultraschallbehandlung. Am günstigsten reagierten auf die Ultraschallbehandlung die kleinen Gelenke, bei der Lendenwirbelsäule waren die Ergebnisse etwa gleich, bei den Hüftgelenken verhielten sich die Erfolge der Röntgenbestrahlung zu denen der Beschallung wie 73:42%, bei den Schultergelenken von 92:78%. Zu ähnlichen Ergebnissen gelangten GEYER u. LANDGRAF bei Arthrosen der Kniegelenke, von denen 800 mit Röntgenbestrahlung und 620 mit Ultraschall behandelt wurden. Mit Röntgenbestrahlung erhielten sie 78% gute Ergebnisse, mit Ultraschall nur 34%, RENFER in nur 27%. Dazu erforderte die Ultraschallbehandlung zur Erzielung dieser geringeren Ergebnisse auch einen viel größeren Zeitaufwand. UNGEHEUER hatte mit Ultraschall wohl Besserungen, aber keine Beschwerdefreiheit erreicht, auch BARTH u. WACHSMANN hatten mit Ultraschall bei Arthrosen der Hüftgelenke nur mäßige Ergebnisse. Somit ergibt sich bei Behandlung der Arthrosen eine deutliche Unterlegenheit der Ultraschallbehandlung gegenüber der Röntgenbestrahlung, deren Ergebnisse sowohl nach

Anteil der beschwerdefrei Gewordenen wie der Unbeeinflußten wie auch nach Dauer der Wirkung dem Ultraschall überlegen sind.

Diese Vergleiche beziehen sich auf Röntgenbestrahlung *oder* Ultraschallbehandlung. Versuche, die beiden Verfahren miteinander zu kombinieren, waren bisher nicht ermutigend, die Ergebnisse waren nicht besser als bei alleiniger Röntgenbestrahlung (FUGAZZOLA, MOTTA, RENFER). LAMPERT hält eine derartige Kombination sogar für kontraindiziert.

In jüngster Zeit hat die Therapie mit peri- und intraarteriellen Injektionen größere Verbreitung gefunden. Genannt werden u.a. jodhaltige Stoffe, Novocain, Hydrocortison, Hyaluronidase, Natr. bicarb. Die intraarticuläre Injektion von Segmentan (= gewebsisotonisches Natr. bicarb.) wird u.a. von FISCHER empfohlen, jedoch ohne Angabe von Erfolgszahlen, ferner von KIBLER u. SCHIMMEL, die eine gute Wirkung innerhalb von 1—5 min beobachteten, aber auch bis 20% Versager erwähnen. Bessere Ergebnisse werden über die Injektionstherapie mit Hydrocortison und Hyaluronidase berichtet. So hatten SÈZE, ROBIN u. DENIS 31% Beschwerdefreie, aber auch 31% Unbeeinflußte. Über 70% gute Erfolge mit Ultracortenol berichtet EMMERT, von denen aber ebenfalls nur 32% von längerer Dauer waren. Auch GAMP u. GROS bestätigen nach Hydrocortison-Injektionen Rückgang von Schmerzen und Schwellung, betonen aber zugleich die sehr unterschiedliche Wirkungsdauer, die z.T. nur Tage betrug.

Tabelle 12. *Degenerative Gelenkerkrankungen, Wirkungsdauer verschiedener Behandlungsmethoden* (nach DALICHO)

Behandlungsart	Anzahl der Gelenke	Wirkungsdauer	
		maximal	durchschnittlich
Neuraltherapie (Novocain, Natr. bicarb.)	225	3 Monate	1 Monat
Segmentmassage (nach GLÄSER-DALICHO)	575	9 Monate	5 Monate
Ultraschall	870	2 Jahre	6 Monate
Röntgenbestrahlung	885	5 Jahre	1 Jahr

Geradezu unendlich ist die Fülle der empfohlenen *medikamentösen Behandlungsmethoden*. So nennt z.B. HALLA Acetylcholin, Follikelhormon, Vitamin A, B_{12}, K, Folsäure, Chinin, Thyreocordon, Bittersalz, Honig-Zucker, Chlorophyll, Caliumbromat, Aconit, Salycil- und Pyramidon-Präparate. Die Angabe HALLAS, daß durch chemotherapeutische Behandlung in den meisten Fällen dem Fortschreiten des degenerativen Prozesses weitgehend Einhalt geboten würde, ist jedoch nicht durch entsprechende Daten belegt. In seiner Monographie nannte GAMP allein 30 Medikamente, diese dabei jeweils nur als Beispiel ganzer Medikamentgruppen. Diese unendliche Fülle von empfohlenen Medikamenten spricht nicht gerade für deren Wirksamkeit, um so weniger als auch hier genauere Angaben über die erreichten Ergebnisse fehlen. Die Wirkung der Röntgenstrahlen ist durch ein großes Zahlenmaterial belegt. Für die medikamentöse Therapie finden wir dagegen nur wenige vergleichbare Angaben über die Zahl der Beschwerdefreien oder Unbeeinflußten, oft fehlt auch eine klare Trennung zwischen rheumatischer Arthritis, degenerativer Arthrosis und Unfallschäden.

Es erscheint gegenüber der teilweise schnelleren Wirkung anderer Methoden notwendig, die lang anhaltende Dauer der Wirkung der Bestrahlung zu betonen, die, abgesehen von dem hohen Anteil guter Erfolge, ja ein ganz wesentliches Kriterium des Wertes der Behandlungsmethoden darstellt. Dies wird durch eine Zusammenstellung der Wirkungsdauer verschiedener Methoden unterstrichen, die DALICHO in einer Diskussionsbemerkung auf dem Deutschen Röntgenkongreß 1958 demonstriert und mir freundlichst zur Verfügung gestellt hat.

Dabei hebt sich die Röntgenbestrahlung durch ihre z.T. bis um das Zehnfache längere Wirkungsdauer sehr eindringlich von den anderen Methoden ab, ganz abgesehen von ihrer

Ungefährlichkeit. Die Injektionstherapie hat die kürzeste Wirkungsdauer, allerdings auch die promptește Wirkung, so daß sie wohl vor allem bei heftigen Beschwerden als Überleitung bis zum Wirksamwerden der Röntgenstrahlen als ergänzende Therapie in Betracht kommt.

Die Angabe Fischers, röntgenbestrahlte Arthrosen reagierten nicht mehr auf andere Behandlungsmethoden, ist unzutreffend. Jede Arthrose reagiert lediglich um so schlechter auf jede Behandlung, je länger ihr Beginn zurückliegt. Bisher haben alle Vergleiche die Überlegenheit der Strahlentherapie gegenüber anderen älteren und neueren Behandlungsmethoden bestätigt.

Der Wert der medikamentösen Therapie darf dabei keinesfalls unterschätzt werden, aber es kommt ihr doch mehr die Rolle einer ergänzenden Therapie zu.

Das Gleiche gilt für balneologische und sonstige Maßnahmen aus dem Bereich der physikalischen Therapie, die in sinnvoller Kombination mit der Röntgenbestrahlung deren Ergebnisse zu ergänzen und verbessern vermögen. Vergleichende Statistiken hierzu s. bei Reboul u. Mitarb.

II. Osteochondrosis dorsi

a) Vorbemerkungen zu Pathologie und Klinik

Die Osteochondrose der Wirbelsäule als Folge bzw. Begleiterscheinung degenerativer Bandscheibenveränderungen hat eine über den Lokalbefund hinaus allgemeinklinische Bedeutung, vor allem bei den auf die *Halswirbelsäule* lokalisierten Prozessen.

Die Osteochondrosis cervicalis tritt vor allem im Alter zwischen 40 und 60 Jahren mit klinischen Symptomen in Erscheinung (Tabelle 13).

Tabelle 13. *Altersverteilung der Osteochondrosis cervicalis* (nach Hess)

20—30 Jahre	2,5%	51—60 Jahre	40,0%
31—40 Jahre	5,5%	61—70 Jahre	18,0%
41—50 Jahre	30,0%	71—80 Jahre	4,0%

Die klinischen Begleiterscheinungen lassen mehrere Gruppen von Symptomenkomplexen erkennen.

Besonders häufig finden sich örtliche *Muskelsymptome*, wie Nackensteife, Hartspann, Nackenschmerz. Die reflektorische Muskelspannung bewirkt Muskelschmerzen, die durch jede Bewegung der Halswirbelsäule verstärkt werden. Hierher gehören auch die begleitenden, u.U. sehr ausgeprägten Bewegungs- bzw. Funktionsstörungen der Halswirbelsäule. Ferner unterscheidet man *radikuläre und vegetative Begleitsymptome*, die einzeln, zusammen und abwechselnd auftreten können. Radikuläre Symptome sind in 60% aller Fälle von Osteochondrosis cervicalis nachzuweisen (Pia u. Tönnis). Je nach dem Ort der Wurzelschädigung finden sich neuralgische Beschwerden im Nacken-Hinterkopf- oder im Schulter-Armbereich. Meyer-Langsdorff weist, neben der evtl. Reizung der durch das Foramen intervertebrale ziehenden Nervenfasern, vor allem auch auf die Bedeutung der Irritation der die Arteriae vertebrales begleitenden Nervenfasern hin. Vegetative Störungen sind ebenfalls häufig und recht heterogen. Zu ihnen zählt man u.a. die Migraine cervicale, Schwindel, Ohrensausen, Parästhesien im Arm-Handbereich, die häufig speziell nachts auftreten und pektanginöse Zustände. Umstritten ist der Zusammenhang mit der Periarthritis humeroscapularis, dem Scalenussyndrom, der Epicondylitis und Styloiditis. Einzelne Begleitsymptome werden dabei von einigen Autoren den radikulären, von anderen den vegetativen Störungen zugerechnet. Bei Lokalisation im Bereich der Lendenwirbelsäule finden wir entsprechende Begleiterscheinungen, wie Bewegungsschmerz, ischialgiforme Schmerzen, Reflexstörungen und Hypästhesien, die von der Lokalisation des Prozesses abhängig sind.

Alle degenerativen Frühveränderungen spielen sich im nicht schattengebenden Gewebe ab. Die Veränderungen der Bandscheibe selbst sind, abgesehen von durch Gaseinschluß erkennbar werdenden Rißbildungen (MARDERSTEIG, KNUTSEN, KRÖKER), röntgenologisch ebenso wie die Bandscheibenhernien im einfachen Röntgenbild nicht erkennbar. Wir sehen lediglich die sekundären Veränderungen, charakterisiert durch Verschmälerung der Zwischenwirbelräume, Deformierungen und Dichtenänderungen der Wirbelkörpergrund- und -deckplatten, Randwulstbildungen, Deformierung und evtl. Einengung der Foramina intervertebralia, Verschiebungen, Winkelbildungen und Funktionsstörungen.

Die Vielfalt der Folge- und Begleiterscheinungen kann in ähnlicher, differentialdiagnostisch oft nur schwer abgrenzbarer Form auch durch zahlreiche andere Wirbelsäulenerkrankungen hervorgerufen werden, z.B. Tuberkulose, Carcinommetastasen, Mißbildungen und Varietäten. Daher ist in jedem Falle, sollen schwerwiegende Mißgriffe vermieden werden, vor allem aber vor irgendwelchen manuellen oder medico-mechanischen Eingriffen, eine genaue klinische *und* röntgenologische Untersuchung erforderlich.

Auch hier besteht eine ausgesprochene Inkongruenz zwischen röntgenologischem und klinischem Befund. Schwere Veränderungen können symptomlos sein und lediglich ein Dokument des augenblicklich vorhandenen degenerativen Verschleißes darstellen (BROCHER). Andererseits können geringe, röntgenologisch noch nicht oder kaum erfaßbare Bandscheibenläsionen erhebliche Beschwerden verursachen, wobei diese Beschwerden episodenhaft wechseln können (REISCHAUER). Wie auch bei der Arthrosis deformans sind die röntgenologisch sichtbaren Veränderungen nicht die alleinige Ursache der Beschwerden. Erst zusätzliche, d.h. zirkulatorische, allergische, fokaltoxische, entzündliche, konstitutionelle, endokrine, physikalisch-chemische aber auch psychische Noxen müssen hinzutreten. Die früher als Ursache angesehene Abkühlung bzw. Erkältung gilt heute — vielleicht doch z.T. nicht ganz zu Recht — als überholt. Diese hinzutretenden Faktoren lösen das klinische Syndrom aus und machen auch hier erst das Leiden zur Krankheit. Nur an deren weiterem Ablauf sind Erfolg oder Mißerfolg der Therapie zu erkennen.

Gegenüber der heute üblich gewordenen Betrachtung der Ischias, der Lumbago, des Kreuzschmerzes fast ausschließlich vom Gesichtspunkt des Bandscheibenschadens aus, erscheint es aber doch notwendig, mit Nachdruck an die Arthrose der Intervertebralgelenke, und im Bereich der Brustwirbelsäule auch an die Arthrose der Costotransversalgelenke zu erinnern, die, bzw. deren Begleiterscheinungen, zweifellos ebenfalls nicht unbeträchtliche Beschwerden verursachen können und ein dankbares Objekt der Strahlentherapie sind.

b) Strahlentherapie

α) Ergebnisse und Wirkungsweise

In den letzten Jahren sind vor allem über die Bestrahlungsbehandlung der Osteochondrosis cervicalis zahlreiche Berichte erschienen, von denen einige in Tabelle 14 zusammengestellt sind:

Tabelle 14. *Ergebnisse der Röntgenbestrahlung bei Osteochondrosis cervicalis in %*

Autor	Fälle	+++	++	+	0
BRINCK	164	18	49	21	12
BUGYI	200	30	40	23	7
DALICHO	162	32	45	—	23
FORSBERG	72	29	33	27	11
GHYS	96	13	48	14	25
HESS	206	24	43	—	33
LUNDAR	625	30	40	20	10
MEYER-LANGSDORFF	85	22	61	7	10
PIZON	225	32	30	26	12
v. PANNEWITZ	543	17	33	27	23
		Durchschnitt			
	2378	25	42	16	17

Es ergeben sich somit Durchschnittswerte von 25% Beschwerdefreien und 42% wesentlich Gebesserten, also gute Behandlungserfolge in 67%, bei nur 17% Versagern. Auch BALESTRA, COSTE-BOUREL u. MUNTEAN berichten übereinstimmend über etwa gleichlautende Ergebnisse. Ein Teil der Arbeiten aus neuerer Zeit unterliegt allerdings dem Irrtum, daß die Bestrahlung der Osteochondrosis cervicalis etwas Neues darstelle. Das ist sie sicherlich nicht. Neu ist lediglich die Krankheitsbezeichnung. Die Kranken mit dem Symptomkomplex der Osteochondrosis cervicalis wurden auch früher schon mit Röntgenstrahlen behandelt, allerdings unter den Sammelbezeichnungen Spondylarthrosis deformans und Plexusneuralgie.

Ein Einfluß des Alters des Patienten auf die Erfolgsaussichten der Bestrahlung ist nicht, ein Einfluß der Schwere der Röntgenbefunde kaum festzustellen. Wie bei der Arthrosis deformans ist jedoch die Dauer der Beschwerden von einigem Einfluß auf die Erfolgsaussichten. So hatte COCCHI 70% Besserung, falls innerhalb der ersten 6 Monate nach Auftreten der Beschwerden bestrahlt wurde, aber nur 58% bei späterem Behandlungsbeginn. Bei LUNDAR betragen die Zahlen der Beschwerdefreien bei Behandlungsbeginn innerhalb von 2 Monaten nach Auftreten der Beschwerden 60%, bei späterem Behandlungsbeginn nur 30%.

Die Wirkungsweise der Strahlentherapie ist auch hier sehr unterschiedlich gedeutet worden. Das über die Strahlenwirkung bei der Arthrosis deformans Gesagte gilt in sinngemäßer Weise auch hier. So wie die Schmerzen und Beschwerden nicht mit den im Röntgenbilde sichtbaren Veränderungen übereinstimmen, so sind diese Veränderungen auch nicht das Ziel der Strahlentherapie. Es sind vielmehr die Schmerzen verursachenden Begleit- und Folgeerscheinungen, die durch die Röntgenbestrahlung beeinflußt werden, sei es nun auf dem Wege über die allgemein schmerzstillende Wirkung der Röntgenstrahlen, die entzündungswidrige Wirkung, die Wirkung auf die Durchblutung, die ausgleichende Wirkung auf das vegetative System, die Änderungen der Gewebsreaktion usw.

Nach den ersten Bestrahlungssitzungen kann zunächst auch eine Verschlechterung erfolgen, die aber eher als Zeichen guter Ansprechbarkeit gewertet werden kann (GROS, GREINER u. BURG). Das zeitlich verschiedene Einsetzen der Wirkung der Röntgenbestrahlung — bisweilen sofort, häufiger nach einigen Sitzungen, zuweilen auch erst Wochen nach der Bestrahlung — vermag nach DALICHO die Reaktionstypenlehre LAMPERTS überzeugend zu erklären.

Die vielfältige kausale Genese der cervicalen und lumbalen Symptome macht verständlich, daß mit Rezidiven gerechnet werden muß. Trotzdem ist auch die u. U. erst spät einsetzende Wirkung im allgemeinen überraschend nachhaltig und von langer Dauer. Dabei können auch Fälle, die auf medikamentöse oder Injektionsbehandlung zwar schnell, aber nur für kurze Zeit oder auch gar nicht reagiert haben, durch die Röntgenbehandlung zu einem großen Teil doch noch einer nachhaltigen Besserung zugeführt werden.

Selbstverständlich gelten die gleichen Grundsätze und Überlegungen auch für die gleichsinnigen Veränderungen im Bereich der *Brust- und Lendenwirbelsäule,* ohne daß es nötig wäre, im einzelnen darauf einzugehen. PIZON nennt für die Osteochondrose der Lendenwirbelsäule bei 200 Fällen 64% gute Besserung, 30% Besserung und nur 4% Versager. Im übrigen sei auf die Tabellen für die Bestrahlung der Spondylosis deformans verwiesen, da die Rubrizierung der degenerativen Erkrankungen der Lendenwirbelsäule als Spondylosis deformans und als Osteochondrosis lumbalis sich weitgehend überschneidet.

β) Dosierung

Die Technik der Bestrahlung der Osteochondrosis cervicalis und lumbalis entspricht den im Abschnitt über die Arthrosis deformans dargelegten Grundsätzen. Am wirksamsten erwies sich uns die Bestrahlung in 8tägigen Abständen mit jeweils 100 R 6—8 mal (ebenso DALICHO). Die Bestrahlung kann von einem direkten Feld oder auch abwechselnd von zwei schräg angesetzten Feldern aus erfolgen. Die Mitbestrahlung des Plexusgebietes ist zweckmäßig.

Vereinzelt, insbesondere in der französischen Literatur, werden höhere Dosen von 150—600 R und häufige Sitzungen, 2—3 mal wöchentlich, genannt. Nach Tabelle 11 haben diese hohen Dosen aber schlechtere Ergebnisse. Schon allein der Strahlenbelastung wegen ist es unzweckmäßig, die Dosis höher zu wählen, als für den Erfolg unbedingt nötig.

Die Bestrahlung der Lendengegend und des Iliosakralbereiches bei Frauen vor der Menopause ist kontraindiziert (s. Abschnitt 7).

Bei tiefem Haaransatz oder hohem Sitz der Halswirbelveränderungen soll man den Haaransatz abdecken oder, wo die betreffende Region durchstrahlt werden muß, den Patienten auf die Möglichkeit eines vorübergehenden Haarausfalles im Feldbereich aufmerksam machen.

Im übrigen kann hinsichtlich der Dosierung und Behandlungstechnik auf den entsprechenden Abschnitt bei der Arthrosis deformans verwiesen werden.

c) Vergleich mit anderen Methoden

Ähnlich wie für die Arthrosis deformans, liegt auch für die Osteochondrosis cervicalis eine Fülle von Behandlungsvorschlägen vor, aber nur wenige Berichte, die einen zuverlässigen Vergleich der Ergebnisse der einzelnen Methoden untereinander und mit der Röntgenbestrahlung erlauben. Hierzu kommt die Erschwerung durch die Verschiedenheit der Erscheinungsformen und Begleitsymptome, die auf die gleichen Maßnahmen sehr unterschiedlich ansprechen.

Tabelle 15. *Vergleiche verschiedener Behandlungsmethoden in* % (nach PIA u. TÖNNIS)

		+++	+	0
Orthopädische Maßnahmen	radikulär	54	20	26
(Glisson-Schlinge, Schanzscher Watteverband)	vegetativ	33	22	45
Paravertebrale Novocaininjektion	radikulär	60	20	20
	vegetativ	31	—	69
Butazolidin	radikulär	52	41	7
	vegetativ	30	—	70
Hydergin	radikulär	21	32	57
	vegetativ	**49**	31	**21**
Röntgenbestrahlung	radikulär	**70**	15	**15**
	vegetativ	16	25	59

Man kann daher nur durch noch weitere Unterteilung der Ergebnisse, unter Berücksichtigung möglichst zahlreicher Faktoren, Aufschlüsse über die Wirksamkeit der Therapie bei den einzelnen Symptomgruppen erhalten. DALICHO nahm eine Aufgliederung der vertebralen Syndrome nach Ausgangsart, Symptomen, Ursachen und Linderungsmöglichkeiten vor. Diese Aufgliederung ermöglichte zugleich auch Vergleiche mit der Wirkung anderer Methoden. Es ergaben sich die besten Ergebnisse mit der *Röntgen*therapie bei radikulären, vegetativen und gelenkbedingten Auswirkungen, während die *Massage* besonders günstig auf die muskulären Hypertonien und die Myogelosen einwirkte, vor allem nach vorheriger Überwärmung. *Ultraschall* zeigte seine beste Wirkung bei flächenhaften Verspannungen der Msukulatur, schließlich *Extension und chiropraktische Maßnahmen* bei Blockierung der kleinen Gelenke.

PIA u. TÖNNIS stellen die Ergebnisse der Röntgenbestrahlung, von orthopädischen Maßnahmen, Injektions- und medikamentöser Therapie einander gegenüber, Fälle mit überwiegend vegetativen, getrennt von denen mit überwiegend radikulären Erscheinungen (Tabelle 15).

Aus dieser Gegenüberstellung ergibt sich bei den Fällen mit vorwiegend radikulären Erscheinungen eine klare Überlegenheit der Röntgenbestrahlung, gefolgt von der paravertebralen Novocaininjektion. Der Vorzug der Novocaininjektion ist dabei die *schnelle*, die der Röntgenbestrahlung die *nachhaltige* Wirkung. Beim Überwiegen vegetativer Erscheinungen wurden die besten Ergebnisse mit Hydergin in Tabletten oder Tropfenform erzielt, gefolgt von den Ergebnissen orthopädischer Maßnahmen, während der Anteil der Unbeeinflußten bei der Novocaininjektion hier auffallend hoch ist. Von der Injektionstherapie berichtet im übrigen auch Reischauer über $^1/_3$ Mißerfolge. Auch Weissenbach u. Pizon erzielten mit der Röntgenbestrahlung bei vegetativen Erscheinungen weniger gute Ergebnisse. Bei Dalicho betrug der Anteil der Beschwerdefreien mit radikulären Symptomen 53%, mit vegetativen Symptomen 46%, die Differenz ist also weniger groß als bei Pia u. Tönnis.

Ein spezieller Vergleich der Ergebnisse der Röntgenbestrahlung mit der *Ultraschallbehandlung* ergab bei Dalicho ähnliche Ergebnisse wie auch bei der Arthrosis deformans, nämlich bei Nachuntersuchung $^1/_2$ Jahr nach Abschluß der Behandlung mit Röntgenstrahlen 33% Beschwerdefreie, mit Ultraschall 21% Beschwerdefreie, wobei die Besserung nach der Röntgenbestrahlung 1—5 Jahre, nach der Ultraschallbehandlung nur 3 Monate bis 2 Jahre anhielt, so daß sich auch hier eine Überlegenheit der Röntgenbestrahlung über die Ultraschallbehandlung ergibt, und zwar sowohl hinsichtlich der Wirksamkeit wie auch deren Dauer. Beim Überwiegen muskulärer Erscheinungen wurden mit Röntgenbestrahlung aber nur 25% Beschwerdefreie erzielt, mit Ultraschall dagegen 62%. Die Indikation zur Wahl des Behandlungsverfahrens muß also in jedem Falle die unterschiedlichen Wirkungsweisen auf die einzelnen Symptomgruppen berücksichtigen.

Die Röntgenbestrahlung wirkt um so besser, je früher sie eingesetzt wird. Sie vermag aber auch dann noch gute Wirkungen zu zeitigen, wenn andere Methoden ohne oder mit unbefriedigendem Erfolg versucht worden sind. So konnte Muntean von 392 durch medikamentöse, physikalische und orthopädische Maßnahmen unbeeinflußt gebliebene Fälle 296, das sind 75%, durch Röntgenbestrahlung doch noch bleibend bessern.

Ebenso hatten Weissenbach u. Pizon bei Fällen, die fast alle schon länger als 9 Monate Schmerzen und aller medikamentösen Therapie getrotzt hatten und dann röntgenbestrahlt wurden, bei der Nachuntersuchung, 8 Monate nach der Bestrahlung, 60% gute bis sehr gute Ergebnisse und nur noch 15% Unbeeinflußte.

Zur Erklärung der widersprechenden Angaben über die Wirkungsweise der verschiedenen Behandlungsmethoden sei daran erinnert, daß die Gruppierung von Begleitsymptomen recht unterschiedlich vorgenommen wird und damit allein hierin schon ein gewisser Unsicherheitsfaktor liegt.

Während für die Arthrosis deformans die Röntgentherapie die Therapie der Wahl darstellt, müssen bei der Osteochondrosis cervicalis und lumbalis die verschiedenen zur Verfügung stehenden Methoden, wie Röntgenbestrahlung, Injektionstherapie, medikamentöse Behandlung, Massage, Ultraschall, orthopädische und chiropraktische Maßnahmen, je nach den im Vordergrund stehenden klinischen Symptomen, gezielt eingesetzt werden. Trotzdem kann aber die Röntgenbestrahlung, von einigen, relativ wenigen Erscheinungsformen abgesehen, als die Methode mit der breitesten und nachhaltigsten Wirkung angesehen werden. Ihr Einsatz sollte daher in den dafür geeigneten Fällen nicht durch Versuche mit weniger wirksamen Maßnahmen unnötig verzögert werden. Man kann bei Fällen mehr akuten Charakters die paravertebrale Novocaininjektion, die Stellatum- oder Wurzelblockade zunächst vorziehen, wird aber bei Ausbleiben oder zu kurzer Wirkungsdauer zur Röntgenbestrahlung übergehen. Bei den mehr chronischen Fällen sollte man die Röntgenbestrahlung möglichst bald und bevorzugt einsetzen, deren Ungefährlichkeit im Vergleich mit den Injektionsmethoden betont werden muß.

III. Periarthritis humeroscapularis

a) Klinische Vorbemerkungen

Häufigste und charakteristischte Vertreterin der auf degenerative Prozesse zurückzuführende Periarthritiden ist die Periarthritis humeroscapularis.

Über ihre Ätiologie und Pathogenese ist eine Fülle von Arbeiten veröffentlicht worden mit fast ebensoviel einander widersprechenden Ansichten über Wesen und Ursprung der Erkrankung, die auch durch die Vielfalt synonymer Bezeichnungen charakterisiert werden: Periarthritis humeroscapularis, Bursitis subdeltoidea, Bursitis subacromialis, Calcinosis interstitialis localisata, Peritendinitis calcarea, Schultersteife, Dupleysche Erkrankung, Tendopathie des Supraspinatus, Schulter-Arm-Syndrom, um nur die bekanntesten zu nennen.

Es handelt sich dabei primär um einen degenerativen Prozeß, vor allem im Bereich der am Tuberculum majus humeri ansetzenden Sehnen der Mm. supraspinatus und infraspinatus. Dabei kommt es in zahlreichen Fällen zu im Röntgenbild nachweisbaren Kalkablagerungen. Sie entstehen auf dem Boden degenerativer Veränderungen in der Sehne, um die Sehne, seltener um die Gelenkkapsel herum und nur in Ausnahmefällen primär im Schleimbeutel selbst, können aber sekundär auf diesen übergehen. Störungen des Kalkstoffwechsels sind dabei nicht festzustellen.

Die Periarthritis humeroscapularis ist eine Erkrankung vorzugsweise des mittleren und höheren Alters. Die *klinische Erscheinungsform* läßt eine akute von einer chronischen Verlaufsweise unterscheiden. Die akute Form setzt sehr plötzlich mit heftigsten Schmerzen und dadurch bedingter Bewegungsunfähigkeit ein. Bei der chronischen Form entwickeln sich die Beschwerden dagegen allmählich. Infolge Schonung des Gelenkes kommt es zur Kapselschrumpfung mit zunehmender — nun nicht mehr ausschließlich schmerzbedingter — Bewegungseinschränkung.

Im *Röntgenbild* sieht man wolkig strukturlose Schatten von Kalkdichte unterschiedlicher Größe im Bereich zwischen Tuberculum majus humeri und Acromion. Über den Zeitpunkt des ersten Auftretens dieser Kalkansammlungen, die eine dick-breiige Konsistenz besitzen, gehen die Meinungen sehr auseinander. Einzelne Autoren haben die Kalkeinlagerungen erst nach dem Auftreten von Beschwerden gesehen, so MAUCLAIR nach 48 Std, SCHAER nach 8 Tagen, DECKER nach 2—3 Wochen. Bei der Mehrzahl der Fälle sind jedoch auch bei kurzfristig nach Auftreten der Beschwerden angefertigten Röntgenaufnahmen schon Kalkansammlungen nachweisbar, oft schon von solchen Ausmaßen und Dichte, daß ihre Entstehung zweifelsfrei länger als der Beginn der Beschwerden zurückliegen muß. In einem Teil der Fälle sind Kalkansammlungen wohl vorhanden, aber nicht so intensiv, daß sie im Röntgenbild nachweisbar wären (ZUPPINGER).

Der Anteil der Fälle mit Kalkeinlagerungen wird von den einzelnen Autoren sehr unterschiedlich angegeben, so

von MUSTAKALLIO	mit 20%
von DECKER	mit 22%
von CHAUMET	mit 23%
von SCHAER	mit 33%
von STEEN u. CULLOUGH	mit 65%
von O'BRIEN	mit 70%
von COCCHI	mit 73%
von KRATZMANN u. FRANKEL	mit 87%

Der chronisch degenerative Prozeß ist offensichtlich schon länger im Gange, bis — durch uns im einzelnen noch nicht genau bekannte Faktoren — u. U. plötzliche Beschwerden auftreten, so daß wir eigentlich nicht von einer akuten Erscheinungsform, sondern nur von einer akuten Verschlimmerung bisher chronischer Vorgänge sprechen dürften. Zu denken wäre an die enge Verflechtung mechanischer und nervöser Einflüsse, die Bedeutung trophischer Störungen, die Hypertonie der Skelettmuskulatur, der daraus folgenden Ischämie usw. Hierzu treten die Fragen des primären Reizherdes und der mögliche Zusammenhang mit einer Osteochondrosis cervicalis. Die Erkrankung kann gelegentlich im Anschluß an ein Trauma auftreten, das aber lediglich ein akutes Stadium in einem schon vorher in diesem Sinne erkrankten Bereich auslösen dürfte. Das gleichzeitige Vorkommen der Periarthritis humeroscapularis mit einer röntgenologisch nachweisbaren Osteochondrosis cervicalis wird von PIZON nur in 23 %, von HESS u. BONMANN dagegen in 80 % festgestellt. Ein ursächlicher Zusammenhang wird vermutet.

Für die anderen Lokalisationen gleichartiger Krankheitsprozesse, die wir als Peritendinitis calcarea und Calcinosis localisata bezeichnen und als schmerzhafte Kalkansammlungen im Bereich des Trochanter major, der Knie-, Ellbogen-, Hand- und Fußgelenke, wenn auch wesentlich seltener, im Röntgenbild sehen, gilt im wesentlichen das Gleiche.

b) Strahlentherapie

α) Wirkung und Ergebnisse

Eine planmäßige Strahlentherapie der Periarthritis humeroscapularis begann erst Ende der Zwanziger Jahre, wenn Einzelfälle unter anderen Diagnosen sicher auch schon früher bestrahlt worden sind. Als erste berichteten 1927 BRENKMANN und NADAND über die Röntgenbehandlung der periartikulären Verkalkungen der Schulter, 1928 erschien eine

Tabelle 16. *Ergebnisse der Strahlentherapie der Periarthritis humeroscapularis in %*

	Fälle	+++	++	0
BAENSCH	196	57	28	13
BAKKE	171	60	35	5
CANIGANI	74	59	20	11
COCCHI	767	28	52	20
DECKER	36	67	23	10
HESS u. BONMANN	116	50	36	14
JENKINSON u.a.	318	43	50	7
KLINKEN	26	46	42	12
MANN	52	90	6	4
MEYER-LANGSDORFF	93	51	17	32
MUSTAKALLIO	102	73	24	3
PIZON	144	85	9	6
RENCK	17	88	12	0
SANDSTROEM	181	89	7	4
STEEN u. MCCULLOUGH	47	47	44	9
WEISSENBACH u. PIZON	125	60	25	15
v. PANNEWITZ	128	63	24	13
		Durchschnitt		
Summe	2593	62	27	11

Veröffentlichung von GRAUER über die Strahlenbehandlung der Omarthritis. 1929 berichtete WALTER über die Behandlung eines Falles von partieller Verkalkung der Schultergelenkkapsel. Im gleichen Jahr konnte RENCK bereits über 17 Fälle mit 88 % guten Ergebnissen berichten und KAHLMETER und ÅKERLUND über 50 bestrahlte Fälle, die fast alle ohne sonstige Behandlung symptomfrei wurden. 1930 verfügt SANDSTRÖM schon über 200 Fälle, und ALTSCHUL bezeichnete die Strahlenbehandlung bereits als Therapie der Wahl. Einige Arbeiten, soweit sie vergleichbare Ergebniszahlen mitteilen, sind in Tabelle 16 zusammengestellt.

Der besseren Übersichtlichkeit halber sind auch hier nur ganze Prozentzahlen angegeben, eine Angabe von Dezimalen würde, ohne Gewinn an tatsächlicher Genauigkeit, den Eindruck nur verwischen. Die aus den von über 2500 Fällen errechneten Durchschnittswerte ergeben 62 % Beschwerdefreie, 27 % Gebesserte und, was insbesondere im Vergleich mit den Ergebnissen anderer Behandlungsmethoden wichtig erscheint, nur 11 % Unbeeinflußte.

Aus den Ergebnissen weiterer Arbeiten seien noch die Zahlen der Beschwerdefreien aufgeführt: BENASSI 90 %, BLASS 89 %, BOIJEAU und NAUDIN 100 %, GROS u. BURG 85 %, HENLE 74 %, KOVAČ 90 %, KRATZMANN u. FRANKEL 83 %, LATTMANN 75 %. Die Ergebnisse sind also übereinstimmend gut. Da die Wirkung der Bestrahlung, wenigstens bei den mehr chronischen Fällen, eine gewisse Zeit benötigt und gute Besserung zwar bald, völlige Beschwerdefreiheit jedoch erst nach geraumer Zeit eintritt, ist auch hier die Spätbefragung wichtig. KRATZMANN u. FRANKEL erzielten zunächst Beschwerdefreiheit in 27% ihrer Fälle, bei Spätbefragung 83%. Bei MUSTAKALLIO war die Zahl der Beschwerdefreien nach 2 Jahren von 73% auf 94% gestiegen. Daraus erhellt zugleich die Seltenheit von Rezidiven.

Die akute Form spricht besonders schnell auf die Bestrahlung an, die heftigen Schmerzen lassen oft schon einige Stunden nach der 1. Sitzung, zum mindesten aber nach der 2. Sitzung nach, wenn sie auch meist noch nicht gänzlich verschwunden sind. Die chronischen Formen verhalten sich hartnäckiger. Es bedarf meist mehrerer Sitzungen, bis die Besserung einsetzt, deren Ablauf sich meist über einige Wochen erstreckt. Eine Exacerbation nach der 1. Sitzung ist hinsichtlich des weiteren Verlaufes ein ausgesprochen günstiges Zeichen. In Tabelle 17 sind die Prozentzahlen der Beschwerdefreien bei akuten und chronischen Fällen gegenübergestellt. Etwa in der Mitte liegen die Ergebnisse der chronischen Fälle mit akuter Verschlimmerung.

Tabelle 17. *Beschwerdefrei bei akuter und chronischer Periarthritis*

	BAENSCH	HESS	JENKINSON	MUSTAKALLIO	Durchschnitt
Akute Verlaufsform	68%	80%	82%	73%	76%
Chronische Verlaufsform	40%	38%	23%	46	38%

Der Zeitpunkt des Behandlungsbeginns spielt eine wesentliche Rolle. Die Ergebnisse bei den akuten Fällen sind sicher nicht auch zuletzt deshalb die besseren, weil die intensiven Schmerzen eine Verschleppung des Behandlungsbeginns verhüten. Anders liegt es bei den chronischen Fällen, die oft erst nach vergeblicher anderweitiger Behandlung kommen. Dabei erweist sich die Verzögerung des Einsatzes der Strahlentherapie als durchaus unzweckmäßig, da die Behandlungsergebnisse bei den vorbehandelten Fällen schlechter sind (GROS u. BURG), sie sind aber auch um so schlechter, je später die Bestrahlung nach Beginn der Beschwerden einsetzt. COCCHI fand bei Behandlung spätestens 6 Monate nach Beginn der Beschwerden 31% beschwerdefrei und 16% unbeeinflußt, bei späterem Behandlungsbeginn dagegen nur 23% beschwerdefrei und 27% unbeeinflußt. Diese Unterschiede decken sich mit unseren eigenen Erfahrungen, bei HESS sind sie noch größer.

Bei den posttraumatisch aufgetretenen Periarthritiden sind die Ergebnisse etwas ungünstiger als bei ohne erkennbaren Anlaß aufgetretenen Fällen (COCCHI, MUSTAKALLIO).

Das Verhalten des *Röntgenbefundes* ist wechselnd. Bei der akuten Form bilden sich die Kalkansammlungen oft schnell zurück, jedoch geht die Rückbildung nicht immer mit dem Tempo des Rückganges der Beschwerden synchron. Bei DE LORIMIER war bei eingetretener Beschwerdefreiheit in 68% auch der Kalkschatten verschwunden. Manchmal dauert die Rückbildung des Kalkes Monate, zuweilen bleiben auch länger Reste zurück, ohne daß Beschwerden bestehen. Bei KLINKEN erfolgte völlige Resorption des Kalks in 47%, teilweise Resorption in 35%, keine Resorption in 18%.

Bei der chronischen Form erfolgt die Kalkresorption meist langsamer. Dem langsamen Verschwinden oder dem Verbleiben eines restlichen Kalkdepots wird vielfach eine zu große Wichtigkeit beigemessen, da ja derartige Calcinosen auch ohne Beschwerden bestehen, wie auch ohne Behandlung verschwinden können. Die trotzdem eindeutige Wirkung der Bestrahlung ist von KOVAČ durch Vergleich mit scheinbestrahlten Fällen bestätigt worden. Beschwerdefreiheit kann vor, nach und ohne Verschwinden der Kalkdepots auftreten. Man soll daher die Behandlungsdauer nicht ausschließlich vom Verhalten der Kalkdepots, sondern vor allem vom klinischen Ergebnis abhängig machen. *Für den Erfolg der Strahlentherapie ist es ohne Einfluß, ob Kalkdepots vorliegen oder nicht.*

Die Rolle der gleichzeitigen Osteochondrosis cervicalis ist — ungeachtet der noch nicht eindeutig geklärten Frage, ob hier nur Gleichzeitigkeit oder ursächlicher Zusammenhang vorliegt — weniger hinsichtlich des therapeutischen Erfolges, als hinsichtlich der Art des Vorgehens von Bedeutung. Bei gleichzeitiger Osteochondrosis cervicalis sollen auch beide Gebiete bestrahlt werden, sie lassen sich dann in ungefähr gleichem Ausmaß bessern (PIZON). Wird dagegen die Halswirbelsäule nicht mitbestrahlt, sind die Ergebnisse auch für die bestrahlte Periarthritis schlechter (MEYER-LANGSDORFF). Man sollte daher auf alle Fälle schon bei Fahndung auf eine Periarthritis humeroscapularis eine Untersuchung der Halswirbelsäule nicht versäumen.

Es ist bisher nur von der Periarthritis humeroscapularis als der häufigsten Erscheinungsform, meist mit Kalkansammlung verbundener, degenerativ tendinöser und paratendinöser Prozesse gesprochen worden. Sinngemäß gilt das gleiche auch für andere Lokalisationen der periarticulären und peritendinösen Calcinose, wie sie besonders im Bereich des Trochanter major, ebenso, wenn auch seltener, im Bereich des Knie-, Fuß- und Ellbogengelenkes auftreten. Ebenfalls hier können diese Prozesse akut mit heftigen Schmerzen auftreten, aber auch in mehr chronischer Weise ablaufen. Die Ergebnisse der Bestrahlung sind denen der Periarthritis humeroscapularis in jeder Weise entsprechend.

Sehr instruktiv ist das Verhalten dieser Krankheit bei einem 65jährigen Mann, der am Tage nach plötzlich aufgetretenen heftigsten Schmerzen im Bereich des linken Trochanter fast bewegungsunfähig zu uns kam. Die Röntgenaufnahme zeigte eine etwa mandelgroße typische Kalkansammlung, aber an der entsprechenden Stelle rechts bestand eine gleichartige, jedoch nicht schmerzhafte Kalkeinlagerung. Nach zwei Bestrahlungen war der linke Hüftbereich schmerzfrei. Zur zweiten Sitzung kam der Patient bereits wieder zu Fuß. Inzwischen waren auch rechts Schmerzen geringeren Grades aufgetreten. Hier brauchten wir sieben Sitzungen bis zur Schmerzfreiheit. Der Kalk war links nach der 4. Sitzung, rechts erst nach der 6. Sitzung resorbiert.

β) Dosierung und Behandlungstechnik

Die Prinzipien der Entzündungsbestrahlung sind auch hier anzuwenden, d.h. je frischer und akuter die Erscheinungen sind, um so niedriger soll die Dosis sein. SANDSTROEM gibt bei akuten Fällen 75—100 R jeden 2. oder 3. Tag, bei chronischen Fällen 3×100 R, dann Wiederholung nach 3 Wochen Pause. GLAUNER beginnt dagegen mit 150 R, um nach eintretender Besserung mit 100 R weiter zu bestrahlen. Nur einzelne französische Autoren verwenden höhere Dosen, während KOVAČ Kleindosen in 3 Serien von 3×10 bis 25 R einmal wöchentlich verabreicht.

Uns hat sich folgende Technik als am erfolgreichsten erwiesen: Bei akuten Fällen verabreichen wir zunächst 2—3mal 100 R in 2—3 tägigen Abständen abwechselnd von vorn und hinten. Wenn, wie meist, die Schmerzen nach der ersten oder zweiten Sitzung nachlassen, erhöhen wir die Einzeldosis auf 150 R und bestrahlen 2mal wöchentlich weiter. Ist nach 5—6 Sitzungen der Patient schmerzfrei, schließen wir die Bestrahlung ab, andernfalls machen wir eine Pause von 6 Wochen und wiederholen die Serie. Entscheidend ist das klinische Bild, nicht die Kalkeinlagerungen.

Bei den chronischen Fällen, deren Schmerzen sich erst allmählich zunehmend einstellen, bestrahlen wir auf längere Sicht und zwar mit 150 R einmal wöchentlich etwa 6—8mal. Die Besserung beginnt hier meist erst gegen Ende der Serie, setzt sich aber danach noch fort. Nur in einer Minderzahl ist nach 6 Wochen noch ein Befund vorhanden, der eine zweite Serie erforderlich macht. Das Verhalten etwaiger Kalkansammlungen ist auch hier nicht von ausschlaggebender Bedeutung. Bei gleichzeitiger Osteochondrosis cervicalis werden Hals- bzw. Plexusgebiet mit der im vorigen Kapitel dafür angegebenen Dosierung zusätzlich bestrahlt.

Bei chronischen Fällen ist eine gleichzeitige aktive Bewegungsbehandlung zu empfehlen. Von einer Ruhigstellung ist abzuraten; wo sie im Einzelfalle nicht zu umgehen sein sollte, muß sie selbstverständlich in Abduktion erfolgen.

Die Dosierung bei der Peritendinitis calcarea anderer Lokalisationen erfolgt in gleicher Weise wie bei der Periarthritis humeroscapularis. Es ist zweckmäßig, das Feld nicht zu eng auf den Bereich der im Röntgenbild sichtbaren Verkalkung zu beschränken, sondern stets die beteiligte Umgebung mit zu erfassen.

c) Vergleich mit anderen Methoden

Wegen der zunächst prompten Wirkung werden intra- und parartikuläre Injektionen viel verwandt, daher erscheint es zweckmäßig, deren Ergebnisse mit denen der Röntgenbestrahlung zu *vergleichen*. Ein Vergleich zwischen Röntgenbehandlung und intraartikulärer Injektionstherapie mit Hydrocortison zeigt Tabelle 18.

Tabelle 18. *Vergleich zwischen Röntgenbestrahlung und Hydrocortison* (nach PIZON)

	Fälle	Ergebnisse in %			
		+++	++	+	0
Periarthritis humeroscapularis behandelt mit Röntgenstrahlen	144	50	35	9	6
Hydrocortison intraartikulär	75	38	24	12	26

Der erheblich größere Anteil der Beschwerdefreien spricht deutlich zugunsten der Röntgenbestrahlung. Besonders betont wird dies Ergebnis durch den mehr als 4fach höheren Anteil der Unbeeinflußten bei der Hydrocortisontherapie, deren zwar schneller, aber relativ schmaler Wirkungsbereich dadurch charakterisiert wird.

Beim Vergleich zwischen Röntgenbestrahlung und Procain-Injektionstherapie ergeben sich ähnliche Verhältnisse zugunsten der Röntgenbestrahlung wie bei der vorigen Tabelle. Besonders deutlich wird dies bei einer Trennung zwischen akuten und chronischen Fällen (Tabelle 19).

Tabelle 19. *Vergleich zwischen Röntgenbestrahlung und Procaininjektion* (nach BAENSCH)

	Akut	Subakut	Chronisch
Beschwerdefrei			
mit Röntgenbestrahlung	68%	64%	40%
mit Procaininjektion	58%	25%	44%
Unbeeinflußt			
mit Röntgenbestrahlung	8%	11%	29%
mit Procaininjektion	27%	44%	37%

Also auch hier ergibt sich bei den akuten Fällen mit der Injektionsbehandlung eine um das $3^1/_2$fach höhere Zahl von Unbeeinflußten als mit der Röntgenbestrahlung. Bei den subakuten Fällen ist mit der Injektionsbehandlung die Zahl der Unbeeinflußten 4mal so groß, die Zahl der Beschwerdefreien weniger als halb so groß wie mit der Röntgenbestrahlung. Lediglich bei den chronischen Fällen werden die Differenzen geringer.

Wenn auch die Injektionstherapie, insbesondere bei den chronischen Fällen, den Vorteil schneller Wirkung für sich hat, — bei den akuten Fällen wirkt auch die Röntgentherapie sehr prompt — so erweist sie sich doch hinsichtlich ihrer Sicherheit und Nachhaltigkeit als der Röntgentherapie eindeutig unterlegen. Da die Wirkung der Röntgenbestrahlung auch von dem Zeitpunkt ihres Einsatzes mit abhängig ist, ergibt sich aus allem die Schlußfolgerung, daß bei der Periarthritis humeroscapularis die Röntgenbestrahlung als das zweckmäßigste therapeutische Verfahren ohne unnötigen Zeitverlust möglichst schnell zur Anwendung gelangen sollte. Eine Injektionstherapie wäre mehr als ergänzende Therapie anzuraten, insbesondere bei chronischen Fällen zur Überbrückung der Pause bis zur Auswirkung der Bestrahlung.

Sonstige Maßnahmen, z. B. physikalische Therapie, treten hier weit zurück. Einfache Wärmeanwendungen haben nur wenig Erfolg (MUSTAKALLIO). Ultrakurzwellenbehandlung brachte uns recht erfreuliche Ergebnisse, doch waren die Ergebnisse mit der Röntgenbestrahlung so eindeutig überlegen, daß wir die Ultrakurzwellenbehandlung deswegen wieder ganz aufgegeben haben. Ähnliches gilt auch für die Behandlung mit Ultraschall. UNGEHEUER erzielte damit nur bei 15 % und RENFER bei 30 % der Erkrankten Beschwerdefreiheit. Der Vergleich mit den 64 % Beschwerdefreien bei der Strahlentherapie erweist die Anwendung des Ultraschalls als unzweckmäßig.

IV. Die Sehnenansatzperiostosen

Die schmerzhaften Sehnenansatzperiostosen erweisen sich als ein dankbares Objekt der Strahlentherapie, insbesondere die Epicondylitis humeri und der Calcaneussporn. Die übliche Sammelbezeichnung dieser Erkrankungen als Sehnenansatzperiostosen erscheint allerdings inkorrekt, nachdem H. SCHNEIDER erneut nachgewiesen hat, daß die Sehnen nicht im Periost, sondern im Knochen selbst verankert sind, und daß im Bereich der Sehnenansatzzonen gar kein Periost vorhanden ist. Wir müssen diese Erkrankungen also als Abnutzungserkrankungen an den Insertionszonen der Sehnen und damit als eine spezielle Erscheinungsform der Tendopathien auffassen.

a) Epicondylitis

Die Epicondylitis humeri ist häufiger auf den lateralen Epicondylus lokalisiert als auf den medialen. Die meist recht plötzlich auftretenden Beschwerden äußern sich in einem Gefühl der Kraftlosigkeit des Armes, plötzlichen heftigen Schmerzen bei bestimmten Bewegungen, vor allem bei Supinations- und Pronationsbewegungen, bei schnellem kräftigen Zufassen oder Faustschluß, sowie einem gut lokalisierbaren Druckschmerz. Auslösendes Moment ist meist eine wiederholte Überbeanspruchung oder Überanstrengung, auch wiederholte Traumen, wohl auch ein Mißverhältnis zwischen Leistungsbeanspruchung und -vermögen. So ist es verständlich, daß bestimmte Berufe oder Tätigkeiten bevorzugt befallen werden, wie z.B. Schuhmacher, Glasbläser, Tennisspieler, Hausfrauen (große Wäsche!). Örtliche Stoffwechselstörungen, Vitaminmangel usw. mögen hinzutreten. Das Röntgenbild ist meist ohne Besonderheiten. Bei älteren Fällen kann man zuweilen angedeutete periostale Auflagerungen oder Rauhigkeiten erkennen. Von einigen Autoren wird, ähnlich wie für die Periarthritis humeroscapularis auch, für die Epicondylitis ein ursächlicher Zusammenhang mit der Osteochondrosis cervicalis angenommen. Ein sicherer Beweis für derartige Zusammenhänge steht jedoch, trotz der relativen Häufigkeit eines gleichzeitigen Vorkommens (MORCZEK und MICHALK: 70 %), noch aus.

Zur Behandlung der Epicondylitis wird besonders häufig von lokalen Injektionen Gebrauch gemacht, z.B. von Novocain, Impletol, Acetylcholin, Priskol, Plenosol, Hydrocortison- und Prednisolonpräparaten, letztgenannte wohl am wirksamsten (H. SCHNEIDER). Die Injektionstherapie hat im Falle ihrer Wirksamkeit den Vorteil sofortiger Wirkung für sich. Doch ist die Wirkung keine sehr regelmäßige oder sichere. Daher finden wir auch außerdem einen langen Katalog sonstiger Behandlungsmaßnahmen, wie Ruhigstellung bis zu 6 Wochen, Wärme, Ultrakurzwellendurchflutung, Bindegewebsmassage, Ichthyolsalbe, Stellatumblockade, ferner eine ganze Anzahl von operativen Eingriffen, wie Abmeißelung des Epicondylus, Excision des Periosts, Einkerbung des Sehnenansatzes usw. Diese Vielzahl der empfohlenen Methoden zeigt wohl die u.U. große Hartnäckigkeit des Leidens auf, spricht aber nicht für die Wirksamkeit dieser Methoden. Um so näher liegt der Gedanke, angesichts der guten Wirkung der *Röntgentherapie* auf ähnlich geartete Krankheitsbilder auch hier die Bestrahlung zur Anwendung zu bringen.

Als erster hat RICHARZ (1922) in größerem Maßstabe dies getan und damals schon, angesichts seiner Ergebnisse, die Röntgenbestrahlung als Therapie der Wahl bezeichnet. Diese Ergebnisse wurden schon 1923 von GÜTIG bestätigt, der ebenfalls der Röntgentherapie den ersten Platz der anzuwendenden therapeutischen Maßnahmen einräumte. Eine Zusammenstellung weiterer Ergebnisse gibt Tabelle 20.

Es ergibt sich somit ein Durchschnittswert von 70% guten Erfolgen bei nur 11% Unbeeinflußten.

Eine Wirkung der Bestrahlung tritt oft schon nach der ersten Sitzung ein, sie äußert sich zunächst in einem Nachlassen des Schmerzes und in besserer Bewegungsmöglichkeit. Der so charakteristische lokale Druckschmerz verschwindet meist zuletzt, bis zur völligen Schmerzfreiheit vergehen meist einige Wochen. Der gelegentlich schnelleren Wirksamkeit der Injektionsbehandlung steht die größere Sicherheit und vor allem Nachhaltigkeit der Bestrahlungswirkung gegenüber. MORVAY fand im Durchschnitt die Krankheitsdauer etwa um die Hälfte kürzer als mit anderen Methoden.

Bei einem Vergleich mit Ultraschallbehandlung erhielten MORCZEK und MICHALK etwa gleich gute Ergebnisse. Dagegen erbrachte ein Versuch, beide Verfahren miteinander zu kombinieren, keine Vorteile.

Tabelle 20. *Bestrahlungsergebnisse bei Epicondylitis humeri in %*

	Fälle	+++	+	0
CANIGIANI	23	70	17	13
COCCHI	22	41	18	41
HESS u. BONMANN	65	54	35	11
KOVAČ	80	85	?	?
MORVAY	102	93	—	7
MUSTAKALLIO	18	82	14	4
PIZON	10	80	20	0
v. PANNEWITZ	43	52	38	10
Summe	363	Durchschnitt		
		70	19	11

RICHARZ erzielte seine ersten Erfolge mit einer einmaligen Dosis von 375 R. Heute ist die übliche Dosis entweder 150 R einmal wöchentlich oder 80—100 R in 2—3tägigen Abständen. Auch über gute Erfolge mit Kleinstdosen wird berichtet. KOVAČ hatte 85% gute Ergebnisse damit, auch MORVAY, der zuerst 4×80—100 R gab, ging später zu 6×30 R in zweitägigen Abständen über. Eine weitere Dosissenkung erwies sich ihm jedoch als zwecklos. Das Feld soll nicht zu klein sein, sondern die Umgebung mit einbeziehen.

Bei gleichzeitiger Osteochondrosis cervicalis soll man diese auf alle Fälle mitbestrahlen.

Eine gleichsinnige Erkrankung am distalen Radiusende, die wir in Ermangelung einer korrekten Benennung als *Styloiditis radii* bezeichnen, ist oft noch hartnäckiger als die Epicondylitis, und durch Impletol- usw. -Injektionen meist nicht zu beheben. Ruhigstellung ist fast stets erforderlich. Dabei wirken aber ergänzende Röntgenbestrahlungen mit einer Dosis von 100—150 R je Sitzung in einem hohen Prozentsatz auffallend günstig und abkürzend auf den Verlauf ein und sollten daher mehr als bisher angewandt werden.

Man darf aber dieses Krankheitsbild nicht verwechseln mit der echten *Peritendinitis stenosans de Quervain*, bei der man mit einem operativen Eingriff schneller zum Ziel kommt als mit der hier meist versagenden Röntgenbestrahlung.

Zusammenfassend kann die Bestrahlung dieser Krankheitsgruppe durchaus empfohlen werden. Man wird sie vor allem überall dort anwenden, wo eine Injektionstherapie nicht zu schneller oder anhaltender Wirkung geführt hat. In hartnäckigen Fällen ist eine gleichzeitige kurzfristige Ruhigstellung zweckmäßig, insbesondere auch bei unvernünftigen Patienten.

b) Calcaneussporn

Von den degenerativen Sehnenverkalkungen müssen die echten Verknöcherungen an den Sehnenansatzstellen unterschieden werden. Sie manifestieren sich im Röntgenbild als spornartige Gebilde. Die bekanntesten sind Occipitalsporn, Patellarsporn, Olecranonsporn und Calcaneussporn, ihre Mehrzahl ist ohne praktische klinische Bedeutung. Lediglich der Calcaneussporn wird zuweilen durch Irritation seiner unmittelbaren Umgebung erheblich schmerzhaft (Calcaneodynie) und ist dann ein dankbares Objekt der Röntgenbestrahlung.

Der Sporn selbst ist nicht schmerzhaft und auch nicht Ziel der Strahlentherapie. Es wäre sinnlos, einen zufällig entdeckten, nicht schmerzhaften Sporn bestrahlen zu wollen. Nur bei sekundären Reizerscheinungen wird beim Auftreten ein stechender Schmerz verspürt, nebst einem circumscripten Druckschmerz am Sitz des Sporns. Nur diese schmerzhaften Reizzustände sind Ziel der Strahlentherapie.

Die gelegentlich geübte operative Abtragung des Sporns ist oft enttäuschend, weil nicht nur Rezidive mit dann noch verschlechtertem Befund häufig sind, sondern gelegentlich auch die Operationsnarbe selbst Anlaß zu Beschwerden geben kann. Neben Entlastungseinlagen vermag die Röntgenbestrahlung dagegen recht gute Erfolge zu erzielen, ihre Ergebnisse sind meist besser als Umschläge, Wärmeanwendungen usw.

Pokorny hat mehrfach, zuerst 1932, über ihre Erfahrungen berichtet, unter denen nur ein einziges Rezidiv war. Über gute Ergebnisse berichten dann weiterhin Cocchi, Ghys, Haguènau, Gally u. Lichtenberg, Mustakallio u. Laitinen, Pizon, Sack, Wex. Aus deren Angaben läßt sich ein Durchschnitt von nur 15 % Mißerfolgen entnehmen.

Die Schmerzen lassen meist sehr schnell nach. Nur im Ausnahmefall ist eine zweite Serie erforderlich. Die Dosierung beträgt 4—6mal 100 R 1—2mal wöchentlich von einem direkt aufgesetzten 6/8 Feld aus.

V. Das Sudeck-Syndrom

a) Klinische Vorbemerkungen

Als Sudeck-Syndrom bezeichnen wir die Summe der Erscheinungen eines dystrophischen Geschehens, das als formal stets gleiche, aber gradmäßig wechselnde Reaktion auf sehr unterschiedliche Ursachen entstehen kann. Auslösend sind Verletzungen der Knochen und Gelenke, entzündliche Prozesse an Knochen und Weichteilen, Hitze-, Kälte- und Starkstromschäden u.a. Die Erkrankung beschränkt sich nicht auf den Bereich des ursprünglichen Schadens und nicht nur auf das Skelet. Die gleichzeitigen dystrophischen Weichteilprozesse sind klinisch mindestens ebenso bedeutsam. Die Entstehung der Erkrankung aus den verschiedensten Ursachen, u.U. nach ganz geringfügigen Verletzungen, weist auf ein sehr komplexes Geschehen hin.

Der außerordentliche Umfang des Schrifttums macht es unmöglich, auf Einzelheiten von Ätiologie oder Pathogenese, Klinik und Therapie einzugehen. Es muß unter Beschränkung auf stichwortartige Hinweise auf einige zusammenfassende Arbeiten verwiesen werden (Sudeck, Oehlecker, Maurer, Mau, Reichle, Blumensaat, Lentini u. Borghi).

Man nimmt an, daß dem Sudeckschen Syndrom eine vegetative Gewebsumschaltung bzw. Regulationsstörung zugrunde liegt, an der mechanische, humorale, zirkulatorische, nervale, neuro-hormonale, dispositionelle und wohl auch psychische Vorgänge gemeinsam beteiligt sind. Im klinischen Ablauf lassen sich 3 Phasen unterscheiden:

1. *Die akute Phase* mit Spontanschmerz, erhöhter Hauttemperatur, teigiger Schwellung, Muskelatrophie, oft auch erhöhter örtlicher Schweißsekretion.

2. *Die Dystrophie* mit trophischen Hautstörungen, wie Glanzhaut und Cyanose, Ödemen, Wachstumsstörung der Nägel, Gelenkversteifungen, Kontrakturen, zunehmendem Belastungsschmerz.

3. *Die Endatrophie* zeigt Rückbildung der Ödeme und des Belastungsschmerzes, die Haut ist zart und blaß, doch bleibt eine gewisse Verdünnung der Haut bestehen, ebenso eine Muskelatrophie. Es gibt im allgemeinen keine Restitutio ad integrum, sondern eine Defektheilung. Blumensaat unterscheidet lediglich eine akute und eine chronische Phase.

Im *Röntgenbild* wird das Sudeck-Syndrom erst erkennbar, wenn die Um- und Abbauvorgänge weit genug fortgeschritten bzw. der Kalkgehalt des Knochens um etwa 15—30 %

abgenommen hat. Während histologisch Knochenveränderungen schon nach 8 Tagen nachweisbar sind, besteht daher für das Röntgenbild eine Latenzzeit von 3—8 Wochen. In der *akuten Phase* tritt nach Ablauf dieser Latenzzeit eine fleckige Entschattung auf mit der Tendenz, zunächst bis zu den Endphalangen fortzuschreiten. Aus diesem 2 bis 3 Monate dauernden Stadium heraus kann unter zweckmäßiger Therapie Heilung erfolgen, andernfalls zeigt auch der Röntgenbefund die dystrophische Phase mit proximalwärts fortschreitender allgemeiner Knochenentschattung. An die Stelle der fleckigen tritt eine diffuse Entschattung. Die Struktur wird verwaschen, glasig, schleierartig. Corticalis und Compacta werden bis auf eine schmale Schale abgebaut, die Konturen sind wie mit Bleistift nachgezogen. Im *Endstadium* zeigt das Röntgenbild wieder fast normale Knochendichte mit klarer, scharfer Strukturzeichnung. Beim Vergleich mit der gesunden Seite erkennt man aber, daß die Bälkchenzeichnung dünner, zarter und weitmaschiger ist, auch die Rindenschicht ist schmaler. Diese Unterschiede sind u.U. noch Jahre nach klinischer Heilung nachweisbar. K. WEISS betont, daß das röntgenologische Hauptsymptom, die Entschattung, nicht durch eine Entkalkung, sondern durch einen Abbau des Knochens zustande kommt.

b) Therapie

Die Therapie muß frühzeitig einsetzen mit dem Ziel, die neurohormonalen Regulationsstörungen bzw. den Circulus vitiosus zu unterbrechen und zugleich die sich hier besonders schädlich auswirkenden Schmerzreize auszuschalten, zunächst vor allem durch Ruhigstellung, späterhin vorsichtige Gymnastik und Bewegungsübungen, die aber nur soweit durchgeführt werden dürfen, als keine Schmerzen dabei entstehen. Aus der Fülle therapeutischer Maßnahmen seien erwähnt: milde Wärme, vorsichtige Streichmassage, Ultrakurzwellen, Novocainblockade, sympathicolytische und durchblutungsfördernde Mittel, Ganglienblocker, Cortison. Der Heilungsverlauf, auch bei rechtzeitiger und zweckmäßiger Therapie ist langwierig, mit Zeiten von 1—2 Jahren muß durchschnittlich gerechnet werden.

Zur Behandlung des Sudeck-Syndroms werden zuvorderst eine Bekämpfung des Schmerzes und eine Förderung der Durchblutung durch Lösung von Gefäßspasmen angestrebt. Beide Aufgaben gehören aber ganz ausgesprochen zum *Wirkungsbereich der Röntgenstrahlen.* Die schmerzlindernde und spasmolytische Wirkung der Röntgenstrahlen, die Beeinflussungsmöglichkeit gestörter vegetativer Funktionen wie auch vasomotorischer Vorgänge ist bekannt. Ihre Nutzbarmachung beim Sudeck-Syndrom liegt daher nahe. Die Beurteilung im Schrifttum ist nicht einheitlich, wegen des langsamen Reaktionsablaufes allerdings auch schwierig. Immerhin liegen Erfahrungen vor (MUMFORD, KOHLER, BREITLÄNDER, EICHHORN, MEYER-LAACK, NURRA u. FRANZ, BIERLING u. REISCH, VIETEN), die eine überzeugende Wirkung im Sinne einer schnelleren Rückbildung durch rechtzeitige und zweckmäßige Anwendung der Röntgenbestrahlung bestätigen.

Dabei erscheinen ausschlaggebend einmal der möglichst frühzeitige Beginn der Strahlentherapie schon im akuten Stadium und zum anderen die Notwendigkeit, außer dem erkrankten Bezirk, vor allem die übergeordneten Ganglien im Sinne einer indirekten Bestrahlung zu erfassen. Beobachtungen über die Wirkung der Bestrahlung in den verschiedenen Phasen des Sudeck-Syndroms hat VIETEN mitgeteilt. Bei Beginn der Strahlentherapie im 1. akuten Stadium setzt die Schmerzlinderung fast regelmäßig nach der 2.—3. Sitzung ein. Die Weichteilschwellungen klingen etwas langsamer ab. Nach der ersten Serie ist der Patient meist schmerzfrei und die Ödeme erheblich zurückgebildet. Im zweiten, dystrophischen Stadium wirkt die Bestrahlung schon unsicherer, der Erfolg stellt sich zum mindesten langsamer ein. Aber nach Monaten ist doch eine deutliche Besserung im Sinne der Schmerzfreiheit erzielbar, während im übrigen der schicksalhafte Ablauf kaum mehr zu unterbrechen ist. Im dritten Stadium ist die Bestrahlung ohne Erfolg und daher zwecklos.

Die Bestrahlungswirkung im Sinne einer Beschleunigung des Gesamtablaufs ist nach einem Zeitraum von 2—3 Monaten manifest. Die Röntgenbestrahlung des Sudeck-Syndroms ist jedoch nur erfolgversprechend, wenn sie im akuten Stadium und auch hier möglichst frühzeitig angewandt wird. Damit wird zunächst die für den weiteren Ablauf und die Heilung hier so entscheidend wichtige Schmerzlinderung erzielt und im weiteren eine Beschleunigung des Heilverlaufs. Ob und inwieweit auch die Knochenveränderungen durch die Bestrahlungen beeinflußt werden, ist noch nicht eindeutig geklärt. Im zweiten Stadium kann die Bestrahlung nur noch als unterstützende Maßnahme versucht werden, im dritten Stadium ist sie nicht mehr indiziert.

Bestrahlungstechnik. Das erkrankte Gebiet wird direkt bestrahlt. Zusätzlich erfolgt die indirekte Bestrahlung sowohl der peripheren vegetativen Bahnen als auch der übergeordneten paravertebralen Ganglien (Grenzstrang!). Auch die Bestrahlung der Hypophysen- und Zwischenhirnregionen wird empfohlen, doch liegen hierüber keine ausführlichen Erfolgsberichte vor.

Nach Angaben von Breitländer, Vieten, Scherer ergibt sich folgende Bestrahlungstechnik: Das periphere Feld, das primär erkrankte Gebiet erhält Dosen von 50—100 R, 2mal wöchentlich, 4—6mal. Bei Erkrankung der oberen Extremität wird zusätzlich ein paravertebrales Feld auf den cervicalen und oberen Thoraxbereich sowie ein Axillarfeld, u. U. auch noch ein Feld auf die Oberarm-Innenseite gegeben. Bei Erkrankung der unteren Extremität werden der lumbosacrale Grenzstrang, das Scarpasche Dreieck und die Kniekehle bestrahlt. Diese Felder erhalten Dosen von 100—200 R, 2mal wöchentlich, 6mal. Dann Wiederholung der ganzen Serie nach einer Pause von 2—3 Monaten.

Der angegebene Spielraum in der Dosishöhe soll die individuelle Berücksichtigung des Einzelfalles ermöglichen. Je akuter und schwerer die Erkrankung abläuft, desto niedriger muß die Dosis sein und desto kürzer das Intervall. Diese zunächst empirische Erkenntnis fand ihre Bestätigung und Erklärung im „Ausgangswertgesetz" (Vieten).

Wegen der auch hier vorhandenen Zweiphasigkeit des Reaktionsablaufes der Röntgenbestrahlung ist als Frühreaktion eine Schmerzverstärkung möglich. Diese muß, angesichts der Schädlichkeit des Schmerzreizes beim Sudeck, im Gegensatz zur Bestrahlung der Arthrosis deformans, vermieden werden; ihr Auftreten ist ein Signal zur Verminderung der Dosis. Aus den gleichen Gründen ist von einer Kombination mit Ultraschall abzuraten, weil hierbei eine Verhinderung neuer Schmerzreize nicht genügend gewährleistet ist (Vieten).

VI. Die schmerzhafte Osteoporose

Eine weniger bekannte Indikation zur Röntgentherapie bildet die *schmerzhafte präsenile Osteoporosis dorsi*. Wie schon die einschränkende Namensbezeichnung besagt, handelt es sich nur um eine spezielle Erscheinungsform der vielgestaltigen Gruppe osteoporotischer Symptome.

Sie beruht auf einem Nachlassen der Osteoblastenaktivität bei unvermindertem Weiterbestehen der natürlichen Knochenmauserung. Daraus ergibt sich ein Defizit hinsichtlich der Knochengewebserneuerung, das zwangsläufig zu einer fortschreitenden Substanzverminderung führt. Es handelt sich dabei, im Gegensatz zur Osteomalacie, nicht um eine Störung des Mineral-, sondern des Eiweißstoffwechsels. Nur sekundär erhält das Skelet, entsprechend der defizitären Matrix, auch weniger Calcium. Der Gehalt an alkalischen Phosphatasen sowie Calcium- und Phosphorspiegel sind im Serum daher normal, während die Ca-Ausscheidung im Harn Unterschiede aufweisen kann (zusammenfassende Darstellungen s. bei Jesserer, Labhart, Barthelheimer).

Klinisch stehen im Vordergrund zunehmende Rückenschmerzen, die, ohne an das Eintreten osteoporotischer Kompressionen gebunden zu sein, sehr heftig werden können. Im Röntgenbild ist die Schattendichte des Wirbels herabgesetzt, die Struktur durchscheinender und weitmaschiger, die Konturen rahmenartig betont. Im Laufe der Zeit entstehen einzelne bis zahlreiche Wirbelkompressionen, teils mit starkem, mehr oder weniger keilförmigen Zusammensinken der Wirbel, teils mit muldenförmigen Eindellungen der Grund- und Deckplatten bis zur Fischwirbelform, meist mit gleichzeitiger Höhenausdehnung der Zwischenwirbelscheiben.

Die *Therapie* besteht, neben Vermeidung von Inaktivität, in vorsichtiger Massage und Bewegungstherapie und vor allem in der Zufuhr von Sexualhormonen bzw. Anabolica. Eine Zufuhr von Calcium, gleich welcher Form, ist der Pathogenese entsprechend zwecklos. Das in der Praxis viel verwandte Vitamin D wird neuerdings, trotz mancher unzweifelhafter Wirkungen, als der theoretischen Grundlagen entbehrend abgelehnt.

Daß zum Zweck der meist im Vordergrund stehenden Schmerzbekämpfung, die oft hohe Dosen von Analgetica erfordert, die schmerzlindernde Wirkung der Röntgenstrahlen auch hier mit gutem Erfolg herangezogen werden kann, ist wenig bekannt. Wenigstens wird sie in den meisten Abhandlungen über die Osteoporose kaum erwähnt. Andererseits finden sich in dem spärlichen Schrifttum, das sich mit der Osteoporosebestrahlung befaßt, durchweg sehr positive Ergebnisse (LANCE, GIRARD u. LANCE, PIZON, OCHSNER u. MUMFORD, in Deutschland vor allem H. G. SCHMITT). PIZON berichtet über 45% sehr gute Besserungen und 55% Besserungen, also ohne Versager. Auch wir haben mit 35% Beschwerdefreien und 35% Besserungen recht gute Erfahrungen gemacht. Von der Möglichkeit der schmerzstillenden Bestrahlung der Osteoporose wird in der Praxis wesentlich häufiger Gebrauch gemacht, als man es aus dem spärlichen Schrifttum entnehmen kann.

Die Bestrahlungstechnik und Dosierung sind einfach. Von einem langen, die Brustwirbelsäule erfassenden Feld, oder von mehreren kleineren, aneinandergereihten Feldern aus werden 100—150 R 5mal in 4—7tägigen Abständen verabreicht. Etwa in der knappen Hälfte der Fälle gelingt es, eine sehr weitgehende Beseitigung der oft so quälenden und hartnäckigen Rückenschmerzen zu erreichen. Die schmerzstillende Wirkung ist um so eindrucksvoller, je heftiger die Beschwerden waren. Die Indikation ist unabhängig vom evtl. Vorhandensein von Wirbelkompressionen. Eine kausale Beeinflussung der Erkrankung selbst ist durch die Bestrahlung nicht möglich, wenn auch in einigen Fällen eine Besserung des Röntgenbefundes beobachtet worden ist. Jedenfalls ist der schmerzstillende Effekt so eindeutig, daß die Bestrahlung der Osteoporose häufiger als zusätzliche Therapie herangezogen werden sollte.

VII. Ergänzende Bemerkungen

(Strahlenbelastung, Nebenwirkungen, Kontraindikationen)

Die Fragen des Strahlenschutzes, der Strahlenbelastung, die Vermeidung unnötiger und die Niedrighaltung unvermeidbarer Strahlenbelastung gewinnen auch in der Strahlentherapie zunehmende Bedeutung. Gegenüber Auswüchsen der Strahlenfurcht einerseits und allzu leichtfertiger Strahlenapplikation andererseits ist es notwendig, sich über die tatsächliche Strahlenbelastung Klarheit zu verschaffen, vor allem über die Höhe der Gonadendosis. In der Annahme, die degenerativen Erkrankungen seien eine Erkrankung des vorgeschrittenen Alters, hielt man diese Frage für bedeutungslos. Dies ändert sich jedoch in dem Maße, in dem wir zunehmend auch bei Menschen jüngeren Alters degenerative Erkrankungen sehen.

Selbstverständlich gilt der Grundsatz, daß bei der Behandlung von Kranken im fortpflanzungsfähigen Alter die Generationsorgane einer direkten Bestrahlung nur dann ausgesetzt werden dürfen, wenn die Strahlentherapie zur Erhaltung des Lebens eingesetzt wird, oder die Schädigung der Gonaden aus sonstigen wichtigen Gründen als das unvermeidbare kleinere Übel angesehen werden muß.

Über die *Gonadendosen* bei der Strahlentherapie gutartiger Erkrankungen liegen erst relativ wenige Mitteilungen vor. Im Bereich der Hüftgelenke und der lumbosacralen Wirbelsäule maßen JAKOUBKOVÁ, LOKAJICEK u. STASEK je Bestrahlungsserie Gonadendosen, die bei Männern in der Mehrzahl unter 30 R, bei Frauen meist bei 100—200 R lagen. Wesentlich niedrigere Gonadendosen von 5 R beim Mann und 30 R bei der Frau nennt HOWARD für die Wirbelsäulenbestrahlung mit Oberflächendosen von 150 R. Wir selbst maßen bei der Bestrahlung des Kniegelenkes mit 50 R beim Mann schwankende Gonadendosen von 50—500 mR. KOREN u. MAUDAL erhielten bei Bestrahlung der Brustwirbelsäule mit 100 R beim Mann 12 mR, bei der Frau 80 mR. Diese Dosen entsprechen in ihrer Größenordnung etwa den Gonadendosen, die GLAUNER, MESSNER u. THELEN bei der Bestrahlung der Mastitis erhielten. Bei Bestrahlung der Schultergegend mit 100 R von vorn wurden beim Mann 14 mR, bei der Frau 24 mR gemessen (KOREN u. MAUDAL), bei Bestrahlung von der Achselhöhle aus 2,5—5 mR (GLAUNER).

Auch sonst erweist sich die Gonadendosis als sehr stark von der Art der Feldeinstellung abhängig. Bei Bestrahlung des Hüftgelenks z.B. wird eine erhebliche Verminderung der Dosis bewirkt, sobald der von vorn oder von hinten angesetzte Strahlenkegel nicht senkrecht, sondern etwas schräg nach lateral gerichtet wird. Wir erhielten damit eine Verringerung um ein Drittel. Dazu steht die Höhe der Gonadendosis in gewisser Abhängigkeit von Körpergröße und Gewicht. Sie ist z.B. bei sehr kleinen Patienten bei Bestrahlung der Extremitätengelenke größer als bei langgliedrigen und steigt mit dem Körpergewicht.

Wie GLAUNER, machten auch wir die Feststellung, daß bei Versuchen, die Umgebung des Bestrahlungsfeldes mit um den Tubus herumgelegten Bleilappen abzudecken, die Gonadendosis nicht herabgesetzt wurde. Die Abdeckung des Feldbereichs vermag also zu diesem Ziel nichts beizutragen. Dagegen erzielte GLAUNER den gewünschten Effekt mit einem Bleitunnel. Ebenso vermag eine sorgfältige Abdeckung der Testes selbst eine Verminderung der Gonadendosis um die Hälfte bis zwei Drittel zu bewirken, jedoch gilt dies nur für die Bestrahlung der Extremitäten. Bei Bestrahlung der Hüftgelenke und der Lendenwirbelsäule vermag eine solche Abdeckung der Testes weniger auszurichten, besser ist die Verwendung von Bleikapseln.

Es läßt sich somit mit einer sorgfältigen Handhabung der Feldeinstellung, gegebenenfalls mit einer zusätzlichen Abdeckung der Generationsorgane selbst, sehr viel zur Niedrighaltung der Gonadendosis beitragen. Es dürfte z.B. immer möglich sein, bei einer ganzen Bestrahlungsserie des Kniegelenks mit 8×50 R die Gonadendosis unter 1 R zu halten. Dies deckt sich mit den Feststellungen von FUCHS u. HOFBAUER, die unter Voraussetzung aller Maßnahmen zur Niedrighaltung der Gonadendosis zu einer Faustregel für die überschlägige Berechnung der Gonadendosis aus der Oberflächendosis gelangten. Danach beträgt die obere Grenze der Gonadendosis bei Bestrahlungen im Bereich des Thorax und der Extremitäten etwa $1^0/_{00}$ der Oberflächendosis, bei Bestrahlung im Lumbalbereich beim Mann etwa $3^0/_{00}$.

Grob angenähert liegt die Gonadendosis bei der Strahlentherapie degenerativer Prozesse ungefähr auch in der Größenordnung diagnostischer Maßnahmen. Sie ist meist geringer als bei Röntgenuntersuchungen, bei denen die Gonaden im Bereich des Strahlenganges liegen. Eine Ausnahme bilden lediglich die Bestrahlungen im Bereich der unteren Lendenwirbelsäule, des Kreuzbeinbereichs und der Hüftgelenke.

Vielfach hört man heute von Bedenken gegen die Röntgenbestrahlung gutartiger Erkrankungen unter dem Hinweis auf einen etwaigen *cancerogenen Effekt* der Röntgenstrahlen. Damit ist nicht die seit Jahrzehnten bekannte Möglichkeit der Krebsentstehung auf Basis einer schweren Gewebsschädigung durch übermäßige Bestrahlung gemeint, die ja bei der Behandlung degenerativer Erkrankungen nicht in Betracht kommt, sondern die Möglichkeit der Krebsentstehung durch direkte Schädigung von Einzelzellen. Im Hinblick auf diese Möglichkeit ist u.a. rückschließend aus Tierversuchen gefordert worden, Röntgenstrahlen — abgesehen von vitaler Indikation — nur bei einer Lebenserwartung von nicht mehr als 20 Jahren anzuwenden. Eine solche verallgemeinernde Übertragung der Ergebnisse von Tierversuchen auf den Menschen gerät in Widerspruch zur klinischen Erfahrung. Durch zahlreiche Veröffentlichungen der letzten Jahre steht fest, daß für eine krebsauslösende Wirkung durch lokale Einwirkung von Röntgenstrahlen hohe Dosen erforderlich sind. Lediglich über die unterste Dosishöhe, nach der die Entstehung eines Tumors sicher nachgewiesen ist, bestehen noch Differenzen; jedenfalls liegen diese Dosen weit außerhalb des für die Behandlung degenerativer Erkrankungen in Frage kommenden Dosisbereichs. Zudem liegen inzwischen nicht nur jahrzehntelange Beobachtungen bestrahlter Patienten ohne Nachweis einer Krebsentstehung vor (z.B. SULZBERGER, BAER und BOROTA) sondern auch speziell von bestrahlten Arthrosen, bei denen die spätere Krebsrate nicht größer war als sie der statistischen Erwartung entsprach (HOWARD, SCHREMS). Eine cancerogene Wirkung der Röntgenstrahlen ist bei den für die Strahlenbehandlung degenerativer Erkrankungen zur Anwendung kommenden kleinen Dosen nicht zu erwarten, Befürchtungen in dieser Richtung sind unbegründet.

In den letzten Jahren ist auch die Frage einer etwaigen Erhöhung der *Leukämierate* durch Einwirkung ionisierender Strahlen zunehmend Gegenstand zahlreicher Diskussionen gewesen. Eine Zunahme der Leukämiehäufigkeit durch Ganzkörperbestrahlung mit hohen Dosen ist u.a. als Folge der Atombombenabwürfe über japanischen Städten erwiesen. Bei Bestrahlung des Foetus in utero oder der Thymushyperplasie des Säuglings wird sie als wahrscheinlich angenommen, neuerdings aber auch wieder bezweifelt (E. G. MAYER). Eine Abhängigkeit von Strahlenqualität und Raumdosis ist anzunehmen. Die Bestrahlung gutartiger Erkrankungen als evtl. ebenfalls leukämogener Faktor wurde in diese Diskussion mit einbezogen, nachdem vor allem aus England über eine Erhöhung der Leukämierate bei bestrahltem Morbus Bechterew berichtet wurde (ABATT, BROWN, HOWARD). Es ist jedoch fraglich, wie weit bei diesen Arbeiten die in den letzten Jahren überall zu beobachtende Zunahme leukämischer Erkrankungen und deren verfeinerte Diagnostik sowie etwa die Frage der Leukämierate bei nicht oder mit anderen Methoden behandeltem Morbus Bechterew Berücksichtigung gefunden haben, ganz abgesehen davon, daß diese Fälle offensichtlich mit sehr hohen Dosen und großen Feldern, also fast unter Bedingungen der Ganzkörperbestrahlung behandelt worden sind.

Gegenüber einer Verallgemeinerung dieser wie anderer Mitteilungen und gegenüber der zweifellosen Überwertung von Hypothesen und von — einer sachlichen Kritik dazu nicht immer standhaltenden — Statistiken ist festzustellen, daß hier einwandfreies Tatsachenmaterial einstweilen kaum zur Verfügung steht. Schließlich sollten hypothetische Möglichkeiten auch nicht mit klinischer Wahrscheinlichkeit verwechselt werden. Auf zusammenfassende Darstellungen dieses Fragenkomplexes im 2. Band dieses Handbuches, ferner von ZUPPINGER, E. G. MAYER, LORENZ wird verwiesen. Nach dem heutigen Stand unserer Kenntnisse dürfen wir annehmen, daß in Anbetracht der Kleinheit der Dosen und speziell der Raumdosen, wie sie für die Bestrahlung gutartiger, im vorliegenden Falle degenerativer Erkrankungen bei Erwachsenen in Frage kommt, eine leukämieauslösende Wirkung nicht zu befürchten ist. Trotzdem sind hinsichtlich Indikationsstellung und therapeutischer Technik äußerste Sorgfalt zur Vermeidung unerwünschter Folgewirkungen anzuwenden (Einzelheiten s. bei LORENZ, 1960c).

Während somit die Gefahr einer carcinom- oder leukämieerzeugenden Wirkung der Röntgenstrahlen bei der Behandlung degenerativer Erkrankungen nicht gegeben ist, muß der Möglichkeit einer Strahlenschädigung der Gonaden durch sorgfältige Berücksichtigung aller Möglichkeiten eines weitgehenden Schutzes der Gonaden vor überflüssiger Strahlenbelastung Rechnung getragen werden.

Für die Gruppe der degenerativen Erkrankungen bildet die einzige *Kontraindikation* die Bestrahlung der unteren Lendenwirbel, der Iliosacralgelenke und der Hüftgelenke bei noch menstruierenden Frauen und jüngeren Männern.

Als weitere Vorsichtsmaßnahme soll man es vermeiden, bei gutartigen Erkrankungen Zonen einer früheren Tuberkulose in den Strahlenkegel zu nehmen, da hier die Möglichkeit einer Verschlimmerung oder Reaktivierung nicht ausgeschlossen ist.

Weitere Kontraindikationen gibt es nicht. Bei den in Betracht kommenden niedrigen Einzel- und Gesamtdosen ist mit nennenswerten *Nebenwirkungen* nicht zu rechnen.

Literatur

ABATT, J. D., and A. J. LEA: The incidence of leukaemia in ankylosing spondylitis treated with X-rays. Lancet **1956 II**, 1317—1320.

ALTSCHUL, W.: Seltene Indikationen der Röntgentherapie. Strahlentherapie **36**, 183—187 (1930).

— Zur Frage der Periarthritis humeroscapularis. Med. Klin. **1933**, 1474—1475.

ANDERS, DAHLAND, and PFAHLER: The treatment of arthritis deformans with the Roentgen-rays. J. Amer. med. Ass. **46**, 20—25 (1906).

ARNDT, I.: Die Entzündungsbestrahlung degenerativer Gelenkleiden. Arch. phys. Ther. (Lpz.) **20**, 171—174 (1968).

BAENSCH, W.: Zur Röntgenbehandlung der Arthrosis deformans. Langenbecks Arch. klin. Chir. **201**, 677—682 (1941).

— Röntgentherapie der Tendinitis calcarea. Strahlentherapie **90**, 514—518 (1953).

BAKKE, S. N.: Über die Röntgenbehandlung chronischer unspezifischer Gelenkleiden. Acta radiol. (Stockh.) **20**, 357—364 (1939).

BALESTRA, G.: Sulla roentgenterapia delle spondylartrosi cervicali inferiori. Minerva med. **1952 II**, 416.

BARTH, G., W. KERN u. F. SCHNÖCKEL: Ergebnisse der Röntgenbestrahlung der Arthrosis deformans. Med. Welt **1961**, 506—509.

—, u. F. WACHSMANN: Klinische Ergebnisse der Ultraschallbehandlung. Strahlentherapie **78**, 119—126 (1949).

BARTHELHEIMER, H.: Zur Klinik und Röntgenologie der systemartigen kalzipenischen Osteopathie. Dtsch. med. Wschr. **1957**, 1400—1405.

—, u. J. M. SCHMIDT-ROHDE: Osteoporose als Krankheitsgeschen. Ergebn. inn. Med. Kinderheilk. N.F. **7**, 454—485 (1956).

BELLUCCI, M.: Sul potenziamento dell'efficacia terapeutica delle roentgenterapia nelle artrosi mediante contemporanza azione della marconi-terapia. Ann. Fac. Med. Perugia **51**, 131—140 (1959).

BENASSI, G.: Röntgentherapie der posttraumatischen Arthropathien und Periarthritiden. J. Radiol. Electrol. **32**, 280 (1951).

BIERLING, G., u. D. REISCH: Über das Sudecksche Syndrom nach Frakturen. Fortschr. Röntgenstr. **82**, 1—13 (1955).

BLASS, G.: Zur Röntgentherapie der Bursitis calcarea. Fortschr. Röntgenstr. **50**, 200—201 (1934).

BLUMENSAAT, C.: Der heutige Stand der Lehre vom Sudeck-Syndrom. Mschr. Unfallheilk., Beih. **51**, 1—225 (1956).

BOL, F.: The treatment of osteo-arthritis with x-rays. Medica mundi **4**, 114—123 (1958).

BREITLÄNDER, K.: Beitrag zur Röntgenbehandlung der Extremitätendystrophie. Dtsch. Gesundh.-Wes. **2**, 321—322 (1947).

BRENCKMANN, E., et P. NADAND: Le traitement des calcifications péri-articulaires de l'épaule par la radiotherapie. Arch. Élect. méd. **40**, 27—29 (1927).

BRINCK, B.: Roentgen irradiation of cervical sympathetic in therapy of brachialgia. Ugeskr. Laeg. **106**, 47 (1944).

BROCHER, J. E. W.: Die Wirbelsäulenleiden und ihre Differentialdiagnose. Stuttgart: Georg Thieme 1959.

BROWN, W. M. C., and J. D. ABATT: The incidence of leukaemia in ankylosing spondylitis treated with x-rays. Lancet **1955**, 1283—1285.

BUGYI, B.: Praktische Erfahrungen bei der strahlentherapeutischen Behandlung der Spondylarthrose. Strahlentherapie **90**, 640—642 (1956).

CALDWELL, u. UNKAUF: Zit. nach BAENSCH.

CANIGIANI, TH.: Zur Röntgenbehandlung periartikulärer Entzündungen. Wien. klin. Wschr. **1942**, 628—631.

CARDINALE, G. B.: La radioterapia nelle artrite deformante. Arch. ital. Chir. **18**, 39—44 (1927).

CHAUMET, G.: Les Périarthrites scapulo-humérales. J. de Radiol. **18**, 457—465 (1934).

COCCHI, U.: Erfolge und Mißerfolge bei Röntgenbestrahlung nichtkrebsiger Leiden. Strahlentherapie **73**, 255—284 (1943).

— La radiothérapie des arthroses et Périarthrites à Zürich (1933—1950). J. Radiol. Éléctrol. **32**, 598—601 (1951).

CONTE, A.: La roentgenterapia dell' artritide deformante. Diar. radiol. **4** (1925).

CORSTEN, M.: Röntgenbestrahlung bei Arthrosis deformans. Med. Klin. **1949**, 1127—1129.

COSTE, F., et M. BOUREL: Les arthroses vértebrales et leur traitement. Rev. Prat. (Paris) **1935**, 2101—2122.

DALICHO, W. A.: Zur Therapie der Arthrosis deformans. Ein Vergleich zwischen Röntgen- und Ultraschallbehandlung. Strahlentherapie **88**, 657—666 (1952).

— Zervikale Osteochondrose und Röntgentherapie. Strahlentherapie **100**, 567—573 (1956).

DAUSSET, H., et LUCY: Le traitement des arthrites chroniques de la hanche par la radiothérapie. Paris méd. **1**, 112—114 (1930).

DECKER, K.: Über die Röntgenstrahlenbehandlung der Bursitis calcarea und der Periarthritis humeroscapularis. Strahlentherapie **80**, 219—224 (1949).

DESPLATS, R.: Über die Wirkung von Röntgenbestrahlungen des Sympathicus und der Nebennieren bei traumatisch bedingten Funktionsstörungen. Strahlentherapie **52**, 263—269 (1935).

DIETERICH, W.: Die Röntgenbehandlung der Arthrosis deformans. Strahlentherapie **73**, 497—508 (1943).

EICHHORN, J.: Über das Sudecksche Syndrom. Arch. orthop. Unfall-Chir. **45**, 451 (1953).

EMMERT, A.: Cortison bei degenerativen Gelenkveränderungen und Tendopathien. Ärztl. Prax. **1959**, 1129.

FISCHER, J.: Zur Therapie der Coxarthrosen. Ärztl. Prax. **1958**, 727.

FORSBERG, R.: Die cervicalen Spondylosen, ihr klinisches Bild und ihre Behandlung. Acta psychiat. (Kbh.) **14**, 325—336 (1939).

FREJKA, G.: Histologie des Calcaneussporns, Čas. Lèk. čes. **1927**, 1087—1092. Zit. nach POKORNY.

FRIED, G.: Die Röntgentherapie der Arthritis. Strahlentherapie **49**, 634—675 (1934).

FUCHS, G.: Der gegenwärtige Stand der Röntgentherapie entzündlicher Erkrankungen. Medizinische **1958**, 429—432.

—, u. J. HOFBAUER: Gonadendosis in der Röntgentherapie. Strahlentherapie **111**, 297—300 (1960).

GAMP, A.: Die medikamentöse Therapie der Arthrosen. In: Die Osteoarthrosen. Darmstadt: Dr. Dietrich Steinkopff 1956.

GAMP, D., u. H. GROS: Hydrocortison zur Behandlung rheumatischer Krankheiten. Med. Klin. **1954**, 1878—1880.

GERSFELT, I.: Gichtbehandlung mit Röntgenstrahlen. Nord. Med. **1941**, 2996—2998.

GEYER, E., u. K. LANDGRAF: Ergebnisse der Röntgenbestrahlung bzw. Ultraschallbehandlung bei 1000 Fällen von Arthrosis deformans der Kniegelenke. Z. ärztl. Fortbild. **49**, 273—276 (1955).

GHYS, R.: La radiothérapie des affections chroniques dites rhumatismales. J. belge Radiol. **41**, 475—525 (1958).

GIRAUDI, G.: L'artrosi deformante unco-vertebrale. Radiol. med. (Torino) **18**, 1—19 (1931).

GLAUNER, R.: Die Entzündungsbestrahlung. Stuttgart: Georg Thieme 1951.

— D. MESSNER u. P. O. THELEN: Gonadendosen bei der Röntgenbestrahlung einiger sogenannter gutartiger Erkrankungen. Fortschr. Röntgenstr. **89**, 473—479 (1958).

GLEICHMANN, F.: Über Bursitis chronica calcarea bzw. Peritentinitis calcificans und deren Besserung durch Röntgenbehandlung. Dtsch. med. Wschr. **1935**, 1163—1164.

GRAUER, S.: Klinik und Röntgentherapie der Omarthritis. Strahlentherapie **29**, 172—179 (1928).

GROS, C. M., et S. BURG: Quelques réflexions sur la roentgentherapie de la périarthrite scapulo-humérale. J. Radiol. Èlectrol. **33**, 707—708 (1952).

— GREINER et S. BURG: Radiothérapie de l'arthrose cervicale dans le syndrome sympathique cervical postérieur. Rev. d'Otol. **24**, 72 (1952).

GÜTIG, C.: Beitrag zur Behandlung der Epicondylitis. Med. Klin. **1923**, 539.

HAGUÈNAU, J., L. GALLY et D. LICHTENBERG: Sur le traitement radiothérapique des algies. Presse méd. **1934**, 531—534.

HALLA, F.: Wärme und Chemie gegen Arthrosen. Arch. phys. Ther. (Lpz.) 8, 202—204 (1956).

HEIDENHAIN, L.: Über Arthritis senilis bilateralis symmetrica. Langenbecks Arch. klin. Chir. **127**, 514—528 (1923).

HENLE, C. B.: The problem of painful shoulder. Amer. med. women's Ass. 8, 81—87 (1953).

HESS, P.: Die Röntgenbehandlung der vertebralen Cervicalsyndroms. Strahlentherapie **100**, 422—427 (1956).

—, u. K. H. BONMANN: Die Röntgentherapie dei Arthrosen, Spondylosen, der Periarthritis humeroscapularis und der Epicondylitis. Strahlentherapie **96**, 75—81 (1955).

HOWARD, N.: The value of irridiation in ankylosing spondylitis. Brit. J. Radiol. **30**, 371—374 (1957).

HUC, G., u. P. AIMÉ: Über die Röntgenbehandlung der extensiven Periarthritis des Kniegelenks. Strahlentherapie **57**, 270—283 (1936).

JAKOUBKOVÁ, J., M. LOKAJICEK u. V. STASEK: Untersuchungen über die Gonadenbelastung bei der Röntgentherapie nichttumoröser Erkrankungen. Strahlentherapie **116**, 148—151 (1961).

JENKINSON, E. L., R C. NORMAN, and I. A. WILSON: Radiation therapy of the nontraumatic painful shoulder. Radiology **58**, 192—198 (1952).

JESSERER, H.: Die Involutionsosteoporose. Med. Klin. **1959**, 2033—2038.

—, u. W. KIRCHMAYR: Die präsenile und die senile Involutionsosteoporose. Docum. rheum. Geigy Nr 8, 1—67 (1955).

KÄDING, K.: Die Röntgentherapie der chronischen Arthritiden. Strahlentherapie **31**, 135—141 (1929).

KAHLMETER, G.: The Roentgen treatment of arthritis. Brit. J. Actinotherap. **5**, 93 (1930).

— Röntgenbehandlung rheumatischer Krankheiten. Z. Rheumaforsch. **4**, 57—65 (1941).

—, and Å. ÅKERLUND: The roentgen treatment of arthritis, Verh. 14. nord. Kongr. f. inn. Med., Helsingfors 1929, p. 19—28.

KEIM, H.: Mitteilung über die Durchführung der Entzündungsbestrahlung mit dem Telekobaltgerät. Strahlentherapie **127**, 49—52 (1965).

KIBLER, M., u. A. SCHIMMEL: Zur Behandlung der Arthrosis deformans des Hüftgelenks. Dtsch. med. Wschr. **1954**, 1824—1825.

KLINKEN, L.: Die Periarthritis humeroscapularis und ihre Behandlung mit Röntgenstrahlen. Strahlentherapie **72**, 474—499 (1943).

KNUTSSON, F.: The vacuum phenomenon in the intervertebral discs. Acta radiol. (Stockh.) **23**, 173—179 (1942).

KOHLER, A.: Über die Röntgenbehandlung der Arthritis deformans und Spondylitis deformans. Klin. Wschr. **1926**, 204.

KOREN, K., and S. MAUDAL: Gonad doses during the medical application of roentgen irradiation. Acta radiol. (Stockh.) **48**, 273—279 (1957).

KOVAČ, M.: Erfahrungen bei der Anwendung von Röntgenschwachbestrahlungen in 3000 Fällen. Strahlentherapie **97**, 611—617 (1955).

KRATZMANN, E. A., and R. S. FRANKEL: Roentgentherapy of peritendinitis calcarea of the shoulder. Radiology **59**, 826—830 (1952).

KRAUS, F.: Röntgentherapie der entzündlichen Erkrankungen der Bewegungsorgane. Med. Klin. **1927**, 242—244.

KRAUTZUN, K., u. H. P. ELINGHAUSEN: Beitrag zur Röntgentherapie der Kniegelenksarthrosen. Strahlentherapie **96**, 82—85 (1955).

KREUZWALD, TH.: Röntgenbestrahlung der Arthritis deformans. Fortschr. Röntgenstr. **35**, 102 (1926).

KRÖKER, P.: Sichtbare Rißbildungen in den Bandscheiben der Wirbelsäule. Fortschr. Röntgenstr. **72**, 1—20 (1949).

LABHART, A.: Wie behandelt man eine postklimakterische und senile Osteoporose. Dtsch. med. Wschr. **1959**, 1572—1573.

LAHM, W.: Die Röntgenbehandlung der Arthrosis deformans und der Spondylose. Strahlentherapie **79**, 73—80 (1949).

LAMPERT, H.: Welche Kombinationsbehandlungen mit Ultraschall sind erfolgversprechend bzw. unerwünscht. Arch. phys. Ther. (Lpz.) **4**, 406—409 (1952).

— Physikalische Therapie. Dresden 1952. Zit. nach VIETEN.

Lance, M., L. Girard et P. Lance: Les ostéoporoses et malacies du rachis chez d'adulte. Rev. Orthop. **25**, 385—448 (1938).
Lang, F. I.: Die chronisch degenerativen Gelenkerkrankungen. Langenbecks Arch. klin. Chir. **292**, 487—493 (1959).
Lattmann, I.: Treatment of subacromial bursitis by Roentgen irradiation. Amer. J. Roentgenol. **36**, 55—60 (1936).
Lentini, A., e A. Rorghi: Sull'efficacia della radioterapia nelle osteoporose sistemiche e nella sindrome di Sudeck. Radiobiol. Radioter. Fis. med. **22**, 408—448 (1967).
Lorenz, W.: Leukämieerhöhung durch medizinische Anwendung energiereicher Strahlen. Dtsch. med. Wschr. **1960**, 1409—1414. Verh. dtsch. Ges. inn. Med. **66**, 793—798 (1961).
— Strahlenbelastung und Leukämie. Med. Klin. **1960** b, 1006.
— Strahlenschutz in Klinik und ärztlicher Praxis. Stuttgart: Georg Thieme 1960 c.
Lorimier, A. A. de: Roentgen therapy in acute paraarthritis. Amer. J. Roentgenol. **38**, 178—195 (1937).
Lundar, J.: Roentgen treatment of cervical spondylosis. Amer. J. Roentgenol. **66**, 947—955 (1951).
Mann, L. S.: Treatment of subdeltoid bursitis with roentgen therapy. J. int. Coll. Surg. **18**, 385—388 (1952).
Mardersteig, K.: Spaltbildungen in den Zwischenwirbelscheiben im Röntgenbild. Fortschr. Röntgenstr. **52**, 278—382 (1935).
Mau, C.: Das Sudecksche Syndrom. Med. klin. **1947**, 529—535.
Mauclair: Zitiert nach Decker.
Maurer, G.: Umbau, Dystrophie und Atrophie an den Gliedmaßen. Ergebn. Chir. Orthop. **33**, 476—529 (1941).
Mayer, E. G.: Krebsentstehung durch ionisierende Strahlen. Wien. klin. Wschr. **1960**, 152—158; — Med. Klin. **1960**, 1824—1830.
Mesnil de Rochemont, R. du: Lehrbuch der Strahlenheilkunde, S. 413—423. Stuttgart: Ferdinand Enke 1958.
Meyer-Laack, H.: Über das Sudecksche Syndrom und seine röntgentherapeutische Heilung. Fortschr. Röntgenstr. **82**, 231—246 (1950).
Meyer-Langsdorff, H.: Die Röntgentherapie der cervicalen Osteochondrose. Strahlentherapie **105**, 397—404 (1958).
Morczek, A., u. K. H. Michalk: Vergleichende Röntgen- und Ultraschalltherapie der Epicondylitis humeri. Ann. paediat. (Basel) **27**, 169—178 (1958). Zbl. ges. Radiol. **59**, 80 (1958).
Morvay, E.: Zur Behandlung der Epicondylitis humeri. Wien. med. Wschr. **1953**, 766—768.
Moses, P.: Röntgentherapeutisches — Arthritis deformans. Z. Röntgenol. **7**, 281 (1927).
Motta, R.: Considerazioni sulla ultrasuono-terapia della artrosi. Arch. radiol. (Napoli) **2**, 267—271 (1953).
Mumford, E. B.: Roentgentherapy in osteoporosis. J. Bone Jt. Surg. **20**, 949—959 (1938).
Muntean, E.: Die Bedeutung der funktionellen Röntgendiagnostik und -therapie bei der cervicalen Osteochondrose. Fortschr. Röntgenstr. **84**, Beih. 62—63 (1956).
Mustakallio, S.: Über die Röntgenbehandlung der Periarthritis humeroscapularis. Acta radiol. (Stockh.) **20**, 22—32 (1939).
—, u. H. Laitinen: Über die Insertionsschmerzen, ihre Röntgendiagnostik und -behandlung. Acta radiol. (Stockh.) **20**, 427—437 (1939).
Nurra, A., e A. Franz: La malattia di Sudeck. Minerva ortop. **3**, 217—226 (1952).
O'Brien, F. W.: Roentgen therapy and the relief of pain. Radiology **54**, 1—9 (1950).
Ochsner, H. C., and E. B. Mumford: Roentgen therapy for painful conditions of the bones and joints. Radiology **34**, 444—448 (1940).
Oehlecker, F.: Die Sudecksche Krankheit. Chirurg **14**, 422—428, 459—472 (1942).
Pannewitz, G. v.: Beiträge zur Pathologie des Säure-Basenhaushalts. Langenbecks Arch. klin. Chir. **143**, 697—709 (1926).
— Moderne Indikationen zur Röntgentherapie in der Chirurgie und deren Grenzgebieten. Dtsch. Z. Chir. **203/4**, 523—538 (1927).
— Die Röntgentherapie der Arthritis deformans. Klinische und experimentelle Untersuchungen. Ergebn. med. Strahlenforsch. **6**, 62—126 (1933).
— Röntgenbestrahlung der Arthrosis deformans. Strahlentherapie **74**, 282—294 (1944).
— Röntgentherapie der Arthrosis deformans. Strahlentherapie **92**, 375—382 (1953).
— Die Möglichkeiten der Strahlentherapie bei rheumatischen und degenerativen Gelenkerkrankungen, in: Strahlenbehandlung und Krebsforschung, S. 274—284. München u. Berlin: Urban & Schwarzenberg 1959.
Pape, R.: Grundlagen zur röntgenologischen, Dfferentialdiagnose rheumatischer Gelenkleiden. Wien. med. Wschr. **1959**, 344—347.
—, u. D. Gölles: Direkte und indirekte Röntgentherapie bei Gelenkerkrankungen. Radiol. Austriaca **6**, 245—254 (1954).
Parrisius, W.: Die Röntgentherapie bei inneren Erkrankungen. In: Lazarus, Handbuch der gesamten Strahlenheilkunde. München: J. F. Bergmann 1931.
Payr, E.: Therapie der primären und sekundären Arthritis deformans. Bruns' Beitr. klin. Chir. **136**, 260 (1926).
Pfender: Roentgen treatment of chronic spondylitis deformans. Amer. J. Roentgenol. **13**, 551 (1925).
Pfunder, E., u. F. Florian: Die Röntgenbestrahlung des Zwischenhirns und die Herdsanierung bei deformierenden Gelenkerkrankungen. Wien. med. Wschr. **1954**, 433—434.
Pia, H. W., u. W. Tönnis: Diagnose und Therapie zervikaler Bandscheibenschäden. Dtsch. med. Wschr. **1953**, 1089—1093.
Pizon, P.: La roentgenthérapie des affections rhumatismales. Paris: Masson & Cie. 1957.
Plenk, H. P.: Calcifying tendinitis of the shoulder. A critical study of the value of x-ray therapy. Radiology **59**, 384—389 (1952).
Pokorny, L.: Röntgenbestrahlung bei Calcaneussporn. Med. Klin. **1932**, 33; Fortschr. Röntgenstr.

56, Beih. 61—62 (1937); Strahlentherapie **62**, 195—197 (1938).
Reboul, J., J. Duhamel, G. Delorme et J. Lagrange: Statistiques et physiothérapie des rhumatismes chroniques. Ann. Radiol. **2**, 875—888 (1959).
Reichel, W. S.: Die Röntgentherapie des Schmerzes. Strahlentherapie **80**, 483—534 (1949).
Reichle, R.: Das Sudeck-Syndrom. Langenbecks Arch. klin. Chir. **284**, 18—29 (1956).
Reischauer, F.: Die zervikalen Vertebralsyndrome. Stuttgart: Georg Thieme 1955.
Renck, G.: Om resultated av röntgenbehandling av kroniska reumatika ledåkommor. Svenska Läk.-Tidn. 1929.
— Resultatet av röntgenbehandling av kroniska reumatiska ledåkommor belyst met en efterundersökning. Nord. Med. **1939**, 1537.
Renfer, H. R.: Früheffekte der Ultraschalltherapie. Praxis **1950**, 152—158.
Richarz, A.: Die Röntgenbehandlung der Epicondylitis und Kalkaneodynie. Fortschr. Röntgenstr. **32**, 460 (1929).
— Die Röntgenbehandlung der Periostalgie. Röntgenpraxis **7**, 550—551 (1935).
Sack, G. M.: Über den Calcaneussporn. Röntgenpraxis **4**, 158—167 (1932).
Sandström, C.: Peridendinitis calcarea. Amer. J. Roentgenol. **40**, 1—21 (1938).
— Die sog. Bursitis calcarea von röntgendiagnostischen u. -therapeutischen Gesichtspunkten aus. Fortschr. Röntgenstr. **42**, Kongr.-H. 52 (1930); Nord. Med. **1939**, 1873.
Schaer, H.: Die Periarthritis humeroscapularis. Ergebn. Chir. Orthop. **29**, 211—309 (1936).
Scherer, E.: Die Röntgenreizbehandlung als Mittel zur unspezifischen Anregung von Abwehrmaßnahmen des Körpers. In: du Mesnil de Rochemont, Lehrbuch der Strahlenheilkunde, S. 342—423. Stuttgart: Ferdinand Enke 1958.
Schmitt, H. G.: Die sog. akute Knochenatrophie als Entzündungsvorgang. Chirurg **14**, 449—458 (1942).
Schneider, H.: Die Abnützungserkrankungen der Sehen und ihre Therapie. Stuttgart: Georg Thieme 1959.
Schoen, H.: Was leistet die Röntgentherapie bei Arthrosis deformans. Therapiewoche **3**, 416—418 (1953).
Schrems, H.: Über Erfolge und Mißerfolge bei Arthrosis deformans. Münch. med. Wschr. **1951**, 786—791.
Sèze, S. de, I. Robin et A. Denis: Rev. Rhum. (Paris) 303 (1953). Zit. nach Pizon, l.c.
Sharpe, M.: A case of osteoarthritis treated with X-rays. Arch. Roentg. Ray **12**, 65 (1907).
Sokoloff: Röntgenstrahlen gegen Gelenkrheumatismus. Wratsch **46** (1897). Zit. Fortschr. Röntgenstr. **1**, 209 (1898); — Wien. med. Wschr. **1898**, 12.
Staunig, K.: Über die Röntgentherapie der Arthritis deformans. Strahlentherapie **20**, 113—114 (1925).
— Theorie der Arthritis deformans. Innsbruck: Wagnersche Universitätsbuchhdlg. 1935.
Staunig, K.: Über die Röntgentherapie der Arthritis deformans. Radiol. Rdsch. **6**, 131—136 (1937).
Steen, O. T., and J. A. McCullough: Supraspinatus tendinitis. Amer. J. Roentgenol. **65**, 245—254 (1951).
Sudeck, P.: Über die akute entzündliche Knochenatrophie. Langenbecks Arch. klin. Chir. **62**, 147 (1900).
— Über die akute Knochenatrophie nach Entzündungen und Verletzungen. Fortschr. Röntgenstr. **5**, 277—293 (1901).
— Die sog. akute Knochenatrophie als Entzündungsvorgang. Chirurg **14**, 449—458 (1942).
Sulzberger, M. B., R. L. Baer, and A. Borota: Do Roentgen-rays treatments as given by skin specialists produce cancers or other sequels? Arch. Derm. **65**, 639—655 (1952).
Toschke, G.: Zur Röntgenbestrahlung von Gelenkerkrankungen. Strahlentherapie **70**, 443—456 (1941).
Ungeheuer, E.: Unsere Erfahrungen mit Ultraschall. Strahlentherapie **79**, 619—634 (1949).
Vieten, H.: Das Ausgangswertgesetz in der funktionellen Strahlentherapie. Strahlentherapie **78**, 429—440 (1949).
— Der strahlenbiologische Reaktionsablauf im vegetativen Nervensystem. Strahlentherapie **79**, 13—58 (1949).
— Die Röntgenbehandlung als unterstützende Maßnahme bei der Behandlung des Sudeckschen Syndroms. Strahlentherapie **100**, 561—566 (1956).
Walter, M. E.: Traitement radiothérapique d'un cas de calcification partielle de la capsule articulaire de l'épaule. J. Radiol. Èlectrol. **13**, 617—618 (1929).
Weiss, K.: Chondrale und ossale Arthritis deformans. Radiol. Austriaca **3**, 131—158 (1950).
— Über die sogenannte „akute Knochenatrophie". Radiol. Austriaca **5**, 1—12 (1952).
Weissenbach, R. I., et P. Pizon: Roentgenthérapie des algies cervicobrachiales dites rhumatismales. J. Radiol. Électrol. **33**, 519—522 (1952).
Wetterer, J.: Ein radiotherapeutischer Versuch bei einem Fall von Arthritis deformans. Arch. phys. Med. **2**, H. 3—4 (1907).
— Handbuch der Röntgentherapie. Leipzig: Otto Nemnich 1914.
Wex, G.: Über die Behandlung des Calcaneussporns mit Röntgenstrahlen. Strahlentherapie **77**, 483—484 (1948).
Wieland, C.: Indikationsstellung und Ergebnisse der Strahlentherapie bei Arthrosen. Z. Rheumaforsch. **25**, 324—329 (1966).
—, u. H. Kuttig: Hochvolttherapie bei Arthrosis und Entzündung. Strahlentherapie **127**, 44—48 (1965).
Zukschwerdt, L., E. Emminger, F. Biedermann u. H. Zettel: Wirbelgelenk und Bandscheibe. Stuttgart: Hippokrates 1955.
Zuppinger, A.: Pathologische Verdichtungen im Weichteilschatten. In: Schinz, Baensch, Friedl, Uehlinger, Lehrbuch der Röntgendiagnostik. Stuttgart: Georg Thieme 1952.
— Biologische Strahlengefährdung. Ergebn. inn. Med. Kinderheilk. **10**, 362—382 (1958).

D. Gutartige Nervenkrankheiten

Von

E. Scherer

I. Einleitung und allgemeine Vorbemerkungen

Bei einer zusammenfassenden Darstellung dieses Kapitels steht man vor einer Reihe von Schwierigkeiten. Zunächst gilt es, eine Einteilung und Ordnung in diesem Gebiet zu schaffen, die den Gesichtspunkten der Strahlentherapie Rechnung trägt. Wir haben den Weg gewählt, zunächst lokalisatorisch in zentrale und periphere Erkrankungen zu unterteilen und hierbei zwischen Gehirn und Rückenmark, einschließlich ihrer Häute, zu unterscheiden. Innerhalb dieser Gruppen galt es, in entzündliche, gefäßbedingte und vorwiegend degenerative Krankheiten zu trennen, wenn sich auch alle diese Komponenten innerhalb eines umrissenen Krankheitsbildes zugleich finden können und sicher in verschiedener Weise auf den Strahlenreiz ansprechen. Die Syringomyelie wurde von uns mit in diesen Abschnitt genommen, obgleich sie gelegentlich bei den Tumorerkrankungen des Rückenmarks abgehandelt wird, andererseits aber in die anlagemäßig bedingten dysontogenetischen Prozesse einzureihen ist. Dennoch ergeben die Gesichtspunkte der Strahlenbehandlung dieser Erkrankung so viele Beziehungen zu Entzündungsbestrahlung und funktioneller Strahlentherapie, daß die Besprechung an dieser Stelle wohl berechtigt sein dürfte. Die Myasthenia gravis pseudoparalytica dagegen mußten wir als nicht neurogene Affektion übergehen. Daß sich vielfache Überschneidungen mit dem Kapitel der funktionellen Strahlentherapie, das in diesem Handbuch gesondert vertreten ist, ergeben, liegt in der mehrschichtigen Angriffsweise gering dosierter Bestrahlung begründet und trifft vor allem für die Gefäßprozesse, die Commotio cerebri, den Hydrocephalus und die eigentlichen Neuralgien und Neuritiden, hier in besonderem Maße für den Phantomschmerz, zu.

Eine weitere Schwierigkeit liegt darin, daß man sich vielfach auf einem rein historischen Boden bewegt. Schon zu Beginn dieses Jahrhunderts, vor allem aber in den zwanziger Jahren entstand ein großes Schrifttum über die Strahlenbehandlung der Nervenkrankheiten; hierunter finden sich zahlreiche Arbeiten, die klinisch und empirisch recht gut fundiert erscheinen, zumal die biologischen Vorstellungen, die ihnen zugrunde liegen, auch heute noch Geltung besitzen. Die klassische Monographie von Marburg und Sgalitzer (1930) hat das damalige Wissen und Erfahrungsgut zusammengetragen, aber auch die radiologischen Lehr- und Handbücher dieser Zeit (H. Meyer, 1925, Lazarus, 1931 u. a.) sowie viele internistische und neurologische Werke enthalten Wertvolles und erstaunlich subtile Beobachtungen zu diesem Thema; die deutsche, österreichische und französische Radiologie, teils auch italienische und russische Autoren dominieren hierbei, während der angloamerikanische Bereich weniger vertreten ist.

Fragt man sich indessen nach einer Erklärung für die Tatsache, daß vieles, ja das meiste aus dem Gebiet der neurologischen Strahlentherapie in Vergessenheit geraten ist, so stößt man zunächst auf verständliche Ursachen. So manche Publikation ist wohl über das Ziel hinausgeschossen und enthält nur unsichere und vielleicht auch unkritisch gedeutete Beobachtungen, mancher Nachuntersucher hat zweifellos nach nur kurzer Erprobung und ohne geduldiges Vergleichen größerer Patientengruppen die Strahlentherapie wieder verlassen. Fortschritte auf diagnostischem Gebiet haben neue Krankheitseinteilungen entstehen lassen, so daß ältere Arbeiten therapeutischen Inhalts allein deshalb als veraltet gelten und nicht mehr berücksichtigt werden; Fortschritte auf medikamentös-therapeutischem Gebiet führen stets zu einer — völlig unberechtigten — Zurückdrängung physikalischer Heilweisen, unter denen wiederum zu Unrecht auch die schwach dosierte Röntgenbestrahlung als schwerer Eingriff und schwieriges Verfahren gilt, dem man allenfalls resistente Spätfälle anvertraut. Die vielfach zu beobachtende Entfremdung zwischen der selbständig gewordenen Radiologie und den übrigen medizinischen großen Fächern führt sicher oftmals dazu, bei der Behandlung entsprechender Organkrankheiten den Radiologen nicht hinzuzuziehen, während in früheren Jahrzehnten der Kliniker seinerseits oftmals auch die Radiologie beherrschte und eher geneigt war, die damals noch neue Strahlentherapie zu erproben. Als weiterer Gesichtspunkt ist anzuführen, daß die Bemühungen um einen wirksamen genetischen Strahlenschutz dazu geführt haben, die Anwendung von Röntgenstrahlen bei gutartigen Erkrankungen weithin einzuschränken, wodurch auch auf anderen Teilgebieten der Entzündungsbestrahlung manche wertvolle Behandlungsindikation in Vergessenheit geriet. Auf der anderen Seite stehen natürlich auch wesentliche therapeutische Fortschritte, so etwa in der Behandlung der Lues oder der metaluetischen Erkrankungen, so daß hier die Strahlentherapie mit Recht als überholt zu bezeichnen ist. Unverständlich ist es aber, daß im neueren Schrifttum über neurologische Erkrankungen von der Strahlentherapie fast überhaupt nicht mehr geredet wird, ja sogar sichtlich die Bereitschaft fehlt, das vorhandene Erfahrungsgut kritisch zu überprüfen, um Brauchbares zu behalten oder wieder aufzunehmen.

Von radiologischer Seite fehlte es auch im letzten Jahrzehnt nicht an Bemühungen, die Entzündungsbestrahlung wieder in den Vordergrund zu stellen, wie eine Reihe von Monographien oder größeren Arbeiten zeigt, die sich gänzlich oder teilweise mit den neurologischen Indikationen der Entzündungsbestrahlung befassen (Rüsken, 1948, 1949; Glauner, 1938, 1948, 1951; Stutte und Vogt, 1949; Scherer, 1955, 1958; Psenner und Wachtler, 1960). Bedauerlicherweise haben sich unsere theoretischen Kenntnisse über die Wirkung mittlerer Strahlendosen auf Gehirn und Nervensystem gegenüber den zwanziger Jahren nicht wesentlich erweitert, so daß man vielfach mit den bekannten allgemeinen Vorstellungen über eine Beeinflussung der Durchblutung und Resorptionsverhältnisse, der Gewebsreaktion und der entzündlichen Prozesse im Sinne einer positiven Umstimmung arbeiten muß. Die neurologischen Erkrankungen sind im Tierversuch nicht darstellbar, und die in Frage stehenden Strahlenmengen führen nicht zu irgendwelchen histologisch sichtbaren Veränderungen. In höherem Ausmaß gilt dies noch von den Kleinstdosen zwischen 5 und 25 R, deren klinische Wirksamkeit oftmals sehr eindrucksvoll ist (Pape, 1961). Die möglicherweise vorhandene Erregbarkeitsänderung nervöser Systeme und die Beeinflussung des Schmerzes durch derartig kleine Strahlendosen fallen in den Bereich des funktionellen Geschehens. Hier ist in der letzten Zeit einiges an biologischen Erkenntnissen hinzugekommen, wie die zusammenfassende Darstellung von Birkner und Trautmann (1958) sowie von Zdansky (1963) zeigt. Es wäre sehr erfreulich, wenn sich die morphologische und biochemische Forschung auch weiterhin um die Probleme der Biologie der Entzündungsbestrahlung bemühen würde, um den Weg für klinische Fortschritte zu ebnen.

II. Spezieller Teil: Zentrale Erkrankungen

1. Gehirn und Gehirnhäute

a) Die Epilepsie

Nachdem Strauss (1919) erstmals systematische Bestrahlungen bei Epileptikern durchgeführt hatte, kam es gleichzeitig oder im Laufe der folgenden Jahre zu verschiedenen Publikationen (Kodon, 1917; Lenk, 1920; Chauvet, 1921; Kummer, 1920; Steiger, 1922; Pötzl, 1923; Barsoni und Balassa, 1928), über die Marburg und Sgalitzer (1930) in ihrer Monographie zusammenfassend berichtet haben. Da die Erfolge insgesamt als befriedigend galten, haben auch späterhin eine Reihe von Autoren die Strahlenbehandlung vor allem bei therapieresistenten Fällen angewandt (v. WIESER, 1932; WITTERMANN, 1939; STUTTE und VOGT, 1948). Man machte die Erfahrung, daß die genuine Epilepsie nur selten auf eine Strahlenbehandlung anspricht, daß dagegen die symptomatischen Formen auch nach jahrelangem Leiden und bei Vorliegen stärkerer hirnorganischer und psychischer Defekte oft erstaunliche Remissionen zeigen. An erster Stelle sind die traumatischen Epilepsien zu nennen, dann die Zustände entzündlicher Genese mit Gefäß- und Liquorzirkulationsstörungen. Das oft zu erreichende Ziel der Behandlung ist die Anfallfreiheit oder zumindest die Vergrößerung der anfallfreien Intervalle, eine Milderung der Verlaufsform und auch eine Beeinflussung der Absencen, die nach STUTTE und VOGT (1949) möglich ist, während dies KLIENEBERGER (1922) nicht gelang. Es zeigte sich, daß encephalographisch faßbare Ventrikelerweiterungen nach Röntgenbestrahlung eine Rückbildungstendenz aufweisen; Blutungsherde und entzündliche Infiltrate können schneller resorbiert werden, da wir als Wirkung der Röntgenstrahlen eine bessere Durchblutung annehmen können. Weiterhin birgt jeder Krampfanfall die Elemente des Hirndruckes, vielleicht auch der Hirnschwellung in sich, so daß eine Verbesserung der Liquorresorption durch die Röntgenstrahlen gleichfalls günstig wirken kann. Wenn man heute auch alte biologische Vorstellungen, so etwa die von NAGY (1919), der die Strahlenwirkung einer „Ionisierung" des Gehirns mit Steigerung der Leitfähigkeit zuschrieb, beiseite legen kann, so liegt die eigentliche Wirkungsweise auf die vasovegetative Komponente (GLAUNER, 1938) und die Verschiebung des Stoffwechselgleichgewichts, die den Anfall auslösen oder begünstigen, noch weitgehend im Dunkeln. Dennoch spricht vieles dafür, daß auch sehr kleine Strahlendosen eine regulierende Wirkung auf das Diencephalon entfalten (PAPE und GÖLLES, 1952).

Die Besserungsquote wurde von MARBURG und SGALITZER (1930) mit etwa 80%, von v. WIESER (1932) nach Auswertung von 181 Fällen aus dem Schrifttum mit 70% angegeben. Die von STUTTE und VOGT (1949) gewonnenen Erfahrungen an vielen gegenüber der damals üblichen Therapie resistenten Kranken besagen 44% Besserungen und 8,1% Heilungen.

Gegenüber den indirekten Bestrahlungsmethoden [Thymusbestrahlung (STRAUSS, 1921), Sympathicusbestrahlung (ALTSCHUL, 1934; GLAUNER, 1938), Nebennieren (KURTZAHN, 1922; KLIENEBERGER, 1922), Ovarien (FRÄNKEL, 1923)] hat sich im Laufe der Zeit die direkte Bestrahlung des Großhirns durchgesetzt. Man kann hierbei den Schädel insgesamt von 4 Feldern aus gleichmäßig durchstrahlen oder, falls ein Herd im Sinne eines umgrenzten entzündlichen Bezirkes oder eines narbigen Prozesses diagnostisch nachweisbar ist, mit möglichst geringen Dosen mehr lokalisiert bestrahlen. Nach den Empfehlungen der Wiener Schule wird man in 1—2tägigen Intervallen und mit etwa 8—12 Sitzungen eine Einzeldosis an der Oberfläche von 50—150 R verabreichen. Nach einer Pause von 1—2 Monaten kann eine derartige Serie wiederholt werden. Nach der jeweiligen Reaktion auf die erste Bestrahlung hin kann man die Methodik ändern, die Einzeldosen herabsetzen oder die Pausen verkürzen. Bei entzündlichen Liquorveränderungen soll man sich nach STUTTE und VOGT (1949) mit kleinen Dosen einschleichen. Bei Kindern ist es geraten, auf zwei Drittel oder die Hälfte der genannten Dosen herabzugehen. Insgesamt wird man auch heute noch eine Bestrahlung empfehlen, wenn eine operative Ausschaltung eines Herdes oder eine medikamentöse Behandlung der epileptischen Anfälle nicht zum Ziel führt. Angesichts der Wirksamkeit der modernen Medikamente, z.B. der Hydantoinpräparate, wird wohl die Indikation zu einer Strahlenbehandlung in Zukunft nur selten gestellt werden. Das Fehlen neuerer Arbeiten beweist die vorwiegend historische Rolle der Strahlentherapie dieser Erkrankung.

b) Die luetische Encephalitis (progressive Paralyse)

Wenn man überhaupt die Indikation zu einer Strahlenbehandlung dieser Erkrankung diskutieren will, so bieten sich hierfür lediglich diejenigen Fälle an, die durch eine antibiotische Behandlung oder eine Fiebertherapie nicht ausreichend beeinflußt werden konnten, oder bei denen die Fieberbehandlung wegen einer Kontraindikation (Kreislauf, Aorta) nicht durchgeführt werden konnte. Eine Bestrahlung gilt nur dann als erfolgversprechend, wenn Entzündungserscheinungen vorliegen, die ihrerseits häufiger vorhanden sind, als man früher annahm. Es handelt sich um encephalitische Herde und um milchige Infiltrate in der Leptomeninx mit stärkerer lymphocytärer und plasmocytärer Durchsetzung, die sich auch in den Gefäßscheiden nachweisen läßt. Später treten Degenerationserscheinungen mit Rinden- und Markfaserschwund bei Zunahme der Glia in den Vordergrund.

Die oben erwähnte Penicillinbehandlung in Kombination mit der Fiebertherapie besitzt eine Erfolgsquote bis zu 50%. Sie ist jedoch machtlos bei Spätfällen, bei denen das Stadium der Entzündung von einer zunehmenden Degeneration abgelöst wurde. Hier ist auch die Strahlenbehandlung wirkungslos, so daß sie von BERING (1940) für die frühen Fälle empfohlen wurde, bei denen die Kreislaufverhältnisse eine andere Therapie nicht zulassen. Dieser Autor konnte zeigen, daß sich die für die Paralyse charakteristische Lymphocytose im Liquor, ebenso wie die Kolloidreaktionen und die Eiweißproben oft im Laufe von wenigen Wochen normalisieren. Die häufig auftretende psychische Besserung zeigte keine gleichgerichtete Beziehung zu den Liquorveränderungen. RÜSKEN (1949) beschrieb bei sonst gleichen Ergebnissen Fälle, in denen der psychische Verfall, trotz günstiger Laboratoriumsbefunde, seinen unbeirrbaren Verlauf nahm. Ähnliches ist auch von der Malariabehandlung her bekannt.

Die Bestrahlungstechnik von BERING (1940) richtete sich nach den Entzündungszeichen. Störende Frühreaktionen wurden durch stärkere Fraktionierung vermieden. Es kamen 4—6 große Schädelfelder zur Anwendung. Die Dosierung wurde von VOSS (1940) mit 1200—1920 R als Gesamtoberflächendosis bei einer HWS von 1 mm Cu angegeben. Hierbei soll jedes der 4—6 Felder innerhalb von 2 Wochen einmalig 240 R bis maximal 480 R erhalten. Versuche mit geringerer Dosierung führten augenscheinlich zu weniger ausgeprägten Erfolgen.

c) Entzündliche Erkrankungen (Encephalitis und Meningitis verschiedener Genese)

Eine Strahlenbehandlung akuter entzündlicher Gehirnerkrankungen wurde auch in der Zeit, in der es noch keine gezielte antibiotische Therapie gab, nur selten durchgeführt, obgleich manche Autoren für eine Frühbehandlung eintraten. Die Kasuistik ist selbst in dem ausführlich referierenden Werk von MARBURG und SGALITZER (1930) nicht sehr groß, und auch in späterer Zeit gab es immer wieder warnende Stimmen (z.B. GAVAZZENI, 1940). Dennoch verfügen wir über einen Bericht über 18 günstig verlaufene Encephalitis-Fälle von NUVOLI (zit. nach GLAUNER, 1951) und über 3 Heilungen einer Encephalitis lethargica durch GOLDBERG, BAKER und HURFF (1934). Weitere vereinzelte Bestrahlungserfolge in der 3.—6. Behandlungswoche wurden von SCHÜLE (1937) und TUNNI (1941) erwähnt. Nach dem Aufkommen der Sulfonamid- und Antibioticabehandlung finden wir praktisch keine Berichte mehr über eine Strahlenbehandlung der Meningitis und Encephalitis. Dennoch zeigte es sich in der Folgezeit, daß die neuen medikamentösen Möglichkeiten nicht alle Erwartungen erfüllen konnten. Eine Reihe von virusbedingten Erkrankungen spricht kaum auf diese Mittel an. Andererseits steht der ungehemmten Anwendung dieser Medikamente bei bakteriellen Erkrankungen die häufige Resistenzentwicklung der Keime entgegen. So unternahmen SCHERMULY und SCHERER (1957) aufgrund der nicht ungünstigen Mitteilungen von RÜSKEN (1948) eine erneute Nachprüfung an einem entsprechend ausgewählten kindlichen Krankengut (20 Fälle im Alter von 1 Monat bis zu 13 Jahren). Es handelte sich um 2 Pneumokokkenmeningitiden, 8 Meningokokkenmeningitiden, 4 Influenzameningitiden und 3 eitrige Hirnhautprozesse ungeklärter Ätiologie, weiterhin um 3 Encephalitisfälle. Die Strahlenbehandlung wurde nach Versagen der üblichen chemotherapeutischen Maßnahmen gewöhnlich in der 4.—6. Behandlungswoche begonnen. Es zeigte sich, daß fast immer eine

Besserung des klinischen Befundes und vor allem der Liquorwerte (Eiweißgehalt, Zellzahl) eintrat. Erfahrungen mit einer Behandlung in der akut entzündlichen Phase liegen nicht vor, doch man kann wohl allgemein zu einem frühzeitigen Bestrahlungsbeginn raten, wenn man der alten Erfahrung folgt, daß ein gutes Ergebnis um so eher eintreten wird, je frischer der Entzündungsprozeß ist, und um so zweifelhafter sein wird, wenn bereits stärkere degenerative Veränderungen vorliegen.

Die Wirkung der Röntgenstrahlen auf die entzündlichen Vorgänge kann man sich so vorstellen, daß die vorherrschende Acidose nach anfänglicher Verstärkung zur alkalischen Seite hin verschoben wird (METZLER und KÜHTZ, 1938). Die veränderte Gewebsreaktion kann das bakterielle Wachstum beeinflussen, Entzündungszellen werden unter dem Einfluß der Bestrahlung schneller zerstört (RÜSKEN, 1949) und hierdurch werden wiederum fermentative Vorgänge im aktivierten Gewebe gefördert. Es scheint, daß Entzündungsvorgänge mit ausgeprägten lymphocytären Infiltraten besonders günstig ansprechen. Weiterhin wird durch die Beeinflussung autonomer Nervenendigungen oft eine spasmolytische Wirkung erzielt. Eine Strahlenbehandlung, die in ein noch akutes und so komplexes Geschehen eingreifen soll, erfordert eine vorsichtige Dosierung und methodische Erfahrung. Je akuter der entzündliche Prozeß ist, um so geringer wird man dosieren, während eine beginnende bindegewebige Vernarbung höhere Dosen erfordert. Die Intervalle der Bestrahlung liegen in der Regel bei 2—4 Tagen. STUTTE und VOGT (1949) führten regelmäßige Kontrolluntersuchungen des Liquors durch und richteten danach den genauen Bestrahlungsablauf ein. Man beginnt mit Einzeldosen von 25—50 R an der Oberfläche. Über 100 R sollte man nie hinausgehen. SCHERMULY und SCHERER (1957) haben durchweg Herddosen von insgesamt 150—300 R in 6—10 Sitzungen angewandt. Es scheint, daß dieses Vorgehen auch in Zukunft bei Versagen der Chemotherapie eine Berechtigung besitzt, wenn auch das Aufkommen der Behandlung mit Nebennierenrindenhormonen wiederum eine Einschränkung der Indikation mit sich gebracht hat. Angesichts der nicht sehr großen Erfahrung mit der Strahlenbehandlung der Encephalitis läßt sich über verschiedene Encephalitisformen, so etwa die septisch-embolisch entstandene Herdencephalitis oder die seltene akute hämorrhagische Leukencephalitis, keine besondere Aussage machen. Bei noch nicht ganz abgeklungener Encephalitis epidemica können der Rigor, die Bewegungsunruhe und die Kopfschmerzen gelegentlich beeinflußt werden (KRAUSE, 1932), während die ausgeprägte ältere Paralysis agitans nicht mehr anspricht. So stehen auch PANSDORF und TRAUTMANN (zit. nach GLAUNER, 1951) einer Strahlenbehandlung negativ gegenüber. Nach MULLAN, MOSELEY und HARPER (1954) können jedoch überraschende Besserungen durch Einführungen von ^{109}Pd-Drähten in die Basalganglien herbeigeführt werden.

d) Gefäßprozesse

α) Organische Erkrankungen

Die Behandlung der *Endangitis obliterans* (v. Winiwarter-Buerger) erfordert in besonderem Maß eine vorausgehende arteriographische Diagnostik, da diese Erkrankung nach den klinischen Symptomen allein kaum zu diagnostizieren ist, insbesondere wenn die Gefäßperipherie an den Extremitäten unverdächtig erscheint. Bei weiterem Fortschreiten kommt es zu irreparablen Schäden durch Gefäßverschlüsse, während frühe Stadien möglicherweise strahlentherapeutisch beeinflußbar sind. Daß die cerebrale Arteriographie auch beginnende Gefäßprozesse darstellen kann, wurde von BROBEIL (1947) besonders hervorgehoben. Das Arteriogramm zeigt dann den Gefäßbaum, der von der A. carotis interna abgeht, stark reduziert, die Gefäßlumina sind verschmälert, oft findet sich eine vermehrte Schlängelung. Wanddefekte sind nicht immer sichtbar. Als wichtig für die Differentialdiagnose erwähnen KRAYENBÜHL und RICHTER (1951) das zipfel- oder fadenförmige Auslaufen der mittleren Gehirnarterien vor dem Abbruch der Kontrastmittelfüllung.

Die Strahlenbehandlung sollte nur mit kleinen Dosen vor sich gehen, um weitere Endothelschädigungen zu vermeiden. Man beginnt am besten mit Oberflächendosen von 50 R und steigert langsam auf 150 R. Die Strahlen bewirken eine Hyperämisierung des Gehirns, vielleicht regen sie auch die Liquorresorption an (BROBEIL, 1947). Nach diesem Autor ebenso wie nach STUTTE und VOGT (1949) kommt es in günstig gelagerten Fällen zum Nachlassen von Kopfdruck, Kopfschmerz und Schwindel; auch das psychische Befinden kann sich bessern. Es wird empfohlen, die Strahlenbehandlung stationär durchzuführen, da vorübergehende psychotische Zustände vorkommen können.

Für die Behandlung der *Cerebralsklerose* gilt hinsichtlich der arteriographischen Früherfassung das gleiche wie für die obliterierende Endangitis. Die ältere Literatur (u.a. LÖHR, MONIZ) findet sich in der Monographie von RIECHERT (1949), auf die besonders hingewiesen sei. Das Röntgenbild zeigt in den prognostisch noch günstigen Frühstadien am Carotissiphon eine vermehrte Schlängelung, das Gefäßkaliber erscheint oft erweitert. In manchen Fällen finden sich bereits kleine Randdefekte. Zunächst ist noch keine Starrheit der Gefäße sichtbar, doch bei fortgeschrittenen Fällen kommt es zu einem „drahtigen“ Aussehen und oft zu einem völligen Verschwinden in der Peripherie. In diesem Stadium sind die eingetretenen hirnatrophischen Veränderungen nicht mehr rückgängig zu machen (BROBEIL, 1947; STUTTE und VOGT, 1949). Andere Autoren stehen der Arteriographie wegen der Thromboseneigung der Kranken skeptisch gegenüber, betonen jedoch den Wert der Encephalographie für die Beurteilung des Grades der Hirnatrophie. Es ist nicht zu erwarten, daß sich die Röntgenbestrahlung, die sich methodisch nicht von der bei der Endangitis obliterans unterscheidet, in stärkerem Maße durchsetzen wird; noch mehr gilt dies von den rein degenerativen Krankheitsbildern der Pick-Alzheimerschen Hirnatrophie und der progressiven Kleinhirnatrophie. Abgesehen von der Erwähnung der Strahlenbehandlung durch STUTTE und VOGT (1949), finden sich im Schrifttum keine weiteren Hinweise. Etwas günstiger scheinen die Dinge bei fortschreitenden Hirnatrophien zu liegen, die sich sekundär als Folge von Traumen oder infektiösen Schädigungen entwickeln (RÜSKEN, 1948).

β) Funktionelle Erkrankungen

Bei der hier im Vordergrund stehenden *Migräne* sind die Erfolge der Strahlenbehandlung umstritten. Während in jüngster Zeit sich BIRKNER und TRAUTMANN (1958) sehr positiv äußerten, finden sich bei MARBURG und SGALITZER (1930), RÜSKEN (1949) und STUTTE und VOGT (1949) skeptische Urteile. Die Beseitigung der Krankheit ist ihnen fast niemals gelungen, allenfalls konnten durch niedrig dosierte Schädelbestrahlungen die Intensität der Anfälle herabgesetzt und die freien Intervalle vergrößert werden. MARBURG und SGALITZER (1930) gaben auf 4 große Felder jeweils 300—360 R, normalerweise an 4 aufeinanderfolgenden Tagen, bei empfindlichen Kranken in halber Dosierung in insgesamt 8 Tagen.

GLAUNER (1938) und SCHÖNEICH (1958) führten zusätzlich oder ausschließlich Bestrahlungen des Halssympathicus von 2 Feldern aus mit 20—100 R durch und konnten ihrerseits über teils recht gute und auch anhaltende Besserungen berichten, sogar bei Kranken, die unter schwersten und gegenüber der medikamentösen Behandlung refraktären Anfällen litten. Die stets niedrig gehaltenen Dosen entsprechen der Auffassung, daß es sich bei der Migräne um mehr oder weniger umschriebene Gefäßalterationen im Sinne von Spasmen und in deren Folge um Durchblutungsstörungen handelt. Wenn es zutrifft, daß sich hinter den Spasmen oftmals eine allergische Komponente verbirgt (EWALD, 1954), würde sich ein weiterer und gleichfalls wohlbegründeter Angriffspunkt für die Strahlentherapie ergeben. Ergänzend ist zu erwähnen, daß PAPE (1952) auch bei der Migräne eine Behandlung mit kleinsten Dosen durchführt. Trotz mancher günstigen Einzelberichte ist zu bezweifeln, daß die Strahlenbehandlung der Migräne in Zukunft noch angewandt werden wird, nicht zuletzt wegen der allgemein vorliegenden Tendenz, gutartige Erkrankungen, vor allem bei jüngeren Menschen, überhaupt nicht mehr zu bestrahlen.

e) Hydrocephalus, Commotio cerebri, Liquorrhoe

Der Hydrocephalus ex vacuo ist nicht für eine Strahlenbehandlung geeignet, dagegen scheinen alle Formen des hypersekretorischen Hydrocephalus gut anzusprechen. Die Dauer des Leidens besitzt für die Prognose ebensowenig eine Bedeutung wie die Ursache der Überfunktion, seien es entzündliche oder narbige Reizerscheinungen im Gefolge einer Meningitis serosa oder eines Hirntraumas, endokrine Störungen oder Hypertrophie des Plexus chorioideus. Nach den ersten Empfehlungen durch Marburg (1924) (zit. nach Marburg und Sgalitzer, 1930) wurden immer wieder günstige klinische Erfahrungen mitgeteilt (Erb, 1927; Siedamgrotzky, 1927; v. Wieser, 1929; Kohlmann, 1933; v. Lederer, 1935; Rüsken, 1949; Stutte und Vogt, 1949; Orlandi u. Prevedi, 1952; Toti und de Bellis, 1952). Von Interesse ist die Mitteilung von Campailla (1954), der Hydrocephalusformen bestrahlte, die sich im Anschluß an eine mit Streptomycin behandelte Meningitis tuberculosa entwickelten. Es kam zum Nachlassen der Kopfschmerzen und des Brechreizes, die Stauungspapillen gingen zurück.

Die klinischen Beobachtungen konnten durch entsprechende Tierexperimente belegt werden, in dem Sinne, daß die Hypersekretion durch Röntgenstrahlen gehemmt wird und weiterhin die Resorptionsleistung durch Hyperämisierung möglicherweise eine Steigerung erfährt (Inaba, Sgalitzer und Spiegel, 1927). Marburg und Sgalitzer (1930) nahmen eine primäre und direkte Strahlenschädigung des sezernierenden Plexusepithels an und beschrieben als histologischen Beweis Kernveränderungen in den Plexuszellen, die sie bei Tierexperimenten nach der Bestrahlung gesehen hatten. Andere Autoren haben sich jedoch skeptisch zu dieser Vorstellung geäußert (König und Panning, 1929; Heidrich, Haas und Silberberg, 1929).

Sicher spielen für die Liquordynamik neben dem sezernierenden und resorbierenden Plexus chorioideus noch andere Faktoren, wie der Blutdruck, der elastische Membrandruck und die osmotischen Verhältnisse, eine Rolle (Guttmann, 1936; Geller, 1940; Pass, 1948). Diese Systeme unterliegen ihrerseits einer weitgehenden hormonalen und neurovegetativen Steuerung, so daß die Anschauung aufkam, eine primäre Strahlenwirkung am vegetativen Nervensystem anzunehmen und die Beeinflussung der Liquordynamik auf diesem Wege zu erreichen (v. Wieser, 1929; v. Lederer, 1935; Vieten, 1952). Tierexperimente scheinen diese Theorie insofern zu bestätigen, als eine Neigung des Sympathicus zu einer Erhöhung des Liquordruckes, eine Parasympathicusstimulation zu einer Senkung führt (v. Bakay, 1941). Weiterhin lassen sich die für das Vegetativum charakteristischen Strahlenreaktionen auch im Verlauf einer Hydrocephalustherapie aufzeigen, so etwa der wellenförmige Ablauf, der eine Beziehung zum Ausgangswertgesetz aufweist (Vieten, 1949, 1952). Im Tierexperiment ließ sich andererseits zeigen, daß es hier zu einer ausschließlichen Liquordrucksenkung, ohne andere Zwischenphasen, kommt (Rauhs, 1953). Dennoch empfiehlt sich besondere Vorsicht bei der Bestrahlung höhergradiger Stauungszustände und besonders beim Hydrocephalus obstructivus, da hier eine auch nur geringfügige Druckerhöhung zu tödlichen Komplikationen führen kann.

Ein Erfolg der Strahlenbehandlung kann erst nach Wiederherstellung der Gleichgewichtslage erfolgen, im allgemeinen nicht vor Ablauf von 3 Monaten. Nach diesem Intervall kann eine zweite Serie gegeben werden, der sich nach weiterer Pause auch eine dritte anschließen kann. Vollständige Heilungen sind nicht häufig, nach Stutte und Vogt (1949) in 3 von 48 Fällen; dagegen wurden oftmals weitgehende Besserungen erzielt.

Die Technik der Bestrahlung geht so vor sich, daß man von 2 Feldern aus mit kleinen Oberflächendosen von 50 R beginnt und in 1—2tägigen Intervallen bis zu einer Gesamtdosis von 600—800 R pro Feld an der Oberfläche bestrahlt. So wird man in Schädelmitte Dosen von 400—500 R erreichen. Campailla (1954) wandte 4 Felder (zusätzlich frontales und occipitales Feld) an und gab jeden 2. Tag eine Einzeldosis von 150 R bis zu einer Gesamtdosis von 1200 R auf alle 4 Felder zusammen.

Die Möglichkeit, eine Commotio cerebri zusätzlich zu der üblichen konservativen Behandlung in ähnlicher Weise zu bestrahlen, wird von PSENNER und WACHTLER (1960) unter Anführung des Schrifttums kurz vermerkt. Es soll zu einem raschen Nachlassen der Beschwerden und zu einer Verkürzung der Rekonvaleszenzzeit kommen. Die gleichen Autoren führen auch die Liquorrhoe in allen ihren Formen (traumatisch, spontan, postoperativ) als günstige Bestrahlungsindikation an; bei Rezidiven könne möglicherweise auch eine zweite oder dritte Bestrahlungsserie zum Erfolg führen. Gelegentliche Besserungen sind auch beim habituellen Kopfschmerz zu erzielen, wenn man in achttägigen Intervallen 100—200 R Oberflächendosis auf ein jeweiliges seitliches Schädelfeld gibt und dies bis zu 3 Bestrahlungen pro Feld fortsetzt. Auch hier können in Abständen von jeweils 3 Monaten die Serien wiederholt werden (PSENNER und WACHTLER, 1960). Der einen Hirntumor begleitende Hirndruck reagiert auf Schwachbestrahlung meist günstig, so daß diese vor Beginn einer höher dosierten gezielten Telekobaltherapie empfohlen wird (GAEBEL und TESCHENDORF, 1961).

f) Degenerative Erkrankungen

Die Röntgenbestrahlung als eine gegenüber entzündlichen Vorgängen wirksame und vasovegetative Therapie hat naturgemäß bei fortschreitenden degenerativen Erkrankungen keine Aussichten, auch nur palliative Erfolge zu erzielen. Spärliche Einzelbeobachtungen täuschen nicht darüber hinweg, daß die diffusen und tuberösen Sklerosen und die progressive Bulbärparalyse nicht beeinflußbar sind. Man hat auch versucht, kindliche Schwachsinnsformen zu bestrahlen. Durch Bestrahlung des Gehirns mit kleinen Dosen glaubte v. WIESER (1931), beim kindlichen Schwachsinn Erfolge zu erzielen, während sich JOCHIMS (1933) kritisch hierzu äußerte. Auch die zusätzlich zur Substitutionstherapie mit Drüsenpräparaten verabreichte Bestrahlung von mongoloiden Kindern wurde durch v. WIESER (1931) aufgrund der Beobachtungen an 156 Fällen befürwortet. Gewicht, Längenwachstum und Infektanfälligkeit besserten sich, ebenso Sprachvermögen und Intelligenz. In den USA wurde diese Behandlung durch KAPLAN (1952) wieder aufgenommen. Man sah bei 15 Fällen ermutigende Besserungen nach Hypophysenbestrahlung von 3 kleinen Feldern (5 cm Durchmesser) aus, Einzeldosis pro Feld 100 R/Luft, viermalige Bestrahlung aller Felder im Abstand von jeweils einer Woche.

g) Erkrankungen der Hirnnerven

α) Die Neuritis nervi optici

Diese Erkrankung wurde mehrfach nach den Regeln der Entzündungsbestrahlung behandelt, und es konnten relativ günstige Eindrücke hinsichtlich einer Besserung oder zumindest des Stillstandes eines bisher progredienten Verlaufes gesehen werden (RÜSKEN, 1945; HEER, 1956). Das Leiden tritt selten als Krankheit sui generis auf, sondern eher als Symptom anderer Gehirnerkrankungen, indem als Ursache alle Infektionen und Intoxikationen sowie Entmarkungsencephalitiden zu erwähnen sind. Nach HEER (1956) richtet sich die Strahlenwirkung hauptsächlich gegen die entzündliche Infiltration des intra- und perivasculären Bindegewebes. Besonders günstige Bestrahlungserfolge sah dieser Autor bei virusbedingten Formen und retrobulbären Neuritiden, die von den neurologischen Symptomen einer Demyelinisierung begleitet waren. Hierbei ergab sich häufig ein Abklingen des entzündlichen Prozesses und ein Wiedererwachen der funktionellen Nerventätigkeit. Die geschilderten Erfolge wurden oftmals bei solchen Patienten erzielt, die einer anderen Behandlung nicht zugänglich gewesen waren.

β) Die Trigeminusneuralgie

Es ist verständlich, daß man sich bereits frühzeitig von radiologischer Seite aus mit dieser Erkrankung beschäftigte, da die operativen Maßnahmen am Ganglion Gasseri oft einen erheblichen und folgenschweren Eingriff bedeuten und darüber hinaus nicht regelmäßig zum Erfolg führen. Leider zeigte sich sehr bald, daß die bereits erfolglos operierten Kranken weniger günstig auf die Bestrahlung ansprachen als die vorher nicht operierten. Die Frage, ob eine unmittelbar durch den operativen Eingriff bedingte veränderte Reaktionslage vorliegt (WILMS, 1918; LENK, 1920; MÜLLER, 1926; WALTER und LAX, 1926; HUMMEL, 1933; GLAUNER, 1948; DECKER, 1949; RÜSKEN, 1949), oder ob es sich hier um die besonders therapieresistenten Fälle handelt, ist schwer zu entscheiden. Die Beurteilung des älteren Schrifttums wird durch die Tatsache erschwert, daß nicht immer zwischen symptomatischen Trigeminusneuralgien bei entzündlichen Prozessen in der Nachbarschaft und den idiopathischen Krankheitsformen unterschieden wird. Erwähnenswert ist die Erstbehandlung dieser Erkrankung durch GOCHT (1897) und die früheren Erfahrungen von GRAMEGNA (1905) sowie BÉCLÈRE und HARET (1906).

Alle Deutungen der Wirkungsweise der Röntgenstrahlen sind letztlich von dem Wissen um den Entstehungsmechanismus der idiopathischen Trigeminusneuralgie abhängig. Die Anschauung, daß der Röntgentherapie die Rolle eines „causalen Therapeutikums" zukomme (ZIMMERN, 1935; DECKER, 1949), sollte man kritisch betrachten. WILMS (1918), RÜSKEN (1949) und andere Autoren sehen den Krankheitsursprung im Ganglion Gasseri selbst, während die Rezidive nach der Ganglionexstirpation mehr für eine zentralwärts gelegene Lokalisation sprechen (RÜSKEN). Andere Autoren, unter ihnen SCHULTE und KRAUTZUN (1950), fassen die Trigeminusneuralgie als gefäßbedingtes Leiden auf, so daß man folgerichtig auch das Gebiet der Arteria vertebralis in der Nackenregion bestrahlte. In gleicher Richtung bewegt sich der Vorschlag von RÜSKEN (1949), die Behandlung der Trigeminusneuralgie bei älteren Patienten mit einer Behandlung der Arteriosklerose zu kombinieren.

Die Zahl der radiologischen Arbeiten über die Trigeminusneuralgie ist recht groß, doch ist zu vermerken, daß in den letzten 10 Jahren wesentliche neue Publikationen nicht hinzugekommen sind. Bezüglich der älteren (WILMS, 1918; WALTER und LAX, 1926; DEL BUONO, 1927) und eines Teiles der neueren (ZDANSKY, 1948; DIETRICH, 1949; HEIDELMANN, 1951) Literatur ist auf MARBURG und SGALITZER (1930) und auf die Monographie von PSENNER und WACHTLER (1960) zu verweisen, da hier nicht alle Quellen zitiert werden können. Die Beurteilung der Beeinflußbarkeit des Leidens durch Röntgenstrahlen ist nicht einheitlich. Nach MARBURG und SGALITZER (1930) beträgt aufgrund einer eingehenden und gut beobachteten Kasuistik das Verhältnis der geheilten und gebesserten Patienten zu den unbefriedigenden Fällen 3:1. STUTTE und VOGT (1949) betonten das gute Ansprechen der symptomatischen Neuralgien bei Affektionen der Nasennebenhöhlen. Nach DECKER (1949) kam es bei 75% seiner Kranken zu befriedigenden Erfolgen. RÜSKEN (1949) gab 45% an, allerdings bei einem unausgelesenen Krankengut. HUMMEL (1933), SCHULTE und KRAUTZUN (1950), PAPE (1952) und KOVAČ (1955) erzielten ähnlich gute Resultate. Üblicherweise wird die Gegend des Ganglion Gasseri von einem direkten Feld aus gut erreicht; man kann auch lediglich ein Wangenfeld bestrahlen (3×100 R und 5×200 R/O mit Pausen von 3—5 Tagen), oder man beginnt mit einem direkten Feld und setzt die Bestrahlung entsprechend dem peripheren Verlauf der Nervenäste fort; einzelne Autoren bevorzugen somit 3—4 Felder und bestrahlen täglich ein Feld mit 200 R/O (RÜSKEN). Natürlich wird man die Dosierung nach dem mehr akuten oder chronischen Charakter der Erkrankung verschieden hoch wählen. Eine solche Serie kann in Abständen von 14 Tagen 3—4mal wiederholt werden. Es wird empfohlen, über 800 R je Hautfeld im Zeitraum eines halben Jahres nicht hinauszugehen. BREITLÄNDER (1926), A. MÜLLER (1926), TRUFFI (1927) u.a. berichteten über ausgeprägte schmerzhafte Frühreaktionen. Diese sind vermeidbar, wenn örtliche kleine Dosen von nur 5—20 R angewandt werden (PAPE und GÖLLES, 1952). KOVAČ (1955) hat diese Methode nachgeprüft und erhielt überraschend gute Resultate, indem er häufig kleinste Dosen von 1—2 R auf die befallene Gesichtshälfte verabreichte.

Ausgehend von der kritischen Stellungnahme von GLAUNER (1951), der von 59 Kranken nur 2 beschwerdefrei werden sah und nur bei 29 gewisse Besserungen beobachtet hatte, prüften wir das Krankengut der Universitäts-Strahlenklinik Marburg von 1951—1956 (18 Fälle) nach, mit dem Ergebnis, daß nur ein Kranker beschwerdefrei wurde; vier weitere gaben deutliche Besserungen an. So kommt man heute wohl zu der Beurteilung, daß die Röntgenstrahlenbehandlung der Trigeminusneuralgie nicht die Bedeutung besitzt, die ihr manche Autoren früher zugemessen haben. Es wäre aber sicher verfehlt, sie grundsätzlich abzulehnen; sie sollte stets durchgeführt werden, ehe man sich zu einer Operation entschließt oder ehe man einen Kranken für inkurabel hält. Angesichts der absoluten Unschädlichkeit einer vorsichtig dosierten Strahlenbehandlung sollte man diese besonders bei Frühfällen an den Anfang der therapeutischen Bemühungen stellen, wenn eine einfache medikamentöse Therapie keine Wirkung zeitigt.

γ) Die Neuralgien des N. facialis und N. glossopharyngeus

Folgt man der Erwähnung dieses Krankheitsbildes bei Psenner und Wachtler (1960), die als einzige Autoren darüber berichten, so kommt bei manchen Formen der Facialisparese eine Periostschwellung im Canalis facialis und im Bereich des Foramen stylomastoideum in Frage. Die resultierende Parese soll durch Röntgenstrahlen beeinflußbar sein, wenn das Bestrahlungsfeld den Nerv in seinem Verlauf vom Schläfenbein erfaßt. Es werden 50—100 R Einzeldosis in 2—3tägigen Intervallen empfohlen, insgesamt bis zu 6 Bestrahlungen.

Im Hinblick auf die sehr seltene Glossopharyngeusneuralgie wird von den gleichen Autoren bei allen hartnäckigen Fällen der Versuch einer Röntgenbestrahlung angeregt, ehe man einen operativen Eingriff in Erwägung zieht.

2. Rückenmark und Rückenmarkshäute

a) Die multiple Sklerose

Die multiple Sklerose gilt als die häufigste Rückenmarkerkrankung. Ätiologisch hat man heute weithin die Vorstellung einer rein degenerativen Systemerkrankung verlassen und aufgrund des klinischen Bildes mit häufigen Liquorveränderungen, dem Wechsel der Symptome mit typischen Remissionen und auch wegen der auffälligen Übergangsformen zur Encephalomyelitis die Möglichkeit einer Infektion, möglicherweise viraler Genese, in den Vordergrund gestellt. Da sich jedoch keine unmittelbare Ansteckung nachweisen läßt, andererseits immer wieder katarrhalische Erkrankungen und fokale Prozesse als Wegbereiter auftreten, hält man auch eine „neuro-allergische" Krankheitsbereitschaft des Organismus für möglich. Insgesamt ist die Ätiologie noch nicht sicher abgeklärt, so daß das Fehlen einer wirklich durchgreifenden Therapie verständlich erscheint. Bisher stehen die Rohkost- und Körnerdiätbehandlung, Vitamin- und Leberpräparate, Spasmolytica, sedierende und durchblutungsfördernde Mittel neben der notwendigen Ruhebehandlung im Vordergrund. Oft werden Fokalsanierungen durchgeführt. Immer neue Vorschläge einer antibiotischen Therapie oder Hormonbehandlung tauchen auf. Chronische Verlaufsformen erfordern eine aktivierende physikalische Übungstherapie. Im Hinblick auf Einzelheiten über Ätiologie und Pathogenese dieser Erkrankung sei abschließend auf die große Übersichtsarbeit von Pette u. Mitarb. (1959) verwiesen, weiterhin auf Scheid (1963).

Im histologischen Bild findet man bei frischen Herden einen Zerfallsprozeß mit Abbau der Markscheiden bei meist erhaltenem Achsenzylinder, weiterhin Lymphocyteninfiltrate. Die Wandschichten der betroffenen Gefäße sind zellig infiltriert. In akuten Stadien zeigen die adventitialen Räume Ansammlungen von Plasmazellen und Lymphocyten. Das ganze befallene Gewebe wirkt weich und fast durchsichtig. Die älteren Herde sind durch Reparationsprozesse gekennzeichnet, die in den Markherden als Gliawucherung bis zur harten Verfilzung imponieren, in den Rindenschichten dagegen fehlen. Die Zellansammlungen in der Adventitia bestehen jetzt oft aus mesodermalen, mit Lipoiden beladenen Körnchenzellen.

Wendet man sich den strahlentherapeutischen Erfahrungen zu, so steht man einer Vielzahl von Publikationen gegenüber. Seit 1902 wurde die Röntgentherapie angewandt von RAYMOND und ZIMMERN, dann von MARINESCO (1910), BOUCHARD (1911), DUHAIN (1908/1911), HORVITZ und KOOLMANN (1923), IPANTOFF und ROMANOWA-LESKOWA (1928), DELHERM, MOREL-KAHN und TARGOWLA (1930), MARBURG und SGALITZER (1930), KOHLMANN (1931), HERMAN (1932), AMONSOV und GOLYNSKI (1938), RÜSKEN (1949), STUTTE und VOGT (1949), BOLLINI und MANNI (1950), HIRSCHMANN, BENTE und SCHMID (1950).

Es kann nicht verschwiegen werden, daß der von diesen Autoren immer wieder geschilderte Rückgang der Krankheitserscheinungen nicht in jedem Fall beweisbar einer Strahlenwirkung zugeordnet werden kann, sondern möglicherweise auch einer Spontanremission entsprochen hat. Oft kam es auch zu nur sehr kurzdauernden Besserungen, manchmal sogar zu Verschlechterungen, so daß eine Reihe von Autoren (MARBURG und SGALITZER, 1930, später auch RÜSKEN, 1949 und GLAUNER, 1948) das Versagen der Therapie bis auf wenige, meist initiale Fälle hervorheben.

Auffallend ist in der Tat das häufige gute Ansprechen des Prozesses auf die erste Bestrahlungsserie hin, der dann später eine fortschreitende Verschlechterung und hierbei scheinbar eine zunehmende Strahlenresistenz folgten, so daß immer höhere Dosen für notwendig gehalten wurden. Die von verschiedenen Autoren gegebenen Strahlendosen schwankten in einem erheblichen Bereich; MARBURG und SGALITZER (1930) z.B. teilten in der Regel die Wirbelsäulenregion in 4 Felder ein und bestrahlten jedes Feld innerhalb von 1—$1^1/_2$ Wochen mit 300 R, verteilt auf 3 Sitzungen. Aber unabhängig von Methodik und Dosierung wurden die oben geschilderten Beobachtungen immer wieder gemacht. Folgt man der Deutung, die v. WIESER (1939) hierfür gegeben hat, so ist davon auszugehen, daß die Mehrzahl der mit Röntgenstrahlen behandelten Fälle sich in einem fortgeschrittenen Krankheitsstadium befand, indem sicherlich alte, jüngere und frisch entstandene Krankheitsherde nebeneinander bestanden haben. Frische Herde können als sehr strahlensensibel angenommen werden, während die gliösen Wucherungen nur durch höhere Strahlendosen beeinflußbar sind. Bestrahlt man nun größere Felder schematisch mit gleich hohen Dosen, ohne die in einem Feld gelegenen Herde ihren verschiedenen Stadien gemäß zu berücksichtigen, so kann der Fall eintreten, daß frischere strahlensensible Herde eine zu hohe Dosis erhalten, die zu einer überschießenden Reaktion in Form ausgeprägter Gliawucherung führt. Die hieraus gezogene Konsequenz, individuell abgestufte niedrige Dosen zu geben, um möglichst gezielt die frischen Herde zu erreichen, erscheint durchaus richtig, wenngleich die hier angeführte klinische Hypothese, trotz einer gewissen Wahrscheinlichkeit, bisher unbewiesen ist.

Einen anderen Weg haben HIRSCHMANN u. Mitarb. (1950) beschritten, indem sie im Sinne der funktionellen Strahlentherapie die Bestrahlung der paravertebralen sympathischen Ganglien empfahlen. In der entsprechenden Arbeit werden 25 mit Hydergin behandelte Kranke 22 Fällen gegenübergestellt, die in folgender Weise bestrahlt worden waren: Je 1 Feld (Cervical-, Thorakal-, Lumbal- und Sacralfeld) der paravertebralen Region beiderseits erhielten an jeweils einem Tage eine Dosis von 180 R unter den üblichen Tiefentherapiebedingungen. Die Bestrahlung erfolgte mit Pausen von je 1 Woche, so daß sich der gesamte Turnus über 4 Wochen erstreckte. Verschiedentlich wurde nach 6—8 Wochen eine erneute Bestrahlungsserie gegeben. Sowohl die Behandlung mit Röntgenstrahlen als auch die Hyderginthérapie gehen von der Tatsache aus, daß dem Gefäßsystem beim Zustandekommen der multiplen Sklerose des Zentralnervensystems eine wichtige Bedeutung zukommt. Hiernach erscheint es gerechtfertigt, eine Behandlung anzuwenden, deren Angriffspunkt am Gefäßnervensystem liegt, dessen Erregbarkeit verändert werden kann, so daß es zu einer Regulierung der Durchblutungsverhältnisse kommt. Sowohl die theoretischen Vorstellungen als auch die mitgeteilten klinischen Befunde dieser Arbeit aus der Tübinger Nervenklinik verdienen Beachtung und Nachprüfung, ebenso wie auch die übrigen teils entzündlichen, teils neuro-allergischen Prozesse theoretisch auf eine richtig dosierte und im richtigen Zeitpunkt gegebene Strahlenbehandlung ansprechen dürften.

Ein großer Teil der früher berichteten Mißerfolge ist wahrscheinlich einer schematischen und zu hoch dosierten Strahlenbehandlung zuzuschreiben.

Als weitere Erkrankung vorwiegend des Rückenmarkes ist die Encephalomyeloradiculitis (Guillain-Barré-Syndrom) zu nennen. Histologisch finden sich eine seröse Entzündung und eine Permeabilitätsstörung, die mit einem Austritt eiweißreicher Flüssigkeit in Gehirn und Rückenmark einhergeht. Auch die intraduralen Anteile der Nervenwurzeln werden hiervon betroffen. Obgleich Spontanheilungen beschrieben werden, konnten gute Bestrahlungserfolge durch KLOSTERMYER und BURGESON (1949) mitgeteilt werden. Im akuten Stadium wird die ganze Wirbelsäulenregion von 3—4 Feldern aus mit 50—100 R zwei- bis dreimal bestrahlt, Intervall 2—3 Tage. Für länger bestehende Fälle werden etwas höhere Einzeldosen und eine größere Zahl (6—8) von Einzelsitzungen empfohlen.

b) Die Tabes dorsalis

Die degenerativen Hinterstrangveränderungen, wie sie sich bei der Tabes finden, sind einer kausalen Röntgenstrahlenbehandlung naturgemäß nicht zugänglich. Dennoch wurde auch bei dieser Erkrankung die Strahlentherapie immer wieder angewandt, um die lanzinierenden Schmerzen und die gastrischen Krisen zu beeinflussen. Man deutete die Schmerzattacken als Ausdruck reaktiver entzündlicher Vorgänge in dem sonst degenerativen Geschehen. In der Tat lassen sich neben dem intramedullären Prozeß auch extramedulläre Veränderungen aufweisen, die als entzündliche Kapselwucherungen der Spinalganglien imponieren und auch die hinteren Wurzeln ergreifen, so daß man auch von einer Wurzelneuritis sprechen könnte.

Die Bestrahlung wurde somit wie bei einer unspezifischen Radiculitis mit niedrigen Dosen vorgenommen. KREMSER (1930) gab auf jedes Feld etwa $^1/_3$—$^1/_2$ HED im Verlauf einer Serie, die oft nach 2 Wochen oder später wiederholt wurde. Er bestrahlte die ganze Wirbelsäule und nicht nur die Segmente, die den lanzinierenden Schmerzen oder gastrischen Krisen entsprechen. Es gelang bisher niemals, schon vorhandene Ataxien zu beseitigen, und die Ansicht von D'ARMAN (1924), durch Bestrahlung im präataktischen Stadium eine Besserung des Gesamtverlaufs zu erzielen, hat sich nicht bestätigen lassen. HOLFELDER (1925), FÜRNROHR (1927) und TESCHENDORF (1928) lehnten eine Wirkung der Röntgenstrahlen auf die Schmerzen weitgehend ab, während unter den älteren Autoren GRAMEGNA, WETTERER, SCHMIDT sowie späterhin SILINOV (1926), STRAUSS (1926), KÄDING (1926), LENK (1927), AHRINGSMANN und ILLIG (1930) und RÜSKEN (1949) über eindeutige Besserungen gastrischer Krisen und lanzinierender Schmerzen berichten konnten, die oftmals so regelmäßig im Anschluß an die Therapie auftraten, daß Spontanremissionen ausgeschlossen werden konnten. Die letztgenannten Autoren schildern die für entzündliche Prozesse kennzeichnende vorübergehende Verschlechterung des Zustandes nach den ersten Bestrahlungen, die dann einer allerdings meist nur vorübergehenden Besserung weicht. RÜSKEN (1949) konnte bei 20 von 66 Patienten einen deutlich bessernden Einfluß der Bestrahlung feststellen, obwohl auch er, ebenso wie KREMSER, immer wieder nur eine kurzdauernde Linderung der Beschwerden sah. Während dieser Zeit jedoch waren die Patienten oftmals wieder arbeitsfähig und weitgehend unabhängig von den oft jahrelang gebrauchten Narkoticis. Diejenigen Kranken, deren Schmerzen noch nicht lange bestehen, sprechen besser an als alte Fälle. Es scheint weiterhin, daß eine stärkere Pleocytose im Liquor als günstige Indikation zu einer Strahlentherapie anzusehen ist (GILBERT, 1947; GLAUNER, 1948; RÜSKEN, 1949; REICHEL, 1949).

Von einer *Pachymeningitis cervicalis hypertrophicans* spricht man dann, wenn ein luischer Prozeß zur Meningomyelitis geführt und unter Einbeziehung der Dura in Höhe des unteren Halsmarks gummöse Verschwielungen hinterlassen hat; das klinische Bild bietet Schmerzen im Nacken, in Schultern und Armen, zuweilen auch Parästhesien in Armen und Händen; mitunter findet sich der Hornersche Symptomenkomplex. Bei ausgeprägter Gummenbildung entwickeln sich schließlich typische Kompressionserscheinungen des Rückenmarks. Die übliche Therapie bestand früher in einer spezifischen Neosalvarsanbehandlung sowie Bismogenolgaben und Hg-Schmierkuren. Über die strahlentherapeutischen Erfolge liegen noch keine größeren Erfahrungen vor. Heute steht eine hoch dosierte Penicillintherapie im Vordergrund. Ebenso wie bei einer Arachnitis spinalis, werden auch hier nur die entzündlichen Vorgänge noch konservativ beeinflußbar sein. Sobald Kompressionserscheinungen eingetreten sind, werden sich Bestrahlungsversuche nicht mehr lohnen (RÜSKEN, 1949).

c) Die Poliomyelitis

Die Poliomyelitis bietet als echte Entzündung theoretisch gute Voraussetzungen für eine wirksame Anwendung der Röntgenstrahlen, zumal eine eindeutig wirkende spezifische Therapie bis heute nicht bekannt ist. Als erster berichtete BORDIER (1911) über Behandlungserfolge, und er forderte bereits damals einen frühzeitigen Behandlungsbeginn, möglichst im präparalytischen Stadium, spätestens zum Zeitpunkt der Lähmungsentwicklung. In späterer Zeit erfolgten positive Mitteilungen durch BERGAMINI (1922, 1926), D'ISTRIA (1925), SIGHINOLFI (1927), CHIZZOLA (1927), SORDELLO (1927), NOEGGERATH, SCHNEIDER und VIETHEN (1932), DEL BUONO (1937), SCHIEBER (1937), GEFFERTH (1939), ZSEBÖK (1942). Die ältere Literatur findet sich in der Monographie von BIRK und SCHALL (1932) über UV- und Röntgenstrahlenbehandlung im Kindesalter. Die Wirkungsweise der Röntgenstrahlen könnte in einer Beeinflussung des entzündlichen Ödems und der perivasculären Infiltrate im Sinne einer rascheren Resorption zu suchen sein, doch hierüber ist etwas Sicheres nicht bekannt. Bei einer Bestrahlung in sehr frühem Stadium wäre es denkbar, daß die an den Ganglienzellen später ablaufenden degenerativen Veränderungen gehemmt oder abgeschwächt würden. Auch reparatorische Vorgänge können möglicherweise günstig beeinflußt werden, wie ein extremer Fall von MARBURG (1928) zeigt, bei dem die seit längerer Zeit gelähmte und atrophisch degenerierte Hand so gebessert wurde, daß die Patientin später wieder schreiben konnte. In methodischer Hinsicht findet man im Schrifttum zwei verschiedene Möglichkeiten des therapeutischen Vorgehens. BORDIER bestrahlte im subakuten Krankheitsstadium nach Abschluß der Fieberperiode mit relativ hohen Dosen auf Hals- und Lendenmark und wiederholte diese Bestrahlung noch zweimal im Abstand von jeweils einem Monat. Gleichzeitig wird eine Diathermiebehandlung der Extremitäten und des Rückenmarkes angewandt. Die für unsere heutige Einstellung günstigere Methode ist zweifellos die der Freiburger Schule (NOEGGERATH u. Mitarb.), bei der 60—70 R, bei kleinen Kindern nur 30—40 R Oberflächendosis im akuten Stadium sofort nach Erkennung der Krankheit verabreicht werden. Innerhalb weniger Tage werden noch 1—2 Einzelbestrahlungen gegeben.

Es fällt nun auf, daß eine Reihe von vergleichenden Untersuchungen, über die im einzelnen GLAUNER (1951) ausführlich berichtet, keine eindeutige Überlegenheit der Röntgenstrahlenbehandlung ergab. Angesichts des so wechselvollen individuellen Krankheitsverlaufes und der oft großen Unterschiede zwischen den einzelnen Epidemien ist eine sichere Beurteilung dieses Problems bis heute nicht möglich gewesen, zumal rein zahlenmäßig entsprechend große Beobachtungsreihen nicht vorliegen. Kritische Betrachter (GLAUNER, 1951) sind der Meinung, daß die therapeutischen Endergebnisse bei der Poliomyelitis durch Anwendung der Röntgenstrahlen nicht grundlegend verändert worden sind. Im übrigen hat sich die Aufmerksamkeit in der ganzen Welt auf die aktive Schutzimpfung konzentriert, so daß ein Wiederaufleben oder eine breitere Anwendung der therapeutischen Röntgenbestrahlung in der Zukunft recht unwahrscheinlich ist, obgleich sie in niedriger Dosierung sicher nicht schadet, sondern möglicherweise eine echte therapeutische Wirkung entfaltet.

d) Arachnitis spinalis adhaesiva

Zur Entwicklung einer Arachnitis spinalis kommt es dann, wenn lokale Schädigungen oder entzündliche meningeale Prozesse die sonst gefäßlose Arachnoidea vascularisieren und nach ihrer Ausheilung Narben zurücklassen, die später als strangförmige Verwachsungen zu Wurzeldruck, Schmerzen, Parästhesien und sensiblen Störungen, mitunter auch zu umgrenzten motorischen Ausfällen mit Muskelschwund und Entartungsreaktion führen. Als Ursache kommen akute Infekte (Typhus, Grippe), Tuberkulose und Lues sowie Traumen in Frage. Die konservativen therapeutischen Maßnahmen erschöpfen sich meist in ausgiebigen Lumbalpunktionen, evtl. kombiniert mit anschließender Lufteinblasung, um beginnende Verklebungen zu lösen. Strahlentherapeutische Versuche wurden bei dieser Erkrankung nur selten unternommen. Sie haben naturgemäß auch nur im entzündlichen Stadium Aussicht auf Erfolg, hier allerdings wird durch einen rechtzeitigen Bestrahlungsbeginn mitunter der später notwendige operative Eingriff vermieden werden können. Ist dennoch eine Operation erforderlich, empfiehlt sich eine Nachbestrahlung, um postoperative Narbenbildungen zu verhindern. Wenn RÜSKEN (1949) bei insgesamt 14 bestrahlten und hiervon 10 in der Statistik verwerteten Fällen über 8 Besserungen berichtet, so ist diese Zahl durchaus ermutigend. Leider lassen sich keine Angaben zur Bestrahlungstechnik finden, so daß wir auf die allgemeinen Richtlinien der Entzündungsbestrahlung angewiesen sind. In der Monographie von PSENNER und WACHTLER (1960) wird angegeben, daß man ein großes Feld wählen sollte, um jeweils über die befallenen Segmente hinaus nach kranial und caudal zu ein gesundes Segment mitzubestrahlen. Von einem medianen oder zwei lateralen Feldern aus werden bei frischen Fällen 50—150 R, bei veralteten 200 R Einzeldosis gegeben. Mit Pausen von 1—2 Tagen wird die Serie über 2—3 Wochen fortgeführt und dann nach 6—8 Wochen wiederholt werden. Die gleichen Autoren berichten auch, daß bei der Arachnitis optico-chiasmatica eine Röntgenbestrahlung indiziert sei und in jedem Fall versucht werden solle, wenn andere Mittel versagt haben.

An Einzelarbeiten des neueren Schrifttums sind noch die Mitteilungen von FEDER und SMITH (1962) sowie VOLTA und SCHIAVI (1964) zu erwähnen. Die erstgenannten Autoren berichten über die Röntgentiefentherapie bei 17 Fällen mit einer spinalen Arachnitis, von denen 4 eine völlige und weitere 4 eine befriedigende Besserung aufwiesen. Eine Dosis von 2000 R jährlich sollte nicht überschritten werden. In der Einzelserie werden durchschnittlich 600—800 R Oberflächendosis gegeben. VOLTA und SCHIAVI wandten etwas höhere Dosen von 2000—2400 R pro Feld an und konnten 5 von insgesamt 6 Fällen gut beeinflussen.

e) Syringomyelie und andere degenerative Erkrankungen

Wie in der Einleitung erwähnt, sollen die Syringomyelie und Syringobulbie, trotz ihres zuweilen fast blastomatösen Charakters, an dieser Stelle besprochen werden, weil ihnen letztlich ein heredodegenerativer Prozeß zugrunde liegt und sich andererseits in therapeutischer Sicht deutliche Beziehungen zur Entzündungsbestrahlung und funktionellen Strahlentherapie herstellen lassen. Man faßt die Erkrankung einerseits als Entwicklungsstörung nach Art einer Dysraphie auf, zumal sich bei vielen Kranken angeborene Anomalien finden lassen; andererseits kann es sich um reaktive Gliawucherungen am Ort einer Rückenmarkschädigung handeln. Histologisch findet man eine stiftförmige Gliose im Bereich der Hinterstränge in der Nähe des Zentralkanals. Später kommt es anstelle der gliomatösen Wucherungen zu Hohlraumbildungen und narbigen Sklerosen. Das Nebeneinander verschiedener Krankheitsstadien führt zu dem typischen klinischen Bild mit schubweise fortschreitendem Verlauf, dessen Progredienz aber so unterschiedlich rasch ist, daß im Einzelfall hierüber niemals eine sichere Prognose aufgestellt werden kann. Dies bezieht sich auch auf die Aussicht einer geplanten Strahlenbehandlung, die bei den Gliosen, deren jugendliche und wenig differenzierte Spongioblasten recht strahlensensibel sind, bessere Erfolge aufweisen muß als bei den Fällen mit narbigen und strahlenrefraktären Sklerosen.

Die klinische Erfahrung hat nun ergeben, daß eine große Zahl von Kranken so gut auf eine Strahlenbehandlung anspricht, daß man sie als Behandlungsmethode der Wahl bezeichnen kann. Ihre therapeutischen Möglichkeiten erschöpfen sich wahrscheinlich nicht allein in einer subjektiven Besserung (KRAUTZUN, 1953), sondern erzielen echte Krankheitsstillstände und besonders im Beginn der Erkrankung auch eindeutige Remissionen (BONNET, 1922; MERILL, 1924; PROUST, MALET u. COLLIER, 1926; STÖRMER und BREMER, 1926; KEIJSER, 1926; STUTTE und VOGT, 1949; SAITMACHER, 1950). Schwere trophische Störungen heilen unter der Bestrahlung der entsprechenden Markregion aus, Parästhesien verschwinden, die sensiblen Ausfälle verlieren an Intensität oder gehen sogar ganz zurück (HEINISMANN und CZERNY, 1926). Die motorischen Leistungen können gänzlich oder teilweise wiederkehren, so daß vorher pflegebedürftige Kranke sich wieder selbst versorgen und sogar ihre Berufstätigkeit wieder aufnehmen können (O'BRIEN, 1935).

Die Wirkung der Röntgenstrahlen beruht zunächst wohl auf einer Hemmung der proliferierenden Gefäßneubildungen (STRAUSS, 1920), teilweise aber auch auf einer Sekretionshemmung im Bereich der Hydromyelie und einer entquellenden Wirkung auf das durch Liquoraustritt geschwollene Parenchym (SAITMACHER, 1950). Nach RUSSINOW (1930) soll weiterhin die gestörte sympathische Sensibilität der quergestreiften Muskulatur beeinflußt werden, eine bisher nicht bewiesene Anschauung. Im Vordergrund dürfte dagegen die zerstörende Wirkung der Röntgenstrahlen auf das wuchernde embryonale Gewebe (DUHAIN, 1911; L'HERMITTE, 1922; MESSEL, 1925; PROUST u. Mitarb., 1926; HAWARTH, 1934) stehen. Diese Erfahrung wird gestützt durch die Beobachtung, daß frisch aufgetretene Störungen und solche der Randzonen sich auch zuerst wieder verlieren (O'BRIEN). Im übrigen wird gelegentlich berichtet, daß auch alte Fälle auf eine Bestrahlung gut ansprechen (DECKER, 1949), doch ist ja stets daran zu denken, ob sich hierbei nicht immer wieder nur die relativ neu aufgetretenen Ausfallserscheinungen zurückgebildet haben.

Wie schon erwähnt, kann eine weitgehende Restitution nach der Strahlenbehandlung eintreten. Selbst bulbäre Störungen lassen sich beeinflussen, wie schon von BEAUJARD und L'HERMITTE (1907) festgestellt wurde; man erlebt sogar hier gelegentlich besonders gute Rückbildungen, da die Syringobulbie wegen ihrer „frühen und auffälligen Symptome auch frühzeitig in Behandlung kommt" (FIEBELKORN, 1958). Lediglich die Osteoarthropathien und der Hornersche Symptomenkomplex sprechen auf keine Therapie mehr an. Die Besserungen der einzelnen Ausfälle in der Peripherie treten oft in einer festgelegten Reihenfolge auf. Zuerst stellen sich die motorischen Funktionen weitgehend wieder her, während die Muskelatrophie und andere trophische Störungen nur langsam und zuweilen gar nicht beeinflußt werden. Schließlich bessert sich die Sensibilität, hier zunächst die Schmerzempfindung, nur gelegentlich später auch der Temperatursinn. Im eigenen Krankengut von 21 Fällen (Univ.-Strahlenklinik Marburg/Lahn 1950—1958) kam es bei 4 Kranken zu guten Besserungen bzw. Remissionen, bei 10 Kranken zu mäßigen Besserungen, während 7 Kranke keine positive Reaktion zeigten. Die Strahlenbehandlung hat also durchaus ihre Grenzen. Weiterhin ist bei der therapeutischen Erfolgsbeurteilung daran zu denken, daß diese Erkrankung zuweilen auch unbehandelt nur sehr langsam fortschreitet. Da es aber bei diesem heredodegenerativen Leiden meist keinerlei andere Therapie chirurgischer oder medikamentöser Art gibt, bleibt die wesentliche Rolle der Röntgenbestrahlung bestehen. MCILROY und RICHARDSON (1965) haben jedoch den Wert chirurgischer Verfahren gegenüber der Strahlentherapie besonders betont.

Bei der Frage nach der hier angebrachten Bestrahlungsmethodik ist davon auszugehen, daß im Verlaufe der Erkrankung meist mehrere Serien notwendig werden, so daß man zunächst sowohl die Herddosis wie die Oberflächenbelastung nicht zu hoch wählen sollte. Wir selbst bevorzugen eine Herddosis von 1500—2000 R, die man in 2—3 Wochen erreichen sollte. Da der Krankheitsprozeß meist umfangreichere Segmente befallen hat, als es der neurologische Status vermuten läßt, muß die Feldlänge entsprechend groß gewählt werden. Durch die Wahl von jeweils 2 paramedianen und zur Mittellinie hin gekippten Feldern anstelle einzelner direkter Felder erzielt man die notwendige Hautschonung (BERGONZI u. Mitarb., 1966). Andererseits kann man auch eine Pendelbestrahlung durchführen (FIEBELKORN, 1958) oder ein Telekobaltgerät anwenden (KOZLOWA, 1965, LACONI und CASTRI-PATTI, 1958). In diesem Falle lassen sich direkte Felder anwenden, die von den letztgenannten Autoren zumindest für die bulbären und dorsolumbalen Abschnitte empfohlen werden. Bei einer prozentualen Tiefendosis von etwa 75% geben sie tägliche Herddosen von 100 R bis zu einer Gesamtherddosis von 800—1000 R. Während eine Reihe von Autoren annähernde Tumordosen zwischen 2000 und 4000 R empfiehlt, wendet die Wiener Schule (PSENNER und WACHTLER, 1960) mit guter Begründung eine wesentlich niedrigere Dosierung an, indem sie die Bestrahlungsserie stärker fraktioniert und nur 2—3mal in der Woche bestrahlt. Hierbei werden pro Serie nicht mehr als 800—1200 R an der Oberfläche gegeben. Man steht auf dem Standpunkt, daß die günstige Wirkung der Röntgenstrahlen zum Teil auch auf der Beeinflussung der sekundären Veränderungen (Gefäßprozesse, Ödem) beruhe, die auch auf niedrige Dosen hin bereits reagieren.

Ein weiterer Schritt von der klassischen Technik hinweg ist die Anwendung der indirekten Röntgenbestrahlung (BENTE und SCHNEIDER, 1951), indem man vom Grenzstrang aus die begleitenden Gefäßprozesse zu beeinflussen hoffte. Es bleibt aber zu bezweifeln, ob der Verzicht auf eine direkte Zerstörung der Gliawucherungen berechtigt ist.

So werden auch in neueren italienischen Arbeiten (RIMONDI u. Mitarb., 1960, 1963) Dosen von 1000—1600 R pro Feld gegeben und die Serien mehrfach wiederholt. Nach den dortigen Erfahrungen an größeren Patientenzahlen sprechen die subjektiven Beschwerden und die Pyramidensymptome gut an, während der Einfluß auf die Wärme- und Schmerzempfindung gering ist.

Ein anderer dysontogenetischer Prozeß, der mit blastomatösen Wucherungen einhergeht, ist die *tuberöse Sklerose*. Spezielle strahlentherapeutische Erfahrungen fehlen hier weitgehend; nach PSENNER und WACHTLER (1960) läßt sich lediglich der begleitende Hydrocephalus beeinflussen. Auch die übrigen degenerativen Erkrankungen, wie die *amyotrophische Lateralsklerose*, die *spastische Spinalparalyse* und die *progressive Bulbärparalyse*, eignen sich nicht für eine Strahlenbehandlung. Allenfalls bei der spinalen progressiven Muskeldystrophie konnten einige Fälle gebessert werden (Literatur s. SCHERER, 1958; PSENNER und WACHTLER, 1960).

III. Spezieller Teil: Periphere Erkrankungen

1. Neuralgien und Neuritiden

Diese Erkrankungen nehmen unter den Indikationen zu einer Entzündungsbestrahlung seit langem den ersten Platz unter den in der Peripherie gelegenen Prozessen ein. Es wurde bereits erwähnt, daß die Röntgenstrahlen 1897 erstmals von GOCHT zur Behandlung einer Trigeminusneuralgie angewandt wurden; späterhin beschrieben GRUMMACH (1899) und STEMBO (1900) gute Erfolge, besonders im Hinblick auf die Schmerzen.

Die Indikationsstellung für eine Strahlenbehandlung hat sich im Laufe der letzten Jahre naturgemäß im Sinne einer Einengung verschoben, seit eine verfeinerte Diagnostik ätiologisch sehr verschiedenartige Krankheitsbilder als Ursache für das Auftreten von Neuritiden aufdecken konnte. Heute gehen wohl allenthalben jeder gezielten Therapie eine Sanierung etwaiger Fokalherde und eine internistische Untersuchung voraus, die nach Diabetes mellitus, Lues, Malaria, Avitaminosen und Intoxikationen (Nicotin, Alkohol, Blei, Arsen, Kohlenoxyd, Medikamente) zu fahnden hat. Sorgfältige klinische und röntgenologische Untersuchungen müssen mechanische Ursachen im Sinne von Skeletanomalien, darunter die nicht seltenen Halsrippen, von Skeleterkrankungen (Osteochondrose), Discusprolapsen oder Tumorknoten ausschließen. Wenn eine bestimmte Ursache der Erkrankung nicht zu finden ist, spricht man von einer idiopathischen Neuritis. Zwischen Neuralgien und Neuritiden bestehen fließende Übergänge; für die Durchführung einer Strahlenbehandlung ist eine strenge Unterscheidung dieser Erkrankungen jedoch nicht erforderlich. Für den Einzelfall läßt sich ein Therapieerfolg nicht vorhersagen, ein Umstand, der aber für alle anderen Therapiewege in gleicher Weise gelten dürfte, wie die oft überraschenden Erfolge, aber auch die Mißerfolge, etwa bei der so häufig geübten Novocaintherapie, zeigen. Aus Gründen der Einfachheit und auch des Strahlenschutzes wird man eine Infiltrations- oder Injektionsbehandlung *vor* einer Röntgenbestrahlung versuchen, letztere aber unbedingt versuchen, ehe man zu operativen Maßnahmen übergeht. Nach ZIMMERN, COTTENOT und CHAVANY (1935) nimmt die Ansprechbarkeit der einzelnen Neuralgie- und Neuritisformen in folgender Reihenfolge ab: Ischias-, Occipital-, Cervicobrachial-, Intercostal- und Gesichtsneuralgie.

a) Die Occipitalneuralgie

wird von MESZÖLY (1935), ZIMMERN et al. (1935), DECKER (1949), STUTTE und VOGT (1949) als günstige Indikation für eine Strahlenbehandlung angesehen, während MARBURG und SGALITZER (1930) eher zu negativen Resultaten gekommen waren. Differentialdiagnostisch ist stets an einen raumbeengenden Prozeß der hinteren Schädelgrube zu denken, weiterhin daran, daß Muskelrheumatismus und Myogelosen ähnliche Beschwerden wie eine Occipitalneuralgie machen können. Nach STUTTE und VOGT wendet man bei Feldgrößen von 8×10 cm oder 6×8 cm 2—3mal wöchentlich eine vorsichtig ansteigende Dosierung an, nach unseren Erfahrungen im Bereich von 50—150 R. Es scheint, daß niedrigere Dosen unwirksam sind, so daß man in Einzelfällen eine vorübergehende Epilation in Kauf nehmen muß.

b) Die Plexuserkrankungen

betreffen klinisch eine wichtige und in der Praxis recht zahlreiche Patientengruppe. Im Hinblick auf den *Plexus brachialis* ist es wichtig, die nicht zu den Nervenkrankheiten gehörende Peritendinitis oder Periarthritis humeroscapularis von der echten neuralgischen oder entzündlichen Nervenaffektion zu trennen, wenn man auch in beiden Fällen häufig degenerative osteochondrotische Veränderungen an der Halswirbelsäule findet, nach denen man stets röntgendiagnostisch fahnden sollte (UHLEMANN, 1951; REISCHAUER, 1955; DALICHO, 1956; MEYER-LANGSDORFF, 1958). Auch mit der Möglichkeit eines Bandscheibenprozesses bei C 5/6 oder C 6/7 ist zu rechnen, oder — wie schon erwähnt — mit dem Vorhandensein einer Halsrippe. Bei der echten Neuritis findet man neben den entzündlichen Erscheinungen oftmals auch degenerative Vorgänge mit Muskelatrophien. Die Polyneuritis gilt im übrigen nicht als Indikation für eine Strahlenbehandlung. Es liegt nahe, daran zu denken, daß günstige Behandlungsberichte (MARBURG und SGALITZER, 1930) aus einer Zeit, in der man noch nicht so scharf zwischen den verschiedenen Formen der Cervicalsyndrome unterschied, die Peritendinitis oder Periarthritis humeroscapularis betrafen, die erfahrungsgemäß auf eine lokale Bestrahlung — oft unter Einschluß der Wirbelsäulenregion — recht gut ansprechen. Daß die echten Plexusneuritiden oftmals weniger günstig reagieren, wurde bereits von ZIMMERN, COTTENOT und CHAVANY (1935), RÜSKEN (1948) und GLAUNER (1948) vermerkt. Überdurchschnittlich gut liegen wiederum die mit kleinsten Dosen erzielten Erfolge von KOVAČ (1955). Dieser Autor bestrahlte in täglichem Wechsel dreimal ein cervicales und supraclaviculäres Feld mit 10—25 R in vierwöchigen Intervallen.

Die *Ischialgien* werden mit allgemein besseren Erfolgen bestrahlt, wie ein umfangreiches Schrifttum aus der Frühzeit der Radiologie zu beweisen scheint (ROSE, 1905; RIEDER, 1907; BABINSKI, 1908; FRÄNKEL, 1909; CHARPENTIER, BABINSKI und DELHERM, 1911; PARIAUX, ZIMMERN und COTTENOT, 1913; FREUND, 1917; BARRÉ und GUNSETT, 1921; STEIGER, 1923; KRAUS, 1924; BOINE, 1924; KAHLMETER, 1925). Es versteht sich von selbst, daß jeder Therapie eine gründliche Röntgenuntersuchung der Wirbelsäule und des Beckens unter besonderer Beachtung der Hüft- und Ileosacralgelenke vorauszugehen hat. Neben der Prüfung der Stoffwechselverhältnisse sollte bei Frauen auch eine gynäkologische Untersuchung erfolgen. Die Strahlenbehandlung hat ihren Platz in der Mitte zwischen einfachen therapeutischen Maßnahmen und operativen Eingriffen. Sind diese vorausgegangen, sinkt die Ansprechbarkeit auf Strahlen meist ab (Böhme, 1943; Glauner, 1948; Stutte und Vogt, 1949), während die Operationsaussichten *nach* Bestrahlung nicht verringert sein sollen (Lenk, 1920).

Kurz nach den ersten Bestrahlungen kann es zu einer reaktiven Steigerung der Schmerzen kommen, der Gauducheau (1927) mit zusätzlicher Diathermieanwendung begegnet. Spätestens nach 2—3 Wochen setzt dann die günstige Wirkung der Bestrahlung ein, wie bereits Schmidt (1917) hervorhob. Nach Delherm soll man nicht weiterbestrahlen, wenn es nicht zu der beschriebenen Anfangsreaktion gekommen ist. Frische Fälle sprechen allgemein besser an als veraltete, Ischialgien mit nur gelegentlichen Schmerzattacken besser als chronische Schmerzzustände. Die Dauer der Behandlung richtet sich nach der Schwere des Falles. Nach Glauner können sich gerade bei schweren Zuständen mit Muskelatrophie und Reflexverlusten überraschend schöne Erfolge einstellen. Böhme (1943) erzielte unter 65 teils recht schwierigen Fällen 38 Heilungen und weitgehende Besserungen, Rüsken (1948) konnte 62 von 101 Ischalgien günstig beeinflussen, Bembé (1941) beschrieb 36 Heilungen von insgesamt 56 Patienten. Auch traumatische Ischialgien sollen gelegentlich gut ansprechen.

Die Dosierung soll in akuten Fällen niedrig sein; so gaben Stutte und Vogt 25 R täglich über eine Woche hin und wiederholten diese Serie später noch einmal. In hartnäckigen Fällen wandten sie 100—200 R pro Sitzung an. Pape und Gölles (1952) beschrieben mit Kleinstdosen (5—20 R) gute Erfolge, die auch Kovač (1955) bestätigen konnte. Wichtig ist die Beachtung des genetischen Strahlenschutzes, den man bei Männern durch Bleiabdeckung des Hodens und möglichst tangentiale Bestrahlung der Ischiaswurzelregion erreichen kann, während Frauen unterhalb des 45. Lebensjahres grundsätzlich nicht bestrahlt werden sollten. Wie stark die Beeinflussung der Ovarien sein kann, erhellt aus früheren Beobachtungen über ein häufigeres und stärkeres Auftreten der Menstruation nach der Bestrahlung.

c) Die Intercostalneuralgie

Über die Strahlenbehandlung dieser Erkrankung bestehen erst wenige fundierte Erfahrungen. Nach Glauner (1948) zählt sie zu den günstigsten neurologischen Indikationen für eine Röntgenstrahlenbehandlung, während Rüsken (1949) innerhalb eines kleinen Krankengutes von 12 Fällen nur bei 2 Kranken einen gewissen Erfolg sah. Wir selbst haben unter 3 Kranken der Jahre 1951—1954 einen sehr überzeugenden und vorher mit anderen Mitteln behandelten Fall gesehen, ein weiterer sprach nur geringfügig, der dritte gar nicht auf die Bestrahlung an. Die typischen Krankheitsfälle sind nicht schwierig zu diagnostizieren; dennoch ist es wichtig, differentialdiagnostisch an andere Erkrankungen der hinteren Wurzeln (Lues, Tumoren), an reflektorische Ausstrahlungen innerer Organe in die Headschen Zonen oder an das Vorliegen einer Osteochondrose der Brustwirbelsäule zu denken. Auch im Gefolge eines Herpes zoster kommen ähnliche neuralgische Beschwerden vor.

Methodisch geht man so vor, daß diejenigen Segmente des Rückenmarkes, die den befallenen Nerven entsprechen, mit Einzeldosen von 50—200 R, je nach der Frische des Prozesses, belegt werden. Oft genügt eine einzige Serie von 3—6 Bestrahlungen, um eine deutliche Schmerzlinderung zu erzielen.

Die *Phrenicusneuralgie* ist eine sehr seltene Erkrankung, sie wird lediglich von Psenner und Wachtler (1960) kurz erwähnt. Wir selbst besitzen hierüber keine eigenen Erfahrungen.

d) Die Coccygodynie

ist ein oft recht quälendes Leiden, das sich durch starke Druckempfindlichkeit in der Steißbeingegend, durch Schmerzen beim Sitzen und Aufstehen sowie Beschwerden bei der Defäkation äußert. Es befällt Frauen häufiger als Männer. Seine Ätiologie ist noch nicht in allen Fällen geklärt: Traumen, besonders nach Geburten, und gynäkologische Operationen spielen für die Entstehung sicher eine wichtige Rolle, aber auch Osteomyelitiden und der Druck von Tumoren oder ein Rheumatismus sowie ein retroflektierter Uterus können die Schmerzen auslösen (Hirst und Wachs, zit. nach Baastrup, 1936).

Die Behandlung wird üblicherweise zunächst mit Heißluft, Hydrotherapie und Faradisation versucht. Oftmals zwingen die anhaltenden Beschwerden zur Operation, deren Resultat in bezug auf die subjektiven Symptome ausgezeichnet sein kann — allerdings nur bei der traumatisch bedingten Coccygodynie. Die therapeutische Ansprechbarkeit der nicht traumatischen Formen ist meist unbefriedigend, so daß Mandt (1929) schließlich Epiduralinjektionen von Anaesthetica anwandte und danach gute, aber rein symptomatische Resultate erzielen konnte.

Die Strahlenbehandlung wird von Baastrup (1936) für alle jene Coccygodynien empfohlen, die durch konservative Maßnahmen nicht zu beeinflussen sind. Von seinen 15 behandelten Fällen traumatischer und nicht traumatischer Genese wurden 10 geheilt; darunter hatten sich vorher mehrere als therapieresistent erwiesen. Marburg und Sgalitzer (1930) heilten von 11 Patienten 7, und auch Decker (1949) und Rüsken (1949) berichten über gute Erfolge. Die Dosierung wird für eine Entzündungsbestrahlung relativ hoch gewählt. Decker gibt von 2 Feldern aus, in zweimaligem Turnus von je 14 Sitzungen, pro Bestrahlung 50 oder 100 R, pro Woche 2—3 Bestrahlungen. Nach Psenner und Wachtler (1960) genügen 2—3 Bestrahlungen von 120—150 R mit etwa dreitägigen Intervallen. Jüngere Personen sind auch hier von der Strahlenbehandlung auszuschließen.

Auch bei der *Neuralgia spermatica* des Mannes könnte man nach den eben genannten Autoren an eine Wurzelbestrahlung denken; genaueres hierüber findet sich jedoch im Schrifttum nicht, auch nicht über die *Mastodynie*, die sich aber nach unserer eigenen Erfahrung an zwei Fällen recht günstig beeinflussen läßt.

2. Der Phantomschmerz

Der Phantomschmerz ist als Ausdruck zahlreicher fehlgesteuerter Heilungsvorgänge nach der Amputation eines Gliedes aufzufassen. Anstelle einer glatten Heilung entwickeln sich langwierige Eiterungen mit tiefen Gewebsnekrosen, narbigen Umklammerungen von Knochen-, Gefäß- und Nervenenden, aufsteigende Lymphgefäßentzündungen, die zur Irritation des Grenzstranges führen, und aufsteigende degenerativ-entzündliche Veränderungen der im Wundbereich gelegenen sympathischen Nervenfasern. Diese Reizzustände führen zunächst zu den diffus ins Phantom ausstrahlenden Schmerzen, verursachen alsbald reflektorische Durchblutungsstörungen am Stumpf und lösen nach Lériche (1950) erst unmittelbar durch diese Milieuverschlechterung den typischen Phantomschmerz aus. Andererseits sprechen die Rezidive nach der chirurgischen Unterbrechung der Schmerzbahnen für die Fixierung des Schmerzes im Zentralnervensystem (Bartsch, 1952; Negovskij, 1953).

In der Klinik zählt der Phantomschmerz bis heute zu den schwierigen Gebieten chirurgischer und konservativer Therapie. Es wurden bisher, neben der operativen Neuromentfernung oder -zerstörung durch Alkohol und Formalin, die Durchschneidung einzelner Nervenstränge oder die Durchtrennung der hinteren Wurzeln versucht, weiterhin die Chordotomie, die Durchschneidung und Elektrocoagulation des Thalamus, die Leukotomie, die Stellatumanaesthesie, die Ganglionektomie und die retrograde Wurzeldurchschneidung. An konservativen Maßnahmen sind, außer der Massage, die Faradisation, Ultraschallbehandlung, Vitamin C- und B-Gaben sowie der Elektroschock zu nennen. Keiner der angeführten therapeutischen Wege vermochte jedoch den Phantomschmerz zuverlässig und rezidivfrei zu beseitigen.

Diese unbefriedigende Situation veranlaßte MONDRY und MONTAG (1953) in Marburg, eine kombinierte chirurgische Therapie und Strahlenbehandlung durchzuführen. Dabei gingen sie von der Erfahrung aus, daß der Phantomschmerz in der überwiegenden Mehrzahl der Fälle nach Kriegsamputationen mit schlecht heilenden Wunden auftritt und setzten deshalb mit der Therapie am Amputationsstumpf ein. 5—12 Tage nach der chirurgischen Stumpfkorrektur beginnt die Bestrahlung unter den üblichen Tiefentherapiebedingungen. Bei einer Feldgröße von 20/24 cm wird eine Herddosis von 50 R verabreicht, die nach 2 Tagen mit der 2—3fachen Herddosis wiederholt wird. Die Behandlung wird bis zu einer Herddosis von 1200—1400 R fortgesetzt, die erforderlich ist, um die Regenerationsfähigkeit des proximalen Nervenstumpfes herabzusetzen und eine Neurombildung zu verhindern. Es erwies sich, daß diese Strahlenmenge am Stumpf in Kombination mit der Grenzstrangbestrahlung ausreicht, um den Heilungsverlauf günstig zu beeinflussen.

Die Grenzstrangbestrahlung wurde von der dritten Stumpfbestrahlung an bei einer Feldgröße von 10/15 cm mit 200 R/O gewählt, mit dem Ziel, eine Umstimmung des vegetativen Nervensystems zu erreichen, da der Phantomschmerz nicht nur ein rein spinaler, sondern auch ein vegetativ bedingter kausalgischer Schmerz ist. Zwei Wochen lang nach dem operativen Eingriff sollen hohe Penicillindosen noch etwaige Entzündungsherde eindämmen.

Der Erfolg dieser kombinierten Methode ist ausgezeichnet. Unter den von 1949—1950 behandelten 23 Fällen mit z. T. schwersten und therapieresistenten Phantomschmerzen waren nur 3 Kranke, deren Behandlungserfolg zu wünschen übrig ließ. Die übrigen 20 Patienten wurden praktisch beschwerdefrei.

Es dürfte sich nach diesen ermutigenden Erfahrungen lohnen, bei Kranken mit behandlungsbedürftigem Phantomschmerz zunächst diese kombinierte chirurgisch-röntgenologische Behandlung zu erproben, die in den meisten Fällen eingreifende Operationen am Zentralnervensystem überflüssig macht.

3. Der Herpes zoster

Der Herpes zoster gehört, ebenso wie die Poliomyelitis anterior und die epidemische Encephalitis, zu den neurotropen Viruserkrankungen und ist wie diese medikamentös kaum zu beeinflussen. Die Bläscheneruptionen, die meist streng einseitig auftreten, verursachen heftige neuralgiforme Beschwerden, oftmals verbunden mit Kausalgien und der Anaesthesia dolorosa. Schmerzen und sensible Störungen tragen segmentären Charakter. Sie können in allen sensiblen Nervenausbreitungen vorkommen, am häufigsten jedoch im Gesicht (Trigeminus und Opticus); hierbei ist das Auge besonders gefährdet.

Der Verlauf eines Herpes zoster kann sich über Wochen hinziehen, und die beträchtlichen neuralgischen Beschwerden überdauern häufig die längst abgeklungenen Bläscheneruptionen. Bei dieser Erkrankung besteht, wie GLAUNER (1948) angab und wir selbst es bestätigen können (SCHERER, 1959), eine absolute Indikation zur Bestrahlung, die in ihrer therapeutischen Wirksamkeit alle übrigen Maßnahmen übertrifft. Die Schmerzen werden schneller beseitigt und eine Abheilung deutlich beschleunigt. So schildert KOVAČ (1955), wie in ganz frischen Fällen schon wenige Stunden nach der ersten Bestrahlung mit kleinsten Dosen auf die entsprechenden Ganglien und peripheren Segmente der Schmerz aufhört, die Temperatur abfällt und die Hauteffloreszenzen eintrocknen. Ähnlich günstige Berichte stammen von MCCOMBS (1940), RÜSKEN (1949), O'BRIEN (1950) und KRAUTZUN (1953). Weitere Angaben aus dem angelsächsischen Schrifttum finden sich bei PSENNER und WACHTLER (1960); es ist besonders auf die Monographie von BRAIN (1956) hinzuweisen. GLAUNER (1951) konnte bei 5 von 10 Fällen eine rasche Schmerzfreiheit erzielen, bei RÜSKEN sprachen von 49 Fällen nur 11 nicht an, O'BRIEN erzielte bei 15 Fällen ausnahmslos einen Erfolg. In jüngster Zeit berichtete v. PANNEWITZ (1960) in sehr positiver Weise über 93 Fälle. Bei keinem der Kranken mit einem Zoster im Gesichtsbereich ist es bei rechtzeitiger Bestrahlung des Ganglion Gasseri zu einer Dauerschädigung der Cornea gekommen.

Bestrahlt werden die erkrankten Rückenmarksegmente. Bei einem 10×15 cm-Feld hat sich die Dosierung von insgesamt 3—4mal 200 R/O bewährt. Man appliziert sie in 3—4tägigen Intervallen. Wie schon erwähnt, konnte KOVAČ jedoch auch noch mit kleinsten Dosen ausgezeichnete Erfolge erzielen, und GLAUNER sowie v. PANNEWITZ ziehen gleichfalls die etwas niedrigere Einzeldosis von 150 R vor; das Intervall kann man bis zu 8 Tagen verlängern. RÜSKEN wies darauf hin, daß die Feldanordnung die vermutlich erkrankten Gebiete voll einschließen muß. Er tritt für die Erfassung besonders der frischen Fälle ein; auch nach unserer Erfahrung ist die Heilchance bei Bestrahlung innerhalb der ersten 48 Std am größten. Eine kritische Betrachtung erfährt die radiologische Zostertherapie durch RHYS-LEVIS (1965). Sie wird für wertlos gehalten.

IV. Schlußbetrachtung

Überblickt man im Zusammenhang das Gebiet der Strahlenbehandlung der nicht bösartigen Nervenkrankheiten, so stellt sich die Frage, welche Indikationen im Sinne des in der Einleitung Gesagten tatsächlich als historisch zu betrachten sind, und andererseits, welche Erkrankungen auch gegenwärtig noch für eine Strahlenbehandlung geeignet erscheinen. Die Situation der Strahlentherapie, die im Bereich der klinischen Neurologie weithin aus dem Therapieregister verdrängt wurde, erfordert eine besonders kritische Besinnung. Wir müssen möglichst genau „absolute Indikationen", bei denen wir uns der wirklichen Berechtigung unseres Vorgehens sicher sind, von fraglichen oder möglichen Indikationen unterscheiden und auf diesen Gebieten die Diskussion in Gang halten bzw. immer wieder zur Erprobung anregen.

Unter den für eine Strahlentherapie geeigneten zentralen Erkrankungen seien an erster Stelle der Hydrocephalus und die entzündlichen Hirn- und Meningealerkrankungen genannt; als fragliche Indikation sind die Neuritis nervi optici und die Trigeminusneuralgie zu bezeichnen. Im Bereich des Rückenmarkes bietet wohl nur die Syringomyelie eine unumstrittene Indikation, weiterhin möglicherweise die Arachnitis spinalis. Bei der Durcharbeitung der Erfahrungsberichte über die Poliomyelitis erheben sich Zweifel an der Richtigkeit der klinisch-therapeutischen Entwicklung, die zu einer gänzlichen Aufgabe der Strahlenbehandlung geführt haben. Es erschiene uns berechtigt, sie bei frühzeitig erkannten paralytischen Fällen wieder aufzunehmen und in Zukunft bei größeren Epidemien noch einmal kritisch zu überprüfen. Auch die Strahlenbehandlung der multiplen Sklerose sollte man in Einzelfällen wieder mehr heranziehen und sich hierbei um weitere Erfahrungen bemühen.

Die peripheren Erkrankungen sind nach den dargestellten Erfahrungen wohl alle als Bestrahlungsindikationen zu bezeichnen; auf die Behandlung des Phantomschmerzes und Herpes zoster sei hierbei besonders hingewiesen. Die grundsätzliche Empfehlung zu einer Strahlenbehandlung aller hier genannten Erkrankungen fällt um so leichter, weil man sicherlich mit viel kleineren Strahlendosen auskommen kann, als das bisher üblich war. Die Erfahrungen vor allem der Wiener Schule mit Kleinstdosen zwischen 5 und 30 R ermutigen immer wieder zu weiterer Erprobung und Ausgestaltung dieser Behandlung. in der Hoffnung, daß auch die Neurologie ihre Aufmerksamkeit wieder vermehrt der Strahlentherapie zuwendet.

Literatur

AHRINGSMANN, H., u. W. ILLIG: Erfahrungen mit Röntgenbestrahlung tabischer Reizzustände. Nervenarzt **3**, 257—264 (1930).

ALTSCHUL, W.: Bei welchen Bestrahlungen spielt der Sympathikus eine Rolle? Strahlentherapie **50**, 669—676 (1934).

AMONSOV, M. M., u. V. S. GOLYNSKI: Röntgenstrahlenbehandlung, angewandt bei gewissen Affektionen des Nervensystems. Vestn. Rentgenol. Radiol. **21**, 3—11 (1938) [Russisch].

D'ARMAN, S.: La roentgenterapia nella tabe dorsale. L'Actinoterapia **10**, 388—391 (1925).

BAASTRUP, CHR. I.: Die Röntgenbehandlung der Kokzygodynie. Strahlentherapie **56**, 184—188 (1936).

BABINSKI, J.: Spondylose et douleurs neuralgiques très atténuéés à la suite de pratiques radiothérapiques. Rév. neurol. **16**, 262—269 (1908).

BAINE, J.: Röntgenthérapie de la sciatique. J. belge Radiol. **13**, 192—195 (1924).

BAKAY, L. v.: Die Innervation der Pia mater, der Plexus choriodei und der Hirngefäße mit Rücksicht auf den Einfluß des sympath. NS. auf die Liquorproduktion. Arch. Psychiat. Nervenkr. **113**, 412—427 (1941).

BARRÉ, J., et A. GUNSETT: Résultat de la radiothérapie dans vingt cas de radiculite par arthrite vertébrale et en particulier dans la sciatique lombosacrée. J. de Radiol. **10**, 213—215 (1921).

BARSONI, TH., u. L. BALASSA: Über Röntgenbestrahlung des Schädels bei Epilepsie. Z. ges. Neurol. Psychiat. **13**, 757—760 (1928).

BARTSCH, W.: Pathogenetische und therapeutische Erwägungen zum Phantomschmerzproblem des Amputierten. Ärztl. Wschr. **7**, 622—626 (1952).

BEAUJARD, J., et J. L'HERMITTE: La Radiothérapie de la Syringomyélie. Sem. méd. (Paris) **27**, 199 (1907).

BÉCLÈRE, et HARET: Un cas de névralgie faciale épileptiforme etc. Bull. Soc. méd. Hop. Paris **23**, 461 (1906).

BEMBÉ, C.: Die Stellung der Röntgenbestrahlung in der Ischiastherapie. Med. Klin. **1941**, 1151—1153.

BENTE, D., u. W. SCHNEIDER: Die indirekte Bestrahlung der M. S. und anderer neurologischer Krankheitsbilder. Strahlentherapie **85**, 445—459 (1951).

BERGAMINI, M.: Poliomyelite anteriore acuta a forma epidemica e suo novo trattamento curativo. Clin. pediat. (Bologna) **4**, 247—250 (1922).

BERGONZI, L., G. FEROLLA e P. L. BORGHI: Metodica e risultati nel trattamento roentgen-terapico della siringomielia. Minerva radiol. fisiota. radiobiol. (Torino) **11**, 533—540 (1966).

BERING, F.: Röntgenstrahlen zur Behandlung der progressiven Paralyse. Strahlentherapie **67**, 173—184 (1940).

BIRK, W., u. L. SCHALL: Die Behandlung der Kinderkrankheiten mit UV- und Röntgenstrahlen. Strahlentherapie, Sonderbd. **17**, 1—256 (1932).

BIRKNER, R., u. J. TRAUTMANN: Die funktionelle Strahlentherapie in Klinik und Experiment. Strahlentherapie **105**, 46—56 (1958).

BÖHME, W.: Zur Frage der Strahlenbehandlung der Ischias. Strahlentherapie **74**, 147—152 (1943).

BOLLINI, u. MANNI: Zit. nach PSENNER u. WACHTLER.

BONNET, L. M.: Syringomyélie traitée par la radiothérapie. J. Radiol. Electrol. **6**, 559 (1922).

BORDIER, H.: Radiothermothérapie de la poliomyélite anteriore aigue. Paris méd. **12**, 533—537 (1922).

BOUCHARD: Zit. nach MARBURG u. SGALITZER.

BRAIN, R.: Diseases of the nervous system. London 1956.

BREITLÄNDER, K.: Röntgenbehandlung der Trigeminusneuralgie. Zbl. Chir. **53**, 3154—3155 (1926).

BROBEIL, A.: Die cerebralen Gefäßprozesse im Arteriogramm und ihre strahlentherapeutische Beeinflußbarkeit. Strahlentherapie **76**, 568—572 (1947).

CAMPAILLA, G.: Röntgenstrahlenbehandlung des Hydrocephalus bei mit Streptomycin behandelter tuberkulöser Meningitis. Münch. med. Wschr. **96**, 4 (1954).

CHARPENTIER, BABINSKI et DELHERM: Radiothérapie de la sciatique. Rév. neurol. **21**, 1 (1911).

CHAUVET, ST.: Epilepsie Bravais-Jacksonnienne. Gaz. Hôp. (Paris) **94**, 1421, 1453—1455 (1923).

CHIZZOLA, G.: Sul trattamento moderno della poliomielite anteriore acuta con la radiothermoelectroterapia. Radiol. med. (Torino) **45**, 3—8 (1927).

DALICHO, W. A.: Cervicale Osteochondrose und Röntgentherapie. Strahlentherapie **100**, 567—573 (1956).

DECKER, K.: Über Röntgenstrahlenbehandlung der Erkrankungen von peripheren Nerven. Strahlentherapie **80**, 419—416 (1949).

DEL BUONO, P.: Il metodo di scelta nella cura delle nevralgie del trigemino. Arch. Radiol. (Napoli) **3**, 1—4 (1927).

— Über die rationelle Röntgentherapie der akuten, nicht eitrigen Entzündungen des Rückenmarks. Strahlentherapie **58**, 251—266 (1936).

DELHERM, L.: Die Röntgentherapie der Ischias. Strahlentherapie **3**, 575—577 (1913).

— MOREL-KAHN et R. TARGOWLA: Indications et résultats des méthodes physiothérapiques dans les affections de l'axe cérébro-spinale. Arch. Éléct. méd. **38** (1930).

DEWING, S. B.: Radiotherapy of benign disease. Springfield, Ill.: Ch. C. Thomas 1965.

DIETRICH: Zit. nach PSENNER u. WACHTLER.

D'ISTRIA, A.: Sul trattamento della poliomyelite anteriore. Arch. radiol. (Napoli) **1**, 66—69 (1925).

DUHAIN: Un cas de sclérose en plaques, amélioré par la radiothérapie. Ref. Arch. Éléct. méd. (Paris) **16**, 317 (1908).

— Le Traitement radiothérapique et radiumthérapique de la syringomyelie. 3. Congr. de Physiothér. Arch. Éléct. méd. (Paris) **19**, 260 (1911).

— Radiothérapie de la Syringomyelie. Zbl. Neurol. Psychiatr. **31**, 126 (1912).

ERB: Erfolg mit Röntgenbestrahlung bei Hydrocephalus nach vergeblicher Plexusexstirpation. Langenbecks Arch. klin. Chir. **148**, 219—220 (1927).

EWALD, G.: Neurologie und Psychiatrie, 3. Aufl. München u. Berlin: Urban & Schwarzenberg 1954.

FEDER, B. H., and J. L. SMITH: Roentgentherapy in chronic spinal arachnoiditis. Radiology **78**, 192—198 (1962).

FIEBELKORN, H. J.: In: Lehrbuch der Strahlenheilkunde, von R. DU MESNIL DE ROCHEMONT. Stuttgart: Ferdinand Enke 1958.

FRÄNKEL, M.: Röntgenstrahlen und Epilepsie. Zbl. Gynäk. **27**, 265—267 (1923).

FREUND, L.: Röntgenbehandlung der Ischias. Wien. klin. Wschr. **1917**, 1611—1615.

FÜRNROHR: Zit. nach AHRINGSMANN u. ILLIG.

GAEBEL, E., u. W. TESCHENDORF: Röntgenbestrahlungen beim Hirndruck. Radiologe **1**, 121—123 (1961).

GAUDUCHEAU, R.: A propos du Traitement d'éléctro-radiologique de sciatique. Arch. Éléct. méd. **35**, 28—30 (1927).

GAVAZZENI, A.: La roentgenterapia nella meningite meningococcica dell' infanzia. Ref. Zbl. ges. Kinderheilk. **37**, 597 (1940).

GEFFERTH, K.: Über die Röntgenbehandlung der Heine-Medinschen Erkrankung. Arch. Kinderheilk. **116**, 225—235 (1939).

GELLER, W.: Niedriger Schädelinnendruck, ein Symptom vegetativer Übererregbarkeit. Dtsch. Z. Nervenheilk. **151**, 91—122 (1940).

GENTILI, A.: Il trattamento roentgenterapico dell' idrocefalo cranico nell'infanzia. Boll. Soc. ital. Pediat. **2**, 32—37 (1933).

GILBERT, R.: Zit. nach PSENNER u. WACHTLER.

GLAUNER, R.: Die Indikationen zur Röntgen- und Radiumbestrahlung. Stuttgart: Georg Thieme 1948.

— Die Entzündungsbestrahlung, 2. Aufl. Stuttgart: Georg Thieme 1951.

— Vegetatives Nervensystem und Röntgenstrahlen (die indirekte Röntgenbestrahlung des epileptiformen Symptomenkomplexes). Strahlentherapie **62**, 48—62 (1938).

GOCHT, H.: Handbuch der Röntgenlehre, 1. Aufl. Stuttgart 1898.

GOLDBERG, S. A., C. F. BAKER, and J. W. HURFF: The rational of X-ray treatment in encephalitis lethargica. Radiology **12**, 663—667 (1934).

GRAMEGNA: I. Congr. ital. di fisioterapia Roma 1906. Rev. internat. di terapia fisica 1907. Zit. nach MARBURG u. SGALITZER.

GRUMMACH: Zit. nach MARBURG u. SGALITZER.

GUREWICH, E. B. F., G. B. FOMIN, and P. B. SHKLOVSKAIA: Roentgen diagnosis and therapy of syringomyelia. Amer. J. Roentgenol. **38**, 415—418 (1947).

GUTTMANN, L.: Physiologie und Pathologie der Liquordynamik. In: BUMKE u. FOERSTER, Handbuch der Neurologie, Bd. VII, S. 1—114. Berlin 1936.

HAWARTH, E. M.: The treatment of syringomyelia by X-rays. Brit. J. Radiol. **7**, 643—653 (1934).

HEER, G.: Considerazioni sulla roentgenterapia delle neuriti ottiche. Rass. ital. Ottal. **25**, 220—223 (1956).

HEIDRICH, L., M. HAAS u. M. SILBERBERG: Zur Frage der Plexusbestrahlung bei chronischem Hirndruck. Bruns' Beitr. klin. Chir. **145**, 285—303 (1929).

HEIDELMANN: Zit. nach PSENNER u. WACHTLER.

HEINISMANN, J. J., u. L. J. CZERNY: Die Röntgenbehandlung der Syringomyelie. Fortschr. Röntgenstr. **30**, 272—275 (1926).

HERMAN, E.: Die Erfolge von Röntgenstrahlen bei der multiplen Sklerose. Verh. 1. internat. Neurol. Kongr. 1932, S. 123—126; Zbl. Radiol. **15**, 293 (1935).

HIRSCHMANN, J., O. BENTE u. E. E. SCHMID: Neue Behandlungsmethoden der multiplen Sklerose mit Hydergin und Röntgen-Grenzstrangbehandlung. Dtsch. med. Wschr. **75**, 1658—1661 (1950).

HORVITZ, E., M. TEN DOORNKAAT u. KOOLMANN: Multiple Sklerose und Röntgentherapie. Med. Klin. **1927**, 1410—1412.

HUMMEL, R.: Zur Röntgenbehandlung der Trigeminusneuralgie. Strahlentherapie **17**, 684—688 (1933).

INABA, C., M. SGALITZER u. F. A. SPIEGEL: Über den Einfluß der Röntgenstrahlen auf die Liquorproduktion. Klin. Wschr. **6**, 1655—1657 (1927).

IPANTOFF, K. W., u. A. A. ROMANOVA LESCOWA: Röntgentherapie der multiplen disseminierten Sklerose. Strahlentherapie **31**, 164—177 (1928).

JOCHIMS, J.: Zur Röntgentherapie kindlicher Schwachsinnszustände. Arch. Kinderheilk. **100**, 27—31 (1933).

KÄDING, K.: Röntgentherapie der chronischen Arthritiden. Strahlentherapie **31**, 135—141 (1929).

KAHLMETER, G.: Röntgenbehandlung der Ischias. Hygea (Karlsruhe) **87**, 1—4 (1925).

KAPLAN, I. I.: Therapy of Mongolism. Arch. Pediat. **69**, 199—204 (1952).

KEIJSER, S.: Röntgenbehandlung der Syringomyelie. Acta radiol. (Stockh.) **7**, 37—43 (1926).

KLIENEBERGER, O.: Die Behandlung der Epilepsie mit Exstirpation und Röntgenbestrahlung der Nebennieren. Arch. Psychiat. Nervenkr. **66**, 792 (1922).

KLOSTERMYER, L. L., and P. A. BURGESON: Radiation therapy of the Guillain-Barré-syndrom. Radiology **53**, 85—87 (1949).

KODON, E.: Chron. meningitische Erkrankungen und deren Behandlung mit Röntgenstrahlen. Münch. med. Wschr. **1917**, 144—151.

KÖNIG, E., u. G. PANNING: Zur Röntgenbestrahlung der Plexus chorioidei. Dtsch. Z. Chir. **218**, 375—378 (1929).

KOHLMANN, G.: Die Röntgentherapie des Hydrocephalus internus und verwandter Krankheitsbilder. Strahlentherapie **47**, 689—693 (1933).

KOVAČ, M.: Erfahrungen bei der Anwendung von Röntgenstrahlen in 3000 Fällen. Strahlentherapie **97**, 611—617 (1955).

KOZLOWA, E. P.: Zur Frage der Behandlung der Syringomyelie mit radioaktivem Co^{60}. Radiobiol. Radiother. (Berl.) **6**, 747—751 (1965).

KRAUS, F.: Die Kombination der Röntgenstrahlentherapie mit Diathermie zur Behandlung der Ischias. Z. ges. phys. Ther. **28**, 80—84 (1924).

KRAUSE, P.: Erfahrungen mit der Röntgentherapie bei Encephalitis. Fortschr. Röntgenstr. **45**, 479—480 (1932).

KRAUTZUN, K.: Zur Röntgenbehandlung der Nervenkrankheiten. Therapiewoche **3**, 557—559 (1953).

KRAYENBÜHL, H., and HS. R. RICHTER: Die cerebrale Angiographie. Stuttgart: Georg Thieme 1951.

KREMSER, C.: Über die Röntgenbehandlung der tabischen Reizzustände. Strahlentherapie **38**, 718—729 (1930).

KUMMER, E.: Épilepsie et radiothérapie. Rév. méd. Suisse rom. **60**, 662—666 (1920).

KURTZAHN, H.: Röntgenologische Bemerkungen zur Epilepsiebehandlung durch Intensivbestrahlung einer Nebenniere. Arch. Psychiat. Nervenkr. **66**, 792—796 (1922).

LACONI, A., e L. L. CASTRI-PATTI: Sulla radio-terapia della siringomielia. Radiol. prat. **8**, 161—168 (1958).

LAZARUS, P.: Handbuch der gesamten Strahlenheilkunde. Biologie und Therapie, 2. Aufl., 2. Bd. München: J. F. Bergmann 1931.

LEDERER, E. v.: Über Strahlenbehandlung des Hydrocephalus. Arch. Kinderheilk. **106**, 31—37 (1935).

LENK, R.: Röntgenbehandlung der Epilepsie, Nachprüfung derselben. Münch. med. Wschr. **67**, 715—718 (1920).

LENK, R.: Röntgentherapie im Bereich des Nervensystems. Wien. klin. Wschr. **40**, 641—645 (1927).
— Chirurgische und Röntgen-Behandlung der Trigeminusneuralgie. Wien. klin. Wschr. **33**, 21—23, 446—448 (1920).
LÉRICHE, R.: Étude critique des méchanismes de la douleur chez les amputés. J. Chir. (Paris) **66**, 5—21 (1950).
L'HERMITTE, J., A. COYON et J. BEAUJARD: Étude histologique d'un cas de Syringomyelie traité par la radiothérapie. Bull. Soc. méd. Hôp. Paris **38**, 387—392 (1922).
MANDT: Zit. nach BAASTRUP.
MARBURG, O.: Zur Klinik und Therapie chron. spinaler Muskelatrophien. Wien. med. Wschr. **1928**, 4—28.
—, u. M. SGALITZER: Die Röntgenbehandlung der Nervenkrankheiten. Strahlentherapie, Sonderbd. **15**, 1—213 (1930).
MARINESCO: Deux cas de sclérose en plaque, améliorés par la radiothérapie. Arch. Éléct. méd. **18**, 241 (1910).
MCCOMBS, P., A. TUGGLE, and C. M. GUION: Roentgen-ray-therapy in the treatment of herpes zoster. Amer. J. med. Sci. **200**, 803—808 (1940).
MCILROY, W. J., and J. C. RICHARDSON: Syringomyelia: a clinical review of 75 cases. Canad. med. Ass. J. **93**, 731—734 (1965).
MERILL, A. S.: Roentgen-ray-treatment of syringomyelia. Report of one case. Amer. J. Roentgenol. **12**, 214—216 (1924).
MESSEL, D.: Zur Röntgen-Behandlung der Syringomyelie. Z. ges. phys. Ther. **30**, 45—49 (1925).
MÉSZÖLY, P.: Beitrag zur schmerzstillenden Wirkung der Röntgenstrahlen. Strahlentherapie **54**, 658—663 (1935).
METZLER, M., u. E. H. KÜHTZ: Über den Ablauf der experimentellen Entzündung unter der Wirkung der Röntgenbestrahlung. Strahlentherapie **62**, 425—435 (1938).
MEYER, H.: Lehrbuch der Strahlentherapie, Bd. 2. Berlin u. Wien: Urban & Schwarzenberg 1925.
MEYER-LANGSDORFF, H.: Die Röntgentherapie der cervicalen Osteochondrose. Ihre Beziehungen zur Periarthritis humero-scapularis. Strahlentherapie **105**, 397—404 (1938).
MONDRY, F., u. C. MONTAG: Beitrag zur Behandlung des Phantomschmerzes. Strahlentherapie **90**, 19—24 (1953).
MULLAN, S., R. O. MOSELEY, and P. V. HARPER: The creation of deep cerebral lesions by small beta-ray sources etc. Amer. J. Roentgenol. **82**, 613—617 (1954).
MÜLLER, A.: Über Röntgenbehandlung der Neuralgien. Münch. med. Wschr. **1926**, 1915—1917.
NAGY: Zur Heilwirkung der Strahlenbehandlung bei Epilepsie. Dtsch. med. Wschr. **45**, 297 (1919).
NEGOVSKIJ, N. P.: Röntgentherapie der Krankheiten des peripheren Nervensystems. Vestn. Rentgenol. Radiol. **28**, 20—26 (1953) [Russisch].
NOEGGERATH, C., M. SCHNEIDER u. A. VIETHEN: Beobachtungen bei einer Röntgenbehandlung der epidem. Kinderlähmung. Z. Kinderheilk. **53**, 233—252 (1932).
NUVOLI: Zit. nach R. GLAUNER.
O'BRIEN, F. W.: Roentgen therapy and the relief of pain. Radiology **54**, 1—9 (1950).
— Roentgentherapy in syringomyelia. Radiology **24**, 16—21 (1935).
ORLANDI, E., et G. PREVEDI: La roentgenterapia nel trattamento dell' idrocefalo. Lattante **23**, 257—264 (1952).
PANNEWITZ, G. v.: Zur Röntgentherapie entzündlicher Erkrankungen. Med. Welt **1960**, 181—189.
PAPE, R.: Röntgenstrahlen und Vegetativum unter besonderer Berücksichtigung kleinster Dosen. Acta neuroveg. (Wien) **3**, 474—497 (1952a).
— Zur Frage der Dosis optima in der Strahlentherapie nicht maligner Erkrankungen. Radiol. austriaca **12**, 193—202 (1961).
— Fragen und Ergebnisse der Röntgenschwachbestrahlung. Radiobiol. Radiother. (Berl.) **2**, 169—177 (1961).
—, u. D. GÖLLES: Zur Röntgenbehandlung der Neuralgien. Wien. med. Wschr. **1952b**, 459—461.
PARIAUX, A., A. ZIMMERN u. P. COTTENOT: Die Wurzelbehandlung zur Behandlung der Neuralgien. Strahlentherapie **2**, 605—613 (1913).
PASS, K. E.: Das Syndrom der Liquorhypotension nach gedeckten Hirnverletzungen. Dtsch. Z. Nervenheilk. **158**, 503—524 (1948).
PETTE, H.: Die akut entzündlichen Erkrankungen des Nervensystems. Stuttgart: Georg Thieme 1942.
— H. PETTE u. H. BAUER: Zur Ätiologie und Pathogenese der multiplen Sklerose. Dtsch. med. Wschr. **84**, 2061—2115 (1959).
PÖTZL, O.: Jacksonsche Epilepsie. Verh. d. Ärzte Prag, Sitzg. v. Jänner 1923.
PROUST, R., L. MALLET et R. COLLIER: Traitement par la radiothérapie pénétrante de 4 cas de Syringomyelie. Bull. Ass. franç. Cancer **15**, 79—83 (1926).
PSENNER, L., u. F. WACHTLER: Radiotherapie der Erkrankungen des Nervensystems. Strahlentherapie, Sonderbd. **44**, 1—152 (1960).
RAUHS, R.: Die Beeinflussung des postcommotionellen Hirndrucks im Tierexperiment. Wien. med. Wschr. **1953**, 387—388.
RAYMOND, u. ZIMMERN: Zit. nach DELHERM, MOREL-KAHN u. TARGOWLA.
REICHEL, L.: Röntgentherapie des Schmerzes. Strahlentherapie **80**, 483—534 (1949).
REISCHAUER, F.: Die cervicalen Vertebral-Syndrome. Stuttgart: Georg Thieme 1955.
RHYS-LEVIS, R. D. S.: Radiotherapy in herpes zoster. Lancet **1965 II**, 102—104.
RIECHERT, T.: Die Arteriographie der Hirngefäße, 2. Aufl. München u. Berlin: Urban & Schwarzenberg 1949.
RIEDER: Zit. nach MARBURG-SGALITZER 1907.
RIMONDI, C., e C. ROMAGNOLI: La roentgenterapia nella siringomielia. Radioter. Radiobiol. Fis. med. **15**, 113—144 (1960).
—, e G. F. SCHIAVI: Osservazioni sulla radioterapia nella siringomielia: Radioter. Radiobiol. Fis. med. **18**, 225—237 (1963).
ROSE: Zit. nach MARBURG-SGALITZER.
RÜSKEN, W.: Die Behandlung der Nervenkrankheiten durch Röntgentiefenbestrahlung. I. Teil, Strahlen-

therapie **77**, 485—536; II. Teil. Strahlentherapie **78**, 55—80 (1949).
RUSSINOW, A.: Die Röntgentherapie der Syringomyelie. Vestn. Rentgenol. Radiol. **8**, 427—430 (1930) [Russisch].
SAITMACHER, H.: Die Röntgenbestrahlung der Syringomyelie. Med. Klin. **45**, 1182—1183 (1950).
SCHEID, W.: Lehrbuch der Neurologie. Stuttgart: Georg Thieme 1963.
SCHERER, E.: In: Lehrbuch der Strahlenheilkunde von DU MESNIL DE ROCHEMONT, S. 405ff. Stuttgart: Ferdinand Enke 1958.
— Biologische Grundlagen und neuere Ergebnisse der Entzündungsbestrahlung und funktionellen Röntgentherapie. Strahlentherapie **97**, 349—361 (1955).
— Die Bedeutung der Strahlentherapie mit kleinen Dosen. Röntgen-Bl. **18**, 400—406 (1965).
SCHERMULY, W., u. E. SCHERER: Zur Behandlung entzündlicher Hirnerkrankungen mit Röntgenstrahlen. Dtsch. med. Wschr. **82**, 851—853 (1957).
SCHIEBER: Erfolge der Röntgentherapie bei Syringomyelie, Sklerosis multiplex und Poliomyelitis anterior. Kongr. d. Polnischen Röntgen-Ges. Ref. in Fortschr. Röntgenstr. **57**, 317 (1938).
SCHMIDT, H. E.: Der gegenwärtige Stand und die Aussichten der Röntgentherapie in der inneren Medizin. Berl. klin. Wschr. **54**, 654—658 (1917).
SCHNEIDER, W., u. G. DÜRRE: Indirekte Röntgenbestrahlung und vegetatives System. Strahlentherapie **77**, 395—441 (1948).
SCHOEN, H.: Die Strahlentherapie gutartiger Erkrankungen. Therapiewoche **9**, 453—458 (1959).
SCHÖNEICH, R.: Die Encephalon- und Halssympathikusbestrahlung im Kindesalter. Strahlentherapie **105**, 57—60 (1958).
SCHÜLE, H.: Verblüffender Erfolg der Röntgenbestrahlung bei epidemischer Meningitis. Strahlentherapie **60**, 318—322 (1937).
SCHULTE, G., u. K. KRAUTZUN: Probleme zur Therapie der Trigeminusneuralgie. Strahlentherapie 81, 301—304 (1950).
SIEDAMGROTZKY: Beeinflussung der Produktion des Ventrikelliquors durch Röntgenbestrahlung der Plexus chorioidei. Langenbecks Arch. klin. Chir. **145**, 122—127 (1927).
SIGHINOLFI, P.: Sul trattamento moderno della poliomielite anteriore acuta con la radiodiatermoelectroterapie. Radiol. med. (Torino) **45**, 3—8 (1927).
SORDELLO, A.: Gli esiti a distanza della cura radiologia della malattia di Heine-Medin. Arch. Radiol. (Napoli) **3**, 213—217 (1927).
STEIGER, M.: Die Röntgenbehandlung der Ischias. Schweiz. med. Wschr. **53**, 581—583 (1923).
— Kann die genuine Epilepsie durch Röntgenbestrahlung einer Heilung bzw. einer Besserung entgegengeführt werden? Schweiz. med. Wschr. **52**, 1141—1145 (1922).
STÖRMER, A., u. F. W. BREMER: Die Strahlenbehandlung der Syringomyelie. Fortschr. Röntgenstr. **35**, 547—553 (1926).
STRAUSS, O.: Über Wirkung der Strahlenbehandlung bei Epilepsie. Dtsch. med. Wschr. **1919**, 103—109.
STRAUSS, O.: Über Röntgenbehandlung von Gehirn- und Rückenmarkerkrankungen. Strahlentherapie **11**, 403—419 (1920).
— Wirkung der Röntgenstrahlen bei Epilepsie. Verh. dtsch. Röntg.-Ges. **12**, 74—78 (1921).
— Röntgentherapie der Erkrankungen des Gehirns, Rückenmarks und der peripheren Nerven. In: Lehrbuch der Strahlentherapie, hrsg. von H. MEYER, III. Bd., S. 425—447. Berlin u. Wien 1926.
STUTTE, H., u. A. VOGT: Röntgentherapie chronischer Nervenleiden. Strahlentherapie **78**, 161—200 (1949).
THOMAS, u. HAUSER: Zit. nach O. STRAUSS.
TOTI, A., u. N. DE BELLIS: Roentgenterapia per l'idrocefalo che accompagna la meningite tuberculose curata con streptomicina. Radioter. Radiobiol. Fis. med. 8, 52—68 (1952).
TRUFFI, A.: La roentgenterapia nella nevralgie faciali ed occipitali. Atti Soc. lombarda Sci med-biol. **16**, 13—16 (1927).
TUNNI: Atti congr. ital. Pediatr. 1941, p. 542—544.
UHLEMANN, H. J.: Über Wurzelkompressionssyndrome bei Osteochondrose der Halswirbelsäule. Dtsch. med. Wschr. **76**, 37—41 (1951).
UTILI: Zit. nach MARBURG u. SGALITZER.
VIETHEN, A.: Die Behandlung akuter Entzündungen mit niedrig dosierten Röntgenstrahlen. Jb. Kinderheilk. **122**, 284—292 (1929).
VIETEN, H.: Das Ausgangswertgesetz in der funktionellen Strahlentherapie. Strahlentherapie **78**, 429—440 (1949).
— Möglichkeiten und Gefahren der Röntgenbestrahlung des Hydrocephalus. Strahlentherapie **88**, 377—383 (1952).
VOLTA, A., e G. F. SCHIAVI: Sulla roentgenterapia dell' aracnoidite spinale. Radioter. Radiobiol. Fis. med. **19**, 481—496 (1964).
WALTER, F. K., u. F. LAX: Über Röntgenbehandlung der Trigeminusneuralgie. Münch. med. Wschr. **73**, 645—648 (1926).
WIESER, W. v.: Versuch einer Röntgentherapie bei psychiatrischen und neurologischen Erkrankungen im Kindesalter. Strahlentherapie **31**, 147—163 (1929).
— Zur Röntgentherapie der multiplen Sklerose. Strahlentherapie **65**, 283—303 (1939).
— Zur Frage der Behandlung der Epilepsie mit Röntgenbestrahlung des Schädels. Wien. med. Wschr. **1932**, 760—775.
WILMS, M.: Heilung der Trigeminusneuralgie durch Röntgenbestrahlung. Münch. med. Wschr. **1918**, 7—12.
WITTERMANN, E.: Aussichten einer Röntgenbehandlung frühkindlicher Krampfkrankheiten. Ther. d. Gegenw. **80**, 405—408 (1939).
ZDANSKY: Zit. nach PSENNER u. WACHTLER.
ZDANSKY, E.: Der heutige Stand der Strahlentherapie neurologischer Erkrankungen. Schweiz. med. Wschr. **93**, 1316—1319 (1963).
ZIMMERN, A., P. COTTENOT u. J. A. CHAVANY: Die Radiotherapie der Neuralgien. Strahlentherapie **53**, 523—524 (1935).
ZSEBÖK, Z.: Röntgentiefenbestrahlung bei Poliomyelitis acuta anterior. Strahlentherapie **71**, 427—486 (1942).

E. Die Strahlentherapie allergischer Krankheiten

Von

W. Schlungbaum

Vorbemerkung: Im Rahmen dieses Kapitels wird die Strahlentherapie des Asthma bronchiale und der allergischen Rhinitiden (Rhinitis vasomotorica und Heuschnupfen) behandelt, während die Behandlung des Ekzems im Rahmen der Hautkrankheiten besprochen wird. Im übrigen sei auch auf das Kapitel „Funktionelle Strahlentherapie" hingewiesen.

I. Asthma bronchiale

Auf die Pathogenese und Klinik des Asthma bronchiale kann hier nicht ausführlich eingegangen werden. Es sei auf die ausführlichen Darstellungen im Handbuch der inneren Medizin (Noelpp, Kämmerer) verwiesen. In dem hier gesteckten Rahmen, d.h. bei der Besprechung der Strahlentherapie und des Angriffspunkts der Strahlenwirkung, erscheint folgendes wichtig:

1. Die allergische Komponente der Pathogenese ist durch den Nachweis von spezifischen, Asthmaanfälle auslösenden Allergenen bewiesen. Die Antigenantikörperreaktion verursacht das typische Krankheitsbild.
2. Das Asthma bronchiale entsteht auf dem Boden einer neurovegetativen Funktionsstörung, es gehört also zu den „vegetativen Neurosen". Auf die Gleichgewichtsstörung im vegetativen, sympathisch-parasympathischen Nervensystem haben schon 1910 Eppinger und Hess hingewiesen.
3. Psychische Faktoren können wesentliche Bedeutung haben.

a) Zur Geschichte der Strahlentherapie des Asthma bronchiale

Die Wirksamkeit der Röntgenstrahlen wurde zufällig entdeckt, als Schilling (1906) bei einem Patienten nach der Röntgendurchleuchtung eine wesentliche Besserung der asthmatischen Beschwerden und eine Verflüssigung des zähen Auswurfs beobachtete: „Ein Patient, der an Bronchiolitis exsudativa mit so heftigen asthmatischen Zuständen litt, daß er Harn und Kot während derselben nicht halten konnte, wurde aus diagnostischen Gründen durchleuchtet und erzählte nachher spontan, daß er am Tage und in der Nacht nach der Bestrahlung gar nichts expektoriert hatte, was seit 3 Jahren nicht mehr vorgekommen war. Die Asthmaanfälle blieben vollständig aus." In den folgenden Jahren wurde die Röntgentherapie dann außer von Schilling selbst von Gottschalk, Klewitz u. a. erprobt (Zusammenstellung bei Drey und Lossen, 1920). Gleichfalls zufällig fand dann Groedel (1919) nach Bestrahlung einer an Leukämie leidenden Patientin eine günstige Beeinflussung des gleichzeitig bestehenden Bronchialasthmas. Mit der Bestrahlung der Hypophyse, die von Ascoli (1920), Epifanio (1921) u. a. durchgeführt wurde, versuchte man, die übergeordneten Zentren zu beeinflussen. Vieten bezweifelt, daß bei den ersten Hypophysenbestrahlungen eine nennenswerte Dosis die Hypophyse erreicht hat, da eine weiche Strahlung benutzt wurde. Außerdem ist darauf hinzuweisen, daß im Bestrahlungsfeld natürlich auch die Zwischenhirnzentren lagen, deren Bestrahlung Nestorov (1926), in neuerer Zeit wieder Jaquelin u. Mitarb., gezielt durchgeführt haben. Als Beweis für die pathogenetische Bedeutung dieser Region wurde die Tatsache angesehen, daß manchmal nach der ersten Bestrahlung Asthmaanfälle oder andere neurovegetative Funktionsstörungen ausgelöst wurden (zit. nach Noelpp). Podkaminsky (1927) bestrahlte später die Medulla oblongata mit dem Ziel, die bronchoconstrictorischen Zentren zu beeinflussen. Da dem Asthma nicht selten inkretorische Funktionsstörungen — besonders der Schilddrüse — zugeordnet zu sein schienen (Curschmann — zit. nach Sack — bezeichnete das Asthma als endokrine Störung mit Erhöhung des Vagotonus), wurden auch Bestrahlungen der Schilddrüse (Gibert, 1927; Prietzel, 1923; Widal, 1927), der Nebennieren (Zuppa, 1934), vereinzelt auch des Thymus und der Ovarien durchgeführt. Hajos (1923) glaubte auf Grund von Tierversuchen (Meerschweinchen), daß die desensibilisierende Wirkung der Röntgenstrahlen auf einer vorübergehenden Funktionsstörung der Leber beruhe. So lag es nahe, auch die Leber zu bestrahlen (Ratcoczy, zit. nach Hajos).

Am Rande sei vermerkt, daß auch positive Ergebnisse der Leberbestrahlung bei Keuchhusten mitgeteilt worden sind (v. HRABOWSKY, 1928).

Neue Impulse erhielt die radiologische Asthmatherapie, als die Einwirkung der Röntgenstrahlen auf das vegetative Nervensystem näher untersucht (LANGER, GLAUNER, VIETEN) und damit die funktionelle Strahlentherapie theoretisch und experimentell untermauert wurde (s. unten).

b) Die Wirkungsweise der Röntgentherapie

Nach den ersten Veröffentlichungen sahen einige Autoren (LEVY-DORN, 1908; E. MÜLLER, 1909; NITZSCHE, 1908) die Behandlungserfolge als allein oder wenigstens vorwiegend suggestiv bedingt an, während der Effekt der Suggestion von SCHILLING (1906), ECKSTEIN (1908), GOTTSCHALK (1909) u. a. abgelehnt wurde. Nachdem jetzt eine Übersicht über ein größeres Krankengut möglich ist, kann der Suggestion sicher keine entscheidende Wirkung eingeräumt werden.

SCHILLING (1906), MENZER (1919) u. a. vermuteten eine direkte Beeinflussung der Bronchialschleimhaut, teils im Sinne der Sekretionshemmung, teils im Sinne der Hyperämisierung. Autoren, die in der Schwellung tracheo-bronchialer und hilärer Lymphknoten (Druck auf den Vagus) einen wesentlichen pathogenetischen Faktor für die Auslösung von Asthmaanfällen sahen (GOTTSCHALK, 1909; CHELMONSKI, 1912), führten den positiven Behandlungseffekt auf das Abschwellen dieser Lymphknoten zurück.

Die Wirkungsweise der Milzbestrahlung wurde von DREY und LOSSEN (1920) diskutiert. Sie nahmen an, daß in der Milz infolge der Bestrahlung gebildete Stoffe in die Blutbahn abgegeben würden und ein Abschwellen der hilären Lymphknoten bewirkten. Eine weitere Möglichkeit, daß nämlich die von der Milz abgegebenen hormonähnlichen Substanzen die Erregbarkeit des Vagus verminderten, hielten sie für weniger wahrscheinlich. Nach HOLST und KAPLUNOWA (1929) steigert die Milzbestrahlung die immunisatorische Funktion und wirkt somit im Sinne einer Desensibilisierung. HAJOS hält auf Grund von Tierversuchen Eiweißzerfallsprodukte für wirksam im Sinne einer unspezifischen Desensibilisierung mit Hemmung der Antikörperbildung und Abschwächung der Antigen-Antikörperreaktion (antiallergischer Effekt). Auf die Möglichkeit einer Mitwirkung der Leber (HAJOS) wurde schon hingewiesen. Auf Grund seiner Erfahrungen berichtete GROEDEL (1921), daß die Bestrahlungen um so wirksamer seien, je stärker ausgeprägt die Strahlenintoxikation (Strahlenkater) ist, und sah hierin einen Beweis für die Entstehung und Bedeutung humoral wirksamer Substanzen.

Die Mitwirkung innersekretorischer Drüsen bzw. die Bedeutung von inkretorischen Funktionsstörungen bei der Pathogenese des Asthmas, die schon von CHELMONSKI diskutiert wurde, war die Veranlassung für die erwähnte (S. 133) Bestrahlung dieser Organe. Therapeutische Erfolge wurden dementsprechend auf eine strahlenbedingte Regulierung der Dysfunktion zurückgeführt.

Als dann eine Störung des vegetativen Gleichgewichts im Sinne von EPPINGER (1910) in den Vordergrund pathogenetischer Erwägungen trat (ALTSCHUL, 1934; GLAUNER, 1938; LANGER, 1935; WETTERER), wurde auch für die Asthmabehandlung der Einfluß der energiereichen Strahlen auf die übergeordneten Zentren und die Peripherie des vegetativen Nervensystems für ausschlaggebend gehalten. RICKER hatte schon 1915 die Einwirkung von Strahlen auf Gefäßnerven beim Kaninchen beschrieben (zit. nach VIETEN).

Mit der Frage der Reaktion des vegetativen Nervensystems bei Röntgenbestrahlung, insbesondere auch des Angriffspunktes und der Wirkungsweise energiereicher Strahlen haben sich unter anderem LANGER, GLAUNER und VIETEN beschäftigt. GLAUNER nahm an, daß die autonomen Nervenendigungen und die Übergangsstellen der prä- zur postganglionären Faser im Ganglion durch örtlich infolge der Bestrahlung entstehende Stoffe, wahrscheinlich Cholin oder cholinartige Körper, in ihrer Erregbarkeit verändert werden, und daß diese Veränderungen im Sinne einer Erregbarkeitssteigerung oder -herabsetzung zentripetal fortgeleitet werden und an anderen, vom vegetativen System versorgten Gebieten als Fernwirkungen in Erscheinung treten, an Ort und Stelle aber bekannte Strahlenwirkungen auslösen.

Die Hypothese, daß Cholin bzw. histaminähnliche Substanzen durch die Bestrahlung frei werden und dann, mit dem Blut transportiert, Fernwirkungen auslösen, hat sich nicht beweisen lassen.

Nach VIETEN ist das Nebenzell- oder Hüllplasmodium sympathischer Ganglienzellen als der strahlenempfindliche Teil aufzufassen. Ähnliche Zellen finden sich auch im Terminalreticulum. VIETEN hält es für naheliegend, auch diese Zellen des neurohormonalen Systems als strahlenempfindlich anzusehen. Entscheidend für die Strahlenwirkung ist die Ausgangslage (Ausgangswertgesetz von WILDER, s. VIETEN). Grundsätzlich wirken die Strahlen dämpfend (NEMENOW, 1935) auf den übererregten Anteil des vegetativen Nervensystems und damit regulierend. Der erstrebten Wirkung geht allerdings eine kurze Phase der Übererregung voraus, so daß im ganzen ein diphasischer Ablauf anzunehmen ist (LANGER, VIETEN).

Da nach BELAK (1939) die Blutkonzentration nicht spezifischer Immunkörper und spezifischer Antikörper vom vegetativen Tonus abhängig ist, Immunität und Anaphylaxie sich dabei gegensinnig verhalten (Sympathicotonus-Vagotonus), ist in der Herausstellung der Bedeutung des vegetativen Nervensystems kein Gegensatz zu der oben angeführten Theorie (HAJOS) zu sehen, eher eine Ergänzung.

Nach den vorangegangenen Erläuterungen ergeben sich für die *strahlentherapeutische Beeinflussung* von *Störungen des vegetativen Gleichgewichts* und in Verbindung damit der allergischen Disposition folgende Möglichkeiten (GLAUNER, 1938; HESS, 1947; VIETEN u. a.):

1. Bestrahlung übergeordneter Zentren, d. h. in erster Linie der *Zwischenhirn-(Hypophysen)-Region* (ASCOLI, EPIFANIO, JAQUELIN, NESTOROV) oder aber der *Medulla oblongata* (PODKAMINSKY).

2. Bestrahlung der *paravertebralen und peripheren Ganglien*. Nach VIETEN ist die Wirksamkeit der Bestrahlung der Hilusgegend (ANZILOTTI, BERGERHOFF, GILBERT, GOTTSCHALK, MARUM, A. MÜLLER, OGASAWARA, SACK) bzw. des Mediastinums (LEDDY, MAYTUM, MCEACHERN, SCHREUS und WILLMS) auf die Beeinflussung der Ganglien des Grenzstranges zurückzuführen. Auch bei der Lungenbestrahlung (BOLSAKOWA, GERBER, KLEWITZ, SCOTT und VULETIE) werden die Ganglien mit bestrahlt. Die Nebennierenbestrahlung (ZUPPA) wirkt auch auf die tiefer gelegenen Ganglien, ebenso die von DELHERM empfohlene Pankreasbestrahlung (VIETEN). Bei der von NESTOROV empfohlenen Methode werden die Ganglien des Halssympathicus bestrahlt. Der Halssympathicus liegt bei der Schilddrüsenbestrahlung (GILBERT, WIDAL), die bei der nicht selten beim Asthma vorhandenen hyperthyreotischen Stoffwechsellage empfohlen wurde, ebenfalls im Bestrahlungsfeld. Neben der direkten Beeinflussung durch die Strahlenwirkung auf die Schilddrüse ist dann die indirekte über das vegetative Nervensystem anzunehmen.

3. Eine *gezielte Bestrahlung postganglionärer Fasern* und periarterieller Geflechte ist undurchführbar. Sie werden aber immer mit bestrahlt, besonders auch bei der Thorax-Großfeldbestrahlung nach KLEWITZ (VIETEN).

4. Die *Bestrahlung des Terminalreticulums* der Haut bzw. des Erfolgsorgans. Die Allgemeinwirkung der Hautbestrahlung ist durch den Nachweis eines Leukocytensturzes nach Grenzstrahlenbehandlung bewiesen. Für die Asthmatherapie hat sich die alleinige Hautbestrahlung aber nicht bewährt. VIETEN berichtet über kombinierte Asthma-Ekzem-Erkrankungen. Nach Strahlentherapie des Asthmas heilte auch das Ekzem ab (Allgemeinwirkung!), während umgekehrt bei alleiniger Bestrahlung des Ekzems keine sichere Beeinflussung des Asthmas erzielt werden konnte. Bei der von KRUCHEN empfohlenen Rumpfbestrahlung (Abstand 3 m, zweimal wöchentlich 5—8 R bis zu insgesamt 80 ROD) ist in erster Linie eine Beeinflussung des Terminalreticulums der Haut anzunehmen. Das Terminalreticulum der Bronchiolen wird bei der Lungenbestrahlung mit getroffen.

5. Die *Milzbestrahlung* nimmt sicher eine Sonderstellung ein, da ihr spezielle Bedeutung für die Beeinflussung der Immunitätslage zukommt (s. oben). Sie wurde infolgedessen vielfach entweder allein oder aber in Kombination mit Bestrahlungen des Thoraxraumes durchgeführt (BERGERHOFF, EICHHORN, KOGAN, PÖHLMANN, VIETEN, WILDBOTT, ZIPPERLEN).

c) Zur Bestrahlungstechnik

Bei den zahlreichen Autoren, die sich mit der Asthmabestrahlung beschäftigt haben, gibt es kaum genaue Übereinstimmungen in der Bestrahlungstechnik. Jedoch lassen sich einige Grundsätze herausstellen.

Die angewandten Dosen liegen heute im allgemeinen niedriger (LEDDY, POULSEN, VIETEN u. a.), als sie früher angegeben wurden (HOLFELDER bis 2000 ROD auf Hilusfelder, DELHERM bis 3000 ROD auf das Mediastinum). Je schwerer das Krankheitsbild ist, desto kleinere Dosen sind zweckmäßig (KÄMMERER).

Die Strahlenqualität war bei der Asthmabestrahlung mittelhart bis hart. Die Tendenz geht heute mehr zur Anwendung harter Strahlen (VIETEN).

Die Behandlung soll im anfallsfreien Intervall durchgeführt werden.

Von den meisten Autoren wird heute eine Bestrahlung des Thoraxraumes, oft in Kombination mit der Milzbestrahlung, befürwortet. Als Beispiel sei das Schema von VIETEN angeführt:

Er empfiehlt Bestrahlungsserien von 5 Tagen nach folgendem Schema:

Bei Erwachsenen 7 Lungenfelder + 1 Milzfeld

1. Tag: rechte Lunge vorn oben und unten je 75 ROD,
2. Tag: linke Lunge oben vorn 75 ROD
3. Tag: rechte Lunge hinten oben und unten je 75 ROD,
4. Tag: linke Lunge hinten oben und unten je 75 ROD,
5. Tag: Milz 75 ROD.

Feldgröße der Lungenfelder 10×15, des Milzfeldes 8×10 cm. Bei Kindern erhält jeder Lungenflügel von vorn und hinten je 75 ROD.

Weitere Serien können in Abständen von 4 Wochen gegeben werden.

Den Versuch einer *Isotopentherapie* mit Radiogold machten HAMMERL u. Mitarb., ohne daß überzeugende Erfolge erzielt werden konnten. WARD u. Mitarb. (1947) führten bei 34 asthmatischen Kindern Radoneinlagen in den Epipharynx durch. Sie erzielten mit dieser Methode bei 23 Kindern (68%) gute therapeutische Ergebnisse.

d) Klinischer Verlauf

Bei typisch zweiphasigem Verlauf (LANGER) kann es nach der Bestrahlung zunächst zu verstärkten Beschwerden und Symptomen kommen (zunehmende Atemnot, größere Auswurfmenge, schlechtes subjektives Allgemeinbefinden). Dieses Stadium kann aber auch fehlen oder so wenig ausgeprägt sein, daß es dem Patienten nicht zum Bewußtsein kommt. Das zweite Stadium bringt dann Erleichterung mit Abnahme von Zahl, Dauer und Schwere der Anfälle, möglicherweise ihr völliges Ausbleiben. Bei zu kleinen Dosen kann die Wirkung wesentlich verspätet (2—3 Monate nach Behandlung) eintreten (SACK, 1930; VIETEN).

Zwischenfälle sind außerordentlich selten. VIETEN beschrieb einen Fall von schwerem Asthmaanfall mit tödlichem Ausgang einen Tag nach der Bestrahlung. Er glaubt an einen vegetativ-reflektorisch ausgelösten Herztod mit möglichem ursächlichem Zusammenhang mit der vorangegangenen Bestrahlung.

e) Ergebnisse der Strahlentherapie des Asthma bronchiale

Die objektive Beurteilung des Behandlungserfolges ist bei der Art des Leidens schwierig. Weitgehend müssen subjektive Angaben verwertet werden. Einen objektiven Anhalt gibt die Kontrolle der Bluteosinophilie, die meist mit dem subjektiven Befinden parallel läuft (VIETEN). Der Erfolg äußert sich also im Abfall der Eosinophilen. Etwas später verschwinden auch die CURSCHMANNschen Spiralen.

Tabelle 1. *Ergebnisse der Röntgenbestrahlung bei Asthma bronchiale (Zusammenstellung von* Vieten)

Autor	Jahr	Gesamtzahl der behandelten Pat.	Ergebnis									
			Geheilt oder wesentlich gebessert		Gebessert		Unbeeinflußt		Verschlechtert		Unkontrolliert	
			Anzahl	%	Anzahl	%	Anzahl	%	Anzahl	%	Anzahl	%
Marum	1924	40	24	60,0	8	20,0	5	12,5			3	7,5
Bolsakowa	1926	18	3	16,7	7	38,8	5	27,8			3	16,7
Klewitz	1926	131	78	59,5	20	15,3	33	25,2				
Miranda Gallino	1926	26	12	46,0	10	38,0	2	8,0			2	8,0
Gibert	1927	52	12	23,1	21	40,4	19	36,5				
Kogan-Jasny und Abramowitsch	1927	35	9	25,7	23	65,7	3	8,6				
Gilbert	1928	64	19	29,7	16	25,0	29	45,6				
Holst und Kaplunowa	1929	44	11	25,0	27	61,4	6	13,6				
Scott	1929	121	89	73,6	17	14,1	15	12,3				
Sack	1930	45	25	55,5	6	13,3	4	9,0			10	22,2
Zipperlen	1930	54	30	55,6	15	27,8	9	16,6				
Schreus und Willms	1931	14	8	57,2	4	28,6	2	14,2				
Vallery-Radot, Gilbert und Blamoutier	1932	200	94	47,0	38	19,0	68	34,8				
Becker	1934	64	22	34,4	22	34,4	20	31,2				
Vuletié	1936	30	3	10,0	13	43,3	14	46,7				
McEachern	1937	25	6	24,0	15	60,0	4	16,0				
Ogasawara und Tatschiiri	1937	48	22	47,9	9	18,7	9	18,7	1	2,2	7	14,5
Boriani	1938	11	5	45,4	3	27,3	3	27,3				
Maytum und Leddy	1939	161	38	24,0	49	30,0	74	46,0				
Zusammen		1183	510	44	323	27	324	27	1	< 0,1	25	2

Organische Schäden wie das Lungenemphysem bleiben natürlich unbeeinflußt, ebenso chronische Bronchitiden.

Die größte Zusammenstellung aus dem Schrifttum stammt von Vieten (Tabelle 1). Unter Berechnung der Grundwahrscheinlichkeit nach Koller (1943) ergeben sich für die Gruppe 1 (Heilung oder wesentliche Besserung) 39—47%, für die Gruppe 2 (Besserung) 23—31%. Damit stimmen die Ergebnisse von Vieten selbst (64 Patienten), Eichhorn (1950), Waldbott u. a. weitgehend überein. Prietzel (1923) sah bei 78% der von ihm bestrahlten Patienten eine Besserung (Schilddrüsenbestrahlung!). Huet (1929) sah bei 30 Patienten (Bestrahlung paradorsaler Ganglien) in 85% Besserungen, ebenso Leddy und Maytum (1949) bei niedrig dosierter Thoraxbestrahlung.

Vielfach wird die Besserung nur vorübergehend sein, dann können weitere Bestrahlungsserien durchgeführt werden (Poulsen, 1952 u. a.).

Die Frage der *Dauerbeeinflussung*, d.h. also einer Heilung oder einer zumindest bleibenden wesentlichen Besserung, wird unterschiedlich beantwortet. Während Vieten zahlreiche Heilungen bis zu 2 Jahren und darüber beobachtet hat und auch Klewitz, Langer und Sack eine zur Heilung führende stabile Umstimmung des vegetativen Nervensystems für möglich halten, beurteilen Maytum und Leddy (1939), Boriani (1938) u. a. die Dauerwirkung skeptisch.

Nach Vieten scheinen Frauen besser zu reagieren als Männer. Die Erfolge sind desto besser, je jünger der Patient ist, während die Dauer der Erkrankung für den Enderfolg bedeutungslos ist. Meist tritt bei frühzeitig der Strahlentherapie zugeführten Patienten die Besserung schneller ein (Vieten). Nach Becker (1939) und v. Paluguay (1940) sprechen allerdings manchmal ganz frische Erkrankungen nicht besonders gut an. Eine vorübergehende Verschlimmerung im Sinne einer ersten Phase des Bestrahlungseffektes ist eher ein günstiges prognostisches Zeichen. Nach KÄMMERER reagieren Kranke mit Eosinophilie besser, was der Ansicht von VIETEN widerspricht. Nach LEDDY ist der Behandlungserfolg klinisch und laboratoriumstechnisch nicht vorauszusehen.

f) Zur Indikation der Strahlentherapie des Asthma bronchiale

1928 wurde auf dem 40. Kongreß für innere Medizin die Meinung vertreten: „Die Röntgenbestrahlung gehört heute zu den gesicherten Maßnahmen in der Behandlung des Asthma bronchiale. Je früher die Röntgentherapie einsetzt, um so sicherer ist der Erfolg.“ Wesentlich kritischer ist die Beurteilung im Handbuch der inneren Medizin 1956 (NOELPP), in dem die Heilerfolge skeptisch beurteilt werden (50%). Dort wird die Strahlentherapie „mehr aus Gründen einer historischen Berichterstattung als auf Grund überzeugender Heilerfolge“ referiert. Andererseits äußert KÄMMERER in Band VI des gleichen Handbuches: „Die Röntgenbestrahlung ist eine Methode, die wir an unserer Klinik nicht entbehren möchten.“ Allerdings wird die Anwendung vor allem empfohlen, wenn andere Methoden „Schiffbruch erlitten“ haben. Vorsicht ist heute unter Berücksichtigung von Gesichtspunkten des Strahlenschutzes besonders bei Kindern geboten. Hier sollte die Strahlentherapie stets an letzter Stelle stehen (POULSEN, 1952).

Die Indikation zur Strahlentherapie ist zweifellos nur bei klinisch typischem Bronchialasthma mit entsprechenden Anfällen, nicht aber bei asthmatischer Reaktion in Verbindung mit unspezifischen Infektionen gegeben (GRÄVINGHOFF, 1931).

g) Zusammenfassung

Die Wirksamkeit der Strahlentherapie des Asthma bronchiale ist als erwiesen anzusehen. Der Angriffspunkt dürfte das vegetative Nervensystem sein. Der gestörte vegetative Tonus kann durch die Strahlenwirkung reguliert werden. Die radiologische Behandlung des Asthma bronchiale ist also im weiteren Sinne der funktionellen Strahlentherapie zuzurechnen, wenn auch auf Besonderheiten, besonders im Hinblick auf die Milzbestrahlung, hinzuweisen ist.

Da nur geringe Dosen verabfolgt werden und Komplikationen bzw. Zwischenfälle nach Strahlentherapie außerordentlich selten sind, kann die Bestrahlung ohne Bedenken durchgeführt werden. Bei Kindern sollte die Indikation im Hinblick auf die Strahlenbelastung sehr streng gestellt werden. Die Strahlentherapie ist hier nur bei Versagen aller anderen Behandlungsmethoden durchzuführen.

II. Rhinitis vasomotorica und Heuschnupfen

Beiden Erkrankungen gemeinsam sind die Leitsymptome

1. unstillbarer, anfallsweiser Niesreiz,
2. Verstopfung der Nase,
3. wäßrige Nasensekretion (Hydrorrhoea nasalis).

Sie unterscheiden sich dadurch, daß beim Heuschnupfen nur Pollen bestimmter Gräser als Allergene wirksam sind, und daß deshalb der Heuschnupfen nur in der Blütezeit dieser Gräser (Mai—Juni) auftritt, während die Rhinitis vasomotorica in allen Jahreszeiten, besonders im Winter (NIEMANN, 1948), beobachtet wird. Bei der Rhinitis vasomotorica lassen sich verschiedene Formen unterscheiden. Die Anfälle können periodisch und aperiodisch auftreten.

Nach heutiger Auffassung liegt dem Krankheitsbild der Rhinitis vasomotorica und dem Heuschnupfen eine „Störung der Ausbalancierung zwischen sympathischem und parasympathischem System“ (KUTTNER) zugrunde. Es handelt sich also um eine vegetative Neurose mit allergischen sowie konstitutionell-endokrinen Faktoren.

a) Therapie

Die übliche Therapie der Rhinitis vasomotorica und des Heuschnupfens ist teils ätiologisch, teils rein symptomatisch:

1. Ausschaltung von Allergenen.
2. Spezifische oder unspezifische Desensibilisierung (beim Heuschnupfen Pollenextrakt).
3. Antihistaminica.
4. Nebennierenrindenhormone bzw. entsprechende synthetische Substanzen und ACTH.
5. Calcium.
6. Lokal abschwellende Mittel.
7. Beim Heuschnupfen Weckamine, wie das Pervitin.
8. Bei Superinfektion Antibiotica, Vaccine (Jents u. Yppen).

Organische Erkrankungen der Nase und der Nasennebenhöhlen müssen ausgeschlossen werden. Nach operativen Eingriffen (Kieferhöhlenoperation wegen Sinusitis, Septumoperation) tritt oft eine vorübergehende Besserung ein, während Dauererfolge umstritten sind.

b) Strahlentherapie

Lequerrière (1927) hatte die günstige Einwirkung der Röntgenstrahlen nach Bestrahlung eines Nasencarcinoms beobachtet und die Strahlentherapie dann bei weiteren Patienten erprobt. Später haben auch andere französische Autoren ihre Erfahrungen mitgeteilt (Denier, 1931, Delherm und Beau, 1935). In Deutschland erschienen Arbeiten von Pokorny (1928), Schreus (1934) u. Mitarb. (Haag, Willms), in denen ebenfalls gute Erfahrungen mitgeteilt wurden. Weite Verbreitung hat die Strahlentherapie aber zweifellos nicht gefunden, obwohl im deutschen (Breitländer, Glauner, G. Müller, Niemann) und italienischen Schrifttum (Bistolfi, Gallina, Orlandini) weitere Arbeiten mit positiven Ergebnissen erschienen. In umfassenden Darstellungen der letzten Jahre (Handbuch der inneren Medizin 1956, Kämmerer) sowie einer neueren Übersichtsarbeit über Diagnostik und Therapie des allergischen Schnupfens (Drabe, 1959) ist die Strahlentherapie gar nicht mehr erwähnt.

c) Therapeutische Technik

Ebenso wie beim Asthma sind auch für die Behandlung der allergischen Rhinitiden vielfältige Methoden angegeben worden. Murakami und Breitländer empfehlen die Bestrahlung der Zwischenhirngegend mit kleinen Dosen, d.h. 50—100 ROD unter Tiefentherapiebedingungen, mehrfach im Abstand von einer Woche.

Von Menzel wurde, da er einen Zusammenhang mit einer Überfunktion der Schilddrüse annahm, die Schilddrüsenbestrahlung empfohlen (3 Einzelsitzungen).

Die Bestrahlung der Milz wurde von Vallery-Radot (zit. nach Delherm und Beau) u. Mitarb. durchgeführt, bei Kombination von Heuschnupfen und Asthma in Verbindung mit der Bestrahlung von Lunge und Hilus.

G. Müller (1951) berichtete über günstige Erfolge bei Bestrahlung des Halssympathicus und über endonasale Radiumeinlagen.

Er empfiehlt, 4×100—150 ROD auf die Cervicalganglien zu verabfolgen. Vieten bestrahlt bei Heuschnupfen 1—2mal wöchentlich das Ganglion stellatum beidseits mit 50—100 ROD. Eine Bestrahlungsserie umfaßt im allgemeinen sechs Bestrahlungen, dauert also 3 Wochen.

Am häufigsten wurde eine direkte Bestrahlung der Nase durchgeführt. Schreus gab im Abstand von 2—3 Tagen mehrfach 120 R unter Tiefentherapiebedingungen auf die Nase (Feldgröße 6×8). Da er feststellte, daß bei frühzeitig begonnener Bestrahlung des Heuschnupfens die Erfolge besser sind, empfahl er später die prophylaktische Strahlentherapie (HAAG und SCHREUS, 1931) etwa 4—6 Wochen vor dem zu erwartenden Ausbruch. Es wird allerdings betont, „daß die Beurteilung einer prophylaktischen Therapie ... bei einer so wechselnden und von so vielen unkontrollierbaren Bedingungen abhängigen Krankheit an sich sehr erschwert" sei. Die Therapie wurde teilweise im folgenden Jahr wiederholt. NIEMANN (1948) erstrebte bei der Bestrahlung der Rhinitis vasomotorica eine Beeinflussung des Terminalreticulums der Nasenschleimhaut sowie der zum Einflußgebiet gehörigen vegetativen Ganglien und der den Trigeminus- und Facialisausstrahlungen beigemischten sympathischen und parasympathischen Nervenfasern. Er bevorzugt deshalb größere Felder (etwa 14 cm Durchmesser). Zunächst wird ein Nasen- und Kieferhöhlenfeld (unter Abdeckung der Augen) mit 130 ROD (Halbtiefentherapiebedingungen, 90 keV) bestrahlt, dann im Abstand von einer Woche ein rechtes auf das Ohr gerichtetes Seitenfeld, dann wieder das vordere Feld, schließlich ein linksseitiges Seitenfeld und nochmals das vordere Feld. Insgesamt umfaßt eine Bestrahlungsserie also fünf Sitzungen. LEQUERRIÈRE bestrahlte nur die Nase mit Einzeldosen von 150—200 ROD bis zu Höchstdosen von 1000 ROD. L. POKORNY sah Erfolge schon bei einmaliger Gabe von 220 ROD auf die Nase, die erst nach einem Jahr, wenn notwendig, wiederholt werden soll. Auch die italienischen Autoren (BISTOLFI, GALLINA, ORLANDINI) bestrahlten die Nase. Die Gesamtdosen betrugen bei fünf bis sechs Sitzungen 400—750 ROD.

d) Behandlungsergebnisse

Von allen Autoren werden günstige Ergebnisse der Strahlentherapie mitgeteilt. LEQUERRIÈRE (Bestrahlungsserie auf die Nase) sah keinen Mißerfolg, ebenso POKORNY (einmalige Bestrahlung der Nase; 6 Fälle). NIEMANN (Bestrahlung größerer Gesichtsfelder) sah bei 18 Patienten, die teilweise seit Jahren anderweitig behandelt worden waren, keinen Mißerfolg (Beobachtungszeit $^3/_4$ Jahr). In einem Fall verschwand auch ein gleichzeitig bestehendes Asthma bronchiale.

Rezidive wurden beobachtet und dann einer nochmaligen Bestrahlung unterzogen (SCHREUS, Bestrahlungsserie auf die Nase). Bei den von POKORNY beobachteten Heilungen waren die Patienten teilweise bis zu 8 Jahren beobachtet worden.

SCHREUS bestrahlte insgesamt 48 Patienten und führte Nachuntersuchungen durch. Unter 35 (13 Anfragen wurden nicht beantwortet) fand er 6 vorläufige Heilungen, 9 gute bis sehr gute, 7 mäßige Erfolge. Bei 13 Patienten blieb die Bestrahlung erfolglos, in einem Fall trat eine Verschlechterung auf. SCHREUS schlug daraufhin die Bestrahlung mit kleineren Dosen (mehrfach im Abstand von 10—14 Tagen), eventuell in Kombination mit spezifischer Desensibilisierung, vor. ORLANDINI (Bestrahlungsserie auf die Nase) fand unter 6 periodisch auftretenden vasomotorischen Rhinitiden 2 Besserungen, unter 11 aperiodischen 2 Besserungen und 9 Heilungen, unter 7 atypischen 7 Heilungen. BISTOLFI (Bestrahlungsserie auf die Nase) beschrieb in 62% der von ihm bestrahlten Patienten Heilungen. Auch GALLINA berichtet bei gleicher Methodik über gute Resultate.

e) Zusammenfassung

Zusammenfassend ist zu sagen, daß auch unter Berücksichtigung der Fortschritte der medikamentösen Therapie der allergischen Rhinitiden die Anwendung der Strahlentherapie, besonders bei Versagen anderer Behandlungsmethoden, indiziert ist und versucht werden sollte. Die Gefahr einer genetischen Strahlenschädigung ist bei den angewandten Dosen und Einhaltung der üblichen Strahlenschutzmaßnahmen nicht gegeben.

Bezüglich der Leukämiegefährdung ist zu sagen, daß bei den verabfolgten relativ kleinen Dosen — das gleiche gilt für die Bestrahlung des Asthma bronchiale — nach unseren heutigen Kenntnissen die Gefahr einer iatrogen-strahleninduzierten Leukämie nicht besteht. Im übrigen sei auf die Ausführungen in Band II (MAURER und FEINE) verwiesen.

Literatur

ALTSCHUL, W.: Bei welchen Bestrahlungen spielt der Sympathicus eine Rolle? Strahlentherapie **50**, 669—676 (1934)

ANZILOTTI, A.: Radiol. med. (Torino) **37**, 314 (1951). Zit. nach DU MESNIL.

ASCOLI, M., and A. FAGIUOLI: Effects of roentgen-ray treatment of the hypophysis in bronchial asthma. Endocrinology **4**, 567 (1920).

BECKER, W.: Beitrag zur Röntgentherapie des Asthma bronchiale. Diss. Leipzig 1934. Zit. nach VIETEN.

BELAK, S.: Schutzstoffbildung als vegetative Funktion. Klin. Wschr. **1939**, 472.

BERGERHOFF, W.: Tiefentherapie des Asthma bronchiale. Strahlentherapie **21**, 681—685 (1926).

BISTOLFI, P., e L. CIURLO: Contributo allo studio della terapia roentgen nelle riniti vasomotorie, spastiche e inflammatorie croniche. Otorinolaring. ital. **19**, 335—348 (1951). Ref. Zbl. Hals-, Nas.- u. Ohrenheilk. **44**, 318 (1952).

BOLSAKOWA, M.: Röntgenbehandlung des Bronchialasthmas. Vestn. Rentgenol. Radiol. **4**, 85, 88—92 (1926). Zit. nach VIETEN.

BORIANI, G.: Contributo allo studio della roentgenterapie delle sindromi astmatiche respiratorie. Rass. Fisiopat. clin. ter. Pisa **10**, 117—123 (1938). Zit. nach VIETEN.

BREITLÄNDER, K.: Antworten auf Leserfragen zur Behandlung der Rhinitis vasomotorica. Med. Klin. **1947**, 613; **1950**, 719.

— Zur Behandlung der Rhinitis vasomotorica, des Heuschnupfens und Pollenasthmas durch Röntgentherapie. Dtsch. Gesundh.-Wes. **4**, 497—498 (1949).

CHELMONSKI, A.: Zur Pathogenese des Asthma bronchiale. Dtsch. Arch. klin. Med. **105**, 522 (1912).

DELHERM u. BEAU: Die Röntgentherapie des Sympathicus. Strahlentherapie **52**, 629—645 (1935). (Übertragen von R. DU MESNIL DE ROCHEMONT).

DENIER: Traitement du rhume des foins par la radiothérapie. Bull. Soc. Radiol. méd. France 179 (1931). Zit. nach POKORNY u. VIETEN.

DRABE, J.: Der heutige Stand der Diagnostik und Therapie des allergischen Schnupfens. Medizinische **1959**, 2495—2500.

DREY, L., u. H. LOSSEN: Beseitigung chronischen Bronchialasthmas durch Fernwirkung bei Milzbestrahlung. Strahlentherapie **10**, 1052—1063 (1920); zugleich ein Beitrag zur Erklärung der Röntgenstrahlenwirkung bei Asthma bronchiale.

ECKSTEIN, G.: Röntgenbehandlung bei Asthma bronchiale. Prag. med. Wschr. **1908**, 173. Zit. nach DREY u. LOSSEN.

EICHHORN, H. J.: Die Röntgenbehandlung des Asthma bronchiale. Med. Klin. **1950**, 230—233.

EPIFANIO, G.: Le irradiazioni dell'ipofisi nell'asma. Radiol. med. (Torino) **8**, 217 (1921). Zit. nach NOELPP.

EPPINGER, H., u. L. HESS: Die Vagotonie. Eine klinische Studie. Sammlung klinischer Abhandlungen über Pathologie und Therapie der Stoffwechsel- und Ernährungsstörungen, hrsg. v. K. v. NOORDEN, H. 9/10. Berlin: August Hirschwald 1910.

GALLINA, F.: Roentgenterapia nelle riniti vasomotorie. Atti Clin. otol. (Palermo) **3**, 79—90 (1950). Ref. Zbl. Hals-, Nas.- u. Ohrenheilk. **42**, 56 (1951).

GILBERT, D.: Asthme et roentgenthérapie. Presse méd. **18**, 126—128 (1928).

GIBERT, P.: La radiothérapie de l'asthme. Bull. Soc. Radiol. Méd. France **15**, 183—186 (1927). Zit. nach VIETEN.

GLAUNER, R.: Vegetatives Nervensystem und Röntgenstrahlen. Strahlentherapie **62**, 1—72 (1938).

— Die Indikationen der Röntgen- und Radiumbehandlung. Stuttgart: Georg Thieme 1948.

GOTTSCHALK: Die Röntgenbehandlung des Asthma bronchiale und der chronischen Bronchitis. Verh. Dtsch. Röntgen-Ges. 1909, S. 76. Zit. nach DREY u. LOSSEN.

GRÄVINGHOFF, W.: Die Röntgenbehandlung des kindlichen Asthmas. Strahlentherapie **42**, 492—496 (1931).

GROEDEL: Asthmabehandlung mit Röntgenstrahlen. Verh. Dtsch. Röntgen-Ges. 1921, S. 83.

HAAG, F. E., u. H. TH. SCHREUS: Über die Röntgenbehandlung des Heufiebers. Strahlentherapie **42**, 485—491 (1931).

HAJOS, K.: Über den Einfluß der Röntgenbestrahlung auf den anaphylaktischen Schock, zugleich eine Erklärung der Röntgenbehandlung des Asthma bronchiale. Z. exp. Med. **38**, 229 (1923).

— Allergische Krankheiten der Atmungsorgane. In: Allergie und allergische Erkrankungen, Bd. II, S. 95, hrsg. von E. RAYKA, Budapest: Akademiai Kiado 1959.

HAMMERL, H., O. PICHLER u. H. SIEDECK: Beeinflussung allergischer Zustände durch Au 198 unter besonderer Berücksichtigung des Asthma bronchiale. Wien. Z. inn. Med. **38**, 188—196 (1957). Ref. Zbl. ges. Radiol. **56**, 189 (1957).

HESS, P.: Röntgenbehandlung bei vegetativen Neurosen. Strahlentherapie **76**, 108—113 (1947).

HOLST, L., u. D. KAPLUNOWA: Die Röntgenbehandlung des Asthma bronchiale durch Milzbestrahlung. Strahlentherapie **32**, 505—516 (1929).

HRABOWSKY, Z. v.: Die Röntgenbehandlung des Keuchhustens und einige Folgerungen über seine Pathogenese. Strahlentherapie **26**, 706—711 (1928)

HUET, J. A., et SOBEL: A propos de la radiothérapie de l'asthme. Bull. Soc. Radiol. med. France **17**, 169—171 (1929).

JAQUELIN, A., R. SERRA, J. BARRAUD et A. GRATAY: Contrôle biologique des effets de la radiothérapie diencéphalique de l'asthme. Sem. Hôp. Paris **1955**, 3977—3984. Zit. nach DU MESNIL.

— E. ROMAN, R. LAMY, R. SERRA et M. TOURNILHAC: La radiothérapie diencéphalique en dehors de l'asthme (dans l'urticaire, l'oedème de Quincke, l'eczéma, la migraine). Sem. Hôp. Paris **1955**, 3984—3988. Zit. nach DU MESNIL.

— J. TURIAF et A. CORNET: Les asthmatiques aux armées. Bull. méd. (Paris) **54**, 89 (1940). Zit. nach NOELPP.

JAQUELIN, A., J. TURIAF, M. ROMAN et J. CRAMER: Asthme et représentation mentale. L'asthme onirique. Monde méd. **60**, 33 (1950). Zit. nach NOELPP.

JENTS, E., u. E. YPPEN: Das Problem der Rhinopathia vasomotorica und ein Beitrag zu ihrer Therapie. Wien. klin. Wschr. **1964**, 924—929.

KÄMMERER, H.: Die allergischen Krankheiten in Beziehung zu den oberen Luftwegen. Z. Hals-, Nas.- u. Ohrenheilk. **20**, 38—103 (S. 82) (1928).

— Allergische Krankheiten, In: Handbuch der inneren Medizin, Bd. VI/1, S. 482—484. Berlin-Göttingen-Heidelberg: Springer 1954.

— u. H. MICHEL: Allergische Diathese und allergische Erkrankungen, 3. Aufl., S. 312—314, 393—396. Berlin-Göttingen-Heidelberg: Springer 1956.

KLEWITZ, F.: Über Röntgentherapie bei inneren Krankheiten. Strahlentherapie **12**, 202—233 (1921) (S. 212).

— Röntgenbehandlung bei Asthma bronchiale. Münch. med. Wschr. **1922**, 305—306.

— Die Bestrahlung des Asthma bronchiale. In H. MEYER, Lehrbuch der Strahlentherapie, Bd. III, S. 487. Berlin u. Wien: Urban & Schwarzenberg 1926.

KOGAN-JASNY, V., u. TH. ABRAMOWITSCH: Die Röntgenbehandlung des Asthma bronchiale. Strahlentherapie **24**, 336—342 (1927).

KOLLER, S.: Graphische Tafel zur Beurteilung statistischer Zahlen. Dresden u. Leipzig: Theodor Steinkopff **1943**.

KRUCHEN, C.: Zur Frage der Allgemeinbestrahlung. Strahlentherapie **57**, 54—69 (1936).

KUTTNER, A.: Handbuch der Hals-Nasen-Ohrenheilkunde, Bd. V. Zit. nach NIEMANN.

LANGER, H.: Roentgen rays and the anatomic nervous system. Amer. J. Roentgenol. **18**, 137—145 (1927).

— Der Effekt der Röntgentherapie auf das vegetative Nervensystem. Strahlentherapie **53**, 492—522 (1935).

LEDDY, E. G., and CH. K. MAYTUM: Roentgen treatment of bronchial asthma. Radiology **52**, 199—204 (1949).

LENARDUZZI, G.: Sulle allergosi post-irradiatorie. Atti Soc. med.-chir. Padova **33**, 223—227 (1956). Ref. Zbl. ges. Radiol. **57**, 109 (1958).

LEQUERRIÈRE, A.: Rayons et rhume des foins. Bull. Soc. Radiol. med. France **138** (1927). Zit. nach POKORNY.

— Über die Röntgenbehandlung des Heuschnupfens. Strahlentherapie **57**, 70—72 (1936). (Übertragen von R. DU MESNIL DE ROCHEMONT).

LEVY-DORN, M.: Fortschr. Röntgenstr. **12**, 285 (1908). Zit. nach DREY u. LOSSEN.

MCEACHERN, J.: X-ray therapy in bronchial asthma. Canad. med. Ass. J. **37**, 573—575 (1939). Zit. nach VIETEN.

MARUM, G.: Erfahrungen über die Behandlung des Asthma bronchiale mit Röntgenstrahlen. Strahlentherapie **16**, 817—824 (1924).

MAYTUM, CH., and E. LEDDY: Roentgen treatment of asthma. J. Allergy **10**, 133—145 (1939). Zit. nach VIETEN.

MENZEL, K. M.: Zur Ätiologie und Therapie der Rhinitis vasomotorica. Arch. Ohr.-, Nas.- u. Kehlk.-Heilk. **130**, 345—348 (1932).

MENZER, A.: Über Strahlenbehandlung innerer Krankheiten. Strahlentherapie **9**, 204—231 (1919).

MESNIL DE ROCHEMONT, R. DU: Lehrbuch der Strahlenheilkunde, S. 394. Stuttgart: Ferdinand Enke 1958.

MIRANDA-GALLINO, M.: Resultate der Radiotherapie des Asthmas. Pren. med. argent. **13**, 204—205 (1926).

MÜLLER, A.: Zur Röntgentherapie des Asthma bronchiale. Verh. dtsch. Ges. inn. Med. **40**, 206—209 (1928).

MÜLLER, E.: Die Röntgenstrahlen im Dienste der Therapie. Münch. med. Wschr. **1909**, 226. Zit. nach DREY u. LOSSEN.

MÜLLER, G.: Über die Wirkung der Röntgenbestrahlung des Halssympathicus und der endonasalen Radiumeinlage bei Rhinitis vasomotorie unter besonderer Berücksichtigung der autonomen Innervation der Nasenschleimhaut. Arch. Ohr.-, Nas.- u. Kehlk.-Heilk., **157**, 500—517 (1951).

MURAKAMI, M.: Über den therapeutischen Erfolg der Röntgenbestrahlung des Zwischenhirns bei Rhinitis vasomotoria. Z. Oto-Rhino-Laryngol. Tokyo **44** (1938). Dtsch. Zus. S. 162. Zit. nach VIETEN.

NEMENOW: Die Aussichten der Beeinflussung des vegetativen Nervensystems durch Röntgen-Radiumbestrahlung. Strahlentherapie **53**, 473—491 (1935).

NESTOROV, B.: Röntgenbehandlung des Bronchialasthmas. Vestn. Rentgenol. Radiol. **4**, 85—87, 88—92 (1926). Zit. nach VIETEN.

NIEMANN, F.: Röntgenbehandlung der Rhinitis vasomotorica. Strahlentherapie **77**, 237—241 (1948).

NITZSCHE: Diskussionsbemerkung Berl. Med. Ges. 22. 1. 08. Fortschr. Röntgenstr. **12**, 285 (1908). Zit. nach DREY u. LOSSEN.

NOELPP, B., u. I. NOELPP-ESCHENHAGEN: Asthma bronchiale. In: Handbuch der inneren Medizin, Bd. IV/2. Berlin-Göttingen-Heidelberg: Springer 1956.

OGASAWARA, K., u. H. TASCHIIRI: Beitrag zur Röntgenbehandlung des Asthma bronchiale. Scr. Soc. radiol. Jap. **5**, 80—85 (1937). Zit. nach VIETEN.

ORLANDINI, J., e P. P. BRACCHI: La roentgenterapia nelle riniti vasomotorie. Riv. Pat. Clin. **2**, 433—439 (1947). Ref. Zbl. Hals-, Nas.- u. Ohrenheilk. **40**, 109 (1950).

PALUGYAY, J. v.: Die Röntgenstrahlenbehandlung des Asthma bronchiale. Wien. klin. Wschr. **1940**, 783. Zit. nach NOELPP.

PODKAMINSKY, N. A.: Zur Methodik der Röntgenbestrahlung bei Asthma bronchiale. Strahlentherapie **26**, 267—274 (1927).

PÖHLMANN, C.: Milzbestrahlung bei Bronchialasthma. Münch. med. Wschr. **1925**, 57—58.

POKORNY, A., u. L. POKORNY: Die Röntgenbehandlung des Heuschnupfens. Strahlentherapie **28**, 808—809 (1928).

POKORNY, L.: Erfahrungen bei der Behandlung des Heuschnupfens und der Rhinitis vasomorica. Strahlentherapie **52**, 656—659 (1935).

Poulsen, B. R.: Roentgen treatment of bronchial asthma. Acta radiol. (Stockh.) **37**, 364—368 (1952).

Prietzel, A.: Zur Asthmabehandlung. Dtsch. med. Wschr. **1923**, 478—479.

Sack, G. M.: Die Röntgentherapie des Asthma bronchiale. Röntgenpraxis **2**, 890—896 (1930).

Schilling, Th.: Günstige Beeinflussung der chronischen Bronchitis durch Röntgenstrahlen. Verh. Kongr. inn. Med. 1906, 463.

— Die Röntgentherapie bei chronischer Bronchitis und Bronchialasthma. Münch. med. Wschr. **1910**, 956—960.

Schreus, H. Th.: Weitere Ergebnisse der Röntgenbehandlung des Heufiebers. Strahlentherapie **50**, 462—467 (1934).

—, u. E. Willms: Über die Röntgenbehandlung allergischer Krankheiten (Ekzem, Asthma, Heufieber). Fortschr. Ther. **7**, 266—272 (1931).

— — Klinische Untersuchungen zur antiallergischen Behandlung bei Asthma, Ekzem und Heufieber. Münch. med. Wschr. **1931**, 831—833.

Scott, S. G.: Method of treating asthma by irradiation. Brit. med. J. **1926 I**, 939—941.

— Treatment of asthma by radiation. Brit. med. J. **1929 I**, 9—11. Zit. nach Vieten.

Vallery-Radot, P., et P. Blamoutier: Traitement de l'asthme par la radiothérapie. Presse méd. **1948**, 813—814.

— P. Gibert, P. Blamoutier et F. Claude: La roentgentherapie dans le traitement de l'asthme et du coryza spasmodique. Presse méd. **1927**, 1201.

— — — — Le traitement de l'asthme et ses equivalents respiratoires par la radiothérapie (d'après une statistique de 200 cas suivis). Rev. actinol. (Paris) 8, 255—259 (1932). Zit. nach Delherm u. Beau.

Vieten, H.: Das Verhalten der Bluteosinophilie als Indikator für den Erfolg der Röntgenbestrahlung des Asthma bronchiale. Ärztl. Wschr. **1946**, 226—229.

— Das Ausgangswertgesetz in der funktionellen Strahlentherapie. Strahlentherapie **78**, 429—440 (1948).

— Die Methoden der Röntgenbestrahlung des Asthma bronchiale, zugleich ein Beitrag zu den Möglichkeiten der Beeinflussung von Gleichgewichtsstörungen im vegetativen Nervensystem durch Röntgenstrahlen. Ärztl. Wschr. **1948**, 38—45.

— Ergebnisse der Röntgenbestrahlung des Asthma bronchiale. Ärztl. Wschr. **1948**, 545—551.

— Der strahlenbiologische Reaktionsablauf im vegetativen Nervensystem. Strahlentherapie **79**, 13—58 (1949).

— Grundlagen und Möglichkeiten der funktionellen Strahlentherapie. Berl. med. Z. **1950**, 541—548. Ref. Kongr.-Zbl. ges. inn. Med. **130**, 131 (1951).

Vuletie, V. L.: Röntgenbilder und Röntgentherapie bei Bronchialasthma. Izvest. 2. Jugoslav. radiol. Sastan 1936, 197—212. Zit. nach Vieten.

Waldbott, G. L.: Roentgen-treatment of the spleen in bronchial asthma. Arch. intern. Med. **36**, 743 (1925).

— Roentgen-treatment of the spleen in asthma and related allergic conditions. Arch. intern. Med. **41**, 683 (1928).

Ward, A. T., S. Livingston, and D. A. Moffat: Asthma in children. J. Amer. med. Ass. **133**, 1060—1062 (1947).

Wetterer, J.: Zit. nach Eichhorn.

Widal et Abrami: Presse méd. **1927**, Zit. nach Holst.

Zipperlen, V. R.: Röntgenbestrahlung bei Asthma bronchiale. Strahlentherapie **36**, 88—94 (1930).

Zuppa, A.: Roentgenterapia delle glandole surrenale per la cura dell'asma bronchiale essenziale. Arch. Radiol. (Napoli) **2**, 1117 (1934).

F. Die Strahlentherapie gutartiger Erkrankungen innersekretorischer Drüsen

Von

Werner Schlungbaum

Mit 9 Abbildungen

I. Die Strahlentherapie gutartiger Schilddrüsenerkrankungen

Vorbemerkungen

Bezüglich Klinik und Diagnose der Schilddrüsenerkrankungen, insbesondere auch der Differentialdiagnose hyperplastischer, entzündlicher und neoplastischer Prozesse und ihres Zusammenhangs mit funktionellen Störungen sei auf das entsprechende Kapitel dieses Handbuches (Bd. XV) und die ausführliche Besprechung im Handbuch für innere Medizin (Bansi, 1955) verwiesen. Die chirurgische und die medikamentöse Therapie kann hier nur am Rande erwähnt werden. Sie ist zu diskutieren vor allem bei der Besprechung der Indikationsstellung sowie der Vor- und Nachteile verschiedener therapeutischer Methoden und der Möglichkeit oder Notwendigkeit einer kombinierten Therapie.

1. Die Behandlung der Hyperthyreose

a) Zur Ätiologie und Pathogenese

Zweifellos hat die Erkenntnis von Möbius (1886), daß die pathologisch gesteigerte Funktion der Schilddrüse, die Hyperthyreose, der ausschlaggebende pathogenetische Faktor der Basedowschen Krankheit sei, auf die Therapie außerordentlich befruchtend gewirkt. Unter dem Begriff Hyperthyreose (synonym Thyreotoxikose) werden Krankheitsbilder zusammengefaßt, als deren auslösende Ursache eine vermehrte Inkretion von Schilddrüsenhormonen anzusehen ist. Von Basedowscher Krankheit sollte man nur sprechen, wenn die Symptome der Merseburger Trias (Struma, Tachykardie, Exophthalmus) vorhanden sind.

Auch heute ist die Ätiologie der Hyperthyreose nicht geklärt. Sicher ist die Schilddrüsenfunktionsstörung, die zu vermehrter Produktion und Ausschüttung der wirksamen Hormone, des Thyroxins und des Trijodthyronins, führt und damit das typische klinische Bild auslöst, in den Rahmen einer Regulationsstörung, bei der vegetative übergeordnete Zentren beteiligt sind und das Zusammenspiel der endokrinen Drüsen gestört ist, einzuordnen. Offen bleibt dabei die Frage, ob im Einzelfall die primäre Noxe in der Peripherie, also an der Schilddrüse, angreift, oder ob die Auslösung durch eine extrathyreoidale Stimulierung erfolgt. Durch den experimentellen und klinischen Nachweis der Wechselwirkung zwischen der Hypophyse, die durch Produktion stimulierender Hormone die endokrinen Drüsen, insbesondere auch die Glandula thyreoidea, im Sinne eines „Regelkreises" steuert (Thyreoidea stimulierendes Hormon = TSH = Thyrotropin), und der Schilddrüse sind die pathogenetischen Probleme der Hyperthyreose nicht gelöst worden. Sicher ist dieser „Regelkreis" für die Aufrechterhaltung der normalen Funktion ausschlaggebend. Eine Vermehrung von TSH und damit der Beweis für seine Bedeutung bei der Auslösung und Aufrechterhaltung einer Hyperthyreose ist andererseits auch bei klinisch sicherer thyreoidaler Überfunktion nicht nachgewiesen (Lemarchand-Beraud, Vanotti und Griessen, 1967). Gurling u. Mitarb. beschrieben die Entstehung eines Schilddrüsenadenoms mit Hyperthyreose nach Exstirpation der Hypophyse (wegen eines metastasierenden Mammacarcinoms). Als weiterer Faktor ist ein im Hypothalamus entstehender neurohumoraler Wirkstoff (Thyrotropin releasing factor = TRF) zu diskutieren (BANSI, 1965). Neue Gesichtspunkte ergaben sich, als ADAMS im Tierexperiment eine die Schilddrüse stimulierende, mit TSH nicht identische Substanz im Serum nachweisen konnte (ADAMS und PURWIN, 1957; ADAMS, 1958, 1961; ADAMS und KENNEDY, 1965). Dieser lange (verzögert) wirksame Schilddrüsenstimulator (Long-Acting Thyroid Stimulator = LATS) wurde bei einer großen Anzahl von Patienten mit einer Hyperthyreose nachgewiesen (SEIF; CARNEIRO u. Mitarb., 1966; LEMARCHAND-BERAUD u. Mitarb., 1967). Besonders hohe Werte fanden sich bei endokriner Ophthalmopathie (Exophthalmus). LATS konnte in der Kultur peripherer Lymphocyten von Patienten mit einer Hyperthyreose nachgewiesen werden (MIYAI u. Mitarb.). Es ist anzunehmen, daß der der Globulinfraktion zugehörige Wirkstoff (7 S γ-Globulin) von Antikörper-bildenden Geweben erzeugt wird. Einzelheiten der Antigen-Antikörper-Reaktion sind nicht bekannt. Mit der Entdeckung von LATS und von mit diesem ,,Stimulator" in Verbindung stehenden immunologischen Reaktionen, die zur Aufrechterhaltung der pathologischen Schilddrüsenfunktion beitragen, ist das Problem der ursprünglichen Ätiologie auch noch nicht gelöst.

Entscheidend für den Therapeuten bleibt die Tatsache, daß eine lokal an der Schilddrüse angreifende Therapie, eine Blockierung der Hormonproduktion oder eine Verminderung des funktionstüchtigen Schilddrüsengewebes, das Krankheitsbild der Hyperthyreose günstig beeinflussen, die pathologischen Symptome der Überfunktion beseitigen und damit klinisch eine Heilung herbeiführen kann.

b) Geschichtliche Übersicht

Die chirurgische Therapie hat, seit REHN und KOCHER die ersten Schilddrüsenresektionen beim Morbus Basedow durchgeführt haben (1884, 1887), große Erfolge zu verzeichnen. Die Ergebnisse konnten durch eine zunehmende Radikalität des operativen Eingriffs bis zur subtotalen Resektion erheblich verbessert werden. Die Häufigkeit von Rezidiven, das nicht unerhebliche Operationsrisiko unter Einschluß der postoperativen Komplikationen (parathyreoprive Tetanie, Recurrenslähmung) sowie die relative Häufigkeit von Rezidiven ließen aber doch nach weiteren ergänzenden oder neuartigen therapeutischen Methoden suchen. Ein wesentlicher Fortschritt bei Durchführung des chirurgischen Eingriffs war die Operationsvorbereitung mit Jodgaben nach PLUMMER (1923). Zu einer Minderung und Herabsetzung der Letalität hat in neuerer Zeit auch die Vervollkommnung der Narkosetechnik beigetragen.

Nach NEGRU (1938) waren zufällige Beobachtungen von nach Röntgenbestrahlungen der Halsregion (ACCHIOTE: Bestrahlung des Kinns wegen Hypertrichose, COURTADE: Bestrahlung von Halslymphknoten) günstig beeinflußten Symptomen einer Schilddrüsenüberfunktion Veranlassung für den Versuch, die Hyperthyreose gezielt durch Röntgenbestrahlung der Schilddrüse zu behandeln. WILLIAMS (1902), MAYO (1904) und BECK (1905) bestrahlten mit Erfolg Kranke, bei denen eine Operation erfolglos geblieben war. ABBE berichtete 1905 über Radiumspickungen der Schilddrüse bei Morbus Basedow. Weitere Einzelheiten über die Bestrahlungstechnik und die Problematik der biologischen Wirkung der Röntgenbestrahlung s. unten.

Eine neue Ära der Strahlentherapie wurde dann durch die Anwendung des radioaktiven Jods eingeleitet. Sie stellte einerseits die Diagnostik der Schilddrüsenerkrankungen auf eine neue Basis, andererseits ermöglichte sie eine gezielte strahlentherapeutische Beeinflussung der Schilddrüsenfunktion. Entscheidend war hierbei die Möglichkeit, eine hohe, einen Teil des endokrin wirksamen Schilddrüsenepithels zerstörende Dosis applizieren zu können, ohne daß dabei eine wesentliche Schädigung der gesunden Umgebung und des Gesamtorganismus verursacht wurde. Erste Versuche und Mitteilungen stammen von HERTZ und ROBERTS (1942) sowie HAMILTON und LAWRENCE (1942). Seit 1949 stehen die in den Atomreaktoren erzeugten Jodisotope für die medizinische Anwendung in ausreichendem Maß zur Verfügung. Seitdem wurde die Methode mit Erfolg bei einer großen Anzahl von an einer Hyperthyreose leidenden Kranken angewandt.

Die medikamentöse Behandlung mit sog. thyreostatischen bzw. antithyreoidalen Substanzen geht auf Arbeiten von Mackenzie, McCollum, Astwood u. a. zurück. Astwood teilte 1943 die ersten Erfahrungen bei der Behandlung der Hyperthyreose mit Thioharnstoffabkömmlingen mit. Nach der umstrittenen Jodtherapie trat damit die medikamentöse Therapie in Konkurrenz zur chirurgischen Behandlung der Hyperthyreose. In den folgenden Jahren stellten sich weitere Substanzen als wirksam heraus (Thiourazil- und Merkaptoimidazol, Perchloratverbindungen). Die Erfolge der chirurgischen und radiologischen Therapie sowie die Nachteile der medikamentösen Behandlung (besonders Rezidivhäufigkeit) führten allerdings zu einer erheblichen Einschränkung der Indikation.

c) Die Röntgenbestrahlung der Hyperthyreose

Da sich heute die Radiojodtherapie der Hyperthyreose als strahlentherapeutische Methode wegen ihrer unbestreitbaren Vorteile allgemein durchgesetzt hat, kommt der Röntgentherapie nach Ansicht der meisten Autoren nur noch historische Bedeutung zu. Sie sollte aber nicht ganz aus dem ärztlichen Bewußtsein verdrängt werden. Zweifellos ist ihre Anwendung auch heute noch in Ausnahmefällen diskutabel, so bei Kontraindikation gegen die anderen Behandlungsmethoden. Bei Undurchführbarkeit einer Operation sowie Unverträglichkeit der medikamentösen antithyreoidalen Therapie und bei unvermeidbarer Verzögerung der Radiojodbehandlung, insbesondere bei klinisch dringlicher Drosselung der Schilddrüsenüberfunktion, sollte an die klassische Röntgentherapie gedacht werden.

α) *Methode und Technik der Röntgenbestrahlung*

bei Hyperthyreose wurden unter anderem von Freund, Holtzknecht, Krause, Holfelder, Bergonié, Delherm, Zimmern entwickelt und ausgearbeitet. Die Erkenntnis, daß die Hyperthyreose nur ein Symptom ist und daß das vegetative Nervensystem, übergeordnete Zentren in Zwischenhirn und Hypophyse sowie andere endokrine Drüsen für die Pathogenese wesentliche Bedeutung haben, führte dazu, daß zusätzlich zur Schilddrüse die Zwischenhirn-Hypophysenregion (Borak, Jugenburg, Pollitzer, Löw-Beer, Hess, Schittenhelm, Delherm, Lahm, Thompson u. a.), die Thymusdrüse (Störk, 1913; Baltimore, 1915, zit. nach Negru, 1938; Langer, 1935 u.a.), die Nebenniere (Zimmern, Chavany und Brunet, 1932), die Ovarien (Mannaberg, zit. nach Negru), die Milz (Zweifel, 1925) sowie der sympathische Grenzstrang (Anzilotti, 1942; Langer u.a.) bestrahlt wurden.

Eine ausführliche Darstellung der angewandten und empfohlenen Methoden bis 1936 findet sich bei Negru. Die Problematik der Röntgenbestrahlung der Hyperthyreose wurde 1944 nochmals von Zimmer zusammenfassend dargestellt.

β) *Dosierung und Technik*

Allen Methoden gemeinsam ist die Anwendung kleiner bzw. mittlerer Dosen. Die meisten Autoren hielten die direkte Schilddrüsenbestrahlung für unentbehrlich. Allerdings wurden die Einfallsfelder vielfach so gewählt, daß sowohl der cervicale Grenzstrang als auch die Thymusdrüse mitbestrahlt wurden. Als Beispiel sei die von Töppner beschriebene Technik und Dosierung im Holfelderschen Institut (1938) genannt: Es wurde von zwei Halsfeldern mit abfallenden Einzeldosen von 220—110 ROD einer harten Strahlung eine Herddosis von etwa 1300 R angestrebt, bei leichten Fällen am stärksten fraktioniert ($4^1/_2$ Wochen), in mittelschweren Fällen in $1^1/_2$ Wochen und bei ausgeprägtem Morbus Basedow in 3 Wochen. Töppner machte den Vorschlag einer medikamentösen Ergänzung der Strahlentherapie durch Jodgaben, ähnlich der präoperativen Jodtherapie nach PLUMMER, um den sonst verzögerten Wirkungseintritt (meist nach 2—3 Monaten, vielfach erst nach 6 Monaten) zu beschleunigen. Eine zweite Serie wurde nur gegeben, wenn nach 3 Monaten keinerlei Wirkung eingetreten war.

In einer späteren Arbeit empfiehlt TÖPPNER zu Beginn der Behandlung eine geringere Dosis (50 R), wie sie auch von anderen Autoren besonders bei schweren Fällen angegeben wurde. Die Feldgröße betrug meist 10×15, wobei die Thymusdrüse einbezogen werden sollte, manchmal aus diesem Grunde auch 20×24. SCHERER (s. DU MESNIL) bevorzugt bei ambulanten Kranken eine stärkere Fraktionierung (bis 3 Monate) sowie eine 1—2malige Mitbestrahlung der Thymusdrüse.

Die Bestrahlung beider Schilddrüsenlappen kann auch von einem Feld (Abdeckung der Mitte) erfolgen. Eine mehr homogene Durchstrahlung wurde durch Anwendung je eines vorderen und hinteren Halsfeldes angestrebt, aber wohl nur in Ausnahmefällen für notwendig gehalten. In schweren Fällen kann auch die Bestrahlung einseitig begonnen werden (TÖPPNER), damit eine Exacerbation vermieden wird. Geringe Unterschiede in der Bestrahlungstechnik und der Strahlenqualität (Filterung) haben zweifellos nur geringe Bedeutung für die Ergebnisse, wie schon BORAK betonte (1926). Etwas bessere Ergebnisse glaubten BÖHME und KÜHL sowie REICHEL bei Anwendung der protrahiert-fraktionierten Strahlenapplikation zu sehen.

Die Beurteilung der Bedeutung der Mitbestrahlung anderer endokriner Drüsen ist nicht einheitlich. Die Bestrahlung der Thymusdrüse wurde von vielen Autoren empfohlen; GLAUNER dagegen sah in ihr keinen Vorteil. Die Hypophysenbestrahlung brachte nach TÖPPNER keine besseren Ergebnisse, während sie von BORAK, GLAUNER und LAHM besonders bei im Klimakterium auftretender Hyperthyreose empfohlen wurde. Die Hypophysenzwischenhirnbestrahlung bei malignem Exophthalmus soll hier nur kurz erwähnt, ausführlich aber in dem entsprechenden Abschnitt besprochen werden (s. S. 189).

γ) *Die biologische Wirkung der Röntgenbestrahlung bei Hyperthyreose*

Eine direkte Destruktion des Schilddrüsengewebes, wie sie anfänglich — allerdings bei höherer Dosierung — angenommen wurde und wie sie jetzt mit der Radiojodtherapie angestrebt und erreicht wird, scheint bei den relativ niedrigen Dosen ausgeschlossen. Allerdings ist es durchaus wahrscheinlich, daß die Zellen der hyperthyreotischen Schilddrüse im Sinne des Bergonié-Tribondeauschen Gesetzes empfindlicher sind als normales Schilddrüsengewebe. SCHITTENHELM, MONTAG u. a. stellten auf Grund von Tierexperimenten die direkte Wirkung, die vor allem zu einer Kernschädigung mit Verminderung der Zellteilungen, möglicherweise sogar zum Absterben eines Teils der Zellen führen sollte, in den Vordergrund. Sekundär kommt es dann zu einer entsprechenden Minderung der Funktion. Eine rein funktionelle Beeinflussung wurde unter anderem von BORAK und NEGRU angenommen. LANGERON und DESPLATS führten die funktionelle Beeinflussung auf die Strahlenwirkung auf das vegetative Nervensystem zurück. Auch GLAUNER erkannte dem Einfluß des vegetativen Nervensystems die Hauptbedeutung zu, ohne allerdings eine direkte Wirkung auf das Schilddrüsengewebe auszuschließen.

Auch bei der Hypophysenbestrahlung und der Bestrahlung anderer endokriner Organe werden entweder die übergeordneten vegetativen Zentren oder aber der sympathische Grenzstrang mitbestrahlt, so daß eine Differenzierung der speziellen Wirkung kaum möglich ist.

δ) *Ergebnisse der Röntgenbestrahlung bei Hyperthyreose*

Als Leitsymptome eines therapeutischen Erfolges wurden angesehen (s. auch S. 169 ff.): Gewichtszunahme, Normalisierung des Grundumsatzes, Herabsetzung der Pulsfrequenz, Normalisierung des Cholesterinspiegels (BEUTEL), Rückbildung der Struma und möglicherweise auch des Exophthalmus sowie die Rückbildung weiterer klinischer Symptome, wie Tremor, Hyperhidrosis und nervöse Übererregbarkeit.

Tabelle 1. *Ergebnisse der Röntgenbestrahlung der hyperthyreotischen Schilddrüsen, zusammengestellt von* Töppner *(in* Holfelder: *Die Röntgentiefentherapie, Georg Thieme Verlag, 1938)*

Hyperthyreosen	Zahl der Fälle	Erfolge in Prozent	Mißerfolge in Prozent
Krause, P.: Schrifttum bis 1910	321	84	16
Dessauer	120	75	25
Sielmann	21	90	10
Rother	31	81	19
Astier, André	36	86	14
Woenkhaus, E. (Gießen)	52	90	10
Hayer, E., und Hufschmied (Kiel)	114	78	22
Solomon und Gibert (Paris)	48	92	8
Menville, Leon (Umfrage bei 200 Radiologen)	10541	87	13
Williams, Alden	200	94	6
Braun, Sandor (Leipzig)	30	55	45
Pfahler, George E.	361	88	12
Sandström, Olaf	92	67	33
Forsell und Sandström 1918—1925	57	76	24
Meyer, W. H. (New York)	328	84	16
Barclay und Fellows	300	95	5
Hayes, M. R. J. (Dublin)	100	82	18
Soiland, A., Costolow and Meland	3125	89	11
Groover, T. A. (Washington)	305	98	2
Jaguttis, P. (Königsberg)	206	77	23
Stevens, Thompson	270	90	10
Ritter, Jean et A. Gunsett	100	79	21
Zusammenfassung	16758	83	17
Holfelder	224	84	16

Töppner stellte 1938 die Ergebnisse des Schrifttums zusammen (s. Tabelle 1). Die Erfolge liegen zwischen 55 und 98%, mit einem Mittelwert von 83%. Töppner betont, daß gerade bei schweren Fällen mit einer ausgeprägten Symptomatik die Erfolge überraschend gut waren.

Auch Erdelyi und Irsik (1939) wiesen auf die besonders guten Erfolge beim voll ausgeprägten Bild des Morbus Basedow und bei Jugendlichen hin. Bei frischeren Erkrankungen waren die Ergebnisse besser als bei schon lange Zeit bestehender Symptomatik. Neben einer Verkleinerung der hyperthyreotischen Struma besserte sich bei einer großen Anzahl der bestrahlten Kranken auch der Exophthalmus (Erdelyi). Schlechter reagierten Kranke mit ausgeprägten Herz- und Kreislaufsymptomen und bei seelisch bedingter Auslösung der Erkrankung (Erdelyi).

Über prozentual gleichwertige Ergebnisse berichtete auch Reichel (1949).

Unerwünschte *Nebenwirkungen* nach Röntgenbestrahlung sind bei der angegebenen Dosierung kaum beobachtet worden. Allerdings sind einige Fälle beschrieben, bei denen es nach der Röntgenbestrahlung zu einer *thyreotoxischen Krise* mit tödlichem Ausgang kam (12 Fälle von Fischer, Goette, Prüfer und Gülzow, zusammengestellt bei Bansi). Offen bleibt dabei, ob diese Todesfälle, was wahrscheinlich ist, als Mißerfolg der Therapie oder als therapiebedingte Exacerbationen anzusehen sind. So meinte auch Lüdin (zit. nach Zimmer), daß derartige Zwischenfälle „trotz" und nicht wegen der Röntgenbehandlung aufgetreten seien.

Die Entstehung maligner Tumoren nach der Röntgenbestrahlung von Schilddrüsenerkrankungen im Erwachsenenalter wurde neuerdings (Wegmann, 1962; zwei Sarkome, Zusammenstellung von 18 Fällen des Schrifttums) diskutiert. Über den ursächlichen Zusammenhang können sicher keine eindeutigen Angaben gemacht werden. Es sei daran erinnert, daß in wegen einer Hyperthyreose exstirpierten Schilddrüsen nicht ganz selten klinisch stumme Malignome nachgewiesen worden sind.

Vereinzelt wurden nach Röntgenbestrahlung auch *Hypothyreosen* beobachtet, bei ERDELYI und IRSIK (1939) bei 3 Kranken von 100. Letztgenannte Autoren fanden eine besondere Empfindlichkeit im Klimakterium. Bei der Entstehung einer Hypothyreose nach Verabfolgung relativ niedriger Dosen ist es nicht sehr wahrscheinlich, daß es sich um eine direkte Strahlenwirkung handelt, wenn auch zu betonen ist, daß die hyperthyreotische Schilddrüse sicher strahlenempfindlicher ist als die euthyreotische (GREIG u. Mitarb., 1965). Möglicherweise spielt die Auslösung von Autoimmunisationsreaktionen (MARKSON u. FLATMAN, 1965) eine Rolle.

Erstaunlich muß bei den aus allen Ländern mitgeteilten Ergebnissen die Tatsache anmuten, daß sich die Röntgentherapie der Hyperthyreose nicht wirklich durchgesetzt hatte, bevor mit der Radiojodtherapie eine bessere strahlentherapeutische Methode eingeführt wurde. Der Stellungnahme vieler Radiologen zur Röntgenbestrahlung der Schilddrüse (z.B. REICHEL: „Es ist festzustellen, daß die Röntgenbestrahlung des Basedow die optimale konservative Therapie darstellt, die der chirurgischen völlig gleichwertig ist") standen mehr oder weniger verhüllte Ablehnungen besonders von internistischer Seite gegenüber (z.B. BANSI, 1955: „Der Internist vermag nur die Erfolgsergebnisse, die ihm in der Praxis zu Gesicht kommen, heranzuziehen, und diese sind nicht überzeugend").

Den Hauptgrund für diese unterschiedlichen Meinungen sieht BANSI „in der autistischen Beurteilung durch den behandelnden Arzt", d.h. also in einem Fehlen objektiver Maßstäbe bei der Beurteilung des Behandlungserfolges. Nicht unberechtigt scheint wohl auch die Annahme, daß bei einem Teil der bestrahlten Kranken die Diagnose nicht absolut gesichert war. Bei der Beurteilung durch den Internisten mögen auch der Gegensatz zwischen dem schnellen Wirkungseintritt nach chirurgischer Therapie und die verspätete Wirkung der Röntgenstrahlen zu dem negativen Eindruck beigetragen haben. Retrospektiv dürfte jedenfalls aus den genannten Gründen eine einheitliche Beurteilung kaum zu erzielen sein. Umso erfreulicher ist es, daß die Radiojodtherapie, die die Röntgentherapie als strahlentherapeutische Methode abgelöst hat, infolge einer engeren Zusammenarbeit einheitlich, also auch vom Chirurgen (mit wenigen Ausnahmen) und vom Internisten, positiv beurteilt wird.

d) Die Radiojodtherapie der Hyperthyreose

α) Grundlagen der Radiojodtherapie

Die Radiojodtherapie von Schilddrüsenerkrankungen beruht auf der zentralen Stellung der Schilddrüse im Jodstoffwechsel und ihrer daraus folgenden Eigenschaft, dem Körper zugeführtes Jod nahezu selektiv aufzunehmen, zu speichern und schließlich in die spezifischen, dann in die Blutbahn abgegebenen Hormone einzubauen. Radioaktive Jodisotope unterscheiden sich in dieser Beziehung nicht von dem natürlichen stabilen Element. Bei Zufuhr von Radiojod, das also wie ein Medikament verabfolgt wird, gelangt dieses in die Schilddrüse und kann hier seine durch den radioaktiven Zerfall bedingte Wirkung als Strahlenquelle ausüben. Ziel der Radiojodtherapie bei Hyperthyreosen ist die Normalisierung der Schilddrüsenfunktion, die Schilddrüse soll also aus dem hyperthyreotischen Funktionszustand in die Euthyreose überführt werden. Dieses Ziel kann erreicht werden, wenn es gelingt, das funktionstüchtige Gewebe zu reduzieren bzw. einen Teil der Zellen zu zerstören. Es kann damit ein der blutigen Resektion vergleichbarer Effekt erzielt werden. In Parallele zu dem operativen Eingriff wird deshalb von einer „Radioresektion" oder bei Zerstörung der gesamten Schilddrüse von einer „Radioelimination" gesprochen. Mit der Applikationsform sind — im Gegensatz zu der bisherigen percutanen Strahlentherapie — neuartige dosimetrische Probleme, auf die unten ausführlich eingegangen wird, verbunden. Bei einem Vergleich der percutanen Bestrahlung mit der Radiojodtherapie ergeben sich folgende wesentliche Unterschiede:

Percutane Bestrahlung	*Radiojodtherapie*
Strahlenquelle außerhalb der Schilddrüse.	Strahlenquelle in der Schilddrüse (intra- und intercellulär).
Die Strahleneinwirkung ist zeitlich exakt zu begrenzen.	Nach Applikation ist die Strahleneinwirkung von physikalischen Gesetzen und biologischen Eigenschaften abhängig.
Dosierung bzw. Dosisberechnung sind einfach.	Dosisberechnung und Dosierung müssen in jedem Einzelfall individuell durchgeführt werden (s. unten).
Die Strahlung ist auf die Einfallsfelder, im allgemeinen also die Halsregion, beschränkt.	Die Strahlung wird zwar in der Schilddrüse konzentriert, ist aber in geringem Maß im ganzen Körper wirksam. Die Möglichkeit eines genetischen Schadens oder einer Schädigung fern liegender Organe ist damit gegeben.
Die Applikation einer hohen Dosis ist schwierig und ohne wesentliche Schädigung von Nachbarorganen kaum möglich. Das gilt allerdings nur noch mit Einschränkung, seit sehr harte und ultraharte Strahlen zur Verfügung stehen	Hohe Dosen können ohne wesentliche Belastung der Nachbarorgane appliziert werden.

β) Die radioaktiven Jodisotope. Physikalische Eigenschaften und Gewinnung von Jod-131[1]

Neben dem stabilen ^{127}J sind 20 künstliche radioaktive Jodisotope bekannt (Atomgewicht zwischen 119 und 139). Das ursprünglich für die Therapie von Schilddrüsenerkrankungen angewandte Isotop ^{130}J hat eine Halbwertzeit von nur 12,6 Std, wodurch seine Anwendung weitgehend an den Herstellungsort gebunden war. Heute wird fast ausschließlich das radioaktive Isotop ^{131}J benutzt, dessen Halbwertzeit 8 Tage (bzw. nach neueren Angaben 8,1 Tage) beträgt.

Die technische Herstellung von ^{131}J ist auf verschiedene Weise möglich:

Im Atomreaktor entsteht bei Beschuß von Tellur mit langsamen Neutronen aus dem stabilen ^{130}Te das radioaktive Isotop ^{131}Te. Bei diesem Prozeß wird unmittelbar nach der Umwandlung ein γ-Quant emittiert [„(n, γ)-Prozeß"]. Das entstandene ^{131}Te zerfällt unter Emission von β- und γ-Strahlung mit einer Halbwertzeit von 25 min in ^{131}J, das chemisch separiert werden kann und damit trägerfrei zur Verfügung steht:

$$^{130}_{52}\mathrm{Te}\ (n, \gamma)\ ^{131}_{52}\mathrm{Te} \xrightarrow[25\ \mathrm{min}]{\beta, \gamma} {}^{131}_{53}\mathrm{J}\,.$$

Eine Gewinnung von trägerfreiem ^{131}J ist auch durch Bestrahlung von ^{130}Te mit Deuteronen (d) möglich, wobei unmittelbar nach der Umwandlung entweder die Emission eines Neutrons (n) [„(d, n)-Prozeß"]:

$$^{130}_{52}\mathrm{Te}\ (d, n)\ ^{131}_{53}\mathrm{J}$$

oder die Emission eines Protons (p) [„(d, p)-Prozeß"]:

$$^{131}_{52}\mathrm{Te}\ (d, p)\ ^{131}_{52}\mathrm{Te} \xrightarrow[25\ \mathrm{min}]{\beta, \gamma} {}^{131}_{53}\mathrm{J}$$

erfolgt.

Außerdem sind in den Kernspaltprodukten (Reaktor- bzw. Atombombenexplosion) bei der Thorium- oder Plutonium-239-Spaltung ^{131}J und bei der Uranspaltung ^{131}J und ^{131}Te enthalten.

Der radioaktive Zerfall von ^{131}J erfolgt unter Aussendung von β- und γ-Strahlung. Stabiles Endprodukt ist das Edelgasisotop Xenon-131 (^{131}Xe):

$$^{53}_{131}\mathrm{J} \xrightarrow[8\ \mathrm{Tage}]{\beta, \gamma} {}^{131}_{54}\mathrm{Xe}$$

[1] Für die Beratung bei der Abfassung der Abschnitte β und γ danke ich Herrn Dipl.-Ing. D. PUPPE.

Das Zerfallschema (Abb. 1 und Tabelle 2) zeigt, daß die Umwandlung auf verschiedenen Wegen erfolgt. Bei 1000 Zerfällen werden z.B., wie in Tabelle 2 abzulesen ist, 872 β-Teilchen mit einer maximalen Energie von 608 keV ausgesandt (mittlere Energie des β-Spektrums: 195 keV). Diesem β-Zerfall folgt sofort die Emission von γ-Strahlung mit drei verschiedenen Energiebeträgen. Am häufigsten ist der direkte Übergang in den Grundzustand (810mal bei 1000 Zerfällen) mit Aussendung von γ-Quanten mit einer Energie von 364 keV (793 bei 1000 Zerfällen) bzw. Konversionselektronen (17 bei 1000 Zerfällen). Der Konversionselektronenemission folgt eine weitere Energieabstrahlung in Form von charakteristischer Röntgenstrahlung (z.B. Röntgen-K-Strahlung mit einer mittleren Energie pro Quant von 30,4 keV) und Augerelektronen (innerer Photoeffekt bei strahlungslosen Übergängen in den Elektronenschalen). Bei 62 von 1000 Zerfällen erfolgt der Übergang in zwei Stufen, wobei die Größe der Konversion unterschiedlich ist (284 keV: 59 γ-Quanten und drei Konversionselektronen, 80 keV: 20 γ-Quanten und 42 Konversionselektronen). Die Energiewerte der anderen Komponenten und ihre Häufigkeit sind ebenfalls in Tabelle 2 zu finden.

Für alle diagnostischen Meßmethoden wird die durchdringende γ-Strahlung ausgenutzt (364 keV-Linie). Die therapeutische Wirkung beruht im wesentlichen auf der β-Strahlung, die im Gewebe vollkommen absorbiert wird und nur eine maximale

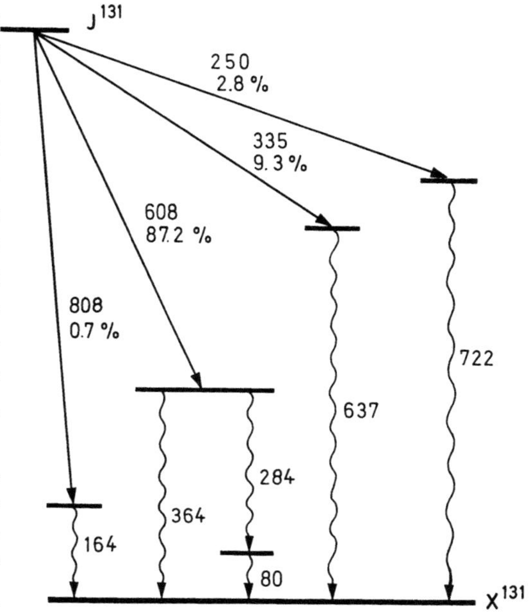

Abb. 1. Zerfallsschema des Jod-131

Tabelle 2[a]. *Strahlenkomponenten und mittlere Energiewerte pro Zerfall des radioaktiven* ^{131}J

β-Übergänge			γ-Übergänge				γ-Quanten		Konversionselektronen	
$E_{\beta max}$ (keV)	$E_{\beta mittel}$ (keV)	Häufigkeit (%)	Energie (keV)	Häufigkeit (%)	Konversionswerte e_K/γ	$K/L, M\ldots$	E_γ (keV)	Häufigkeit (%)	E_{e_K}; $E_{e_L}\ldots$ (keV)	Häufigkeit (%)
250	71,0	2,8	722	2,8	0,0028	6,4	722	2,79	687,4	0,01
335	98,8	9,3	637	9,3	0,0037	7,2	637	9,26	602,4	0,04
608	194,5	87,2	364	81,0	0,018	6,4	364	79,35	329,4	1,65
			284	6,2	0,047	4,0	284	5,86	249,4	0,34
			80	6,2	1,73	5,6	80	2,04	45,4	1,6
808	271,5	0,7	164[b]	0,7	29	1,7	164	0,015	129,4	0,685
Gesamte mittlere Energie pro Zerfall: 182,74 keV			398,01 keV				386,27 keV		7,81+1,92=9,73 keV	

Zusammenfassung:
$\bar{E}_\beta = 183$ keV $\quad E_{(\gamma)} = 398$ keV = Summe von $\left\{ \begin{array}{ll} \bar{E}_\gamma = 386{,}3 \text{ keV} & \bar{E}_e = 9{,}7 \text{ keV} \\ \bar{E}_{\text{Rö-K}} = 1{,}5 \text{ keV} & \bar{E}_{(\gamma)\text{Rest}} = 0{,}5 \text{ keV} \end{array} \right\}$

[a] Für die Angaben in Abb. 1 und Tabelle 2 wurde das Zerfallschema von BELL und GRAHAM (1952) mit den bei STROMINGER, HOLLANDER und SEABORG (1958) abgedruckten γ-Energiewerten (E_γ) benutzt. Einige β-Energiewerte wurden so geändert, daß die Summe aus maximaler β-Energie ($E_{\beta max}$) und γ-Energie (E_γ) gleich der von BELL und GRAHAM (1952) angegebenen Zerfallsenergie von 0,972 MeV ist. Die mittleren β-Energiewerte ($E_{\beta mittel}$) wurden mit den bei GLOCKER und MACHERAUCH (1965) angegebenen Faktoren nach MARSHALL (1955) berechnet.

[b] Der Übergang vom 164 keV-Niveau zum stabilen Grundzustand des ^{131}Xe erfolgt im Gegensatz zu den anderen Übergängen nicht unmittelbar nach dem β-Zerfall, sondern mit einer Halbwertzeit von 12 Tagen (^{131m}Xe). Der Übersichtlichkeit und Vollständigkeit wegen wird dieser γ-Übergang aber beim ^{131}J mitgezählt.

Tabelle 3. *Emittierte und absorbierte Energieanteile des radioaktiven ^{131}J in der Schilddrüse*

Strahlenkomponenten	Emittierte Energie pro Zerfall	Absorbierte Energie pro Zerfall				Absorbierte Energie nach Perry	
		Vollständige Absorption	Kugel $r = 1{,}5$ cm	Kugel $r = 2{,}0$ cm	Kugel $r = 3{,}0$ cm	Mittlere absorbierte Energie pro Zerfall	Prozentualer Energieanteil
	(kev)	(keV)	(keV)	(keV)	(keV)	(keV)	(%)
β-Strahlung	182,74	182,74				181	80,78
γ-Strahlung	386,26		18,40	24,34	35,91	8,7; 27,02 } 35,72	15,94
K-Konversionselektronen	7,81	7,81				5,56 } 6,98	3,12
L-Konversionselektronen bzw. *L, M*.-Konversionselektronen	1,92	1,92				1,42	
K-Röntgenstrahlung	1,51		0,29	0,37	0,52	0,32 } 0,36	0,16
K-Augerelektronen	0,19	} 0,46					
Sonstige Komponenten der *K*-Anregung	0,27						
L-Röntgenstrahlung bzw. *L, M*.-Röntgenstrahlung und sonstige Komponenten der *L, M*..-Anregung	0,05	0,05				0,035	
Summe der verschiedenen Energieanteile (Prozentualer Anteil)	580,75	192,98	18,69 (8,84%)	24,71 (11,35%)	36,43 (15,8%)		
+ Summe der vollständig absorbierten Energieanteile (Prozentualer Anteil)			+ 192,98 (91,16%)	+ 192,98 (88,65%)	+ 192,98 (84,2%)		
Gesamte absorbierte Energie			211,67 ≈ 212	217,69 ≈ 218	229,41 ≈ 230	224,06 ≈224	

Reichweite von 2,2 mm hat. Vollständig absorbiert werden auch die Konversions- und Augerelektronen sowie die weiche Röntgenstrahlung (*L*-, *M*-Strahlung). Von der Gammastrahlung und der *K*-Röntgenstrahlung ist in der Schilddrüse nur ein Teil der ausgesendeten Energie wirksam (s. S. 159 und Tabelle 3).

γ) *Die Dosierung von Jod-131 bei der Therapie der Hyperthyreose*

Unter „Dosierung" wird im allgemeinen die Bestimmung einer zu verabfolgenden „Dosis", d.h. der Menge der zu applizierenden Substanz verstanden. Bei der therapeutischen Anwendung radioaktiver, also strahlender Substanzen wird als Dosierung bezeichnet:

1. die Bestimmung der Aktivität, die bei dem Kranken angewandt werden soll (meist in mCi);

2. die Berechnung der wirksamen Dosis im Erfolgsorgan, bei Behandlung der Hyperthyreose, also der integrierten Energiedosis in der Schilddrüse.

Im ersten Fall wird das Radiojod in gleichem Sinne „dosiert", wie ein Medikament, im zweiten Fall wird die absorbierte Strahlenenergie wie allgemein in der Strahlentherapie (Herddosis bei percutaner Bestrahlung) zum Maßstab der Dosierung gemacht.

Nach OESER, BILLION und KÜHNE (1961) wird die Dosierung in kaum 20% aller entsprechenden Mitteilungen als Berechnung der Integraldosis in der Schilddrüse durchgeführt (s. auch Zusammenstellung bei KEIDERLING). Die meisten Autoren geben als „Dosis" die verabfolgte Aktivität ^{131}J in mCi an. Eine solche „Dosierung" ist empirisch begründet. Sie beruht nicht auf der Anwendung spezieller strahlenbiologischer und strahlentherapeutischer Untersuchungen und Erfahrungen. Methodisch ergeben sich folgende Möglichkeiten:

1. Verabfolgung einer Standard-Aktivität, z.B. etwa 5 mCi. Schilddrüsengröße und Jodstoffwechseluntersuchungen bleiben unberücksichtigt.

2. Bestimmung der Aktivität unter Berücksichtigung der Schilddrüsengröße. Üblicherweise werden 80—250 μCi pro g Schilddrüsengewicht (RUBENFELD u. Mitarb., 1960), meist 100—150 μCi verabfolgt.

3. Neben der Schilddrüsengröße werden auch die Jodaufnahme der Schilddrüse (vielfach der 24 Std-Wert) und die Geschwindigkeit der Ausschüttung (T_{biol} oder, sich daraus ergebend, T_{eff}) berücksichtigt. Die Aktivität liegt um so niedriger, je größer die Jodaufnahme und je länger die effektive Halbwertzeit ist.

Von vielen Autoren werden außerdem das klinische Bild und der Charakter der Struma (nodöse Strumen benötigen höhere Aktivitäten) berücksichtigt. Bei einem Mißerfolg, also bei ausbleibender Euthyreose, werden im Abstand von mehreren Wochen bzw. Monaten Aktivitäten verabfolgt, die kleiner sind als die Erstgabe. Die sich daraus ergebende Fraktionierung dürfte im allgemeinen die erforderliche Gesamtaktivität und damit die allgemeine Strahlenbelastung erhöhen. Dieser Gesichtspunkt wurde neben der sich für den Kranken ergebenden Unbequemlichkeit als Haupteinwand gegen eine prinzipielle Fraktionierung angeführt. Unter anderem befürworteten WILLIAMS u. Mitarb. (1949) sowie LEVY u. Mitarb. die Fraktionierung. COTTINO u. COSTA empfehlen bei schwer toxischen Kranken mit kardialen Symptomen und bei thyreotoxischem Ikterus die Fraktionierung einer Gesamtaktivität von 5—8 mCi (entsprechend etwa 10000 rep) in 3—5 Einzelgaben in Abständen von 3—5 Tagen. Sie halten auch eine noch stärkere Fraktionierung (0,5—1 mCi in Abständen von 2—3 Tagen) für wirksam. In Deutschland wird die fraktionierte Therapie vor allem von OBERDISSE und KLEIN (1963, 1967) vertreten (REINWEIN und Mitarb. 1968). Sie führt nach den Erfahrungen von KLEIN nicht zu einer Hypothyreose. KLEIN empfiehlt

bei Hyperthyreosen ohne Struma	2,0—4,0 mCi Jod-131
bei Hyperthyreosen mit kleiner Struma	3,0—6,0 mCi Jod-131
bei Hyperthyreosen mit großer diffuser Struma	5,0—7,0 mCi Jod-131
bei Hyperthyreosen mit großer Knotenstruma	6,0—10,0 mCi Jod-131
bei Hyperthyreosen mit toxischem Adenom	4,0—15,0 mCi Jod-131

Bei der Bestimmung der Aktivität berücksichtigt KLEIN folgende Punkte:

1. Krankheitsverlauf (je akuter, desto kleiner);

2. Entwicklungstendenz (bei zu erwartenden Komplikationen des Herzens, Stoffwechsels oder Gehirns größer);

3. Schweregrad (je schwerer die manifesten Symptome und die Hormonjodausschüttung, desto größer);

4. Endokrine Ophthalmopathie (je ausgeprägter die Symptome bzw. Komplikationen, desto kleiner);

5. Struma und szintigraphischer Befund (je größer eine diffuse Struma, desto größer; bei Knotenstrumen mit sehr unterschiedlicher Aktivitätsanreicherung kleiner; beim toxischen Adenom größer);

6. Ergebnisse des Zweiphasenstudiums (je höher die Speicherungskurve und je langsamer der Abfall, desto kleiner).

HORST empfiehlt die Fraktionierung wegen ihrer langsamen schonenden Umstellung des hyperthyreotischen Stoffwechsels auf die gewünschte Euthyreose bei

1. allen Hyperthyreosen mit ausgeprägter Ophthalmopathie;
2. psychotischen Zuständen;
3. rheumatoiden Beschwerden;
4. chronischen Infekten (besonders Lungentuberkulose).

Die integrierte Energiedosis in der Schilddrüse dürfte bei geplanter Fraktionierung mit Aktivitäten, wie sie KLEIN angibt, bei etwa 2000—5000 rd liegen.

Unter Bezugnahme auf die Tatsache, daß bei der klassischen Röntgenbestrahlung von Hyperthyreosen schon viel kleinere Dosen wirksam gewesen sind, als sie bei der Radiojodtherapie im allgemeinen appliziert werden, wurde von ELLIS und OLIVER eine fraktionierte Behandlung mit sehr kleinen Aktivitätsmengen durchgeführt. Sie gaben bei 12 Patienten wöchentlich je 0,5 mCi. Bei 9 Kranken wurde nach 1,5—5 mCi (entsprechend etwa einer Energiedosis von 2500—4500 rd) eine Euthyreose erzielt. In einer zweiten Serie wurde nach (nicht zu einem ausreichenden Erfolg führender) fraktionierter Behandlung bei 5 Kranken eine etwas größere Aktivitätsmenge gegeben, was dann zur gewünschten Euthyreose führte.

Daß auch sehr viel kleinere Dosen zumindest vorübergehend wirksam sein können, beschrieben WERNER, HAMILTON und NEMETH (1952). Bei 8 von 29 hyperthyreotischen, vor allem jugendlichen Patienten, die mehrfach mit Testdosen von 40—100 μCi (insgesamt 200—700 μCi) untersucht worden waren (entsprechend einer Dosis von höchstens 780 rep), kam es zu einer Remission, die bis zu 3 Monaten anhielt.

Im Gegensatz zu einer empirischen „Dosierung" der Aktivitätsmenge — vergleichbar etwa der Dosierung der klassischen Radiumtherapie nach mgEh — ist es ebenso wie bei anderen strahlentherapeutischen Methoden grundsätzlich wünschenswert, die am Herd wirksame Energiedosis zum Maßstab der Dosierung zu machen, d.h. also die Bestimmung der zu verabfolgenden Radiojodmenge auf Grund einer entsprechenden Dosisberechnung vorzunehmen.

Die Energiedosis in der Schilddrüse nach Applikation von radioaktivem Jod-131 ist im einzelnen abhängig von

1. den physikalischen Eigenschaften des Radiojods;
2. der Konzentration in der Schilddrüse, meist angegeben in μCi/g. Sie ist abhängig von
   a) der verabfolgten Aktivität;
   b) der Jodaufnahme in der Schilddrüse (Jodavidität);
   c) der Größe (Volumen) der Schilddrüse;
   d) der von anatomischen und physiologischen Eigenschaften abhängigen Verteilung der Aktivität in der Schilddrüse.
3. der Verweildauer des Strahlers im Organ, die durch die biologische Halbwertzeit bestimmt ist, bzw. der Dauer der Strahleneinwirkung, die sich aus der effektiven Halbwertzeit[1] ergibt.

Die Berechnung der Energiedosis erfolgt unter Voraussetzungen, die mit den physikalischen und biologischen Gegebenheiten nur mit erheblicher Einschränkung übereinstimmen (OESER, BILLION und KÜHNE, 1961):

1. Homogene Verteilung des Jod-131 in der Schilddrüse.
2. Vollständige und gleichmäßige Energieabsorption (des Betastrahlenanteils) in jeder Volumeneinheit.
3. Möglichkeit einer Bestimmung der Energieabsorption des Gammastrahlenanteils.

Aus vielfachen Gründen, die nachfolgend im einzelnen ausgeführt werden sollen, hat die Dosisberechnung erhebliche Fehlerquellen.

1. Physikalische Grundlagen der Berechnung der Dosis (Energiedosis) in der Schilddrüse nach Gabe von Radiojod. Die Energiedosis ist die pro Gramm Schilddrüsengewebe vom Zeitpunkt der Jodapplikation bis zum vollständigen Verschwinden der Aktivität

[1] Effektive Halbwertzeit $= \frac{\text{physikalische HWZ} \cdot \text{biologische HWZ}}{\text{physikalische HWZ} + \text{biologische HWZ}}$.

(Zerfall und Ausscheidung) insgesamt absorbierte Energie. Für die zahlenmäßige Berechnung der Energiedosis wird zunächst zur Vereinfachung angenommen, daß die Aktivität zum Zeitpunkt Null ihren maximalen Wert $A_{max} = A_0$ (in µCi) hat und mit einer effektiven Halbwertzeit T_{eff} [in Tagen (d)] exponentiell abnimmt (Korrektur s. später). Die Aktivitätskonzentration des Strahlers in der Schilddrüse beträgt bei homogener Verteilung des radioaktiven Stoffes A_0/M (in µCi/g), wobei M das Schilddrüsengewicht (in g, Schilddrüsenmasse) ist. Angegeben in der Energieeinheit erg beträgt die insgesamt absorbierte Energie pro Gramm bei einer mittleren absorbierten Energie pro Zerfall $\bar{E}_{abs}$ (in MeV):

$$\frac{E}{M} \text{ (in erg/g)} = 1{,}602 \cdot 10^{-6} \cdot \bar{E}_{abs} \cdot \frac{3{,}7 \cdot 10^4 \cdot A_0}{M} \cdot 1{,}44_3 \cdot T_{eff} \cdot 8{,}64 \cdot 10^4$$

$$= 7{,}39 \cdot 10^3 \cdot \bar{E}_{abs} \cdot \frac{A_0}{M} \cdot T_{eff}. \qquad (1)$$

$1{,}602 \cdot 10^{-6}$ ist der Umrechnungsfaktor von MeV in erg, $1{,}602 \cdot 10^{-6} \cdot \bar{E}_{abs}$ ergibt also die mittlere absorbierte Energie pro Zerfall in erg.

$3{,}7 \cdot 10^4$ ist definitionsgemäß die Zahl der Zerfälle pro Sekunde bei 1 µCi. $3{,}7 \cdot 10^4 \cdot \frac{A_0}{M}$ ist die Zahl der Zerfälle pro Gramm und Sekunde zu Beginn und $4{,}61_3 \cdot \frac{A_0}{M} \cdot T_{eff}$ die Zahl der Zerfälle insgesamt (Integral über die gesamte Zeit).

Die Gesamtzahl der Zerfälle wird berechnet aus der anfänglichen Zerfallsrate multipliziert mit der mittleren Wirkungsdauer $1{,}44_3 \cdot T_{eff}$ (Zeit, in der bei gleichbleibender Zerfalls- bzw. Ausscheidungsrate die Anfangsaktivität vollständig zerfallen bzw. ausgeschieden wäre). Ein weiterer Faktor ist $8{,}64 \cdot 10^4$, die Zahl der Sekunden pro Tag, da die Halbwertzeit in Tagen angegeben wird.

Aus der Grundgleichung (1) können die Berechnungsformeln bei Verwendung unterschiedlicher Dosiseinheiten abgeleitet werden. Wenn deren Anwendung teilweise auch nur noch von historischem Interesse ist, so ist ihre Kenntnis für die Beurteilung der im Schrifttum verwandten Formeln doch erforderlich.

Zahlreiche Autoren beziehen sich bei ihren Berechnungsformeln auf die grundlegenden Arbeiten von MARINELLI, QUIMBY und HINE (1948), die für die β-Dosimetrie die Einheit „equivalent roentgen" (e.r.) als den Betrag von β-Strahlung, der unter gleichen Bedingungen in einem Gramm Luft soviel Energie abgibt wie 1 R Gammastrahlung, benutzt haben. Da der Unterschied zwischen Energieübertragung in Luft und Gewebe damals noch nicht berücksichtigt und mit einer mittleren Ionisierungsarbeit für Luft von 32,5 (bzw. 32,2) eV pro Ionenpaar gerechnet wurde, ist 1 e.r. = 84 erg/g. Die nur von der β-Strahlung erzeugte Dosis ist dann nach Gl. (1):

$$D_\beta \text{ (in e.r.)} = 88 \cdot \bar{E}_\beta \cdot \frac{A_0}{M} \cdot T_{eff}. \qquad (2)$$

Die physikalischen Werte des interessierenden radioaktiven Isotops werden in einer Konstanten zusammengefaßt, die bei Benutzung der bereits angegebenen Einheiten den Wert

$$K_\beta = 88 \cdot \bar{E}_\beta \cdot T_{phys}$$

hat. Damit kann Gl. (2) geschrieben werden:

$$D_\beta \text{ (in e.r.)} = K_\beta \cdot \frac{A_0}{M} \cdot \frac{T_{eff}}{T_{phys}}\,^1. \qquad (2a)$$

Der Dosisanteil der γ-Strahlung wird bei MARINELLI, QUIMBY und HINE (1948), gesondert erfaßt:

$$D_\gamma \text{ (in R)} = K_\gamma \cdot \frac{A_0}{M} \cdot g \cdot \frac{T_{eff}}{T_{phys}}\,^1. \qquad (3)$$

[1] In den Originalarbeiten fehlt der Faktor T_{eff}/T_{phys}, da hier nur ein Zerfall und keine Ausscheidung in Betracht gezogen wird ($T_{eff} = T_{phys}$). Die Aktivitätskonzentration A_0/M wird in den Originalarbeiten mit dem Buchstaben C bezeichnet.

$K_\gamma = 1{,}44 \cdot t \cdot I_\gamma \cdot 10^{-3}$ ist die Ionendosis in 1 cm Abstand von einer Punktquelle mit 1 μCi Aktivität nach vollständigem Zerfall bei einer in Stunden angegebenen Halbwertzeit t [$1{,}44 \cdot t$ = mittlere Lebensdauer in Stunden (h)].

I_γ [1] ist die Dosisleistungskonstante $\left(\frac{\text{R} \cdot \text{cm}^2}{\text{h} \cdot \text{mCi}}\right)$.

10^{-3} ist der Umrechnungsfaktor von mCi bei I_γ in μCi.

Mit dem „Geometriefaktor" g wird das Absorptionsverhalten der Gammastrahlung in Abhängigkeit von der Organgröße (Aktivitätsverteilung) berücksichtigt. Die Gammadosisänderung innerhalb eines Organs wird durch entsprechend sich ändernde Geometriefaktoren erfaßt.

Beide Gl. (2) und (3) können zusammengefaßt werden, wenn der absorbierte Anteil der Gammaenergie direkt berechnet und für die γ-Dosis in Gewebe ebenfalls die Dosiseinheit e.r. benutzt wird (1 e.r. = 1 R).

In diesem Falle ist in Gl. (2) statt $\bar{E}_\beta$ der Wert $\bar{E}_{\text{abs}} = \bar{E}_\beta + \bar{E}_{\gamma\,\text{abs}}$ einzusetzen.

Zur Angabe in der Einheit „rep" ist in konsequenter Anwendung der Definition des e.r. von MARINELLI, QUIMBY und HINE (s. S. 155) — nun aber mit Berücksichtigung der in Weichteilgewebe (Wasser) im Vergleich zu Luft höheren Energieabsorption — eine Umrechnung entsprechend der Gleichung

$$1\ \text{rep} = 93\ \text{erg/g}$$

anzuwenden [2]. Die Dosisformel lautet dann

$$D\ (\text{in rep}) = 79{,}5 \cdot \bar{E}_{\text{abs}} \cdot \frac{A_0}{M} \cdot T_{\text{eff}}. \tag{4}$$

Die heute gültige Einheit der Energiedosis ist das „Rad" (Abkürzung: rd) mit der Definition

$$1\ \text{rd} = 100\ \text{erg/g}$$

in jedem beliebigen Stoff. Die Dosisformel lautet:

$$D\ (\text{in rd}) = 73{,}9 \cdot \bar{E}_{\text{abs}} \cdot \frac{A_0}{M} \cdot T_{\text{eff}}. \tag{5}$$

Zur Umrechnung von der Einheit rep in die Einheit rd wird im Schrifttum im allgemeinen unter der Annahme von 1 rep = 93 erg/g, 1 rep = 0,93 rd gesetzt. Dann ist also

$$D_{\text{rep}} = \frac{1}{0{,}93} \cdot D_{\text{rd}} \quad \text{oder} \quad D_{\text{rd}} = 0{,}93 \cdot D_{\text{rep}}.$$

2. Dosisberechnungsformeln. Die meisten im Schrifttum angegebenen Formeln zur Berechnung der Energiedosis in der Schilddrüse beruhen auf der Berücksichtigung

1. eines Zahlenfaktors („Umrechnungsfaktor"), der sich als Resultat der numerischen Konstanten ergibt, die aus den physikalischen Eigenschaften des Jod-131 hervorgehen (s.o.);
2. der Aufnahme der Aktivität in der Schilddrüse;
3. der Wirkungsdauer in der Schilddrüse, charakterisiert durch die effektive Halbwertzeit;
4. dem Schilddrüsenvolumen bzw. dem Schilddrüsengewicht.

Es ergibt sich:

$$\text{Dosis (Energiedosis)} = \frac{\text{Faktor} \cdot \text{maximal gespeicherte Aktivität} \cdot \text{effektive HWZ}}{\text{Schilddrüsengewicht}}. \tag{6}$$

Vielfach wird auch bei vorgegebener (gewünschter) Dosis die zu applizierende Aktivität bestimmt. Die entsprechend umgeformte Gleichung lautet dann:

$$\text{Aktivität} = \frac{\text{Dosis} \cdot \text{Schilddrüsengewicht}}{\text{Faktor} \cdot \text{maximaler Speicherungsgrad} \cdot \text{effektive HWZ}}. \tag{6a}$$

Der maximale Speicherungsgrad ist die maximale Speicherung in % : 100.

[1] Wird jetzt „Γ" geschrieben.

[2] Diese Beziehung stimmt bei Weichteilgewebe (Wasser) mit der Dichte $\varrho = 1$ g/cm³ im Betrag mit der Definition 1 rep = 93 erg/cm³ überein. Bei dem Wert von 93 erg/g bzw. 93 erg/cm³ ist noch mit einer Ionisierungsarbeit für Luft von 32,5 eV pro Ionenpaar gerechnet worden. Mit dem heute als gültig angesehenen Wert von 34 eV ist die 1 R in Luft entsprechende Energieabsorption im Gewebe bei Energiewerten zwischen 0,1 und 4 MeV ca. 97 erg/g (abhängig von der Energie der Strahlung).

Der Betrag des Umrechnungsfaktors ist selbstverständlich abhängig von der Wahl der Maßeinheiten der in den Formeln auftretenden Größen. Darüber hinaus zeigt aber der Vergleich der von verschiedenen Autoren angegebenen Dosierungsformeln, daß auch bei gleichen Maßeinheiten ein unterschiedlicher Umrechnungsfaktor angegeben wird. Die Ursache ist darin zu suchen, daß unterschiedliche Energiewerte für $\bar{E}_{abs}$ eingesetzt wurden und teilweise auch falsche Einheiten benutzt wurden, wie nachstehend im einzelnen gezeigt wird.

Von den Autoren, die ihre Dosisberechnungsformel den bereits angegebenen Arbeiten von MARINELLI, QUIMBY und HINE entnommen haben, berücksichtigen einige nur die vollständig absorbierte β-Energie. MARINELLI, QUIMBY und HINE rechnen bei ^{131}J mit einer mittleren β-Energie von $\bar{E}_\beta = 0{,}205$ MeV[1] und einer Halbwertzeit von 8,0 Tagen. Damit wird die Konstante K_β in Gl. (2a):

$$K_\beta = 144 \frac{\text{e.r.}}{\mu\text{Ci/g}}\,.$$

Wird bei der Dosisberechnung nur die β-Strahlung berücksichtigt, ist der Umrechnungsfaktor in Gl. (6) bzw. (6a)

$$F\,(\bar{E}_\beta) = K_\beta / T_{\text{phys}},\ \text{also}\ F_{\text{e.r.}}\,(205) = 144/8 = 18\,.$$

Mit diesem Umrechnungsfaktor rechnet[2] HORST (1951), wobei er allerdings $K_\beta = 145 \frac{\text{rep}}{\mu\text{Ci/g}}$ setzt. Auch LARSSON (1955) benutzt die Dosiseinheit rep und gibt als Umrechnungsfaktor den Wert 18 an, ebenso wie ERNST, HAASNER, HEILMANN und KUNZE (1965), deren Dosisberechnungsformel lautet:

$$\text{Dosis (Mikrocurie)} = \frac{\text{rep}\cdot G}{18\cdot U_{\max}\cdot T_e}$$

G = Gewicht der Schilddrüse in Gramm;
T_e = effektive HWZ (in Tagen);
$U_{\max}$ = maximaler ^{131}I-Aufnahmewert (% der Dosis: 100);
Faktor 18[2] = Resultat der numerischen Konstanten.

Auch FREEDBERG, KURLAND, CHAMORITZ und URELES (1952) beziehen sich auf MARINELLI, QUIMBY und HINE. Der von ihnen benutzte Umrechnungsfaktor ist 20, ein Wert, den auch PFEIFFER und WÜRDINGER (1965) angeben (allerdings unter Hinweis auf HORST). Der größere Wert ist durch die zusätzliche Berücksichtigung der γ-Strahlung[3]

[1] Dieser Wert darf heute nicht mehr kritiklos übernommen werden und ist anhand neuerer Meßergebnisse zu überprüfen. Die mittlere β-Energie $\bar{E}_\beta = 0{,}205 \pm 0{,}020$ MeV $= 205 \pm 20$ keV ist von MARINELLI, BRINCKERHOFF und HINE (1947) berechnet worden nach den Angaben von DOWNING, DEUTSCH und ROBERTS (1942), die beim Jod-131-Zerfall nur einen β-Übergang mit einer maximalen β-Energie von 595 ± 10 keV und zwei Gammaübergänge mit Gammaenergiewerten von 367 ± 7 keV und 80 ± 1 keV gemessen haben.

[2] Bei Angabe des Faktors 18 unter Berufung auf die Angaben von MARINELLI, QUIMBY und HINE muß bei Benutzung der Einheit „rep" beachtet werden, daß die Einheit bei MARINELLI, QUIMBY und HINE das „equivalent roentgen" (e.r.) ist, die zahlenmäßig der alten Definition des rep von PARKER (1948) entspricht (1 $\text{rep}_{(\text{alt})}$ = 84 erg/cm³). Aus Gl. (1) folgt bei $\bar{E}_{abs} = \bar{E}_\beta = 0{,}205$ MeV somit für die Dosiseinheit e.r.

$$F_{\text{e.r.}}\,(205) = 7{,}39\cdot 10^3\cdot 0{,}205/84 = 18{,}0_4\,,$$

wie oben angegeben.

Wird die Dosiseinheit rep mit der späteren Definition 1 rep = 93 erg/cm³ bzw. 1 rep = 93 erg/g (s. S. 156) benutzt, die nicht nur von allen Autoren, die sich auf HORST (1951) berufen, sondern z.B. auch von LARSSON (1955) und von ERNST u. Mitarb. (1965) gemeint ist, müßte der Umrechnungsfaktor bei $\bar{E}_{abs} = \bar{E}_\beta = 0{,}205$ MeV nicht 18 sondern $F_{\text{rep}}\,(205) = 7{,}39\cdot 10^3\cdot 0{,}205/93 = 16{,}3_0$ sein.

Für die Angabe in rd (1 rd = 100 erg/g) ist der Umrechnungsfaktor

$$F_{\text{rd}}\,(205) = 7{,}39\cdot 10^3\cdot 0{,}205/100 = 15{,}1_5\,.$$

[3] Der Gammadosisanteil ist bei MARINELLI, QUIMBY und HINE (1948) mit $K_\gamma = 0{,}735$ und $g = 17{,}6$ cm nach Gl. (3) (s. S. 155)

$$D_\gamma\,(r) = 13\cdot \frac{A_0}{M}\,.$$

Das entspräche einer absorbierten γ-Energie von 18,4 keV. In der Originalarbeit wird nur $D_{\beta+\gamma}$ (e.r.) $= 158\cdot C$ angegeben ($C = A_0/M$), dem entspricht nach der modifizierten Gl. (2). $\bar{E}_{abs} = 0{,}224$ MeV, also $E_{\gamma\text{abs}} = 19$ keV. Bei einem Faktor 160 (statt 158) wäre $\bar{E}_{abs} = 0{,}227$ MeV.

bedingt, doch auch hier liegt der Fehler in der Angabe der Dosiseinheit, die nicht rep, sondern e.r. heißen müßte (s. Fußnote[2] S. 157). Bei Wahl der richtigen Einheit müßte der Faktor [Gl. (4), S. 156]

$$F_{\text{rep}}\,(205+\gamma) = F_{\text{rep}}\,(224) = 17{,}8$$
$$\text{bzw.} \qquad F_{\text{rep}}\,(227) = 18{,}0$$

lauten[1].

BLOMFIELD, JONES, MACGREGOR, MILLER und WAYNE geben 1951 eine Dosisberechnungsformel für „equivalent roentgen" an, in der der Umrechnungsfaktor bei den bisher benutzten Einheiten

$$F_{\text{e.r.}} = (21 \pm 1)$$

ist.

Sie benutzten zur Berechnung der mittleren β-Energie ein unveröffentlichtes Zerfallschema des Atomic Energy Research Establishment (1949) und zählten einen Gammadosisanteil von 10% der β-Dosis (zwei Kugeln mit einem Gewicht zwischen 20 und 80 g) dazu. Die entsprechende absorbierte Energie ist 239 keV:

$$F_{\text{e.r.}}\,(239) = 21\,.$$

In einer späteren Veröffentlichung von BLOMFIELD, ECKERT, FISCHER, MILLER, MURNO und WILSON aus dem Jahre 1959 kann aus der Dosisberechnungsformel der Umrechnungsfaktor

$$F_{\text{rd}} = 16{,}4 = F_{\text{rd}}\,(222)$$

abgelesen werden (bei Angabe der Aktivität in µCi und des Speicherungswertes in %/100).

Von den deutschen Autoren hat BILLION im Jahre 1958 [s. auch OESER, BILLION, KÜHNE (1961)] bei seiner Formel

$$\text{rep} = \frac{\mu\text{Cmax}}{\text{g}} \cdot 0{,}6 \cdot 24 \cdot \frac{T_e}{0{,}693} = \frac{\mu\text{Cmax} \cdot 20{,}8 \cdot T_e}{g}$$

wohl als erster die Dosiseinheit „rep" in der richtigen Definition benutzt. Der größere Zahlenfaktor ist dadurch bedingt, daß er für die absorbierte Energie pro Zerfall den Wert 0,248 MeV eingesetzt hat:

$$F_{\text{rep}}\,(248) = 20{,}8\,.$$

Dieser Energiewert ist allerdings zu groß, da das von BILLION angewandte Verfahren zur Bestimmung der mittleren absorbierten β- und γ-Energie [Addition des von PERRY (1950) berechneten zusätzlich zur β-Energie auftretenden Energieanteils $\overline{\Delta E} = 43$ keV (s. auch Tabelle 3) zur β-Energie von MARINELLI, QUIMBY und HINE $\overline{E}_\beta = 205$ keV] wegen der unterschiedlichen Quellen der Energiewerte nicht der Wirklichkeit entspricht. PERRY hat eine mittlere β-Energie von 181 keV berechnet und erhält als mittlere absorbierte Energie pro Zerfall

$$\overline{E}_{\text{abs}} = 224 \text{ keV}^{2}\,.$$

Aufgrund der von JOYET und MILLER (1962) angegebenen Dosisformel beträgt mit $\overline{E}_{\text{abs}} = \overline{E}_\beta = 0{,}189$ MeV, einem Wert, der von CASWELL (1952) direkt gemessen wurde (0,189 ± 0,008 MeV), einschließlich Konversionselektronen, der Umrechnungsfaktor der Gl. (6):

$$F_{\text{rd}}\,(189) = 13{,}9\,.$$

[1] Siehe Fußnote[2], S. 157.

[2] Die zahlenmäßige Übereinstimmung des Wertes von PERRY mit dem bereits genannten Wert, der sich bei MARINELLI, QUIMBY und HINE ergibt, ist zufällig. Es werden sehr unterschiedliche Zerfallschemata benutzt. Auch der Geometriefaktor ist unterschiedlich, da PERRY mit einer Kugel von 3 cm Radius rechnet [nicht „mittlerer Absorptionsweg von 3 cm" wie bei OESER, BILLION und KÜHNE (1961) angegeben], während bei MARINELLI, QUIMBY und HINE der Kugelradius 1,4 cm beträgt. Dabei wird der Einfluß der einen Kugel auf die Mittelpunktsdosis der anderen Kugel vernachlässigt, der Geometriefaktor wird also als unabhängig davon angegeben, ob mit einer oder mit zwei Kugeln gerechnet wird (tatsächlicher Einfluß s. später).

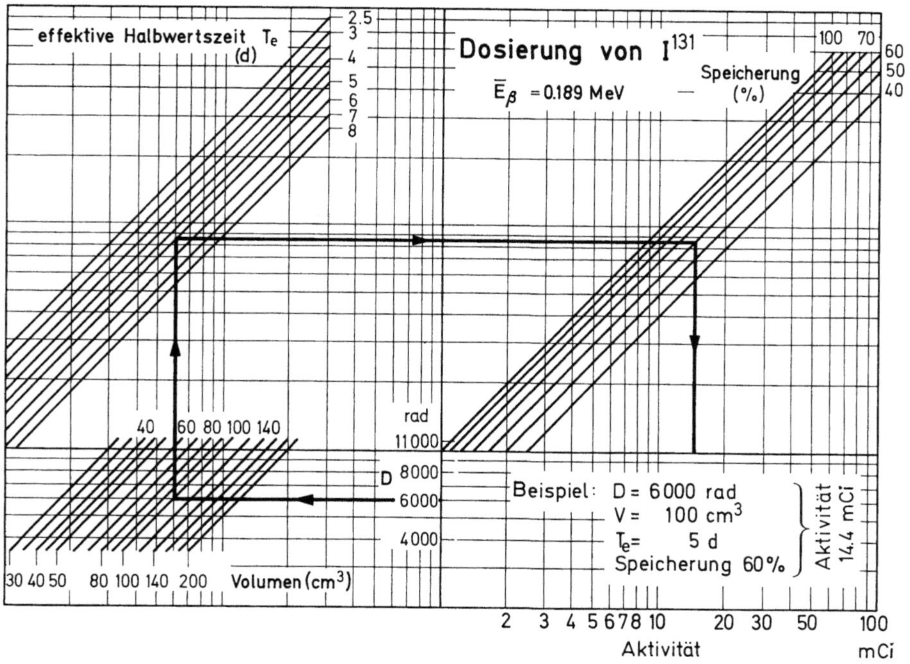

Abb. 2. Diagramm zur Ermittlung der für eine bestimmte Dosis notwendigen Aktivität nach JOYET und MILLER

Auf einem Diagramm (Abb. 2) ist die für eine bestimmte Dosis notwendige Aktivität abzulesen.

Bei NUMBERGER (1959) ist $\bar{E}_{\text{abs}} = 0{,}224$ keV. Daraus ergibt sich der Umrechnungsfaktor

$$F_{\text{rd}}\,(224) = 16{,}5_3\,.$$

Abschließend sei auf die Angaben von LOEVINGER, HOLT und HINE (1956) hingewiesen. Mit $\bar{E}_\beta = 0{,}187$ MeV ist die β-Dosis [s. Gl. (5)]

$$D_\beta\ (\text{in rd}) = 13{,}8 \cdot \frac{A_0}{m} \cdot T_{\text{eff}}\,.$$

Die Gammadosis ist zu berechnen mit der Formel

$$D_\gamma\ (\text{in R}) = 0{,}0346 \cdot \Gamma \cdot g \cdot \frac{A_0}{m} \cdot T_{\text{eff}}\,.$$

Der Betrag der Dosisleistungskonstanten ist $\Gamma = I_\gamma = 2{,}18\,\frac{\text{R cm}^2}{\text{h mCi}}$.

Der Geometriefaktor wird für die mittlere Dosis angegeben, die bei gleichmäßiger Aktivitätsverteilung $^3/_4$ der maximalen Dosis im Mittelpunkt einer Kugel mit dem Radius r beträgt:

$$g = \frac{3}{4} \cdot \frac{4\pi}{\mu}\,(1 - e^{-\mu r}) \approx 3\pi r\,.$$

Damit ergibt sich als mittlere Gammadosis

$$D_\gamma\ (\text{in R}) = 0{,}71 \cdot r \cdot \frac{A_0}{m} \cdot T_{\text{eff}}\,.$$

Zusammengefaßt beträgt die Dosis mit der Umrechnung D_γ (in rd) $= 1{,}025 \cdot D_\gamma$ (in R):

$$D_{\beta+\gamma}\ (\text{in rd}) = (1 + 0{,}052 \cdot r) \cdot 14 \cdot \frac{A_0}{m} \cdot T_{\text{eff}}$$

bzw. für $r = 1{,}5$ cm

$$D_{\beta+\gamma}\ (\text{in rd}) = 15 \cdot \frac{A_0}{m} \cdot T_{\text{eff}}\,.$$

Die absorbierte Energie beträgt

$$\bar{E}_{abs} = 0{,}203 \text{ MeV } (\bar{E}_\beta = 0{,}187 \text{ MeV} + \bar{E}_{\gamma abs} = 0{,}016 \text{ MeV})$$

der Umrechnungsfaktor ist damit:

$$F_{rd}\,(203) = 15{,}0\,.$$

Wegen der erheblichen Unterschiede bei den Angaben der absorbierten Energie in der Schilddrüse sind die einzelnen Energieanteile beim Jod-131-Zerfall und ihre Absorption in der Schilddrüse und daraus die mittlere absorbierte Energie pro Zerfall neu berechnet worden. Die letzte ausführliche Berechnung stammt von Perry aus dem Jahre 1950. Es standen jetzt zuverlässigere Zerfallsdaten durch die Zusammenfassung von Strominger, Hollander und Seaborg (1958) und die Nuclear Data Sheets (National Academy of Sciences. National Research Couneil, Washington) zur Verfügung.

Zur Berechnung wurden nicht nur die K-Konversion, sondern auch die L-, M-Konversion erfaßt. Bei der ausgesandten K-Röntgenstrahlung wurde die Fluorescenzausbeute der K-Röntgenstrahlung, die bei Xenon den Wert 0,87 hat, und die Energieübertragung auf Augerelektronen berücksichtigt [Daten aus: Nuclear spectroscopy tables von Wapstra, Nijgh und van Lieshout (1959)]. Bei der Gammastrahlung und der K-Röntgenstrahlung muß zwischen emittierter und absorbierter Energie unterschieden werden. Der Bruchteil der absorbierten Energie der Gamma- und K-Röntgenstrahlung ist für ein Schilddrüsenmodell aus zwei Kugeln berechnet worden. Bei einem Radius von $r = 1{,}5$ cm beträgt das Volumen einer Kugel $14{,}1_4$ cm³ und damit das des Schilddrüsenmodells 28,3 cm³. Bei $r = 2{,}0$ cm ist $V_{Kugel} = 33{,}5$ cm³ und $V_{Schilddrüse} = 67$ cm³. Die Dosis wird für den Mittelpunkt einer Kugel angegeben, die bei Berücksichtigung des Einflusses der zweiten Kugel gleich der gesamten Gammadosis am Berührungspunkt beider Kugeln ist. Der Dosisanteil der zweiten Kugel in der Mitte der ersten Kugel beträgt nur 8,5%, so daß hier der gesamte Gammadosiswert noch nicht 10% größer als der benutzte Mittelpunktsgammadosiswert ist. Bei Addition zur β-Dosis wird die Abweichung kleiner als 1%.

Die Ergebnisse der Berechnungen sind in Tabelle 3 zusammengefaßt. Zum Vergleich mit den Werten von Perry (1950), der als Modell eine Kugel mit einem Radius von $r = 3{,}0$ cm benutzt hat ($V_{Kugel} = 113$ cm³), wird ebenfalls die Mittelpunktsdosis einer Kugel von 3 cm Radius angegeben. Aus Tabelle 3 kann entnommen werden, daß bei einem Schilddrüsengewicht zwischen 28 und 67 g mit einer mittleren absorbierten Energie pro Zerfall von 215 ± 3 keV gerechnet werden kann. Mit diesem Wert wird der Umrechnungsfaktor der Gl. (6):

$$F_{e.r.}\,(215) = 18{,}9_2 \approx 19,$$
$$F_{rep}\,(215) = 17{,}0_9 \approx 17,$$
$$F_{rd}\,(215) = 15{,}8_9 \approx 16.$$

Die heute als gültig anzusehende Dosisberechnungsformel bzw. Aktivitätsberechnungsformel lautet damit:

$$D \text{ (in rd)} = 16 \cdot \frac{A_{max} \cdot T_{eff}}{M} \qquad (7)$$

bzw.

$$A_{appl} \text{ (in } \mu\text{Ci)} = \frac{1}{16} \cdot \frac{M}{(U/100) \cdot T_{eff}}\,. \qquad (7\text{a})$$

A_{max} = $A_{appl}\,(U/100)$ = maximale Aktivitätsspeichreung in µCi;
U = maximaler prozentualer Speicherungswert
bzw. $U/100$ = maximaler Speicherungsgrad (U in %);
A_{appl} = applizierte Aktivität in µCi;
M = Schilddrüsengewicht in Gramm (g);
T_{eff} = effektive Halbwertzeit in Tagen (d).

Häufig wird die zu applizierende Aktivität auch in mCi angegeben. Unter Beibehaltung der übrigen Einheiten, also z.B. U in % lautet die der Gl. (7a) entsprechende Formel:

$$A_{appl} \text{ (in mCi)} = \frac{1}{160^{1}} \cdot \frac{M}{U \cdot T_{eff}} \qquad (7\text{b})$$

---

[1] Wie in Gl. (7b) zu erkennen ist, muß beim Vergleich mit den Angaben in den Originalarbeiten bzw. mit der Zusammenstellung bei Tautz (1966) beachtet werden, daß bei Angabe der Aktivität in mCi und des Speicherungswertes U in % [wenn nicht wie in Gl. (7a) U durch 100 geteilt wird] der Umrechnungsfaktor F den zehnfachen Wert des bisher angegebenen Betrages hat.

Zur praktischen Anwendung der Dosisberechnungsformeln ist folgendes zu sagen:

1. Die Problematik des sich aus den physikalischen Eigenschaften des J-131 ergebenden Umrechnungsfaktors wurde oben ausführlich besprochen (s. S. 157 f.).

2. Als Speicherungswert wird vielfach der 24 oder der 48 Std-Wert eingesetzt. OESER, BILLION und KÜHNE (1961) weisen demgegenüber darauf hin, daß bei Hyperthyreosen der Maximalwert schon nach kurzer Zeit erreicht wird und daß bei unzureichender Berücksichtigung dieser Tatsache die Gefahr einer Überdosierung besteht. Sie extrapolieren deswegen den exponentiellen Anteil der Speicherungsverlaufskurve nach Null. Der maximale Speicherungswert ergibt sich dann aus dem Schnittpunkt mit der Ordinate (s. Abb. 3). Weitere Einzelheiten siehe bei OESER, BILLION und KÜHNE (1961).

3. Die Schätzung des Schilddrüsenvolumens (bei einer Dichte $\varrho = 1$ dem Gewicht gleichzusetzen). Im allgemeinen werden Inspektion und Palpation zugrunde gelegt. Als Normalgewicht der Schilddrüse wird vielfach 30 g angenommen. BLOMFIELD u. Mitarb. (1959) empfehlen die Durchführung der Schätzung durch mehrere erfahrene Untersucher. Für die Dosisberechnung verwenden sie dann den Mittelwert. GOODWIN, CASSEN u. BAUER (1953) fanden bei 1000 autoptischen Untersuchungen ein Schilddrüsengewicht zwischen 15 und 35 g. Viele Autoren haben versucht, mit Hilfe der Szintigraphie in zwei Ebenen eine Verbesserung der Schätzgenauigkeit zu erreichen. Den Szintigrammen werden die Werte Projektionsfläche (F), Lappenhöhe (h) und Lappenbreite (B) entnommen. Ausführlich haben unter anderem DOERING und KRAMER (1958) die Bestimmung der Schilddrüsengröße mit Hilfe der Szintigraphie beschrieben bzw. ihre Genauigkeit überprüft (maximale Abweichung 25,6%). Nach vergleichenden Untersuchungen (Operationspräparat) von MYHILL u. Mitarb. (1965) läßt sich das Schilddrüsenvolumen aus dem Szintigramm mit einer Standardabweichung von 30% bestimmen.

Tabelle 4. *Relationen zur Bestimmung der Schilddrüsengröße, zusammengestellt von* MEHL

Autor	Volumen
ALLEN	$= 0{,}323 \cdot F \cdot h$
KELLY/LIBBY	$= 0{,}23 \cdot F \cdot h$
HIMANKA	$= 0{,}27 \cdot F \cdot h$
	$= 0{,}33 \cdot \sqrt{F^3}$
DOERING	$= 0{,}33 \cdot \sqrt{F^3}$
BURKINSHAW	$= h\,(0{,}402 \cdot B_1 \cdot B_2 - 2{,}67)$

F Projektionsfläche; h Lappenhöhe; B Lappenbreite.

Eine kritische Besprechung der Meßverfahren findet sich bei MEHL (1960), dessen Arbeit auch die Zusammenstellung in Tabelle 4 entnommen ist. Nach JUSTUS (1961), der eine relativ komplizierte Formel benutzt, haben HOPPE u. MEISEL die Volumenbestimmung nochmals kritisch untersucht (1965) und eine aus den Diagonalen des sagittalen und seitlichen Scannbildes abgeleitete Formel angegeben

$$V = (D_1 \cdot D_2 \cdot 1{,}25) - 12\,.$$

Eine weitere Möglichkeit einer genaueren Bestimmung besteht in der Messung der röntgenologisch mittels Luftinsufflation (FRANCO und QUINA, 1956) dargestellten Schilddrüse.

Sicher ist die Schätzung des Schilddrüsenvolumens mit erheblichen Fehlerquellen behaftet. Große Strumen werden leicht unterschätzt, woraus bei der Dosisberechnung eine Unterdosierung resultiert. Kleine Strumen oder normale Schilddrüsen werden dagegen leicht überschätzt. Daraus ergibt sich eine Überdosierung mit der erhöhten Gefahr der Entstehung einer Hypothyreose. Es muß auch darauf hingewiesen werden, daß die Schilddrüse sich schon unter der Strahleneinwirkung verkleinert.

4. Die Bestimmung der effektiven Halbwertzeit erfolgt an Hand einer Speicherungskurve, die auf einem Raster in halblogarithmischem Maßstab aufgetragen wird. Die effektive Halbwertzeit kann an der Abszisse abgelesen werden, wenn man zwei Kurvenpunkte, deren Werte auf der Ordinate (% der applizierten Aktivität) sich wie 2:1 verhalten, abtastet.

Wird die effektive Halbwertzeit aus dem Speicherungsverlauf eines vorher durchgeführten Radiojodtestes abgelesen, können Differenzen zwischen der so bestimmten

Dosis und der Dosis unter Therapiebedingungen auftreten. Nach ersten Untersuchungen von FREEDBERG, KURLAND u. Mitarb. (1952) war zwar die Übereinstimmung zwischen den Testwerten und dem Stoffwechselverhalten bei Therapiedosen durchaus befriedigend. Später konnte dann aber unter anderem BILLION bei Kontrolle der Speicherungswerte nach Verabfolgung einer therapeutischen Dosis nachweisen, daß die tatsächlichen Dosen höher waren, als nach dem Test vorausberechnet worden war. Ursache war die durch die Dämpfung der Funktion bedingte Verlängerung der effektiven Halbwertzeit (OESER, BILLION und KÜHNE, 1961). Nach BILLION (Abb. 3) ergaben sich wesentliche Unterschiede in 82% der Fälle (s. auch MILLER und SHELINE, MYANT, SEED und JAFFE). OESER, BILLION und KÜHNE empfehlen für die Berechnung der tatsächlich wirksamen integrierten Energiedosis die folgende Formel, die in der Originalfassung lautet:

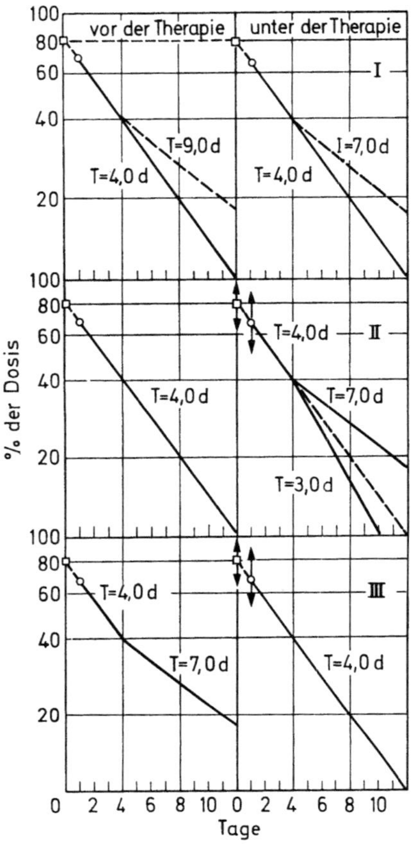

Abb. 3. Speicherungsverlaufskurven des Radiojods in der Schilddrüse vor und nach Radiojodtherapie (nach BILLION). I. a Vor und unter der Therapie einfach exponentieller Verlauf = 40,3%. b Vor und unter der Therapie mehrphasischer Verlauf = 26,0%. II. Vor der Therapie einfach exponentieller, unter der Therapie mehrphasischer Verlauf = 26,5%. III. Vor der Therapie mehrphasischer, unter der Therapie einfach exponentieller Verlauf = 7,2%

$$\text{rep} = \frac{20{,}8}{g} \cdot (T_1 \cdot (\mu C_1 - \mu C_2) + T_2 \cdot \mu C_2)\ .$$

Dabei bedeuten T_1 die anfängliche und T_2 die verlangsamte effektive Halbwertzeit. μC_1 ist der Maximalwert der Speicherung (extrapolierter Wert zur Zeit Null, s.o. und Abb. 4) und μC_2 der Wert, bei dem die Speicherungskurve von dem Abfall mit T_1 in den Abfall mit T_2 übergeht.

Auch JOYET und MILLER (1962) berücksichtigen einen mehrphasischen Speicherungsverlauf, der auch bereits beim Radiojodtest gemessen wird. Sie setzen in ihrer Dosierungsformel bzw. ihrem Dosierungsdiagramm (Abb. 2) für das Produkt aus maximaler Aktivitätsspeicherung und effektiver Halbwertzeit ($I_{\max} \cdot T_e$) einen Mittelwert ein:

$$T_e \cdot I_{\max} = \overline{T}_e \cdot I_{\max} = T_{e1} \cdot I_{1\max} + T_{e2} \cdot I_{2\max}\ .$$

Die mittlere effektive Halbwertzeit ist eine rein rechnerische Größe:

$$\overline{T}_e = \frac{1}{I_{\max}} \cdot (T_{e1} \cdot I_{1\max} + T_{e2} \cdot I_{2\max})\ .$$

In den Formeln bedeuten T_{e1} und T_{e2} die beiden Halbwertzeiten. $I_{2\max}$ ist der Anfangswert des Speicherungswertes des auf Null extrapolierten zweiten Kurventeiles (Kurve 2 der Abb. 4). $I_{1\max}$ ist der Anfangswert der Differenzkurve (Kurve 1 der Abb. 4) aus der gemessenen Kurve und des rückwärts verlängerten zweiten Kurventeiles. Die Summe aus beiden Werten ist der (theoretische) Anfangswert des Speicherungsgrades zum Applikationszeitpunkt (Abszissenwert = 0):

$$I_{1\max} + I_{2\max} = I_{\max}\ .$$

Beide Methoden zur Bestimmung der tatsächlich erhaltenen Dosis (Methode von BILLION und von JOYET-MILLER) sind gleichwertig und führen zum selben Ergebnis. Ein Zahlenbeispiel soll zur Erläuterung dienen. Dazu ist in Abb. 4 ein Speicherungsverlauf eingetragen, der durch die mathematische Funktion

$$\begin{aligned} A = A(t) &= A_{\text{appl}} \cdot (I_{1\max} \cdot e^{-0{,}693 \cdot t/T_{e_1}} + I_{2\max} \cdot e^{-0{,}693 \cdot t/T_{e_2}}) \\ &= A_{\text{appl}} \cdot (0{,}3 \cdot e^{-0{,}693 \cdot t/1{,}0} + 0{,}5 \cdot e^{-0{,}693 \cdot t/5{,}0}) \end{aligned}$$

ausgedrückt werden kann.

$A = A(t)$ bedeutet: Aktivität als Funktion der Zeit, d.h. in Abhängigkeit von der Zeit nach der Applikation in Tagen (d).

Der tatsächliche Aktivitätsverlauf zu Beginn der Speicherungskurve (Jodaufnahmephase) wird mit dieser Funktion nicht erfaßt. Eine ins einzelne gehende Besprechung auch des Anfangsteils der Speicherungskurve und ihres Einflusses auf den Dosiswert führt hier zu weit.

Entsprechend der Darstellungsweise von JOYET und MILLER (1962) ist bei der Differenzkurve (Kurve 1 in Abb. 4)

$$I_{1\,\mathrm{max}} = 0{,}3 \text{ und } T_{e1} = 1{,}0 \text{ d}$$

und bei dem rückwärts verlängerten zweiten Speicherungskurventeil (Kurve 2 in Abb. 4)

$$I_{2\,\mathrm{max}} = 0{,}5 \text{ und } T_{e2} = 5{,}0 \text{ d}.$$

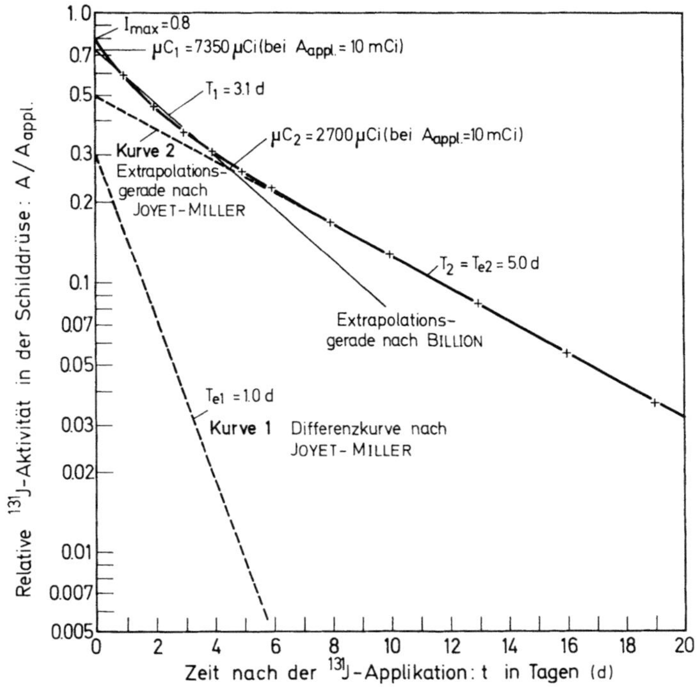

Abb. 4. Zweiphasische Aktivitätsabnahme in der Schilddrüse mit Angabe der für die Dosisberechnung nach JOYET und MILLER und nach BILLION benötigten Daten (s. Text)

Der maximale Speicherungsgrad beträgt theoretisch (s.o.)

$$I_{\mathrm{max}} = 0{,}3 + 0{,}5 = 0{,}8\,,$$

also 80% der applizierten Aktivität.

Es ist $T_e \cdot I_{\mathrm{max}} = 1{,}0 \cdot 0{,}3 + 5{,}0 \cdot 0{,}5 = 2{,}8$. Daraus ergibt sich

$$\overline{T}_e = 2{,}8/0{,}8 = 3{,}5 \text{ d}.$$

Bei einer applizierten Aktivität $A_{\mathrm{appl}} = 10$ mCi ist

$$A_{\mathrm{max}} \cdot \overline{T}_e = 28000\ \mu\mathrm{Ci} \cdot \mathrm{d}.$$

Bei Anwendung des Verfahrens von BILLION (1958) ist durch den Anfangsteil der Speicherungskurve in der halblogarithmischen Darstellung (Abb. 3) eine Gerade zu legen. Dabei muß beachtet werden, daß der Abfall bei einem zweiphasischen Verlauf im Anfangsteil nicht exponentiell ist, denn die Summe aus zwei Exponentialfunktionen kann nicht durch eine einzige Exponentialfunktion ausgedrückt werden. Die Gerade nach BILLION muß also als mittlere Gerade durch die Meßpunkte gelegt werden. Der Schnittpunkt dieser Geraden mit der Ordinate ist, wie bereits gesagt, der maximale Speicherungswert, den BILLION für die Dosisberechnung benutzt. Dieser durch Extrapolation auf Null erhaltene Anfangswert ist kleiner als I_{max} und stimmt bei dem in Abb. 4 gezeigten Beispiel besser mit dem Maximalwert der wahren Jodspeicherungskurve (Berücksichtigung des Anfangsanstiegs) überein als der theoretische Wert I_{max}.

Bei dem in Abb. 4 gewählten Beispiel ist mit $A_{\mathrm{appl}} = 10$ mCi die maximal gespeicherte Aktivität $\mu C_1 = 7350\ \mu$Ci (Schnittpunkt der Geraden mit der Ordinate bei 0,735). Die effektive Halbwertzeit des Anfangsabfalls ist $T_1 = 3{,}1$ d.

Der Übergang in den Abfall mit $T_2 = 5{,}0$ d erfolgt bei $\mu C_2 = 2700\,\mu Ci$ (Schnittpunkt der Geraden mit Kurve 2 bei 0,270).

Damit wird nach der Formel von Billion

$$\begin{aligned} A_{\max} \cdot T_{\mathrm{eff}} &= T_1 \cdot (\mu C_1 - \mu C_2) + T_2 \cdot \mu C_2 \\ &= 3{,}1 \cdot (7350 - 2700) + 5{,}0 \cdot 2700 = 27\,900\,\mu Ci \cdot d\,. \end{aligned}$$

Abweichungen treten lediglich durch die unterschiedlichen Umrechnungsfaktoren (wie vorstehend besprochen) bei der eigentlichen Dosisberechnung auf. Als Beispiel sei die Dosis für eine Schilddrüse mit $M = 70$ g angegeben:

Joyet und Miller: $D = 13{,}9 \cdot \frac{28\,000}{70} = 5560$ rd,

Billion: $D = 20{,}8 \cdot \frac{28\,000}{70} = 8320$ rep $= 7740$ rd,

Eigene Formel: $D = 16{,}0 \cdot \frac{28\,000}{70} = 6400$ rd.

Würde für die Dosisberechnung nur die effektive Halbwertzeit des Anfangsteiles der Speicherungskurve $T_1 = 3{,}1$ d für die Dosisberechnung herangezogen werden, ergäbe sich mit $\mu C_1 \cdot T_1 = 7350 \cdot 3{,}1 = 22\,800\,\mu Ci \cdot d$ ein um 18,5% zu kleiner Dosiswert.

Wegen der eventuell auftretenden Unterschiede zwischen den mit Tracermengen und Therapiemengen bestimmten Halbwertzeit berechnen auch Blomfield u. Mitarb. (1959) die Dosis grundsätzlich erst nach erfolgter Therapie. Vor der Therapie schätzen sie die Energiedosis lediglich ab mit der Formel:

Erwartete rd/mCi =

$$\frac{820 \cdot 48 \text{ Std-Wert des vorangegangenen Testes (in \%)}}{\text{Schilddrüsengewicht (in g)}}\,.$$

Nach der Therapie benutzen sie ihre bereits erwähnte Formel mit den bei der Therapie bestimmten Werten für die prozentuale Speicherung U und die effektive Halbwertzeit T_{eff}:

$$\text{Dosis (in rd)} = \frac{164 \cdot A_{\mathrm{appl}} \text{ (in mCi)} \cdot U \text{ (in \%)} \cdot T_{\mathrm{eff}} \text{ (in d)}}{M \text{ (in g)}}\,.$$

Auch Rubenfeld u. Mitarb. (1960) berechnen die zu applizierende Aktivität vor der Therapie nur abschätzend, indem sie grundsätzlich eine effektive Halbwertzeit von 5 Tagen annehmen (der Umrechnungsfaktor ist $F_{\mathrm{rd}} = 20$):

Notwendige Aktivität (in μCi) =

$$\frac{\text{gewünschte Dosis (in rd)} \cdot \text{Schilddrüsengewicht (in g)}}{\text{maximaler Speicherungswert (in \%)}}$$

Beispiel: Schilddrüsengewicht 50 g,
maximaler Speicherungswert 70%,
gewünschte Dosis 8000 rd,
notwendige Aktivität $= \frac{8000 \cdot 50}{70} = 5714\,\mu Ci = 5{,}7$ mCi.

Kritische Einwände gegen Dosierungsmethoden, die eine Berechnung der Energiedosis in der Schilddrüse anstreben, beruhen also auf:

1. Verwendung unterschiedlicher physikalischer Angaben und Einheiten,
2. uneinheitlicher Verwendung der sich aus der Jodidphase des Radiojodtests ergebenden Speicherungswerte,
3. Schwierigkeiten bei Bestimmung des Schilddrüsenvolumens,
4. mehr oder weniger kritischer Beurteilung der effektiven Halbwertzeit, d.h. der tatsächlichen Wirkungsdauer der Strahlung.

Dazu kommen biologisch-physiologische Gesichtspunkte:

5. Zweifellos unterscheidet sich die individuelle Strahlensensibilität ganz erheblich. Es ist also nicht sicher vorherzusagen, welche Dosis erforderlich sein wird, um den gewünschten Effekt zu erzielen, bzw. geeignet ist, eine zu intensive Bestrahlung zu vermeiden.

6. Die Verteilung der Aktivität und damit der Dosis ist ungleichmäßig. Sie kann sich von Follikel zu Follikel unterscheiden, wie autoradiographisch an exstirpierten Schilddrüsen (nach Radiojodgabe) nachgewiesen werden konnte. Die Differenzen können ganz erheblich sein und um den Faktor 10 und mehr schwanken (Oddie, Clayton, Sinclair u. Mitarb.). In diesem Zusammenhang ist auch auf die Berechnungen von Anspaugh (1965) hinzuweisen.

Als wirksame Dosen, bei deren Applikation die therapeutisch erwünschte Radioresektion der Schilddrüse bei Hyperthyreose erwartet werden kann, werden bei nicht fraktionierter Behandlung durchschnittlich etwa 7000 rd angesehen (u.a. Blomfield u. Mitarb., 1959). Eine den individuellen Bedingungen angepaßte Dosierung ist heute als dringendes Erfordernis anzusehen, seit Nachuntersuchungen von mit Radiojod behandelten Patienten einen erschreckend hohen Prozentsatz von durch die Therapie verursachten Hypothyreosen ergaben (s.u.).

1. Hyperthyreotische Schilddrüsen ohne Struma, also kleine parenchymatöse Schilddrüsen sind als besonders strahlenempfindlich anzusehen. Die Dosis ist also niedrig zu wählen. Wahrscheinlich ist eine gleichmäßige Verteilung im funktionstüchtigen Parenchym die Ursache der ,,Strahlensensibilität".

2. Hohe Dosen benötigen toxische noduläre Strumen, nach Horst etwa 15000 bis 20000 rd.

3. Noch höhere Dosen sind zur Ausschaltung toxischer Adenome erforderlich, nach Horst, Schneider u. Thiemann bis zu 30000 rd (errechnet für die Masse des Adenoms).

4. Mit zunehmendem Alter verringert sich die Strahlensensibilität, die Gefahr einer strahleninduzierten Hypothyreose ist also desto größer, je jünger der Patient ist. Die optimale Dosierung muß also das Lebensalter berücksichtigen. Nach Rubenfeld u. Mitarb. sind beispielsweise vor dem 40. Lebensjahr 3000—9000 rep, zwischen dem 40. und 60. 6000—12000 rep, danach 9000—15000 rep anzustreben. Bei alten Patienten mit vorwiegend kardialer Symptomatik wird teilweise sogar die Applikation einer Eliminationsdosis (Hamburger u. Mitarb., 1964) empfohlen.

5. Bei leichten Hyperthyreosen genügt eine relativ kleine Dosis, während bei schweren toxischen Erscheinungen, insbesondere bei im Vordergrund stehenden kardialen Symptomen höhere Dosen erforderlich sind. Joyet sieht in der Geschwindigkeit der Jodaufnahme in der Schilddrüse ein (neben anderen Symptomen) wesentliches Charakteristikum des Grades der Hyperthyreose. Er mißt im Test nach Injektion von J-131 den Aktivitätsanstieg in der Schilddrüse. An dem steilsten Abschnitt der Kurve legt er eine Tangente (Anfangstangente, besser Wendetangente, da ein flaches, der Verteilung des ^{131}J entsprechendes Kurvenstück vorausgeht) an. Der nach 1 h extrapolierte Wert wird als Maß angesehen (Richtwerte: bis 22,5 % Euthyreose, bis 40 % schwache, bis 80 % mittlere, darüber starke Hyperthyreose).

Vielfach werden als Anfangsdosis heute nur noch 3000 (2000—4000) rd verabfolgt (Hoppe, 1967; Uthgenannt u. Mitarb., 1966) und dann zunächst der Erfolg abgewartet. Smith und Wilson verglichen zwei Gruppen von Kranken. Die erste erhielt (in Anlehnung an Blomfield u. Mitarb.) etwa 7000 rd, die zweite nur 3500 rd. Die gewünschte Euthyreose trat bei der zweiten Gruppe langsamer ein, so daß zusätzlich Thyreostatica verordnet wurden. Nach 3 Jahren war aber der Prozentsatz der Kranken, bei denen eine Euthyreose erreicht war, gleich (etwa $^2/_3$), während Hypothyreosen nach 5 Jahren in der ersten Gruppe bei 29 %, in der zweiten nur bei 7 % aufgetreten waren.

Allgemein besteht heute unter dem Eindruck der hohen Hypothyreoserate die Tendenz zu einer vorsichtigen, eher etwas zu niedrigen Dosierung, zumal bei längerer Beobachtungszeit, die möglicherweise durch die Gabe von Thyreostatica überbrückt werden kann (Hagen u. Mitarb.), noch nach Jahren ein Behandlungserfolg im Sinne einer Euthyreose eintreten kann.

Nach den Angaben im Schrifttum besteht eine weitgehende Übereinstimmung der Behandlungsergebnisse bei Dosierung mit Berechnung der Energiedosis und Gabe mit einer empirisch festgelegten Aktivitätsmenge Jod-131. Die Frage nach der optimalen Methode, bei deren Anwendung die höchste Euthyreoserate bei seltenstem Auftreten von Nebenwirkungen und Komplikationen erreicht wird, ist noch nicht endgültig und eindeutig zu beantworten. Zweifellos besteht heute die Tendenz zu vorsichtiger Dosierung, evtl. zur Fraktionierung (s. auch S. 181 f.).

δ) Die biologische Wirkung der Radiojodtherapie

Die biologische Strahlenwirkung beruht auf der Übertragung der Strahlungsenergie auf das Gewebe, die zur Auslösung von Anregungen und Ionisationsvorgängen führt. Bei Absorption entsprechend hoher Dosen, wie sie auch bei der Therapie der Hyperthyreosen mit Radiojod in der Schilddrüse wirksam sind, werden die durch die Strahlung geschädigten Parenchymzellen atrophisch. Follikel und Zellen können schließlich teilweise veröden (Zellnekrose). Das funktionstüchtige Gewebe wird so verkleinert: Radioresektion. Von dem Ausmaß der Strahlenwirkung, die im wesentlichen von der Höhe der in der Schilddrüse absorbierten „Energiedosis" abhängig ist, hängt der Grad der den anatomischen Veränderungen parallel laufenden Funktionsminderung ab. Eine vollkommene Ausschaltung der Schilddrüse, wie sie unter anderem bei schweren kardialen Dekompensationserscheinungen erstrebt wird, kann mit entsprechend höheren Dosen erreicht werden: Radioelimination. Nach Sinclair u. Mitarb. (1956) kommt es in der Schilddrüse zur Ausbildung eines Dosisgitters im mikroskopischen Raum. Im Bereich der Dosisspitzen werden die Zellen zerstört. Es entstehen dabei also multiple kleinste „Resektionsbezirke". Die Proliferationspotenz der überlebenden benachbarten Zellen wird herabgesetzt. Die Gesamtheit der Veränderungen bedingt dann eine Hemmung der vorher pathologisch gesteigerten Funktion und damit eine Überführung in die Euthyreose.

Mit den feingeweblichen Veränderungen nach Radiojodgaben haben sich unter anderem Dailey, Lindsay und Miller; Dobyns, Vickery, Maloof und Chapman; Lindsay, Dailey und Jones sowie Freedberg, Kurland und Blumgart beschäftigt. Die Untersuchungen wurden bioptisch oder nach Thyreoidektomie bzw. bei der Autopsie durchgeführt. Bei einem Teil der untersuchten Schilddrüsen fanden sich keine typischen Bestrahlungseffekte (Dailey, Lindsay und Miller; Lindsay, Dailey und Jones; Miller; Lindsay und Dailey, bei den letzten Autoren fanden sich typische Bestrahlungseffekte erst nach Verabfolgung von mehr als 15 mCi). Auch hier war aber klinisch eine Euthyreose eingetreten. Freedberg, Kurland und Blumgart fanden nach 7 Tagen noch keine histologischen Veränderungen, nach 14—24 Tagen Ödem, Gefäßreaktionen, Verquellung der Epithelien und leukocytäre Infiltration.

Später kommt es dann zu Veränderungen der Färbbarkeit des Plasma, Abweichungen des Chromatinbildes, Atrophie der Follikel, bzw. der Epithelien (Dobyns, Vickery, Maloof und Chapman) sowie zu einer Stromavermehrung, bzw. Fibrose und Intimawucherungen (Freedberg). Trotz atrophischer Veränderungen sind die Epithelien noch in der Lage, Jod zu speichern (autoradiographische Untersuchungen von Dobyns u. Mitarb.). Auch Dailey u. Mitarb. sowie Lindsay u. Mitarb. fanden als Spätveränderungen eine Follikelatrophie und eine perifollikuläre Fibrose. Als typische Bestrahlungsfolge deuteten sie das nach Behandlung mit Radiojod, aber auch nach Röntgentherapie nicht selten beobachtete Bild einer Struma lymphomatosa (Hashimoto). Bei zwei dieser Fälle wurden (Lindsay) multiple adenomatöse Knötchenbildungen gefunden; ihr Auftreten läßt auch die Möglichkeit der Entstehung maligner Neubildungen diskutieren. Lindsay u. Mitarb. verglichen weiterhin Befunde bei Kranken, die mit verschiedenen strahlentherapeutischen Methoden behandelt worden waren (^{131}J, Neutronen, Röntgenstrahlen, Radonimplantation). Grundsätzlich fanden sich gleichartige Veränderungen als akute Bestrahlungsfolge bei hohen Dosen: Epithelschäden mit nekrotisierenden Prozessen der Gefäßwandungen und Thrombosen. Die Befunde zeigten eine gewisse Abhängigkeit von der histologischen Ausgangslage, der Dosis und dem Zeitraum zwischen Bestrahlung und Untersuchung. Eine intensive Strahlenreaktion war besonders auch nach Radonimplantation nachweisbar. Ebenfalls beobachtete bizarre Follikelepithelien — als Hürthle-Zellen angesprochen — mit hyperchromatischen Kernen, die sich besonders nach Strahlentherapie hyperplastischer Schilddrüsen nachweisen ließen, wurden als Folge einer verstärkten Stimulierung und einer daraus folgenden Erschöpfung bei Hyperthyreose und nicht als direkte Bestrahlungsfolge gedeutet. An den von FREEDBERG, KURLAND und BLUMGART gleichfalls untersuchten Nebenschilddrüsen waren strahlenbedingte Veränderungen in keinem Fall nachweisbar.

DOBYNS und DIDTSCHENKO (1961) teilten tierexperimentelle Untersuchungen an Ratten nach Gaben verschiedener Dosen ^{131}J mit. Sie bestimmten histochemisch die Desoxyribonucleinsäure (DNS). Bei gestörter Zellteilung und abnormer Vervielfachung der Chromosomen fanden sich bei Zerstörung der Schilddrüse durch hohe Dosen und dementsprechendem Mangel an Schilddrüsenhormon sonst nicht nachweisbare hohe DNS-Werte. Elektronenoptisch faßbare Veränderungen an allen Elementen der Schilddrüsenzelle mit Ausnahme der Mitochondrien konnte SOBEL (1964) 2—24 Std nach Verabfolgung von Jod-131 bei Ratten nachweisen.

ε) *Praktische Durchführung der Radiojodtherapie der Hyperthyreose*

Vor Durchführung der Therapie muß alles vermieden werden, was die Jodaufnahme der Schilddrüse vermindern und damit die aus dem Test berechnete Dosis herabsetzen könnte. Jodhaltige Arznei- und Nahrungsmittel sind danach zu meiden. Ebenso dürfen keine Schilddrüsenpräparate gegeben und keine Untersuchungen mit jodhaltigen Röntgenkontrastmitteln durchgeführt werden. Auch Thyreostatica sollen etwa 4 Wochen vor der Therapie nicht gegeben werden. Es wurde allerdings versucht, durch Gabe von Thiourazilpräparaten die effektive Halbwertzeit zu verlängern und damit die verabfolgte bzw. die notwendige Radiojodmenge zu verringern (FRASER, ABBATT und STEWART). Nach EINHORN und SÄTERBORG (1962) werden die Behandlungsergebnisse bei der Radiojodgabe unmittelbar vorangehender Therapie mit antithyreoidalen Substanzen verschlechtert (unbeeinflußt bleiben sie nach 15—30tägiger Pause). Außerdem werden Dosierung und Dosisberechnung noch mehr kompliziert. Von den meisten Autoren wird die Methode deshalb abgelehnt (OESER, BILLION und KÜHNE, 1961; SILVER u. a.).

Ist bei schweren hyperthyreotischen Symptomen insbesondere einer thyreotoxischen Kardiopathie eine beschleunigte Drosselung der Schilddrüsenfunktion wünschenswert oder erforderlich, kann vorübergehend nach der Radiojodtherapie eine zusätzliche antithyreoidale Behandlung mit Methyl-Mercaptoimidazol (kombiniert mit Thyreoidea siccata in kleinen Dosen) durchgeführt werden (OBERDISSE). Sie sollte aber erst 2 Wochen nach Radiojodgabe eingeleitet werden, damit die Speicherung bzw. die Wirksamkeit des noch im Organismus befindlichen Radiojods nicht vermindert wird. Eine an die Radiojodtherapie anzuschließende Behandlung mit thyreostatischen Substanzen, auch über längere Zeit, wird heute auch unter dem Gesichtspunkt empfohlen, daß eine Wiederholung der Radiojodtherapie so vermieden werden kann. Die daraus sich ergebende Verminderung der Gesamtdosis kann u. U. die Hypothyreoserate senken (s. u.).

Eine Verlängerung der effektiven Halbwertzeit und damit eine Aktivitätseinsparung ermöglicht nach den Untersuchungen von HOPPE u. HELLE eine vor der Jodtherapie eingeleitete Behandlung mit Valium.

Eine Vorbereitung mit thyreotropem Hormon ist bei der ohnehin schon gesteigerten Schilddrüsenfunktion nicht notwendig und nicht zweckmäßig, während sie bei manchen Carcinomen zu einer vermehrten Speicherung führen und so die wirksame Dosis erhöhen kann. Auch bei Radiojodtherapie euthyreotischer Strumen (s. S. 191) kann die Stimulierung der Schilddrüse zweckmäßig sein. Bei Radiojodtherapie toxischer Adenome kann der außerhalb des Adenoms liegende Schilddrüsenanteil durch Gabe von Trijodthyronin gegen die Jodaufnahme blockiert und damit vor der Strahleneinwirkung geschützt werden (HORST). Bei kompensierten Formen ist diese Therapie 14 Tage vor der Radiojodgabe zu beginnen, bei dekompensierten Formen ist sie nach Verabfolgung der Aktivität über 3 Wochen fortzusetzen.

Die *Applikation des radioaktiven Jods* als weitgehend trägerfreies Jodid (1 mCi entspricht 0,01 γ Jod) erfolgt im allgemeinen per os; in speziellen Fällen, besonders bei Verdacht auf Resorptionsstörungen im Magen-Darm-Kanal, kann es auch (sterilisiert) i.v. gegeben werden. Die berechnete Menge (s. oben Dosierung und Dosisberechnung) wird in 100 cm^3 Wasser gelöst und am besten mit einem Strohhalm getrunken. Der im Glase verbleibende Rest ist nochmals in einer kleinen Menge Wasser zu verdünnen und nachzutrinken. In den angelsächsischen Ländern wird die Behandlung weitgehend ambulant durchgeführt. In Deutschland ist nach den zur Zeit gültigen Richtlinien der Patient so lange in stationärer Behandlung zu belassen, bis die Restaktivität im Falle der Aufnahme von Jod-131 auf weniger als 2 Millicurie (Ausnahmen sind möglich) abgeklungen ist. Unter Zugrundelegung der durch die aus dem Körper austretenden γ-Strahlung bedingten Dosisleistung in 50 cm Abstand dürfte dann die Strahlenbelastung der sich in der Umgebung des Kranken aufhaltenden Personen das zulässige Maß (0,5 rem/a) nicht mehr überschreiten. Bei wegen einer Hyperthyreose mit Radiojod behandelten Kranken ist danach ein Krankenhausaufenthalt von etwa 5—12 Tagen erforderlich. Die Unterbringung hat in einer Spezialabteilung zu erfolgen, damit jegliche Verseuchung und Gefährdung unbeteiligter Personen vermieden wird. Besondere Bedeutung kommt der Abfallbeseitigung in den ersten Tagen zu, da die Hauptmenge des nicht im Körper retinierten Jods relativ schnell mit dem Harn ausgeschieden wird.

ζ) *Ergebnisse der Radiojodtherapie der Hyperthyreosen*

Ziel der Radiojodtherapie ist die Beseitigung des Überfunktionszustandes der Schilddrüse, d.h. die Normalisierung der vorher pathologisch vermehrten Hormonbildung und -ausschüttung. Im Gegensatz zu der historischen Röntgentherapie, bei der infolge der relativ niedrigen Dosierung die Strahlenwirkung als vorwiegend „funktionell" zu deuten ist (s. oben), wird der Erfolg durch eine Schädigung des funktionstüchtigen, hormonproduzierenden Epithels bzw. durch seine Verkleinerung erreicht. Im Gegensatz zur unmittelbaren Ausschaltung der Schilddrüse bzw. der Beseitigung ihrer Überfunktion durch die chirurgische Therapie tritt die Remission nach Radiojodtherapie langsam ein. Die Rückbildung der Symptome beginnt im allgemeinen in der 4. Woche. Bei schweren toxischen Symptomen, besonders bei kardiovaskulären Dekompensationserscheinungen, kann sich dieser verzögerte Wirkungseintritt nachteilig auswirken. Eine zusätzliche antithyreoidale Therapie ist möglich und kann die Herabsetzung der Schilddrüsenfunktion beschleunigen (s. o.). Andererseits hat gerade die verzögert einsetzende Wirkung mit langsamer Reduktion der Schilddrüsenüberfunktion den erheblichen Vorteil, daß infolge der langsamen Funktionsänderung stärkere Gegenregulationen vermieden werden. Insbesondere wird die Hypophyse nicht zu verstärkter, die Schilddrüse stimulierender Hormonausschüttung angeregt. Praktische Bedeutung hat diese Tatsache bei ausgeprägtem Exophthalmus, da dieser bei vermehrter Ausschüttung des wirksamen Faktors (s. S. 186) zunehmen und in seine maligne Form übergehen kann.

Die vollständige Remission wird bei ausreichender Dosierung, d.h. bei Applikation der für die Regulierung der Schilddrüsenfunktion erforderlichen Energiedosis (s. oben) in der Mehrzahl der Fälle nach 2—3 Monaten erreicht. Keinesfalls soll vor dieser Zeit eine Zweitdosis verabfolgt werden, da vorher eine verbindliche Aussage über die Wirksamkeit der ersten Dosis nicht gemacht werden kann. Erst nach dieser Zeit sind, wenn keine positive Wirkung oder wenn gar eine bleibende Verschlechterung eingetreten ist, weitere Radiojodgaben zu verabfolgen, wenn nicht zunächst eine thyreostatische Therapie eingeleitet wird (s.o.).

Die Beurteilung des Behandlungserfolges beruht auf der Rückbildung der objektiven Symptome und der subjektiven Beschwerden. Unter einer Remission wird im allgemeinen die Beseitigung der wesentlichen klinischen, insbesondere auch der kardialen Symptome, verstanden. Von einer vollen Remission kann man nur sprechen, wenn sich *alle* pathologischen Veränderungen zurückgebildet haben:

1. Gewichtszunahme. Sie macht sich natürlich um so mehr bemerkbar, je stärker ausgeprägt vorher der Gewichtsverlust war. Sie ist für die Erfolgsbeurteilung besonders wichtig (BLOMFIELD u. Mitarb.).

2. Rückbildung der Tachykardie bzw. Normalisierung der Pulsfrequenz. Trotz Normalisierung der Pulsfrequenz bleiben andere im EKG nachweisbare Störungen der Reizbildung und Reizleitung bzw. des Rhythmus (Vorhofflimmern mit dementsprechender Arrhythmia absoluta) oft bestehen. Im Krankengut von BLOMFIELD (500) waren insgesamt 160 Kranke mit kardialen Komplikationen. Von 60 Kranken mit Herzanfällen wurden $^2/_3$ von den Anfällen befreit. Von 90 Patienten mit Vorhofflimmern wurden 33 geheilt. Besonders hervorzuheben ist die günstige Beeinflussung kardialer Symptome bei alten Patienten (DÖPKE, 1964; ZITA, 1965).

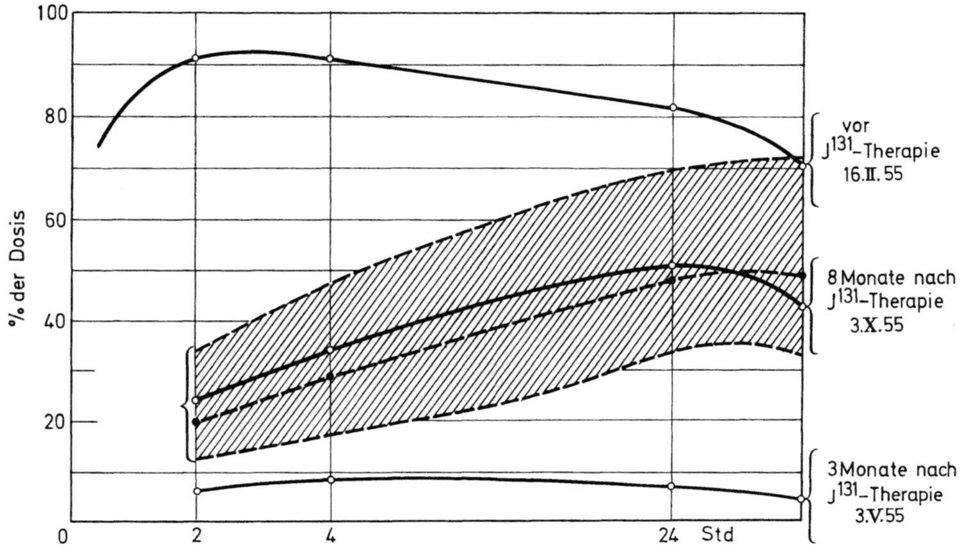

Abb. 5. Verlaufskurven der Radiojodspeicherung in der Schilddrüse vor (vermehrte), 3 (verminderte) und 8 Monate (normale Speicherung) nach Radiojodtherapie (aus OESER, BILLION und KÜHNE)

3. Rückgang des vorher erhöhten Grundumsatzes. Der Rückgang des Grundumsatzes beträgt im Durchschnitt etwa 40% (KEIDERLING). Senkungen von mehr als 90% wurden beobachtet (BRÜGEL). Nach CHAPMAN, MALOOF, MAISTERRENA und MARTIN (1954) tritt die Grundumsatzsenkung meist erst nach der 8. Woche ein.

4. Erhöhung des Gesamtcholesterinspiegels im Blut. Die Erhöhung des vorher erniedrigten (manchmal auch erhöhten!) Gesamtcholesterinspiegels ist kein sehr zuverlässiges Zeichen.

5. Normalisierung des Jodstoffwechsels (Radiojodtest). Der Jodstoffwechsel kann sich nach klinisch erfolgreicher Radiojodtherapie unterschiedlich verhalten. Die nicht selten beobachtete Diskrepanz zwischen den klinischen Bild und den Laboratoriumswerten (GOLDSMITH; CHAPMAN u. Mitarb. 1954; BRINKLEY u. Mitarb., BLAHD u. Mitarb.; NODINE u. Mitarb.) findet sich vor allem im 1. Jahr nach Radiojodtherapie, während später die Befunde mehr übereinstimmen (DOMNITZ u. Mitarb.). Andererseits betonten SCHULTZ und ZIEVE sowie LARSSON den prognostischen Wert der 6—9 Wochen nach Therapie gewonnenen Ergebnisse einer neuerlichen Untersuchung des Jodstoffwechsels. HORST und KUHLENCORDT unterschieden 3 Gruppen:

a) Relativ selten kommt es nach einer hypothyreotischen Phase zur Normalisierung der Jodaufnahme (Abb. 5) sowie der Jodumsatzgeschwindigkeit und damit auch der biologischen Halbwertzeit und der Hormonausschüttung nach 48 Std.

b) Meist geht in Übereinstimmung mit der klinischen Normalisierung, manchmal auch später, die Jodaufnahme zurück (Werte normal oder an der oberen Grenze der Norm).

Die Jodumsatzgeschwindigkeit kann dagegen eher noch zunehmen. Die Hormonausschüttung (PBJ nach 48 Std) ist weiterhin vermehrt (FREEDBERG, CHAMOWITZ und KURLAND). Ebenso wie HORST und KUHLENCORDT nehmen OESER, BILLION und KÜHNE als Ursache eine ständig vermehrte Thyrotropinausschüttung an, die zu einer Art Überfunktion des erhaltenen Epithels („Stumpfhyperthyreose") führt. Manchmal kommt es noch Jahre nach Radiojodtherapie zu einer Normalisierung, wenn die Stimulierung durch den Hypophysenvorderlappen nachläßt (HORST und KUHLENCORDT). Eine erhöhte Aktivität des Schilddrüsenrestes durch thyreotrope Stimulierung nehmen auch ECKERT u. Mitarb. auf Grund vergleichender Untersuchungen an operativ und mit Radiojod behandelten Kranken an. Im operierten Krankengut fanden sie dagegen eine Normalisierung des Jodstoffwechsels.

c) Die Jodaufnahme bleibt erhöht, nicht dagegen der 48-Std-PBJ-Wert. Nach HORST und KUHLENCORDT ist eine Jodverwertungsstörung mit Absonderung eines biologisch nicht vollwertigen Inkrets, also eine Funktionsstörung im Sinne einer Dysthyreose anzunehmen.

DOMNITZ u. Mitarb. (1960) führten Nachuntersuchungen nach Radiojodtherapie bei 74 Patienten mit diffuser toxischer Struma durch. Im Gegensatz zum klinischen Bild weichen die Werte der 6 Std-Aufnahme, die PBJ-Konversionsrate und der chemische PBJ-Wert meist nach oben, der 24- und 48 Std-Wert nach unten ab. Folgende prognostische Gesichtspunkte werden betont: Euthyreotisch gewordene Patienten bleiben es ungeachtet der Laboratoriumsbefunde; Patienten, die klinisch hyperthyreotisch bleiben und entsprechende Laboratoriumsbefunde aufweisen, müssen entsprechend behandelt werden; Kranke, die klinisch noch hyperthyreotische Symptome aufweisen, bei denen aber die Laboratoriumsbefunde euthyreot geworden sind, können noch später klinisch euthyreot werden; Patienten, die klinisch und nach den Laboratoriumsbefunden hypothyreotisch geworden sind, bleiben es in etwa 50% der Fälle. Nach Meinung der Autoren kann die Schilddrüsenfunktion durch eine strahleninduzierte Thyreoiditis verändert werden. Es wird dann ein abnormes PBJ mit verminderter Funktion, aber oft in vermehrtem Ausmaß gebildet, wie es in ähnlicher Weise bei der Struma lymphomatosa (HASHIMOTO) beschrieben wurde (OWEN u. Mitarb., 1956).

EINHORN und HASTAD (1961) untersuchten die Jodaufnahme mit ^{132}J bei 41 mit Radiojod behandelten Kranken. Kurze Zeit nach Therapie ist die Untersuchung prognostisch nicht verwertbar. Bei Kranken, bei denen nach 3 Wochen keine Verminderung der Aufnahme nachweisbar war, schien eine Remission unwahrscheinlich, wie es MYANT auf Grund gleichartiger Untersuchungen schon 1953 beschrieben hatte. Andererseits stieg bei einem Teil der Kranken, die später weitere Dosen benötigten, die vorher verminderte Aufnahme zwischen der 2. und 8. Woche wieder an.

Wenn die Verfasser auch betonen, daß die Indikation für die Radiojodtherapie nicht auf Grund von Laboratoriumsbefunden gestellt werden soll, geben sie doch den Hinweis, daß in dringenden Fällen mit schwerer Hyperthyreose bzw. Komplikationen die Zweittherapie auf Grund des unveränderten Befundes nach 3 Wochen schon früher als üblich durchgeführt werden kann. Wie schon erwähnt vertreten heute allerdings viele Autoren unter Berücksichtigung des Hypothyreoserisikos eine an die Radiojodtherapie anschließende thyreostatische Therapie (bis zum Eintritt der vollen Strahlenwirkung (HAGEN u. Mitarb., 1967; TUBIANA u. Mitarb., 1966).

Kontrolluntersuchungen der Jodspeicherung der Schilddrüse können bei therapeutischen Dosen bis zu 12 mCi ^{131}J unter bestimmten Meßbedingungen (BUCHANAN und TULLOCH, 1963) mit einer Testdosis von 100 μCi ^{132}J schon am Tage nach der Therapie durchgeführt werden. Die gleiche Dosis muß bei folgenden Kontrolluntersuchungen gegeben werden.

Zur genaueren Differenzierung in der Hormonphase nach Radiojodtherapie ist die Bestimmung des mit Butanol extrahierbaren Jods (BEI), also des Thyroxins, vorzuziehen (MAN und BONDY, 1957).

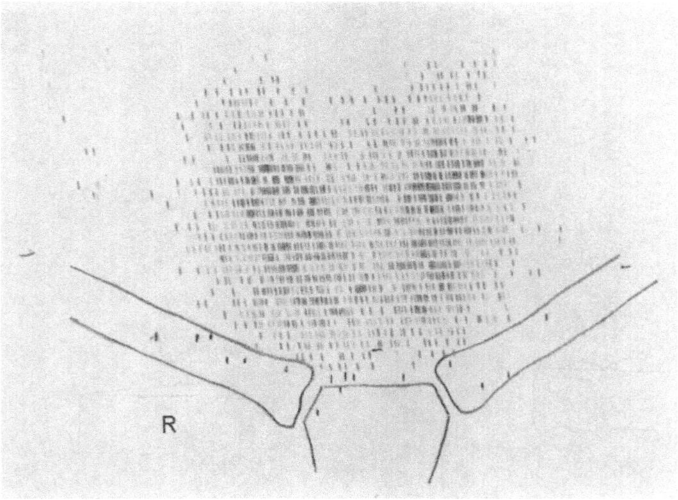

a

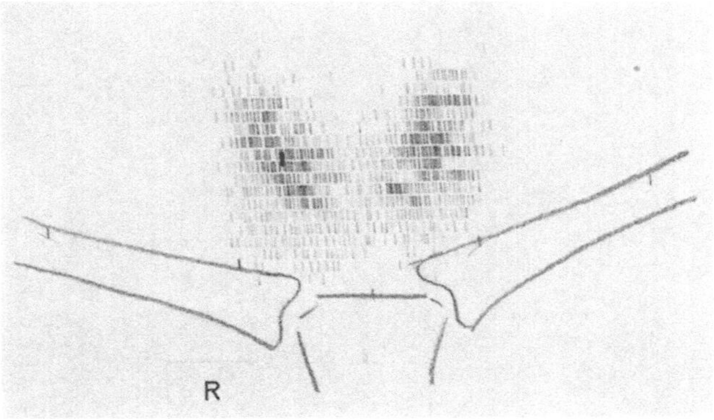

b

Abb. 6a u. b. Szintigraphisches Bild vor (a) und nach (b) Radiojodtherapie (5,1 mCi = 7000 rd) einer 57jährigen Frau mit Hyperthyreose bei diffuser toxischer Struma. Wesentliche Verkleinerung 4 Monate nach der Therapie

HEILMANN u. ERNST (1965) bestimmten einen Umsatzgeschwindigkeitsindex:

$$U\text{-Index} = -\frac{\text{PB } ^{131}\text{J } (\% \text{ der Dosis/Liter})}{\text{mittlere } ^{131}\text{J-Aufnahme } (\% \text{ der Dosis}: 100)}$$

Er liegt bei Euthyreose unter 0,6. Ein Anstieg oder ein Wiederanstieg nach Radiojodtherapie spricht für eine unzureichende Therapie bzw. ein Rezidiv.

6. Verkleinerung der Struma. In etwa 50% der Fälle kommt es zu einer deutlichen Verkleinerung. Am besten ist die Rückbildungstendenz bei der diffus-parenchymatösen Struma (70—80%) (Abb. 6), etwas geringer bei den Knotenkröpfen. Oft findet sich aber auch bei ihnen eine wesentliche Verminderung der Gesamtgröße (Abb. 7). Die knotigen Anteile können erhalten bleiben. Auch bei Kranken mit Trachealkompression kann eine Rückbildung erzielt werden (BLOMFIELD u. Mitarb., 1959 bei 78 Patienten).

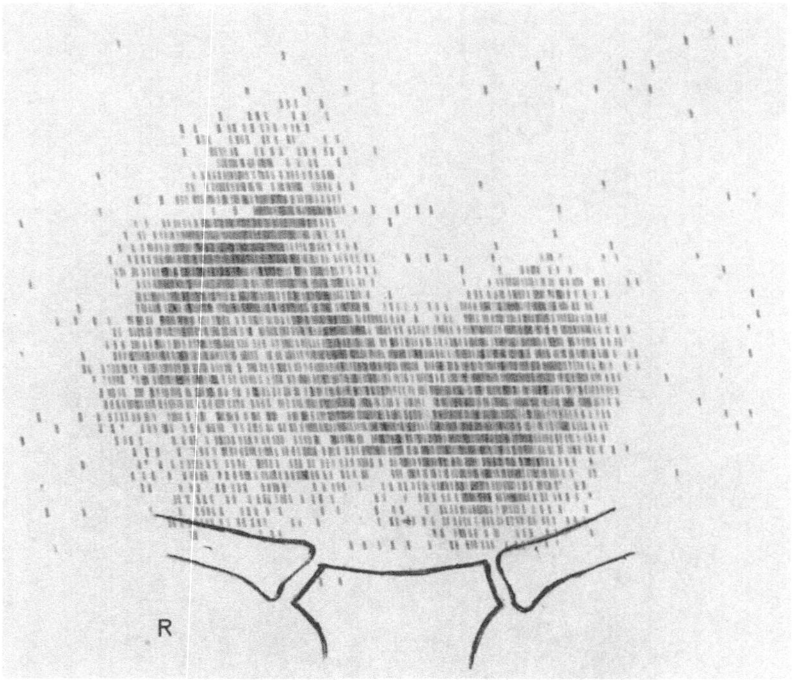

a

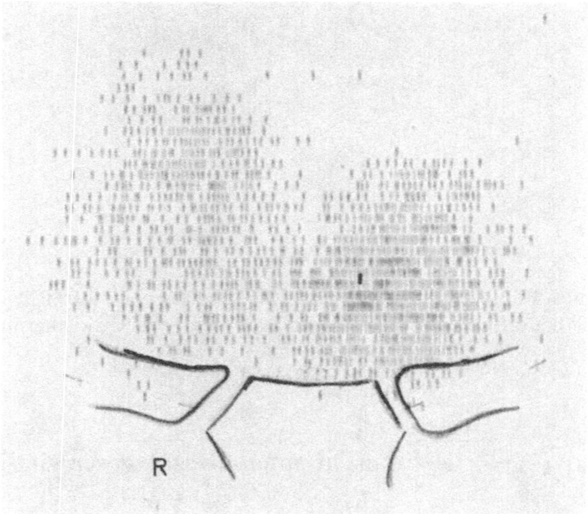

b

Abb. 7a u. b. Szintigraphisches Bild vor (a) und nach (b) Radiojodtherapie (10 mCi = 10000 rd) einer 73jährigen Frau mit Hyperthyreose (Symptomatik vorwiegend kardial) bei großer nodulärer Struma. Erhebliche Verkleinerung 6 Monate nach der Therapie (Halsumfang vorher 42 cm, nachher 33,5 cm)

7. Rückbildung des Exophthalmus. Der Exophthalmus bildet sich am besten bei relativ langsamem Wirkungseintritt zurück. Bei zu schneller Wirkung kommt es ebenso wie bei chirurgischer Therapie durch Gegenregulation der übergeordneten Zentren manchmal zu einer Zunahme und im Extremfall zur Ausbildung des typischen malignen Exophthalmus. Bei hochgradiger Ophthalmopathie, bei der mit einer Verschlimmerung im Sinne des malignen Exophthalmus zu rechnen ist, wird die Gabe von Schilddrüsensubstanz (Thyr. sicca 0,1) über lange Zeit (OBERDISSE, KLEIN u. a.) empfohlen. Die zahlenmäßigen Angaben über die Beeinflussung des Exophthalmus differieren erheblich, so fanden BEIERWALTES und JOHNSON (1956) eine Besserung bei $^1/_3$, eine Verschlechterung ebenfalls bei $^1/_3$ seiner Kranken, während WERNER u. Mitarb. bei 164 Kranken nur achtmal eine Besserung und achtmal eine Verschlechterung mitteilten. Besserungen bei der Mehrzahl ihrer Patienten sahen CLARK sowie BLOMFIELD u. Mitarb. (1959). Im Krankengut von HORST (HORST, SAUTTER und ULLERICH, 1960) kam es bei individueller Dosierung (eventuell Fraktionierung) niemals zu einer Erstmanifestation von Augensymptomen oder einer Exacerbation im Sinne des malignen Exophthalmus. Weitere Einzelheiten, besonders bezüglich der Behandlung der endokrinen Ophthalmopathie, s. unten (S. 185).

8. Rückbildung der vegetativen Symptome (Übererregbarkeit, Schlaflosigkeit, Hyperhidrosis). Zweifellos sind die vegetativen Symptome vielfach psychisch mitbedingt. So ist ihre Rückbildungstendenz auch unterschiedlich. MANTHEY empfiehlt bei bleibenden psychischen Störungen zusätzliche Psychotherapie. Sicher ist die Radiojodtherapie wegen ihres langsameren Wirkungseintritts und des fehlenden Operationstraumas in dieser Beziehung günstiger zu bewerten (MANTHEY, 1959).

Insgesamt wurden nach POCHIN (1960) bisher an 100000 Kranke mit Hyperthyreosen mit Radiojod behandelt (in Großbritannien, USA, Canada und Österreich an 60000). KEIDERLING hat 1958 die bis zu diesem Zeitpunkt veröffentlichten Ergebnisse ausgewertet. In seiner Zusammenstellung berücksichtigt er Mitteilungen von CHAPMAN u. EVANS (1946); CHAPMAN, SKANSE u. EVANS (1948); CRILE, MCCULLAGH u. GLASSER (1949); HAINES, KEATING, POWER, WILLIAMS u. KELSEY (1949); PRINZMETAL, AGRESS, BERGMAN u. SIMKIN (1949); SOLEY, MILLER u. FOREMAN (1949); WERNER, QUIMBY und SCHMIDT (1949); WILLIAMS, TOWERY, JAFFE, ROGERS u. TAGNON (1949); FEITELBERG, KAUNITZ, SILVER, SIMON, WASSERMAN u. YOHALEM (1950), GORDON u. ALBRIGHT (1950); MOE, ADAMS, RULE, MOORE, KEARNS u. CLARK (1950); RICHARDS, CRILE u. MCCULLAGH (1950); SHIPLEY, STROAASLI, FRIEDELL u. POTTS (1950); WERNER, GOODWIN, QUIMBY u. SCHMIDT (1950); BLOMFIELD, JONES, MCGREGOR, MILLER u. WAYNE (1951); CRILE u. MCCULLAGH (1951); MALOOF u. CHAPMAN (1951); MCCULLAGH u. RICHARDS (1951); MILLER, DAILEY, SOLEY, FOREMAN, HOLMES, ALEXANDER u. SHELINE (1951); PORTMAN, HAYS, MCCULLAGH u. RICHARDS (1951); SCOTT, SEAMAN, MACBRYDE, GOTTLIEB, DAUGHADAY u. SWEENEY (1951); CLARK, RULE, TRIPPEL u. COFRIN (1952); FREEDBERG, KURLAND, CHAMOVITZ u. URELES (1952); MCCULLAGH (1952); MILLER, DAILEY u. MCCORKLE (1952); PRÉVOT u. HORST (1952); WERNER (1952); OESER (1952); ALLEN, DUNHAM, MONTGOMERY u. SILER (1953); RALL, SONENBERG, ROBBINS, LAZERSON u. RAWSON (1953); SEED u. JAFFE (1953); ANDERSON (1954); CHAPMAN, MALOOF, MAISTERRENA u. MARTIN (1954); FAUVERT u. NICOLLO (1954); FRASER, ABBATT u. STEWART (1954); GOLDSMITH u. SAENGER (1954); HORST (1954); ODENTHAL (1954); BALLS, CHAMBERLAIN, ROSE, GORSON u. BLOUNT (1955); BILLION (1955); DAILEY, LINDSAY u. MILLER (1955); BRÜGEL (1956).

Die Behandlung war bei 80—90% der etwas über 5000 behandelten Kranken erfolgreich, d.h. sie wurden euthyreotisch. Nach der 1. Dosis konnte bereits bei über 50% der Kranken eine Remission erzielt werden. Bei einer kritischen Durchsicht des Schrifttums, in dem ebenfalls über insgesamt etwa 5000 mit Radiojod behandelte Kranke berichtet wurde, fand BARAMBON ebenfalls eine Behandlungserfolg mit Herstellung einer euthyreotischen Stoffwechsellage bei 84,5% der Patienten. HORST berichtete auf dem Deutschen Röntgenkongreß 1961 über die gleichartigen Erfahrungen bei fast 1000 Kranken.

Ergebnisse ihrer Erfahrungen an einem größeren Krankengut teilten in den letzten Jahren weiterhin mit:

BEIERWALTES und JOHNSON, 1956 (330 Kranke);
WERNER, COELHO und QUIMBY, 1957 (525);
ATABEK, 1959 (360);
BLOMFIELD, ECKERT, FISHER, MILLER, MUNROE und WILSON, 1959 (500);
CASSIDY und ASTWOOD, 1959 (200);
FELLINGER, HÖFER, EGERT und VETTER, 1959 (178 toxische noduläre Strumen);
DEGOWIN, HODGES, HAMILTON und EVANS, 1959 (338);
LAMBERG, HERNBERG, WAHLBERG und HAKKILA, 1959 (144);
RUBENFELD, LOWENTHAL, KOHN, MITCHELL und BRODIE, 1959 (924);
SHELINE und MILLER, 1959 (431);
ELLER, SILVER, YOHALEM und SEGAL, 1960 (1476, davon 436 toxische noduläre Strumen)
VOLPE, SCHATZ, SCOTT, PELLER, VALE, ESRIN und JOHNSTON, 1961.
AUSTONI, ZILIOTTO u. SCANDELLARI, 1963 (476);
BRAKIER, MERCHIE, BRULL u. NIZET, 1963 (680);
KLEIN, 1963 (350);
MONASTERIO, DONATO u. SARACCO (internationale Sammelstatistik, Tagungsbericht 1964), 1963 (25539);
NEAL (Tagungsband 1965), 1963 (500);
TUBIANA, PEREZ u. GEORGE, 1963 (260);
BEIERWALTES, 1964 (1000);
DUNN u. CHAPMAN, 1964 (1391);
BERLIEV, NIKOLOV u. USEV, 1965 (937);
DUBOWSKJI, VORONENKO u. DEMIDAS, 1965 (202);
ERNST, HAASNER, HEILMANN u. KUNZE, 1965 (750);
GARAGASHYAN, 1964 (432);
HENNIG, 1965 (102);
PERLIN, DOZORETS u. POPOVA, 1965 (400);
POLICZER, MARTON u. BAZSO, 1965 (117);
SCHNEIDER, 1965 (1344);
BANSI, HÜBNER u. LAUBINGER (Verh.-Ber. 1967), 1966 (400);
CASWELL, ROBBINS u. ROSEMUND, 1966 (536);
EDSMYR u. EINHORN, 1966 (2035);
NOFAL, BEIERWALTES u. PATNO, 1966 (848);
SÄTERBORG u. EINHORN, 1966 (123);
REINWEIN, HORSTER, KLEIN u. OBERDISSE, 1968 (608).

Im wesentlichen stimmen die Ergebnisse überein. Hervorzuheben ist, daß auch bei nodulären toxischen Strumen gleichartige Erfolge erzielt werden konnten (FELLINGER u. Mitarb., GORDON und ALBRIGHT, LAMBERG u. Mitarb., CLARK, COOK u. Mitarb., HAMBURGER u. Mitarb. u.a.). Nur bei sehr großen Knotenkröpfen war die Rückbildung teilweise nicht ausreichend, so daß trotz der erzielten Euthyreose eine Operation indiziert schien. Günstig waren die Ergebnisse besonders auch bei der Behandlung postoperativer Rezidive.

Eine Beeinträchtigung der guten Ergebnisse stellt allerdings die unerwartet hohe Hypothyreoserate dar, die sich bei über längere Zeit durchgeführten Nachuntersuchungen ergab.

η) *Nebenwirkungen und Komplikationen der Radiojodtherapie*

Allgemeinerscheinungen im Sinne einer *Strahlenintoxikation* („Strahlenkater“) haben meist nur geringe Intensität und halten nicht lange an. Bei Gabe von ^{130}J, das zunächst therapeutisch verwandt wurde, waren sie anscheinend stärker ausgeprägt (CHAPMAN und EVANS, 1946). Nach ABBATT, COURT, BROWN und FARRAN (1955) traten die Symptome (Müdigkeit, Kopfschmerz, Übelkeit, Erbrechen) bei 28 (von 44) mit Radiojod behandelten Kranken (teilweise hohe Dosen wegen eines Schilddrüsencarcinoms) innerhalb der ersten 24 Std auf. Die Latenzzeit — von den Beziehungen zwischen Dosis und Körpergewicht, bzw. Körperoberfläche abhängig — betrug 4—13 Std. Leichtere Symptome fanden sich bei 11 von den 28 Kranken in einer zweiten Periode am 5.—9. Tag. Über eine hohe Frequenz von Symptomen im Sinne einer Thyreoiditis berichteten CARVALHO (1963) sowie HÖSCHL u. Mitarb. (1965) (30 und 44%). Meist traten die Beschwerden zwischen dem 3. und 5. Tag auf. Sicher ist die unterschiedliche Bewertung von Symptomen durch den Kranken und den Untersucher eine Hauptursache der verschiedenen Häufigkeitsangaben.

Vereinzelt wurde nach Radiojodtherapie die klinische Symptomatik einer *Nebenschilddrüsenunterfunktion* (Hypoparathyreoidismus) beobachtet (TIGHE, 1952). Eine *Parotitis* als Reaktion auf die Bestrahlung durch das mit dem Speichel ausgeschiedene Jod wurde ebenfalls beschrieben (RIGLER und SCANTON, 1955), allerdings meist nach hoher Dosierung bei einem Schilddrüsenneoplasma, ebenso eine *cystitische Reaktion* der Blase (DOBYNS und MALOOF) und Magenbeschwerden im Sinne einer *Gastritis* (CLARK und RULE, 1952) wenige Tage nach der Jodapplikation.

Eine kurzdauernde Verstärkung der hyperthyreotischen Symptome nach Radiojodgabe in den ersten Wochen — meist der 2. bis 3. — nach der Applikation kommt vor und beruht auf einer vermehrten Ausschüttung von Wirkstoffen aus den geschädigten Follikeln und Zellen. CRILE und MCCULLACH (1951) fanden sie in einer Frequenz von 1%. Mit zunehmender Erfahrung dürften sie bei sorgfältiger Dosierung seltener geworden sein (OESER, BILLION und KÜHNE, 1961).

Das Auftreten einer *thyreotoxischen Krise* bzw. eines typischen Comas wurde *nach* Radiojodtherapie vereinzelt beschrieben. So berichteten FEITELBERG u. Mitarb. über eine 24 Std nach Gabe von 10 mCi Radiojod aufgetretene deletäre Krise. Je ein weiterer Todesfall wurde von NELSON u. Mitarb. (1952), BALLS u. Mitarb. (1955), WERNER, COELHO und QUIMBY (1957), BLOMFIELD u. Mitarb. (1959) mitgeteilt. Über je zwei weitere Todesfälle kurze Zeit nach der Radiojodtherapie berichteten BRAKIER u. Mitarb. (1963) und SCHNEIDER (1965). Bei den beiden Patienten von SCHNEIDER war bemerkenswert, daß vor der Therapie über längere Zeit Jod (Zahnpasta, Lugolsche Lösung) zugeführt worden war. EDSMYR u. EINHORN sahen unter 2035 mit Radiojod behandelten Kranken 9 Frühtodesfälle (innerhalb eines Monats). In 3 Fällen schien nach dem Autopsiebefund ein Bestrahlungseffekt als Todesursache wahrscheinlich, in 3 weiteren zweifelhaft. Die letzten 3 Patienten starben aus anderer Ursache. WERNER sah auch mehrfach Exacerbationen schwererer Art mit Verschlimmerung der kardialen Komplikationen, in einem Fall mit einer Pneumonitis. Über nicht tödliche Exacerbationen berichtete auch SCHNEIDER. Sicher erhebt sich in jedem Einzelfall, wie auch bei der Röntgentherapie der Hyperthyreose, die Frage, ob die schweren Komplikationen *wegen* oder *nach* der Therapie aufgetreten sind, was auch WERNER für wahrscheinlich hält. Nach HORST ist die Auslösung eines thyreotoxischen Komas *durch* die Therapie nicht bewiesen. Einzelne Autoren (unter anderem WERNER, COELHO und QUIMBY, 1957) empfehlen, in schweren Fällen einer Exacerbation durch Medikation von Jod oder antithyreoidalen Substanzen nach der ^{131}J-Gabe vorzubeugen.

PREVÔT und HORST (1952) beschrieben bei 13 von 100 wegen einer Thyreotoxikose mit Radiojod behandelten Kranken *arthritische*, bzw. *rheumatoide Symptome*, die bei 3 Kranken in eine subchronische bzw. chronische Polyarthritis übergingen. Sie deuteten diese Beobachtung im Sinne einer ,,Dekompensation eines maskierten Adaptationssyndroms" (nach SELYE). Durch Drosselung der die Nebennierenrinde stimulierenden Thyroxinausschüttung soll es zu dieser Dekompensation kommen. HORST und PREVÔT empfahlen eine vorsichtige Dosierung mit Fraktionierung der Gesamtdosis, wenn Anlaß besteht, eine kompensierte Adaptationskrankheit anzunehmen. Rheumatische Beschwerden nach Radiojodtherapie beobachteten auch BLOMFIELD u. Mitarb. (1951, 1959) sowie CHAPMAN u. Mitarb. (1954). VOLPE u. Mitarb. (1961), SCHNEIDER (1965) sowie PERLIN u. Mitarb. (1965).

Bei 8% ihrer wegen einer Hyperthyreose mit Radiojod behandelten Kranken sahen HORST und KUHLENCORDT (1954) *depressive Verstimmungen* bzw. *psychotische Reaktionen*, wie sie auch nach Operation als „Postthyreoidektomie-Psychosen" beschrieben worden sind (MANTHEY, 1959). SCHNEIDER beobachtete unter 1344 mit Radiojod wegen einer Hyperthyreose behandelten Kranken bei 11 Patienten eine Psychose. Sie trat 4—8 Wochen nach der Behandlung auf und klang im allgemeinen mit Normalisierung der Stoffwechsellage ab. Zwei Kranke verübten 6—12 Monate (nach Rückbildung der Hyperthyreose!) Suicid.

Eine *Strahlenbelastung extrathyreoidalen Gewebes*, infolge der Applikationsform eine inhomogene Ganzkörperbestrahlung, ist unvermeidbar. Von MYANT wurde die in Tabelle 5 wiedergegebene Strahlenbelastung geschätzt. BLOMFIELD u. Mitarb. geben als durchschnittliche *Plasma-Strahlendosis* (d.h. die im Plasma absorbierte Energiedosis) bei 149 Patienten 25 rd an (allerdings mit einer Schwankung zwischen 2 und 260 rd — der Höchstwert bei fünfmaliger therapeutischer Dosis). GREEN u. Mitarb. (1961) untersuchten bei Überprüfung des Problems der durch die ^{131}J-Therapie induzierten Leukämie (s. unten)

Tabelle 5. *Geschätzte Strahlenbelastung extrathyreoidaler Gewebe nach Radiojodtherapie der Hyperthyreose (nach* MYANT)

Gewebe	Gesamtdosis ($\beta+\gamma$) bei 1 mC	Gesamtdosis ($\beta+\gamma$) bei 10 mC
	rep	rep
Plasma	4,0	40,0
Muskulatur und Knochen	4,0	40,0
Ovar	2,0	20,0
Testis	2,0	20,0
Leber	7,4	74,0
Nieren	10,2	102,0

die Blutdosis bei 191 wegen einer Hyperthyreose mit Radiojod behandelten Kranken. Sie fanden eine mittlere Dosis von 8 rd. Sie setzt sich zusammen aus einer Bestrahlung in der Jodidphase und der Thyroxinphase. Sie erläutern ausführlich die Berechnung der Dosis dieser beiden Phasen sowie die der γ-Strahlung, die von der Schilddrüse ausgeht. Bei 802 Patienten kalkulierten sie auf Grund dieser Berechnungen die Blutdosis und fanden im Mittel 16,6 rd. Bei Kranken, die mehrfache Dosen erhielten, war sie wesentlich höher (bis 160 rd). Elektrophoretische Untersuchungen nach Radiojodtherapie (SCHUBERT, 1963) ergaben keinen auf die Strahlenwirkung in der Leber zurückzuführenden Effekt. Eine Verminderung der allgemeinen Strahlenbelastung wird durch Verringerung der verabfolgten Aktivität bei gleichbleibender Energiedosis in der Schilddrüse dadurch angestrebt, daß durch Medikation von Valium die effektive Halbwertzeit verlängert wird (HOPPE u. HELLE).

Die *Strahlenbelastung der Gonaden* darf keinesfalls vernachlässigt werden, weil genetische Schäden möglich, wenn auch schwer beweisbar bzw. bisher nicht bewiesen sind. Eine genaue Beziehung der Plasma- zur Gonadendosis ist nicht bekannt. BLOMFIELD und Mitarb. (1959) fanden bei einem 4 Tage nach der Radiojodtherapie Verstorbenen die Hodendosis $2^1/_2$mal höher als die Plasmadosis. Nach KURLAND und FREEDBERG (1951) liegt die Gonadendosis bei Euthyreoten bei 0,02% der Gesamtdosis. Bei Hyperthyreotikern ist sie möglicherweise kleiner. Zusätzlich wird hier allerdings die vermehrte Hormonausschüttung (PBJ) wirksam. STARR u. Mitarb. (1964) berichteten über 31 normale Geburten bei Frauen, die als Kinder wegen einer Hyperthyreose mit Radiojod behandelt worden waren.

Besondere Bedeutung hat die im *Knochenmark* als dem blutbildenden Organ wirksame Dosis wegen der sich daraus ergebenden Möglichkeit einer strahleninduzierten Leukämie. Die Knochenmarkdosis ist mit ungefähr 80% der Blutdosis anzunehmen. Auf die allgemeine Problematik der durch Strahleneinwirkung verursachten Leukämie haben kürzlich CRONCITE, MOLONEY und BOND (1960) hingewiesen. Über Leukämien nach Radiojodtherapie einer Struma maligna hatten SEIDLIN, YALOW und SIEGEL (1952), DELARUE, TUBIANA und DUTREIX (1953) sowie BLOM, QUERIDO und LEEKSMA (1955) berichtet. Zur Frage der Leukämie-Entstehung nach Radiojodtherapie einer Hyperthyreose haben POCHIN (1960) sowie GREEN, FISHER, MILLER und WILSON (1961) ausführlich Stellung genommen. Im Schrifttum wurden bisher 10 Erkrankungen an Leukämie nach Hyperthyreose-Therapie beschrieben (POCHIN, MYANT und CORBETT, ABBATT, FARRAN und GREENE, CHILDS, CHAPMAN, WERNER und QUIMBY, VETTER und HÖFER, KENNEDY und FISH, BLOMFIELD u. Mitarb., BURNS, VICKERS und LOWNEY). POCHIN verwertete weitere 10 unveröffentlichte Fälle. Die verabfolgte Radiojodmenge lag mit Ausnahme von 3 Fällen, bei denen sie wesentlich höher war, zwischen 2,1 und 8,9 mCi. Hauptsächlich waren Männer betroffen (6 ♀). Weitere Mitteilungen stammen von MOORE und THOMSON sowie McCORMACK u. SHELINE (1963).

Die zunächst im Schrifttum mitgeteilten Erkrankungen manifestierten sich 14 bis 26 Monate nach der Radiojodtherapie. Erheblich größere Schwankungen der Latenz zeigten die beiden Fälle von BURNS (6 Monate und 8 Jahre) sowie die 10 unveröffentlichten Fälle von POCHIN. COURT-BROWN und DOLL hatten bei ihren Untersuchungen von wegen eines Morbus Bechterew röntgenbestrahlten Kranken unterhalb einer Integral(Raum-) Dosis von 7,5 MgR keine Erhöhung der Leukämie-Häufigkeit gefunden. Nur bei 0,3 % der von GREEN u. Mitarb. untersuchten Kranken lag die Integraldosis in dieser Größenordnung oder darüber.

Sämtliche bisher bekannt gewordenen Leukämie-Erkrankungen waren in den USA, Kanada, Großbritannien und Österreich aufgetreten. Die zu erwartende Leukämie-Häufigkeit einer der Zahl der mit Radiojod behandelten Patienten entsprechenden Bevölkerungsgruppe liegt nach Angaben von POCHIN bei 21 (14—28). Eine statistische Signifikanz für den ursächlichen Zusammenhang ist damit nicht gegeben. So hatten auch ursprünglich ABBATT sowie POCHIN u. Mitarb. diesen Zusammenhang abgelehnt. VETTER und HÖFER hielten ihn dagegen wegen der auffällig übereinstimmenden Latenzzeit von etwa 17 bis 18 Monaten für möglich. Bei Verwertung der bisher bekannten 20 Fälle ist diese Übereinstimmung nun aber nicht mehr nachweisbar (s. oben). Bei den von POCHIN überprüften 17 Fällen handelte es sich 13mal um eine akute Leukämie (Myeloblasten- oder Monocytenleukämie). Der Anteil der akuten Erkrankungen liegt damit etwas höher als bei allen Leukämie-Fällen (in England und Wales), ohne daß daraus aber schon bindende Schlüsse abgeleitet werden könnten (POCHIN). Die sich aus den bisherigen Mitteilungen ergebende Leukämie-Häufigkeit liegt bei 0,02 bis 0,03 %, ist also wesentlich geringer als das Risiko bei chirurgischer oder sich über lange Zeit erstreckender antithyreodaler Behandlung von Hyperthyreosen. Eine Kontraindikation für die Jodtherapie ist also keineswegs gegeben, selbst wenn man einen ursächlichen Zusammenhang mit den bisher bekannt gewordenen Leukämiefällen postuliert.

Wichtig ist in diesem Zusammenhang eine Mitteilung von THOMA auf dem Jahrestreffen der American Thyroid Association 1967. Die Nachuntersuchung von 33888 Patienten, die wegen einer Hyperthyreose mit ^{131}J, chirurgisch, kombiniert oder medikamentös behandelt worden waren, ergab 44 Leukämieerkrankungen nach der Hyperthyreosetherapie, außerdem 16 bei Einleitung der Therapie bereits bekannte. Die Leukämiemortalität lag insgesamt über der allgemeinen Leukämiemortalität. Da zwischen den verschiedenen Behandlungsformen aber kein Unterschied nachweisbar war, liegt die Folgerung nahe, daß die Schilddrüsenüberfunktion einen disponierenden Faktor darstellt.

Abschließend ist in Übereinstimmung mit POCHIN und GREEN u. Mitarb. zu sagen, daß bisher kein Beweis dafür erbracht ist, daß die nach Radiojodtherapie von Hyperthyreosen aufgetretenen Leukämien durch diese Behandlung verursacht worden sind. Andererseits kann bei der relativ kurzen Zeit ein Zusammenhang auch nicht sicher ausgeschlossen werden, besonders da möglicherweise manche Leukämie-Erkrankungen nicht bekannt geworden sind und ihre tatsächliche Anzahl so die normale Erwartung übersteigen kann. Ein abschließendes Urteil dürfte erst nach längerer Zeit möglich sein. Es ist wünschenswert, daß alle Leukämie-Erkrankungen nach Radiojodtherapie mitgeteilt und zusammenfassend diskutiert werden. In jedem Einzelfall sollten auch möglichst genaue hämatologische Untersuchungen durchgeführt werden. In diesem Zusammenhang sei darauf hingewiesen, daß Thomson in dem von ihm mitgeteilten Fall den ursächlichen Zusammenhang der Leukämie mit der Radiojodtherapie nicht für wahrscheinlich hält, da typische Chromosomenveränderungen, die einen Hinweis auf die radiogene Auslösung der Erkrankung gäben, nicht nachweisbar waren.

Die Möglichkeit der krebsauslösenden oder zumindest die Krebsentstehung fördernden Wirkung der ionisierenden Strahlen auf das Schilddrüsengewebe wurde schon 1949 von Quimby und Werner diskutiert. Auf Grund einer Umfrage ermittelten sie einige Kranke (10), bei denen nach Röntgenbestrahlung wegen einer Hyperthyreose ein Schilddrüsenkrebs entstanden war. Jedoch war letzten Endes der ursächliche Zusammenhang nicht beweisbar, so daß den Autoren die Gefahr einer Krebsbildung durch die Röntgenstrahlen zu vernachlässigen zu sein schien. Sie glaubten, daß trotz der höheren Dosis bei Radiojodtherapie, auch hier keine wesentlich größere Gefährdung bestünde, forderten aber möglichst umfangreiche Nachuntersuchungen des entsprechenden Krankenguts. Die Entstehung einer Struma maligna nach Röntgenbestrahlung einer Hyperthyreose beschrieben später auch Goolden sowie Willis. Die Diskussion wurde dann durch Berichte über Geschwulstbildungen bei Patienten, die in der Kindheit oder Jugend im Halsbereich — meist wegen einer Thymushyperplasie — mit Röntgenstrahlen behandelt worden waren, erneut angeregt (Duffy und Fitzgerald, 1950; Simpson, Hempelmann und Fuller, 1955; Clark, 1955; Fetterman, 1956; Simpson und Hempelmann, 1957; Kilpatrick u. Mitarb. 1957; Wilson u. Mitarb., 1958; Crile jun., 1959; Latourette und Hodges, 1959; Simpson, 1960; Wilson und Asper, 1960).

Duffy fand dagegen bei der Nachuntersuchung von 328 Patienten, die im Erwachsenenalter wegen einer Hyperthyreose bestrahlt worden waren, kein Carcinom. Newman fand bei der Nachuntersuchung von 32 Patienten, die wegen einer Thymushyperplasie bestrahlt worden waren, kein Schilddrüsencarcinom, sondern nur 1 Knotenstruma, 1 diffuse Hyperplasie und 1 Neurilemmon am Hals. Garrett beschrieb 8 Larynx- bzw. Pharynxcarcinome, die 20—44 Jahre nach Röntgenbestrahlung der Schilddrüse wegen einer Thyreotoxikose entstanden waren.

Goldberg, Doniach sowie Potter, Lindsay und Chaikoff berichteten über die Erzeugung von Tumoren in der Schilddrüse der Ratte durch Strahleneinwirkung. Sheline Lindsay und Bell (1959) beobachteten unter 18 Patienten, die in einem Alter unter 20 mit Radiojod behandelt worden waren, dreimal adenomatöse Knoten in der Schilddrüse (2 davon unter 10 Jahren behandelt, insgesamt nur 5 unter 10 behandelt). Die Möglichkeit einer Geschwulstbildung nach Radiojodtherapie im Kindes- bzw. Jugendalter kann demnach nicht kategorisch abgelehnt werden. In einer später durchgeführten Untersuchungsreihe (1962) fanden Sheline u. Mitarb. bei 256 nachuntersuchten, wegen einer diffus toxischen Struma mit Radiojod behandelten Patienten 5—14 Jahre nach Therapie achtmal eine Adenombildung neben sicheren anderen Bestrahlungseffekten. Meist traten die Veränderungen bei Patienten auf, die unter 20 Jahren behandelt worden waren. Nur in einem Fall war ein invasives Wachstum nachweisbar. Bei sechs von den adenomatösen Schilddrüsen fand sich außerdem der histologische Befund einer Hashimoto-Struma.

Die Verfasser empfehlen, wenn die Therapie unter 20 Jahren aus vitalen Gründen durchgeführt werden muß, eine Eliminationsdosis mit nachfolgender Substitutionstherapie zu geben, da sie annehmen, daß die Neubildungen in dem nach Herstellung der Euthyreose übermäßig stimulierten Restparenchym entstehen. Andererseits wäre daraus zu folgern, daß schon bei geringen Zeichen einer Hypothyreose eine Substitutionstherapie einzuleiten ist (Horst, Jores und Schneider, 1960).

Zukschwerdt u. Mitarb. beschrieben bei 6 mit Radiojod behandelten, später nachoperierten Kranken in 3 Fällen atypische Adenome, denen eine potentielle Malignität zuzusprechen war (im angelsächsischen Schrifttum „low grade carcinoma"). Durchschnittlich waren 10 Jahre seit der Radiojodtherapie vergangen. Im Hinblick auf die Möglichkeit einer Tumorentstehung müssen besonders Patienten, bei denen warme oder heiße Knoten bestanden, sorgfältig nachuntersucht werden.

Nach Stafforth (1966) sind erst 4 Schilddrüsencarcinome nach Radiojodtherapie bekannt geworden. Eine weitere Mitteilung stammt von Burke u. Mitarb. (1967). Der ursächliche Zusammenhang erscheint aber durchaus problematisch, zumal, wie schon erwähnt, bei einem Teil von wegen einer Hyperthyreose operierten Kranken stumme maligne Neoplasmen nachgewiesen werden konnten. Bei mit Radiojod wegen einer Hyperthyreose behandelten Kindern (Starr u. Mitarb., 73 Kinder, 1964; Kogut u. Mitarb., 23 Kinder) wurde ein papilläres Carcinom 12 Monate nach der Zweittherapie beobachtet. Der Zusammenhang wird von den Autoren (Kogut) für fraglich gehalten.

Die Diskussion über die Möglichkeit einer Carcinogenese der Radiojodtherapie dürfte aber weiter im Fluß bleiben. Sorgfältige Nachuntersuchungen müssen an allen Kliniken mit einem größeren Krankengut gemacht werden, ehe eine endgültige Aussage möglich ist.

Nach Untersuchungen von Chapman u. Mitarb. passiert das Radiojod die Placenta. Vom 3. Monat an speichert die fetale Schilddrüse. Eine zur Hypothyreose führende Bestrahlung ist danach möglich. Wenn auch nach Radiojodbehandlung von Schwangeren die Geburt schilddrüsengesunder Kinder mehrfach beschrieben worden ist, so darf aus grundsätzlichen Erwägungen das Risiko einer fetalen Schilddrüsenschädigung nicht eingegangen werden. Da das radioaktive Jod auch in die Milch übergeht, darf während der Stillzeit ebenfalls keine Radiojodtherapie durchgeführt werden. Sollte sie aus vitaler Indikation notwendig sein, muß nur für die Dauer von etwa 4—6 Wochen abgestillt werden. Gegenüber der antithyreoidalen Therapie, die sich über längere Zeit erstreckt und während der ebenfalls nicht gestillt werden soll, bedeutet das einen eindeutigen Vorteil.

Mißerfolge der Radiojodtherapie äußern sich

1. in *unzureichender Wirkung*, d.h. dem Bestehenbleiben hyperthyreotischer Symptome. Ursache ist zweifellos meist eine unzureichende Dosierung. Selbst bei scheinbar refraktären Fällen kann manchmal mit wiederholten Radiojodgaben eine Remission erreicht werden. So berichten Blomfield, Eckert, Fisher, Miller, Munro und Wilson (1959) über eine Kranke, bei der erst nach fünfmaliger Radiojodtherapie ein Erfolg erzielt werden konnte. Sicher beruhen die meisten derartigen Mißerfolge auf einer falschen Einschätzung der Schilddrüsengröße, die bei großen Strumen oft zu gering angenommen wird (Blomfield). Darüber hinaus müssen biologische Faktoren, eine unterschiedliche Strahlensensibilität, über deren Natur wenig bekannt ist, sowie eine ungleichmäßige Verteilung in der Schilddrüse und eine dadurch bedingte lokale Unterdosierung als Ursache der Mißerfolge angesprochen werden. Hierauf beruhen die von manchen Autoren angegebenen etwas schlechteren Ergebnisse beim toxischen nodulären Kropf. Nach Uthgenannt u. Mitarb. war der Effekt der Radiojodtherapie bei normaler Dosierung besonders häufig bei Kranken, bei denen vor der Therapie vermehrt Autoantikörper nachgewiesen worden waren, unzureichend.

Zusammenfassend untersuchten Blomfield u. Mitarb. (1959) die Ursachen von Mißerfolgen. Auch sie halten die Fehleinschätzung der Schilddrüsengröße für den wichtigsten Faktor. Nicht unerheblich waren die Fehler der Dosisberechnung. Bei einem Teil der Patienten lag die tatsächlich verabfolgte Dosis infolge einer unerwartet kurzen effektiven HWZ unter 4000 rd. Hier traten häufiger Mißerfolge auf, andererseits kam es bei verlängerter HWZ zu Dosen über 10000 rd und entsprechend häufiger zu Hypothyreosen. Auch bei diesen hohen Dosen waren aber in Ausnahmefällen Zweitgaben erforderlich.

Die Differenzen zwischen aus dem Test berechneter Dosis und Therapiedosis betrugen im Mittel 5%, bei 46 Fällen über 12%, ohne daß sich das eindeutig auf den Therapieerfolg ausgewirkt hätte. Bei 48 Std-Speicherungswerten unter 40% traten häufiger Mißerfolge auf. Die Höhe des PBJ-Spiegels, Vorbehandlung mit antithyreoidalen Substanzen und das Lebensalter waren ohne Bedeutung.

2. *Spätrezidive* können noch nach einer längeren Periode der Euthyreose auftreten. Sie sind bei diffusen toxischen Strumen nach CHAPMAN u. Mitarb., OESER, BILLION und KÜHNE (1961) u. a. selten (0,5—2%). Im Krankengut des Radiumhemmet Stockholm betrug die Rezidivhäufigkeit nur 0,38% (BELING und EINHORN, 1961). SCHNEIDER (1965) sah bei 0,4% der 1344 behandelten Kranken Rezidive. Sie können durch nochmalige Radiojodtherapie erneut erfolgreich behandelt werden (CHAPMAN u. Mitarb.). Bei nodulären toxischen Kröpfen sind sie wesentlich häufiger (nach OESER, BILLION und KÜHNE 10%). Nach Absetzen einer über längere Zeit durchgeführten antithyreoidealen Therapie und nach chirurgischer Behandlung werden im ganzen mehr Rezidive beobachtet als nach Radiojodtherapie, nach Thyreoidektomie von toxischen Knotenkröpfen sind sie allerdings seltener.

3. Der häufigste „Mißerfolg" der Radiojodtherapie ist eine übermäßige Drosselung der Schilddrüsenfunktion mit den daraus folgenden klinischen Erscheinungen einer *Hypothyreose* unterschiedlichen Grades bis zum Vollbild des Myxödems. Die hypothyreotischen Symptome treten einige Wochen nach Durchführung der Therapie auf. Bei einem Teil der Kranken bilden sie sich in der folgenden Zeit, spätestens nach einigen Monaten, wieder vollkommen zurück. Wenn sie aber nach 6 Monaten noch unverändert nachweisbar sind, ist eine Normalisierung der Schilddrüsenfunktion unwahrscheinlich. Eine ausreichende Substitutionstherapie ist erforderlich und muß ohne Verzögerung eingeleitet und konsequent durchgeführt werden.

Die Häufigkeit der im Schrifttum mitgeteilten bleibenden Hypothyreosen ist unterschiedlich. Zuverlässige Angaben sind nur möglich, wenn nach der Radiojodtherapie sorgfältige, sich über lange Zeit (mehrere Jahre) erstreckende Nachuntersuchungen durchgeführt wurden. Nach BARTELS (1953) liegt die Hypothyreosequote nach Radiojodtherapie zwischen 2,9 und 13,9% (nach Thyreoidektomie zwischen 2,5 und 17,2%). FEITELBERG u. Mitarb. sahen 1950 bei 184 mit Radiojod behandelten Hyperthyreosen 13 Hypothyreosen. VOLPE u. Mitarb. teilten 1960 und 1961 ihre Erfahrungen mit: Bei ihnen betrug die Hypothyreosequote 16,3%, bei TROTTER sogar 28%. JOYET und MILLER (1962) beobachteten dagegen nur bei 9 von 131 behandelten Kranken eine bleibende Unterfunktion, TUBIANA, PEREZ und GEORGE (1963) bei 13,8% (von 227 Kranken). FARSCHIDPUR und MEHSEL (1963) hatten in ihrem Krankengut von mehr als 100 Patienten 6 bleibende Hypothyreosen.

Anfänglich wurde das Auftreten einer Unterfunktion vorwiegend im ersten der Behandlung folgenden Jahr beobachtet. Ein späteres Auftreten schien relativ selten (z.B. 2 Fälle von CHAPMAN nach 4 und 8 Jahren). WERNER u. Mitarb. berichteten dagegen, daß in ihrem Krankengut im 1. Jahr bei 7,6% der Patienten, in den folgenden Jahren dann noch bei weiteren 7,2% Hypothyreosen aufgetreten seien. Besonders wichtig ist in diesem Zusammenhang die ausführliche Analyse des Krankenguts des Radiumhemmet in Stockholm, die sich mit der Hypothyreosehäufigkeit beschäftigt (BELING und EINHORN). Von insgesamt 854 Kranken, die wegen einer Hyperthyreose mit Radiojod bei üblicher Dosierung (6000—10000 rd) behandelt worden waren, konnten 791 2—8 Jahre nachuntersucht werden (im ersten Jahr in Abständen von 2—4 Monaten, dann in Abständen von 6 Monaten). Im der Behandlung folgenden Jahr wurden 7,46% der Kranken hypothyreotisch, in jedem folgenden Jahr dann noch weitere 3%. Nach 7 Jahren betrug die Hypothyreosequote dann insgesamt 26,5%. Die Hypothyreose war häufiger bei Kranken ohne tastbare Schilddrüsenvergrößerung, am häufigsten (31,6% nach 5 Jahren) nach Behandlung postoperativer Rezidive. Bei diffusen und bei nicht zu großen nodulären

Strumen unterschied sich die Hypothyreosehäufigkeit nur wenig (bei SEED und JAFFE, CLARK und RULE sowie BEIERWALTES und JOHNSON war dagegen die Unterfunktion bei Knotenkröpfen etwas seltener). In jüngeren Altersgruppen sahen BELING und EINHORN im 1. Jahr trotz durchschnittlich niedrigerer Dosierung häufiger Hypothyreosen (unter 40 Jahren 11,4%, über 40 Jahren 5%). In späteren Jahren war die Frequenz bei allen Altersgruppen annähernd gleich. Bei den Kranken, bei denen die Remission der Hyperthyreose mit *einer* Jodgabe erreicht wurde (48%), traten Hypothyreosen häufiger auf als bei Patienten, bei denen die Remission offenbar infolge einer verminderten Strahlensensibilität erst nach vier und mehr Einzelgaben (damit einer sehr hohen Gesamtdosis!) erreicht werden konnte (insgesamt 69 Kranke). Bei diesen waren Hypothyreosen sehr selten. Die niedrigste Aktivitätsmenge, nach der es zu einer bleibenden Unterfunktion kam, betrug 2 mCi bei fehlender Schilddrüsenvergrößerung und 3 mCi bei diffusen Strumen oder Knotenkröpfen. Bei sehr großen nodulären Strumen wurde auch bei (erfolgreicher) Behandlung mit einer einmaligen Gabe niemals eine Hypothyreose beobachtet. Nachuntersuchungen am Krankengut großer Kliniken bestätigten später die Ergebnisse von BELING u. EINHORN, insbesondere die mit der Dauer der Nachuntersuchungen ansteigenden Zahlen. So sahen GRENN u. WILSON (1964) unter 925 Patienten 29% Hypothyreosen, DUNN u. CHAPMAN (1964) unter 1391 43%, SCHNEIDER (1965) unter 1344 27%, GAUWERKY (1966) unter 400 14%, TUBIANA u. Mitarb. (1966) 27%, NOFAL u. Mitarb. (1966) unter 848 sogar 51%, HEILMANN u. ERNST sahen in ihrem Krankengut (1300, aber nur 103 nachuntersucht) 21% manifeste Hypothyreosen (d.h. mit klinischen Symptomen). Dazu kamen 13% „latente“ Hypothyreosen mit niedrigen Jodstoffwechselwerten (ohne sonstige klinische Erscheinungen), bei denen sich möglicherweise später noch eine manifeste Hypothyreose entwickeln könnte. Unterschiedlich sind die Angaben über die jährliche Zuwachsrate (bei GAUWERKY nur 0,5% sonst 2—5%). Auch in den wenigen Arbeiten, in denen über die Radiojodtherapie von Hyperthyreosen bei Kindern berichtet wird (STARR u. Mitarb., KOGUT u. Mitarb.) war die Hypothyreoserate sehr hoch (bei STARR 43 von 73 Kindern). BELING u. EINHORN wiesen darauf hin, daß mit zunehmender Erfahrung des die Therapie leitenden Arztes die Hypothyreosehäufigkeit absank, offenbar als Folge einer mehr individuellen nicht schematischen Dosierung oder einer geringeren Fehlerbreite bei der Dosisberechnung.

Der Einfluß der ärztlichen Erfahrung auf die Häufigkeit der therapiebedingten Unterfunktion läßt eine Überdosierung als wichtigste Ursache erscheinen. Das dürfte vor allem für die im 1. Jahr auftretenden Hypothyreosen gelten. Sicher ist eine solche Überdosierung nicht immer vermeidbar, da bei der Dosisberechnung nur die objektivierbaren Faktoren — mit einer erheblichen Fehlerbreite (s. Kapitel Dosisberechnung) — berücksichtigt werden. Die nicht objektivierbare individuelle Strahlensensibilität (JOYET und MILLER) bleibt dagegen als nicht meßbar unberücksichtigt. Nur mit einer besonderen Strahlenempfindlichkeit (Immunthyreoiditis? s.u.) ist die Tatsache erklärbar, daß schon nach sehr kleinen Dosen Hypothyreosen bzw. Myxödeme auftreten (BELING und EINHORN; BLOMFIELD u. Mitarb.). Neben einer besonderen Strahlenempfindlichkeit kleiner Schilddrüsen (BELING und EINHORN) dürfte bei ihnen und bei den postoperativen Rezidiven, die die höchste Hypothyreosequote aufweisen, bei der Dosisberechnung das Schilddrüsengewicht leicht zu hoch veranschlagt werden. Die hohe Hypothyreoserate bei kleinen, nicht nodulären Schilddrüsen ist sicher auch auf die gleichmäßige Verteilung des Strahlers zurückzuführen, die die verabfolgte Dosis im gesamten Parenchym wirksam werden läßt. Auf jeden Fall ist eine Individualisierung bei der Dosisberechnung, die unter anderem das Lebensalter, die Größe der Schilddrüse und die Art der Struma berücksichtigt, wünschenswert. Möglicherweise war bei einem Teil der Patienten, besonders in den ersten Jahren der Erprobung der Behandlung mit J-131, die Diagnose auf Grund einer Fehlbeurteilung des Radiojodtests (besonders auch bei posttherapeutischen Rezidiven) ohne Beurteilung des klinischen Gesamtbildes gestellt worden (HEILMANN u. ERNST).

Bei den Späthypothyreosen wirkt sich die Atrophie des Schilddrüsenepithels als Strahlenspätfolge entscheidend aus. Als zusätzlicher Faktor ist vielleicht die physiologische Altersinvolution anzusehen, da es sich ja vorwiegend um Patienten höherer Altersgruppen handelt. Neuerdings wird aber als wichtiger Faktor für die Auslösung der Schilddrüsenunterfunktion eine Autoimmunisation gegen das körpereigene Thyreoglobulin angesehen (Trotter; Beling und Einhorn, Tubiana, Perez und George). Eine derartige Autoimmunisation wird heute allgemein für die Entstehung einer Struma lymphomatosa (Hashimoto), die ebenfalls zu einer Hypothyreose führt, verantwortlich gemacht (s. S. 195).

Die Bedeutung der Autoimmunisation für die Entstehung einer Hypothyreose nach Radiojodtherapie ist allerdings noch problematisch. Meigen u. Mitarb. (1964) fanden nach Radiojodtherapie einen vorübergehenden Antikörperanstieg, aber niemals eine bleibende Antikörperbildung, die zu einer progressiven Organerkrankung geführt hätte. Auch Einhorn u. Mitarb. (1965) beobachteten keine bleibende Autoimmunität nach Radiojodtherapie. Fellinger u. Mitarb. halten bei erhöhtem Antikörpertiter vor Beginn der Therapie die Gefahr eines posttherapeutischen (Verkleinerung des Parenchyms durch Operation oder Strahleneinwirkung!) Myxödems für besonders groß. Sie empfehlen deshalb in diesen Fällen die medikamentös-thyreostatische Therapie. Buchanan u. Mitarb. (1961) halten es für möglich, daß bei Patienten, bei denen schon eine niedrige Dosis (3000—4000 rd) zu einer Hypothyreose führte, eine Immunthyreoiditis als ursächlicher Teilfaktor wirksam war. Uthgenannt u. Mitarb. (1966) empfehlen bei erhöhtem Antikörperspiegel eine Kombination der Radiojodtherapie (relativ niedrig dosiert) mit hohen Steroiddosen (80—100 mg Prednison täglich in fallenden Dosen über 8 Wochen, um Therapiemißerfolgen vorzubeugen.

Der Hypothyreosehäufigkeit und den Möglichkeiten ihrer Verringerung muß auch in Zukunft besondere Beachtung geschenkt werden, wenn es sich auch nicht um eine bedrohliche Komplikation handelt, da sie durch ausreichende Substitution immer zu beherrschen ist. Die Nachuntersuchungen müssen über einen langen Zeitraum sorgfältig durchgeführt werden, damit die Hypothyreosen möglichst frühzeitig erkannt werden und ihre Therapie eingeleitet werden kann. Eine optimale Dosierung ist besonders dann wichtig, wenn der Behandlungserfolg mit einer einmaligen Dosis erreicht werden soll. Die Häufigkeit der Hypothyreosen war für manche Autoren die Veranlassung, zur fraktionierten Therapie mit relativ kleinen Dosen überzugehen (Oberdisse, Klein, Reinwein). Bei Behandlung der toxischen Adenome, deren Häufigkeit in dem von Horst übersehenen Krankengut zwischen 25 und 30% der Hyperthyreosen liegt, ist der Schutz der Schilddrüse (außerhalb des Adenoms) vor der Strahleneinwirkung durch medikamentöse Blockierung (s. S. 167) wesentlich für die Vermeidung von Hypothyreosen (Horst).

Zusammenfassend sei betont, daß die hohe Hypothyreoserate heute das Hauptproblem bei der Radiojodtherapie der Hyperthyreose darstellt. Alle Möglichkeiten, die Zahl der Hypothyreosen zu vermindern, müssen sorgfältig geprüft werden. Dazu gehören:

1. Sicherer Ausschluß eines diagnostischen Irrtums bei der Indikationsstellung (Fehlbeurteilung des Radiojodtests, insbesondere auch bei Rezidiven).

2. Möglicherweise Berücksichtigung der immunologischen Ausgangslage bei der Indikationsstellung.

3. Vorsichtige, relativ niedrige Dosierung, ev. Fraktionierung (Reinwein u. Mitarb., 1968). Gauwerky u. Petersen (1966) diskutierten die Möglichkeit, die Schilddrüse durch intravenöse Jodgabe etwa 2—4 Std nach der Verabfolgung von Jod-131 zu blockieren, dadurch die Reutilisation aus dem Plasma zu verhindern und die Strahlenwirkung auf die zuerst intensiv bestrahlten heißen Mikro- zentren zu beschränken.

4. Individualisierung bei der Dosisberechnung.

5. Zurückhaltung bei einer Wiederholung der Therapie bei scheinbarem Mißerfolg (längeres Abwarten, eventuell Überbrückung durch medikamentöse Therapie).

ϑ) *Indikationen und Kontraindikationen*

Nach anfänglich tastenden Versuchen hat sich heute die Radiojodtherapie in der Behandlung der Hyperthyreose eine bevorzugte Stellung erworben. Entscheidend hierfür sind die guten therapeutischen Ergebnisse bei unbestreitbaren Vorteilen gegenüber der chirurgischen und antithyreoidalen Therapie. Bei der Indikationsstellung sind andererseits die nachgewiesenen und möglichen Gefahren zu berücksichtigen.

Unbestreitbare Vorteile der Radiojodtherapie sind:

1. Einfachheit der Applikation, die keinerlei Belästigung für den Kranken bedeutet. Sie ist schmerzlos und erzielt, wenn sie erfolgreich ist, ein einwandfreies kosmetisches Ergebnis. In den angelsächsischen Ländern wird vielfach die ambulante Durchführung der Behandlung empfohlen. In Deutschland stehen dem die verschärften Strahlenschutzbestimmungen entgegen.

2. Die Behandlung hat, abgesehen von den sehr selten kurz nach der Therapie beobachteten thyreotoxischen Krisen (s. S. 175), keine unmittelbaren unerwünschten Nebenwirkungen und Gefahren für den behandelten Kranken, während die Operationssterblichkeit und die toxischen Wirkungen der antithyreoidalen Substanzen nicht zu vernachlässigen sind. Die in der Zusammenstellung von Oeser, Billion und Kühne (1961) angegebene Sterblichkeit von 3% nach Thyreoidektomie dürfte sich auf Grund der verbesserten Narkosetechnik allerdings verringert haben und nur noch etwa 0,5—1% betragen (Linder und Freyschmidt, 1960). Die Häufigkeit der übrigen Komplikationen (Recurrenslähmung, parathyreoprive Tetanie) dürfte dagegen unverändert bei etwa 1% liegen.

3. Bei geringer Gefährdung sind die Ergebnisse denen bei chirurgischer Behandlung zumindest gleichwertig, bei antithyreoidaler Behandlung dagegen überlegen. Die Rezidivquote ist nach Radiojodtherapie niedriger als bei den anderen Methoden.

4. Die Wirkung tritt langsam ein. Überschießende Gegenregulationen treten deswegen seltener auf als nach chirurgischer Therapie. Diese Tatsache hat praktische Bedeutung bei stärker ausgeprägtem Exophthalmus, dessen Verschlimmerung bzw. Malignisierung nach Radiojodtherapie seltener ist als nach den anderen Therapieformen. Andererseits hat die langsam eintretende Wirkung ihre Nachteile bei schweren Krankheitsformen, bei denen eine schnelle Überführung in den euthyreotischen Zustand vitales Erfordernis ist.

Aus den genannten Gründen ergibt sich, daß infolge ihrer Vorteile bzw. der guten mit ihr zu erzielenden Ergebnisse die Radiojodtherapie bei der Mehrzahl der Hyperthyreosen als Methode der Wahl anzusehen ist. Grundsätzlich besteht diesbezüglich durchaus Einigkeit bei den meisten Autoren, die sich mit der Therapie der Hyperthyreose beschäftigt haben. Von chirurgischer Seite wurden vereinzelt Bedenken geäußert, als langfristige Nachuntersuchungen die oben diskutierte hohe Frequenz an Hypothyreosen ergaben (Jackson u. Shams-Avar; Welti, 1962/63). Sicher läßt sich aber die Hypothyreoserate bei entsprechender Dosierung erheblich senken. Zweifellos ist auch die Hypothyreose, die durch Substitutionstherapie beherrscht werden kann, keine schwere Komplikation. Im Vergleich zu einer unzureichend behandelten, klinisch manifesten Hyperthyreose ist das allgemeine Risiko für den Kranken klein. Einzelheiten der Indikationsstellung sind allerdings strittig. Spezielle Fragen der Indikation und Kontraindikation werden unterschiedlich beantwortet. Eine wesentliche Rolle spielen dabei der individuelle Standpunkt und die Fachrichtung des die Indikation stellenden Arztes. Wünschenswert ist es hier wie auch auf anderen Gebieten der Medizin (z.B. Geschwulsttherapie), daß die Fachvertreter (Chirurg-Internist-Radiologe) eng zusammenarbeiten und die Indikation zum Wohl des Kranken auf Grund gemeinsamer Untersuchungen und einer konsiliarischen Beratung gestellt wird. Nur so lassen sich auch verbindliche Richtlinien für die Indikationsstellung erarbeiten.

Eindeutige Kontraindikation sind:

1. Schwangerschaft und Stillzeit, da das auf das Kind bzw. den Fetus übergehende Radiojod eine Schädigung der kindlichen Schilddrüse verursachen kann. Nach Ansicht

mancher Autoren (MILLER u. Mitarb., LEVY u. Mitarb.) ist die Schwangerschaft die einzige Kontraindikation.

Eine relative Kontraindikation ist

2. das Lebensalter. Da in der Kindheit und im Jugendalter die Möglichkeit einer carcinogenetischen Wirkung des Radiojods nicht mit Sicherheit abgelehnt werden kann, soll es nur bei vitaler Indikation angewandt werden. Die Möglichkeit genetischer Schäden, die oben bereits diskutiert wurde, scheint zwar nicht allzu groß zu sein. Trotzdem wird von den meisten Autoren die Radiojodtherapie grundsätzlich erst nach dem 40. oder 45. (BLOMFIELD u. Mitarb.) Lebensjahr befürwortet. Ausnahme ist auch hier selbstverständlich die vitale Indikation.

Andere Autoren halten die Radiojodtherapie auch bei jüngeren Erwachsenen für vertretbar, so z.B. MARTINI (25 Jahre). Eine konsequent einzuhaltende altersbedingte Limitierung halten OESER, BILLION und KÜHNE nicht für zweckmäßig, da die Indikation stets unter Berücksichtigung des individuellen Befundes zu stellen ist. Auch HORST (1960) empfiehlt, die Indikationsstellung nicht starr vom Lebensalter abhängig zu machen, sondern als entscheidenden Faktoren die in jedem Einzelfall zu berechnende Ganzkörperdosis zu berücksichtigen. Prinzipiell hält er das 25. Lebensjahr als Grenzwert für vertretbar (1964).

Strittig ist die Indikation bei den *nodulären toxischen Strumen.* Zweifellos gelingt es auch bei ihnen, die Hyperthyreose zu beseitigen, andererseits wird bei großen toxischen Knotenkröpfen vielfach keine optimale Verkleinerung erreicht (CHAPMAN u. Mitarb., LINDER und FREYSCHMIDT u. a.), so daß dann doch, besonders bei schwereren Verdrängungserscheinungen die Thyreoidektomie durchzuführen ist. Andererseits stellt auch die Trachealkompression keine absolute Kontraindikation dar. BLOMFIELD u. Mitarb. sahen bei 78 Kranken eine wesentliche Dekompression durch Rückbildung der Struma. In jedem Fall sind kalte solitäre Knoten operativ zu entfernen, da sie mit hochgradiger Wahrscheinlichkeit maligne sind. Auch hinter einem warmen Knoten kann sich eine beginnende maligne Entartung verbergen. Aus diesem Grunde wird vielfach bei allen solitären Knoten die chirurgische Therapie empfohlen, es sei denn, daß mit Sicherheit ein toxisches Adenom nachgewiesen ist (CHAPMAN u. Mitarb.). Von SCHMIDT u. Mitarb. (1967) wurde bei Verdacht auf Malignität die Angiographie empfohlen.

Das *toxische Adenom* hat sich als besonders geeignet für die Radiojodtherapie erwiesen (KLEIN; HORST, SCHNEIDER u. THIEMANN, 1960; HORST u. Mitarb., 1965). Bei seiner dekompensierten Form, die differentialdiagnostisch durch Szintigraphie nach Thyrotropingaben nachgewiesen werden kann, speichert nur das Adenom selbst Radiojod, während das umgebende Schilddrüsengewebe inaktiv ist und also auch nicht direkt bestrahlt wird. Eine ausschließliche Speicherung der Aktivität im Adenom auch bei kompensierten Formen läßt sich durch Suppression mit Hilfe von Trijodthyronin erreichen (Schutz des normalen Schilddrüsengewebes). Auf die ungleichmäßige Aktivitätsverteilung in toxischen Adenomen („Schale-Kern-Phänomen") wiesen PETERSEN u. Mitarb. hin. Die Aktivität reichert sich zunächst in den stoffwechselaktivsten Bezirken am Rande des Adenoms an und verlagert sich erst später (7. Tag) in das Zentrum. Nach Elimination des Adenoms mit hohen Dosen (etwa 30000 rd) nimmt das erhaltene Schilddrüsengewebe seine normale Funktion auf (s. Abb. 8). Zweifellos sind auch die Ergebnisse der chirurgischen Therapie (Enucleation des Adenoms) ausgezeichnet (HEIM u. Mitarb.; LINDER u. FREY-SCHMIDT; BAY). Die chirurgische Therapie wird unter anderem auch damit begründet, daß Malignität des Knotens nicht sicher auszuschließen ist. Sicher sollte bei geringstem Verdacht die Operation durchgeführt werden. Auch bei großen Knoten und cystischer oder hyaliner Umwandlung (Speicherdefekte im Szintigramm) wird von einzelnen Autoren die Operation vorgezogen, da eine völlige Rückbildung durch die Radiojodtherapie nicht erwartet werden kann (BAY; UTHGENANNT u. WEINREICH).

Bei schwersten toxischen Symptomen, insbesondere einer *thyreotoxischen Krise,* ist im allgemeinen die Operation vorzuziehen, da hier die Normalisierung der hyperthyreoten

Stoffwechsellage schneller erreicht werden kann. In Ausnahmefällen kann aber auch die Radiojodtherapie erfolgreich sein. So berichten OESER, BILLION und KÜHNE über einen 31jährigen Patienten, bei dem nach zweijähriger antithyreoidaler Therapie im Rahmen einer thyreotoxischen Krise ein präkomatöser Zustand auftrat. Ein operativer Eingriff wurde im Hinblick auf den Allgemeinzustand und kardiale Dekompensationserscheinungen von chirurgischer Seite abgelehnt. Nach Durchführung der typischen Jodtherapie (Endojodin i.v.) erhielt der Patient 9,6 mCi Radiojod, die berechnete Dosis betrug 12800 rep, wodurch nach der üblichen Zeit eine euthyreote Stoffwechsellage erzielt werden konnte. Der Patient ist jetzt 6 Jahre euthyreot. Bei voller Gesundheit übt er seinen Beruf als Sportlehrer aus.

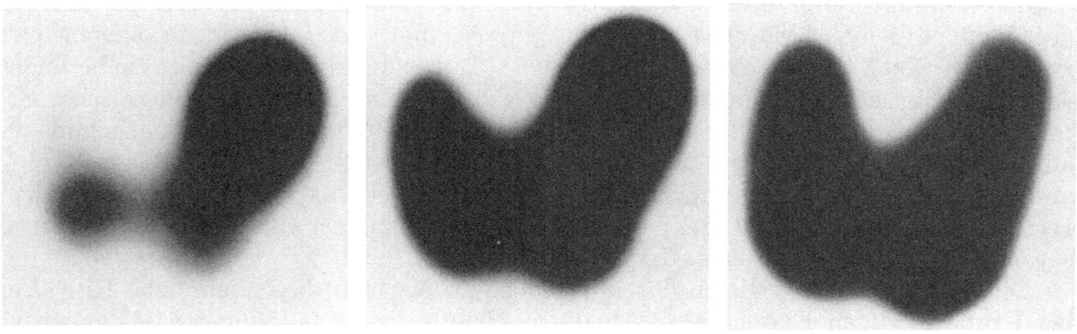

a b c

Abb. 8a—c. Photoszintigramme (zeilenfreie Abbildung s. ERNST u. MOTZKUS) eines toxischen Adenoms bei einer 40jährigen Frau. a Abbildung des Adenoms im oberen Pol des linken Schilddrüsenlappens nach 40 μCi Radiojod, nur geringe Schwärzung bzw. Aktivitätsanreicherung im übrigen Schilddrüsengewebe (weitgehende Dekompensation); b nach TSH annähernd gleiche Aktivitätsanreicherung auch im übrigen Schilddrüsengewebe; c nach Radiojodtherapie (3 mCi = etwa 15000 rd) etwas geringere Schwärzung im Bereich des Adenoms im Vergleich zu der übrigen Schilddrüse, die jetzt (nach 40 μCi) normal speichert

Als Indikation für die Radiojodtherapie können heute mit den oben angegebenen Einschränkungen angesehen werden:

1. Die Hyperthyreose bei diffuser toxischer Struma oder nicht vergrößerter Schilddrüse.
2. Das toxische Adenom.
3. Rezidive nach operativer Behandlung.
4. Komplikationen von seiten innerer Organe (Niere, Lunge, Diabetes, schwere rheumatische und neurologische Erkrankungen), insbesondere aber kardiovasculäre Komplikationen, die die Lebenserwartung verkürzen, unabhängig vom Lebensalter.
5. Exophthalmus stärkeren Grades, da die Gefahr der Verschlimmerung geringer ist als bei anderen Therapieformen.
6. Mißerfolg antithyreoidaler Therapie.
7. Unverträglichkeit gegenüber der medikamentösen Operationsvorbereitung mit Jod nach PLUMMER (die geringe Jodmenge bei Radiojodbehandlung verursacht keine Unverträglichkeitssymptome und kann deswegen in dieser Beziehung vernachlässigt werden) oder antithyreoidalen Substanzen (CHAPMAN u. Mitarb.).
8. Ablehnung der Operation oder der antithyreoidalen Therapie durch den Patienten.

2. Die endokrine Ophthalmopathie (maligner Exophthalmus) und ihre Behandlung

Schon 1722 wurde von DE SAINT-YVES (zit. nach TRESANCHEZ) der Exophthalmus auf Flüssigkeitsansammlungen hinter dem Augapfel zurückgeführt. Danach beschrieben PARRY (1786), GRAVES (1835) und BASEDOW (1840) den Exophthalmus bei Schilddrüsenerkrankungen. Später wurde der Exophthalmus mit der ihm zugehörigen Symptomatik in den größeren Rahmen der endokrinen Ophthalmopathie eingeordnet. 1938 prägte

BRAIN, der 1959 nochmals ausführlich die gesamte Problematik behandelte, den Begriff der exophthalmischen Ophthalmoplegie. Bezüglich der Pathogenese des Exophthalmus gibt es zahlreiche Theorien. Der auf Grund von Tierversuchen von CLAUDE BERNARD angenommene Reizzustand des cervicalen Sympathicus kann ebensowenig als Ursache angesehen werden wie die Schilddrüsenüberfunktion. Nach BRAIN und nach tierexperimentellen Untersuchungen von LANGFORD (1957, zit. nach BRAIN) schien allerdings die Bedeutung der Schilddrüsenhormone noch ungeklärt, bzw. nicht eindeutig auszuschließen.

Auf Grund experimenteller und klinischer Untersuchungen wird heute im allgemeinen angenommen, daß der Exophthalmus unter dem Einfluß des Hypophysenvorderlappens entsteht. Unerklärbar ist bei Annahme eines hypophysären Wirkstoffs die Entstehung eines Exophthalmus nach Hypophysektomie (FURTH u. Mitarb.). Die Annahme, daß die Augensymptome durch direkte, also extrathyreoidale Wirkung des thyreotropen Hormons des Hypophysenvorderlappens (Thyrotropin) bedingt sind, gilt heute allgemein als zweifelhaft. Nach Untersuchungen von DOBYNS, DOBYNS und STEELMAN ist ein besonderer vom Hypophysenvorderlappen gebildeter, nicht mit dem Thyrotropin identischer Stoff (exophthalmos producing factor = EPF) für die Ausbildung des Exophthalmus verantwortlich. Untersuchungen von SMELSER und OZANICS; BRUNISH; BATES, ALBERT und CONDLIFFE; QUERIDO und LAMEYER; TSUJI und OGURA schienen diese Ansicht zu bestätigen, ebenso weitere tierexperimentelle Untersuchungen von DOBYNS und WILSON, sowie der KINDEREN, HOUSTRA-LANZ und SCHWARZ.

Diese fanden (nachgewiesen durch Versuche an Karpfen) besonders hohe EPF-Werte bei Kranken, deren Exophthalmus maligne Züge aufwies. Auffälligerweise fanden sich auch bei einseitigem Exophthalmus hohe Werte.

Klinische Beobachtungen, so die Verschlimmerung des Exophthalmus nach psychischen Emotionen, ließen annehmen, daß die EPF-Ausschüttung durch den Hypothalamus, bzw. übergeordnete Zentren (Thyrotropin Releasing Factor = TRF) gesteuert wird. Nach LAMBERG, FREEMAN, GIMLETTE u.a. dürfte der gleiche hypophysäre Faktor auch für die Entstehung eines lokalen Myxödems (prätibiales Myxödem) und der bei Patienten mit einem Exophthalmus beobachteten Verdickung von Fingern und Zehen, der sog. Schilddrüsen-Akropachie (THOMAS, 1933; VERNEY, 1962; JALLUT, KOENIG u. LABHART, 1962; SCANLON u. CLERMETT, 1964), verantwortlich sein. KING u. Mitarb. beschrieben das Auftreten einer Akropachie nach Radiojodtherapie in euthyreotem Zustand zugleich mit einer Schwellung der Orbitaweichteile. Andererseits ist nach der KINDEREN u. Mitarb. ein eindeutiger Zusammenhang des EPF-Spiegels mit umschriebenem prätibialem Myxödem nicht bewiesen (2 Fälle), so daß von ihnen die Möglichkeit verschiedener Wirkstoffe diskutiert wird.

Die Ergebnisse 9jähriger Untersuchungen faßten DOBYNS, WRIGHT und WILSON zusammen. Sie glauben, daß manche nicht zu deutenden Unterschiede in den experimentellen Untersuchungen methodisch bedingt sind (Konzentration des Wirkstoffs, Verminderung des Eiweißgehalts der untersuchten Sera) und daß außerdem physiologische Besonderheiten der Testtiere (Fische) besser berücksichtigt werden müssen.

Eine neue Hypothese vertrat KUTZIM (1962). Danach wird dem Dijodthyrosin, dessen Vermehrung, bzw. Überwiegen u.a. nach Thiouraciltherapie nachgewiesen wurde, pathogenetische Bedeutung für die Entstehung des Exophthalmus zuerkannt. Dem scheinen allerdings Mitteilungen über die therapeutische Anwendung des Dijodthyrosins zu widersprechen, bei der ein vermehrtes Auftreten des endokrinen Exophthalmus nicht beobachtet wurde.

Zweifellos ist trotz der referierten experimentellen Fortschritte auch heute die Entstehung des endokrinen Exophthalmus noch problematisch, da klinische und experimentelle Ergebnisse nur teilweise übereinstimmen und sich teilweise widersprechen. So schrieb BRAIN, ein hervorragender Kenner der Problematik noch 1959, daß zwar experimentell viel über die Erzeugung des Exophthalmus gearbeitet worden sei, „noch sind wir aber unwissend über seine grundsätzliche Natur“.

Eine Zusammenfassung der derzeitigen Kenntnisse unter Verwertung eigener experimenteller Untersuchungen gab 1967 HORSTER in einer Monographie. Es erscheint möglich, daß eine Störung der Schilddrüsenfunktion, möglicherweise auch eine Änderung der Zusammensetzung der Schilddrüsenhormone in Verbindung mit einer verminderten Ansprechbarkeit des retroorbitalen und prätibialen Gewebes (eventuell auch eine Verminderung der lokalen Thyroxinkonzentration) Voraussetzung für die Wirksamkeit des den Exophthalmus produzierenden Faktors (EPF) ist. Die Beteiligung immunologischer Prozesse, als deren Indicator der LATS angesehen werden kann, ist zu diskutieren (WERNER, 1961).

a) Klinik und Symptomatologie

Als Symptome finden sich neben den sympathicotonen Augensymptomen (Lidretraktion, weite Lidspalte = Dalrympelsches Zeichen, Oberlidschwäche = Graefesches Zeichen, seltener Lidschlag = Stellwagsches Zeichen, Glanzauge und Blickstarre) als endokrine Augensymptome (HORSTER) Konvergenzschwäche = Möbiusssches Zeichen, Verschwommen- und Doppelsehen, Bewegungseinschränkung des Augapfels, Augenmuskellähmungen, Lidödeme, Exophthalmus, Tränendrüsenschwellung sowie Chemosis und Cornealäsionen (als Folge des mangelnden Lidschlusses bei Exophthalmus).

Klinisch werden vielfach eine benigne und eine maligne Form der endokrinen Ophthalmopathie unterschieden. Die erste ist durch Erweiterung des Lidspalts, durch Retraktion des Oberlides oft in Verbindung mit dem Graefeschen Zeichen und durch einen mäßig ausgeprägten Exophthalmus gekennzeichnet. Eine Parese des M. rectus superior und eine Konvergenzschwäche (Möbiussches Zeichen) können vorliegen. Die maligne Form ist durch einen schweren Exophthalmus mit Schwellung der Oberlider, Chemosis der Conjunctiva sowie ausgeprägteren Lähmungserscheinungen (M. rectus superior, auch obliquus inferior und rectus internus) charakterisiert. Als Komplikationen des Exophthalmus und der Schlußunfähigkeit der geschwollenen Lider kann es zu einer Keratitis kommen. Visusverfall infolge Opticuskompression und Sekundärglaukom als Folge der orbitalen Stauung gehören zu den gefürchteten Komplikationen. Diese Komplikationen berechtigen, die Ophthalmopathie als maligne anzusehen. Eine primär benigne Ophthalmopathie kann dekompensieren und dann maligne Züge aufweisen. Einseitiges Auftreten kommt nach HORST, SAUTTER und ULLERICH (1960) in etwa 10% der Fälle vor. Differentialdiagnostisch müssen dann neoplastische Orbitaprozesse ausgeschlossen werden.

Augenärztliche Leitsymptome sind Exophthalmus und Lidretraktion, die in dieser Verbindung von HORST, SAUTTER und ULLERICH bei Orbitatumoren nicht gefunden wurden. Grad und Ausmaß der endokrinen Ophthalmopathie sind exakt meßbar (Exophthalmometrie, Lidspaltenmessung, Projektionskoordometrie). Mit den gleichen Methoden kann auch ein therapeutischer Effekt kontrolliert werden. Untersuchungen des Schädels und der Nasennebenhöhlen sowie die Aufdeckung hyperthyreotischer Symptome tragen zur differentialdiagnostischen Klärung bei. Es ist allerdings zu berücksichtigen, daß Hyperthyreose und Ophthalmopathie keinesfalls fest aneinander gekoppelt sind. Vereinzelt ist die Entwicklung eines Exophthalmus teilweise malignen Charakters bei einer Struma lymphomatosa HASHIMOTO bekannt geworden (PEARD; HAYDAR; MASON und WALSH). Neue diagnostische Möglichkeiten brachte auch hier die Jodstoffwechseluntersuchung mit radioaktivem Jod.

HORST, SAUTTER und ULLERICH stellten ihre aus langjährigen Untersuchungen gewonnenen Ergebnisse zusammen und fanden eine Erhöhung der ^{131}J-Serumwerte nach 48 Std fast zu 100%

1. bei einseitigen oder doppelseitigen benignen Ophthalmopathien mit oder ohne Kombination mit einer Hyperthyreose,
2. bei maligner Ophthalmopathie ebenfalls unabhängig von der Schilddrüsenfunktion, weiterhin

3. bei den meisten Patienten mit Euthyreose nach chirurgischer oder radiologischer Therapie,
4. bei Patienten mit umschriebenem prätibialem Ödem unabhängig von der Schilddrüsenfunktion.

Beweisend für den endokrinen Charakter der Ophthalmopathie sind (HORSTER):
1. Erhöhung des $PB^{131}J$ über 0,25% der Dosis/Liter.
2. Negativer Ausfall des Suppressionstests mit Trijodthyronin.
3. Nachweis von EPF im Serum.

Die Aufnahmewerte der Schilddrüse sind erhöht bei Kombination aller Formen der Ophthalmopathie mit einer Hyperthyreose, im allgemeinen dagegen nicht bei fehlender Schilddrüsenüberfunktion. Nur bei einem Teil der Kranken mit Ophthalmopathie und Euthyreose finden sich erhöhte Werte. Die Euthyreose kann dann durch weitere Zusatzuntersuchungen gesichert werden. Teilweise dürfte in diesen Fällen eine Jodfehlverwertung vorliegen.

Nach HORST, SAUTTER und ULLERICH kann in fast allen Fällen die Differentialdiagnose durch die genannten diagnostischen Hilfsmittel mit Einschluß der ^{131}J-Untersuchung geklärt werden. Formale Ursache der Ophthalmopathie ist eine ödematöse Durchtränkung (saure Mucopolysaccharide) des orbitalen Gewebes mit geringer entzündlicher Infiltration. Sie führt zu einer Volumenzunahme des retroorbitalen Gewebes (Fett). Ursache der Lidretraktion ist eine Kontraktur des M. levator palpebrae. Augenmuskelstörungen und Konvergenzschwäche sind zentralgesteuert und nicht Folge einer Sympathicusreizung (HORST, SAUTTER und ULLERICH).

Beide Verlaufsformen der Ophthalmopathie sind nicht grundsätzlich verschieden, sondern stellen nur verschiedene Grade dar. Die Verschlimmerung der Ophthalmopathie durch die abrupte Beseitigung einer Hyperthyreose kann dadurch erklärt werden, daß mit Senkung des Schilddrüsenhormonspiegels im Serum ein hemmender Einfluß auf die Hypophyse entfällt und nun in stärkerem Maß die den Exophthalmus steuernden Hypophysenhormone ausgeschüttet werden.

b) Die Therapie der endokrinen Ophthalmopathie

Bei jeder mit einem (benignen) Exophthalmus verbundenen Hyperthyreose ist zunächst die Schilddrüsenfunktion zu normalisieren (s. oben). In einer großen Anzahl der kunstgerecht behandelten Kranken bildet sich der Exophthalmus zurück. Da eine abrupte Senkung des Bluthormonspiegels eine Stimulierung durch Ausschüttung der übergeordneten Wirkstoffe auslösen kann, ist, wie schon oben erwähnt wurde, bei einem stärker ausgeprägten Exophthalmus die Radiojodtherapie der chirurgischen Therapie vorzuziehen. Vielfach wird dann eine sehr vorsichtige Dosierung eventuell mit Fraktionierung empfohlen (HORST, s. S. 153f.). Bei 233 operierten Patienten wies DOBYNS in den ersten 15 Tagen eine stärkere Proptosis nach. Ähnliche Befunde beschrieben auch SMELSER und OZANICS. Bei 3—6% von 5600 chirurgisch behandelten Kranken mit einer Hyperthyreose kam es (zit. nach HORST, SAUTTER und ULLERICH) zur Ausbildung eines malignen Exophthalmus. Nach DOBYNS (1950) führte die Dekompensation des Augenbefundes bei jedem 6. Kranken zum Verlust eines oder beider Augen. Auch bei thyreostatischer Therapie kommt es sehr häufig zu einer Verschlimmerung der Ophthalmopathie (bei LAMBERG bei 88% von 57 Kranken). Im Widerspruch zu diesen Ergebnissen sahen allerdings GREIG u. Mitarb. (1965) keinen Unterschied zwischen einer antithyreoidalen und radiologischen Therapie bezüglich der Einwirkung auf den Exophthalmus.

PETRANYI u. Mitarb. glaubten durch die wiederholte Gabe kleiner Radiojodmengen (50—200 μCi im Abstand von 1—3 Wochen bei euthyreoten, vorher wegen einer Hyperthyreose behandelten Kranken) eine Besserung des Exophthalmus bzw. eine Bremsung der vorher klinisch eindeutigen Progredienz erreichen zu können. Neuerdings wurde auch die totale Schilddrüsenausschaltung (bei Resistenz gegen alle anderen therapeutischen Maßnahmen) in Form der Totalexstirpation (MÜLLER u. Mitarb., 1967) oder der Radiojodelimination (BAUER u. CATZ, 1966) — selbstverständlich mit anschließender Substitutionstherapie — diskutiert und empfohlen.

Strahlentherapie. Über Erfahrungen mit der Röntgenbestrahlung der Hypophysengegend bei Exophthalmus berichtete DOBYNS (1950), später folgten BEIERWALTES, LAMBERG sowie BLAHUT, BEIERWALTES und LAMPE. Meist wurden zwei Schläfenfelder bestrahlt (Einzeldosis 150 R OD bis zu insgesamt 1500 R OD). In Deutschland beschäftigten sich vor allem SAUTTER und HORST (SAUTTER; HORST und ULLERICH; HORST, SAUTTER und ULLERICH) mit der endokrinen Ophthalmopathie und ihrer Behandlung. Sie verfügten bis 1960 über die Erfahrungen bei 112 Kranken. Technisch wurden von ihnen unter Tiefentherapiebedingungen nach verschiedenen Methoden (Kreuzfeuermethode, Pendel- oder Konvergenzbestrahlung) 1000—2500 R am Herd (Hypophysengegend) verabfolgt (Einzeldosen 100 R HD). Bei Abdeckung der Orbita erhält der retrobulbäre Raum pro 1000 R HD (an der Hypophyse) noch etwa 75 R. Außerdem wurden teilweise die hinteren Orbitaabschnitte unter sorgfältiger Abdeckung des vorderen Orbitaanteils ebenfalls unter Tiefentherapiebedingungen in Abständen von 1—2 Tagen von zwei seitlichen Feldern mit Einzelherddosen von 30—40 R bis zu 300—1000 R belegt. Bei 90 von 112 Kranken wurde die Hypophyse, davon 41mal auch die Orbita bestrahlt, bei 22 Patienten nur die Orbita. Die *Indikation zur Bestrahlung* besteht nach HORST, SAUTTER und ULLERICH bei allen malignen Formen der endokrinen Ophthalmopathie. Bei Schilddrüsenüberfunktion ist die Radiojodtherapie *nach* Beginn der Röntgenbestrahlung der Hypophyse bzw. der Orbita einzuleiten. Ziel der Röntgenbestrahlung ist zunächst eine Einschränkung der Produktion der die spezifischen Veränderungen der Ophthalmopathie stimulierenden Hormone. Problematisch bleibt dabei, inwieweit die Mitbestrahlung der benachbarten Stammhirnzentren im Sinne einer funktionellen Strahlentherapie wirksam ist. Mit der Orbitabestrahlung soll die Rückbildung der typischen, teilweise auch mit entzündlicher Zellinfiltration verbundenen Gewebsveränderungen angestrebt werden.

Ergebnisse. DOBYNS hatte 1950 nur bei 13 von 37 Kranken ein positiv zu wertendes Ergebnis erzielt, BEIERWALTES 1953 bei 13 von 28 Patienten (Rückbildung des Exophthalmus durchschnittlich 3—4 mm). LAMBERG hatte nur bei 2 von 23 Kranken (nach Thyreoidektomie) und bei 5 von 13 (nach antithyreoidaler Behandlung) Erfolg. Über günstige Ergebnisse bei 18 Patienten berichteten dagegen BLAHUT, BEIERWALTES und LAMPE, bei 12 Patienten HEYDENREICH u. Mitarb. HORST, SAUTTER und ULLERICH konnten durch die Strahlentherapie bei allen Kranken mit einer malignen Ophthalmopathie bedrohliche Komplikationen (s. oben) verhindern, die sonst unter Umständen einen operativen Eingriff notwendig gemacht hätten. Die unterschiedliche strahlentherapeutische Technik wirkte sich auf den Behandlungserfolg nicht aus. Jedoch erkennt HORST der Strahleneinwirkung auf den retroorbitalen Raum besondere Bedeutung zu. In frischen Fällen bildete sich das Ausmaß des Exophthalmus zurück, während in veralteten Fällen nur eine geringe Änderung des Grades des Exophthalmus erreicht werden konnte. Bei 2jährigem Bestehen ist infolge indurativer Prozesse des retroorbitalen Gewebes keine Rückbildung mehr zu erwarten.

Die Rückbildung des Exophthalmus kann nach BLAHUT, BEIERWALTES und LAMPE schon wenige Wochen nach Einleitung der Strahlentherapie beginnen. Meist kann aber der Erfolg der Behandlung erst nach 6 und mehr Monaten beurteilt werden.

Im Gegensatz zu dem optimistischen Bericht von HORST, SAUTTER und ULLERICH stehen MCCULLAGH u. Mitarb. der Strahlentherapie auf Grund theoretischer Erwägungen (die Hypophysenfunktion wird durch Dosen bis 10000 R nicht beeinträchtigt) skeptisch gegenüber. Auch sei die objektive Besserung meist nur gering (weniger als 1,5 mm Rückbildung der Proptose), während für einen überzeugenden Erfolg 3 mm zu fordern sind. Sie berufen sich weiterhin auf die unbefriedigenden Heilungsziffern von BEIERWALTES und LAMBERG (s. oben). Außerdem weisen sie darauf hin, daß sich der Exophthalmus oft (CLARK 55%) nach Radiojodtherapie einer Schilddrüsenüberfunktion zurückbildet. Als wirksamste Maßnahme empfehlen sie eine Durchtrennung des Hypophysenstiels und Kauterisation der Hypophyse. Bei unmittelbarer Gefahr für den Visus halten sie die orbitale Dekompression für indiziert. Merkwürdigerweise bildet sich der Exophthalmus der anderen Seite nach einseitiger Dekompression manchmal spontan zurück (BRAIN).

Vereinzelt wurde auch die Bestrahlung der Hypophyse mittels der Permanentimplantation radioaktiver Substanzen für die Behandlung der malignen Ophthalmopathie erprobt. Zweifellos sind damit nach eigenen Erfahrungen (PENZHOLZ und SCHLUNGBAUM) gute Erfolge zu erzielen (Abb. 9). Wegen des nicht unerheblichen Risikos und des relativ häufigen Auftretens von Komplikationen ist die Methode aber doch nicht allgemein zu empfehlen und auch von uns selbst nicht mehr angewandt worden.

Als **medikamentöse Therapie** wurde bei der endokrinen Ophthalmopathie die Gabe von *Schilddrüsenhormonen* empfohlen. Nach HORST, SAUTTER und ULLERICH waren die Ergebnisse nicht überzeugend. Aus grundsätzlichen Erwägungen wird die Medikation

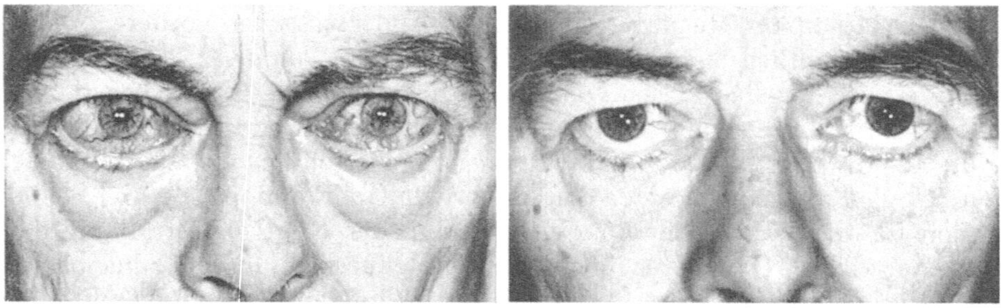

Abb. 9. Günstige Beeinflussung eines malignen Exophthalmus durch Implantation von 40 mCi ^{198}Au in die Hypophyse

auch von BRAIN abgelehnt, während sie andererseits zur Vorbeugung einer Dekompensation von manchen Autoren (OBERDISSE u. a.) auch nach Radiojodtherapie empfohlen wird. Indiziert sind sie in jedem Fall bei hypothyreotischen Symptomen, auch wenn diese zusammen mit Augensymptomen auftreten. Im Gegensatz zu den natürlichen Schilddrüsenhormonen kann der Exophthalmus durch das synthetische *Natrium*-D-*Thyroxin* (HORSTER; DILL u. WINKLER) günstig beeinflußt werden. Es läßt nach HORSTER den EPF aus dem Serum verschwinden. Nach längerer Behandlungszeit erniedrigen sich die PBJ-Werte. Versuche mit *ACTH* und *Glucocorticoiden* waren teilweise erfolgreich. KINSELL wandte Cortison auch lokal (retroorbital) an und sah eine Besserung des Exophthalmus, die er auf eine Lyse des abnormalen Gewebes und eine Hemmung der Hypophyse zurückführte. Den Therapieerfolg glaubte er auch differentialdiagnostisch zur Abgrenzung gegenüber einem tumorbedingten Exophthalmus auswerten zu können. GABRILOVE u. Mitarb. sahen ebenso wie KIRKEBY u. Mitarb. Rückbildungen nach Glucocorticoidgaben sowohl beim malignen Exophthalmus als auch beim umschriebenen prätibialen Ödem. HORSTER empfiehlt eine Stoßbehandlung mit *Prednison*, an die bei leichten Fällen eine D-Thyroxin-Behandlung, in schweren die Röntgentherapie und eine D-Thyroxin-Langzeitbehandlung anzuschließen ist (manchmal Wiederholung des Turnus Prednison-Röntgentherapie-D-Thyroxin). HORSTER sah noch nach 2 Jahren Erfolge dieses Behandlungsschemas.

Androgene und *Oestrogene* wurden ebenfalls versucht. Die Ergebnisse waren nicht befriedigend (MCCULLAGH). Nach HORST, SAUTTER und ULLERICH ist die Östrogentherapie als zusätzliche Maßnahme bei der endokrinen Ophthalmopathie im Klimakterium zu diskutieren. BRAIN glaubt, nach Gaben von Stilböstrol Besserungen gesehen zu haben. VILLANOVA und CANADELL beschrieben die erfolgreiche Oestrogenbehandlung bei umschriebenem prätibialem Myxödem (2 Fälle).

SNEDDON u. TURNER berichteten Erfolge bei lokaler Behandlung (Augentropfen) mit dem Sympathicusblocker Guanethidin (10%ig).

3. Die Strahlentherapie der euthyreotischen Struma

In der Therapie der euthyreoten, auch medikamentös nicht zu beeinflussenden Struma stand die chirurgische Behandlung lange im Vordergrund und wird auch heute von den meisten Chirurgen und Internisten als Therapie der Wahl angesehen. Auch vor der Radiojodära hat es aber nicht an Versuchen gefehlt, den euthyreoten Kropf strahlentherapeutisch zu behandeln, d.h. die Schilddrüse zu verkleinern.

a) Die Röntgenbestrahlung der euthyreoten Struma

Auch Töppner erkennt in seiner 1938 gegebenen Zusammenstellung über die Röntgenbestrahlung des nichtthyreotoxischen Kropfes den Primat der Chirurgie prinzipiell an. Als Bestrahlungsindikation wurde von ihm nur Inoperabilität aus allgemeinen oder lokalen Gründen angesehen. Nach den Erfahrungen der Holfelderschen Klinik war aber die Röntgenbestrahlung keineswegs unwirksam. Töppner berichtet über 71 Kranke (davon 41 mit retrosternaler Struma, 20 mit weicher Struma parenchymatosa und 10 mit Knotenkropf). Angestrebt wurde eine Herddosis von 1500 R in 14 Tagen. Es wurde von zwei seitlichen Halsfeldern (8×10 oder 10×15) oder bei einseitiger Struma von einem entsprechenden vorderen und hinteren Feld mit Einzeldosen zwischen 140 und 220 R ED, bei retrosternaler Struma von zwei Brust- und Rückenfeldern, eventuell zusätzlich auch von Seiten- und Supraclavicularfeldern bestrahlt. Bei noch unzureichendem Effekt wurde nach 3 Monaten eine 2. und eventuell nach 6 Monaten eine 3. Serie angeschlossen. Insgesamt wurden 26 Heilungen und 21 Besserungen erzielt. Am besten waren die Ergebnisse bei der Struma parenchymatosa, am schlechtesten beim Knotenkropf. Bei 2 Kranken mit Rezidiven nach Operation konnte eine wesentliche Besserung erzielt werden. Die Beobachtung der gebesserten oder geheilten Patienten erstreckte sich über einen Zeitraum bis zu 9 Jahren. Als entscheidenden Vorteil der chirurgischen Therapie sah Töppner den schnellen Wirkungseintritt an, was besonders bei Stenosesymptomen bei retrosternalen Strumen von Bedeutung ist. Der Vorteil der Röntgentherapie bestand im Fehlen eines Risikos, während das Operationsrisiko durchaus nicht unerheblich war. Da dieses Operationsrisiko aber in den letzten Jahren wesentlich geringer geworden ist, war es auch um die Röntgenbestrahlung still geworden. In einer neueren Mitteilung von Saitmacher (1953) wurde die Röntgenbestrahlung der Struma simplex als wenig befriedigend angesehen. Allerdings führte auch in seinem Krankengut die Bestrahlung der Struma retrosternalis zu einer Besserung der Stenosesymptome (Trachea). Es wird angenommen, daß durch die Bestrahlung zumindest ein weiteres Wachstum verhindert wird. Eine zusätzliche Hypophysenbestrahlung wird diskutiert.

b) Die Radiojodtherapie der euthyreoten Struma

Als mit der Radiojodtherapie die Strahlenbehandlung der Schilddrüse neue Impulse erhielt, verzichtete man zunächst auf eine breite Anwendung zur Therapie der euthyreoten Struma. Einerseits wurde die chirurgische Therapie bei immer geringer werdendem Risiko durchaus als befriedigend angesehen, andererseits hielt man das Myxödemrisiko für relativ groß.

In seiner zusammenfassenden Darstellung der Radiojodtherapie (1957) betont dagegen Keiderling, daß die Radiojodtherapie zu erstaunlichen Rückbildungen euthyreoter Strumen bei nur geringer Tendenz zur Ausbildung eines Myxödems führt. Ein schlechtes Ansprechen ist naturgemäß bei cystischer Degeneration und bei Verkalkungen zu erwarten. Als Dosis nannte Keiderling 15000—20000 rep, möglicherweise nach 6—8 Wochen zu wiederholen.

Einen ausführlichen Bericht über ein größeres Krankengut gaben dann erstmalig Horst, Jores und Schneider (1960). Sie berichteten über Erfahrungen bei 75 mit Radiojod behandelten Kranken. Die verabfolgte Dosis betrug im Durchschnitt 12000 rep (7000—30000 rep). Knotige Formen benötigten, wie auch bei Hyperthyreosen, eine höhere Dosis. Eine Wiederholung der Behandlung war bei ihnen manchmal notwendig. Sie wurde nur durchgeführt, wenn mit Sicherheit kalte, auf Malignität verdächtige Knoten ausgeschlossen worden waren. Teilweise wurde durch Gaben von thyreotropem Hormon oder Kaliumjodid ein günstigeres Verhältnis zwischen Schilddrüsen- und Ganzkörperdosis geschaffen. Die mittlere Ganzkörperdosis lag bei 9 rep. KEIDERLING u. Mitarb. teilten 1964 (s. auch HOFFMANN) ihre Erfahrungen bei der Behandlung von 379 Patienten, darunter 271 Frauen, mit (1952—1963). Sie sahen zunächst als Indikation einer ,,Verkleinerungstherapie" den objektiven Nachweis von Verdrängungserscheinungen (Trachealverdrängung mit Stridor, Venenstauung) bei Kontraindikation oder Ablehnung des operativen Eingriffs an. Das Gewicht der Schilddrüse sollte dabei über 50 g liegen. Nur 59 (= 15,6%) der Patienten waren jünger als 50 Jahre. Als Voraussetzung für die Einleitung der Radiojodtherapie galt weiterhin eine annähernd homogene Verteilung einer Testdosis bei der szintigraphischen Untersuchung sowie im allgemeinen (mit Ausnahmen) eine Speicherung über 45%. Die Dosisberechnung erfolgte nach BLOMFIELD (s. S. 158). 15000 bis 18000 rd sollten verabfolgt werden. Bei $^{3}/_{5}$ der Kranken genügte eine J-131-Gabe zur Erzielung eines ausreichenden Therapieeffektes. 30% erhielten nach 3—4 Monaten eine zweite Gabe, die restlichen 10% noch weitere Aktivitätsmengen. Zur Vorbeugung einer Thyreoiditis, die zur Zunahme der Trachealeinengung hätte führen können, wurde bei Kranken mit einer Säbelscheidentrachea Prednison gegeben.

Bei der Auswertung des Behandlungsergebnisses sind zu berücksichtigen:

1. Die Größenveränderung der Struma.
2. Die Verringerung des Halsumfanges.
3. Die Rückbildung subjektiver und objektiver Symptome der strumabedingten Verdrängung, insbesondere der Trachea und der oberen Hohlvene (Stridor, Einflußstauung, röntgenologisch nachweisbare Verdrängungen und Einengung des Lumens der Trachea).

Bei 72 von 75 Kranken von HORST wurde, beginnend nach etwa 4 Wochen, abgeschlossen nach 3—6 Monaten, eine Rückbildung um im Mittel 50% der ursprünglichen Größe (von 276 ± 29 g auf 135 ± 12 g) erzielt. Auch bei unvollständiger Rückbildung kam es zu einer Besserung der subjektiven Symptome von Organverdrängungen. Bei 14 von 15 Patienten mit Riesenstrumen und einer venösen Einflußstauung wurde diese behoben. Auch dyspnoische, zu Leistungsunfähigkeit führende, durch Trachealstenosen bedingte Beschwerden besserten sich, selbst wenn röntgenologisch keine Entfaltung der sicher tracheomalazisch veränderten Luftröhre nachweisbar war. In einem Fall konnte eine retrosternale Struma nicht ausreichend beeinflußt werden, in einem zweiten wurde eine Trachealstenose zwar nicht gebessert, sie blieb aber, nachdem vorher eine erhebliche Progredienz Veranlassung für die Therapie gewesen war, stationär. Bei einer Patientin kam es zu einem Myxödem, bei dem durch Substitutionstherapie volle Leistungsfähigkeit erzielt werden konnte. Die radioresezierten Strumen behielten auch nach Therapie funktionelle Reserven, wie sich nach Gaben von thyreotropem Hormon nachweisen ließ. Auch die übrigen mit Jod-131 durchgeführten Stoffwechseluntersuchungen bestätigten den den euthyreotischen Funktionszustand. In zwei Fällen kam es später zur Ausbildung einer Hyperthyreose ohne Ausbildung eines Strumarezidivs. Auch KEIDERLING u. Mitarb. sahen bei der Mehrzahl der von ihnen behandelten Kranken befriedigende Erfolge (etwa $^{2}/_{3}$). Bei Kranken mit schweren Verdrängungserscheinungen war das Behandlungsergebnis 20mal gut und 14mal befriedigend. Bei 12 Patienten vergrößerte sich die Struma trotz der Bestrahlung, bei 2 Patienten kam es zu neuerlichem Wachstum im Sinne eines Rezidivs. Bei einem kleinen Teil der Kranken (5%) trat nach Radiojodgabe eine leichte Thyreoiditis auf, die in etwa 14 Tagen wieder abklang. Bei 2 Patienten mußte wegen einer Verstärkung der Trachealstenose eine Tracheotomie gemacht werden. Nur bei 1,6% (5 Patienten) fanden sich nach Radiojodbehandlung klinische Zeichen einer leichten Hypothyreose. Bei 21 Patienten sank der Speicherungswert zwar unter 20%, klinische Symptome einer Unterfunktion der Schilddrüse machten sich aber nicht bemerkbar.

Eine ins Gewicht fallende Rezidivhäufigkeit kann zwar nach den bisherigen geringen Erfahrungen nicht sicher ausgeschlossen werden, ist aber nach den Ergebnissen der Radiojodtherapie der Hyperthyreosen unwahrscheinlich.

Über ein größeres Krankengut (302 Patienten aus dem Hamburger Raum, 5 aus Zürich) berichteten 1963 RÖSLER, HORST, SCHNEIDER u. BRUNNER. Der Behandlungserfolg war in 97% befriedigend. Nur bei 3% kam es zu einem klinisch manifesten Myxödem. Weitere 5% zeigten erniedrigte Speicherungswerte ohne klinische Zeichen einer Unterfunktion. Unter TSH blieb der Anstieg unter 25%, so daß eine „Euthyreose ohne Funktionsreserve" anzunehmen war, die aber eine medikamentöse Substitution nicht erforderlich machte. Weitere Mitteilungen stammen von STEINER (1964), FREY u. Mitarb. (1965) und LÖBE (1964 und 1966), der eine relativ strenge Indikationsstellung befürwortet.

Indikationsstellung. Ursprünglich wurde als Indikation nur die vitale Indikation bei nicht durchzuführender Operation angesehen. Zweifellos muß bei differentialtherapeutischen Erwägungen die Tatsache berücksichtigt werden, daß die Häufigkeit von Komplikationen und Mißerfolgen nach chirurgischer Behandlung nicht unerheblich ist (z.B. bei 371 subtotalen Strumektomien im Presbyterian Hospital in New York: Mortalität 0,3%, Hypothyreose 9%, Recurrensparese 3%, Rezidivstrumen 22%; zit. nach HORST). Die Indikationsstellung kann nach den mitgeteilten Erfahrungen bei Ausschluß eines neoplastischen Prozesses erweitert werden auf

1. Erkrankungen, bei denen ein erhöhtes Operationsrisiko besteht,
2. Riesenstrumen, die verkleinert werden sollen, damit später ein vielleicht doch noch notwendig werdender operativer Eingriff erleichtert wird,
3. postoperative Strumarezidive, bei denen die Gefahr einer Recurrens- oder Epithelkörperchenschädigung bei Reoperation relativ groß ist.

Von dem Krankengut der Hamburger Universitätskliniken werden nach Angaben von RÖSLER u. Mitarb. 30% der euthyreoten Strumen mit Jod-131 behandelt.

KEIDERLING u. Mitarb. halten nach den von ihnen erzielten Ergebnissen die Radiojodbehandlung bei Strumaträgern jenseits des 30. Lebensjahres für die Therapie der Wahl. Die Kontraindikationen entsprechen denen bei Radiojodbehandlung der Hyperthyreose (s. S. 183f.). In jüngeren Lebensjahren ist die genetische Strahlenbelastung zu berücksichtigen, im Kindesalter auch die Möglichkeit einer Carcinogenese.

4. Die Strahlentherapie der Thyreoiditis

Entzündliche Erkrankungen der nicht vergrößerten oder der vergrößerten Schilddrüse, die *Thyreoiditis* oder *Strumitis*, sind relativ selten. Zweifellos sind sie aber in letzter Zeit häufiger beobachtet und beschrieben worden. Zum Teil mag das an einer echten Zunahme ihrer Häufigkeit, besonders der Hashimoto-Struma (MCCONAHEY) liegen, zum Teil aber auch an der verbesserten Diagnostik. Früher wurde die Diagnose mit Sicherheit nur auf Grund histologischer Untersuchungen gestellt. Heute ermöglicht die Jodstoffwechseluntersuchung mit ^{131}J in manchen Fällen die differentialdiagnostische Abgrenzung der Thyreoiditis und ihrer Formen (SCHUMACHER und TOSCH, 1960). Darüber hinaus kann als relativ einfache Methode zur histologischen Klärung die Nadelbiopsie angewandt werden. Nach WEGELIN sind histologisch und klinisch zu unterscheiden:

Unspezifische Entzündungen

1. Akute und subakute Thyreoiditis
   a) eitrige, teilweise abszedierende Thyreoiditis
   b) nicht eitrige Thyreoiditis oder Thyreoiditis simplex (DE QUERVAIN).
2. Chronische Thyreoiditis
   a) Struma lymphomatosa (HASHIMOTO)
   b) hypertrophische Thyreoiditis-Struma fibrosa (eisenharte Struma Riedel)
   c) atrophische Thyreoiditis.

Spezifische Entzündungen (Tuberkulose, Lues, Mykosen).

Die spezifischen Entzündungen bedürfen einer entsprechenden Behandlung. Sie können deswegen hier unberücksichtigt bleiben. Unspezifische Entzündungen sind dagegen durch die Strahlentherapie günstig zu beeinflussen und sollen deshalb besprochen werden.

Die *akute eitrige Thyreoiditis* ist sehr selten. Die Bedingungen für die Keimabsiedlung sind offenbar in der gut durchbluteten Schilddrüse ungünstig. Eher sind sie bei einer Struma gegeben. Erreger sind meistens Kokken, die eitrige Thyreoiditis wurde aber auch bei Fleckfieber und Typhus beobachtet, möglicherweise als Folge einer Mischinfektion. Die eitrige Thyreoiditis kann im Rahmen einer septischen Erkrankung oder aber auch als Folge einer Keimstreuung im Sinne der Herdinfektion auftreten. Vereinzelt wurde eine Begünstigung der Infektion nach Thiourazilgaben beschrieben. Die Symptomatik mit plötzlichem Beginn, typischen Symptomen der akuten Entzündung (Schwellung, Rötung, Schmerzen besonders auch beim Schlucken, Beteiligung der regionären Lymphknoten, Fieber) ermöglichen die Diagnose. Abscedierung und phlegmonöses Übergreifen auf die Nachbarschaft ist möglich. Die Therapie der Wahl ist die Anwendung der Antibiotica. Bei Abscedierung ist die chirurgische Behandlung notwendig (nach LINDER und FREYSCHMIDT nur in etwa 10% der Fälle). Da die einfache Incision oft zu Fisteln führt, wird eine Teilresektion empfohlen (LINDER und FREISCHMIDT). Über die Strahlentherapie der akuten eitrigen Thyreoiditis ist nichts bekannt. Es wäre theoretisch denkbar, daß bei früh genug einsetzender Behandlung im Sinne einer Entzündungsbestrahlung mit kleinen Dosen (wie bei der Parotitis) die Erkrankung coupiert werden kann.

Die *akute und subakute nicht eitrige Thyreoiditis* (Thyreoiditis simplex), in ihrer subakuten Form als granulomatöse Riesenzellthyreoiditis von DE QUERVAIN schon 1904 beschrieben, ist möglicherweise in letzter Zeit etwas häufiger geworden (BANSI). Ihre Ätiologie ist umstritten. In erster Linie wird ein Virusinfekt (BANSI; SWANN; JUBIN, SCHMID und BERCHTOLD; McWHINNEY) angenommen, wofür das Auftreten mehrerer Fälle zur gleichen Zeit und auf begrenztem Raum spricht (SWANN; BERGEN; WESTWATER). Eine akute Thyreoiditis wurde auch im Zusammenhang mit anderen Viruskrankheiten wie Mumps (EYLAN, ZUMCKY und SHEBA; LYON), Masern (CANDEL) und Katzenkratzkrankheit (SHUMWAY und DAVIS) sowie nach Infekten des oberen Respirationstrakts (HINTZE, FORTELIUS und RAILO) beobachtet. Die ätiologische Bedeutung einer Autoimmunisation wie bei der Hashimoto-Struma wurde ebenfalls diskutiert (WITEBSKY u. Mitarb.; PAINE u. Mitarb.). FELIX-DAVIES beschrieb einen Fall, bei dem Antikörper (gegen das als Antigen wirksame Thyreoglobulin) nachgewiesen werden konnten. Andererseits werden aber auch chemisch-toxische Noxen und Vitaminmangelfolgen diskutiert.

Die akute Thyreoiditis tritt meist im Jugendalter auf. Klinisch ist sie durch eine diffuse, manchmal einseitige Schwellung der Schilddrüse, Schmerzhaftigkeit und allgemeines Krankheitsgefühl gekennzeichnet. Schluckbeschwerden, Atemnot, katarrhalische Symptome und Fieber vervollkommnen die typische Symptomatik. Die letztgenannten Symptome erklären die häufige Fehldiagnose einer Pharyngitis (VOLPE und JOHNSTON). Die Lymphknoten können beteiligt sein. Auffällig ist oft die unverhältnismäßig starke Erhöhung der Pulsfrequenz (BANSI). Ein mehrphasiger Verlauf wie bei anderen Viruskrankheiten kommt vor. Allerdings fehlt eine stärkere Lymphocytose (BANSI). Bei der subakuten Form (DE QUERVAIN) sind die Symptome weniger stark ausgeprägt oder fehlen ganz. Die Jodspeicherung ist meist etwas vermindert (HORST, BANSI u. a.). Im allgemeinen besteht aber zunächst eine Euthyreose (JUBIN, SCHMID und BERCHTOLD). Manchmal bildet sich bei längerem Verlauf ein hypothyreotischer Zustand aus. Andererseits kann es auch zu einer Schilddrüsenüberfunktion kommen (SWANN; PERLOFF; SHEETS). Bei einer schon bestehenden Hyperthyreose tritt die Thyreoiditis nur sehr selten auf (FELIX-DAVIES). SCHUMACHER und TOSCH beschrieben eine (allerdings nicht näher differenzierte) Thyreoiditis bei klinischen Erscheinungen einer Hyperthyreose mit entsprechend hohen Hormonjodwerten. Anfänglich war die Jodaufnahme vermindert.

Nach Entzündungsbestrahlung (s. unten) klang die Thyreoiditis ab, die Speicherungswerte waren dann stark erhöht. Mit gutem Erfolg wurde dann die Hyperthyreose mit Radiojod behandelt. Ohne Behandlung heilt die Thyreoiditis meist mit wellenförmigem Verlauf aus. Die Krankheitsdauer aber kann viele Monate betragen.

Therapie. Sulfonamide und Antibiotica sind nicht erfolgversprechend (BANSI). Neben einer unspezifischen Behandlung (Kälte — später Wärmeapplikation, Antipyretica) werden heute vielfach Glucocorticoide und ACTH gegeben (LINDER und FREYSCHMIDT; LEFFKOWITZ; SWANN). TAYLOR sah einen Erfolg in leichteren Fällen, andererseits aber auch Versager. Nach CRILE wird in 2—3 Tagen ein therapeutischer Erfolg mit Rückgang der Schmerzen und Verkleinerung der Schilddrüse erzielt, bei Absetzen der Medikation kommt es aber oft zu einem Rezidiv. BANSI, LEPPIN und LODENKÄMPER behandelten mit gutem Erfolg mit Perchlorat- bzw. Propylthiourazilpräparaten. Die *Röntgenbestrahlung* erzielt zweifellos gute Ergebnisse. COILE und RAMSAY heilten von 38 Kranken 32, OSMUND und PORTMANN 40 von 55 Kranken mit einer Serie von 800 R (Tiefenbestrahlung, Einzeldosen etwa 150—200 R). Ähnliche Dosen verabfolgen ebenfalls mit Erfolg JOSEPHSEN; CRILE jun.; FUGAZZOLA; CHATTON u. Mitarb.; SCHUMACHER und TOSCH erzielten bei einer Kranken mit akuter Thyroiditis in Kombination mit einer Hyperthyreose (s. oben) eine schnelle Rückbildung der Entzündungssymptome nach 3mal 75 R OD (von 2 Feldern). Im Rahmen der Tendenz, bei Strahlentherapie gutartiger Erkrankungen die Dosis so niedrig wie möglich zu halten, werden jetzt vielfach Einzeldosen von nur 50 R gegeben (6 bis höchstens 10mal). Die Erfolge sind bei dieser Dosierung ebenfalls gut (ZUPPINGER[1]). Nach CRILE tritt eine schmerzlindernde Wirkung oft schon nach der ersten Bestrahlung ein. In etwa 3—6 Wochen wird eine völlige Rückbildung erzielt. Bei einem Rezidiv oder Übergreifen auf den anderen Lappen muß eine zweite Serie verabfolgt werden.

Die *Struma lymphomatosa*, erstmals 1912 von HASHIMOTO beschrieben, wird vorwiegend bei Frauen (Relation 12:1 bis 19:1) beobachtet. Sie kommt in allen Lebensaltern vor. Familiäres Vorkommen und die Erkrankung eineiiger Zwillinge wurde beschrieben (HOFFMAN; THIER u. Mitarb.). Die Hashimoto-Struma wurde zunächst hauptsächlich in Japan und den USA beobachtet. Sie ist mit Sicherheit nur durch den histologischen Befund zu diagnostizieren (eventuell Nadelbiopsie). Er ist gekennzeichnet durch die Oxyphilie der Schilddrüsenepithelien, eine Lymphocyteninfiltration, die Bildung von Lymphfollikeln sowie schließlich eine Fibrose. Über ein großes Krankengut berichteten unter anderem LINDSAY, DAILEY, FRIEDLÄNDER, YEE und SOLEY (354 Fälle), HARLAND und FRANTZ (261 chirurgische Fälle) sowie WOOLNER, MCCONAHEY und BEAHRS. Die letzten Autoren behandelten dabei an Hand von 605 Fällen die Differentialdiagnose, insbesondere auch die Neigung zur malignen Entartung. Weiterhin nahmen sie Untergruppierungen der Struma lymphomatosa vor. LINDSAY und DAILEY untersuchten an Hand von 8 Lymphosarkomen, bei denen im Restparenchym Veränderungen im Sinne der Hashimoto-Struma gefunden worden waren, die Beziehungen zwischen dieser Form der Thyreoiditis und malignen Neoplasien. Zur gleichen Frage nahm auch SMITHERS Stellung. Ein über die statistische Erwartung hinausgehendes Zusammentreffen eines papillären Schilddrüsencarcinoms (HIRABAYASHI und LINDSAY) kann nicht als Beweis für den präcancerösen Charakter der Struma lymphomatosa angesehen (CRILE und HAZARD) werden. Möglicherweise löst das Carcinom sekundär (Reaktion auf entsprechende Antigene) die Thyreoiditis aus (HIRABAYASHI und LINDSAY). Klinisch findet sich meist eine schubweise auftretende schmerzhafte Schwellung der Schilddrüse, oft mit prallen Knoten. Meist sind die Schilddrüsenlappen asymmetrisch befallen, so daß oft eine Knotenstruma diagnostiziert und unter dieser Indikation die Strumektomie veranlaßt wird (CRILE). Nicht selten ist eine Leberfunktionsstörung nachweisbar. BANSI erwähnt weiterhin eine auffallende ängstliche Unruhe der Patienten. Auf Grund experimenteller Untersuchungen

[1] Persönliche Mitteilung

wird heute die Hashimoto-Thyreoiditis als durch Autoantikörper (Antigen ist das körpereigene Thyreoglobulin) ausgelöste Reaktion gedeutet (ROITT, DONIACH, CAMPBELL und HUDSON; HEILMEYER und MÜLLER; DONIACH und ROITT; OWEN und McCONAHEY; BLIZZARD u. Mitarb.). Nach HALBERG wurden bisher im Serum drei spezifische Thyreoidea-Antikörper nachgewiesen, von denen einer einen cytotoxischen Effekt auf die Schilddrüsenepithelien besitzt. Erwähnenswert ist in diesem Zusammenhang, daß BECKER u. Mitarb. (1963) bei rheumatischer Arthritis in 9,8% der Fälle (5 von 51) in der Schilddrüse histologische Veränderungen im Sinne einer Thyreoiditis (ohne klinische Symptome) nachweisen konnten. Sie fanden (1965) bei 153 Kranken mit einer autoptisch nachgewiesenen chronischen Thyreoiditis bei 24% (36) andere Autoimmunkrankheiten (bei 22 als Todesursache). Von MASI u. Mitarb. wird andererseits auf Grund der Untersuchung von 74 Patienten die statistische Signifikanz des gleichzeitigen Auftretens anderer Autoimmunkrankheiten bestritten. JUBIN u. Mitarb. halten einen Zusammenhang mit den sog. Kollagenosen für möglich. Von THIER u. Mitarb. wurde neben einer erblichen Disposition die Auslösung der Erkrankung durch einen Umgebungsfaktor (latente Virusinfektion ?) diskutiert.

Im allgemeinen besteht eine Tendenz zum Hypothyreoidismus, zumindest liegen die Stoffwechselwerte an der unteren Grenze der Norm. Andererseits kommen auch Hyperthyreosen vor (SHANE u. Mitarb.). Über Jodstoffwechseluntersuchungen berichteten unter anderem SCHUMACHER und TOSCH; BUCHMAN u. Mitarb.; PARIS u. Mitarb. sowie DORTA und BERAUD. In letzter Zeit sind einige Fälle mitgeteilt worden, bei denen sich neben dem klinischen Bild der Struma lymphomatosa (histologisch gesichert) mit Hypothyreose ein Exophthalmus, teilweise malignen Charakters, entwickelte (PEARD; HAYDAR; MASON und WALSH). Nach CRILE ist von der Struma lymphomatosa — möglicherweise als Frühform — die lymphoide Thyreoiditis abzugrenzen, die sich histologisch durch das Fehlen der Fibrose unterscheidet. Sie wird meist bei Frauen zwischen 20 und 40 Jahren beobachtet und tritt oft nach Geburten auf. Charakteristisch sind eine langsame Vergrößerung der Schilddrüse und ein leichtes Druckgefühl im Schilddrüsenbereich. Neben der diffusen Struma lymphomatosa gibt es auch eine fokale lymphocytäre Thyreoiditis (WEAVER, DEODHAR und HAZARD), die als Immunreaktion bei umschriebener Gewebsschädigung aufgefaßt werden kann.

Therapie. Die Schilddrüsenvergrößerung geht nach hochdosierten Gaben von Thyreoidea sicca binnen etwa 3 Monaten zur Norm zurück (CRILE, McCONAHEY, KEMINGER). Nach JUBIN u. Mitarb. hemmt die Hormonmedikation die TSH-Ausschüttung und damit die Bildung des als Antigen wirksamen Thyreoglobulins. Durch *Röntgenbestrahlungen* mit kleinen bis mittleren Dosen (meist etwa 1000 R OD) kann ebenfalls eine Rückbildung erzielt werden (CRILE; FURR; PEDIGO und ABRAMSON; FUGAZZOLA; SCHUMACHER; CHATTON u. Mitarb.). Nach SCHUMACHER genügt bereits eine 3malige Bestrahlung mit je 75 R OD für die Einleitung der Rückbildung der subjektiven und objektiven Symptome. Cortison und ACTH führen nach CRILE und FURR ebenfalls zu Remissionen, nach CRILE allerdings nur vorübergehend. Die Strumektomie wird nur von wenigen Autoren (GLASS, LANGENBACH) empfohlen, im allgemeinen aber bei diagnostisch gesicherter Struma lymphomatosa unter Hinweis auf den ohnehin hypothyreotischen Funktionszustand (KEMINGER u. a.) nicht für indiziert gehalten.

Die *hypertrophische, eisenharte Struma* RIEDEL (1896) ist durch Verwachsungen mit der Umgebung charakterisiert. Die Diagnose kann nur durch Probeexcision gestellt werden. Histologisch handelt es sich um einen chronisch entzündlichen, fibrosierenden Prozeß mit Rundzellinfiltraten. Es bleibt dabei offen, ob es sich primär um eine Erkrankung des Schilddrüsenparenchyms, einen vom perithyreoidalen Gewebe auf die Schilddrüse übergreifenden Prozeß oder eine Gefäßerkrankung (Arteriitis) handelt (HARDMEIER und HEDINGER). Vereinzelt wurden eine gleichzeitig bestehende fibröse Mediastinitis (HACHE u. Mitarb., RAPHAEL u. Mitarb.), eine fibröse Cholangitis und eine fibröse Retroperitonitis (retroperitoneale Fibrose Ormond) (BARTHOLOMEW u. Mitarb.) beschrieben. Meist besteht differentialdiagnostisch Verdacht auf eine Struma maligna, die durch die histologische Untersuchung entkräftet werden muß. Die Erkrankung ist außerordentlich selten. Sie entwickelt sich schleichend. Eine Lymphknotenbeteiligung wird (im Gegensatz zur Struma maligna) immer vermißt.

Als *Therapie* kommt eine Keilresektion in Richtung auf den Isthmus (Freilegung der Trachea) oder eine subtotale Lobektomie (Woolner u. Mitarb.) in Betracht. Wegen der Neigung zur Unterfunktion ist eine Substitutionstherapie notwendig (Bansi u. Mitarb., 1960). Ein Versuch mit einer Röntgenentzündungsbestrahlung ist durchaus zweckmäßig (Chatton u. Mitarb.). Ebenso können Glucocorticoide (Prednison) gegeben werden. Einen begrenzten Erfolg mit dieser Therapie teilten Bansi u. Mitarb. mit.

Eine bei atrophischer Thyreoiditis auftretende Hypothyreose ist mit einer entsprechenden Substitutionstherapie zu behandeln.

II. Strahlentherapie gutartiger Erkrankungen anderer endokriner Organe

1. Die Strahlentherapie gutartiger Hypophysenerkrankungen

Die Strahlentherapie der gutartigen Hypophysentumoren wird in Band XIX/2 besprochen. Die Strahlentherapie der endokrinen Ophthalmopathie ist im Anschluß an die Hyperthyreose (S. 185) abgehandelt. Hypophysenbestrahlungen im Rahmen der funktionellen Strahlentherapie sind im entsprechenden Kapitel (Bd. XVII, S. 272) nachzuschlagen. Hypophysenbestrahlungen bei Hyperthyreose s. S. 146, bei Asthma bronchiale s. Band XVII, S. 135.

2. Die Strahlentherapie gutartiger Thymuserkrankungen

Die Strahlentherapie der Thymushyperplasie wird im Rahmen der Hyperplasien (S. 221), die Behandlung der Myasthenia gravis unter den neurologischen Erkrankungen (Band XVII) abgehandelt. Thymusbestrahlungen wegen Tumoren s. Band XVII.

3. Die Strahlentherapie gutartiger Nebennierenerkrankungen

Nebennierenbestrahlungen im Rahmen der funktionellen Strahlentherapie sind im entsprechenden Kapitel (Band XVII) abgehandelt. Nebennierenbestrahlungen bei Hypertonus s. Band XVII, S. 266. Siehe auch Nebennierentumoren (Band XIX/3, in Vorbereitung).

4. Die Strahlentherapie gutartiger Erkrankungen der Epiphyse

Die Therapie der Pinealome ist unter den Hirntumoren besprochen (Band XIX/2, in Vorbereitung).

5. Die Strahlentherapie gutartiger Erkrankungen des Pankreas

Die Therapie der Inselzelltumoren ist in Band XIX/2 und XIX/3, in Vorbereitung, besprochen.

6. Die Strahlentherapie gutartiger Nebenschilddrüsenerkrankungen

Die Therapie bei Hyperparathyreoidismus ist unter den Nebenschilddrüsentumoren (Band XIX/3, in Vorbereitung) abgehandelt.

7. Die Strahlentherapie gutartiger Erkrankungen der Ovarien

s. Band XVII.

Literatur

ABBATT, J. D., W. M. COURT BROWN, and H. E. A. FARRAN: Radiation sickness in man following the administration of therapeutic radioiodine. Relationship between latent period, dose-rate and body size. Brit. J. Radiol. **28**, 358—363 (1955).

— H. E. FARRAN, and R. GREENE: Acute myeloid leucaemia after radioactive iodine therapy. Lancet **1956 I**, 782—789.

ADAMS, D. D.: (1) The presence of an abnormal thyroid-stimulating hormone in the serum of some thyrotoxic persons. J. clin. Endocr. **18**, 699—712 (1958).

— (2) Bioassay of long-acting thyroid stimulator LATS): The dose-response relationship. J. clin. Endocr. **21**, 799—805 (1961).

—, and T. H. KENNEDY: Evidence of a normally functioning pituitary TSH secretion. Mechanism in a patient with a high blood level of long-acting thyroid stimulator. J. clin. Endocr. **25**, 571—576 (1965).

—, and H. D. PURVES: (1) Thyrotropin assay by plasma I^{131} measurements. Canad. J. Biochem. Physiol. **35**, 993 (1957).

— — (2) The role of thyrotropin in hyperthyroidism and exophthalmos. Metabolism **6**, 26—35 (1957).

ALLEN jr., H. C.: Subtotal ablation of the thyroid gland with a single dose of radioactive iodine I 131 for the treatment of thyrotoxicosis Sth. med. J. (Bgham, Ala.) **49**, 1428 (1956).

—, and W. E. GOODWIN: The scintillation counter as an instrument for in vivo determination of thyroid weight. Radiology **58**, 68—79 (1952).

ALLEN, M. S., H. H. DUNHAM, CH. E. MONTGOMERY and E. T. SILER: The treatment of hyperthyroidism with radioactive iodine I 131. J. Kansas Med. Soc. **54**, 120 (1953).

ALTENBRUNN, H.-J., u. H. ERNST: Ergebnisse der Radiojodtherapie bei diffus toxischen Hyperthyreosen. Fortschr. Röntgenstr. **100**, 406—410 (1964).

ANDERSON, B. G.: Treatment of recurrent hyperthyroidism with radioactive iodine. Metabolism (N.Y.) **3**, 297—302 (1954).

ANDRÉ, P.: Cancers thyroidens après irradiation. Ann. Oto-laryng. (Paris) **82**, 655—666 (1965).

ANDREWS, G. A.: Pathologic changes in normal human thyroid tissue following large doses of I^{131}. Amer. J. Med. **16**, 372—381 (1954).

ANNO, Y., T. MURAKAMI, M. HARA, and A. TAKESHITA: Dosage of treatment of hyperthyroidism I 131. Comparison of radiation absorbed dose of therapeutic dose with what was predicted from tracer measurement. Int. J. appl. Radiat. **8**, 98—99 (1960).

ANSELL, G., and H. MILLER: Influence of iodine on the release of thyroid hormone in thyrotoxicosis. Lancet **1952 II**, 5—10.

ANSPAUGH, L. R.: Special problems of thyroid dosimetry — considerations of I-131 dose as a function of gross size and inhomogeneous distribution. UCRL — 12492 (Lawrence Radiation Laboratory, March 25, 1965).

ANZILOTTI, A.: Röntgenbestrahlung der Hypophysengegend bei Veränderungen des Kohlehydratstoffwechsels. Strahlentherapie **71**, 255—274 (1942).

ASTWOOD, E. B.: J. Amer. med. Ass. **122**, 78 (1943). Zit. nach OBERDISSE.

ATABEK, A. A.: L'iode radio-actif dans le traitement des thyréotoxicoses. Ann. Endocr. (Paris) **20**, 663—675 (1959).

AUSTONI, M., D. ZILIOTTO e C. SCANDELLARI: Resultati del trattamento con radioiodio di 476 casi di tireotossicosi (1955—1962). Acta isotop. (Padova) **3**, 377—389 (1963).

BAKER, P. DE, et J. DE BAKER: A propos d' iode radio-actif. J. belge Radiol. **4**, 678 (1956).

BALLS, K. F., R. H. CHAMBERLAIN, E. ROSE, R. O. GORSON, and H. C. BLOUNT: The treatment of thyrotoxicosis with radioiodine. Radiology **64**, 858—866 (1955).

BANSI, H. W.: (1) Krankheiten der Schilddrüse. In: Handbuch der inneren Medizin, 4. Aufl., Bd. VII, Teil I. Berlin-Göttingen-Heidelberg: Springer 1955.

— (2) Hyperthyreoidismus, Thyreotoxikose, Basedow. Dtsch. med. Wschr. **1959**, 839—840.

— (3) Zur Problematik der Pathogenese der Basedowschen Krankheit und Thyreotoxikosen sowie der endokrinen Ophthalmopathie. Dtsch. med. Wschr. **1965**, 2089—2095.

— E. HÜBNER u. G. LAUBINGER: Spätergebnisse nach Radiojodtherapie der Hyperthyreose. I. Klinischer Teil. Verh. dtsch. Ges. inn. Med. **72**, 432—436 (1967).

— W. LEPPIN u. H. LODENKÄMPER: Die entzündlichen Erkrankungen der Schilddrüse. Dtsch. med. Wschr. **1960**, 693—700.

BARAMBON, D.: Le traitement de l'hyperthyroidie par l'iode radio-actif. Praxis (Bern) **50**, 775—781 (1961).

BARTELS, E. C.: Post-thyroidectomy myxedema after preoperative use of antithyroid drugs. J. clin. Endocr. **13**, 95—106 (1953).

— G. O. BELL, and H. E. ZELLMANN: Observations on the treatment of Graves' disease with radioiodine. Lahey Clin. Bull. **10**, 135—140 (1957).

BARTHOLOMEW, L. G., J. C. CAIN, L. B. WOOLNER, D. C. UTZ, and D. O. FERRIS: Sclerosing cholangitis. Its possible association with Riedel's struma and fibrous retroperitonitis: report of two cases. New Engl. J. Med. **269**, 8—12 (1963).

BARZELLATO, J., C. STEVENSON, A. ATRIA, M. TELLEZ, G. PINADA, E. BOBADILLA y E. MEDINA: Analisis critica del tratamiento con radioyodo de 522 hipertiroideos. Rev. méd. Chile **91**, 105—112 (1963).

BATES, R. W., A. ALBERT, and P. G. CONDLIFFE: Absence of an exophthalmogenic substance in transplantable thyrotrophin producing tumors of the pituitary of mice. Endocrinology **65**, 860—861 (1959).

BAUER, F. K.: I^{131} uptake in treated hyperthyroidism. Amer. J. med. Sci. **223**, 495 (1952).

— W. H. BLAHD and L. E. SHOOP: Treatment of hyperthyroidism with individually calculated doses of I 131. Arch. intern. Med. **99**, 194—201 (1957).

Bauer, F. K., and B. Catz: Radioactive iodine therapy for progressive malignant exophthalmos. Acta endocr. (Kbh.) **51**, 15—22 (1966).

Baumeister, C. F.: Radioiodine tracer and biopsy in the diagnosis and treatment of hyperthyroidism. Arch. Surg. **67**, 80 (1953).

Bay, V.: (1) Chirurgische Erfahrungen beim toxischen Adenom der Schilddrüse. Verh. dtsch. Ges. inn. Med. **70**, 885—888 (1964).

— (2) Das toxische Adenom der Schilddrüse. Ergebn. Chir. Orthop. **47**, 132—180 (1965).

Beck, R. E., and A. A. Hobbs jr.: Observations in the treatment of hyperthyroidism with I 131. Ann. intern. Med. **47**, 241—247 (1957).

Becker, K. L., J. L. Titus, and L. B. Woolner: Significance of morphologic thyroiditis. Ann. intern. Med. **62**, 1134—1138 (1965).

— — —, and R. H. Ferguson: Thyroiditis and rheumatoid arthritis. Proc. Mayo Clin. **38**, 125—129 (1963).

Beierwaltes, W. H.: (1) X-ray treatment of malignant exophthalmos: report of 28 patients. J. clin. Endocr. **13**, 1090—1100 (1953).

— (2) Treatment of hyperthyroidism and thyroid cancer with I^{131}. Northw. Med. (Seattle) **63**, 871—877 (1964).

— P. C. Johnson, and A. J. Solari: Clinical use of radioisotopes. Philadelphia and London: W. B. Saunders Company 1957.

—, and P. R. Johnson: Hyperthyroidism treated with radioiodine: a seven year experience. Arch. intern. Med. **97**, 393—402 (1956).

Beling, U. and J. Einhorn: Incidence of hypothyroidism and recurrences following I 131 treatment of hyperthyroidism. Acta radiol. (Stockh.) **56**, 275—288 (1961).

Bell, R. E. and R. L. Graham: Disintegration scheme of I^{131}. Phys. Rev. **86**, 212—218 (1952).

Benua, R. S. and B. M. Dobyns: Iodinated compounds in the serum, disappearence of radioactive iodine from the thyroid, and clinical response in the patients treated with radioactive iodine. J. clin. Endocr. **15**, 118—130 (1955).

— — Iodinated compounds in the serum, disappearance of radioactive iodine from the thyroid and clinical response in patients treated with radioactive iodine. Trans. Amer. Goiter Ass. **1955**, 157—170.

Bergen, S.: Acute nonsuppurative thyroiditis. Arch. intern. Med. **102**, 747—760 (1958).

Berkman, A. T.: Progressive exophthalmos following thyroidectomy cured by irridation of the cerebral centers. Radiology **62**, 406—408 (1954).

Berliev, B., P. Nikolov u. I. Usev: Unsere Erfahrungen in der Diagnostik und Behandlung der heißen Knoten der Schilddrüse mit radioaktivem Jod^{131}. Radiobiol. Radiother. (Berl.) **6**, 601—608 (1965).

Berman, M., D. V. Becker, and R. S. Benua: The use of I^{131} in the treatment of Graves' disease. J. clin. Endocr. **17**, 1222—1228 (1957).

Bertelsen, A., E. Christensen, E. Bruun, and P. Becker-Christensen: Mortality, operative complications and recurrence frequency in the surgical treatment of thyrotoxicosis. Acta chir. scand. (Stockh.) **96**, 133 Suppl.

Berthaux, P., J. F. Colas-Belcour, A. Lemarchal et J. Vignalou: Etude comparative des principales statistiques concernant le traitement des hyperthyréoses par l'iode radioactif. Resultats, incidents, indications. Thérapie **12**, 136—148 (1957).

Beutel, A.: Der Blutcholesterinspiegel als Indikator der strahlentherapeutischen Beeinflussung der Hyperthyreosen. Strahlentherapie **69**, 400—406 (1941).

Billion, H.: (1) Radiojod zur Schilddrüsenbehandlung. Ärztl. Wschr. **1950**, 689—695.

— (2) Fortschritte in der Radiojoddiagnostik und -therapie. Strahlentherapie **97**, 78—86 (1955).

— (3) Radiojodtest der Schilddrüsenfunktion. In: Fortschritte der angewandten Radioisotopie und Grenzgebiete, Bd. II. Heidelberg u. Frankfurt: Alfred Hüthig 1957.

— (4) Zur Dosisberechnung bei der Radiojodtherapie der Hyperthyreose. Fortschr. Röntgenstr. **88**, 460—464 (1958).

— (5) Dosierung und Dosiseffekt bei der Radiojod-Therapie der Schilddrüsenerkrankungen. Fortschr. Röntgenstr. **88**, 731—734 (1958).

Blagg, C. R.: Antibodies to thyroglobulin in patients with thyrotoxicosis treated with radioactive iodine. Lancet **1960 II**, 1364—1366.

Blahd, W. H., F. K. Bauer, and B. Cassen: The practice of nuclear medicine, p. 252—253. Springfield (Ill.): Ch. C. Thomas 1958.

Blahut, R. J., W. H. Beierwaltes, and I. Lampe: Exophthalmos response during roentgen therapy. Amer. J. Roentgenol. **90**, 261—268 (1963).

Blanco-Soler, C.: Erfahrungen mit radioaktiven Isotopen. Dtsch. med. Wschr. **1955**, 1172—1175.

Blizzard, R. M., G. J. Hamwi, Th. G. Skillman, and W. E. Wheeler: Thyroglobulin antibodies in multiple thyroid disease. New Engl. J. Med. **260**, 112—116 (1959).

Blom, P., S. A. Querido, and C. H. W. Leeksma: Acute leukemia following x-ray and radioiodine treatment of thyroid carcinoma. Brit. J. Radiol. **28**, 165—166 (1955).

Blomfield, G. W., H. Eckert, M. Fisher, H. Miller, D. S. Munro, and G. M. Wilson: Treatment of thyrotoxicosis with 131 I. A review of 500 cases. Brit. med. J. **1959 I**, 63—74.

— J. C. Jones, A. G. MacGregor, H. Miller, and E. J. Wayne: Treatment of thyrotoxicosis with radioactive iodine. Brit. med. J. **1951 I**, 373—381.

— — — — —, and R. S. Wetch: Treatment of thyrotoxicosis with radioactive iodine. Brit. med. J. **1955 II**, 1223—1229.

Böhme, A., u. H. Kühl: Über Erfolge einer modifizierten Langzeitbestrahlung der Basedowstruma. Strahlentherapie **55**, 262—278 (1936).

Börner, W.: Die Hyperthyreose. Med. Welt **1962**, 1350—1354.

— M. Hohbach, E. Moll u. H. Bayer: Die Treffsicherheit des ^{131}J-Trijodthyronin-in-vitro-Tests in der Schilddrüsendiagnostik. Klin. Wschr. **1966**, 973—979.

Bonte, F. J.: Radioiodine and the child with thyroid cancer. Amer. J. Roentgenol. **95**, 1—24 (1965).

Borak, J.: (1) Der derzeitige Stand der Röntgentherapie der Basedowschen Krankheit. Strahlentherapie **23**, 519—527 (1926).
— (2) Die Behandlung von Hyperthyreosen durch Röntgenbestrahlung der Hypophyse. Strahlentherapie **53**, 73—89 (1935).
Boulet, P., J. Mirouze et M. Ribstein: Amenorrhée durable et crises de tetanie iteratives après traitement par l'iode radioactif (I^{131}) d'une maladie de Basedow. Ann. Endocr. (Paris) **13**, 801—808 (1952).
Bowers, R. F.: Hyperthyroidism. Comparative results of medical (I^{131}) and surgical therapy. Ann. Surg. **162**, 478—491 (1965).
Brain, R.: Pathogenesis and treatment of endocrine exophthalmos. Lancet **1959 I**, 109—114.
Brakier, T., G. Merchie, L. Brull et A. Nizet: Maladie de Basedow: résultats de 680 traitements à l' ^{131}I. Nucl. Med. (Stuttg.) **3**, 241—250 (1963).
Bricaire, H., u. J. Leprat: (1) Die Behandlung der Basedow-Krankheit. Dtsch. med. J. **1958**, 97—104.
— — (2) Les syndromes Basedowiens avec hyperpondérose. Presse méd. **1967**, 1159—1164.
Brinkley, D., J. L. Haybittle, and K. J. Plested: Some results of radio-iodine diagnostic tests for thyroid function. Acta radiol. (Stockh.) **48**, 33—51 (1957).
Brügel, H.: Die Behandlung der Thyreotoxikose mit radioaktivem Jod. Dtsch. med. Wschr. **1956**, 135—139.
Brüll, L., B. van Pee u. P. Dumont: Basedowsche Krankheit und Radiotherapie. Strahlentherapie **56**, 11—27 (1936).
Brunish, R.: The production of experimental exophthalmos. Endocrinology **62**, 437—441 (1958).
Brunner, H. E., u. A. Labhart: Die Behandlung der Schilddrüsenerkrankungen mit radioaktivem Jod. Schweiz. med. Wschr. **91**, 1269—1272 (1961).
Buchanan, T. J., and M. Tulloch: Thyroid uptake measurements with 132 I following 131 I therapy. Phys. in Med. Biol. **8**, 399—406 (1963).
Buchanan, W. W., W. D. Alexander, J. Crooks, D. A. Koutras, E. J. Wayne, J. R. Anderson, and R. B. Goudie: Association of thyrotoxocosis and autoimmune thyroiditis. Brit. med. J. **1961 I**, 843—847.
— D. A. Koutras, W. D. Alexander, J. Crooks, M. H. Richmond, E. M. Macdonald, and E. J. Wayne: Iodine metabolism in Hashimoto's thyroiditis. J. clin. Endocr. **21**, 806—816 (1961).
— R. McG Harden, and D. H. Clark: Hashimoto's thyroiditis. Its differentiation from simple goitre, thyroid neoplasm, drug-induced goitre, and dyshormonogenesis. Brit. J. Surg. **52**, 430—436 (1965).
Burke, G. M., M. J. Levinson, and I. H. Zitman: Thyroid carcinoma ten years after sodium iodide I 131 treatment. J. Amer. med. Ass. **199**, 247—251 (1967).
Burns, T. W., R. Vickers, and J. F. Lowney: Acute leukemia after radioaktive iodine (J 131) therapy for hyperthyreoidism. Arch. intern. Med. **106**, 149—152 (1960).
Burrows, B. A., and J. R. Ross: The management of hyperthyroidism. Med. Clin. N. Amer. **35**, 1305—1321 (1951).
Candel, S.: Acute nonspecific thyroiditis following measles. U. S. nav. Med. Bull. **46**, 1109 (1946). Zit. nach Swann.
Carneiro, L., K. H. Dorrington, and D. S. Munro: Relation between long-acting thyroid stimulator and thyroid function in thyrotoxicosis. Lancet **1966 II**, 878—881.
Carvalho, N.: Behandlung der Thyreotoxicose mit radioaktivem Jod. J. bras. Med. **7**, 489—496 (1963). Ref. nach Zbl. ges. Radiol. **82**, 191 (1964).
Cassidy, C. E.: Associazione del radioiodio con farmaci antitoidei nel trattamento dell' ipertiroidismo. Minerva nucl. 8, 102—105 (1964).
—, and E. B. Astwood: Evaluation of radioactive iodine (I 131) as a treatment for hyperthyroidism. New Engl. J. Med. **261**, 53—58 (1959). Ref. Zbl. ges. Radiol. **63**, 182 (1959/60).
Caswell, H. T., R. R. Robbins, and G. P. Rosemund: Definitive treatment of 536 cases of hyperthyroidism with I-131 or surgery. Ann. Surg. **164**, 593—599 (1966).
Caswell, R. S.: The average energy of beta-ray spectra. Phys. Rev. **86**, 82—85 (1952).
Chapman, E. M.: (1) Treatment of Graves' disease with radioactive iodine. West. J. Surg. **56**, 47 (1948).
— (2) Treatment of toxic goiters with radioactive iodine. Med. Clin. N. Amer. **33**, 1211—1223 (1949).
— (3) Proc. of Conference on Radioiodine, Argonne Cancer Research Hospital, Chicago 1956, p. 33. Zit. nach Grenn u. Mitarb.
— G. W. Corner jr., D. Robinson, and R. D. Evans: The collection of radiactive iodine by the human fetal thyroid. J. clin. Endocr. **8**, 717—720 (1948).
—, and R. D. Evans: The treatment of hyperthyroidism with radioactive iodine. J. Amer. Ass. **131**, 86 (1946).
—, and F. Maloof: Use of radioactive iodine in diagnosis and treatment of hyperthyroidism. Medicine (Baltimore) **34**, 261—321 (1955).
— — J. Maisterrena, and J. M. Martin: Ten year's experience with radioactive iodine. In: Transactions of the American Goiter Association, p. 121. Springfield (Ill.): Ch. C. Thomas, Publ. 1953. Zit. nach Clark u. Rule.
— — — — Ten years' experience with radioactive iodine. J. clin. Endocr. **14**, 45—55 (1954).
— J. E. Rall, and J. Heslin: The use of radioactive iodine in the diagnosis and treatment of hyperthyroidism. Medicine (Baltimore) **34**, 264—321 (1955).
— B. Skanse, and R. D. Evans: Treatment of hyperthyroidism with radioactive iodine. Radiology **51**, 558 (1948).
Chevalley, J., T. H. McGavack, S. Kenigsberg, and S. Pearson: A four-year study of the treatment of hyperthyroidism with methimazole. J. clin. Endocr. **14**, 948—960 (1954).
Childs, D.: Proc. of Conference on Radioiodine, Argonne Cancer Research Hospital, Chicago 1956, S. 33. Zit. nach Green u. Mitarb.
Christensen, B. C., V. Dahl, and K. B. Petersen: Treatment of thyrotoxicosis with radioactive iodine (I 131). Acta med. scand. **154**, 275—288 (1956).

CHATTON, P., J. ROCHEDIX, M. PELISSIER et L. BELTRANDO: Les thyroidites non spécifiques et leur traitement par les rayons x. (5 observations de thyroidites subaigues.) J. Radiol. Électrol. **35**, 560—565 (1954).

CIABOTTI, A.: Complicanze tardive in soggetti trattati con iodio radioattivo. Minerva med. **54**, 2229—2233 (1963).

CLARK, D. E.: Association of irradiation with cancer of the thyroid in children and adolescents. J. Amer. med. Ass. **159**, 1007—1009 (1955).

— O. H. TRIPPEL, and G. E. SHELINE: Diagnostic and therapeutic use of radioactive iodine. Arch. intern. Med. **87**, 17—24 (1951).

—, and J. H. RULE: Radioactive iodine or surgery in treatment of hyperthyroidism. J. Amer. med. Ass. **159**, 995—997 (1955).

— — O. H. TRIPPEL, and D. A. COFRIN: Five year experience with radioactive iodine in treatment of hyperthyroidism. J. Amer. med. Ass. **150**, 1269—1272 (1952).

CLAYTON, C. G.: Irregularities of iodine assimilation by the follicles of the rat thyroid. Brit. J. Radiol. **26**, 99—101 (1953).

CLEVER, J. E.: Radioactive iodine for hyperthyroidism administered during early pregnancy. Amer. J. Obstet. Gynec. **61**, 217—219 (1951).

CLINE, M. J., H. A. SELENKOW, and M. S. BROOKE: Autoimmunity in thyroid disease. New Engl. J. Med. **260**, 117—121 (1959).

CLODE, W., V. SOBRAL, A. M. BAPTISTA, M. A. PEREZ-FERNANDEZ, M. L. MARTINS, L. BOTELHO, M. FREIRE DA CRUZ, and F. MAGALHAES COLACO: Importance of the determination of the weight of the thyroid gland and clinical biologic factors in the treatment of hyperthyroidism with I 131. Amer. J. Roentgenol. **81**, 65—73 (1959).

COMAS, F., and M. BRUCER: Irradiation of the ovaries from urinary excretion or iodine 131. Amer. J. Roentgenol. **83**, 501—506 (1960).

CONRAD, R. A., J. E. WALL, and W. W. SUTOW: Thyroid nodules as a late sequela of radioactive fall-out. In a Marshall Island population exposed in 1954. New Engl. J. Med. **274**, 1391—1396 (1966).

COOK, J. R., R. W. JONES, and E. P. MCCULLAGH: Treatment of toxic adenomatous goiter by large doses of radioactive iodine. J. clin. Endocr. **15**, 1512—1517 (1955).

COTTINO, F., e A. COSTA: Indicazioni e risultati della terapia della ipertireosi mediante piccole dosi subentranti di radioiodio. Minerva nucl. **7**, 243—244 (1963).

COURT BROWN, W. M., and R. DOLL: Spec. Rep. Ser. med. Res. Coun. (Lond.) No 295 (1957). Zit. nach GREEN u. Mitarb.

CRILE, G., and O. GLASSER: Experience with radioactive iodine in the treatment of hyperthyroidism. Cleveland Clin. Quart. **16**, 1 (1949).

—, and E. P. MCCULLAGH: The treatment of hyperthyroidism. An evaluation of thyroidectomy of prolonged administration of propylthiouracil, and of radioactive iodine. Ann. Surg. **134**, 18—28 (1951).

CRILE jr., G.: (1) Thyroiditis. Ann. Surg. **127**, 640—654 (1948).

— (2) Thyroiditis. Ann. intern. Med. **37**, 519 (1952).

— (3) Carcinoma of the thyroid in children. Ann. Surg. **150**, 959—964 (1959).

— (4) Treatment of hyperthyroidism with I^{131}. Amer. J. Surg. **107**, 545—546 (1964) (Editorial).

—, and J. B. HAZARD: Incidence of cancer in struma lymphomatosa. Surg. Gynec. Obstet. **115**, 101—103 (1962).

—, and P. SCHUMACHER: Radioactive iodine treatment of Grave's disease. Results in 32 children under 16 years of age. Amer. J. Dis. Child. **110**, 501—504 (1965).

CRONKITE, E. P., W. MOLONEY, and V. P. BOND: Radiation leukemogenesis. An analysis of the problem. (Symposium.) Amer. J. Med. **28**, 673—682 (1960).

CROOKS, J., W. BUCHANAN, E. J. WAYNE, and E. MACDONALD: Effekt of pretreatment with methylthiouracil on results of 131 I therapy. Brit. med. J. **1960I**, 151—154.

DAIKOS, G. K., A. KOUKOU, and B. MALAMOS: The autonomy of the thyroid gland in hyperthyroidism treated with radioiodine. Nucl.-Med. (Stuttg.) **1**, 129—142 (1959).

DAILEY, M. E., ST. LINDSAY, and E. R. MILLER: (1) Histologic lesions in the thyroid glands of patients receiving radioiodine for hyperthyroidism. J. clin. Endocr. **13**, 1513—1529 (1953).

— — — (2) Histologic lesions in the thyroid glands of patients receiving radioiodine for hyperthyroidism. Trans. Amer. Goiter Ass. **1954**, 132—151.

DECKART, H., u. M. TAUTZ: Vergleichende szintigraphische Schilddrüsengewichtsbestimmungen zur Dosisermittlung bei der Radiojodtherapie. Radiobiol. Radiother. (Berl.) **7**, 147—153 (1966).

DELARUE, J., M. TUBIANA, and J. DUTREIX: Cancer de la thyroide traité par l'iode radioaktif. Terminaison par une leucémie aigue après une amélioration importante. Bull. Ass. franç. Cancer **40**, 263—271 (1953).

DELHERM u. BEAU: Die Röntgentherapie des Sympathicus. Strahlentherapie **52**, 629—645 (1935).

DESPLATS, R.: Über die Wirkung von Röntgenbestrahlungen des Sympathikus und der Nebennieren bei traumatisch bedingten Funktionsstörungen. Strahlentherapie **52**, 263—269 (1935).

DEWIND, L. T., R. R. COMMONS, and P. STARR: Diagnosis and management of hyperthyroidism in the aged. Geriatrics **13**, 67—74 (1958).

DILL, K. G., u. C. WINKLER: Endokrine Ophthalmopathie. Pathogenese, Diagnostik und Therapie. Med. Klin. **1967**, 1734—1738.

DOBYNS, B. M.: Radioactive iodine as an adjunct to the surgical management of the thyroid. Surg. Gynec. Obstet. **93**, 415—427 (1951).

—, and I. DIDTSCHENKO: Nuclear changes in thyroidal epithelium following radiation from radioiodine. J. clin. Endocr. **21**, 699—720 (1961).

—, and S. L. STEELMAN: The thyroid stimulating hormone of the anterior pituitary as distinct from the exophthalmos producing substance. Endocrinology **52**, 705—711 (1953).

DOBYNS, B. M., A. L. VICKERY, R. MALOOF, and E. M. CHAPMAN: Functional and histologic effects of the therapeutic doses of radioactive iodine on the thyroid of man. J. clin. Endocr. **13**, 548—567 (1953).
—, and L. A. WILSON: An exophthalmos-producing substance in the serum of patients suffering from progressive exophthalmos. J. clin. Endocr. **14**, 1393—1402 (1954).
— A. WRIGHT, and L. WILSON: Assay of the exophthalmos-producing substance in the serum of patients with progressive exophthalmos. J. clin. Endocr. **21**, 648—662 (1961).
DÖPKE, G.: Die Hyperthyreose im höheren Lebensalter. Wien. klin. Wschr. **1964**, 613—615.
DÖRFFEL, E. W.: (1) Therapeutische Wirkung des Radiojodtestes bei subakuter Thyreoiditis. Radiobiol. Radiother. (Berl.) **3**, 285—298 (1962).
— (2) Die Therapie der Hyperthyreosen mit Radiojod (^{131}J). Z. ärztl. Fortbild. **57**, 620—624 (1963).
—, und R. VOLLMAR: Die Radiojodbehandlung der Hyperthyreosen (J 131). Radiobiol. Radiother. (Berl.) **3**, 161—166 (1962).
DOERING, P., u. K. KRAMER: Die Bestimmung des Schilddrüsengewichts mit der Szintigraphie nach Gabe von Radiojod. Ein Beitrag zur Dosierung des Radioisotopes. Strahlentherapie **105**, 245—259 (1958).
DOMNITZ, J., H. F. HURD, and J. W. GOLDZIEHER: The evaluation of I 131 therapy of Graves' disease. Reliability and prognostic value of chemical and radioactive iodine studies. Arch. intern. Med. **106**, 194—204 (1960).
DONIACH, D., and R. V. HUDSON: Lymphadenoid goiter (Hashimoto's) disease: diagnostic and biochemical aspects. Brit. med. J. **1957 I**, 672—678.
—, and I. M. ROITT: Auto-immunity in Hashimoto's disease and its implications. J. clin. Endocr. **17**, 1293—1304 (1957).
DONIACH, I.: Effects including carcinogenesis of I^{131} and X-rays on the thyroid of experimental animals: a review. Hlth Phys. **9**, 1357—1362 (1963).
DONIACH, J.: (1) The effect of radioactive iodine alone and in combination with methylthiouracil upon tumor production in the rat's thyroid gland. Brit. J. Cancer **7**, 181—202 (1953).
— (2) Comparison of the carcinogenic effect of x-ray-irradiation with radioactive iodine on the rat's thyroid. Brit. J. Cancer **11**, 67—76 (1957).
— (3) Experimental induction of tumors of the thyroid by radiation. In: Causation of cancer. Brit. med. Bull. **14** (1958).
DORTA, T., et TH. BERAUD: Nouvelles investigations au sujet de la thyroidite subaigue. Helv. med. Acta **28**, 19—41 (1961).
DOWNING, J. R., M. DEUTSCH, and A. ROBERTS: Disintegration schemes of radioactive substances. III. I^{131}. Phys. Rev. **61**, 686—691 (1942).
DUBOWSKJI, E. D., T. V. VORONENKO u. V. V. DEMIDAS: Spätergebnisse der Radiojodbehandlung des thyreotoxischen Kropfes. Med. Radiol. (Mosk.) **9**, 31—36 (1964) mit engl. Zus.fass. Zit. nach Zbl. ges. Radiol. **83**, 95 (1965).
DUFFY, B. J.: Can radiation cause thyroid cancer? Editorial review. J. clin. Endocr. **17**, 1383—1388 (1957).
DUFFY jr., B. J., and P. J. FITZGERALD: Thyroid cancer in childhood and adolescence. Cancer (N.Y.) **3**, 1018—1038 (1950).
DUNN, J. T., and E. M. CHAPMAN: Rising incidence of hypothyroidism after radioactive iodine therapy in thyrotoxicosis. New Engl. J. Med. **271**, 1037—1042 (1964).
ECKERT, H., M. GREEN, R. KILPATRICK, and G. M. WILSON: Thyroid function after the treatment of thyrotoxicosis by partial thyroidectomy or 131 iodine. Clin. Sci. **20**, 87—97 (1961).
EDSMYR, F., and J. EINHORN: Complications in radioiodine treatment of hyperthyroidism. Acta radiol. (Stockh.) Ther. Phys. Biol. **4**, 49—54 (1966).
EGLOFF, B.: Bösartige Schilddrüsengeschwülste mit besonderer Berücksichtigung maligner Rezidive primär gutartiger Kröpfe. Schweiz. med. Wschr. **91**, 424—430 (1961).
EINHORN, J., A. FAGRAEUS, and J. JANSSON: Thyroid antibodies after ^{131}I treatment for hyperthyroidism. J. clin. Endocr. **25**, 1218—1224 (1965).
—, and K. HASTAD: Prognostic value of early determination of thyroidal radioiodine uptake following I 131 therapy. J. clin. Endocr. **21**, 1483—1488 (1961).
—, and L.-G. LARSSON: A lingual goiter treated with radioactive iodine. Acta radiol. (Stockh.) **45**, 405—413 (1956).
— — Thyrotrophin as an aid in radioiodine treatment. Acta endocr. (Kbh.) **34**, 129—136 (1960).
—, and N.-E. SÄTERBORG: Antithyroid drugs in iodine 131 therapy of hyperthyroidism. Acta radiol. (Stockh.) **58**, 161—167 (1962).
ELLER, M., S. SILVER, B. YOHALEM, and R. S. SEGAL: The treatment of toxic goiter with radioactive iodine: 10 years' experience with 436 cases. Ann. intern. Med. **52**, 976—1013 (1960).
ELLIS, F., and R. OLIVER: The treatment of thyrotoxicosis by repeated very small doses of radioactive iodine 131. Clin. Radiol. **12**, 309—310 (1961).
ELSON, M. W.: The syndrome of exophthalmos, hypertrophic osteoarthropathy and pretibial myxedema. Amer. J. Roentgenol. **85**, 114—118 (1961).
EMRICH, D.: (1) Ergebnisse der Analyse J^{131}-markierter Verbindungen in der Blutbahn. In: Radio-Isotope in der Endokrinologie, herausgeg. von G. HOFMANN, S. 145—152. Stuttgart: F. K. Schattauer 1965.
— (2) Diagnostik und Therapie der Hyperthyreose. Münch. med. Wschr. **1967**, 2217—2221.
ERDELYI, J., u. J. IRSIK: Ergebnisse der Röntgenbehandlung der Hyperthyreose. Strahlentherapie. **64**, 392—407 (1939).
ERNST, H., E. HAASNER, H.-P. HEILMANN u. H. KUNZE: Die Radiojodbehandlung der diffus-toxischen Schilddrüse. Radiologe **5**, 67—70 (1965).
—, u. F. MOTZKUS: Zeilenfreie Photoszintigramme — Vorschlag einer konstruktiven Lösung. Fortschr. Röntgenstr. **107**, 552—554 (1967).
EYLAN, E., R. ZUMCKY, and C. SHERA: Mumps virus and subacute thyroiditis: evidence of a causal association. Lancet **1957 I**, 1062—1063.

Fairley, K. D., W. P. Holman, and W. E. King: Treatment of thyrotoxicosis with radioactive iodine (I^{131}). Med. J. Aust. **1956 II**, 701—710.

Farschidpur, D., u. P. Meisel: Über das Auftreten von Hypothyreosen nach Radiojodresektionen. Fortschr. Röntgenstr. **98**, 193—198 (1963).

Fauvert, D., et S. Nicollo: Traitement de l'hyperthyroide par l'iode radioactif (I 131). Sem. Hôp. Paris **1954**, 4236—4241.

Fazakas, S., u. G. Petranyi: Erfahrungen mit der 131 J-Behandlung von Hyperthyreotikern. Orv. Hetil. **102**, 489—494 (1961). Ref. nach Zbl. ges. Radiol. **70**, 199.

Fazakas jr., S., u. Gy. Petranyi: Über die Wirkung der Radiojod-Therapie bei hyperthyreotischen Augenveränderungen. Endokrinologie **44**, 5—12 (1963).

Felix-Davies, D.: Autoimmunisation in subacute thyroiditis. Lancet **1958 I**, 880—883.

Fellinger, K.: Welche Strumen sind einer konservativen Therapie zugänglich? Wien. med. Wschr. **1963**, 809—811.

— R. Höfer, H. Egert u. H. Vetter: Die Behandlung der toxischen nodulären Struma mit Radiojod. Nucl.-Med. (Stuttg.) **1**, 27—46 (1959).

— — H. Schatz u. F. Meister: Die klinische Bedeutung von Schilddrüsenautoantikörpern. Wien. Z. inn. Med. **46**, 345—350 (1965).

Ferraris, G. M., F. Marocco e F. Cottino: Lo iodio radioattivo nel trattamento delle tireopatie. Radiol. med. (Torino) **43**, 274—299 (1957).

Fetterman, G. H.: Carcinoma of the thyroid in children. Amer. J. Dis. Child. **92**, 581—587 (1956).

Fisher, D. A., and T. C. Panos: Due caution and radioiodine in children. Amer. J. Dis. Child. **103**, 729—737 (1962).

Fisher, W. D., M. L. Voorhess, and L. I. Gardner: Congenital hypothyroidism in infant following maternal I^{131} therapy. J. Pediat. **62**, 132—146 (1963).

Franco, V. H., and M. G. Quina: Pneumothyroid: a new procedure of determining the mass of the thyroid gland for the radioiodine treatment of hyperthyroidism. Brit. J. Radiol. **29**, 434—439 (1956).

Fraser, R., J. D. Abbatt, and F. S. Stewart: Radioiodine treatment of thyrotoxicosis: a single dose method following a drug preparation. Brit. J. Radiol. **27**, 23—30 (1954).

Freedberg, A. S., G. S. Kurland, and H. L. Blumgart: The pathologic effects of I 131 on the normal thyroid gland of man. J. clin. Endocr. **12**, 1315—1348 (1952).

— — D. L. Chamowitz, and A. L. Ureles: A critical analysis of the quantitave I^{131} therapy of thyrotoxicosis. J. clin. Endocr. **12**, 86—111 (1952).

Freeman, A. G.: Gross digital clubbing and exophthalmic ophthalmoplegia in thyroid disorders. Lancet **1958 II**, 57—60.

Frey, K. W., D. W. Locher u. H. G. Heinze: Radiojod-Therapie der Struma benigna im Kropfendemiegebiet Süddeutschland. Münch. med. Wschr. **1965**, 1209—1214.

Freyer, B.: Über Wachstumsstörungen des Skelettsystems durch ein strahleninduziertes infantiles Myxödem. Fortschr. Röntgenstr. **91**, 305—311 (1959).

Fridrich, R., u. A. Walser: Zur fraktionierten Radiojodbehandlung der Thyreotoxikose. Schweiz. med. Wschr. **1965**, 413—416.

Friedell, H. L., and A. M. Potts: I^{131} in the diagnosis and treatment of hyperthyroidism. Amer. J. Roentgenol. **64**, 576—589 (1950).

Fuchs, G.: Zum Problem der Krebserzeugung durch Röntgen- und Gammastrahlen. Wien. med. Wschr. **1961**, 145—148.

Fugazzola, F.: Il trattamento radiante delle tiroiditi subacute. Radiol. med. (Torino) **41**, 1246—1254 (1955).

Furr, W. R., and G. Crile: Struma lymphomatosa: Clinical manifestations and response to therapy. J. clin. Endocr. **14**, 79—86 (1954).

Furth, E. D., D. V. Becker, B. S. Ray, and J. W. Kane: Appearance of unilateral infiltrative exophthalmos of Graves' disease after the successful treatment of the same process in the contralateral eye by apparently total surcigal hypophysectomy. J. clin. Endocr. **22**, 518—524 (1962).

Gabrilove, J. L., A. S. Alvarez, and J. Churg: Generalized and localized (pretibial) myxedema: effect of thyroid analogues and adrenal glucocorticoids. J. clin. Endocr. **20**, 825—832 (1960).

Garagashyan, A. A.: Zur Dosierung und zeitlichen Dosisverteilung bei der Behandlung der Schilddrüsenüberfunktion mit ^{131}J. Med. Radiol. (Mosk.) **9**, 18—22 (1964) mit engl. Zus.fass. Zit. nach Zbl. ges. Radiol. **84**, 299 (1965).

Garrett, M.: Eight further cases of radiation-induced cancer. Brit. med. J. **1959 I**, 1329—1331.

Gauwerky, F.: Kritische Übersicht über die Behandlung mit künstlich radioaktiven Isotopen. In: Strahlenbiologie, Strahlentherapie, Nuklearmedizin und Krebsforschungsergebnisse 1952—1958. — Behandlung von Schilddrüsenerkrankungen, S. 750—761. Stuttgart: Georg Thieme 1959.

—, u. F. Petersen: Spätergebnisse nach Radiojodtherapie der Hyperthyreose. II. Radiologischer Teil. Verh. dtsch. Ges. inn. Med. **72**, 436—440 (1967).

Gennes, L. de: Le traitement de la maladie de Basedow par l'iode-radioactif. Presse méd. **64**, 988—989 (1952).

— C. Cocovinis, R. Fauvert, A. Loverdo et S. Nicollo: Etude statistique de 138 hyperthyroidies traitées par l'iode radioactif. (Experience de six ans de traitement.) Sem. Hôp. Paris **35**, 1473—1525 (1959).

Gilbert-Dreyfus et P. Gali: Les critères de guérison des adénomes toxiques traitées par l'iode radio-actif. Rev. franç. Endocr. clin. **4**, 27—32 (1962).

Gilbert-Dreyfus, J., C. Savoie et P. Gali: Les critères de guérison des thyrotoxicoses traitées par l'iode 131. Rev. europ. Endocr. **1**, 45—69 (1964).

— A. M. Zara et Trantophyllidis: Traitement de la maladie de Basedow par l'iode radioactif. Presse méd. **1953**, 941—943.

Gimlette, T. M. D.: Thyroid acropachy. Lancet **1960 I**, 22—24.

GIUSTINA, G., A. LODESERTO, F. VALENTINI, L. CANTALAMESSA e F. VALLINO: La prova di inibizione della captazione tiroidea del radioiodio mediante triiodotironina nei pazienti basedowiani in remissione clinica. Folia endocr. (Roma) 18, 257 (1965).

GLASS, W.: Beitrag zur Struma lymphomatosa (Hashimoto). Zbl. Chir. 87, 1803—1808 (1962).

GLAUNER, R.: Vegetatives Nervensystem und Röntgenstrahlen. Strahlentherapie 62, 44—72 (1938).

GLOCKER, R., u. E. MACHERAUCH: Röntgen- und Kernphysik für Mediziner und Biophysiker, 2. Aufl. Stuttgart: Georg Thieme 1965; siehe besonders S. 36, 40 u. 42.

GOLD, E.: Das toxische Adenom der Schilddrüse (Plummer's disease). Wien. klin. Wschr. **1964**, 404—413.

GOLDBERG, R. C.: Development of thyroid neoplasms in the rat following a simple injection of radioactive iodine. Proc. Soc. exp. Biol. (N.Y.) **76**, 563 (1951).

—, and I. L. CHAIKOFF: Induction of thyroid cancer in rat by radioactive iodine. Arch. Path. **53**, 22—28 (1952).

GOLDSMITH, R.: Experience with the radioiodine tracer test in radioiodine-treated thyrotoxic patients. Amer. J. med. Sci. **227**, 403—407 (1954).

GOLDSMITH, R. E., and E. L. SAENGER: Results of therapy with radioactive iodine in hyperthyroidism. Ohio St. med. J. **50**, 26 (1954).

GOODWIN, W. E., B. CASSEN u. F. K. BAUER: Thyroid gland weight determination from thyroid scintigramms with postmortem verification. Radiology **61**, 88—92 (1953).

GOOLDEN, A. W. G.: (1) Carcinoma of the thyroid following irradiation. Brit. med. J. **1958 II**, 954—955.

— (2) Effect of thyrotropic hormone on the accumulation of radioactive iodine in thyrotoxicosis. J. clin. Endocr. **19**, 1252—1257 (1959).

GORDON, E. S., and E. C. ALBRIGHT: Treatment of thyrotoxicosis with radioactive iodine. J. Amer. med. Ass. **143**, 1129—1132 (1950).

GOWIN, E. L. DE, R. E. HODGES, H. E. HAMILTON, and T. C. EVANS: Thyrotoxicosis treated with small repeated doses of radioiodine. Arch. intern. Med. **104**, 959—965 (1959).

GRAB, W., u. K. OBERDISSE: Die medikamentöse Behandlung der Schilddrüsenerkrankungen. Stuttgart: Georg Thieme 1959.

GRABENER, E.: Über die Ätiologie, Symptomatologie sowie die konservativen und operativen Behandlungsergebnisse bei 334 Hyperthyreotikern. Internist (Berl.) **1**, 384—389 (1960).

GRAHAM, A., and I. C. GILLILAND: Riedel's thyreoiditis. Brit. med. J. **1959 II**, 225—226.

GREEN, G. F., J. F. TAIT, and R. WORSNOP: Some observations and problems of treatment with radioactive iodine (I 131). Brit. J. Radiol. **24**, 148—155 (1951).

GREEN, M., M. FISHER, H. MILLER, and G. M. WILSON: Blood radiation dose after 131 I therapy of thyrotoxicosis. Calculations with reference to leukaemia. Brit. med. J. **1961 II**, 210—215.

GREEN, M., and G. M. WILSON: Thyrotoxicosis treated by surgery or iodine-131. Brit. med. J. **1964 I**, 1005—1010.

GREIG, W. R.: Radiation, thyroid cells and ^{131}I therapy — a hypothesis. J. clin. Endocr. **25**, 1411—1417 (1965).

— S. A. ABOUL-KHAIR, S. D. MOHAMED, and J. CROOKS: Effect of treatment of thyrotoxicosis on exophthalmos. Brit. med. J. **1965 II**, 509—510.

— J. A. BOYLE, W. W. BUCHANAN, and S. FULTON: Clinical and radiobiological observations on latent effects of X-irradiation on the thyroid gland. J. clin. Endocr. **25**, 1009—1014 (1965).

— J. CROOKS, and A. G. MACGREGOR: Clinical and radiobiological consequences of therapeutic thyroid irradiation. Proc. roy. Soc. Med. **59**, 599—602 (1966).

GURLING, K. J., D. N. BARON, and E. J. R. SMITH: Thyroid adenomas and thyrotoxicosis in patients with hypopituitarism following hypophysectomy. J. clin. Endocr. **19**, 717—725 (1959).

HACHÉ, L., D. C. UTZ, and L. B. WOOLNER: Idiopathic fibrous retroperitonitis. Surg. Gynec. Obstet. **115**, 737—744 (1962).

—, L. B. WOOLNER, and P. E. BERNATZ: Idiopathic fibrous mediastinitis. Dis. Chest **41**, 9—25 (1962).

HAGEN, G. A., R. P. QUELETTE, and E. M. CHAPMAN: Comparison of high and low dosage levels of ^{131}I in the treatment of thyrotoxicosis. New Engl. J. Med. **277**, 559—562 (1967).

HAINES, S. F., F. R. KEATING, M. H. POWER, M. M. D. WILLIAMS, and M. P. KELSEY: The use of radioiodine in the treatment of exophthalmic goiter. J. clin. Endocr. **8**, 813—825 (1948).

HALBERG, P.: Thyreo-cytotoxic factor. Acta med. scand. **177**, 509—518 (1965).

HAMBURGER, J. I., G. KADIAN, and H. W. ROSSIN: Why not radioiodine therapy for toxic nodular goiter? Arch. intern. Med. **119**, 75—79 (1967).

— — —, and R. SILLS: I^{131} therapy for hyperthyroidism: a plea for less conservatism in complicated cases. J. nucl. Med. **5**, 675—680 (1964).

HAMELMANN, H., u. A. GRABIGER: (1) Chirurgische Indikationen bei Hyperthyreosen. Münch. med. Wschr. **1965**, 2583—2586.

— (2) Ergebnisse der Strumaresektion bei Hyperthyreose. Münch. med. Wschr. **1965**, 2586—2590.

HAMILTON, H. B., and J. H. LAWRENCE: Recent clinical developments in the therapeutic application of radio-phosphorus and radioiodine, abstracted. J. clin. Invest. **21**, 624 (1942).

—, and S. C. WERNER: The effects of sodium iodide, 6-propylthiouracil and 1-methyl-2-mercaptoimidazole during radioiodine therapy of hyperthroidism. J. clin. Endocr. **12**, 1083—1094 (1952).

HAMWI, G. J., and R. F. GOLDBERG: The modern treatment of thyrotoxicosis. Arch. intern. Med. **97**, 453—465 (1956).

HANFORD, J. M., E. H. QUIMBY, and V. K. FRANTZ: Cancer arising many years after radiation therapy: incidence after benign lesions in the neck. J. Amer. med. Ass. **181**, 404—410 (1962).

HARBERS, E., u. P. DOERING: Dosisfragen und Strahlenschädigungen bei Anwendung von Radioisotopen. Klin. Wschr. **1955**, 777—784.

HARDMEIER, TH., u. CHR. HEDINGER: Die eisenharte Struma Riedel — eine primäre Gefäßerkrankung? Virchows Arch. path. Anat. **337**, 547—554 (1964).
HARLAND, W. A., and V. K. FRANTZ: Clinico-pathological study of 261 surgical cases of so-called thyroiditis. J. clin. Endocr. **16**, 1433 (1956).
HASHIMOTO, H.: Zur Kenntnis der lymphomatösen Veränderung der Schilddrüse (Struma lymphomatosa). Langenbecks Arch. klin. Chir. **97**, 219—248 (1912).
HAYDAR, N. A.: Exophthalmos, digital clubbing and pretibial myxoedema in thyroiditis. J. Clin. Endocrinology **23**, 215—217 (1963).
HAYNIE, T. P., R. J. WINZLER, J. MATOVINOVIC, E. A. CLARK jr., and W. H. BEIERTWALTES: Thyroid stimulation and exophthalmos producing activity of biochemically altered thyrotropin. Endocrinology **71**, 782—789 (1962).
HECHT, A., A. NEUMAYR u. B. TURNHER: Die indirekte Wirkung der Röntgenbestrahlung der Hypophysen-Zwischenhirnregion auf die Permeabilität der Kapillaren des Menschen. Strahlentherapie **91**, 261—269 (1953).
HEILMANN, H. P., u. H. ERNST: (1) Umsatzgeschwindigkeitsindex, eine Größe zum Vergleich der Jodumsatzgeschwindigkeit im Radiojodtest vor und nach therapeutischen Eingriffen an der Schilddrüse. Fortschr. Röntgenstr. **102**, 201—203 (1965).
— — (2) Das Hypothyreoserisiko nach J^{131}-Therapie der Schilddrüse. In: Radioaktive Isotope in Klinik und Forschung, Bd. VII, herausgeg. von K. FELLINGER u. R. HÖFER, S. 246—253 (mit Diskussion TUBIANA, COTTINO, EINHORN, SCHNEIDER, KUNI, S. 253—259). München-Berlin-Wien: Urban & Schwarzenberg 1967.
HEILMEYER, L., u. W. MÜLLER: Die autoantikörperbedingte Thyreoiditis. Dtsch. med. Wschr. **1960**, 701—706.
HEIM, W., W. SCHUMACHER, and D. FROST: Radioaktive Isotope in der Chirurgie. Die Radiojodtherapie, S. 150—159. Berlin: Walter de Gruyter & Co. 1961.
HENNIG, K.: Eigene Ergebnisse der Radiojodtherapie bei Hyperthyreosen. Dtsch. Gesundh.-Wes. **20**, 822—826 (1965).
HERMANSON, L., S. L. GARGILL, and M. F. LESSES: The treatment of nodular goiter. J. clin. Endocr. **12**, 112—129 (1952).
HERTZ, S., and A. ROBERTS: (1) Application of radioactive iodine in therapy of Graves' disease. J. clin. Invest. **21**, 624 (1942).
— — (2) Radioactive iodine in study of thyroid physiology: VII. Use of radiaoctive iodine therapy in hyperthyroidism. J. Amer. med. Ass. **131**, 81—86 (1946).
HESS, P.: Die Röntgenbehandlung der Hyperthyreosen. Strahlentherapie **58**, 74—82 (1937).
HEUWIESER, H.: Die Anwendung von Radioisotopen in der Medizin. Strahlentherapie **97**, 621—632 (1955).
HEYDENREICH, A., A. MORCZEK u. U. KURRAS: Zur Behandlung des malignen Exophthalmus. Dtsch. Gesundh.-Wes. **1966**, 1236—1241.
HIMANKA, E., and L. G. LARSSON: Estimation of thyroid volume. Acta radiol. (Stockh.) **43**, 125—131 (1955).
HINTZE, G., P. FORTELIUS, and J. RAILO: Epidemic thyroiditis. Acta endocr. (Kbh.) **45**, 381—401 (1964).
HIRABAYASHI, R. N., and S. LINDSAY: (1) Carcinoma of the thyroid gland: a statistical study of 390 patients. J. clin. Endocr. **21**, 1596—1610 (1961).
— — (2) Thyroid carcinoma and chronic thyroiditis of the Hashimoto type: a statistical study of their relationship. Int. Coll. Tum. thyr. Gland, Marseilles 1964, p. 272—291. Basel and New York: Karger 1966.
— — (3) The relation of thyroid carcinoma and chronic thyroiditis. Surg. Gynec. Obstet. **121**, 243—252 (1965).
HÖSCHL, R., J. NĚMEC, K. ŠILINK u. J. KUBAL: Strahleninduzierte Entzündung der Schilddrüse als Komplikation der Behandlung mit Radiojod. Čas. Lék. čes. **105**, 511—514 (1966) [Tschechisch]. Zit. nach Zbl. ges. Radiol. **91**, 569 (1967).
HOFFMAN, E.: Hashimoto's thyroiditis (struma lymphomatosa). Arch. Surg. **92**, 865—867 (1966).
HOFFMANN, G.: Radiojodverkleinerungstherapie der euthyreoten Struma. Verh. dtsch. Ges. inn. Med. **70**, 862—869 (1964).
HOLLINGWORTH, D. R., H. B. HAMILTON, H. TAMAGAKI, and G. W. BEEBE: Thyroid disease: a study in Hiroshima, Japan. Medicine (Baltimore) **42**, 47—71 (1963).
HOLMAN, W. P.: The treatment of disease of the thyroid by irradiation. Med. J. Aust. **45**, II, 825—827 (1958). Ref. nach Zbl. ges. Radiol. **63**, 71.
HOLTA, O. B.: I 131 in the treatment of thyrotoxicosis. T. norske Laegeforen. **80**, 431—422 (1960). Zit. nach Zbl. ges. Radiol. **66**, 313 (1960).
HOLZKNECHT, G.: Über die Röntgentherapie der Basedowschen Krankheit. Strahlentherapie **30**, 605—612 (1928).
HOPPE, G., u. R. HELLE: (1) Die „protrahierte ^{131}J-Therapie" der Hyperthyreose unter Valium-Sedierung. Ein mögliches Prinzip zur Verminderung der Hypothyreoserate. Fortschr. Röntgenstr., Beih., 149—151 (1967).
— — (2) Analyse der dosisverändernden Wirksamkeit verschiedener Sedativa bei der Radiojodtherapie der Hypothyreose. Fortschr. Röntgenstr. **106**, 224—230 (1967).
—, u. P. MEIISEL: Vergleichende Untersuchungen zur Gewichtsbestimmung der Schilddrüse aus dem Scannerbild. Fortschr. Röntgenstr. **103**, 81—90 (1965).
HORST, W.: (1) Die Therapie der Hyperthyreosen mit Radiojod. Strahlentherapie **85**, 186—195 (1951).
— (2) Die Strahlentherapie der Schilddrüsenüberfunktion mit Radiojod 131. Dtsch. med. Wschr. **1951**, 1052—1056.
— (3) Die diagnostische und therapeutische Anwendung des Radiojodids (131 J). Fortschr. Röntgenstr. **77**, 567—578 (1952).
— (4) Neue Ergebnisse der Anwendung von J 131 in Diagnostik und Therapie von Schilddrüsenerkrankungen. Strahlentherapie **94**, 169—190 (1954).
— (5) Kann nach einer Behandlung mit Radioisotopen Krebs entstehen? Dtsch. med. Wschr. **1954**, 560.

HORST, W.: (6) Indikationen und Behandlungserfolge der J 131-Strahlentherapie von Schilddrüsenerkrankungen unter Einbeziehung von Kreislauferkrankungen. Regensb. Jb. ärztl. Fortbild. **4**, 1—10 (1956).

— (7) Strahlentherapie der Schilddrüsenerkrankungen mit Radiojod (J 131). Internist (Berl.) **1**, 373—384 (1960).

— (8) Radiologische Diagnostik und Therapie von benignen Schilddrüsenerkrankungen bzw. -tumoren. 42. Tagg d. Dtsch. Röntgenges. Fortschr. Röntgenstr. **95**, Beiheft (Tagungsheft), 36—37 (1961).

— (9) Die J 131-Therapie der Schilddrüsenüberfunktion. Referat auf dem Deutschen Röntgenkongr. 1964 in Wiesbaden 9. 4. 1964.

— (10) Die ^{131}J-Therapie der Schilddrüsenüberfunktion. Verh. dtsch. Ges. inn. Med. **70**, 861—862 (1964).

—, u. E. GADERMANN: Ergebnisse der Strahlenresektion bzw. Elimination der Schilddrüse mit Radiojod bei fortgeschrittenen Herzerkrankungen. Strahlentherapie **97**, 87—93 (1955).

— A. JORES u. C. SCHNEIDER: Strahlenbehandlung euthyreoter Strumen mit J 131. Behandlungsergebnisse und Untersuchungen zum Myxödemrisiko dieser Therapie. Dtsch. med. Wschr. **1960**, 723—729.

—, u. F. KUHLENCORDT: Ergebnisse der Strahlentherapie mit Radiojod (J 131). Dtsch. med. Wschr. **1954**, 399—410, 441—444, 483—486.

— J. PETERSEN u. L. ZUKSCHWERDT: Chirurgie und Radiologie in der Behandlung von Schilddrüsenerkrankungen. Med. Klin. **54**, 549—555 (1959).

— R. PREVOT u. H. FRANKE: Die Wirkung therapeutischer Radiojoddosen auf die Hormonsynthese der Schilddrüse. Strahlentherapie **106**, 139—148 (1958).

— H. RÖSLER, C. SCHNEIDER, F. HEINZEL u. B. CONRAD: Differentialdiagnostik, Therapie und Pathophysiologie des toxischen Adenoms. In: Radio-Isotope in der Endokrinologie, herausgeg. von G. HOFMANN, S. 311—318. Stuttgart: F. K. Schattauer 1965.

— H. SAUTTER u. K. ULLERICH: Radiojoddiagnostik und Strahlentherapie der endokrinen Ophthalmopathie. Dtsch. med. Wschr. **1960**, 730—732, 794—798.

— C. SCHNEIDER u. KL. J. THIEMANN: Ergebnisse der Radiopapierchromatographie, Szintigraphie und Radioelimination bei 58 Fällen von toxischem Adenom der Schilddrüse. Verh. Dtsch. Ges. inn. Med. **66**, 356—361 (1960).

—, u. K. ULLERICH: Hypophysen-Schilddrüsenerkrankungen und endokrine Ophthalmopathie. Stuttgart: Ferdinand Enke 1958.

HORSTER, F. A.: Therapie der endokrinen Ophthalmopathie mit D-Thyroxin. Dtsch. Ärztebl. **1966**, 2018—2019.

— Endokrine Ophthalmopathie. Berlin-Heidelberg-New York: Springer 1967.

—, u. E. KLEIN: Exophthalmus produzierender Faktor (EPF) und thyreoidaler Jodumsatz bei der endocrinen Ophthalmopathie. Acta endocr. (Kbh.) **46**, 95—102 (1964).

HUBAY, C. A.: L'opinion d'un chirurgien sur le traitement de l'hyperthyroidie par l'iode radioactif. Méd. et Hyg. (Genève) **20**, 534 (1962).

HUG, O.: Strahlenbelastung der Schilddrüse und mögliche nachteilige Folgen der klinischen Radiojodanwendung. Verh. dtsch. Ges. inn. Med. **70**, 884—885 (1964).

INGBAR, S. H., and N. FREINKEL: An abnormality of the peripheral metabolism of thyrotoxine in patients with treated Graves disease: the syndrom of euthyroidism associated with thyroidal hyperfunction. J. clin. Invest. **34**, 914 (1955).

JACKSON, A. S., and P. SHAMS-AVARI: Treatment of hyperthyroidism: thirty years ago and now. J. int. Coll. Surg. **37**, 188—195 (1962).

JAFFÉ, H. L.: Radioaktives Jod bei der Behandlung und der Diagnose der Erkrankungen der Schilddrüse. Radiologia (Panama) **2**, 135 (1952). Ref. nach Fortschr. Röntgenstr. **78**, 111 (1953).

JAILER, J. W., and D. A. HOLUB: Remission of Graves' disease following radiotherapy of a pituitary neoplasm. Amer. J. Med. **28**, 497—500 (1960).

JALLUT, O.: Essai de dosage rationel du traitement radioactiv des hyperthyréoses par l' I 131. Evolution clinique des cas traités. Schweiz. med. Wschr. **92**, 231—239 (1962).

—, et P. M. GALLETTI: L'exophthalmie maligne (syndrome thyréohypophysaire). Schweiz. med. Wschr. **90**, 639—648, 684—690 (1960).

— P. M. KOENIG u. A. LABHART: Akropachie bei thyreo-hypophysärem Syndrom (Trommelschlegelfinger, Osteoarthropathia hypertrophicans, maligner Exophthalmus und lokalisiertes prätibiales Ödem). Schweiz. med. Wschr. **1962**, 255—259.

JELLIFFE, A. M., and K. M. JONES: Leukemia after I 131 therapy for thyroid cancer. Clin. Radiol. **11**, 134—135 (1960).

JORES, A.: Neue Erkenntnisse in der Klinik der Erkrankungen der Schilddrüse. 42. Tagg d. Dtsch. Röntgenges. Fortschr. Röntgenstr. **95**, Beiheft (Tagungsheft), 35 (1961).

JOSEPHSEN, J. O.: Subakute Thyreoiditis. Nord. Med. **47**, 738—739 (1952). Zit. nach Zbl. ges. Radiol. **38**, 342 (1952).

JOVANOVIĆ, M., DJ. DJURDJEVIĆ, and J. SINADINOVIĆ: Effect of large doses of radioiodine on thyroid function. I. Autoradiographic localization of organic iodine in the thyroid gland. Acta endocr. (Kbh.) **48**, 1—8 (1965).

JOYET, G.: (1) Détermination du taux de fixation initial du radioiode par la thyroide à l'aide de deux compteurs à scitillation. Z. Isotopenforsch. **1**, 11—25 (1957).

— (2) La tangente initiale a la courbe de fixation thyroidienne. Mise au point de la méthode a deux compteurs. Ann. Radiol. **7**, 149—179 (1964).

— (3) Die Anfangstangente der Speicherungskurve und die verschiedenen Radiojodteste. In: Radio-Isotope in der Endokrinologie, herausgeg. von G. HOFFMANN, S. 85—98 (mit Diskussion KLEIN, FREYSCHMIDT, WINKLER, BÖRNER). Stuttgart: F. K. Schattauer 1965.

—, et M. MILLER: Essai de dosage rationel du traitement radioactif des hyperthyréoses par l' 131 J.

Méthode de dosage et résultats statistiques. Ann. Radiol. 5, 21—44 (1962).

JUBIN, E. J., J. R. SCHMID u. R. BERCHTOLD: Die aseptische Thyreoiditis Hashimoto und de Quervain. Schweiz. med. Wschr. **1964**, 484—487.

JUDD, E. S.: The role of the surgeon in thyrotoxicosis. Surg. Clin. N. Amer. **32**, 981 (1952).

JUGENBURG, A.: Unsere Methode der Röntgenbehandlung der Basedowschen Krankheit bei älteren Frauen. Strahlentherapie **36**, 491—502 (1930).

—, u. B. SCHLEPAKOW: Experimentelle Hyperthyreose und die Beeinflussung derselben mittels Röntgenstrahlen. Strahlentherapie **59**, 60—82 (1937).

JUSTUS, G.: Genaue Bestimmung der Dosis bei Thyreoidektomie mit J^{131}. Z. ges. inn. Med. **16**, 995—998 (1961).

KAIPAINEN, W. J.: Thyroid radioactivity after I^{131} treatment. Ann. Med. intern. Fenn. **52**, 11—19 (1963). Zit. nach Zbl. ges. Radiol. **80**, 308 (1964).

KARLAN, M. S., W. F. POLLOCK, and W. H. SNYDER jr.: Carcinoma of the thyroid following treatment of hyperthyroidism with radioactive iodine. Calif. Med. **101**, 196—199 (1964).

KEIDERLING, W.: Die Therapie der Schilddrüse mit Radiojod. In: Ergebnisse der inneren Medizin und Kinderheilkunde, Bd. 8, S. 245—315. Berlin-Göttingen-Heidelberg: Springer 1957.

— D. EMRICH, CH. HAUSWALDT u. G. HOFFMANN: Ergebnisse der Radiojod-Verkleinerungstherapie euthyreoter Strumen. Dtsch. med. Wschr. **1964**, 453—457.

KELLY, F. J.: Observation on the calculation of thyroid weight, using empirical formulae. J. clin. Endocr. **14**, 326—335 (1954).

KELSEY, M. P., S. F. HAINES, and F. R. KEATING jr.: Radioiodine in the study and treatment of thyroid disease. A review. J. clin. Endocr. **9**, 171—210 (1949).

KEMINGER, K.: Struma Hashimoto. Bemerkungen zur gleichnamigen Arbeit von J. LANGENBACH [Chirurg **34**, 8 (1963)]. Chirurg **34**, 361 (1963).

KENNEDY, W. M., and R. G. FISH: Acute granulocytic leukemia after radioiodine therapy for hyperthyroidism. New Engl. J. Med. **260**, 76—77 (1959).

KILPATRICK, L., G. W. BLOMFIELD, F. E. NEAL, and G. M. WILSON: Carcinoma of the thyroid. A review of 100 cases. Quart. J. Med. N. S., **26**, 209—233 (1957).

KING, L. R., H. BRAUNSTEIN, D. CHAMBERS, and R. GOLDSMITH: A case study of peculiar soft-tissue and bony changes in association with thyroid disease. J. clin. Endocr. **19**, 1323—1330 (1959).

DER KINDEREN, P. E., M. HOUSTRALANZ, and F. SCHWARZ: Exophthalmos-producing substance in human serum. J. clin. Endocr. **20**, 712—718 (1960).

KINSELL, L. W., J. W. PARTRIDGE, and N. FOREMAN: Use of ACTH and cortisone in treatment and in differential diagnosis of malignant exophthalmos: preliminary report. Ann. intern. Med. **38**, 913—917 (1953).

KIRKEBY, K.: Cortisone and ACTH in the treatment of localised thyrotoxic myxedema: report of a case. J. clin. Endocr. **14**, 561—564 (1954).

KIRKLAND, R. H.: Impaired organic binding of radioiodine by the thyroid following radioiodine treatment of hyperthyroidism. J. clin. Endocr. **14**, 565—571 (1954).

KLEIN, E.: (1) Die Diagnostik der verschiedenen Kropfformen. Dtsch. med. Wschr. **1958**, 2208—2216.

— (2) Jodfehlverwertungen der Schilddrüse. Dtsch. med. Wschr. **1959**, 1565—1568.

— (3) Die medikamentöse Behandlung der Hyperthyreosen. Internist (Berl.) **1**, 364—373 (1960).

— (4) Wie behandelt man eine Thyreotoxikose während der Schwangerschaft und Stillzeit? Dtsch. med. Wschr. **1960**, 1775.

— (5) Die Indikationsstellung für die verschiedenen Behandlungsverfahren der Hyperthyreose. Dtsch. med. Wschr. **1961**, 15—23.

— (6) Rhein.-Westf. Ges. Inn. Med. Münster, Mai 1963. Zit. nach OBERDISSE.

— (7) Die fraktionierte Radiojodtherapie der Hyperthyreose. Erfahrungen an 350 Patienten. Nucl. Med. (Stuttg.) **3**, 251—262 (1963).

— (8) Die Therapie der Hyperthyreose. Dtsch. med. Wschr. **1965**, 924—927.

— H. ZIMMERMANN u. H. LINS: Die Schilddrüse bei der endokrinen Ophthalmopathie. (Klinische Befunde und Ergebnisse von Untersuchungen des thyreoidalen und peripheren Jodhaushalts bei 80 Fällen.) Endokrinologie **39**, 44—74 (1960).

KLOTZ, H. P.: Sur le myxoedème après traitement par le radiodode. Bull. Soc. méd. Hôp. Paris **70**, 25—26 (1954).

— CAROIT, et P. LOMBROSO: Étude clinique des effets obtenus par l'iode radioactif dans le traitement de l'hyperthyroidie. (A propos de 31 cas.) Ann. Endocr. (Paris) **14**, 838—856 (1953).

KLYACHKO, V. R.: The treatment with thyrostatic preparations of patients with exacerbation of thyrotoxicosis following radioiodine administration. Klin. Med. (Mosk.) **38**, Nr 11, 25—29 (1960). Zit. nach Zbl. ges. Radiol. **69**, 83 (1961).

KOGUT, M. D., S. A. KAPLAN, P. J. COLLIPP, T. TIAMSIC, and D. BOYLE: Treatment of hyperthyroidism in children: analysis of forty-five patients. New Engl. J. Med. **272**, 217—221 (1965).

KOSTAMIS, P.: Behandlungsmethoden der Hyperthyreose. Dtsch. med. J. **11**, 381—388 (1960).

KRAUSE, P.: Die Röntgentherapie der Basedowschen Krankheit. Strahlentherapie **27**, 393—412 (1928). Ausführliche Zusammenstellung des älteren Schrifttums.

KÜHNE, P.: Die Behandlung der kompensierten Hyperplasie der Schilddrüse mit intravenösen Dijodthyrosin-Gaben. Mit einem Beitrag zur Dauer der therapeutisch erzielten Veränderung von Radiojod-Testergebnissen. Ärztl. Forsch. **14**, I, 239—245 (1960).

KUMMER, P.: Behandlung der Trachealstenose inoperabler Strumen mit Radiojod. Münch. med. Wschr. **1958**, 273—275.

KURLAND, G. S., and A. S. FREEDBERG: The distribution of I 131 in tissue obtained at necropsy or at surgical operation in man. J. clin. Endocr. **11**, 843—856 (1951).

Kutzim, H.: Zur Physiologie und Klinik des Jodstoffwechsels. Tagg d. Dtsch. Röntgenges. 1962 Köln.

Lahm, W.: (1) Beobachtungen an röntgenbestrahlten Thyreotoxikosen. Strahlentherapie **51**, 382—392 (1934).

— (2) Hypophysenbestrahlungen. Strahlentherapie **69**, 304—318 (1941).

— (3) Die Röntgenbehandlung des Morbus Basedow und der Hyperthyreosen. Strahlentherapie **90**, 519—526 (1953).

Lambadarides, A.: Einige biologische Ergebnisse aus der Röntgenbestrahlung der Hypophyse. Strahlentherapie **56**, 273—277 (1936).

Lamberg, B.-A.: The thyro-hypophysial syndrome. Acta med. scand. **156**, 361—402 (1957).

— C. A. Hernberg, P. Wahlberg u. R. Hakkila: Treatment of toxic nodular goiter with radioactive iodine. Klin. Med. (Wien) **14**, 245—258 (1959).

Langenbach, J.: Struma Hashimoto. Chirurg **34**, 8—11 (1963).

Langer, H.: Der Effekt der Röntgentherapie auf das vegetative Nervensystem. Strahlentherapie **53**, 492—522 (1935).

Laroit et P. Lumbroso: Etude clinique des effets obtenus par l'hyperthyroidie: a propos 31 cas. Ann. endocr. (Paris) **14**, 338 (1953).

Larsson, L. G.: (1) Studies on radioiodine treatment of thyrotoxicosis: with special reference to the behaviour of the radioiodine tracer tests. Acta radiol. (Stockh.), Suppl. **126**, 1—164 (1955).

— (2) Radioiodine treatment of toxic goitre. Acta chir. scand. **110**, 125—129 (1955).

—, and J. Ragnhult: A study of the iodine-concentrating function of the thyroid after treatment with radioactive iodine. Acta radiol. (Stockh.) **39**, 477 (1952).

Latourette, H. B., and F. J. Hodges: Incidence of neoplasia after irradiation of thymic region. Amer. J. Roentgenol. **82**, 667—677 (1959).

Leffkowitz, M., u. M. Fröhlich: Die subakute Schilddrüsenentzündung. Acta med. orient. (Tel-Aviv) **16**, 158 (1957). Zit. nach Dtsch. med. Wschr. **1958**, 1068.

Legrèze, W.: Röntgenbestrahlung der Hypophysen-Zwischenhirnregion bei malignem Exophthalmus. Strahlentherapie **98**, 423—429 (1955).

Lemarchand-Beraud, Th., A. Vanotti et M. Griessen: Etiologie de l'hyperthyréose. Schweiz. med. Wschr. **1967**, 1342—1352.

Levy, A., P. Barjon, H. Pourquier, J. Gary-Bobo et E. Thibaud: Traitement des hyperthyroidies par l'iode radioactif. A propos de 250 observations. Sem. Hôp. Paris **36**, 2426—2434 (1960).

Linder, F., u. P. Freyschmidt: Die Behandlung von Schilddrüsenerkrankungen aus chirurgischer Sicht. Internist (Berl.) **1**, 359—364 (1960).

Linderboom, G. A., T. E. Hoogendijk-van Dort, and J. de Jong: Blood levels of I 131 after tracer doses in patients with thyrotoxicosis treated with radioiodine. Acta med. scand. (Stockh.) **150**, 487—492 (1955).

Lindsay, St., and I. L. Chaikoff: The effects of irradiation on the thyroid gland with particular reference to the inducation of thyroid neoplasms. Cancer Res. **24**, 1099—1107 (1964).

Lindsay, St., and M. E. Dailey: Malignant lymphoma of the thyroid gland and its relation to Hashimoto's disease: a clinical und pathological study of 8 patients. J. clin. Endocr. **15**, 1332—1353 (1955).

— — J. Friedlander, G. Yee, and M. H. Soley: Chronic thyroiditis: a clinical and pathological study of 354 patients. J. clin. Endocr. **12**, 1578—1600 (1952).

— — u. M. D. Jones: (1) Histologic effects of various types of ionizing radiation on normal and hyperplastic human thyroid glands. J. clin. Endocr. **14**, 1179—1218 (1954).

— — — (2) Histologic effects of various types of ionizing radiation on normal and hyperplastic human thyroid glands. Trans. Amer. Goiter Ass. **1955**, 116—156.

—, and G. D. Potter: Thyroid neoplasms in the rat: a comparison of naturally occurring and I 131-induced tumors. Cancer Res. **17**, 183—189 (1957).

— —, and I. L. Chaikoff: Thyroid neoplasms in the rat: a comparison of naturally occurring and I 131-induced tumors. Cancer Res. **17**, 183—189 (1957).

Löbe, J.: (1) Erfahrungen mit der ^{131}J-Behandlung euthyreoter Strumen. Radiobiol. Radiother. (Berl.) **5**, 703—711 (1964).

— (2) Probleme bei der J^{131}-Therapie der inoperablen, euthyreoten Struma. Radiobiol. Radiother. (Berl.) **7**, 1—6 (1966).

Loevinger, R., J. G. Holt, and G. J. Hine: Internally administered radioisotopes. In: Radiation dosimetry, ed. by G. J. Hine and G. L. Brownell, p. 801—873. New York: Academic Press 1956.

Lyon, E.: Die subakute Mumpsthyreoiditis und ihre Behandlung. Med. Klin. **1967**, 208—209.

Mack, R. E.: The use of radioactive iodine in the diagnosis and treatment of hyperthyroidism. Missouri Med. **50**, 267 (1953).

Magas, St.: Die Strahlenempfindlichkeit der Schilddrüse und das radioelektrophoretische Bild der Blutserumproteine bei mit J^{131} behandelter Hyperthyreose. Endokr. pol. **16**, 27—35 (1965) mit engl. Zus.fass. Ref. nach Zbl. ges. Radiol. **87**, 268—269 (1965).

Malamos, B. K., G. K. Daiko, S. Samara, and D. A. Koutras: The use of radioiodine for the diagnosis and treatment of thyroid diseases. Acta endocr. (Kbh.) **32**, 311—329 (1959).

Maloof, F., B. M. Dobyns, and A. L. Vickery: The effects of various doses of radioactive iodine in the function and structure of the thyroid of the rat. Endocrinology **50**, 612—638 (1952).

Man, E. B., and P. K. Bondy: Editorial review: Clinical significance of serum butanol extractable iodine. J. clin. Endocr. **17**, 1373—1382 (1957).

Manthey, H. G.: Psychische Störungen bei Thyreotoxikosen nach Behandlung mit radioaktivem Jod und Strumektomie. Nervenarzt **30**, 15—19 (1959).

Marinelli, L. D.: Dosage determination in the use of radioactive isotopes. J. clin. Invest. **28**, 1271—1280 (1949).

— R. F. Brinckerhoff, and G. J. Hine: Average energy of beta-rays emitted by radioaktive isotopes. Rev. mod. Phys. **19**, 25—28 (1947).

MARINELLI, L. D., and R. F. HILL: Studies on dosage in cancer therapy. Brookhaven Conf, Rep. on radioiodine Assoc. Univ. Inc, p. 98. Upton: New York 1948.

— E. H. QUIMBY, and G. J. HINE: (1) Dosage determination with radioactive isotopes — I. Fundamental dosage formulae. Nucleonics **2**, No 4, 56—66 (April, 1948).

— — — (2) Dosage determination with radioactive isotopes — II. Biological considerations and practical applications. Nucleonics **2**, No. 5, 44—49 (May, 1948).

— — — (3) Dosage determination with radioactive isotopes. II. Practical considerations in the therapy and protection. Amer. J. Roentgenol. **59**, 260—281 (1948). In deutscher Übersetzung: Strahlentherapie **80**, 453—466 (1948).

MARKSON, J. L., and G. E. FLATMAN: Myxoedema after deep X-ray therapy to the neck. Brit. med. J. **1965I**, 1228—1230.

MARSHALL, J. H.: How to figure shapes of beta-ray spectra. Nucleonics **13**, No 8, 34—38 (1955).

MARTIN, J. M., and J. B. STANBURY: The response of the I 131 — treated thyroid gland to thyrotropic hormone. J. clin. Endocr. **15**, 811—817 (1955).

MARTINI, P.: Diagnostik und Therapie der Hyperthyreose. Dtsch. med. Wschr. **1955**, 1625—1628, 1694—1697.

MASI, A. T., W. H. HARTMANN, B. H. HAHN, H. ABBEY, and L. E. SHULMAN: Hashimoto's disease. A clinicopathological study with matched controls. Lancet **1965I**, 123—126.

— P. E. SARTWELL, and W. H. HARTMANN: Hashimoto's disease. J. chron. Dis. **18**, 23—33 (1965).

MASON, R. E., et F. B. WALSH: Exophthalmos in hypothyroidism due to Hashimoto's thyroiditis. Bull. John Hopk. Hosp. **112**, 323—329 (1963).

MATTHEWS, C. M. E., and J. F. FOWLER: A comparison of iodine-124 and iodine-131 thyroid dosimetry. Nature (Lond.) **186**, 983—984 (1960).

MAYER, E. G.: Zur Krebsentstehung durch ionisierende Strahlen. Wien. klin. Wschr. **1960**, 129—136.

MAYNEORD, W. V., and W. K. SINCLAIR: A dosimetry of artificial radioactive isotopes. Advanc. biol. med. Phys. **3**, 1 (1953).

McCLELLAN, R. O., W. J. CLARKE, H. A. REGAN, D. H. WOOD, and L. K. BUSTAD: Comparative effects of I^{131} and X-irradiation on sheep thyroids. Hlth Phys. **9**, 1363—1368 (1963).

McCONAHEY, W. M., F. R. KEATING jr., O. H. BEAHRS, and L. B. WOOLNER: On the increasing occurrence of Hashimoto's thyroiditis. J. clin. Endocr. **22**, 542—543 (1962).

— L. B. WOOLNER, B. M. BLACK, and F. R. KEATING: Effect of desiccated thyroid in lymphocytic (Hashimoto's) thyroiditis. J. clin. Endocr. **19**, 45—52 (1959).

McCORMACK, K. R., and G. E. SHELINE: Leukemia after radioiodine therapy for hyperthyroidism. Calif. Med. **98**, 207—209 (1963).

McCULLAGH, E. P.: (1) Radioactive iodine in the treatment of hyperthyroidism. Ann. intern. Med. **37**, 739—744 (1952).

McCULLAGH, E. P.: (2) On the choice of treatment for hyperthyroidism. Ann. intern. Med. **44**, 292—301 (1956).

— M. CLAMEN, and W. J. GARDNER: Clinical progress in treatment of exophthalmos of Graves' disease: effect of pituitary surgery. J. clin. Endocr. **17**, 1277—1292 (1957).

— — — R. J. KENNEDY, and G. LOCKHART: Exophthalmos of Graves' disease: a summary of the present status of therapy. Ann. intern. Med. **48**, 445—470 (1958).

—, and C. E. RICHARDS: Radioactive iodine in the treatment of hyperthyroidism. Arch. intern. Med. **87**, 4—16 (1951).

McGAVAK, T. H.: The current treatment of hyperthyroidism. Med. Clin. N. Amer. **37**, 695 (1953).

McGILL, D. A., and S. P. ASPER: Endocrine exophthalmos. New Engl. J. Med. **267**, 133—140 (1962).

McGREGOR, A. G.: Simplified radioactive iodine therapy. Brit. med. J. **1957I**, 492—594.

McWHINNEY, I. R.: Incidence of de Quervain's thyroiditis: ten cases from one general practice. Brit. med. J. **1964I**, 1225—1226.

MEACHIM, G., and M. H. YOUNG: De Quervain's subacute granulomatous thyroiditis. J. clin. Path. **16**, 189—199 (1963).

Medical Research Council: Cortisone in exophthalmos: report on therapeutic trial of cortisone and corticotrophin (ACTH) in exophthalmos and ophthalmic ophthalmoplegia by a panel appointed by the Medical Research Council. Lancet **1955I**, 6—9.

MEHL, H. G.: Grundlagen und Ergebnisse der invivo-Messung radioaktiver Substanzen im menschlichen Organismus. In: K. F. BAUER, Ergebnisse der medizinischen Grundlagenforschung, Bd. III. Stuttgart: Georg Thieme 1960.

MEIGEN, B., K. ROTHER u. D. P. MERTZ: Klinische Untersuchungen über Autoantikörper gegen Thyreoglobulin. Klin. Wschr. **1964**, 267—272.

MEISTER, E.: Zur Lehre der aseptischen chronischen Thyreoiditis. Endokrinologie **44**, 13 (1963).

MELCHING, H.-J., u. H. DRESEL: Zur Strahlenbelastung bei diagnostischen und therapeutischen Methoden. Fortschr. Röntgenstr. **87**, 553—566 (1957).

MERTZ, D. P.: Moderne Diagnostik und Therapie von Schilddrüsenerkrankungen. Med. Welt **1960**, 244—251.

—, u. L. MÜLLER: Grenzen der Beurteilung von Radiojodstoffwechselergebnissen nach der Radiojodtherapie von Hyperthyreosen. Ärztl. Wschr. **1959**, 624—638.

DU MESNIL DE ROCHEMONT: Lehrbuch der Strahlenheilkunde. Stuttgart: Ferdinand Enke 1958.

METZGER, F., and M. DEUTSCH: The disintegration scheme of I 131. Phys. Rev. **74**, 1640—1644 (1948).

MILCU, ST.-M., L. VAISLER et M. BALAN: Incidents allergiques aprés administration thèrapeutique d' iode radioaktif (I 131). Stud. Cercet. Endocr. **11**, 319—323 (1960). Zit. nach Zbl. ges. Radiol. **68**, 195 (1961).

Miller, E. R.: In Radioiodine in the diagnosis and treatment fo thyroid disease, panel diskussion in transactions of the Amer. Goiter Assoc., S. 53. Springfield (Ill.): Ch. C. Thomas, Publ. 1953. Zit. nach Clark u. Rule.
— D. E. Clark, R. Rawson, and S. C. Werner: Panel discussion. Radioiodine in the diagnosis and treatment of thyroid disease. Trans. Amer. Goiter Ass. **1954**, 85—100.
— M. E. Dailey, and H. J. McCorkle: Evaluation of treatment of hyperthyroidism with radioiodine. Arch. Surg. **65**, 12—18 (1952).
— St. Lindsay, and M. E. Dailey: Studies with radioiodine. V. Validity of histologic determination of I 131 radiation changes in the thyroid gland. Radiology **65**, 384—393 (1955).
—, and G. E. Sheline: Studies with radioiodine. III. Problems of dosage in the treatment of hyperthyroidism. Radiology **57**, 720—728 (1951).
— M. H. Soley, N. Foreman, A. V. Holmes, G. L. Alexander, and G. E. Sheline: Studies with radioiodine. II. Treatment of patient with hyperthyroidism by I 131. Radiology **57**, 227 (1951).
Minder, W.: Bemerkungen zur Dosimetrie der Schilddrüsenbestrahlung mit 131 Jod. Radiol. clin. (Basel) **27**, 395—398 (1958).
— Dosimetrie der Strahlungen radioaktiver Stoffe. Wien: Springer 1961.
Mitchell, J. S.: Practical aspects of radioactive isotopes in relation to medical treatment. Brit. med. J. **1951 II**, 747—757.
Miyai, K., M. Fukuchi, Y. Kumahara, and H. Abe: LATS produktion by lymphocyte culture in patents with Graves' disease. J. clin. Endocr. **27**, 855—860 (1967).
Moe, R. H., E. F. Adams, J. H. Rule, M. C. Moore, J. E. Kearns, and D. E. Clark: An evaluation of radioactive iodine in the treatment of hyperthyroidism. J. clin. Endocr. **10**, 1022—1028 (1950).
Molnar, G. D., R. D. Wilber, R. E. Lee, L. B. Woolner, and F. R. Keating: On the hyperfunctioning solitary thyroid nodule. Proc. Mayo Clin. **40**, 665—684 (1965).
Monasterio, G., L. Donato e R. Saracci: Presentazione dei resultati dell' indagine statistica sul trattamento dell' ipertiroidismo con radioiodio. Minerva nucl. 8, 75—82 (1964).
Montag, C.: Über die Wirkung von Methylthiouracil und Röntgenstrahlen auf die Schilddrüse. Strahlentherapie **81**, 1—38 (1950).
Moore, M. J.: Acute leukemia following I 131 therapy. Sth. med. J. (Bgham, Ala.) **55**, 81—83 (1962). Zit. nach Zbl. ges. Radiol. **74**, 24 (1962).
Moretti, E.: Otto anni di esperienza nell' uso del radioiodo nella diagnosi e nella terapia delle ipertireosi. Atti Soc. lombarda Sci. med.-biol. **13**, 573—587 (1958). Ref. nach Zbl. ges. Radiol. **62**, 260.
Mortenson, J. D., L. B. Woolner, and W. A. Bennett: Gross and microscopic findings in clinically normal thyroid glands. J. clin. Endocr. **15**, 1270—1280 (1955).
Müller, W., K. Schemmel, H. Uthgenannt u. L. Weissbecker: Die Behandlung des malignen Exophthalmus durch totale Thyreoidektomie. Dtsch. med. Wschr. **1967**, 2103—2105.
Myant, N. B.: (1) Prognostic value of early tests of thyroid function after treatment of thyrotoxicosis by 131 I. Brit. J. Radiol. **26**, 139—143 (1953).
— (2) Treatment of thyrotoxicosis by radioiodine. In: P. F. Hahn, A manuel of therapeutic use of artificial radioisotopes. New York: John Wiley & Sons. Inc. 1956.
— The problem of dosage in the treatment of thyrotoxicosis by ^{131}I. Minerva nucl. 8, 87—90 (1964).
Myhill, J., T. H. Oddie, F. F. Rundle, I. B. Hales, and I. D. Thomas: System of radioiodine therapy for thyrotoxicosis and nontoxic goiter involving measurement of thyroidal radiosensitivity. J. clin. Endocr. **21**, 817—825 (1961).
— T. S. Reeve, and P. M. Figgis: Measurements of the mass of the thyroid gland in vivo. Amer. J. Roentgenol. **94**, 828—836 (1965).
Nadler, S. B.: The internist's viewpoint on the use of radioaktive iodine in thyroid disorders and cardiac abnormalities. II. Therapeutic considerations in the use of radioiodine in thyrotoxicosis. (Symposium.) Sth med. J. (Bgham, Ala.) **53**, 411—413 (1960). Zit. nach Zbl. ges. Radiol. **66**, 313 (1960).
Neal, F. E.: Results of radioactive iodine treatment in thyrotoxicosis. In: Radio-Isotope in der Endokrinologie, herausgeg. von G. Hofmann, S. 303—309. Stuttgart: F. K. Schattauer 1965.
Negru. D.: Die Röntgenbehandlung der Basedowschen Krankheit. Strahlentherapie **62**, 450—479 (1938).
Nelson, R. B., J. B. Cavenagh, and A. Berstein: Case of fatal thyroid crisis occurring after radioiodine therapy. Illinois med. J. **101**, 265—268 (1952).
Němec, J., M. Neradilová, V. Zamrazil, and S. Vohnout: Dynamics of some haematological indicators following ^{131}I therapy in thyroid cancer and thyrotoxocosis. Rev. Ctech. Med. **13**, 16—29 (1967). Ref. Zbl. ges. Radiol. **92**, 437—438 (1967).
—, and H. Polak: Erythropoetic polyploidie IV. Erypoetic polyploidie due to I^{131} treatment of thyroid disorders. Nucl.-Med. (Stuttg.) **4**, 146—155 (1964).
Newman, C. G. H.: Long-term follow up of 32 patients irradiated for thymic enlargement in infancy. Brit. med. J. **1960 I**, 34—36.
Nichols jr., C. W., S. Lindsay, G. E. Sheline, and I. L. Chaikoff: Induction of neoplasms in rat thyroid glands by X-irradiation of a single lobe. Arch. Path. **80**, 177—183 (1965).
Nishiyama, R. H., R. W. Schmidt, and J. G. Batsakis: Carcinoma of thyroid gland in children and adolescents. J. Amer. med. Ass. **181**, 1034—1038 (1962).
Nodine, J. H., W. H. Perloff, T. E. Sopp, R. N. Ferrandis, and D. DeAlbuquerque: The thyrotoxic remnant. Amer. J. med. Sci. **230**, 397—407 (1955).
Nofal, M. M., W. H. Beierwaltes, and M. E. Patno: Treatment of hyperthyreoidism with sodium jodide I^{131}. A 16-year experience. J. Amer. med. Ass. **197**, 605—610 (1966).
Numberger, J.: Zur Dosisermittlung bei der Thyreotoxikosebehandlung mit J 131. Nucl.-Med. (Stuttg.) **1**, 143—149 (1959).

OBERDISSE, K.: (1) Die Behandlung der Hyperthyreosen mit antithyreoidalen Substanzen. Dtsch. med. Wschr. **1956**, 506.
— (2) Beurteilung und Behandlung einer Thyreotoxikose. Dtsch. med. Wschr. **1959**, 1424—1425.
— (3) Isotope in der Diagnostik und Behandlung des endokrinen Exophthalmus. Dtsch. med. J. **13**, 575—581 (1962).
— (4) Die Behandlung der Hyperthyreose. Internist (Berl.) **4**, 305—312 (1963).
— (5) Differential-therapeutische Erwägungen bei der Behandlung der Hyperthyreose. Wien. med. Wschr. **1963**, 811—815.
—, u. E. KLEIN: Die Krankheiten der Schilddrüse. Stuttgart: Georg Thieme 1967.
OCHSNER, A.: Is the treatment of benign thyroid disease with radioactive iodine without danger? Surgery **40**, 1128—1130 (1956).
ODDIE, T. H.: Dosage from isotopes uniformly distributes within a sphere. Brit. J. Radiol. **24**, 333—336 (1951).
— F. F. RUNDLE, and I. MESCHAN: The use of a test-therapy dose of radioiodine for thyrotoxicosis. Int. J. appl. Radiat. **5**, 77—88 (1959). Ref. nach Zbl. ges. Radiol. **62**, 261 (1960).
ODENTHAL, F.: Erfahrungen bei der klinischen Anwendung von radioaktivem Jod. Münch. med. Wschr. **1952**, 727—735.
— Die Behandlung der Thyreotoxikose mit radioaktivem Jod. Dtsch. med. Wschr. **1954**, 1568—1570.
OELSSNER, W., u. J. LÖBE: Methimazolverabreichung als Vorbereitung für die J^{131}-Therapie schwerer Thyreotoxikosen mit extrem beschleunigtem Jodumsatz. Radiobiol. Radiother. (Berl.) **5**, 619—623 (1964).
OESER, H., H. BILLION u. P. KÜHNE: Die Behandlung der Hyperthyreose mit Radiojod, S. 951—978 in: Künstliche radioaktive Isotope in Physiologie, Diagnostik und Therapie. Herausgeg. von H. SCHWIEGK und F. TURBA, 2. Aufl. Berlin-Göttingen-Heidelberg: Springer 1961.
O'GORMAN, P., J. S. STAFFURTH, and M. R. BALLENTINE: Antibody response to thyroid irradiation. J. clin. Endocr. **24**, 1072—1075 (1964).
OLLINO, P., D. FIANDESIO e C. QUAGLIO: Possibilità di studio, mediante l'impiego del radionuclide 131 I, delle modificazioni morfologiche e funzionali dello struma tiroideo sottoposto a trattamento roentgenterapico. Minerva fisioter. **4**, 113—121 (1959). Zit. nach Zbl. ges. Radiol. **64**, 89 (1960).
OSMOND jr., J. D., and U. V. PORTMANN: Subacute (pseudotuberculous, giant cell) thyroiditis and its treatment. Amer. J. Roentgenol. **61**, 826—829 (1949).
OWEN jr., C. A., and W. M. MCCONAHEY: An unusual iodinated protein of the serum in Hashimoto's thyroiditis. J. clin. Endocr. **16**, 1570—1579 (1956).
PABST, H. W.: Diagnostik und Therapie thyroidaler Erkrankungen mit radioaktivem Jod. Münch. med. Wschr. **1958**, 1883—1888.
PAINE, J. R., K. TERPLAN, N. R. ROSE, E. WITEBSKY, and R. W. EGAN: A clinical study of chronic noninfectious thyroiditis and autoimmunization. Surgery **42**, 799—813 (1957).
PAPAGNI, L.: La roentgenterapia degli esoftalmi endocrini. Radiol. med. (Torino) **45**, 542—560 (1959). Ref. nach Zbl. ges. Radiol. **63**, 60 (1960).
PARIS, J., M. MCCONAHEY, W. N. TAUXE, L. B. WOOLNER, and R. C. BAHN: The effect of iodides on Hashimoto's thyroiditis. J. clin. Endocr. **21**, 1037—1043 (1961).
PEARD, M. C.: Lymphadenoid goitre with hypothyroidism, exophthalmos, pretibial myxoedema and akropachy. Proc. roy. Soc. Med. **54**, 342 (1961). Zit. nach MASON u. WALSH.
PEDIGO, G. W., and W. ABRAMSON: Struma lymphomatosa. Ann. intern. Med. **27**, 627 (1947).
PENZHOLZ, H., u. W. SCHLUNGBAUM: Indikationen und Komplikationen der Radiogoldimplantation in die Hypophyse. Krebsbehandlung, Strahlenbehandlung und Strahlenforschung. Sonderbände z. Strahlentherapie, Bd. 43, S. 145—150. München u. Berlin: Urban & Schwarzenberg 1959.
PEREZ, R.: Les risques de l'irradiation de la glande thyroide de l'enfant. Interêt de l'iode 132 pour l'étude de la fonction thyroidenne à cet age. Ann. Radiol. **2**, 487—489 (1959).
PERLIN, M. S., Y. L. DOZORETS u. L. I. POPOVA: Radiojod in der Behandlung der Thyreotoxikose (Sechsjahres-Beobachtung). Med. Radiol. (Mosk.) **8**, 16—20 (1963) mit engl. Zus.-fass. Zit. nach Zbl. ges. Radiol. **81**, 179 (1965).
PERLOFF, W. H.: Thyrotoxicosis following acute thyroiditis: a report of five cases. J. clin. Endocr. **16**, 542—546 (1956).
PERRY, C. H.: Internal dose determination of isotopes. A. E. C. Report No W. 7405-eng-26 (ORNL-591) 1950.
PETERSEN, F., F. GAUWERKY u. K. MAKIOLA: Das Schale-Kern-Phänomen bei der Radiojodtherapie des autonomen Adenoms, ein biologisches Modell für die metabolische Therapie mit Radionukliden. Fortschr. Röntgenstr., Beiheft, 153—157 (1967).
PETRANYI, GY., S. FAZAKAS jr. u. G. GAT: Neues radiotherapeutisches Verfahren zur Behandlung des endocrinen Exophthalmus. Endokrinologie **46**, 285—288 (1964).
PFEIFER, W., u. H. WÜRDINGER: Dosierungsprobleme der Radiojodbehandlung von Schilddrüsenerkrankungen. Radiologe **5**, 70—73 (1965).
PHILIPP, K., u. F. RUF: Über einige diagnostische und therapeutische Anwendungen des radio-aktiven Jods. Strahlentherapie **89**, 118—127 (1953).
PINCUS, R. A., S. REICHLIN, and L. H. HEMPELMANN: Thyroid abnormalities after radation exposure in infancy. Ann. intern. Med. **66**, 1154—1164 (1967).
PIRIBAUER, J., u. K. KEMINGER: Zur Klinik und Pathologie der Struma lymphomatosa. Dtsch. med. Wschr. **1960**, 1166—1169.
POCHIN, E. E.: (1) Radioiodine therapy in thyroid disease. Proc. roy. Soc. Med. **45**, 338 (1952).
— (2) In Modern trends in endocrinology, p. 46—51. London: Butterworth 1958.
— (3) Leukemia following radioiodine treatment of thyrotoxicosis. Brit. med. J. **1960 II**, 1545—1550.
— Radiation exposure from the use of radioiodine in thyroid disease. Proc. roy. Soc. Med. **57**, 564—565 (1964).

Pochin, E. E.: Untoward effects of radioiodine treatment of hyperthyroidism. Minerva nucl. 8, 106—110 (1964).

— N. B. Myant, and B. D. Corbett: (2) Leucaemia following radioiodine treatment of hyperthyroidism. Brit. J. Radiol. **29**, 31—35 (1956).

Policzer, M., M. Marton u. E. Bazso: Über die ^{131}J-Behandlung der Hyperthyreose. Acta med. Acad. Sci. hung. **21**, 59—77 (1965). Ref. nach Zbl. ges. Radiol. **91**, 333—334 (1967).

Portmann, U. V.: Clinical therapeutic radiology, p. 177. New York: Thomas Nelson & Sons 1950. Zit. nach L. Taylor.

— R. A. Hays, E. P. McCullagh, and C. E. Richards: Experiences in the treatment of diseases of the thyroid gland with radioactive iodine. Amer. J. Roentgenol. **66**, 179—183 (1951).

Potter, G. D., S. Lindsay, and I. L. Chaikoff: Induction of neoplasm in rat thyroid glands by low doses of radioiodine. Arch. Path. **69**, 257—269 (1960).

Pourquier, H., et J. Gary-Bobo: Utilisation de l'iode radioactif I^{131} dans la maladie de Basedow. Montpellier méd. **99**, 57—67 (1965). Ref. nach Zbl. ges. Radiol. **54**, 219 (1957).

— — P. Barjon et A. Levy: Traitement de la maladie de Basedow par l'iode radioaktif (a propos de 250 observations). Rev. méd. Suisse rom. **80**, 674—691 (1960).

Prevot, R., u. W. Horst: Über arthritische und rheumatoide Erscheinungen bei radiojodidbehandelten (J 131) Thyreotoxikosen. Strahlentherapie 88, 253—260 (1952).

Prinzmetal, M., R. M. Agress, H. C. Bergman, and B. Simkin: Problem cases of toxic diffuse goiter treated with radioactive iodine. J. Amer. med. Ass. **140**, 1082—1089 (1949).

Puppe, D.: Dosimetrie bei Inkorporation radioaktiver Stoffe. Röntgenpraxis (im Druck).

Querido, A., L. D. F. Lameyer, and I. C. Gilliland: Discussion on thyrotropic hormone. Proc. roy. Soc. Med. **49**, 209 (1956).

Quervain, F. de: Die akute, nicht eitrige Thyreoiditis. Mitt. Grenzgeb. Med. Chir., Suppl. **2**, 1 (1904).

Quimby, E. H., S. Feitelberg, and S. Silver: Radioactive isotopes in clinical practice. Philadelphia 1958.

—, and V. C. Werner: Late radiation effects in roentgen therapy for hyperthyrodism. J. Amer. med. Ass. **140**, 1046—1047 (1949).

Rall, J. E., C. E. Forster, and W. Peacock: Dosimetric considerations with radioiodine. J. clin. Invest. **31**, 655 (1952).

— J. Robbins, R. Lazerson, L. E. Farr, and R. W. Rawson: Dosimetric considerations in determining haematopoietic damage from radioactive iodine. Amer. J. Roentgenol. **70**, 274—282 (1953).

— M. S. Sonenberg, J. Robbins, R. Lazerson, and R. W. Rawson: The blood level as a guide to therapy with radioiodine. Trans. Amer. Goiter Ass. **1954**, 112—120.

Raphael, H. A., O. H. Beahrs, L. B. Woolner, and D. A. Scholz: Riedel's struma associated with fibrous mediastinitis: report of a case. Proc. Mayo Clin. **41**, 375—382 (1966).

Ravdin, J. S., E. Rose, and J. D. Maxwell: The treatment of thyrotoxicosis. J. Amer. med. Ass. **140**, 141—146 (1949).

Raventos, A., and T. Winship: The latent interval for thyroid cancer following irradiation. Radiology **83**, 501—508 (1964).

Redon, H., M. Tubiana, J. Abbarucci, et Fortier: Exploration thyrodienne par forage biopsique (drilling-ponction), mesures de radioactivité et autoradiographie des fragments prélevés. Ann. Endocr. (Paris) **14**, 450 (1953).

Reichel, W.: Die Röntgenbehandlung des Morbus Basedow. Strahlentherapie **80**, 133—140 (1949).

Reinwein, D., F. A. Horster, E. Klein u. K. Oberdisse: Ergebnisse einer Radiojodtherapie der Hyperthyreose mit und ohne Intervalltherapie. Dtsch. med. Wschr. **1968**, 2314—2321.

— H. Miss, F. A. Horster, H. Berger, E. Klein u. K. Oberdisse: Spätergebnisse der fraktionierten Radiojodtherapie. Dtsch. med. Wschr. **1968**, 2416—2420.

Richards, C. E., G. Crile, and E. P. McCullagh: Radioactive iodine in the treatment of the hyperthyroidism of nodular goiter. J. clin. Endocr. **10**, 1077—1083 (1950).

Rieder, W.: Über die Röntgenbestrahlung des Basedowkropfes als vorbereitende Behandlung und als Behandlung der Wahl. Langenbecks Arch. klin. Chir. **167**, 391—399 (1931).

Rigler, R. G., and P. W. Scanton: Radiation parotitis from radioactive iodine therapy. Proc. Mayo Clin. **30**, 149 (1955).

Rinkoff, S.: Treatment of hyperthyroidism with radioiodine: clinical evaluation of 142 cases. N.Y. State J. Med. **54**, I, 2470 (1954).

Riviere, J., J. Ph. Leuret, B. Laubie, J. L. Latapie et F. Moreau: Bilan de traitement de 100 maladies de Basedow par l'iode 131. Rev. franç. Endocr. clin. **5**, 513—518 (1964).

Robertson, J. S., and J. T. Godwin: Calculation of radioactive beta radiation dose to the bone marrow. Brit. J. Radiol. **27**, 241—242 (1954).

Rösler, H., W. Horst, C. Schneider u. E. Brunner: Die Radioresektion der euthyreoten Struma. In: Radio-Isotope in der Endokrinologie, herausgeg. von G. Hoffmann, S. 295—301. Stuttgart: F. K. Schattauer 1965.

Roitt, I. M., D. Doniach, N. Campbell, and E. Vuaghan Hudson: Autoantibodies in Hashimoto's disease. Lancet **1956 II**, 820—821.

Rubenfeld, S., A. Kohn, M. Lowenthal, N. Mitchell, and S. S. Brodie: Radional dosage in I 131 treatment of hyperthyreoidism. Radiology **75**, 276—281 (1960).

— M. Lowenthal, A. Kohn, N. Mitchell, and S. S. Brodie: Radioiodine in the treatment of hyperthyroidism. A seven-year evaluation. Arch. intern. Med. **104**, 532—538 (1959).

Rudolf, W.: Nil nocere in der Strahlenheilkunde. Med. Klin. **55**, 1656—1658 (1960).

Ruedemann, A. D., and K. E. Corrigan: Glandular type exophthalmos, methods of treatment, including radioactive iodine. Trans. Amer. ophthal. Soc. **51**, 333—344 (1954).

RUGH, R.: Thiouracil modification of effect of radioiodine (I^{131}) on the thyroid. Radiology **61**, 391—400 (1953).

—, and E. BOOTH: Modification of maternal and fetal effects of radioiodine by pretreatment of the mother. J. Pediat. **44**, 516—533 (1954).

RUSSELL, K. P., H. ROSE, and P. STARR: The effects of radioactive iodine in maternal and fetal thyroid function during pregnancy. Surg. Gynec. Obstet. **104**, 560—564 (1957).

RUSSELL, W. O., M. L. IBANEZ, R. L. CLARK, and E. C. WHITE: Thyroid carcinoma. Classification, intraglandular dissemination, and clinicopathological study based upon whole organ sections of 80 glands. Cancer (Philad.) **16**, 1425—1460 (1963).

SÄTERBORG, N.-E., and J. EINHORN: Fractionated 131 I therapy in large toxic goiters. Acta endocr. (Kbh.) **51**, 7—14 (1966).

SAITMACHER, H.: Die Röntgenbehandlung der Struma simplex. Strahlentherapie **90**, 527—535 (1953).

SANTOS, C.: Gezielte scharf lokalisierte Röntgentherapie. Strahlentherapie **96**, 47—63 (1955).

SAUPE, E.: Die Strahlenbehandlung der Mediastinaltumoren. Strahlentherapie **75**, 216—243 (1944).

SAUTTER, H.: (1) Der isolierte „Basedow"-Exophthalmus. Dtsch. med. Wschr. **1950**, 1614—1615.

— (2) Weitere Erfahrungen mit der Hypophysenbestrahlung beim malignen Exophthalmus. Dtsch. med. Wschr. **1952**, 1388—1390.

— (3) Die Stellung des endokrinen Exophthalmus innerhalb des Hypophysen-Schilddrüsensystems. Dtsch. med. Wschr. **1956**, 761—766.

— (4) Beitrag zur Strahlentherapie des malignen endokrinen Exophthalmus. 42. Tagg. d. Dtsch. Röntgenges. Fortschr. Röntgenstr. **95**. Beiheft (Tagungsheft), 37—38 (1961).

SCANLON, G. T., and A. R. CLERMETT: Thyroid akropachy. Radiology **83**, 1039—1042 (1964).

SCHEER, H. E.: Radiojodbehandlung von Schilddrüsenerkrankungen. Radiologe **5**, 63—67 (1965).

SCHITTENHELM, A.: Aus dem Indikationsgebiet der Strahlenbehandlung von Hypophyse, Schilddrüse und Nebenniere. Strahlentherapie **66**, 373—427 (1939).

SCHMIDT, H., E. JAHN u. H. ASSMANN: Das Angiogramm der Schilddrüse (mit besonderer Berücksichtigung der Symptomatik maligner Strumen). Fortschr. Röntgenstr. **107**, 15—22 (1967).

SCHMITZ, W.: Radiojodtherapie der Hyperthyreosen unter besonderer Berücksichtigung der Dosisberechnung. Ärztl. Forsch. **17**, 237—240 (1963).

SCHNECK, O., O. EBER u. H. WASCHER: Das toxische Adenom der Schilddrüse. Wien. Z. inn. Med. **47**, 261—277 (1966).

SCHNEIDER, C.: Behandlung der Thyreotoxikose mit 131-Radiojod. Klinische und radiologische Ergebnisse an 1344 Patienten. Strahlentherapie **127**, 65—86 (1965).

SCHUBERT, G. C.: Zur Behandlung der Hyperthyreose unter besonderer Berücksichtigung der Radiojodtherapie und einer damit verbundenen eventuellen akuten Strahlenschädigung der Leber. Arch. Geschwulstforsch. **22**, 42—51 (1963).

SCHULTZ, A. L., and L. ZIEVE: Alterations in the thyroid I 131-uptake, basal metabolic rate and serum cholesterol following treatment of hyperthyroidism with radioactive iodine: value in early prediction of success or failure of therapy. Amer. J. Med. **20**, 30—41 (1956).

SCHUMACHER, W.: Die Differentialdiagnostik von Schilddrüsen- und schilddrüsennahen Tumoren mit Hilfe der Scannertechnik. Fortschr. Röntgenstr. **89**, 722—732 (1958).

—, u. R. TOSCH: Die Differentialdiagnostik der Thyreoiditis mit Hilfe des Radiojodtestes. Strahlentherapie **113**, 451—460 (1960).

SCHWARZ, K.: Die Schilddrüsenüberfunktion. Münch. med. Wschr. **1964**, 2229—2237.

SCOTT, R. K.: Report of work with I 131 at the Royal Melbourne Hospital. Aust. N. Z. J. Surg. **23**, 273—279 (1954).

SCOTT, W. G., W. B. SEAMAN, C. MACBRYDE, L. GOTTLIEB, W. H. DAUGHADAY, and B. J. SWEENEY: Observations and results in the treatment of hyperthyroidism with radioactive iodine I 131 Amer. J. Roentgenol. **66**, 171—178 (1951).

SEED, L.: (1) The treatment of hyperthyroidism. J. Surg. N. Amer. **1952**, 155—164.

— (2) Comparison of the tracer dose and therapeutic dose of I 131 as to thyroid uptake, effective halflife and roentgen dosage. Radiology **63**, 551—561 (1954).

— (3) I^{131} in the treatment of toxic goiter. J. Indiana med. Ass. **1**, 23—29 (1957).

— (4) A surgeon views radioactive iodine and the thyroid problem. (Symposium.) Ref. nach Zbl. ges. Radiol. **66**, 178 (1960).

—, and T. FIELDS: Treatment of toxic goiter with radioactive iodine. Springfield (Ill.): Ch. C. Thomas 1953.

—, and B. JAFFE: Results of treatment of toxic goiter with radioactive iodine. J. clin. Endocr. **13**, 107—119 (1953).

SEIDLIN, S. M.: Radioiodine as a diagnostic and therapeutic tool in clinical medicine. Recent Progr. Hormone Res. **4**, 483 (1949).

— E. SIEGEL, A. A. YALOW, and S. MELAMED: Acute myeloid leukemia following prolonged iodine-131 therapy for metastatic thyroid carcinoma. Science **123**, 800—801 (1956).

— A. A. YALOW, and E. SIEGEL: Blood I 131 concentration and blood radiation dosage during I 131 therapy for metastatic thyroid carcinoma. J. clin. Endocr. **12**, 1197—1204 (1952).

SEIF, F.: LATS als Ursache der Hyperthyreose. Dtsch. med. Wschr. **1967**, 147—152.

SERFLING, H. J., u. R. R. UNGER: Diagnostische und therapeutische Hinweise zum Krankheitsbild des ein- und doppelseitigen Exophthalmus. Bruns' Beitr. klin. Chir. **210**, 1—24 (1965).

SHANE, L. L., A. J. VALENSI, L. SOBREVILLA, and J. L. GABRILOVE: Chronic thyroiditis, a potentially confusing clinical picture. Amer. J. med. Sci. **250**, 532—541 (1965).

SHAPIRO, M. R.: Morphologic changes in the thyroid gland following radioiodine therapy. Ann. West. Med. Surg. **4**, 274 (1950).

SHEETS, R. F.: The sequential occurrence of acute thyroiditis and thyrotoxicosis. J. Amer. med. Ass. **157**, 139—140 (1955).

SHELINE, G. E., ST. LINDSAY, and H. G. BELL: Occurrence of thyroid nodules in children following therapy with radioiodine for hyperthyroidism. J. clin. Endocr. **19**, 127—137 (1959).
— —, K. R. MCCORMACK, and M. GALANTE: Thyroid nodules occurring late after treatment of thyrotoxicosis with radioiodine. J. clin. Endocr. **22**, 8—18 (1962).
—, and E. R. MILLER: Radioiodine therapy of hyperthyroidism. Arch. intern. Med. **103**, 924—932 (1959).
SHUMWAY, M., and P. L. DAVIS: Cat-scratch thyroiditis treated with thyrotropic hormone. J. clin. Endocr. **14**, 742—743 (1954).
SILVERBERG, ST. G., and R. A. VIDONE: Adenoma and carcinoma of the thyroid. Cancer (Philad.) **19**, 1053—1062 (1966).
SIMPSON, C. L.: Carcinogenesis from irradiation of the thymus gland. Acta Un. int. Cancr. **16**, 448—451 (1960).
—, and L. H. HEMPELMANN: The association of tumours and roentgen ray treatment of the thorax in infancy. Cancer (Philad.) **10**, 42—56 (1956).
— —, and L. M. FULLER: Neoplasia in children treated with x-rays in infancy for thymic enlargement. Radiology **64**, 840—845 (1955).
SINCLAIR, W. K., J. D. ABBATT, H. E. FARRAN, E. B. HARRISSUND, and L. F. LAMERTON: A quantitative autoradiographic study of radioiodine distribution and dosage in human thyroid glands. Brit. J. Radiol. **29**, 36—41 (1956).
SKILLERN, P. G., E. P. MCCULLUGH, and M. CLAMEN: Radioiodine in diagnosis and therapy of hyperthyroidism. Arch. intern. Med. **110**, 888—897 (1962).
— —, and R. A. HAYS: Cases of Graves' disease resistant to radioactive iodine. Trans. Amer. Goiter Ass. **1951**, 184.
SMELSER, K. G., and V. OZANICS: (1) Studies on the nature of the exophthalmos-producing principle in pituitary extracts. Amer. J. Ophthal. **38**, 107—122 (1954).
— (2) Hydrophilia of the orbital connective tissue in experimental exophthalmos. Amer. J. Ophthal. **47**, 380—386 (1959).
SMITH, R. N., and G. M. WILSON: Clinical trial of different doses of 131 I in treatment of thyrotoxicosis. Brit. med. J. **1967 I**, 129—132.
SMITHERS, D. W.: Tumours of the thyroid gland in relation to some general concepts of neoplasia (The Robert Knox Memorial Lecture, 1958). J. Fac. Radiol. (Lond.) **10**, 3—16 (1959).
SNEDDON, J. M., and P. TURNER: Adrenergic blockade and the eye signs of thyrotoxicosis. Lancet **1966 II**, 525—527.
SOBEL, H. J.: Electron microscopy of I^{131}-irradiated thyroid. Arch. Path. **78**, 53—60 (1964).
SOCOLOW, E. L., A. HASHIZUME, S. NERIISHI, and R. NIITANI: Thyroid carcinoma in man after exposure to ionizing radiation. A summery of the findings in Hiroshima and Nagasaki. New Engl. J. Med. **268**, 406—410 (1963).
SOLEY, M. H., and N. FOREMAN: Radioiodine therapy in Graves' disease (A review). J. clin. Invest. **28**, 1367—1374 (1949).
SOLEY, M. H., and E. R. MILLER: Treatment of Graves' disease with radioactive iodine. Med. Clin. N. Amer. **32**, 3—17 (1948).
—, E. R. MILLER, and N. FOREMAN: Graves' disease: Treatment with radioiodine (I 131). J. Clin. Endocr. **9**, 29—35 (1949).
—, and K. S. STONE: Roentgen ray treatment of hyperthyroidism. Arch. intern. Med. **70**, 1002 (1942). Zit. nach HAMWI and GOLDBERG.
SOUMAR, J., V. FELT, and R. REISENAUER: Reduced function of the thyroid gland as a late complication of treatment with radioactive iodine ^{131}I. Vnitřni Lek. **11**, 964—969 (1965). Ref. nach Zbl. ges. Radiol. **90**, 497 (1967).
SPECHT, H., u. H. MAGNUS: Zur Radio-Jod-Therapie der Struma. Fortschr. Med. **82**, 581—583 (1964).
SPENCER, R. P., and G. MONTANA: Effect of radioiodide therapy on thyroid length and estimated weight. J. nucl. Med. **7**, 708—710 (1966).
STAFFURTH, J. S.: Thyroid cancer after ^{131}I therapy for thyrotoxicosis. Brit. J. Radiol. **39**, 471—473 (1966).
STANLEY, M. M.: The reponse of the thyroid gland in normal administration of thyrotropin, as shown by studies with I 131. Endocrinology **44**, 49 (1949).
—, and E. B. ASTWOOD: The accumulation of radioactive iodide by the thyroid gland in normal and thyrotoxic subjects and the effect of thiocyanate on its discharge. Endocrinology **42**, 107—123 (1948).
STARR, P., H. L. JAFFE, and L. OETTINGER jr.: Late results of I^{131} treatment of hyperthyroidism in seventy-three children and adolescents. J. nucl. Med. **5**, 81—89 (1964).
STEIN, A. A.: A clinical pathologic review of 80 cases of struma lymphomatosa. Surg. Gynec. Obstet. **109**, 544—548 (1959).
STEIN, J. A., E. N. EHRENFELD, A. HOCHMAN, and N. RABINOVICI: A study of 75 hyperthyroid patients treated with radio-iodine. Israel med. J. **18**, 167—175 (1959). Zit. nach Zbl. ges. Radiol. **64**, 90 (1960).
STEINBERG, F. U.: Subacute granulomatous thyroiditis. Ann. intern. Med. **52**, 1014—1025 (1960).
STEINER, H.: Unsere bisherigen Erfahrungen bei der Behandlung euthyreoter Strumen mit radioaktivem Jod. Klin. Med. (Wien) **19**, 145—150 (1964).
STEINITZ, K.: Fortschritte in der Diagnose und Therapie der Erkrankungen der Schilddrüse. Klin. Wschr. **1956**, 265—269.
STROMINGER, D., I. M. HOLLANDER, and G. T. SEABORG: Table of isotopes. Rev. mod. Phys. **30**, 585—904 (1958); siehe besonders S. 707.
SWANN, N. H.: Acute Thyreoiditis. A clinical report of twelve cases within a four-month period. Ann. inter. Med. **56**, 68—71 (1962).
SWYNGEDAUW, J., M. LIQUETTE, F. DEBRULLE et J. ROHERT: Apprèciation des résultats du traitement des hyperthyroidies par l'iode radioactif. J. Radiol. Électrol. **38**, 593—594 (1957).
TAUTZ, M.: Inkorporationsdosimetrie bei der Radio-Jod-Therapie der Schilddrüse. Radiobiol. Radiother. (Berl.) **7**, 7—21 (1966).
TAYLOR, L.: Cortisone versus x-ray in the treatment of subacute thyroiditis: a report of four cases. Ann. intern. Med. **44**, 1082—1087 (1956).

TAYLOR, S.: The evolution of nodular goiter. J. clin. Endocr. **13**, 1232—1247 (1953).

THIER, S. O., P. BLACK, H. E. WILLIAMS, and J. ROBBINS: Chronic lymphocytic thyroiditis: report of a kindred with viral immunological and chemical studies. J. clin. Endocr. **25**, 65—75 (1965).

THOMA, G.: Über die Leukämie-Mortalität bei Hyperthyreose. Zit. nach Med. Trib. **1967**, Nr 47, 15.

THOMAS, H. M.: Acropachy. Secondary subperiostal new bone formation. Arch. intern. Med. **51**, 571—588 (1933).

THOMAS, I. D., T. H. ODDIE, I. HALES, J. MYHILL, and E. FITZSIMONS: The measurement of thyroidal iodine uptake soon after therapy with radioiodine. J. clin. Endocr. **20**, 1392—1400 (1960).

THOMAS jr., W. C., R. M. ANDERSON, M. J. JURKIEWIC, J. D. ARANJO, and R. M. BLIZZARD: Clinical studies in thyroiditis. Ann. intern. Med. **63**, 808—818 (1965).

THOMPSON, W. O.: The present status of the treatment of toxic goiter. J. clin. Endocr. **12**, 130—134 (1952).

THOMSON, J. A.: Acute leucaemia following administration of radioiodine for thyrotoxicosis. Lancet **1963 II**, 978—979.

TIGHE, W. J.: Temporary hypoparathyroidism following radioactive iodine treatment for thyreotoxicosis. J. clin. Endocr. **12**, 1220—1222 (1952).

TÖPPNER, R.: (1) Die Röntgenbehandlung der Schilddrüsenerkrankungen. In: H. HOLFELDER, Die Röntgentiefentherapie, S. 299—319. Leipzig: Georg Thieme 1938.

— (2) Zur Röntgenbehandlung des Morbus Basedow. Strahlentherapie **77**, 55—62 (1948).

TORSOLI, A., M. MELE, M. L. ROMORINO, B. FELLA u. C. COLAGRANDE: Das radiologische Bild der Schilddrüse. Fortschr. Röntgenstr. **89**, 438—445 (1958).

TRESANCHEZ, J. M.: Exophthalmus und EPS. Hormon (Organon) **14**, Nr 2, 1—13 (1961).

TRIPPEL, O. H., G. E. SHELINE, R. H. MOE, and D. E. CLARK: Clinical application of radioactive iodine in disease of the thyroid. Med. Clin. N. Amer. **35**, 37—50 (1951).

TSUCHIYA, T.: Application of iodine 131 in thyroid disease. Atomkonferenz Genf 1958, A/CONF 15/P/1501.

TSUJY, S., u. H. OGURA: Experimentelle und klinische Studien über die Messung der Plasmakonzentration des thyreotropen Vorderlappen-Hormons. Naunyn-Schmidebergs Arch. exp. Path. Pharmak. **238**, 391—418 (1960).

TUBIANA, M.: L'utilisation thérapeutique de l'iode radioactif. Rev. Prat. (Paris) **1958**, 2701—2712.

— Scelta dei parienti per il trattamento con ^{131}I. Minerva nucl. 8, 82—86 (1964).

— M. AKERMAN et L. MAMO: La fréquence des hypothyroidies tardives après traitement par l'iode radioactif. L'influence des doses therapeutiques. Ann. Endocr. (Paris) **27**, 415—428 (1966).

— J. DUTREIX et M. GRINBERG: Résultats du traitement de 115 cas d'hyperthyroide par l'iode radioactif. Presse méd. **1953**, 807—809.

TUBIANA, M., R. PEREZ et J. GEORGE: Le devenir des hyperthyroidies traitées par le radioiode. Path. Biol. **11**, 5—20 (1963).

—, et G. VALLÉE: Traitement de l'hyperthyroidie par l'iode radioactif. Thérapie **12**, 813—824 (1957).

UEMURA, Y.: The study on endocrine exophthalmos. An exophthalmos-producing reaction (EPR) by the serum of patients suffering from thyroid dysfunction. Keio J. Med. **9**, 225—240 (1960). Ref. nach Zbl. ges. Radiol. **71**, 306 (1962).

UTHGENANNT, H., W. MÜLLER u. L. WEINREICH: (1) Nuclearmedizinische und immunologische Untersuchungen bei der Hyperthyreose. Med. Klin. **61**, 985—988 (1966).

— — — (2) Über Häufigkeit und klinische Bedeutung von Autoantikörpern bei Schilddrüsenerkrankungen, insbesondere bei der Hyperthyreose. Dtsch. med. Wschr. **1966**, 437—443.

—, u. J. WEINREICH: Über das toxische Adenom der Schilddrüse. Med. Klin. **1965**, 704—708.

VANOTTI, A.: Etude de la fonction thyroidienne avec l'iode radioactif. Basel: Benno Schwabe & Co. 1957.

VERNEY, G. I.: Thyroid acropachy. Brit. J. Radiol. **35**, 644—646 (1962).

VERZÁR, F., and F. VIDOVIC: The action of thyrotrophic hormone and cortisone on the uptake of 131 I by the thyroid gland. J. Endocr. 8, 321—328 (1952).

VETTER, H., and R. HÖFER: Acute leucaemia following radioiodine therapy of thyrotoxicosis. Brit. J. Radiol. **32**, 263—264 (1959).

VILANOVA, X., and J. M. CAÑADELL: Myxedema circumscriptum thyrotoxicum; report of two cases and remarks on its pathogenesis and treatment. J. clin. Endocr. **9**, 883—894 (1949).

VILLANUEVA-MEYER, H., u. W. HORST: Neue Wege zur Reduktion der Strahlenbelastung bei der Anwendung von Radiojod in der Diagnostik und Therapie von Schilddrüsenerkrankungen. Strahlentherapie **102**, 390—397 (1957).

VOLPE, R., and M. W. JOHNSTON: Subacute thyroiditis: disease commonly mistaken for pharyngitis. Canad. med. Ass. J. **77**, 297 (1957). Zit. nach SWANN.

— D. L. SCHATZ, A. SCOTT, J. A. PELLER, J. M. VALE, C. ESRIN, and M. W. JOHNSTON: Radioactive iodine in the treatment of hyperthyroidism. Experience at the Toronto General Hospital 1950—1958. Canad. med. Ass. J. **83**, 1407—1413 (1960); **84**, 37—42, 84—87 (1961).

WACHTLER, F.: Bemerkungen zum heutigen Stand der Strahlentherapie der Thyreotoxikose. Wien. klin. Wschr. **1955**, 376—378.

WASCHULEWSKI, H., u. E. W. DÖRFFEL: Die Bedeutung des radioaktiven Jods J 131 für Diagnose und Therapie der Zungenschilddrüse. Fortschr. Röntgenstr. **90**, 727—734 (1959).

WAYNE, E. J.: The treatment of thyrotoxicosis with radioactive iodine. Proc. roy. Soc. Med. **45**, 338 (1952).

— A. G. MACGREGOR, and G. W. BLOMFIELD: Treatment of thyrotoxicosis with I 131. Brit. med. Bull. 8, 148 (1952).

WEAVER, D. R., S. D. DEODHAR, and J. B. HAZARD: A characterization of focal lymphocytic thyroiditis. Cleveland Clin. Quart. **33**, 59—72 (1966).

WEBER, M.: La thyroidite aseptique de Quervain. Praxis **52**, 294 (1963).

WEGELIN, C.: Die Schilddrüse. In: Handbuch der speziellen pathologischen Anatomie und Histologie, Bd. 8, S. 175—176. Berlin: Springer 1926.

WEGELIUS, O., G. ASBOE-HANSEN u. B.-A. LAMBERG: Veränderungen des retrobulbären Bindegewebes bei malignem Exophthalmus. Acta endocr. (Kbh.) **25**, 425—456 (1957). Zit. nach Dtsch. med. Wschr. **1958**, 1067.

WEGMANN, W.: Zwei Fälle von Schilddrüsensarkom nach Bestrahlung im Erwachsenenalter. Schweiz. med. Wschr. **1962**, 39—48.

WEISSBECKER, L.: Ref. auf der 12. Dtsch. Therapiewoche in Karlsruhe (28. 8.—3. 9. 60). Dtsch. med. Wschr. **1960**, 1861.

— H. UTHGENANNT, K. SCHEMMEL, W. MÜLLER, H. HEESEN, W. EICKENBUSCH, and W. BINDEBALLE: Long acting thyroid stimulator (LATS) bei Schilddrüsenerkrankung und seine Beziehung zu den Schilddrüsenantikörpern. Schweiz. med. Wschr. **1967**, 898—904.

WELTI, H.: (1) Le chirurgien devant le traitement de l'hyperthyroidie par l'iode-131. Méd. et Hyg. (Genève) **20**, 63—65 (1962).

— (2) Quand doit-on operer und hyperthyroidie? Vie Medicale 1963.

WERNER, S. C.: (1) Results in treatment of hyperthyroidism with radioiodine I 131. Med. Clin. N. Amer. **1952**, 623.

— In the thyroid, p. 638. New York 1955. Zit. nach SCHNEIDER.

— (2) The management of hyperthyroidism. J. chron. Dis. **4**, 216 (1956).

— (3) Oak Ridge radioiodine (I 131) for hyperthyroidism: tenth anniversary. J. Amer. med. Ass. **161**, 628—629 (1956).

— (4) The severe eye changes od Graves' disease. J. Amer. med. Ass. **177**, 551—555 (1961).

— B. COELHO, and E. H. QUIMBY: Ten years results of I^{131}-therapy of hyperthyroidism. Bull. N.Y. Acad. Med. **33**, 783—806 (1957).

— A. M. GITTELSOHN, and A. B. BRILL: Leukemia following radioiodine therapy of hyperthyroidism. J. Amer. med. Ass. **177**, 646—648 (1961).

— L. D. GOODWIN, E. H. QUIMBY, and C. SCHMIDT: Some results from use of radioactive iodine, I 131, in diagnosis and treatment of toxic goiter. Amer. J. Roentgenol. **63**, 889—894 (1950).

— H. HAMILTON, and M. R. NEMETH: Therapeutic effects from repeated diagnostic doses of I 131 in adult and juvenile hyperthyroidism. J. clin. Endocr. **12**, 1349—1355 (1952).

— — — Therapeutic effects in hyperthyroidism from repeated diagnostic doses of I 131. Radiology **59**, 720—728 (1952).

—, and E. H. QUIMBY: Acute leukemia after radioactive iodine (I 131) therapy for hyperthyreoidism. J. Amer. med. Ass. **165**, 1558—1559 (1957).

— —, and C. SCHMIDT: Clinical experience in diagnosis and treatment of thyroid disorders with radioactive iodine. Radiology **51**, 564—578 (1948).

WERNER, S. C., E. H. QUIMBY, and C. SCHMIDT: Radioactive iodine I^{131} in the treatment of hyperthyroidism. Amer. J. Med. **7**, 731 (1949).

WESTWATER, J. O.: Subacute thyroiditis. Calif. Med. **76**, 66 (1952). Zit. nach SWANN.

WHIT, W. E., and W. A. REILLY: Chromatographic changes in plasma I 131 during the treatment of "Graves" a. cardiac diseases correlated with clinical course. J. Lab. clin. Med. **34**, 553 (1954).

WIESER, W.: Zur Röntgentherapie der Hyperthyreose. Strahlentherapie **60**, 712—715 (1937).

WILLIAMS, F. H.: The roentgen rays in medicine and surgery, p. 679. New York: Macmillan Co. 1903. Zit. nach HAMWI and GOLDBERG.

WILLIAMS, R. K., B. T. TOWERY, H. JAFFE, W. F. ROGERS, and R. TAGNON: Factors influencing the effectiveness of radioiodotherapeusis. Amer. J. Med. **7**, 718—730 (1949).

WILLIS, J.: Thyroid carcinoma after irradiation in adult life. Brit. med. J. **1959 II**, 550.

WILSON, E. H., and S. P. ASPER jr.: The role of X-ray therapy to the neck region in the produktion of thyreoid cancer in young people. A report of thirty-seven cases. Arch. intern. Med. **105**, 244—251 (1960).

WILSON, G. M., R. KILPATRICK, H. ECKERT, R. C. CURRAN, R. P. JEPSON, G. W. BLOMFIELD, and H. MILLER: Thyroid neoplasms following irradiation. Brit. med. J. **1958 II**, 929—934.

WINKLER, C.: (1) Radioaktives Jod zur Diagnose und Therapie von Schilddrüsenerkrankungen. Strahlentherapie **85**, 126—142 (1951).

— (2) Reduktion der Strahlenbelastung bei Funktionsprüfungen der Schilddrüse mit radioaktivem Jod und diagnostische Bedeutung des kurzlebigen Isotops J 132. Fortschr. Röntgenstr. **89**, 733—740 (1958).

WITEBKY, E., N. R. ROSE, and S. SHULMAN: The antibody nature of the thyroiditis antibody and the role of thyroglobulin in the reaction. Lancet **1958 I**, 808—809.

— — K. TERPLAN, J. R. PAINE, and R. W. EGAN: Chronic thyroiditis and autoimmunization. J. Amer. med. Ass. **164**, 1439—1447 (1957).

WOOLNER, L. B., W. M. MCCONAHEY, and O. H. BEAHRS: (1) Invasive fibrous thyroiditis (Riedel's Struma). J. clin. Endocr. **17**, 201—220 (1957).

— — — (2) Struma lymphomatosa (Hashimoto's thyroiditis) and related thyroidal disorders. J. clin. Endocr. **19**, 53—83 (1959).

— — — (3) The surgical asepects of thyroiditis. Amer. J. Surg. **104**, 666—671 (1962).

ZACUTTI, A., G. TURCHETTU, and R. BARTALENA: Considerazioni sull'uso dello iodio radioattivo in gravidanza ed in puerperio. Minerva ginec. **11**, 619—622 (1959). Zit. nach Zbl. ges. Radiol. **64**, 26 (1960).

ZARA, M.: L'hypothyroidie après traitement de la maladie de Basedow par l'iode radio-actif. Sem. Hôp. Paris **1956**, 1021—1023.

ZIMMER, E. A.: Zur Strahlentherapie der Hyperthyreosen. Strahlentherapie **74**, 473—490 (1944).

ZIMMERN, I., A. CHAVANY et R. BRUNET: Bull. Soc. Radiol. med. Paris 1932 u. 1933. Zit. nach NEGRU.

ZITA, G., u. E. LINDNER: Ergebnisse der Radiojodtherapie im Alter. Wien. med. Wschr. **1965**, 758—761.

ZUKSCHWERDT, L.: Auswirkungen der radiologischen Diagnostik und Therapie auf die Indikation zur operativen Behandlung der Schilddrüsenerkrankungen. 42. Tagg d. Dtsch. Röntgenges. Fortschr. Röntgenstr. **95**, Beiheft (Tagungsheft), 35—36 (1961).

— V. BAY u. W. GUSEK: Entwicklung atypischer Adenome in der Thyreoidea als Spätfolge der Therapie mit ^{131}J. Bericht über 6 Nachoperationen. Med. Welt **17**, 745—751 (1966).

ZUKSCHWERDT, L., u. W. HORST: Isotope in der Schilddrüsenchirurgie. Dtsch. Chirurgenkongr. 1962, Ref. Med. Klin. **1962**, 1063.

— — Isotope und Schilddrüse. Langenbecks Arch. klin. Chir. **301**, 486—496 (1962).

ZUM WINKEL, K., G. WEITZEL u. H. KUTTIG: Der Einfluß der perkutanen Schilddrüsenbestrahlung auf die Radiojodfunktionsdiagnostik. In: Radio-Isotope in der Endokrinologie, herausgeg. v. G. HOFFMANN, S. 205—211. Stuttgart: F. K. Schattauer 1965.

ZWEIFEL, E.: Über Fernwirkung von Röntgenstrahlen. Strahlentherapie **20**, 565—573 (1925).

G. Hyperplasien

Von

H. Trübestein

Nach Hamperl ist eine Hyperplasie eine durch Zellvermehrung hervorgerufene örtliche Gewebsüberschußbildung. Sie unterscheidet sich von der autonomen geschwulstmäßigen Gewebswucherung dadurch, daß sie beim Wegfall der auslösenden Ursache ihr Wachstum einstellt, während bei dem einmaligen Vorgang der Geschwulstentstehung ein weiteres Andauern einer auslösenden Ursache nicht nötig ist.

Hyperplasien, die für die Strahlentherapie eine Rolle spielen bzw. gespielt haben, sind die spitzen Kondylome, die Hyperplasien des adenoiden Gewebes des Nasenrachenraumes und die Thymushyperplasie.

I. Condylomata acuminata

Pathologisch-anatomisch werden die Condylomata acuminata zu den Hyperplasien der Haut gezählt (Schmaus-Herxheimer, Borst), klinisch zu den virusbedingten Infektionen. Sie kommen an der Ano-Genitalgegend vor und werden vor allem bei jugendlichen Erwachsenen angetroffen. Von kleinen Wärzchen, die einzeln auftreten können, über zahlreiche Gebilde, die die Lieblingslokalisationen übersäen, bis zu Riesenformen von 1 kg Gewicht sind alle Zwischenstufen möglich. Beim Mann wird besonders die Eichelvorhautfurche, bei der Frau die Innenseite der kleinen Labien, und bei beiden Geschlechtern werden die Umgebung des Anus, der Damm, die Gesäßfurche und die Schenkelbeuge befallen. In der Achselhöhle, am Nabel, auf der behaarten Kopfhaut sowie im Mund kommen sie selten vor (Graciansky).

Die Strahlenbehandlung der spitzen Kondylome, von Wetterer als von einem der ersten angewandt, begann auf Grund günstiger Erfahrungen von Winter an Bedeutung zu gewinnen. Die Erfolge in den späteren Jahren waren unterschiedlich (Martenstein, Freudenthal und Spitzer [s. dort weitere ältere Literatur]). Die heutige Einstellung der Dermatoröntgenologen zur Strahlenbehandlung der Condylomata acuminata wird von Goldschmidt im Jadassohnschen Handbuch, Ergänzungswerk 1959, S. 560, mit folgenden Sätzen wiedergegeben: ,,Die Röntgenbehandlung der spitzen Kondylome in der Genitalregion ist nach heutigen Erkenntnissen jedoch vor allem deshalb abzulehnen, weil die für eine adäquate Behandlung notwendigen Strahlenqualitäten und Dosen zu einer unerträglich hohen Strahlenbelastung der Gonaden führen würden (vgl. die Untersuchungen von Schirren, Haumayr und Dittmar, 1958). Da sich vor allem bei Frauen eine wirkungsvolle Abdeckung ohnehin nicht durchführen läßt und andere, z.T. wesentlich bessere Behandlungsmethoden zur Verfügung stehen, ist die Behandlung der Kondylome mit Röntgenstrahlen entschieden abzulehnen.''

Die Stellung der Röntgenologen skizziert Fiebelkorn im Lehrbuch der Strahlenheilkunde von du Mesnil de Rochemont (1958) folgendermaßen: ,,Die operative Behandlung ist in den Händen des Geübten so einfach und erfolgreich, daß nach der Strahlenbehandlung in der Regel kein Bedürfnis besteht. Die Erfolge der Behandlung mit Röntgenstrahlen sind auch unsicher (P. Hess), so daß man sich nur bei hartnäckig rezidivierenden Fällen zu ihr entschließen wird.''

Trotz der geringen praktischen Bedeutung seien die Bestrahlungstechnik und die Dosen aus einigen bekannten Arbeiten der letzten 25 Jahre mitgeteilt.

NEUMANN (1935): Grenzstrahlenbehandlung 10—12 kV bei Feldgrößen 12,5×13,5 cm, 10 cm FHA, bei Feldgrößen 20×20,7 cm, 15 cm FHA. 400—500 R mehrmals nach Abklingen etwaiger Reizungen der Schleimhaut.

PENDERGRASS, HODES u. GARRAHAN (1940): Chaoulsches Nahbestrahlungsgerät pro Tag 200 R, 4—5mal in täglichen Abständen, Gesamtdosis: 800—1000 R.

CHAOUL (1944): Chaoulsches Nahbestrahlungsgerät 300—400 R pro Sitzung, Gesamtdosis: 2500—3000 R.

HESS (1948): Mittelharte Strahlung 60—120 kV, 3 mm Al, Dosis 200—300 R in Abständen von 10 bis 12 Tagen 2—3mal, Chaoulsches Nahbestrahlungsgerät 500 R pro Sitzung mehrmals.

CHAOUL u. WACHSMANN (1953): 300—400 R pro Sitzung, Gesamtdosis: 3000—5000 R.

WOLFRAM (1956): Bei kleinen, immer wieder rezidivierenden Kondylomen Kontaktstrahlung durch direktes Aufsetzen des Kontaktbestrahlungsrohres von VAN DER PLAATS 1000 R pro Woche etwa 4mal oder Excochleation mit gleichzeitiger Vereisung in Lokalanaesthesie und mit sofortiger Röntgenkontaktbestrahlung des Wundbettes 1000 R. Bei rasch wachsenden blumenkohlartigen Gebilden mittelharte Strahlung 30 cm FHD, 2 mm Al, 350 R 1—3mal, nach 6 Wochen Pause Wiederholung der Dosis.

II. Hyperplasien des adenoiden Gewebes des Nasenrachenraumes

Nach ZARNIKO im Handbuch von DENKER und KAHLER (1928) sind die Hyperplasien des adenoiden Schlundringes eine ausgesprochene Affektion des jugendlichen Alters. Am häufigsten werden sie im 5.—10. Lebensjahr, etwas seltener im 15.—20. und nur ausnahmsweise außerhalb dieser Zeiträume angetroffen. Sie können auch angeboren vorkommen und erhalten sich in Einzelfällen bis ins späteste Lebensalter. Die beiden Geschlechter sind gleichmäßig beteiligt. Um die Pubertätszeit beginnen sie sich physiologisch wieder zurückzubilden. Deuten wir diese Erscheinung im teleologischen Sinne, so stellen die Hyperplasien für eine gewisse Lebensperiode eine zweckmäßige Einrichtung dar, dazu bestimmt, erhöhte funktionelle Anforderungen durch erhöhte Leistungen zu befriedigen und nach Erfüllung ihrer Aufgabe einer physiologischen Involution anheimzufallen. Nach dieser Auffassung sind die Hyperplasien also nichts Krankhaftes. Die reinen Fälle von Hyperplasien, die durch ihr exzessives Wachstum zur Krankheitsursache werden, sind Ausnahmen. Diejenigen, die zur Behandlung kommen, sind meist Hyperplasien, die durch entzündliche Vorgänge kompliziert sind. Es sind also hyperplastische Gebilde, zu denen sich die Erscheinung der Entzündung hinzuaddiert. Ihre Ausdehnung und Größe bzw. die in ihnen sich abspielende Entzündung als Focus eines Herdinfektes, oft beides zusammen, zwingen zum therapeutischen Handeln.

Die klinisch wichtigsten Hyperplasien des Nasen-Rachenraumes sind die der Rachen- und Gaumenmandeln. Es soll hier nicht auf die chronische Tonsillitis der Erwachsenen eingegangen werden, sondern, dem Thema entsprechend, auf die Hyperplasien, die im wesentlichen im Kindesalter vorkommen, wobei es unmöglich ist — wie schon erwähnt — die reinen Hyperplasien von den Hyperplasien und Entzündungen zu trennen.

In den zwanziger Jahren erschienen von strahlentherapeutischer Seite, vor allem im anglo-amerikanischen Schrifttum, Mitteilungen über günstige Erfolge bei der Röntgen- und Radiumbestrahlung der Hyperplasien im Nasen-Rachenraum (s. Schrifttum bei WINDHOLZ, DUBOWYI u. OLSCHANOWSKYI). Zu Beginn der dreißiger Jahre wurde die Bestrahlung auch im deutschen Schrifttum propagiert (SCHOENFELD und BAUMBACH, WINDHOLZ, ZOEPFFEL, P. HESS, SCHULTE). Diese Behandlungsmethode wurde von seiten der Hals-Nasen-Ohren-Ärzte schärfstens abgelehnt (ESCH, O. MAYER, LOEBELL, AMERSBACH). Der Kinderkliniker BIRK, einer der ersten, der versuchte, die Hyperplasie mit Röntgenstrahlen zu heilen, kam auf Grund seiner Erfahrungen ebenfalls zu einem negativen Urteil. Dieser Kampf zwischen Stahl und Strahl um die Behandlung der Hyperplasien im Nasen-Rachenraum ist jetzt nach einer Aussprache mit Prof. DE RUDDER zugunsten des Stahles entschieden. Zu den besseren Dauererfolgen durch die Operation kommt noch hinzu, daß die schwerwiegende Hypothek: Induktion bösartiger Geschwülste im späteren Lebensalter, durch die Anwendung der ionisierenden Strahlen, nicht aufgenommen zu werden braucht.

In einer sehr kritischen und sachlichen Arbeit versucht SCHALL, beiden Seiten gerecht zu werden. Seiner Aufforderung, in gemeinsamer Arbeit zwischen Hals-Nasen-Ohren-

Tabelle 1. (Aus SCHALL, 1933)

Autor	Zahl der Fälle	Technik	Erfolge
SCHULTE (Röntgenarzt) Strahlenther **36**, 708 (1930)	247, darunter 132 Kinder, nachuntersucht 189	Feld 6×8 ca. 200 R einer mittelharten Strahlung. Wiederholung nach 4 und 8 Wochen	Geheilt 90% (Kinder und Erwachsene), gebessert 6%
WINDHOLZ (Röntgenarzt) Strahlenther. **43**, 327 (1932)	51, darunter 13 Kinder	Kinder 2—3 H 2—3mal in 3tägigen Intervallen. Wiederholung nach 3—4 bzw. 6—7 Wochen	Geheilt 77% (insgesamt), Kinder 57%
ESCH (Hals-, Nasen-, Ohrenarzt) Z. Hals- usw. Heilk. **29**, 394 (1931)	101 Kinder, 96 nachuntersucht	Feld 6×8 je 180 R, nach 4 Wochen wiederholt. Im ganzen 4 Serien in 4 Monaten	Geheilt 31%, gebessert 19%. Geheilt: erschwerte Nasenatmung in 29%, chronischer Schnupfen in 45%, gehäufte Infekte in 53%
SCHÖNFELD (Kinderarzt) Handbuch ENGEL-SCHALL, S. 608	300 Kinder, 106 nachuntersucht	Feld 6×8 oder kleiner. 110—160—200 R, 2—3 Serien nach 4—8—12 Wochen	Verkleinerung auf normale Größe 39%, erhebliche Verkleinerung 18%. Nach 2 bis 3 Jahren noch verkleinert 41%, rezidivierende Infekte verloren fast 100%
Eigene Fälle (BIRK und SCHALL) Sonderband Strahlenther. **17** (1932)	40 Kinder nachuntersucht	Feld 4×4 oder 6×4 je 180 R, 1—2—3mal in Abständen von 4—8 Wochen	Nach der Bestrahlung Verkleinerung in 75% (1 Serie), 80% (2—3 Serien), länger als 1 Jahr 52%. Dauerndes Verschwinden rezidivierender Infekte in $66^2/_3$% bzw. 68%, vorübergehendes Verschwinden derselben in 16%
ZOEPFFEL (Kinderarzt) Münch. med. Wschr. **1932**, 1753	50 Kinder	Feld 5×7 150—180 R, 2—3mal im Abstand von 5—6 Wochen	Verkleinerung 68% weiche, 25% harte Tonsillen. Heilung rezidivierender Infekte 93% weiche, 50% harte Tonsillen

Ärzten, Röntgenologen und Kinderärzten sine ira et studio ein genügend großes Material zusammenzubringen, um daraus Folgerungen für die zukünftige Behandlung zu ziehen, ist man niemals nachgekommen. Einige führende Statistiken aus dieser Zeit seien hier erwähnt.

In einer späteren Arbeit — Erfahrungen an 1000 Fällen — empfiehlt SCHULTE (1934), bei Kindern eine Dosis von 135 R pro Feld zu geben. Bestrahlungsbedingungen: 180 kV, 1 mm Cu- und 1 mm Al-Filter, Feldgröße 6×8, FHA 30 cm. Wenn keine besonderen Reizerscheinungen bestehen, werden die Bestrahlungen von beiden Seiten am gleichen Tag ausgeführt. Bei entzündlichen Schwellungen wird die zweite Bestrahlung erst am nächsten oder übernächsten Tag vorgenommen, um stärkere Reaktionen zu vermeiden. Der gleiche Bestrahlungscyclus wird — wie in Tabelle 1 angeführt — nach 4—8 Wochen wiederholt. Bei ,,ganz kleinen Kindern" bestrahlt er mit 140 kV bei 4 mm Al.

Eine Bestrahlungsmethode des Nasen-Rachenraumes, die sich bis zur heutigen Zeit erhalten hat, ist die Radiumbestrahlung nach CROWE und BURNAM. Sie wird bei Kindern mit chronisch-rezidivierendem Tuben-Mittelohrkatarrh und daraus resultierender Schwerhörigkeit angewandt, dessen Ursache hyperplastisches adenoides Gewebe in der Umgebung der Ohrtrompete ist. Bei dieser Methode wird nach THULLEN, der auf sie näher eingeht, ein 50 mg starkes Radiumpräparat, das in einer 0,3 mm dicken Monelkapsel eingeschlossen ist (Legierung aus Kupfer, Nickel und Eisen) und das eine strahlende Fläche von 15 mm bei 3 mm Außendurchmesser besitzt, vor allem das Tubenostium gelegt. Bestrahlungszeit: $8^1/_2$ min. In letzter Zeit bestrahlt CROWE 12 min.

BRAESTRUP, der ein 50 mg starkes Radiumpräparat von 16 mm strahlender Länge und 2,3 mm Außendurchmesser, in einer 0,3 mm Monelkapsel eingepackt, ausgemessen hat, findet einen absoluten Dosiswert an der Oberfläche von 11,9 R pro Minute.

Um sich ein Bild über den Isodosenverlauf eines solchen Präparates machen zu können, seien hier die Dosen angegeben eines vom Freiburger Radiologischen Universitätsinstitut ausgemessenen Präparates von 24,7 mg Radium in einer Monelkapsel von 0,3 mm Wandstärke, 17 mm strahlender Länge und 1,8 mm Außendurchmesser bei 15 min Bestrahlungszeit. Die applizierte Dosis entspricht etwa der von CROWE[1] nach $8^1/_2$ min, liegt aber noch darunter.

Tabelle 2

Abstand in mm von der Achse des Radiumträgers	Dosis in R/min (gerechnet von der Achse des Radiumträgers)	Dosis in R bei 15 min Bestrahlung (von der Achse des Radiumträgers)
0,9	165	2475
1,4	128	1920
1,9	95	1425
2,4	70	1050
2,9	54	810
3,9	33	495
5,9	12	180
10,9	~2	~30

III. Thymushyperplasie

Die Thymushyperplasie als Ursache eines raumbeschränkenden, die Luftröhre stenosierenden Prozesses, der ohne Behandlung zum Erstickungstod führen kann, ist eine außerordentlich seltene Erkrankung. Nach der heutigen Ansicht (LUST, PFAUNDLER und HUSLER, 1959) wurde sie früher viel zu oft diagnostiziert.

Nach STOELTZNER wird das Krankheitsbild des Stridor thymicus durch 4 Symptome charakterisiert. Einen angeborenen in- und exspiratorischen Stridor, vergrößerte und verstärkte sternale Dämpfung, einen röntgenologisch verbreiterten Mittelschatten und eine Lymphocytose. Über eine schwere Dyspnoe kann der Erstickungstod eintreten. Daneben kommt eine Thymushyperplasie vor, die klinisch keinerlei Symptome macht und die sich im Laufe des ersten Lebensjahres spontan wieder zurückbilden kann. Neben diesen isolierten Thymushyperplasien findet sich eine dritte Form, die gemeinsam mit einer Hyperplasie des gesamten lymphatischen Apparates auftritt, von PALTAUF als „Status thymico-lymphaticus" bezeichnet. Säuglinge mit diesen Veränderungen neigen zu plötzlichen Todesfällen. Eine Beziehung des vergrößerten Thymus zu dem plötzlichen Tod wird abgelehnt (PALTAUF). Dagegen nehmen heute einige Autoren beim Status thymico-lymphaticus eine Unterfunktion der Nebenniere an und bringen den plötzlichen Tod mit ihr in Verbindung. Der Thymustod wäre demnach ein Nebenniereninsuffizienztod (FANCONI u. PRADER)[2].

Vor Anwendung der Röntgenstrahlen erfolgte eine Behandlung der Thymushyperplasie nur beim Stridor thymicus, wenn sich zu ihm eine schwere Dyspnoe hinzugesellte. Der Eingriff war ein chirurgischer: Herausziehen des Thymus aus dem Thorax und Anheften an die Fascie oberhalb des Manubrium, Resektion oder intracapsuläre Enucleation. Er war zur damaligen Zeit mit einer Mortalität von 25% (KLOSE), nach LANGE sogar mit $33^1/_3$% verbunden. Es bedeutete daher einen außerordentlichen Fortschritt, als es mit

[1] Die Radiumbestrahlung des Nasen-Rachenraumes nach CROWE u. BURNAM hat im 2. Weltkrieg eine große Anwendung bei der US-Luftwaffe und U-Boot-Marine bei der Behandlung der Aerootitis media gefunden.

[2] In neuester Zeit wird der plötzliche Tod beim Status thymico-lymphaticus durch die hyperplastische Thymusdrüse doch wieder für möglich gehalten (HAMPERL): „Das vergrößerte Organ könnte auf Bronchien und Luftröhre oder das Herz bzw. die großen Gefäße drücken oder durch eine vermehrte, vielleicht auch abnorme Tätigkeit (Hyper- bzw. Dysthymisation) schädigend auf das Herz wirken." Die auslösende Ursache dieser Thymushyperplasie ist eine Nebenniereninsuffizienz (verminderte Ausschüttung von Glucocorticoiden).

relativ kleinen Röntgendosen gelang, den vergrößerten Thymus sicher zur Rückbildung zu bringen und damit das Leben des Säuglings zu retten.

Die Idee, den vergrößerten Thymus mit Röntgenstrahlen zu behandeln, stammt von HEINEKE, der auf Grund seiner Versuche an bestrahlten Säugetieren erstmalig die elektive Zerstörung des lymphatischen Gewebes durch Röntgenstrahlen beobachtete. Der erste, der diese Idee HEINEKES in der Humanmedizin verwirklichte, war FRIEDLÄNDER, ein weiterer MYERS. Beide bestrahlten Säuglinge mit Thymushyperplasien erfolgreich. RUDBERG erkannte das Phänomen der Regeneration, das nach der Atrophie des lymphatischen Gewebes durch Röntgenstrahlen einsetzte. Atrophie und Regeneration des lymphatischen Gewebes veranlaßten REGAUD und CRÉMIEU, die experimentellen Grundlagen der röntgentherapeutischen Behandlung der Thymushyperplasie auszuweiten. In Deutschland machte sich besonders BIRK um die Einführung der Röntgenbehandlung der Thymushyperplasie in die Klinik verdient.

Wegen der absoluten Ungefährlichkeit der Röntgentherapie und der sicheren therapeutischen Wirkung erweiterten viele Ärzte die Strahlenbehandlung auch auf die Hyperplasien, die klinisch keine Symptome verursachten.

BARNES: Nachuntersuchungsergebnis an 63 früher an Thymushyperplasie bestrahlten Kindern ließ keinerlei psychische und physische auf die Strahlenbehandlung zurückzuführenden nachteiligen Veränderungen erkennen, obwohl die zur Anwendung gekommenen Röntgendosen etwas höher als üblich lagen.

POLK: Nachuntersuchung an 31 Fällen — 18 vor dem 18. Lebensmonat, 10 zwischen dem 18. und 36. Lebensmonat und 3 nach dem 4. Lebensjahr, mit einer Dosis von 71—1200 R bestrahlt — ergab normale körperliche und seelische Entwicklung, normale Geschlechtsreifetermine und keine Einschränkung der Fruchtbarkeit.

Wie ernst man es trotzdem mit der Röntgenbehandlung der Thymushyperplasie an führenden deutschen Kliniken nahm, zeigen zwei Beispiele: So wurden von der Kinderklinik des Stadtkrankenhauses Dresden-Johannisstadt, die über 400 Betten verfügte, von 1935—1953 nur 15 Kinder wegen Thymushyperplasie bestrahlt (BÖHRINGER), von 1922—1959 am Universitäts-Röntgeninstitut in Frankfurt nur 18. Die Röntgenbehandlung, lange Zeit das Mittel der Wahl, hat sich in letzter Zeit aus zwei Gründen nicht mehr behaupten können. Erstens ist sie doch nicht so gefahrlos, wie man glaubte. Nach SIMPSON, HEMPELMANN und FULLER trat eine größere Anzahl von Schilddrüsencarcinomen und Leukämien auf, die auf eine Röntgenbestrahlung des Thymus im Säuglingsalter zurückgeführt wurde.

Tabelle 3a. *Erwartete und beobachtete Rate von bösartigen Tumoren.* (Nach SIMPSON, HEMPELMANN und FULLER, 1955)

	Mit Röntgenstrahlen behandelte Kinder		Unbehandelte Geschwister	
	erwartete	beobachtete	erwartete	beobachtete
Alle Krebse	2,6	17 (? 19)	2,7	5
Leukämien	0,6	7 (? 8)	0,6	0
Schilddrüsenkrebse	0,08	6	0,08	0

Interessant ist die Abhängigkeit der Leukämien und Krebse von der auf den Thymus eingestrahlten R-Dosis.

Tabelle 3b. *Verteilung der bösartigen Geschwülste in Abhängigkeit von der Höhe der eingestrahlten Dosis.* (Nach SIMPSON, HEMPELMANN und FULLER, 1955)

	Unter 200 R	Über 200 R	R-Zahl nicht genau bekannt
Anzahl der behandelten Fälle	604	804	313
Anzahl der aufgetretenen Leukämien	3	4	(? 1)
Anzahl der anderen Krebse	0	4	0
Anzahl der Schilddrüsenkrebse	0	6	0
Anzahl der Schilddrüsenadenome	0	6	3

Den beiden Tabellen liegt eine Zahl von 1722 behandelten Säuglingen zugrunde, von denen 1400 nachuntersucht werden konnten. Zum Vergleich wurden 1795 nicht bestrahlte Geschwister dieser bestrahlten Säuglinge gewählt.

Die Arbeit von SIMPSON, HEMPELMANN und FULLER (1955) hat in letzter Zeit wiederholt Kritik gefunden. So fanden SAENGER, SILVERMAN, STERLING und TURNER (1960) bei 1644 wegen Thymushyperplasie bestrahlten Kindern bei der Nachkontrolle hinsichtlich der Schilddrüsencarcinome die gleichen Ergebnisse, hinsichtlich der Leukämien kamen sie zu ganz entgegengesetzten Resultaten. Bei den bestrahlten Kindern entdeckten sie nur einen Fall von Leukämie, während sie bei den Kontrollkindern drei Leukämien feststellten. CONTI, PATTON, CONTI und HEMPELMANN (1960), die 1564 Kinder untersuchten, bei denen im Säuglingsalter der Thymus bestrahlt worden war, fanden keine Leukämien und keine Schilddrüsencarcinome. Sie erklärten ihre gegenteiligen Ergebnisse gegenüber denen von SIMPSON, HEMPELMANN und FULLER dadurch, daß bei ihren bestrahlten Säuglingen kleine Felder angewandt wurden, als eine Bestrahlung lege artis durchgeführt worden ist, während bei SIMPSON u. Mitarb. im Durchschnitt höhere Dosen und größere Felder zur Anwendung kamen. In einer kleineren Statistik von 148 Personen, deren Thymus im Kindesalter bestrahlt worden war, fand SNEGIREFF (1959) zwei benigne Tumoren der Schilddrüse: einmal ein Adenom, bei einem anderen Patienten eine Cyste, aber keine Leukämien. 75 von den 148 Patienten standen 20 Jahre in Beobachtung.

MURRAY, HECKEL und HEMPELMANN (1960) dagegen beobachteten bei 2750 registrierten und weiteren 400 geschätzten Fällen, bei denen der Thymus in der Kindheit bestrahlt worden war, 5mal eine Leukämie. Diese Leukämie übertrifft die zu erwartende um das 4,5fache. LATOURETTE und HODGES (1959) fanden bei 867 Fällen 2 Leukämien.

Auf die Arbeit von MAYER (1961), der sich kritisch mit diesen Statistiken auseinandersetzt, sei hingewiesen.

Auch POLHEMUS und KOCH (1959) beobachteten eine statistisch gesicherte Erhöhung der Leukämierate bei thymusbestrahlten Säuglingen. Diese hatten eine durchschnittliche Gesamteinfallsdosis von 236 R erhalten.

Bezüglich der Bestrahlungsdosen ist eine Änderung eingetreten. KLOSE und HOLFELDER (1921) empfahlen noch 50—60% der HED zu applizieren. BAENSCH verabreichte unter Tiefentherapiebedingungen 150—165 R 3—4mal in wöchentlichen Abständen (200 kV, Filterung 0,5 mm Cu oder 0,5 mm Cu — 3 mm Al, Feldgröße 6×8, FHA 30 bis 40 cm). GLANZMANN (1) empfiehlt OD von 160—120 R, Feldgröße 4×5 cm mit Wiederholung derselben nach 2 Tagen, evtl. nochmalige Nachbestrahlung nach 4—6 Wochen. DE MICHELI, PELLINI und BARCAGLIA empfehlen, mit 40 R zu beginnen und bis zu 100 R zu steigern im Abstand von 1—4 Tagen, Gesamtdosis nicht höher als 400 R. GLAUNER schlägt 5—10 R vor bei mehrmaliger Wiederholung. BÖHRINGER konnte gute Resultate erzielen bei einer OD von 5—10 R, auf ein mittleres Brust- und Rückenfeld appliziert. Gesamtdosis pro Feld 10—20 R, in 3—10tägigen Intervallen verabreicht. In einzelnen Fällen war in 4—8 Wochen eine zweite Serie fällig. Bestrahlungsbedingungen: 148 bis 155 kV, Filterung 0,5 mm Cu, 7,5—10 mA, 40 cm FHA.

Auch in der Radiotherapeutischen Klinik der Universität Zürich hat man die Bestrahlungsdosen reduziert (COCCHI, 1959).

Wie aus Tabelle 3 zu ersehen ist, kann die induzierte Tumorrate offenbar bedeutend herabgesetzt werden, wenn man die eingestrahlte Dosis unter 200 R beläßt, eine Beobachtung, die durch die Statistik von CONTI, PATTON, CONTI und HEMPELMANN (1960) an 1564 nachuntersuchten Kindern — wie im Vorausgehenden erwähnt — bestätigt wird. Hier haben 1340 Kinder 150 R bei kleinem Feld (4×4 cm) erhalten. Da man aber — wie BÖHRINGER an Hand seiner Fälle nachweisen konnte — mit noch viel kleineren Gesamtdosen auskommt, wird die Gefahr der Induktion bösartiger Tumoren, die als Hauptgrund gegen die Röntgenbehandlung der Thymushyperplasie angeführt wird, herabgemindert.

Der zweite Grund, warum man heute von der Thymusbestrahlung Abstand genommen hat, ist die Einführung des Cortisons, einer wirksamen Substanz, um lymphatische Hyperplasien und damit auch Thymushyperplasien zur Rückbildung zu bringen (CAFFEY und DI LIBERTI, SOFFER, GABRILOVE und WOLF).

Ob die Cortisonbehandlung wirklich so unschädlich ist, wie man z. Zt. annimmt, wird die Zukunft zeigen.

Die günstige Beeinflussung des Pende-Syndroms[1] durch Röntgenbestrahlung des vergrößerten Thymus sei erwähnt (PENDE, CALABRESE).

Literatur

ABBA, G. C., e L. SALVINI: La nostra esperienza clinica e radiologica sull'ipertrofia del timo. Minerva pediat. **6**, 369—370 (1954).

AMERSBACH, K.: Tonsillogene Herdinfektionen und konservative Mandelbehandlung insbesondere mit Röntgenstrahlen. Arch. Ohr.-, Nas.- u. Kehlk.-Heilk. **156**, 373—387 (1949/50).

ARZT, L., u. H. FUHS: Röntgenhauttherapie. Wien u. Berlin: Springer 1925.

BAENSCH, W.: Zit. bei BÖHRINGER.

BARNES, J. M.: Late effects of treatment of thymus. Amer. J. Roentgenol. **22**, 220—225 (1929).

BELOT, J.: Die Röntgen- und Radiumbehandlung der Hautkrankheiten einschließlich Lupus. In: Handbuch der gesamten Strahlenheilkunde, Biologie, Pathologie und Therapie. Hrsg. v. P. LAZARUS, 2. Aufl., Bd. II, S. 265—334. München: J. F. Bergmann 1931.

BENASSI, E., e M. SCARZELLA: Su alcuni casi di ipertrofia del timo trattati con la roentgenterapia. Boll. Soc. ital. pediat. **4**, 110—112 (1935).

BERNA, P.: La plesio-roentgen-terapia in alcune applicazioni dermatologiche. Arch. ital. Derm. **17**, 512—529 (1941).

BERNSTEIN (Danzig): Die Röntgentherapie der Thymushyperplasien und des Morbus Basedow. Zbl. Chir. **55**, 276—277 (1928).

BÉTOULIÈRES, P., et R. PALEIRAC: Quelques aspects radiologiques de thymus. J. Radiol. Électrol. **33**, 167—174 (1952).

BIRK, W.: (1) Beiträge zur Klinik und Behandlung der Thymushyperplasie bei Kindern. Mschr. Kinderheilk. **14**, 363—408 (1918) [dort weitere Lit.].

— (2) Demonstrationen zur Röntgenbehandlung der Thymushyperplasie bei Säuglingen. Verh. Ges. Kinderheilk. **31**, 29—34 (1918).

— (3) Thymusdrüse. Mschr. Kinderheilk. **27**, 321—342 (1924).

— (4) Die Röntgenbehandlung der chronischen Mandelvergrößerungen der Kinder. Med. Klin. **28**, 1303—1305 (1932).

—, u. L. SCHALL: (1) Strahlenbehandlung bei Kinderkrankheiten. In: Lehrbuch der Strahlentherapie, hrsg. v. H. MEYER, Bd. III, S. 713—802. Berlin u. Wien: Urban & Schwarzenberg 1926.

— (2) Die Behandlung der Kinderkrankheiten mit Ultraviolett- und Röntgenstrahlen. Sonder-Bd. 17 zur Strahlentherapie. Berlin u. Wien: Urban & Schwarzenberg 1932. [Umfangreiches Schriftenverz.]

BÖHRINGER, V.: Indikationsstellung und Dosierungsfragen der Röntgenbestrahlung bei Thymushyperplasie. Strahlentherapie **95**, 412—415 (1954).

BONFIGLIOLI, T.: Recidiva ripetuta dell'ipertrofia timica dopo irradiazione. Minerva pediat. **6**, 370 (1954).

BORAK, J.: Was leistet die Röntgenbestrahlung bei gutartigen Hyperkeratosen? Wien. klin. Wschr. **1929**, 1427—1428.

BORST, M.: Echte Geschwülste (Blastome). In: Pathologische Anatomie, hrsg. v. L. ASCHOFF, 4. Aufl., Bd. I, S. 820. Jena: Gustav Fischer 1919.

BOSSI, R.: L'inattivazione radiologica del timo nella miastenia. Minerva med. **49**, 818—824 (1958).

BREITLÄNDER, K.: Thymustod nach Röntgenkleinraumbestrahlung. Strahlentherapie **80**, 569—571 (1949).

BUYS, L. R. DE, E. C. SAMUEL, and E. R. BOWIE: Thymus and the treatment of its hyperfunction. J. Amer. med. Ass. **85**, 1551—1553 (1925).

CAFFEY, J., and CH. DI LIBERTI: Acute atrophy of the thymus induced by adrenocorticosteroids: Observed roentgenographically in living human infants. Amer. J. Roentgenol. **82**, 530—540 (1959).

CALABRESE, G. A.: Tecnica e risultati della irradiazione roentgen del timo nella sindrome ipertimica di Pende. Policlinico, Sez. prat. **48**, 337—339 (1941).

CERESA, F., L. LACROIX e G. RANDONE: Forma e volume radiologici del timo nella distrofia adiposogenitale ipersomica dell'adolescenza; studio comparativo in 41 distrofici ed 11 soggetti normali. Radiol. med. (Torino) **38**, 1178—1207 (1952).

CHAOUL, H.: Die Nahbestrahlung. Leipzig: Georg Thieme 1944.

—, u. F. WACHSMANN: Die Nahbestrahlung, 2. Aufl. Stuttgart: Georg Thieme 1953.

COCCHI, U.: Röntgendiagnostik und Strahlentherapie des Thymus. Strahlentherapie **109**, 426—440 (1959).

COMOLLI, E.: La recidiva della iperplasia timica dopo irradiazione (discussione e contributo clinico). Pediatria (Napoli) **60**, 571—584 (1952).

CONTI, E. A., G. D. PATTON, J. E. CONTI, and L. H. HEMPELMANN: Present health of children given x-ray treatment to the anterior mediastinum in infancy. Radiology **74**, 386—391 (1960).

CROWE, S. J., and C. F. BURNAM: Recognition, treatment and prevention of hearing impairment in children. Ann. Otol. (St. Louis) **50**, 15—31 (1941).

[1] Unter Pende-Syndrom versteht man einen angeborenen Zustand, der mit Fettsucht, genitaler Dystrophie, verzögerter geistiger und körperlicher Entwicklung bei Thymushypertrophie einhergeht.

DADONE e MORENO: La roentgenterapia nell'ipertrofia del timo. Minerva pediat. **6**, 370—371 (1954).
DONALDSON, S. W.: Hyperplasia of the thymus. Amer. J. Roentgenol. **24**, 523—533 (1930).
DUBOWYI, E. D., u. E. I. OLSCHANOWSKYI: Röntgentherapie der Tonsillitiden. Röntgenpraxis **6**, 441—450 (1934).
DUHEM, P., et J. GOUBERT: L'hypertrophie du thymus, diagnostic radiologique. Bull. Soc. Radiol. méd. Fr. **20**, 115—116 (1932).
DU MESNIL DE ROCHEMONT, R.: Lehrbuch der Strahlenheilkunde. Stuttgart: Ferdinand Enke 1958.
ESCH (Leipzig): Röntgenbehandlung des erkrankten lymphatischen Rachenringes bei Kindern. Z. Hals-, Nas.- u. Ohrenheilk. **29**, 394—401 (1931).
FANCONI, G., u. A. PRADER: Pathologie des Wachstums und der endokrinen Drüsen. In: Lehrbuch der Pädiatrie. Hrsg. v. G. FANCONI u. A. WALLGREN, S. 254—317. Basel u. Stuttgart: Benno Schwabe & Co. 1958.
FEER, E.: Lehrbuch der Kinderheilkunde, 19. Aufl. Stuttgart: Gustav Fischer 1959.
FIANDESIO, D.: Possibilità radioterapiche nel trattamento delle forme iperplastiche della cute. Minerva derm. **31**, 89—94 (1956).
FIEBELKORN, H.-J.: Die Strahlentherapie hypertrophischer Prozesse und gutartiger Tumoren. In: R. DU MESNIL DE ROCHEMONT, Lehrbuch der Strahlenheilkunde. Stuttgart: Ferdinand Enke 1958.
FINNERUD, C. W.: Condyloma acuminatum. Arch. Derm. Syph. (Chic.) **14**, 213 (1926).
FIRKET, J., et M. CHÈVREMONT: Nouvelles recherches sur les variations de radiosensibilité des thymus, au cours de l'ischémie. C. R. Soc. Biol. (Paris) **117**, 225—227 (1934).
FISCHL, R.: Physiologie und Pathologie der Thymusdrüse im Kindesalter. In: Handbuch der Kinderheilkunde, 3. Aufl., Bd. I, S. 919—948. Leipzig: F. C. W. Vogel 1923 [dort weitere Lit.].
FISHER, J. A.: Thymus gland hypertrophy and its significance to the otolaryngologist. Ann. Otol. (St. Louis) **39**, 432—443 (1930).
FRANCHETTI (Florenz): Thymus-Hypertrophie und Röntgenbehandlung. Strahlentherapie **1**, Ref., 266 (1916).
FREUDENTHAL, W., u. R. SPITZER: Warzen und Kondylome. In: Handbuch der Haut- und Geschlechtskrankheiten (JADASSOHN), Bd. XII, Teil 3, S. 33—207. Berlin: Springer 1933 .[Dort ältere Literatur.]
FREUND, L.: Einige Betrachtungen zur Röntgentherapie von Hautkrankheiten. Wien. klin. Wschr. **1926**, 349—353.
FRIED, C.: A hipertrofia do timo primeira infância. Roentgenterapia. Rev. pernambuc. matern. infânc. **4**, 122—132 (1951).
FRIEDLÄNDER, A.: Status lymphaticus and enlargement of the thymus with a report of a case successfully treated by the X-ray. Arch. Pediat. **24**, 490—501 (1907).
GÁL, F.: (1) Strahlenbehandlung einiger Frauenkrankheiten. Strahlentherapie **17**, 310—326 (1924).
— (2) Über die Strahlenbehandlung bei einigen Frauenkrankheiten. Gyógyászat **66**, 126—130 (1926) [Ungar.]. Ref.: Zbl. ges. Radiol. **1**, 756 (1926).
GLANZMANN, E.: (1) Zit. nach BÖHRINGER.
— (2) Einführung in die Kinderheilkunde in 207 Vorlesungen für Studierende und Ärzte, 4. Aufl., S. 495—497. Wien: Springer 1958.
GLAUNER, R.: Zit. nach BÖHRINGER.
GOLDSCHMIDT, H., M. BETETTO u. G. BONSE: Die Röntgentherapie von Dermatosen (ausschließlich Tumoren). In: Handbuch der Haut- und Geschlechtskrankheiten (J. JADASSOHN, Ergänzungswerk, Bd. V, Teil 2, S. 464—598). Berlin-Göttingen-Heidelberg: Springer 1959.
GRACIANSKY, P. DE, u. S. BOULLE: Atlas der Dermatologie, Bd. I. Stuttgart: Gustav Fischer 1955ff. [Loseblattausg.]
GREITHER, A.: Krankheiten der Schleimhäute. In: Dermatologie und Venerologie. Hrsg. v. H. A. GOTTRON u. W. SCHÖNFELD, Bd. IV, S. 633—674. Stuttgart: Georg Thieme 1960.
—, u. H. TRITSCH: Die Geschwülste der Haut. Stuttgart: Georg Thieme 1957.
GRIER, G. W.: (1) Enlarged thymus, differential diagnosis and radium treatment. Atlantic med. J. (Harrisburg) **28**, 502—506 (1925).
— (2) The diagnosis and treatment of enlarged thymus. Amer. J. Roentgenol. **11**, 141—146 (1924).
HABERMANN, R., u. H. TH. SCHREUS: Die Röntgenbehandlung der Hautkrankheiten. In: Handbuch der Röntgentherapie. Hrsg. v. P. KRAUSE, Bd. II, S. 511—623. Leipzig: Werner Klinkhardt 1924.
HAENISCH, G. F., u. H. HOLTHUSEN: Einführung in die Röntgenologie, 5. Aufl. Stuttgart: Georg Thieme 1951.
HAMPERL, H.: Lehrbuch der allgemeinen Pathologie und der pathologischen Anatomie, 22. u. 23. Aufl. Berlin-Göttingen-Heidelberg: Springer 1957.
— RIBBERTS Lehrbuch der allgemeinen Pathologie und der pathologischen Anatomie, 24./25. Aufl. Berlin-Göttingen-Heidelberg: Springer 1960.
HASLEY, C. K.: Radiology's responsibility in the diagnosis and treatment of thymic hyperplasia. J. Amer. med. Ass. **112**, 285—289 (1939).
HEINEKE, H.: (1) Über die Einwirkung der Röntgenstrahlen auf innere Organe. Münch. med. Wschr. **1904**, 785—786.
— (2) Zur Kenntnis der Wirkung der Radiumstrahlen auf tierische Gewebe. Münch. med. Wschr. **1904**, 1382—1384.
HEMPELMANN, L. H.: Epidemiological studies of leukemia in persons exposed to ionizing radiation. Cancer Res. **20**, 18—27 (1960).
HESS, G. H.: Possible developmental defects following overradiation of thymus in early infancy. Radiology **9**, 506—509 (1927).
HESS, P.: Die Röntgenbehandlung der chronischen Tonsillitis. Münch. med. Wschr. **1933**, 384—385.
— Röntgen- und Radiumbehandlung. Sonder-Bd. 24 zur Strahlentherapie. Berlin: Urban & Schwarzenberg 1948.
HOFF, F.: Klinische Physiologie und Pathologie, 5. Aufl. Stuttgart: Georg Thieme 1957.
HOFFMANN, J.: Zur Behandlung der Gaumenmandelhyperplasie im Schulkindesalter, zugleich ein Beitrag zur Frage der Wirksamkeit der Sulfojodetten. Ther. d. Gegenw. **73** (N. F. 34), 307—311 (1932).

HOTZ, A.: Thymushyperplasie und Stridor thymicus. Ann. paediat. (Basel) **157**, 286—291 (1941).

HUNDEMER, K.: Röntgenbehandlung chronischer Mandelentzündungen und -vergrößerungen im Kindesalter. Med. Klin. **1934**, 994—995.

HURMUZACHE, C., et S. PINELES: Sur un cas d'hypertrophie thymique chez un nourrisson de 4 mois, guérie par la radiothérapie. Bull. Soc. Pédiat. Iasi **8**, 12—14 (1937). Ref.: Zbl. ges. Radiol. **28**, 294 (1938).

JÜNGLING, O.: Allgemeine Strahlentherapie, 2. Aufl. Stuttgart: Ferdinand Enke 1949.

KATAYAMA, K.: The X-ray treatment of stridor congenitus thymopriva and the examination in its blood-findings. [Japanisch mit engl. Zus.fass.]. Ref.: Zbl. ges. Radiol. **18**, 249 (1934).

KERLEY, CH. G.: End-results irradiation of the thymus gland in twenty-seven normal infants and children. Amer. J. Roentgenol. **40**, 416—417 (1938).

KING, J. C.: Thymic enlargement in children: Its diagnosis and treatment. Radiology **9**, 148—152 (1927).

KINNEY, M. J., and R. G. TAYLOR: Observations on eight years' experience in the treatment of the thymus gland in infants and young children. Amer. J. Roentgenol. **21**, 263—270 (1929) [dort weitere amerikan. Lit.].

KLOSE, H.: Zit. nach BIRK und SCHALL (2).

—, u. H. HOLFELDER: Die Indikationsstellung und Methodik der Behandlung der Thymusdrüsenhyperplasie. Med. Klin. **1921**, 215—217.

KNIERER, W.: Dermatologie. In: Praktische Strahlentherapie, S. 288—349. Stuttgart-Wien-Zürich: Medica Verlag 1957.

KOBAYASHI, T.: Röntgentherapie des Condyloma acuminatum. Nagasaki Igakkai Zasshi **10**, 556—563 (1932). Ref. Zbl. Haut- u. Geschl.-Kr. **42**, 96 (1932).

KÖRBLER, J.: Radiumtherapie der spitzen Kondylome. Strahlentherapie **61**, 137—139 (1938).

KRESSNER, A.: Hals-Nasen-Ohrenheilkunde. In: Praktische Strahlentherapie, S. 199—250. Stuttgart-Wien-Zürich: Medica Verlag 1957.

LANGE, S.: Der gegenwärtige Stand der Röntgenbehandlung der vergrößerten Thymus. Strahlentherapie, Orig. **5**, 295—305 (1914).

LATOURETTE, H. B., and F. J. HODGES: Incidence of neoplasia after irradiation of thymic region. Amer. J. Roentgenol. **82**, 667—677 (1959).

LENK, R.: Das Indikationsgebiet der Röntgenstrahlen bei Hautkrankheiten. Klin. Wschr. **1923**, 1271—1273.

LITTLETON, J. T., D. S. MOTSAY, and S. P. PERRY: Thymus problem. Amer. J. Dis. Child. **86**, 705—716 (1953).

LOEBELL, H.: (1) Zur Röntgenbestrahlung der Tonsillen. Münch. med. Wschr. **1935**, 1715—1718.

— (2) Zur Röntgenbestrahlung der Tonsillen. Med. Klin. **1948**, 108.

LUST, F., M. v. PFAUNDLER u. J. HUSLER: Krankheiten des Kindesalters, S. 106—107. München u. Berlin: Urban & Schwarzenberg 1959.

MACRAE, J. D.: Diagnosis and treatment of thymus disease. Sth. med. J. (Bgham, Ala) **20**, 628—630 (1927).

MARTENSTEIN, H.: Die benignen infektiösen Epitheliome der Haut. Klin. Wschr. **1926**, 563—565, 608—612.

MATT, F.: Weitere Erfahrungen über die Röntgenbehandlung spitzer Kondylome. Münch. med. Wschr. **1921**, 674—675.

MAYER, E. G.: Grundsätzliches zum Problem der Krebserzeugung durch ionisierende Strahlen. Radiologia Austriaca **11**, 267—274 (1961).

MAYER, O.: Zur Röntgenbestrahlung der Tonsillen. Wien. klin. Wschr. **1931**, 521.

MENGEL, CH. L.: X-ray treatment of congenital hyperplasia of the thymus gland. Mississippi V. med. J. **72**, 163—164 (1950).

MENGHI, P., e P. BRUSA: Osservazioni su 73 casi di iperplasia timica. Minerva pediat. **6**, 84—85 (1954).

MEYER, F. M.: Über den Einfluß der Röntgen- und Quarzlichtstrahlen auf einige Erkrankungen der Sexualorgane. Z. Urol. **15**, 269—274 (1921).

MICHELI, E. DE, M. PELLINI ed A. BARCAGLIA: Sulla ipertrofia del timo. Clin. pediat. **22**, 129—182, 206—232, 269—285 (1940).

MITCHELL, A. G., and J. WARKANY: The problem of the thymus in children. J. Amer. med. Ass. **112**, 283—285 (1939).

MURRAY, R., P. HECKEL, and L. H. HEMPELMANN: Leukemia in children exposed to ionizing radiation. New Engl. J. Med. **261**, 585—589 (1960).

MYERS: Zit. nach REGAUD u. CRÉMIEU.

NEUMANN, H.: Die Grenzstrahlenbehandlung von Hautkrankheiten, Derm. Wschr. **100**, 49—53 (1935).

O'BRIEN, F. W.: (1) The diagnosis of treatment of enlarged symptomless thymus by X-ray. Int. J. Med. **42**, 495—500, 540—542 (1929).

— (2) The roentgen diagnosis and treatment of enlarged symptomless thymus. Amer. J. Roentgenol. **21**, 271—280 (1929).

PACE, L.: Il quadro radiologico della ipertrofia timica nella seconda infanzia. Radiol. med. (Torino) **27**, 393—398 (1940).

PALTAUF, A.: Ueber die Beziehungen der Thymus zum plötzlichen Tod. Wien. klin. Wschr. **1889**, 877—881; **1890**, 172—175.

PALTRINIERI, G.: (1) La scoliosi megalotimica. Boll. Sci. med. **123**, 456—474 (1951).

— (2) La scoliose mégalothymique. J. Radiol. Électrol. **33**, 30—34 (1952).

— (3) Di una particolare sindrome data da iperplasia timica e scoliosi vertebrale. Ann. Radiol. diagn. (Bologna) **25**, 260—271 (1952/53).

PANCOAST, H. K.: Roentgenology of the thymus in infancy and differential diagnosis of enlarged thymus and its treatment. Amer. J. med. Sci. **180**, 745—767 (1930).

PARRISIUS, W.: Die Röntgentiefentherapie in der inneren Medizin. Strahlentherapie **14**, 860—884 (1923).

PENDE, N.: (1) L'ipertimismo e la roentgenterapia del timo nelle deficienze sessuali degli adolescenti. Boll. Ass. med. triest. **28**, 399—405 (1937).

— (2) Hyperthymismus des Knaben und sexuelle Anomalien. Röntgenbestrahlung des Thymus. Dtsch. med. Wschr. **1939**, 210—211.

PENDERGRASS, E. P., PH. J. HODES u. C. J. GARRAHAN: Die Röntgenbehandlung mit der Chaoulschen Methode. Strahlentherapie **68**, 263—276 (1940).

PERKINS, C. W.: (1) Roentgen study of five hundred children for thymic enlargement. Amer. J. Roentgenol. **15**, 216—222 (1926).

— (2) Studies of the thymus, with roentgen findings. Amer. J. Roentgenol. **21**, 256—263 (1929).

PFAHLER, G. E.: The diagnosis of enlarged thymus by the x-ray; and treatment by x-ray or radium. Arch. Pediat. **41**, 39—46 (1924).

POLHEMUS, D. W., and R. KOCH: Leukemia and medical radiation. Pediatrics **23**, 453—461 (1959).

POLK, D. ST., and E. K. ROSE: Late effects of irradiation of the thymus. Amer. J. Roentgenol. **36**, 498—502 (1936).

PORCELLI, T.: Diagnosi e terapia delle sindrome timiche. Minerva pediat. **5**, 1168—1200 (1953).

REBAZA BALBI, MARCELO: Radioterapia en la hipertrofia del timo. An. Hosp. milit. cent. **1**, 563—570 (1959). Ref.: Zbl. ges. Radiol. **67**, 59—60 (1960).

REGAUD, CL., u. R. CRÉMIEU: Die experimentellen Grundlagen der röntgentherapeutischen Behandlung der Thymushypertrophie. Strahlentherapie **4**, 708—721 (1914).

REMER, J., and W. W. BELDEN: Roentgen diagnosis and therapy of the thymus in children. Amer. J. Roentgenol. **18**, 119—124 (1927).

REVIGLIO, G. M.: La radioterapia nelle malattie dell'infanzia. Pediat. Med. prat. **3**, 653—669, 712—736, 795—827 (1928).

RUDBERG, H.: Studien über die Thymusinvolution. 1. Die Involution nach Röntgenbestrahlung. Arch. Anat. Entwickl.-Gesch. **1907**, Suppl.-Bd., 123—174.

RUDDER, B. DE: Krankheitsbereitschaft, Krankheitsgefährdung und Lebensbedrohung im Kindesalter. In: Pädiatrie, S. 61—98. Berlin-Göttingen-Heidelberg: Springer 1957.

SAENGER, E. L., F. N. SILVERMAN, T. D. STERLING, and M. E. TURNER: Neoplasia following therapeutic irradiation for benign conditions in childhood. Radiology **74**, 889—904 (1960).

SALOMONE, P.: Importanza del pneumomediastino anteriore artificiale e della stratigrafía per la diagnosi di iperplasia timica nel lattante. Minerva pediat. **6**, 387—389 (1954).

SCARZELLA, M., u. E. BENASSI: Die Thymushypertrophie im Kindesalter. Milano: Casa edit. ambrosiana 1946. Ref.: BIANCHI, E.: Schweiz. med. Wschr. **1947**, 298.

SCHALL, L.: Zur Frage der Behandlung der Erkrankungen des lymphatischen Rachenringes beim Kinde. Kinderärztl. Prax. **4**, 307—313 (1933).

SCHERER, E.: Die Röntgenreizbehandlung als Mittel zur unspezifischen Anregung von Abwehrmaßnahmen des Körpers. In: DU MESNIL DE ROCHEMONT, R.: Lehrbuch der Strahlenheilkunde, S. 342—423. Stuttgart: Ferdinand Enke 1958.

SCHIRREN, C. G., N. HAUMAYR u. R. DITTMAR: Die genetische Strahlenbelastung des Patienten bei der Röntgentherapie von Hautkrankheiten. Strahlentherapie **108**, 127—144 (1959).

SCHMAUS, H.: Grundriß der pathologischen Anatomie, 20. Aufl. v. G. HERXHEIMER. München: J. F. Bergmann 1932.

SCHÖNFELD, H.: Die Behandlung der Hypertrophie des lymphatischen Gewebes des Nasen-Rachenraumes, speziell der Tonsillen mit Röntgenstrahlen. In: Handbuch der Röntgen-Diagnostik und -Therapie im Kindesalter. Hrsg. v. ST. ENGEL u. L. SCHALL, S. 608—614. Leipzig: Georg Thieme 1933.

— Thymushyperplasie und Frühjahr. Mschr. Kinderheilk. **63**, 33—38 (1935).

—, u. G. BAUMBACH: Die Röntgenbehandlung des kindlichen lymphatischen Rachenringes. Strahlentherapie **36**, 472—476 (1930).

SCHÖNFELD, W.: Lehrbuch der Haut- und Geschlechtskrankheiten, 8. Aufl. Stuttgart: Georg Thieme 1959.

SCHOENHOF, S.: (1) Zur Röntgentherapie der spitzen Kondylome. Arch. Derm. Syph. (Berl.) **142**, 380—390 (1923).

— (2) Condylomata acuminata der glans, geheilt mit Röntgenbestrahlung. Zbl. Haut- u. Geschl.-Kr. **7**, 312 (1923).

— (3) Röntgenbestrahlung spitzer Kondylome. Zbl. Haut- u. Geschl.-Kr. **21**, 132 (1927).

SCHULTE, G.: (1) Röntgenbehandlung der Tonsillenerkrankungen. Strahlentherapie **36**, 708—715 (1930).

— (2) Zehnjährige Erfahrungen mit der Röntgentherapie der gutartigen Tonsillenerkrankungen an über 1000 Fällen. Strahlentherapie **51**, 365—370 (1934).

SCHWARZ, G.: Zur Röntgenbestrahlung der chronischen Tonsillitis. Wien. klin. Wschr. **1931**, 583—584.

SCHWENK, A.: Erkrankungen des endokrinen Systems. In: Pädiatrie, S. 315—342. Berlin-Göttingen-Heidelberg: Springer 1957.

SIELMANN, R.: Röntgendiagnostik und Röntgentherapie bei einigen Störungen innerer Sekretion. Strahlentherapie **19**, 690—711 (1925).

SILVERMAN, F. N.: Thymic irradiation: A historical note. Amer. J. Roentgenol. **84**, 562—564 (1960).

SIMPSON, C. L.: Carcinogesis from irradiation of the thymus gland. Acta Un. int. Cancr. (Louvain) **16**, 448—451 (1960).

— L. H. HEMPELMANN, and L. M. FULLER: Neoplasia in children treated with x-rays in infancy for thymic enlargement. Radiology **64**, 840—845 (1955).

SNEGIREFF, L. S.: The elusiveness of neoplasia following roentgen therapy for thymic enlargement in childhood. Radiology **72**, 508—517 (1959).

SOFFER, L. J., J. L. GABRILOVE, and B. S. WOLF: Effect of ACTH on thymic masses. J. clin. Endocr. **12**, 690—696 (1952).

STEIN, R. O.: (1) Zur Röntgenbehandlung spitzer Kondylome. Wien. klin. Wschr. **1921**, 315—317.

— (2) Welche Arten spitzer Kondylome sollen mit Röntgenstrahlen behandelt werden? Strahlentherapie **29**, 263—267 (1928).

STOELTZNER, W.: Pathologie der Thymusdrüse. In: Handbuch der Kinderheilkunde, 4. Aufl., Bd. I, S. 1037—1061. Berlin: Vogel 1931 [dort weitere Lit.].

Tashiro, B.: Über die Röntgentherapie der Condylomata acuminata und die histologischen Veränderungen dieser Kondylome in den verschiedenen Perioden dieser Behandlung bis zur Abheilung. Acta derm. (Kyoto) **9**, 298—305 [dtsch. Zus.fass. 305—306] (1927). Ref.: Zbl. ges. Radiol. **3**, 405—406 (1927).

Temesváry, M.: (1) Mittels Röntgenbestrahlung geheilter Fall von hypertrophischem Thymus beim Neugeborenen. Gyógyászat **67**, 126—127 (1927) [Ungarisch]. Ref. Zbl. ges. Radiol. **3**, 410 (1927).

— (2) Mittels Röntgenstrahlen geheilter Fall von lebenbedrohender Thymushyperplasie bei einem Neugeborenen. Zbl. Gynäk. **51**, 1248—1252 (1927).

Thullen, A.: Behandlung von Funktionsstörungen der Ohrtrompete mit Radium- und Isotopenbestrahlungen. Z. Laryng. Rhinol. **33**, 551—571 (1954).

Toni, G. de: Considerazioni sui rapporti tra stridore ed iperplasia timica, a proposito di un caso d'iperplasia timica recidivante. Pediatria (Napoli) **47**, 941—961 (1939).

Trostler, I. S.: Some of the less known uses of roentgentherapy. Amer. J. phys. Ther. **5**, 299—306 (1928).

Turpin, R., P. Chassagne et J. Lefebre: La mégalothymie prépubertaire; étude planigraphique du thymus au cours de la croissance. Ann. Endocr. (Paris) **1**, 358—378 (1940).

Ullrich, O.: Pathologie der Vererbung und Konstitutionspathologie. In: Lehrbuch der Kinderheilkunde. Begr. v. E. Feer. 19. Aufl., S. 107—134 Stuttgart: Gustav Fischer 1959.

Wachtler, F.: Über den leukämigenen Effekt kleiner Dosen ionisierender Strahlen. Radiologia Austriaca **11**, 275—280 (1961).

Wetterer, J.: Handbuch der Röntgen- und Radiumtherapie, 3. Aufl., Bd .I. München u. Leipzig: Nemnich 1919.

— Zit. nach H. Martenstein, S. 608.

Windholz, F.: (1) Über die Strahlenbehandlung der Tonsillarhypertrophie, zugleich ein Beitrag zur Strahlenatrophie der Tonsillen. Strahlentherapie **43**, 327—348 (1932).

— (2) Zur Röntgentherapie der lymphatischen Hyperplasien und Entzündungen der Tonsillen. Wien. med. Wschr. **1932**, 210—212, 412—415 [dort weitere Lit.].

Winter, F.: (1) Über die Behandlung der spitzen Kondylome mit Röntgenstrahlen. Münch. med. Wschr. **1919**, 212.

— (2) Über die Behandlung der spitzen Kondylome mit Röntgenstrahlen. Strahlentherapie **10**, 965—972 (1920).

Wolfram, St.: Strahlentherapie der Hautkrankheiten. Wien u. Bonn: Wilhelm Maudrich 1956.

Zarniko, C.: Die Erkrankungen des lymphatischen Rachenringes. In: Handbuch der Hals-Nasen-Ohren-Heilkunde (Denker-Kahler), Bd. III, S. 52—174. Berlin: Springer; München: J. F.Bergmann 1928.

Zoelch, Ph.: Beitrag zur Diagnose und Therapie der Thymushyperplasie. Fortschr. Röntgenstr. **39**, 18—23 (1929).

Zoepffel, H.: Zur Röntgenstrahlenbehandlung der Mandeln bei Kindern. Münch. med. Wschr. **1932**, 1753—1754.

Zunin, C.: Contributo alla conoscenza delle recidive della iperplasia timica. Minerva pediat. **6**, 393—397 (1954).

Zuppinger, A.: Erkrankungen des Mittelfells. In: Lehrbuch der Röntgendiagnose von H. R. Schinz u.a., 5. Aufl., Bd. III, S. 2604—2646. Stuttgart: Georg Thieme 1952.

H. Gefäßerkrankungen

Von

H. Trübestein

I. Obliterierende Gefäßerkrankungen

Nach neuester Anschauung (MITTELMEIER, 1959) „erscheinen die obliterierenden Gefäßprozesse an den Gliedmaßen" — die für den Strahlentherapeuten bisher wichtigsten Lokalisationen — „zum gegenwärtigen Zeitpunkt als Teil einer den ganzen Organismus betreffenden *Systemerkrankung*, die in Form von entzündlichen, sklerotischen bzw. atherosklerotischen und thrombotischen Gefäßveränderungen beobachtet werden kann. Die Beziehungen zwischen diesen Erscheinungsformen sind noch umstritten". Den schweren Durchblutungsstörungen mit trophischen Schäden der Gewebe liegt fast immer eine organische Gefäßveränderung zugrunde (SCHERF und BOYD geben etwa 95% an).

Trotz intensivster Arbeit auf diesem Gebiet und ausgezeichneter Monographien findet die Strahlenbehandlung kaum Beachtung. Dies kommt auch darin zum Ausdruck, daß selbst in großen Bestrahlungsinstituten, wie z.B. das Frankfurter Universitäts-Röntgeninstitut, eine Einweisung zur Strahlenbehandlung nur ganz selten erfolgte.

Die Behandlung der obliterierenden Gefäßerkrankungen ist z.Z. sowohl medikamentös als auch chirurgisch eine rein symptomatische. Die Strahlentherapie ist am ehesten mit der indirekten symptomatischen chirurgischen Behandlung zu vergleichen (Sympathektomie, periarterielle Sympathektomie und Epinephrektomie). Dieser Behandlung liegt der Leitgedanke zugrunde, daß sowohl von den Nebennieren als auch von den sympathischen Ganglien, die nach BLOCK bei Durchblutungsstörungen Veränderungen entzündlicher, degenerativer sowie proliferativer Natur zeigen, vasoconstrictorische Reize ausgehen, die sich ungünstig auf den krankhafte Symptome hervorrufenden, obliterierenden Gefäßbezirk auswirken.

In den Nebennieren gefäßerkrankter Patienten hat man dagegen entsprechende pathologisch-anatomische Veränderungen bisher nicht feststellen können, noch fand man eine Vermehrung von Noradrenalin im Blut.

Die Beziehung der Nebenniere zu den Gefäßerkrankungen erschien jedoch in einem anderen Licht, als es SELYE gelang, durch Einspritzung von Doca, dem künstlich herstellbaren Mineralocorticoid der Nebennierenrinde, Gefäßwandentzündungen hervorzurufen. Wie groß der Einfluß der Nebennieren auf die Gefäßerkrankung ist, kann man schwer sagen, da nach KUNLIN, einem Schüler LERICHEs, die Epinephrektomie nie allein durchgeführt wird, sondern immer mit der Sympathektomie zusammen. Das Endresultat seiner Operationen: nur Sympathektomie und Sympathektomie und Epinephrektomie ist dasselbe.

Über die ersten guten Erfolge mit Röntgenstrahlen bei obliterierenden Gefäßerkrankungen (Thrombangiitis obliterans) berichteten 1925 PHILIPS und TUNICK. Sie beobachteten bei einem Prostatiker,dessen hypertrophe Prostata sie mit gutem Erfolg bestrahlten, daß sich gleichzeitig die Gefäßerkrankung an beiden Beinen auffallend besserte. Ihre Röntgenstrahlung hatte eine Anregungsspannung von 200 kV. Zunächst glaubten sie, daß die Inkrete der Prostata und des Hodens bei dieser Gefäßerkrankung eine Rolle spielten. Patienten mit gleichen Gefäßprozessen, deren Prostatae und Hoden sie bestrahlten, ließen den erwarteten Erfolg jedoch nicht erkennen. Die von ihnen angewandten Röntgenstrahlen wurden mit einer Anregungsspannung von 100 kV erzeugt. Den günstigen

Erfolg bei dem Prostatiker erklärt man sich heute durch die größere Reichweite der energiereicheren ersten Strahlung, die die sympathischen Ganglien der zugehörigen erkrankten Gefäße noch genügend beeinflußte. Vor diesen Versuchen hatte man atrophische Geschwüre, deren Ursache in der Gefäßerkrankung lag, mit Röntgenstrahlen direkt behandelt, jedoch ohne Erfolg.

Die entscheidenden Beobachtungen machten PHILIPS und TUNICK an Poliomyelitis-Erkrankten, deren trophische und zirkulatorische Störungen an den Extremitäten sie durch Bestrahlung der Spinalganglien bedeutend bessern konnten. Diese Entdeckung führte dazu, auch bei Angiopathien die Lumbalgegend zu bestrahlen.

Bei 50 Patienten konnten sie, mit Ausnahme von zweien, einen guten therapeutischen Erfolg erzielen. Die Ulcerationen heilten ab, die Phlebitiden verschwanden, das intermittierende Hinken besserte sich, und die Gangränen grenzten sich ab. Bedingungen: 100 kV, 5 mA, 5 mm Al-Filterung und 38,1 cm FHA. Bestrahlt wurden die paravertebralen Ganglien von einem Bauch- und Rückenfeld aus, das vom 10. Brustwirbelkörper bis zum 5. Lendenwirbelkörper reichte. Bestrahlungsdauer: 15 min, wöchentlich einmal bei 4 Gesamtbestrahlungen.

1927 berichtete BORAK (2) über günstige Erfolge mit Röntgenstrahlen bei 9 Fällen von Raynaudscher Erkrankung, von denen 6 trophische Veränderungen der Haut, Rhagaden, atrophische Nägel und Ulcerationen hatten. Auch er bestrahlte die paravertebralen sympathischen Ganglien. Feldgröße 8—10 × 15 cm. Bei Erkrankungen der unteren Extremitäten fand sich der Mittelpunkt des Feldes in Höhe des 1. Lendenwirbelkörpers, bei Erkrankungen der oberen Extremitäten in Höhe des 7. Halswirbelkörpers. Bestrahlungsbedingungen: 170 kV, 0,5 mm Zink-Filterung, FHA 30 cm, Dosis: 180 R in 4—8tägigen Intervallen 3mal.

1928 veröffentlichte PHILIPS weitere 18 Fälle mit Thrombangiitis obliterans und seniler Arteriitis, die zum größten Teil auf andere Eingriffe nicht ansprachen, auf Röntgenstrahlen aber günstig reagierten. Bestrahlungsbedingungen: 180 kV, 0,5 mm Cu-Filterung abwechselnd mit 120 kV und 5 mm Al-Filterung. Im allgemeinen wurden 4—6 Bestrahlungen, mitunter auch 11 angewandt. Dosen wurden nicht angegeben. Bis auf 2 Fälle hatte er bei allen Behandelten einen günstigen Erfolg.

1929 berichteten DELHERM und BEAU (2) über 3 Fälle, die sie ebenfalls mit Röntgenbestrahlungen der sympathischen Ganglien behandelten. Von diesen 3 Patienten sprach nur einer günstig an, bei den beiden anderen hatten sie keinen Erfolg. Sie führten den Fehlschlag auf die weit fortgeschrittene Gefäßobliteration zurück.

LANGERON und DESPLATS (1) veröffentlichten 1930 zwei Krankengeschichten von Patienten mit Endangiitis obliterans an den Beinen, bei denen sie durch viermalige Bestrahlung der Nebennierengegend mit je einer Gesamtdosis von 2000 französischen R[1] in wöchentlichen Abständen einen günstigen Erfolg erzielten.

Eine weitere eindrucksvolle Mitteilung folgte 1931 von ZIMMERN, BERGER, PAISSEAU und PORCHER. Sie berichten von einer 36jährigen Frau, deren rechtes Bein wegen beginnender feuchter Gangrän an der Grenze des oberen Drittels des Oberschenkels amputiert werden mußte. Bei der Amputation wird festgestellt, daß die Arteria poplitaea ein langes Blutgerinnsel enthält, die Femoralis aber frei ist, jedoch nur wenig pulsiert. Die Naht am Amputationsstumpf muß geöffnet werden, danach keine Heilungstendenzen der Wunde. Auch an der linken Wade zeigt sich ein blauer Hautbezirk mit verminderter Pulsation der Poplitea und aufgehobener der Arteria dorsalis pedis. In dieser kritischen Situation bringt die mehrmalige Bestrahlung der Nebennieren mit je 400 französischen R in Abständen von 2 Tagen eine Besserung. Nach 2 Tagen sind die Schmerzen im rechten Stumpf und im linken Bein wesentlich vermindert. Nach einer Woche sind sie vollständig verschwunden. Die Wunde am Amputationsstumpf heilt ab, die Zeichen der Zirkulationsstörung am linken Unterschenkel verlieren sich völlig.

[1] Salomon-Einheit („französisches Röntgen"), stark wellenabhängig = 0,15—0,5 R.

1934 teilte DELHERM erstmalig mit, daß er bei hartnäckigen Fällen von Arteriitis obliterans durch Bestrahlung der sympathischen Stränge entlang der erkrankten Gefäße (Scarpasches Dreieck, Kniekehle) neben der üblichen Lumbalbestrahlung eine Verbesserung seiner Erfolge erzielen konnte.

1935 berichteten GILBERT und BABAIANTZ eingehend über 5 Fälle von obliterierender Gefäßerkrankung an den unteren Gliedmaßen mit Geschwürsbildung, die sie durch Bestrahlung der Nebennierenregion mit gutem Erfolg behandelten.

1936 berichtete COTTENOT über 30 Fälle mit obliterierender Gefäßerkrankung, bei der er bei 50% eine erstaunliche Schmerzstillung und bei 40% eine ausgesprochene Besserung des intermittierenden Hinkens erzielte. Bei seinen Behandlungsfällen wandte er sowohl die paravertebrale Bestrahlung als auch die Bestrahlung der peripheren sympathischen Nervengeflechte an. Bestrahlungsbedingungen: 140—130 kV, 8—5 mm Al-Filter, Einzeldosis 200 R, dreimal wöchentlich bis zu einer Gesamtdosis von 1000—1200 R pro Feld. Je nach Erfolg wiederholte er diese Bestrahlung nach einem Monat. In der Zwischenzeit empfiehlt er Diathermie und Kurzwelle.

1937 konnten DESPLATS und LANGERON auf dem 3. Elektro-Radiologenkongreß in Paris über 200 Fälle von Arteriitis obliterans berichten, die sie seit 8 Jahren durch Röntgenbestrahlungen der Nebennierengegend behandelt hatten. Eine genaue klinische Differenzierung dieser Fälle wird nicht gegeben. Die meisten von ihnen sollen an seniler Angiosklerose erkrankt gewesen sein. Sie sprachen auf die Röntgenbehandlung weniger gut an, zeigten aber teilweise noch recht erfreuliche Ergebnisse. Am günstigsten reagierten die diabetischen Arteriitiden sowie die Thrombangiitis juvenilis. Sie erzielten:

bei 62,5% der Fälle gute Erfolge,
bei 32,5% Teilerfolge,
bei 5% Mißerfolge.

Unter den 10 Fällen, die gar keine Beeinflussung zeigten, war ein Fall mit einer Embolie, ein anderer mit einem Thrombus und ein dritter mit einem Aneurysma. Bestrahlt wurden beide Nebennierengegenden mit einem Feld, das vom 11. Brustwirbel bis zum 3. Lendenwirbel reichte. Dosis: 150—250 R pro Sitzung. Es wurde immer nur eine Nebennierengegend bestrahlt, 2 Tage später die andere bis zu einer Gesamtdosis von 900 R. Strahlenqualität: 130 kV, 5—7 mm Al-Filterung.

Bei einigen Kranken war eine perifokale Sympathektomie vorausgegangen. Sie sprachen auf die Bestrahlung trotzdem noch gut an. Bei der Claudicatio intermittens wurde eine Heilung von 7—8 Monaten beobachtet. Interessant ist, daß auch Rezidive mit Erfolg von neuem bestrahlt werden können. So wird von einer 75jährigen Diabetikerin mit Geschwüren an den Fersen berichtet, die nach der ersten Bestrahlung abheilten. Denselben Erfolg erzielte man mit der Bestrahlung von Rezidiven, die nach 2—5 Jahren auftraten.

1953 berichtete FRIED erstmalig wieder über gute Erfolge. Seine 68 Fälle gliedern sich wie folgt:

Thrombangiitis	46 Fälle	74%
Thrombangiitis mit Diabetes	4 Fälle	
Arteriosclerosis obliterans	3 Fälle	4,7%
Raynaudsche Krankheit	5 Fälle	7,4%
Gangrän an einer Extremität durch Diabetes	3 Fälle	5,9%
„Angio-neurotische“ Gangrän	1 Fall	8,9%
Acrocyanose, Acroparästhesie	6 Fälle	
	68 Fälle	100,9%

Hier hatte er eine lang dauernde Symptomfreiheit in mehr als 70% in Fällen, deren Symptome nicht länger als 12 Monate zurücklagen. Personen unter 45 Jahren reagierten besser als ältere. Auch bei Personen über 70 Jahren, bei denen die Erkrankung 2—8 Jahre zurücklag, konnten noch Erfolge erzielt werden. Er bestrahlte die paravertebralen sympathischen Ganglien, die Nebennieren, die sympathischen Geflechte,

Tabelle 1. *Erfolgsbeurteilung nach Stadieneinteilung bei 102 nachuntersuchten Kranken.* (Nach BLOCK, 1959)

Stadium nach LERICHE-FONTAINE	Beurteilung				
	sehr gut	gut	befriedigend	schlecht	Summe
II. Intermittierendes Hinken	8 (11%)	28 (41%)	16 (23%)	17 (25%)	69
III. Ruheschmerz, Prägangrän	5 (26%)	6 (32%)	5 (26%)	3 (16%)	19
IV. Gangrän	2 (14%)	8 (57%)	0 (0%)	4 (29%)	14
	15	42	21	24	102

BLOCK erläutert seine Tabelle folgendermaßen: „Bei 102 Nachuntersuchungen lag die Operation bei 67 Kranken 1—3 Jahre, bei den übrigen 35 4—11 Jahre zurück. Bei der Beurteilung wurden als ‚sehr gut' völlige Beschwerdefreiheit, als ‚gut' Fehlen von Wadenkrämpfen bei langsamem Gehen und warmem, trockenem Fuß, als ‚befriedigend' objektiv im Oscillogramm und Arbeitsversuch nachgewiesene bessere Durchblutung mit Wadenkrämpfen nach längerem Gehen, aber erheblich längerer Gehstrecke als vor der Operation bezeichnet und als ‚schlecht' solche Ergebnisse, bei denen keine Besserung oder sogar Verschlechterung angegeben oder gefunden wurde."

aber auch die Ulcerationen. Bestrahlungsbedingungen: Nebenniere und paravertebrale Ganglien 180 kV, 0,5 Cu und 1 mm Al, FHA 40—50 cm, 6—10×200 R mit 3—4tägigen Pausen. Sympathische Nervengeflechte (Achselhöhle, Leistenbeuge, Kniekehle), gleiche Strahlenqualität, 3×200 R in 10tägigen Abständen. Lokale Bestrahlung der Ulcera: 160 kV, 0,5 Cu und 1 mm Al, 30 FHA, 4×100 R.

Wie kann man sich diese Erfolge erklären? Nach BLOCK zeigen die Grenzstrangganglien bei Durchblutungsstörungen Veränderungen entzündlicher, degenerativer sowie proliferativer Natur. Nach ihm ist die Abschaltung des Sympathicus und insbesondere die Ausrottung des Grenzstranges durch die Sympathektomie bei Durchblutungsstörungen nicht, wie LERICHE und FONTAINE annehmen, nur eine physiologische Chirurgie, sondern in gewissem Sinne eine kausale Therapie, die die Dauerreizquelle ausschaltet. Die Röntgenbestrahlung wäre danach eine Entzündungsbestrahlung der erkrankten Grenzstrangganglien, eine Vorstellung, wie sie schon PFAHLER (1935) für die günstige Wirkung der Röntgenstrahlen bei der Thrombangiitis obliterans hatte.

Wie im einzelnen die Einwirkung auf die Nebenniere zu deuten ist, bleibt noch ein zu lösendes Problem. Wichtig ist jedoch, daß die Nebennieren nie isoliert bestrahlt werden, sondern immer gleichzeitig mit den benachbarten sympathischen Ganglien.

Vergleicht man die Erfolgsstatistiken der Röntgenbehandlung mit der der Sympathektomie und Epinephrektomie, so hat man zunächst den Eindruck von ähnlichen Ergebnissen. KUNLIN: Ergebnisse 1—10 Jahre nach der Operation von 400 Patienten.

Besserung (Extremität wärmer, die Leistung besser) in 50% der Fälle.

Stationär (keine bessere Gehleistung, manchmal leichte Erwärmung) in 20% der Fälle.

Versager (kein Aufhalten des klinischen Fortschreitens des Leidens bis zur mehr oder weniger frühen Amputation) in 30% der Fälle.

Bei näherer Betrachtung der Erfolgsstatistiken ist es jedoch unmöglich, den Wert der Röntgenbehandlung und den der Sympathicuschirurgie gegeneinander abzuwägen. Beziehen sich die chirurgischen Ergebnisse auf Nachuntersuchungen 1—10 Jahre nach der Operation (KUNLIN), 1—3 bzw. 4—11 Jahre nach der Operation (BLOCK), so ist die Beobachtungszeit der strahlentherapeutischen Resultate viel kürzer. So erwähnt COTTENOT, daß die Behandlungserfolge nur einige Monate, höchstens aber nur 1 Jahr angehalten haben. Bei *einem* Patienten wurde sogar ein Dauererfolg von 3 Jahren beobachtet. FRIED wiederum spricht von lang dauernden Remissionen von 2—5 Jahren, ohne jedoch Prozente anzugeben. DESPLATS und LANGERON (2) führen klinische Heilungen von 7—8 Jahren an.

Die offenbar häufiger und in kürzeren Abständen auftretenden Rezidive nach Röntgenbestrahlung werden aber z.T. dadurch kompensiert, daß sie einer erneuten Bestrahlungsserie zugänglich sind. Auch erzielten DESPLATS und LANGERON (2) sowie FRIED noch Behandlungserfolge bei ergebnislos durchgeführter periarterieller Sympathektomie.

Ist es also z.Z. noch nicht möglich, klare Indikationen aufzustellen, so sollten doch die strahlentherapeutischen Beobachtungen an einem größeren Krankengut noch einmal kritisch überprüft werden, zumal die Röntgenbehandlung mit den oben angegebenen Dosen den operativen Eingriff nach unseren Erfahrungen am vorbestrahlten Tumor nicht beeinträchtigen dürfte und sich der Genschaden durch das meist vorgerückte Alter der Patienten wohl kaum auswirkt.

II. Die Thrombophlebitis

Auch auf die entzündliche Erkrankung der Venenwand wirken sich die Röntgenstrahlen therapeutisch günstig aus. Obwohl gerade von Nichtfachradiologen die Röntgenbestrahlung der Thrombophlebitis als zusätzliche Behandlung empfohlen wurde, hat auch sie in den neueren führenden Standardwerken der Angiologie kaum Beachtung gefunden. Ja selbst in den modernen Lehrbüchern der Röntgentherapie wird sie nur am Rande mit einigen Sätzen erwähnt. In dem Universitäts-Röntgeninstitut Frankfurt a. M., dem der Verfasser jetzt 11 Jahre angehört, ist bei einer Einstellungsfrequenz von 36000 im Jahr die Bestrahlung einer Thrombophlebitis wissentlich nicht vorgekommen.

Die Röntgenbehandlung der Thrombophlebitis gehört in das Gebiet der Entzündungsbestrahlung. Sie ist im Kapitel II und III dieses Bandes abgehandelt. Nur soviel sei erwähnt, daß durch die Entzündungsbestrahlung eine lokale Beeinflussung des entzündlichen Prozesses durch Bestrahlungsdosen hervorgerufen wird, die unter denen der Tumordosen liegen und dem Verlauf des Prozesses angepaßt sind, d.h. Variation in der Höhe der Dosis und ihrer zeitlichen Folge. Unter dieser Behandlung vollzieht sich der Ablauf der Entzündung zur Heilung hin rascher.

Über die ersten günstigen Erfolge mit Röntgenbestrahlung bei Varicen und Varicophlebitis mit Geschwürsbildung von je 2 Patienten berichteten 1906 GRÄVE und MCGUIRE. 1913 hielt DE VECCHI auf dem 1. Kongreß der Italienischen Radiologischen Gesellschaft einen Vortrag über einige mit Röntgenstrahlen geheilte Fälle von varicöser Phlebitis. HALBAN jedoch gebührt das Verdienst, die Röntgenbehandlung der Thrombophlebitis populär gemacht zu haben durch seine Veröffentlichung in der Wiener klinischen Wochenschrift 1930: „Die Strahlenbehandlung bei Thrombophlebitis". Er berichtet über 17 auf seiner gynäkologischen Abteilung gelegenen von EISLER bestrahlten Patientinnen. Bei 7 Fällen handelte es sich um Entzündungen der oberflächlichen Venen, insbesondere der Vena saphena. In 5 Fällen bestand eine Thrombose der tiefen Beinvenen, in weiteren 5 Fällen eine Erkrankung der oberflächlichen und tiefen Venen. Die erkrankten Beine wurden, je nach Ausdehnung des Prozesses, mit einem Feld oder mehreren Feldern bestrahlt. Bestrahlungsbedingungen: 180 kV, 3 mA, 0,5 Zn+2,0 mm Al-Filterung, FHA 28 cm. Bestrahlungsdosis: 15% der HED=100R. Die Bestrahlung wurde in mehreren Sitzungen durchgeführt, wobei in der Regel in einer Sitzung 2—3 Felder behandelt wurden. In manchen Fällen erzielte man den erwünschten therapeutischen Erfolg mit einer einzigen Bestrahlung. Wenn dies nicht der Fall war, so wurde nach 2—3 Tagen eine nochmalige Bestrahlung vorgenommen, evtl. noch weitere nach derselben Pause.

In der Gruppe der oberflächlichen Prozesse — so berichtet HALBAN — „verließ das Bett" eine Patientin nach einem Tag, eine zweite nach 2 Tagen, zwei weitere nach 4 Tagen, eine nach 8 Tagen (die Kranke litt an einem inoperablen Carcinoma uteri und konnte deswegen nicht aufstehen), eine weitere nach 9 Tagen (die Kranke bekam nach der dritten Bestrahlung einen Lungeninfarkt), eine nach 20 Tagen (diese Patientin konnte wegen einer Bauchdeckendehiszenz erst nach 33 Tagen aufstehen).

Von den Patientinnen mit den tief gelegenen Thrombosen brauchte zur Heilung eine Patientin 13 Tage, eine Patientin 23 Tage, eine Patientin 26 Tage, eine Patientin bekam nach der ersten Bestrahlung, eine weitere nach der fünften Bestrahlung einen Lungeninfarkt.

In der Gruppe der tiefen und oberflächlichen Thrombophlebitiden betrug die Krankheitsdauer bei einer Patientin 7 Tage, bei einer Patientin 10 Tage, bei einer Patientin 13 Tage, bei einer Patientin 16 Tage.

Bei der letzten Patientin bildeten sich nach 9 Tagen die Entzündung und das Ödem zurück. Im Bereich der Vena saphena heilte die bestrahlte Stelle in kurzer Zeit ab. Später aber kamen immer wieder neue Partien der Venen zur Entzündung, so daß bei Abschluß des Berichtes die Patientin noch in Behandlung stand.

Als besonders eindrucksvoll hebt Halban hervor:

1. Schlagartiger Rückgang der stark quälenden Schmerzen nach der Bestrahlung.
2. Rasche Rückbildung der Entzündungsprodukte und dadurch eine ganz bedeutende Abkürzung des Krankheitslagers.

Die drei aufgetretenen Embolien werden nicht direkt auf die Bestrahlung zurückgeführt, sondern auf den Transport vom Krankenzimmer zur Röntgenabteilung.

Sechs Jahre später berichtete Eisler (1936) über 187 Fälle von Thrombophlebitis aus demselben Krankenhaus. Die von Halban mitgeteilten Ergebnisse konnte er an diesem viel größeren Material bestätigen. Wichtig erscheint auch, daß sich das Krankengut nicht allein aus gynäkologischen Patienten zusammensetzte, sondern auch aus Kranken, die auf chirurgischen, medizinischen und dermatologischen Abteilungen lagen. Neben akuten Fällen wurden auch chronische Phlebitiden bestrahlt.

In der Bestrahlungstechnik und der verabreichten Dosis sind kleine Änderungen eingetreten. Für einen Entzündungsherd wird eine optimale Dosis bei einmaliger Verabreichung von 150 R gefunden. Bei oberflächlichen Prozessen bestrahlt Eisler mit einer Strahlenqualität von 140 kV bei einer Filterung von 3 mm Al. Bei tiefer gelegenen Prozessen mit 140—160 kV und einer Filterung von 0,3 Cu und 1 mm Al. Die Zahl der Felder richtet sich nach der Ausdehnung der Erkrankung. Bei mehreren Feldern wird 100 R pro Feld gegeben. Nach Möglichkeit werden in einer einzigen Sitzung alle notwendigen Teilbestrahlungen verabreicht. Bei Affektionen beider Beine verteilt er die Bestrahlung auf 2 Tage. Bei akuten Prozessen genügt oft eine einzige Bestrahlung, bei chronischen muß die Bestrahlung mehrere Male (4—5mal) wiederholt werden. Die Pausen richten sich nach dem erzielten Effekt. Bei akuten Fällen beträgt die Pause durchschnittlich 3—5 Tage, bei chronischen 5—8 Tage. Heilungsdauer oberflächlicher Prozesse 1—8 Tage, Heilungsdauer kombinierter Prozesse (oberflächliche und tiefe) 1—16 Tage, Heilungsdauer tiefer Prozesse 2—4 Wochen.

Das Verschwinden der subjektiven Beschwerden mit Rückgang der klinischen Erscheinungen ist noch nicht gleichbedeutend mit anatomischer Heilung. So wurden bei 2 Patienten, denen es nach der Bestrahlung subjektiv besser ging, Embolien beobachtet.

Neben der Röntgenbestrahlung kamen die üblichen konservativen Behandlungsmethoden, wie Ruhigstellung, Hochlagerung, Salbenapplikationen (Art der Salbe wird nicht genannt), Umschläge, Blutegel und Zinkleimverbände, zur Anwendung. Bei *blanden Thrombosen* beobachtete Eisler *keinen* bemerkenswerten Erfolg.

1937 berichteten Henschen und Becker über 6 Fälle von akuter, subakuter und chronischer Phlebitis und Thrombophlebitis. Auch sie beobachteten als wesentlichen Vorteil der Röntgenbehandlung ein rasches Nachlassen der Schmerzen und eine Abkürzung des Krankheitsverlaufes. Sie empfehlen, die kranke Beckenhälfte mitzubestrahlen. Als Durchschnittsdosis geben sie 100—200 R an. Je nach Sitz, Art und Heftigkeit der Infektion, je nach Alter und Allgemeinzustand des Kranken wird die Dosis nach oben oder unten variiert. Über die Strahlenqualität erfolgen keine Angaben.

Die günstigen Erfahrungen mit der Röntgenbestrahlung der postoperativen Thrombose werden von Birgus (1939) und von Kaniowski (1952) bestätigt.

1954 berichteten erstmalig wieder Fuchs und Lassmann über 30 bestrahlte Fälle von chronischer Thrombophlebitis. Von diesen konnten sie 25 nachuntersuchen. Davon sind 19 rezidivfrei geblieben, obwohl die Mehrzahl der Fälle seit Jahren immer wieder rezidivierte. Von den 25 Patienten sind 10 mit Tromexan und 4 mit Hirudoidsalbe behandelt worden. Die Antikoagulantienbehandlung scheint also durch die Röntgenbestrahlung nicht gegenteilig beeinflußt zu werden, was im Hinblick auf die zunehmende Bedeutung dieser Therapie bei den thromboembolischen Erkrankungen von außerordentlicher Bedeutung ist. Über Embolien wird nichts berichtet. Von den übrigen 6 Patienten sind 2 gestorben. Todesursachen werden nicht angegeben. Von 3 Patienten erhielt man bei der Umfrage keine Nachricht. Bei dem letzten trat ein Rezidiv auf. Bei den angeführten Patienten handelt es sich um Kranke mit Thrombophlebitiden an den unteren Extremitäten.

Angewandte Bestrahlungstechnik: 150 kV, 5 mm Al-Filterung ohne Angabe des FHA, Dosis pro Feld in einer Sitzung 15—80 R (bei akuter Entzündung kleine Dosen, bei chronischer höhere Dosen), 5—6 Felder pro Sitzung, tägliche Bestrahlung, Gesamtdosis pro Feld: 100—200 R. Bei Zinkleimverband wurden 9% der eingestrahlten Dosis als Strahlenverlust abgerechnet. Von den Patienten wurde die Bestrahlung gut vertragen.

Sind diese Bestrahlungsergebnisse fast ausschließlich an den unteren Extremitäten erzielt worden, so konnten TALTAVULI und PUJADAS (1950) über günstige Ergebnisse der Röntgenbehandlung bei Thrombophlebitis der Leber und Milz berichten. Es sei darauf hingewiesen, daß die chronisch rezidivierende Thrombophlebitis im Oberbauch ein Hinweis auf ein Symptom eines malignen Tumors sein kann, und daß man besonders nach einem Pankreastumor suchen muß. Auch von den Amerikanern SNEAD, LASNER, JENKINSON und DE TAKATS wurden 1949 gute Erfolge mitgeteilt.

1957 konnte FUCHS, gemeinsam mit HOFBAUER, seine Erfahrung von über 100 bestrahlten Patienten mit chronischer Thrombophlebitis mitteilen. Es handelt sich durchwegs um Phlebitiden an den Beinen. Bei einigen von ihnen waren bereits 10—15 Rezidive vorausgegangen. Auch bei diesen Fällen wurde eine mittelharte Strahlung angewandt. Verabreichte Dosis: 30—60 R. Die Bestrahlung erfolgte in mehrtägigen Abständen, 2—3mal. Wegen der individuellen Reaktionsweise kann von den Verfassern eine allgemeine optimale Dosis nicht angegeben werden. Jedoch bringen zu kleine Dosen keinen Erfolg. Dagegen kann bis zu 100 R unbedenklich eingestrahlt werden. Auch hier erfolgte bei angelegtem Zinkleimverband eine Erhöhung der Dosis um 9%. Von den 100 Patienten konnten 72 nachuntersucht werden. 52 Patienten waren geheilt, 9 Patienten rezidivierten (einer nach 4 Jahren, 4 nach 2 Jahren und 4 nach 1 Jahr), 11 Patienten zeigten keine Besserung.

Von den 28 nicht nachuntersuchten Patienten wurde bei 13 von einer Nachuntersuchung Abstand genommen, da die Bestrahlungszeit kürzer als 1 Jahr zurücklag. Neun Kranke waren in der Zwischenzeit verstorben, 3 an einer Thromboembolie, 5 an einer mit dem behandelten Leiden nicht in Zusammenhang stehenden Todesursache. Bei dem letzten konnte die Todesursache nicht ermittelt werden.

Von den restlichen 6 Patienten erhielten die Verfasser keine Nachricht.

Erwähnt sei noch, daß durch die Röntgenbestrahlung des Auges bei Netzhautvenenthrombosen eine schnellere Aufsaugung der Blutungen beobachtet wurde. Manchmal soll auch eine Wiederdurchgängigkeit des Gefäßlumens eingesetzt haben (ZINGALE, GRADLE, SCHNYDER und FORSTER).

SCHNYDER und FORSTER geben folgende Bestrahlungsbedingungen an: Mittelharte Strahlung, Filterung 0,5 mm Zn, 1 mm Al, 3 mA, 23 cm FHA, runder Glastubus von 4 cm Durchmesser, 40 R, 3mal dasselbe Feld in Intervallen von 2—3 Tagen, im ganzen also eine Einfallsdosis von 120 R.

Bei ihren beobachteten 7 Fällen sahen sie eine Resorption der Blutung nach 3, 5, 6, bei einem Fall erst nach 27 Monaten. Sie hatten den Eindruck, daß die Netzhautblutungen erheblich rascher und vollständiger resorbiert wurden, als sie es sonst bei Netzhautblutungen zu sehen gewohnt waren.

Bei 2 von den 7 Fällen traten erneut Thrombosen in der Netzhautperipherie auf, die zu einer Amotio retinae geführt hatten. Bei diesen waren allerdings die primären Veränderungen sehr ausgedehnt. Diese Beobachtung veranlaßt die Verfasser, die Indikation zur Röntgenbehandlung nur bei älteren Patienten vorzunehmen (ca. 60 Jahre und mehr) bei denen der Umfang der primären Schädigung durch die Thrombose mit ihren ungünstigen Heilungsaussichten und den Gefahren weiterer Komplikationen auch ungünstige therapeutische Risiken rechtfertigt.

Literatur

Angiologie. Hrsg. v. M. RATSCHOW. Stuttgart: Georg Thieme 1959.

BASILE, G.: Zit. nach HENSCHEN u. BECKER.

BIRGUS, J.: Verhütung der Thrombosen und deren Röntgenbehandlung. Čs. Gynek. **4**, 12—24 (1939) [Tschechisch]. Ref.: Zbl. ges. Radiol. **32**, 330 (1941).

BLAHA, H.: Direkte und indirekte chirurgische Behandlung peripherer Gefäßerkrankungen. Med. Klin. **1958**, 587—589.

BLOCK, W.: Sympathicuschirurgie bei Durchblutungsstörungen. In: Angiologie. Hrsg. v. M. RATSCHOW, S. 489—511. Stuttgart: Georg Thieme 1959.

BORAK, J.: (1) Behandlung der Raynaudschen Krankheit durch Rückenmarksbestrahlungen. Wien. klin. Wschr. **1927**, 800—801.

— (2) Zur Pathogenese und Therapie der Raynaudschen Krankheit. Z. ges. Neurol. Psychiat. **111**, 1—16 (1927).

BOUSLOG, J. S.: Roentgen irradiation of thrombophlebitis. Radiology **52**, 216—219 (1949).

CHÉRIGIÉ: Les différentes indications de la radiothérapie de la région surrénale. Prat. méd. franç. **12**, 267—273 (1931).

COTTENOT, P.: Zur Röntgenbehandlung der Endarteriitis obliterans. Strahlentherapie **56**, 569—576 (1936).

DELHERM, L.: La radiothérapie des plexus abdominaux par voie antérieure dans le traitement des artérites. Bull. Soc. Radiol. méd. Fr. **22**, 211—213 (1934).

—, et H. BEAU: (1) La diathermie et la radiothérapie dans le traitement de l'artérite oblitérante. J. Radiol. Électrol. **13**, 383—398 (1929).

— (2) Diathermy and radiotherapy in the treatment of arteritis obliterans. Amer. J. phys. Ther. **6**, 295—299 (1929).

— (3) Die Röntgentherapie des Sympathikus. Strahlentherapie **52**, 629—645 (1935).

DÉNIER: La radiothérapie est-elle indiquée dans les phlébites? Bull. Soc. Radiol. méd. Fr. **20**, 509 (1932).

DESPLATS, R., et L. LANGERON: (1) L'irradiation des régions surrénales dans la vasoconstriction et dans la vasodilatation des extrémités. Bull. Soc. Radiol. méd. Fr. **18**, 39—44 (1930).

— (2) Huit années de pratique de la radiothérapie des régions surrénales dans les artérites oblitérantes. J. Radiol. Électrol. **21**, 152—153 (1937).

EISLER, F.: Zur Röntgenbehandlung der Thrombophlebitis. Strahlentherapie **56**, 228—233 (1936).

Erkrankungen, Die thromboembolischen. Hrsg. v. TH. NAEGELI u.a., 2. Aufl. Stuttgart: F.-K. Schattauer 1960.

FRAIKIN (Neuilly-sur-Seine): Union de la diathermie et de radiothérapie dans le traitement de la claudication intermittente. 3. Congres international de radiologie, Paris 26.—31. 7. 1931, 307. Paris: Masson 1931.

FRIED, C.: Die Röntgenbestrahlung der Thromboangiitis obliterans und verwandter arterieller Störungen. Strahlentherapie **91**, 243—255 (1953).

FRISCH, E.: Die funktionelle Röntgentherapie der Dysbasia arteriosklerotica intermittens. Strahlentherapie **64**, 408—430 (1939) [dort weitere Literaturangaben].

FUCHS, G., u. J. HOFBAUER: Ergebnisse der Röntgenbehandlung der chronischen Thrombophlebitis. Wien. med. Wschr. **1957**, 197—198.

—, u. G. LASSMANN: Zur Röntgentherapie der chronischen Thrombophlebitis. Wien. klin. Wschr. **1954**, 957—959.

GAJZÁGÓ, J.: Versuche mit der Röntgentherapie der Thrombose. Orv. Hetil. **1933**, 428—429 [Ungarisch]. Ref.: Zentr.-Org. ges. Chir. **63**, 694 (1933).

Gefäßerkrankungen, Die obliterierenden, unter besonderer Berücksichtigung der arteriellen Durchblutungsstörungen der Extremitäten. Hrsg. v. H. HESS. München u. Berlin: Urban & Schwarzenberg 1959.

GILBERT, R., u. L. BABAIANTZ: Die Röntgentherapie der Gefäßstörungen der Extremitäten. Strahlentherapie **53**, 455—472 (1935). [Dort weitere Literatur.]

GLAUNER, R.: Vegetatives Nervensystem und Röntgenstrahlen. Strahlentherapie **62**, 1—72 (1938).

— Die Entzündungsbestrahlung, 2. Aufl. Stuttgart: Georg Thieme 1951.

GOUIN, J., et A. BIENVENUE: Au sujet de la radiothérapie dans le traitement de l'artérite oblitérante et de l'action favorable de l'irradiation de la région surrénale dans les artérites oblitérantes. Bull. Soc. Radiol. méd. Fr. **17**, 57—65 (1929).

— — Au sujet de la communication de MM. DESPLATS et LANGERON sur «l'irradiation des régions surrénales dans la vaso-constriction et dans la vasodilatation des extrémités». Bull. Soc. Radiol. méd. Fr. **18**, 55—56 (1930).

— — L'action des rayons X sur le sympathique est-elle un fait nouveau? Bull. Soc. Radiol. méd. Fr. **18**, 127—132 (1930).

GRADLE, H. S.: The x-ray therapy of retinal-vein thrombosis. Amer. J. Ophthal., Ser. III **20**, 1125—1131 (1937).

HALBAN, J.: Strahlenbehandlung bei Thrombophlebitis. Wien. klin. Wschr. **1930**, 1368—1369 (1930).

HENSCHEN, C., u. F. BECKER: Röntgenbestrahlung der akuten, der subakuten und der chronischen Phlebitis und Thrombophlebitis. Schweiz. med. Wschr. **1937**, 438—441.

HESSBERG, R.: Die Behandlung von Netzhautblutungen mit Röntgenstrahlen. Strahlentherapie **23**, 313—317 (1926).

HOFF, F.: Klinische Physiologie und Pathologie, 5. Aufl. Stuttgart: Georg Thieme 1957.

HOLFELDER, H.: Die Röntgentiefentherapie der Entzündungen und Hyperplasien. In: Handbuch der gesamten Strahlenheilkunde, Biologie, Pathologie und Therapie. Hrsg. v. P. KRAUSE, 2. Aufl., Bd. II, S. 943—995. München: J. F. Bergmann 1931.

KANIOWSKI, T.: Radiotherapy of the inflammation of veins (phlebitis). Pol. Przegl. radiol. **17**, 53—56 (1952) [Polnisch]. Ref.: Zbl. ges. Radiol. **40**, 353 (1953).

KRIEG, E.: Die Venenentzündung. München u. Berlin: Urban & Schwarzenberg 1952.

KUNLIN, J.: Die chirurgische Behandlung der obliterierenden Gefäßerkrankungen an den Extremitäten. In: Die obliterierenden Gefäßerkrankungen. Hrsg. v. H. HESS, S. 320—384. München u. Berlin: Urban & Schwarzenberg 1959.

LANGER, H.: Der Effekt der Röntgentherapie auf das vegetative Nervensystem. Strahlentherapie **53**, 492—522 (1935). [Umfassendes Literaturverz.]

LANGERON, L., et R. DESPLATS: (1) Oblitérations artérielles légères des membres inférieurs traitées par la radiothérapie de la région surrénale. Bull. Soc. méd. Hôp. Paris **46**, 437—440 (1930).

— (2) La radiothérapie de la région surrénale. Presse méd. **1930**, 49—50.

— (3) La radiothérapie dans le traitement des artérites diabétiques et son action sur le diabète luimême. Nutrition (Paris) **4**, 263—273 (1934).

LERICHE, R.: Neue Richtlinien in der Chirurgie. Wien. klin. Wschr. **1937**, 1171—1175.

—, u. R. FONTAINE: Einige Bemerkungen über 1199 Operationen am Sympathicus. Langenbecks Arch. klin. Chir. **186**, 338—350 (1936).

LÖWENSTEIN, A., u. E. REISER: Ein Beitrag zur Therapie der Netzhautvenenthrombose. Klin. Mbl. Augenheilk. **84**, 230—240 (1930).

MARBURG, O., u. M. SGALITZER: Die Röntgenbehandlung der Nervenkrankheiten. Strahlentherapie, Sonderbd. 15. Berlin u. Wien: Urban & Schwarzenberg 1930.

McGUIRE, J. C.: Report of 2 cases of varicose veins successfully treated with X-ray. Med. Rec. (N. Y.) **70**, 338—339 (1906).

MITTELMEIER, H.: Pathologische Anatomie der obliterierenden Gefäßerkrankungen. In: Die obliterierenden Gefäßerkrankungen. Hrsg. v. H. HESS, S. 1—161. München u. Berlin: Urban & Schwarzenberg 1959.

PFAHLER, G. E.: Roentgen therapy of thromboangiitis obliterans (Buerger's disease). Amer. J. Roentgenol. **34**, 770—777 (1935). [Dort weitere Literatur.]

PHILIPS, H. B.: Roentgen ray therapy of neurocirculatory diseases. Med. J. Rec. **128**, 559—561, 627—629 (1928).

—, and I. S. TUNICK: Roentgen-ray therapy of thrombo-angiitis obliterans. J. Amer. med. Ass. **84**, 1469—1473 (1925).

RATSCHOW, M.: Die peripheren Durchblutungsstörungen, 5. Aufl. Dresden u. Leipzig: Theodor Steinkopff 1953.

RÜSKEN, W.: Die Behandlung der Nervenerkrankungen durch Röntgentiefenbestrahlung. Strahlentherapie **78**, 55—80 (1949).

SCHERER, E.: Die Röntgenreizbehandlung als Mittel zur unspezifischen Anregung von Abwehrmaßnahmen des Körpers. In: DU MESNIL DE ROCHEMONT, R.: Lehrbuch der Strahlenheilkunde, S. 342—423. Stuttgart: Ferdinand Enke 1958.

SCHERF, D., u. L. J. BOYD: Klinik und Therapie der Herzkrankheiten und der Gefäßerkrankungen, 6. Aufl. Wien: Springer 1955.

SCHLOSS, W.: Über Gefäßbestrahlungen mit Radium. Wien. klin. Wschr. **1931**, 1549.

SCHNYDER, W. F., u. P. FORSTER: Über Röntgenbehandlung bei Netzhautvenenthrombosen. Acta radiol. (Stockh.) **13**, 615—619 (1932).

SELYE, H.: Zit. nach KUNLIN, S. 323.

SNEAD, CL. R., J. LASNER, E. L. JENKINSON, and G. DE TAKATS: Roentgen therapy of thrombophlebitis. J. Amer. med. Ass. **141**, 967—969 (1949).

STEINER, E.: Grenzstrahlenbehandlung der Varicophlebitis superficialis. Med. Klin. **1934**, 403.

TALTAVULI, R. J., y A. A. PUJADAS: Radioterapia en una tromboflebitis post-tífica. Rev. méd. Rosario **40**, 288—291 (1950).

VECCHI, G. DE: Zit. nach C. HENSCHEN u. F. BECKER.

WACHSMANN, F.: Physikalische Grundlagen der dermatologischen Röntgentherapie und Messung ionisierender Strahlungen. In: Handbuch der Haut- und Geschlechtskrankheiten (J. JADASSOHN, Erg.-Werk, Bd. V, Teil 2, S. 1—85). Berlin-Göttingen-Heidelberg: Springer 1959.

ZIMMERMANN, L. M., J. T. GAULT, S. S. HALPERN, and G. DE TAKATS: The effect of salyrgan and x-ray on the rate of disappearance of thrombophlebitic edema. J. Lab. clin. Med. **19**, 243—248 (1933).

ZIMMERN, A., J. BERGER, PAISSEAU et PORCHER: Un cas particulièrement grave de thrombo-angéite oblitérante guéri par la radiothérapie surrénale. Bull. Soc. Radiol. méd. Fr. **19**, 255—257 (1931).

—, et R. BRUNET: Radiothérapie surrénale dans les gangrènes artéritiques. Bull. Soc. Radiol. méd. Fr. **18**, 56—60 (1930).

ZINGALE, S.: Contributo alla roentgenterapia nella trombosi retinica. (7. congr. d. Soc. Ital. d'Oft. e 23. congr. d. Assoc. Oft. Ital., Roma 22.—24. 10. 1931.) Atti Soc. ottal. ital. 63—66 (1932).

J. Funktionelle Strahlentherapie

Von

W. Oelßner

I. Einleitung

Unter funktioneller Strahlentherapie versteht man eine Form der Strahlenbehandlung, die ausschließlich eine Normalisierung gestörter Körperfunktionen anstrebt, gleichzeitig aber jede vorübergehende oder bleibende organische Gewebsveränderung zu vermeiden sucht. Die funktionelle Strahlentherapie verfolgt damit ein Prinzip, das von den Aufgaben der traditionellen, zellschädigenden oder destruierenden Strahlenanwendung grundsätzlich abweicht. Zur Verwirklichung dieses Prinzips werden die Strahlen primär nicht auf das für die jeweilige Funktionsleistung verantwortliche Gewebe, also z.B. auf das Epithel einer Schleimhaut oder auf die glatte Muskulatur eines Organs, sondern vielmehr auf das vegetative Nervensystem gerichtet, das an der Steuerung fast aller Körperfunktionen maßgeblichen Anteil hat und dessen Gleichgewichtsverschiebungen bei der Entstehung vieler krankhafter Funktionsabweichungen ursächlich bedeutsam sind. Die funktionelle Strahlentherapie wird deshalb zur Behandlung solcher Krankheitsbilder herangezogen, bei denen Störungen im vegetativen Gleichgewicht eine pathogenetische Rolle spielen. Zusammengefaßt kann sie deshalb auch als Strahlenbehandlung vegetativer Krankheitserscheinungen gekennzeichnet werden.

In der Praxis bereitet die Abgrenzung der funktionellen Strahlentherapie gewisse Schwierigkeiten. Die große Strahlenempfindlichkeit der weißen Blutzellen bedingt, daß auch bei der Verwendung kleiner Strahlendosen Zellzerstörungen zustande kommen. Ähnlich wirkt sich die hohe Strahlensensibilität der Capillaren (Neumayr und Thurnher, 1951, 1952) aus, so daß eine isolierte Strahlenalteration des vegetativen Nervensystems unmöglich ist. Auf der anderen Seite gibt es keine Bestrahlung, die nicht Teile des überall verbreiteten vegetativen Nervensystems erfaßt und beeinflußt (Langeron und Desplats, 1930; Delherm und Beau, 1935; Gouin und Bienvenue, 1936). Nach jeder Strahlenanwendung treten daher Reaktionen des vegetativen Nervensystems auf. Sie spielen bei manchen Bestrahlungsformen, wie z.B. bei der Bestrahlung degenerativer Gelenkerkrankungen oder bei der Entzündungsbestrahlung sogar eine sehr wichtige Rolle, ohne daß diese Zweige der Strahlenbehandlung deshalb zur funktionellen Strahlentherapie gerechnet werden. Dagegen läßt sich die Bestrahlung der mit dem N. sympathicus eng verflochtenen Nebennieren kaum von der Bestrahlung des vegetativen Nervensystems abtrennen. Schließlich ist zu berücksichtigen, daß die Behandlung mancher Krankheitsbilder sowohl eine Bestrahlung des vegetativen Nervensystems als auch eine zellschädigende Strahlenanwendung erfordert oder deren Kombination sinnvoll erscheinen läßt, so daß in bestimmten Fällen beide Prinzipien der Strahlentherapie gemeinsam betrachtet und erörtert werden müssen.

In diesem Sinne werden in den folgenden Ausführungen, die sich mit der Strahlenbehandlung der Angina pectoris, der Herzinsuffizienz, des Hochdruckes, der Oligurie, Anurie und Nephritis sowie des Magen- und Zwölffingerdarmgeschwürs befassen, zur Vervollständigung der Darstellung auch die Röntgenbestrahlung der Nebennieren und die Radioresektion der Schilddrüse berücksichtigt. Im Mittelpunkt der Ausführungen steht jedoch, der eingangs gegebenen Definition entsprechend, die Erörterung der Bestrahlung des vegetativen Nervensystems, also die funktionelle Strahlentherapie im engeren Sinne.

Über die Strahlenwirkung auf das vegetative Nervensystem existiert bisher keine allgemein gültige Theorie. Wirklich gesicherte Kenntnisse fehlen weitgehend. Es hat sich jedoch die Auffassung durchgesetzt, daß die ionisierenden Strahlen unmittelbar auf die vegetativen Nervenelemente einwirken (LANGER, 1927, 1931, 1932, 1935; NEMENOW, 1935; GLAUNER, 1938; VIETEN, 1949; SCHERER, 1958). Eine ausschließlich indirekte Beeinflussung der vegetativen Funktionen durch eine strahleninduzierte Freisetzung hochwirksamer histaminähnlicher Substanzen (ELLINGER, 1928, 1930, 1935) ist dagegen nicht wahrscheinlich (KISS, 1957), wenn auch strahlenbedingte Histaminämien beschrieben werden (KOSLOWSKI, POPPE und WALTHER, 1955). Gegen eine wesentliche Bedeutung der Histaminkörper und für eine unmittelbare Strahlenwirkung auf den Nerven spricht beispielsweise die scharfe Begrenzung des Strahlenerythems (GLAUNER), dessen Entstehung seit langem auf eine unmittelbare Irritation der Nervenenden in der Gefäßwand zurückgeführt wird (RICKER, 1915; DAVID und GABRIEL, 1923, 1924).

Große Bedeutung hat vor allem die von LANGER und NEMENOW begründete Vorstellung erlangt, daß das vegetative Nervensystem eine geringe und im Zustand der Erregung eine hohe Strahlenempfindlichkeit besitzt, was von VIETEN mit der Bergonié-Tribondeauschen Regel erklärt wird. Auf Grund dieser Sensibilitätsdifferenz erfährt der im Falle einer Gleichgewichtsstörung stärker erregte Anteil des vegetativen Nervensystems die größere Strahlenbeeinflussung. Da diese jedoch in einer Tonussenkung besteht, ergibt sich eine Wiederherstellung des vegetativen Gleichgewichtes, das wiederum eine Normalisierung der gestörten Funktionen zur Folge hat (LANGER; NEMENOW; DESPLATS, 1935; BEAU, 1936). Die funktionelle Strahlentherapie übt deshalb in erster Linie einen regulierenden Effekt aus. Dabei weisen die Einzelwirkungen je nach dem, ob eine sympathicotone oder eine vagotone Ausgangslage bestanden hat, entgegengesetzte Vorzeichen auf. In einem Fall wird deshalb beispielsweise ein erhöhter Magensalzsäurewert gesenkt und in einem anderen Fall ein subacider Wert erhöht (NEMENOW; BIRKNER und WERNER, 1949).

Neben der Reaktionsrichtung wird auch das Reaktionsausmaß vom Ausgangswert bestimmt (BEDÜRFTIG und GRÜPNER, 1949); denn der regulierende Effekt der Strahlen macht sich um so stärker bemerkbar, je weiter der Ausgangswert von der Norm entfernt ist. VIETEN (1949, 1953) gelangt durch die Analyse klinischer Beobachtungen zu der Auffassung, daß die bei der funktionellen Strahlentherapie erzielten Wirkungen dem Ausgangswertgesetz von WILDER (1931) gehorchen. Danach nimmt die Erregbarkeit für hemmende Reize um so mehr zu und für fördernde Reize um so mehr ab, je stärker die vegetativen Nerven erregt sind bzw. je höher das Tätigkeitspotential eines vegetativ gesteuerten Organs ist. Demgegenüber kommen PROPPE und BERTRAM (1952) durch mathematische Überlegungen zu der Schlußfolgerung, daß die Beobachtungen VIETENs nicht geeignet sind, das Wildersche Ausgangswertgesetz auf Strahlenwirkungen anzuwenden. — KRAUTZUN (1953), der im übrigen für die funktionelle Strahlentherapie eintritt, bezweifelt sogar, daß die geschilderte Funktionsregelung als spezifischer Bestrahlungseffekt gedeutet werden darf, da es sich hier nach seiner Meinung um einen für den Organismus typischen Reaktionsablauf handelt, der auch durch andere Reize ausgelöst werden kann.

Die Strahlenreaktion selbst zeichnet sich durch eine Zwei- oder Mehrphasigkeit aus (LANGER; BERTOLOTTI, 1939), wobei die einzelnen Phasen einen entgegengesetzten Sinn aufweisen. Einer kurz dauernden Stimulierung folgt eine Phase der Erregbarkeitsverminderung (LANGER). Auch wellenförmige Reaktionsabläufe kommen vor (VIETEN). Am bekanntesten ist das Verhalten des Strahlenerythems, dessen Phasenhaftigkeit durch eine abwechselnde Dilatation und Kontraktion der Hautcapillaren hervorgerufen wird, wie durch Capillarmikroskopie leicht nachgewiesen werden kann (DAVID und GABRIEL; TURANO, 1930).

Die geschilderte geringe Strahlenempfindlichkeit des vegetativen Nervensystems im Ruhezustand, die Abhängigkeit der Reaktionsrichtung und der Reaktionsgröße vom Ausgangswert sowie die Phasenhaftigkeit des Reaktionsablaufes bedingen, daß eine einheitliche Strahlenreaktion des vegetativen Nervensystems nicht existiert. Diese Besonderheiten machen weiterhin deutlich, daß Versuche an Tieren oder Menschen, die sich im vegetativen Gleichgewicht befinden, keine Auskunft über die Wirkungen einer funktionellen Strahlenbehandlung geben können (Langer; Nemenow; Jüngling, Glauner und Langendorff, 1949). Sie erklären schließlich die Widersprüchlichkeit der im Schrifttum niedergelegten Versuchsergebnisse und klinischen Beobachtungen, die meistens ohne Berücksichtigung der Ausgangslage mitgeteilt und zur Grundlage von Schlußfolgerungen gemacht werden. Vor allem den zahlreichen Tierversuchen, die zum Teil unter recht unphysiologischen Bedingungen durchgeführt worden sind, kann man deshalb nur eine geringe Aussagekraft zumessen. Das gilt selbstverständlich auch für die Bestrahlungsexperimente an isolierten Organen (Bade, 1939).

Als Angriffspunkt der funktionellen Strahlentherapie kommen nach Glauner in erster Linie die vegetativen Ganglien, die vegetativen Nervenendigungen in der Haut und die vegetativen Zentren des Zwischenhirns in Frage. Im einzelnen nimmt Glauner an, daß die Strahlen an den vegetativen Nervenendigungen sowie an den Übergangsstellen von der prä- zur postganglionären Faser zur Entstehung cholinartiger Körper führen. Diese sollen hier eine Zu- oder Abnahme der Erregbarkeit bewirken, die zentripetal fortgeleitet wird, um schließlich klinisch faßbare Reaktionen auszulösen. — Auch Vieten hält die Nervenendigungen und die Synapsen für besonders strahlenempfindlich. Als Angriffspunkt der Strahlen kommt nach seiner Meinung vornehmlich der Zellkern synaptischer Ganglienzellen in Frage. Weitere Strahlenreaktionen werden von ihm im Kern des Nebenzellplasmodiums angenommen. Mit Hilfe einer unterschiedlichen Strahlenempfindlichkeit der beiden genannten Zellarten glaubt Vieten, die Zweiphasigkeit der vegetativen Strahlenreaktion erklären zu können. — Demgegenüber vertritt Nachmansohn (1952) die Auffassung, daß die Strahlen eine Permeabilitätsänderung der aktiven Membran verursachen, die den Achsenzylinder umgibt.

Eine große Bedeutung kommt den Nervenendigungen in der Haut zu. Daß ihre alleinige Bestrahlung den Tonus des gesamten vegetativen Nervensystems ändern kann, ist vor allem von Bucky (1925, 1926, 1928) überzeugend unter Beweis gestellt worden. Mit Hilfe der ausschließlich in der Haut wirkenden Grenzstrahlen konnte er eindeutige vegetative Effekte an inneren Organen erzielen. Auch mit der Nahbestrahlung (Birkner, 1955) und sogar mit ultravioletten Strahlen (Hanke, 1953) lassen sich Alterationen im vegetativen Nervensystem herbeiführen.

Neben den vegetativen Ganglien und den Nervenendigungen in der Haut spielen schließlich noch die vegetativen Zentren des Zwischenhirns als Angriffspunkt der funktionellen Strahlentherapie eine wichtige Rolle. Die außerordentliche Strahlenempfindlichkeit dieser Zentren ist vornehmlich von Pape u. Mitarb. (1952, 1953, 1954, 1956) unter Beweis gestellt worden. Wie Pape und Riehl gezeigt haben, genügt bereits eine Verabreichung von 5 R OD auf die Schläfengegend, um eine Gesamtumschaltung des Vegetativum herbeizuführen. Hecht, Neumayr und Thurnher (1953) weisen darauf hin, daß eine niedrig dosierte Zwischenhirnbestrahlung die Capillarpermeabilität verändert. Auch Birkner und Trautmann (1949, 1953, 1955) sind von der hohen Strahlensensibilität des Zwischenhirns überzeugt. Sie machen deshalb von der Bestrahlung vegetativer Zentren regen Gebrauch. Im besonderen empfehlen sie diese zur Einleitung der funktionellen Strahlenbehandlung, da es so möglich sein soll, die Gesamtstrahlenbelastung niedrig zu halten.

Die Bestrahlungstechnik wird den geschilderten Strahlenangriffspunkten angepaßt. Das Schwergewicht der Therapie liegt meistens auf der Bestrahlung vegetativer Ganglien, vorzugsweise des Grenzstranges und vegetativer Nervengeflechte, wie z.B. des Plexus cardiacus oder des Plexus coeliacus. Daneben spielt auch die Hypophysen-Zwischenhirnbestrahlung eine wichtige Rolle. Vielfach wird die Bestrahlung der Peripherie mit der Bestrahlung der vegetativen Zentren kombiniert. Offenbar unter dem Einfluß der Sympathicuschirurgie legen manche Autoren, wie beispielsweise Delherm und Beau, großen Wert auf eine bevorzugte Bestrahlung der sympathischen Anteile des vegetativen Nervensystems.

Andere Therapeuten sehen eine exakte Felderwahl und eine peinliche Einhaltung diffiziler Bestrahlungsbedingungen als wichtig an. Hierher gehören beispielsweise Gouin und Bienvenue, die von einer radiothérapie sympathique axiale (Grenzstrangbestrahlung), einer radiothérapie sympathique regionale (Bestrahlung von Nervengeflechten) sowie von einer radiothérapie sympathique cutanéo-cutanée locale (Bestrahlung der Haut im Krankheitsgebiet) sprechen und komplizierte Bestrahlungsvorschriften angeben. Während sie mit relativ weichen Strahlen arbeiten, um die Strahlenwirkung auf die Haut zu nutzen, betont Daniel (1952, 1957) die Notwendigkeit der Verwendung harter Strahlen und kleiner, genau einzustellender Felder, damit bestimmte Ganglien möglichst isoliert bestrahlt werden.

Derartige Gedankengänge erscheinen jedoch abwegig, wenn man von der unbezweifelbaren Tatsache ausgeht, daß das vegetative Nervensystem ubiquitär im Körper angetroffen wird und daß es deshalb keine Röntgenbestrahlung gibt, die nicht auch auf das vegetative Nervensystem wirkt (Delherm und Beau; Langeron und Desplats; Birkner). In der Praxis ist es deshalb gar nicht so entscheidend wichtig, welche Felder gewählt werden (Bürgel, 1950) und ob man beispielsweise den Schwerpunkt der Bestrahlung auf ein dem kranken Organ benachbartes Nervengeflecht, auf den Grenzstrang oder auf das Zwischenhirn richtet bzw. diese Möglichkeiten miteinander kombiniert, wie es oft empfehlenswert sein dürfte.

Die Dosierung wird von dem Streben beherrscht, mit möglichst niedrigen Strahlenquantitäten auszukommen. Wahrscheinlich sind eine einleitende Zwischenhirnbestrahlung sowie möglicherweise auch eine Nahbestrahlung Headscher Zonen geeignet, die Gesamtstrahlenbelastung herabzusetzen (Birkner). Vor allem aber sollten die von Pape u. Mitarb. durchgeführten ermutigenden Versuche mit Kleinstdosen mehr Beachtung finden. Auch wenn man sich das Verfahren von Pape nicht zu eigen macht, ist es leicht möglich, mit niedrigen Dosen auszukommen, z.B. mit zwei bis dreimal je 30 R OD auf zwei Schläfenfelder zur Zwischenhirnbestrahlung, mit zwei bis dreimal 100—150 R OD auf Vertebralfelder zur Grenzstrangbestrahlung oder mit dreimal 30—50 R OD auf die zugehörigen Nervengeflechte.

Die Anzeige zur funktionellen Strahlenbehandlung wird heute seltener gestellt als früher (Birkner und Trautmann, 1958). Auf der Basis strengerer Strahlenschutzforderungen hat sich die Tendenz durchgesetzt, die Verabreichung ionisierender Strahlen soweit wie möglich einzuschränken. Vielerorts ist man sogar geneigt, die Strahlenbehandlung nichtgeschwulstartiger Erkrankungen völlig einzustellen. Eine solche Haltung schießt jedoch zweifellos über das Ziel hinaus. Es erscheint deshalb gerechtfertigt, einige Gesichtspunkte anzuführen, die bei der Indikationsstellung zur funktionellen Strahlenbehandlung berücksichtigt werden sollten.

Ausgangspunkt für jede Behandlung ist der Umstand, daß alle therapeutischen Maßnahmen neben gewissen Erfolgsaussichten auch Schattenseiten und Nachteile haben. Die beste Behandlung vereinigt die größten Erfolgschancen mit einem Minimum an Nachteilen. Ein solcher Idealfall liegt jedoch nur selten vor. In der Praxis gilt es meistens, aus den Verfahren mit gleichen Nachteilen das wirkungsvollste und aus den Verfahren mit gleichen Erfolgsaussichten das am wenigsten gefährliche herauszusuchen. Im Hinblick auf die funktionelle Strahlentherapie ergibt sich dabei, daß sie als eine Maßnahme von vielen nicht besser und nicht schlechter wirkt als andere Methoden, daß sie dagegen eine zwar geringe, prinzipiell aber unerwünschte Strahlenbelastung des Patienten beinhaltet. Man wird die Bestrahlung deshalb nur dann einsetzen, wenn andere, nachteilarme Methoden, vor allem der inneren Medizin, versagt haben. Auf der anderen Seite wäre es aber falsch, die in der funktionellen Strahlentherapie liegenden Chancen unter dem Einfluß einer unkritischen Radiophobie ungenutzt zu lassen; denn die Wahrscheinlichkeit, daß der Patient durch die Bestrahlung irgendeinen Nachteil erfährt, ist um mehrere Zehnerpotenzen geringer als die Chance, daß er in den Genuß einer echten Hilfeleistung kommt. Das gilt vornehmlich, wenn man mit großer Vorsicht zu Werke geht, beispielsweise Felder in der Nähe der Keimdrüsen vermeidet, diese sorgfältig abdeckt, bei Jugendlichen einen besonders strengen Maßstab anlegt und niedrige Strahlendosen wählt. Auf jeden Fall aber sollte man von der Bestrahlung Gebrauch machen, bevor man sich zu einer eingreifenden Therapie, wie beispielsweise einer Operation, entschließt.

II. Strahlenbehandlung der Angina pectoris und der Herzinsuffizienz

1. Allgemeines

Die folgenden Ausführungen befassen sich mit der Strahlenbehandlung der Angina pectoris und der Herzinsuffizienz. In ihrem Mittelpunkt steht die Erörterung radiologischer Methoden und nicht die Abhandlung pathogenetischer oder klinischer Fragen. Diese werden nur so weit berührt, wie sie für das Verständnis der Strahlenanwendung notwendig sind. Wer sich über die Pathophysiologie und die Klinik der Angina pectoris oder die allgemeine Therapie der Herzinsuffizienz orientieren will, muß deshalb auf den vor kurzem erschienenen 9. Band der 4. Auflage des Handbuches der inneren Medizin verwiesen werden, in dem alle hierher gehörenden Probleme von Schimert, Schimmler, Schwalb und Eberl (Coronarerkrankungen, Angina pectoris) sowie von Schwiegk und Jahrmärker (Behandlung der Herzinsuffizienz) eingehend dargestellt sind.

Die Angina pectoris stellt ein klinisches Syndrom dar. Es ist durch anfallsweise auftretende Schmerzen gekennzeichnet, die mit dem Gefühl der Brustkorbeinengung und mit Angstempfindungen einhergehen. Die Schmerzen sitzen meistens hinter dem Brustbein und strahlen häufig nach der linken Schulter sowie nach dem linken Arm aus. Manchmal beginnen sie auch im Oberbauch. Das Gefühl der Herz- oder Brustkorbeinengung, das dem Syndrom den Namen gegeben hat, kann sich in schweren Fällen bis zur Unerträglichkeit steigern. Das gleiche gilt für die damit zusammenhängende Angst, die gelegentlich bis zu einem alles beherrschenden, qualvollen Vernichtungsgefühl anwächst.

Charakteristisch ist weiterhin, daß die Anfälle zunächst nur durch bestimmbare Ereignisse ausgelöst werden, beispielsweise durch eine körperliche Anstrengung, eine üppige Mahlzeit, eine stärkere Abkühlung oder eine seelische Erregung. Später treten sie auch ohne erkennbare Ursache auf, bis sie den Kranken schließlich sogar während völliger Ruhe überfallen. Sie dauern in der Regel nur wenige Minuten und lassen sich durch die Verabreichung von Nitriten beheben. Langdauernde Attacken legen den Verdacht auf einen Myokardinfarkt nahe.

Wenn auch bekannt ist, daß der pectangiöse Anfall einen Sauerstoffmangel des Herzens anzeigt und daß bei fast allen Patienten mit Angina pectoris eine Coronarsklerose vorliegt, so wissen wir doch nichts Sicheres über die den Anfall auslösenden Faktoren, über die Entstehung des Schmerzes, einschließlich der begleitenden psychischen Sensationen oder über die Frage, warum trotz gleicher morphologischer Veränderungen der Coronargefäße das eine Mal eine Angina pectoris auftritt und das andere Mal nicht. Auch läßt sich im Einzelfall nicht entscheiden, ob der Sauerstoffmangel im Myokard, also das Mißverhältnis zwischen Sauerstoffangebot und Sauerstoffbedarf, auf einer Drosselung der Zufuhr, auf einer Steigerung des Verbrauchs oder auf einem Zusammentreffen beider Ereignisse beruht. Schließlich fehlen zuverlässige Kenntnisse über die Rolle, die das nervale und das endokrine Regulationssystem bei der Entwicklung der Angina pectoris im allgemeinen und des Anfalles im besonderen spielen.

Damit umfaßt die Pathogenese des pectanginösen Syndroms auch heute noch mehrere wichtige Unbekannte, die eine gezielte kausale Therapie unmöglich machen. Es existiert deshalb eine ganze Reihe von Behandlungsprinzipien, die zwar die Anfälle weitgehend lindern können und die Häufigkeit der Attacken herabsetzen, die aber nicht in der Lage sind, eine Angina pectoris mit Sicherheit zu beseitigen. Das gilt für die beliebten gefäßerweiternden Medikamente, die Spasmolytica, die Sedativa und die Ganglienblocker ebenso wie für die verschiedenen Hautreize, für die Eingriffe am vegetativen Nervensystem, für die Psychotherapie, für die Verordnung eines Kuraufenthaltes oder für irgendeine andere Form der Behandlung.

In dieser Situation hat es selbstverständlich nicht an vielfältigen Bemühungen gefehlt, auch die Wirkung der ionisierenden Strahlen in die Behandlung der Angina pectoris einzubeziehen. Dabei sind recht unterschiedliche Wege beschritten worden. In einer ersten Phase des tastenden Probierens stand das Streben im Vordergrund, den analgesierenden Effekt der Strahlen nutzbar zu machen. Unter dem Eindruck der wachsenden Kenntnisse von der Bedeutung des vegetativen Nervensystems sowie angeregt durch die Fortschritte der Sympathicuschirurgie entwickelte sich die Bestrahlung vegetativer Nervenelemente. Unabhängig davon führte die Beschäftigung mit den endokrinen Regulationsvorgängen zur Nebennierenbestrahlung. Untersuchungen über die Beziehungen zwischen Schilddrüsentätigkeit, Herzbelastung und pectanginösem Syndrom hatten schließlich die Einführung der Radioresektion der Schilddrüse zur Folge, die nicht nur bei der Behandlung der Angina pectoris, sondern auch bei der Therapie der Herzinsuffizienz Verwendung findet.

2. Behandlung der Angina pectoris durch Bestrahlung des vegetativen Nervensystems

a) Historisches

Die Strahlentherapie der Angina pectoris geht auf Beeck und Hirsch (1916) zurück. Sie bestrahlten zehn mit den üblichen Mitteln vergeblich behandelte Fälle von Angina pectoris und Aortalgien und erzielten ausnahmslos erfreuliche Besserungen. Zur Erklärung dieses Erfolges nehmen sie eine Beeinflussung der sensiblen Nerven an, wie sie ihres Ermessens auch bei der günstigen Strahlenwirkung auf Carcinomschmerzen oder auf den Juckreiz eines Pruritus vulvae vorliegt.

Abweichend von den geschilderten ermutigenden Erfahrungen sah Groedel (1919) bei 20 Patienten mit Angina pectoris keinen positiven Effekt. Lediglich beim Vorliegen vasomotorisch bedingter Stenokardien beobachtete er eine günstige Wirkung. Da hier jedoch auch andere suggestive Maßnahmen Erfolg haben, schätzt er die Bedeutung der Strahlenanwendung bei der Angina pectoris nur gering ein. Die gleiche Auffassung wird später auch von Groedel und Lossen (1923) vertreten, die ihre Stellungnahme damit begründen, daß die Muskulatur und das Bindegewebe des Herzens wenig strahlenempfindlich sind und daß deshalb eine Kausalbehandlung organischer Herzkrankheiten kaum möglich ist. Nur bei Einzelfällen der sog. Angina pectoris vasomotorica mit quälendem Angstgefühl und exzessiven Schmerzen sehen sie eine Bestrahlung als gerechtfertigt an. — Über das prompte Verschwinden von Herzschmerzen nach der Bestrahlung eines als Myokarditis gedeuteten Krankheitsbildes wird von Förster (1923) berichtet.

Mit dem Jahr 1927 beginnend läßt die Strahlenbehandlung des pectanginösen Syndroms ein neues, funktionelles Denken erkennen. Nach einer erfolgreichen Bestrahlung von neun Kranken mit Angina pectoris äußert v. Pannewitz (1927) die Vermutung, daß die Strahlen eine Lösung von Spasmen bewirken. Eine ähnliche Auffassung wird wenig später von Staunig (1929) vertreten, von Singer (1929) dagegen bestritten, während sich beide Autoren über die gute Wirkung der Bestrahlung bei der Angina pectoris einig sind. — Kruchen faßt die dargelegten ersten Erfahrungen 1928 im Handbuch der Röntgentherapie zusammen.

Besondere Erwähnung verdienen die Feststellungen von Bucky (1928), der zehn vergeblich vorbehandelte Fälle von Angina pectoris einer Therapie mit Grenzstrahlen unterzog und gute Erfolge erzielte. Er deutet seine Beobachtungen als eine Strahlenwirkung auf das vegetative Nervensystem und nimmt an, daß die Beeinflussung des vegetativen Nervensystems das wirksame Prinzip der Strahlenbehandlung des pectanginösen Syndroms darstellt.

Von ähnlichen Vorstellungen ausgehend und gestützt auf günstige Erfahrungen mit der Sympathicusbestrahlung obliterierender Gefäßerkrankungen behandelte Ecker (1927) die Angina pectoris erstmalig mit Bestrahlungen des cervicalen und thorakalen Grenzstranges. Er erreichte eine zufriedenstellende, allerdings nur vorübergehende Beschwerdelinderung, die durch weitere Bestrahlungen in Abständen von 10—28 Tagen mehrfach reproduziert werden konnte.

Den entscheidenden Aufschwung verdankt die Röntgenbestrahlung von Teilen des vegetativen Nervensystems und besonders des N. sympathicus zur Behandlung der Angina pectoris den Fortschritten der Sympathicuschirurgie. Unter dem Einfluß von Leriche haben sich vor allem französische Radiologen dieser Arbeitsrichtung angenommen und ihr als funktionelle Strahlentherapie des pectanginösen Syndroms eine weite Verbreitung verschafft. In rascher Folge berichten zahlreiche Autoren, wie z.B. Nemours-Auguste; Barrieu; Arrillaga; Lian; Marchal; Pruche und Bienvenue; Delherm und Beau sowie andere über ihre Erfahrungen. Ihre Blütezeit erlebt die Bestrahlung des vegetativen Nervensystems zur Behandlung der Angina pectoris in den Jahren von 1929 bis zum Beginn des zweiten Weltkrieges. Seit 1940 tritt sie dagegen zunehmend in den Hintergrund und wird heute nur noch selten geübt.

b) Wirkungsweise

Der Ausgangspunkt für die Bestrahlung des vegetativen Nervensystems beim pectanginösen Syndrom ist die Vorstellung, daß ihm eine Störung des vegetativen Gleichgewichtes im Sinne einer Sympathicotonie zu Grunde liegt und daß die Bestrahlung dieses Gleichgewicht durch Herabsetzung des Erregungszustandes wiederherstellt. Nemours-Auguste und Barrieu (1928) sprechen von einer Läsion des Plexus cardiacus, dessen Erregungen über die Rami communicantes nach zentral geleitet werden. Sie vergleichen die im folgenden auch als Sympathicusbestrahlung bezeichnete funktionelle Strahlentherapie mit der Strahlenbehandlung der Neuralgien und raten bei allen schmerzhaften Herzsensationen zur Strahlenanwendung. Arrillaga (1928) geht ebenfalls von der schmerzstillenden Wirkung der Strahlen aus und glaubt, daß sie die erhöhte Erregbarkeit der Ganglien, besonders des G. stellatum sowie der Rami communicantes herabsetzen. Nach der Meinung von Lian, Barrieu und Nemours-Auguste (1928) senkt die Bestrahlung die Sensibilität des Plexus cardiacus und erhöht zugleich die Reizschwelle des Sympathicus. Die gleiche Auffassung wird von Clerici (1929) vertreten. Marchal (1929) weist ausdrücklich auf die Senkung des Sympathicotonus als Bestrahlungsfolge hin. Mit ihm stimmen Delherm und Beau (1930) sowie Sussman (1930) überein.

In späteren Arbeiten (Joly, 1933; Delherm und Beau, 1935; Gilbert, 1936; Beau und Bascourret, 1937; Wasch und Schenck, 1938; Glauner, 1938; Birkner, 1949) wird der Strahlenwirkung auf die Vasomotoren, vor allem im Sinne einer Lösung von Gefäßspasmen große Bedeutung beigemessen. Man stellt sich vor, daß die Bestrahlung das durch gesteigerte Sympathicuserregbarkeit gestörte Vasomotorenspiel normalisiert. Die Frage, ob diese für die Strahlenwirkung im Bereich der peripheren Gefäße aufgestellte Theorie auf die Angina pectoris übertragen werden kann, wird von Gilbert ausdrücklich bejaht. Er faßt das pectanginöse Syndrom als eine „Claudicatio intermittens des Herzmuskels" auf und vertritt die Meinung, daß die Bestrahlung den Erregungszustand des N. sympathicus dämpft, die Empfindlichkeit des Herzplexus mindert und die gestörte Vasomotorenfunktion ins Gleichgewicht bringt. Eine besondere Rolle soll dabei das Ganglion stellatum spielen (Delherm und Beau), so daß dessen Mitbestrahlung von den meisten Autoren als wichtig angesehen wird.

Über die Wirkungsbreite der Sympathicusbestrahlung bei der Angina pectoris herrscht keine Einigkeit. Während Joly und später auch Hess (1947) sowie Jüngling, Glauner und Langendorff (1949) den Standpunkt vertreten, daß sich nur die als funktionell angesehenen Formen der Angina pectoris beeinflussen lassen, die organischen dagegen nicht, sind andere Autoren davon überzeugt, daß die Strahlen auch beim Vorliegen organischer Veränderungen Hilfe bringen können. Glauner ist der Meinung, daß die Bestrahlung zwar nur bei der sog. Angina pectoris vasomotorica kausal wirken kann, daß ihr aber beim Vorliegen organischer Veränderungen auf Grund der Schmerzlinderung und der Beseitigung zusätzlich vorhandener Spasmen wenigstens eine Palliativwirkung zukommt. Einen ähnlichen Standpunkt nimmt Birkner ein, wenn er die Auffassung vertritt, daß die Vasodilatation und der analgesierende Effekt eine Bestrahlung in jedem Fall rechtfertigen, falls die internistischen Behandlungsmethoden versagt haben.

c) Bestrahlungstechnik

Die Bestrahlungstechnik der einzelnen Radiologen weist erhebliche Unterschiede auf. Betrachtet man zunächst die Felderwahl, so zeigt sich, daß man vielfach ein bis zwei vordere Thoraxfelder mit einer wechselnden Zahl dorsaler Felder kombiniert. — Die Aufgabe der ventralen Felder besteht in der Bestrahlung des Plexus cardiacus. Sie werden entweder links der Mittellinie übereinander (Lian, Barrieu und Nemours-Auguste; Drouet und Meriel, 1931) oder beiderseits der Mittellinie nebeneinander (Gilbert) angeordnet. Ihr Zentrum liegt meistens in Höhe des zweiten bis dritten Interkostalraumes. Was die obere Feldbegrenzung betrifft, so legen manche Autoren Wert auf eine Abdeckung der Schilddrüse (LIAN und MARCHAL, 1928; DROUET und MERIEL). Andere Radiologen ziehen die obere Thoraxapertur und die Cervicalregion bewußt in den Strahlenkegel ein, um das Ganglion stellatum mit zu bestrahlen (DELHERM und BEAU; GILBERT; GLAUNER; ANZILOTTI, 1940).

Die dorsalen Felder stellen die Strahleneintrittspforten für die Grenzstrangbestrahlung dar. Man bedient sich entweder einer mittelständigen oder einer paravertebralen Feldanordnung. Im letzteren Fall werden meistens symmetrische Feldpaare benutzt. Aber auch allein auf die linke Seite gerichtete Dorsalfelder sind gebräuchlich (LIAN, BARRIEU und NEMOURS-AUGUSTE). Fast immer werden die dorsalen Felder in Höhe der unteren Halswirbelsäule und der oberen Brustwirbelsäule angesetzt. Liegen die Schmerzen weiter caudal, dann ist eine Anpassung der Feldlokalisation zweckmäßig (CLERICI; SUSSMAN). — Die Größe der Felder wird ebenfalls nicht einheitlich gehandhabt. Meistens bevorzugt man verhältnismäßig große Felder bis zu einem maximalen Format von 10×20 cm.

Abweichend von der geschilderten Kombination ventraler und dorsaler Felder beschränken sich SAMUEL und BOWIE (1932) auf ein Feld im Bereich der vorderen Brustwand, nachdem LIAN, BARRIEU und NEMOURS-AUGUSTE bereits die Auffassung geäußert hatten, daß ventrale Felder wirksamer sind als dorsale. Im Gegensatz hierzu verwenden andere Strahlentherapeuten (SUSSMAN; LANGERON und DESPLATS, 1933, 1943; LANGER, 1935; WASCH und SCHENCK; LOVE und FEARON, 1952) wohl unter dem Einfluß der Sympathicuschirurgie nur dorsale Felder. Ein eigener Weg wird von VAGHI (1935) beschritten, der nur das G. stellatum bestrahlt. Er begründet sein Vorgehen damit, daß sich durch eine Reizung des Ganglion ein pectanginöser Anfall auslösen, durch eine Anaesthesie oder Exstirpation aber beseitigen bzw. verhüten läßt. Eine Sonderstellung beansprucht schließlich die Technik von BIRKNER (1949, 1955). Er geht von der Vorstellung aus, daß man das vegetative Nervensystem als eine Funktionseinheit betrachten muß und daß man seine Tätigkeit von allen seinen Teilen her beeinflussen kann. Er kombiniert deshalb die Bestrahlung der Ganglienkette vom 4. Halswirbel bis zum 3. Brustwirbel mit Zwischenhirnbestrahlungen und mit Nahbestrahlungen der Haut über der Herzregion. Damit führt er die 1928 von BUCKY angegebene Methode fort, das vegetative Nervensystem von der Haut aus anzugreifen. Die Behandlung wird meistens mit der Zwischenhirnbestrahlung eingeleitet. Dieses Vorgehen hilft, die Strahlenbelastung zu reduzieren. Auf eine Grenzstrangbestrahlung sollte jedoch auch nach Meinung von BIRKNER nicht verzichtet werden.

Der Lage des Plexus cardiacus und des Grenzstranges entsprechend verdient eine harte Strahlung den Vorzug. Zwar differieren die empfohlenen Röhrenspannungen zwischen 140 und 200 kV, die Filterwerte zwischen wenigen Millimetern Aluminium und 1 mm Schwermetall, grundsätzliche Unterschiede in den Auffassungen bestehen jedoch nicht. Das gleiche gilt für den zwischen 27 und 40 cm zu wählenden Focus—Hautabstand.

Dagegen werden zum Teil recht erheblich voneinander abweichende Strahlendosen verwandt. Auch über die günstigste zeitliche Dosisverteilung herrscht keine Einigkeit. Ganz allgemein kann festgestellt werden, daß in den früheren Jahren höhere Dosen üblich waren als später. Vielfach drängt sich der Verdacht auf, daß manche Radiologen die Meinung vertreten haben, die funktionelle Strahlentherapie könne keine nachteiligen Folgen für das Gewebe und den Organismus haben, da sie nur die Funktion des vegetativen Nervensystems beeinflußt, aber keine morphologisch faßbaren Veränderungen hinterläßt. Weiterhin ist zu berücksichtigen, daß alle Dosisangaben aus den Jahren vor der Einführung des „R" nur mit großer Zurückhaltung verwertbar sind. So erscheint es beispielsweise wenig verständlich, wenn ECKER mitteilt, er habe auf die obere Halswirbelsäule und die untere Brustwirbelsäule in Abständen von 10—28 Tagen 12mal jeweils nicht ganz eine Erythemdosis verabreicht.

LIAN und MARCHAL geben auf ein ventrales Feld im Bereich des 3. Interkostalraumes links und ein dorsales Feld über dem 3. Brustwirbel in der 1. Woche je 100 R, in der 2. Woche je 200 R, in der 3. Woche je 300 R und in der 4. Woche je 400 R an der Oberfläche als Einzeldosen. Bei Bedarf wird die Bestrahlungsserie nach 4 Wochen wiederholt.

CLERICI verwendet die gleiche Technik. NEMOURS-AUGUSTE und BARRIEU verabreichen auf zwei übereinander angesetzte ventrale und dorsale Thoraxfelder in zwei bis drei Sitzungen 4—6 Wochen lang dreimal wöchentlich Einzeldosen von 300—400 R an der Oberfläche, wobei abwechselnd ein ventrales und ein dorsales Fels belastet werden. DELHERM und BEAU geben auf ein ventrales und ein dorsales Feld in zwei wöchentlichen Sitzungen mehrfach wiederholt je 400 R OD. SUSSMAN appliziert auf ein großes dorsales Feld im Bereich der unteren Halswirbelsäule und der oberen Brustwirbelsäule jeden 2. Tag 270 R OD bis zu einer Gesamtoberflächendosis von rund 800 R. DROUET und MERIEL bevorzugen zwei übereinander liegende ventrale Felder und ein dorsales Feld. Nach Applikation von 200 R OD auf das caudale Ventralfeld als Probebestrahlung erhält jedes Feld dreimal 500 R OD sowie nach 2 Monaten Pause nochmals je 500 R OD.

SAMUEL und BOWIE gehen etwas vorsichtiger vor. Sie wählen bewußt kleine Dosen und bestrahlen ein Feld im Bereich der linken vorderen Brustwand in Intervallen von 2 Wochen viermal mit je 150 R OD. Auch JOLY betont die Notwendigkeit der Verwendung kleiner Dosen, da große Dosen bedrohliche Zwischenfälle verursachen können. VAGHI bestrahlt nur das G. stellatum, und zwar das linke mit dreimal 200 R OD und das rechte mit einmal 200 R OD. LANGER benutzt drei paravertebrale, über den ganzen Rücken verteilte Feldpaare und gibt auf jedes Feld 350—500 R OD. DELHERM und BEAU (1935) sowie BEAU (1936) bevorzugen eine höhere Dosierung. Bei der Wahl von drei Sitzungen wöchentlich belasten sie ein ventrales und ein dorsales Feld mit Einzeldosen von 150—200 R an der Oberfläche bis zu einer Gesamtoberflächendosis von 1000—1800 R pro Feld. Sie wiederholen die Behandlung gegebenenfalls nach 1—2 Monaten. GILBERT tritt konsequent für kleine Dosen ein. Er benutzt zwei große ventrale und zwei große dorsale Felder, bestrahlt ein Feld pro Sitzung und gibt zuerst 30 R OD, dann 50 R OD oder 75 R OD. Insgesamt erhalten die Patienten rund 15 Sitzungen in 5 Wochen. Eine Wiederholung ist nach 3 Wochen Pause möglich. WASCH und SCHENCK geben auf ein großes dorsales Feld im Gebiet der unteren Halswirbelsäule und der oberen Brustwirbelsäule in vier Sitzungen mit 2tägigen Intervallen je 150 R ED und wiederholen die Bestrahlung bei refraktären Fällen nach 4 Wochen. ANZILOTTI appliziert auf ein Feld in der Carotisgegend dreimal 50 R OD sowie auf ein dorsales Halsfeld und ein Präcordialfeld je zweimal 200 R OD und zweimal 150 R OD im Verlauf von 2—3 Wochen. HESS gibt auf ein Feld im Bereich der unteren Halswirbelsäule und der oberen Brustwirbelsäule 100—200 R als Einzeldosis und 500 bis 800 R als Gesamtdosis an der Oberfläche. BIRKNER kombiniert die Grenzstrangbestrahlung ebenso wie FELLER (1954) mit einer niedrig dosierten Zwischenhirnbestrahlung. Außerdem verwendet er eine mit einem Spezialtubus von 10 cm Durchmesser durchgeführte Nahbestrahlung, um mit kleinen Strahlendosen auszukommen. SCHERER (1958) empfiehlt, mehrere Wochen lang 30—50 R OD auf große ventrale und dorsale Thoraxfelder zu geben. Zur Grenzstrangbestrahlung rät er, Einzeldosen von 100—200 R an der Oberfläche zu verabreichen.

d) Bestrahlungswirkungen und Ergebnisse

Die Auswirkungen und die Ergebnisse der Sympathicusbestrahlung bei der Angina pectoris sind nicht einfach zu beurteilen, da sich die Meinungsbildung vorzugsweise auf subjektive Angaben, wie das Verhalten der Anfallshäufigkeit, die Schwere der Attacken, das allgemeine Befinden, die körperliche Leistungsfähigkeit und ähnliche Kriterien stützen muß. Etwas zuverlässiger erscheint eine Registrierung des Nitritverbrauches, die jedoch meistens nicht durchgeführt worden ist. Eindeutige, objektive Anhaltspunkte fehlen. Das Elektrokardiogramm ändert sich durch die Bestrahlung nicht (BIRKNER). Beim Vergleich der Erfolge mehrerer Autoren macht sich außerdem eine Verschiedenheit der Maßstäbe und der Begriffe bemerkbar. Das betrifft vor allem die Schwere des Krankheitsbildes, die Zusammensetzung des Krankengutes, die Bewertung der Erfolge und die Beobachtungsdauer.

Tabelle 1. *Ergebnisse der Sympathicusbestrahlung des pectanginösen Syndroms. (Die mit* $^{+}$ *versehenen Zahlen bezeichnen mit konventionell-medikamentöser Behandlung unbeeinflußte Fälle)*

Autoren	Fallzahl	beschwerdefrei	gebessert	gering oder vorübergehend gebessert	unbeeinflußt	verschlechtert	verstorben	verschollen
Ecker (1927)	1		1					
Arrillaga (1928)	8		8					
Chaperon (1929)	3					3		
Nemours-Auguste (1929)	53	33	8		5	1	6	
Sussman (1930)	16 $^{+}$	6 $^{+}$		5 $^{+}$			1 $^{+}$	4 $^{+}$
Bertrand und Labeau (1931)	7	7						
Drouet und Meriel (1931)	2 $^{+}$	1 $^{+}$	1 $^{+}$					
Samuel und Bowie (1932)	19		18				1	
Beau (1936)	29		26		2		1	
Gilbert (1936)	10 $^{+}$		6 $^{+}$	2 $^{+}$	2 $^{+}$			
Beau und Bascourret (1937)	36		30		6			
Wasch und Schenk (1938)	65		29	15	21			
Birkner (1949)	32 $^{+}$	6 $^{+}$	11 $^{+}$	9 $^{+}$	5 $^{+}$	1 $^{+}$		
Love und Fearon (1952)	11		6		5			
Summe	292	53	144	31	46	5	9	4
		228 = 78%			64 = 22%			
Summe $^{+}$	60 $^{+}$	13 $^{+}$	18 $^{+}$	16 $^{+}$	7 $^{+}$	1 $^{+}$	1 $^{+}$	4 $^{+}$
		47 $^{+}$ = 78%			13 $^{+}$ = 22%			

Trotzdem stimmen die Erfahrungsberichte erstaunlicherweise weitgehend überein. Von wenigen Ausnahmen abgesehen besteht Einigkeit, daß mehr als die Hälfte der bestrahlten Fälle eine eindeutige Besserung erfährt, und zwar auch dann wenn es sich um Patienten handelt, die mit konventioneller medikamentöser Therapie vergeblich vorbehandelt worden sind. Nahezu gleichlautend wird berichtet, daß die Heftigkeit und die Häufigkeit der Anfälle meistens schon nach wenigen Bestrahlungen nachläßt, daß es echte Dauererfolge gibt und daß im Falle wieder auftretender Krankheitszeichen eine nochmalige Bestrahlung erneut hilft. Auch wird immer wieder darauf hingewiesen, daß die Bestrahlung keine Gefahren mit sich bringt.

Auf Grund dieser weitgehenden Einmütigkeit erscheint es trotz der eingangs geschilderten Schwierigkeiten und Bedenken sinnvoll, die Ergebnisse einiger Autoren in einer Sammelstatistik zusammenzufassen, da sich nur so eine Übersicht gewinnen läßt. Es werden dabei nur Autoren berücksichtigt, deren Angaben genügend klar und eindeutig sind und deren Bewertung ohne Zwang übernommen werden kann. Wie die Tabelle 1 zeigt, ergibt sich eine Summe von 292 bestrahlten Patienten, von denen 228, das sind 78%, eine Besserung erfahren haben, während 64, gleich 22%, unbeeinflußt blieben, eine Verschlechterung erlebten, starben oder sich der Beobachtung entzogen. Besondere Beachtung verdienen 60 Patienten, von denen ausdrücklich berichtet wird, daß sie mit konventionell-medikamentöser Behandlung nicht beeinflußt werden konnten. Bei ihnen trat

47 mal eine Besserung ein, was ebenfalls einer Häufigkeit von 78 % entspricht. Nur 13 Fälle, gleich 22 %, wurden nicht gebessert, zeigten eine Verschlechterung, verstarben oder entgingen der Beobachtung.

Wenn diese Zahlen auch nur mit Zurückhaltung betrachtet werden dürfen und ein gewisser Optimismus der Autoren in Rechnung zu stellen ist, so lassen sie doch den Schluß zu, daß die Sympathicusbestrahlung tatsächlich in der Lage ist, Angina-pectoris-Kranken wirkliche Hilfe zu bringen und quälende Beschwerden zu lindern. Im gleichen Sinne sprechen auch die Mitteilungen anderer, nicht in der Tabelle 1 angeführter Autoren. So berichten Lian und Marchal über ausgezeichnete, dauernde Erfolge. Pruchet und Bienvenue bestrahlten 12 Fälle, die alle für längere Zeit beschwerdefrei wurden. In diesem Zusammenhang ist auch Vaghi zu erwähnen, der mit seiner Bestrahlung des G. stellatum bei 65 Patienten mit Angina pectoris gute Ergebnisse erzielen konnte. Die stenokardischen Anfälle schwanden meistens schon nach der zweiten Bestrahlung.

Über die Dauer der Behandlungserfolge liegen weniger Mitteilungen vor. Sicher ist, daß wie nach jeder anderen Behandlung auch nach der Bestrahlung Rückfälle vorkommen; denn mehrfach findet man den Hinweis, daß die Bestrahlung auch bei Wiederkehr der Beschwerden hilft. Pruchet und Bienvenue geben für ihre Fälle eine Dauer der Beschwerdefreiheit von 6 Monaten und darüber an. Beau berichtet über einen Fall, der 9 Jahre seit der Behandlung beschwerdefrei lebt. Zugleich weist er allerdings darauf hin, daß nach seiner Erfahrung völlige Beschwerdefreiheit seltener ist als eine Verminderung der Anfallshäufigkeit und -heftigkeit. Beau und Bascourret geben eine durchschnittliche Erfolgsdauer von 6—12 Monaten an.

Die auffällige Unterschiedlichkeit der vorstehenden Erfolgsberichte legt die Empfehlung nahe, zukünftigen Berichterstattungen einen vergleichenden Maßstab zu Grunde zu legen. Im folgenden sei es deshalb gestattet, einen solchen Maßstab vorzuschlagen, der allerdings nur sinnvoll angelegt werden kann, wenn das Patientengut im Hinblick auf Schwere, Dauer und Vorbehandlung der Krankheitsbilder zuvor genau definiert worden ist. Unter dieser Voraussetzung sollte die Kennzeichnung der Bestrahlungsergebnisse mit dem Begriff der Beschwerdefreiheit nur angewandt werden, wenn der Patient ohne Beeinträchtigung seines Wohlbefindens und unter Verzicht auf eine Verabreichung coronardilatierender Substanzen der ihm gemäßen Alltagsbelastung ausgesetzt werden kann. Von einer wesentlichen Besserung müßte gesprochen werden, wenn ein völliges Wohlbefinden unter Verzicht auf eine medikamentöse Therapie durch besondere Schonung zu erreichen ist bzw., wenn bei Alltagsbelastung zusätzliche Medikamente erforderlich sind. Werden die Schmerzanfälle dagegen zwar an Zahl und Intensität gemindert, bleiben aber auch in Ruhe bestehen, dann sollte man sich mit dem Begriff der Besserung begnügen. Fälle, die diese Kriterien nicht erfüllen, müßten als Mißerfolge gewertet werden. — Neben der Angabe der Qualität der Behandlungsergebnisse ist selbstverständlich auch ein Hinweis auf ihre Dauer wichtig. In diesem Sinne sollten die genannten Prädikate nur bei mindestens 6 Monate währender Erfolgskonstanz gebraucht werden. Darüber hinaus ist natürlich auch eine Mitteilung von Spätergebnissen nach mindestens 2 Jahre dauernder Beobachtung wünschenswert.

Abweichend von den geschilderten günstigen Erfahrungen vertreten Love und Fearon (1952) die Meinung, daß die Bestrahlung keine günstige Wirkung auf die Angina pectoris ausübt. Sie stützen sich auf die Beobachtung von 20 Fällen, von denen im doppelten Blindversuch 11 bestrahlt wurden und 9 nur Scheinbestrahlungen erhielten, so daß alle Patienten einer gleichen Suggestivwirkung ausgesetzt waren. Sie bewerteten die Schwere und die Häufigkeit der Schmerzanfälle, die körperliche Leistungsfähigkeit und die Höhe des Nitritverbrauches. In der Gruppe der Bestrahlten fanden sie bei sechs Fällen und in der Gruppe der Unbestrahlten fünfmal eine Besserung. Daraus schließen sie, daß die Bestrahlung nicht in der Lage ist, die Angina pectoris zu beeinflussen. — Eine kritische Betrachtung des Vorgehens von Love und Fearon weckt allerdings Zweifel an der Berechtigung dieser Schlußfolgreung, da mehrere Einwände gegen die Versuchsanordnung und ihre Deutung auf der Hand liegen. Das gilt vor allem für die Bestrahlungstechnik. Man hat nämlich nur eine Bestrahlung mit 400 R ED auf die Gegend der unteren Halswirbelsäule und der oberen Brustwirbelsäule gegeben. Es ist nun aber durchaus denkbar, daß eine derartige, relativ hoch dosierte Einzelbestrahlung keinen Nutzen bringt; denn vor der Anwendung hoher Einzeldosen wird wiederholt gewarnt (Joly; Gilbert). Auch dürfte die Beschränkung auf eine Bestrahlungssitzung nicht der Phasenhaftigkeit des Reaktionsablaufes im vegetativen Nervensystem entsprechen. Schließlich erregt es Bedenken, daß die Urteilsbildung auf der Grundlage einer so kleinen Patientenzahl erfolgt.

Komplikationen oder Gefahren treten bei der Sympathicusbestrahlung der Angina pectoris nicht auf. Im besonderen wird darauf hingewiesen, daß keine Verschlechterung der Herzleistung eintritt (Gilbert). Auch ein tödlicher Verlauf der Herzkrankheit kann der Bestrahlung nicht zur Last gelegt werden, da die Natur des Grundleidens immer die Möglichkeit eines tödlichen Ausganges bietet. Nemours-Auguste und Barrieu weisen deshalb ausdrücklich darauf hin, daß die in ihrer Statistik aufgeführten Todesfälle ausschließlich alte Leute betrafen und nicht als Bestrahlungsfolge aufgefaßt werden dürfen. Um die Behauptung, die Bestrahlung könne zum tödlichen Ausgang führen, ad absurdum zu führen, berichtet Nemours-Auguste über einen Patienten mit einer Angina pectoris, der vor Beginn der angeordneten Strahlenbehandlung verstarb, dessen Tod jedoch der Bestrahlung zur Last gelegt worden wäre, wenn sie zufällig wenige Stunden früher stattgefunden hätte. Weiterhin wendet sich Nemours-Auguste gegen die ablehnende Haltung von Chaperon (1929), da dessen Fälle angeblich von vornherein desolat gewesen sind. Seine Auffassung, daß die Sympathicusbestrahlung ohne Risiko und Gefahren ist, wird später durch Delherm und Beau bestätigt.

Langer fordert auf Grund dieser Gefahrlosigkeit, daß vor dem Entschluß zu einer eingreifenden Maßnahme, wie einer Stellatumanaesthesie oder einer Operation, immer erst die Bestrahlung versucht werden sollte. Die gleiche Auffassung wird von Wasch und Schenck vertreten, die im Vergleich mit den Komplikationsmöglichkeiten einer operativen Behandlung ausdrücklich betonen, daß die Bestrahlung keine Mortalität, keine Hyper- oder Anaesthesien, kein Hornersches Syndrom und keine anderen nachteiligen Folgen hinterläßt. Als weiterer Vorteil der Bestrahlung gegenüber den operativen Verfahren ist der bereits erwähnte Umstand zu nennen, daß die Bestrahlung bei erneut auftretenden Beschwerden wiederholt werden kann, die Operation dagegen nicht. Außerdem wird die Durchführbarkeit eines chirurgischen Eingriffes durch eine vorangegangene Bestrahlung nicht nachteilig beeinflußt.

e) Indikationsstellung

Da die Sympathicusbestrahlung der Angina pectoris als ungefährliche Methode neben anderen therapeutischen Verfahren angewandt werden kann (Arrillaga), bediente man sich ihrer lange Zeit mit einer gewissen Großzügigkeit. Beispielsweise weist Marchal ausdrücklich darauf hin, daß sie bei allen Formen der Angina pectoris angezeigt ist, auch wenn ein Myokardschaden vorliegt. Pruche und Bienvenue sehen die Sympathicusbestrahlung als Methode der Wahl an, wenn eine sympathicotone Kreislaufreaktion besteht. Eine ähnliche Meinung wird von Nemours-Auguste und Barrieu vertreten. Nach ihrer Erfahrung hat die Bestrahlung von allen Behandlungsmöglichkeiten die meisten Chancen, schnell eine wesentliche Linderung der Anfälle herbeizuführen. Darüber hinaus behauptet Nemours-Auguste, die Röntgenbestrahlung sei überhaupt die beste Methode zur Behandlung der Angina pectoris. Samuel und Bowie sowie Beau äußern die gleiche Auffassung. Auch Gilbert tritt für eine weitherzige Indikationsstellung ein. Er betont allerdings, daß die Bestrahlung keine Notfallstherapie im Anfall darstellt, sondern vielmehr dann am Platz ist, wenn ein stationärer Zustand eingetreten ist. Nach seiner Meinung soll die Bestrahlung vor allem den Boden umstimmen, auf dem der Anfall entsteht.

Abweichend von den zitierten Auffassungen tritt VISCHIA (1930) dafür ein, nur dann zu bestrahlen, wenn eine internistische Behandlung nicht zum Ziele geführt hat. JOLY sowie DELHERM und BEAU wenden die Sympathicusbestrahlung nur bei funktionellen Störungen an. Ähnlich verhält sich HESS, der nur bei der sog. Angina pectoris vasomotorica eine Indikation zur Strahlenbehandlung sieht.

Bedeutungsvoll für die Anzeigestellung ist die Existenz von Schmerzen, da diese durch die Bestrahlung rasch gelindert werden können. Liegen sie retrosternal und strahlen nach dem Hals sowie nach dem linken Arm aus, dann handelt es sich nach der Meinung von BERTRAND und LABEAU um eine Reizung des Plexus cardiacus, bei der eine Bestrahlung indiziert ist. Auch DROUET und MERIEL bevorzugen bei schmerzhaften Formen physikalische Verfahren, zu denen sie auch die Sympathicusbestrahlung rechnen. Wenn die Schmerzen allerdings nur prä- oder retrokardial bzw. im Schultergebiet angegeben werden, dann versuchen sie zunächst, mit einer Diathermiebehandlung auszukommen. In den letzten Jahren weisen BIRKNER und TRAUTMANN (1958) erneut darauf hin, daß quälende Schmerzen die Anwendung einer Sympathicusbestrahlung rechtfertigen, auch wenn man dieser sonst mit Zurückhaltung begegnet.

Kontraindikationen für die Sympathicusbestrahlung der Angina pectoris gibt es nur wenige, da die Bestrahlung nicht mit Komplikationen und Gefahren verbunden ist. Allgemein wird die Auffassung vertreten, daß Fälle in sehr schlechtem und reduziertem Allgemeinzustand nicht bestrahlt werden sollen. Auch ein hohes Alter wird als Kontraindikation angesehen (CLERICI; DELHERM und BEAU; GILBERT), wobei man die Grenze bei 70 Jahren zieht. Über das Vorgehen bei gleichzeitiger Herzinsuffizienz herrscht keine Einigkeit. Während LIAN und MARCHAL; CLERICI; BERTRAND und LABEAU sowie DELHERM und BEAU bei ausgesprochener Herzinsuffizienz eine Bestrahlung ablehnen, sieht NEMOURS-AUGUSTE darin keinen Hinderungsgrund für eine Strahlenanwendung. Dagegen stellt ein frischer Myokardinfarkt eine unwidersprochene Kontraindikation dar (BEAU).

Im Gegensatz zu den dargelegten günstigen Erfahrungen zahlreicher Radiologen und im Gegensatz zu der daraus entspringenden Großzügigkeit in der Indikationsstellung hat die Sympathicusbestrahlung der Angina pectoris vielerorts, wie beispielsweise in Deutschland, nur eine geringe Verbreitung erfahren. Den meisten Internisten, besonders der jüngeren Generation, ist sie völlig unbekannt. In den Lehrbüchern der inneren Medizin wird sie, von wenigen Ausnahmen abgesehen, nicht einmal erwähnt und in Vorlesungen oder auf Tagungen spricht man kaum von ihr.

Aber auch von radiologischer Seite begegnet man der Bestrahlung des pectanginösen Syndroms hierzulande häufig mit einer gewissen Zurückhaltung. GLAUNER bringt bereits 1938 seine Verwunderung darüber zum Ausdruck, daß die ermutigenden Berichte über die Sympathicusbestrahlung der Angina pectoris so wenig Resonanz finden. War schon seinerzeit die Zahl der Strahlentherapeuten, die sich damit befaßten, gering, so darf behauptet werden, daß die Methode heute nur noch vereinzelt Anwendung findet; denn im neueren Schrifttum fehlen entsprechende Veröffentlichungen fast völlig. Lediglich SCHERER geht im Lehrbuch der Strahlentherapie von DU MESNIL DE ROCHEMONT nochmals näher auf das Verfahren ein, während selbst so begeisterte Verfechter der funktionellen Strahlentherapie, wie BIRKNER und TRAUTMANN, mitteilen, daß sie die Angina pectoris heute seltener bestrahlen als früher und daß sie die Indikation zur Strahlenbehandlung nur noch dann stellen, wenn alle anderen Behandlungsformen versagt haben und starke Schmerzen bestehen.

Die Gründe für die geschilderte reservierte Haltung sind sehr vielgestaltig. In erster Linie muß hier die Erweiterung unserer strahlenbiologischen Kenntnisse genannt werden, die zu dem Streben geführt haben, die Strahlenbelastung eines jeden Menschen so weit wie möglich zu senken. Weiterhin spielt zweifellos eine ungenügende Zusammenarbeit zwischen Internisten und Radiologen eine wichtige Rolle. Dazu kommt der Umstand, daß die bequem durchführbare medikamentöse Behandlung erfreuliche Fortschritte gemacht hat, während die Strahlentherapie durch ihre Bindung an ein Bestrahlungsinstitut nicht selten etwas umständlich und unbequem ist. Außerdem mag mancher Radiologe durch die tägliche röntgendiagnostische Arbeit und durch den vordergründigen Umgang mit Krebskranken zu einem betont morphologischen Denken neigen und deshalb mit der funktionellen Strahlentherapie nur schwer Kontakt bekommen.

Versucht man, aus den dargelegten Erfahrungen und Zusammenhängen Richtlinien für die Praxis abzuleiten, dann gelangt man zu der Überzeugung, daß weder eine großzügige Indikationsstellung noch eine völlige Ablehnung der Sympathicusbestrahlung des pectanginösen Syndroms berechtigt ist. Dagegen erscheint es ratsam, einen sinnvollen Mittelweg einzuschlagen, in dem man einerseits unnötige Strahlenexpositionen vermeidet, andererseits aber die Potenzen der Strahlentherapie nicht ungenutzt läßt. In diesem Sinne sollte man von der Bestrahlung dann Gebrauch machen, wenn es mit der üblichen internistischen Therapie nicht in kurzer Zeit gelingt, einen befriedigenden Zustand herbeizuführen. Dabei wird man einem älteren Menschen eher zur Strahlenanwendung raten als einem jüngeren. Außerdem erscheint die Forderung berechtigt, vor jedem Entschluß zu einem operativen Eingriff wenigstens einen Bestrahlungsversuch zu unternehmen.

Ein solches, von Fall zu Fall sorgfältig abgewogenes Vorgehen ist zweifellos in der Lage, manchem, mit ungenügendem Erfolg vorbehandelten Kranken auf sehr einfache Weise rasch Erleichterung zu verschaffen und damit wirkliche Hilfe zu bringen, ohne daß die Forderung nach der Vermeidung unnötiger Strahlenbelastungen umgangen wird. Das gilt um so mehr, da man am besten, den Vorschlägen von Gilbert oder Scherer folgend, mit niedrigen Strahlendosen arbeitet. Hierbei verdient eine aufgelockerte fraktionierte Bestrahlung selbstverständlich den Vorzug vor einer Einzeitbestrahlung. Im übrigen ist es offenbar verhältnismäßig unwichtig, welche Bestrahlungstechnik bevorzugt wird, da alle methodischen Varianten nahezu die gleichen Ergebnisse bringen.

3. Behandlung der Angina pectoris durch Nebennierenbestrahlung

a) Historisches

Im Rahmen eines Berichtes über ihre Erfahrungen mit der Nebennierenbestrahlung der Hochdruckkrankheit teilen Zimmern und Cottenot, 1914, beiläufig mit, daß bei einem ihrer Patienten, der gleichzeitig an einer Angina pectoris litt, nach der Nebennierenbestrahlung eine wesentliche Besserung der Herzbeschwerden eintrat. Eine Erklärung dieses zufällig zur Kenntnis gelangten Phänomens wird nicht gegeben. Auch bleibt dieser erste Hinweis auf die Beziehungen zwischen Nebennierenbestrahlung und pectanginösem Syndrom völlig unbeachtet. Erst lange Zeit später veröffentlicht Raab, im Jahre 1937 beginnend, eine Reihe von Arbeiten, die sich mit diesen Beziehungen befassen und in denen systematische Nebennierenbestrahlungen zur Behandlung der Angina pectoris empfohlen werden.

b) Wirkungsweise

Ausgangspunkt der von Raab (1937, 1938, 1939, 1940) entwickelten Vorstellungen ist die von ihm im Selbstversuch überprüfte und bestätigte Beobachtung, daß es mit einer genügend hoch dosierten Adrenalininjektion gelingt, einen typischen Angina-pectoris-Anfall zu provozieren. Raab erklärt dieses Geschehen mit Besonderheiten der Adrenalinwirkung auf das Herz und den Kreislauf. Das Adrenalin verursacht einmal eine Steigerung des peripheren Blutdruckes sowie eine Tachykardie, die beide zusammen eine erhebliche Mehrbelastung des Herzmuskels bedingen. Es erhöht andermal den Sauerstoffbedarf des Herzens, der durch einen unökonomisch gesteigerten Sauerstoffverbrauch wesentlich größer wird, als es der Mehrbelastung entspricht. Dieser Sauerstoffbedarf kann in Abhängigkeit von der Adrenalindosierung so hoch werden, daß auch eine gesteigerte Coronardurchblutung nicht mehr in der Lage ist, genügend Sauerstoff an die Muskelzelle heranzubringen. Die Folge ist eine Myokardhypoxie oder -asphyxie, die gegebenenfalls als Angina-pectoris-Anfall manifest wird.

Raab nimmt nun an, daß die beim Gesunden durch körperliche Anstrengung durch Schreck bzw. Erregung, durch Kälteeinwirkung oder ein anderes Ereignis normalerweise hervorgerufene Adrenalinausschüttung aus den Nebennieren beim Angina-pectoris-

Kranken das physiologische Maß überschreitet und wie eine Adrenalininjektion auf den Herzmuskel einwirkt. Dieser reagiert in gleicher Weise mit einer exzessiven Erhöhung des Sauerstoffverbrauchs, so daß unter Umständen ein Mißverhältnis zwischen Sauerstoffangebot und Sauerstoffbedarf resultiert. Ein solches, als pectanginöser Anfall in Erscheinung tretendes Mißverhältnis muß besonders dann befürchtet werden, wenn die Herzkranzgefäße, z.B. wegen einer Coronarsklerose nicht kompensationsfähig sind.

In den Jahren nach dem zweiten Weltkrieg trägt Raab (1949, 1953) seine Anschauungen über die Genese der Angina pectoris in einer modernisierten Form vor. Er bezeichnet die traditionelle mechanistische Erklärung der Entstehung der Myokardhypoxie, z.B. als Folge einer akuten Herzbelastung bei gleichzeitiger sklerotischer Einengung der Coronararterien oder im Rahmen von Coronarspasmen als überholt. Er stellt ihr die vorrangige Bedeutung neurohormonaler, biochemischer Faktoren entgegen. Unter ihnen spielen die als Katecholamine bezeichneten sympathicogenen Amine Adrenalin und Noradrenalin die wichtigste Rolle. Sie werden im Nebennierenmark sowie in den sympathischen Nervenfasern gebildet und bei Erregung des adreno-sympathischen Systems rasch im Myokard angereichert, und zwar um so mehr, je älter der Patient ist. Die Anreicherung hat eine verschwenderische Zunahme des Sauerstoffverbrauches zur Folge, wobei das Adrenalin viermal wirksamer ist als das Noradrenalin. Da der Mehrverbrauch die bei erhöhter Herzmuskelleistung benötigte Sauerstoffmenge bei weitem übertrifft, kann die Sauerstoffversorgung auch bei gesteigerter Durchblutung nicht Schritt halten. Adrenalin und Noradrenalin wirken damit als echte, die Hypoxie bedingende und die Herzkraft erschöpfende Substanzen. Selbstverständlich ist die Sauerstoffverarmung um so ausgeprägter und um so gefährlicher, je mehr die Kompensationsfähigkeit der Coronararterien durch eine Gefäßerkrankung herabgesetzt ist.

Weiterhin führt die dem Sauerstoffverbrauch zugrunde liegende Stoffwechselstörung im Herzmuskel zu einer Ansammlung von Stoffwechselschlacken, vor allem von Milchsäure, die wahrscheinlich für die Auslösung von Schmerzempfindungen verantwortlich ist. Die verbreitete Auffassung, daß die Herzschmerzen durch Coronarspasmen entstehen, wird von Raab als Verlegenheitshypothese abgelehnt. Seiner Meinung nach wirken auch die Nitrite nicht im Sinne einer Beseitigung von Coronarspasmen, sondern durch eine dem Katecholamineffekt entgegengesetzte Stoffwechselbeeinflussung.

Wichtig ist schließlich noch die Bedeutung des Schilddrüsenhormons, das die sauerstoffverschwendende Katecholaminwirkung potenziert und das außerdem die Adrenalinfreisetzung begünstigt. Das Schilddrüsenhormon stellt daher einen die Hypoxie wesentlich fördernden Hilfsfaktor dar.

Zusammengefaßt muß die Angina pectoris nach Raab als das Resultat einer lokalen Gewebshypoxie angesehen werden, die durch die exzessiv sauerstoffverschwendende Wirkung akuter Adrenalin-Noradrenalinansammlungen im Herzmuskel hervorgerufen wird und die durch eine Minderwertigkeit sklerotischer Coronararterien sowie durch die potenzierende Wirkung des Schilddrüsenhormons bis zur Nekrotisierung gesteigert werden kann.

Aus diesen Zusammenhängen zieht Raab die Schlußfolgerung, daß die Therapie der Angina pectoris vorzugsweise die Aufgabe hat, die Adrenalinausschüttung aus dem Nebennierenmark einzuschränken, einmal indem möglichst alle Reize ferngehalten werden, die eine Entladung der adreno-sympathischen Neurohormone zur Folge haben, und andermal indem die Adrenalinproduktion der Nebenniere gedrosselt wird. Während die erste Teilaufgabe z.B. durch eine Regulierung der Lebensweise sowie gegebenenfalls durch die Verwendung sedativer Medikamente gelöst werden kann, erfordert die zweite Teilaufgabe eine Dämpfung der Nebennierenfunktion. Hierfür kommt in erster Linie die Röntgenbestrahlung der Nebennieren in Frage. Sie ist in der Lage, die sekretorische Tätigkeit des Nebennierenmarkes zu reduzieren und die gesteigerten adreno-sympathischen Entladungen zur Norm zurückzuführen. Ihr normalisierender Effekt auf eine vermehrte Adrenalinausschüttung konnte im Arbeitsversuch durch Raab bestätigt werden. Ihre

Ungefährlichkeit ist, eine Anwendung niedriger bis mittlerer Strahlendosen vorausgesetzt, seit langem durch klinische Erfahrungen und Tierexperimente (Holfelder und Peiper, 1923; Engelstad, 1936) erwiesen. In Übereinstimmung mit Schittenhelm (1939) sieht Raab die Nebennierenbestrahlung als eine kausale Therapie an.

Grüneis (1951) vergleicht die Wirkung der Nebennierenbestrahlung mit der Wirkung einer kombinierten Vitamin-Hormonbehandlung, da nach seiner Auffassung nicht nur die Funktion des Nebennierenmarkes sondern auch die Tätigkeit der Nebennierenrinde gedämpft wird. Hierdurch kommt wahrscheinlich eine Keimdrüsenaktivierung zustande; denn es erscheint auffällig, daß die pectanginösen Zustände alter Leute besonders gut auf die Bestrahlung ansprechen.

c) Bestrahlungstechnik

Raab, der zweifellos die größten Erfahrungen auf dem Gebiet der Nebennierenbestrahlung des pectanginösen Syndroms hat, empfiehlt die folgende, von Zdansky ausgearbeitete Bestrahlungstechnik. Als Strahleneinfallsfelder dienen zwei in Höhe der Nebennieren angeordnete Felder im Format 10×15 cm. Unter Tiefentherapiebedingungen (180 kV; Filterung 0,5 mm Cu + 1,0 mm Al; 4 mA) erhält jedes Feld dreimal 200 R OD, wobei an sechs aufeinanderfolgenden Tagen abwechselnd das eine und das andere Feld belastet werden. Die Gesamtdosis beträgt demnach pro Feld 600 R an der Oberfläche. Gelegentlich erfolgt eine zusätzliche Bestrahlung des cervicalen und des thorakalen Grenzstranges. Ein derartig kombiniertes Vorgehen wird von Raab vor allem dann als ratsam angesehen, wenn die Angina pectoris mit einer spondylarthrotisch-neuralgischen Komponente einhergeht. — Falls kein befriedigender Therapieerfolg eintritt, ist es ratsam, die gleiche Bestrahlungsserie in Abständen von 8—12 Wochen noch ein oder zweimal zu wiederholen. Bleibt auch danach eine Besserung aus, dann haben weitere Bestrahlungen keinen Sinn.

Schittenhelm verwendet die gleiche Bestrahlungstechnik. Das gilt auch für Lipross (1940), der allerdings Gesamtoberflächendosen von 800—1000 R gibt, während Grüneis unter identischen Voraussetzungen 600—800 R OD verabreicht. Als Zusatztherapie wird von Grüneis die Medikation von Keimdrüsenhormon und Vitamin E empfohlen. — Eine Sonderstellung nimmt das Vorgehen von Hensel (1952) ein, der in Anlehnung an Pape (1949, 1950) Kleinstdosen bevorzugt. Er wählt entweder ein 20×24 cm großes Feld für beide Nebennieren gemeinsam oder zwei paravertebrale Felder im Format 10×15 cm wie die zitierten Autoren. Unter Tiefentherapiebedingungen erhält jedes Feld an aufeinanderfolgenden Tagen Dosen zwischen dreimal 5 R, fünfmal 20 R oder dreimal 30 R an der Oberfläche.

d) Bestrahlungswirkungen und Ergebnisse

Als Erfolg der Bestrahlung macht sich nach einem Zeitraum von einigen Tagen bis zu 2 Monaten, durchschnittlich nach 4 Wochen, eine mehr oder weniger plötzlich einsetzende und für den Kranken oft überraschende Besserung, bei einem Teil der Patienten sogar eine Beschwerdefreiheit bemerkbar. Eine endgültige Beurteilung des Behandlungserfolges bzw. Mißerfolges ist jedoch erst nach der Verabreichung von drei Bestrahlungsserien, also nach etwa 5—6 Monaten möglich, falls die Wendung zum Besseren nicht schon eher eintritt. Wenn auch nach der 3. Serie ein positiver Effekt ausbleibt, ist ein solcher auch nicht nach weiteren Bestrahlungen zu erwarten und die radiologische Behandlung deshalb zu beenden (Raab). Obwohl die Ursache eines Therapieversagens im Einzelfall weitgehend unbekannt ist, so spricht doch nach Raab viel dafür, daß sich die Aussichten auf einen befriedigenden Bestrahlungserfolg mit zunehmendem Grad einer coronarsklerotischen Myokardschädigung verringern. Dagegen gibt Grüneis an, daß die stenokardischen Beschwerden alter Patienten mit sicherer Gefäßsklerose besonders gut auf die Bestrahlung ansprechen. — Die gleichzeitige Anwendung anderer Behandlungsverfahren, z.B. medikamentöser oder diätetischer Art, ist selbstverständlich möglich und wohl nur dann zu unterlassen, wenn man die Leistungsfähigkeit der Nebennierenbestrahlung nachprüfen will.

Bereits im Jahre 1939 kann Raab über Ergebnisse der Nebennierenbestrahlung bei 100 zum Teil erfolglos vorbehandelten Angina-pectoris-Patienten berichten, die nach der Bestrahlung 5—30 Monate lang beobachtet werden konnten. Von ihnen zeigten

62 eine Beschwerdefreiheit bzw. eine wesentliche Besserung,
14 den Fortbestand gemilderter Beschwerden und
24 keine Besserung.

Rezidive kamen gelegentlich vor, jedoch nur im Sinne eines wesentlich gemilderten Krankheitsbildes. Die erneut aufgetretenen Beschwerden verschwanden entweder von selbst wieder oder waren erneut durch Bestrahlung zu beseitigen.

Ferner wird von Raab und Schönbrunner (1939) mitgeteilt, daß bei 38 der zitierten 100 Patienten vor und nach der Bestrahlung eine genaue elektrokardiographische Untersuchung durchgeführt wurde. Unter diesen befanden sich 28 Fälle, die durch die Bestrahlung entweder eine wesentliche subjektive Besserung erfuhren oder sogar beschwerdefrei wurden. Von den 28 Kranken wiesen wiederum 16 vor der Bestrahlung ein pathologisches EKG auf, und zwar 13 im Sinne einer Hypoxämie des Herzmuskels und drei im Sinne intraventriculärer Reizausbreitungsstörungen. Bei den 13 Patienten mit hypoxämischen elektrokardiographischen Befunden normalisierte sich das EKG mit dem subjektiven Befinden übereinstimmend in 10 Fällen teilweise oder ganz. Bei den restlichen drei Patienten änderten sich die hypoxämischen elektrokardiographischen Befunde trotz subjektiver Besserung nicht. Einer von diesen drei Kranken verstarb 4 Monate später an einem Infarkt. Bei sieben unbeeinflußt gebliebenen Patienten, die hypoxämische elektrokardiographische Befunde aufwiesen, ließ das EKG keine Normalisierungstendenz erkennen.

Die bemerkenswerte Parallelität von subjektiver Besserung und Normalisierung des elektrokardiographischen Befundes wird von Raab und Schönbrunner als Ausdruck eines Kausalzusammenhanges betrachtet und als objektives Kriterium einer günstigen Strahlenwirkung gewertet. Das Verhalten der EKG-Befunde widerlegt zugleich den Einwand, daß es sich bei den Bestrahlungserfolgen nur um psychische Effekte handelt. Gegen diese Auffassung wird außerdem angeführt, daß die subjektive Besserung meistens erst nach einer oft mehrwöchigen Latenzzeit eintritt, wenn also die psychisch eindrucksvolle und zunächst wirkungslos gebliebene Bestrahlung längst überstanden ist. Aus dem gleichen Grunde wendet sich Raab schließlich auch noch gegen den Einwand, die geschilderten Erfolge seien nicht auf die Nebennierenbestrahlung, sondern vielmehr auf die Mitbestrahlung sympathischer Ganglien zurückzuführen.

Ermutigende Erfahrungen mit der Nebennierenbestrahlung der Angina pectoris werden auch von Schittenhelm mitgeteilt, der ebenfalls einen Patienten beobachten konnte, bei dem nach Strahlenanwendung eine Normalisierung des EKG eintrat. — Weiterhin berichtet Lipross über erfreuliche Erfolge. Er veranlaßte bei vier Patienten mit Angina pectoris, gewissermaßen als ultima ratio eine Nebennierenbestrahlung, nachdem alle anderen medikamentösen, diätetischen oder sonstigen Maßnahmen erfolglos geblieben waren. In allen vier Fällen trat eine Beschwerdefreiheit bzw. eine entscheidende oder deutliche Besserung ein. Bei einem Patienten machten sich nach 6 Monaten erneut stenokardische Anfälle, allerdings in sehr gemilderter Form, bemerkbar.

Die erstaunliche Leistungsfähigkeit der Nebennierenbestrahlung des pectanginösen Syndroms wird später von McMillan und Rousseau (1946); Grüneis; Hensel sowie Scherf und Boyd (1955) bestätigt. — Grüneis führte im Verlauf von 12 Jahren 100 Patienten mit Angina pectoris einer Nebennierenbestrahlung zu und erzielte bei mehr als 75% der Fälle eine länger dauernde, einige Male bleibende, wesentliche Besserung. Die pectanginösen Anfälle hörten auf oder wurden in erheblichem Maße gelindert. Nicht selten gelang es, die Arbeitsfähigkeit wiederherzustellen, obwohl vorzugsweise stationäre Krankenhauspatienten mit schwerer Coronarsklerose bestrahlt wurden!

Das von Hensel mit Kleinstdosen bestrahlte Krankengut umfaßt 17 wegen stenokardischer Beschwerden arbeitsunfähige Patienten, die auf medikamentöse Therapie nicht ansprachen und von denen 12 eine Coronarinsuffizienz im EKG erkennen ließen. Von ihnen wurden

11 vollkommen beschwerdefrei,
3 wesentlich gebessert,
1 wenig gebessert und
2 blieben unbeeinflußt.

Bei einem unbeeinflußt gebliebenen Patienten lagen nur subjektive Erscheinungen vor. Der andere unbeeinflußt gebliebene Kranke verstarb 4 Wochen nach der Bestrahlung an einem Myokardinfarkt. Nachteilige Bestrahlungswirkungen wurden nicht beobachtet.

Die größte Statistik stammt von RAAB (1953). Sie bezieht sich auf insgesamt 500 Fälle. Es fand sich bei rund

31% ein völliges Verschwinden der pectanginösen Anfälle für durchschnittlich $3^1/_2$ Jahre, bei rund

30% eine bedeutende Besserung für durchschnittlich 2 Jahre, bei rund

15% eine nur geringe oder kürzere Zeit dauernde Besserung und bei rund

24% keine positive Beeinflussung,

wobei jedoch berücksichtigt werden muß, daß nicht alle Fälle konsequent durchbehandelt worden waren. — Nebenwirkungen traten, mit Ausnahme einer flüchtigen Nausea bei 15% der Fälle, nicht auf.

Im Gegensatz zu den geschilderten günstigen Bestrahlungsergebnissen erklärt v. ZIMMERMANN-MEINZINGEN (1938), er habe von der Nebennierenbestrahlung der Angina pectoris, mit Ausnahme kurzdauernder psychischer Beeinflussungen, keinen Nutzen gesehen, ohne allerdings diese Behauptung mit konkreten Angaben zu belegen. Da er jedoch weder die Größe und die Art seines Patientengutes noch seine Bestrahlungstechnik mitteilt, kann seiner negativen Stellungnahme nur geringes Gewicht beigemessen werden.

Auch HURXTHAL und WILSON (1940) lehnen die Röntgenbestrahlung der Nebennieren bei der Angina pectoris ab. Auf Grund ihrer Erfahrungen an acht Patienten, von denen sechs nur unvollständig bestrahlt worden waren, halten sie die Nebennierenbestrahlung für so wenig erfolgversprechend, daß sie glauben, von einer weiteren Überprüfung des Verfahrens abraten zu müssen! — Schließlich äußert sich noch FRIEDBERG (1959) zurückhaltend, da es nach seiner Auffassung keine hinreichende Begründung gibt, die Anwendung der Nebennierenbestrahlung zu empfehlen. Eigene Erfahrungen auf dem Gebiet der Strahlenbehandlung der Angina pectoris werden von FRIEDBERG allerdings nicht mitgeteilt.

e) Indikationsstellung

Die Indikationsstellung zur Nebennierenbestrahlung hat zu berücksichtigen, daß es sich um ein Verfahren auf lange Sicht handelt, nicht dagegen um eine Maßnahme, die im Anfall selbst wirkt. Die Bestrahlung kann deshalb die medikamentöse Sofortbehandlung des Anfalles nicht ersetzen. Weiterhin soll nach der Meinung von RAAB beachtet werden, daß die Erfolgsaussichten beim Vorliegen einer ausgeprägten coronarsklerotischen Myokardschädigung vermindert sind. Die gleiche Ansicht wird von HENSEL vertreten. Dagegen betont GRÜNEIS, daß sich die Fälle mit organischer Coronarsklerose besonders gut für die Bestrahlung eignen, da er gerade bei alten Patienten mit ausgeprägten Gefäßveränderungen erfreuliche Besserungen gesehen hat. Im übrigen tritt die Mehrzahl der zitierten Autoren, dem Beispiel von RAAB folgend, für eine großzügige Anzeigestellung zur Nebennierenbestrahlung der Angina pectoris ein. Lediglich v. ZIMMERMANN-MEINZINGEN; HURXTHAL und WILSON sowie FRIEDBERG lehnen das Verfahren, wie bereits beschrieben, ab, ohne allerdings überzeugende Argumente für ihren Standpunkt beizubringen.

Als Kontraindikation werden von RAAB die Nebenniereninsuffizienz, die Nebennierentuberkulose und die Nierentuberkulose genannt. Weiterhin soll man nach seiner Auffassung, in Übereinstimmung mit HENSEL, von einer Bestrahlung absehen, wenn eine Dekompensation des Herzens vorliegt oder wenn es innerhalb des letzten Vierteljahres zu einer

Coronarthrombose gekommen ist. Demgegenüber weist GRÜNEIS darauf hin, daß eine kardiale Dekompensation die Anzeigestellung zur Nebennierenbestrahlung nicht einengen darf. Die frische Coronarthrombose wird auch von ihm als Kontraindikation anerkannt.

Zusammengefaßt kommt RAAB zu der Schlußfolgerung, daß auf lange Sicht keine Behandlung der Angina pectoris an Gefahrlosigkeit, Einfachheit, Billigkeit, Wirkungsdauer und Indikationsbreite an die Röntgenbestrahlung der Nebennieren, evtl. kombiniert mit einer Bestrahlung des cervicalen oder thorakalen Sympathicusgrenzstranges, heranreicht!

Obwohl man diese sehr optimistische Einschätzung nicht kritiklos übernehmen darf, so erscheint es doch gerechtfertigt, an die Nebennierenbestrahlung zu denken, wenn die im Vordergrund der Therapie des pectanginösen Syndroms stehende internistische Behandlung keinen befriedigenden Zustand herbeizuführen in der Lage ist. Das gilt auch dann, wenn man den dargelegten Anschauungen über die Entstehung der Angina pectoris und über die Wirkungsweise der Bestrahlung nicht oder nur teilweise zustimmt; denn schließlich kann nur der statistisch nachgewiesene Nutzen in seinem Verhältnis zum Risiko für den Patienten, nicht aber eine in Frage zu stellende Theorie über den Wert einer Therapiemethode entscheiden. In diesem Sinne darf angenommen werden, daß die Nebennierenbestrahlung zur Behandlung der Angina pectoris auch in Zukunft eine Rolle spielen wird.

4. Behandlung der Angina pectoris und der Herzinsuffizienz durch Radioresektion der euthyreotischen Schilddrüse

a) Historisches

Die engen Beziehungen zwischen Herzbelastung und Schilddrüsenfunktion sind seit langem bekannt. Das gilt vor allem für die gesteigerte Beanspruchung des Herzens bei der Thyreotoxikose, die im Falle einer eingeschränkten kardialen Leistungsreserve nicht selten eine Herzinsuffizienz zur Folge hat. Allgemein geläufig ist ferner, daß der Verlauf einer solchen Insuffizienz erheblich vom Schicksal der Schilddrüsenüberfunktion abhängt. Gelingt es, diese zu normalisieren, dann bessert sich meistens auch der Herzbefund. Nimmt dagegen die Thyreotoxikose zu, dann bleibt eine Verschlechterung der Herzkrankheit nicht aus.

Für eine ursächliche Behandlung der Herzinsuffizienz bei Thyreotoxikose ergibt sich daraus die Notwendigkeit, in erster Linie die Schilddrüsentätigkeit zu drosseln. Unter diesem Gesichtspunkt empfehlen GROEDEL und LOSSEN bereits 1923, die im Verlauf einer Thyreotoxikose aufgetretene Herzinsuffizienz mit Röntgenbestrahlungen der Schilddrüse zu behandeln. Im gleichen Sinne äußert sich später FRANCO (1938), der dieses Verfahren auf die Therapie der Angina pectoris ausdehnt und dem es sich hier sowie bei der Herzdekompensation gut bewährt hat.

Im Jahr 1933 gehen BLUMGART, LEVINE und BERLIN einen wesentlichen Schritt weiter. Sie übertragen das bei der Therapie thyreotoxischer Herzkrankheiten angewandte Prinzip auf die Behandlung schilddrüsengesunder Herzpatienten. Sie stützen sich dabei auf die Beziehungen zwischen Schilddrüsenfunktion bzw. Größe des Stoffwechsels einerseits und Kreislaufverhalten andererseits. Bei der Hyperthyreose besteht eine der Grundumsatzerhöhung parallel laufende Verkürzung der Kreislaufzeit und eine Vergrößerung des Minutenvolumens. Beim Myxödem ist die Kreislaufzeit dagegen verlängert und das Minutenvolumen verkleinert. Diese Zirkulationsverhältnisse genügen den Anforderungen des Gewebes beim Myxödem vollauf. Da nun die Herzinsuffizienz ebenfalls mit einer Verlängerung der Kreislaufzeit und mit einer Verkleinerung des Minutenvolumens in der gleichen Größenordnung einhergeht, liegt der Schluß nahe, euthyreotische Herzpatienten dadurch zu behandeln, daß man bei ihnen ein Myxödem herbeiführt, um den Gewebsumsatz auf einen den Kreislaufverhältnissen entsprechenden Wert zu senken und so die Anforderungen der Peripherie an die verminderte Leistungsfähigkeit des Herzens anzupassen.

In diesem Sinne führen BLUMGART, LEVINE und BERLIN 1933 die Exstirpation der euthyreotischen Schilddrüse in die Behandlung der Herzinsuffizienz und der Angina pectoris ein, nachdem LEVINE bereits 1927 einen Patienten beobachtet hatte, bei dem in Anschluß an eine Thyreoidektomie eine wesentliche Herz-Kreislaufbesserung eintrat, obwohl anstatt der vermuteten Hyperthyreose eine normale Schilddrüse gefunden worden war. — Die mit der Thyreoidektomie schilddrüsengesunder Herzpatienten erzielten Anfangserfolge werden von BLUMGART, LEVINE und BERLIN; von BLUMGART, RISEMAN, DAVIS und BERLIN (1933) sowie von LEVINE, CUTLER und EPPINGER (1933) als ermutigend bezeichnet. Sie berichten, daß die Exstirpation der normalen Schilddrüse in der Lage ist, mit anderen Methoden nicht mehr beeinflußbare Fälle von Herzinsuffizienz und Angina pectoris zu bessern, sie teilweise wieder arbeitsfähig zu machen und so eine echte Hilfe zu leisten. Dem neuen Behandlungsverfahren wird deshalb ein realer Wert zugemessen. 1934 überblicken BLUMGART, BERLIN, RISEMAN und WEINSTEIN bereits 60 operierte Patienten. Bis zum Jahre 1937 werden 364 Kranke in dieser Weise behandelt und bei rund zwei Drittel eine wesentliche Besserung erzielt. Allerdings beträgt die Operationsmortalität rund 10% (PARSONS und PURKS, 1937). Außerdem ist die von BERLIN (1933) ausgearbeitete Operationstechnik hin und wieder mit Komplikationen belastet. So werden beispielsweise von FREEDMAN (1934) einige Fälle von postoperativer Recurrenslähmung beschrieben.

In Analogie zu diesem chirurgischen Vorgehen versucht PELLEGRINI (1939), die Herzinsuffizienz mit Röntgenbestrahlungen der Schilddrüse zu behandeln. Er gibt dreimal wöchentlich 80—100 R OD unter Tiefentherapiebedingungen und stellt in den folgenden Wochen eine vorübergehende Senkung des Sauerstoffbedarfes um 20—25% gegenüber dem Ausgangswert fest. Als klinischer Effekt wird auch bei digitalisrefraktären Fällen eine Besserung der Kreislaufdekompensation beobachtet. Erfolge werden weiterhin bei der Angina pectoris und bei Sinusarrhythmien beschrieben. PELLEGRINI weist allerdings ausdrücklich darauf hin, daß seine Bestrahlungsmethode keine Dauerausschaltung der Schilddrüse herbeizuführen vermag, daß ihre Wirkung deshalb nur vorübergehend ist und daß die Bestrahlungen daher wiederholt werden müssen.

Ein dritter Weg zur Drosselung der normalen Schilddrüsentätigkeit bei Herzpatienten wird 1945 von RAAB beschritten, der die Thyreoidektomie durch die Thiouracilbehandlung ersetzt. Durch langdauernde Thiouracilmedikation gelingt es ihm, bei sieben von zehn Kranken mit Angina pectoris eine wesentliche Besserung, ja in vier Fällen sogar langdauernde Beschwerdefreiheit zu erzielen. Die Wirkung tritt nur im Zusammenhang mit einer Grundumsatzsenkung ein und verschwindet, wenn man das Thiouracil durch Placebopräparate ersetzt. Die verhältnismäßig günstigen Ergebnisse RAABs werden später von anderer Seite bestätigt (FRISK und LINDGREN, 1948). Es wird empfohlen, täglich 100—500 mg Methyl- oder Propylthiouracil zu geben. Der Behandlungserfolg macht sich nach 4—8 Wochen bemerkbar. Sehr wirksam soll eine Kombination der thyreostatischen Behandlung mit der Nebennierenbestrahlung sein. Die Nachteile der Thiouraciltherapie bestehen in der Notwendigkeit, das Medikament über Monate und Jahre zu verabreichen, sowie in der Gefahr der Entstehung einer Leukopenie oder Agranulocytose. Wegen dieser und anderer Nebenwirkungen hat die thyreostatische Behandlung der Herzkrankheiten nur eine begrenzte Verbreitung gefunden.

Heute gehören die genannten Verfahren zur Ausschaltung bzw. Drosselung der Schilddrüsenfunktion für die Behandlung von Herzkrankheiten der Vergangenheit an. Sie sind durch die Radioresektion der euthyreotischen Schilddrüse mit ^{131}J abgelöst worden, da diese weniger gefährlich ist als die Thyreoidektomie und mehr leistet als die Röntgenbestrahlung oder die Thiouracilbehandlung. Als erste berichten BLUMGART, FREEDBERG und BUKA, 1938 über die Verwendung von Radiojod zur Erzeugung eines Myxödems bei Herzpatienten. Aus dem gleichen Arbeitskreis werden auch bald die ersten ermutigenden Behandlungsergebnisse mitgeteilt (BLUMGART, FREEDBERG und KURLAND, 1950, 1951; FREEDBERG, BLUMGART, KURLAND und CHAMOVITZ, 1950; BLUMGART und FREEDBERG, 1952). Zustimmende Stellungnahmen amerikanischer Autoren schließen sich in rascher Folge an (WOLFERTH, CHAMBERLAIN und MEAD, 1951; STUPPY, 1951; JAFFE, 1951; ROSENFELD, 1951; JAFFE, ROSENFELD, POBIRS und STUPPY, 1953). Bis zur Gegenwart liegen Berichte über mehr als 1000 derartige Behandlungen vor.

b) Wirkungsweise

Das Wirkungsprinzip der Methode besteht in der selektiven Anreicherung des ^{131}J in der euthyreotischen Schilddrüse, die auf diese Weise unter weitgehender Schonung des Organismus nahezu isoliert bestrahlt und bei genügend hoher Dosierung bis zur Funktionsunfähigkeit geschädigt wird. Es resultiert eine Drosselung der Schilddrüsenhormonproduktion, die klinisch als mehr oder weniger ausgeprägte Hypothyreose bzw. als vollständiges Myxödem in Erscheinung tritt.

Für Herz und Kreislauf hat die Senkung des Schilddrüsenhormonangebotes bzw. der Entzug von Schilddrüsenhormon eine Reduzierung des Leistungsanspruches zur Folge. Im einzelnen wird das Schlag- und Minutenvolumen kleiner. Da auch die Pulsfrequenz sinkt, kommt es zu einer Verlängerung der Kreislaufzeit. Weiterhin verringert sich die Blutdruckamplitude und der Widerstand in der Lungenstrombahn. Wichtig ist außerdem der Effekt auf den Myokardstoffwechsel. Da das Schilddrüsenhormon die sauerstoffverschwendende Wirkung der Katecholamine potenziert (RAAB), führt sein Fehlen zu einer

Herabsetzung des Sauerstoffbedarfes im Herzmuskel. Auf diese Art und Weise ergibt sich nicht nur die Chance, daß die Anforderungen an das Herz bis in den Bereich der verringerten Herzleistungsreserve zurückgeschraubt werden, sondern auch die Möglichkeit, daß sich eine Angina pectoris bessert. Als zusätzlicher Faktor wirkt sich schließlich noch die mit der Entwicklung einer Schilddrüsenunterfunktion verbundene Dämpfung des Temperaments aus, die vor allem bei sehr lebhaften und leicht erregbaren Patienten ins Gewicht fällt (BLUMGART u. Mitarb.).

c) Voraussetzungen für die Behandlung

Die Voraussetzungen für die Radioresektion der euthyreotischen Schilddrüse zur Behandlung von Herzkrankheiten werden in erster Linie durch den Umstand geprägt, daß die Erzeugung einer Hypothyreose keine Bagatelle, sondern eine Verstümmelung darstellt, die nicht selten einer dauernden Substitutionstherapie bedarf. Das Verfahren kommt deshalb nur für einen verhältnismäßig kleinen, streng ausgewählten Patientenkreis in Frage, der weniger als 5 % aller Kranken mit Herzinsuffizienz und Angina pectoris umfaßt (BLUMGART, FREEDBERG und KURLAND). Es handelt sich hier um jene Fälle, die trotz konsequenter Anwendung aller Formen der Routinebehandlung nicht gebessert wurden oder starke Beschwerden behalten und die man deshalb sogar gefährlichen Operationen unterwirft.

Andere Voraussetzungen ergeben sich daraus, daß bis zur Entwicklung der Hypothyreose und damit bis zum Wirkungseintritt 2—6 Monate vergehen und daß die Herzleistungsfähigkeit durch die Behandlung nicht gesteigert wird. Die Patienten müssen deshalb begründete Aussichten haben, die der Radiojodapplikation folgenden 3—6 Monate zu überleben. Prozeßhafte Herzerkrankungen mit einem raschen Abbau der Herzkraft und vor allem terminale Zustände der Herzinsuffizienz sind dagegen für die Therapie nicht geeignet. Weiterhin ist die Existenz einer gewissen Herzleistungsreserve erforderlich, da ja die Behandlung im Falle einer Herzinsuffizienz nur den Sinn hat, die Herzbeanspruchung auf die Breite dieser Herzleistungsreserve einzuengen. Für dekompensierte Kranke gilt daher die Regel, daß sich ihr Kreislauf durch Glykoside, Diuretica und Bettruhe noch kompensieren lassen soll (BLUMGART u. Mitarb., 1955, 1956, 1957).

Die Möglichkeit der Kompensation ist darüber hinaus auch für die Durchführung der Behandlung wichtig; denn beim Vorliegen latenter oder manifester Ödeme bleibt ein unkontrollierbar großer Teil des verabreichten ^{131}J in den Körperweichteilen liegen (BIRKHILL, CORRIGAN und HAYDEN, 1952), so daß die Schilddrüse keine genügende Strahlendosis erhält, während die allgemeine Strahlenbelastung des Organismus unnötig erhöht wird. Es erscheint deshalb ratsam, das Radiojod gegebenenfalls erst nach Kompensation des Kreislaufes zu verabreichen. — Außerdem müssen die Kranken Verständnis für die Notwendigkeit einer laufenden ärztlichen Überwachung haben und gestützt auf eine gewisse psychische Stabilität bereit sein, eine dauernde Substitutionstherapie auf sich zu nehmen (HORST und GADERMANN, 1955). — Schließlich soll der Ausgangsgrundumsatz den Wert von —10 % nicht unterschreiten.

d) Bestrahlungstechnik und Bestrahlungsfolgen

Die Bestrahlungstechnik wird unterschiedlich gehandhabt. Der einzeitigen Verabreichung einer größeren Radiojodmenge steht die fraktionierte Gabe mehrerer kleiner Radiojodportionen gegenüber. — Die Einzeitbestrahlung hat die Aufgabe, das Myxödem möglichst rasch herbeizuführen und die notwendige Gesamtjodmenge niedrig zu halten. Um die Schilddrüsenfunktion völlig auszuschalten, wird eine Strahlendosis von 30000 rad bis 40000 rad angestrebt. BLUMGART, FREEDBERG und KURLAND, 1950, 1951), die zunächst einzeitig bestrahlen, geben nach Testung des Jodspeicherungsvermögens der Schilddrüse anfangs 20—30 mCi. Sie wiederholen diese Bestrahlung, wenn die Hypothyreose im Verlauf einiger Monate ausbleibt oder eine Schilddrüsenregeneration eintritt. Andere Therapeuten, wie z.B. STORAASLI, SCHOENIGER, HELLERSTEIN und FRIEDELL (1960), applizieren 400—500 μCi ^{131}J pro Gramm Schilddrüse, was einer Gesamtradiojodmenge von 20—50 mCi entspricht.

5—7 Tage nach einer derartigen massiven Bestrahlung tritt bei rund zwei Drittel der Patienten (BLUMGART und FREEDBERG) eine meistens leichte Thyreoiditis auf, die mit einer Anschwellung, einem Spannungsgefühl und gelegentlich sogar mit Schmerzen im Schilddrüsengebiet einhergeht. Unter der Behandlung mit Bettruhe, Sedativa und Analgetica klingen die klinisch wenig bedeutungsvollen Erscheinungen in wenigen Tagen wieder ab (STORAASLI u. Mitarb.). Wichtiger ist dagegen die mit der Thyreoiditis verbundene Freisetzung von Schilddrüsenhormon, die nicht nur eine vorübergehende Thyreotoxikose sondern auch eine Exacerbation der Herzkrankheit, vereinzelt sogar mit tödlichem Ausgang zur Folge haben kann (BLUMGART u. Mitarb.).

Obwohl eine solche Exacerbation rasch wieder verschwindet, stellt sie doch eine Belastung dar, die den schwerkranken Patienten erspart werden muß. BLUMGART, FREEDBERG und KURLAND (1955) senken deshalb ihre Einzeldosen auf 10—20 mCi und erreichen damit, daß nur noch ein Drittel ihrer Fälle mit einer Thyreoiditis reagiert. Außerdem verordnen sie nach der Radiojodapplikation für die Dauer von 3 Wochen Bettruhe, so daß ernste Komplikationen vermieden werden können. Da jedoch auch dieses Vorgehen offenbar nicht völlig befriedigt, wenden sie sich schließlich der fraktionierten Bestrahlung zu, die keine thyreoiditischen Reaktionen verursacht.

STORAASLI, SCHOENIGER, HELLERSTEIN und FRIEDELL gehen dagegen einen anderen Weg. Um die Entwicklung von Exacerbationen zu unterbinden, ohne daß die Vorteile der Einzeitbestrahlung geopfert werden, bereiten sie ihre Patienten seit 1952 8 Wochen lang mit antithyreoidalen Substanzen vor. Mit der laufenden Medikation von Thiouracilpräparaten blockieren sie die Neubildung von Schilddrüsenhormon, während die Ausschüttung des bereits vorhandenen Hormons nicht beeinträchtigt wird. Auf diese Weise entleeren sie die Hormondepots bereits vor Bestrahlungsbeginn, so daß bei der Einwirkung des ^{131}J kein Hormon mehr in Freiheit gesetzt werden kann. Damit entfällt auch die Voraussetzung für die Entstehung einer Exacerbation der Herzkrankheit. Ein zweiter Vorteil dieser Vorbereitung ist das Auftreten eines Reboundeffektes mit Steigerung der Jodgier der Schilddrüse unmittelbar nach Absetzen der Thiouracilapplikation. Man kann deshalb mit einer rund 20% kleineren Radiojodmenge die gleiche Strahlendosis in der Schilddrüse erzielen und so die allgemeine Strahlenbelastung reduzieren. Als dritter Vorteil des Verfahrens muß schließlich die Möglichkeit einer gründlichen Patientenbeobachtung vor der Bestrahlung genannt werden.

Im einzelnen umfaßt die von STORAASLI u. Mitarb. angewandte Methode die folgenden Maßnahmen:

1. Radiojodtest zur Bestimmung der Jodanreicherung in der Schilddrüse nach 24 Std (24-Stundenwert).
2. Verabreichung von 100—150 mg Propylthiouracil alle 8 Std oder von 10—20 mg Methimazol alle 6 Std.
3. Abbruch der antihyreoidalen Behandlung nach 8 Wochen.
4. 48 Std später zweiter Radiojodtest zur nochmaligen Bestimmung des 24-Stundenwertes.
5. Einzeitige Verabreichung von
50 mCi ^{131}J bei einem 24-Stundenwert von 20—30%,
40 mCi ^{131}J bei einem 24-Stundenwert von 30—40%,
35 mCi ^{131}J bei einem 24-Stundenwert von 40—50%,
30 mCi ^{131}J bei einem 24-Stundenwert von 50—60% und
25 mCi ^{131}J bei einem 24-Stundenwert von 60—70%.

Als Erfolg dieses Vorgehens ergab sich bei 139 derartig behandelten Patienten das Ausbleiben jeder Exacerbation, obwohl bei 52% der Fälle eine Thyreoiditis auftrat. Die durchschnittliche Radiojoddosis konnte von 35 auf 28 mCi gesenkt werden. Zweitbestrahlungen waren nur noch in 7% der Fälle anstatt wie früher in 19% notwendig. Die um 8 Wochen verzögerte Myxödementwicklung wirkte sich nicht als Nachteil aus, da bereits die antithyreoidale Behandlung eine gewisse Schilddrüsendämpfung bedingt.

Die fraktionierte Verabreichung kleiner Radiojodportionen geht auf Jaffe zurück. Er gibt fünfmal 6 mCi ^{131}J in wöchentlichen Abständen, ohne dabei zu berücksichtigen, daß sich das Jodspeicherungsvermögen der Schilddrüse bereits nach der ersten Jodgabe vermindert und im Laufe der Behandlung zunehmend geringer wird. Die im Verlauf von 5 Wochen applizierte Gesamtjodmenge beträgt 30 mCi. Thyreoiditische Reaktionen oder irgendwelche anderen Nebenerscheinungen, wie z.B. eine Exacerbation der Herzerkrankung, treten nicht auf. Bleibt die Entwicklung einer Hypothyreose aus, dann wird die Behandlung in Abständen von jeweils 60 Tagen noch ein- bis zweimal wiederholt. Bei 100 derartig bestrahlten Patienten von Jaffe, Rosenfeld, Pobirs und Stuppy manifestierte sich die Schilddrüsenunterfunktion 40 mal nach einer Behandlung (Gesamtjodmenge 30 mCi), 54 mal nach zwei Behandlungen (Gesamtjodmenge 60 mCi) und 6 mal nach drei Behandlungen (Gesamtjodmenge 90 mCi).

Mit der beschriebenen Technik ist es also in jedem Fall möglich, auf sehr schonende Art und Weise ein Myxödem zu erzeugen. — Das gleiche Verfahren wird später von Corday, Gold und Jaffe (1958) zur Therapie medikamentös nicht beeinflußbarer supraventriculärer paroxysmaler Tachykardien mit Erfolg angewandt. Ähnlich gehen außerdem Blanco-Soler und de la Hoz-Fabra (1956) vor, die im Verlauf von 4—8 Wochen 20—40 mCi ^{131}J in vier- bis achtmaliger Fraktionierung verabreichen.

Die seit 1956 von Blumgart, Freedberg und Kurland betriebene fraktionierte Bestrahlung zeichnet sich durch etwas größere Radiojodportionen aus. Mit der Absicht, ebenso wie bei der Einzeitbestrahlung eine Dosis von 30000—40000 rad zu applizieren, geben sie nach Testung des Jodaufnahmevermögens der Schilddrüse bei einem 24-Stundenwert über 40% 7—8 mCi ^{131}J, bei einem 24-Stundenwert zwischen 30 und 40% 10 mCi ^{131}J und bei einem 24-Stundenwert um 20% 15 mCi ^{131}J als Anfangsportion. In Abständen von je einer Woche folgen dann in jedem Fall noch zwei um 5 mCi größere Portionen. Bei einem derartigen Vorgehen tritt kaum einmal eine Thyreoiditis auf und Exacerbationen fehlen, so daß eine Verordnung von Bettruhe entbehrlich ist.

Ein Mittelweg zwischen Einzeitbestrahlung und Fraktionierung wird von Horst und Gadermann beschritten, die in einem Abstand von 7—14 Tagen zweimal 20000 rad applizieren und diese Behandlung bei Bedarf nach 6—8 Wochen wiederholen. Noduläre Schilddrüsen erhalten etwas höhere Dosen. Die durchschnittlich verabreichte Radiojodmenge beträgt 28 mCi. Eventuell auftretende thyreoiditische Reaktionen sind dabei gering. Vereinzelt kommt es jedoch zu einer Regeneration der Schilddrüse, so daß eine Wiederholung der Bestrahlung notwendig wird.

Zusätzliche therapeutische Verpflichtungen ergeben sich aus der Notwendigkeit, die internistische Herzbehandlung bis zum Eintritt der Hypothyreose unverändert fortzuführen. Versuche, die Entwicklung der Schilddrüsenunterfunktion durch eine Prämedikation thyreotropen Hormons zu beschleunigen, sind nach der Auffassung von Blumgart u. Mitarb. gefährlich und daher besser zu unterlassen. Sehr eindringlich wird von den gleichen Autoren davor gewarnt, ^{131}J während einer Behandlung mit Antikoagulantien anzuwenden. Es kann dann nämlich zu schweren, tödlich verlaufenden Schilddrüsenblutungen kommen. — Dagegen erscheint es nach der Meinung des Verfassers sinnvoll, an die Radiojodtherapie eine medikamentöse Dämpfung der thyreotropen Hypophysenfunktion anzuschließen und bis zur Manifestation der Hypothyreose ein p-Oxypropiophenonpräparat zu verabreichen. Entsprechende Erfahrungen liegen jedoch bisher nicht vor.

Weitere Maßnahmen werden nach Eintritt der Schilddrüsenunterfunktion erforderlich. Diese macht sich nach einem im Einzelfall vorher nicht bestimmbaren Intervall von 2—6 Monaten einmal durch eine Besserung des Herzleidens und andermal durch das Auftreten mehr oder weniger ausgeprägter hypothyreotischer Symptome bemerkbar. In der Regel steht die Besserung des Herzleidens im Vordergrund. Die Anfälle einer Angina pectoris werden seltener und schwächer oder die Beschwerden seitens einer Herzinsuffizienz lassen nach. Demgegenüber bleibt die Hypothyreose subjektiv oft weitgehend stumm, auch wenn die Schilddrüsenfunktion bis zu einer mittleren Jodspeicherung von nur 5% zurückgegangen ist (ALBRIGHT, SODER und CRUMPTON, 1958). Als erste Zeichen eines Myxödems findet man gelegentlich eine leichte Gedunsenheit des Gesichtes, eine gesteigerte Kälteempfindlichkeit, eine gewisse Steifigkeit der Gelenke und gelegentlich auch Gelenkschmerzen oder Parästhesien (BLUMGART u. Mitarb.).

Die Kunst der weiteren Behandlung besteht nun darin, den Energieumsatz durch eine individuelle, möglichst knapp bemessene Hormonsubstitution auf einen günstigen Wert einzustellen, um eine optimale Beeinflussung der Herzkrankheit mit einem Minimum an hypothyreotischen Erscheinungen zu erkaufen. BLUMGART u. Mitarb. empfehlen, die Patienten durch sehr kleine Gaben von Trockenschilddrüse bei einem Grundumsatz von etwa —20 bis —25% zu halten. Für die Überwachung der Schilddrüsenfunktion sind weiterhin wiederholte Kontrollen mit dem Radiojodtest, eventuell nach zusätzlicher Belastung mit thyreotropen Hromon ratsam. In der Regel beträgt die Jodspeicherung in der Schilddrüse nach 24 Std weniger als 10%, manchmal aber auch zwischen 10 und 20% (HORST und GADERMANN). — Schließlich muß in diesem Zusammenhang noch erwähnt werden, daß die Hypothyreose beim Diabetiker zu einer Senkung des täglichen Insulinbedarfes um 5—10 Einheiten führt.

e) Ergebnisse

Die im Schrifttum niedergelegten Behandlungsergebnisse verschiedener Autoren stimmen weitgehend überein, wenn es auch mangels einheitlicher Bewertungskriterien recht schwierig ist, sie nebeneinander zu stellen. Bei der Betrachtung aller Zahlenangaben muß außerdem berücksichtigt werden, daß die Radioresektion der Schilddrüse, ebenso wie die anderen konservativen therapeutischen Verfahren zur Behandlung chronischer Herzerkrankungen, eine vorzugsweise palliative Bedeutung besitzt und das Grundleiden kaum beeinflußt.

Zur Frage der Wirksamkeit des Verfahrens bei der Angina pectoris teilen WOLFERTH, CHAMBERLAIN und MEAD mit, daß es ihnen durch Verabreichung von 15—20 mCi ^{131}J gelungen ist, bei 28 schweren therapieresistenten Fällen zwölfmal einen guten und viermal einen ausreichenden Erfolg zu erzielen. Zwei Patienten reagierten nicht befriedigend und 10 starben in einer Beobachtungszeit von 18—24 Monaten, wobei der Tod in keinem Fall auf die Radiojodtherapie zurückzuführen war. — ALBRIGHT, SODER und CRUMPTON berichten über das Schicksal von 24 Kranken mit schwerer, auf andere Behandlung nicht mehr ansprechender Angina pectoris. Während einer Beobachtungszeit von 15—22 Monaten zeigten 15 von ihnen ein völliges Ausbleiben pectanginöser Anfälle, acht eine bemerkenswerte Besserung und ein Patient keine Beeinflussung. Die Autoren kommen deshalb zu dem Schluß, daß die Radioresektion der euthyreotischen Schilddrüse bei einem ausgesuchten Patientengut eine hervorragende Palliativmaßnahme darstellt. — FRIEDBERG (1959) nimmt demgegenüber eine zurückhaltende Stellung ein. Obwohl auch er mit der Schilddrüsenbestrahlung eine nicht genannte Anzahl eindrucksvoller Ergebnisse erzielen konnte, ist er geneigt, die Behandlungserfolge mit den therapeutischen Zusatzmaßnahmen, mit der Suggestivkraft des Arztes und mit der Wechselhaftigkeit des Krankheitsverlaufes zu erklären. — GRABENKO, DOMBROVSKY und KUDINOV (1959) führten die Radiojodtherapie bei 22 Patienten mit schwerer Stenokardie durch. Davon 19 mal mit dem Erfolg, daß die Anfälle verschwanden, während dreimal keine positive Wirkung eintrat. — STORAASLI u. Mitarb. erzielten bei 91 mit anderen Methoden vergeblich behandelten Angina-pectoris-Kranken 20mal ein ausgezeichnetes und 50mal ein gutes Resultat. In zehn Fällen war der Effekt gering oder blieb ganz aus und elf Patienten verstarben innerhalb von 3 Monaten. Dabei ist allerdings zu bedenken, daß die Therapie auch bei rasch fortschreitenden Prozessen zum Einsatz gebracht wurde. Die von den Autoren seit 1952 durchgeführte antithyreoidale Vorbereitung beeinflußte die Strahlenwirkung auf die Angina pectoris nicht.

Die größten Erfahrungen besitzen zweifellos Blumgart, Freedberg und Kurland (1955, 1957). Ihr Krankengut umfaßt nur genau durchuntersuchte, langzeitig vorbehandelte und beobachtete Patienten, die trotz vielfältiger therapeutischer Maßnahmen über Monate und Jahre arbeitsunfähig waren. Jede Besserung ist deshalb als Erfolg der Schilddrüsenbestrahlung zu betrachten, während die Periode der vergeblichen Vorbehandlung als Kontrollversuch angesehen werden kann. In ihrer Statistik (vgl. Tabelle 2) berichten sie über 84 eigene Patienten und 773 Fälle aus 49 anderen, nach gleichen Prinzipien arbeitenden Kliniken, wobei die Beobachtungszeit nach der Strahlentherapie meistens 1 Jahr übersteigt. Als ausgezeichnet werten sie eine erhebliche Besserung mit völligem Schwund der Beschwerden oder mit einer wesentlichen Senkung der Anfallshäufigkeit und -schwere trotz größerer Belastung, worunter nicht selten eine Wiederkehr der Arbeitsfähigkeit verstanden wird. Als gut definieren sie eine deutliche Besserung mit Verminderung der Anfallshäufigkeit und -schwere bei gleichbleibender Belastung. Wie die Tabelle 2 erkennen läßt, erfahren rund drei Viertel aller Patienten eine beachtliche Besserung, während ein Viertel unbeeinflußt bleibt. Objektive Leistungsteste wurden nicht durchgeführt. Die Frage, ob durch die Behandlung eine Lebensverlängerung erfolgt, wird offen gelassen, wenn es auch den Anschein hat, als ob das Leben manches Schwerkranken verlängert worden sei.

Einen zusammenfassenden Überblick über die Ergebnisse der Radioresektion der Schilddrüse bei Angina pectoris gibt die mit beträchtlichem Zwang aufgestellte Tabelle 3, die nur im Zusammenhang mit den vorstehenden Erklärungen gelesen und mit entsprechender Vorsicht interpretiert werden darf. Trotzdem gestattet sie die Schlußfolgerung, daß die Schilddrüsenbestrahlung tatsächlich ein sehr wirksames therapeutisches Verfahren für jene Angina-pectoris-Kranken darstellt, die mit der üblichen Behandlung nicht in einen zufriedenstellenden Zustand gebracht werden können.

Die Behandlungsergebnisse bei der Herzinsuffizienz werden nicht ganz so optimistisch beurteilt. Blanco-Soler und de la Hoz-Fabra sprechen bei einem Krankengut von 24 Patienten von einer Besserung in 60% der Fälle. — Die Erfahrungen von Blumgart, Freedberg und Kurland (1957) bei 34 eigenen Patienten und 438 Fällen aus 49 anderen Kliniken sind in der Tabelle 4 festgehalten, wobei für die Charakterisierung des Krankengutes und die Definition der Wertungskennzeichnung die gleichen Gesichtspunkte gelten, wie sie bereits im Zusammenhang mit den Behandlungsergebnissen bei der Angina pectoris geschildert worden sind. Man erkennt, daß über die Hälfte bis zwei Drittel der Patienten eine deutliche Besserung erleben. Die Herkunft der Herzinsuffizienz spielt dabei keine Rolle. Rheumatische und arteriosklerotische Herzkrankheiten mit und ohne Stauungserscheinungen verhalten sich gleich.

Storaasli u. Mitarb. berichten über die Bestrahlung von 116 Fällen mit schwerer, therapieresistenter und zum Teil rasch progredienter Herzinsuffizienz. Bei 14 Patienten, das heißt bei 12%, war das Ergebnis ausgezeichnet und bei 51 Patienten, das heißt bei 44%, gut. 25 mal trat nur ein geringer Erfolg ein und 26 Kranke verstarben innerhalb von 3 Monaten. Insgesamt konnte somit in 56% der Fälle eine wesentliche Hilfe gebracht werden, während das Verfahren in 44% der Fälle erfolglos blieb. Auch bei der Therapie der Herzinsuffizienz hatte die antithyreoidale Vorbereitung keinen Einfluß auf das Behandlungsergebnis.

Einer gesonderten Erwähnung bedürfen noch die Therapieresultate von Jaffe, Rosenfeld, Pobirs und Stuppy, die ihr Krankengut nicht aufgegliedert haben. Bei 100 Patienten mit schwerster therapieresistenter Angina pectoris oder Herzinsuffizienz mit Stauungserscheinungen erhielten sie 53mal einen guten Erfolg, 20mal einen mittleren Erfolg und dreimal einen geringen Erfolg. 24 Kranke starben innerhalb von 2 Jahren an ihrem Herzleiden. — Auch Horst und Gadermann lassen eine Unterteilung ihres Patientengutes vermissen. Von 19 auswertbaren Fällen mit schwerer Angina pectoris und Herzinsuffizienz konnten sie neun weitgehend und vier deutlich besser, während sechs Kranke unbeeinflußt blieben. Kreislaufdynamische Studien ergaben weiterhin eine Verringerung des Minuten-

Tabelle 2. *Ergebnisse der Radioresektion der Schilddrüse bei Angina pectoris nach* Blumgart, Freedberg *und* Kurland

	Zahl der Fälle	Behandlungsergebnis		
		ausgezeichnet	gut	unbeeinflußt
Von Blumgart u. Mitarb. bestrahlte Fälle	84	36 = 43%	20 = 24%	28 = 33%
		67% (ausgezeichnet + gut)		
Von Blumgart u. Mitarb. gesammelte Fälle	773	305 = 39%	300 = 39%	168 = 22%
		78% (ausgezeichnet + gut)		

Tabelle 3. *Von verschiedenen Autoren mitgeteilte Ergebnisse der Radioresektion der Schilddrüse bei Angina pectoris*

Autoren	Zahl der Fälle	Behandlungsergebnis			
		wesentlich gebessert	gebessert	unbe-einflußt	verstorben
Wolferth u. Mitarb. (1951)	28	12	4	2	10
Blumgart u. Mitarb. (1957)					
a) eigene Fälle	84	36	20	28	
b) gesammelte Fälle	773	305	300	168	
Albright u. Mitarb. (1958)	24	15	8	1	
Grabenko u. Mitarb. (1959)	22	19		3	
Storaasli u. Mitarb. (1960)	91	20	50	10	11
Summe	1022	407	382	212	21
		789 = 77,2% (wesentlich gebessert + gebessert)		233 = 22,8% (unbeeinflußt + verstorben)	

Tabelle 4. *Ergebnisse der Radioresektion der Schilddrüse bei Herzinsuffizienz nach* Blumgart, Freedberg *und* Kurland

	Zahl der Fälle	Behandlungsergebnis		
		ausgezeichnet	gut	unbeeinflußt
Von Blumgart u. Mitarb. bestrahlte Fälle	34	8 = 24%	10 = 30%	16 = 46%
		54% (ausgezeichnet + gut)		
Von Blumgart u. Mitarb. gesammelte Fälle	438	118 = 27%	181 = 41%	139 = 32%
		68% (ausgezeichnet + gut)		

volumens um 17—50% und damit teilweise eine ganz beträchtliche Senkung der Herzbelastung. Eine Normalisierung pathologischer EKG-Befunde konnte dagegen nicht beobachtet werden. Insgesamt entstand der Eindruck, daß die trockene Insuffizienz mit Angina pectoris besser auf die Bestrahlung anspricht als die feuchte Dekompensation mit Stauungserscheinungen.

Über die Beeinflussung von Herzrhythmusstörungen liegen nur geringe Erfahrungen vor. Blumgart u. Mitarb. teilen mit, daß sich in ihrem Krankengut bei drei von 16 Fällen mit Vorhofflattern bzw. -flimmern und absoluter Arrhythmie nach der Bestrahlung der normale Sinusrhythmus wiederherstellte. Auf der anderen Seite kam es bei keinem ihrer Patienten während oder nach der Behandlung zur Entwicklung von Vorhofflattern oder -flimmern. Durch solche Beobachtungen ermutigt führten sie fünf Kranke mit unbeeinflußbarer supraventriculärer paroxysmaler Tachykardie der Schilddrüsenbestrahlung zu. Es handelte sich dabei viermal um rheumatische Herzleiden und einmal um einen Hochdruck. In allen Fällen trat eine Besserung ein. Die Paroxysmen verschwanden oder wurden seltener und ließen sich dann medikamentös besser beherrschen. Auch gingen sie ohne pectanginöse Erscheinungen oder Zeichen eines Lungenödems einher. Eine weitere Mitteilung stammt von CORDAY, GOLD und JAFFE, die bei 25 Kranken mit supraventriculärer paroxysmaler Tachykardie eine Radioresektion der Schilddrüse durchführten. Alle Patienten sprachen nicht mehr auf die medikamentöse Therapie an. 22 mal lag ein arteriosklerotisches Herzleiden und dreimal eine rheumatische Herzerkrankung vor. Die Bestrahlung erfolgte fraktioniert mit der von JAFFE angegebenen Technik. Bei 20 Patienten kam es zu einer wesentlichen Besserung. In einem Zeitraum bis zu 6 Jahren blieben die Anfälle entweder völlig aus oder traten nur noch vereinzelt in Erscheinung. Dreimal hielt die Besserung nur 12—14 Monate an und zweimal war keine Wirkung zu beobachten.

Komplikationen oder Gefahren sind mit der Schilddrüsenbestrahlung nicht verbunden, wenn man von der bereits erörterten, klinisch belanglosen Thyreoiditis absieht und wenn eine Exacerbation der Herzkrankheit durch geschickte Bestrahlungstechnik vermieden wird. Im Gegensatz zur Thyreoidektomie gibt es deshalb auch keine der Radioresektion zur Last fallende Mortalität. Als wirkliche Nachteile der Methode sind lediglich einige Begleiterscheinungen des Myxödems sowie die Notwendigkeit der ständigen Substitutionstherapie zu nennen.

Unter den mit der Hypothyreose in Erscheinung tretenden Symptomen erregt die Steigerung des Serumcholesterinspiegels seit jeher besondere Aufmerksamkeit, da sie die Frage aufwirft, ob sie die Entwicklung einer Coronarsklerose fördern kann. Als erste weisen GILLIGAN, VOLK, DAVIS und BLUMGART (1934) darauf hin, daß die Serumcholesterinwerte nach der Schilddrüsenausschaltung ansteigen und daß dieser Anstieg um so ausgeprägter ist, je mehr der Grundumsatz absinkt. Bei den von BLUMGART, FREEDBERG und KURLAND behandelten Patienten erhöhte sich der Cholesterinspiegel im Durchschnitt von 223 mg-% bis 263 mg-% auf 304—395 mg-%. Umgekehrt vermag bereits eine geringfügige Anhebung des Grundumsatzes im Rahmen der Substitutionstherapie den Cholesterinspiegel wieder beträchtlich zu senken. Die Frage, ob die geschilderte Cholesterinämie das Fortschreiten einer Arteriosklerose und damit auch die Entwicklung einer Coronarsklerose begünstigt, wird von BLUMGART u. Mitarb. verneint. Sie weisen darauf hin, daß die Folgen einer therapeutischen Schilddrüsenausschaltung besonders im Hinblick auf die Substitutionsbehandlung nicht mit einem unbehandelten totalen Myxödem verglichen werden können. Dabei stützen sie sich auf die pathologisch-anatomische Untersuchung von acht Fällen, die nach der Thyreoidektomie erhöhte Cholesterinwerte zeigten, den Eingriff im Durchschnitt 7,4 Jahre überlebten und keine vom üblichen Maß abweichende Arteriosklerose erkennen ließen.

Auch die Entwicklung eines Myxödemherzens braucht nach der Meinung von BLUMGART u. Mitarb. nicht befürchtet zu werden, so lange die Hypothyreose unter Kontrolle gehalten wird. In keinem Fall konnte eine Verschlechterung der Herzinsuffizienz beobachtet werden.

f) Indikationsstellung

Die Indikationsstellung zur Radioresektion der euthyreotischen Schilddrüse bei Herzkrankheiten ergibt sich im wesentlichen aus den bereits dargelegten Behandlungsvoraussetzungen. Die Therapie kommt nur für einen kleinen Kreis von Patienten mit Angina pectoris oder Herzinsuffizienz in Frage, wenn alle konventionellen Behandlungsmethoden versagt haben. Es handelt sich beispielsweise um Fälle von Herzmuskelschaden nach älterem Infarkt bzw. von Myodegeneratio cordis mit Angina pectoris oder Asthma cardiale sowie um Patienten mit Stauungserscheinungen, die trotz medikamentöser Behandlung bereits bei gringer Belastung dekompensieren (HORST und GADERMANN). Bei der Angina pectoris geben über längere Zeit stationäre oder nur gering progrediente Krankheitsfälle die günstigsten Ergebnisse. Liegt eine Herzinsuffizienz vor, dann soll eine gewisse Herzleistungsreserve vorhanden sein, die z.B. in einer Besserung bei Bettruhe und in einer Beeinflußbarkeit durch Glykoside und Diuretica zum Ausdruck kommt (BLUMGART u.

Mitarb.; HORST und GADERMANN). Demgegenüber sehen STORAASLI u. Mitarb. auch progrediente Herzerkrankungen als Bestrahlungsindikation an. Sie vertreten die Auffassung, daß die zuvor geschilderte strenge Patientenauswahl manchen Kranken von der Behandlung ausschließt, der von der Erzeugung eines Myxödems noch Nutzen haben kann und für den diese Maßnahme die letzte Chance bietet. Sie bevorzugen deshalb eine weite Indikationsstellung und bestrahlen alle hierher gehörenden therapieresistenten Fälle mit einer Lebensaussicht von mindestens 3 Monaten.

Als Kontraindikation für die Schilddrüsenbestrahlung werden übereinstimmend der frische Myokardinfarkt, der maligne Hochdruck, luetische Prozesse, floride rheumatische Karditiden und terminale Krankheitsstadien genannt, die letzteren vor allem deshalb, weil bis zum Eintritt des Myxödems und damit auch bis zum Eintritt der Wirkung auf das Herz noch 2—6 Monate vergehen. Weiterhin werden chronische Infekte, Bronchiektasien, Lebercirrhose, Niereninsuffizienz und seelische Labilität als ungünstige Faktoren und damit als bedingte Kontraindikationen angesehen (BLUMGART u. Mitarb.; STORAASLI u. Mitarb.). Daß darüber hinaus auch eine laufende Behandlung mit Antikoagulantien eine Schilddrüsenbestrahlung verbietet (BLUMGART u. Mitarb.) ist bereits erörtert worden.

Aus dem Lebensalter lassen sich dagegen keine bindenden Kontraindikationen ableiten. Wenn man auch bei jüngeren Patienten besondere Zurückhaltung üben muß, so kann man doch die Methode nicht einseitig auf ältere Kranke beschränken, wie es von NAJDANOVIC und MARTINOVIC (1957) vorgeschlagen wird. Die letzte Entscheidung kann immer nur der Krankheitsverlauf und das Versagen anderer Maßnahmen bringen.

Eine allgemein anerkannte Kontraindikation stellt schließlich eine bereits bestehende Schilddrüsenunterfunktion dar. Es ist deshalb notwendig, eine solche vor Behandlungsbeginn auszuschließen. Wie BIRKHILL, CORRIGAN und HAYDEN gezeigt haben, können hier jedoch gewisse Schwierigkeiten entstehen, wenn man ausschließlich das Ergebnis der Radiojoduntersuchung zu Grunde legt. Bei einer Herzdekompensation mit latenten oder manifesten Ödemen wandert nämlich ein unbestimmbarer Teil des applizierten ^{131}J in die extrathyreoidalen Weichteile und in die Leber ab, so daß bei normaler Schilddrüsenfunktion eine Hypothyreose vorgetäuscht wird, während eine Hyperthyreose verborgen bleiben kann. Beim Vorliegen einer Dekompensation darf deshalb ein für Schilddrüsenunterfunktion charakteristischer Ausfall des Radiojodtestes nur mit großer Vorsicht gewertet werden.

Versucht man aus den dargelegten Zusammenhängen Schlußfolgerungen zu ziehen, dann muß festgehalten werden, daß die Radioresektion der euthyreotischen Schilddrüse ein wirksames Verfahren zur Behandlung der therapieresistenten Angina pectoris und Herzinsuffizienz darstellt. Ohne Risiko und nur mit geringer Belästigung der Kranken gestattet sie, bei rund drei Viertel der Fälle von Angina pectoris und bei mehr als der Hälfte der Fälle von Herzinsuffizienz eine deutliche und anhaltende Besserung herbeizuführen. Man wird die Methode deshalb auch in der Zukunft empfehlen können, wenn die geschilderten Behandlungsvoraussetzungen erfüllt sind. Angesichts der ständigen Fortschritte der allgemeinen Therapie ist allerdings zu erwarten, daß der Prozentsatz der für eine Schilddrüsenbestrahlung in Frage kommenden Herzpatienten noch kleiner wird als bisher. Das gilt besonders für die Herzinsuffizienz (SCHWIEGK und JAHRMÄRKER), deren Beeinflußbarkeit sowieso hinter den Erfolgen beim pectanginösen Syndrom zurücksteht. Aber auch hierbei wird man ständig bemüht sein müssen, das unphysiologische Verfahren der Myxödemerzeugung durch weniger eingreifende Maßnahmen zu ersetzen. Auf der anderen Seite sollte aber die Möglichkeiten der Strahlentherapie immer erst ausgeschöpft werden, bevor man sich zu einer gefährlichen Operation entschließt.

5. Zusammenfassung

Unter Angina pectoris versteht man ein klinisches Syndrom, das sich durch Schmerzanfälle in der Herzgegend verbunden mit dem Gefühl der Brustkorbeinengung und Angst auszeichnet. Wenn auch bekannt ist, daß die stenokardischen Attacken einen akuten

Sauerstoffmangel des Herzmuskels anzeigen, so fehlen doch sichere Kenntnisse über ihre Pathogenese und damit Ansatzpunkte für eine kausale Therapie. Es existieren deshalb mehrere, vorwiegend palliativ wirkende Behandlungsprinzipien. Hierher gehört auch die Strahlentherapie, die in drei Formen Anwendung findet, als Bestrahlung des vegetativen Nervensystems, als Nebennierenbestrahlung und als Radioresektion der euthyreotischen Schilddrüse. Die zuletztgenannte Methode dient zugleich der palliativen Behandlung der Herzinsuffizienz.

Die Bestrahlung des vegetativen Nervensystems beruht auf der Vorstellung, daß beim pectanginösen Syndrom eine Störung des vegetativen Gleichgewichtes im Sinne einer Sympathicotonie mit einer Störung des Vasomotorenspieles besteht und daß die Röntgenstrahlen imstande sind, dieses Gleichgewicht wiederherzustellen sowie die Vasomotorenfunktion zu regulieren. Man nimmt an, daß die Strahlen am Plexus cardiacus, am Sympathicusgrenzstrang, am Zwischenhirn und an den vegetativen Nervenenden der Haut angreifen. Sie werden entsprechend unter Tiefentherapiebedingungen auf die Herzregion, die untere Halswirbelsäule und die obere Brustwirbelsäule, das Hypophysen-Zwischenhirngebiet oder als Nah- bzw. Oberflächenbestrahlung auf die Haut gerichtet, wobei niedrige Strahlendosen und eine aufgelockerte Fraktionierung den Vorzug verdienen. — Erfahrungsgemäß gelingt es mit diesem Vorgehen bei mehr als der Hälfte der Patienten, eine länger dauernde Besserung herbeizuführen, auch wenn andere Therapieformen versagt haben. Nebenwirkungen oder nachteilige Folgen sind nicht bekannt.

Der Nebennierenbestrahlung liegt die Theorie zugrunde, daß der pectanginöse Anfall auf einer Myokardhypoxie beruht, die durch die excessiv sauerstoffverschwendende Wirkung akuter Adrenalin- und Noradrenalinanreicherungen im Herzmuskel zustande kommt, besonders wenn ein minderwertiges Coronargefäßsystem eine Kompensation des Sauerstoffmehrverbrauches unmöglich macht. Die Bestrahlung hat nun die Aufgabe, die Adrenalinproduktion in der Nebenniere zu drosseln und so pathologischen Adrenalinanreicherungen im Herzmuskel vorzubeugen. — Mit verhältnismäßig niedrig dosierten Röntgentiefenbestrahlungen ist es möglich, die Anfälle bei rund einem Drittel der Kranken für durchschnittlich $3^1/_2$ Jahre völlig zum Verschwinden zu bringen und bei einem weiteren Drittel für 2 Jahre wesentlich zu bessern. Eine Normalisierung pathologischer EKG-Befunde wird beobachtet und als objektives Kriterium für die Wirksamkeit der Nebennierenbestrahlung angesehen, die im übrigen gefahrlos sowie frei von Nebenwirkungen und Komplikationen ist.

Die Radioresektion der euthyreotischen Schilddrüse zur Behandlung der Angina pectoris und der Herzinsuffizienz hat die chirurgische und die thyreostatische Schilddrüsenelimination abgelöst, da sie die Gefahren der ersteren vermeidet und die letztere an Zuverlässigkeit übertrifft. Das Ziel der Schilddrüsenbestrahlung mit ^{131}J ist die Herbeiführung eines Myxödems, damit der Leistungsanspruch an das Herz auf das Niveau der verminderten Herzleistungsfähigkeit zurückgeschraubt wird. Zugleich soll der Entzug des Schilddrüsenhormons den Sauerstoffverbrauch des Herzmuskels senken. Nach Erzielung eines Myxödems muß eine individuelle, knapp bemessene Substitutionstherapie eine möglichst günstige Beeinflussung der Herzkrankheit mit einem Minimum an Myxödembeschwerden zu erkaufen suchen. Nach Applikation einer Strahlendosis von rund 30000 bis 40000 rad tritt bei mehr als zwei Drittel aller Fälle mit Angina pectoris und bei mehr als der Hälfte aller Fälle mit Herzinsuffizienz ein guter Behandlungserfolg ein, wobei berücksichtigt werden muß, daß die verstümmelnde Methode nur bei Kranken angewandt wird, bei denen alle anderen Behandlungsverfahren versagt haben. Auch bei paroxysmalen Tachykardien kann die Radioresektion der Schilddrüse eine Besserung herbeiführen.

Eine Indikation zur Strahlenbehandlung des pectanginösen Syndroms und der Herzinsuffizienz ist gegeben, wenn es mit den üblichen Mitteln der inneren Medizin nicht gelingt, einen befriedigenden Zustand herzustellen, vor allem aber wenn der Patient immer wieder von heftigen Schmerzen gequält wird. Bei älteren Patienten wird man sich eher zur Bestrahlung entschließen als bei jüngeren. Selbstverständlich verdient die Bestrahlung des vegetativen Nervensystems und der Nebennieren wegen des völligen Fehlens von unangenehmen Begleit- oder Folgeerscheinungen den Vorzug vor der verstümmelnden Radioresektion der Schilddrüse, die nur als ultima ratio angewandt werden sollte. Die gleiche Reihenfolge ist auch im Hinblick darauf notwendig, daß die beiden zuerst genannten Verfahren eine niedrigere Strahlenbelastung bedingen. Auf jeden Fall sollen die strahlentherapeutischen Möglichkeiten ausgeschöpft werden, bevor man eine gefährliche Operation in Erwägung zieht.

Ein derartiges, den Eigenheiten des Einzelfalles angepaßtes Vorgehen kann manchem, gegen andere Mittel refraktären Patienten auf sehr einfache Weise und ohne Risiko echte Hilfe und Erleichterung bringen. Diese statistisch gesicherte Hilfeleistung wiegt um ein Vielfaches schwerer als die statistisch bedeutungslose und damit im Einzelfall zu vernachlässigende Chance des Auftretens irgendeiner unerwünschten Strahlenspätwirkung. Es besteht deshalb auch in einer Zeit gesteigerter Strahlenschutzforderungen kein Anlaß, auf die in der Strahlentherapie der Angina pectoris und der Herzinsuffizienz liegenden Potenzen zu verzichten, es sei denn, es gelänge, jeden Krankheitsverlauf mit einfacheren Methoden zu beherrschen.

III. Strahlenbehandlung der Hochdruckkrankheit

1. Allgemeines

Mit dem Begriff Hochdruck oder Hypertonie bezeichnet man jede länger dauernde Steigerung des Blutdruckes über 140—150 mm Hg systolisch und 90—100 mm Hg diastolisch. Die wichtigste Form des Hochdruckes ist die essentielle Hypertonie, die rund 95 % aller Hochdruckfälle umfaßt und die in Ländern mit hohem Lebensstandard wohl die häufigste Erkrankung überhaupt darstellt. Es handelt sich hierbei um ein konstitutionell bedingtes Leiden, das meistens zwischen dem 20. und dem 30. Lebensjahr beginnt. Durch Belastungen begünstigt, kommt es zu flüchtigen, oft unbemerkt bleibenden Blutdrucksteigerungen, die durch eine Erhöhung des Widerstandes im Bereich der Arteriolen hervorgerufen werden. Das eigentliche Bild der Hochdruckkrankheit, einschließlich der zugehörigen Folgeerscheinungen und Komplikationen, entwickelt sich in der Regel erst nach dem 40. Lebensjahr. Besondere Bedeutung besitzt die Gefäßsklerose, die als Folge und nicht als Ursache der essentiellen Hypertonie angesehen werden muß (Wollheim und Moeller, 1960).

Die Behandlung der essentiellen Hypertonie wird durch den Umstand geprägt, daß es bis zur Gegenwart keine Möglichkeit einer ätiologischen Therapie gibt, ein Umstand, der angesichts der Häufigkeit des Leidens überaus schwer wiegt. Die wichtigste Aufgabe der Behandlung muß deshalb darin bestehen, frühzeitig, also noch in der Phase der vorübergehenden Blutdrucksteigerung, durch Regelung der Lebensweise und Dämpfung der Erregbarkeit dazu beizutragen, daß die das Schicksal der Kranken entscheidenden Komplikationen verhütet oder wenigstens hinausgeschoben werden (Wollheim und Moeller).

Unter diesen Voraussetzungen ist es verständlich, daß es auf der Suche nach wirksamen therapeutischen Prinzipien unter anderem nicht an vielfältigen Bemühungen gefehlt hat, auch die Anwendung von Röntgenstrahlen für die Behandlung der Hochdruckkrankheit nutzbar zu machen. Hierfür legt ein recht umfangreiches Schrifttum Zeugnis ab. Auf der anderen Seite kann aber nicht bezweifelt werden, daß die Strahlentherapie in der Praxis der Hochdruckbehandlung heute nur eine sehr bescheidene Rolle spielt. Als kennzeichnendes Beispiel sei die in der 4. Auflage des Handbuches der inneren Medizin enthaltene, wohl modernste Darstellung der Hypertonie von Wollheim und Moeller angeführt, in der die Behandlung des essentiellen Hochdruckes insgesamt 150 Seiten einnimmt, von denen aber nur eine halbe Seite der Strahlentherapie gewidmet ist.

Daraus ergibt sich, daß die folgenden, auf die Erörterung strahlentherapeutischer Fragen beschränkten Darlegungen nur einen sehr kleinen Sektor der Hypertoniebehandlung erfassen können und daß die Anwendung radiologischer Maßnahmen in jedem Fall sinnvoll in den Rahmen der allgemeinen Therapie eingeordnet werden muß. Auch ist zu berücksichtigen, daß die medikamentöse Behandlung des Hochdrucks in den letzten 15 Jahren recht erfreuliche Fortschritte gemacht hat, während die Hypertoniebestrahlung immer mehr in den Hintergrund getreten ist. Ein beträchtlicher Teil der zu schildernden Vorstellungen und Zusammenhänge besitzt deshalb vorwiegend historische Bedeutung.

2. Behandlung der Hypertonie durch Nebennierenbestrahlung

In Abhängigkeit von den wechselnden Anschauungen über die Genese der essentiellen Hypertonie und über den Angriffspunkt der Strahlenenergie sind für die Hochdruckbestrahlung verschiedene Methoden angegeben worden. Die älteste ist die 1912 von Zimmern und Cottenot inaugurierte Röntgentiefenbestrahlung der Nebennieren. Die Autoren gehen von der Annahme aus, daß der essentiellen Hypertonie eine Überfunktion des Nebennierenmarkes mit vermehrter Adrenalinproduktion zu Grunde liegt und daß es möglich ist, diese Überfunktion mit Röntgenbestrahlungen ebenso zu dämpfen, wie beispielsweise die Überfunktion der Schilddrüse bei der Basedowschen Krankheit. Sie wählen zu diesem Zweck zwei paravertebrale kreisförmige Bestrahlungsfelder mit einem Radius von je 10 cm. Das Zentrum der Felder wird in Höhe der 12. Rippe beiderseits so angeordnet, daß die medialen Feldränder die Mittellinie berühren. Dabei läuft der Zentralstrahl von dorsal-lateral nach ventral-medial. Unter Verwendung einer harten Strahlung erhalten beide Felder nacheinander 3 H (etwa 180 R) an der Oberfläche. Diese Bestrahlung wird nach 1—2 Wochen wiederholt, so daß jedes Feld im Monat 6 H (etwa 360 R OD) bekommt. Als Bestrahlungswirkung kann bereits nach 48 Std eine Blutdrucksenkung um 30 mm Hg eintreten. In anderen Fällen gehen die Blutdruckwerte erst nach mehreren Sitzungen zurück. Diese Depression bleibt manchmal bestehen, bisweilen sind aber auch erneute Bestrahlungen notwendig. Neben dem Blutdruckabfall macht sich eine Besserung der funktionellen Beschwerden, wie Kopfschmerz, Schwindel oder Parästhesien bemerkbar (Zimmern und Cottenot; Cottenot, 1914; Sergent und Cottenot, 1914).

Insgesamt berichten Zimmern und Cottenot (1914) über 29 Patienten mit fixierter Hypertonie. Die besten Erfolge erzielten sie, wenn der Hochdruck noch nicht mit einer Arteriosklerose oder einem Nierenschaden gepaart war. Bei allen 15 derartigen Fällen trat eine Blutdrucksenkung um 10—70 mm Hg ein. Bei einem Kranken besserte sich zugleich eine Angina pectoris. Sieben Patienten mit Arteriosklerose reagierten weniger günstig, wenn auch sechs einen zeitlich begrenzten Blutdruckabfall aufwiesen. Unter sieben Fällen mit Albuminurie zeigten nur vier eine Senkung der Blutdruckwerte, ohne daß dabei die funktionellen Störungen und Beschwerden beeinflußt wurden. Die restlichen drei Kranken erlebten keinerlei Besserung. — Ähnliche Erfahrungen werden von Quadrone (1913) sowie von Sergent und Cottenot mitgeteilt. Auch sie kamen zu guten Ergebnissen, wenn bei ihren Patienten mit fixiertem Hochdruck weder eine Arteriosklerose noch eine Albuminurie festgestellt werden konnte, wenn es sich also um Fälle im präsklerotischen Stadium handelte.

Über die Therapie der essentiellen Hypertonie hinaus wendet Laubry (1927) die Nebennierenbestrahlung zur Behandlung eines Kranken mit paroxysmalem Hochdruck an. Bei ihm bestanden zugleich multiple Beschwerden, wie z.B. pectanginöse Zustände, Parästhesien, Bauchschmerzen, usw., die als Folgen einer Nebennierenüberfunktion gedeutet wurden. Nachdem alle anderen therapeutischen Bemühungen versagt hatten, brachte die Nebennierenbestrahlung sowohl die Blutdruckerhöhung als auch die Beschwerden zum Verschwinden. — Weiterhin dehnten Zimmern und Baude (1929) die Nebennierenbestrahlung auf die Behandlung der renalen Hypertonie aus. Anhand von drei Fällen zeigen sie, daß sich hier ebenfalls Blutdrucksenkungen herbeiführen lassen. Gleichzeitig revidieren sie die Vorstellungen über die Wirkungsweise der Röntgenstrahlen. Sie gehen davon aus, daß der Blutdruck bereits durch verhältnismäßig niedrige Strahlendosen herabgesetzt werden kann (Zimmern, 1927), während morphologische Veränderungen an den Nebennieren nur nach der Verabreichung hoher Strahlendosen auftreten

(HOLFELDER und PEIPER, 1923). Sie äußern deshalb die Vermutung, daß die Bestrahlung der Nebennierenregion nicht am Nebennierenparenchym selbst angreift, sondern vielmehr das vegetative Nervensystem beeinflußt.

Die gleiche Auffassung wird von DESPLATS (1931, 1932) sowie von LANGERON und DESPLATS (1929, 1930, 1933, 1934) vertreten, die die Nebennierenbestrahlung als eine spezielle Form der Sympathicusbestrahlung auffassen, da die Nebennierengegend besonders reich mit sympathischen Nervenelementen versorgt ist. Zur Hochdruckbehandlung geben sie auf zwei 12 × 12 cm große paravertebrale Felder in der Höhe vom 11. Brustwirbel bis zum 3. Lendenwirbel unter Tiefentherapiebedingungen insgesamt 2000 R fr (etwa 940 R) an der Oberfläche bzw. rund 400 R fr (etwa 190 R) am Herd in vier Sitzungen im Verlauf von 1—2 Monaten. Mit diesem Verfahren erzielten sie bei einem Teil ihrer Patienten mit essentieller Hypertonie einen raschen Blutdruckabfall, während bei einem anderen Teil der Blutdruck konstant blieb und nur eine Besserung der subjektiven Beschwerden eintrat. In einem Fall von paroxysmaler Hypertonie gelang eine völlige Unterdrückung der Paroxysmen.

Eine weitere Mitteilung über die Wirkung der Nebennierenbestrahlung bei Hypertonie stammt von BOUGOSLAVSKAIA (1940). Von ihren 29 Patienten zeigten elf einen deutlichen Abfall des Blutdruckes um 40—50 mm Hg systolisch und um 10—30 mm Hg diastolisch. Zugleich besserte sich das subjektive Befinden wesentlich. In sechs Fällen ließen nur die subjektiven Beschwerden nach, während bei 14 Kranken jeder Erfolg ausblieb. Die Dauer der Bestrahlungswirkung betrug nur 2—8 Monate. Eine zweite Bestrahlung war meistens nutzlos. — Schließlich müssen in diesem Zusammenhang noch ALEXANDER und YOUNG (1949) zitiert werden. Sie verabreichten auf jede Nebennierenregion sechsmal 250 R OD und konnten zehn Patienten mit labilem Hochdruck von ihren Beschwerden befreien. Zwei Kranke mit fixierter essentieller Hypertonie zeigten dagegen keinen Behandlungseffekt.

Im Gegensatz zu den genannten Autoren, die alle die blutdrucksenkende Wirkung der Nebennirenbestrahlung bestätigen, konnte GROEDEL (1913) bei zwei Hypertonikern nach der Nebennierenbestrahlung keinen Blutdruckabfall feststellen. In einem der beiden Fälle trat lediglich eine Besserung der subjektiven Beschwerden ein. Dagegen gelang es, klimakterische Blutdrucksteigerungen durch Ovarialbestrahlungen zu beseitigen (GROEDEL, 1922; GROEDEL und LOSSEN, 1922), was nach heutigen Kenntnissen durch die Mitbestrahlung vegetativer Ganglien erklärt werden muß. — Weiterhin teilt STEPHAN (1922) mit, daß er mit Hilfe der Nebennierenbestrahlung bei Hochdruckpatienten ebenfalls keine Blutdrucksenkung herbeiführen konnte. — Hierher gehören außerdem die Untersuchungen von LEVY-DORN und WEINSTEIN (1921/1922). Sie fanden bei zehn Probanden, die aus verschiedenen Gründen Bestrahlungen von 33—100% der HED (etwa 190—580 R OD) auf die Nebennierenregion erhalten hatten, nur geringe Schwankungen des Blutdruckes nach unten und nach oben, jedoch keine nennenswerten Blutdrucksenkungen. Bei der Bewertung dieses negativen Resultates muß man allerdings berücksichtigen, daß es sich hier um blutdruckgesunde Personen gehandelt hat, deren Verhalten nicht ohne weiteres mit der Reaktion von Hypertonikern zu vergleichen ist. Zweifel an der blutdrucksenkenden Wirkung von Nebennierenbestrahlungen werden schließlich auch von DESJARDINS (1928) geäußert.

Erheblich schwerer als diese auf Einzelbeobachtungen begründeten Mitteilungen wiegen die umfangreichen Erfahrungen, die anläßlich der Behandlung der Angina pectoris mit Nebennierenbestrahlungen gesammelt werden konnten. Übereinstimmend weisen RAAB (1937, 1939), RAAB und SCHÖNBRUNNER (1939) sowie GRÜNEIS (1951) darauf hin, daß sie nach der Nebennierenbestrahlung niemals Blutdrucksenkungen beobachten konnten, obwohl sie speziell danach suchten und obwohl z.B. 41% der von RAAB bestrahlten Fälle Blutdruckwerte über 160 mm Hg systolisch aufwiesen. Der Blutdruck blieb sogar bei solchen Patienten unverändert hoch, die durch die Nebennierenbestrahlung ihre Angina pectoris verloren.

Die Ursache für diesen Widerspruch zwischen den anfangs geschilderten guten Bestrahlungserfolgen und den nachfolgend dargelegten gegenteiligen Erfahrungen ist nicht bekannt. Es liegt aber der Gedanke nahe, daß hier Unterschiede in der Bestrahlungstechnik und vor allem in der Patientenauswahl eine Rolle spielen. Wenn auch so die Urteilsbildung über den Wert der Nebennierenbestrahlung für die Therapie der Hypertonie mangels beweiskräftiger Versuchsergebnisse vom akademischen Standpunkt aus noch nicht als abgeschlossen betrachtet werden darf, so hat sich doch die Methode in der Praxis nicht durchsetzen können und gehört heute der Vergangenheit an. Sie hat in der ihr eng verwandten Bestrahlung vegetativer Ganglien, vor allem im Grenzstrangbereich, eine Fortsetzung gefunden.

3. Behandlung der Hypertonie durch Bestrahlung vegetativer Ganglien

Über die Beziehungen zwischen Strahlenwirkung, vegetativem Nervensystem und Hypertonie bestehen keine einheitlichen Vorstellungen. Auch Experimente haben keine Klarheit bringen können, zumal da das Verhalten blutdruckgesunder Versuchspersonen oder Versuchstiere kaum mit den Reaktionen hochdruckkranker Patienten verglichen werden kann. Wolmershäuser (1924), der sich als einer der ersten mit diesem Komplex befaßt hat, fand bei 30 Frauen, die wegen gynäkologischer Erkrankungen einzeitig bestrahlt wurden, in 25% der Fälle keine wesentliche Blutdruckänderung, während 75% eine Blutdrucksenkung um durchschnittlich 10—30 mm Hg aufwiesen, gleichgültig ob ursprünglich normale oder erhöhte Blutdruckwerte vorlagen. Wolmershäuser deutet dieses Blutdruckverhalten als Vaguswirkung, ausgelöst durch eine in der Haut als Bestrahlungsfolge auftretende Gefäßlähmung. Da der Blutdruckabfall bei vier Patientinnen mit arteriosklerotischer Hypertonie ausblieb, vertritt er außerdem die Auffassung, daß sich nur eine funktionelle Blutdrucksteigerung nicht aber eine organisch bedingte Hypertonie durch Strahlen beeinflussen läßt. Schroeder (1924) kommt auf Grund wiederholter Blutdruckmessungen bei 80 Bestrahlungspatientinnen ebenfalls zu der Schlußfolgerung, daß die strahlenbedingte Blutdrucksenkung durch eine Vagusreizung hervorgerufen wird. Hierbei spielt nach seiner Meinung die Strahlenwirkung auf den Gefäßnervenapparat eine wichtige Rolle. Von seinen Versuchspersonen ließen 82% eine der Strahlendosis proportionale Blutdruckdepression erkennen, die tagelang und zum Teil sogar wochenlang anhielt. Nur bei 18% der Fälle blieb der Blutdruck unverändert. Die Auffassung, daß die Blutdrucksenkung nach Bestrahlung einer Parasympathicusreizung entspringt, wird später auch von Suzuki (1931) geteilt, der bei weiblichen Kaninchen Percutanbestrahlungen des Unterbauches und Bestrahlungen des freigelegten Ganglion mesenteriale inferius vornahm.

Auf der Suche nach dem Angriffspunkt der Röntgenstrahlen im vegetativen Nervensystem gelangen Strauss und Rother (1924) auf Grund von Tierversuchen zu der Vorstellung, daß die Bestrahlung der Haut als der entscheidende Faktor anzusehen ist. Bei Kaninchen konnten sie nur dann eine Blutdrucksenkung beobachten, wenn Haut im Strahlenkegel lag. Ein Blutdruckabfall blieb dagegen aus, wenn die Haut des Bestrahlungsfeldes zurückgeklappt war oder wenn eine Parasympathicuslähmung durch Atropin vorlag. Die Meinung, daß die Hautbestrahlung für die Erzeugung einer Blutdruckdepression besonders wichtig ist, wird später auch von Del Buono (1929) und Bürgel (1950) vertreten. Dagegen kommen Bucky und Manheimer (1926) zu der entgegengesetzten Auffassung, daß die Blutdrucksenkung nach Röntgenbestrahlung nicht durch irgendwelche radiogene Effekte im Bereich der Haut ausgelöst wird. Während sie im Hinblick auf andere Wirkungen nachweisen konnten, daß Grenzstrahlen das vegetative Nervensystem der Haut beeinflussen, fanden sie bei 35 mit Grenzstrahlen behandelten Versuchspersonen keine signifikante Blutdrucksenkung.

Abweichend von den geschilderten Vorstellungen nimmt David (1927) an, daß die durch Strahlen hervorgerufenen Allgemeinwirkungen einschließlich der Blutdrucksenkung vorwiegend mit einer Herabsetzung des Sympathicotonus zu erklären sind. Auch Colaneri

(1933) deutet die strahlenbedingte Blutdruckdepression als Folge einer Sympathicusdämpfung. Das gleiche gilt für DELHERM und BEAU (1930, 1935), die ausdrücklich von einer Röntgentherapie des Sympathicus sprechen und in Anlehnung an die Ideen von LERICHE die Bestrahlung solcher Regionen bevorzugen, die reich an sympathischen Fasern sind. DESPLATS sowie LANGERON und DESPLATS zeigen zwar zunächst eine ähnliche Denkweise, betrachten das vegetative Nervensystem jedoch später (1937) als eine funktionelle Einheit, in der beide Komponenten, sowohl der Sympathicus als auch der Parasympathicus von den Strahlen beeinflußt werden. Auf diese amphotrope Wirkung der Röntgenstrahlen wird auch von ASCARELLI (1938) hingewiesen.

Eine Sonderstellung beansprucht die Theorie von ELLINGER (1928), der, auf umfangreiche Experimente gestützt, davon überzeugt ist, daß unter der Bestrahlung im Gewebe Histamin gebildet wird und daß die Blutdrucksenkung einen Histamineffekt darstellt. Auch PAUSDORF und NELL (1930) fassen die Blutdrucksenkung nach Bestrahlung als eine humorale Wirkung auf. Bei 60 langzeitig kontrollierten Bestrahlungspatienten fanden sie einen wellenförmigen Verlauf der Blutdruckkurve im Sinne wiederholter Blutdrucksenkungen. Die Wellenform war bei Fällen mit erheblichem Zellzerfall besonders ausgeprägt. Das Maß des Blutdruckabfalles stieg mit der Stärke der Allgemeinreaktion. Daraus wird von PAUSDORF und NELL geschlossen, daß die Blutdrucksenkung nach Bestrahlung als Teil einer durch Zellzerfall ausgelösten Allgemeinreaktion mit erhöhter Reizbarkeit des vasodilatierenden Apparates im Sinne von LAZAREW und LAZAREWA (1926, 1927) angesehen werden muß. Eine gewisse Verwandtschaft mit diesen Erklärungsversuchen besitzen die Anschauungen von WINTZ (1940), der die Blutdrucksenkung durch Bestrahlung mit dem Blutdruckabfall im Schock vergleicht, da sowohl die Bestrahlungsreaktion als auch der Schock einen vagotonen Charakter tragen.

Neuere Untersuchungen über die Beeinflussung des Blutdruckes durch Röntgenstrahlen stammen von SCHNEIDER und DÜRRE (1948), die bei sieben gesunden Versuchspersonen innerhalb der ersten 2 Stunden nach paravertebraler Bestrahlung einen geringen, aber deutlichen Blutdruckabfall feststellten. BEDÜRFTIG und GRÜPNER (1949) fanden bei 60 im Thoraxbereich bestrahlten Tumorpatienten in 90% der Fälle ein Absinken des Blutdruckes um 20—30 mm Hg mit nachfolgendem langsamen Wiederanstieg. Sie deuten diese Beobachtung im Zusammenhang mit anderen flüchtigen Kreislauferscheinungen als eine vorübergehende, strahleninduzierte Vagotonie. Schließlich berichtet BÜRGEL, daß bei 72 von 82 bestrahlten Versuchspersonen ein Blutdruckabfall um durchschnittlich 20 mm Hg in Erscheinung trat, wobei systolischer und diastolischer Druck ein paralleles Verhalten zeigten.

Über die klinische Anwendung der Röntgenbestrahlung vegetativer Ganglien zur Hochdruckbehandlung liegen nur spärliche Mitteilungen vor. Das von LANGERON und DESPLATS geübte Vorgehen ist bereits bei der Abhandlung der Nebennierenbestrahlung erwähnt worden. Ähnlich wie sie verwenden auch DELHERM und BEAU zwei paravertebrale Felder in der Thorakolumbalregion. Bei wöchentlich zweimaliger Bestrahlung erhält jedes Feld drei bis viermal 400 R fr (etwa 190 R OD) unter Tiefentherapiebedingungen. Die Behandlungsergebnisse sind denen von ZIMMERN und COTTENOT ähnlich. Gute Resultate ergaben sich, wenn die Hypertonie nicht mit einer Arteriosklerose oder einer Albuminurie einherging. Auch Fälle mit klimakterischem Hochdruck ließen sich günstig beeinflussen. Ein Fall, bei dem die übliche Bestrahlungstechnik versagte, besserte sich erst nach zusätzlicher Bestrahlung der Herzgegend.

Im vorliegenden Zusammenhang ist schließlich noch die von HEDFELD geübte Bestrahlung des thorakalen Sympathicus zu nennen, über die WOLF (1951) berichtet. Ein auf die Gegend des 5. bis 12. Brustwirbels aufgesetztes 10×15 cm großes Feld erhält unter Tiefentherapiebedingungen in Abständen von 8—10 Tagen drei Bestrahlungen zu je 40% der HED, das sind in diesem Falle 300 R OD, bzw. 20% der HED, gleich 150 R Herddosis im Grenzstrangbereich. Die Serie wird je nach Reaktion nach 6—8 Wochen Pause wiederholt. Das Krankengut umfaßt 34 Patienten, vorzugsweise mit essentieller Hypertonie.

Davon zeigten sieben auch nach zwei Bestrahlungsserien keine nennenswerte Blutdrucksenkung. Es handelte sich dabei um Fälle von blassem Hochdruck. Bei allen anderen stellte sich nach 2—4 Wochen ein charakteristischer, meistens wellenförmiger Blutdruckabfall ein. Die Minimalwerte waren nach 1—4 Monaten erreicht. Dann folgte ein langsamer Blutdruckanstieg und nach 18 Monaten lag der Blutdruck kaum noch unter den Ausgangswerten. Das subjektive Befinden wies nach 3 Monaten in 72% der Fälle und nach 22 Monaten in 60% der Fälle eine wesentliche Besserung auf. Fünf Patienten, denen mit der geschilderten Bestrahlung nicht geholfen werden konnte, erhielten zusätzlich Zwischenhirnbestrahlungen, allerdings ohne Erfolg. Aus den geschilderten Ergebnissen leitet Wolf die Forderung ab, vor eingreifenden Operationen erst den Versuch einer Bestrahlung zu unternehmen.

Der aus den zitierten Mitteilungen zum Ausdruck kommende Mangel an gesicherten Kenntnissen über die Wirkungsweise der Hochdruckbestrahlung, die Flüchtigkeit der zu erzielenden Blutdrucksenkungen und die vor allem in den letzten 15 Jahren gestiegenen Strahlenschutzforderungen haben dazu geführt, daß die Bestrahlung der vegetativen Ganglien heute kaum noch zur Behandlung der Hypertonie herangezogen wird (Glauner, 1948; Birkner und Trautmann, 1958; Scherer, 1958). Sie kann deshalb, ebenso wie die Nebennierenbestrahlung, als historisch angesehen und der Vergangenheit zugerechnet werden.

4. Behandlung der Hypertonie durch Hypophysen-Zwischenhirnbestrahlung

Der Bestrahlung des Hypophysen-Zwischenhirngebietes zur Behandlung der Hochdruckkrankheit liegen unterschiedliche Anschauungen über die Pathogenese des Leidens und über die Wirkungsweise der Röntgenstrahlen zugrunde. Voneinander unabhängig wenden Drouet (1934) und Hutton (1934) als erste die Hypophysenbestrahlung zur Therapie der Hypertonie an. Mit der erfolgreichen Hypophysenbestrahlung von zwei hochdruckkranken Frauen bemüht sich Drouet, die Existenz einer hypophysären Hypertonie zu beweisen. Dagegen vertreten Hutton sowie Hutton, Culpepper und Olson (1935, 1936) die Meinung, daß die essentielle Hypertonie durch eine Überfunktion der Hypophyse und der Nebennieren hervorgerufen wird. Sie nehmen einmal eine direkte Blutdruckbeeinflussung über den Hypophysenhinterlappen und andermal eine Stimulierung der Nebennieren mit Steigerung der Adrenalinproduktion und Sympathicotonie an. Zugleich messen sie der Hypophysen- und Nebennierenüberfunktion auch eine Bedeutung für die Pathogenese des Diabetes mellitus bei, den sie mit dem Hochdruck in enge Verbindung bringen. So fanden sie beispielsweise bei zwei Drittel ihrer Hypertoniepatienten eine diabetische Zuckerbelastungskurve. Entsprechend benutzen sie die Bestrahlung der Hypophyse und der Nebennieren nicht nur zur Hochdruckbehandlung, sondern auch als antidiabetische Therapie.

Weiterhin ist Schittenhelm (1939) von engen Beziehungen zwischen Hypophyse, Nebennieren und Hochdruck überzeugt, so daß er hierin einen Ansatzpunkt für radiologische und chirurgische Maßnahmen sieht. Auch Pendergrass, Griffith, Padis und Barden (1947) machen eine Hypophysenüberfunktion für die Entwicklung mancher Hypertonien verantwortlich. Ähnlich wie Drouet sprechen sie von einem hypophysären Typ der Hochdruckkrankheit. Bei diesem liegt nach ihrer Meinung eine vermehrte Inkretion von Pressorhormonen vor, die mit einer gesteigerten Ausschüttung antidiuretischen Hormons gekoppelt ist. Eine Hypophysenbestrahlung halten sie deshalb dann für sinnvoll, wenn die Untersuchung des antidiuretischen Hormons im Serum positiv ausfällt. Schließlich baut auch Hantschmann (1953) auf der Beeinflussung inkretorischer Hypophysenfunktionen auf. Durch die Beobachtung angeregt, daß bei der Bestrahlung des Morbus Cushing neben der Adipositas und dem Diabetes auch der Hochdruck zurückgeht, führt er die Hypophysenbestrahlung bei solchen Patienten mit essentieller Hypertonie durch, die in ihren Symptomen dem Morbus Cushing nahestehen. Er berührt damit die Vorstellungen von Culpepper, Maden, Olson und Hutton (1938) sowie von Hutton u.

Mitarb. (1949), die das konstitutionell bedingte Zusammentreffen von Hypertonie, Diabetes und Fettsucht mit einer Funktionsstörung der Hypophyse in Zusammenhang bringen und damit die Hypophysenbestrahlung begründen.

Eine andere Gruppe von Autoren führt die Entwicklung der essentiellen Hypertonie weniger auf endokrine Sekretionsanomalien als vielmehr auf Fehlsteuerungen im vegetativen Nervensystem zurück. LANGER (1935) vertritt die Auffassung, daß die der Blutdruckerhöhung zugrunde liegenden Gefäßspasmen durch eine gesteigerte Erregung des vegetativen Nervensystems zustande kommen und daß der Hypertoniker eine ererbte Labilität des vegetativen Nervensystems besitzt. Er verweist in diesem Zusammenhang auf die Häufigkeit vegetativer Erscheinungen bei Hochdruckpatienten. Entsprechend ist er fest davon überzeugt, daß die Bestrahlung am übererregten vegetativen Nervensystem angreift, dieses dämpft und so das gestörte vegetative Gleichgewicht wiederherstellt. Aus diesem Grunde kombiniert er die Bestrahlung der vegetativen Zentren im Hypophysen-Zwischenhirngebiet mit der Bestrahlung der vegetativen Ganglien des Grenzstranges. GLAUNER (1938) schließt sich den geschilderten Vorstellungen über die Wirkungsweise der Röntgenstrahlen auf das vegetative Nervensystem an und befürwortet das von LANGER angewandte Bestrahlungsverfahren, wenn er die Hypertonie auch später (1948) kaum noch als Indikation zur Strahlenbehandlung anerkennt. HESS (1947) hält die Beeinflussung des vegetativen Nervensystems ebenfalls für das bei der Hochdruckbestrahlung wirksame Prinzip. Ähnlich wie LANGER bestrahlt er die vegetativen Zentren und den Grenzstrang gleichzeitig. Übrigens sind auch SHEFFER und KUSHELEVSKY (1948) der Meinung, daß die Hypertonie auf der Basis einer erhöhten Aktivität des vegetativen Nervensystems entsteht. Besondere Bedeutung messen sie der Tätigkeit des Zwischenhirns und des Hirnstammes mit dem Vasomotorenzentrum zu, die entsprechend in den Mittelpunkt der Strahlenbehandlung gestellt werden. Schließlich vertreten MAVRODINOV, TOŠKOVA, BOTEV, RADUILSKA und DOBREVA (1955) sowie GORINSTEJN (1956) die Auffassung, daß die Strahlentherapie der Hochdruckkrankheit am vegetativen Nervensystem angreift und auf die vegetativen Zentren gerichtet werden soll.

Die Durchführung der Behandlung, vor allem aber die Bestrahlungstechnik wird von den einzelnen Autoren recht unterschiedlich gehandhabt. HUTTON u. Mitarb., die zweifellos die größten Erfahrungen besitzen, sowie später auch SCHITTENHELM wählen zwei 10×10 cm große Schläfenfelder für die Hypophysenbestrahlung und ein 15×15 cm großes mediales Rückenfeld zur Bestrahlung beider Nebennieren. Bei 50 cm Focus-Hautabstand, 120 kV, 3 mm Al-Filterung und 3—5 mA werden alle drei Felder mit je 50 R ED belastet und diese Bestrahlungen in wöchentlichen Abständen bis zu fünfmal verabreicht, wenn nicht schon die erste Sitzung zum Ziel führt. Sechs solche Bestrahlungen bilden eine Serie. Meistens sinkt der Blutdruck nach der ersten Sitzung nur vorübergehend, um dann nach weiteren Bestrahlungen unter dem Ausgangswert zu bleiben. Manchmal tritt der Blutdruckabfall überhaupt erst nach mehreren Sitzungen ein. Wenn der Blutdruck später nach einem längeren oder kürzeren Intervall erneut ansteigt, wird die gleiche Serie so oft wie notwendig wiederholt. Auffälliger als die zum Teil erhebliche Blutdrucksenkung ist der Schwund subjektiver Beschwerden. Kopfschmerzen und Schwindelgefühl hören auf, Arbeitsfähigkeit und Leistungsfähigkeit nehmen zu, bisweilen erfolgt sogar eine sexuelle Verjüngung mit Regulierung der Menstruation. Klimakterische Beschwerden lassen nach. Störungen seitens der Hypophyse oder der Nebennieren treten nicht auf. Lediglich nach der Verwendung höherer Einzeldosen, vor denen mehrfach gewarnt wird, können im Anschluß an die Hypophysenbestrahlung Übelkeit und Kopfschmerzen entstehen, die nach der Nebennierenbestrahlung wieder schwinden.

LANGER benutzt zwei große Schläfenfelder und zwei paravertebrale Feldpaare, die in der Höhe vom 1. Brustwirbel bis zum 2. Lendenwirbel übereinander angeordnet werden. Die Schläfenfelder erhalten 150—200 R OD und die paravertebralen Felder je 200 R OD unter Tiefentherapiebedingungen als Einzeldosis, wobei an einem Tag das eine Schläfenfeld zusammen mit dem cranialen Feldpaar und an einem anderen Tag das zweite Schläfenfeld mit dem caudalen Feldpaar bestrahlt werden. Die Reaktion des Blutdruckes ist zweiphasig. Auf eine vorübergehende Blutdrucksteigerung folgt ein Blutdruckabfall. Eine Wiederholung der Bestrahlung erfolgt erst, wenn der Blutdruck erneut permanent ansteigt. Neben der Blutdrucksenkung kommt es 8—14 Tage nach der Bestrahlung zu einer subjektiven Besserung in der Art, wie sie von Hutton geschildert worden ist. Die gleiche Bestrahlungstechnik wird von Glauner und Hess empfohlen.

Abweichend von Hutton und Langer beschränken sich andere Autoren auf die Bestrahlung der Hypophysen-Zwischenhirnregion. Huet (1939) setzt zwei temporale, zwei frontale und zwei maxillare Felder sowie gelegentlich auch noch zwei Jochbeinfelder an. Unter Verwendung von 150 kV, 8 mm Al-Filterung, Bestrahlung je eines Feldes pro Sitzung und Durchführung von zwei Sitzungen wöchentlich erhält jedes Feld 225 R OD, so daß eine Gesamtoberflächendosis von 1350—1800 R resultiert. Sheffer und Kushelevsky geben unter Tiefentherapiebedingungen auf zwei temporale Felder, ein frontales Feld und ein occipitales Feld in der Größe 6×8 cm je 72 R OD ein- oder mehrmals. Hantschmann paßt die Strahlendosis dem Einzelfall an. Mavrodinov u. Mitarb. wählen zwei temporale Felder 6×8 cm und applizieren pro Feld 6—8 mal 50—150 R OD einer mit Kupfer gefilterten Strahlung. In Übereinstimmung mit Hutton weisen sie darauf hin, daß kleine Einzeldosen bei günstigerer Wirkung besser vertragen werden. Der Blutdruck steigt während der Bestrahlung oft etwas an und liegt 14 Tage nach Bestrahlungsende unter dem Ausgangswert. Einem Wiederanstieg am Ende des 1. Monats folgt eine nochmalige Senkung am Ende des 2. Monats, bis nach dem 3. Monat der Ausgangswert wieder erreicht ist. Auch die bei 90% der Kranken auftretende subjektive Besserung zeigt einen wellenförmigen Verlauf. Die Kombination mit medikamentöser Behandlung und Schlaftherapie erscheint aussichtsreich. Gorinstejn verabreicht auf ein Stirnfeld und zwei Schläfenfelder 6×8 cm in Abständen von 3 Tagen nacheinander 100 R OD. Neben einer wesentlichen Blutdrucksenkung tritt auch eine Besserung der Beschwerden, vor allem der Kopfschmerzen ein.

Während sich die zitierten Therapeuten mit verhältnismäßig niedrigen Strahlendosen begnügen, geben Pendergrass u. Mitarb. 1000 R am Herd. Dabei spielt die Patientenauswahl eine wichtige Rolle. Es werden nur Fälle bestrahlt, bei denen der Nachweis von antidiuretischem Hormon im Serum auf eine vermehrte Ausschüttung von Pressorhormonen und damit auf das Vorliegen eines hypophysären Hochdruckes schließen läßt. Dieser diagnostische Umweg ist notwendig, da es keinen Test gibt, mit dem die Pressorhormone selbst erfaßt werden können. Hat die Bestrahlung Erfolg, dann wird die Probe auf antidiuretisches Hormon negativ. Tritt kein Erfolg ein, dann bleibt die Probe positiv. In diesem Fall kann die Bestrahlung nach 3 Monaten wiederholt werden.

Über die Ergebnisse der Hypophysen-Zwischenhirnbestrahlung liegen keine vergleichbaren Angaben vor. Es erweist sich deshalb als notwendig, die jeweiligen Erfahrungen einzeln aufzuführen. Drouet berichtet über zwei Patientinnen, die erfolgreich bestrahlt wurden und denen es noch nach 3 bzw. 5 Monaten gut ging. Hutton u. Mitarb. (1950) konnten mit ihrer kombinierten Hypophysen-Nebennierenbestrahlung bei 413 Kranken in 75% der Fälle eine subjektive Besserung herbeiführen und in 70% der Fälle den Blutdruck um rund 30 mm Hg systolisch sowie rund 10 mm Hg diastolisch senken. Jüngere Patienten und Kranke mit einer kurzzeitig bestehenden Hypertonie zeigten die günstigsten Resultate. In der Regel hörte die Wirksamkeit der bei Bedarf mehrfach wiederholten Bestrahlungen nach etwa 6—8 Jahren auf. Schittenhelm, der die gleiche Methode an einigen wenigen Fällen ausprobierte, erzielte nur vorübergehende Blutdrucksenkungen und konnte die vielversprechenden Ergebnisse Huttons nicht bestätigen.

Langer erzielte die besten Erfolge bei relativ jungen Patienten mit gesteigerter Erregbarkeit im Sinne einer neurozirkulatorischen Asthenie. Auch bei Fällen mit klimakterischem Hochdruck trat häufig eine erstaunliche Besserung ein. Huet wandte die Hypophysenbestrahlung bei zehn Frauen mit klimakterisch-paroxysmalen Blutdrucksteigerungen an. Er erzielte zwei schlagartige Heilungen, sechs deutliche Erfolge und zwei mäßige Besserungen, wobei sich der systolische Blutdruck besser beeinflussen ließ als der diastolische. SHEFFER und KUSHELEVSKY beobachteten bei 53 von 65 Patienten eine deutliche Besserung. Hiervon wiesen fünf Kranke nur eine subjektive Besserung ohne Blutdrucksenkung und fünf Fälle eine Blutdrucksenkung ohne subjektive Besserung auf. HANTSCHMANN sah bei der Mehrzahl der Fälle mit kurzzeitig bestehender Hypertonie und besonders bei Frauen im Klimakterium jahrelang anhaltende Blutdrucksenkungen, während Kranke mit einem alten Hochdruckleiden nicht beeinflußt wurden. MAVRODINOV u. Mitarb., die über 30 Patienten berichten, stellten in 90% der Fälle einen Schwund der subjektiven Beschwerden fest. Der Blutdruck sprach im Stadium des labilen Hochdruckes am besten an, reagierte aber auch noch bei stabilem Hochdruck und beim Vorliegen einer Gefäßsklerose. Auch GORINSTEJN registrierte bei 43 Kranken mittleren Alters erfreuliche Blutdrucksenkungen um durchschnittlich 27 mm Hg systolisch bzw. 10 mm Hg diastolisch bei labilem Hochdruck (10 Fälle), 23 mm Hg systolisch bzw. 12 mm Hg diastolisch bei stabilem Hochdruck (21 Fälle) und 12 mm Hg systolisch bzw. 6 mm Hg diastolisch bei malignem Hochdruck (12 Fälle). Die subjektiven Beschwerden besserten sich vor allem bei Kranken der ersten beiden Gruppen. Die Spätergebnisse werden ebenfalls als gut bezeichnet.

Eine gewisse Sonderstellung nehmen die Erhebungen von BEST, COE, MOORE, REED und CLAY (1950) ein, die bei 25 Patienten auf zwei temporale, 6×8 cm große Felder je 2000 R ED verabreichten und die Strahlenwirkung mit dem Verhalten von 18 Kranken vergleichen, denen nur eine Scheinbestrahlung gegeben wurde. Von den 25 bestrahlten Fällen zeigten nur drei einen signifikanten Blutdruckabfall von 30 mm Hg systolisch und 20 mm Hg diastolisch, während 17 subjektiv gebessert wurden. Von den 18 scheinbestrahlten Fällen wiesen dagegen 14 eine subjektive Besserung auf! Die Autoren schließen daraus, daß es nicht angezeigt ist, Hochdruckpatienten mit Hypophysenbestrahlungen zu behandeln. Kritisch muß hierzu bemerkt werden, daß es sicher nicht angeht, die bei einer derartig hoch dosierten Bestrahlung gesammelten Erfahrungen auf die von fast allen anderen Autoren empfohlene Verwendung kleiner Strahlendosen zu übertragen. So weist z.B. HUTTON ausdrücklich darauf hin, daß sich nur mit niedrigen Dosen gute Ergebnisse erzielen lassen, während hohe Dosen schlechte Resultate erbringen.

Mit Komplikationen ist die Hypophysen-Zwischenhirnbestrahlung nicht belastet. Klinisch wenig bedeutsame Nebenwirkungen, wie beispielsweise eine flüchtige Verstärkung der Kopfschmerzen, lassen sich durch die Wahl niedriger Strahlendosen vermeiden. Bei Erbrechen soll mit der Bestrahlung ausgesetzt werden (HUTTON).

Für die Indikationsstellung zur Hypophysen-Zwischenhirnbestrahlung bei Hochdruck ist vor allem der Gesichtspunkt maßgebend, daß sich mit ihr fast immer nur zeitlich begrenzte Blutdrucksenkungen erzielen lassen. Sie unterscheidet sich deshalb nicht von anderen Therapiemethoden und muß als eine von vielen Behandlungsmöglichkeiten angesehen werden. Da sie jedoch nicht so indifferent ist wie andere Verfahren, kann man sie keinesfalls als Routinebehandlung empfehlen. Das gilt einmal im Hinblick auf die Tendenz, bei nichtgeschwulstartigen Erkrankungen mit Strahlen zu sparen, soweit es möglich ist. Andermal bereitet es aber auch ein gewisses Unbehagen, die in oberster Instanz für die Regulierung aller Lebensfunktionen verantwortlichen Zentren einem nicht in allen Konsequenzen übersehbaren Eingriff, wie ihn die Röntgenbestrahlung nun einmal darstellt, auszusetzen. Die Bestrahlung kommt daher nur für Einzelfälle in Frage, bei denen die internistische Therapie keinen zufriedenstellenden Zustand herzustellen in der Lage ist. Sie mag deshalb gelegentlich angebracht sein, wenn im Klimakterium auftretende Blutdrucksteigerungen mit stärkeren, anders kaum zu beeinflussenden Beschwerden einhergehen oder aber wenn Fälle von labilem Hochdruck mit lästigen, therapieresistenten Begleiterscheinungen verbunden sind. Eine gewisse Berechtigung besitzt die Hypophysen-Zwischenhirnbestrahlung weiterhin offenbar auch bei der paroxysmalen Hypertonie. Im übrigen aber erscheint es zweckmäßig, Zurückhaltung zu üben. Das gilt besonders für Fälle mit einem alten fixierten Hochdruckleiden oder beim Vorliegen einer sekundären

Gefäßsklerose. Die Existenz eines pectanginösen Syndroms stellt allerdings kein Hindernis für die Bestrahlung dar (Hutton). Als echte Kontraindikation darf dagegen eine Niereninsuffizienz angesehen werden (Pendergrass u. Mitarb.). Das gleiche gilt für eine Herzinsuffizienz, wenn bereits irreversible Gefäßveränderungen vorhanden sind Gorinstejn).

5. Behandlung der Hypertonie durch Bestrahlung des Sinus caroticus

Obwohl bis heute nicht bekannt ist, welche Rolle die Funktion der Presso- und Chemoreceptoren des Sinus caroticus bei der Entstehung pathologischer Blutdrucksteigerungen im allgemeinen und bei der Entwicklung der essentiellen Hypertonie im besonderen spielt, werden seit fast 30 Jahren Versuche unternommen, die Röntgenbestrahlung des Sinus caroticus für die Hochdruckbehandlung nutzbar zu machen. Carulla, Queralto und Gonzalez (1932), die sich als erste mit dieser Arbeitsrichtung befaßt haben, gehen von dem Gedanken aus, daß eine Reizung der Nervenenden im Sinus caroticus den Blutdruck herabsetzt und daß die Röntgenstrahlen ein geeignetes Mittel sind, einen solchen Reiz auszuüben. Sie betrachten deshalb die Carotissinusbestrahlung zur Therapie der Hypertonie als echte Röntgenreizbestrahlung. Lami und Toniolo (1938) nehmen sogar an, daß die Röntgenbestrahlung den wirksamsten und am längsten anhaltenden Reiz auf die Carotissinusnerven überhaupt ausübt. Auch Chamba (1939) hält die Erregung der Nerven des Sinus caroticus für das entscheidende Wirkungsprinzip.

Demgegenüber deutet Capua (1935) die Blutdrucksenkung nach Bestrahlung des Sinus caroticus als eine Reaktion des vegetativen Nervensystems, ähnlich wie sie durch Grenzstrang- oder Hypophysen-Zwischenhirnbestrahlungen ausgelöst wird. Zweifellos verdient diese zuletzt genannte Denkweise den Vorzug vor der Annahme einer strahleninduzierten Erregungssteigerung; denn alle experimentellen und therapeutischen Erfahrungen weisen auf einen erregungs- und erregbarkeitsdämpfenden Einfluß der Röntgenstrahlen hin. Es leuchtet deshalb nicht ein, daß die Bestrahlung gerade hier die Erregung fördern soll. Dazu kommt, daß die Carotissinusnerven mit dem Sympathicus in unmittelbarer Verbindung stehen und daß ihre Durchtrennung nach Ausschaltung des Sympathicus durch Sympathektomie nicht, wie sonst üblich, einen Entzügelungshochdruck hervorruft (Wollheim und Moeller). Es erscheint deshalb durchaus berechtigt, die Röntgenbestrahlung des Sinus caroticus als Sonderform der Bestrahlung des vegetativen Nervensystems anzusehen.

Für die Durchführung der Bestrahlung wird der Strahlenkegel auf die Gegend zwischen Zungenbeinhorn und Unterkieferwinkel gerichtet. Die Größe des Bestrahlungsfeldes beträgt 4×4 cm bis 6×8 cm. Auch runde Bestrahlungsfelder mit einem Durchmesser von 6—7 cm werden angewandt. Die Bestrahlung kann einseitig oder beiderseitig erfolgen. Während Carulla u. Mitarb. die Auffassung vertreten, daß sich die Bestrahlungen beider Seiten kumulieren, steht Flipo (1947) auf dem Standpunkt, daß die alleinige Bestrahlung der linken Carotisgegend ebenso wirksam ist wie die Bestrahlung beider Seiten. Die Mehrzahl der Autoren wählt eine harte, mit Schwermetall gefilterte Strahlung. Andere Therapeuten bevorzugen die Bedingungen der Halbtiefentherapie mit Spannungen um 120 kV und Aluminiumfilterung (Chamba, Flipo, Audier und Almaric, 1951). Die Dosierung und die zeitliche Dosisverteilung werden sehr unterschiedlich gehandhabt. Die Einzeldosis liegt meistens zwischen 40 und 60 R an der Oberfläche. Nur wenige Autoren strahlen 100—150 R OD in einer Sitzung ein (Flipo, Alieri, 1949; Loos, 1951; Audier und Almaric). Lami und Toniolo empfehlen, die Bestrahlung nach 2—3 Tagen zu wiederholen. Marquès, Fabre und Cohen (1939) geben auf jede Carotisregion zweimal 50—100 R Herddosis in zweitägigen Abständen. Flipo, der die linke Carotisgegend mit 50—100 R OD bestrahlt, wiederholt die Bestrahlung erst, wenn der Blutdruck erneut ansteigt. Er gibt an, durchschnittlich mit zwei bis drei Bestrahlungen im Jahr auszukommen. Andere Therapeuten verabreichen mehrere Bestrahlungen. Nach Chiorazzo (1938) soll die auf beide Carotisfelder auftreffende Gesamtdosis nicht kleiner sein als 200—300 R OD. Zanetti (1935, 1936) tritt für eine erheblich höhere Gesamtdosis ein. Er appliziert in 20 Sitzungen je 60 R OD, wobei wöchentlich drei Sitzungen stattfinden. Die höchsten Dosiswerte werden von AUDIER und ALMARIC angegeben. Im Verlauf von 2 Wochen verabreichen sie in sechs Sitzungen auf jede Carotisgegend 900 R OD unter Halbtiefentherapiebedingungen.

Neben der alleinigen ein- oder beiderseitigen Bestrahlung des Sinus caroticus werden auch Kombinationen dieses Verfahrens mit der Bestrahlung des Halssympathicus (ANZILOTTI, 1940), der Herz-Aortenregion (MUSCETTOLA, 1941) oder der Hypophysengegend (PORCHOWNIK und MAISLICH, 1941) empfohlen. ANZILOTTI gibt in einem Zeitraum von 22 Tagen unter Tiefentherapiebedingungen auf zwei 6 × 8 cm große Carotisfelder je dreimal 50 R OD und auf ein dorsales Halsfeld 9 × 12 cm viermal 100 R OD. MUSCETTOLA bestrahlt nur ein Carotisfeld mit 50 R OD und belegt zusätzlich ein Sternalfeld 8 × 10 cm mit 75—100 R OD. PORCHOWNIK und MAISLICH verbinden die beiderseitige Carotisbestrahlung mit einer Hypophysenbestrahlung. In Abständen von 2—3 Tagen applizieren sie 150—200 R OD als Einzeldosen bis zu einer Gesamtdosis von 900—1200 R an der Oberfläche.

Über die Bestrahlungswirkung teilen CARULLA, QUERALTO und GONZALEZ mit, daß sich bei ihren Patienten bald nach der Bestrahlung eine kurzdauernde Blutdrucksteigerung mit anschließendem Blutdruckabfall einstellte, wenn sie Einzeldosen von 80—100 R OD anwandten. Gaben sie dagegen nur 40—50 R OD, dann blieb jede Blutdrucksteigerung aus und der Blutdruck sank unmittelbar ab. FRATINI (1935) fand dagegen keine derartig strengen Dosis-Wirkungsbeziehungen. Auch andere Autoren, die wie z.B. FLIPO mit Einzeldosen von 100 R an der Oberfläche arbeiteten, konnten keine initiale Blutdrucksteigerung beobachten. Übereinstimmend wird vielmehr auf einen raschen, oft schon 5—10 min nach der Bestrahlung (TOSETTI, 1948) eintretenden Blutdruckabfall bis zu 50 mm Hg hingewiesen. Nach einigen Stunden beginnt der Blutdruck wieder zu steigen, um nach wenigen Tagen wieder zum Ausgangswert zurückzukehren, wenn er nicht zuvor durch eine zweite Bestrahlung nochmals, nunmehr allerdings nachhaltiger gesenkt wird (LAMI und TONIOLO). Der systolische Blutdruck erfährt meistens eine stärkere Depression als der diastolische. Außerdem wirkt die Bestrahlung um so mehr und um so langdauernder, je höher der Ausgangsblutdruck ist (FRATINI, LAMI und TONIOLO). Daneben führen vor allem mehrfach wiederholte Bestrahlungen zu einer anhaltenden Blutdrucksenkung. CARULLA u. Mitarb. fanden noch 50 Tage nach einer derartigen Behandlung einen gegenüber dem Ausgangswert um 50 mm Hg gesenkten Blutdruck. ZANETTI erzielte mit seiner auf 20 Sitzungen ausgedehnten Bestrahlung sogar langdauernde Blutdruckdepressionen um durchschnittlich 70 mm Hg! FLIPO beobachtete, daß sich der Blutdruck bei seinen im Jahr ungefähr dreimal bestrahlten Patienten nach rund dreijähriger Behandlungsdauer auf etwa 160 mm Hg einstellte und nicht wieder anstieg.

Zugleich mit der Blutdrucksenkung tritt eine erfreuliche Linderung der Beschwerden ein (FRATINI). Kopfschmerzen und Schwindel werden geringer oder verlieren sich völlig. Es kommt aber auch zu subjektiven Besserungen, ohne daß der Blutdruck nennenswert absinkt (LAMI und TONIOLO). In anderen Fällen bleibt die Beschwerdefreiheit oder -linderung über die Dauer der Blutdruckdepression hinaus bestehen. Es existiert also kein sicherer Zusammenhang zwischen subjektiver und objektiver Strahlenwirkung. Meistens ist die subjektive Wirkung besser als die objektive, so daß die Bestrahlung in erster Linie palliative Bedeutung besitzt (LAMI und TONIOLO; MUSCETTOLA; AUDIER und ALMARIC).

Die Leistungsfähigkeit der Carotisbestrahlung wird recht unterschiedlich beurteilt. Eine ausgesprochen positive Einstellung stammt von CARULLA, QUERALTO und GONZALEZ, die gemeinsam mit CHAMBA auf die leichte Durchführbarkeit und die Gefahrlosigkeit des Verfahrens hinweisen. Weiterhin vertreten sie in Übereinstimmung mit FRATINI die Auffassung, daß die Bestrahlung des Sinus caroticus bei jeder Hochdruckform, gleich welcher Ätiologie, zur Blutdrucksenkung führt. LAMI und TONIOLO sind dagegen der Meinung, daß Patienten mit beginnendem oder klimakterischen Hochdruck am besten reagieren. ZANETTI sah bei zwei Kranken mit essentieller Hypertonie und bei zwei Frauen mit klimakterischer Blutdrucksteigerung einen guten Erfolg. FLIPO erzielte bei 54 von 77 Patienten mit Ausgangsblutdruckwerten über 200 mm Hg ein günstiges Ergebnis. Die durchschnittliche Blutdrucksenkung betrug 50 und 54 mm Hg. Auffällig war, daß sich unter den 23 nicht beeinflußten Fällen 14 Kranke mit Aortenvitien befanden. Bei keinem Patienten trat eine Verschlechterung ein. Audier und Almaric bestrahlten 34 Fälle mit schweren hochdruckbedingten Schwindelerscheinungen. Die Behandlung versagte bei sechs Patienten. Bei allen anderen kam es zu einer deutlichen, wenn auch teilweise nur vorübergehenden Blutdrucksenkung. Auch bei Wiederanstieg des Blutdruckes blieben die subjektiven Beschwerden nicht selten verschwunden. Porchownik und Maislich konnten mit der kombinierten Bestrahlung des Sinus caroticus und der Hypophyse bei 50 Kranken in 76 % der Fälle einen Blutdruckabfall um 20—25 mm Hg und in 88 % der Fälle eine Besserung der Beschwerden herbeiführen. Die Besserungen hielten mehrere Wochen oder Monate an. Traten erneut Beschwerden in Erscheinung, dann brachte eine nochmalige Bestrahlung rasch Besserung. Sechs Patienten, die zur Kontrolle Scheinbestrahlungen erhielten, zeigten weder einen Blutdruckabfall noch eine Beschwerdelinderung.

Andere Autoren sind mit der Methode weniger zufrieden. Attili (1934) erzielte teilweise bemerkenswerte, teilweise aber auch nur kurz dauernde Erfolge. Gavazzeni (1934, 1936) sah ebenfalls gute und recht mäßige Ergebnisse nebeneinander. Von 18 Patienten wiesen zwölf eine unterschiedliche Blutdrucksenkung auf, während sechs nicht auf die Bestrahlung ansprachen. Maleki (1946) probierte die Methode bei zehn Hochdruckerkrankungen verschiedener Pathogenese aus und fand nur dreimal eine nennenswerte, anhaltende Blutdruckdepression. Einmal stellte sich ein vorübergehender Blutdruckabfall ein, sechsmal schwanden nur die subjektiven Symptome. Trotz dieses bescheidenen Resultates tritt Maleki für eine systematische Anwendung der Carotissinusbestrahlung ein, da andere Verfahren noch weniger leisten und die Bestrahlung als ungefährlich angesehen wird. Alieri beobachtete bei fünf Kranken nur einen unbedeutenden, wechselnden Einfluß auf den Blutdruck bei gleichzeitiger subjektiver Besserung.

Die ungünstigsten Erfahrungen machte Loos. Er bestrahlte 40 Kranke mit essentieller Hypertonie und Blutdruckwerten über 200 mm Hg. Meistens handelte es sich um klimakterische Frauen. Im Gegensatz zu allen anderen Autoren erhielt er nur einzelne, vorübergehende Blutdrucksenkungen und in keinem Fall einen anhaltenden Erfolg. Loos bezeichnet dieses Ergebnis mit Recht als enttäuschend und schließt daraus, daß seine in Anlehnung an Flipo gestaltete Bestrahlungstechnik wertlos ist.

Komplikationen oder greifbare Gefahren treten als Folge der Carotisbestrahlung nicht ein. Lediglich Chamba berichtet, daß manche Patienten über das Gefühl der Schwere im Kopf klagen. Im übrigen werden keine unangenehmen Nebenwirkungen beschrieben. Solche sind ja auch im Hinblick auf die niedrigen Raumdosen kaum zu erwarten. Als Folgezustände oder Komplikationen der Hochdruckkrankheit zu wertende Ereignisse dürfen selbstverständlich nicht der Bestrahlung zur Last gelegt werden, zumal da niemals strahlenbedingte Schädigungen beobachtet wurden (Flipo).

Für die Indikationsstellung zur Bestrahlung des Sinus caroticus gelten ähnliche Gesichtspunkte wie sie für die Bestrahlung der Hypophysen-Zwischenhirnregion dargelegt worden sind. Als Unterschied ist allerdings zu berücksichtigen, daß bei der Carotisbestrahlung die zentralen Steuerungszentren kaum getroffen werden und daß damit einige der geschilderten Bedenken wegfallen. Auch sollte man sich vor Augen halten, daß die Gesamtstrahlenbelastung recht niedrig gehalten werden kann, so daß mit der Anwendung der Methode tatsächlich keine realen Gefahren verbunden sind. Unter diesen Voraussetzungen und im Hinblick darauf, daß andere Behandlungsformen ebenfalls eine nur sehr begrenzte Leistungsfähigkeit besitzen, sollte der Carotisbestrahlung auch in Zukunft eine gewisse Berechtigung als Palliativmaßnahme zuerkannt werden. Das gilt besonders dann, wenn es mit internistischen Methoden nicht gelingt, die mit der Hochdruckerkrankung verbundenen Beschwerden zu beseitigen. Darüber hinaus erscheint es notwendig, den Wert oder den Unwert der Bestrahlung des Sinus caroticus nach Erarbeitung einer optimalen Bestrahlungstechnik einmal an einem größeren Krankengut unter reproduzierbaren

Bedingungen zu objektivieren, wobei unter anderem auch berücksichtigt werden muß, daß die Aufgabe des Arztes bei der Behandlung eines Hypertonikers nicht auf das Streben nach Blutdrucksenkung beschränkt bleiben darf, sondern auch die Verpflichtung zur Linderung subjektiver Beschwerden umfaßt.

6. Zusammenfassung

Die in 95% der Fälle als essentielle Hypertonie auftretende Hochdruckkrankheit stellt die häufigste Erkrankung des Menschen überhaupt dar. Mangels einer ursächlichen Therapie besteht die Hauptaufgabe der Behandlung darin, die für das Schicksal des Patienten maßgebenden Folgezustände und Komplikationen hinauszuschieben oder zu verhüten. Beim Vorliegen eines ausgeprägten Krankheitsbildes ist es außerdem notwendig, bestehende Beschwerden zu beseitigen. Hierfür stehen, neben einer Regelung der Lebensweise, in erster Linie diätetische und medikamentöse Maßnahmen zur Verfügung. Die Anwendung der Röntgenstrahlen spielt allgemein nur eine untergeordnete Rolle.

Wenn auch über die Wirkungsweise der Strahlen bei der Hypertonie nichts Sicheres bekannt ist, so darf doch angenommen werden, daß sie am vegetativen Nervensystem angreifen und dessen regulierende Funktionen im Sinne einer Sympathicusdämpfung beeinflussen. Damit können sie die Hochdruckkrankheit selbst ebensowenig beseitigen, wie die anderen Behandlungsformen auch. Mit diesen haben sie weiterhin die Eigenschaft gemeinsam, nicht in jedem Fall zu helfen und den Blutdruck meistens nur für eine begrenzte Zeit zu reduzieren. Ihre Besonderheit besteht darin, daß sie eine zwar kleine und meistens wohl auch bedeutungslose, grundsätzlich aber unerwünschte Strahlenbelastung des Organismus bedingen. Weiterhin ist wichtig, daß die Strahlentherapie an bestimmte, nicht überall vorhandene Apparaturen gebunden ist und daß die in der Regel für die Hochdruckbehandlung verantwortlichen Internisten nicht immer alle Möglichkeiten der Strahlenbehandlung überblicken.

Die älteste Methode der radiologischen Hochdruckbehandlung ist die Nebennierenbestrahlung, die als eine spezielle Form der Bestrahlung vegetativer Ganglien angesehen werden kann. Ihre Wirkung auf den Blutdruck und ihr therapeutischer Wert sind umstritten. Neben Berichten über günstige Erfahrungen finden sich auch entmutigende Mitteilungen. Deshalb sowie wegen der Notwendigkeit der Durchstrahlung eines verhältnismäßig großen Volumens ist sie heute weitgehend verlassen und als historisch zu betrachten.

Das gleiche gilt für die in der Praxis nur vereinzelt geübte Bestrahlung vegetativer Ganglien, vor allem im Grenzstrangbereich. Obwohl dieses Verfahren bei mehr als der Hälfte der Fälle langdauernde Blutdrucksenkungen und eine Linderung der Beschwerden bewirkt, gehört es heute der Vergangenheit an.

Größere Bedeutung besitzt die bis zur Gegenwart geübte Bestrahlung der Hypophysen-Zwischenhirnregion, die mit der Grenzstrangbestrahlung kombiniert werden kann. Da sie nur niedrige Strahlendosen fordert, nur ein kleines Körpervolumen in die Bestrahlung einbezieht und bei rund drei Viertel der Patienten länger dauernde Blutdrucksenkungen sowie vor allem eine weitgehende Beschwerdelinderung herbeizuführen vermag, erscheint ihre Anwendung auch in der Zukunft berechtigt, wenn die internistische Therapie versagt oder keinen befriedigenden Erfolg hat. Dabei ist zu berücksichtigen, daß eine niedrig dosierte Bestrahlung, besonders bei älteren Menschen, kein wirkliches Risiko beinhaltet, keine Unannehmlichkeiten verursacht, ohne Schwierigkeiten zu applizieren ist und die Anwendung anderer therapeutischer Verfahren nicht behindert.

Unter einem ähnlichen Gesichtspunkt ist auch die Bestrahlung des Sinus caroticus zu betrachten. Sie kommt ebenfalls mit kleinen Strahlendosen und mit der Durchstrahlung eines kleinen Raumes aus. Ihre Wirksamkeit scheint allerdings weniger zuverlässig zu sein. Einander widersprechende Meinungen legen eine objektive und reproduzierbare Überprüfung ihrer Leistungsfähigkeit nahe. Als Vorteil ist der Umstand zu erwähnen, daß sie die nicht in allen Konsequenzen übersehbare Strahlenbelastung der übergeordneten vegetativen Zentren vermeidet.

Insgesamt bestehen gute Gründe für die Annahme, daß es auf der Basis einer verständnisvollen internistisch-radiologischen Zusammenarbeit in ausgewählten Fällen mit einer niedrig dosierten Bestrahlung ohne Risiko möglich ist, noch manchem mit anderen Mitteln vergeblich behandelten Hochdruckpatienten wirkliche Hilfe zu bringen.

IV. Strahlenbehandlung der Oligurie, der Anurie und der Nephritis

Unter Oligurie oder Anurie versteht man einen Zustand, der sich durch ein weitgehendes oder vollständiges Versiegen der Harnsekretion auszeichnet. Es handelt sich hierbei um eine reflektorisch oder toxisch bedingte Nierenfunktionsstörung, die gelegentlich im Verlauf einer Nephritis, einer Nephrose oder eines Harnsteinleidens in Erscheinung tritt. Auf Grund der Retention harnpflichtiger Substanzen stellt jede Oligurie und jede Anurie eine akute Lebensgefahr dar. In einem solchen Falle müssen deshalb Maßnahmen getroffen werden, die geeignet sind, die Nierenfunktion möglichst rasch wiederherzustellen. Das ist jedoch mitunter recht schwierig; denn es gibt kein Verfahren, das die Diurese mit Sicherheit in Gang bringt. Neben einem kräftigen Aderlaß, einer Periduralanaesthesie, paravertebralen Novocaininjektionen, Kurzwellendurchflutungen und der nicht ungefährlichen Nierendekapsulation hat man deshalb auch die Röntgenbestrahlung der Nierengegenden zur Behandlung der Oligurie und der Anurie herangezogen.

Als erster hat sich STEPHAN (1920) mit diesem Zweig der Strahlentherapie befaßt. Er bestrahlte zwei Patienten, bei denen sich auf der Basis einer akuten Glomerulonephritis eine Oligurie mit Präurämie entwickelt hatte und erzielte einen prompten Erfolg. Beide Male wurde eine Dekapsulation der Nieren unnötig. Ebenso gelang es ihm, einem Kranken mit einer Oligurie bei Nephrose zu helfen. Ein bedrohlicher Zustand mit Vasomotorenkollaps war 8 Std nach der Bestrahlung behoben. STEPHAN deutet diese ermutigenden Ergebnisse als Folge einer echten Zellreizung mit nachfolgender Leistungssteigerung. Er nimmt an, daß der Strahlenimpuls das Gewebe in die Lage versetzt, die nach seiner Auffassung ursächlich maßgebende entzündliche Hemmung der Epithelfunktion zu überwinden. MÜHLMANN (1923), der über die erfolgreiche Bestrahlung von zwei Patienten mit Anurie berichtet, vertritt ebenfalls die Meinung, daß die Röntgenstrahlen einen funktionsfördernden Reiz ausüben. Er bezieht sich dabei auf die Arndt-Schulzsche Regel, die er als ein biologisches Grundgesetz ansieht.

Demgegenüber nehmen HOLZKNECHT (1923) und PORDES (1923, 1926) den Standpunkt ein, daß es keine leistungssteigernde Reizwirkung der Röntgenstrahlen gibt und daß die Arndt-Schulzsche Regel nicht zur Deutung von Bestrahlungseffekten herangezogen werden darf. Um die Beseitigung der Oligurie und der Anurie bei Nephritis durch Röntgenstrahlen zu erklären, geht PORDES von der Vorstellung aus, daß entzündliche leuko- sowie lymphocytäre Infiltrate eine Kompression der kleinen Nierengefäße und der Glomerula verursachen, diese gleichsam erdrücken und so eine Harnabsonderung verhindern. Den Röntgenstrahlen wird nun die Fähigkeit zugeschrieben, die sehr strahlensensiblen leukosowie lymphocytären Infiltrate zu zerstören, eine Dekompression herbeizuführen und damit die Nierentätigkeit wieder in Gang zu bringen.

Diese zunächst auch von HOLZKNECHT akzeptierte Theorie wird jedoch von VOLHARD (1923) abgelehnt, der darauf hinweist, daß die Funktionsstörung bei der Glomerulonephritis weniger durch entzündliche Infiltrate als vielmehr durch Spasmen der Vasa afferentia mit nachfolgender Mangeldurchblutung der Glomerula entsteht. In Übereinstimmung mit SCHWARZ (1923) kommt HOLZKNECHT deshalb zu der Annahme einer durch die Bestrahlung bewirkten Lösung von Gefäßspasmen, so daß die Glomerula wieder durchblutet und damit zur Harnproduktion befähigt werden. — Ähnlich äußern sich auch DAVID und GABRIEL (1923, 1924), die eine Beeinflussung der Gefäßnerven für den wichtigsten Teil der Strahlenwirkung halten und die in der Röntgenbestrahlung ein Mittel sehen, das geeignet ist, Gefäßkrämpfe zu beseitigen. Demgegenüber glaubt CZEPA (1924), die Diuresesteigerung als Teil der Allgemeinwirkung auf einen beliebig lokalisierten Strahleninsult deuten zu müssen. — Die wohl zweifellos wichtigste Theorie von der Lösung vasculärer Spasmen wird schließlich auch von HEINTZ (1949) vertreten. Nach seiner Meinung entsteht die Anurie durch eine spastische Einengung der Aa. interlobulares, so daß der größte Teil der Glomerula von der Blutzirkulation ausgeschlossen wird. Auf der Basis dieser Vorstellung nimmt HEINTZ an, daß die Röntgenstrahlen am vegetativen Nervensystem angreifend die Spasmen beheben und so die Wiederkehr der Diurese ermöglichen. In diesem Zusammenhang muß wohl auch berücksichtigt werden, daß eine Novocaininfiltration des Sympathicusgrenzstranges gleichfalls imstande ist, eine Anurie zu beseitigen. Es liegt deshalb nahe, daß die Bestrahlung anurischer Nieren ebenfalls über das vegetative Nervensystem wirkt oder daß dieses hierbei wenigstens eine wichtige Rolle spielt.

Zur Bestrahlungstechnik teilt STEPHAN mit, daß er auf zwei 10×12 cm große rhombische Rückenfelder unter Tiefentherapiebedingungen je 180 Fürstenau-Einheiten (etwa 720 R) an der Oberfläche bzw. rund 50—60 Fürstenau-Einheiten (etwa 200—250 R) am Herd verabreicht hat. MÜHLMANN gab 20—25% der HED (etwa 120—150 R) in der Niere beiderseits. FRITSCH (1923), der über die Bestrahlung eines Falles von Oligurie berichtet, applizierte auf je ein 10×12 cm großes Nierenfeld eine Oberflächendosis von 40% der HED (etwa 240 R). VOLICER (1926) verwandte eine schwermetallgefilterte Strahlung und Oberflächendosen von 20—25% der HED (etwa 120—150 R). Von seinen vier Patienten erhielten einer 1 Bestrahlung, zwei 2 Bestrahlungen in Abständen von 3 bzw. 13 Tagen und einer 3 Bestrahlungen in Abständen von 10 und 13 Tagen. STERN (1926) verabreichte auf zwei Nierenfelder im Format 12×12 cm je 2,5—3 H (etwa 150—180 R OD) einer aluminiumgefilterten Strahlung. Die gleiche Dosis wurde später von RYBAK und STERN (1930) bei der Bestrahlung der Anurie infolge Sublimatnephrose verwandt. MÜLLER (1931) bestrahlte bei zwei anurischen Patienten, von denen einer an einer arteriosklerotischen Schrumpfniere und einer an einer subakuten Glomerulonephritis litt, jeweils nur die linke Nierenregion. Ein 8×10 cm großes Feld wurde mit 70% der HED (etwa 420 R OD) bzw. mit 50% der HED (etwa 300 R OD) einer kupfergefilterten Strahlung belastet. Zur Verbesserung der Ausscheidung kombinierte er dieses Vorgehen mit einer Medikation von täglich 3mal 0,3 g Thyreoidin. BALÁZS und CZUNFT (1935) gaben bei 20 Fällen von anurischer Sublimatnephrose auf zwei große Nierenfelder je 2mal 100—260 R OD unter Tiefentherapiebedingungen an aufeinanderfolgenden Tagen, ohne allerdings die beachtlichen Ergebnisse von RYBAK und STERN bestätigen zu können. HEINTZ applizierte auf zwei 10×15 cm große Nierenfelder bei einem Fall je 150 R OD, bei einem weiteren Fall am 1. Tag je 220 R OD sowie am 2. Tag je 150 R OD und bei einem dritten Fall an zwei aufeinanderfolgenden Tagen je 110 R OD einer mit Kupfer gefilterten Strahlung. Während bei den an erster und an dritter Stelle genannten Patienten eine Normalisierung der Nierenfunktion eintrat, erlag der an zweiter Stelle genannte Kranke 4 Wochen später seinem Nierenleiden.

Die Wirkung der Nierenbestrahlung besteht in einer raschen Wiederherstellung der Nierenfunktion. Bei einer Anurie infolge akuter Glomerulonephritis kann die Harnflut bereits 3—4 Std nach der Bestrahlung einsetzen (MÜHLMANN; SCHWARZ). FRITSCH beobachtete einen Fall von lebensbedrohender Oligurie, bei dem es innerhalb von 24 Std zu einem völligen Umschwung des ernsten Zustandes kam und die Harnmenge von 250 ml auf 1400 ml stieg. Manchmal tritt sogar eine ausgesprochene Polyurie ein, so daß eventuell vorhandene Ödeme verhältnismäßig schnell ausgeschwemmt werden (STERN). Das gilt auch für die Oligurie bei Nephrose. MÜHLMANN beschreibt ein $1^1/_2$ Jahre altes Kind mit therapieresistenter nephrotischer Oligurie, bei dem sich einen Tag nach der Bestrahlung eine überschießende Diurese einstellte, die in kurzer Zeit zu einer massiven Ausschwemmung aller Ödeme und eines Ascites führte. Als weitere Bestrahlungsfolgen wurden Blutdrucksenkungen auf normale Werte (VOLICER; STERN), ein Schwund von Albuminurie und Hämaturien sowie eine Normalisierung von Sedimentbefunden beobachtet (VOLICER; SALVIOLI, 1929). Man darf deshalb annehmen, daß die Bestrahlung über die Beeinflussung der Oligurie und der Anurie hinaus auch auf die Abheilung einer Nephritis günstig einwirkt (BETTINARDI, 1935).

Abweichend von diesen Erfahrungen berichtet MÜLLER über 2 Patienten, bei denen die Diurese erst einige Tage nach der Bestrahlung richtig in Gang kam. Im ersten Falle handelte es sich um einen 40 Jahre alten Mann mit einer drohenden Urämie auf der Basis einer arteriosklerotischen Schrumpfniere. Bei ihm war die Nierenfunktion erst nach 9 Tagen wiederhergestellt. Der Reststickstoff sank von 100 mg-% auf 40 mg-% und die Ödeme waren nach 27 Tagen verschwunden. Bei dem zweiten Fall, einem 8jährigen Jungen, lag eine Anurie infolge einer subchronischen Nephritis vor. Hier setzte die Harnflut erst am 7. Tag nach der Bestrahlung ein, und es dauerte ebenfalls rund 4 Wochen, bis die Ödeme ausgeschwemmt waren. Ob die geschilderten Verläufe mit der von MÜLLER angewandten zusätzlichen Thyreoidinverabreichung in Zusammenhang stehen oder ob es sich vielleicht überhaupt nicht um Bestrahlungseffekte gehandelt hat, kann nachträglich nicht entschieden werden.

Die Beurteilung der Leistungsfähigkeit der Nierenbestrahlung bei Oligurie und Anurie vermag sich nur auf Einzelbeobachtungen zu stützen. Insgesamt berichten STEPHAN; MÜHLMANN; SCHWARZ; FRITSCH; VOLICER und HEINTZ über 12 bestrahlte Fälle von Oligurie oder Anurie bei akuter Glomerulonephritis sowie MÜLLER über 1 Fall bei subchronischer Glomerulonephritis. Alle 13 Patienten erlebten eine Wiederherstellung der Nierenfunktion und einen Schwund der Nephritissymptome. Dabei ist zu berücksichtigen, daß ein Teil von ihnen bereits mit Fasten, Wasserstoß, Kochsalzinfusionen, Kurzwellendurchflutungen oder paravertebraler Anaesthesie vergeblich vorbehandelt war. Ein ebenso gutes Ergebnis wurde bei 2 Fällen von nephrotischer Oligurie erzielt (MÜHLMANN; SALVIOLI). Mißerfolge, die nachträglich noch eine Dekapsulation notwendig gemacht hätten, traten bei Krankheitsbildern dieser Art nicht auf. Solche müssen allerdings dann in Kauf genommen werden, wenn nicht genügend funktionsfähiges Nierenparenchym erhalten geblieben ist. Diese Situation lag bei einem von FRITSCH bestrahlten Patienten mit Schrumpfniere vor. Hier war die Urämie nicht aufzuhalten. In einem ähnlichen, von VOLICER mitgeteilten Fall, bei dem auch die nach der Bestrahlung durchgeführte Dekapsulation erfolglos geblieben war, ergab die Sektion eine große bunte Niere. HEINTZ verlor einen bereits im Stadium der Niereninsuffizienz befindlichen Patienten 4 Wochen nach der Bestrahlung.

Einer gesonderten Betrachtung bedarf die in ihrer Wirkung umstrittene Bestrahlung der anurischen Sublimatnephrose. Auf der einen Seite geben RYBAK und STERN an, daß sie 6 von 11 Patienten mit Sublimatanurie retten konnten. Eine Lösung der Anurie gelang ihnen sogar bei 10 Kranken. Von diesen starben jedoch 4 durch Schädigungen anderer Organe. Nur in einem Fall war es nicht möglich, die Diurese wieder in Gang zu bringen. — Auf der anderen Seite erzielten BALÁZS und CZUNFT bei 20 gleichartigen Patienten keinen einzigen Dauererfolg. Alle Kranken erlagen der Sublimatnephrose. Lediglich bei 10 weiteren Fällen mit Oligurie kam es nach niedrig dosierten Bestrahlungen zu unbedeutenden Ausscheidungserhöhungen. BALÁZS und CZUNFT schließen daraus, daß die Röntgenbestrahlung nicht in der Lage ist, eine durch Sublimatvergiftung hervorgerufene Anurie zu beseitigen.

Bei der Indikationsstellung zur Röntgenbestrahlung der Oligurie und der Anurie muß berücksichtigt werden, daß gegebenenfalls auch weniger schwerwiegende Maßnahmen zum Erfolg führen können. Hier ist besonders der Aderlaß und die Kurzwellendurchflutung der Nieren zu nennen. Eine Indikation zur Röntgenbestrahlung besteht deshalb nur, wenn diese beiden Verfahren versagt haben. Umgekehrt verdient die Röntgenbestrahlung den Vorzug vor der weit eingreifenderen und gefahrvolleren Nierendekapsulation. Der Entschluß zu einer solchen Operation sollte deshalb erst gefaßt werden, wenn die Möglichkeiten der bei anurischer Nephritis oder Nephrose recht gut wirksamen Strahlentherapie erschöpft sind (VOLHARD). Ob man die Periduralanaesthesie und die paravertebrale Novocaininjektion zur Infiltration des Grenzstranges noch vor der Bestrahlung anwendet oder vielleicht sogar ganz darauf verzichtet, muß wohl von Fall zu Fall entschieden werden. Bei Kindern und Jugendlichen wird man mit der Bestrahlung zurückhaltender sein als bei älteren Menschen. In Abhängigkeit von den jeweiligen Verhältnissen ist schließlich noch die Anwendung einer extrarenalen oder extrakorporalen Dialyse zu erwägen, die wesentlich dazu beitragen kann, den Zeitpunkt bis zur Wiederkehr der Diurese zu überbrücken.

Neben der Oligurie und der Anurie hat man gelegentlich auch die Nephritis selbst mit Röntgenstrahlen behandelt (STERN; BETTINARDI; BRAUN und MOELLER, 1955). STERN berichtet über eine erfolgreiche Bestrahlung von 10 Patienten mit chronischer Nephritis oder Nephrose. Nach der Bestrahlung nahm die Diurese zu, Ödeme wurden ausgeschwemmt, urämische Erscheinungen verschwanden und erhöhte Blutdruckwerte sanken zur Norm ab. BETTINARDI, der die Nierengegenden in kurzen Abständen 4—5mal mit 100—120 R OD bestrahlte, beobachtete bei 13 Kranken mit verschiedenen Nephritisformen eine rasche Verminderung der Hämaturie und eine Verbesserung der Diurese. Der Bestrahlungseffekt wird zum Teil als strahlenbedingte Entzündungshemmung, zum Teil als Gefäßwirkung und zum Teil als eine Beeinflussung des Stoffwechsels gedeutet.

Am wichtigsten sind die Untersuchungen von BRAUN und MOELLER. Sie befaßten sich mit der Bestrahlung der Nephritis, da rund 30% aller akuter Nephritiden nicht vollständig ausheilen und in ein chronisches Stadium übergehen. Sie wählten 2 dorsale und 2 ventrale Nierenfelder und bestrahlten täglich ein Feld mit 60 R OD, so daß jedes Feld etwa jeden 5. Tag an die Reihe kam. Im Verlauf von 4—6 Wochen wurden durchschnittlich 5—6 derartige Serien gegeben. Von 32 Patienten mit akuter, nicht ausgeheilter oder chronischer Nephritis wurden 28 positiv beeinflußt. Die Erfolge waren gut und teilweise sogar sehr gut. Nierenrestschäden heilten aus und schwere Formen zeigten eine Besserung. Relativ frische Prozesse mit einer Krankheitsdauer unter 2 Jahren reagierten günstiger als ältere Erkrankungen. In einigen Fällen wurde der Blutdruck gesenkt, manchmal allerdings nur vorübergehend. Nur 4 Patienten hatten von der Bestrahlung keinen Nutzen. Zusätzliche Versuche, den benignen und den malignen Hochdruck oder aber die Pyelonephritis mit Röntgenstrahlen zu behandeln, führten zu keinem positiven Ergebnis.

Die bedeutungsvollen Bestrahlungsresultate von BRAUN und MOELLER zeigen also, daß eine niedrig dosierte Nierenbestrahlung, vielleicht auf dem Wege einer Desensibilisierung (WOLLHEIM und MOELLER, 1960), vielleicht aber durch Beeinflussung des vegetativen Nervensystems, tatsächlich in der Lage ist, die Ausheilung der akuten Nephritis zu unterstützen und damit manchen Nierenkranken vor einem schweren, schicksalsmäßig ablaufenden Siechtum zu bewahren. Unter diesen Umständen ist es überaus verwunderlich, daß die Methode noch keinen Eingang in die Praxis gefunden hat; denn aller Fortschritte der Medizin zum Trotz stellt die Defektheilung der akuten Glomerulonephritis noch heute ein ungelöstes therapeutisches Problem dar. Man darf deshalb hoffen, daß die Bestrahlung der verzögert heilenden akuten Nephritis zum Wohle der Patienten wenigstens in der Zukunft mehr Beachtung findet.

Zusammenfassung

Die im Verlaufe einer akuten Glomerulonephritis oder einer Nephrose auftretende Oligurie oder Anurie kann durch Röntgenbestrahlungen der Nieren mit großer Wahrscheinlichkeit beseitigt werden. Die Bestrahlung der Oligurie und Anurie ist angezeigt, wenn ein Aderlaß, eine Kurzwellendurchflutung oder andere konservative Maßnahmen versagt haben. Sie soll auf jeden Fall durchgeführt werden, bevor der Entschluß zur Nierendekapsulation erfolgt. — Außerdem hat sich gezeigt, daß die Nierenbestrahlung die Ausheilung der akuten Glomerulonephritis fördert und den Zustand bei chronischer Nephritis bessert. Es ist deshalb zu hoffen, daß man der Bestrahlung der Nephritis in Zukunft eine größere Aufmerksamkeit widmet.

V. Strahlenbehandlung des Magen- und Zwölffingerdarmgeschwürs

1. Allgemeines

Da der Magen und der Zwölffingerdarm als funktionelle Einheit angesehen werden müssen und da die hier auftretenden Geschwürsbildungen ätiologisch, morphologisch und klinisch eng miteinander verwandt sind, erscheint es gerechtfertigt, die Ulcera ventriculi und die Ulcera duodeni gemeinsam abzuhandeln. — Am einfachsten lassen sich diese Geschwüre als umschriebene, mit dem Lumen breit in Verbindung stehende Gewebsdefekte in der Innenauskleidung des Verdauungsschlauches kennzeichnen. Ihre Besonderheit besteht darin, daß sich die Substanzverluste auch auf die Muscularis mucosae erstrecken. Im Gegensatz zu den oberflächlich gelegenen Schleimhauterosionen hinterlassen die Geschwüre deshalb im Falle der Abheilung eine Narbe. Nicht selten greifen sie aber auch auf die Submucosa und auf weiter peripher angeordnete Wandschichten über, die völlig durchbrochen werden können. Gelegentlich kommen sogar tiefe Penetrationen in benachbarte Organe vor. Während der Durchmesser der Ulcera in der überwiegenden Mehrzahl der Fälle kleiner als 25 mm ist, erreichen einzelne Magengeschwüre, vor allem bei alten und unterernährten Menschen, bis zu Handtellergröße.

Die Ulcera ventriculi liegen vorzugsweise im Gebiet der kleinen Kurvatur oder an der Hinterwand in Angulusnähe, werden aber auch in jeder anderen Magenregion einschließlich der großen Kurvatur und des Pylorus angetroffen. Die Ulcera duodeni bevorzugen die Vorder- und Hinterwand des Bulbus duodeni. Weiter aboral sind sie sehr selten. Erstaunlich ist die Tatsache, daß die Magen- und Zwölffingerdarmgeschwüre meistens solitär auftreten und daß von den kissing ulcers im Bulbus abgesehen nur verhältnismäßig wenige Doppel- oder Mehrfach-Ulcera zur Beobachtung kommen.

Insgesamt gehört das Magen- und Zwölffingerdarmgeschwür zu den häufigen Krankheiten. Katsch und Pickert (1953) nehmen an, daß rund 5% der Patienten, die eine innere Klinik aufsuchen, an einem sicheren Ulcus leiden. In England und Amerika rechnet man mit einer höheren Frequenz der Geschwürskrankheit. Sie besitzt deshalb eine erhebliche soziale Bedeutung. Das gilt besonders, wenn man berücksichtigt, daß vorzugsweise Erwachsene im 3., 4. und 5. Lebensjahrzehnt betroffen werden und daß die Erkrankung meistens zu einer langdauernden bzw. wiederholten Arbeitsunfähigkeit führt.

Wenn auch mehrere Faktoren bekannt sind, die zur Entwicklung eines Magen- oder Zwölffingerdarmgeschwürs beitragen können, so existiert doch bisher keine umfassende und allgemein anerkannte Vorstellung über die Pathogenese der Ulcuskrankheit. Aus dem geradezu unübersehbaren Schrifttum zu diesem Problem gewinnt man vielmehr ein verwirrend buntes Bild einander widersprechender Meinungen. Es ist im vorliegenden, der Strahlenbehandlung gewidmeten Rahmen selbstverständlich unmöglich, darauf auch nur andeutungsweise einzugehen, zumal da alle hierher gehörenden Fragen ausführlich von Katsch und Pickert in der 4. Auflage des Handbuches der inneren Medizin dargestellt worden sind. Im gegebenen Zusammenhang sei es deshalb gestattet, die Erörterung auf einige wenige, strahlentherapeutisch bedeutsame Gesichtspunkte zu beschränken.

Letzten Endes muß die Entstehung eines Ulcus ventriculi oder duodeni als ein Akt lokalisierter Selbstverdauung der Schleimhaut angesehen werden. Dabei spielt die proteolytische Kraft des salzsäure- und fermenthaltigen Magensaftes zweifellos eine wichtige, wenn auch nicht die entscheidende Rolle. Da der Magensaft normalerweise nicht imstande ist, die Schleimhaut des Magens oder des Zwölffingerdarmes anzugreifen, da die Zusammensetzung des Magensaftes beim Vorliegen eines Geschwürs keine prinzipiellen Besonderheiten aufweist und da die Selbstverdauung ausschließlich in einem eng umschriebenen Bezirk wirksam wird, bleibt nur die Schlußfolgerung, daß hier zuvor irgendeine lokalisierte, stabilitätsmindernde Gewebsveränderung stattgefunden hat. Ob es sich dabei nun um den Folgezustand einer funktionell oder organisch bedingten Durchblutungsstörung, einer toxischen oder entzündlichen Schleimhautschädigung, eines allergischen Geschehens oder um den Einfluß einer anderen Noxe handelt, soll hier nicht diskutiert und entschieden werden. Es sei lediglich darauf hingewiesen, daß sich diese der Ulcusentstehung vorausgehende, örtliche Gewebsveränderung in der Regel auf der Basis einer den gesamten Organismus betreffenden Störung entwickelt. Das Magen- und Zwölffingerdarmgeschwür darf deshalb, trotz der geschilderten lokalen Bedingtheit, nicht als Lokalerkrankung aufgefaßt werden. Es stellt vielmehr die örtliche Folge einer allgemeinen Störung dar, so daß es durchaus berechtigt erscheint, von einer Geschwürskrankheit zu sprechen.

Unter den für die Pathogenese des Ulcus wichtigen Allgemeinfaktoren muß in erster Linie die Konstitution genannt werden. Familiäre Häufungen der Geschwürskrankheit sind bekannt. Viele, vor allem jugendliche Ulcusträger gehören dem leptosomen Körperbautyp an. Sehr oft findet man eine gewisse psychische Labilität und eine damit verbundene gesteigerte vegetative Erregbarkeit. Einer angeborenen oder auch erworbenen Neigung zu Spasmen der glatten Muskulatur, vor allem zu Gefäßkrämpfen als Teilsymptom einer Disharmonie des vegetativen Nervensystems wird, der Konzeption v. BERGMANNS (1936) folgend, vielfach eine große Bedeutung beigemessen. Auch die Reaktionen des vegetativen Nervensystems auf die verschiedenartigsten Einflüsse spielen sicher eine wichtige Rolle. Es sei in diesem Zusammenhang beispielsweise daran erinnert, daß das vegetative Nervensystem auf der einen Seite durch die Lebensweise, durch körperliche und seelische Beanspruchung, durch Genußgifte sowie durch andere Einflüsse aus dem Gleichgewicht gebracht werden kann und daß es auf der anderen Seite nicht nur die Durchblutung, sondern auch die sekretorische Leistung, die Motilität und den Tonus im Bereich des Magens reguliert.

Schließlich muß hier noch auf die Bedeutung des Stress für die Ulcusentstehung hingewiesen werden. Nachdem SELYE (1953) im Tierversuch gezeigt hat, daß im Rahmen des Adaptationssyndroms auch Geschwürsbildungen im Magen-Darmkanal beobachtet werden, liegt der Gedanke nahe, daß auch das eine oder das andere Magen- oder Zwölffingerdarmgeschwür beim Menschen auf dieser Basis entstehen kann, wie es beispielsweise für die Ulcera nach Verbrennungen denkbar ist.

Mangels gesicherter Kenntnisse der Pathogenese der Geschwürskrankheit im allgemeinen und der Entstehung des einzelnen Ulcus im besonderen sowie wegen der Vielfalt der die Geschwürsentwicklung begünstigenden Faktoren sind wir von einer kausalen Therapie des Ulcusleidens weit entfernt. Es existieren dagegen zahlreiche, zum Teil ganz erheblich voneinander abweichende Behandlungsverfahren, die alle ihre Vor- und Nachteile besitzen. Den konservativen Methoden ist die Eigenschaft gemeinsam, daß sie eine lange Zeit in Anspruch nehmen, nur bei einem Teil der Kranken wirken und mit der Gefahr eines Rezidivs belastet sind. Demgegenüber führen die operativen Verfahren immer zu einer beträchtlichen Verstümmelung, die ihrerseits wieder Beschwerden verursachen kann. Außerdem sind alle chirurgischen Maßnahmen mit einer gewissen Mortalität belastet. Es ist deshalb nicht verwunderlich, daß man auch die Röntgenbestrahlung zur Ulcustherapie herangezogen hat. Vor allem waren es die engen Beziehungen zwischen dem vegetativen Nervensystem und der Geschwürsentstehung auf der einen Seite sowie die günstigen Erfahrungen mit der funktionellen Strahlentherapie auf der anderen Seite, die zahlreiche Radiologen veranlaßten, die Röntgenbestrahlung in die Ulcusbehandlung einzubeziehen.

2. Historischer Überblick

Als erster hat sich KODON (1913) mit der Strahlentherapie des Magengeschwürs befaßt. Er berichtet über 18 erfolgreich bestrahlte Patienten und schildert vier bemerkenswerte Krankheitsverläufe ausführlich. Eine kuriose Mitteilung stammt von GRUNMACH (1914), der für die Röntgenuntersuchung des Magens ein thoriumhaltiges Kontrastmittel benutzte und annahm, dieses werde unter dem Einfluß der Röntgenstrahlen selbst in eine therapeutisch wirksame Strahlenquelle verwandelt. Größere Bedeutung kommt den Arbeiten von BRUEGEL (1916, 1917) zu, der die Absicht verfolgte, den Salzsäuregehalt des Magensaftes durch Bestrahlungen herabzusetzen. Bei 90 Patienten mit Hyperacidität erzielte er ermutigende Sekretionsbeschränkungen und begründete damit eine bis zur Gegenwart lebendig gebliebene Arbeitsrichtung. Als ebenso fruchtbar haben sich die Vorstellungen von WILMS (1916) erwiesen, der mit Hilfe der Röntgenstrahlen Spasmen im Magen- und

Pylorusbereich beseitigte. Zur Erklärung dieser sekretionsdämpfenden und spasmolytischen Strahlenwirkung äußert Menzer (1919) als erster die Vermutung einer Beeinflussung des Nervensystems, dem er unter Bezug auf die Lehre von der Vago- und Sympathicotonie eine wichtige Rolle bei der Entstehung von Magenerkrankungen zumißt.

Zur Frage der Sekretionshemmung durch Röntgenbestrahlung werden in den folgenden Jahren sehr unterschiedliche Meinungen geäußert. Während Miescher (1920, 1923) den Nachweis führt, daß nach einer Strahlenbehandlung eine vorübergehende Aciditätssenkung auftritt, behaupten Szegö und Rother (1921), daß therapeutische Strahlendosen keine signifikante Änderung der Salzsäurewerte verursachen. Wachter (1921) weist darauf hin, daß zwischen den nach Magenbestrahlungen auftretenden subjektiven Besserungen und dem Verhalten der Säurewerte keine Parallelität besteht. Kolta (1924) fand nach der Bestrahlung von 30 Patienten mit Hyperacidität 13 mal eine vorübergehende und sechsmal eine länger dauernde Senkung der Acidität. Nach Bensaude, Solomon und Oury (1924) wird die freie Salzsäure stärker vermindert als die Gesamtsalzsäure. Auch soll durch wiederholte Strahlenanwendung eine Abnahme des Pepsingehaltes eintreten.

Auf der Arbeit von Wilms aufbauend bestrahlte Lenk (1921) 19 Kranke mit spastischen Beschwerden nach Gastroenterostomie. Er erzielte in 13 Fällen einen ausgezeichneten und teilweise sogar andauernden Erfolg. Ebenso verheißungsvoll ist die Mitteilung von Schulze-Berge (1923), der erstmalig auf den Nutzen der Bestrahlung des blutenden Magengeschwürs hinweist und der bei insgesamt 77 Ulcuspatienten 52 mal eine klinische Heilung sowie 16 mal eine wesentliche Besserung sah. Matoni (1923), ein Mitarbeiter von Schulze-Berge, nimmt die gleiche optimistische Position ein. Er deutet die Wirkungsweise der Strahlen als einen, die Bindegewebsproliferation stimulierenden und die Heilung fördernden Reiz. Abweichend von Schulze-Berge und Matoni, die mit verhältnismäßig hohen Strahlendosen arbeiteten, lassen Menzer (1923) sowie vor allem Kottmaier (1923) die ersten Ansätze einer funktionellen Strahlentherapie des Magen- und Zwölffingerdarmgeschwüres erkennen. Da es nach ihrer Meinung nur auf eine Beeinflussung des vegetativen Nervensystems ankommt, fordern sie eine niedrige Dosierung.

Eine ähnliche Ansicht wird auch von Strauss (1923) vertreten, der die nach der Bestrahlung auftretende Besserung von Magengeschwüren auf Grund von Tierexperimenten als Senkung des Vagotonus bzw. als Steigerung des Sympathicotonus deutet. Daneben beurteilt er jedoch in einer zweiten Veröffentlichung die klinische Leistungsfähigkeit der Ulcusbestrahlung wesentlich zurückhaltender, da er bei 52 Fällen von Magengeschwür zwar bemerkenswerte, zeitlich begrenzte Besserungen, aber keine Dauerheilung beobachtete. Auch konnte er keine sichere Aciditätssenkung nachweisen. Ebenso steht Parrisius (1923) der Strahlenbehandlung des Geschwürsleidens skeptisch gegenüber. Es gibt nach seiner, wohl auch heute noch gültigen Meinung weniger differente Mittel, um gleiche therapeutische Erfolge zu erzielen. Schließlich bezieht in jenen Jahren auch noch Jüngling (1924) eine zurückhaltende Stellung, da ihn die vorliegenden optimistischen Berichte nicht zu überzeugen vermochten.

Besondere Beachtung verdienen die Arbeiten von Lenk (1925, 1926, 1927); denn sie runden die geschilderte erste Entwicklungsphase der Ulcusbestrahlung kritisch ab. Weil bei einigen Patienten vorgenommene Scheinbestrahlungen ohne Erfolg blieben, während echte Bestrahlungen rasch Linderung brachten, kommt Lenk zu dem Schluß, daß die Röntgenstrahlen bei der Geschwürskrankheit eine reale, zum mindesten symptomatische Hilfe leisten. Nach seiner Meinung handelt es sich dabei um eine funktionelle Beeinflussung von Nerven und Gefäßen mit der Lösung von Spasmen und der Linderung von Schmerzen. Daneben wird eine vorübergehende Funktionsstörung der Schleimhautdrüsen und eine Resorption von Zerfallsprodukten strahlensensibler lymphatischer Gewebselemente im Sinne einer Proteinkörpertherapie angenommen. Der Beeinflussung der Magensekretion mißt Lenk keine Bedeutung bei. Auch die Vorstellung einer Reizwirkung auf die Bindegewebsproliferation (Schulze-Berge; Matoni) wird von ihm abgelehnt. — Hinsichtlich der Leistungsfähigkeit des Verfahrens gibt Lenk an, daß rund 75% aller Magen- und Zwölffingerdarmgeschwüre auf die Bestrahlung günstig reagieren, wobei er allerdings offen läßt, wie weit es sich hierbei um Dauerheilungen handelt. Im besonderen weist Lenk auf gute Erfolge beim blutenden Ulcus und bei spastischen Beschwerden nach Gastroenterostomie hin. Nach seiner Meinung sollte man von der Bestrahlung Gebrauch machen, wenn die internistische Therapie nicht zum Ziele führt. Als Kontraindikation gelten narbige Stenosen, Verdacht auf maligne Entartung, drohende Perforation und das Ulcus pepticum jejuni. Die Bestrahlungstechnik ist durch niedrige Strahlendosen auf je ein großes Oberbauch- und Rückenfeld gekennzeichnet. Katererscheinungen sollen vermieden werden, damit durch das Pressen beim Erbrechen keine Perforation provoziert wird. Erwähnenswert scheint schließlich noch die Tatsache, daß Lenk bereits 1925 auf die Notwendigkeit einer Gonadenabdeckung hinweist und die Verwendung von Bleihüllen für das Scrotum empfiehlt!

Im Jahr 1926 beginnend setzt geradezu eine Flut von Veröffentlichungen über die Strahlenbehandlung des Geschwürsleidens ein, so daß es im Rahmen dieses kurzen historischen Überblickes unmöglich ist, auf einzelne Arbeiten näher einzugehen. Über nahezu uneingeschränkt gute Erfahrungen berichten RUBINROT (1926) sowie SCHILLER und ALTSCHUL (1927). Die letzteren erheben sogar die Forderung, frische Ulcera ohne Ausnahme zunächst der Bestrahlung zuzuführen. Dagegen sieht sich NAUENBERG (1926) trotz guter Frühergebnisse bei internistisch und chirurgisch vergeblich vorbehandelten Kranken nicht in der Lage, ein definitives Urteil abzugeben. FAROY (1926), der die Sekretionsdämpfung als wichtigsten Bestrahlungseffekt ansieht, sowie BARSONY und v. FRIEDRICH (1927) berichten über wenig gute Erfolge, während CASE und BOLDYREFF (1928) die Röntgenbestrahlung des Magen- und Zwölffingerdarmgeschwürs als nicht genügend begründet völlig ablehnen. KORBSCH (1926, 1928), der seine Patienten mehrfach gastroskopisch kontrollierte, empfiehlt eine kombinierte Therapie mit Röntgenbestrahlungen, Magenspülungen und kleinen Bluttransfusionen. Während er dieses Verfahren ohne näheren statistischen Angaben sehr lobt, ist die alleinige Strahlenbehandlung nach seiner Ansicht nicht in der Lage, ein nischenbildendes Ulcus zur Abheilung zu bringen. Eine Kombination der Röntgenbestrahlung mit verschiedenartigen balneologischen und physikalischen Therapiemaßnahmen wird von POPE (1927) angegeben.

Abweichend von den bisher zitierten Anschauungen vertritt BÁLINT (1926, 1928) die Meinung, daß der Ulcuskrankheit eine Verschiebung des Säure-Basengleichgewichtes nach der sauren Seite zugrunde liegt. Er hält deshalb die Alkalisierung des Organismus für die wichtigste Aufgabe der Therapie, wobei die Röntgenstrahlen als geeignetes Mittel zur Unterstützung der Alkalisierung angesehen werden. Entsprechende Beobachtungen von Blut-pH-Verschiebungen nach Bestrahlung der Magengegend werden von KOLTA und DÖMEL (1927) beschrieben. BÁLINT sowie KOLTA und DUNAY (1929) äußern sogar die Anschauung, daß die Röntgenbestrahlung beliebiger Körperregionen alkalisierend wirkt und deshalb zur Ulcustherapie geeignet ist, was allerdings von HOLZKNECHT (1927) bestritten wird. In Anlehnung an die Vorstellungen von BÁLINT kombiniert CYTRONBERG (1928) die Strahlenbehandlung des Magen- und Zwölffingerdarmgeschwürs mit der Verabreichung von Alkali und Atropin. Außerdem gibt er eine Ulcuskost sowie vor jeder Bestrahlung eine Magenspülung mit 2 Liter warmer Natrium- und Wismutcarbonatlösung.

Um das überaus bunte Bild der Meinungen und Erfahrungen zu vervollständigen, sei noch auf einige weitere, heute zum Teil befremdliche Veröffentlichungen hingewiesen. Während WOENCKHAUS (1928), PRESSER (1928), KÄDING (1928), HAUDEK (1929) und JENNER (1929) die Erfolge LENKS im wesentlichen bestätigen und seine Schlußfolgerungen teilen, nimmt TALIA (1929) nach der Bestrahlung nur weniger Magengeschwürspatienten an, daß allein die Beschwerden gebessert werden, der röntgenologische Ulcusbefund aber bestehen bleibt. Ähnlich äußert sich auch GROSGLIK (1931), der zwar bei 31 Patienten gute Besserungen und teilweise sogar ganz erstaunliche Erfolge sah, nach längerer Zeit aber meistens eine Wiederkehr der Krankheitserscheinungen feststellte. Mehrere röntgenologisch kontrollierte Ulcusnischen blieben trotz Schwindens aller subjektiven Symptome unverändert nachweisbar. GROSGLIK schließt daraus, daß die Beschwerden nicht durch das Ulcus, sondern durch die begleitende Gastritis ausgelöst werden und daß die Strahlenbehandlung in erster Linie auf diese wirkt, während das Ulcus kaum beeinflußt wird. Die Ulcusbestrahlung stellt deshalb nach seiner Auffassung eine Sonderform der Entzündungsbestrahlung dar. — Im Gegensatz zu allen bisher zitierten Autoren vertritt OURY (1927) die Meinung, daß kleine Röntgenstrahlendosen beim Gesunden zu einer Vermehrung der Salzsäure- und Pepsinsekretion führen und daß nur langdauernde Bestrahlungen die Sekretion reduzieren. — MANGINELLI (1927) füllt den Magen vor der Bestrahlung mit einer Wismut-Bariumsuspension, da er glaubt, daß die von der Füllmasse ausgehenden Sekundärelektronen die Magenschleimhaut besonders gleichmäßig bestrahlen und die Umgebung besser schonen. — Ungewöhnliche Bestrahlungsindikationen werden schließlich von WIENER (1928, 1929) und von SAIDMAN (1929) mitgeteilt. Während sich der erstere für die Röntgenbestrahlung des Säuglingspylorospasmus einsetzt, berichtet der letztere über die Strahlenbehandlung der Aerophagie.

Die weitere Entwicklung der Strahlenbehandlung des Magen- und Zwölffingerdarmgeschwürs wird etwa vom Jahr 1930 ab von zwei bis in die jüngste Vergangenheit geübten Denk- und Arbeitsrichtungen beherrscht, einmal von dem Streben, die Salzsäuresekretion auszuschalten und andermal von der Auffassung, daß es bei der Ulcusbestrahlung auf die Beeinflussung des vegetativen Nervensystems ankommt.

Im Bemühen, den für die Ulcusentstehung seit jeher als wichtig angesehenen Salzsäuregehalt des Magensaftes herabzusetzen, hat es unter anderem nicht an Versuchen gefehlt, die Sekretion durch magenferne Bestrahlung zu beeinflussen. Während DIETERICH und ROST (1925) sowie IHDIMA (1928) durch die Bestrahlung verschiedener Körperregionen keine eindeutige Wirkung auf die Magensaftsekretion erzielen konnten, sahen CHIANELLO (1931) nach Grenzstrangbestrahlungen sowie FORFOTA und KARÁDY (1936) nach erythemunterschwelligen Bestrahlungen eine Aciditätsvermehrung ähnlich wie nach einer Histamininjektion. Auf der anderen Seite zeigten die Beobachtungen von SOLOMON (1928); VIVIANI (1931) sowie RUGE und PÜSCHEL (1933), daß hochdosierte Direktbestrahlungen des Magens eine vorübergehende oder länger dauernde Aciditätssenkung verursachen.

Auf dieser Basis gehen in den folgenden Jahren mehrere amerikanische Autoren dazu über, das Magen- und Zwölffingerdarmgeschwür mit einer hochdosierten Direktbestrahlung zu behandeln (PALMER und TEMPLETON, 1939; LEVIN, HAMANN und PALMER, 1947; RICKETTS u. Mitarb., 1948; DOIG, FUNDER und WEIDEN, 1951; BASSLER, 1952; CARPENDER u. Mitarb., 1956; LEVIN u. Mitarb., 1957; RIDER u. Mitarb., 1957, 1959; MCCULLOUGH, 1960). Dabei werden gastroskopisch und histologisch nachweisbare Strahlenreaktionen der Magenschleimhaut bewußt in Kauf genommen. Wie GOLDGRABER u. Mitarb. (1954) anhand von Saugbiopsien zeigen, kommt es nach der Verabreichung von 1600 R am Herd innerhalb von 10 Tagen zu einem vorübergehenden Verlust der drüsigen Elemente, ohne daß später eine Vernarbung oder eine Atrophie auftritt. MUKHERJEE u. Mitarb. (1957) berichten über ähnliche Befunde nach Betastrahleneinwirkung. Die Möglichkeit einer isolierten Strahlenschädigung des sezernierenden Epithels wird weiterhin durch Tierversuche von MOOREHEAD (1954) bewiesen. KIEFER und SMEDAL (1959) dämpften die Magensaftsekretion durch die Anwendung ultraharter Röntgenstrahlen und bringen auf diese Art und Weise Anastomosenulcera nach Magenresektion (Billroth II) zur Abheilung. Besondere Erwähnung verdient schließlich die von BROWN, SCOTT u. Mitarb. (1952, 1953, 1954, 1955, 1956) propagierte Kombination der verhältnismäßig schonenden Antroduodenektomie mit einer hochdosierten Röntgentiefenbestrahlung zur Vermeidung peptischer Rezidivulcera.

Die Vorstellungen über die Mittlerrolle des vegetativen Nervensystems bei der Strahlenbehandlung der Geschwürskrankheit gehen, wie bereits dargelegt, bis zu den Anfängen der Ulcusbestrahlung zurück. Lange Zeit fehlte es jedoch an eindeutigen Beweisen für die Berechtigung der Auffassung, daß die Bestrahlung in die Funktion des vegetativen Nervensystems eingreift und daß dieser Eingriff das wirksame Prinzip der Ulcusbestrahlung darstellt. Es ist das Verdienst von BUCKY (1926, 1930) erstmalig einen solchen Beweis erbracht zu haben. Er wandte die von ihm in die Medizin eingeführten Grenzstrahlen auch bei Patienten mit Magen- und Zwölffingerdarmgeschwüren an und konnte erstaunliche Erfolge mit raschem Schwund der Beschwerden und mit Gewichtszunahme erzielen. Da nun die Grenzstrahlen die Haut nicht durchdringen, also primär nur hier wirken können, zugleich aber auch noch andere vegetative Reaktionen auslösen, bleibt allein die Schlußfolgerung, daß die am Magen und Zwölffingerdarm auftretenden Effekte durch Vermittlung der in der Haut gelegenen vegetativen Nervenenden zustande kommen. — In Übereinstimmung mit den Befunden BUCKYs berichtet GERTZ (1929) über bemerkenswerte Besserungen bei 50 mit Grenzstrahlen behandelten Ulcuspatienten, während vergleichsweise durchgeführte Scheinbestrahlungen ohne Wirkung blieben. Ein experimenteller Beweis für die Beeinflussung der Magenfunktionen durch Grenzstrahlen wurde von SCHILLING (1930) veröffentlicht. DAUTWITZ (1931) ersetzte die Grenzstrahlen durch Radiumauflagen und gibt an, auch damit gute Erfolge erzielt zu haben.

Entscheidende Impulse hat die Bestrahlung des vegetativen Nervensystems zur Ulcusbehandlung durch sowjetrussische Autoren unter der Führung von NEMENOW und seinen Mitarbeitern (1934, 1935, 1936) erfahren. NEMENOW befaßte sich bereits seit 1921 mit der Strahlentherapie der Geschwürskrankheit und führte 1926 die Bestrahlung der thorakalen Vertebralregion ein, zunächst allerdings in der Annahme, daß die Bestrahlung des Rückenmarkes das wesentliche sei, später dann im Bewußtsein, daß es auf die Bestrahlung vegetativer Ganglien ankommt. Wie NEMENOW und JUGENBURG an einem großen Patientengut nachweisen, führt die Kombination der Magenbestrahlung mit der Bestrahlung paravertebraler vegetativer Ganglien zu besseren Ergebnissen als die lokale Bestrahlung allein. Im besonderen vertritt NEMENOW die Ansicht, daß die Röntgenbestrahlung einen regulierenden Einfluß auf gestörte vegetative Funktionen ausübt.

Neben NEMENOW berichten BAGDASAROFF und KOPELMANN (1930); OLCHOWSKAJA, BRIL und SORINA (1934); TUREL (1934) sowie KRUGLIKOWA, KATSCHER und AWIOSSOR (1936) über gute Ergebnisse. Ein eigener Weg wurde von GOLONSKO (1934) beschritten, der das Magen- und Zwölffingerdarmgeschwür mit alleiniger Bestrahlung der Halsganglien erfolgreich behandelte. Abweichend von den positiven Meinungsäußerungen der genannten Autoren nehmen HOLST, SCHAAL und NEGOVSKIJ (1934) auf Grund recht mäßiger Ergebnisse eine zurückhaltende Stellung ein, während JOFFE und SALZMANN (1934) die Strahlenbehandlung der Geschwürskrankheit völlig ablehnen, da bei allen ihren Patienten Ulcusrezidive auftraten.

Neben den russischen Radiologen weisen in jener Zeit nur noch EPIFANIO (1930) sowie BONANNO und VIRANO (1933) auf die Möglichkeit der Bestrahlung vegetativer Ganglien zur Ulcustherapie hin. Erst erheblich später finden sich auch im deutschen Schrifttum vereinzelt entsprechende Arbeiten. HAAS (1937) und PIPPART (1940) berichten aus der Freiburger Klinik, daß auch callöse Ulcera durch Strahlen zur Abheilung gebracht werden können. EGGS (1939) beschreibt wechselnde Erfolge bei 42 mit Grenzstrangbestrahlungen behandelten Geschwürspatienten. Vor allem aber müssen hier die unermüdlichen Bemühungen von BREITLÄNDER (1938, 1940, 1946, 1947, 1951, 1953) genannt werden, der sich immer wieder für die Ulcusbestrahlung einsetzt und dessen Publikationen zur Betrachtung der Kriegs- und Nachkriegsjahre überleiten.

Aus der Zeit von 1940—1946 liegen nur sporadische Mitteilungen über die Ulcusbestrahlung vor (ANZILOTTI, 1940; OZZANO, 1942). Erst in den folgenden Jahren nimmt diese im Schrifttum wieder einen etwas breiteren Raum ein. Der Grund hierfür ist wohl einmal in der damaligen Zunahme der Geschwürskrankheit und andermal in der Undurchführbarkeit konsequenter diätetischer und medikamentöser Behandlung zu suchen. Über umfangreiche günstige Erfahrungen an zahlreichen Patienten berichten STECH (1946, 1951) sowie HEDFELD (1948), die beide auf dem Vorgehen von NEMENOW aufbauen und die sich unter Hinweis auf ihre Erfolge lebhaft für die Ulcusbestrahlung einsetzen. Das gleiche gilt für die bereits erwähnten Nachkriegsveröffentlichungen von BREITLÄNDER. Neben ihm sind noch FÓTI (1953, 1954) sowie FÓTI und FRIEDRICH (1954, 1955) zu nennen, die der Strahlenbehandlung des Magen- und Zwölffingerdarmgeschwürs im Hinblick auf die Beeinflussung des vegetativen Nervensystems die Rolle einer kausalen Therapie zumessen.

Eine besondere Erwähnung verdienen schließlich die Bemühungen, die Hypophysen-Zwischenhirnbestrahlung für die Ulcusbehandlung nutzbar zu machen. HIGUCHI (1940) berichtet, daß eine kombinierte Hypophysen-Grenzstrangbestrahlung nur flüchtige Erfolge brachte. BIRKNER und WERNER (1949) sowie CHUDYK (1954) wandten die Zwischenhirnbestrahlung als Zusatzbehandlung an, von der sie nur dann Gebrauch machten, wenn sich das Krankheitsbild auf die üblichen strahlentherapeutischen Maßnahmen nicht besserte. Dagegen stellte KUTRUEV (1959) die Zwischenhirnbestrahlung in den Mittelpunkt seiner Behandlung. Mit ihr konnte er 87 von 110 Patienten günstig beeinflussen, wobei es sich zum Teil um Dauererfolge handelte.

Gerade in der Kreigs- und Nachkriegszeit fehlt es aber auch nicht an zurückhaltenden oder ablehnenden Meinungsäußerungen. CACE (1940), der in Überprüfung der Arbeiten russischer Autoren bei 12 Patienten mit Ulcus duodeni schlechte Resultate hatte, rät von der Ulcusbestrahlung ab. REICHEL (1949) beobachtete nach der Bestrahlung des Magengeschwürs weniger gute Erfolge als BREITLÄNDER. NAUMANN und FRANK (1950) erzielten bei zehn Patienten mit callösen Ulcera in keinem Fall eine Heilung. Sie brachen daraufhin ihre Versuche mit der Strahlentherapie der Geschwürskrankheit ab. Auch BUFE und DIECKMANN (1952), die das Vorgehen von BREITLÄNDER nachahmten, waren von der Leistungsfähigkeit der Methode enttäuscht. Die Ulcusbestrahlung ist deshalb in ihren Augen nur in besonders gelagerten Einzelfällen gerechtfertigt. Die gleiche Auffassung wird weiterhin von GLAUNER (1948) und später auch von BIRKNER (1958) sowie von SCHERER (1958) vertreten und damit zur gegenwärtigen Lehrmeinung erhoben.

3. Wirkungsweise funktioneller Bestrahlungen

Über die Wirkungsweise der Röntgenstrahlen bei der Ulcuskrankheit ist bisher nichts Sicheres bekannt, wenn man von der Schleimhautschädigung durch die hier nicht zur Diskussion stehende hochdosierte Direktbestrahlung des Magens absieht. Wie bereits wiederholt erwähnt, stellt man sich jedoch vor, daß die Strahlen zunächst am vegetativen Nervensystem angreifen, das seinerseits den Verlauf der Erkrankung beeinflußt. Für die Berechtigung dieser Vorstellung sprechen vor allem die Beobachtungen BUCKYs, daß auch die ausschließlich in der Haut zur Absorption kommenden Grenzstrahlen in der Lage sind, auf Gleichgewichtsstörungen im vegetativen Nervensystem einzuwirken und Magengeschwüre zur Abheilung zu bringen. Weiterhin wird die Feststellung einer strahlenbedingten Erhöhung der Alkalireserve und eines Anstieges des Kalium-Calciumquotienten als Hinweis auf eine Beeinflussung des vegetativen Nervensystems aufgefaßt (HOLST, SCHAAL und NEGOVSKIJ; OLCHOWSKAJA u. Mitarb.; BAGDASAROFF und KOPELMANN).

Vor allem haben die Anschauungen von NEMENOW breite Anerkennung gefunden. In Erweiterung älterer Ideen nimmt NEMENOW an, daß die parasympathische und die sympathische Komponente des vegetativen Nervensystems beim Ulcuspatienten vermehrt erregbar sind und sich in einem Zustand starker Erregung befinden. Durch Überwiegen der einen oder anderen Komponente ist zugleich das vegetative Gleichgewicht gestört. Während nun die wenig erregten Nervenelemente kaum strahlenempfindlich sind, steigt die Strahlensensibilität mit wachsender Erregung. Der am stärksten erregte Anteil des vegetativen Nervensystems erfährt deshalb durch die Bestrahlung die ausgeprägteste Dämpfung, so daß die Bestrahlung immer in der Richtung einer Normalisierung des gestörten vegetativen Gleichgewichtes wirkt. Je nach der Ausgangslage können dabei entgegengesetzte Effekte auftreten. So ist es im Sinne der Regulierung der Funktion beispielsweise möglich, daß die Acidität, der Tonus oder die Motilität bei einem Patienten herabgesetzt und bei einem anderen Patienten gesteigert werden.

Die Theorie Nemenows liegt fast allen neueren Deutungsversuchen der funktionellen Ulcusbestrahlung zugrunde. Breitländer weist darauf hin, daß die von Nemenow postulierte differente Strahlenempfindlichkeit wenig und stark erregter Nervenelemente das Versagen von Tierversuchen erklärt. Hedfeld sieht die Bestrahlung in Übereinstimmung mit Nemenow als eine Kausaltherapie an, da sie die gesteigerte Erregung der Vasokonstriktoren herabsetzt und die pathogenetisch wichtigen Capillarspasmen beseitigt. Auch Fóti und Friedrich halten die Röntgenstrahlenanwendung für eine kausale Behandlung, da sie nicht nur zur Ulcusrückbildung führt, sondern auch die gestörte Funktion des vegetativen Nervensystems wiederherstellt.

Als Angriffspunkte der Strahlen kommen nach Nemenow in erster Linie die in der Magenwand gelegenen Nervengeflechte, der Plexus coeliacus und die paravertebralen Ganglien in Frage. Daneben spielen die vegetativen Nervenenden in der Haut zweifellos eine wichtige Rolle (Bucky; Gertz; Bagdasaroff und Kopelmann; Holst, Schaal und Negovskij). In Anlehnung an die Vorstellungen von Ricker sieht Breitländer die Beeinflussung der terminalen Strombahn als bedeutungsvoll an. Weiterhin stellt auch die Bestrahlung des Zwischenhirns ein wirksames Prinzip dar (Breitländer; Chudyk; Kutruev). Schließlich muß in diesem Zusammenhang die Anschauung von Birkner und Werner berücksichtigt werden. Diese fassen das vegetative Nervensystem als ein unteilbares Ganzes auf, dessen Teile gleichwertig und eng miteinander verflochten sind und das deshalb im Falle einer Gleichgewichtsstörung von jedem seiner Teile aus therapeutisch beeinflußt werden kann. Damit geben Birkner und Werner nicht nur eine nachträgliche Erklärung für die Wirksamkeit der Grenzstrahlen, sondern sie begründen auch ihr eigenes Verfahren der Nahbestrahlung Headscher Zonen.

4. Bestrahlungstechnik

Die Bestrahlungstechnik der einzelnen Autoren weist in den grundsätzlichen Fragen eine weitgehende Ähnlichkeit auf, wenn auch in den Details beträchtliche Unterschiede bestehen. Selbstverständlich ist es nicht möglich und wohl auch unfruchtbar, alle veröffentlichten methodischen Varianten eingehend zu schildern. Es erscheint dagegen sinnvoll, im folgenden die wesentlichen Prinzipien herauszustellen und einige, wie es scheint, wichtige Beispiele anzuführen.

Die Felderwahl wird vielfach von dem Bestreben bestimmt, Bestrahlungen der Magenregion mit Grenzstrangbestrahlungen zu kombinieren. Die Bestrahlung der Magenregion erfolgt von 1 oder 2 Oberbauchfeldern sowie häufig auch von 1 oder 2 Rückenfeldern aus. Zusätzlich werden gern 1 oder 2 Wirbelsäulen- bzw. Paravertebralfelder in Höhe des 5.—12. Brustwirbels gegeben. Von der Bestrahlung des gesamten Grenzstranges macht man nur selten Gebrauch. Die Feldgröße beträgt in der Regel 10×15 cm, wenn auch vereinzelt kleinere oder größere Felder Verwendung finden. — Die Strahlenqualität wird durch die tiefe Lage der zu bestrahlenden Ganglien und Nervengeflechte bestimmt. Röhrenspannungen zwischen 160 und 200 kV sowie eine Schwermetallfilterung genießen den Vorzug. Der Focus-Hautabstand liegt zwischen 23 und 60 cm. — Die Strahlendosen werden verhältnismäßig niedrig gehalten, da es ja lediglich auf die Beeinflussung der Funktion und nicht auf die Erzielung morphologischer Alterationen ankommt. Einzeldosen von 90—150 R an der Oberfläche sind am günstigsten, da sie keine Nausea verursachen. Manche Radiologen, die bewußt einen Strahlenkater in Kauf nehmen, verwenden auch höhere Einzeldosen, beispielsweise bis zu 300 R OD (Eggs; Hedfeld). Die

Gesamtdosen sowie die zeitliche Dosisverteilung variieren erheblich. Entweder werden mehrere Felder nacheinander mit Intervallen von wenigen Tagen ein- oder zweimal bestrahlt und die so entstehenden Serien in Abständen von 3—6 Wochen wiederholt oder wenige Felder erhalten eine fraktionierte Bestrahlung mit Gesamtdosen von 400 bis 1500 R an der Oberfläche, wobei sich die ganze Behandlung auf einige Tage bis zu 4 Wochen erstreckt. Übereinstimmend wird darauf hingewiesen, daß es wichtig ist, die Bestrahlungstechnik dem Einzelfall individuell anzupassen. Einige Therapeuten legen Wert darauf, daß die einzelnen Bestrahlungssitzungen im nüchternen Zustand erfolgen.

Neben der Bestrahlung findet nicht selten eine diätetische Behandlung statt. Häufiger wird allerdings auf Kosteinschränkungen verzichtet. Die gesamte Therapie erfolgt vielfach ambulant, manchmal sogar ohne Einschränkung der Berufstätigkeit. Einige Autoren sehen in einer solchen Möglichkeit geradezu einen besonderen Vorteil der Strahlenanwendung.

Nemenow, dessen Technik für mehrere Radiologen maßgebend geworden ist, wählt ein vorderes Feld im Epigastrium, ein dorsales Feld in gleicher Höhe sowie ein Vertebralfeld in der Gegend zwischen dem 5. und 12. Brustwirbel. Beim Vorliegen einer spastischen Obstipation, die nach der Feststellung von Nemenow nicht selten mit der Geschwürskrankheit gekoppelt ist, werden zusätzlich zwei übereinander angeordnete Vertebralfelder auf die Lumbal- und Sacralregion gegeben. Die Feldgröße des Ventral- und Dorsalfeldes beträgt 10×15 cm, die der Vertebralfelder 8×15 cm. In Abständen von 4—6 Tagen erhält erst das ventrale und das dorsale Feld je 225—250 R OD, dann das obere Vertebralfeld in gleichen Abständen zweimal 225—250 R OD und schließlich noch die anderen Vertebralfelder im gleichen Turnus je zweimal 225—250 R OD unter Tiefentherapiebedingungen, so daß die gesamte Behandlungsdauer etwa 1 Monat beträgt. Andere Radiologen, wie z.B. Bagdasaroff und Kopelmann; Turel oder Holst, Schaal und Negovskij bevorzugen niedrigere Dosen. Die zuletzt genannten Autoren, die ein Ventral- und ein Dorsalfeld benutzen, geben Einzeldosen von 15—20% der HED, also etwa 90—120 R OD, nachdem zuvor verabreichte höhere Dosen zu Erbrechen geführt hatten und niedrigere Dosen den gewünschten Erfolg vermissen ließen.

Breitländer legt das Hauptgewicht der Therapie der Einfachheit halber auf ein hochgestelltes ventrales Magenfeld vom Format 10×15 cm. Unter Verwendung von 180—200 kV und 40 cm Focus-Hautabstand erhält dieses Feld einen Tag um den anderen je 100 R OD, das sind 34 R am Herd, bis zu einer Gesamtoberflächendosis von 1000 bis 1500 R bzw. einer Gesamtherddosis von 340—510 R. Bei Wahl eines Focus-Hautabstandes von 60 cm ist für die Erzielung der 34 R am Herd nur eine Oberflächendosis von 90 R erforderlich. Großen Wert legt Breitländer auf eine niedrige Dosisleistung, die kleiner als 10 R/min sein soll und am besten etwa 5 R/min beträgt. Als wichtig wird weiterhin die Forderung angesehen, daß ein Bestrahlungskater zu vermeiden ist. Aus diesem Grunde werden höhere Dosen, wie sie z.B. von Eggs und von Hedfeld mitgeteilt worden sind, grundsätzlich abgelehnt, zumal da mit den Katererscheinungen keine bessere Wirkung erkauft wird. Nach der Meinung von Breitländer soll man bei der Bestrahlung der Ulcuskrankheit vielmehr mit möglichst niedrigen Dosen auszukommen suchen. Ein Rückenfeld wird von Breitländer nur in Einzelfällen angewandt. Dagegen macht er gelegentlich von einer Zwischenhirnbestrahlung Gebrauch. Von zwei 6×8 cm großen Schläfenfeldern aus erhält das Diencephalon im Verlauf von 2 Wochen 200 R als Herddosis.

Andere Radiologen verzichten auf jede Bestrahlung der Magenregion. Golonsko wählt nur ein Feld im Bereich der Halsganglien und belastet dieses an zwei aufeinanderfolgenden Tagen mit je 25% der HED (etwa 150 R OD). Dieses Vorgehen wird nach 6—8 Tagen erstmalig und bei Bedarf nach 15—20 Tagen noch ein zweites Mal wiederholt. Fóti belastet ein 8×10 cm großes Vertebralfeld in Höhe des 5.—7. Brustwirbels zweimal wöchentlich unter Tiefentherapiebedingungen mit je 100 R OD als Einzeldosis und gibt insgesamt 10—12 derartige Bestrahlungen. Eine Zusatztherapie findet nicht statt.

Um die Strahlenbelastung einzuschränken, benutzen Birkner und Werner die Nahbestrahlung der Headschen Zonen und besonderer Schmerzpunkte. Bei 60 kV Röhrenspannung geben sie mit einem runden Spezialtubus von 12 cm Durchmesser und einem Focus-Hautabstand von 5 cm 100—200 R OD als Einzeldosis. Mit Intervallen von 2 bis 3 Tagen werden in 5—6 Sitzungen eine Gesamtdosis von 500—800 R an der Oberfläche verabreicht. Obwohl die Patienten keine weitere Behandlung erhalten, ist diese geringe Dosis meistens ausreichend. Anderenfalls, vor allem beim Vorliegen penetrierender und callöser Geschwüre, erhalten die Kranken unter Tiefentherapiebedingungen noch 5 bis 6mal 50 R OD auf ein Vertebralfeld in Höhe der zugehörigen Segmente. Vereinzelt werden außerdem noch von einem Schläfenfeld aus 6—8mal 50 R OD einer harten Strahlung auf das Zwischenhirn gerichtet. Ähnlich geht auch CHUDYK vor. Beim Versagen seiner niedrig dosierten Tiefenbestrahlungen auf Grenzstrang und Magen gibt er auf zwei Schläfenfelder im Verlauf von 2 Wochen dreimal je 100 R OD.

Weiterhin muß in diesem Zusammenhang noch das Vorgehen von KUTRUEV erwähnt werden, der sich auf die Zwischenhirnbestrahlung beschränkt. Um die unnötige und unerwünschte Durchstrahlung von Großhirnpartien zu vermeiden, richtet er das Strahlenbündel bei rückwärts gebeugtem Kopf, also wie bei der axialen Schädelaufnahme, von einem 2×3 cm großen Submandibulärfeld aus auf die Sellagegend. Mit Intervallen von 1—3 Tagen werden an der Oberfläche Einzeldosen von 75—100 R und Gesamtdosen von 600—700 R einer mit Kupfer gefilterten Strahlung gegeben.

Einer gesonderten Erörterung bedarf schließlich noch die Bestrahlung des blutenden Magen- und Zwölffingerdarmgeschwürs. Hier hat es sich bewährt, dem Vorschlag von LENK folgend, ein quer angeordnetes Oberbauchfeld vom Format 20×24 cm etwas nach links so anzusetzen, daß mit dem Magen auch die Milz und ein Teil der Leber im Strahlenkegel liegen. Dieses Feld soll unter Verwendung einer harten Strahlung einige Male täglich 100 R OD erhalten. Da mit Recht Bedenken bestehen, den Patienten während der Blutung mehrfach umzulagern (KÄDING), wird von NEMENOW und JUGENBURG empfohlen, den Patienten in seinem Bett unter die Röntgenröhre zu fahren und ohne Umlagerung zu bestrahlen. In der Regel kommt die Blutung bereits wenige Stunden nach der ersten Strahlenanwendung, spätestens aber nach 1—2 Tagen zum Stehen (BREITLÄNDER; CHUDYK).

5. Bestrahlungswirkungen und Ergebnisse

Die Folgen der Ulcusbestrahlung äußern sich einmal als eine subjektive Besserung der Beschwerden und des Befindens sowie andermal in der Rückbildung. objektiv faßbarer Krankheitszeichen. Klinisch steht zunächst die subjektive Besserung im Vordergrund. Nahezu übereinstimmend wird mitgeteilt, daß die den Kranken am meisten belästigenden Beschwerden, nämlich die ständig wiederkehrenden Schmerzen, in der Mehrzahl der Fälle schon nach wenigen Sitzungen nachlassen und zum Teil sogar völlig ausbleiben. Wie BREITLÄNDER mitteilt, tritt eine solche Schmerzlinderung auch beim Ulcus pepticum jejuni ein, das sich erfahrungsgemäß jeder anderen konservativen Therapie widersetzt. Auch die Grenzstrahlenanwendung (BUCKY) sowie die Nahbestrahlung (BIRKNER und WERNER) führen häufig zu einer raschen Beseitigung der Schmerzen, während Scheinbestrahlungen ohne Wirkung bleiben (LENK; GERTZ).

Auffallend ist eine rasche Regulierung gestörter Funktionen. Der Magentonus und die Motilität normalisieren sich. Die Peristaltik kommt wieder in Gang. Spasmen verschwinden und funktionelle Entleerungsstörungen werden beseitigt (NEMENOW). Ebenso zeigt auch die Magensekretion vielfach eine Wandlung in der Richtung zur Norm. Bei Hyperacidität kommt es nicht selten zu einer Senkung und bei Sub- bzw. Anacidität nicht selten zu einem Anstieg der Säurewerte (NEMENOW; BREITLÄNDER). Wie BIRKNER und WERNER mitteilen, ist auch die Nahbestrahlung in der Lage, eine solche Wandlung der Acidität herbeizuführen. Eine Beeinflussung der Pepsinsekretion findet dagegen nicht statt. Lediglich die Magenschleimproduktion geht bei etwa der Hälfte der bestrahlten Patienten zurück (HOLST, SCHAAL und NEGOVSKIJ).

In der Regel wirkt sich diese Normalisierung der Funktion als eine rasche Besserung des gesamten Befindens aus. Es verschwindet nicht nur der lästige Speichelfluß oder das Sodbrennen, sondern auch der Brechreiz und das Erbrechen, sofern nicht eine organische, also für die Strahlenbehandlung unangreifbare Stenosierung vorliegt. Weiterhin stellt sich der Appetit wieder ein und nach einer gewissen Zeit steigt das Körpergewicht. Außerdem wird die häufig mit der Geschwürskrankheit verbundene hartnäckige Obstipation behoben (NEMENOW). Auf diese Art und Weise kommt es bei einem großen Teil der Patienten zu einer deutlichen Besserung oder sogar zu einem Schwund aller subjektiven Symptome, so daß es leicht möglich ist, die gesamte Behandlung ambulant durchzuführen (STECH).

Es erscheint bemerkenswert, daß die Berichte über die günstige Beeinflussung des Befindens, von wenigen noch zu erörternden Ausnahmen abgesehen, weitgehend übereinstimmen, obwohl doch die Bestrahlungstechnik zum Teil erheblich differiert. Offenbar spielt es gar keine Rolle, ob man beispielsweise mit oder ohne Oberbauchfeld arbeitet, Vertebralfelder ansetzt oder nicht, niedrige oder hohe Dosen verwendet, mit einer kleinen oder großen Dosisleistung bestrahlt bzw. die eine oder andere Form der zeitlichen Dosisverteilung wählt. Alle dargelegten therapeutischen Variationen haben vielmehr eine annähernd gleiche günstige Palliativwirkung. Das gilt sogar für die von KUTRUEV beschriebene alleinige Zwischenhirnbestrahlung, die auf Schmerzen, dyspeptische Beschwerden, Erbrechen und Obstipation bei der Mehrzahl der Kranken ebenso günstig wirkt, wie beispielsweise die Oberbauchbestrahlung von BREITLÄNDER oder die Nahbestrahlung von BIRKNER und WERNER, deren Vorstellung von der Gleichwertigkeit aller Teile des vegetativen Nervensystems geeignet ist, die fast identischen Bestrahlungsreaktionen zu erklären.

Eine weitere beachtliche Übereinstimmung betrifft die wichtige Mitteilung, daß es mit der Bestrahlung des blutenden Ulcus nahezu regelmäßig gelingt, die Blutung in kurzer Zeit zu beherrschen (SCHULZE-BERGE; KOTTMAIER; LENK; SCHILLER und ALTSCHUL; PRESSER; KÄDING; NEMENOW und JUGENBURG; BREITLÄNDER; CHUDYK). Die Bestrahlung kann deshalb in dieser Situation lebensrettend sein und eine doch wohl meistens riskante chirurgische Intervention ersparen.

Eine besondere Verlaufsform der bestrahlten Geschwürskrankheit wird von NEMENOW und JUGENBURG beschrieben. Sie fanden die geschilderte prompte Beschwerdelinderung und die sofortige Regulierung gestörter Funktionen nur bei etwa einem Viertel ihres Patientengutes. Bei rund drei Viertel ihrer Fälle setzte nach einer flüchtigen initialen Besserung zuerst einmal eine Verschlechterung des Befindens ein. Die Kranken bekamen einen Blähbauch, eine Zunahme der Obstipation, spastische Magenentleerungsstörungen mit Erbrechen und andere Beschwerden. Diese für den einzelnen oft sehr belastende Situation hielt einige Tage, manchmal auch bis zu 1 Monat an, um dann plötzlich in einen Zustand der Funktionsnormalisierung mit Schwund aller Beschwerden und rascher Besserung des Befindens umzuschlagen.

Erstaunlicherweise finden sich im übrigen Schrifttum kaum Hinweise auf eine derartige zweiphasige Reaktion nach Ulcusbestrahlung, obwohl eine solche auf Grund der Vorstellungen von LANGER durchaus im Bereich der Erwartungen liegt. Lediglich BIRKNER und WERNER teilen unter Bezugnahme auf LANGER mit, daß es nach der Bestrahlung in Einzelfällen zu einer vorübergehenden Verstärkung der Beschwerden kommen kann, bevor die eigentliche Besserung eintritt.

Verhältnismäßig wenige Patienten, vielleicht 10—25%, lassen einen nennenswerten positiven Effekt und eine Hebung des Allgemeinzustandes überhaupt vermissen. Nach den Erfahrungen von HEDFELD sowie von BIRKNER und WERNER handelt es sich hierbei meistens um Kranke mit alten penetrierenden oder callösen Geschwüren, die weniger gut auf die Bestrahlung ansprechen. In diesem Sinne muß wohl auch der von REICHEL sowie von NAUMANN und FRANK beobachtete unbefriedigende Strahleneinfluß auf den

Ulcusschmerz in erster Linie einer negativen Patientenauswahl zur Last gelegt werden, wobei man allerdings nicht vergessen darf, daß auch callöse Ulcera unter der Strahlenbehandlung ausheilen können (HAAS; PIPPART; BREITLÄNDER).

Neben der geschilderten Funktionsregulierung und der damit verbundenen Beschwerdelinderung hat die Bestrahlung in manchen Fällen auch eine Abheilung des Ulcus zur Folge. Allerdings vergeht bis zum Verschwinden der Nische im Röntgenbild eine erheblich längere Zeit als bis zum Eintritt der subjektiven Besserung. STECH gibt an, daß die Vernarbung eines Magengeschwürs rund 3 Monate und die Vernarbung eines Zwölffingerdarmgeschwürs rund 4—6 Monate nach der Strahlenbehandlung in Anspruch nimmt. Vor allem ist der Umstand wichtig, daß nicht jeder Beschwerdelinderung notwendigerweise auch eine Rückbildung des Ulcus folgt und daß deshalb ein mehr oder weniger großer Teil der zunächst subjektiv gebesserten Patienten keine Heilung zu erwarten hat.

Über die Häufigkeit des Verschwindens der Nische nach Strahlenanwendung gehen die Meinungen sehr auseinander. HEDFELD und BREITLÄNDER behaupten, daß sich die Ulcera in der Mehrzahl der Fälle zurückbilden. KUTRUEV stellte bei 59 von 87 Patienten eine Nischenbeseitigung fest. FÓTI und FRIEDRICH erzielten bei 78% ihrer Kranken eine Beschwerdefreiheit, aber nur in 42% der Fälle eine röntgenologisch nachweisbare Abheilung des Geschwürs. Ähnlich gelang es PIPPART, zwar bei 20 von 23 vergeblich vorbehandelten Patienten eine beträchtliche subjektive Besserung herbeizuführen, eine sichere anatomische Rückbildung fand sich aber nur 11mal. GOLONSKO sah bei 21 Kranken, von denen 18 eine deutliche Beschwerdelinderung verspürten, nur 5mal ein Verschwinden der Nische. NAUMANN und FRANK glückte es bei 10 Fällen sogar nur einmal, das Ulcus zur Abheilung zu bringen, während BUFE und DIECKMANN bei insgesamt 62 Patienten trotz guter subjektiver Beeinflussung nur 8 wirkliche Nischenrückbildungen beobachteten.

Unter den Faktoren, die für die Geschwürsheilung nach Strahlenbehandlung maßgebend sind, spielt das jeweilige Alter des Ulcus zweifellos eine bedeutsame Rolle. Bei lange Zeit bestehenden Geschwüren treten gehäuft Mißerfolge ein (HEDFELD). Entsprechend erzielte KUTRUEV bei einer Krankheitsdauer von weniger als 5 Jahren die verhältnismäßig besten Resultate. — Weiterhin hat der Sitz des Ulcus einen erheblichen Einfluß. Das Ulcus duodeni reagiert auf die Bestrahlung schlechter als das Ulcus ventriculi (EGGS; STECH; KUTRUEV), besonders wenn bereits eine narbige Bulbusdeformierung oder eine Periduodenitis vorliegt (HEDFELD; KUTRUEV). Geschwüre an der kleinen Kurvatur können dagegen auch dann zur Abheilung kommen, wenn sie von einem callösen Wall umgeben sind (HAAS; PIPPART; BREITLÄNDER). Penetrierende Ulcera bleiben jedoch meistens unbeeinflußt (STECH). Das Verhalten der Acidität ist für die Abheilung des Ulcus belanglos (JUGENBURG und GUREVIČ, 1934). Dagegen besteht eine sichere Parallelität zwischen dem Schwund der Nische und dem klinischen Bild (KUTRUEV).

Die geschilderten Zusammenhänge zeigen, daß die Strahlenbehandlung des Magen- und Zwölffingerdarmgeschwürs in einem beträchtlichen Prozentsatz der Fälle trotz anfänglicher subjektiver Besserung unzureichend bleibt. Als klinische Konsequenz ergibt sich daraus, daß alle entsprechenden Patienten über kurz oder lang erneut Beschwerden bekommen. So berichten beispielsweise KRUGLIKOWA, KATSCHER und AWIOSSOR von einer Wiederkehr der Krankheitserscheinungen nach 3—5 Monaten. Ähnliche Angaben stammen von HOLST, SCHAAL und NEGOVSKIJ sowie von JOFFE und SALZMANN. Entgegen einer vielfach anzutreffenden falschen Ausdrucksweise handelt es sich hierbei nicht um eine Manifestation von Rezidiven, sondern lediglich um den Ausdruck einer ungenügenden Strahlenwirkung. JOFFE und SALZMANN sprechen deshalb auch nicht von einer zeitlich begrenzten Heilung, sondern nur von einer langzeitigen Besserung.

Neben diesem unvollkommenen Behandlungseffekt mit Wiederkehr der Beschwerden gibt es selbstverständlich auch echte Rezidive, also Fälle, bei denen nach Abheilung des bestrahlten Ulcus eine erneute Geschwürsbildung an gleicher oder anderer Stelle auftritt und entsprechende klinische Erscheinungen zur Folge hat. So sah beispielsweise CHUDYK, der bei 38% seiner Patienten eine wirkliche Heilung erzielen konnte, nach einem Zeitraum von 8—24 Monaten in einer Häufigkeit von 15% eindeutige Rezidivulcera. NEMENOW und JUGENBURG berichten, daß noch nach Ablauf von 3 oder 4 Jahren Rezidive vorkommen. Sie führen diese unter anderem darauf zurück, daß sich die Patienten nach Rückkehr des Wohlbefindens wiederum den alten schädigenden Einflüssen aussetzen, wie sie z.B. durch einen unregelmäßigen Tagesablauf, durch psychische Belastungen, durch Genußgifte oder durch eine wahllose Kost gegeben sind. Zur Behandlung der Rezidive empfehlen NEMENOW und JUGENBURG eine Wiederholung der Bestrahlung, sobald Beschwerden auftreten. Aber auch beim Ausbleiben einer Verschlechterung des Befindens wird aus prophylaktischen Gründen nach 3—6 Monaten zu einer Wiederholungsbestrahlung geraten.

Die Mehrzahl der Autoren macht allerdings zwischen der Wiederkehr der Beschwerden bei einem unvollkommenen Behandlungserfolg und den durch echte Rezidive hervorgerufenen Erscheinungen keinen Unterschied, so daß es schwer fällt, die Rezidivhäufigkeit in Zahlen auszudrücken. Aus dem gleichen Grunde sind auch die Darstellungen der Behandlungserfolge vielfach nur mit Vorsicht zu betrachten.

Die Ergebnisse der Ulcusbestrahlung werden unterschiedlich beurteilt. Neben einigen recht optimistisch gehaltenen Meinungsäußerungen finden sich auch kritisch reservierte Stellungnahmen und kompromißlose Ablehnungen. Als Ursachen dieser Diskrepanz müssen wohl Abweichungen in der Beobachtungsdauer, Differenzen in der Zusammensetzung des Patientengutes, uneinheitliche Maßstäbe und Begriffsauslegungen sowie eine mangelnde Übereinstimmung in der Beachtung statistischer Regeln angesehen werden. Um trotzdem ein möglichst zuverlässiges Bild von der Leistungsfähigkeit der Ulcusbestrahlung zu vermitteln, werden im folgenden nur Berichte auf der Grundlage einer längeren Beobachtungsdauer wiedergegeben.

Die größte und günstigste Statistik stammt von NEMENOW und JUGENBURG. Diese verstehen unter „geheilt" eine mindestens einjährige Beschwerdefreiheit mit Normalisierung des Röntgenbefundes, unter „bedeutend gebessert" eine mindestens 6monatige Beschwerdefreiheit oder das Auftreten eines Rezidivulcus innerhalb von 2 Jahren und unter „unbeeinflußt" eine Wiederkehr von Beschwerden nach Wochen oder Monaten. Ihre Erfahrungen erstrecken sich auf 635 meistens lange Zeit vergeblich vorbehandelte, therapieresistente Krankheitsfälle, von denen 48,4% geheilt und 41,1% bedeutend gebessert werden konnten. Nur 10,5% blieben unbeeinflußt, wobei 18 Patienten noch nicht erfaßt sind, die wegen einer Stenosierung operiert werden mußten. Am besten reagierten die Magengeschwüre an der kleinen Kurvatur. Sie konnten in einer Häufigkeit von 60,9% geheilt werden, während das gleiche Resultat nur bei 41,4% der parapylorischen Geschwüre und nur bei 32,4% der Ulcera duodeni eintrat. Von 25 Kranken mit einem Ulcus pepticum jejuni wurden 12 geheilt und 10 gebessert, obwohl man lange Zeit geglaubt hatte, daß gerade diese Geschwürsform nicht durch Strahlen zu beeinflussen ist (LENK). Rezidivulcera sprechen nach der Meinung von NEMENOW und JUGENBURG ebenso gut auf die Bestrahlung an wie die Erstgeschwüre.

Gute Resultate bei mehreren hundert Patienten werden weiterhin von HEDFELD und BREITLÄNDER angegeben, die allerdings infolge der Kriegswirrnisse beide nicht in der Lage sind, eine verwertbare Statistik vorzulegen. HEDFELD, der an mehr als 800 Kranken Erfahrungen sammeln konnte, berichtet, daß lange Zeit bestehende Ulcera duodeni, besonders bei starker Bulbusdeformierung, eine mangelnde Heilungstendenz besitzen. BREITLÄNDER weist andererseits in Übereinstimmung von NEMENOW und JUGENBURG an eindrucksvollen Beispielen nach, daß callöse Ulcera ventriculi durch Bestrahlung zum Verschwinden gebracht werden können. Der callöse Wall stellt nach seiner Auffassung ein zwar starres, aber kein totes Gewebe dar, das sich im Hinblick auf die Strahlenempfindlichkeit mit einem Keloid vergleichen läßt. Auch KRUGLIKOWA, KATSCHER und AWIOSSOR heben die gute Beeinflußbarkeit schwer heilender und stark schmerzhafter Geschwüre an der kleinen Kurvatur ausdrücklich hervor. Im gleichen Sinne äußern sich

HAAS und PIPPART. Nach der Bestrahlung therapieresistenter, callöser Ulcera ventriculi beobachtete der erstere bei 15 Patienten 8 Heilungen und der letztere bei 23 Patienten 11 Heilungen.

Ein weiterer günstiger Bericht stammt von STECH. Von 93 verwertbaren Fällen seines Krankengutes blieben 53, das sind 57 %, mindestens 1 Jahr lang klinisch und röntgenologisch symptomfrei. Magengeschwüre zeigten eine größere Heilungstendenz als Zwölffingerdarmgeschwüre, während sich penetrierende Ulcera und Narbenstenosen nicht veränderten. — Schließlich konnte auch KUTRUEV mit der alleinigen Zwischenhirnbestrahlung gute Erfolge erzielen. Sein Krankengut umfaßte 110 Patienten, davon 100 mit einem Ulcus duodeni und 10 mit einem Ulcus ventriculi. In 87 Fällen kam es zu einer Regulierung der gestörten Funktionen und zu einer wesentlichen subjektiven Besserung. 82 Kranke wurden über eine Zeit von 6 Monaten bis zu $5^1/_2$ Jahren beobachtet. Von ihnen ließen 59 eine anhaltende Beschwerdefreiheit und Arbeitsfähigkeit erkennen. 23mal kam es zu Rezidiven. Das Vorliegen einer narbigen Bulbusdeformierung, einer Periduodenitis, einer Penetration oder einer begleitenden Ptose wirkte sich nachteilig aus.

Schlechtere Ergebnisse werden von EGGS mitgeteilt. Er bestrahlte 42 gegenüber internistischen Maßnahmen refraktäre Magen- und Zwölffingerdarmgeschwüre, erzielte meistens gute Anfangserfolge, beobachtete dann aber mehrere Rückfälle, so daß schließlich nur 10 Kranke geheilt wurden. Ähnlich sahen FÓTI und FRIEDRICH nach der Bestrahlung von 165 therapierefraktären Ulcera ventriculi und Ulcera duodeni zwar 81mal, also in einer Häufigkeit von 49 %, eine Abheilung des Geschwürs, im Verlauf von 3 Jahren blieben aber nur 15 Patienten dauernd beschwerdefrei. 17 Kranke mußten wegen einer narbigen Stenosierung operiert werden. Auch CHUDYK konnte bei 390 vergeblich vorbehandelten Fällen, unter denen sich 101 Magengeschwüre und 289 Zwölffingerdarmgeschwüre befanden, zunächst in einer Häufigkeit von 38 % alle Krankheitszeichen beseitigen, bei 15 % der Patienten machten sich jedoch nach 8—24 Monaten Rezidive bemerkbar. BUFE und DIECKMANN beobachteten bei 62 Kranken sogar nur 8 Heilungen.

Im Gegensatz zu den geschilderten Erfahrungen haben andere Autoren überhaupt keine definitiven Heilungen erzielen können. HOLST, SCHAAL und NEGOVSKIJ, die bei 29 bestrahlten Ulcuspatienten sehr sorgfältige Verlaufskontrollen durchführten, stellten in jedem Fall eine Wiederkehr der Krankheitserscheinungen spätestens nach 6 Monaten fest. Dagegen kam es mehrfach zu stenosierenden Narbenbildungen. JOFFE und SALZMAN bestrahlten 42 Magengeschwürspatienten mit einem guten Anfangserfolg. Nach 4 bis 6 Monaten erkrankten jedoch alle erneut, so daß kein Fall geheilt wurde. Auch HIGUCHI sah nur vorübergehende Besserungen und keine dauernde Ulcusbeseitigung. CACE gelangte bei 12 Kranken mit Ulcus duodeni ebenfalls zu keinem positiven Resultat. REICHEL unterzog 13 Patienten mit alten, stark schmerzhaften Magengeschwüren einer Strahlenbehandlung und beobachtete weder ein völlständiges Verschwinden der Beschwerden noch eine Heilung. Schließlich bemühten sich auch NAUMANN und FRANK bei 10 Fällen mit callösem Ulcus vergeblich um einen bleibenden Erfolg. Wenn vereinzelt eine Geschwürsrückbildung erfolgte, so ließ das Rezidiv nicht lange auf sich warten.

Gefahren oder Komplikationen sind mit der Strahlenbehandlung der Ulcuskrankheit nicht verbunden, wenn man von Katererscheinungen nach unnötig hohen Einzeldosen auf den Oberbauch absieht. Auch nachteilige Folgen treten nicht auf. Die von ENGELSTAD (1935, 1936, 1938) im Tierversuch nach der Verabreichung sehr hoher Strahlendosen beobachtete Geschwürsentwicklung trifft auf die Verwendung therapeutischer Dosen nicht zu, spielt also beim Menschen keine Rolle. — Der Vorwurf, daß die Röntgenstrahlen Verwachsungen erzeugen und eine nachfolgende Operation erschweren, wird von BREITLÄNDER zurückgewiesen. Bei 15 bestrahlten Patienten, die später laparatomiert wurden, fand sich in keinem Fall eine der Bestrahlung zur Last zu legende Adhäsionsbildung. Das Peritoneum der bestrahlten Region war vielmehr immer spiegelnd und unauffällig.

6. Anzeigestellung zur Ulcusbestrahlung

Die Auffassungen über die Anzeigestellung zur Ulcusbestrahlung entsprechen den geschilderten unterschiedlichen Erfahrungen. Außerdem macht die Verbreitung der Strahlenbehandlung des Magen- und Zwölffingerdarmgeschwürs die gleiche rückläufige Entwicklung durch, wie sie für die Strahlentherapie der Herzkrankheiten und des Hochdrucks dargelegt worden ist. Die von Nemenow und Jugenburg vertretene Meinung, daß die Bestrahlung beim Ulcus im Bereich der kleinen Kurvatur und beim Ulcus pepticum jejuni die Behandlungsmethode der Wahl darstellt, kann deshalb heute noch weniger allgemeine Gültigkeit beanspruchen als vor 25 Jahren. Auch die von den gleichen Autoren erhobene Forderung, alle anderen Geschwüre vor dem Entschluß zur Operation einer Bestrahlung zu unterziehen, kann in dieser Form nicht aufrechterhalten werden. Das gleiche gilt für die optimistische Einstellung von Fóti, der die Strahlenbehandlung den übrigen Verfahren vorzieht, da sie rascher wirkt und bessere Ergebnisse bringt als diese, und der zugleich vorschlägt, prophylaktische Bestrahlungen im Frühjahr und im Herbst durchzuführen.

Breitländer setzt sich dagegen dafür ein, daß alle Magen- und Zwölffingerdarmgeschwüre zuerst internistisch behandelt werden. Wenn dann nach 2—3 Wochen keine Besserung eintritt, hält er eine Bestrahlung für angezeigt. Auch sollen nach seiner Meinung alle chronisch-rezidivierenden Ulcera nach erfolgloser konservativer Therapie, alle schwer resezierbaren sowie inoperablen Geschwüre, alle Ulcera mit einem begleitenden Kardio- oder Pylorospasmus und alle blutenden Geschwüre der Strahlentherapie zugeführt werden. Beim Ulcus pepticum jejuni ist ein Bestrahlungsversuch gerechtfertigt. Haas vertritt in Übereinstimmung mit Lenk den Standpunkt, daß die Strahlenbehandlung der Geschwürskrankheit eine Mittelstellung zwischen interner und chirurgischer Therapie einnimmt. Pippart empfiehlt die Bestrahlung beim callösen Ulcus ventriculi, da sie hier unter Vermeidung langwieriger Diätkuren größere Heilungsaussichten hat als andere Behandlungsverfahren, wobei als weiterer Vorteil auch noch eine ambulante Behandlung möglich ist. Hess führt frische und ältere Ulcera der Bestrahlung zu, wenn sie konservativ nicht recht beeinflußbar sind.

Ausgesprochen zurückhaltend äußern sich Holst, Schaal und Negovskij, die in der Bestrahlung nur eine von vielen Methoden sehen. Ebenso wie Bufe und Dieckmann halten sie einen Bestrahlungsversuch nur in besonders gelagerten Fällen für sinnvoll. Cace sowie Naumann und Frank können eine Bestrahlung nicht empfehlen, da sie ihres Ermessens keiner anderen Methode überlegen ist. Reichel weist darauf hin, daß die Röntgenstrahlenanwendung bei schmerzhaften Komplikationen der Geschwürskrankheit keine befriedigende Wirkung ausübt und deshalb nicht in Betracht kommt.

Charakteristisch für den Wandel in der Wertschätzung der Ulcusbestrahlung erscheint die Stellungnahme von Birkner und seinen Mitarbeitern. Während er noch 1949 mit einem gewissen Enthusiasmus über die Anwendung der Nahbestrahlung berichtet und der Strahlenbehandlung einen besonderen Platz in der Neuraltherapie einräumt (Birkner und Werner), empfiehlt er 1958, die Ulcusbestrahlung nur noch in Ausnahmefällen bei sehr starken und anhaltenden Schmerzen (Birkner und Trautmann). — Besondere Beachtung und allgemeine Anerkennung verdient der Standpunkt von Scherer, der die Bestrahlung in Übereinstimmung mit Glauner nicht als eine allgemein anwendbare Methode ansieht, der aber betont, daß man an die Strahlentherapie denken soll, wenn die internistische Behandlung erfolglos bleibt und eine Operation nicht durchführbar ist.

Als Kontraindikation werden übereinstimmend narbige Stenosen und Schrumpfungen genannt. Auch bei Verdacht auf maligne Entartung hat die Bestrahlung keinen Sinn. Das gleiche gilt, wenn bereits zwei vergebliche Bestrahlungsversuche gemacht worden sind.

Versucht man aus den wiedergegebenen Meinungen Schlußfolgerungen zu ziehen, dann ist einerseits festzustellen, daß die Röntgenstrahlenanwendung bei der Behandlung des Magen- und Zwölffingerdarmgeschwürs keinesfalls als Methode der Wahl angesehen werden darf. Andererseits besteht aber kein Zweifel, daß man mit der Bestrahlung manchem Kranken auf einfache Weise helfen kann, bei dem die internistischen Methoden nicht in der Lage waren, einen befriedigenden Zustand herbeizuführen. Trotz der beschränkten Zuverlässigkeit und der oftmals nur vorübergehenden Wirkung der Röntgenstrahlen vermag deshalb ein rechtzeitig vorgenommener Bestrahlungsversuch dem einen oder anderen Patienten das Risiko sowie die Belästigung einer verstümmelnden Operation zu ersparen. Außerdem bietet die Bestrahlung auch noch solchen Ulcusträgern eine gewisse Chance, bei denen eine indizierte Operation aus irgendwelchen Gründen nicht möglich ist. In einer derartigen Situation sollte man zugleich daran denken, daß die Röntgenstrahlen vielfach einen palliativen Effekt ausüben und daß auch eine Palliativbehandlung eine echte Hilfe darstellt. Schließlich ist hier die Bestrahlung des blutenden Magengeschwürs zu nennen, die offenbar eine größere Aufmerksamkeit als bisher verdient.

Für die praktische Arbeit lassen sich aus den dargelegten Erfahrungen und Schlußfolgerungen die nachstehenden Richtlinien für die Indikationsstellung ableiten:

1. Die Strahlenbehandlung eines Magen- oder Zwölffingerdarmgeschwürs soll nur in Erwägung gezogen werden, wenn zwei konsequent durchgeführte internistische Ulcuskuren ohne Erfolg geblieben sind.

2. Die einzige Ausnahme von dieser Regel stellt das blutende Ulcus dar, bei dem es ratsam erscheint, sofort einen Bestrahlungsversuch zu unternehmen, wenn ein gefahrloser Transport in den Bestrahlungsraum möglich ist.

3. Bei Geschwüren, die mit internistischen Methoden vergeblich behandelt worden sind, ist eine Strahlenanwendung vor dem Entschluß zur Operation um so mehr gerechtfertigt, je größer die mit dem Eingriff verbundenen Gefahren sind und je älter der Patient ist, wobei berücksichtigt werden muß, daß Magengeschwüre besser auf eine Bestrahlung reagieren als Zwölffingerdarmgeschwüre.

4. Internistisch vorbehandelte Geschwüre, bei denen keine Operation möglich ist, sollten auf jeden Fall, wenigstens versuchsweise, einer Bestrahlung zugeführt werden.

5. Chronische Zwölffingerdarmgeschwüre, die zu einer narbigen Deformierung des Bulbus duodeni, zu einer Penetration oder zu einer Periduodenitis geführt haben, alle narbigen Stenosen und Magengeschwüre mit Verdacht auf eine maligne Entartung sind nicht für eine Strahlenbehandlung geeignet.

Wird nach Abwägung aller individuellen Besonderheiten der Entschluß zur Strahlentherapie gefaßt, dann erscheint es ratsam, niedrige Strahlendosen zu verwenden und die Behandlung mit der üblichen internistischen Therapie zu kombinieren. Die Applikation hoher Strahlendosen zur Erzielung regressiver Magenschleimhautveränderungen muß dagegen als ein verstümmelnder Eingriff angesehen werden, der Zurückhaltung fordert.

7. Zusammenfassung

Die Geschwüre des Magens und des Zwölffingerdarms stellen umschriebene Defekte in der Innenauskleidung des Verdauungsschlauches dar. Im Gegensatz zu den oberflächlichen Schleimhauterosionen ergreifen sie auch die Muscularis mucosae. Sie entstehen auf der Basis einer allgemeinen Gesundheitsstörung durch eine örtlich begrenzte Selbstverdauung in einem vorgeschädigten Wandbezirk. Da weder diese mit einer Erregungssteigerung im vegetativen Nervensystem einhergehende allgemeine Gesundheitsstörung noch die lokale Vorschädigung eindeutig bekannt sind, da also die Vielschichtigkeit der Ulcusentwicklung nicht überschaut werden kann, gibt es keine kausale Therapie des Geschwürsleidens. Es existiert vielmehr eine Reihe verschiedenartiger Behandlungsprinzipien, die allein oder kombiniert angewandt nur eine begrenzte Leistungsfähigkeit besitzen und deshalb nicht völlig befriedigen. Hierher gehört auch die Röntgenbestrahlung, die insgesamt nur eine untergeordnete Rolle spielt, gelegentlich jedoch reale Hilfe bringen kann, wenn andere Methoden versagt haben.

Die Wirkungsweise der Röntgenstrahlen besteht entweder in einer Schädigung der Magenschleimhaut mit nachfolgender Einschränkung der Salzsäureproduktion oder in einer regulierenden Beeinflussung des bei der Ulcuskrankheit alterierten vegetativen Nervensystems. Die bewußte Schädigung der Magenschleimhaut erfordert eine hochdosierte Direktbestrahlung des Magens. Da es sich hierbei um einen verstümmelnden Eingriff handelt, ist Zurückhaltung angebracht. — Die Beeinflussung des vegetativen Nervensystems beruht wahrscheinlich darauf, daß die vegetativen Ganglien in einem Zustand gesteigerter Erregung strahlenempfindlicher sind als in einem Zustand geringer Erregung. Bei einer vegetativen Gleichgewichtsstörung wird deshalb die stärker erregte Komponente in besonderem Maße gedämpft und so das Gleichgewicht wiederhergestellt.

Für diese Gleichgewichtsregulierung genügen niedrige Strahlendosen, die auf die in der Magenwand gelegenen Nervengeflechte, die Ganglien des Oberbauches, den Sympathicusgrenzstrang, das Zwischenhirn oder auf die vegetativen Nervenenden in der Haut gegeben werden. Einzelheiten der örtlichen und zeitlichen Dosisverteilung spielen dabei offenbar nur eine untergeordnete Rolle. Als Folge der Bestrahlung stellt sich in der Mehrzahl der Fälle eine rasche Regulierung gestörter Funktionen mit einem Rückgang der Beschwerden ein. Vielfach ist dieser Effekt nur vorübergehend. Bei einem Teil der Fälle kommt es aber auch zu echten Heilungen mit Verschwinden der Nische im Röntgenbild. Magengeschwüre reagieren besser als Zwölffingerdarmgeschwüre. Während sogar callöse Ulcera an der kleinen Kurvatur abheilen können, sind Ulcera duodeni mit narbiger Bulbusdeformierung, mit Penetration in die Nachbarschaft oder mit einer Periduodenitis gegenüber der Bestrahlung refraktär. Das gilt selbstverständlich auch für narbige Stenosen und Verwachsungen.

Eine Anzeige zur Strahlenbehandlung besteht nur nach Versagen einer konsequenten internistischen Behandlung. Unter dieser Voraussetzung ist eine Bestrahlung um so mehr gerechtfertigt, je größer die mit einer Operation verbundenen Gefahren sind und je älter der Patient ist. Jeder Kranke mit einem inoperablen Geschwür sollte, wenigstens versuchsweise, der Strahlenbehandlung zugeführt werden, die auch als palliative Maßnahme eine wirkliche Hilfe bringen kann. Eine Sonderstellung nimmt das blutende Ulcus ein, bei dem eine sofortige Bestrahlung ratsam erscheint, wenn ein gefahrloser Transport in den Bestrahlungsraum gewährleistet ist.

Literatur

Albright, E. C., P. D. Soder, and C. W. Crumpton: I^{131}-induced hypothyroidism in intractable angina pectoris. Ann. intern. Med. **49**, 271—277 (1958).

Alexander, A. S., and R. W. Young: Hypertension treated by irradiation of the adrenals: with report of twenty-three cases. New Orleans med. surg. J. **101**, 536—541 (1949).

Alieri, V.: Contributo allo studio della roentgenterapia negli stati di ipertensione arteriosa. Minerva med. **1**, 349—357 (1949).

Anzilotti, A.: Roentgenterapia del sistema nervoso vegetativo. Nota 3. Indicazioni cliniche e tattica di trattamento delle sindromi cardio-vascolari. Quad. Radiol. (Belluno) **5**, 271—284 (1940).

— Roentgenterapia del sistema nervoso vegetativo. Nota 4. Indicazioni cliniche tecnica e tattica di trattamento delle sindromi digestive. Quad. Radiol. (Belluno) **5**, 371—391 (1940).

Arrillaga, F. C.: L'angine de poitrine: Son traitement par la radiothérapie profonde. Bull. Soc. méd. Hôp. Paris **44**, 949—953 (1928).

Ascarelli, A.: Azione de raggi Roentgen sul sistema nervoso vegetativo: Basi biologiche ed applicazioni terapeutiche. Scr. ital. Radiobiol. **5**, 233—255 (1938).

Attili, S.: Contributo alla Roentgenterapia del sistema nervoso simpatico. Atti 11. Congr. ital. Radiol. med. **2**, 208 (1934).

Audier, M., et Almaric: Le traitement des vertiges hypertendus par la radiothérapie du sinus carotidien. Arch. Mal. Cœur **44**, 913—914 (1951).

Bade, H.: Läßt sich eine Steigerung der Erregbarkeit der Vasodilatatoren nach Röntgenbestrahlungen an isolierten Organen nachweisen? Strahlentherapie **66**, 490—493 (1939).

Bagdasaroff, A., u. S. Kopelmann: Zur Frage der Röntgentherapie des Magengeschwürs. Ref. Fortschr. Röntgenstr. **41**, 296—297 (1930).

— — Zur Röntgenbehandlung der Magenerkrankungen. Fortschr. Röntgenstr. **41**, 434—442 (1930).

Balázs, J., u. W. Czunft: Über die Röntgenbestrahlung der Nieren bei Sublimatvergiftung. Strahlentherapie **54**, 600—606 (1935).

Bálint, R.: Untersuchungen über die Pathogenese des Ulcus ventriculi. Wien. klin. Wschr. **39**, 7—10 (1926).

BÁLINT, R.: Über die Ulkusschmerzen. Arch. Verdau.-Kr. **43**, 52—56 (1928).
— Ulcusproblem und Säurebasengleichgewicht, eine klinisch-experimentelle Studie. Berlin: Karger 1928.
BARRIEU, A. R., et M. H. NEMOURS-AUGUSTE: Technique et résultats du traitement de l'angine de poitrine par la radiothérapie. C. R. Acad. Sci. (Paris) **186**, 545—546 (1928).
BÁRSONY, TH., u. L. v. FRIEDRICH: Beiträge zur Röntgentherapie der Magen- und Duodenalgeschwüre. Klin. Wschr. **6**, 901—902 (1927).
BASSLER, A.: X-ray therapy in peptic ulcer. Rev. Gastroent. **19**, 967—972 (1952).
BEAU, H.: Le traitement radiothérapique de l'angine de poitrine. Rev. Physiothér. **12**, 482—494 (1936).
—, et M. BASCOURRET: Note sur la radiothérapie de l'angine de poitrine. Bull. Soc. franç. Électrothér. Radiol. **46**, 175—182 (1937).
BEDÜRFTIG, G., u. G. GRÜPNER: Die indirekten Wirkungen der Röntgenstrahlen auf Herz und Kreislauf des Menschen. Strahlentherapie **78**, 445—458 (1949).
BEECK, L. A., u. R. HIRSCH: Röntgentiefenstrahlentherapie in der Behandlung von Herz- und Gefäßkrankheiten. Med. Klin. **12**, 877—878 (1916).
BENSAUDE, R., I. SOLOMON et P. OURY: Action des rayons de Roentgen sur le chimisme gastrique. C. R. Soc. Biol. (Paris) **91**, 1364—1365 (1924).
BERGMANN, G. v.: Funktionelle Pathologie, eine klinische Sammlung von Ergebnissen und Anschauungen einer Arbeitsrichtung. Berlin: Springer 1936.
BERLIN, D. D.: Therapeutic effect of complete thyroidectomy on congestive heart failure and angina pectoris in patients with no clinical or pathological evidence of thyroid toxity. II. Operative technique. Amer. J. Surg. **21**, 173—179, 209 (1933).
BERTOLOTTI, M.: Die funktionellen Faktoren in der Strahlenbehandlung. Strahlentherapie **65**, 87—99 (1939).
BERTRAND et LABEAU: Rapport sur le traitement radiothérapie de l'angine de poitrine. Bull. Soc. Radiol. méd. Fr. **19**, 126—131 (1931).
BEST, M. M., W. S. COE, J. W. MOORE, E. S. REED, and H. L. CLAY: Irradiation of the pituitary gland in hypertensive vascular disease. Amer. J. med. Sci. **219**, 276—280 (1950).
BETTINARDI, G.: La Roentgenterapia nelle nefriti (Studio clinico sperimentale). Pediatria Riv. **43**, 121—152 (1935).
BIRKHILL, F. R., K. E. CORRIGAN, and H. S. HAYDEN: The metabolism of radioactive iodine (I^{131}) in patients with cardiac disease. Amer. J. Roentgenol. **67**, 42—50 (1952).
BIRKNER, R.: Über die Beeinflußbarkeit des pektanginösen Syndroms durch Röntgenbestrahlung. Arch. phys. Ther. (Lpz.) **1**, 104—111 (1949).
— Die Strahlenbehandlung bei Erkrankungen und Dysregulationen des neuro-vegetativ-hormonalen Systems. Strahlentherapie **98**, 499—510 (1955).
—, u. J. TRAUTMANN: Über die Causalität der Molimina climacterica und deren Therapie mit kleindosigen Zwischenhirnröntgenbestrahlungen. Strahlentherapie **79**, 165—176 (1949).
BIRKNER, R., u. J. TRAUTMANN: Über die Abhängigkeit psychischer, Schlaf- und genitaler Funktionen von den vegetativen Steuerungszentren im Hypothalamus und Beeinflußbarkeit dieser Funktionen durch Röntgenbestrahlungen des Zwischenhirngebietes mit kleinen Dosen. Strahlentherapie **91**, 321—350 (1953).
— — Zur biologischen Wirkung kleiner Röntgendosen. Ärztl. Wschr. **10**, 73—76 (1955).
— — Die funktionelle Strahlentherapie in Klinik und Experiment. Strahlentherapie **105**, 46—56 (1958).
—, u. W. WERNER: Von den Möglichkeiten der strahlentherapeutischen Beeinflussung abdomineller Erkrankungen, insbesondere des Magen- und Zwölffingerdarmgeschwürs. Strahlentherapie **79**, 81—92 (1949).
BLANCO-SOLER, C., u. J. DE LA HOZ-FABRA: Behandlung der schweren Herzschwäche mit radioaktivem Jod. Wien. Z. inn. Med. **37**, 169—171 (1956).
BLUMGART, H. L., D. D. BERLIN, D. DAVIS, J. E. F. RISEMAN, and A. A. WEINSTEIN: The total ablation of the thyroid in angina pectoris and congestive heart failure; Summary of results in treating 75 patients during last 18 months. J. Amer. med. Ass. **104**, 17—26 (1935).
— — J. E. F. RISEMAN, and A. A. WEINSTEIN: Treatment of angina pectoris and congestive heart failure by total ablation of the thyroid in patients without thyrotoxicosis. X. With particular reference of the pre-and-postoperative medical management. Ann. intern. Med. **7**, 1469—1477 (1934).
—, and A. S. FREEDBERG: The LEWIS A. CONNER memorial lecture: The heart and the thyroid: with particular reference to I^{131} treatment of heart disease. Circulation **6**, 222—237 (1952).
— —, and R. B. BUKA: Treatment of euthyroid cardiac patients by producing myxedema with radioactive iodine. Proc. Soc. exp. Biol. (N.Y.) **67**, 190 (1948).
— —, and G. S. KURLAND: Hypothyroidism produced by radioactive iodine (I^{131}) in the treatment of euthyroid patients with angina pectoris and congestive heart failure. Early results in various types of cardiovascular diseases and associated pathologic states. Circulation **1**, 1105—1141 (1950).
— — — Treatment of incapacitated euthyroid cardiac patients by producing hypothyroidism with radioactive iodine. New Engl. J. Med. **245**, 83—90 (1951).
— — — Hypercholesterolaemia, myxedema and atherosclerosis. Amer. J. Med. **14**, 665—673 (1953).
— — — Treatment of incapacitated euthyroid cardiac patients with radioactive iodine. Summary of results in treatment of 1070 patients with angina pectoris or congestive heart failure. J. Amer. med. Ass. **157**, 1—4 (1955).
— — — Hypothyroidism induced by I^{131} in the treatment of euthyroid patients with intractable angina pectoris and congestive heart failure. J. chron. Dis. **4**, 381—387 (1956).
— — — Radioactive iodine treatment of angina pectoris and congestive heart failure. Circulation **16**, 110—119 (1957).

BLUMGART, H. L., S. A. LEVINE, and D. D. BERLIN: Congestive heart failure and angina pectoris: The therapeutic effect of thyroidectomy on patients without clinical or pathologic evidence of thyroid toxity. Arch. intern. Med. **51**, 866—877 (1933).

— J. E. F. RISEMAN, D. DAVIS, and D. D. BERLIN: Therapeutic effect of total ablation of normal thyroid on congestive heart failure and angina pectoris. III. Early results in various types of cardiovascular disease and coincident pathologic states without clinical or pathologic evidence of thyroid toxity. Arch. intern. Med. **52**, 165—225 (1933).

BONANNO, A. M., e G. VIRANO: Irradiazione della catena gangliare simpatica dorsale e influenza sullo stomaco. Radiol. med. (Torino) **20**, 58—94 (1933).

BOUGOSLAVSKAIA, T. V.: L'irradiation des surrénales aux rayons X comme mesure thérapeutique dans l'hypertonie. Ėksp. Med. **3**, 51—56 (1940) [Ukrainisch]. Ref.: Zbl. ges. Radiol. **32**, 280 (1941).

BRAUN, H., u. J. MOELLER: Zur Behandlung doppelseitiger Nierenerkrankungen mit Röntgenstrahlen. Strahlentherapie **96**, 408—414 (1955).

BREITLÄNDER, K.: Röntgentherapie des Ulcus callosum ventriculi und Ulcus pepticum jejuni postoperativum penetrans. Strahlentherapie **62**, 331—338 (1938).

— Röntgentherapie des Ulcus callosum (penetrans) ventriculi. Med. Welt **1940**, 1273—1275.

— Die Röntgentherapie der Magengeschwürskrankheit. Strahlentherapie **76**, 562—567 (1946/47).

— Beitrag zur Röntgentherapie des Ulcusleidens. Dtsch. Gesundh.-Wes. **2**, 664—666 (1947).

— Die Röntgentherapie des Magen- und Zwölffingerdarmgeschwürs. Leipzig: Georg Thieme 1951.

— Operationsbefunde am Peritoneum nach Röntgenbestrahlung der Bauchhöhle. Strahlentherapie **91**, 303—310 (1953).

BROWN, G.: Surgical technique in the treatment of duodenal ulcer by antroduodenectomy and X-ray irradiation. Brit. J. Surg. **41**, 359—365 (1954).

— R. K. SCOTT, W. P. HOLMAN, I. J. WOOD, E. S. FINCKH, S. WEIDEN, and P. DAVIS: Antroduodenectomy and X-ray irradiation in the treatment of duodenal ulcer. Lancet **1952 II**, 1145—1149.

—, and I. J. WOOD: Antroduodenectomy and X-ray irradiation in the treatment of duodenal ulcer. A progress report. Aust. N. Z. J. Surg. **24**, 260—267 (1955).

— — Treatment of chronic duodenal ulcer by antroduodenectomy and X-ray irradiation. Interim report. Lancet **1956 II**, 169—171.

BRUEGEL, C.: Die Beeinflussung des Magenchemismus durch Röntgenstrahlen. Münch. med. Wschr. **63**, 670 (1916).

— Die Beeinflussung des Magenchemismus durch Röntgenstrahlen. Münch. med. Wschr. **64**, 379—380 (1917).

BUCKY, G.: Tatsächliche Oberflächentherapie und ihre Beziehungen zu inneren Organen. Strahlentherapie **23**, 136—142 (1926).

— Grenzstrahl Therapie. Leipzig: S. Hirzel 1928.

— Grenz-ray therapy. Radiology **14**, 126—135 (1930).

—, u. O. MANHEIMER: Strahlende Energie, Haut und Blutdruck. Strahlentherapie **23**, 264—271 (1926).

BUCKY. G., u. E. F. MÜLLER: Strahlende Energie, Haut und autonomes Nervensystem. Münch. med. Wschr. **72**, 883—885 (1925).

BUFE, W., u. M. DIECKMANN: Die Behandlung des Magen-Zwölffingerdarmgeschwürs mit Röntgenstrahlen. Strahlentherapie **86**, 256—262 (1952).

BUONO, P. DEL: Weitere Untersuchungen über die Wirkung der Röntgenstrahlen auf das vegetative System. Strahlentherapie **34**, 301—312 (1929).

BÜRGEL, E.: Beeinflussung von vegetativen Körperfunktionen durch Röntgenstrahlen. Strahlentherapie **81**, 299—300 (1950).

CACE, M.: Sul valore della "Roentgenterapia" nel trattamento delle ulceri duodenali. Policlinico, Sez. prat. **1940**, 577—585.

CAPUA, A.: Modificazioni della pressione sanguigna sotto l'irradiazione (irradiazione del seno carotideo nei confronti coll' irradiazione di altre regioni del corpo). Scr. ital. Radiobiol. med. **2**, 332—355 (1935).

CARPENDER, J. W. J., E. LEVIN, C. B. CLAYMAN, and R. E. MILLER: Radiation in the therapy of peptic ulcer. Amer. J. Roentgenol. **75**, 374—379 (1956).

CARULLA, V., J. G. QUERALTO et P. M. GONZALEZ: Le traitement de l'hypertension sanguine par l' excitation radiologique du sinus carotidien. J. Radiol. Électrol. **16**, 581—589 (1932).

CASE, J. T., and W. N. BOLDYREFF: Influence of Roentgen-rays upon gastric secretion. Amer. J. Roentgenol. **19**, 61—70 (1928).

CHAMBA: Un peu de roentgenthérapie des sinus carotidiens dans l'hypertension arterielle. Bull. Soc. Électroradiol. méd. Fr. **27**, 50—52 (1939).

CHAPERON: Au sujet de la radiothérapie dans le traitement de l'angine de poitrine. Bull. Soc. Radiol. méd. Fr. **17**, 55—57 (1929).

CHIANELLO, C.: Influenza delle irradiazioni X all' altezza dei corpi vertebrali 6-7-8 dorsali, sulla sensibilit à e sulla secrezione gastrica. Ricerche sperimentali-cliniche. Clin. chir. (Roma) **7**, 371—385 (1931).

CHIORAZZO, G.: Effetti pressori della Roentgenirradiazione del seno carotideo nei soggetti normotesi. Riv. Clin. med. **39**, 19—26 (1938).

CHUDYK, J.: X-ray treatment of the gastric and duodenal peptic ulcer disease. Pol. Przegl. radiol **18**, 69—84 (1954) [Polnisch]. Ref. Zbl. ges. Radiol. **44**, 216 (1954).

CLERICI, A.: La radioterapia dell' angina pectoris. Gazz. Osp. Clin. **50**, 97—99 (1929).

COLANERI, L. J.: Sympathique et radiothérapie. Bull. méd. (Paris) **1933**, 182—183.

CORDAY, E., H. GOLD, and H. L. JAFFE: Radioiodine treatment of paroxysmal supraventricular tachycardia in the euthyroid patient. Circulation **17**, 900—906 (1958).

COTTENOT, P.: Action des rayons X sur les glandes surrénales. Ann. Électrobiol. Radiol. **16**, 308—324 465—488, 535—555, 597—628, 666—688 (1913).

CULPEPPER, W. L., E. E. MADDEN, C. E. OLSON, and J. H. HUTTON: Treatment of essential hypertension and diabetes mellitus by irradiation of the pituitary and adrenal region. Endocrinology **22**, 236—242 (1938).

Cytronberg, S.: Über Ergebnisse der Behandlung des chronischen Geschwürs des Verdauungstraktus mittels eines aus Röntgenbestrahlung, Magenspülungen, Alkalisation, Atropinisierung zusammengesetzten Verfahrens. Warzaw. Czas. Lek. **5**, 19—23, 56—58 (1928) [Polnisch]. Ref. Zbl. ges. Radiol. **6**, 237—238 (1929).

Czepa, A.: Das Problem der wachstumsfördernden und funktionssteigernden Röntgen-Radiumwirkung. Ein kritisches Sammelreferat. Strahlentherapie **16**, 913—978 (1924).

Daniel, G.: La radiothérapie fonctionelle. Étude critique de ses techniques en fonction du plan humoral mouvant. J. Radiol. Électrol. **33**, 176—178 (1952).

— Polyvalence fonctionelle de la radiothérapie du sympathique cervical. J. Radiol. Électrol. **38**, 284—285 (1957).

Dautwitz, F.: Über äußere Radiumbestrahlung beim Ulkusleiden und bei dessen postoperativen Beschwerden. Strahlentherapie **42**, 219—248 (1931).

David, O.: Über Allgemeinwirkungen der Röntgenstrahlen. Strahlentherapie **26**, 419—420 (1927).

—, u. G. Gabriel: Kapillarmikroskopie des Röntgenerythems. Strahlentherapie **15**, 125—145 (1923).

— — Die Kapillarmikroskopie des Röntgenerythems. II. Mitt. Strahlentherapie **16**, 372—380 (1924).

— — Kapillarmikroskopische Untersuchungen über die Tiefenwirkung von Röntgenstrahlen. III. Mitt. Strahlentherapie **17**, 192—196 (1924).

Delherm, L., et H. Beau: La radiothérapie du sympathique dans certaines affections cardiovasculaires. J. Radiol. Électrol. **14**, 391—401 (1930).

— — Radiotherapy in certain cardiovascular diseases. Amer. J. phys. Ther. **7**, 201—204 (1930).

— — Die Röntgentherapie des Sympathicus. Strahlentherapie **52**, 629—645 (1935).

— — La radiothérapie des syndromes organovégétatifs (sympathicotonies, vagotonies, amphotonies). Paris: Masson & Cie. 1935.

Desjardins, A. U.: The effect of irradiation on the suprarenal glands. Amer. J. Roentgenol. **19**, 453—461 (1928).

Desplats, R.: Études thérapeutiques sur la radiothérapie fonctionelle neuroglandulaire et particuliérement sur la radiothérapie de la région des capsules surrénales. J. Radiol. Électrol. **15**, 502—509 (1931).

— Functional neuroglandular radiotherapy. Especially of the region of the suprarenal capsules. Amer. J. phys. Ther. **8**, 267—272 (1932).

— Über die Wirkung von Röntgenbestrahlungen des Sympathicus und der Nebennieren bei traumatisch bedingten Funktionsstörungen. Strahlentherapie **52**, 263—269 (1935).

Dieterich, W., u. F. Rost: Über das Verhalten der Magen- und Darmsekretion bei Röntgenbestrahlung. Strahlentherapie **20**, 108—112 (1925).

Doig, R. K., J. F. Funder, and S. Weiden: Serial gastric biopsy studies in a case of duodenal ulcer treated by deep X-ray therapy. Med. J. Aust. **1**, 828—830 (1951).

Drouet, P. L.: Rôle de l'hypophyse dans l'hypertension artérielle. Bons résultats de la radiothérapie. Bull. Soc. méd. Hôp. Paris **50**, 139—144 (1934).

Drouet et Meriel: La radiothérapie et la diathermie dans certaines manifestations de l'angine de poitrine. Bull. Soc. Radiol. méd. Fr. **19**, 542—544 (1931).

Ecker, L. C.: Angina pectoris. With report of a case treated with Roentgen ray. Radiology **8**, 98—103 (1927).

Eggs, F.: Zur Röntgentherapie der Ulcuskrankheit. Strahlentherapie **65**, 431—443 (1939).

Ellinger, F.: Über die Entstehung eines den Blutdruck senkenden und den Darm erregenden Stoffes aus Histidin durch Ultraviolettbestrahlung. Naunyn-Schmiedebergs Arch. exp. Path. Pharmak. **136**, 129—157 (1928).

— Über die Entstehung eines Körpers mit histaminähnlichen Wirkungen aus Histidin unter Ultraviolettbestrahlung und die Bedeutung dieses Vorganges für das Lichterythem. Strahlentherapie **38**, 521—542 (1930).

— Die biologischen Grundlagen der Strahlenbehandlung. Sonderbände zur Strahlentherapie, Bd. 20. Berlin u. Wien: Urban & Schwarzenberg 1935.

Engelstad, R. B.: Über Magengeschwüre nach Röntgenbestrahlung. Strahlentherapie **53**, 139—170 (1935).

— Histologische Veränderungen in den Nebennieren nach Röntgenbestrahlung. Experimentelle Untersuchungen an Kaninchen. Strahlentherapie **56**, 58—68 (1936).

— Ulcères de l'estomac chez le lapin après irradiation par les rayons Roentgen. Acta path. microbiol. scand., Suppl. **26**, 232—233 (1936).

— The effect of Roentgen rays on the stomach in rabbits. Amer. J. Roentgenol. **40**, 243—263 (1938).

Epifanio, G.: Irradiazioni Roentgen del plesso solare. Arch. Radiol. (Napoli) **6**, 286 (1930).

Faroy, G.: Radiothérapie des affections gastriques non néoplasiques. Progr. méd. (Paris) **54**, 457 (1926).

Feller, A.: Der Einfluß der Röntgenbestrahlung auf die Schmerzempfindung. Lék. Listy **9**, 393—396 (1954) [Tschechisch]. Ref. Zbl. ges. Radiol. **45**, 337 (1954/55).

Flipo, M.: Radiothérapie du sinus carotidien et hypertension artérielle. J. Radiol. Électrol. **28**, 123—125 (1947).

Förster, W.: Röntgenbestrahlung bei Myokarditis. Ein Fall aus der Praxis. Strahlentherapie **14**, 161—162 (1923).

Forfota, E., u. S. Karády: Über die Wirkung kleiner (erythemunterschwelliger) Röntgenstrahlenmengen auf die Magensaftsekretion des Menschen. (Ein Beitrag zur Frage der biologischen Allgemeinwirkung der Röntgenstrahlen). Z. ges. exp. Med. **99**, 489—493 (1936).

Fóti, M.: Untersuchungen der Eosinophilzellzahl bei der Röntgenstrahlenbehandlung des peptischen Geschwürs. (Vorl. Mitt.) Z. ges. inn. Med. **8**, 999—1000 (1953).

Fóti, M.: Thorn-Test nach Röntgenbestrahlung von Ulcus pepticum. (Beiträge zur Pathologie und Therapie der Ulcuskrankheit.) Orv. Hetil. **1954**, 44—45 [Ungarisch]. Ref. Zbl. ges. Radiol. **43**, 341—342 (1954).
—, u. L. Friedrich: Grenzstrangröntgenbehandlung des peptischen Geschwürs. Dtsch. Z. Verdau.- u. Stoffwechselkr. **14**, 74—78 (1954).
— — Röntgengrenzstrangbehandlung des peptischen Geschwürs. Dtsch. Z. Verdau.- u. Stoffwechselkr. **15**, 297—299 (1955).
Franco, P. M.: La Roentgenterapia nello scompenso del circolo. Rinasc. med. (Napoli) **15**, 111—112 (1938).
Fratini, C.: La irradiazione del seno carotideo nella cura della ipertensione. Radiol. Fisica med. (Bologna) **2**, 283—295 (1935).
Freedberg, A. S., H. L. Blumgart, G. S. Kurland, and D. L. Chamovitz: The treatment of euthyroid cardiac patients with intractable angina pectoris and congestive heart failure with radioactive iodine. J. clin. Endocr. **10**, 1270—1281 (1950).
Freedman, L. M.: Treatment of angina pectoris and congestive heart failure by total ablation of the thyroid. V. Importance of laryngcoscopic examination as a mean of preventing bilateral paralysis of the vocal cords. Arch. Otolaryng. **19**, 383—386 (1934).
Friedberg, C. K.: Erkrankungen des Herzens. Stuttgart: Georg Thieme 1959.
Frisk, A. R., and I. Lindgren: Methylthiouracil in treatment of congestive heart failure and angina pectoris. Results of prolonged treatment. Acta med. scand. **132**, 69—90 (1948).
Fritsch, H.: Zur Behandlung der Urämie bei akuter Nephritis mit Röntgenstrahlen. Münch. med. Wschr. **70**, 841—843 (1923).
— Die Röntgenbehandlung der akuten und subakuten Entzündungen in der internen Medizin und Neurologie. Med. Klin. **27**, 1254—1256 (1931).
Gavazzeni, A.: Risultati dell' irradiazione del seno carotideo nella ipertensione. Atti 11. Congr. ital. Radiol. med. **2**, 211—213 (1934).
— Le irradiazioni del seno carotideo nell' ipertensione arteriosa. Radiol. med. (Torino) **23**, 694—708 (1936).
Gertz, W.: Versuche einer Beeinflussung des Ulcusleidens mittels Grenzstrahlen. Strahlentherapie **32**, 489—504 (1929).
Gilbert, R.: Über die Röntgentherapie der Angina pectoris. Strahlentherapie **57**, 203—223 (1936).
Gilligan, D. R., M. C. Volk, D. Davis, and H. L. Blumgart: Therapeutic effect of total ablation of normal thyroid on congestive heart failure and angina pectoris. VIII. Relationship between serum cholesterol values, basal metabolic rate and clinical aspects of hypothyroidism. Arch. intern. Med. **54**, 746—757 (1934).
Glauner, R.: Vegetatives Nervensystem und Röntgenstrahlen. Strahlentherapie **62**, 1—72 (1938).
— Die Indikationen zur Röntgen- und Radiumbestrahlung. Stuttgart: Georg Thieme 1948.
Goldgraber, M. B., C. E. Rubin, W. L. Palmer, R. L. Dobson, and B. W. Massay: The early gastric response to irradiation, a serial biopsy study. Gastroenterology **27**, 1—20 (1954).
Golonsko, R. A.: Die Behandlung des Magen- und Zwölffingerdarmgeschwürs durch Bestrahlung der Halsganglien mit Röntgenstrahlen. Sovet. Rentgenol. 1, 35—39 (1934) [Russisch]. Ref. Zbl. ges. Radiol. **19**, 517 (1935).
Gorinstejn, M. L.: Zum Problem der Röntgentherapie der Hypertonie. Klin. Med. (Mosk.) **34**, 67—69 (1956) [Russisch].
Gouin, J., et A. Bienvenue: La radiothérapie sympathique. Paris méd. **1934 I**, 117—128.
— — La radiothérapie du sympathique. C. R. Congr. franç. Méd. **1936**, 169—247. Ref. Zbl. ges. Radiol. **25**, 521—522 (1937).
Grabenko, I. K., A. I. Dombrovsky, and A. S. Kudinov: Treatment of stenocardia with radioiodine. Vestn. Rentgenol. Radiol. **34**, 31—34 (1959) [Russisch].
Groedel, F. M.: Wird der Blutdruck durch Röntgenbestrahlung der Nebennieren beeinflußt? Strahlentherapie **2**, 224—226 (1913).
— Röntgenbehandlung bei kardialen Schmerzen. Med. Klin. **15**, 239—241 (1919).
— Beseitigung einer Struma und Heilung einer Herzinsuffizienz durch Röntgenbestrahlung der Ovarien. Ein Beitrag zur Fernwirkung der Röntgenstrahlen, speziell auf endokrine Drüsen. Strahlentherapie **10**, 1047—1051 (1920).
— Die Röntgenbehandlung klimakterischer Erscheinungen. Münch. med. Wschr. **69**, 423—425 (1922).
—, u. H. Lossen: Die Röntgenbehandlung bei Erkrankungen des Herzens und der Gefäße. In: F. Salzmann, Röntgenbehandlung innerer Krankheiten. München: J. F. Lehmann 1923.
Grosglik, A.: Zur Röntgenbehandlung des Magen-Duodenalgeschwürs. Strahlentherapie **40**, 286—301 (1931).
Grüneis, P.: Über die Röntgenbestrahlung der Nebennierenregion bei Stenokardie. Radiol. Austriaca **4**, 61—68 (1951).
Grunmach, E.: Zur Diagnostik und Therapie des Gastrospasmus. Verh. dtsch. Röntg.-Ges. **10** 64—65 (1914).
Haas, H.: Die Röntgenstrahlenbehandlung der Magen- und Duodenalgeschwüre und deren Erfolge. Diss. Freiburg i. Br. 1937.
Hanke, W.: Die Beeinflussung der Tonuslage des vegetativen Systems durch Bestrahlung mit ultraviolettem Licht. II. Mitt.: Kreislaufuntersuchungen am Menschen. Strahlentherapie **89**, 580—585 (1953).
Hantschmann, L.: Die Behandlung der Hochdruckkrankheiten. Dtsch. med. Wschr. **78**, 35—38, 56—59 (1953).
Haudek, M.: Über die Röntgenbestrahlungen bei krankhaften Zuständen nach Operationen am Verdauungstrakte. Wien. med. Wschr. **1929 I**, 540—542.
Hecht, H., A. Neumayr u. B. Thurnher: Die indirekte Wirkung einer Röntgenbestrahlung der Hypophysen-Zwischenhirnregion auf die Permeabilität der Kapillaren des Menschen. Strahlentherapie **91**, 261—269 (1953).
Hedfeld, A.: Die Magengeschwürserkrankung und ihre strahlentherapeutische Beeinflussung. Strahlentherapie **77** 387—394 (1948).

Heintz, R.: Behandlung hochgradiger Oligurie und Anurie mit Röntgenstrahlen. Med. Klin. **44**, 496—500 (1949).

Hensel, E.: Die Angina pectoris und ihre Behandlung mit Röntgenkleinstdosen. Wien. med. Wschr. **1952**, 336—339.

Hess, P.: Röntgenbehandlung bei vegetativen Neurosen. Strahlentherapie **76**, 108—113 (1947).

— Röntgen- und Radiumbehandlung. Ein Leitfaden für die Praxis. Sonderbände zur Strahlentherapie, Bd. 24. Berlin: Urban & Schwarzenberg 1948.

Higuchi, S.: Über die Erfolge der Hypophysen- und Wirbelbestrahlung für die Erkrankung des Verdauungsorgans. Nippon Acta radiol. **1**, 124—131 (1940) [Japanisch]. Ref. Zbl. ges. Radiol. **33**, 262 (1941).

Holfelder, H., u. H. Peiper: Die Strahlenempfindlichkeit der Nebennieren und Wege zur Verhütung von Nebennierenschädigungen in der Röntgentiefentherapie. Strahlentherapie **15**, 1—17 (1923).

Holst, L., G. Schaal u. N. Negovskij: Die Röntgentherapie des Ulcus ventriculi et duodeni. Fortschr. Röntgenstr. **50**, 360—367 (1934).

Holzknecht, G.: Worauf beruht die Heilwirkung der Röntgenstrahlen? Verh. dtsch. Röntg.-Ges. **14**, 69 (1923).

— Welche in dieser Jahreszeit häufigen Krankheiten werden durch Röntgentherapie gut beeinflußt? Ref. Wien. klin. Wschr. **40**, 1403 (1927).

Horst, W., u. E. Gadermann: Ergebnisse der Strahlenresektion bzw. Elimination der Schilddrüse mit Radiojod bei fortgeschrittenen Herzerkrankungen. Strahlentherapie **97**, 87—93 (1955).

Huet, J. A.: La radiothérapie de l'hypophyse dans l'hypertension paroxystique de la menopause. Bull. Soc. franç. Électrothér. Radiol. méd. **48**, 52—53 (1939).

Hurxthal, L. M., and W. H. Wilson: Lahey Clin. Bull. **3**, 237 (1944). Zit. nach W. Raab.

Hutton, J. H.: Experiences in the treatment of hypertension with X-ray. Illinois med. J. **66**, 120—126 (1934).

— Radiotherapeutic treatment of hypertension and diabetes. Radiology **24**, 330—344 (1935).

— Low-dose irradiation of the pituitary and adrenals for essential hypertension. Clin. Sci. **43**, 429—432 (1936).

— Hypertension and diabetes: Their treatment by radiotherapy. Amer. J. Roentgenol. **35**, 813—817 (1936).

— J. T. Case, E. C. Olson, W. W. Furey, S. Fahlstrom, W. L. Culpepper, and E. E. Madden: Endocrine factors in hypertension, treatment by Roentgen irradiation of the pituitary and adrenal regions. Radiology **52**, 819—828 (1949).

— W. L. Culpepper, and E. C. Olson: Response of essential hypertension and diabetes mellitus to small doses of X-ray. Arch. phys. Ther. (Omaha) **17**, 7—14 (1936).

Ihdima, K.: The effect of Roentgen-rays on the function of the stomach. Jap. J. Obstet. Gynec. **11**, 53—58 (1928). Ref. Zbl. ges. Radiol. **5**, 551 (1928).

Jaffe, H. L.: The multiple small dose radioiodine technic for the treatment of severe cardiac disease in euthyroid patients. Ann. west. Med. Surg. (Los Angeles) **5**, 916—919 (1951).

— M. H. Rosenfeld, F. W. Pobirs, and L. J. Stuppy: Radioiodine in treatment of advanced heart disease; end results in one hundred patients. J. Amer. med. Ass. **151**, 716—720 (1953).

Jenner, Th.: Die Röntgenstrahlenbehandlung des Ulcus ventriculi und der chronischen Gastritis und ihre Indikation. Arch. Verdau.-Kr. **46**, 218—221 (1929).

Joffe, V., u. G. Salzmann: Die Röntgenbestrahlung des Magengeschwürs. Klin. Med. (Mosk.) **15**, 901—904 (1934) [Russisch]. Ref. Zbl. ges. Radiol. **19**, 517 (1935).

Joly, M.: Angine de poitrine et radiothérapie. Presse méd. **1933 II**, 1484—1485.

Jüngling, O.: Röntgenbehandlung chirurgischer Krankheiten. Leipzig: S. Hirzel 1924.

— R. Glauner u. H. Langendorff: Allgemeine Strahlentherapie, 2. Aufl. Stuttgart: Ferdinand Enke 1949.

Jugenburg, A., u. R. Gurevič: Übt die Bestrahlung der Bauchhöhle einen Einfluß auf den Säuregehalt des Magens aus? Vestn. Rentgenol. Radiol. **12**, 38—42, 81—82 (1933) [Russisch]. Ref. Zbl. ges. Radiol. **16**, 233 (1934).

Käding, K.: Die Röntgentherapie des Verdauungstraktus. In: P. Krause, Handbuch der Röntgentherapie, 3. Teilband. Leipzig: Georg Thieme 1928.

Katsch, G., u. H. Pickert: Krankheiten des Magens. In: Handbuch der inneren Medizin, begründet von L. Mohr u. R. Staehelin, 4. Aufl., Bd. 3, Teil 1. Berlin - Göttingen - Heidelberg: Springer 1953.

Kiefer, E. D., and M. I. Smedal: Radiation therapy for stoma ulcer occuring after subtotal gastrectomy. J. Amer. med. Ass. **169**, 447—451 (1959).

Kiss, J.: Ionisierende Strahlenwirkung und Histamin-Freisetzung. Strahlentherapie **104**, 624—627 (1957).

Kodon, E.: Versuch der Röntgentherapie bei Ulcus ventriculi. Fortschr. Röntgenstr. **20**, 505—508 (1913).

Kolta, E.: Wirkung der Röntgenstrahlen auf die Hyperazidität. Strahlentherapie **18**, 589—592 (1924).

—, u. E. Dömel: Die Strahlenbehandlung des Magengeschwürs. Orv. Hetil. **71**, 1097—1099 (1927) [Ungarisch]. Ref. Zbl. ges. Radiol. **4**, 387—388 (1928).

—, u. B. Dunay: Die neuere Strahlenbehandlung der Magengeschwüre. Klin. Wschr. **8**, 1125—1127 (1929).

Korbsch, R.: Zur Röntgentherapie der chronischen Gastritis. Münch. med. Wschr. **73**, 317—319 (1926).

— Die spastische Ulcusnische im gastroskopischen und röntgenologischen Bilde. Münch. med. Wschr. **73**, 2161—2162 (1926).

— Gastroskopische Bilder zur Pathogenese und Therapie des Ulcus ventriculi. Arch. Verdau.-Kr. **38**, 247—270 (1926).

— Gastroskopische Ergebnisse. Arch. Verdau.-Kr. **43**, 273—282 (1928).

KORBSCH, R.: Endoskopische Bilder vom Ulcusmagen. Münch. med. Wschr. 75, 1676—1679 (1928).

KOSLOWSKI, L., H. POPPE u. E. WALTHER: Blut-Histaminbestimmungen und Haut-Erythemmessungen bei Röntgenbestrahlungen mit konstanten Einzeldosen. Strahlentherapie 97, 266—271 (1955).

KOTTMAIER, J.: Zur Röntgenbehandlung des Magengeschwürs. Strahlentherapie 14, 145—148 (1923).

KRAUTZUN, K.: Beiträge zur funktionellen und allgemeinen Röntgentherapie, erläutert am Beispiel der sog. Grenzstrangtherapie. Strahlentherapie 90, 599—607 (1953).

— Zur Röntgenbehandlung der Nervenkrankheiten. Therapiewoche 3, 557—559 (1953).

KRUCHEN, C.: Röntgenbehandlung der Herz- und Gefäßkrankheiten. In: P. KRAUSE, Handbuch der Röntgentherapie, 3. Teilband. Leipzig: Georg Thieme 1928.

KRUGLIKOWA, R. K., M. L. KATSCHER u. M. L. AWIOSSOR: Die Röntgenbehandlung des Magen- und Duodenalgeschwürs. Röntgenpraxis 8, 179—182 (1936).

KUTRUEV, A. F.: The treatment of gastric and duodenal peptic ulcers by irradiation of the diencephalon. Klin. Med. (Mosk.) 37, 138—142 (1959) [Russisch].

LAMI, G., e G. TONIOLO: Osservazioni fisiopatologiche e cliniche sopra 40 casi di ipertensione arteriosa trattati con la roentgenirradiazione dell seno carotideo. Arch. Pat. Clin. med. 18, 67—89 (1938).

LANGER, H.: Roentgen-rays and the autonomic nervous system. Amer. J. Roentgenol. 18, 137—145 (1927).

— L'effet des rayons X sur le système nerveux végétatif. Verh. 3. internat. Kongr. Radiol 1931, p. 149—150.

— Roentgen treatment over veget. nerve centers or ganglia in diseases presenting symptoms of the veget. nervous system. Amer. J. Roentgenol. 28, 747—763 (1932).

— L'effet des rayons X sur le système nerveux végétatif. J. Radiol. Électrol. 8, 360—362 (1932).

— Der Effekt der Röntgentherapie auf das vegetative Nervensystem. Strahlentherapie 53, 492—522 (1935).

LANGERON, L., et R. DESPLATS: Contribution à l'étude de l'action thérapeutique de l'irradiation de la région surrénale dans l'hypertension artérielle et dans les artérites oblitérantes. Presse méd. 1929 I, 299—302.

— — La radiothérapie de la région surrénale. Médication vaso-motorice. Presse méd. 1930 I, 49—50.

— — La radiologie fonctionelle sympathique et glandulaire. Rev. Actinol. (Paris) 8, 22—49 (1933).

— — La radiothérapie fonctionelle sympathique et glandulaire. Paris: Doin & Cie. 1934.

— — A propos de la radiothérapie du sympathique. C. R. Congr. franç. Méd. 1937, 115—123. Ref. Zbl. ges. Radiol. 27, 356 (1938).

LAUBRY, CH.: Hypertension paroxystique guérie par la radiothérapie de la région surrénale. Bull. Soc. méd. Hôp. Paris 43, 1216—1218 (1927).

LAZAREW, N. W.: Über die Veränderung des funktionellen Zustandes der Blutgefäße nach Röntgenbestrahlung. II. Mitt. Über den Einfluß der Röntgenbestrahlung auf die nachfolgende Entwicklung der Entzündungsvorgänge. Strahlentherapie 25, 255–279 (1927).

— u. A. LAZAREWA: Über die funktionellen Veränderungen der Blutgefäße nach Röntgenbestrahlung. I. Mitt. Pharmakodynamische Untersuchungen des funktionellen Zustandes der Gefäße isolierter Kaninchenohren nach vorhergehender Bestrahlung in vivo. Strahlentherapie 23, 41—78 (1926).

— — Über die Veränderung des funktionellen Zustandes der Blutgefäße nach Röntgenbestrahlung. III. Mitt. Zur Frage über die sog. Latenz der Röntgenstrahlenwirkung. Strahlentherapie 25, 458—469 (1927).

— — Über die Veränderungen des funktionellen Zustandes der Blutgefäße nach Röntgenbestrahlung. IV. Mitt. Untersuchungen an Menschenhaut. Strahlentherapie 26, 347—362 (1927).

LENK, R.: Röntgenbehandlung bei schlecht funktionierenden Gastro-Enteroanastomosen. Wien. klin. Wschr. 34, 451—452 (1921).

— Ulcustherapie, erprobt an Nischenulcera. Strahlentherapie 20, 103—107 (1925).

— Die Röntgentherapie der Erkrankungen des Verdauungstraktes. In: H. MEYER, Lehrbuch der Strahlentherapie, Bd. 3. Berlin u. Wien: Urban & Schwarzenberg 1926.

— Die Erfolge bei der Röntgentherapie des Ulcus ventriculi und duodeni. Wien. klin. Wschr. 40, 1454—1455 (1927).

— Die Röntgenbehandlung des Ulcus ventriculi und duodeni. Ther. d. Gegenw. 68, 440—442 (1927).

—, and G. HOLZKNECHT: Roentgen-ray therapy of gastric and duodenal ulcers and other benign affections of the gastro-intestinal tract. Radiology 6, 37—40 (1926).

LEVIN, E., C. B. CLAYMAN, W. L. PALMER, and J. B. KIRSNER: Observations on the value of gastric irradiation in the treatment of duodenal ulcer. Gastroenterology 32, 42—51 (1957).

— A. HAMANN, and W. L. PALMER: The effect of radiation therapy on the nocturnal gastric secretion in patients with duodenal ulcer. Gastroenterology 8, 565—574 (1947).

LEVINE, S. A., E. C. CUTLER, and E. C. EPPINGER: Thyroidectomy in the treatment of advanced congestive heart failure and angina pectoris. New Engl. J. Med. 209, 667—679 (1933).

LEVY-DORN, M., u. S. WEINSTEIN: Zum Verhalten des Blutdrucks nach Röntgenbestrahlung. Fortschr. Röntgenstr. 28, 175—178 (1921/22).

LIAN, C., A. R. BARRIEU et M. H. NEMOURS-AUGUSTE: Technique et résultats de la radiothérapie dans l'angine de poitrine. Bull. Soc. méd. Hôp. Paris 44, 1030—1041 (1928).

—, et M. MARCHAL: La radiothérapie de l'angine de poitrine. Paris méd. 1928 II, 465—468.

LIPROSS, O.: Zur Pathologie und Therapie der Angina pectoris. Münch. med. Wschr. 87, 727—730 (1940).

LOOS, D.: Zur Behandlung der Bluthochdruckkrankheit (Mißerfolge mit Röntgenbestrahlungen des Sinus caroticus). Fortschr. Röntgenstr. 74, 721—724 (1951).

Love, L., and H. D. Fearon: Roentgen therapy of the anginal syndrome. Amer. J. Roentgenol. **68**, 448—451 (1952).

Maleki, A.: À propos du traitement de l'hypertension artérielle par irradiation du sinus carotidien. J. Radiol. Électrol. **27**, 265—266 (1946).

Manginelli, L.: Un nuovo metodo di radioterapia gastrica. Radiol. med. (Torino) **14**, 376—380 (1927).

Marchal, M.: Radiothérapie de l'angine de poitrine. Rev. Actinol. (Paris) **5**, 79—80 (1929).

Marquès, Fabre et Cohen: Trois cas de roentgenthérapie du sinus carotidien dans l'hypertension artérielle. Bull. Soc. Électroradiol. méd. Fr. **27**, 483—485 (1939).

Matoni, H.: Die Röntgenbestrahlung von Magen- und Duodenalgeschwüren und deren Erfolge. Med. Klin. **19**, 1220—1224 (1923).

Mavrodinov, N., B. Toškova, B. Botev, A. Raduilska u. I. Dobreva: Über die Therapie der Hypertonie durch Röntgenbestrahlung des Diencephalon. Sovj. Med. (Sofia) **6**, 59—63 (1955) [Bulgarisch]. Ref. Zbl. ges. Radiol. **50**, 210 (1956).

McCullough, J. Y.: The effect of roentgen therapy upon gastric acidity. Clinical and experimental studies. Arch. Surg. **80**, 226—233 (1960).

McMillan, R. L., and J. P. Rousseau: Treatment of angina pectoris by irradiation of adrenal glands; clinical experience. N. Y. med. J. **7**, 550 (1946).

Menzer, A.: Über Strahlenbehandlung bei inneren Krankheiten. Strahlentherapie **9**, 204—231 (1919).

— Die Röntgenbehandlung von Magen- und Duodenalgeschwüren. Strahlentherapie **15**, 122—124 (1923).

Miescher, G.: Die Röntgenempfindlichkeit des Magens als Ursache des „Röntgenkaters". Strahlentherapie **11**, 980—1012 (1920).

— Über den Einfluß der Röntgenstrahlen auf die Sekretion des Magens. Strahlentherapie **15**, 252—272 (1923).

Moorehead, M. T.: A new approach to the ulcer problem: irradiation of the surgically exposed stomach. An experimental study. Radiology **62**, 871—874 (1954).

Mühlmann, E.: Über Röntgenreizbestrahlung. Strahlentherapie **15**, 646—649 (1923).

Müller, H.: Zur Schilddrüsen- und Röntgentherapie der insuffizienten Niere. Dtsch. med. Wschr. **57**, 230—231 (1931).

Mukherjee, S. R., M. McInally, and D. M. Douglas: Beta-ray applicator for irradiation of the gastric mucosa and its uses in experimental studies (dogs). J. exp. med. Sci. **1**, 27—38 (1957).

Muscettola, G.: La nostra esperienza sull' irradiazione dell seno glomo carotideo nella cura dell' ipertensione arteriosa. Rif. med. **1941**, 1141—1146.

Nachmansohn, D.: Nerve function and irradiation effects. J. cell. comp. Physiol. **39**, Suppl. 2, 137—177 (1952).

Najdanovic, B., et D. Martinovic: L'utilisation de l'iode radioactif (I^{131}) dans le traitement de l'insuffisance coronaire. Acta cardiol. (Brux.) **12**, 407—412 (1957).

Nauenberg, W.: Die Röntgentiefentherapie des Ulcus ventriculi et duodeni. Arch. Verdau.-Kr. **37**, 304—313 (1926).

Naumann, W., u. A. Frank: Kritisches zur Röntgenbestrahlung des Magengeschwürs. Strahlentherapie **82**, 223—230 (1950).

Nemenow, M.: Die Perspektiven der Einwirkung der Strahlenenergie auf das vegetative Nervensystem. Vestn. Rentgenol. Radiol. **15**, 79—102 (1935) [Russisch].

— Die Aussichten der Beeinflussung des vegetativen Nervensystems durch Röntgen-Radiumbestrahlung. Strahlentherapie **53**, 473—491 (1935).

—, u. A. Jugenburg: Unsere Resultate bei Röntgenbehandlung des peptischen Magen-Darmgeschwürs und bei gleichzeitiger Anwendung der Rückenmarksbestrahlung nach Nemenow. Verh. 4. internat. Kongr. Radiol. **1934**, 317.

— — Weitere Beobachtungen über die Röntgentherapie des peptischen Magen-Darmgeschwürs nach unserer Methode. Strahlentherapie **57**, 327—337 (1936).

Nemours-Auguste, M. H.: Au sujet de la radiothérapie dans l'angine de poitrine. Bull. Soc. Radiol. méd. Fr. **17**, 117—118 (1929).

— La radiothérapie dans le traitement de l'angine de poitrine. Presse méd. **1929 I**, 852—854.

— Le traitement radiothérapique de l'angine de poitrine. Arch. Élect. méd. **37**, 230—234 (1929).

—, et A. R. Barrieu: Sur le traitement de l'angine de poitrine par la radiothérapie. C. R. Acad. Sci. (Paris) **186**, 121—122 (1928).

— — La radiothérapie dans le traitement de l'angine de poitrine. Bull. Soc. Radiol. méd. Fr. **17**, 27—31 (1929).

— — Au sujet de la radiothérapie dans le traitement de l'angine de poitrine. Réponse au docteur Chaperon. Bull. Soc. Radiol. méd. Fr. **17**, 88—89 (1929).

Neumayr, A., u. B. Thurnher: Über den Einfluß lokaler Röntgenbestrahlung auf die Permeabilität menschlicher Kapillaren. Strahlentherapie **84**, 297—305 (1951).

— — Zur indirekten Wirkung der Röntgenstrahlen auf die Kapillaren des Menschen. Strahlentherapie **86**, 207—216 (1952).

Olchowskaja, M., E. Bril u. W. Sorina: Die Röntgentherapie des Magen- und Duodenalgeschwürs. Sovet. Rentgenol. **1**, 40—46 (1934) [Russisch]. Ref. Zbl. ges. Radiol. **19**, 516 (1935).

Oury, P.: Traitement radiothérapique des affections gastriques. Diss. Paris 1926. Ref.: Zbl. ges. Radiol. **2**, 292 (1927).

Ozzano, T.: La roentgenterapia del sistema nervoso vegetativo nelle sindromi gastriche. 1. Radioter. Radiobiol. Fis. med. **8**, 30—46 (1942).

— La roentgenterapia delle ulcere gastro-duodenali. 2. Radioter. Radiobiol. Fis. med. **8**, 110—127 (1942).

Palmer, W. L., and F. Templeton: The effect of radiation therapy on gastric secretion. J. Amer. med. Ass. **112**, 1429—1434 (1939).

Pannewitz, G. v.: Moderne Indikationen der Röntgentherapie in der Chirurgie und deren Grenzgebieten. Dtsch. Z. Chir. **203/204**, 523—538 (1927).

Pape, R.: Ergebnisse der Röntgentherapie mit Kleinstdosen. Strahlentherapie **81**, 331—334 (1950).

PAPE, R.: Röntgenstrahlen und Vegetativum unter besonderer Berücksichtigung kleinster Dosen. Acta neuroveg. (Wien) **3**, 474—497 (1952).
— Wirkungen schwacher Röntgenbestrahlungen an den blutbildenden Organen. Strahlentherapie **91**, 108—114 (1953).
— Funktionelle Röntgentherapie mit kleinsten Dosen. Acta radiol. (Stockh.), Suppl. **116**, 353—358 (1954).
— K. BRANTNER u. K. JASKY: Zur Kontrolle vegetativer Frühreaktionen nach Röntgenbestrahlung mittels der Elektrodermatographie. Strahlentherapie **90**, 465—474 (1953).
—, u. D. GÖLLES: Direkte und indirekte Röntgentherapie bei Gelenkerkrankungen. Radiol. Austriaca **6**, 245—254 (1953).
—, u. G. RIEDL: Elektrodermatographische Befunde nach Zwischenhirnbestrahlung. Strahlentherapie **100**, 408—421 (1956).
—, u. G. RIEHL: Zur Frage der Röntgenbestrahlung des Zwischenhirns und der Nebennieren bei Dermatosen. Wien. klin. Wschr. **1952**, 697—699.
PARRISIUS, W.: Die Röntgentiefentherapie in der inneren Medizin. Strahlentherapie **14**, 860—884 (1923).
— Röntgenbehandlung innerer Krankheiten. Leipzig: S. Hirzel 1926.
— Die Röntgentherapie bei inneren Erkrankungen. In: P. LAZARUS, Handbuch der gesamten Strahlenheilkunde. Bd. 1. München: J. F. Bergmann 1931.
PARSONS, W. H., and W. K. PURKS: Total thyroidectomy for heart disease. Ann. Surg. **105**, 722—728 (1937).
PAUSDORF, H., u. W. NELL: Die Blutdruckschwankungen nach Röntgenbestrahlungen und ihre klinische Bedeutung. Strahlentherapie **38**, 40—53 (1930).
PELLEGRINI, G.: Die Röntgentherapie der Schilddrüse bei der Behandlung der Dekompensation des Herzens. Strahlentherapie **65**, 330—343 (1939).
PENDERGRASS, E. P., J. Q. GRIFFITH jr., N. PADIS, and R. P. BARDEN: The indications for irradiation of the pituitary gland in patients with arterial hypertension. Amer. J. med. Sci. **213**, 192—197 (1947).
PIPPART, H.: Die Röntgentherapie des Ulcus callosum. Diss. Freiburg i. Br. 1939.
POPE, C.: Physiotherapeutic treatment of gastric and duodenal ulcer. Amer. J. phys. Ther. **4**, 128—131 (1927).
PORCHOWNIK, J. B., u. R. M. MAISLICH: Röntgentherapie der Hypertonie durch Bestrahlung der Hypophysengegend und des Carotissinus. Vestn. Rentgenol. Radiol. **25**, 116—123 (1941) [Russisch]. Ref. Zbl. ges. Radiol. **35**, 275 (1942).
PORDES, F.: Ist zur Erklärung der Röntgenwirkung die Annahme von Funktions- und Wachstumsreiz notwendig? Strahlentherapie **15**, 640—645 (1923).
— Über die Natur der Wirkung der Röntgenstrahlen, speziell über das Verschwinden von Anurie nach Nierenbestrahlung. Wien. klin. Wschr. **36**, 656—657 (1923).
— Methodik der Röntgentherapie in der inneren Medizin. In: H. MEYER, Lehrbuch der Strahlentherapie, Bd. 3. Berlin u. Wien: Urban & Schwarzenberg 1926.
PRESSER, K.: Röntgentherapie des Magenulcus. Verh. dtsch. Ges. Verdau.-Stoffwechselkr. **1928**, 231—242.
PROPPE, A., u. G. BERTRAM: Bemerkungen zum Wilderschen Ausgangsgesetz. Strahlentherapie **88**, 573—596 (1952).
PRUCHE, A., et A. BIENVENUE: Radiothérapie sympathique dans certaines affections cardiaques. Bull. méd. (Paris) **1929**, 9—12.
QUADRONE, C.: Contributo clinico alla radioterapia delle ghiandole surrenali in alcuni stati ipertensivi. Rif. med. **29**, 178—183 (1913). Ref. Zbl. inn. Med. **5**, 428—429 (1913).
RAAB, W.: Nebennieren und Angina pectoris. Pathogenese und Röntgentherapie. Arch. Kreisl.-Forsch. **1**, 255—285 (1937).
— Nebennieren und Angina pectoris. Verh. dtsch. Ges. Kreisl.-Forsch. **1937**, 156—159.
— Nebennieren und Angina pectoris (Pathogenese und Röntgentherapie). Wien. klin. Wschr. **51**, 635—639 (1938).
— Die Behandlung der Angina pectoris durch Röntgenbestrahlung der Nebennieren. Acta med. URSS **1**, 157—161 (1938). Ref. Zbl. ges. Radiol. **30**, 104 (1940).
— Adrenalinasphyxie des Herzmuskels als Ursache, Nebennierenbestrahlung als Therapie der Angina pectoris (100 Fälle). Med. Klin. **35**, 1236—1238 (1939).
— Roentgen treatment of the adrenal glands in angina pectoris (one hundred cases). Ann. intern. Med. **14**, 688—710 (1940).
— Thiouracil treatment of angina pectoris. J. Amer. med. Ass. **128**, 249—256 (1945).
— Neurohormonal bedingte Herzkrankheiten (Pathogenese und Therapie). Arch. Kreisl.-Forsch. **15**, 39—63 (1949).
— Clinical course of two hundred cases of angina pectoris treated with roentgen irradiation of adrenals. Amer. J. Roentgenol. **63**, 895—901 (1950).
— Neue Erkenntnisse über Wesen und rationelle Behandlung der Angina pectoris. Medizinische **1953I**, 5—10.
— The adrenergic-cholinergic control of cardiac metabolism and function. In: Fortschritte der Kardiologie, Bd. 1. Basel: S. Karger 1956.
—, u. E. SCHÖNBRUNNER: Die Normalisierungstendenz des Elektrokardiogrammes nebennierenbestrahlter Angina pectoris-Kranker. Arch. Kreisl.-Forsch. **4**, 362—386 (1939).
REICHEL, W. S.: Die Röntgentherapie des Schmerzes. Strahlentherapie **80**, 483—534 (1949).
RICKER, G.: Mesothorium und Gefäßnervensystem nach Beobachtungen am Kaninchenohr. Strahlentherapie **5**, 679—741 (1915).
RICKETTS, W. E., J. B. KIRSNER, E. M. HUMPHREYS, and W. L. PALMER: Effect of roentgen irradiation on the gastric mucosa. Gastroenterology **11**, 818—832 (1948).
— W. L. PALMER, J. B. KIRSNER, and A. HAMANN: Radiation therapy in peptic ulcer: an analysis of results. Gastroenterology **11**, 789—806 (1948).

Ricketts, W. E., W. L. Palmer, J. B. Kirsner, and A. Hamann: Radiation therapy in peptic ulcer: a study of selected cases. Gastroenterology **11**, 807—817 (1948).

Rider, J. A., H. C. Moeller, T. L. Althausen, and G. E. Sheline: The effect of x-ray therapy on gastric acidity and on 17-hydroxycorticoid and uropepsin excretion. Ann. intern. Med. **47**, 651—665 (1957).

— — — — El efecto de la radioterapia por rayos x en la excrecion de 17-hidroxicorticoides y uropepsina. Arch. argent. Enferm. Apar. dig. **34**, 1—17 (1959).

Rosenfeld, M. H.: Results obtained by treating severe cardiac disease in euthyroid cardiac patients with radioiodine. Ann. west. Med. Surg. (Los Angeles) **5**, 923—925 (1951).

Rubinrot, S.: Die Röntgenbehandlung des Magen- und Duodenalgeschwüres. Warsz. Czas. Lek. **3**, 316—317 (1926) [Polnisch]. Ref. Zbl. ges. Radiol. **2**, 292 (1927).

Ruge, E., u. A. Püschel: Antethorakale Oesophagoplastik. Die Röntgenstillegung der Magensekretion ermöglicht fistellose Hautschlauchbildung. Langenbecks Arch. klin. Chir. **175**, 181—200 (1933).

Rybak, A. M., u. E. A. Stern: Zur Frage der Röntgentherapie der Nieren bei Sublimatvergiftungen. Münch. med. Wschr. **77**, 625—626 (1930).

Saidman, J.: La radiothérapie de l'aérophagie. C. R. Acad. Sci. (Paris) **189**, 950—951 (1929).

Salvioli, G.: Roentgen-irradiazione nella cura delle glomerulo-nefriti. Atti Accad. Fisiocr. Siena Soz. med.-fis **4**, 727—728 (1929).

Samuel, E. C., and E. R. Bowie: The therapeutic application of the Roentgen ray in angina pectoris. Amer. J. Roentgenol. **27**, 870—876 (1932).

Scherer, E.: Biologische Grundlagen und neuere Ergebnisse der Entzündungsbestrahlung und funktionellen Röntgentherapie. Strahlentherapie **97**, 349—361 (1955).

— Die Röntgenreizbestrahlung als Mittel zur unspezifischen Anregung von Abwehrmaßnahmen des Körpers. In: R. du Mesnil de Rochemont, Lehrbuch der Strahlenheilkunde. Stuttgart: Ferdinand Enke 1958.

Scherf, D., u. L. J. Boyd: Klinik und Therapie der Herzkrankheiten und der Gefäßerkrankungen, 6. Aufl. Wien: Springer 1955.

Schiller, V., u. W. Altschul: Die Röntgenbehandlung der Ulcuskrankheit. Strahlentherapie **24**, 736—740 (1927).

— — Die Röntgenbehandlung bei Ulcus pepticum. Fortschr. Röntgenstr. **35**, 1061—1063 (1927).

Schilling, E.: Die Sensibilisierung des vegetativen Systems durch überweiche Röntgenstrahlen (Grenzstrahlen). Verh. dtsch. Ges. inn. Med., 42. Kongr. 1930, S. 359—363.

Schimert, G., W. Schimmler, H. Schwalb u. J. Eberl: Die Coronarerkrankungen. Coronarinsuffizienz, Angina pectoris und Herzinfarkt. In: Handbuch der inneren Medizin, begründet von L. Mohr u. R. Staehelin, 4. Aufl., Bd. 9, Teil 3. Berlin-Göttingen-Heidelberg: Springer 1960.

Schittenhelm, A.: Aus dem Indikationsgebiet der Strahlenbehandlung von Hypophyse, Schilddrüse und Nebenniere. Strahlentherapie **66**, 373—427 (1939).

Schneider, W., u. G. Dürre: Indirekte Röntgenbestrahlung und vegetatives System. Strahlentherapie **77**, 395—414 (1948).

Schroeder, C.: Über den Einfluß der Röntgenbestrahlung auf den Blutdruck. Zbl. Gynäk. **48**, 1809—1812 (1924).

Schulze-Berge, A.: Über Heilung von Magengeschwüren und verwandten Erkrankungen durch Röntgentiefenbestrahlung. Strahlentherapie **14**, 650—657 (1923).

Schwarz, G.: Über das Reizproblem in der Röntgentherapie. In: P. Lazarus, Handbuch der gesamten Strahlenheilkunde, Bd. 2. München: J. F. Bergmann 1931.

Schwiegk, H., u. H. Jahrmärker: Therapie der Herzinsuffizienz. In: Handbuch der inneren Medizin, begründet von L. Mohr u. R. Staehelin, 4. Aufl., Bd. 9, Teil 3. Berlin-Göttingen-Heidelberg: Springer 1960.

Scott, R. K., W. P. Holman, and E. S. Finckh: X-ray irradiation and conservative surgery in the treatment of chronic duodenal ulcer. J. Fac. Radiol. (Lond.) **5**, 42—49 (1953).

Selye, H.: Einführung in die Lehre vom Adaptationssyndrom. Stuttgart: Georg Thieme 1953.

Sergent, E., et P. Cottenot: L'irradiation des glandes surrénales dans la thérapeutique de l'hypertension artérielle. Bull. Soc. méd. Hôp. Paris **30**, 385—392 (1914).

Sheffer, D. G., and B. P. Kushelevsky: X-ray therapy of essential hypertension. Klin. Med. (Mosk.) **26**, 23—31 (1948) [Russisch].

Singer, R.: Bemerkung zu: Über Röntgentherapie der Stenocardie von Prof. Dr. Konrad Staunig, Innsbruck. Wien. med. Wschr. **1929 II**, 1554.

Solomon, I.: Traitement de l'hyperchlorhydrie et de l'ulcère de l'estomac par les rayons de Roentgen. Paris méd. **18**, 123—126 (1928).

Staunig, K.: Über Röntgentherapie der Stenocardie. Wien. med. Wschr. **1929 II**, 1379—1380.

Stech, H.: Über Röntgenbehandlung des Magen- und Zwölffingerdarmgeschwürs. Wien. med. Wschr. **96**, 163—166 (1946).

— Beeinflussung von Magen-Darmerkrankungen durch Röntgenbestrahlung des vegetativen Nervensystems. Ref. Radiol. Austriaca **4**, 26 (1951).

Stephan, R.: Über die Steigerung der Zellfunktion durch Röntgenenergie. Strahlentherapie **11**, 517—562 (1920).

— Über die Funktion der Nebennierenrinde. Münch. med. Wschr. **69**, 339—342 (1922).

Stern, E.: Über Röntgenbehandlung der Nephrose und Nephritis. Vestn. Rentgenol. Radiol. **4**, 155—160 (1926) [Russisch]. Ref. Zbl. ges. Radiol. **3**, 411 (1927).

Storaasli, J. P., E. L. Schoeniger, H. K. Hellerstein, and H. L. Friedell: Thyroid ablation with I^{131} in euthyroid cardiac patients, with special reference to preparation with antithyroid drugs. Radiology **74**, 810—815 (1960).

Strauss, O.: Experimentelle Studien über gewisse biologische Strahlenwirkungen. Strahlentherapie **14**, 81—92 (1923).

STRAUSS, O.: Über die Strahlenbehandlung des Ulcus ventriculi. Dtsch. med. Wschr. **49**, 411—413 (1923).

—, u. J. ROTHER: Strahlenwirkung auf das vegetative System. Strahlentherapie **18**, 37—63 (1924).

STUPPY, L. J.: Radioiodine treatment of euthyroid cardiac disease: introduction. Ann. west. Med. Surg. (Los Angeles) **5**, 913—916 (1951).

SUSSMAN, M. L.: The treatment of angina pectoris by paravertebral short wave radiation. Amer. J. Roentgenol. **24**, 163—168 (1930).

SUZUKI, S.: Experimental investigation of the effect of Roentgen rays upon the vegetative nerve. Pt. I. The general action of X-rays, especially the relation with blood pressure. Jap. J. Obstet. Gynec. **14**, 207—213 (1931). Ref. Zbl. ges. Radiol. **11**, 794 (1932).

— Experimental investigation of the effect of Roentgen rays upon the vegetative nerve. Pt. II. Pharmacological investigation of the effect of irradiation on the inferior mesenteric ganglion upon the uterine motion. Jap. J. Obstet. Gynec. **14**, 214—217 (1931). Ref. Zbl. ges. Radiol. **11**, 794 (1932).

SZEGÖ, E., u. J. ROTHER: Über den Einfluß der Röntgenstrahlen auf die Magensaftsekretion. Z. ges. exp. Med. **24**, 270—288 (1921).

TALIA, F.: Esiti tardivi della terapia Roentgen nelle ulcere gastriche. Actinoterapia (Napoli) **8**, 166—176 (1929).

— Ulcera penetrante della piccola curvatura e cura Roentgen. Radiol. med. (Torino) **16**, 21—35 (1929).

TOSETTI, R.: Considerazioni in tema di terapia medica delle sindrome ipertensive (roentgenterapia glomica). Folia cardiol. (Milano) **7**, 659—662 (1948).

TURANO, L.: Sulle modificazioni dei capillari alle radiazioni Roentgen. Arch. Radiol. (Napoli) **6**, 349—363 (1930).

TUREL, M.: Die Röntgentherapie des Magengeschwürs. Klin. Med. (Mosk.) **15**, 896—901 (1934) [Russisch]. Ref. Zbl. ges. Radiol. **19**, 517 (1935).

VAGHI, A.: Tentativo di terapia della sindrome anginosa con la irradiazione dei gangli stellati. G. Clin. med. **16**, 213—225 (1935).

VIETEN, H.: Das „Ausgangswertgesetz" in der funktionellen Strahlentherapie. Strahlentherapie **78**, 429—440 (1949).

— Der strahlenbiologische Reaktionsablauf im vegetativen Nervensystem. Strahlentherapie **79**, 13—58 (1949).

— Ausgangswertgesetz und Röntgenerythem. Eine Betrachtung vom Standpunkt der funktionellen Strahlentherapie. Strahlentherapie **90**, 586—598 (1953).

VISCHIA, Q.: La fisioterapia nell' angina pectoris. Radiol. med. (Torino) **17**, 158—166 (1930).

VIVIANI, R.: Influenza di radiazioni X sulla secrezione gastrica da istamina in sogetti normali ed in gastropazienti. Radiol. med. (Torino) **18**, 723—768 (1931).

VOLHARD, F.: Über die Behandlung der Nierenkranken. Z. Urol. **19**, 5—16 (1926).

VOLICER, L.: Röntgentherapie bei akuter Glomerulo-Nephritis. Čac. Lék. čes. **65**, 1446—1448 (1926) [Tschechisch]. Ref. Zbl. ges. Radiol. **2**, 664—665 (1927).

WACHTER, F.: Der Einfluß der Röntgenstrahlen auf die Magensekretion. Strahlentherapie **12**, 556—559 (1921).

WASCH, M. G., and S. G. SCHENCK: Roentgen therapy in angina pectoris. Report of sixty five cases. Amer. J. Roentgenol. **39**, 585—589 (1938).

WIENER, C.: Behandlung des Pylorospasmus der Säuglinge durch Röntgenbestrahlung. Jb. Kinderheilk. **122**, 113—122 (1928).

— Behandlung des Pylorospasmus der Säuglinge mit Röntgenbestrahlung. Med. Klin. **25**, 125—126 (1929).

WILDER, J.: Das „Ausgangswert-Gesetz", ein unbeachtetes biologisches Gesetz; seine Bedeutung für Forschung und Praxis. Klin. Wschr. **10**, 1889—1893 (1931).

WILMS: Röntgenbestrahlung bei Pylorospasmus. Münch. med. Wschr. **63**, 1073—1074 (1916).

WINTZ, H.: Die Röntgenbestrahlung entzündlicher Prozesse und ihr Wirkungsmechanismus. Strahlentherapie **68**, 3—16 (1940).

WOENCKHAUS, E.: Über die Strahlenbehandlung des Ulcus duodeni und der Hyperacidität. Fortschr. Röntgenstr. **37**, 880—883 (1928).

WOLF, B.: Strahlentherapeutische Beeinflussung der Hochdruckkrankheit. Strahlentherapie **84**, 559—566 (1951).

WOLFERTH, C. C., R. H. CHAMBERLAIN, and J. J. MEAD: Radioactive iodine in the treatment of angina pectoris. Penn. med. J. **54**, 352—358 (1951).

WOLLHEIM, E., u. J. MOELLER: Hypertonie. In: Handbuch der inneren Medizin, begründet von L. MOHR u. R. STAEHELIN, 4. Aufl., Bd. 9, Teil 5. Berlin-Göttingen-Heidelberg: Springer 1960.

WOLMERSHÄUSER, O.: Das Verhalten von Blutdruck und Leukozyten während der Röntgenbestrahlung und deren Beziehung zum vegetativen Nervensystem. Strahlentherapie **16**, 235—244 (1924).

ZANETTI, S.: La radioeccitazione del seno carotideo nel trattamento dell' ipertensione arteriosa. Bull. Sci. med. **3**, 154—157 (1935).

— Sulla radioterapia funzionale simpatica e ghiandolare di alcune sindrome morbose. Radiol. Fisica med. (Bologna) **3**, 181—192 (1936).

ZIMMERMANN-MEINZINGEN, O. v.: Über Angina pectoris. Bemerkungen zur Pathogenese, Differentialdiagnose und Therapie. Wien. klin. Wschr. **51**, 1301—1304 (1938).

ZIMMERN, A.: Radiobiologie et radiothérapie des surrénales. Bull. Acad. Méd. (Paris) **98**, 337—338 (1927).

—, et J. BAUDE: Radiobiologie et radiothérapie des surrénales. Presse méd. **1929I**, 297—299.

—, et P. COTTENOT: Modifications de la pression artérielle chez l'homme, par l'exposition aux rayons X de la région surrénale. C. R. Soc. Biol. (Paris) **72**, 676—679 (1912).

— — Resultats et technique de l'irradiation des glandes surrénales dans l'hypertension artérielle. Bull. Soc. Radiol. méd. Paris **4**, 174—180 (1912).

— — La radiothérapie des glandes surrénales, ses resultats, ses effets hypotenseurs. Arch. Élect. méd. **20**, 500—508 (1912).

— — Röntgenbehandlung der Drüsen mit innerer Sekretion im Zustande der Hyperaktivität. Strahlentherapie **4**, 305—311 (1914).

K. Fistelbestrahlung

Von

Wolf S. Reichel

I. Einleitung und Einteilung der Fisteln

Jede Fistelbehandlung verfolgt das Ziel, die Fistelsekretion zu hemmen und damit die Fistel allmählich zur Austrocknung und dauerhaften Verödung und Vernarbung zu bringen. Durch die Beobachtungen, die man bei der Bestrahlung eiternder Entzündungsprozesse machte, ermutigt, versuchte man immer wieder, Fisteln aller Art durch Röntgenstrahlen zu sanieren. Das Sistieren einer langdauernden Fisteleiterung bei einer Beckenosteomyelitis nach wiederholten röntgendiagnostischen Maßnahmen war ja gerade der eigentliche Anlaß für HEIDENHAIN (1916) zur systematischen Entwicklung der Entzündungsbestrahlung. Wenn die Erfolge der Fistelbestrahlung im ganzen heute als unbefriedigend angesehen werden müssen, so hat das seinen Grund in der sehr unterschiedlichen Genese der Fisteln. Danach war von vornherein nur eine ätiologisch bestimmte Gruppe von Fisteln für eine Strahlenbehandlung mit einer ausreichenden Heilungschance geeignet. Hinzu kam die in den letzten zwei Jahrzehnten immer mehr verbesserte Chemotherapie mit zunehmend größerem Indikationsbereich, die auch bei früher noch für die Strahlentherapie geeignet erscheinenden Fällen in sichererer, einfacherer und wohl auch schonenderer Weise zum Ziel führte. So kann man heute bei Durchsicht der Literatur, der einschlägigen Lehr- und Handbücher und Monographien feststellen, daß bei Besprechung der Fistelbehandlung die Strahlentherapie überhaupt nicht oder nur am Rande erwähnt ist, zumindest aber nur für einige wenige Fistelarten als Methode vorgeschlagen wird. Die Ablehnung der Fistelbestrahlung durch Chirurgen, Dermatologen und auch Radiologen resultiert aber nicht zuletzt aus einem oft von vornherein zur Erfolglosigkeit verurteilten Behandlungsversuch bei falscher Indikation.

Ziel dieses Beitrages soll es sein, durch eine genetisch und ätiologisch systematische Ordnung der verschiedenartigen Fisteln und die Aufstellung einer dieser Ordnung entsprechenden Bestrahlungsmethodik eine erfolgversprechende Indikation zu ermöglichen und damit Versager der Therapie zu vermeiden. Es wird sich zeigen, daß heute nur noch einige wenige Indikationen zur Fistelbestrahlung bestehen bleiben, während die Mehrzahl einer operativen oder chemotherapeutischen Behandlung zugeführt werden sollten, wobei die Strahlentherapie sehr wohl noch als unterstützende Behandlung im Sinne der Entzündungsbestrahlung eine Rolle spielen kann.

Zweckmäßig erscheint eine Einteilung der Fisteln in *primäre* und *sekundäre*. Die primären Fisteln sind solche, die durch embryonale Fehlentwicklung bedingt und meist bei der Geburt schon vorhanden sind. Die sekundären Fisteln sind erworben, entweder durch Entzündungen oder Verletzungen oder bösartige Eiterungen entstanden. Die Fistelsekretion kann bedingt sein durch die Verletzung oder Entzündung einer exkretorischen Drüse oder durch die Eiterung bei einer spezifischen oder unspezifischen Entzündung der Haut, der Schleimhaut, des Bindegewebes oder der Lymphknoten.

II. Strahlentherapeutische Möglichkeiten der Fistelbehandlung

Die Möglichkeit einer erfolgreichen Fistelbestrahlung ist in erster Linie abhängig von der Art der Fistel und erst in zweiter von der angewandten Bestrahlungsmethode, die sich wiederum nach der Genese der Fistel zu richten hat. Die primären Fisteln werden aus später noch zu erörternden Gründen weit weniger günstig zu beeinflussen sein als die sekundären. Bei diesen zeigen die traumatischen Fisteln exkretorischer Drüsen, insbesondere die der Parotis, ungleich bessere Heilerfolge als die entzündlichen. Bei diesen drei Hauptfistelarten ist zwar das Endziel der Bestrahlung das gleiche, der Fistelschluß, es kann aber aus anatomischen und pathophysiologischen Gründen nur auf verschiedenen Wegen erreicht werden. Bei den primären Fisteln wird die Bestrahlung im Sinne einer Kaustik, der Ätzbehandlung vergleichbar, mit entsprechender Dosierung durchgeführt werden müssen, während die sekundären entzündlichen Fisteln mit Entzündungsdosen bestrahlt werden, die sich im Sinne der Entzündungsbestrahlung auf die Ursache der Fistel, eben die Entzündung, richten. Bei den sekundären traumatischen Fisteln dagegen steht die temporäre Ausschaltung der lädierten Drüse im Vordergrund, durch deren Funktionsausfall es zur Austrocknung der Fistel und zum meist dauernden Fistelschluß kommt. Dazu sind Dosen erforderlich, die an der Hauttoleranzgrenze liegen. Aus dem Gesagten geht hervor, daß die Fistelbestrahlung, wie jede andere, die Aufstellung eines der Fistelart angepaßten Bestrahlungsplanes erfordert mit Auswahl der Strahlenart und Strahlenqualität, der Applikation, der Feldgröße und der zeitlichen Dosisverteilung.

Vor Beginn einer Bestrahlung sollte sich der Radiologe über die Erfolgsaussichten seiner Methode im klaren sein und diese objektiv, möglichst im konsiliarischen Einvernehmen mit dem Chirurgen oder Dermatologen, gegen die operativer oder chemotherapeutischer Maßnahmen abwägen. So sollte man beim Versagen der Bestrahlung nach nicht zu langer Wartezeit den Patienten lieber dem Chirurgen übergeben als wiederholte Bestrahlungsversuche zu machen mit der Möglichkeit einer radiogenen Schädigung.

Der von Stelzner mitgeteilte Fall eines Röntgenkrebses nach jahrelang wiederholten Bestrahlungen bei einer Mastdarmfistel ist sicher eine seltene Ausnahme, sollte aber als abschreckendes Beispiel dienen. Auch sollten die früher mit relativ gutem Erfolg bestrahlten tuberkulösen Fisteln heute nicht primär zur Bestrahlung kommen, sondern erst, wenn eine intensive allgemeine und lokale chemotherapeutisch-tuberkulostatische Behandlung ohne Erfolg in bezug auf die Fistel blieb.

In keinem Fall sollte eine Fistelbestrahlung, die in der Mehrzahl der Fälle nur einen konservativen Behandlungsversuch darstellt, so forciert werden, daß eine Strahlenschädigung zu erwarten ist oder gar eintritt. Desgleichen sind bei generationsfähigen Patienten die genetischen Schädigungsmöglichkeiten sorgfältig zu berücksichtigen und junge Frauen in jedem Fall von einer Fistelbestrahlung im Dammbereich auszuschließen, während bei Männern hier ein ausreichender Gonadenschutz möglich, aber auch erforderlich ist.

Für die Erfolgsbeurteilung der Methode ist entscheidend, ob das Endziel, der dauernde Fistelschluß, erreicht ist. Erfahrungsgemäß tritt dieser aber oft erst Monate nach der Bestrahlung, unter Umständen sogar erst nach mehrfachen Rezidiven, ein. Eine genügend lange Beobachtungszeit und eine entsprechend ausreichende Wartezeit vor einer im Ausnahmefall geplanten zweiten Bestrahlungsserie ist daher unbedingt erforderlich. Sollte ein Erfolg auch 3 Monate nach der Bestrahlung noch nicht eingetreten sein, wird man die Behandlung als erfolglos bezeichnen und den Patienten einer operativen Therapie zuführen müssen. Auf die Möglichkeiten einer kombinierten Behandlung mit Operation und prä- und postoperativer Bestrahlung besonders bei den sekundären entzündlichen Fisteln sei hingewiesen. Die Mitteilung von Serkina und Shneidman aus jüngster Zeit (1960), die von 20 zum größten Teil mehrfach vorher erfolglos operierten Mastdarmfisteln 17 mit dieser kombinierten Methode heilen konnten, spricht dafür, daß auf diese Weise eine Verbesserung der Resultate möglich ist. Hier ist die Vor- und Nachbestrahlung als reine Entzündungsbestrahlung aufzufassen, die über eine Aktivierung der lokalen Abwehrvorgänge und eine Milieuänderung durch Alkalisierung des Gewebes wirksam wird und damit günstigere Bedingungen für den operativen Eingriff und seinen Erfolg schafft. Den gleichen Vorschlag einer kombinierten radiologisch-operativen Behandlung dieser Fisteln hatten 1958 schon Hillemand und Marchand gemacht. Als dritte unterstützende Maßnahme sollte noch eine gezielte antibiotische Behandlung hinzukommen.

III. Primäre Fisteln bei anlagebedingten Fehlbildungen

1. Halsfisteln

Sie stellen angeborene, unterschiedlich weite, verschieden lange, teilweise blind endende, je nach ihrem Sitz mit der Mundhöhle, den Gaumenmandeln oder dem Schlund in Verbindung stehende Gänge oder Gangsysteme dar. Ihre Lage und Ausdehnung kann durch Injektion eines wasserlöslichen Kontrastmittels röntgenologisch dargestellt werden, ihre innere Öffnung, falls es sich um komplette Fisteln handelt, durch Injektion von Milch oder Methylenblau aufgesucht werden (Weber).

Zwei genetisch verschiedene Formen sind zu unterscheiden:

a) Die laterale Halsfistel

mit einer Fistelöffnung am unteren inneren Rand des M. sternocleidomastoideus. Pathogenetisch handelt es sich nach der heutigen Auffassung um ein Persistieren des Ductus thymopharyngicus oder ein partielles Bestehenbleiben der Kiemengänge mit Verbindungen zu den Resten der 2., 3. oder 4. Schlundtasche (v. Lanz-Wachsmuth). Sie zeigen eine meist geringe seröse oder eitrige Sekretion.

b) Die häufigere mediane Halsfistel

mit einer Fistelöffnung in der Mittellinie zwischen Kehlkopf und Zungenbein. Sie ist meist inkomplett und endet im Periost des Zungenbeins oder komplett mit einer inneren Öffnung am Foramen coecum der Zunge. Pathogenetisch handelt es sich um Reste des Ductus thyreoglossus in Zusammenhang mit dem Descensus der Schilddrüse, wobei Gewebsanteile des lobus pyramidalis wie auch der Mundschleimhaut „mitgerissen" werden (Breitner). Der Fistelgang kann daher auch Schleim produzieren und sezernieren. Durch rezidivierende Schließung der Fistelöffnung kommt es bei neuerlicher Sekretion zur „Cyste", die wieder perforiert und zur Fistel wird. Sekundärinfektion und Eiterung möglich.

Als einzige, sinngemäße und erfolgversprechende Methode zur Beseitigung dieser angeborenen Halsfisteln wird übereinstimmend die operative Entfernung des gesamten Fistelganges bezeichnet, wobei die radikale Ausrottung bei vorausgegangener Entzündung oder Durchtritt durch das Zungenbein sich sehr mühsam gestalten kann (Breitner, v. Lanz-Wachsmuth, Weber).

Eine Bestrahlung der angeborenen Halsfisteln, sei es durch Einlage eines Radiumstiftes oder eine hochdosierte Röntgennahbestrahlung, erscheint auch zwecklos, da es auch bei vorübergehendem Fistelschluß immer wieder durch die Schleimsekretion des restierenden Ganges zur Ausbildung einer Halscyste, ihrer Perforation und zur erneuten Fistelbildung kommen muß. Zwei eigene negative Bestrahlungsversuche bei jungen Frauen, die aus kosmetischen Rücksichten eine Operation zu umgehen suchten, können das nur bestätigen. In beiden Fällen schloß sich zwar vorübergehend die Fistel, um nach einigen Monaten erneut aufzubrechen. Jedoch sei auch hier der Vorschlag gemacht, gerade bei den entzündeten Halsfisteln mit eitriger Sekretion den operativen Eingriff mit einer niedrig dosierten prä- und postoperativen Entzündungsbestrahlung — mehrmals 20—30 R/O etwa — zu kombinieren.

2. Steißbeinfisteln

Bei den sog. Steißbeinfisteln, auch „Ecker"sche Fisteln genannt, handelt es sich nach Oehlecker um besonders bei jungen Mädchen in der Steiß-Kreuzbeingegend vorkommende Fisteln (Entzündungen oder Abscesse) auf dem Boden kongenitaler Hautveränderungen, die keine Verbindung zum Steißbein haben, sondern nach wenigen Millimetern blind enden und in kleine Dermoidcysten führen. Auch die Fisteln der perinealen Raphe sind Folgen embryologischer Fehlbildungen aus Epithelresten bei inkompletter Verschmelzung des äußeren Genitales oder durch überwucherndes Ento- und Ektoderm entstanden (WOLDRIDGE u. LAMB). Die von NEFF, von GOUGEROT, BURNIER und TISSOT sowie OKAWA beobachteten Fälle zeigten histologisch deutlich entzündliche Reaktionen der Umgebung der mit Epithel ausgekleideten Kanäle als Folge bakterieller Infektion.

Die Methode der Wahl ist auch bei diesen anlagebedingten Fisteln die Operation, die totale Excision oder Spaltung über der Sonde (WEBER). Bei Berücksichtigung der Tatsache, daß diese Fisteln stets mehr oder weniger entzündlich verändert sind, muß auch hier die Kombination mit der Entzündungsbestrahlung analog den Halsfisteln empfohlen werden. Zwei eigene Beobachtungen aus jüngster Zeit sollen als Beispiele kurz erwähnt werden.

Bei einem 31jährigen sonst gesunden Mann fand sich eine seit 2 Jahren bestehende „Steißbeinfistel", ausgehend von einer infizierten Dermoidcyste mit eitrig-seröser Sekretion. Die Röntgenkontrastdarstellung zeigte einen schmalen Fistelgang, der in eine gut haselnußgroße Höhle führte ohne Verbindung mit dem Steißbein. Im Fistelsekret fanden sich reichlich Staphylococcus aureus hämolyticus, für Streptomycin, Terramycin und Hostacyclin empfindlich. Vor einem operativen Eingriff wurde, nach Absprache mit den Chirurgen, eine Fistelbestrahlung durchgeführt. Mit dem Tubus 4 (FHA 3 cm) des Chaoul-Gerätes (60 kV) wurde die Fistel in 4tägigen Abständen mit 4×500 R bestrahlt. Nach anfangs verstärkter dünnflüssig-eitriger Fistelsekretion nach 6 Wochen deutlicher Rückgang und Rückbildung der Infiltration, nach 8 Wochen Fistelschluß, nach 12 Wochen erneute Fistelöffnung und mäßige Sekretion. Daraufhin wird die Excision der Fistel vorgeschlagen und durchgeführt.

Ein 29jähriger sonst gesunder Mann (Prähypertonie) mit einer seit 4 Jahren bestehenden Fistel im oberen Anteil der Rima ani wird zur Fistelbestrahlung überwiesen. Kleine, reizlose, bei Sondierung etwa 1 cm tiefe Fistel ohne Verbindung zum Steißbein, aus der sich etwas eitriges Sekret — sporadisch alle 3—4 Monate — entleert. Mit dem Tubus 6 (FHA 5 cm) des Chaoul-Gerätes (60 kV) werden an 3 aufeinanderfolgenden Tagen je 1000 R eingestrahlt. Nach 3 Wochen ist die Fistel trocken, das Bestrahlungsfeld kräftig pigmentiert, ein kleines erbsgroßes Infiltrat neben der ehemaligen Fistelöffnung. Der Patient hat sich nicht wieder vorgestellt, so daß zwar der Dauererfolg nicht beurteilt werden kann. Ein primärer Fistelschluß nach der Bestrahlung ist jedoch sicher.

Von diesen beiden Fällen war der eine als Versager, der andere zumindest als Primärerfolg zu werten. Es ist anzunehmen, daß auch hier der durch die Bestrahlung erzielte primäre Fistelschluß nicht von Dauer sein wird. So wie hier wird man in den meisten Fällen mit alleiniger Bestrahlung nicht endgültig zum Ziel kommen, sondern operative Maßnahmen, eine Fistelexcision, anschließen müssen. Ein wesentlicher Erfolg ist also durch die Bestrahlung nicht erzielt, die primäre chirurgische Behandlung erscheint zweckmäßiger.

IV. Sekundäre Fisteln als Folge von Entzündungen

1. Fisteln von Drüsen mit äußerer Sekretion

Bei Entzündungen exkretorischer Drüsen, meist fortgeleitete bakterielle Infektionen, kann es zur Abscedierung und nach Absceßperforation nach außen zur Fistelbildung kommen. Die Fisteleiterung wird zwar in der Regel nach Abklingen der Entzündung sistieren und die Fistel sich schließen. Diese kann gelegentlich erhalten bleiben als eigentliche Drüsenfistel mit typischer Sekretion, wenn durch die vorausgegangene abscedierende Entzündung die Ausführungsgänge der Drüse eröffnet und nach außen drainiert wurden.

a) Speichelfisteln

Hier stehen die Entzündungen der Ohrspeicheldrüse an erster Stelle. Bereits bei Beginn der Fisteleiterung bei einer abscedierenden Parotitis sollte mit einer Entzündungsbestrahlung begonnen werden, wie das von GLAUNER u. a. für die Parotitis ganz allgemein, gleich welcher Genese, empfohlen wurde. GLAUNER gibt als Dosis an 50—75 R mit Wiederholung am 2. und 3. Tag. Bei schon eingetretener Fisteleiterung wird man die Dosis mit 2—3tägigen Intervallen noch mehrmals wiederholen müssen. Geht die Entzündung und die eitrige Fistelsekretion daraufhin zurück, kann, wie gesagt, eine Speichelfistel erhalten bleiben, die man durch Aufsättigung der Entzündungsdosis auf 1200—1500 R/O oft mit Erfolg behandeln kann. Dabei kommt es zur temporären Funktionsausschaltung der Speicheldrüse und zur Austrocknung der Fistel.

Das Feld muß groß genug gewählt werden (8×10 oder 10×15 cm) und die gesamte Parotis erfassen, die Strahlenqualität sollte hart sein (180 kV), um eine unerwünschte Absorption im Knochen zu vermeiden.

b) Schweißfisteln

Das für die entzündlichen Speichelfisteln Gesagte gilt in gleicher Weise für Schweißfisteln, wobei in erster Linie die axillären in Frage kommen. Das strahlentherapeutische Vorgehen ist ebenfalls das gleiche, fraktionierte Entzündungsdosen von 100 R bis zu einer die Schweißdrüsenfunktion temporär ausschaltenden Gesamtdosis von etwa 1000 R/O in 1—2tägigen Intervallen, 180 kV, 10/15 cm Feldgröße. Es sei betont, daß es sich hier nicht um die Therapie der Schweißdrüsenabscesse, der Hidrosadenitis axillaris, und den sich dabei ergebenden Fragenkomplex hinsichtlich Ätiologie und Dosierung handelt, der eindeutig zum Kapitel „akute Entzündung" gehört und dort abzuhandeln ist. Hier sollte nur auf die nach einer abgelaufenen abscedierenden Schweißdrüsenentzündung möglicherweise als Restzustand bestehenden Schweißfisteln hingewiesen werden, die sinngemäß eine Strahlendosis benötigen, die zur temporären Funktionsausschaltung der apokrinen Drüse führt. Das Dosisproblem der eigentlichen Hidrosadenitis axillaris wird dabei nicht berührt.

2. Fisteln der Haut, der Schleimhäute und des Bindegewebes

Eigentliche Hautfisteln ohne Beteiligung darunter liegender Bindegewebsschichten oder Schleimhäute gibt es nicht. Erst wenn diese Schichten von der Entzündung ergriffen sind, kann es zu Abscedierungen und Entstehung von eitrigen Fisteln kommen. Diese Fisteleiterungen gehören zu den akuten und chronischen Entzündungen und werden in diesen Kapiteln besprochen, mit dem Thema Fistelbestrahlung im eigentlichen Sinne haben sie nichts zu tun. Sie sollten mit chemotherapeutischen und strahlentherapeutischen, oft in Verbindung mit chirurgischen Maßnahmen behandelt und in der Regel ausgeheilt werden können. Ob das Schwergewicht der Behandlung auf der einen oder anderen genannten Maßnahme liegt, dürfte jeweils von der Eigenart und dem Ausmaß des Prozesses und seiner Ätiologie abhängen. Hier sollen nur zwei Sonderformen derartiger Fisteln Erwähnung finden, die eine Indikation für eine Fistelbestrahlung im engeren Sinne darstellen können: die Mastdarmfisteln und die Fisteln im Bereich des männlichen Genitales.

a) Ano-rectale Fisteln (Mastdarmfisteln)

Nach Reichle werden 3 Arten von Mastdarmfisteln unterschieden:

α) Angeborene Fisteln, die abnorme Mündungen des Rectum in Vagina, Urethra usw. darstellen sowie fistelartige Gänge vom blindverschlossenen Rectum nach außen. Ihre Mündung liegt in der Mittellinie am Damm oder der Raphe scrotalis.

β) Erworbene Fisteln nach Traumen und sog. symptomatische bei Erkrankungen der Nachbarorgane.

γ) Sog. „typische" Mastdarmfisteln, die ihrer anatomischen Lage nach in (mediale) intrasphinctere, trans- bzw. intersphinctere und (laterale) extrasphinctere unterteilt werden. Sie können komplett sein oder häufiger inkomplett, wobei in allen Statistiken die äußere inkomplette Fistel mit 65—70% aller Fisteln bei weitem überwiegt. Männer sind 2,5mal häufiger betroffen als Frauen.

Die ersten beiden Formen kommen für eine Strahlenbehandlung nicht in Betracht. Die dritte Gruppe der „typischen" Mastdarmfisteln, die Stelzner in einer umfassenden Monographie eingehend beschreibt und vielleicht besser als ano-rectale Fisteln bezeichnet, könnten allein Objekt einer Fistelbestrahlung sein. So sind in der Literatur immer wieder einzelne Berichte über Erfolge der Bestrahlung besonders bei tbc. Fisteln angegeben.

Pathologisch-anatomisch finden sich Fisteln von Y- oder U-Form oder weitverzweigte Gangsysteme, sog. „Fuchsbau-“ Fisteln, Abscesse mit Granulationslagern und Riesenzellen als Ausdruck des Fremdkörperreizes durch kleine Kotreste. Die tbc. Fisteln haben eine charakteristische Mündung mit gezacktem, unterminiertem Rand und ein dünnflüssigeres Sekret. Im Innern finden sich weiche Granulationen mit typischen Riesen-Zellen, Tuberkeln und Käsemassen. Die Häufigkeit tuberkulöser Fisteln wird von einzelnen Autoren (Melchior über 70%) abgesehen um 33% angegeben.

Ätiologisch dürfte es sich bei den ano-rectalen Fisteln um Reste entzündlicher Prozesse handeln, wobei die Periproktitis und periproktische Abscesse im Vordergrund stehen. Reichle weist in seiner Übersicht besonders auf die ursächliche Rolle der Morgagnischen Taschen — bzw. deren divertikelartige Ausstülpungen (Chiari, 1878) — und der Hermannschen sinusdrüsenähnlichen schlauchartigen Aussackungen der Analregion — hin. Die auffallend schlechte Heiltendenz führt er sicher zurecht auf die topographischen Verhältnisse zurück.

Als Methode der Wahl bei der Behandlung der ano-rectalen Fisteln gilt allgemein die operative Beseitigung des Fistelsystems. Die für die einzelnen Formen verschiedenen Operationsmethoden hat Stelzner eingehend dargestellt. „Die konservative Behandlung durch Einspritzen aller möglichen ätzenden Mittel in den Fistelgang scheint nicht erfolgreich zu sein, auch die Röntgenbestrahlung hat sich nicht durchzusetzen vermocht“, schreibt Reichle (1941). Bensaude, Solomon und Marchand (1935) dagegen machen die Wahl des therapeutischen Vorgehens abhängig von dem jeweiligen Befund, den sie in jedem Fall durch eine Röntgendarstellung der Fistel mit Lipiodol — heute würde man wasserlösliche Kontrastmittel bevorzugen — kontrollieren. Bei oberflächlicher Fistellage nehmen sie eine Incision vor, bei buchtigem Kanalsystem dagegen bestrahlen sie: 2mal wöchentlich 200 R bis zur Gesamtdosis von 2000 R (0,5 Cu), 2 oder 3 Serien mit einer Pause von 2 Monaten zwischen der 1. und 2. und 4 Monaten zwischen der 2. und 3. Serie. Ihre Resultate mit 50% Heilungen und 30% wesentlichen Besserungen (leider ohne Angabe der Zahl der Fälle!) sind bemerkenswert. Schon nach der ersten Bestrahlung deutliche subjektive und objektive Besserung mit Rückgang der Entzündungserscheinungen und Verdünnung des Eiters, meist einige Wochen nach der ersten Serie Austrocknung der Fistel, andernfalls 2. oder 3. Serie. Wie schon früher erwähnt, haben sich in den letzten Jahren einige Autoren für eine kombinierte chirurgische und röntgenologische Behandlung eingesetzt, wobei letztere im Sinne der Entzündungsbestrahlung zu verstehen und in entsprechender Dosierung anzuwenden ist. Hillemand und Marchand haben 1958 empfohlen, die Fisteln mit Entzündungsdosen zu bestrahlen und zwar nicht bis zum Fistelschluß, sondern nur zur Beeinflussung der Entzündung, wobei die eigentliche Fistelbeseitigung operativ erfolgt. Sehr bemerkenswert ist die Mitteilung von Serkina und Shneidman (1960), die nach einer Entzündungsvorbestrahlung von 50 R (180 kV) nach 24 Std die Operation der Fistel durchführen und 5 Tage post op. mit 40—50 R das Wundbett bestrahlen und diese Dosis 4—5mal bis zu einer Gesamtdosis von 250 R in Abständen von 4—5 Tagen wiederholen. Mit dieser Methode konnten sie von 20 Fällen (16 Männer, 4 Frauen), von denen 16 anderswo vorher schon operiert waren, 11 davon mehrmals, 17 gute Heilungsresultate erzielen, einmal trat ein Rezidiv nach 6 Monaten auf. Die früher von einigen Autoren vertretene Ansicht, daß die tbc. Fisteln besser auf Röntgenbestrahlung ansprächen, hat sich nicht bewahrheitet. Hess (1948) hält die tbc. Analfistel für sehr strahlenrefraktär und glaubt, nur mit größeren Dosen von 200—300 R/O 5—6mal in 14tägigen Abständen gewisse Erfolge erzielen zu können mit Einschränkung der Fistelsekretion und unter Umständen auch völliger Heilung. Auch Scherer (1958) hält die Wirkung der Röntgenbestrahlung für sehr unsicher, hat aber doch in den letzten Jahren eine Reihe von Patienten gesehen, die mit Erfolg bestrahlt wurden. Er hält daher den Bestrahlungsversuch für angebracht. Seine Dosen liegen hoch: 5—6mal 200—300 R/O in 7—14tägigem Intervall. Heute dürfte die tuberkulostatische Behandlung ganz im Vordergrund stehen und, da es sich bei der

Tuberkulose ja um eine Allgemeinerkrankung handelt, weit zweckmäßiger sein. Sie sollte mit der lokalen Applikation von Streptomycin (2/3 mg) in die Fistel verbunden werden, wodurch ein schnellerer Fistelschluß erreicht wird (Gartmann).

b) Nebenhoden-Hoden-Fisteln

Hier handelt es sich in der Hauptsache um Fisteln nach tbc. Epididymitis, die auf den Hoden übergreifen kann. Die tbc. Hodenfistel war früher ebenfalls eine Indikation zur Bestrahlung, wobei isoliert der befallene Hoden bestrahlt wurde und auch Erfolge mit Schließung der Fistel und Erhaltung des anderen Hodens gesehen wurden (Wehner). Bei Männern im zeugungsfähigen Alter entfällt aus strahlengenetischen Gründen eine Hodenbestrahlung ohnehin. Im übrigen gilt das oben Gesagte: An erster Stelle der Therapie steht heute die allgemeine und lokale tuberkulostatische Therapie. Nur in Ausnahmefällen erscheint ein Bestrahlungsversuch gerechtfertigt, wo eine Fistelheilung nach intensiver, ausreichend lange durchgeführter Chemotherapie nicht erfolgt und keine Zeugungsfähigkeit mehr vorhanden ist. Dann sollte nicht nur die Fistel selbst, sondern der ganze Genitaltrakt, einschließlich des kleinen Beckens, mit Dosen von 20—80 R/O bestrahlt werden (Hess, Scherer).

3. Fisteln der Lymphknoten bei Drüsentuberkulose und Drüsenerkrankungen anderer Ätiologie

a) Fisteln bei Drüsentuberkulose

Bis vor wenigen Jahren galt die Strahlenbehandlung der Lymphknotentuberkulose als eine der Hauptindikationen, im Krankengut Glauners nahm sie nach den Tumoren die zweite Stelle ein (1951). Alle Statistiken berichten übereinstimmend über Heilungsquoten von rund 80 % (Zusammenstellung bei Scherer), wobei die tbc. Halslymphknoten-Fisteln im ganzen etwas schlechter reagieren, aber doch noch zu 50 % zur Heilung kamen, wie auch eigene Beobachtungen zeigten: von 133 in den Jahren 1947/48 bestrahlten tbc. Halsfisteln trat in 27,3 % unter der Behandlung Fistelschluß ein, mehr als die Hälfte der Fisteln schloß sich während der Beobachtungszeit. Bestrahlt wurde mit 160 kV, 0,5 Cu und 5×80 R/O in 8tägigem Intervall, eventuell Wiederholung der Serie nach 3 Monaten (Reichel). Auch bei der tbc. Halsfistel steht heute in der Therapie die allgemeine und lokale tuberkulostatische Behandlung an erster Stelle. Die Röntgenbestrahlung der tbc. Halsfisteln bleibt als brauchbare Methode weiterhin bestehen, rückt aber an die zweite Stelle.

b) Fisteleiterungen bei Lymphknotenerkrankungen

anderer Ätiologie sind unter Umständen eine Indikation für die Entzündungsbestrahlung und bei dieser abzuhandeln.

V. Sekundäre Fisteln als Folge von Verletzungen und operativen Eingriffen

Bei Schnitt-, Stich- und Schußverletzungen kann es ebenso wie bei operativen Eingriffen zu Verletzungen exkretorischer Drüsen kommen, wobei einmal der Drüsenkörper selbst lädiert und nach außen drainiert, zum anderen die Ausführungsgänge der Drüsen eröffnet und das Sekret nach außen abgeleitet werden kann. Die Ausheilung derartiger Drüsenfisteln wird in der Regel stark verzögert oder meist gänzlich verhindert, da ständig das oft sehr reichliche Sekret die Fistel durchfließt und eine Austrocknung und damit Vernarbung unmöglich macht. Besteht die Möglichkeit, die verletzte Drüse temporär in ihrer Funktion zu drosseln oder auszuschalten, wäre die Voraussetzung für einen Fistelschluß gegeben, der spontan oder nach einem operativen Eingriff erfolgen kann.

Leider läßt sich nur eine Drüse mit äußerer Sekretion ohne Schaden für den Betreffenden durch Röntgenstrahlen zuverlässig ausschalten, die Speicheldrüse. Bei allen anderen in Frage kommenden, z.B. den Nieren, gelingt das nicht.

1. Speichelfisteln

Im Frieden kommt es selten, im Krieg häufiger zu Verletzungen der Ohrspeicheldrüse. Bei glatten Schnitt- oder Stichverletzungen (Mensuren!) kann bei primärer Wundversorgung eine Fistel verhindert werden, oft kommt es aber nach vorübergehender Ausbildung einer „extraglandulären Speichelcyste" zur Fistel, die ohne funktionelle Ausschaltung der Parotis nicht ausheilt. HETZAR, der 1944 in einer umfassenden Darstellung über das wohl größte Beobachtungsgut berichtete (60 eigene Fälle), hat sogar eine seit 20 Jahren bestehende traumatische Speichelfistel erfolgreich behandelt. Bei den Schußverletzungen, insbesondere den schweren Durchschußverletzungen, ist eine primäre Wundversorgung meist unmöglich. Hier ist oft der Ductus Stenonianus, auch extraglandulär, verletzt, wodurch der normale Sekretabfluß infolge Gangverlegung oder Vernarbung unmöglich wird und eine Stauungsadenitis mit Auftreten von Speichelkoliken entsteht. Das Ausmaß des Drüsendefektes muß hier vor der Bestrahlung unbedingt durch eine Sialographie geklärt werden. Ebenso müssen röntgenologisch festgestellte drüsennahe Stecksplitter, die eine sympathische Sialoadenitis verursachen können, vorher entfernt werden. Außerordentlich wichtig für den Erfolg ist die Sialographie besonders in den Fällen, wo die Fistel durch eine Verletzung einer akzessorischen Parotis mit atypischer Lage bedingt ist.

Daß die rein chirurgische Behandlung der Speichelfisteln außerordentlich schwierig und oft erfolglos ist, geht auch daraus hervor, daß KÜTTNER allein 30 verschiedene operative Methoden zusammenstellen konnte. Ohne die temporäre funktionelle Ausschaltung der Drüse war jedoch in der Regel ein Erfolg nicht zu erzielen. So ist heute die Röntgenbestrahlung der Parotis bei der Behandlung der Speichelfistel als die Methode der Wahl von allen Seiten anerkannt. Drüsenfisteln — ohne Verletzung des Ductus parotideus — heilen meist allein durch die Röntgenbestrahlung aus und auch bei Gangfisteln ist die primäre Bestrahlung in jedem Fall indiziert, die durch vorübergehenden Stillstand der Sekretion und dadurch erzielte Trockenlegung der Fistel zumindest bei allen frischen Verletzungen zur Heilung, d.h. zum Fistelschluß führt (BÜRKLE DE LA CAMP).

Besteht die Fistel schon längere Zeit, muß mit einer mehr oder weniger ausgedehnten Verödung des Ductus parotideus und Organisierung des Fistelganges gerechnet werden. Nur wenn der normale Sekretabfluß durch den Ductus Stenonianus gesichert ist, ist die Schließung der Fistel für die Dauer möglich. Andernfalls würde zwar nach der Bestrahlung ein primärer Fistelschluß eintreten, aber es würde beim Wiedereinsetzen der normalen Sekretion, etwa 4 Wochen nach der Bestrahlung, durch Sekretstauung bei behindertem Abfluß zur sog. „Speichelcyste" kommen, die zwangsläufig perforieren und erneut zur Fistelbildung führen muß. Hier muß vor der Bestrahlung bereits operativ eine Abflußmöglichkeit geschaffen werden, wobei die Sialographie unerläßlich ist, da ihr Befund für die Wahl des chirurgischen Vorgehens bestimmend ist, wie HETZAR eindringlich betont. Aber auch bei Durchgängigkeit des Ductus parotideus und damit gesicherter Abflußmöglichkeit kann der Fistelschluß ausbleiben, wenn der Fistelgang schon längere Zeit besteht und weitgehend mit Epithel ausgekleidet ist, so daß eine sog. Lippenfistel entsteht. Dann ist die operative Anfrischung der Wände des Fistelkanals vor der Bestrahlung erforderlich (HETZAR, SCHERER). Eine enge Zusammenarbeit des Radiologen mit dem Chirurgen und umgekehrt ist daher unerläßlich.

Die Wirkung der Röntgenstrahlen auf die Speicheldrüsen und ihre Funktion wurde wohl erstmals 1914 von H. E. SCHMIDT beobachtet und beschrieben: anläßlich der Bestrahlung der Kieferregion wegen eines Haut-Carcinom mit 1 HED trat innerhalb von 1—2 Std eine deutliche Schwellung der Parotis mit einer Verminderung der Speichelsekretion auf, die 2 Tage anhielt. 1916 bestrahlte Fraenkel als erster die Speicheldrüsen, um die störende starke Sekretion bei einer Encephalitis zu beeinflussen (4mal 3/4 HED). Er konnte auch mit Erfolg eine Speichelfistel nach Granatsplitterverletzung behandeln, allerdings mit 16 (!) Bestrahlungen. Die Erfahrung zeigte nun, daß der Fistelschluß auch bei nur vorübergehender Sekretionshemmung der Drüse erfolgte, daß selbst bei beabsichtigter Verödung der Drüse mit einer einzeitig verabfolgten Dosis von 1 HED nach etwa 4 Wochen die Sekretion wieder einsetzte (Meyer) und daß zur endgültigen Funktionsausschaltung weit höhere Dosen erforderlich waren, wie v. Salis am Hund nachweisen konnte, die ohne Gefahr der Dauerschädigung der Haut und des Gefäßbindegewebes nicht eingestrahlt werden konnten. Für die im Ausnahmefall bei Versagen der temporären Funktionsausschaltung und operativer Maßnahmen zum Fistelschluß einmal erforderliche Dauerverödung war die protrahiert-fraktionierte Langzeitbestrahlung nach Coutard mit einer Gesamtdosis von 4500 R/O und einer Dosisleistung von 3 R/min durch die damit erzielte Erhöhung der Toleranzgrenze möglich (Englmann). In der Regel genügt aber die temporäre Ausschaltung der Speicheldrüse durch eine einfach-fraktionierte Röntgenbestrahlung, sie ist die Methode der Wahl.

Die Beeinflußbarkeit der sekretorischen Funktion der Speicheldrüsen beruht auf ihrer vergleichsweise hohen Strahlensensibilität, die etwa der der sezernierenden Schleimhäute entspricht. Dabei dürfte die Parotis noch weniger strahlensensibel sein als die Glandula submandibularis (v. Salis). Die Speicheldrüsen gehören zu den Drüsen mit besonders großer Aktivität, deren Strahlenempfindlichkeit nach dem Gesetz von Bergonnié und Tribondeau um so größer ist, je intensiver ihre biologische Tätigkeit. Diese wiederum ist von der funktionellen Beanspruchung abhängig und erreicht während der Essenszeit eine sekretorische Leistung, die das 10fache des Drüsengewichtes beträgt. Bei einem Gewicht von 66 g — alle Speicheldrüsen zusammen — werden während des Essens in einer Stunde ca. 660 g Speichel sezerniert (v. Braunbehrens). Die Strahlenreaktion an der Speicheldrüse verläuft in 3 Phasen: einer 1—2 Tage anhaltenden Frühreaktion mit Drüsenschwellung und beginnender Sekretverminderung folgt eine annähernd 4wöchige Trockenheitsperiode — entsprechend der Hautreaktion —, die nach der 6. Woche in eine nicht mehr rückbildungsfähige endgültige Trockenheitsphase übergeht, falls mit einzeitigen Verödungsdosen bestrahlt wird (Jüngling). Die erste Phase, die Frühreaktion, wird als eine rein funktionelle Beeinflussung des Protoplasmas gedeutet, die 2. Phase mit mehrere Wochen anhaltender Sekretionshemmung als Ausdruck einer Zellkernschädigung, während die irreparable 3. Phase mit völliger und endgültiger Funktionseinstellung einer sekundären Strahlenwirkung mit nutritiver Schädigung und schließlich völliger Zerstörung des Parenchyms in einzelnen Drüsenzonen und Verschwielung und bindegewebiger Umwandlung der gesamten Drüse entspricht (Jüngling, Pordes, v. Salis). Dementsprechend findet sich im histologischen Bild in der 1. Phase eine seröse Durchtränkung und leukocytäre Infiltration, in der 2. Phase eine Verminderung des sezernierenden Parenchyms mit Zellkernschädigung und in der 3. Phase eine bindegewebige Verschwielung mit völligem Schwund des Parenchyms. Dabei handelt es sich um Beobachtungen nach Einzeitbestrahlungen mit Verödungsdosen, wie noch einmal betont sei. Bei der fraktionierten Bestrahlung zur temporären Ausschaltung der Drüsenfunktion entfällt die 3. Phase, hier kommt es nach Abklingen der 2. Phase, der „ersten" Trockenheitsperiode, zur völligen Erholung. Während Stropeni der Ansicht war, daß es nach der Bestrahlung zur Verödung des Ausführungsganges und zur Atrophie der Drüse kommt, konnte Hetzar durch laufende sialographische Kontrollen nachweisen, daß nach einigen Wochen mit der Normalisierung der Viscosität des Sekrets sich auch die kleineren Drüsengänge wieder auffüllen ließen, so daß schließlich eine normale Auffüllung des gesamten Gangsystems erfolgte.

Obwohl die Methode der Speichelfistelbestrahlung in Wirkungsweise und Erfolg bekannt war, wurden vor dem zweiten Weltkrieg nur wenige Fälle in der Literatur mitgeteilt, nicht zuletzt wohl, weil die traumatische Speichelfistel in Friedenszeiten ein immerhin seltenes Ereignis ist. KOPARY stellte 1926 10 Fälle aus der Literatur zusammen, denen er fünf eigene erfolgreich bestrahlte hinzufügte (1—4×$^1/_2$—1 HED, 3,0 Al). In den nächsten Jahren wurden noch wenige Einzelbeobachtungen mitgeteilt, z.B. WITTKOWSKY (1929) 1 Fall, BARBERA (1936) 1 Fall, beide gaben um 600 R in 3 Fraktionen. Bis 1943 waren etwa 30 Fälle bekannt geworden (v. BRAUNBEHRENS). Im Krieg kam es nun zu einer erheblichen Zunahme der Speichelfisteln durch Schußverletzungen. So konnte EWALD (1943) über 14 von ihm mit Erfolg bestrahlte Speichelfisteln nach Kieferschußbrüchen berichten. Von diesen wurden 13 nach 3 Wochen geheilt entlassen, nur in einem Fall war die Fistel erst nach 6 Monaten, nach 50 Bestrahlungen mit einer Gesamtdosis von 7500 R (!) trocken. Er verabfolgte im allgemeinen 10×150 R (0,5 Zn), in 2 Fällen wurde der Fistelschluß schon nach 5×150 R erzielt.

v. BRAUNBEHRENS (1943) bestrahlte mit Erfolg vier traumatische Speichelfisteln mit folgender Technik: 300 R/O (180 kV, 3,0 Al-HSW 0,5 Cu oder 0,5 Cu-HSW 1,0 Cu) in 1—2tägigen Abständen bis zum Trockenwerden, was meist nach 3 bis 4 Sitzungen erfolgte (Feldgröße 8/10 cm, benachbarte Drüsen und Auge abgedeckt). Bei gleichzeitiger Entzündung verringerte er die Dosis auf 100—250 R und vergrößerte die Intervalle. Über das bis dahin größte Krankengut berichtete HETZAR (1944), der über 60 eigene Fälle verfügte, die er alle erfolgreich bestrahlen konnte, davon 22 aus der „Friedenschirurgie", postoperative Speichelfisteln, Fisteln nach Mensurverletzungen, die in ihrer Art den postoperativen gleichzusetzen sind, und traumatische Fisteln aus anderen Ursachen. Eine dieser Fisteln bestand, wie schon erwähnt, bereits 20 Jahre! Bei seinen 38 kriegsbedingten Speichelfisteln handelte es sich durchwegs um z.T. schwere Schußverletzungen mit mehr oder weniger weitgehender Zerstörung des Drüsenkörpers und erheblichen Defekten. In diesen Fällen konnte nur durch eine Sialographie geklärt werden, welche operativen Maßnahmen erforderlich waren und ob eine temporäre oder bei ausgedehnten Defekten eine endgültige funktionelle Ausschaltung der Drüse durch Röntgenbestrahlung in Frage kamen. Seine Bestrahlungstechnik: 180 kV, 0,5 Cu, HSW 1,0 Cu, — FHA 40 cm, Feldgröße 8/10 cm — eventuell 2 Felder, wenn sialographisch eine abnorme Lage des lädierten Drüsenanteils festgestellt wurde (akzessorische Gl. parotis) — Einzeldosis 240 R/O. Diese Dosis wurde in 4tägigen Abständen solange gegeben, bis die Sekretion nachließ, was meist nach der 4. Bestrahlung erfolgte. Selten waren mehr als 800 R/L bzw. 960 R/O erforderlich. Bei vereinzelten Rezidiven wurde die gleiche Serie nochmals gegeben. Für die Nachbehandlung weist er besonders auf die Mundpflege und gewisse diätetische Maßnahmen hin, die eine natürliche Einschränkung der Speichelsekretion bezwecken sollen. Eine Beobachtungszeit von 6—8 Wochen genügt nach seinen Erfahrungen. Ist die Fistel solange trocken, kann mit einer Epithelisierung und Vernarbung des Fistelkanals gerechnet werden.

Gegenüber der Röntgenbestrahlung — als alleinige Maßnahme oder in Verbindung mit operativ-plastischen Eingriffen — haben sich andere Verfahren bei der Behandlung der traumatischen Speichelfisteln nicht durchsetzen können, wie die von LERICHE vorgeschlagene Nervenausdrehung des N. auriculotemporalis oder die Alkoholinjektion in den 3. Trigeminusast nach STROPENI. So kommt BÜRKLE DE LA CAMP (1954) zu dem Schluß, daß vor der Ausführung der genannten Eingriffe in jedem Fall die Röntgenbestrahlung versucht werden sollte, die zumindest „als unterstützendes Mittel" bei allen operativen Maßnahmen herangezogen werden müßte. Nach allen bisherigen Erfahrungen ist aber jede chirurgische Therapie der Speichelfisteln, von wenigen Ausnahmen abgesehen, ohne die vorherige oder gleichzeitige Röntgentherapie erfolglos.

2. Nieren- und Ureterfisteln

Die durch Verletzungen entstandenen äußeren Nierenfisteln dürften, ebenso wie die postoperativen Ureterfisteln, keine Indikation zur Röntgenbestrahlung darstellen. Eine funktionelle Beeinflussung der Niere durch Röntgenbestrahlung ist einmal nur schwer erreichbar und andererseits mit der Gefahr irreparabler Dauerschäden besonders am tubulären System verbunden, wie DOMAGK (1925) im Tierversuch feststellen konnte. Nur einzelne Mitteilungen berichten über einen günstigen Effekt der Nierenbestrahlung bei Ureterfisteln (GRAUL und SCHERER). Diese, meist postoperativ bei gynäkologischen Operationen entstanden, pflegen aber meist spontan trocken zu werden oder lassen sich operativ-plastisch schließen, ohne daß die Gefahr der Dauerschädigung der Niere bestünde. Hier würde es häufig, auch wenn der Fistelschluß durch temporäre Nierenfunktionsausschaltung gelänge, bei Wiederingangkommen der Sekretion zur Harnstauung mit allen ihren Folgen kommen, da der normale Abfluß durch den lädierten Ureter meist unmöglich und erst nach plastisch-operativen Eingriffen wieder zu erreichen ist.

3. Scrotal-Fisteln

Nach operativen Eingriffen im Bereich des Ductus deferens kann es gelegentlich zur Fistelbildung kommen. Hier kann mitunter eine Röntgenbestrahlung zum Fistelschluß führen, deren Wirkungsweise wohl nur im Sinne der Entzündungsbestrahlung zu verstehen ist. Vor kurzem konnten wir einen derartigen Fall erfolgreich bestrahlen.

Ein 68jähriger Mann, der vor 20 Jahren an einer Prostatitis mit Abscedierung und Hodenvereiterung erkrankt und deshalb semikastriert war, litt seit 3 Jahren an einer Fistel, die in der alten Scrotumnarbe entstanden war. Nach einer deshalb durchgeführten Resektion des entsprechenden Duct. deferens schloß sich zwar die Scrotalfistel, es trat aber eine neue Fistel am oberen Narbenende in der Leistenbeuge auf, die den Patienten durch Juckreiz, Schmerzen und geringe Sekretion stark belästigte. Eine operative Fistelrevision blieb ohne Erfolg, eine Tbc wurde histologisch ausgeschlossen. Wir machten einen Bestrahlungsversuch und gaben unter Nahbestrahlbedingungen (Chaoul-App., 60 kV, Tub. 10—FHA 5 cm) in 5—6tägigen Abständen 3×200 und 2×300 R $=$ 1200 R auf die Fistelöffnung, die sich im übrigen kaum sondieren und beim Versuch der Kontrastdarstellung keinen längeren Fistelgang erkennen ließ. Einige Wochen nach der Bestrahlung war die Fistel geschlossen, Schmerz und Juckreiz geschwunden. Eine Kontrolle nach 3 Jahren ergab, daß die Fistel praktisch geschlossen war, Patient gab lediglich an, daß sich etwa alle 4 Monate ein stecknadelkopfgroßer Sekretpfropf entleere, wonach sich die Fistel sofort wieder schlösse. — Hier hat es sich vermutlich um eine postoperative inkomplette Samengangsfistel mit entzündlichen Veränderungen gehandelt, die unter einer „atypischen" Entzündungsbestrahlung abheilte.

VI. Sekundäre Fisteln als Folge tumoröser Erkrankungen

Bei bösartigen Erkrankungen von Organen mit äußerer Sekretion kann es bei fortschreitendem Tumorwachstum zur Ausbildung innerer oder äußerer Fisteln kommen. Ebenso kann eine Fistel als Komplikation einer Radium- oder Röntgentherapie bei Tumoren verschiedener Organe auftreten, entweder als direkte Strahlenfolge bei einer Schädigung des Gefäßbindegewebes oder als oft unvermeidbare mittelbare Strahlenwirkung durch die unter der Bestrahlung erfolgte Einschmelzung des Tumors. Ureter-Scheiden- und Blasen-Scheiden-Fisteln beim Uterus-Carcinom sind die dafür typischen Beispiele. Eine Strahlenbehandlung zum Zwecke des Fistelschlusses kommt in keinem dieser Fälle in Betracht. Die Behandlungsmethode wird sich ausschließlich nach den Gegebenheiten der Tumorsituation und den dafür gültigen Regeln zu richten haben. Dabei kann eine primär tumorbedingte Fistel sich durchaus unter der Strahlenbehandlung des Tumors schließen, wie wir mehrfach bei äußeren Blasenfisteln bei durch die Bauchwand durchgebrochenen Blasencarcinomen beobachten konnten, während bei einer sekundären als Folge einer Tumorbestrahlung aufgetretenen Fistel naturgemäß von einer „Fistelbestrahlung" abgesehen werden muß. Eine Fistelbestrahlung im eigentlichen Sinne ist bei den Tumorfisteln nicht möglich.

Zusammenfassung

Bei kritischer Betrachtung der spärlichen Mitteilungen über die Röntgenbestrahlung von Fisteln und Berücksichtigung eigener Erfahrungen kommt man zu dem Schluß, daß heute nur in wenigen Fällen noch eine wirklich fundierte Indikation zur Fistelbestrahlung besteht, wobei die Ätiologie der Fistel für den Bestrahlungserfolg eine wesentliche Rolle spielt. Es wurde daher der Versuch gemacht, eine Einteilung der Fisteln in primär anlagebedingte und sekundär erworbene durchzuführen. Bei den primären Fisteln hat sich die

Bestrahlung nicht bewährt, sie sind chirurgisch zu behandeln. Bei den sekundären muß zwischen entzündlichen und traumatischen Fisteln unterschieden werden. Bei den entzündlichen Fisteln kommt in vielen Fällen die Strahlentherapie im Sinne der Entzündungsbestrahlung als unterstützende und den Erfolg verbessernde Maßnahme in Betracht neben chirurgischen und chemotherapeutischen Verfahren. Die Dosierung richtet sich hier nach den für die Entzündungsbestrahlung gültigen Richtlinien und sollte so niedrig wie möglich gehalten werden. Um sich ein Bild vom Verlauf und der Ausdehnung der Fistel machen zu können, ist eine Kontrastdarstellung der Fistel vor jeder Bestrahlung unerläßlich. Bei den traumatischen Fisteln nimmt die Speichelfistel insofern eine Sonderstellung ein, als nur sie eine absolute Indikation zur Bestrahlung darstellt, ohne die in der Regel eine Heilung nicht möglich ist. Da der Erfolg der Behandlung hier von der temporären Ausschaltung der Funktion der Speicheldrüse abhängt, ist eine fraktionierte Bestrahlung von etwa 1000 R erforderlich. Hier ist die Röntgenbestrahlung als die Methode der Wahl zu bezeichnen, die allein oder in Verbindung mit operativen Maßnahmen zum Erfolg führt.

Literatur

Barbera: Zit. nach v. Braunbehrens.

Bensaude, Solomon u. Marchand: Die Indikationen der Röntgentherapie bei den gutartigen anorektalen Erkrankungen. Strahlentherapie **52**, 660 (1935).

Braunbehrens, H. v.: Behandlung der Speichelfisteln mit Röntgenstrahlen. Strahlentherapie **73**, 484 (1943).

Breitner, B.: Die Chirurgie, Bd. IV. Berlin u. Wien: Urban & Schwarzenberg 1944.

Bürkle de la Camp, H.: Chirurgische Operationslehre, Bd. II. Leipzig: Johann Ambrosius Barth 1954.

Cervenansky, J.: Eine neue Behandlungsart der congenitalen Halsfisteln. Wien. med. Wschr. **2**, 886 (1941).

Chiari: Zit. nach Reichle.

Constantinesco, M. N.: Fistle urinaire guérie par radiothérapie. J. Urol. (Baltimore) **46**, 447—449 (1938).

Domagk, G.: Dtsch. med. Wschr. **1925**, 731. Zit. nach Graul u. Scherer.

Englmann: Zit. nach Hetzar.

Ewald: Die Strahlentherapie im Einsatz der Wehrmacht. Strahlentherapie **72**, 546 (1943).

Fraenkel: Zit. nach Hetzar.

Gartmann, H.: Zur Frage der Röntgenbestrahlung extrapulmonaler Tuberkuloseformen. Z. Tuberk. **103**, 50 (1953).

Glauner, R.: Die Entzündungsbestrahlung. Stuttgart: Georg Thieme 1951.

Gougerot, Burnier u. Tissot: Zit. nach Weber.

Graul, E. H., u. E. Scherer: Lehrbuch der Strahlenheilkunde. Stuttgart: Ferdinand Enke 1958.

Heidenhain, L.: Zit. nach Glauner.

Hess, P.: Röntgen- und Radiumbehandlung. Sonderbände zur Strahlentherapie, Bd. XXIV. Berlin: Urban & Schwarzenberg 1948.

Hetzar: Zur Behandlung der Speichelfisteln. Strahlentherapie **75**, 369 (1944).

Hillemand, P., et J. H. Marchand: La Radiotherapie dans le traitement des affections inflammatoires de l'anus et du rectum. J. int. Coll. Surg. **30**, 623 (1958).

Jüngling, O.: Zit. nach Hetzar.

Kopary: Ref. Zbl. ges. Radiol. **3**, 404 (1926). Zit. nach v. Braunbehrens.

Kovacs, F.: Heilung der Ureterfistel durch Röntgenstrahlen. Arch. Gynäk. **161**, 185—190 (1936).

Küttner: Zit. nach Hetzar.

Lanz, T., u. W. Wachsmuth: Praktische Anatomie, Bd. I, 2. Berlin-Göttingen-Heidelberg: Springer 1955.

Leriche: Zit. nach Bürkle de la Camp.

Melchior: Zit. nach Reichle.

Meyer, H.: Zit. nach Hetzar.

Neff: Zit. nach Weber.

Oehlecker: 53. Tagung der Vereinigung Nordwestdeutscher Chirurgen. Zbl. Chir. **1937**, 1018; Sakralabscesse bei kongenitalen Hautverlagerungen. Dtsch. Z. Chir. **197**, 262 (1926).

Okawa: Zit. nach Weber.

Pordes: Zit. nach v. Braunbehrens.

Reichel, W. S.: Über die Häufung der Drüsentuberkulose und die Erfolge der Röntgenbestrahlung, insbesondere der tuberkulösen Halslymphome. Z. ges. inn. Med. **5**, 726 (1950).

Reichle, R.: Die Chirurgie, Bd. VI, 1. Berlin u. Wien: Urban & Schwarzenberg 1941.

Salis, v.: Zit. nach Hetzar.

Scherer, E.: Lehrbuch der Strahlenheilkunde. Stuttgart: Ferdinand Enke 1958.

Schloessmann, H.: Ureterfistelbehandlung mittels Röntgenbestrahlung der Niere. Zbl. Chir. **1934**, 2594—2599, 2645—2646.

Schmidt, E.: Zit. nach v. Braunbehrens.

Serkina, A. V., and A. A. Shneidman: The method of treatment of pararectal fistulae. Vestn. Rentgenol. Radiol. **35**, 43 (1960).

Stelzner, F.: Die anorektalen Fisteln. Berlin-Göttingen-Heidelberg: Springer 1959.

Stropeni: Zit. nach Bürkle de la Camp; — zit. nach Hetzar.

Weber, G.: Dermatologie und Venerologie, Bd. IV. Stuttgart: Georg Thieme 1960.

Wehner, E.: Die Chirurgie, Bd. VII, 2. Berlin u. Wien: Urban & Schwarzenberg 1944.

Wittkowsky: Dtsch. Zbl. Chir. **1929**, 298. Zit. nach v. Braunbehrens.

Woldridge u. Lamb: Zit. nach Weber.

L. Erkrankungen des Auges und der Orbita

Von

H. Oeser und **E. Kleberger**

Mit 13 Abbildungen

I. Anatomische Vorbemerkungen

Der Augapfel ist ein beinahe kugeliges Gebilde, das beim Erwachsenen einen Durchmesser von etwa 24 mm, beim Neugeborenen einen solchen von etwa 17 mm hat. Der Aufbau seiner Gewebe ist dreischichtig.

Die *äußere Schicht* ist die feste Schutzhülle, die aus der Sklera und der vorn uhrglasartig in sie eingesetzten Cornea besteht. Das Stroma der Cornea wird vorn mit Epithel, hinten mit Endothel überkleidet. Die Durchsichtigkeit der Cornea ist an ein Stadium relativer Dehydratation gebunden.

Die *mittlere Schicht* ist die ernährende, sie besteht aus Aderhaut, Ciliarkörper und Iris. Die Aderhaut liegt dem weitaus größten Teil der Sklera an, sie geht vorn an der Ora serrata in den Ciliarkörper über. Dieser produziert das Kammerwasser (Volumen 0,22 ml, in rund 10 Std erneuert), das sowohl der Ernährung der Linse dient, als auch den Augeninnendruck aufrecht erhält. In zahlreichen radiären Fortsätzen inserieren die Fasern der Zonula Zinnii, welche die Linse halten. Die Änderung der Linsenbrechkraft, muskulär bewirkt, führt zur Scharfeinstellung des Auges auf die Nähe. Am vorderen Ciliarkörperrand entspringt die Iris, die aus dem vorderen, individuell verschieden gefärbten Stromablatt und dem hinteren Pigmentblatt besteht. Zentral besitzt die Iris eine Öffnung, die Pupille. Diese verengt sich unter dem Einfluß des Musculus sphincter pupillae auf Lichteinfall und Naheinstellung, erweitert sich bei Dunkelheit oder Fernblick.

Die *dritte Schicht* ist die lichtempfindliche, die von der Netzhaut gebildet wird. Ihr äußeres Blatt ist das lichtabschirmende Pigmentepithel, ihr inneres ist die eigentliche Neuroretina. Diese zeigt einen komplizierten Feinbau. Außen liegt das erste Neuron, bestehend aus den Sinnesepithelien, Stäbchen und Zapfen, die direkt mit den äußeren Körnern verbunden sind. Das zweite Neuron bilden die Bipolaren, das dritte die Ganglienzellen und Nervenfasern. Die Nervenfasern ziehen zur Papilla nervi optici, die sich nasal vom hinteren Augenpol befindet, verlaufen durch ein präformiertes Loch in der Aderhaut und durch die Löcher der von der Sklera gebildeten Lamina cribrosa nach dorsal, um nunmehr als markhaltiges Nervenfaserbündel im sog. Sehnerven (umhüllt von Arachnoidea, Pia mater und Vagina ext. nervi optici) zusammengefaßt zu sein. Im Sehnerven liegen A. und V. ventralis retinae; diese Gefäße verzweigen sich in den inneren Schichten der Netzhaut und ernähren sie. Am dorsalen Netzhautpol liegt die Fovea zentralis mit der Macula lutea, der Stelle des schärfsten Sehens.

Der Hohlraum des Augapfels wird ausgefüllt durch die Linse, das vor ihr befindliche Kammerwasser und den hinter ihr den größten Raum einnehmenden Glaskörper. Die Linse bildet im Verein mit der sie haltenden, an den Ciliarfortsätzen inserierenden Zonulalamelle und der auf ihrer Vorderfläche gleitend aufliegenden Iris ein Diaphragma, das z.B. der Ausbreitung von Infektionen einen gewissen Widerstand entgegensetzt. Die vor der Linse befindliche Augenkammer setzt sich zusammen aus der Hinterkammer, die zwischen der Vorderfläche der Linse und Zonulalamelle und der Rückfläche der Iris liegt, und der Vorderkammer, die begrenzt wird durch die Irisvorderfläche und die Hornhautrückfläche. Diese Kammern kommunizieren durch die Pupille miteinander.

Die Augäpfel liegen in den knöchernen Augenhöhlen, die angedeutet die Form von Pyramiden haben, deren Spitzen dorsal nach medialwärts und deren offene Basen nach vorn und etwas außen gerichtet sind. In der Gegend der Orbitaspitze befinden sich der *Canalis opticus*, durch den der Sehnerv in den Schädelraum unter der Hirnbasis zieht, die *Fissura orbitalis superior*, durch die die Augenmuskelnerven und die Vasa ophthalmica dringen und die *Fissura orbitalis inferior*, die venöse Abflüsse zuläßt. Die knöcherne Orbita, die mit Periost ausgekleidet ist, enthält Fettgewebe, das den Bulbus erschütterungsfrei lagert. In dem Fettgewebe befinden sich noch jederseits sechs Augenmuskeln, nämlich vier gerade und zwei schräge, und der Levator palpebrae superior. Den vorderen Abschluß der Orbita bildet das Septum orbitale, das am knöchernen Augenhöhlenrand entspringt und in die tiefen Schichten der Lider einstrahlt.

Die Lider verschließen das Auge, sie bestehen aus der die Wimpern tragenden Haut, der Muskelschicht des Orbicularis oculi und dem Tarsus. Lider und Augapfel sind verbunden durch die Bindehaut, die die Lidrückfläche und die Sklera bedeckt und am Limbus corneae endet. Sie bildet nach den Seiten und besonders nach oben und unten geräumige Taschen, weshalb die Bulbusbeweglichkeit nicht behindert wird. Es entsteht dadurch der Bindehautsack.

Temporal oberhalb und vor dem Bulbus sitzt die Tränendrüse, deren Ausführungsgänge in die obere Übergangsfalte der Conjunctiva münden. Die Tränen werden aufgenommen von den Tränenpünktchen, von denen je eins am Ober- und Unterlidrand dicht vor dem nasalen Lidwinkel sitzt. Von hier fließen sie durch die Tränenröhrchen in den Tränensack und weiter durch den Ductus nasolacrimalis in die Nasenhaupthöhle (Einmündung unter dem vorderen Ende der unteren Nasenmuschel).

II. Zur Strahlenanwendung (Indikation) bei gutartigen Augenerkrankungen

Es sind so gut wie alle Augenleiden einmal mit ionisierenden Strahlen angegangen worden. Mit zunehmender Erfahrung und im Wettbewerb der verschiedenen Behandlungsverfahren haben sich allmählich bestimmte Indikationsgebiete für die Strahlenanwendung herauskristallisiert, deren Grenzen jedoch keinesfalls als endgültig angesehen werden dürfen. Der stete Fluß der Forschung, insbesondere auf dem Gebiet der Arzneimittel, wird zukünftig die Wahl der Behandlungsmethode beeinflussen. Der Zweck der Strahlenanwendungen bei gutartigen Erkrankungen des Auges, einschließlich Orbita, kann folglich nur in der Sicht der heutigen Situation betrachtet und kritisch gewürdigt werden.

Bewährte Indikationsgebiete für die Strahlenanwendung bei gutartigen Erkrankungen des Auges und der Orbita sind:

a) Echte Neubildungen mit biologisch gutartigem Charakter, vor allem Angiome, Keloide,

b) entzündliche Prozesse,

c) reaktive Gefäßproliferationen,

d) Blutungen und Exsudatbildungen in Glaskörper und Netzhaut.

Die *Strahlenanwendung* wird ferner *befürwortet* zur Bekämpfung von Schmerzen, zur Minderung des intraocularen Druckes und zur Aufhellung von Trübungen in der Cornea.

Detaillierte Ausführungen zu diesen Indikationen folgen in dem Abschnitt IV (S. 328). Eine allgemeine Betrachtung soll sich hier ergänzend anschließen und dabei die Besonderheiten auf dem Gebiet der Ophthalmologie herausstellen.

Zu a. Gutartige Neubildungen am Auge sind eine Rarität, sie werden allein zur Klärung der Diagnose chirurgisch behandelt. Für die Bestrahlung von Angiomen am/in Umgebung des Augapfels im Säuglings- und Kleinkindesalter muß der Strahlenschutz des Auges genauestens beachtet werden; er entscheidet ausschlaggebend über Indikation und Durchführung der Bestrahlung.

Zu b. Über die Indikation zur Bestrahlung entzündlicher Prozesse am/im Auge finden sich im älteren augenfachärztlichen Schrifttum viele Publikationen. Überholte und irrige Vorstellungen über die Wirkungsweise der ionisierenden Strahlen auf das entzündliche Geschehen sollen dabei die Indikation begründen. Neuerdings soll es — nach einer strengen Formulierung von GLAUNER — überhaupt keine absolute Indikation zur Strahlenanwendung bei Entzündungsprozessen mehr geben. Wir treten dieser Ansicht nachdrücklich entgegen. Die Folgezustände von Entzündungen am/im Auge, u.a. durch antibioticaresistente Erreger, bei der Rosacea-Keratitis, können für das Sehen von so schwerwiegender Bedeutung sein, daß das minimale Risiko der Bestrahlung vollauf gerechtfertigt ist. Selbstverständlich haben spezifisch wirksame Arzneimittel — soweit vorhanden — den Vorrang. Die Bestrahlung hat eine Berechtigung nur dann und dort, wenn wirksame Medikamente nicht an den Entzündungsherd heranzubringen sind oder nicht herangelangen können. Bei chronischen Entzündungsherden kann der Entzündungswall den Prozeß von der Umgebung abriegeln; die Strahlenanwendung ist dann zu einem günstigen Effekt befähigt; nach Wochen ergebnisloser medikamentöser Therapie kann sie dann Gutes, sogar Besseres leisten.

Zu c. Die nach Entzündungen oder Verätzungen der Hornhaut oder nach operativen Eingriffen am Augeninneren (speziell nach Keratoplastiken) auftretende Hornhautvascularisation kann als absolute Indikation zur Strahlenanwendung gelten, sogar in prophylaktischer Hinsicht, um die reaktiven Gefäßproliferationen sozusagen im Keim zu ersticken. Die Hornhaut als lichtbrechendes Medium muß nach dem operativen Eingriff unbedingt klar bleiben. Nur die Strahlenanwendung verspricht dieses Behandlungsresultat. Andere Maßnahmen besitzen erhebliche Nachteile, so die Kauterisation der Gefäßprozesse am Limbus, die nur einen vorübergehenden Effekt aufweist, da in verstärktem Ausmaß später Gefäßbildungen auftreten.

Zu d. Zur Beschleunigung der Resorption von Blutungen und Exsudationen im Glaskörper und Netzhaut hat die Strahlenanwendung einen Wert bewiesen, ohne daß der Wirkungsmechanismus in Einzelheiten klargelegt werden konnte. ALVARO spricht von einem besseren Ersatz medikamentöser Hyperämie durch die Strahlen. Die erforderlichen, in Praxis bewährten Strahlendosen genügen jedoch nicht für die Erzeugung eines Hauterythems; der trotzdem nachweisbare Bestrahlungseffekt dürfte über die Beeinflussung der Capillarwände der Blut- und Lymphbahnen zustande kommen.

In dieser kurzen und schematisierenden Aufzählung ist bewußt die sog. funktionelle Strahlentherapie oder die radiologische Funktionstherapie (R. SCHOBER) nicht aufgenommen worden. Die Vorstellungen darüber sind verschwommen. Bestrahlungserfolge sind z.B. beim akuten Glaukom bekanntgegeben worden. Es erscheint uns verfrüht, diese Strahlenwirkung auf einen regulierenden Einfluß auf die sympathischen und parasympathischen Komponenten des vegetativen Nervensystems zurückführen zu wollen. Das Geschehen, z.B. beim Glaukom, ist so komplex, daß Deutungen von günstigen Bestrahlungseffekten keinesfalls in einseitiger Richtung verlaufen dürfen.

Die Bestrahlung vom Ganglion Gasseri bei Zoster ophthalmicus, speziell bei Herden auf der Hornhaut, ist bewährt und erfolgversprechend; eine ausführliche Darstellung findet sich bei ROSSELET (1955).

III. Zur Bestrahlungstechnik

Für alle strahlentherapeutischen Maßnahmen am menschlichen Auge sind die Eigenheiten dieses Organs zu beachten: Das Auge ist unser wichtigstes Sinnesorgan; es ist relativ klein und liegt geschützt in der knöchernen Höhle der Orbita; die Augenlinse ist besonders im frühen Lebensalter äußerst strahlenempfindlich. Die Wahl der physikalisch-technischen Bestrahlungsbedingungen hat sich damit nicht allein nach der räumlichen Lage des Krankheitsherdes zur Oberfläche zu richten, sondern hat speziell auf die Strahlenbelastung der Augenlinse zu achten.

Die Raumverhältnisse am Auge des ausgewachsenen Menschen sind schematisiert in Abb. 1 dargestellt; berücksichtigt ist dabei die artifizielle Umstülpung des Oberlids (Ectropium). Die Bestrahlung gutartiger Erkrankungen am/im Auge muß folglich unter den Bedingungen für *oberflächlich gelegene* und *oberflächennahe* Herde erfolgen, wobei das vorhandene Instrumentarium über die Wahl der Strahlenquelle entscheiden dürfte. Die synoptische Zusammenstellung (Abb. 2) der heute verwendbaren Strahlenqualitäten soll den Unterschied in der Reichweite zwischen Teilchen- und Wellenstrahlung demonstrieren. Für die Bestrahlung von Krankheitsprozessen im vorderen Augenabschnitt, d.h. vor dem ventralen Linsenpol, sollten deshalb vorzugsweise, wenn nicht ausschließlich Corpuscular-Strahlungen Anwendung finden, dies besonders bei der Bestrahlung von Angiomen am Auge im Säuglings- oder Kindesalter. Das mögliche Risiko durch Mitbestrahlung der Linse muß gegenüber dem gewünschten therapeutischen Effekt im Einzelfall abgewogen werden (z.B. bei SCUDERI und DE SIMONE).

Richtlinien für die Wahl der Bestrahlungstechnik sind:

Die *räumliche Strahlenverteilung* wird von Sitz und Ausdehnung der Erkrankung am/im Auge bestimmt.

Die *Dosiswahl*, speziell die zeitliche Verteilung und die Gesamtdosis am Herd, sind von der Art der Erkrankung, Zustand des Auges, Lebensalter und allgemeinem klinischen Befund abhängig.

Detaillierte Angaben zur Bestrahlungstechnik folgen nur in begrenztem Umfang, da Eigenheiten des jeweiligen Falles, insbesondere der zur Verfügung stehenden Strahlenquellen gewöhnlich die Anzahl der möglichen Verfahren einengen.

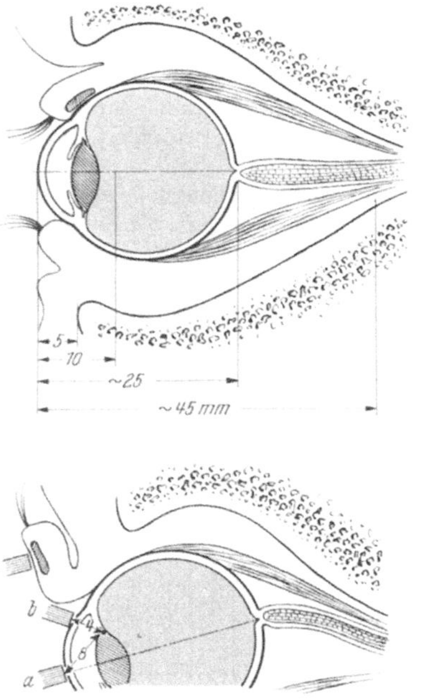

Abb. 1

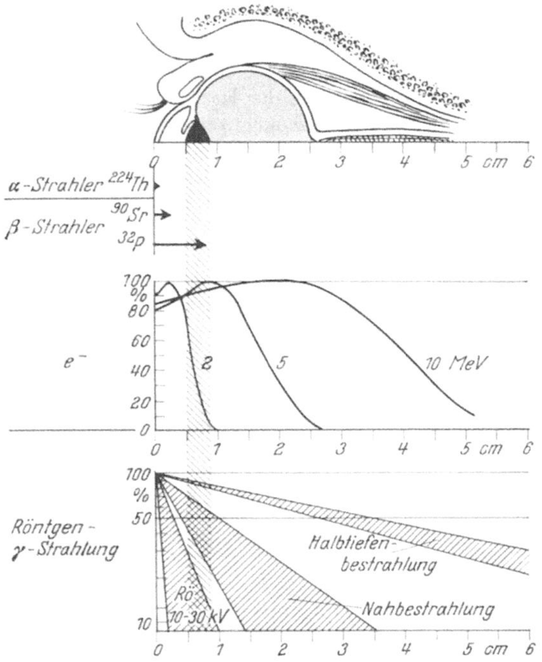

Abb. 2

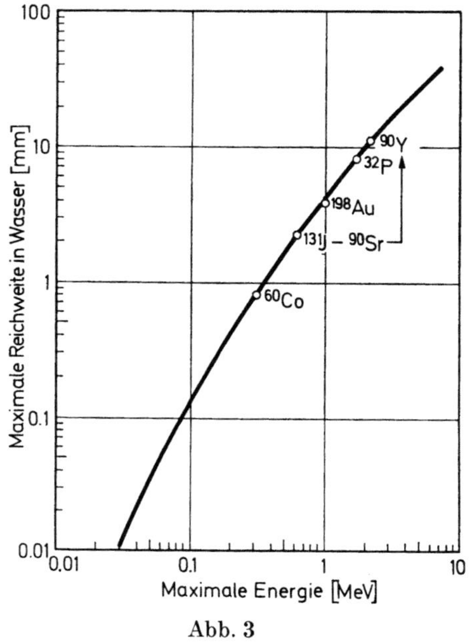

Abb. 3

Abb. 1. Längsschnitt durch Auge/Orbita eines erwachsenen Menschen mit Angabe der durchschnittlichen Entfernungen. Unten: Oberlid ektropioniert; Markierung verschiedener Strahleneinfallsrichtungen (a, b, c) mit Angaben der Entfernungen zwischen Hornhaut und Linsenäquator (= Linsenkeimzone)

Abb. 2. Synoptische Zusammenstellung der physikalisch-technischen Bestrahlungsbedingungen für Behandlung von Erkrankungen am/im Auge

Abb. 3. Energie-Reichweite-Beziehung für β-Teilchen

α-Strahlen wurden bisher nur einmal in der Augenheilkunde verwendet, wobei der fast reine α-Strahler Astatin (^{211}At) in eine postoperativ entstandene Vorderkammer-Epithelcyste injiziert wurde (Shaffer).

β-Strahler: Radio-Strontium 90 = ^{90}Sr—^{90}Y, max. E 0,531 und 2,18 MeV, HWZ = 25 a: maximale Reichweite: s. Abb. 2 und 3.

Der erste ^{90}-*Sr-Kontakt-Applikator* wurde von Friedell, Thomas und Krohmer (Western Reserve University, Cleveland/Ohio) 1950 konstruiert und zur Bestrahlung von Augenerkrankungen angewandt. Eine Beschreibung dieses jetzt von der Firma Tracer Lab., Boston/Mass. hergestellten Applikators gaben im deutschsprachigen Schrifttum Lutterbeck et al. In England beschrieben Sinclair und Trost (Royal Marsden Hosp., London) 1956 die Konstruktion eines ähnlichen ^{90}Sr-Applikators, der entsprechend der Bulbusrundung eine sphärische Gestalt hat. Die strahlenaktive Folie kann in verschiedener Form eingearbeitet werden. Analoge

Applikatoren werden in Deutschland von der Firma Buchler & Co, Braunschweig und von Dr. Uhlhorn & Co. GmbH., Wiesbaden-Biebrich, angefertigt. Am Middlesex Hospital, London, verwenden AINSI, SNELLING und ELLIS eigene konstruktive Lösungen, wobei der Applikator von der Oberfläche der Cornea 1—2 mm entfernt ist, so daß eine Anaesthesierung entfallen kann. In der Form von Haftschalen wurde das kurzlebige Isotop ^{90}Y (HWZ = 60 h) angeboten (v. GORUP). Nach LEDERMAN (1956) traumatisieren diese Haftschalen das Auge nicht so leicht wie die in der Hand gehaltenen Applikatoren. Sie bleiben auch ruhiger auf dem Auge liegen, wodurch die Dosierung genauer sei. Allerdings muß für Fixation des Auges durch Blickfixierung gesorgt werden. Verbesserte konstruktive Lösungen sind möglich, jedoch dürften grundsätzlich neuartige Applikatoren nicht erwartet werden.

Der *Einschaltung kurzer Distanztuben* (mit Entfernungen von rund 1 cm zwischen Strahlenquelle und Cornea) spricht GERSING Vorteile zu: Abb. 4; die Dosisverteilung auf der Feldoberfläche sei verbessert, die Einblendung und die technische Durchführung der Bestrahlung seien erleichtert, die Forderungen des Strahlenschutzes seien besser zu erfüllen, die Reinigung und Sterilisation seien bequem und die Anwendungsmöglichkeit sei erweitert. Notwendig ist allerdings eine ^{90}Sr-Quelle mit relativ hoher Aktivität: = 100 mCi/2 cm^2.

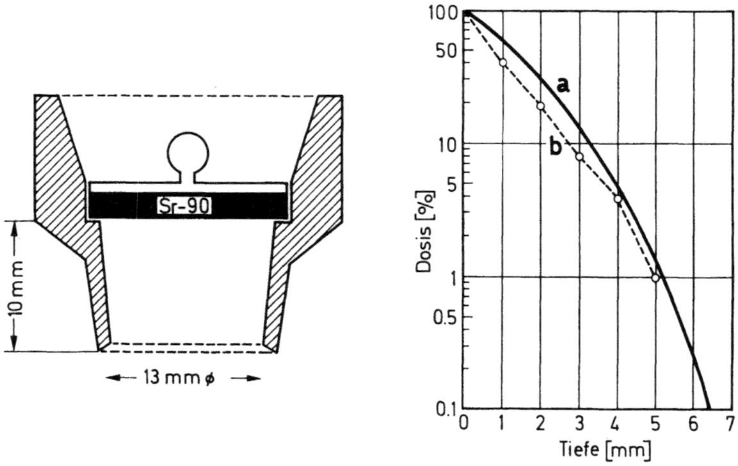

Abb. 4. Tubus zur ^{90}Sr-Kontaktbestrahlung der Cornea nach GERSING, mit Angaben der in Plexiglas gemessenen relativen Tiefendosis [aus Strahlentherapie **111**, 215 (1960)]

Zur Behandlungstechnik: Für jeden benutzten Applikator müssen Größe der strahlenden Fläche, Dosisleistung und %-TD bekannt sein. Patienten bequem horizontal lagern, dabei Kopf nicht starr, aber ausreichend festlegen. Anaesthesie des Auges mit 3—5 Tropfen $^1/_2$%ige Pantocain-Lösung. Die Augen des Patienten sollen einen Gegenstand fest fixieren. Die Lidspalte wird entweder mit dem linken Daumen und Zeigefinger oder mit einem Augenspeculum geöffnet. Der Applikator wird mit der rechten Hand — Ellbogen dabei aufgestützt! — geführt und mit der zu bestrahlenden Region in Kontakt gebracht. Nach der Bestrahlung bakterieller Prozesse ist an die ausreichende Sterilisation des Applikators zu denken. Weitere Einzelheiten bei: FRIEDELL et al., LUTTERBECK et al.. MOORE (1954) und RUEDEMANN (1949) verwendeten neben der Kontaktbestrahlung auch eine „Streu"-Bestrahlung, indem sie den Applikator in einem gewissen Abstand vom Objekt hielten und bewegten. MOORE gestand, daß diese Methode nicht exakt dosierbar sei; sie sollte deshalb mit LEDERMAN (1952) abgelehnt werden.

Radiophosphor, ^{32}P (maximale E 1,71 MeV, HWZ = 14,3 d, Reichweite s. Abb. 2 und 3), verwendet in Bakelit zur Kontaktbestrahlung (LEDERMAN, 1952), dürfte wegen der relativ kurzen HWZ wenig praktische Anwendung finden. Für Einzelfälle sei auf die Möglichkeit verwiesen.

β-Strahlung der Folgeprodukte des Radium (^{226}Ra) vor allem Ra-B (^{214}Pb, 0,59 und 0,65 MeV), Ra-C (^{214}Bi, 0,4...3,26 MeV) und Ra-E (^{210}Bi m, 1,17 MeV). Dünne Metallfilter lassen einen großen Anteil der β-Strahlung hindurch. Nach JOHNS (1964) werden an der Oberfläche ca. 95% der Ionisation von der β-Strahlung verursacht. In einer Tiefe von 5 mm ist bereits die γ-Strahlung weitaus wirksamer als die β-Strahlung.

Die Kontaktbestrahlung mit der β-Komponente von Radium — auch in Form der Radon-seeds — war früher sehr gebräuchlich (u.a. LEDERMAN, 1947, 1966; HOFFMANN). Der gleichzeitige Anteil an γ-Strahlung sollte die Indikation auf maligne Erkrankungen begrenzen.

Nicht anzuraten ist die Kontaktapplikation von β-Strahlern (z.B. ^{90}Sr) bei Vorliegen eines Lidspasmus und besonders bei dem Verdacht auf eine Beteiligung tiefer gelegener Augenabschnitte (mit den Symptomen u.a. uveale Irritation, eng gestellte Pupille). Die räumliche Strahlenverteilung muß den gesamten Krankheitsherd erfassen.

Elektronenstrahlung, im Beschleuniger erzeugt, dürfte am Auge kaum oder nur ausnahmsweise Anwendung finden, weil der apparative Aufwand kostspielig, die technische

Durchführung an dem relativ kleinen Bestrahlungsobjekt erschwert ist. Bezüglich Beziehung zwischen Elektronenenergie und Reichweite s. Abb. 2 und 3.

γ-Strahlung von Radium-²²⁶Ra wurde früher in ausgedehntem Maße verwendet (s. KUMER und SALLMANN, HOFFMANN). Durch die Entwicklung der Röntgentechnik und die Anwendung der radioaktiven Isotope ist sie heute verdrängt worden, da sie diesen Strahlenqualitäten gegenüber keine Vorteile bietet. Bei Verwendung von Radium zur Kontaktbestrahlung kann der Aufwand für den Strahlenschutz des Personals erheblich sein.

Die γ-Strahlung ^{182}Ta benutzten TROTT und WHEATLEY, 1956, indem sie Tantal-Draht in Form eines Doppelringes auf das Auge auflegten.

Röntgenstrahlen. Die zu wählende Bestrahlungstechnik ist von der Lage des Krankheitsherdes am/im Auge abhängig, s. Abb. 2.

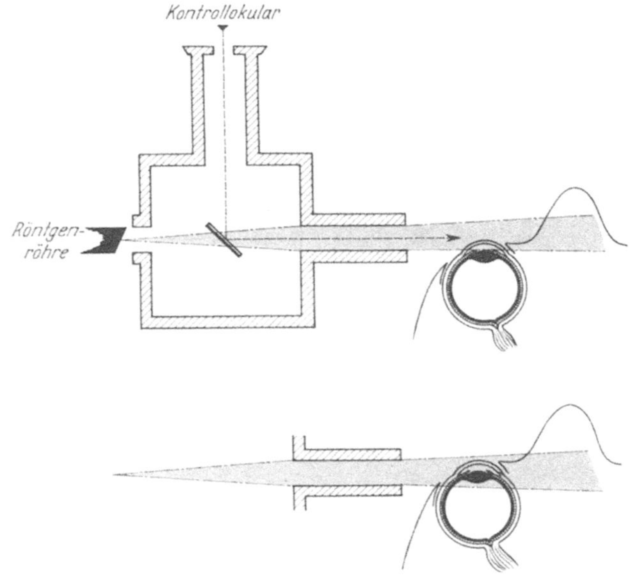

Abb. 5. Technik der tangentialen Röntgenbestrahlung der Cornea nach R. J. WALTON [Brit. J. Radiol. **25**, 9 (1952)]

Die *direkte Augen-Ganzbestrahlung* (Synonym: whole eye technique) (LEDERMAN) dient zur Bestrahlung von Entzündungen des äußeren Auges und auch der inneren Teile des Auges sowie zur Behandlung von Zentralvenenthrombosen und Periphlebitis retinae. Sie wählt als Einfallsrichtung der Röntgenstrahlen die Lage der Augenachse. Zweckmäßig ist ein (Bleiglas-)Rundtubus mit kurzem FHA, mit einer lichten Öffnung von rund 3 cm, der am liegenden Patienten dem Auge vorn aufgesetzt wird. Der Tubusrand liegt dem knöchernen Orbitarand auf. Bei der Wahl der geeigneten Röhrenspannung ist gleichzeitig auf die Bedeutung des FHA für die %TD zu achten. LEDERMAN empfiehlt für die whole eye technique 45 kV Röhrenspannung, 1 mm Al-Filterung, 4 cm FHA (zusätzlich zum benutzten Austrittsfenster der Röhrenhaube).

Die *Röntgentherapie der Cornea* wird am Royal Marsden Hospital/London mittels der tangentialen Bestrahlung durchgeführt. WALTON arbeitete 1949 diese Bestrahlungstechnik aus. Sie wurde entwickelt als Alternative zur β-Bestrahlung für die Behandlung von Ulcera und Vascularisation der Hornhaut.

Auch kann sie begrenzt bei Pterygium, kleinen limbären oder epibulbären Neoplasmen sowie bei der Epitheleinwachsung in die Vorderkammer angewandt werden. In Abb. 5 ist die Methode in ihren Grundlagen und Arbeitsbedingungen demonstriert. Die Periskop-Beobachtung am Bestrahlungstubus erlaubt eine präzise Feldeinstellung resp. Feldeinblendung u.a. auch für die gezielte Röntgenbestrahlung.

Die technische Durchführung der Röntgentherapie an der Cornea könnte ebenso mittels kleiner und handlicher Röntgenröhren in Form der Unipolarröhre zur Nah- oder Kontaktbestrahlung erfolgen. Entsprechende Konstruktionen waren geplant (C. H. F. Müller). Die Einführung der künstlich radioaktiven Isotope als Strahlenquellen brachte die technische Entwicklung zum Erliegen.

Für die *Röntgentherapie der Retina* ist am Royal Marsden Hospital/London von WALTON die Methode der gezielten Kreuzfeuertechnik entwickelt worden (Abb. 6). Sie wird hauptsächlich zur Behandlung gewisser Neoplasmen wie Angiomatosis retinae oder lokalisierter Angiome am Augenhintergrund, besonders aber bei sekundären Ablagerungen in der Aderhaut angewandt. Ursprünglich wurde die Technik zur Bestrahlung der Periphlebitis retinae und der Zentralvenenthrombose entwickelt. Diese werden aber heute mit der Augenganzbestrahlung unter Verwendung sehr niedriger Strahlendosen behandelt. Hierbei muß die Blickrichtung des Auges genau fixiert werden. Die Bestrahlungstechnik ist gemäß den Angaben von WALTON in Abb. 6 mitgeteilt. In St. Gallen wird von HOHL und BANGERTER die „Pendelkonvergenzbestrahlung“ verwendet (s. bei TITTARELLI).

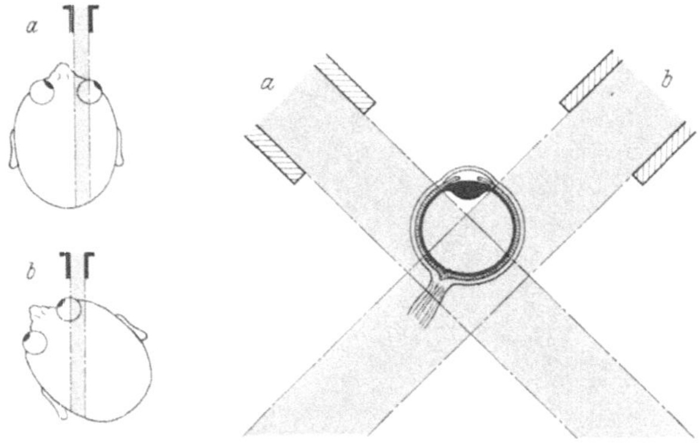

Abb. 6. Röntgenbestrahlung der Retina mit gezielter Kreuzfeuertechnik nach R. J. WALTON [Brit. J. Radiol. **25**, 9 (1952)]

Für die *Dosiswahl* bei der Bestrahlung gutartiger Augenerkrankungen lautet eine generelle Empfehlung: stets verzettelt mit niedrigen Einzeldosen bestrahlen. Bei der Röntgentherapie entzündlicher Prozesse sollten 10—50 R OD ein oder zweimal wöchentlich das übliche Maß sein; höhere Dosiswahl oder kürzere Bestrahlungsintervalle erweisen sich als nicht zweckvoll oder besser. Bei der Behandlung cornealer Gefäßbildungen werden gewöhnlich bei Verwendung von β-Strahlung, speziell von ^{90}Sr-Kontaktapplikation 500 bis 1000 rad einmal pro Woche verabfolgt. Immer müssen neben dem örtlichen Befund (= Art und Ausdehnung) der Zustand des Auges und das Lebensalter des Patienten für die Dosiswahl berücksichtigt werden. Bezüglich Dosiswahl und Strahlenschutz finden sich auf S. 355 ergänzende Angaben. Hier herausgestellt wird die Möglichkeit, daß die Benutzung eines ^{90}Sr-Applikators zur β-Bestrahlung der Cornea bei zu hoher Dosierung (5000 rad) eine Linsenschädigung hervorrufen kann. MERRIAM jr., v. SALLMANN u.a., McDONALD et al., zuletzt C. J. THOMAS (s. S. 354) haben entsprechende Beobachtungen bekanntgegeben. Die engen räumlichen Beziehungen zwischen Limbus corneae und Linse (s. Abb. 1) und die Reichweite der β-Strahlung von ^{90}Sr (Abb. 2 und 3) erklären diesen Tatbestand und mahnen zur Vorsicht in der Dosiswahl.

IV. Spezielle Indikation zur Strahlenanwendung am Auge

1. Liderkrankungen

a) Benigne Tumoren

Cutane Angiome. Sehr zahlreich sind die Arbeiten, die sich mit der Strahlenbehandlung der verschiedenen Formen der cutanen Angiome befassen. Da diese Geschwülste in der überwiegenden Mehrzahl der Fälle im Bereich des Gesichtes, speziell der Augenlider, auftreten, wird der Augenarzt häufig konsultiert. Während bei Hämangiomen am Körper fast ebensogut die chirurgische Behandlung wie Excision, Kauterisation und Vereisung mit Kohlensäureschnee versucht werden kann, ist im Gesicht die Bestrahlung vorzuziehen, das sie die besseren kosmetischen Ergebnisse erzielt. Besonders an den Lidern kommt Exstirpation wegen der Verstümmelung und Narbenbildung nicht in Betracht (LEDERMAN, 1957).

Indikation und Durchführung der Strahlenbehandlung sind von Art, Sitz und räumlicher Ausdehnung des Angioms abhängig: Die *planen cutanen Angiome* (= Naevi flammei, Angiomata vinosa, Naevi aranei, Feuermäler; Naevus hyperaemicus [MIESCHER]) sind nicht strahlenbeeinflußbar. Ihre Beseitigung erfolgt am besten durch Stichelung mit der Diathermienadel; bei den mehr flächenhaften Formen kann die Vereisung mittels Kohlensäureschnee versucht werden.

Die *tuberösen Angiome* (=Hämangiome) und die *Kavernome* erweisen sich bei frühzeitiger Strahlenbehandlung als leicht beeinflußbar; in kosmetischer Hinsicht ist das Resultat von keiner anderen Behandlungsmethode zu überbieten.

Über die Berechtigung der Bestrahlung von cutanen Angiomen wird in den letzten Jahren erneut diskutiert, in nimmermüder Wiederholung der Behauptung, daß die Strahlenanwendung bei Säuglingen und Kleinkindern gefahrvoll sei. Meistens müssen Einzelbeobachtungen von Strahlenschäden infolge Angiombestrahlung den Beweis liefern — nicht für eine falsche Bestrahlungstechnik, sondern für die Wirkung ionisierender Strahlen auf mitbestrahlte gesunde Gewebe!

Als weiteres Gegenargument dient die prognostische Aussage, wenn nicht sogar die Behauptung, daß den Hämangiomen die Tendenz zur Spontanheilung eigen sei. WALTHER gibt diese Spontanheilungsquote mit 90%, PROPPE gar mit 96,2% an. WALLACE (1953) empfiehlt daher eine Wartezeit von 7 Jahren. Dagegen sahen ANDREWS et al. (zit. bei BONSE u. GRAF) bei 135 größeren kavernösen Hämangiomen innerhalb der ersten 5 Lebensjahre nur 15 vollständige und 7 teilweise Rückbildungen.

LEDERMAN (1957) gibt übrigens unter Beachtung der spontanen Rückbildungstendenz mit Recht eine Indikation zur frühzeitigen Bestrahlung an, die zwar nicht medizinisch im engeren Sinne ist, aber doch große Bedeutung hat: Die Sorge der Mutter, die nicht einsehen kann, daß der Arzt nichts tut, besonders wenn es sich — wie so oft — um ein erstgeborenes Mädchen handelt.

Also: Hämangiome und Kavernome frühzeitig bestrahlen! Über die dabei anzuwendende Bestrahlungstechnik ist in diesem Handbuch auf S. 443 nachzulesen. Detaillierte Angaben zur Bestrahlungstechnik gab 1954 OESER, ebenso eine Übersicht über das bis zu diesem Termin vorliegende Schrifttum. Spätere Publikationen stammen von MIESCHER (1954), LIEBEL (1955), HOFFMANN (1956), FEUERSTEIN (1959) sowie BONSE und GRAF (1960). Zusammenfassende und abwägende Betrachtung 1964 von OESER u. Mitarb. und von GERSTENBERG et al. Allen einschlägigen Arbeiten läßt sich die Anweisung entnehmen, daß die räumliche Strahlenverteilung ausschließlich auf den Bereich des jeweiligen Hämangioms/Kavernoms gerichtet wird. Die gesunde angrenzende Nachbarschaft muß von der Mitbestrahlung ausgeschlossen sein. Bevorzugt wird deshalb heutzutage die Verwendung von β-Strahlern, besonders in Augennähe. Augenschutzschalen werden trotzdem anzulegen sein, sie werden bei Verwendung von Röntgen- oder γ-Strahlung unbedingt erforderlich.

Für die Dosiswahl werden heute niedrigere Einzeldosen als früher bevorzugt — im Durchschnitt 100—300 R OD, die im 3—4wöchentlichen Intervall, bis zum Einsetzen der Rückbildung, wiederholt werden. Die Bestrahlung soll die Eigentendenz zur Rückbildung anregen — niemals soll sie zerstörend auf das Gewebe einwirken!

Papillome. Die Papillome sind durch ein Virus hervorgerufene blumenkohlartige Geschwülstchen, die sich vor allem an den Lidrändern zu entwickeln pflegen (HEYDENREICH). Sie sind strahlenbeeinflußbar. Einfacher und schneller führt aber die Exstirpation oder Elektrocoagulation zum Ziel (HOFFMANN, 1956; LEDERMAN, 1957). Eine bedingte Indikation zur Strahlenanwendung besteht bei großen Lidrandpapillomen zur Vermeidung von

Lidplastiken nach der Exstirpation, bei multiplen Papillomen der Lider und Conjunctiva und bei wiederholten Rezidiven nach Operation (LEDERMAN). Die evtl. erforderliche Strahlendosis kann je nach Sitz des Papilloms die Gefahr der Keratinisation des Bindehautepithels mit langdauernden Reizerscheinungen und der Möglichkeit der Hornhautbeteiligung auslösen. Deshalb müssen die Vor- und Nachteile der verschiedenen therapeutischen Möglichkeiten genau gegeneinander abgewogen werden.

Dosierung. LEDERMAN bedient sich der Nahbestrahlung bei solitären Papillomen, ED von 2000 R bei 60 kV. Bei multiplen Papillomen ED 600 R, bei Sitz in der Conjunctiva bulbi 1000 R β-Strahlen. Wiederholung, wenn nötig, in 3 Monaten. Von 41 Fällen bestrahlte er 30, davon 27 mit Erfolg. Über gute Erfolge mit β-Strahlen berichten auch ILIFF (1947) und RUEDEMANN (1949) (mit Radiumemanation), BOLES-CARENINI und CIMA (1955) (mit Swanberg-Applikator=Radium-D und Folgeprodukte), GUIX-MELCIOR (1955) (mit Burnam-Zelle) und EL TAOUDI (1955) (mit ^{90}Sr).

Xanthelasmen. Hin und wieder wird auch die Bestrahlung der Xanthelasmen empfohlen. LÖHLEIN (1934) und MEERHOFF (1930) sowie KREIKER (1933) konnten diese Hautveränderungen durch Auflage von mit Thorium-X getränkter Gaze zum Verschwinden bringen. HOFFMANN (1956) hat sie mit Ultraviolett-, α-, β-, γ- und mit Grenzstrahlen behandelt, und zwar immer mit Erfolg; aber er gesteht, daß die schnellste Methode die Operation ist, deren Narben unsichtbar bleiben. Die Strahlentherapie ist mühsam und zeitraubend.

Keloide. Auch am Auge können Keloide mit Erfolg bestrahlt werden, wenn es sich um den prominenten, roten, fleischigen Typ handelt. Dagegen reagiert der harte, weiße Typ nicht primär, hier sei die Excision in Verbindung mit prä- oder postoperativer Bestrahlung angezeigt (LEDERMAN). Dosierung: 600 R ED bei 60—100 kV, Wiederholung in 3 Monaten. LUTTERBECK et al. (1955) hatten bei 2 Keloiden mit etwa 7000 rad β-Strahlen ^{90}Sr sehr gute Erfolge. Auch KUMER und SALLMANN berichteten schon 1929 über gute Resultate mit der Radium-Kontakttherapie.

b) Entzündungen

Blepharitis. Die chronische Blepharitis ist eine Krankheit, die große Anforderungen an die Geduld von Patient und Arzt stellt. Manche Fälle reagieren sehr empfindlich, zeigen Unverträglichkeitserscheinungen gegen dieses oder jenes Medikament, gegen die Salbengrundlage oder gar gegen Antihistaminica und Cortison. Zudem ist dieses letzte im Fall der eitrigen Pustelbildung kontraindiziert. In solchen Fällen sind Bestrahlungen mit Erfolg angewandt worden (HOFFMANN, 1956). Bei Anwendung der Röntgennahbestrahlung — 75—100 R OD, wenn nötig Wiederholung in 2—3 Wochen — wird das Auge mit der Schutzschale abgedeckt; bei Anwendung von β-Strahlen ist das nicht erforderlich. Man sollte eingedenk sein, daß die Strahlenbehandlung oft die Ultima ratio ist und sein muß!

2. Erkrankungen der Bindehaut

a) Benigne Tumoren

Epitheliale Tumoren. Benigne epitheliale Tumoren der Bindehaut kommen selten vor. Ihre Benignität ist ohne Probeexcision nicht zu erweisen. Wenn excidiert werden muß, um Material für die histologische Untersuchung zu gewinnen, soll der Tumor in toto entfernt werden. Der Defekt kann meist leicht mit Verschiebung der Bindehaut oder durch Lippenschleimhaut gedeckt werden.

Präcanceröse Melanose. REESE findet die präcanceröse Melanose der Conjunctiva gewöhnlich strahlenbeeinflußbar, auch wenn die Beurteilung erschwert ist durch periodenweise spontane Exacerbationen und Regressionen. Nach der Bestrahlung verschwindet das Pigment. FORREST (1959) empfiehlt Einzeldosen um 500 R 6mal in 2 Wochen bei 15 kV.

Pterygium. Nach REDSLOB ist das Pterygium ein malignes, nicht metastasierendes Fibrom. Es wächst von der Conjunctiva, ausgehend vom nasalen Lidspaltenfleck, auf die Hornhaut herauf und bedroht das Sehvermögen durch Überwachsen des Zentrums. Es wird gewöhnlich operativ behandelt durch Excision oder Ablenkung seines Wachstums unter die Conjunctiva bulbi, es rezidiviert aber häufig (nach ROSENTHAL, 1953 z.B. in 15%, nach FULGOSI und FRANK, 1959, sogar in 74%). Deshalb wird das Pterygium häufig bestrahlt. Die primäre β-Bestrahlung wandten EL TAOUDI, GUIX-MELCIOR, OKRAINETZ (1950), RODRIGUEZ et al. (1954), ROSENTHAL (1953) (85% Erfolge) und RUEDEMANN (1949) mit gutem Erfolg an. Die Operation wurde dadurch meist überflüssig. MEAD (1956) vertritt aber die Ansicht, daß wegen der geringen Reichweite der β-Strahlen des ^{90}Sr eine sichere Heilung ohne vorherige Excision nicht möglich sei. Immer mehr setzt sich daher die Meinung durch, nur *rezidivierende* Pterygien zu bestrahlen und zwar grundsätzlich nach der Operation (ABE, 1964; ALVARO, 1953; BOLES-CARENINI, 1955; GELMI et al., 1962; HAIK et al., 1962; HILGARTNER et al., 1948; MANDRAS, 1956; MCDONALD und WILSON, 1959; OKRAINETZ, 1953; QUINTANA et al., 1963; ROSENTHAL, 1953).

FRIEDELL et al. (1954), HUGHES (1953), HIRSCH (1957), LUTTERBECK et al. (1955) und MEAD (1956) hatten gute Erfolge mit β-Strahlen (z. B. LUTTERBECK: 6500 rad Gesamtdosis). FULGOSI und FRANK (1957) gaben 85% Erfolge an. LEDERMAN bestrahlte das Pterygium tangential mit 600 R Röntgenstrahlen unter Abdeckung der weiteren Umgebung und wiederholte die Dosis nötigenfalls nach 6 Wochen. Von 19 Augen bestrahlte er 13; er erzielte drei Heilungen und sieben Besserungen, während drei Pterygien nicht ansprachen. FORREST (1959) benutzte Röntgenstrahlen (25 kV) sechsmal 500 R in 2 Wochen. Er hatte ähnliche Ergebnisse wie die oben angeführten Autoren mit β-Strahlen.

Pinguecula. Die Pinguecula ist eine hyaline Degeneration, verbunden mit Wucherungen von elastischen Fasern in der Conjunctiva bulbi im Lidspaltenbereich, die meist bei älteren Menschen, die viel in frischer Luft tätig waren, auftritt. Sie ist völlig harmlos und stellt nur eine kosmetische Störung dar, die keiner Behandlung bedarf. Wenn sie einmal Reizerscheinungen verursacht, ist die Exstirpation angezeigt. Das gleiche gilt für eine Vergrößerung der Karunkel. Die Bestrahlung des Lidspaltenflecks ist versucht worden.

EL TAOUDI (1955), FRIEDEL et al. (1954) und RUEDEMANN berichteten über gute Erfolge mit β-Strahlen. Eine besondere Strahlensensibilität dürfte nicht bestehen. Wir lehnen die Bestrahlung ebenso wie HUGHES (1953) ab.

Postoperatives Granulom. LUTTERBECK et al. (1955) weisen auf die gute Wirkung von β-Strahlen auf diese Bildung hin. Von 4 Fällen konnten sie alle heilen mit Gesamtdosen von etwa 8400 rad. Viel einfacher ist aber die Abtragung der Granulome mit Scherenschlag, evtl. mit nachfolgender Höllensteinstiftätzung.

Teleangiektasie. GARNER und GROSSMANN (1956) sahen bei einem 56jährigen Patienten multiple hämorrhagische Teleangiektasien. Blutige Tränen führten zur Aufdeckung von aneurysmenartigen Gefäßerweiterungen im Bereich der Bindehaut des rechten Unterlids; sie bildeten sich durch/nach Anwendung von β-Strahlen zurück. Die Stichelung mit der Diathermienadel wird heute vorzuziehen sein.

Lymphom. Lymphome der Conjunctiva sind, ebenso wie die der Orbita (s. dort), außerordentlich strahlensensibel (BLAXTER, 1955; SCHULZ, 1959). BLAXTER erzielte mit 300 R Röntgenbestrahlung bei 130 kV innerhalb von 3 Wochen eine Rückbildung, ohne daß bei der Beobachtung bis zu 18 Monaten ein Rückfall auftrat.

Hyaline Degeneration. DUGGAN et al. (1951) bestrahlten eine hyaline Degeneration der Conjunctiva erfolgreich mit Radium. Im allgemeinen eignet sich aber wohl diese Therapie nicht für degenerative Prozesse.

b) Entzündungen

Trachom. Das Trachom scheint die erste Augenkrankheit zu sein, die mit ionisierenden Strahlen behandelt wurde. Nach HERTEL bestrahlte MAYOU diese Krankheit 1902 erfolgreich. Auch war es die erste entzündliche Augenkrankheit, die mit Nahbestrahlung angegangen wurde (COLOMBO, 1942). Es zeigte sich aber, daß das Trachom durch Strahlenbehandlung allein nicht geheilt werden konnte (KUMER und SALLMANN, 1929; HOFFMANN,

1945). Die Halberstädter-Prowazekschen Zelleinschlüsse werden nicht zum Verschwinden gebracht. Jedoch hat sich die Bestrahlung als unterstützendes Mittel nützlich erwiesen, indem sie die Knötchen und Papillenhypertrophie beseitigt. HOFFMANN, der als einer der wenigen deutschen Ophthalmologen eigene ausgedehnte Erfahrungen mit dem Trachom in Königsberg hatte, war der Ansicht, daß die Strahlenbehandlung als Unterstützung der übrigen Maßnahmen von unschätzbarem Wert sei zur Beseitigung rezidivierender Infiltrate im Pannus, die häufig auch dann noch auftreten, wenn alle irritierenden Momente, wie scheuernde Cilien, verdickte und verkrümmte Tarsi, beseitigt sind. Ohne die Bestrahlung sei man dieser Entwicklung gegenüber machtlos und müsse zusehen, wie das Sehvermögen von dem fortschreitenden Pannus oder der immer dichter werdenden Narbenbildung in der Hornhaut bedroht wird. Durch einmalige Bestrahlung von 120 R OD, die bei Rezidiv nach einigen Wochen wiederholt werden kann, läßt sich die Gefahr für das Sehvermögen sofort und meistens auf Dauer beseitigen. Ähnliches berichtet auch DE SERIO (1955).

Heute wird hierbei die Strahlentherapie offenbar nicht mehr häufig angewandt, so daß sie RIEGER (1960) in dem neuesten Handbuch der Ophthalmologie „Der Augenarzt" überhaupt nicht erwähnt. Die Gründe dürften einmal in der Einschränkung der Erkrankungshäufigkeit durch Verbesserung der hygienischen Bedingungen, zum anderen in der heute guten Beeinflußbarkeit der früher so ernsten Krankheit durch Sulfonamide und Antibiotica liegen. Nach RIEGER wirken diese Mittel nicht nur gegen die häufige begleitende Mischinfektion, sondern auch spezifisch gegen den Erreger des Trachoms selbst.

REDI und ISOLA (1950) konnten durch Nahbestrahlung sieben- bis achtmal 300 R OD mit Gesamtdosen von 2200—6200 R innerhalb von 2—3 Wochen gute Wirkung auf die papilläre Hypertrophie und die Knötchen sehen, die in der Hälfte der Fälle verschwanden, sich in einem weiteren Drittel objektiv und subjektiv besserten. Diese Erfolge waren aber nur in den ersten beiden Stadien zu erzielen, in denen die infiltrativen und proliferativen Prozesse, die strahlensensibel sind, vorherrschen. Dagegen war das 3. Stadium, in dem die bindegewebig narbige Komponente überwiegt, für die Bestrahlung ungeeignet. Ähnliche Ergebnisse konnten DE MARTINO (1951), DE SERIO (1955) sowie BOLES-CARENINI und CIMA (1955), (diese mit β-Strahlen) erzielen.

Follikularkatarrh. Diese Erkrankung, die ebenfalls durch einen Erreger hervorgerufen und die öfters mit frischem Trachom verwechselt wird, ist harmlos. Durch Bestrahlung ist sie günstig zu beeinflussen. KUMER und SALLMANN sind der Ansicht, daß es sich bei den im Schrifttum mitgeteilten Heilungen von Trachom unter reiner Radiumbehandlung meist um derartige Follikulosen gehandelt haben dürfte. Da wir heute in den Antihistaminica und Cortisonen weniger differente Mittel zur Verfügung haben, sollte der Follikularkatarrh nur nach erfolgloser medikamentöser Therapie mit Strahlen behandelt werden.

Frühjahrskatarrh. Die Conjunctivitis vernalis ist ein außerordentlich chronisches Leiden, dessen Schwere sich — wie der Name sagt — mit der Saison ändert. Im Frühjahr zeigt es sich meist am stärksten, während es in anderen Jahreszeiten ganz oder weitgehend verschwunden ist. Es ist sehr refraktär gegen alle übrige Therapie, während zweifellos günstige Wirkungen auf die pflastersteinartige Hypertrophie der Bindehaut, die besonders in der oberen Übergangsfalte und der Conjunctiva tarsi superior auftritt, mit der Strahlenbehandlung erzielt werden können. Deshalb ist die Bestrahlung sehr häufig mit gutem Erfolg angewandt worden (ABOU-SENNA, 1957; EL TAOUDI, 1955; FRIEDELL et al., 1950; GUIX-MELCIOR, 1955; HOFFMANN, 1945; HUGHES, 1953; ILIFF, 1947; KUMER und SALLMANN, 1929; LARSSON, 1953; MANDRAS, 1956; MOORE, 1954; OKRAINETZ, 1950; RODRIGUEZ-BARRIOS, 1954; RUEDEMANN, 1949).

HOFFMANN (1956) nennt als Bedingung für den Erfolg der Bestrahlung eine „kräftige Dosierung": Grenzstrahlen 500—1000 R oder β-Strahlen, die möglicherweise einen vorübergehenden Reizzustand verursachen. Eine solche Behandlung darf aber nicht unkritisch erfolgen. Wegen der Abhängigkeit des Verlaufs von der Jahreszeit sollte man sich stets fragen, ob eine Besserung tatsächlich durch die Bestrahlung bewirkt worden ist oder auch ohne diese saisonbedingt eingetreten wäre. Es ist auch zu bedenken, daß die im allgemeinen harmlose Erkrankung Kinder und Jugendliche befällt und im Laufe der Entwicklung spontan auszuheilen pflegt, daß man aber andererseits Rezidiven durch die Therapie nicht vorbeugen kann. Dann stellt sich die Frage, ob durch die jährlich wiederholten Bestrahlungen dieser jungen Augen nicht doch Spätschäden auftreten können (SCHULZ, 1959), insbesondere Fibrose mit Atrophie und Vernarbung der palpebralen Bindehaut (MERRIAM, 1956). Auch LEDERMAN (1957) warnt vor der hochdosierten β-Bestrahlung. Er wendet stattdessen kleine Dosen Röntgenstrahlen an. Man sollte daher zurückhaltend in der Dosierung sein und die Indikation zur β-Bestrahlung nur bei den schweren Fällen mit Befall der Conjunctiva bulbi und Hornhaut stellen. LEDERMAN behandelte von 21 Fällen 17. Bei 2 Versagern wurden 15 gebessert. ILIFF hatte 30% Heilungen, 63% Besserungen.

HART und DIMITRIOU (1949) machten einen eigenartigen Gebrauch von den Röntgenstrahlen bei Frühjahrskatarrh (an 50 Fällen). Sie bestrahlten die Milz mit vier- bis sechsmal je 100 R in wöchentlichen Abständen. Sie beobachteten typischerweise nach der ersten Bestrahlung Steigerung des Juckreizes und der Lichtscheu, nach der zweiten Woche trat Besserung ein (!), Rückfälle konnten aber nicht verhindert werden. Die Verff. beziehen die günstige Wirkung auf den strahlenbedingten Eiweißzerfall im Sinne der parenteralen unspezifischen Eiweißtherapie. Das Vorgehen hat keine Nachfolger gefunden.

Übrigens berichten diese Autoren auch über günstige Effekte der Milzbestrahlung bei verschiedenen endogenen entzündlichen Augenleiden wie scrofulöser Conjunctivitis, Skleritis und Iridocyclitis sowie — durch Erhöhung der Gerinnungsfähigkeit des Blutes — bei rezidivierenden Glaskörperblutungen.

Granulomatöse, ulceröse Conjunctivitis. GILROY und ADAMS (1957) sahen eine solche Entzündung, bei der in Kulturen und Tierversuchen weder Tuberkelbazillen noch andere Keime nachgewiesen werden konnten. Intensive Antibioticatherapie war erfolglos. Nach Applikation von Röntgenstrahlen, viermal 100 R, heilte der Prozeß in einigen Monaten. Das 3 Jahre später erkrankende andere Auge konnte durch gleiche Bestrahlung in 2 Monaten völlig geheilt werden.

Conjunctivitis lignosa. Diese bisher seltene Erkrankung wurde von ROCHA und SOARES (1955) bei einem Frühgeborenen zunächst mit konservativer Behandlung und β-Bestrahlung ohne Erfolg behandelt, obwohl es zu Lidhauterythem und Wimpernausfall kam. Chirurgische Entfernung der festhaftenden Membranen erzielte Besserung. Durch nachfolgende erneute Radium-Kontakt-Bestrahlung konnte der Prozeß fast völlig geheilt werden.

3. Erkrankungen der Hornhaut und Lederhaut

a) Benigne Tumoren

Morbus Bowen. Das 1912 erstmals an der Haut beschriebene intraepitheliale Epitheliom wurde seit 1942 zunehmend häufiger auch am Auge gefunden, und zwar als epibulbärer Tumor, der Hornhaut (und Bindehaut) befällt. FRANCOIS et al. (1949), FRIEDELL et al. (1954, 2000 rad β-Strahlen von ^{90}Sr) und GREAVES (1955, 5000 R gesamt) berichteten über erfolgreiche Bestrahlung.

Papillom. HIRSCH bestrahlte ein in 2 Jahren entstandenes, wahrscheinlich gutartiges Papillom, das die ganze Hornhaut eingenommen hatte, mit überzeugendem Erfolg mit β-Strahlen von ^{90}Sr 500—1000 rad gesamt, 8tägige Intervalle, 6500 rad gesamt. Es ergab sich eine Visusbesserung von 1/100 auf 5/20 bei sehr zarter Resttrübung.

b) Degenerationen

Epitheldystrophien. FRANCESCHETTI et al. bestrahlten Epitheldystrophien der Cornea, die nach Staroperationen aufgetreten waren, mit höheren Röntgendosen: je 900—1200 R in 6—8 Sitzungen mit Intervallen von jeweils 5—6 Tagen. STRAZZI (1949) konnte keine Wirkung von Röntgenstrahlen (400 R Herd) auf bullöse und dystrophische Keratitis sehen. Es ist uns auch unwahrscheinlich, daß mit der Strahlentherapie bei diesen Zuständen Wirkungen zu erzielen sein sollen. Im gleichen Sinne äußerten sich KUMER und SALLMANN, wenn sie auch in zwei Fällen von atypischer Dystrophia epithelialis überraschende Aufhellungen der getrübten Hornhaut beobachteten.

c) Entzündungen

Keratitis punctata superficialis. LEDERMAN (1952) bestrahlte 58 Fälle dieser Hornhautentzündung mit niedrigen Röntgendosen. Er hatte nicht besonders zufriedenstellende Resultate: 17% Versager, 52% geringe Besserungen und 31% Heilungen. Er schreibt, daß die Bestrahlung abgebrochen werden soll, wenn das Auge blaß und beschwerdefrei sei und daß sie auf keinen Fall fortgesetzt werden solle mit dem Versuch, sich noch anfärbende Läsionen zu klären. ILIFF (1947, 1948) warnt vor der Bestrahlung wegen der Gefahr der Verschlimmerung.

LEDERMAN schreibt selbst, daß diese Keratitis keine Krankheitseinheit ist. Sie ist meist sekundär, bei akuten Conjunctivitiden, bei der Ophthalmia photoelectrica u.a. und pflegt fast immer mit Besserung des Grundleidens rasch zu verschwinden. Sie gibt deshalb unserer Ansicht nach nur in den sehr seltenen, langwierigen Fällen eine Indikation zur Strahlentherapie ab, in denen man eine Virusinfektion (THYGESON, 1950) annehmen muß.

Rezidivierende Erosion. Diese wiederholt erhebliche Schmerzen verursachende Affektion, die auf einem primären Trauma („Fingernagelkeratitis") beruhen kann, aber auch aus ungeklärter Ursache vorkommt, trotzt häufig jeglicher Therapie. LEDERMAN (1958) berichtet über ausgezeichnete Erfolge, sogar nach einmaliger Dosis von 75 R.

JOHNSON (1962) hat die Tränendrüsen mit 500 R einmalig bestrahlt in dem Versuch, die Sekretion der serösen Komponente zu drosseln, da die Absonderung einer hypotonen Tränenflüssigkeit sich ungünstig auf die Hornhautepithelregeneration auswirke. Der Verfasser hat mit der Methode gute Erfolge beobachtet. Wir möchten vor dieser, für die Linse sicher nicht unbedenklichen Dosis warnen.

Keratitis ekzematosa. Vielfach sind Versuche mit der Strahlenbehandlung (Grenzstrahlen, Nahbestrahlung) der Keratitis ekzematosa unternommen worden. Die Erfolge wurden sehr verschieden beurteilt. Während HUGHES (1953), OKRAINETZ (1950), STRAZZI (1949), VANNAS et al. (1953) über gute bis sehr gute Wirkungen berichten, MCKINNEY (1959) und LEITNER (1949) je einen jahrelang bestehenden therapieresistenten Fall heilen konnten, FORREST (1959) die Bestrahlung empfiehlt, wenn die örtlich angewandte Therapie mit Steroiden u.a. versagt, konnten sich KUMER und SALLMANN, RODRIGUEZ et al. (1954) nicht von dem Wert dieser Therapie überzeugen. Diese Diskrepanz wird verständlich durch den so überaus wechselnden Verlauf der Erkrankung, der die Beurteilung sehr schwierig macht. Wir vertreten die Ansicht, daß die Keratitis ekzematosa heute, im Zeitalter der Steroide, keine Indikation mehr für die Bestrahlung darstellt, es sei denn in sehr wenigen therapieresistenten Fällen, in denen die Hornhaut ernstlich betroffen ist. Übrigens ist die Krankheit, die in den Kriegs- und Nachkriegsjahren unter den schlechten hygienischen und Ernährungsverhältnissen noch sehr viele Kinder befallen hat, heute sehr selten geworden.

Rosaceakeratitis. Diese hartnäckige Keratitis, die öfters in Verbindung mit einer Rosacea des Gesichts auftritt und durch langwierige Infiltrationen und Ulcerationen der Hornhaut charakterisiert ist, die häufig über Jahre zu Rezidiven neigen, ist offenbar ein sehr dankbares Bestrahlungsobjekt (s. Abb. 7). LÖHLEIN (1954) beobachtete zwar nur einen Rückgang der Erscheinungen und keinen völligen Stillstand. DOLLFUS (1953, Diskussion bei MAWAS) warnt vor der β-Bestrahlung, da nach 4—5 Jahren Spätschädigungen der Bindehaut- und Hornhautgefäße (nach falscher Dosiswahl!) auftreten könnten. Eindrucksvolle Erfolge wurden bekanntgegeben: mit Grenzstrahlen (ANGIUS und MOJNE 1947), mit Röntgennahbestrahlung (HOFFMANN: 100—150 R, Wiederholung nach einer Woche; LEDERMAN, 1952; THIEL, 1937) und mit β-Strahlen (BOLES-CARENINI, 1955; FRASER und NAUNTON, 1961; HUGHES, 1953; ILIFF, 1947; MAWAS, 1953; MCDONALD und WILSON, 1959; MOORE, 1954; PAUFIQUE und ROUGIER, 1951). Wir empfehlen für die Bestrahlung die Anweisungen betr. Wahl der Strahlenqualität in Abb. 2 auf S. 325 und bezüglich Dosierung die Ausführungen auf S. 328 zu beachten.

LEDERMAN schreibt, es gäbe nur sehr wenige Heilmittel, die mit der Strahlentherapie in der Behandlung der Rosaceakeratitis verglichen werden können. Hier erweise sich die Bestrahlung tatsächlich als das „Morphium des Auges". Verschiedene Beobachter sahen unter der Therapie ein Schwinden der Vascularisation und kamen zu dem Schluß, daß für die Strahlentherapie alle Keratitiden geeignet seien, die zur Vascularisation neigen

(ILIFF, PAUFIQUE und ROUGIER u.a.). Mehrfach wird auch hervorgehoben, daß Rezidive nicht mehr auftreten oder seltener wurden.

Resultate. LEDERMAN erzielte bei 101 Kranken 25% Heilungen und 68% Besserungen, 8% blieben unbeeinflußt oder waren noch in Behandlung. FRASER und NAUNTON: Von 54 Fällen heilten 49 unter Rückbildung der Gefäße, bei 4 Fällen blieben keine Gefäße bestehen, nur 1 Versager!

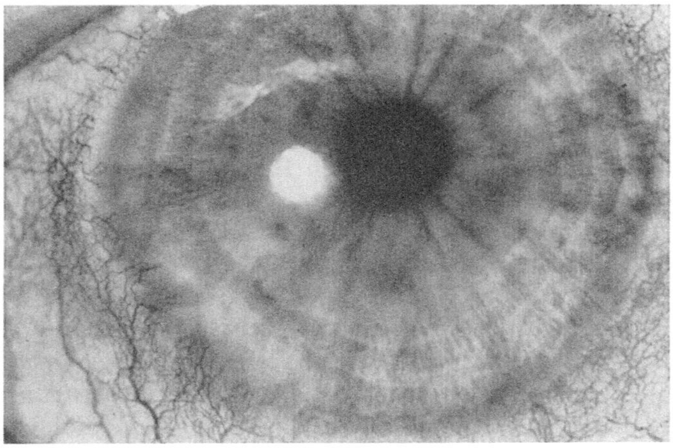

a

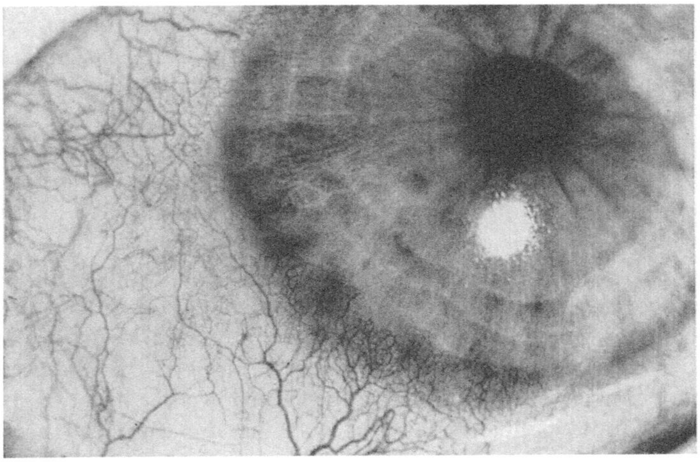

b

Abb. 7. a Pat. M. S. Rechtes Auge, Rosaceakeratitis mit therapieresistentem Ulcus am Limbus bei 7—8 Uhr. b Keratitis abgeheilt 4 Wochen nach dreimal 100 R OD unter Oberflächentherapiebedingungen

Herpes corneae. Die herpetischen Keratitiden sind wegen ihrer häufigen Therapieresistenz oft bestrahlt worden, und zwar sowohl die oberflächliche Keratitis dendritica als auch die tiefe Keratitis disciformis. Hier waren die Erfolgsbeurteilungen wieder sehr verschieden. Positiv wurde die Bestrahlungswirkung beurteilt von ANGIUS und MOJNE (1947), BILUCAGLIA et al. (1964), FERRI und PISANI (1951), FRANCESCHETTI et al. (1945, 1952), FRASER und NAUNTON (1961), GRANCINI und ROSTI (1948), LIGORIO et al. (1964), STRAZZI (1949, 43% Heilung), VANNINI und PETTINATI (1955), negativ von BOLES-CARENINI und CIMA (1955), KUMER und SALLMANN (1929), RODRIGUEZ et al. (1954), THIEL (1937). BOLES-CARENINI und CIMA gaben an, daß die β-Bestrahlung aktiver herpetischer Hornhauterkrankungen bei Kaninchen Verschlechterung bewirkt. LEDERMAN (1957) nimmt einen vermittelnden Standpunkt ein. Ihm ist wahrscheinlich zuzustimmen, daß die Strahlenanwendung nur gelegentlich heilt, daß sie aber doch einen gewissen Grad symptomatischer Besserung bewirken kann, der mit anderen Mitteln nicht zu erreichen ist.

Sanna und Serantini (1964) bestrahlten (so wie andere Autoren beim Zoster ophthalmicus, s. unten) das Ganglion Gasseri mit 600 R GD in Einzeldosen von 100 R. Von 23 Patienten wurden zehn voll geheilt einschließlich Wiederherstellung der aufgehobenen Hornhautsensibilität, bei vier blieb ein Leukom bestehen. Die übrigen wurden bis auf einen erfolglosen Fall stark gebessert. Im Versuch, den Wirkungsmodus zu erklären, erwägen die Verff. eine Stimulierung der sympathischen Fasern oder eine Reizung der trophischen Zentren des Auges, da der Hypothalamus im Strahlengang liege. Als Vorteil heben sie die Gefahrlosigkeit dieser Bestrahlung für das Auge hervor.

Zoster ophthalmicus. Der Zoster ophthalmicus befällt meistens den ersten Trigeminusast. Das Auge beteiligt sich oft in Form einer Conjunctivitis, einer Keratitis und sogar Iritis. Rosselet (1955) bestrahlte im Sinne der funktionellen Therapie lediglich das Ganglion semilunare mit 50 R, um die Schmerzen zu beeinflussen. Diese verstärkten sich nach der Bestrahlung sehr, hatten ihren Höhepunkt nach 20 Std, um dann prompt zu verschwinden. Von 10 Fällen wurden nur 2 Mißerfolge beobachtet, die auf zu späte Bestrahlung bezogen wurden (über 1 Monat nach Beginn des Zoster). Deshalb rät Rosselet ebenso wie Farnarier, Haguenau und Gally zur frühzeitigen Radiotherapie. Dagegen meint Schulz (1959), daß die Resultate der Bestrahlung „fast einheitlich enttäuschend" waren und daß diese Behandlung nicht mehr angewandt werden sollte.

Keratitis nummularis Dimmer. Bei dieser Keratitis, die wahrscheinlich virusbedingt ist und Personen in der Landwirtschaft befällt, sahen Kumer und Sallmann keinen Effekt der Bestrahlung. Hoffmann (1957) erzielte durch Radiumbestrahlungen in Verbindung mit Cortison lokal lediglich Besserungen.

Keratitis filiformis. Die Ätiologie dieser lästigen Affektion ist nicht einheitlich. Man nimmt für gewisse Fälle auch ein Virus als Ursache an. Friedell et al. (1954) sowie Hirsch (1957) konnten keine Besserung durch β-Bestrahlung erzielen. Während Anton (1965) bei 3 Patienten durch 530—730 R β-Bestrahlung subjektive und objektive Besserung erreichte.

Ulcus corneae. Das Ulcus corneae ist sehr vielgestaltig und von verschiedener Ätiologie. Da die in der Literatur niedergelegten Beobachtungen diesen Verhältnissen oft nicht genügend aufgeschlüsselt Rechnung tragen, ist die Beurteilung der Strahlenwirkung sehr erschwert.

Das Ulcus corneae serpens ist durch Pneumokokken, Staphylokokken oder andere Eitererreger hervorgerufen. Die ionisierenden Strahlen haben in der angewandten Dosis nachweislich keine bactericide Wirkung. Deshalb muß man von vornherein annehmen, daß hierbei die Bestrahlung die Abwehr des Körpers gegen die Bakterien durch Beeinflussung der Leukocyten schwächt. Andererseits werden aber aus den Leukocyten Antikörper freigesetzt, womit vielleicht manche Erfolge der Strahlentherapie beim Ulcus serpens erklärt werden können. Aber im allgemeinen ist es ja nicht unser Bestreben, die Körperabwehr zu schädigen. Aus diesem Grunde gilt auch bekanntlich beispielsweise ein bakteriell bedingtes Hornhautgeschwür als strenge Kontraindikation zur Anwendung von Cortison am Auge. Deshalb warnt Iliff (1947) mit Recht vor der Bestrahlung pyogener Infektionen der Hornhaut wegen der Gefahr der Verschlimmerung. Dekking spricht in diesem Zusammenhang von der Gefahr der Überspezialisierung. Trotzdem berichtet Strazzi (1949) über gute Erfolge bei der Hypopyonkeratitis (65%) und sogar beim Hornhautabsceß (35%). Er sagt allerdings, daß in vielen Fällen die Heilung auch ohne Bestrahlung erfolgt wäre, mit dieser sei aber der Verlauf abgekürzt worden und das Ergebnis bezüglich des Visus befriedigender. Bei chronisch-eitrigen Geschwüren wollen Fraser und Naunton überraschende Erfolge erzielt haben. Sie heilten alle Fälle innerhalb 2 Wochen unter Rückgang der Gefäße durch einmalige Applikation von 300—400 rad β-Strahlen, die nur in 2 Fällen nach 4 Tagen wiederholt werden mußten.

Eindeutiger liegen die Verhältnisse bei *unspezifischen Ulcera.* Die Bestrahlung wurde hierbei als „von überragendem Wert" bezeichnet (Alden et al., 1949). Morano und Franchi (1949) sprechen von einem „hochgradig günstigen Stimulans" auf das affizierte

Gewebe. Die Wirkung liege in der Anregung zur schnellen und ausgiebigen Gefäßneubildung. Diese könne nur bei niedriger Dosierung zustande kommen (100—130 R je Sitzung, 5—6mal wiederholt, Intervall nicht angegeben, bei 55 kV, 2 mA, kein Filter, 1,5 cm FHA), während 200 R und mehr die Gefäßneubildung verlangsamen bzw. verhindern würden mit der Folge der Verlängerung des Krankheitsprozesses. Diese Angaben stehen in auffälligem Widerspruch zu den Äußerungen von ILIFF, PAUFIQUE u.a., daß gerade *die* Keratitiden günstig auf die Bestrahlung reagieren, die zur Vascularisation neigen, da die strahleninduzierte Gefäßobliteration die Besserung bewirke (s. bei Rosaceakeratitis). Die Richtigkeit dieser Beobachtungen wird auch dadurch erwiesen, daß diese Keratitiden günstig durch Kauterisation der Gefäßeinsprossung am Limbus zu beeinflussen sind — eine dem Ophthalmologen geläufige Erfahrung. Hier zeigt sich, daß die Vascularisation, die bei *frischen*, akuten Ulcera sicher durch Heranschaffen von Abwehrstoffen usw. zur schnelleren Heilung beiträgt, bei *chronischen* Keratitiden gerade den Prozeß in Gang hält — warum wissen wir nicht.

Günstige *Ergebnisse* erzielten mit *Röntgenbestrahlung:* ALDEN et al., LEDERMAN (1952, in 25 Fällen 17 Heilungen), STRAZZI (1949, 90% Heilungen). Mit Nahbestrahlung: GARDINI und FRANCHI (1949), MORANO und FRANCHI (1949). Mit Grenzstrahlen: FRANCESCHETTI et al. (1947, 1952), FORREST (1961), LEITNER (1949).

Mit *β-Strahlen:* EL TAOUDI (1955), FRIEDELL et al. (1954), FRASER und NAUNTON, GUIX-MELCIOR (1955), KADIR-ZADE (1964), OKRAINETZ (1950).

Es hat aber auch hier nicht an Gegenstimmen gefehlt: ANGIUS und MOJNE, FERRI und PISANI (1951) und ILIFF (1947) sahen keine ermutigenden Erfolge.

Zusammenfassend möchten wir sagen, daß akute, bakteriell bedingte Ulcera corneae nicht bestrahlt werden sollen. Die Strahlen wirken nicht antibakteriell, wogegen uns in den Antibiotica wirkungsvolle Waffen zu Gebote stehen. Bei chronischen, torpiden Geschwüren aber — seien es nun zentrale oder Randulcera — die sonst therapieresistent sind, kann ein Versuch mit der Strahlentherapie von Wert sein.

Ulcus rodens (Mooren's Ulcus). Das Ulcus rodens corneae — das übrigens mit dem Carcinoma basocellulare der Haut nur den Namen gemein hat — ist ein sehr bösartiges Geschwür, das gewöhnlich vom Limbus seinen Ausgang nimmt und unaufhaltbar gegen das Zentrum und über dieses fortschreitet. Zudem geht es mit unerträglichen Schmerzen einher, die oft die Enucleation erzwingen. Die konservative Therapie in jeder Form, ebenso die verschiedensten operativen Vorgehen, sind fast immer machtlos.

Es berührt hoffnungsvoll, daß LEDERMAN (1957) die Strahlenbehandlung lobt und sie als die einzige Behandlungsmethode, die Wert habe, bezeichnet. Er nennt diese Indikation und die bei Rosaceakeratitis die einzigen Ausnahmen von der allgemeinen Regel, daß die Strahlentherapie bei den nicht neoplastischen Prozessen des Auges nur als Ultima ratio angewandt werden solle. Von 45 bestrahlten Augen konnte er 15 heilen und 14 bessern, 16 waren Versager bzw. noch in Behandlung. Technik: Vorbehandlung mit 10 R(!) Röntgenstrahlen wöchentlich zur Beruhigung des akuten Reizzustandes, dann β-Bestrahlung von 1000 R wöchentlich bis 4mal. Auch D'ERMO (1950) konnte 4 Fälle von Ulcus rodens aus einem Zeitraum von 18 Jahren durch Röntgenbestrahlung (4 bis 6 Sitzungen zu 100 R in einer Woche Abstand) in 4—7 Monaten heilen. Dabei schwanden in der Hälfte der Fälle die starken Schmerzen frühzeitig. HIRSCH (1957) erreichte bei 4 Patienten durch β-Bestrahlung des ^{90}Sr von 500 rad, Intervall 8 Tage, 3000 bis 4000 rad einen Stillstand des Prozesses.

Tuberkulöse Keratitis. Diese tiefe, sklerosierende Keratitis zieht sich schleichend und rezidivierend über Monate und Jahre hin. GASTEIGER sah 1929 in 3 von 4 Fällen Erfolge durch Röntgenstrahlen. STRAZZI (1949) konnte nur 22% günstige Wirkungen buchen. Mit β-Strahlen (Radon-Setzlinge) heilte ILIFF 53% und besserte 39% klinisch und quoad visum. Doch erstreckte sich die Behandlung z.T. auf Jahre und Rezidive waren nicht zu verhindern. Da muß man sich natürlich fragen, ob die Krankheit nicht auch ohne Bestrahlung ausgeheilt wäre. Über gleich gute Erfolge berichten FRIEDELL et al. (1954,

^{90}Sr), während Hughes (1953) und Hirsch (1957) nur unsichere bis wechselnde Wirkungen sahen.

Keratitis parenchymatosa. Diese gleichfalls tiefe Keratitis ist eine Folge der Lues congenita. Ihre Bestrahlung ist verschiedentlich empfohlen worden, in letzter Zeit von Ferri und Pisani (1951), Scudari und de Simone (1961) und Strazzi. Dieser hatte nur 35% Erfolge. Das ist sehr wenig, denn Günther gibt die Prognose mit über 70% Heilung mit guter Sehschärfe an. Bei dieser hyperergisch-allergischen Keratitis erzielt nämlich das Cortison weit bessere Wirkungen. Die Strahlenbehandlung kann daher heute nicht mehr empfohlen werden.

Hornhautvascularisation. Die Hornhaut ist bekanntlich ein avasculäres, bradytrophes Gewebe, dessen Stoffwechsel aufrechterhalten wird von dem conjunctivalen Randschlingennetz und von der Iris via Kammerwasser, wobei außerdem noch Sauerstoff aus der Luft vom Epithel aufgenommen wird. Bei zahlreichen Affektionen: Verätzungen, Verbrennungen, Verletzungen und Entzündungen, kommt es aber zum Einsprossen von Gefäßen, und zwar sowohl vom Randschlingennetz (oberflächliche Vascularisation) als auch von den Ciliargefäßen her (tiefe Vascularisation). Dieses leitet öfter die Heilung ein und ist demnach erwünscht. Öfter unterhält aber die Vascularisation den Entzündungsprozeß (z.B. bei Rosaceakeratitis, Keratoconjunctivitis ekzematosa). Dann wirkt die Obliteration der Gefäße günstig. Besonders aber ist die Vascularisation des Transplantats nach Keratoplastik zu fürchten, denn die klare Einheilung ist an Avascularität gebunden.

Zur Vermeidung oder Rückbildung der Vascularisation im Zusammenhang mit der Keratoplastik hat sich die Strahlentherapie als wirksam erwiesen, wenn sie mit Kritik angewandt wird (Mandras, 1956; Moore, 1954; Okrainetz, 1950; Rodriguez et al., 1954; Scheie et al., 1950). Dabei sind verschiedene Forderungen miteinander in Einklang zu bringen: Die Gefäße sollen obliteriert werden, ohne eine Verzögerung und Gefährdung der Wundheilung durch die Strahlen zu bewirken und ohne eine mechanische Wundsprengung herbeizuführen.

Um eine optimale Bestrahlungstechnik zu entwickeln, sind Tierversuche unternommen worden. Hughes und Iliff (1949) schädigten Kaninchenhornhäute durch Einspritzung von 0,1 ccm n/20 NaOH-Lösung, wodurch eine Vascularisation ausgelöst wird. β-Strahlen hatten keine Wirkung, wenn über der Ätzstelle bestrahlt wurde, jedoch konnte die Gefäßneubildung verhindert werden durch Bestrahlung des der Ätzstelle benachbarten Limbus corneae. Waren schon Gefäße in die Hornhaut eingewachsen, so waren größere Dosen zu ihrer Obliteration notwendig. Eine Kontaktbestrahlung mit 12 g sec Radon (mittels sog. Burnam-Applikator = 50 mg Radon) konnte nach Hughes und Iliff u.a. oberflächliche Gefäße zum Verschwinden bringen, während tiefgelegene Gefäße 18—24 g sec benötigten. Diese Dosis verursachte jedoch eine zusätzliche Schädigung des benachbarten corneoskleralen Gewebes. Sehr starke Gefäßstämme reagierten nicht auf Bestrahlung, bei ihnen wirkte Elektrolyse besser; Michaelson und Schreiber (1956) konnten dagegen mit weichen Röntgenstrahlen (50 kV, mit Dosen von 700, 1500 und 2400 R) eine elektrokauter-bedingte Hornhautvascularisation an Kaninchenaugen nicht zur Obliteration bringen, wenn sie einmal ausgebildet war. Lediglich im Beginn der Vascularisation unterdrückte die Röntgenbestrahlung ein Weiterwachsen der Gefäße, während eine prophylaktische Bestrahlung unwirksam war (Michaelson et al., 1954). Katzin und Okrainetz (1950) konnten durch Grenzstrahlen Vascularisation nicht verhindern, die bei Kaninchen durch kleine lokale Verätzung der Hornhaut mit 30% Schwefelsäure provoziert worden war. Dabei wurde die Bestrahlung am Tag nach der Verätzung oder 3 Tage danach begonnen, variierend einzeitig und fraktioniert. Eine Dosis, die genügt, ein oberflächliches Infiltrat und Vascularisation in normaler Hornhaut zu erzeugen (4500 R), reichte nicht aus, Blutgefäße obliterieren zu lassen.

Verzögerte Wundheilung beobachteten McDonald und Wilder (1955) stets, wenn mehr als 1200 rad β-Strahlen ^{90}Sr vor dem Hornhautschnitt bei Kaninchen gegeben worden waren. Bei Einstrahlung von 5000 rad war die Wundheilung noch 3 Monate später verzögert, nach Bestrahlung mit 27000 rad sogar noch nach 2 Jahren. Histologisch waren keine Keratoblasten zu sehen.

Beim Menschen sind nun, insbesondere in Verbindung mit der Keratoplastik, die Bestrahlungserfolge offenbar günstiger als bei den oben angeführten Kaninchenversuchen. Das liegt wahrscheinlich daran, daß ja die Hornhautüberpflanzung erst in lange abgeheilte Augen vorgenommen wird. Der Reiz zur Gefäßneubildung ist hierbei sicher nicht so intensiv wie nach frischen Verätzungen oder Verbrennungen.

Manche Autoren (Franceschetti et al., Moore u.a.) bestrahlen die Hornhaut bereits *präoperativ*, d.h. prophylaktisch, damit eine postoperative Gefäßbildung verhütet werden soll. Eine solch prophylaktische Wirkung der Bestrahlung wird und darf angezweifelt werden. Denn die schon älteren, ruhenden Gefäße sind wenig strahlenbeeinflußbar und auch die in der Tiefe des Stroma liegenden Gefäße sprechen kaum auf die Bestrahlung an (Hirsch, 1957); sie benötigen bereits in frischem Zustand wesentlich höhere Strahlenmengen (Rodriguez et al., 1954; Wilson et al., 1952). Eine prophylaktische präoperative Bestrahlung mit hohen Strahlendosen behindert zwangsläufig die postoperative Strahlenanwendung, sie verschlechtert möglicherweise auch die Einheilung des Transplantats (Merriam, 1956 und Castroviejo, zit. bei ersterem). Man muß bei diesem Vorgehen auch viel Geduld haben, da der Strahleneffekt an den Hornhautgefäßen gewöhnlich nicht vor 4—5 Wochen zu erkennen ist. Barraquer-Moner (1955) schlägt daher, um die Strahlendosis niedrig halten zu können, vor, zur Vorbereitung der Keratoplastik große Gefäße am Limbus zu excidieren, ihr blutendes Lumen zu coagulieren und zur Verhinderung erneuter Vascularisation mit Röntgen zu bestrahlen.

Aus den oben genannten Gründen wird meist der *postoperativen* Bestrahlung der Vorzug gegeben (Boles-Carenini und Cima, 1955; El Taoudi, 1955; Guix-Melcior, 1955; Foster, 1956; Friedell et al., 1954; Hughes, 1953; Lenz, 1950; Lutterbeck et al., 1955; Scholte et al., 1954). Meist werden β-Strahlen oder energiearme Röntgenstrahlen angewandt. Postoperativ ist frühzeitig, d.h. einige Tage bis höchstens 2 Wochen post operationem (Lenz) mit der Bestrahlung zu beginnen. Die Chance auf Verhütung der Vascularisation verschlechtert sich erheblich, wenn bereits Gefäße im Transplantat sichtbar sind. Bei Anwendung eines Kontaktapplikators mit β-Strahlen ist darauf zu achten, daß *beide* Augen gut anaesthesiert sind und daß der Patient sich vollkommen auf die Prozedur der Bestrahlung einstellt. Andernfalls besteht bei einem noch nicht fest eingeheilten Transplantat die Gefahr, daß ein Lidkneifen infolge der Berührung der Cornea mit dem Applikator zur Wundsprengung mit all ihren unheilvollen Folgen führt.

Einige Autoren bestrahlen individuell vor oder nach Keratoplastik: Abou-Senna (1957), Barraquer-Moner (1955), Hirsch (1957), Lederman (1957), Paufique et al. (1951). Dosierung der β-Strahlen (^{90}Sr) vor Keratoplastik 500—1800 rad, wöchentliche Intervalle, bis insgesamt 7000 rad; *nach Keratoplastik* 500—1800 rad, Intervalle 3 Tage, insgesamt 6000—10000 rad je nach der Tiefe der zu beseitigenden Gefäße. Hirsch empfiehlt zur Vermeidung von Wundheilungsverzögerung postoperativ nur den Limbus zu bestrahlen unter Abdeckung der übrigen Hornhaut mit Zinnprothese.

Mit Verhütung der Vascularisation bzw. Gefäßobliteration kann etwa in $^1/_3$ der Fälle gerechnet werden (Lederman; Lenz; Lutterbeck et al.). In $^1/_3$ ist die Bestrahlung unwirksam und in $^1/_3$ unbestimmt. Ein Beispiel für erfolgreich bestrahlte Keratoplastik in einem schwer veränderten Auge, bei dem sonst bestimmt Vascularisation aufgetreten wäre, gibt Abb. 8.

Am Schluß der Besprechung der Hornhautaffektionen sei noch eine kritische Bemerkung zu einer Mitteilung von Galbiati (1955) gemacht. Dieser Autor empfiehlt auch heute noch zur Therapie zahlreicher Affektionen der Conjunctiva und Cornea die Anwendung einer Radium-Bromid-Salbe, 0,01 mg/4 g zweimal täglich, meist über 20—25 Tage. Die Ausführungen scheinen uns aus verschiedenen Gründen sehr unkritisch zu sein: 1. kann mit einer solchen Salbe eine Dosierung der Strahlen nicht erfolgen, 2. Phlyktänen werden als beste Indikation bezeichnet, indem sie nach 3 Tagen verschwunden seien. Solches ereignet sich aber in der Regel auch ohne Behandlung! Andererseits seien bei allen Keratitisformen mit Substanzverlust sichere Wirkungen zu erzielen. Auch diese Meinung steht im Gegensatz zu der anderer Autoren (Iliff u.a., s. oben), 3. Die Vorbemerkungen von Galbiati fordern Kritik heraus: „Die Widerstandsfähigkeit des Auges gegen Radium ist immerhin so hoch, daß es normale Therapiedosen ohne Schäden verträgt. Am wenigsten widerstandsfähig ist die Iris, die mit Miosis antwortet. Cataractbildung ist selten und wurde nur in den Anfangszeiten der Strahlentherapie beobachtet.“ Man muß sich wundern, daß der genannte Autor eine Miosis für einen „Schaden“ ansieht, da sie doch keine Funktionsstörung macht. Auch haben wir eine solche nach Strahlenbehandlung nie beobachtet.

Skleritis. Die Skleritis, die oft mit erheblichen Schmerzen einhergeht, langwierig ist und rezidiviert, war häufig Objekt der Bestrahlung. Von Blegvad, Ferri und Pisani (1951), Forrest (1959), Hughes (1953), Lutterbeck (1955), Mandras (1956), Rodriguez et al. (1954), Simig und Holan (1957) und Wachtler et al. (1953) wurden gute Erfolge erzielt. Blegvad (1947) konnte mit Röntgenstrahlen von 41 Fällen 35 heilen, wogegen von 17 unbestrahlten Vergleichserkrankungen nur 5 heilten. FERRI und PISANI heben die eindrucksvolle rasche Beseitigung der Schmerzen hervor. SIMIG und HOLAN meinen, daß die Skleritis allergischer Genese, bei der das Gefäßgeschehen im Vordergrund stehe, am besten anspreche, da die Strahlen auf das Gefäßnervensystem wirken. Diese Deutung ist einer Hypothese gleichzusetzen. Abb. 9 zeigt die Heilung eines sonst therapieresistenten episkleritischen Knotens durch β-Strahlen.

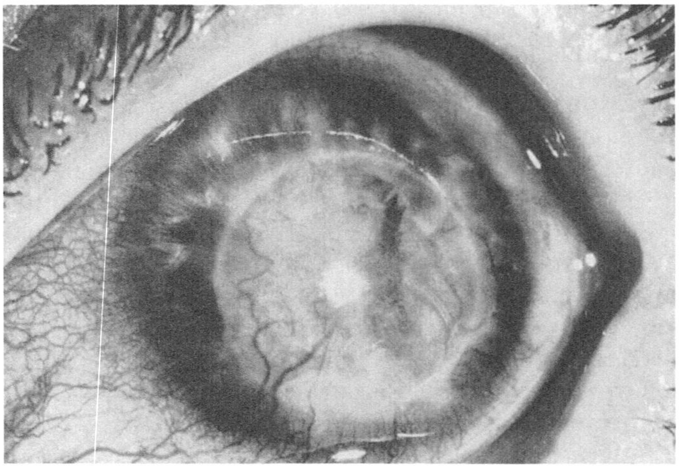

a

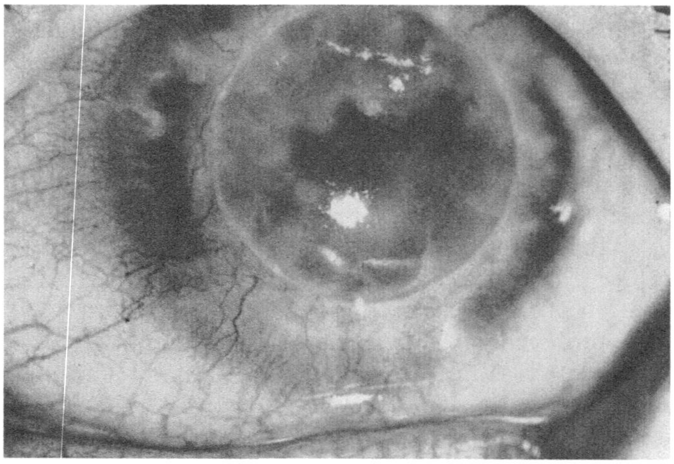

b

Abb. 8. a Pat. W. M. Zustand nach Keratoplastik mit starker Vascularisation und totaler Eintrübung des Transplantats. b Zustand 40 Tage nach zweiter Keratoplastik und anschließender β-Bestrahlung viermal 500 rad. Das Transplantat ist zwar etwas ödematös gequollen, aber avasculär. (Pupille unregelmäßig verzogen durch hintere Synechien nach Iritis)

Vernarbung der Elliotschen Trepanation. Bei der Elliotschen Operation wird an der corneoskleralen Grenze durch subconjunctivale Trepanation eine Verbindung zwischen Kammerwinkel und subconjunctivalem Raum geschaffen, um den glaukomatösen Augeninnendruck zu senken. Besonders bei jungen Glaukompatienten tritt öfter eine Vernarbung der Trepanationsöffnung ein, die den Erfolg vereitelt. REDI und ISOLA (1952) versuchten nun, diese Vernarbung durch — wie sie meinen — völlig unschädliche Röntgennahbestrahlung zu verhindern (4—5 Sitzungen zu je 150—200 R in zweitägigen Abständen). Von 15 Fällen, darunter 7 unter 30 Jahren, hatten sie nur 2 Mißerfolge: Bei einem Kind und einer 39jährigen Frau. Daraus kann unseres Erachtens noch nicht auf die Wirksamkeit bzw. Wirkungslosigkeit der Bestrahlung geschlossen werden, da die Vernarbung auch ohne diese recht selten auftritt. Deshalb können wir den Autoren nicht zustimmen, wenn sie diese Therapie bei jüngeren Patienten dringend empfehlen, denn eine Nachbeobachtungszeit von 1—3 Jahren sagt noch nichts darüber aus, ob z.B. nicht doch noch Linsenschädigungen auftreten.

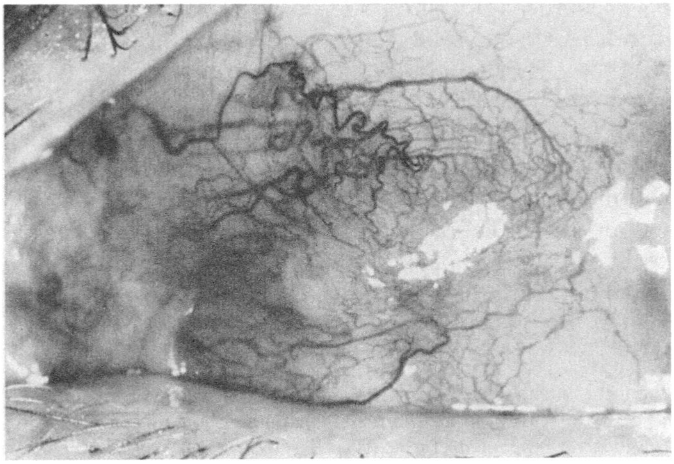

a

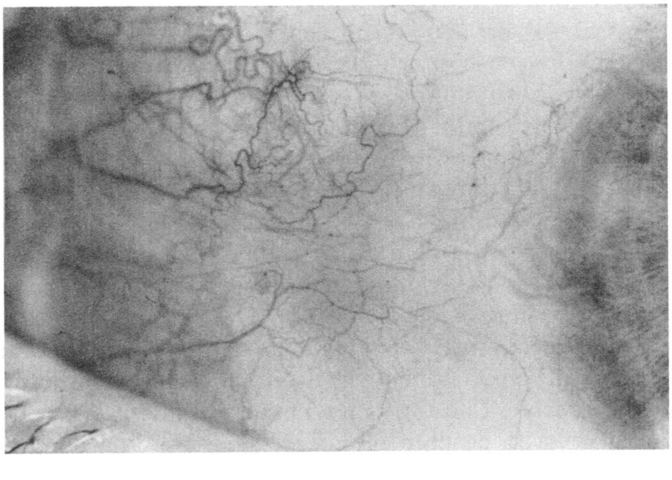

b

Abb. 9. a Pat. M. Sch. Linkes Auge, dicker episkleritischer Knoten und Injektion nasal. Schmerzen. b 4 Wochen später nach fünfmal 500 rad β-Strahlen. Der Knoten ist geschwunden, nur noch geringe Injektion

4. Pathologische Zustände in der Augenvorderkammer

Iriscysten. In der Vorderkammer des Auges kommen gewöhnlich keine selbständigen krankhaften Veränderungen vor, da sie ja nur ein flüssigkeitsgefüllter Hohlraum ist. Es gibt aber gelegentlich in die Vorderkammer vorragende primäre Cysten, die von dem Irisstroma oder seltener vom Pigmentblatt ausgehen. Diese Bildungen sind kein Feld für die Strahlentherapie. Sie werden am besten operativ entfernt (Thiel, 1960). Nach perforierenden Verletzungen und besonders auch nach Katarakt-Operationen entstehen jedoch zuweilen Cysten, die sich aus Epitheleinsenkungen entlang den Wundrändern oder aus Epithelimplantationen entwickeln. Sie werden, je nachdem, ob sie sich mehr auf dem Irisstroma bilden oder die ganze Kammer einnehmen, Iriscysten oder Kammercysten genannt. Sie können bei fortschreitendem Wachstum die Irisvorderfläche und die Hornhautrückfläche überkleiden und füllen die Vorderkammer schließlich mehr oder weniger vollständig aus. Sie machen schon frühzeitig entzündliche intraoculare Reizzustände und führen im weiteren Verlauf durch Blockierung der Pupille oder des Kammerwinkels zum nicht beeinflußbaren, schmerzhaften Sekundärglaukom mit nachfolgender Blindheit.

Diese so ernste Komplikation gerade der Staroperation ist bisher weder medikamentös noch thermisch (=Elektrocoagulation) oder chirurgisch zu beeinflussen gewesen. Von verschiedenen Autoren (ASCHER, 1938; CUSTODIS, 1933; FRANKENTHAL, 1954; GALLARDO und WEIDENHEIM, 1955; HAYE et al., 1965; HEYDENREICH, 1961; HOFFMANN, 1956; LINNEN, 1949; SCHUMANN, 1955; SWJADOSCHTSCH, 1959; TANEW, 1947; TANI et al., 1963) ist daher die Strahlenanwendung vorgeschlagen worden, da sie sich als erfolgversprechend erwiesen habe (BLOCK und DALLAS, 1960). ASCHER und mit ihm TANEW bezeichnen sogar die Unterlassung der Bestrahlung als Kunstfehler. Ein Strahlenschaden sei das kleinere Übel, da ohne diese Therapie mit dem Verlust des Auges durch Glaukom zu rechnen sei. Mit Recht wird auf die Notwendigkeit der frühzeitigen Diagnose hingewiesen, um das strahlensensible Stadium der Epithelproliferation auszunutzen. Man darf die Behandlung auch nicht zu früh abbrechen, da der Erfolg sich meist erst nach Monaten einstellt (CUSTODIS).

PACCIARDI (1957) bemühte sich um experimentelle Klärung und fand, daß in die Vorderkammer implantierte Bindehaut dann zur Proliferation kam, wenn sie Adhäsionen mit der Iris eingegangen war. Dann ließ sie sich auch durch Röntgenbestrahlung nicht zerstören. Diese Versuche am Kaninchenauge lassen sicher keine bindenden Schlüsse auf das menschliche Auge zu.

Die Bestrahlungstechnik wurde verschieden gehandhabt. TANEW gab unter Tiefentherapiebedingungen fraktioniert 2000 R am Herd, die er evtl. nach 4—6 Wochen und ein zweites Mal nach 2—3 Monaten wiederholte. Von 21 Fällen konnte er 10 heilen, 7 sicher bessern. HOFFMANN bestrahlte, anfangend mit 300 R, in Abständen von 1—2 Wochen mit je 120—180 R, insgesamt 6mal. HAYE et al. bestrahlten 4mal unter Tiefentherapiebedingungen mit 2500 R, einmal mit 3000 R unter Nahbestrahlungsbedingungen, fraktioniert über 20—28 Tage. Sie konnten 4 Fälle heilen und bei dem fünften die Entwicklung zum Stillstand bringen. Die Radium-Kontaktbestrahlung konnte nach KUMER und SALLMANN (1929) nach Anfangserfolgen kein gutes Dauerergebnis bewirken. PACCIARDI hatte bei 6 Fällen mit fraktionierter Bestrahlung von insgesamt 750 R 3mal Erfolg. HEYDENREICH (Vortrag vor der Berliner Augenärztlichen Gesellschaft am 25. 2. 1961) empfiehlt eine möglichst weitgehende operative Entfernung der Epithelmembranen und anschließende Nachbestrahlung. Er lehnt jedoch eine Röntgentiefenbestrahlung ab, da er danach im Anschluß an die operative Bildung einer neuen Pupille Rezidivierung mit Ausgang in Erblindung erlebte. Er tritt deshalb für die Nahbestrahlung nach dem Vorgehen von SCHUMANN ein. Dieser Autor gab für den Fall der noch im Auge befindlichen Linse wegen des steilen Dosisabfalls Nahbestrahlung, deren Menge er auf 1000 R OD (10mal 100 R täglich, 60 kV, 5 cm FHA) begrenzte. Da der Linsenäquator bei diesem Vorgehen 60% der OD erhält, ist nicht mit einer Strahlenkatarakt zu rechnen. Von fünf nachuntersuchten Fällen von Iriscysten (offenbar auch primären) bildeten sich dadurch 2 völlig und 2 teilweise zurück, 1 blieb unverändert.

Auch an Berichten über Mißerfolge der Strahlentherapie hat es nicht gefehlt. PINCUS (1950) konnte bei 5 Iriscysten nach Katarakt-Operation keine positiven Ergebnisse durch 5mal 300 R bzw. in einem Fall Kombination von Röntgen- und Radiumstrahlen erzielen. Im Gegenteil hatte er nur Versager, wenn auch ein Patient mit brauchbarem Visus bei stationärem Befund entlassen werden konnte. Mit β-Strahlen (^{90}Sr) sah VOUTILAINEN (1959) bei 5 Epitheleinwachsungen nur eine gute Reaktion (600—800 rad wöchentlich), LUTTERBECK et al. (1955) erreichten bei 2 Fällen keine Besserung (bis 6500 rad).

SHAFFER (1954) verwandte gegen die Epithelcysten α-Strahlen. Er injizierte zu diesem Zweck eine geringe Menge Astatin (^{211}At). Die Epithelzellen erwiesen sich zwar in dem einen Fall als zu widerstandsfähig, um sie mit einer dem Auge unschädlichen Strahlendosis zu zerstören. Diese erstmalige Anwendung von α-Strahlen im Auge eröffnet aber interessante Möglichkeiten für die Zukunft (DUNPHY, 1957).

Zusammenfassend können wir sagen, daß die Strahlentherapie bei der so ernsten Iriscyste in einem Teil der Fälle Erfolge erzielen und das Auge retten kann. Der Ausgang ist aber doch unsicher. Deshalb muß das Ziel die Vorbeugung (z.B. durch Schaffung eines Bindehautlappens intra operationem) sein.

5. Erkrankungen der Uvea

Die Entzündungen der verschiedenen Abschnitte der Gefäßhaut — Iritis, Iridocyclitis, Chorioiditis — sind endogene Erkrankungen, die öfter eminent chronisch und rezidivierend über Jahre verlaufen. Ihr Endausgang ist nicht so selten die Erblindung durch Trübung der brechenden Medien, durch Sekundärglaukom, durch Aderhautschwund. Eine ätiologisch kausale Therapie ist selten möglich, die lokale Behandlung häufig wirkungslos. Daran hat auch die Einführung der Antibiotica, des Cortisons und anderer Antiphlogistica nichts Grundsätzliches geändert.

Uveitis anterior. Diese Zustände sind schon lange der Strahlenbehandlung zugeführt worden. Als erster hat SEEFELDER (zit. bei GASTEIGER) 1920 die Verwendung der Röntgenstrahlen bei sympathischer Ophthalmie und Uvealtuberkulose propagiert und damit den Anstoß zu weiteren Untersuchungen gegeben. 1924 publizierte HESSBERG seine Ergebnisse nach Bestrahlung schleichender Iridocyclitis endogenen und traumatischen Ursprungs. Vorsichtigerweise bestrahlte er meist schon erblindete Augen. In $^2/_3$ der Fälle konnten sie zur Ruhe gebracht und damit in der Form erhalten werden. Bei $^1/_4$ der Fälle versagte die Therapie völlig, so daß die Augen enucleiert werden mußten.

Während Untersucher in diesen Jahren sich von der Frage hatten leiten lassen, wie viel Strahlen das menschliche Auge verträgt, untersuchte im Gegensatz dazu STOCK im Verein mit JÜNGLING systematisch, mit wie geringer Strahlendosis sich noch ein therapeutischer Effekt erzielen ließ. SCHEERER berichtete 1925 über diese Ergebnisse aus der Tübinger Augenklinik. Bei 36 Fällen waren 10—20% HED harter Strahlung angewandt worden, welche evtl. nach 3—4 Wochen wiederholt worden waren. Obwohl in der Iris nur 2% HED absorbiert wurden, reichte diese Dosis aus, das lymphocytäre Material bei Uvealtuberkulose zu zerstören. Die Knötchen erwiesen sich als das dankbarste Bestrahlungsobjekt. Exsudatbildungen gingen zurück, Rezidive ließen sich aber nicht verhindern. SCHEERER stellte fest, daß es auf gar keine andere Weise gelinge, die akuten Erscheinungen so sicher und rasch zu beseitigen, wenn auch die Strahlen kein Specificum gegen die Tuberkulose darstellten. GASTEIGER teilte 1929 günstige Erfahrungen an 18 Iridocyclitiden mit. Sieben Fälle von frischer Knötcheniritis sprachen sehr gut an, aber auch 7 alte Fälle reagierten befriedigend. Man sollte aber gerade die frischen Fälle wegen der besseren Wirkung sogleich der Bestrahlung zuführen. Schädigungen wurden bei fraktionierter Bestrahlung von teils recht hohen Dosen nicht gesehen. Deshalb solle man aber nicht sorglos sein. Weiter teilten günstige Ergebnisse mit: ALVARO (1949, 1954), FRANCESCHETTI et al. (1952), FRANCOIS et al. (1951), FRIED (1953), FRITZ (1949), HIRSCH (1957), HOFFMANN (1945, 1952), MORANO et al. (1949), MOROSOV (1957), PETTINATI et al. (1957), ROSSELET (1955), SCHMITZER et al. (1959), SUKONSCIKOVA et al. (1957), VANNAS et al. (1953), WACHTLER et al. (1953), WERDENBERG (1938). Die meisten Autoren verwandten Röntgenstrahlen. HOFFMANN bevorzugte die γ-Strahlen des Radiums, HIRSCH benutzte β-Strahlen des ^{90}Sr. Die Erfolge werden sehr optimistisch angegeben. Am größten ist die Statistik von SCHMITZER et al., die in 8 Jahren 958 Kranke mit Iridocyclitiden verschiedener Ätiologie bestrahlten. Sie gaben Heilung in 62%, Besserung in 27%, keine Änderung bei 10% und Verschlechterung in nur 1% an. Diese Erfolge beruhen offenbar darauf, daß sie unterschiedslos alle Kranken, gleich ob chronisch, subakut oder akut, frühzeitig bestrahlt haben, wobei sie auf die Wichtigkeit der Frühbestrahlung besonders hinwiesen. Es ist sehr wahrscheinlich, daß in ihrem Krankengut viele akute Entzündungen waren, die auch ohne Bestrahlung in der gleichen Zeit geheilt wären. Die Verfasser haben keine Vergleichsserien unbehandelt gelassen, um die Erfolge in bezug auf Heilungsquote und zeitlichen Verlauf zu beurteilen. ALVARO bezeichnete nach Vergleich von 125 bestrahlten und 50 unbestrahlten Fällen die Röntgentherapie als ein machtvolles Element des Erfolges bei der Behandlung der Uveitis. Auch Tierversuche an experimentell erzeugter Uveitis hatten das gleiche günstige Ergebnis. HOFFMANN (1945, 1956) bestrahlte 159 „tuberkulöse" Entzündungen des Augapfels, vorwiegend Uveitiden. Nur 7 Fälle(!) konnten nicht geheilt werden. Er hält die Strahlentherapie bei diesen Fällen für unentbehrlich. FRITZ (1949) sah bei 68 „Augentuberkulosen" 50 entscheidende Besserungen bzw. Heilungen.

Dagegen beobachtete LÖHLEIN (1934), der die Krankheit nach dem Vorgehen STOCKs bestrahlte, zwar auch oft erhebliche Besserungen, aber sehr häufig neue Schübe schon nach wenigen Monaten. Er war deshalb nicht sehr optimistisch eingestellt. Etwa ebenso zurückhaltend urteilen KUMER und SALLMANN (1929) sowie ANGIUS und MOJNE (1947).

Die meisten Autoren finden keinen Unterschied der Strahlenwirkung bei verschiedener Ätiologie der Uveitis, was besonders ALVARO (1954) betont. Auch die luische Uveitis, bei der früher die Strahlen als kontraindiziert galten (FRIED), wurde erfolgreich behandelt (FRIED und MORANO). Dagegen halten MORANO et al. und MOROSOV (1957) die rheumatische Iridocyclitis für strahlenresistent. MORANO et al. glauben sogar, aus dem negativen Erfolg ex juvantibus auf die rheumatische Ätiologie des Leidens schließen zu können. Auch HOFFMANN (1945, 1956) sowie KUMER und SALLMANN waren ähnlicher Meinung. Es haben sich aber unsere Ansichten bezüglich der Ätiologie der Uveitis geändert, so daß diese Urteile nicht mehr aufrechterhalten werden können. Ohne daß hier auf dieses Problem näher eingegangen werden kann, muß folgendes dazu gesagt werden: Früher herrschte, besonders in Deutschland, die Ansicht, daß die überwiegende Mehrzahl der Uveitiden tuberkulös bedingt sei, wogegen die Angloamerikaner frühzeitg die Fokalinfektion in ihrer Bedeutung in den Vordergrund stellten. Die luische Ätiologie wurde von französischen Autoren als die häufigste angesehen. Heute glauben wir uns auf Grund neuerer Forschungen berechtigt zu der Annahme, daß etwa 10% der Uveitiden tuberkulös bedingt sind und die Mehrzahl auf Fokalinfektion beruht bzw. dem rheumatischen Formenkreis angehört. Im Einzelfall ist aber meist weder aus dem klinischen Bild noch aus dem Ergebnis der Allgemeinuntersuchung mit Sicherheit auf die Ätiologie zu schließen.

Wichtig ist noch hervorzuheben, daß keine Früh- oder Spätstrahlenschäden beobachtet worden sind. Dies bestätigen besonders GASTEIGER, SCHMITZER et al. (2 Kranke erhielten innerhalb von 5 Jahren 3000 bzw. 3500 R!), VANNAS et al.. Dieser Autor sowie KUMER und SALLMANN, STOCK und HOFFMANN fanden auch keinen Beweis für die Behauptung, daß ein mit Strahlen vorbehandeltes Auge ein schlechteres Operationsobjekt sei. Das ist wesentlich, da uveitiskranke Augen öfter operiert werden müssen (z.B. wegen Cataracta complicata, Sekundärglaukom).

MILOSEVIC et al. (1956) beobachteten Iristuberkulome im Verlauf einer Meningitis tuberkulosa, die unter Chemotherapie nicht heilten. Erst kombinierte Röntgenbestrahlung brachte die Tuberkulome zum Verschwinden.

SUKONSCIKOVA et al. wendeten 1952 bei Uvealtuberkulose eine indirekte Strahlentherapie an. In 44 Fällen bestrahlten sie den oberen Halsknoten des Sympathicus mit 120 R, evtl. in Abständen von 7 Tagen weitere 60 R. Sie glaubten damit, nach der Theorie von NEMENOW, eine regulative Wirkung auf das sich im gestörten Gleichgewicht befindliche vegetative Nervensystem auszuüben. An der Uvea zeigte sich innerhalb von 6 Std eine Herdreaktion, die spätestens in 48 Std abgeklungen war. Dadurch seien beste Wirkungen in subakuten Fällen erzielt worden. Eine ähnliche Therapie wendet NICOSIA (1965) an. Seine Erfolge seien unabhängig von der Ätiologie, aber schlechter nach langem Bestehen.

Wir haben die Strahlentherapie der Uveitis anterior ziemlich breit darstellen müssen, um die Schwierigkeiten der Beurteilung aufzeigen zu können. Der Verlauf der Krankheit ist von Fall zu Fall ganz verschieden und kann überhaupt nicht vorausgesagt werden. Wenn frühzeitig bestrahlt wird, erfaßt man sehr viele Fälle, die auch von selbst bzw.

durch die ja immer gleichzeitig angewandte medikamentöse Lokalbehandlung, Herdsanierung usw. abgeheilt wären. Die Erfolgsquote ist dementsprechend hoch. Bei Bestrahlung nur der sonst therapieresistenten Fälle sieht man zwar öfter deutliche Besserungen. Man weiß aber nie sicher, ob nicht eine spontane Remission vorliegt und da sich Rezidive nicht verhüten lassen, zieht sich der Krankheitsverlauf endlos hin, während dessen die Strahlenserien über Monate und Jahre wiederholt werden. Wir können uns an Hand der mit Hoffmann bestrahlten Fälle nicht von einer besonderen Wirkung der Strahlen auf lange Sicht überzeugen. Noch heute sind eine größere Zahl der bis 1956 bestrahlten Fälle nicht ausgeheilt in unserer Beobachtung. Der beschränkte Wert der Strahlen bei der Uveitis anterior zeigt sich ja auch wohl darin, daß sich diese Therapie trotz der Begeisterung der genannten Autoren und der anfänglich hochgespannten Erwartungen der Augenärzte in ihrem Wirkungsbereich (wir haben das besonders in Berlin bei Hoffmann erlebt) nicht hat durchsetzen können. Trotzdem sollte man sich die reale Möglichkeit, durch Bestrahlung zu helfen, in geeigneten Fällen nicht entgehen lassen. Wir empfehlen Röntgenstrahlen unter Halbtiefentherapiebedingungen, 5mal 50 R OD, alle 3—4 Tage, Wiederholung frühestens nach 4—6 Wochen.

Chronische intraoculare Entzündungen nach perforierender Verletzung. Solche Zustände sind gefürchtet, da sie einmal die verbliebene Funktion des Auges bedrohen und Schmerzen verursachen und da zum anderen hieraus sich eine sympathische Ophthalmie entwickeln kann. Zuerst bestrahlte Hessberg 35 solcher Fälle. 27 wurden ungereizt, 21 heilten schließlich dauernd, obwohl es sich meist um schwere, fast aussichtslose Erkrankungen gehandelt hat. Hoffmann (1945) konnte die günstigen Erfahrungen nur bestätigen bei Verwendung von 60—90 R harter Röntgenstrahlen mit Pausen von einer Woche. Kumer und Sallmann hatten dagegen mit Radium keine beweisenden Erfolge. Selbstverständlich wird man diese Therapie nur anwenden, wenn alle antibiotischen und antiphlogistischen Mittel versagt haben.

Sympathische Ophthalmie. Diese gefürchtetste Augenerkrankung ist eine Uveitis des zweiten Auges nach chronischer, posttraumatischer Entzündung des ersten. Sie führt — wenn sie auch glücklicherweise sehr selten auftritt — in einem hohen Prozentsatz zu völliger Erblindung. Nach dem Vorgang Seefelders hat Hoffmann 6 Kranke mit γ-Strahlen mit gutem Erfolg behandelt: 30 mg Radium-Präparat, Abstand 2 cm, rund 300 mgh verteilt über 6 Tage; Wiederholung nach 3 Wochen. Die unbedingte Voraussetzung für die Wirksamkeit der Strahlenbehandlung — wie auch der zuerst anzuwendenden medikamentös-antiphlogistischen — ist aber die sofortige Entfernung des verletzten Auges nach Ausbruch der Krankheit am zweiten Auge.

Chorioiditis. Über Erfolge der Bestrahlung berichten u.a. Hoffmann, di Marzio (1949), Morano et al. (1949), Vannas et al. (1953), Wachtler et al. Die Autoren beurteilen meist die Strahlenwirkung bei Chorioiditis als nicht so günstig wie bei Uveitis anterior. Die Schwierigkeit der Beurteilung des Therapieerfolges heben wieder Kumer und Sallmann mit Recht hervor.

Die Technik und Dosierung wird verschieden gehandhabt. Es kamen gefilterte Nahbestrahlung (Morano et al.), meist aber mittelharte und harte Röntgenstrahlung zur Anwendung: 50—100 R, 4—6mal in Abständen von 3—7 Tagen. Morosov dosierte sehr niedrig: 10—30 R, 100—250 R insgesamt einer mittelharten Strahlung.

6. Das Glaukom

Das Glaukom ist bekanntlich charakterisiert durch eine Steigerung des intraocularon Druckes, welcher je nach seiner Höhe schneller oder langsamer zur Erblindung infolge Druckatrophie des Nervus opticus führt. Es ist zu unterscheiden zwischen dem primären und dem sekundären Glaukom. Dieses tritt häufig als Komplikation anderer Erkrankungen des Auges auf, z.B. bei Iridocyclitis oder — als hämorrhagisches Glaukom — bei Zentralvenenthrombose. Nach dem Druckverlauf trennen wir das akute Glaukom, das infolge der starken Druckerhöhung heftige Schmerzen verursacht, von dem Glaucoma chronicum und dem Glaucoma simplex, die nur geringe oder gar keine Beschwerden machen. Am Ende aller Formen steht das Glaucoma absolutum, das glaukomblinde Auge, das durch sekundäre trophische Veränderungen oft heftige und dauernde Schmerzen macht. Die Strahlenbehandlung kann zwei verschiedene Ziele haben: Die Erniedrigung des pathologisch erhöhten Druckes und die Beseitigung von Schmerzen. Beide Ziele sind von einer Reihe von Autoren angestrebt worden.

Intraocularer Druck. Fast alle Beobachter sind übereinstimmend zu dem Schluß gekommen, daß die gewöhnliche Bestrahlung des Auges mit Radium- oder Röntgenstrahlen den Augendruck nicht beeinflußt. Nur Veirs (1952) berichtet, daß er bei 4 Fällen von traumatischem Glaukom infolge intraocularer Blutung durch Bestrahlung mit 50 mg Radium, das mit 0,3 mm Monel-Metall gefiltert war, also hauptsächlich γ-Strahlen abgab, jedesmal nach einer Dosis von $^2/_3$ HED rasches und gutes Ansprechen des Augendruckes sah. Dieser günstige Effekt mag durch die resorptionssteigernde Wirkung auf die Blutung hervorgerufen worden sein.

Haik et al. (1948) sowie Barber et al. (1951) hofften, durch Anwendung von β-Strahlen auf den Ciliarkörper, dessen Gefäße zu obliterieren und so durch Erniedrigung der Produktion von Kammerwasser den Druck zu senken — entsprechend dem alten Prinzip der Cyclodiathermie-Operation. Die ersten erzielten zwar bei Kaninchenversuchen mit dem Iliff-Applikator (Radium) die gewünschte Gefäßobliteration, gleichzeitig traten aber Linsentrübungen auf. Die Verfasser glaubten, diesen Nachteil durch Anwendung reiner β-Strahlen vermeiden zu können. Sie wußten noch nicht, daß auch durch diese (^{90}Sr) Katarakte erzeugt werden können. Bei einem hoffnungslosen Fall von Buphthalmus (angeborenes Glaukom) zeitigte die Bestrahlung zwar keine Verschlechterung, aber auch keinen überzeugenden Erfolg. Barber et al. erzielten bei ähnlichen Experimenten mit Radium D und ^{32}P einen deutlichen Druckabfall. Histologisch waren die Capillaren des Ciliarkörpers vermindert. Linsenveränderungen (Katarakt) oder Schädigungen des Epithels von Iris oder Ciliarkörper wurden nicht beobachtet. Die Verfasser regen an, die Bestrahlung als mögliche Glaukombehandlung weiter zu erforschen. Ebenso sahen Fry und Cohen in der β-Bestrahlung eine erfolgreiche zusätzliche Glaukombehandlung.

Wir sind der Ansicht, daß man nicht genug vor dieser Art der Strahlenbehandlung warnen kann. Selbst bei Anwendung reiner β-Strahlen kann eine Katarakt auftreten. Die Dosis, die nötig ist, um die ruhenden Ciliargefäße zu obliterieren, ist sicher nicht harmlos für den unmittelbar benachbarten Linsenäquator. Und man hat in der Cyclodiathermiepunktur (Vogt) und der transconjunctivalen Cyclodiathermie (Weekers) Mittel in der Hand, die dasselbe Ziel schnell und harmlos erreichen.

Unter der Vorstellung, daß das Glaukom nicht nur eine lokale Erkrankung des Auges sei, sondern eine hypothalamisch-neurovegetative Regulationsstörung einen kausal sehr wichtigen Faktor darstelle, haben Cristini (1947), Nadelyaeva et al. (1957) und Weinstein (1958) den grünen Star durch Röntgenbestrahlung der Nervenzentren zu beeinflussen versucht. Cristini wollte die angeblich gestörte Blutversorgung des Sehnerven, der Netz- und Aderhautgefäße — nach seiner Ansicht Ursache des Glaukoms — verbessern durch Bestrahlung der medullären sympathischen Zentren bis C VII. Er gibt bei 9 Fällen gute Erfolge an und empfiehlt das Vorgehen bei allen Glaukomen. Manchmal sei jedoch die Kombination mit Operation nicht zu umgehen. Nadelyaeva et al. bestrahlten bei 102 Kranken die sympathischen Halsganglien und die Hypothalamusgegend mit je 100 R 4—5mal in Abständen von 10 Tagen. Sie glauben, dadurch die medikamentösen und chirurgischen Maßnahmen am Auge günstig unterstützt zu haben. Weinstein bestrahlte bei 7 Kranken den Hypothalamus mit 600—800 R, bei 40 Patienten das Stirnhirn mit 1500—3000 R(!), wonach prodromale Erscheinungen für 2—3 Monate verschwanden.

Auch diese heroischen Versuche sind im Ansatz falsch und müssen daher abgelehnt werden. Einerseits wissen wir heute, vor allem aus der Tonographieforschung, daß die

Ursache des Glaukoms fast immer in einer Abflußbehinderung des Kammerwassers im Trabeculum corneosklerale im Kammerwinkel liegt. GOLDMANN (Augenärztlicher Fortbildungskongreß, Hamburg, September 1962) hat daher die Vorstellungen von der hypothalamisch-neurovegetativen Regulationsstörung ins Reich der Phantasie verwiesen. Andererseits scheint uns — ebenso wie LEYDHECKER (Referent der Arbeit WEINSTEIN im Zbl. Ophthalm.) — eine Indikation in diesem Sinne angesichts der spekulativen Strahlenwirkung nicht gegeben zu sein. Die angegebenen Erfolge beweisen zudem nichts, da es offenbar nicht gelungen ist, ohne die übliche lokale medikamentöse und operative Therapie auszukommen.

Schmerzen. Da das Glaukom selbst also nicht mit Strahlen günstig zu beeinflussen ist, hat sich die Behandlung auf Beseitigung von Schmerzen beim absoluten Glaukom konzentriert. Der erste, der in diesem Sinn bestrahlte, war HESSBERG. Beim Glaucoma haemorrhagicum erreichte er Schmerzbeseitigung und Blutstillung in 4 Fällen, ein weiterer wurde gebessert. Bei absoluten Glaukomen anderer Ätiologie berichtete er aber 1924 über Mißerfolge. BALTIN (1949), HOFFMANN (1945), HUFFORD et al. (1952), KREIBIG (1936), ROSSELET (1955), STRAZZI (1941), THIEL (1937), VANNAS et al. (1953), WACHTLER et al. (1953) konnten aber in etwa $^1/_2$—$^2/_3$ der Fälle Schmerzfreiheit erzielen und damit die Enucleation vermeiden. Die Dosis muß hoch sein (800 R und mehr, fraktioniert, Röntgentiefentherapie, z.B. ROSSELET: 50—150 R, 3—6mal, alle 4—5 Tage). Bei diesen blinden Augen braucht auf die Linse keine Rücksicht genommen zu werden.

Eigene Untersuchungen (KLEBERGER, 1965) ergaben keine so hohe Erfolgsquote. Nur 3 von 31 Augen mit Glaucoma absolutum dolorosum konnten auf die Dauer von den Schmerzen befreit werden. Die anderen Augen mußten, obwohl die Patienten die Enucleation primär abgelehnt hatten, entfernt werden.

7. Erkrankungen der Netzhaut und ihrer Gefäße

Glaskörperblutungen. Blutungen in den Glaskörper erfolgen immer — mit der seltenen Ausnahme der direkten traumatischen Blutung aus dem Ciliarkörper — aus Netzhautgefäßen. Sie können mannigfache Ursachen haben: Arteriosklerose, Hypertonie, Diabetes mellitus, scheibenförmige Maculadegeneration, Zentralvenenthrombose, Periphlebitis retinae, Trauma. Wenn die Blutung dicht genug ist, kann man den Fundus nicht einsehen und daher oft zunächst die Ursache nicht ermitteln. Deshalb sind diese Blutungen von verschiedenen Autoren unterschiedslos bestrahlt worden. Das Ziel war, die Resorption der Blutungen zu beschleunigen und evtl. auf die zugrunde liegenden entzündlichen Gefäßveränderungen einzuwirken.

Unter anderem bestrahlten HOFFMANN (1955) und HUFFORD et al. (1952) diese Zustände. HOFFMANN überblickte ein großes Material von 202 Fällen. Es handelte sich ätiologisch 94mal um Entzündungen, 56mal um Traumen, 34mal um Hypertonien und 18mal um Diabetes mellitus. Er stellte fest, daß „in fast allen Fällen eine weitgehende Aufhellung des Glaskörpers erzielt werden konnte“. Vielfach traten allerdings Rezidive auf, die den Enderfolg bezüglich des Sehvermögens vereitelten. Das war besonders bei der Retinopathia diabetica der Fall, bei der nur die Hälfte der Fälle ein brauchbares Sehvermögen wiedererlangte. Blutungen aus anderen Ursachen ergaben bessere Resultate. Da sich aber die Behandlung über Wochen und Monate erstreckte, hält es der Verfasser selbst für schwer, die Wirksamkeit der Behandlung zu beurteilen, denn es ist bekannt, daß sich solche Blutungen noch nach Monaten bis zu 2 Jahren spontan resorbieren. Er hält daher Nachprüfungen von anderer Seite für erwünscht. Er schreibt mit aller Kritik: „Mir sind immer wieder Zweifel gekommen, ob bei der langen Heilungsdauer das post hoc nicht für propter hoc gehalten wurde. Die 26 Fälle, in denen die Erkrankung trotz Behandlung viele Monate oder mehr als 1 Jahr ohne Besserung bestand und die fortschreitende Aufhellung nach Einsetzen der Bestrahlung erwecken den Eindruck, daß die Besserung doch eine Folge der Bestrahlung ist, denn daß man hier — wie bei zahlreichen anderen Fällen — immer gerade dann mit der Bestrahlung anfängt, wenn die Besserung von selbst einsetzt, ist wohl mehr als man vom Zufall verlangen kann". Ein Unterschied in der Wirksamkeit von Röntgen- und γ-Strahlen ließ sich nicht feststellen. Bestrahlungstechnik: Nahbestrahlung oder Halbtiefentherapie, 5—6mal 50—75 R, Feldgröße 2,5 cm $\varnothing$. HUFFORD et al. geben 65% gute Resultate an.

Zentralvenenthrombose. Der Verschluß der Zentralvene ist meist bei alten Menschen durch Gefäßsklerose bedingt, selten tritt er bei jüngeren Patienten auf entzündlicher Grundlage auf. FRANCESCHETTI et al. (1952) haben diese Krankheit mit Erfolg röntgenbestrahlt. Sie betonen aber mit Recht die Schwierigkeit der Beurteilung angesichts der Möglichkeit der Spontanheilung. TITTARELLI (1960) schrieb die sehr guten Ergebnisse der hoch dosierten Röntgenbestrahlung von 700—1500 R zu, die bei Schonung der Linse mittels der „Pendelkonvergenzbestrahlung" nach HOHL und BANGERTER verabfolgt wurden. Wir konnten uns an einer großen Zahl von Fällen nicht von einer eindeutigen Wirkung der Strahlen überzeugen.

Periphlebitis retinae. Gute Erfolge der Bestrahlung geben unter anderen HOFFMANN (1945) und VANNAS et al. (1963) an, während andere Autoren (z. B. STOCK) keine Besserung, eher Verschlechterung sahen. ALVARO meint, daß die im Verlauf der Krankheit neugebildeten Nezthautgefäße eine Heilfunktion haben, weil sie der schwierigen Netzhautzirkulation helfen. Er will mit kleinen Röntgendosen (50 R in Intervallen von 5 Tagen) eine Dilatation dieser Gefäße erzielen zwecks Verbesserung der Netzhautzirkulation.

GUYTON und REESE (1948) verfolgten bei der Bestrahlung dieser Krankheit und ihres Spätstadiums, der Retinitis proliferans, ein anderes Ziel als das der Resorptionsförderung der Blutungen. Sie wollten die Vascularisation zurückbilden, da sie annehmen, daß bei der Periphlebitis die Hämorrhagien nur aus den neugebildeten Gefäßen erfolgen. Diese Blutungen gäben dann den Anreiz für weitere Gefäßproliferationen. Dieser Circulus vitiosus würde durchbrochen, wenn die Gefäße durch Bestrahlung zerstört würden (dagegen beruhten die Blutungen bei der diabetischen Retinopathie auf pathologischen Veränderungen der ursprünglichen Gefäße selbst). Deshalb verwendeten sie die von MARTIN und REESE für das Retinoblastom ausgearbeitete Bestrahlungstechnik. Dabei wird der vordere Augenabschnitt vor der Bestrahlung weitgehend geschützt durch Verwendung eines kleinen Rundtubus von 2,5 cm $\varnothing$, der einen entsprechenden Ausschnitt hat, um seitlich bzw. von der Nasenseite auf den hinteren Augenabschnitt gerichtet zu werden. Es wurden unter Tiefentherapiebedingungen fraktioniert 8000—10000 R von lateral, 5000—6000 R von medial eingestrahlt, später nochmals 3500—6000 R nur von temporal. Bei 14 Kranken mit 22 Augen bildeten sich die Gefäße schon während der Bestrahlung zurück, Fibrosen verminderten sich. Die Retinitis diabetica rezidivierte bald, während die übrigen Fälle, bis auf einen, in 18 Monaten keine Rückfälle zeigten. Die Verfasser betonten, daß eine abschließende Beurteilung erst später möglich sein wird. ANJOU und CEDERQUIST (1957) beobachteten nun derartig behandelte Fälle über 4 bis 10 Jahre. Sie konnten wenig oder keinen Einfluß dieser Röntgentherapie auf die Spätprognose der Periphlebitis feststellen.

Wir sahen keine deutliche Wirkung der Strahlen auf die Periphlebitis bei der üblichen niedrigen Dosierung. Allerdings kann bei ausgedehntem Befall der Venen ein Versuch bei dieser langwierigen und bösartigen Krankheit, die oft das Sehvermögen bedroht, gemacht werden. Vor einer hohen Strahlendosis muß aber gewarnt werden! Das zugrunde liegende Leiden wird nicht beseitigt, und so gehen die Entzündungen zwangsläufig weiter, wodurch sich neue Gefäße bilden müssen. Die Methode der Wahl bei örtlich begrenzter Periphlebitis ist heute die gezielte Elektro- oder Lichtcoagulation.

Retinopathia diabetica. Daß das diabetische Netzhautgefäßleiden nicht günstig auf Strahlenbehandlung anspricht, wurde oben (HOFFMANN) schon gesagt. Eine große Bedeutung scheint uns die exakte Arbeit von LARSEN (1959) zu haben. Er behandelte 50 Fälle von Retinopathia diabetica proliferans mit Röntgenbestrahlung auf das hintere Augensegment unter Schonung der empfindlichen vorderen Augenabschnitte (Modifikation der Technik von GUYTON und REESE): Tagesdosen von 200 R, bis insgesamt 1600—2700 R (200 kV, 1,5 mm Cu-Filterung, 60 cm FHA). Er konnte im Vergleich zu einer Reihe von Augen, die nur zum Schein therapiert wurden, keine Früh- oder Spätbesserungen erkennen (Beobachtungszeit bis 21 Monate). Dagegen scheinen uns die von IMRE (1963) berichteten Erfolge an 12 Fällen nicht ins Gewicht zu fallen.

In verzweifelten Fällen — bei totalem dauernden Visusverlust im ersten Auge und ernster Gefährdung des letzten — wird neuerdings die Hypophyse operativ entfernt oder bestrahlt.

OOSTERHUIS et al. (1963) benutzten Röntgentiefenbestrahlung mit 3000—5900 R Hypophysengewebedosis innerhalb 18—36 Tagen. An 16 Augen von elf Patienten wurden teilweise Besserungen gesehen. Aber bei drei Patienten kam es zu Hirngewebsnekrose, die wohl bedingt sei durch erhöhte Strahlenempfindlichkeit infolge diabetischer Gefäßschäden. Deshalb wurden die Versuche nicht fortgesetzt.

JAYLE et al. (1965) pflanzten 18 mCi radioaktives Gold in Seeds, stereotaktisch bei einem Patienten ein. Die Glaskörperblutungen hellten sich auf, auf einem Auge besserte sich der Visus von Lichtschein auf 3/10.

Leukämische Blutungen. GIMÉNEZ-ANDREU (1955) berichtet über eine massive Fundusblutung bei myeloischer Leukämie, die sich auf Röntgenbestrahlung restlos resorbierte. Es kann sich aber sehr wohl um eine Spontanheilung gehandelt haben, denn die Blutung war erst 2 Tage vor Therapiebeginn aufgetreten und die Leukämie war frisch (sie wurde anläßlich der Blutung entdeckt).

Angiomatosis retinae. Die zu den Phakomatosen gehörende Krankheit, die im Hippel-Lindau-Syndrom verbunden ist mit ähnlichen Angiomknoten im Kleinhirn, gefährdet das Auge durch Degeneration, Netzhautablösung und Sekundärglaukom. CORDES und SCHWARTZ (1953) sowie HANDL (1956) geben einen Überblick über die bisher mit Röntgen- und Radium-Strahlen erzielten Erfolge. Sie sind nicht überzeugend. Zudem müssen hohe Strahlendosen gegeben werden, die die Linse gefährden. BALLENTYNE (1941) fand histologisch, daß die Röntgenstrahlen die normalen Gefäße mehr angegriffen hatten als den angiomatösen Tumor. Da wir heute in der Elektro- und besonders Lichtcoagulation relativ gefahrlose und sehr gut wirksame gezielte Behandlungsverfahren besitzen, sollte diesen unbedingt der Vorzug gegeben werden.

8. Erkrankungen des Sehnerven

Neuritis nervi optici. Die Neuritis ist selten bestrahlt worden. HOFFMANN (1945) gibt an, daß von 15 Fällen alle heilten. 1956 gaben PETTINATI und HEER „ermunternde" Berichte. Ausgezeichnet seien die Erfolge bei Neuritiden viraler Genese und solchen, die von demyelinisierenden Symptomen begleitet werden. Versager waren die durch Sinusitis verursachten Neuritiden.

Dosierung: Unter Tiefentherapiebedingungen 600—1000 R, fraktioniert von 2 Feldern (frontal und temporal) zur Bestrahlung des Sehnerven in seinem ganzen Verlauf. Nachuntersucher hat diese Therapie unseres Wissens bisher nicht gefunden.

Es ist sehr fraglich, ob die Heilungen auf der Strahlenwirkung beruhen, da bekanntlich ein sehr hoher Prozentsatz der Neuritiden mit gutem Visus spontan auszuheilen pflegt.

9. Erkrankungen der Orbita

a) Benigne Tumoren

Unter den benignen Orbitaltumoren sprechen *Dermoide* und *Epithelcysten* nicht auf Bestrahlung an.

Lymphome. Diese Tumoren gehen aus dem unter der Bindehautübergangsfalte gelegenen lymphatischen Gewebe hervor. Sie wölben meist als länglich runde Knoten die Übergangsfalte vor. Häufig treten sie symmetrisch auf. Da sie diffus in die Umgebung übergehen, rezidivieren sie nach chirurgischer Entfernung leicht.

Im Gegensatz zu der Unsicherheit und Gefährlichkeit der Bestrahlung der malignen Orbitaltumoren lassen sich die Lymphome der Orbita, ebenso wie die der Bindehaut, schnell und sicher beseitigen und zwar mit geringen Strahlendosen, die das Auge nicht gefährden (HOFFMANN, 1956). Über volle Heilung berichten u.a. BALTIN (1947) und VAN WIEN (1948). Dosierung: 5mal 300 R in 9 Tagen unter Bulbusschutz mit Bleikontaktschale. Eine volle Heilung schon nach 300 R auf jede Orbita zeigt Abb. 10.

Angiome. Orbitale Angiome kommen selten vor, oder sie werden erst bei der Orbitotomie als solche erkannt und dann operativ entfernt. Sie sind daher selten bestrahlt worden. Über 2 Fälle von verifiziertem Angiom der Orbita berichtet Zeydler (1958). Sie wurden mit gutem Erfolg röntgenbestrahlt, in einem Fall mit einer Dosis von 5000 R.

Mikuliczsche Erkrankung. Es handelt sich um eine tumoröse Schwellung der Tränendrüsen mit lymphocytärer Infiltration, deren Ätiologie nicht einheitlich ist. Sie spricht ebenso gut auf Röntgenbestrahlung an wie die Lymphome (Glauner, 1951; Meisner, 1930; Schulz, 1959).

Pseudotumoren. Der sog. Pseudotumor ist eine entzündliche Geschwulst. Seine Diagnose kann man nicht häufig mit Sicherheit stellen. Meist ergibt sich die entzündliche Natur erst bei der histologischen Untersuchung des durch Operation gewonnenen Materials.

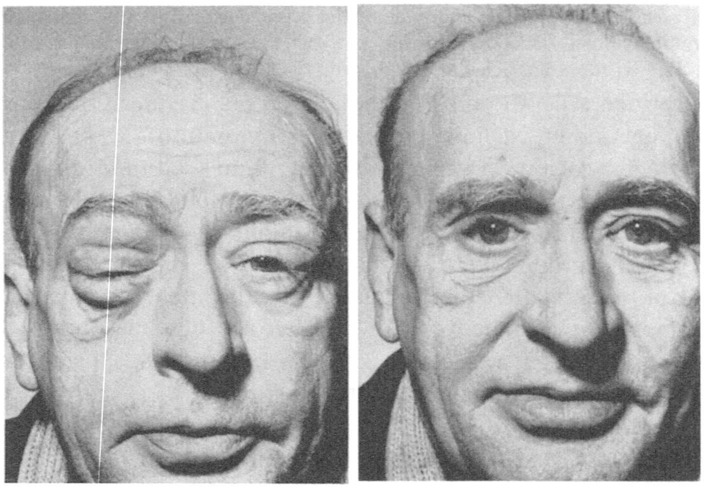

a b

Abb. 10. a Pat. K. R. Lymphom aller Lider. b 36 Tage später nach je 300 R Röntgenbestrahlung unter Halbtiefentherapiebedingungen

Die Aussichten der Bestrahlung sind verschieden, da die Wirkung von dem histologischen Aufbau abhängt. Besteht die Geschwulst vorwiegend aus zelligen Anhäufungen, sind die Aussichten gut, und es genügen niedrige Strahlendosen. Findet sich aber eine starke Ausbildung derben Bindegewebes mit einigen Straßen zelliger Infiltration dazwischen, so wird selten ein Verschwinden der Geschwulst erreicht. Auch hier genügen kleine Dosen, da die Strahlenbehandlung nur auf Beseitigung der Infiltration gerichtet sein kann. Hohe Strahlendosen fördern höchstens die Schwielenbildung (Hoffmann, 1956) Auch wenn der Tumor operativ entfernt ist, sollte eine Ergänzungsbestrahlung wegen der Wahrscheinlichkeit des Rezidivs angeschlossen werden.

Hoffmann rät bei dringendem Verdacht eines Pseudotumors, zuerst die Strahlenbehandlung zu versuchen. Die Wirkung tritt sehr bald ein, so daß kaum Zeit verloren geht. Lyle (1957) und Rosselet (1955) berichten über günstige Bestrahlungsergebnisse. Dagegen beobachtete Schulte (1955) bei einem histologisch nachgewiesenen Pseudotumor des Typs III nach Birch-Hirschfeld, trotz Röntgenbestrahlung (700 R auf die Orbita), eine Zunahme der Symptome. Schulz schließt deshalb die Pseudotumoren von der Radiotherapie aus. Er vermeidet den „sogenannten" therapeutischen Versuch der Bestrahlung.

Da diese Bildungen sehr selten sind und zudem ohne Probeorbitotomie kaum diagnostiziert werden können, haben wir keine eigenen Erfahrungen mit ihrer Strahlentherapie. Wir möchten uns aber den Ausführungen Hoffmanns anschließen, wonach der Versuch einer Bestrahlung durchaus gerechtfertigt ist, da die Dosis niedrig, also unschädlich ist und sich ein eventueller Erfolg schnell zeigt, also im Fall des Mißerfolgs der Zeitverlust nicht groß ist.

Maligner Exophthalmus. Eine sehr wichtige Indikation für die Bestrahlungsbehandlung im Bereich der Orbita ist eine endokrine Ophthalmopathie mit ihrer gefährlichsten Erscheinung, dem malignen Exophthalmus. Dieser gefährdet das Auge und das Sehvermögen durch die Möglichkeit der Keratitis e lagophthalmo und der Opticusatrophie. Hier hat sich die Strahlentherapie erst in jüngster Zeit eine Möglichkeit erobert, die vielleicht die überzeugendste im gesamten Gebiet der Ophthalmologie ist. Nähere Einzelheiten hierüber finden sich in dem Beitrag SCHLUNGBAUM: Die Strahlentherapie gutartiger Erkrankungen innersekretorischer Drüsen (s. S. 185).

b) Entzündungen

Orbitalphlegmone. Diese bakterielle Infektion entsteht primär z.B. durch Verletzung oder Insektenstiche, sekundär metastatisch oder fortgeleitet von einer Sinusitis. Ihre Behandlung ist demnach selbstverständlich antibiotisch und evtl. chirurgisch (Incision eines Abscesses, Operation einer Sinusitis bzw. eines subperiostalen Abscesses). Selten wird heute noch als unterstützende Therapie die Röntgenbestrahlung empfohlen. So berichten SACHS und SACHS (1952) über eine wertvolle antiphlogistische Wirkung der Strahlen, ebenso wie GLAUNER (1951). Im gleichen Sinne haben DUGGAN et al. (1951) eine Tenonitis mit Radiumbestrahlung mit Erfolg behandelt. Diese Indikationen sind aber höchstens noch ausnahmsweise gegeben, ebenso wie die bei Dacryocystitis acuta, die früher häufig angeführt wurde.

V. Komplikationen infolge/nach Strahlenanwendung am Auge

Bei der Bestrahlung gutartiger Augenerkrankungen sollten Komplikationen infolge der Strahlenanwendung ausgeschlossen sein. Schutz gegen die Strahlengefährdung bietet die richtige Bestrahlungstechnik, deren Durchführung in dem vorausgegangenen Abschnitt II besprochen wurde. Niemals sollte deshalb das Risiko der Strahlenbelastung bei der Diskussion um die beste Methode der Behandlung in die Waagschale geworfen werden.

Komplikationen am Auge infolge/nach Bestrahlungsmaßnahmen sind theoretisch möglich aus folgenden Gründen:

a) traumatische Läsion infolge ungeschickter Manipulation;

b) bakterielle Infektion durch den Bestrahlungstubus resp. durch den Strahlenapplikator;

c) biologische Auswirkungen der ionisierenden Strahlen.

Zu a. Besonders im Säuglings- und Kleinkindesalter muß das Einlegen der Blei-Schutzschalen mit Geschick erfolgen. Der darin unerfahrene Strahlentherapeut sollte auf die Hilfe des Augenarztes nicht verzichten. Schäden infolge grober Nachlässigkeit oder Unachtsamkeit bedürfen hier nur der Erwähnung, nicht der Beschreibung.

Zu b. Die Sterilisation der Bestrahlungstuben, ebenso der Strahlenapplikatoren gehört zur Sorgfaltspflicht des Strahlentherapeuten.

Zu c. Die biologischen Auswirkungen der ionisierenden Strahlen am Auge, speziell an der Augenlinse, sind durch die grundlegenden Arbeiten von W. ROHRSCHNEIDER bekannt geworden. Noch heute ist die übersichtliche Zusammenstellung der „Schädigungen des Sehorgans bei therapeutischer Anwendung von Röntgen- und Radiumstrahlen“ in den Ergebnissen des Zentralblattes für Ophthalmologie 1930 lesenswert, obwohl zur damaligen Zeit die Dosierung mit dem Maß der R-Einheit noch nicht gebräuchlich war.

Der Stand unserer heutigen Erkenntnisse über die *biologische Wirkung verschieden hoher Strahlendosen auf das Auge* wird am besten mit experimentellen Ergebnissen aufgezeigt. KROKOWSKI (Strahleninstitut/-klinik der Freien Universität Berlin) und EHLING (ehemals Max-Planck-Institut für vergleichende Erbbiologie und Erbpathologie in Berlin-Dahlem, Direktor Prof. Dr. Dr. h. c. H. NACHTSHEIM) haben in mehrjähriger Zusammenarbeit die folgenden Tatbestände am isoliert röntgenbestrahlten Kaninchenauge aufgefunden: Für die Entstehung eines Strahlenschadens, überhaupt eines Bestrahlungseffekts am/im Auge ist, entsprechend dem Grundgesetz der physikalischen Wirkungen der Röntgenstrahlen von GLOCKER, die absorbierte Dosis entscheidend. Eine Abhängigkeit von der Strahlenqualität ist erst bei sehr dicht ionisierenden Strahlen zu erwarten. In Gliederung nach dem anatomischen Aufbau des Auges fanden sich die folgenden Dosis-Effekt-Beziehungen:

1. Cornea

Die Hornhaut des Auges erwies sich als relativ strahlenresistent. Bei Dosen bis zu 2000 R trat kein Bestrahlungseffekt auf. Erst höhere Dosen verursachen in etwa 70% aller Fälle eine Corneatrübung, die sich in einzelnen Fällen vollständig zurückbildete, in anderen dagegen irreversibel war.

2. Linse

Die Linse ist der strahlenempfindlichste Teil des Auges. Sie weist zwei verschiedene, jedoch voneinander abhängige Strahlenschäden auf: Trübung und Gewichtsänderung Die Entwicklung einer Katarakt bei Einwirkung ionisierender Strahlen auf die Linse wurde von verschiedenen Autoren eingehend untersucht. Drei Grade werden unterschieden: *Nahttrübung, Rinden-* und *Totaltrübung.* Ein Strahlenstar tritt um so eher und intensiver in Erscheinung, je größer die absorbierte Dosis und je geringer das Alter des Individuums ist. Auch die Bestrahlungsart ist nach den Versuchen von ROHRSCHNEIDER und GLAUNER von Einfluß. In Tabelle 1 ist das Ausmaß der Linsentrübung in Abhängigkeit von der Dosis und den Bestrahlungsbedingungen angegeben.

Tabelle 1. *Strahlenkatarakt in Abhängigkeit von der Dosis und den Bestrahlungsbedingungen nach* ROHRSCHNEIDER *und* GLAUNER. *(N = Nahttrübung, R = Rindentrübung, T = Totaltrübung)*

	Applikation		
	einzeitig	fraktioniert	protrahiert-fraktioniert
Bestrahlungsbedingungen	180 kV, 5 mA 0,5 mm Cu + 1 mm Al FHA = 40 cm F = 6 × 8 cm²	180 kV, 5 mA 0,5 mm Cu + 1 mm Al FHA = 40 cm F = 6 × 8 cm²	180 kV, 5 mA 1,2 mm Cu + 1 mm Al FHA = 60 cm F = 4 × 6 cm²
	Dosisleistung		
	29 R/min	29 R/min	6 R/min
Einzeldosis	= Gesamtdosis	300 R	300 R
900—1200 R	N	—	N
1500 R	R	N	N
2000—2100 R	T	N	N
3000 R		R	N
3900—4000 R		R	N
8000 R			R

Es ist sowohl ein Fraktionierungs- als auch ein Protrahierungseffekt vorhanden, wenngleich die Erholungsfähigkeit der Linse nicht sehr ausgeprägt ist. Daraus muß gefolgert werden, daß die Linse die Strahlenschädigung weitgehend kumuliert. Eine Trübung der Linse bildet sich nicht mehr zurück.

Der Schwellenwert für die Linsentrübung liegt bis zum Jugendalter bei etwa 250 R. Dosen unterhalb des kataraktерzeugenden Schwellenwertes verursachen bereits eine

Wachstumshemmung der Linse. Die Änderung des Wassergehalts der Linse führt zur Totaltrübung mit nachfolgendem Substanzabbau. Die Bestimmung des Linsengewichts als Kriterium der Strahlenwirkung ermöglicht eine quantitative Auswertung. Die Einheitlichkeit des anatomischen Aufbaus der Linse und die fehlende Erholung bei einzeitiger Bestrahlung erleichtern eine genaue Prüfung der Dosisabhängigkeit dieses Strahlenschadens. Das Ergebnis der angestellten Versuche und ihre Deutung zeigt Abb. 11. Es wurde das Linsengewicht in Abhängigkeit von der absorbierten Dosis und der Zeit zwischen Bestrahlung und Effektbeobachtung (t_2) aufgetragen. Das Alter der Kaninchen zur Zeit der Strahlenapplikation (t_1) betrug 1—18 Monate. Man kann vier verschiedene aufeinanderfolgende Dosis-Effekt-Relationen beobachten. Nach einer Indifferenzphase (*I*) tritt eine atypische Dosis-Effekt-Beziehung (Phase II) in Erscheinung. Sie geht in die Phase III der linearen Dosis-Effekt-Kurven über, die schließlich von einer S-kurvenförmigen Dosis-Effekt-Relation (IV) abgelöst wird. Erst im Endstadium nimmt die Dosis-Effekt-Kurve die für einen somatischen Strahlenschaden als typisch angesehene S-Form an. Die Veränderung des Linsengewichts ist um so geringer, je älter das Tier zur Zeit der Bestrahlung war. Außerdem verlängert sich mit zunehmendem Alter wegen der Abnahme der Stoffwechselaktivität die Indifferenzphase. Dagegen verkürzt sich Phase III, da sich der Strahlenschaden bei ausgewachsenen Tieren hauptsächlich als Substanzabbau bemerkbar machen kann. Insgesamt jedoch bleibt für jede Altersgruppe das beschriebene Reaktionsschema von vier aufeinanderfolgenden Dosen-Linsengewicht-Beziehungen erhalten. Der gesetzmäßige Zusammenhang zwischen den einzelnen Reaktionsstufen und den Zeitabschnitten t_1 und t_2 ist in Abb. 11 dargestellt. Man erkennt, daß die Geschwindigkeit des Ablaufs der einzelnen Phasen vom Bestrahlungsalter abhängt. Dabei ist der Endzustand um so eher erreicht, je früher ein Individuum der Bestrahlung ausgesetzt war.

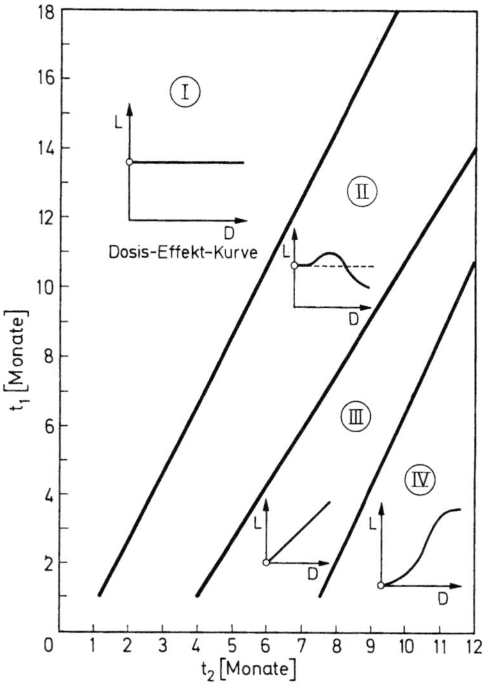

Abb. 11. Zeitliche Abgrenzung der vier Reaktionsphasen in Abhängigkeit von t_1 und t_2. t_1 = Lebensalter zur Zeit der Strahlenapplikation. t_2 = Zeitintervall zwischen Bestrahlung und Beobachtung der Strahlenwirkung. L = Linsengewicht. D = absorbierte Dosis

3. Glaskörper

Primäre Schädigungen des Glaskörpers wurden nicht beobachtet. Bei hohen Dosen kann nach zweijährigem Substanzabbau die Linse zerstört werden, wodurch sekundär eine Destruierung des Glaskörpers bedingt wird. In diesen Fällen ist der Glaskörper flüssig.

4. Netzhaut

Im Augenspiegel konnten, soweit die Einsicht möglich war, keine krankhaften Veränderungen erkannt werden. Auch nach Präparation waren strahleninduzierte Schäden nicht festzustellen. Lediglich beim Hydrophthalmus kam es infolge der Drucksteigerung im Auge zu pathologischen Veränderungen.

5. Bulbus

Wie bei der Linse, so wird auch beim Bulbus durch Röntgenbestrahlung das Wachstum gehemmt. Nur in einzelnen Fällen trat eine Gewichts- und Größenzunahme im Sinn eines

Buphthalmus auf. Die Dosis-Effekt-Kurven sind stets S-förmig. Der grundsätzliche Unterschied des Verlaufs der Dosis-Effekt-Kurven von Linse und Bulbus erklärt sich daraus, daß der Bulbus eine größere biologische Einheit als die Linse darstellt, bei der sich einzelne Phasen im Ablauf der Strahlenreaktion nicht mehr isoliert bemerkbar machen können. Bei Jungtieren bewirken 1000 rad eine Gewichtsverminderung des Bulbus um 12%, 2000 rad um 40%.

6. Orbita

Bei der Bestrahlung des Auges werden auch die knöchernen Anteile in Mitleidenschaft gezogen. Sie bleiben bei jugendlichen Tieren deutlich im Wachstum zurück. Die Wachstumshemmung am bestrahlten kindlichen Knochen ist ebenfalls bestens bekannt.

Die von Krokowski und Ehling am Kaninchenauge experimentell gewonnenen Ergebnisse können uneingeschränkt auf das menschliche Auge übertragen werden. Die Beobachtungen von Merriam jr. und Focht (1959) — zusammengestellt in Abb. 12 — liefern den Beweis dafür.

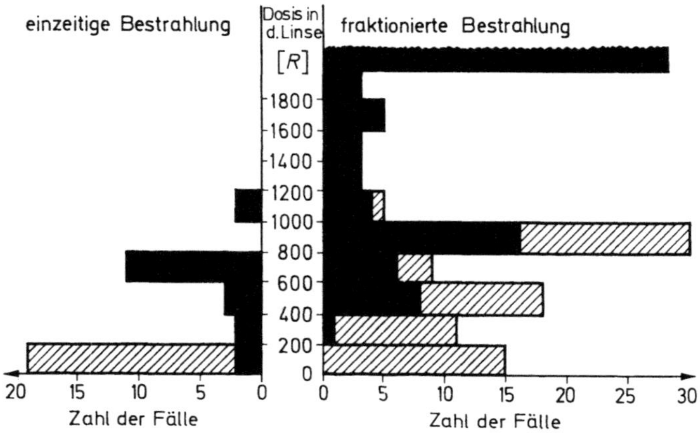

Abb. 12. Wirkung von Röntgen- und γ-Strahlen auf die menschliche Augenlinse, nach Merriam und Focht (aus E. Krokowski und U. Ehling, Dtsch. med. Wschr. **1962**, 2081). Schwarz = Strahlenkatarakt, Schraffiert = keine Linsentrübung

Über unerwünschte Spätwirkungen nach β-Bestrahlung des Auges gab Merriam (1955) eine eindrucksvolle Übersicht. Danach können Teleangiektasien der Conjunctiva nach 3000—5000 rad, Verhornung des Epithels nach 5000—10000 rad auftreten. Skleraatrophie wurde nach 20000—30000 rad beobachtet. An der Hornhaut stellten sich Keratitis punctata superficialis nach 5000 rad, Vascularisation nach 20000—30000 rad, Vernarbung nach 25000 rad ein. Die Uvea reagierte mit Iritis nach 22000—27000 rad, mit Irisatrophie nach 20000—30000 rad. Strahlenkatarakt wurde nach 2300—22000 rad beobachtet. Die β-Strahlenkatarakt zu vermeiden, lehrt auch die Arbeit von Thomas et al. (1962).

Als Beispiel für Späteffekte nach β-Bestrahlung am Auge: Ein sieben Jahre nach Operation rezidiviertes Naevocarcinom der Conjunctiva, das auf die Hornhaut übergegriffen hatte, wurde erfolgreich mit insgesamt 16000 rad β-Strahlen ^{90}Sr innerhalb $^1/_4$ Jahres behandelt. 5 Jahre später waren an dieser Stelle starke angiomatöse Erweiterungen der Bindehautgefäße aufgetreten. Keine Linsentrübung (Abb. 13).

Komplikationen nach Einwirkung *maximaler* Strahlendosen auf das Auge können hier außer Betracht bleiben.

Als angebliche Strahlenspätschädigungen der Hornhaut wurden 1958 von Mann und Watt beschrieben: 1. eine Keratitis bullosa, 5 Jahre nach bestrahlter Iriscyste nach Katarakt-Operation und 2. ein conjunctivales und corneales Ödem, 6 Jahre nach Bestrahlung einer Hornhautdystrophie. Die genannten Autoren wollen auf die Unsicherheit der biologischen Strahlenwirkung aufmerksam machen, übersehen jedoch dabei, daß die angeblichen Strahlen-„schäden" bereits durch die zugrunde liegenden Erkrankungen voll erklärt werden; es kann also nur von einem Versagen der Strahlentherapie gesprochen werden!

Die Möglichkeit der Auslösung von unerwünschten entzündlichen Reaktionen im vorgeschädigten bzw. sensibilisierten Auge durch geringe Mengen ionisierender Strahlung verdient schließlich noch der Erwähnung. KLEINE (1956) konnte nämlich feststellen, daß es bei der Behandlung des Morbus Bechterew mit Thorium-X-Injektionen i.v. (Methode der Wahl in der Universitätsklinik in Münster) oft zu Iritiden kam, und zwar sowohl zu Erstentzündungen als auch zu Rezidiven. Sie wurden als Herdreaktionen aufgefaßt, ebenso wie die häufig gleichzeitigen heftigen Rückenschmerzen. Den Mechanismus erklärte KLEINE durch experimentelle Ergebnisse folgendermaßen: Das Thorium X würde im Auge selektiv, vor allem in pigmenthaltigen Zellverbänden der Uvea fixiert. Die beim Bechterew-Patienten schon dyshorisch gelockerte Blut-Kammerwasser-Schranke würde dadurch noch weiter gelockert. Infolgedessen wird das immunbiologische Gleichgewicht aufgehoben. So kommt es bei Anwesenheit von Allergenen zur Iritis. Diese Ergebnisse stützen die alte Warnung HOFFMANNS, auch bei Uveitis anderer Ätiologie nicht bedenkenlos zu bestrahlen, sondern unter sorgfältiger Kontrolle die Dosis solchen eventuellen- Herd oder Überempfindlichkeitsreaktionen anzupassen.

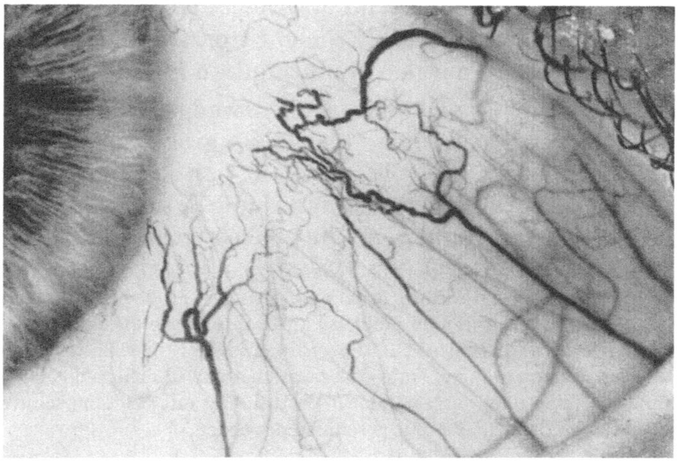

Abb. 13. Angiomatöse Erweiterung der Bindehautgefäße 5 Jahre nach erfolgreicher Bestrahlung eines rezidivierten Naevocarcinoms mit 16000 rad β-Strahlen (^{90}Sr)

VI. Strahlenschutzmaßnahmen für das Auge

Ein Strahlenschutz für das Auge ist nicht allein durch das Anbringen einer Augenschutzschale zu erreichen, sondern er muß sich bereits aus der Aufstellung des Bestrahlungsplans ergeben. Die Erfahrungen der augenärztlichen-strahlentherapeutischen Praxis, ergänzend die Versuche von KROKOWSKI und EHLING am Kaninchenauge, zeigen, daß die Augenlinse der strahlenempfindlichste Teil des Auges ist, speziell durch das Gedächtnis der Linse für ionisierende Strahlen. Die Kumulation der absorbierten Strahlendosen und die Auswirkung der Bestrahlung sind am wachsenden Organ am größten. Die mögliche Strahlengefährdung der Augenlinse für den Menschen ab 25. Lebensjahr beginnt nach ein- oder mehrmaliger Strahlenapplikation — also nicht bei dauernder oder beruflicher Strahlenexposition! — ab 200 R (rem) Herddosis. Für die ersten 6 Lebensmonate wäre die Indifferenzdosis (HOLTHUSEN) mit ungefähr 25 R (rem) am Herd anzusetzen.

HAM würdigte 1953 die entsprechenden Arbeiten im angelsächsischen Schrifttum (u.a. HUNT, MERRIAM und COGAN), wobei es ihm geraten erscheint, für Röntgen- und γ-Strahlen eine Dosis von 500 R als „potentiell gefährlich" für die menschliche Augenlinse anzusehen.

Die Begrenzung der Gesamtdosis bei der Bestrahlung gutartiger Augenerkrankungen ist also die erste Strahlenschutzmaßnahme! Deshalb Vorsicht mit der kritiklosen Anwendung ionisierender Strahlen bei chronisch ablaufenden, häufig rezidivierenden Augenerkrankungen, speziell unklarer Genese! Ein günstiger Bestrahlungseffekt läßt leicht den Wunsch nach Wiederholung aufkommen. Der Kranke kann bewußt oder unbewußt die Vorbestrahlung verschweigen. Für das Auge des erwachsenen Menschen sollte deshalb bei der Bestrahlung gutartiger Erkrankungen die Gesamtdosis von 500 R OD, fraktioniert über längeren Zeitraum verabfolgt, für Röntgen- und γ-Strahlen, von 5000 rad für β-Strahlung (^{90}Sr) nicht überschritten werden.

v. SALLMANN et al. wiesen 1953 darauf hin, daß bei der Bestrahlung der Limbusgegend mit einem ^{90}Sr-Applikator 15% der OD die germinative Zone des Linsenäquators erreichen — siehe auch Abb. 1. Bei Dosen über 5000 rad traten bei entsprechend bestrahlten Kaninchenaugen 10 Wochen später Linsentrübungen auf. Über die räumlichen Beziehungen der vorderen Augenabschnitte zur Linse muß deshalb der Strahlentherapeut genau informiert sein. Gleiche Beobachtungen: MERRIAM jr. (1956), C. J. THOMAS et al. (1962).

Schutzschalen sind nur dann angezeigt, wenn der Krankheitsherd vor der Augenoberfläche liegt und wenn der Zentralstrahl mit der Augenachse zusammenfällt. Schutzschalen sind unsinnig, wenn Krankheitsprozesse im hinteren Augenabschnitt bestrahlt werden müssen. Das Material und die Dicke der Augenschale müssen so gewählt werden, daß die angewandte Strahlung ausreichend absorbiert resp. geschwächt wird, ferner daß in und durch die Schutzschale keine wesentliche Streustrahlung erzeugt wird. Vor allem muß die Schale groß genug sein, um den Bulbus gut zu überdecken.

HOFFMANN fand, daß eine große Schale, die zwangsläufig dünner sein muß, einen wirksameren Schutz bietet als eine dicke kleine. So große Schalen einzusetzen und vor allem zu entfernen, kann schwierig sein. Deshalb hat man an ihnen Stiele als Griffe angebracht, die in die Lidspalte ragen. KNIERER und SCHIRREN gaben zu diesem Zweck einen Faden an, der am unteren Rand der Schale befestigt war und aus der Lidspalte hing.

Nach DEN HOED, STOEL und DE VRIES (zitiert bei HOFFMANN, 1945) spielt bei der Anwendung von γ-Strahlen des Radiums für den Schutz des Auges die Absorption eine geringere Rolle als die Abstandsvergrößerung (entsprechend dem Abstandsgesetz). Die Autoren empfehlen Paraffinprothesen größerer Dicke. HOFFMANN erscheint Kunststoff als Material hierfür zweckmäßiger. Zur Bestrahlung kleiner umschriebener Bezirke der Conjunctiva oder Cornea sind in die Bleischalen entsprechende Aussparungen bzw. Löcher eingelassen. P. HIRSCH (Universitäts-Augenklinik München) verwendet auch bei der β-Bestrahlung mit ^{90}Sr Zinnschutzprothesen von 0,5 mm Dicke, in die entsprechend dem Herd Löcher ausgeschnitten wurden.

Zu den weiteren Strahlenschutzmaßnahmen gehört die richtige Bestrahlungstechnik. Es wird auf den entsprechenden Abschnitt in diesem Beitrag (S. 324) verwiesen.

Zusammenfassend und abschließend läßt sich sagen, daß die ionisierenden Strahlen kein spezifisch wirkendes Heilmittel für die nicht neoplastischen Erkrankungen sind und daß ihre Wirkungsweise heute noch nicht restlos erklärt ist oder verstanden werden kann. Zum Wesen aller gutartigen Erkrankungen gehört die Tendenz und die Möglichkeit zur Heilung. Aber wenn diese ausbleibt, so sollten Ophthalmologe und Strahlentherapeut sich daran erinnern, daß die Bestrahlung gutartiger Augenerkrankungen Erfolge aufweisen kann, wenn Indikation, Bestrahlungsplan und Strahlenschutz richtig gewählt und aufeinander abgestimmt sind. Weder die Strahlenangst noch das einzugehende Bestrahlungsrisiko können eine Kontraindikation begründen — sie schließen vielmehr nur den Kranken von der Möglichkeit einer Heilung seiner Augenerkrankung durch Strahlenanwendung aus.

Literatur

ABE, Y.: Observation on the effect of β-ray treatment for pterygium and the formation of β-ray cataract. Acta Soc. ophthal. jap. **68**, 782—788 (1964). Ref. Zbl. ges. Ophthal. **94**, 303 (1965).

ABOU-SENNA, I. A.: Clinical experience with a strontium 90 beta-ray applicator in ophthalmic conditions. Bull. ophthal. Soc. Egypt. **50**, 189—201 (1957).

ALBAN, B., et P. RABISCHONG: Epithélioma conjunctival sur une cicatrice de brûlure. Bull. Soc. Ophtal. Fr. **1957**, 461—464 (1958).

ALDEN, H. S., J. W. JONES, and J. RANKIN: Roentgen ray treatment of the eye. Further experiences. Arch. Derm. **59**, 430—434 (1949).

ALVARO, M. E.: Le traitement des maladies externes de l'oeil par les rayons beta du radium. Bull. Soc. franç. Ophtal. **62**, 393—399 (1949).

— The part played by Roentgen rays in the treatment of uveitis. Ophthalmologica (Basel) **118**, 469—482 (1949).

— Tratamiento de las enfermedades oculares por los rayos bêta del radium. An. Soc. mex. Oftal. **23**, 117—128 (1949). Ref. Zbl. ges. Ophthal. **55**, 326 (1951/52).

— Les résultats du traitement du ptérygion par la chirurgie combinée á l'irradiation bêta. Bull. Soc. franç. Ophthal. **66**, 184—194 (1953).

— X-ray treatment of uveitis. Trans. Amer. ophthal. Soc. **51**, 452—473 (1954).

ANGIUS, T., e G. MOJNE: Rass. ital. Ottal. **16**, 107 (1947). Zit. bei DEKKING.

ANJOU, I., and E. CEDERQUIST: Roentgen therapy of Eales'disease. The value of treatment as judged by late results. Acta ophthal. (Kbh.) **35**, 441—450 (1957).

ANTON, M.: Keratitis filamentosa und β-Bestrahlung. Čs. Oftal. **21**, 121—124 (1965) [Tschechisch]. Ref. Zbl. ges. Ophthal. **96**, 359 (1966).

ASCHER, K.: Epitheleinsprossung in die Vorderkammer. Regressive Veränderungen und Heilung nach Röntgenbestrahlung. Ophthalmologica (Basel) **96**, 29—33 (1938/39).

BALLENTYNE, A. I.: Proc. roy. Soc. Med. **35**, 345 (1941). Zit. bei HANDL.

BALTIN, M.: Vestn. Oftal. **26**, 22 (1947). Zit. bei DEKKING.

— Röntgentherapie bei absolutem Glaukom mit Schmerzen. Vestn. Oftal. **28**, H. 1, 36—39 (1949) [Russisch]. Ref. Zbl. ges. Ophthal. **52**, 53 (1950).

BARBER, A. N., R. W. BRAUER, and R. I. MUELLING jr.: Studies on the effect auf beta irradiation applied circumferentially to the ciliary body of rabbits. Amer. J. Ophthal. **34**, Ser. III, H. 5, part II, 175—182 (1951).

BARRAQUER-MONER, J.: Kératoplasties-résultats personnels. Bull. Soc. france Ophtal. **68**, 415—449 (1955).

BILUCAGLIA, R., y R. BILUCAGLIA: Queratitis herpetica tratada con estroncio 90. Arch. Oftal. B. Aires **39**, 172 (1964). Ref. Zbl. ges. Ophthal. **93**, 144 (1965).

BIRCH-HIRSCHFELD: Die Wirkung der Röntgen- und Radiumstrahlen auf das Auge. Albrecht v. Graefes Arch. Ophthal. **59**, 229—310 (1904).

— Zur Wirkung der Röntgenstrahlen auf das menschliche Auge. Klin. Mbl. Augenheilk. **46**, 129—137 (1908).

BLAXTER, P. L.: Conjunktival lymphoma treated by x-ray. Trans. ophthal. Soc. U. K. **75**, 315—320 (1955). Ref. Zbl. ges. Ophthal. **69**, 84 (1956).

BLEGVAD, O.: On roentgen treatment of scleritis. Acta ophthal. (Kbh.) **25**, 397—404 (1947).

BLOCK, H.: Seltene Komplikationen der Kataraktoperation. 67. Kongr. franz. Ophthal. Ges. Paris 1960. Ref. Klin. Mbl. Augenheilk. **137**, 662 (1960).

BOLES-CARENINI, B., e V. CIMA: I resultati della beta-terapia in alcune malattie delle palpebre, della conjunctiva e della cornea. Boll. Oculist. **34**, 143—156 (1955).

BONSE, G., u. R. GRAF: Zur Strahlenbehandlung der Hämangiome. Strahlentherapie **111**, 555–560 (1960).

CHAOUL, H., u. F. WACHSMANN: Die Nahbestrahlung, 2. Aufl. Stuttgart: Georg Thieme 1953.

CORDES, F. C., and A. SCHWARTZ: Angiomatosis retinae (von Hippel's disease) eleven years after irradiation. Trans. Amer. ophthal. Soc. **50**, 227—239 (1953).

CRISTINI, G.: Riv. oto-neuro-oftal. **22**, 124 (1947). Zit. bei DEKKING.

CUSTODIS, E.: Über die Epithelauskleidung der Vorderkammer. Klin. Mbl. Augenheilk. **89**, 612—622 (1932).

— Beitrag zur Pathologie und Therapie der Iris- und Iriskammer-Zysten. Klin. Mbl. Augenheilk. **90**, 361—368 (1933).

DEKKING, H. M.: Physical therapy. Fortschritte Augenheilk. **3**, 304—336 (1954).

DENISIUK, S. D.: The treatment of some diseases of the anterior section of the eye by men as of thallium 204. Oftal. Zh. **19**, 126—131 (1964) [Russisch]. Ref. Zbl. ges. Ophthal. **93**, 10 (1965).

D'ERMO, F.: La cura roentgenterapica dell'ulcus corneale rodens. Boll. Oculist. **29**, 718—728 (1950). Ref. Zbl. ges. Ophthal. **56**, 108 (1951).

DIETHELM: Strahlenbehandlung der Hämangiome. Zbl. Chir. **74**, 307—308 (1949).

DUGGAN, J., and V. K. CHITNIS: Two unusual cases treated successfully with radium. Trans. ophthal. Soc. U. K. **70**, 17 (1951).

DUNPHY, E. B.: Radioactive isotopes in ophthalmology. The Charles A. May memorial lecture. Bull. N. Y. Acad. Med. **33**, 310—323 (1957).

EHLING, U., u. E. KROKOWSKI: Schäden durch Röntgenstrahlen am Kaninchenauge in Abhängigkeit von Dosis und Strahlenqualität. Fortschr. Röntgenstr. **86**, 469—477 (1957).

EL-TAOUDI, SAAD EL-DIN: The ophthalmic application of radio-active strontium 90. Bull. ophthal. Soc. Egypt. **48**, 31—43 (1955). Ref. Zbl. ges. Ophthal. **69**, 201 (1956).

ENDRES, H.-J.: Radioaktives Kobalt bei Hauttumoren und Hinweis auf Verwendung des strahlenden Fadens bei Kavernomen in Augennähe. Derm. Wschr. **131**, 145—151 (1955).

ERBSLÖH, J.: Die Behandlung von Hämangiomen beim Neugeborenen und Kleinkind. Medizinische **1953**, 210—213.

FERRI, L., e L. PISANI: Ulteriori osservazioni sulla roentgenoterapia delle affezioni superficiali benigne dell'occhio con raggi molli. Radioter. Radiobiol. Fis. med. **5**, 171—177 (1951). Ref. Zbl. ges. Ophthal. **57**, 280 (1952).

FEUERSTEIN: Die Strahlenbehandlung des Hämangioms. Wien. med. Wschr. **1949**, 378—379.

FORREST, A. W.: Radiotherapy of ocular lesions by X-rays and gammarays. Trans. Amer. Acad. Ophthal. Otolaryng. **63**, 455—467 (1959).

FOSTER, J. B.: The post-operative management of corneal grafts. Trans. ophthal. Soc. Aust. **15**, 167—170 (1956).

FRANCESCHETTI, A., R. SARASIN et C. BALAVOINE: Les rayons Bucky ou rayons limites en ophtalmologie. Ann. Oculist. (Paris) **180**, 119 (1947).

— — — A few indications for Roentgen therapy in ophthalmology. Amer. J. Roentgenol. **68**, 38—46 (1952).

FRANÇOIS, J., et J. DE BACKER: La radiothérapie dans le traitement des uveites chroniques. J. belge Radiol. **34**, 461—465 (1951).

— J. KLUYSKENS et M. RABAEY: Epithélioma intraépithelial de la conjunctiv et de la cornée (maladie de Bowen) guéri par la radiothérapie de contact. Bull. Soc. belge Ophtal. **93**, 495—502 (1949).

— RABAEY et L. EVENS: Tumeurs epitheliales de la Conjonctive bulbaire. Bull. Soc. belge Ophtal. **113**, 436—464 (1956). Ref. Zbl. ges. Ophthal. **70**, 320 (1957).

FRASER, H., and W. J. NAUNTON: Treatment of nonmalignant corneal conditions with radioactive isotopes. Brit. J. ophthal. **45**, 358 (1961).

Frankenthal, J.: Large cyst of the iris following lens extraction. Trans. ophthal. Soc. U. K. **74**, 219—222 (1954).

Fried, C.: Die Röntgenbestrahlung der Uveitis. Klinische und experimentelle Ergebnisse. Radiol. clin. (Basel) **22**, 167—184 (1953).

Friedell, H. L., C. I. Thomas, and J. S. Krohmer: Beta-ray application to the eye. With a description of an applicator utilizing Sr 90 and its clinical use. Amer. J. Ophthal. **33**, 525—535 (1950).

— — — An evaluation of the clinical use of a strontium 90 beta-ray applicator with a review of the underlying principles. Amer. J. Roentgenol. **71**, 25—39 (1954).

Fritz: Über Röntgenbestrahlung bei Augentuberkulose. Klin. Mbl. Augenheilk. **114**, 566 (1949).

Fulgosi, A., u. P. Frank: Die Behandlung des Pterygiums mit radioaktivem Strontium. Ophthalmologica (Basel) **134**, 410—416 (1957).

Galbiati, L.: Trattamento di alcune affezioni oculari per mezzo di una pomata al bromuro di radio. Atti Soc. oftal. lombarda, N. s. **10**, 97—105 (1955).

Gallardo, E., and C. W. Weidenheim: Epithelial membrane in anterior chamber after cataract surgery. Case report and comments on X-ray treatment. Amer. J. Ophthal., Ser. III, **39**, 868—870 (1955).

Gardini, G. F., e B. Franchi: La radioterapia dell' occhio e degli annessi oculari. G. ital. Oftal. **2**, 65—66 (1949). Ref. Zbl. ges. Ophthal. **53**, 440 (1950/51).

Garner, L. L., and E. E. Grossmann: Hereditary hemorrhagic teleangiectasis treated with beta irradiation of a conjunctival lesion. Amer. J. Ophthal., Ser. III, **41**, 672—679 (1956).

Gasteiger, H.: Zur therapeutischen Anwendung der Röntgenstrahlen in der Augenheilkunde. Arch. Augenheilk. **100—101**, 352—384 (1929).

— Augenärztliche Indikationsstellung für die Strahlenbehandlung des Auges und seiner Umgebung. In: R. Thiel, Gegenwartsprobleme Augenheilk., S. 53—62. Leipzig: Georg Thieme 1937.

Géher, F.: Röntgenmikrodosistherapie entzündlicher Augenerkrankungen. Strahlentherapie **97**, 362—371 (1955).

Gelmi, P. A., e G. Tunesi: La betaterapia mediante Sr^{90}—Y^{90} nella cura delle pterigio. Rass. ital. Ottal. **31**, 298—308 (1962). Ref. Zbl. ges. Ophthal. **93**, 60 (1965).

Gersing, R.: Zur Technik der Beta-Bestrahlung der Kornea. Strahlentherapie **111**, 215—219 (1960).

Gerstenberg, E., G. Osterland u. K. W. Schondorf: Praktische Richtlinien zur Behandlung cutaner Angiome. Mschr. Kinderheilk. **114**, 49—53 (1965).

Gilroy, J. A., and A. B. Adams: Nonspecific granulomatous conjunctivitis. Med. Radiogr. Photogr. **33**, 78—80 (1957). Ref. Zbl. ges. Ophthal. **74**, 51 (1958).

Giménez-Andreu, G.: Retinitis leucemica mieloide. An. Med. (Espec.) **41**, No 1, 43—47 (1955). Ref. Zbl. ges. Ophthal. **66**, 269 (1955/56).

Glauner, R.: Die Entzündungsbestrahlung, 2. Aufl. Stuttgart: Georg Thieme 1951.

Grancini, L. E., u. F. Rosti: Ann. Ottal. **74**/2, 100 (1948). Zit. bei Dekking.

Graul, E. H.: Kritische Betrachtung zur Praxis der Hämangiombehandlung. Strahlentherapie **89**, 409—432 (1952).

Greaves, D. P.: Bowen's disease of the cornea. Trans. ophthal. Soc. U. K. **75**, 311—314 (1955).

Guix-Melcior, J. R.: Utilizacion de los rayos beta en oftalmologia. Med. clin. (Barcelona) **24**, 37—40 (1955). Ref. Zbl. ges. Ophthal. **66**, 100 (1955).

— Utilizacion de los rayos Beta en Oftalmologia. An. Med. (Espec.) **41**, No 2, 162—168 (1955). Ref. Zbl. ges. Ophthal. **70**, 86 (1957).

Guyton, J. S., and A. B. Reese: Use of roentgen therapy for retinal diseases characterized by newformed blood vessels (Eale's disease, retinitis proliferans). A preliminary report. Arch. Ophthal. **40**, 389—412 (1948).

Haik, G. M., L. A. Breffeilh, and A. Barber: Beta irradiation as a possible therapeutic agent in glaucoma. An experimental study with the report of a clinical case. Amer. J. Ophthal. **31**, 945—952 (1948).

Haik, G. M., W. Lyda, R. L. Waugh jr., and G. Ellis: Cataract formation following beta-ray radium therapy. Report of four cases. Amer. J. Ophthal. **38**, 465—470 (1954).

Haik, G. M., G. S. Ellis, and J. F. Nowell: The management of pterygia with special reference to surgery combined with beta irradiation. Trans. Amer. Acad. Ophthal. Otolaryng. **66**, 776—784 (1962). Ref. Zbl. ges. Ophthal. **89**, 140 (1963/64).

Halnan, K. E.: Tumours of the eye treated by radiotherapy. Clin. Radiol. (Edinb.) **13**, 19—28 (1962). Ref. Zbl. ges. Radiol. **75**, 1, 109 (1962).

Ham jr., W. T.: Radiation cataract. Arch. Ophthal. **50**, 618—643 (1953).

Handl, O.: Zur Behandlung der Angiomatosis retinae. Klin. Mbl. Augenheilk. **128**, 62—70 (1956).

Hart, E., u. T. Dimitriou: Beobachtungen zur Therapie des Frühjahrskatarrhs durch Rö-Bestrahlungen der Milz. Bull. Soc. hélén. Ophtal. **17**, 254—270 u. 291 franz. Zus.fass. (1949) [Griechisch]. Ref. Zbl. ges. Ophthal. **57**, 227 (1952).

— — Über Röntgenbestrahlung der Milz und ihre Heilwirkung beim Frühjahrskatarrh. Klin. Mbl. Augenheilk. **125**, 440—444 (1954).

Haye, C., H. Jammet et M.-A. Dollfus: L'oeil et les radiations ionisantes, p. 1114—1174 (β-Bestrahlung), p. 1175—1179 (Grenzstrahlen), p. 1183—1287 (Röntgenstrahlen). Paris: Masson & Cie. 1965.

Heer, G.: Considerazioni sulla roentgenterapia delle neuriti ottiche. Rass. ital. Ottal. **25**, 220—223 (1956).

Hertel, E.: Die nicht-medikamentöse Therapie der Augenkrankheiten. In: Handbuch der Augenheilk. von Graefe-Sämisch, 2. Aufl., Bd. 4, Abt. 2, Kap. 3, Nachtrag I, S. 134. Berlin: Springer 1918.

Hess, P., u. B. Fischer: Zur Strahlenbehandlung der Hämangiome. Strahlentherapie **91**, 256—260 (1953).

Hessberg, R.: Die Behandlung des Glaucoma haemorrhagicum mit Röntgenstrahlen. Klin. Mbl. Augenheilk. **64**, 607—618 (1920).

HESSBERG, R.: Bestrahlungstherapie bei schleichender Iridocyclitis. Ber. 44. Zusammenk. DOG 1924, S. 174—179.

HEYDENREICH, A.: Krankheiten der Augenlider. In: Der Augenarzt, Bd. III, S. 154. Stuttgart: Georg Thieme 1960.

HILGARTNER, H. L., R. T. WILSON, and J. D. WILSON: Surgical treatment of pterygia followed by x-ray therapy to prevent recurrence. Amer. J. Ophthal. **31**, 667—670 (1948).

HIRSCH, P.: Zur Anwendung von β-Strahlen in der Augenheilkunde. Schrifttumsübersicht und eigene Erfahrungen. Klin. Mbl. Augenheilk. **131**, 776—797 (1957).

HOFFMANN, W.: Röntgen- und Radiumstrahlen. Bericht über die Jahre 1913—1925. In: LUBARSCH-OSTERTAG, Ergebnisse der allgemeinen Pathologie und pathologischen Anatomie der Menschen und der Tiere, Bd. **21** (Erg.-Bd.), S. 497. München und Wiesbaden: J. S. Bergmann 1927.

— Netzhautveränderungen nach Röntgenbestrahlung. 48. Zusammenk. DOG Heidelberg 1930, S. 236—240.

— Die Röntgendiagnostik und Therapie in der Augenheilkunde. Leipzig: Georg Thieme 1932.

— Die Strahlenbehandlung in der Augenheilkunde. In: R. THIEL, Ophthalmologische Operationslehre, Liefg 3, S. 1035—1090. Leipzig: Georg Thieme 1945.

— Augenschädigungen nach fraktionierten Röntgenbestrahlungen. Ber. **58**, Zusammenk. DOG Heidelberg 1953, S. 280—283.

— Demonstrationen zur Strahlentherapie des Auges. In: W. LÖHLEIN, Zeitfragen der Augenheilkunde, S. 135—142. Leipzig: Georg Thieme 1954.

— Über die Behandlung von Glaskörperblutungen mit Röntgen- und Radiumstrahlen. Klin. Mbl. Augenheilk. **126**, 575—580 (1955).

— Die Behandlung von Augenkrankheiten mit ionisierenden Strahlen. Unveröffentlichtes Manuskript (Fragment) 1956.

HOFMANN, H.: Keratitis nummularis Dimmer. Albrecht v. Graefes Arch. Ophthal. **159**, 117—158 (1957).

HUFFORD, C. E., F. C. CURTZWILER, and J. L. ROBERTS: Roentgen therapy in vitreous hemorrhage and hemorrhagic glaucoma. Radiology **59**, 161—166 (1952).

HUGHES jr., W. F.: Beta radiation therapy in ophthalmology. Trans. Amer. ophthal. Soc. **50**, 469—549 (1953).

—, and C. E. ILIFF: Beta irradiation of the eye. Amer. J. Ophthal. **32**, 351—360 (1949).

ILIFF, C. E.: Beta irradiation in ophthalmology. Arch. Ophthal. **38**, 415—441 (1947).

— Beta ray radium applicator for ocular use. Arch. Ophthal. **38**, 827—830 (1947).

— Beta irradiation in ophthalmology. Amer. J. Ophthal. **31**, 339 (1948).

IMRE, G.: Über die Verfahren zur Rückbildung von retinalen Gefäßneubildungen. Szemészet **100**, 129—135 (1963) [Ungarisch]. Ref. Zbl. ges. Ophthal **90**, 160 (1964).

JAYLE, G.-F., J.-L. VOLA, R. SÉDAN, M. HARTER et J. SARACCO: Implantation d'or radioactif intrahypophysaire par voie stéréotaxique chez un malade atteint de rétinopathie diabétique. Bull. Soc. Ophtal. Fr. **65**, 310—319 (1965). Ref. Zbl. ges. Ophthal. **96**, 279 (1966).

JOHNS, H. E.: The physics of radiology. Charles C. Thomas Publ. Springfield, USA. 1964.

JOHNSON, L. V.: Irradiation of the lacrimal gland for the treatment of recurrent erosion. Trans. Amer. ophthal. Soc. **59**, 370—376 (1962). Ref. Zbl. ges. Ophthal. **96**, 259 (1966).

KADIR-ZADÉ, N. D.: Treatment of corneal ulcers with radioactive phosphorus (P 32) applications in combination with antibiotics and sulfonamides. Oftal. Zh. **19**, 257—260 (1964) [Russisch]. Ref. Zbl. ges. Ophthal. **92**, 233 (1964/65).

KATZIN, H. M., and C. OKRAINETZ: Grenz-ray irradiation of vascularized rabbit's corneas. Amer. J. Ophthalm. **33**, 1904—1906 (1950).

KEISER, v.: Moulagenbehandlung oder Spickung in der Radiumtherapie der Hämangiome? Dtsch. Gesundh.-Wes. **3**, 459—460 (1948).

KLEBERGER, E.: Über den Wert der Röntgenbestrahlung des Glaucoma absolutum dolorosum. Klin. Mbl. Augenheilk. **147**, 380—385 (1965).

KLEINE, R.: Die Bedeutung des radioaktiven Isotops Thorium X für das Auge. Ber. 60. Zusammenk. DOG Heidelberg 1956, S. 229.

KNIERER, W., u. C. G. SCHIRREN: Eine neue Art von Augenschutzschalen in der Strahlentherapie. Strahlentherapie **89**, 606—608 (1953).

KREIBIG, W.: Zur Röntgenbestrahlung von an absolutem Glaukom erblindeten Augen. Wien. klin. Wschr. **1936**, Nr 27.

KROKOWSKI, E., u. U. EHLING: Wachstumshemmung der Linse am röntgenbestrahlten Kaninchenauge. Fortschr. Röntgenstr. **87**, 222—225 (1957).

KUMER, L., u. L. SALLMANN: Die Radiumbehandlung in der Augenheilkunde. Wien: Springer 1929.

LARSEN, H. W.: X-ray therapy in proliferative diabetic retinopathy. Acta ophthal. (Kbh.) **37**, 531—533 (1959).

— X-ray therapy in proliferative diabetic retinopathy. Resp. Steno Hosp. (Kbh.) **10**, 86—111 (1961). Ref. Zbl. ges. Ophthal. **92**, 79 (1964/65).

LARSSON, S.: Notes on ophthalmological practice in Lund. Brit. J. Ophthal. **37**, 257—266 (1953).

LEDERMAN, M.: Radiotherapie des ulcères de la cornée. J. belge Radiol. **34**, 450—460 (1951).

— Radiotherapy of diseases of the cornea. J. Fac. Radiol. (Lond.) **4**, No 2, 97—114 (1952).

— Some applications of radioactive isotopes in ophthalmology. Brit. J. Radiol. **29**, 1—13 (1956).

— Radiotherapy of non-malignant diseases of the eye. Brit. J. Ophthal. **41**, 1—19 (1957).

— Radiotherapy of nonmalignant diseases of the eye. In: F. BUSCHKE, Progress in radiation therapy. New York and London: Grune & Stratton 1958.

— Radiotherapy. In: System of ophthalmology, vol. VII, p. 764—797. London: H. Kimpton 1962.

—, and C. H. JONES: Beta irradiation of the conjunctival sac: description of new applicator. Brit. J. Radiol. **39**, 867—869 (1966).

LEITNER, Z. A.: Grenz-rays in ophthalmology. Trans ophthal. Soc. U. K. **68**, 403—412 (1949).

Lemaitre, L.: Traitement des angiomes cutanés par la radiothérapie de contact. Cancérologie **1**, 1—2 (1953). Ref. Zbl. ges. Ophthal. **67**, 330 (1956).

Lenz, M.: Radiotherapy for the prevention and obliteration of corneal vascularization. Amer. J. Ophthal. **33**, part II, H. 3, 46—52 (1950).

Lieb, W. A., u. W. J. Geeraets: Elektromagnetische und Korpuskular-Strahleneffekte am Auge. Klin. Mbl. Augenheilk. **134**, 769—796 (1959).

Liebel, H.: Zur Nahbestrahlung der Hämangiome. Dtsch. Gesundh.-Wes. **1955**, 1193—1195.

Ligorio, A., e T. Pansini: Risultati della plesioroentgenterapia nelle affezioni corneali erpetiche. Ann. Ottal. **90**, 721—725 (1964). Ref. Zbl. ges. Ophthal. **94**, 302 (1965).

Linnen, H. J.: Komplikationen nach Staroperationen. Klin. Mbl. Augenheilk. **114**, 471 (1949).

Lipski, J.: Contact roentgen therapy in angioma cavernosum. Przegl. derm. **5**, 391—401 mit engl. Zus.fass. (1955) [Polnisch]. Ref. Zbl. ges. Ophthal. **67**, 208 (1956).

Löhlein, W.: Vorarbeiten für eine therapeutische Anwendung des Thorium X am Auge. Ber. 47. Zusammenk. DOG 1928 S. 345—351.

— Beiträge zur medikamentösen und Strahlentherapie. Zeitfragen der Augenheilkunde 1934, Enke, Stuttgart, S. 160—164.

Lössl, H.-J., u. A. Jakob: Behandlung des kindlichen Hämangioms und des Naevus flammeus mit Strontium 90 und Yttrium 90. Strahlentherapie **104**, 90—93 (1957).

Lohse, K., u. K. E. Krüger: Erster Erfahrungsbericht aus der Universitätsaugenklinik Halle mit Betabestrahlungen am Augenvorderabschnitt. Klin. Mbl. Augenheilk. **147**, 282 (1965).

Lutterbeck, E. F., u. J. V. Hummon jr.: Klinische Erfahrungen mit dem Sr 90-Applikator. Strahlentherapie **97**, 568—574 (1955).

Lyle, D. J.: Treatment of exophthalmos as viewed by the ophthalmologist. Ann. roy. Coll. Surg. Engl. **21**, 203—217 (1957).

Mandras, G.: La bétatherapie en ophtalmologie. Arch. Ophtal. N. s. **16**, 811—816 (1956). Ref. Zbl. ges. Ophthal. **71**, 230 (1957).

Mann, W. A., and R. H. Watt: Late corneal damage following X-ray therapy. Report of 2 cases. Amer. J. Ophthal. **45**, 137—142 (1958).

Martino, C. de: La plesioterapia nel tracoma. Atti Soc. oftal. ital. **12**, 269 (1951). Ref. Zbl. ges. Ophthal. **60**, 65 (1953).

Morton, D. v.: Erfahrungen mit Strahlenbehandlung nach Pterygium-Operationen. Klin. Mbl. Augenheilk. **147**, 250—253 (1965).

Marzio, di: La roentgenterapia delle corioretiniti maculari e paramaculari. G. ital. Oftal. **2**, 64—65 (1949).

Mawas, H.: Rôle et indications de la bêtathérapie dans le traitement de la kératite rosacée. Bull. Soc. Ophtal. Fr. **1953**, 273—276.

McDonald, J. E., and H. C. Wilder: The effect of beta-radiation on corneal healing. Amer. J. Ophthal. **40**, H. 5, part II, 170—180 (1955).

—, and F. M. Wilson: Ocular therapy with beta particles. Trans. Amer. Acad. Ophthal. Otolaryng. **63**, 468—485 (1959).

McKinney, J. W.: Eczematous keratitis. Amer. J. Ophthal. **32**, 995—996 (1949).

Mead, K. W.: Beta-radiation for recurrent pterygia. Trans. ophthal. Soc. Aust. **16**, 101—109 (1956).

Meisner, W.: Die Erkrankungen der Tränenorgane. In: Kurzes Handbuch Ophthalmologie, Bd. III, S. 377. Berlin: Springer 1930.

Merriam jr., G. R.: Late effects of beta radiation on the eye. Arch. Ophthal. **53**, 708—717 (1955).

— The effects of beta-radiation on the eye. Radiology **66**, 240—245 (1956).

— Radiotherapy in ophthalmology. N. Y. St. J. Med. **56**, 3683—3685 (1956).

— A clinical study of radiation cataracts. Trans. Amer. ophthal. Soc. **54**, 611—653 (1957).

—, and E. F. Focht: A clinical study of radiation cataracts and the relationship to dose. Amer. J. Roentgenol. **77**, 759—785 (1957).

Michaelson, I. C., and H. Schreiber: Influence of low-voltage X-radiation on regression of established corneal vessels. Arch. Ophthal. **55**, 48—51 (1956).

Michaelson, J. C., L. Gluecker, and E. Stieglitz: Influence of low-voltage X-radiation on inhibition and prevention of new vessels in cornea. Arch. Ophthal. **52**, 77—84 (1954).

Miescher, G.: Strahlentherapie der Lidtumoren. Ophthalmologica (Basel) **127**, 197—216 (1954).

Milosevič, B., et M. Blagojevič: Contribution au traitement combiné d'un tuberculome iridociliaire. Ann. Oculist. (Paris) **189**, 581—590 (1956).

Minder, W.: Dosimetrie der Strahlungen radioaktiver Stoffe. Wien: Springer 1961.

Montag, C.: Die Strahlenbehandlung des Hämangioms. Medizinische **1953**, 213—215.

Moore, J. I.: The role of beta-ray irradiation in antibody formation in the rabbit's cornea. Trans. Amer. ophthal. Soc. **55**, 637—661 (1958).

Moore, M. C.: The use of beta radiation in ocular disease. Trans. Ophthal. Soc. Aust. **13**, 59—71 (1954).

Morano, M., and B. Franchi: Plesiotherapic treatment (Chaoultherapy) of some deep ocular affections. Ophthalmologica (Basel) **118**, 30—41 (1949).

Morosov, V. I.: X-ray therapy of iritis and iridocyclitis. Vestn. Oftal. **70**, No 4, 34—41 (1957) [Russisch]. Ref. Zbl. ges. Ophthal. **74**, 58 (1958).

Nadelyaeva, V. M., and A. A. Shneidman: Roentgenotherapy of glaucoma. Vestn. Rentgenol. Radiol., **32**, H. 4, 28—31 (1958). Ref. Zbl. ges. Ophthal. **73**, 96 (1958).

Nicosia, A.: Trattamento delle uveiti mediante roentgenterapia sul simpatico cervicodorsale. Ann. Ottal. **91**, 415—422 (1965). Ref. Zbl. ges. Ophthal. **96**, 263 (1966).

Oeser, H.: Strahlenbehandlung der Geschwülste. Sonderband der Strahlentherapie. München-Berlin-Wien: Urban & Schwarzenberg 1954.

— E. Krokowski u. K. W. Schondorf: Die Berechtigung zur Bestrahlung der cutanen Angiome. Radiologe **4**, 204—206 (1964).

Okrainetz, Cl. L.: Beta irradiation of the eye using the radium-D. applicator. Amer. J. Ophthal., Ser. III, **33**, part II, 52—62 (1950).

OOSTERHUIS, J. A., D. A. LOEWER-SIEGER, and J. VAN GOOL: Treatment of diabetic retinopathy by X-radiation of the pituitary. Acta ophthal. (Kbh.) **41**, 621—639 (1963). Ref. Zbl. ges. Ophthal. **94**, 239 (1965).

PACCIARDI, A.: La roentgenterapia nella epitelizzazione della camera anteriore dell'occhio. (Studio clinico e sperimentale.) Radiologia (Roma) **13**, 19—36 (1957).

PAUFIQUE, L., et J. ROUGIER: Nos premiers résultats de la bétathérapie en pathologie cornéenne. Bull. Soc. ophtal. Fr. **1951**, 465—469.

— La bétatherapie en pathologie oculaire. Ann. Oculist. (Paris) **184**, 577—585 (1951).

PETER, G.: 25 years of experiences with beta ray treatment of tumors of the eye. 4. Congr. panamer. Oftal. **3**, 1464—1482 (1952). Ref. Zbl. ges. Ophthal. **62**, 217 (1954).

PETTINATI, S.: La roentgenterapia nelle neuriti ottiche. Rass. ital. Ottal. **25**, 224—229 (1956).

—, e A. ROSSI: La roentgenterapia nelle affezioni infiammatorie dell'uvea. Rass. ital. Oftal. **26**, 201—213 (1957).

PINCUS, M. H.: Arch. Ophth. **43**, 509 (1950). Zit. bei DEKKING.

PITTER, J., et R. RUBEŠ: Traitement par irradiation en ophtalmologie. Čas. lék. čes. **1955**, 877—882 [Tschechisch]. Ref. Zbl. ges. Ophthal. **67**, 14 (1956).

PROPPE, A., u. H. HAUSS: Die Strahlenbehandlung des Naevus flammeus. Med. Kosmetik **6**, 311—319 (1957).

QUINTANA, M., y J. L. MENEZO: L'utilizacion de los rayos beta en oftalmologia. Rev. esp. Oto-neuro-oftal. **22**, 126—144 (1963). Ref. Zbl. ges. Ophthal. **90**, 108 (1964).

RAUSCH, L.: Zur Behandlung von Haemangiomen und Naevi teleangiectatici. Arch. klin. exp. Derm. **206**, 123—133 (1957).

REDI, F., e R. ISOLA: Plesio terapia del tracoma e comportamento degli inclusi cellulari di H. P. Riv. ital. Tracoma **2**, H. 2, 19—31 (1950).

— — Utilità della plesio-roentgen-terapia per la fistolizzazione delle sclerectomie anteriori. Arch. Ottal. **56**, 117—131 (1952).

ROCHA, H., y R. SOARES: Conjunctivitis lignosa. Rev. bras. Oftal. **14**, 17—36 (1955) [Portugiesisch]. Ref. Zbl. ges. Ophthal. **66**, 54 (1955/56).

RODRIGUEZ-BARRIOS, R., VÁSQUEZ-BARRIERE y H. KASDORF: Radiaciones beta en terapéutica oftalmológica. Arch. Soc. oftal. hisp.-amer. **14**, 1231—1244 (1954).

ROHRSCHNEIDER, W.: Experimentelle Untersuchungen über die Veränderungen normaler Augengewebe nach Röntgenbestrahlung. I. Mitt. Zweck der Versuche, Definition der angewandten Röntgenstrahlung. Albrecht v. Graefes Arch. Ophthal. **121**, 526—536 (1929).

— Experimentelle Untersuchungen über die Veränderungen normaler Augengewebe nach Röntgenbestrahlung. II. Mitt. Allgemeines über Röntgenstrahlenwirkung. Veränderungen der Conjunktiva, Cornea und Uvea nach Röntgenbestrahlung. Albrecht v. Graefes Arch. Ophthal. **121**, 537—559 (1929).

ROHRSCHNEIDER, W.: Experimentelle Untersuchungen über die Veränderungen normaler Augengewebe nach Röntgenbestrahlung. III. Mitt. Veränderungen der Linse, der Netzhaut und des Sehnerven nach Röntgenbestrahlung. Albrecht v. Graefes Arch. Ophthal. **122**, 282—289 (1929).

— Experimentelle Katarakt nach mehrfacher Bestrahlung mit kleinen Röntgenstrahlendosen. 48. Zusammenk. DOG Heidelberg 1930, S. 241—244.

— Schädigungen des Sehorgans bei therapeutischer Anwendung von Roentgen- und Radiumstrahlen. Zbl. ges. Ophthal., Ergebnisse **23**, 289—301 (1930).

—, u. R. GLAUNER: Experimentelle Untersuchungen über die Wirkung der fraktionierten und der protrahiert - fraktionierten Röntgenbestrahlung auf die Linse des Kaninchenauges. Albrecht v. Graefes Arch. Ophthal. **140**, 700—708 (1939).

RONCHESE, F.: Radium in treatment of haemangioma. Arch. Derm. **60**, 717—721 (1949).

ROSENKRANTZ, H.: Erfahrungen in der Hämangiombehandlung. Z. Haut- u. Geschl.-Kr. **7**, 226—229 (1949).

ROSENTHAL, J. W.: Beta-radiation therapy of pterygium. Arch. Ophthal. **49**, 17—23 (1953).

ROSSELET, E.: La radiothérapie fonctionelle. Considérations à la lumière de quelquesunes de ses applications en ophtalmologie. Bull. schweiz. Akad. med. Wiss. **11**, 116—124 (1955).

RUEDEMANN, A. D.: Beta radiation therapy. Arch. Ophthal. **41**, 1—4 (1949).

SACHS, R., and W.: Antibiotics and X-ray therapy in the treatment of orbital phlegmonous conditions. Bull. ophthal. Soc. Egypt. **43**, 103—109 (1952). Ref. Zbl. ges. Ophthal. **62**, 370 (1954).

SALLMANN, L. v., C. M. MUNOZ, and A. DRUNGIS: Effects of beta irradiation on the rabbit lens. Arch. Ophthal. **50**, 727—736 (1953).

SANNA, G., e G. SERANTINI: Roentgenterapia indiretta delle cheratiti erpetiche mediante irradiazione die centri di innervazione trofosensitiva oculare. Ann. Ottal. **90**, 1—13 (1964). Ref. Zbl. Opthal. **92**, 306.

SCHEERER, R.: Röntgenbestrahlung der Uvealtuberkulose. Klin. Mbl. Augenheilk. **75**, 27—61 (1925).

SCHEIE, A. G., R. H. DENNIS, R. C. RIPPLE, L. L. CALKINS, and J. A. BUESSELER: The effect of low-voltage roentgen rays on the normal and vascularized cornea of the rabbit. A preliminary report of the Philips machine. Amer. J. Ophthal. **33**, 549—571 (1950).

SCHMITZER, G., R. LICHTENBERG, FL. LASCO, L. PANTZER, L. NORZ et M. NICOLESCO: Les resultats de la roentgenthérapie aux rayons durs, dans le traitement des irido-cyclites. Ophthalmologica (Basel) **138**, 138—145 (1959).

SCHOBER, R.: Radiologische Funktionstherapie. Münch. med. Wschr. **1962**, 1215.

SCHOLTE, P. J. L., C. C. KOK-V. ALPHEN, and B. COMBÉE: Treatment of the cornea with a new lilliput Roentgen tube. Acta radiol. (Stockh.) **42**, 316—328 (1954).

SCHULTE, D.: Pseudotumor des Auges und der Augenhöhle. Klin. Mbl. Augenheilk. **127**, 385—390 (1955).

Schulz, M. D.: Radiotherapy of lesions of the orbit and ocular adnexa. Trans. Amer. Acad. Ophthal. Otolaryng. **1959**, 449—454.

Schumann, E.: Röntgenbehandlung von Iriszysten unter Anwendung der Nahbestrahlungstechnik. Klin. Mbl. Augenheilk. **126**, 433—446 (1955).

— Zur Strahlentherapie am Auge. Ber. 3. Tagg der Augenärzte der DDR 1959. Jena: Gustav Fischer 1960, S. 111—115.

Scuderi, G., e G. de Simone: La roentgenterapia nelle cheratoendoteliti. G. ital. Oftal. **14**, 129—137 (1961). Ref. Zbl. ges. Radiol. **72**, 273 (1962).

Serio, N. de: Premesse di radiobiologia sull'impiego delle radiazioni penetranti nella terapia del tracoma. Radioter. Radiobiol. Fis. med., Ser. III, **10**, 13—33 (1955). Ref. Zbl. ges. Ophthal. **65**, 279 (1955).

Shaffer, R. N.: Alpha irradiation. Effect of astatine on the anterior segment and on epithelial cyst. Amer. J. Ophthal. **37**, 183—196 (1954).

Simig, J., and J. Holan: Contribution to the pathogenesis and ainotherapy of scleritis. Čs. Oftal. **13**, 205—208 (1957). [Slowakisch mit engl. Zus.fass.] Ref. Zbl. ges. Ophthal. **72**, 228 (1957).

Sinclair, W. K., and N. G. Trott: The construction and measurement of beta-ray applicators for use in ophthalmology. Brit. J. Radiol. **29**, 15—23 (1956).

Snelling, M. D., and R. A. Greeves: Diseases of the eye in British practice in radiotherapy, ed. by E. R. Carling, B. W. Windeyer and D. W. Smithers. London: Butterworth & Co. 1955.

Strazzi, A.: Normoroentgenterapia delle affezioni corneali. G. ital. Oftal. **2**, 66 (1949).

— Boll. Oculist. **28**, 267 (1949). Zit. bei Dekking.

— La roentgenterapia del glaucoma assoluto doloroso. G. ital. Oftal. **4**, 444—445 (1951).

Sukonscikova, A. A., u. D. A. Lukin: Indirekte Röntgentherapie bei tuberkulösen Prozessen des Uvealtrakts. Vestn. Oftal. **31**, H. 4, 19—23 (1952) [Russisch]. Ref. Zbl. ges. Ophthal. **59**, 320 (1953).

— — Röntgentherapie der Tuberkuloseschäden des Gefäßtrakts des Auges. Oftal. Zh. **11**, 311—312 (1956) [Russisch]. Ref. Zbl. ges. Ophthal. **71**, 200 (1957).

Swjadoschtsch, B. I., u. I. A. Turtschenko: Die Röntgentherapie traumatischer Iris- und Vorderkammercysten und postoperativer Epithelcysten als Folge von Epitheleinwanderung. Vestn. Oftal. [Russisch], Nr 2, 25—32 (1959). Ref. Klin. Mbl. Augenheilk. **138**, 758 (1961).

Tanew, N.: Die Epitheleinwanderung in die vordere Augenkammer und ihre Röntgenbehandlung. Klin. Med. (Wien) **2**, 512—537 (1947).

Tani, M., S. Komai, and T. Yuge: Studies on epithelial downgrowth after cataract extraction. J. clin. Ophthal. **17**, 491—503 (1963) [Japanisch]. Ref. Zbl. ges. Ophthal. **89**, 243 (1963/64).

Thiel, R.: Irrtümer und Fehler bei der Untersuchung und Behandlung Glaukomkranker. In R. Thiel, Gegenwartsprobleme der Augenheilkunde, S. 228. Leipzig: Georg Thieme 1937.

Thiel, R.: Neuzeitliche Behandlungsmethoden. In: Gegenwartsproblem der Augenheilkunde, S. 236. Leipzig: Georg Thieme 1937.

— Sekundärglaukom nach Epithel- oder Endotheleinwanderung in die Vorderkammer. Klin. Mbl. Augenheilk. **137**, 705—720 (1960).

Thomas, C. J.: Lenticular changes associated with beta radiation of the eye. Radiology **79**, 588—597 (1962).

Tittarelli, R.: Beitrag zur Röntgentherapie der sog. Venenthrombose der Retina. Ergebnisse mit einer neuen Bestrahlungsmethode: Pendelkonvergenzbestrahlung. Ophthalmologica (Basel) **139**, 119—133 (1960).

Trott, N. G., and B. M. Wheatley: Tantalum 182 wire gamma-ray applicators for use in ophthalmology. Brit. J. Radiol. **29**, 13—14 (1956).

Vannas, M., I. Sallinen u. R. Sysi: Über die Röntgenbehandlung von Augenkrankheiten. Klin. Mbl. Augenheilk. **123**, 324—331 (1953).

Vannini, A., e S. Pettinati: La plesioterapia nelle affezioni erpetiche della cornea. Rass. ital. Ottal. **24**, 391—399 (1955).

Veirs, E. R.: Use of radium for traumatic glaucoma. Eye, Ear, Nose Thr. Monthly **31**, 254 (1952).

Velloso Vianna, E.: Herpes zoster ophthalmicus. Beobachtung eines interessanten, mit Bestrahlung behandelten Falles. Arch. bras. Oftal. **16**, 177—180 (1953). Ref. Zbl. ges. Ophthal. **63**, 58 (1954/55).

Voutilainen, A.: Radioactive strontium in ophthalmic treatment. Acta ophthal. (Kbh.) **37**, 180—187 (1959).

Wachtler, F., u. E. Zdansky: Strahlentherapeutische Indikationen in der Augenheilkunde. Wien. klin. Wschr. **1953**, 49—51.

Wallace, H. J.: The conservative treatment of haemangiomatous naevi. Brit. J. plast. Surg. **6**, 78—82 (1953).

Walton, R. J.: Two technics for the treatment of non-malignant lesions of the eye by X-rays. Brit. J. Radiol. **25**, 9—11 (1951).

Weinstein, P.: Nervism in ophthalmology. III. Data concerning the neuraltherapy of glaucoma. Ophthalmologica (Basel) **135**, 21—44 (1958).

Werdenberg, E.: Grundsätzliches zur Kenntnis und Therapie der Augentuberkulose. Klin. Mbl. Augenheilk. **101**, 641—669 (1938).

Wien, S. van: Lymphocytoma of the orbit successfully treated by Roentgen irradiation. Amer. J. Ophthal. **31**, 209—212 (1948).

Wilson, F. M.: Beta irradiation. An evaluation of a radium-D applicator for ophthalmic use. Amer. J. Ophthal. **33**, 539—548 (1950).

— Applicators for beta irradiation of the eye. A review and comparison. Amer. J. Ophthal. **35**, 645—656 (1952).

—, and J. W. Wilson: Radioactive strontium therapy of the eye. Corneal biostandardization and evaluation of an applicator for use in ophthalmology. Arch. Ophthal. **48**, 686—695 (1952).

Zeydler, L.: A contribution to the treatment of angiomas of the orbit. Klin. oczna **28**, 203—208 (1958) [Polnisch]. Ref. Zbl. ges. Ophthal. **75**, 62 (1959).

M. Strahlenbehandlung der Blutungen

Von

J. Ries

Mit 11 Abbildungen

I. Allgemeine Betrachtungen

Die Strahlenbehandlung der Blutungen kann nur dort ihr Anwendungsgebiet haben, wo es darum geht, die *spontane Blutstillung* zu begünstigen bzw. einen Defekt im Blutgerinnungsmechanismus auszugleichen. Das ist nur möglich bei Blutungen aus kleinen Gefäßen und bei sog. parenchymatösen Blutungen (per diabrosin), die ja eigentlich Capillarblutungen sind, während blutende mittlere und größere Gefäße unbedingt mechanisch-operativ versorgt werden müssen. Neben Traumen, Entzündungen, Tumoren, degenerativen Veränderungen und Gefäßerkrankungen, die als Ursache für Blutungen aus Haut, Schleimhäuten oder inneren Organen in Frage kommen, sind es vor allem allgemeine *hämorrhagische Diathesen*, die therapeutische Notfallsituationen heraufbeschwören können („*Angiopathien*" bzw. „*vasculäre hämorrhagische Diathesen*", „*thrombocytogene Gerinnungsstörungen*", „*plasmatische Koagulopathien*"). Unter diesen haben vor allem die in den charakteristischen Nachblutungen nach Verletzungen oder Operationen sich äußernden plasmatischen Koagulopathien und thrombocytogene Gerinnungsstörungen für den Chirurgen besonderes Interesse, bei denen früher die örtlich wirkenden blutstillenden Mittel und die sog. allgemein blutstillenden Mittel, ja sogar die Frischbluttransfusionen so häufig versagten.

Die außerordentliche Zunahme der Kenntnisse über den Blutgerinnungsmechanismus in den letzten 20 Jahren und die Aufklärung der zahlreichen Faktoren (s. unten), welche in den Gerinnungsablauf eingreifen und die Möglichkeit, Einzelfaktoren oder Faktorengruppen bei entsprechenden Blutgerinnungsdefekten zu substituieren, haben aber zu so günstigen therapeutischen Ergebnissen geführt, daß andere Methoden ganz zurückgedrängt wurden. Auch die Strahlenbehandlung der Blutungen wurde davon betroffen. Diese Möglichkeit einer Therapie oder eines Therapieversuchs ist in den modernen Handbüchern der Chirurgie und inneren Medizin kaum mehr vermerkt. Man billigt ihr allenfalls historisches Interesse zu. In der Tat dürfte die Strahlentherapie der Blutungen nur noch Notfallcharakter haben, dann nämlich, wenn außer den Röntgenstrahlen kein anderes Mittel der modernen Medizin zur Verfügung steht bzw. Hilfe bringt. Lediglich in der Gynäkologie spielen die Strahlen noch eine gewisse Rolle, obschon auch hier zahlreiche Indikationen aufgegeben wurden bzw. mehr und mehr zurücktreten.

Historisches. Die Anwendung von Strahlen zur Stillung venöser und parenchymatöser Blutungen ging von Stephan (1920) aus, der bei einem Fall von akuter hämorrhagischer Diathese (purpura fulminans) die blutstillende Wirkung einer Milzbestrahlung zum erstenmal beobachtete. Vorher hatten alle anderen therapeutischen Maßnahmen versagt. Das Überraschende war, daß die Blutungen gleich nach der Bestrahlung zum Stillstand kamen und der Patient schließlich von seiner Krankheit geheilt wurde. Es handelte sich um einen 45jährigen Mann, der seit 3 Jahren an tuberkulösen fistelnden Lymphknoten litt (an beiden Halsseiten, in der rechten Axilla und der linken Leistenbeuge). Tuberkulinbehandlung, Röntgen- und Höhensonnenbestrahlung, wiederholte operative Exstirpationen der Lymphknoten hatten zu keinem Erfolg geführt. Die Blutmorphologie war normal. Zwei Tage nach der Exstirpation eines Lymphknotens aus der linken Supraclaviculargegend trat eine plötzliche Blutung aus der Schnittwunde auf, an welche sich etwa 12 Std später ein profuses, unstillbares Nasenbluten anschloß. Am dritten Tage nach der Operation wurden ausgedehnte Schleimhautblutungen an den Lippen, am Zahnfleisch und im Rachen beobachtet. An den beiden folgenden Tagen traten ausgedehnte Hautblutungen auf, die durch leichten Druck sogar unmittelbar und willkürlich ausgelöst werden konnten; außerdem Teerstühle und starke Hämaturie. Jegliche interne Therapie und auch eine Bluttransfusion von 250 cm^3 blieben ohne Erfolg. Zuletzt versuchte man am Abend des 5. Tages nach der Operation eine Röntgenbestrahlung der Milz mit 50% HED[1]. Schon $1^1/_2$ Std nach der Bestrahlung hörte das Nasenbluten auf, auch die Hautblutungen sistierten, der Urin wurde allmählich wieder klar und die hämorrhagische Diathese trat auch später nicht mehr auf. Der Patient war gerettet. Wenige Monate danach (Sommer 1919) behandelte STEPHAN einen gleichgelagerten Fall mit ähnlichem klinischen Verlauf und dem gleichen guten Ergebnis.

Außer diesen beiden Fällen behandelte STEPHAN später noch drei schwerste, seit Tagen bestehende Lungenblutungen, eine traumatische Blutung bei „erblicher Hämophilie", drei Fälle spontaner Epistaxis, eine essentielle doppelseitige Nierenblutung und vier Fälle schwerster parenchymatöser Blutungen nach operativen Eingriffen im Nasen-Rachen-Raum. Auch diese Kranken wurden durch die „Milzreizbestrahlung" geheilt, nachdem zum Teil die üblichen blutstillenden Mittel keinen Erfolg gehabt hatten. In der Folge haben zahlreiche Autoren die Milzbestrahlung zur Behandlung von Hämorrhagien versucht. Die Beurteilung war unterschiedlich. JURASZ formulierte auf Grund der Ergebnisse STEPHANS und eigener Beobachtungen, die Milzbestrahlung sei die allein in Frage kommende Therapie bei parenchymatösen und postoperativen Blutungen, z.B. Blutungen nach Magen- und Strumaoperationen und bei cholämischen und anderen Blutungen. Er selbst hatte gute Erfolge mit der Milzbestrahlung bei den postoperativen Blutungen und mit der prophylaktischen Bestrahlung vor der Operation. Andere Autoren, wie VON DER HÜTTEN, KURTZAHN und REHN, hatten bei den prophylaktisch bestrahlten Patienten keinerlei Erfolge. Über befriedigende Ergebnisse berichteten dagegen PAYR, KÄSTNER, BUHRE, PERTHES und SCHINZ.

Über die Wirkungsweise der Milzbestrahlung machte sich STEPHAN folgende Vorstellung: Er glaubte, daß die Reticulumzelle der Milz Träger der spezifischen Gerinnungsfunktion sei. Den Lymphfollikeln maß er keine Bedeutung bei, denn bei Bestrahlungen von Lymphomen anderer Körperpartien hatte er niemals Veränderungen im Gerinnungssystem beobachtet. Die Reticulumzelle galt ihm als Ursprungsstätte des Gerinnungsferments und der reticuloendotheliale Apparat der Milz als Zentralorgan der Blutgerinnung. Durch die Röntgenstrahlen würde das RES in einen Zustand erhöhter Funktion versetzt und zu vermehrter Ausscheidung von Gerinnungsferment veranlaßt. SZENES vertrat dagegen die Meinung, daß die blutstillende Wirkung einer Milzbestrahlung mit den dabei entstehenden Zellzerfallsprodukten aus den Lymphocyten zusammenhinge. Dadurch würden Thrombokinase oder thromboplastische Substanzen frei und die Gerinnung des Blutes beschleunigt. Auch NEUFFER fand bei seinen Experimenten eine gewisse Übereinstimmung zwischen der Zunahme der Gerinnungsbeschleunigung und dem Zerfall von Leukocyten und Lymphocyten. Diese Ansicht setzte sich immer mehr durch, als beobachtet wurde (KOLTA und FOERSTER), daß nach Bestrahlung von Lymphknoten des Halses und der Achselhöhle auch eine Steigerung der Gerinnungszeit auftrat. Im gleichen Sinne sprachen die Beobachtungen von NIGST, der verschiedene Körperregionen mit schwachen Röntgendosen belastet hatte. Nach einer Röntgenbestrahlung der Leber, der Lungen, des Abdomens und anderer Körperteile beobachtete er eine Beschleunigung der Gerinnungszeit, wenn auch in etwas geringerem Umfang als nach der Milzbestrahlung. Dies unter anderem bei zwei Kranken, die wegen Ruptur einer Milzexstirpation unterzogen worden waren. Dem stehen entgegen die Beobachtungen von WOEHLISCH, der die

[1] HED: Alte Bezeichnung für Hauterythemdosis bzw. Hauteinheitsdosis. Entspricht etwa 600 R Einfalldosis bzw. 750 R Oberflächendosis.

Milzgegend zweier splenektomierter Patienten bestrahlte und keine Veränderung der Gerinnungszeit vor und nach der Bestrahlung fand. Er sah darin den Beweis für die Richtigkeit der Hypothese, die Milz sei das Zentralorgan der Blutgerinnung. Auch NIGST sah in dem Zerfall der Lymphocyten und damit der Ausschwemmung von gerinnungsfördernden Substanzen das entscheidende Moment. TICHY und SHICHIDA vertraten auf Grund ihrer Untersuchungen die Ansicht, daß die Bestrahlung der Leber eine größere Gerinnungsbeschleunigung erzielen lasse als die Bestrahlung der Milz.

Bei der Bestrahlung der Schilddrüse (SZENES und GÁL) und der Parotis (AMREICH) wurde ebenfalls eine Beschleunigung der Blutgerinnung beobachtet. Die Meinung, daß eine unspezifische Leistungssteigerung des Blutgerinnungssystems infolge der Zellzerfallsprodukte die blutstillende Wirkung der Schwachbestrahlung verschiedener Körperorgane erzeuge, wurde im übrigen auch von HOLTHUSEN, CASPARI, MARTIUS, KEPP, VOGT, R. SCHROEDER, MERTZ und GÁL ausgesprochen. VON DER HÜTTEN nahm ein Freiwerden von *Thrombokinase* durch den Zerfall von Lymphocyten an, HORNUNG und CAFFIER führten die hämostyptische Wirkung der Milzbestrahlung auf den Zerfall der Thrombocyten zurück, SEITZ und STOECKEL auf die Verhinderung der Thrombocytenzerstörung, NÜRNBERGER auf die Gefäßveränderungen.

II. Die Wirkung der Strahlen auf den Vorgang der Blutstillung

Bevor wir in die Erörterung dieser Frage eintreten können, ist es erforderlich, kurz auf die heutigen Vorstellungen über den Mechanismus der Blutstillung einzugehen.

Das lebensnotwendige gute Funktionieren der Blutstillung ist von einer großen Zahl von Faktoren abhängig. An der Hämostase im Bereich einer lädierten Gefäßstrecke sind beteiligt:

Gefäßwand,
Blutplättchen,
plasmatische Systeme von Gerinnung und Fibrinolyse,
thrombo(= fibrino-)-plastische und fibrinolytische Aktivatoren im Gewebe der Gefäßumgebung.

Die Suffizienz der Hämostase setzt eine ausreichende Funktion jedes der genannten Reaktionsteilnehmer und deren ausgewogene Interaktion voraus. Das Verständnis des Blutstillungsvorganges am Ort des Blutaustrittes aus der (capillären oder venolären) Gefäßbahn wird erleichtert, wenn man zwischen lokalen Reaktionsbestandteilen, die am Ort der Blutung schon fertig angetroffen oder dort aktiviert werden, und solchen unterscheidet, die mit dem strömenden Blut erst an die Blutungsquelle herangeführt werden müssen. Letzteres setzt einen auch noch im Bereich der terminalen Strombahn des Blutungsortes funktionierenden Kreislauf voraus.

Für das gut und vollständig untersuchte Gerinnungssystem hat sich eine Trennung der Reaktionsteilnehmer in einem intravasalen Intrinsic- und in einem extravasalen Extrinsic-System bewährt (Abb. 1 nach PAVLOVSKY, 1963). Einzelne Faktoren gehören beiden Systemen gleichermaßen an. In einem durch Acceleratoren und Inhibitoren noch feiner modulierten Ablauf wird aus Prothrombin Thrombin aktiviert, ein hydrolytisch wirksames Enzym, welches — wo immer es entsteht — das mit dem Blutplasma in gelöstem Zustande angebotene Fibrinogen in immobiles Fibrin überführt. Daran schließt sich ein fibrinolytischer Prozeß an, dessen Reaktionsablauf prinzipiell dem der fibrinaufbauenden Vorgänge ähnlich ist (Abb. 2 nach KOLLER), weshalb man eine physiologische, ubiquitäre, antagonistische Funktion der sog. Fibrinolyse annimmt. Die Geschwindigkeit der Reaktionsabläufe der Fibrinbildung und Fibrinauflösung ist ungleich. Das Endprodukt der Gerinnung, Fibrin, wird sehr viel schneller erreicht, als das Endprodukt der Fibrinolyse, in Bausteine verschiedener Molekülgröße zerlegtes Fibrin.

Jedoch hängt von der Konzentration, der Freisetzung und Aktivierung von fibrinolytisch wirksamem Enzym im Gewebe und am Ort der Blutung in hohem Maße ab, in welcher Zeit sich ein stabiler Fibrinthrombus bildet. Der „clou hémostatique“ an einer

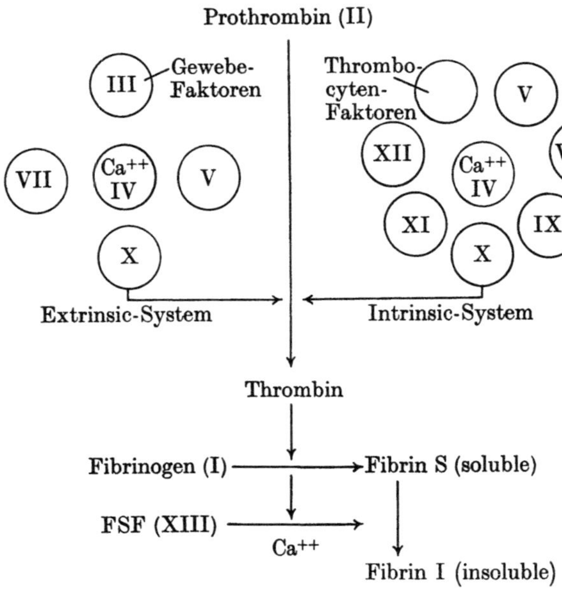

Abb. 1. Gerinnungsschema nach A. Pavlovsky (1963). Demonstration von Intrinsic und Extrinsic System. Die römischen Ziffern bezeichnen die bekannten Gerinnungsfaktoren.

Faktor I	= Fibrinogen	Faktor VIII	= Antihämophilie A-Faktor
Faktor II	= Prothrombin	Faktor IX	= Antihämophilie B-Faktor
Faktor III	= Gewebethrombokinase	Faktor X	= Stuart-Prower-Faktor
Faktor IV	= Calcium	Faktor XI	= Plasma Thromboplastin Antesecdent (PTA)
Faktor V	= Proaccelerin	Faktor XII	= Hagemann-Faktor
Faktor VI	= existiert nicht	Faktor XIII	= Fibrinstabilisierender Faktor
Faktor VII	= Proconvertin		

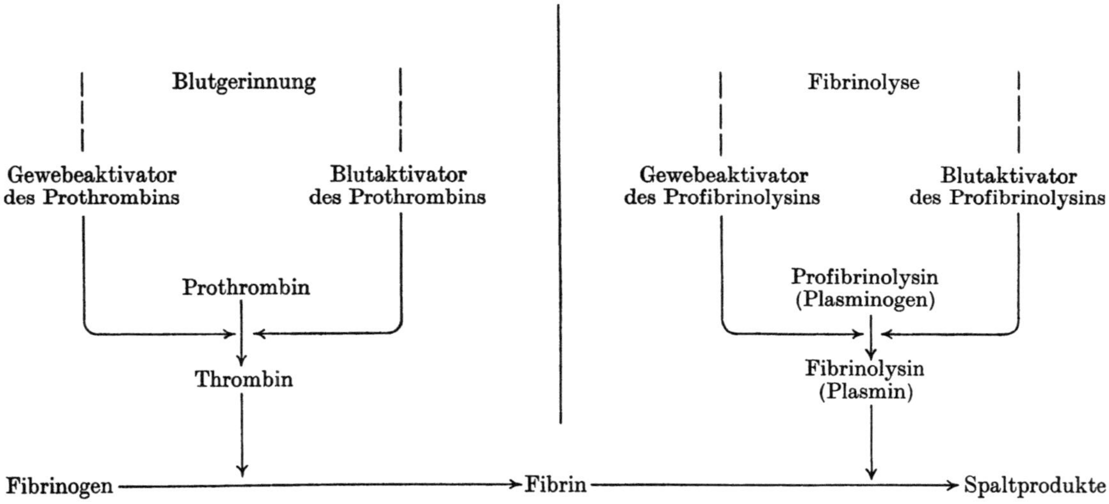

Abb. 2. Blutgerinnungsschema nach F. Koller

venolären, capillären oder arteriolären Gefäßläsion entsteht aus der primären, zunehmend desintegrierten („visköse Metamorphose") Thrombocytenaggregation und dem sekundär angelagerten Fibrinthrombus. Dieser Fibrinthrombus stabilisiert den Gefäßverschluß. Im Gegensatz zum reinen Plättchenthrombus (Plättchen-Antiplasmin) ist er durch fibrinolytische Enzyme leicht angreifbar. Von seiner Stabilität hängt in besonderer Weise ab, ob die lokale Blutung steht, ob sie rezidiviert oder nicht.

Die Vorgänge an den Gefäßen sind verschieden, je nach ihrem Kaliber. Die klinisch wichtigsten Blutungen nach Verletzung der kleinen muskulären Gefäße werden durch einen vorwiegend extravasalen Verschlußpfropf gestillt, der aus aggregierten Thrombocyten (Plättchenthrombus) und dem sekundär angelagerten Fibrinthrombus besteht. Bei großkalibrigen Gefäßen spielt neben diesen abdichtenden Thromben die Vasoconstriction eine Rolle, deren stoffliche Ursache noch nicht geklärt ist. Daß Serotonin, wie man teilweise annimmt, für die hämostyptische Gefäßveränderung verantwortlich sei, ist wenig wahrscheinlich (HARDISTY, R. MAND, R. S. STACEY und E. SCHMID, S. WITTE, J. STERN und K. TH. SCHRICKER). Statt eines umschriebenen Plättchenpfropfes kann auch ein Hämatom hämostatisch wirken, das zu einem mehr oder weniger weit im perivasalen Gewebe ausgebreiteten Gerinnsel führt. Verletzte Capillaren schließen sich durch Kollabieren oder Verkleben der Wand ohne aktive Kontraktion und ohne Abscheidung eines Plättchenthrombus. Inwieweit die Fibringerinnung bei der capillaren Blutstillung von Bedeutung ist, läßt sich noch nicht sicher sagen (WITTE).

Betrachtet man diese sehr komplizierten Vorgänge, welche die Hämostase zum Ziele haben, so ist beim heutigen Stand des Wissens eine genaue Aussage über den Wirkungsmechanismus der Bestrahlung auf den Vorgang der Blutstillung nur zum Teil möglich. Eine direkte Wirkung der Strahlen am Ort der Hämostase ist wenig wahrscheinlich und wäre in unbedeutendem Maße am ehesten vorstellbar durch Beeinflussung des vegetativen Nervensystems nach dem Vorgang der Entzündungsbestrahlung, bei welcher es nach BÜRGEL in den meisten Fällen zu einem Absinken des Blutdruckes und der Pulsfrequenz u. a. kommt. Faßt man einmal alle Möglichkeiten zusammen, so sind folgende Angriffspunkte denkbar:

1. Wirkung ionisierender Strahlen auf die Gefäße (Capillaren, prä- und postcapilläre Strecke).
2. Wirkung ionisierender Strahlen auf die Thrombocyten:
   a) auf die Thrombocyten direkt (Zerfall),
   b) auf die Megakaryocyten direkt (erst Stabilisierung, bei höheren Dosen Zerfall),
   c) auf die Megakaryocyten im Verband des blutbildenden Knochenmarks,
      aa) bei Milzbestrahlung indirekt über die splenomyelogene Koppelung,
      bb) direkt durch Streustrahlung, welche das blutbildende Mark erreicht („Reizbestrahlung" mit verstärkter Ausschwemmung).
3. Wirkung auf die Reaktionsbestandteile des plasmatischen Systems von Gerinnung und Fibrinolyse,
   a) direkt (unwahrscheinlich, keine Daten bekannt),
   b) indirekt und je nach Bestrahlungsort über das RES (Milzbestrahlung, Ganzkörperbestrahlung).
4. Lokale, intrauterine Strahlenwirkung zerstört Endometrium und damit auch
   a) die thromboplastische Potenz des Endometrium-Stromas,
   b) die fibrinolytische Potenz des Endometrium-Stromas,
   c) Veränderung der submukösen Gefäße, s. unter 1.

Wie der historische Überblick schon zeigt, muß man die Hauptwirkung der Strahlen auf den Ablauf der Hämostase wohl in einer Beeinflussung des Gerinnungsvorganges sehen, wie man es am deutlichsten nach einer Milzbestrahlung beobachtet.

Was geht denn vor bei der Bestrahlung des lymphatischen Gewebes, also auch der Milz? HEINEKE hat schon 1903 Untersuchungen darüber vorgelegt. Der Zellzerfall beginnt in den Zentren der Lymphfollikel und greift dann sehr schnell fleckförmig auf das übrige lymphatische Gewebe über, in der Milz auf die gesamte weiße Pulpa (s. Kapitel Milzabklemmung). Die Zelltrümmer werden teils verflüssigt, teils von den Reticulumzellen phagocytiert, und bei entsprechend hoher Dosis bleibt ein lymphocytenfreies Maschenwerk des RES mit kleinen und großen Reticulumzellen und reifen Fibrocyten übrig, (ca. 24 Std nach der Bestrahlung) (POHLE und BUNTING). Schon Strahlendosen von 5 R und weniger führen zu histologisch erkennbaren Zell- und Gewebeveränderungen. Trotz des enormen Zellzerfalls besitzt die Milz ein erstaunliches Regenerationsvermögen. Nach 20000 R und mehr (LORENZ) sind noch Regenerationsprozesse nachweisbar. Man weiß jedoch nicht, ob diese von ortsständigen weniger strahlensensiblen Zellen ausgehen oder von solchen, die aus unbestrahlten Körpergebieten mit dem Blutstrom herantransportiert werden.

Bemerkenswerterweise läßt sich der gewaltige Lymphocytenzerfall in der Milz verhindern, wenn man während der Bestrahlung die Milzgefäße abklemmt (zit. nach Graul und Scherer). Ebenso sind die Lymphocyten im strömenden Blut relativ wenig strahlensensibel. Solche Degenerationsvorgänge im lymphatischen Gewebe kommen auch nach schweren Belastungen des Organismus z.B. Infektionen vor. Man nimmt deshalb an, daß es gar nicht die oft minimalen Strahlendosen allein sind, welche zum Zellzerfall führen, sondern daß das Freiwerden von toxischen Stoffen aus den besonders sensiblen Zellen, zu denen auch die „Keimzentrumszellen" (Luther und Lorenz), die „großen lymphatischen Reticulumzellen" gehören, zu einer Art Kettenreaktion degenerativer Prozesse führt. Dafür spricht, daß der Zellzerfall ziemlich unabhängig von der Mitosenreaktion ist. Durch einen Stress im Sinne Selyes lassen sich ebenfalls degenerative Veränderungen im lymphatischen Gewebe erzeugen, von denen man annimmt, daß sie durch Wirkstoffe der Nebennierenrinde (Dougherty und Withe) zustande kommen. Aber nicht nur degenerative Vorgänge scheinen durch die Strahlen ausgelöst zu werden, sondern auch Prozesse einer Zellaktivierung (Scherer), welche von den Zellbildern, wie sie durch Immunisierung mit Typhusvaccine zustande kommen (Fagraeus), nicht zu unterscheiden sind. Deutliche morphologische Zeichen einer RES-Aktivierung in der Milz lassen sich auch durch Bestrahlung von Kopf oder Extremitäten erzielen (Scherer),

Wie sehr die Milz mit ihrer Antwort auf die verschiedensten „Reize" in ein größeres Reaktionssystem eingebettet ist, zeigt die Beobachtung, daß nach vorausgegangener Hypophysenbestrahlung die Bestrahlung der Milz einen geringeren Zellzerfall bewirkt (Pape).

Was von dem Dargestellten kann für die blutgerinnungsfördernde Wirkung der Milzbestrahlung ursächlich herangezogen werden ? Ein direkter Funktionsanreiz auf das RES, wie Stephan meinte, ist auch heute nicht sicher nachgewiesen. Das dominierende Ereignis nach der Milzbestrahlung ist der massive Zellzerfall. Ihn wird man auch am ehesten für die Steigerung der Blutgerinnungsfähigkeit verantwortlich machen können. Die Beobachtung, daß durch Zellzerfallsprodukte die Vorstufen des Thrombins vermehrt auftreten (Mertz) und die Übereinstimmung der klinischen Beobachtung, nach welcher die größte Gerinnungsfähigkeit 15—20 Std nach der Bestrahlung auftritt, mit der Zeit der stärksten Ausschwemmung der Zellzerfallsprodukte im Tierversuch, sprechen jedenfalls dafür. Man wird deshalb auf die recht unterschiedlichen Angaben älterer Autoren nicht mehr bauen können. Von ihnen beobachteten Wintz und Seitz und Vignali Verlängerungen der Gerinnungszeit, Pagniez und Ravina, Wasowski, Mienicki, Linhardt, Bock und Rausche Verkürzungen, wieder andere fanden überhaupt keine Beeinflussung der Gerinnungszeit nach Röntgenbestrahlung (Henkel und Gueffroy). Wenn auch die in der spärlichen Literatur der letzten Jahre niedergelegten Ergebnisse zur Frage der Beeinflussung der hämostatischen Vorgänge durch Bestrahlung nicht in allem übereinstimmen, so ist doch durch bessere Kenntnis der Gerinnungsvorgänge und exaktere Methodik in einigen Punkten Klarheit geschaffen worden. So stellte Donner unter Verwendung der Zweiphasenmethode in der Modifikation nach Schultze Erhöhungen des Prothrombinspiegels fest. Bei Oberflächen- und Entzündungsbestrahlungen liegen sie im Bereich der Norm, bei Körper-Ganz- und Abschnittsbestrahlungen 10—25% unter der Norm, bei Tiefenbestrahlungen (Kastration, Mamma-Nachbestrahlung, Bewegungsbestrahlung bei verschiedenen Carcinomkranken) zwischen 20 und 70% über der Norm. Während einer längeren Bestrahlungsperiode mit einer täglichen Herddosis von 150 R steigt der Prothrombinspiegel ständig an und sinkt nach Ende der Bestrahlungsserie allmählich ab. Liegen die Ausgangswerte über der Norm, (90—110%), so sind die Anstiege besonders deutlich. Bei 24 von 26 Patienten, bei welchen der Prothrombinspiegel über 40% vom Ausgangswert an gestiegen war, beobachtete Donner ausgesprochene Katererscheinungen, die nach Senkung des Spiegels mittels des Anticoagulans Tromexan Geigy auf 60—80% der Norm verschwanden. Zugleich war der Strahleneffekt an der Haut intensiver. Birkner u. Mitarb. beobachteten in allen Fällen einen initialen Anstieg des Prothrombin-Komplexes im weiteren Verlauf zum Teil einen Abfall. Nach Abschluß der Behandlung lagen die Werte zum Teil niedriger als die Ausgangswerte vor der Bestrahlung.

Am meisten haben die Untersuchungen von Wagner zur Klärung der Frage, an welcher Stelle der Gerinnungsmechanismus der Milzbestrahlung angreift, beigetragen. Er versah die Milz mit einer Dosis von 110 R E und zur Kontrolle, ob die Wirkung auf die Gerinnung als Milzeffekt oder als reine Strahlenwirkung anzusehen sei, mastitische Mammae mit der gleichen Dosis. Die photometrische Verfolgung der Gerinnung ergab in Fällen erfolgreicher Milzbestrahlung (= Blutstillung innerhalb 72 Std) schon 4 Std nach der Bestrahlung eine Verkürzung der „Latenzzeit“ (Blutungszeit) um 3 min, bei Versagern und Mastitisfällen um nur 45 sec.

Das gleiche Bild ergab sich bei der „Gerinnungsdauer“ (Gerinnungszeit), die sich bei den erfolgreichen Milzbestrahlungen um nahezu 1 min verkürzte, während Mastitiden und Versager nur unwesentliche Veränderungen zeigten. Überraschend kommt es nach der Milzbestrahlung zu einem beträchtlichen Thrombocytensturz im peripheren Blut, auch dann, wenn ein hämostyptischer Effekt nachweisbar ist. Die Abfallquote, die 42,8% erreichen kann, beträgt im Durchschnitt 24,2%, nähert sich aber niemals dem kritischen Wert von 30000 Thrombocyten. Auch Hornung hatte schon früher einen Thrombocytensturz nach Milzbestrahlung beobachtet. In 93% der Fälle stellte er noch am Tage der Bestrahlung eine Verminderung bis unter die Hälfte des Ausgangswertes vor der Bestrahlung fest. Es ist anzunehmen, daß an dem durch die Milzbestrahlung ausgelösten Zellzerfall auch die Thrombocyten beteiligt sind. Die freiwerdende Thrombocytenthrombokinase gibt eine befriedigende Erklärung für den gerinnungsfördernden Einfluß der Milzbestrahlung auf die Vorphase der Gerinnung. Daß auch die Gewebsthrombokinase, von der man glaubte, sie würde aus zerfallenden Lymphocyten und Leukocyten frei, beteiligt sei, nimmt man heute nicht mehr an, da sie in diesen Zellen nicht nachgewiesen werden konnte. Noch eindeutiger ist die Wirkung der Milzbestrahlung auf die erste Gerinnungsphase, die im Sinne einer „Gerinnungsbeschleunigung“ verläuft. Bei den zur Hämostase führenden Milzbestrahlungen erreicht der Prothrombinspiegel 24 Std nach der Bestrahlung seinen Höchstwert, der in einzelnen Fällen bis zur Hyperprothrombinämie führen kann. Im Durchschnitt ergibt sich ein Anstieg von 64,5% bis 100,8%, der in einigen Tagen wieder zur Norm abfällt, ohne den niedrigen Ausgangswert zu erreichen. Bei den Versagern ist der Prothrombinanstieg nur gering (um 7,8%). Bei den bestrahlten Mastitiden wurde überhaupt keine Reaktion beobachtet. Ein fast spiegelbildliches Verhalten zeigt der ebenfalls ansteigende Accelerator-Globulingehalt (Faktor V) des Plasmas, was erkennen läßt, daß nicht nur der Prothrombingehalt, sondern auch die Umwandlungsgeschwindigkeit (Konvertibilität) des Profermentes durch den Accelerator von entscheidender Bedeutung für den Gerinnungsmechanismus ist. Der Antithrombingehalt im Plasma dagegen vermindert sich. Wagner nimmt an, daß die Milzbestrahlung zu einer passageren Milzhemmung führt, was die Leber zwingt, einen Teil der Milzfunktion zu übernehmen. Die der Leber aufgezwungene Mehrarbeit bezieht auch die Prothrombin- und Acceleratorglobulin-Synthese ein, die ansteigt und damit die Prothrombinaktivierung beschleunigt. Die Untersuchungen über die Wirkung der Milzbestrahlung auf den Fibrinogengehalt des Plasmas ergaben bei den erfolgreichen Milzbestrahlungen, wie auch bei den „Versagern“ und Mastitiden nur einen geringen Anstieg. Wagner erklärt dies so, daß die Milz als Hauptorgan des für die Fibrinogenbildung verantwortlichen RES in ihrer Funktion gehemmt wird. Die für die Milz einspringende und zur Mehrarbeit angeregte Leber bildet vermehrt Fibrinogen, das den Ausfall der Fibrinogenbildung in der Milz jedoch nur um Geringes überkompensiert. Neuerdings gewann man Anhaltspunkte dafür, daß die Milz, von der man vermutet, daß sie einen Gefäßfaktor „produziert“, die Capillarresistenz beeinflußt, die nach Splenektomie ansteigt (Auinger, Brichta und Neumayr). Ob die Milzbestrahlung über einen ähnlichen Mechanismus wirksam werden kann, ist nicht bekannt.

III. Die Strahlenbehandlung bei nicht gynäkologischen Blutungen

Bei nicht gynäkologischen Blutungen spielt die Strahlentherapie heutzutage praktisch gar keine Rolle mehr. Es kann deshalb auf den Abschnitt Historisches verwiesen werden. Es sind eigentlich nur der Morbus maculosus Werlhofii (chronisch idiopathische Thrombocytopenie) und die hämorrhagischen Diathesen bei chronischen Myelosen und Lymphadenosen, Lymphogranulomen und Polycythämien (s. dort), welche den Internisten gelegentlich an die Möglichkeiten der Strahlentherapie denken lassen. Das Vertrauen in diese Therapie ist nicht groß, da sie nur selten hilft (Schittenhelm). Im übrigen gibt Schittenhelm an, daß er in einem Falle von Werlhofscher Erkrankung, nach Versagen der Milzbestrahlung, von einer Bestrahlung der Hypophysengegend einen guten Erfolg sah. Bei letzterem therapeutischen Versuch hat offenbar die längst verlassene Methode der Gynäkologen, gynäkologische Blutungen durch Bestrahlung der Hypophyse zu beeinflussen, Pate gestanden. Diese von Hofbauer und H. Hirsch 1922 inaugurierte Methode beabsichtigte, über den Weg der hormonalen Korrelationen die Ovarfunktion zu stimulieren.

1. Bestrahlungstechnik und Behandlungsergebnisse

Die historischen Angaben über die *technischen Bedingungen* der Milzbestrahlung können unberücksichtigt bleiben. Die Bestrahlung erfolgt unter den Bedingungen der Tiefentherapie. Man stellt die Milzgrenzen perkutorisch fest und strahlt dann mit dem 6×8 oder 8×10 cm Tubus von median unten nach lateral oben ein. Man kann aber auch direkt lateral mit etwas nach oben gerichtetem Tubus bestrahlen. Während L. Seitz einen Focus-Hautabstand von 23 cm wählte, bestrahlt man heute allgemein mit einem Abstand von 40 oder 50 cm. Der Patient wird auf die rechte Seite gelagert und durch ein Kissen in der Taille unterstützt, so daß der linke Rippenbogen besser hervortritt. Die zumeist verwendete Strahlenmenge beträgt 135 R Oberflächendosis, was einer Einfallsdosis von 110 R entspricht. Die Herddosis an der Milz beträgt etwa 60 R. Aber auch Herddosen von 40—50 R unter Tiefenbedingungen mit 40 cm Focus-Hautabstand sind gebräuchlich (Ries). Auch bei der von L. Seitz geübten Technik mit geringerem Focus-Hautabstand (23 cm) ergibt die Oberflächendosis von 210 R etwa eine Herddosis von 70 R. Bei dieser Dosierung kommt es nicht zu Nebenwirkungen. Manche Autoren (Scholten, Voltz) empfehlen größere Einfallsfelder (10×15 cm) und Oberflächendosen von 270 R bei 40 cm Focus-Hautdistanz.

Wie im historischen Überblick schon angedeutet, waren die *Ergebnisse der Milzbestrahlung* keineswegs so einheitlich und überzeugend, daß sich diese Therapie in der Chirurgie und in der internen Medizin eingebürgert hätte, im Gegensatz zur Gynäkologie, in welcher die Milzbestrahlung bei der Behandlung gutartiger Blutungen lange Zeit einen hervorragenden Platz einnahm (s. S. 382). Aber auch in der Gynäkologie ist die Milzbestrahlung heute fast vergessen, da die Fortschritte in der Hämostasiologie und der Hormontherapie sie praktisch überflüssig machen.

Gefahren, die sich aus der Milzbestrahlung ergeben könnten, sind bisher nicht bekannt geworden. Theoretisch denkbar wäre ein Ansteigen der Leukämierate. Die Zahl der überhaupt durchgeführten Milzbestrahlungen ist jedoch so gering, daß es schwer wäre, einen statistischen Hinweis zu gewinnen.

IV. Strahlenbehandlung bei gutartigen gynäkologischen Blutungen

Die Strahlentherapie der gutartigen gynäkologischen Blutungen hat jahrzehntelang eine dominierende Rolle gespielt und galt in manchen deutschen gynäkologischen Schulen (z.B. Eymer, Gauss, Martius) bei geeigneter Indikation sogar als Methode der Wahl. In den letzten Jahren hat sich aber ein Wandel in der Indikation angebahnt. Die zunehmende Beobachtung der sog. „strahleninduzierten Neoplasmen" (s. unten) einerseits ließ viele Gynäkologen die heute mit geringerem Risiko durchzuführende Operation wieder bevorzugen, andererseits hat die Anwendung der Oestrogene, der Oestrogenderivate, der 19-Nor-Testosteronderivate und Chlormadinone und die Therapie mit Fibrinolyse-Inhibitoren (Ludwig und Mehring) zu einer vorzüglichen, gut zu differenzierenden intern-konservativen Behandlung der klimakterischen, präklimakterischen und auch der juvenilen Blutungen geführt, welche diese Krankheitsbilder zu beherrschen vermag. Diese Einschränkung der Strahlentherapie braucht man nicht zu bedauern, geht doch die Tendenz in der modernen Therapie dahin, jeden vermeidbaren Strahleninsult zu unterlassen, da die Gefährdung des Menschen im Zeitalter der Kernenergie ohnehin zunimmt. Trotzdem wird die Strahlentherapie eine gewisse Bedeutung behalten, da es Fälle gibt, für welche diese Behandlung die größte Schonung und das geringste Risiko bietet.

Für das Zustandekommen atypischer uteriner Blutungen sind folgende Ursachen in Betracht zu ziehen:

a) hormonelle Dysregulation mit generell gestörtem Aufbau, Umbau oder Abbruch des Endometriums,

b) topische Veränderungen der inneren Auskleidung des Cavum uteri mit lokaler Zerstörung des Endometriums und Eröffnung von Gefäßen, z.B. submuköse Myomknoten, Neoplasmen, nekrotisierende Polypen;

c) generell gestörte Hämostase, z.B. plasmatische bzw. thrombocytogene Gerinnungsstörungen (v. Willebrand-Jürgens-Syndrom, chronisch idiopathische Thrombocytopenie, Thrombasthenie Glanzmann-Naegeli, Subhämophilie A);

d) circumscript oder diffus lokal intrauterin gestörte Hämostase, z.B. uterine Hyperfibrinolyse infolge hohem Anfall von Gewebeaktivator bei Zerfall des Endometriums, bestimmte Formen vasculärer hämorrhagischer Diathesen mit intrauterinen Herden (z.B. Morbus Osler), strahleninduzierte Teleangiektasenbildung bei atrophischem Endometrium.

1. Präklimakterische und klimakterische Blutungen (Prämenopause)

a) Indikationen

Zur Zeit der ausklingenden Geschlechtstätigkeit (Prämenopause) der Frau, aber auch zu Beginn der Geschlechtsreife (s. unten) treten am Ovar Störungen der Eiausstoßung auf, die mit charakteristischen Veränderungen der Uterusschleimhaut einhergehen. Diese sind durch eine glanduläre bzw. glandulär-cystische Hyperplasie der Uterusmucosa (R. Schröder) charakterisiert. Sie stellen den größten Komplex dessen dar, was vom Begriff der Metropathia haemorrhagica praeclimacterica umfaßt wird. Die dabei auftretenden Blutungen sind mehr oder minder stark, und sie waren früher in einer Reihe von Fällen konservativ, d.h. durch Uteruskontraktionsmittel, Hormone, eventuell Milz-Röntgenbestrahlung (s. unten) und schließlich Abrasio, nicht zu beherrschen. Heute ist die Metropathie durch die Anwendung der peroral verabreichten 19-Nor-Testosteronderivate und verschiedener Oestrogen-Gestagenkombinationen weitgehend kurabel, so daß man auf die drei klassischen Wege der Behandlung nicht stillbarer Blutungen

1. die operative Entfernung der Gebärmutter,
2. die Zerstörung der Uterusmucosa und
3. die Ausschaltung der Ovarialfunktion

nur in Ausnahmefällen zurückzugreifen braucht.

Die *Operation* setzt voraus, daß die allgemeinen Vorbedingungen gut sind. Aber auch dann ist sie mit einer gewissen Morbidität und Mortalität belastet, wenngleich letztere durch die Fortschritte in der operativen Technik, der Vorbereitung und Nachbehandlung der Operierten und die Vervollkommnung der Anaesthesie in den letzten Jahren immer mehr herabgesetzt wurde. Man hat früher die Operation den Frauen empfohlen, die jünger als 42 Jahre waren und bei denen man Wert darauf legte, die Eierstocktätigkeit zu erhalten. Vor Ausfallserscheinungen mäßigen Grades ist man übrigens auch nach der Operation nicht ganz sicher. Dies liegt offenbar daran, daß zwischen dem funktionstüchtigen Endometrium und der Eierstocktätigkeit hormonale Wechselbeziehungen bestehen, welche durch die Operation unterbrochen werden (Grumbrecht und Loeser). Allerdings kommt es beim Menschen nach dem Ausfall der funktionierenden Uterusschleimhaut nur langsam zum Aufhören der Eierstocktätigkeit, im Gegensatz zum Tier im Experiment, so daß die Ausfallserscheinungen nach der Uterusexstirpation von geringer Bedeutung sind. Den gleichen Effekt muß man aber erwarten, wenn die Uterusschleimhaut auf andere Weise ihre Funktion verliert. Die Erhaltung der Eierstocktätigkeit stellte jedoch früher keine eindeutige Indikation für die Operation dar, da die Ovarien durch bestimmte Bestrahlungsmethoden geschont werden konnten. Eine zwingende Notwendigkeit zur Operation ergab sich nur dann, wenn Gegenindikationen für eine Bestrahlung bestanden. Diese Auffassung gilt heute als überholt. Man bevorzugt die Operation, sofern sie ohne Risiko durchführbar ist und schont vielfach die Ovarien auch unmittelbar vor der Menopause, da ihre Tätigkeit — wenn auch reduziert — für den physiologischen Ablauf des Seniums der Frau nicht ohne Bedeutung ist.

Behandlungsmethoden, welche eine *Zerstörung der Gebärmutterschleimhaut* zum Ziele haben, gibt es schon lange, doch sind sie, abgesehen von den noch zu schildernden Bestrahlungsmethoden, zu unsicher in der Wirkung und zum Teil auch nicht ungefährlich. Hierher ist vor allem die Chlorzinkätzung zu rechnen, die auch heute noch von manchen Gynäkologen geübt wird. Auch die *Atmokausis* (Heißdampfverkochung nach Pincus) hat sich wegen der geringen Erfolgssicherheit und der Gefahr entzündlicher Komplikationen nicht durchgesetzt. Die *Elektrocoagulation der Schleimhaut* ist dagegen immer wieder empfohlen worden. Sie bedarf aber zur exakten Ausführung einiger Erfahrung, wenn sie wirksam und ungefährlich sein soll. Man wird sie dann anwenden, wenn andere Mittel nicht zur Verfügung stehen und eine andere Behandlungsmethode nicht in Frage kommt.

An einem großen Krankengut bewährt sind die *Bestrahlungsmethoden*, welche ausschließlich oder vorwiegend die Gebärmutterschleimhaut zerstören. Dies geschieht am zweckmäßigsten durch die vom Uteruscavum aus verabreichten *radioaktiven* Substanzen, bzw. radioaktive Isotopen. Diese Methoden haben gegenüber der indirekt über das Ovar wirkenden Röntgenbestrahlung den Vorzug eines schnell eintretenden Blutstillungseffektes, der durch die lokale Einwirkung der Radiumstrahlen auf das Endometrium zustande kommt (Eymer, Martius, Kepp, Heidler). Trotzdem sind diese Methoden wegen der Fortschritte auf dem Gebiete der hormonalen und hämostasiologischen Therapie heute kaum mehr aktuell. Sie werden höchstens in besonders gelagerten Einzelfällen noch erwogen werden können.

Der Vollständigkeit halber soll jedoch erwähnt werden, daß sich auch eine *intrauterine Röntgenbestrahlung* durchführen läßt. Sie ist möglich mit dem 100 kV-Hohlanodenrohr der Siemens-Reiniger-Werke, welches mit einer besonderen Filterkappe und dünnem, röhrenförmigem Ansatz in den Uterus eingeführt werden kann (Schaefer und Huber). Der steile Dosisabfall bei zugleich intensiver Strahlenwirkung auf die Gebärmutterschleimhaut führt nur zu einer unbedeutenden Strahlenbelastung der Ovarien, so daß die klimakterischen Ausfallserscheinungen gering sind. Die Umständlichkeit des Verfahrens hat jedoch verhindert, daß es zu praktischer Bedeutung gelangte.

Eine ausschließliche Bestrahlung der Schleimhaut ohne Einbeziehung des Ovars ist nur mit der *reinen Betastrahlung* von geringer Eindringtiefe, wie sie die radioaktiven Isotopen liefern, möglich. Die Versuche mit *radioaktivem Phosphor* (^{32}P), das technisch etwas schwer zu handhaben ist, waren nicht überzeugend (J. H. Müller, Künkel, Schmermund und Schubert). McLaren u. Mitarb. haben einen festen, dünnwandigen Kunststoffapplikator angegeben, dessen Innenseite ein mit radioaktivem Phosphor getränktes Löschpapier trägt. Einen idealen Betastrahler stellt das *Radiostrontium* (^{90}Sr) dar, das eine sehr energiereiche Strahlung liefert. Diese erzeugt aber im Gewebe auch eine sekundäre Gammastrahlung, so daß, je nach Bestrahlungsdauer, einige R auf die Ovarien treffen. Diese Gamma-R-Dosis beläuft sich am Ovar jedoch nur auf etwa 1 R/h bei einer angenommenen Ovardistanz von 3 cm (RIES). Sie spielt therapeutisch also keine Rolle. Ausfallserscheinungen treten nicht auf. Eine Erbschädigung am Ovar ist nicht *mehr* zu fürchten als bei Dosen gleicher Größenanordnung, wie sie bei diagnostischen Röntgenuntersuchungen zustande kommen können. Da das ^{90}Sr eine Halbwertzeit von ca. 20 Jahren hat, ist es im Gebrauch wirtschaftlich. (Jährlicher Strahlungsverlust etwa 3,5%.) Das ^{90}Sr liefert eine recht weiche Strahlung von 0,54 MeV (Millionen-Elektronen-Volt) Maximalenergie und zerfällt zu radioaktivem Yttrium (^{90}Y), das nur eine Halbwertzeit von 62 Std, aber eine Betastrahlenenergie von 2,18 MeV hat. Diese harte Betastrahlung wird therapeutisch genutzt. Um eine Dosis zu erreichen, die in 1 mm Tiefe ca. 5000 R entspricht, benötigt man eine Bestrahlungszeit von ca. 2 Std, je nach verabreichter Menge. Nach SCHMERMUND läßt sich durch geeignete Träger das Endometrium bis zur Basalis mit Dosen bis zu 160000 R belegen. Die Reichweite dieser energiereichen Strahlung (8—10 mm) verhindert jegliche Gewebsbelastung außerhalb dieses Bereichs. CRAINZ hat über die Behandlung mit radioaktivem Strontium schon früh berichtet. Er verwendete eine Präparateanordnung, wie sie CZECH bei der Monelbestrahlung (s. unten) erprobt hat. Bei der Anwendung von 80 mCi für 8 Std war die Wirkung gut. Örtliche und allgemeine Störungen traten nicht auf, abgesehen von einem wenige Tage dauernden Fluor. Auch Blutungsrezidive und Ausfallserscheinungen wurden nicht beobachtet. H. BURGER versuchte, mit einem Gummiballon, dessen Wand radioaktives Strontium enthielt, eine gleichmäßige Oberflächenbestrahlung der Uterusmucosa zu erzielen. OEHLERT verwandte Moneltráger mit Radiostrontium. KÜNKEL empfahl, in Gummikügelchen inkorporiertes ^{90}Sr zu verwenden, welche in eine die Uteruswand auskleidende Gummihülle hineintamponiert werden. Auch PASCHEN gab einen Spezialträger für die intrakavitäre Anwendung von ^{90}Sr an, mit welchem er nach 3stündiger Applikation eine histologisch nachgewiesene, völlige Nekrose der Uterusmucosa erzielte.

Aber auch mit dem herkömmlichen *Radium* läßt sich eine vorwiegende *Betastrahlung* erzielen, wenn für die Fassung der Radiumzellen statt Platin-Iridium Monelmetall (Legierung von Nickel, Kupfer, Eisen, Magnesium) in einer Wandstärke von 0,2 mm verwendet wird (CZECH). Dies liegt auf der Linie der Empfehlungen, die PICKHAN schon seit langem gegeben hatte. Nach BAEUMER und MÜLLER geben in dieser Weise gefilterte Radiumpräparate in 1 cm Entfernung von der Strahlenquelle noch einen Betastrahlen-Anteil von 89% der Gesamtstrahlung. Die mittlere Reichweite der Strahlung beträgt ca. 7 mm, bleibt also mit Sicherheit innerhalb der Grenzen des Uterus, zumal 2 mm schon durch die Plexiglashülle des Radiumträgers verloren gehen. Die Gammastrahlung dringt jedoch ungehindert zu den Ovarien vor. Da aber die Bestrahlungszeiten nur 4 bis 6 Std betragen, steigt die Dosis am Ovar selten über 80 R, was einem Drittel der Dosis entspricht, die für eine temporäre Menolipsierung (230 R) notwendig wäre. Ausfallserscheinungen treten also nicht auf oder zumindest nur in dem Maße, als die Natur sie zur Zeit der Klimax der Frau ohnehin vorbehalten hat. Die Dosis am Ovar von ca. 80 R ist aber so hoch, daß sie nur bei den Frauen zulässig ist, die wegen ihres Alters nicht mehr in die Gefahr kommen, schwanger zu werden, anderenfalls müßte nämlich mit einer Erbschädigung am Gen-Apparat der Eizellen gerechnet werden. Ein großer Vorteil der intrauterinen Bestrahlung unter Verwendung der Radiumbetastrahlen ist die kurze Bestrahlungszeit, die 4—6 Std beträgt und die dadurch verringerte Infektionsgefahr. In Milligrammelementstunden (mgeh) ausgedrückt, beträgt die Dosis zwischen 280 und höchstens 600 mgeh. Bestrahlt man die Schleimhaut mit Betastrahlen, gleich, ob sie von radioaktiven Isotopen oder von Monelradium ausgehen, so ist prinzipiell darauf zu achten, daß die strahlenden Substanzen, bzw. ihre Träger in ausreichenden Kontakt mit der Uteruswand gelangen. Dies ist bei der Anwendung einzelner Längsfilter kaum der Fall, sondern nur, wenn man sich der Methode des Vollpackens des Uterus bedient.

Die intrauterine Radiumbetastrahlung ist eine erfolgssichere und leicht durchführbare sowie auch weitgehend ungefährliche Behandlungsmethode, die vor allem durch ihre prompte Wirkung besticht. Die bestrahlte Uterusschleimhaut bildet sich in ein fast strukturloses Gewebe um, das an der Oberfläche allenfalls noch einen schmalen Saum eines flachen Epithels und in der Tiefe gelegentlich vereinzelte Drüsenreste enthält. Infolge der stärkeren Nekrosen kommt es jedoch zu einem uterinen Fluor, der in der Regel aber nicht lange andauert. Gegenindikationen für die Anwendung der intrauterinen Radiumbetabestrahlung bilden die Formveränderungen der Uterushöhle (Myome), Entzündungen an den Adnexen und Parametrien und die hochgradige Retroflexio uteri.

Ein großes Material haben Kepp und Oehlert vorgewiesen (340 Patientinnen mit präklimakterischen oder klimakterischen Blutungsstörungen). Rezidive traten insgesamt in 9% auf (30—35 Jahre: 35%, 40—52 Jahre: 8%). Linden hat an 102 Fällen klimakterischer und präklimakterischer Blutungen die guten Erfahrungen von Czech und Kepp mit einer Standarddosis von 500 mgeh bestätigen können. Nur in sieben Fällen von Uterus myomatosus traten behandlungsbedürftige Rezidive auf.

Soost sah bei 200 mit Radiumbetastrahlen behandelten Frauen (70 mg Radium für 5 Std) in 78,8% mit einer einmaligen Behandlung einen Dauererfolg. In 6,7% versagte die Therapie, in 14,5% traten nochmals leichte, aber nicht mehr behandlungsbedürftige Blutungen auf. Die häufigste Ursache der Versager war das Myom (10 Fälle). Die Ovarialfunktion wurde nur unwesentlich beeinflußt. Die cytologische Untersuchung des Vaginalabstrichs bewies für etwa die Hälfte der Fälle noch einen normalen Genitalcyclus.

Nach Geipel und Pilgrim ist das Wiederauftreten von Blutungen auf das Erhaltenbleiben von Endometriuminseln zurückzuführen, die möglicherweise auch einmal den Boden für eine Ei-Einnistung abgeben, da nachgewiesenermaßen die Tuben ihre Durchgängigkeit behalten können. Im übrigen beobachteten sie, daß die 32 Tage nach der Bestrahlung histologisch nachgewiesene Schädigung des epithelialen Anteils des Endometriums nach 75 Tagen einem typischen Drüsenaufbau gewichen war. Bei eventuell auftretender Schwangerschaft raten die Autoren wegen der Möglichkeit einer Erbschädigung zur Interruptio, im Gegensatz zu Kepp und Oehlert,

Die klassische Form der *intrauterinen Radiumbestrahlung* (Oudin und Verchère, Chiron, Fabre, Beclère, Döderlein, Bumm, Krönig und Gauss, Eymer, Kupferberg, Heimann, Pincus (1913, 1916) Abbé und Walter Chase (1915), Oettiker], mit in der Regel Platin-Iridium primär- und Messing sekundär-gefiltertem Radium zerstört nicht nur die Gebärmutterschleimhaut (Verschorfung der Uterusmucosa), sondern führt auch in Abhängigkeit von der Dosis zu einer mehr oder minder starken Beeinträchtigung des Ovars, ohne jedoch die Wirkung einer Ovarialdosis durch Röntgenbestrahlung zu erreichen. Wirksam ist hier und auch an der Uterusschleimhaut im wesentlichen die Gammastrahlung, die ja allein die Filter passiert, während die sekundäre Filter-Betastrahlung bei Anwendung eines einfachen Längsfilters nur die berührte Schleimhaut trifft, für die übrige Mucosa jedoch ohne Bedeutung bleibt. Diese herkömmliche Art der intrauterinen Radiumbestrahlung hat bei einer geringen Mortalität von ca. 0,1% (Martius, Bach und Winkler, Siegert, Kepp, Pickhan, Bock, Neuweiler und Aeppli, Gosch u. a.) die größte Erfolgssicherheit (99%) (Martius, Bach und Winkler, Kepp, v. Jaschke, Siegert, Runge und Vöge, Goecke) im Sinne einer prompten Blutstillung. Daß nach Operationen in 14,6% Komplikationen (Döring) und in 2,2% Nebenverletzungen (Dame) auftreten können, läßt die therapeutische Position, welche die Strahlentherapie bisher innehatte besonders deutlich erkennen. Die in den letzten Jahren vor allem an den großen Kliniken stark abgesunkene Morbidität und Mortalität der Operierten hat jedoch eine Modifikation der Indikationsstellung zugunsten der Operation bewirkt, die damit eine jahrzehntelang bewährte Methode aus dem Felde geschlagen hat.

Bei einer optimalen Dosierung von 1800 mgeh (MARTIUS) sind Ausfallserscheinungen selten (EYMER, v. JASCHKE, MARTIUS, RUNGE und VÖGE, GOECKE, HÄRTEL, KEPP u. a.). Werden bei stark anämischen Patienten aus Blutstillungs- oder sonstigen Sicherheitsgründen höhere Dosen (3000 mgeh) gegeben, so ist natürlich mit stärkeren Ausfallserscheinungen zu rechnen. Die therapeutisch angewendeten Dosen sind übrigens recht unterschiedlich; sie schwanken zwischen 1000 und 4000 mgeh. Bei der von MARTIUS als optimal angesehenen Dosis von 1800 mgeh kommt es bei den meisten Frauen zu einer Daueramenorrhoe. Nur bei wenigen Frauen treten noch mehrmals Blutungen auf, die jedoch in der Regel sehr gering sind. In ganz seltenen Fällen sistiert auch bei höherer Dosierung die Blutung nicht. Dies liegt zum Teil in der Widerstandsfähigkeit der Ovarien gegenüber der Strahleneinwirkung und an der Regenerationskraft des Endometriums. So wird über Fälle berichtet, bei denen es trotz hoher Dosen mit stark gefilterten Präparaten bis zu 7200 mgeh zur Therapie eines Collumcarcinoms und Röntgenbestrahlung des kleinen Beckens mit hohen Strahlendosen erneut zu Regelblutungen kam und sogar zu Schwangerschaften, die ausgetragen wurden (A. DÖDERLEIN, PHILIPP, EMMRICH, PAUWEN, SCHÖMIG u. a.). Versager treten jedoch um so weniger auf, je günstiger die Raumdosis ist und um so inniger der Kontakt der strahlenden Substanzen mit der Uterusschleimhaut. Rezidivierende Blutungen sind im übrigen meist durch Blutungen aus erweiterten Capillaren des atrophischen Endometriums oder durch eine Endometritis bedingt, weniger durch das Wiederauftreten einer normalen Menstruation oder durch glandulär-cystisch veränderte Schleimhaut infolge follikelhormonbildender Ovarialtumoren (GOSCH).

Im übrigen sind die seltenen Rezidivblutungen durch eine zweite Behandlung leicht zu beherrschen (KAHANPÄÄ).

Die geringen Ausfallserscheinungen nach intrauteriner Radiumgammabestrahlung haben ihren Grund darin, daß die Gamma-R-Dosis am Ovar biologisch wesentlich niedriger ist als bei der Röntgen-Ovarialdosis, bei welcher das Ovar homogen getroffen wird, während bei der intrauterinen Radiumbehandlung die uterusnahen Anteile des Ovars eine höhere, die peripheren dagegen eine niedrigere Dosis erhalten (MARTIUS). Die geringe Wirkung der Gammastrahlen auf den Eierstock ließ sich an Operationspräparaten nachweisen (KOTTMEIER, GOSCH). Es besteht auch ein Unterschied in der Ausscheidung von Gonadotropinhormon nach Ausschaltung der Ovarialfunktion mit *Röntgenstrahlen und intrauteriner Gammastrahlenanwendung* (NATHANSON, RICE und MEIGS, NEUMANN und PETER, GOLDSCHEIDER, KOTTMEIER). Die nach intrauteriner Gammastrahlenanwendung auftretende Atrophie der Uterusschleimhaut (LAUTERWEIN u. a.) kommt also durch eine direkte Wirkung der Radiumstrahlung auf die Uterusmucosa zustande und nicht auf dem Umweg über die Ovarien. Die in R gemessene Gammastrahlung am Ovar ist mit der Röntgen-Ovarialdosis nicht vergleichbar, ja sie ist gar nicht als röntgenäquivalent anzusehen. Untersuchungen von RIES, zugleich mit WACHSMANN, SCHULTE, BARTH, FETZER, haben gezeigt, daß bei gleichem prozentualen Tiefendosisabfall in der Zeiteinheit 75—100% mehr Gammastrahlung auf die Haut gegeben werden kann als Röntgenstrahlung, am Erythem gemessen als Indikator für die Gefäßbindegewebsreaktion. Dies liegt an der geringeren Ionisationsdichte der Gammastrahlung, die bei Mehrtreffer-Ereignissen einen geringeren biologischen Effekt zeigt. Werden z.B. 50 mg Radium in einem Messinglängsfilter von 1,0 mm Wandstärke (s. Abb. 3) für 2000 mgeh verabreicht, so wird eine Liegezeit von 40 Std benötigt. Nimmt man an, daß das Ovar etwa 4 cm von der Uterusachse distanziert liegt (die Angaben schwanken zwischen Distanzen von 4—8 cm, KOTTMEIER hat aber in neueren röntgenologischen Messungen lediglich 3,25 cm Entfernung angegeben) und berücksichtigt man, daß in einer Entfernung von 4 cm vom Radiumpräparat eine Gammastrahlendosis von 20 R/h gemessen wird, so beträgt die in 40 Std zustande kommende Dosis am Ovar 800 R. Dies würde einer röntgenäquivalenten Dosis von 400 R entsprechen, wenn man nicht noch den *Zeitfaktor* berücksichtigen müßte. Die Dosis kommt nämlich bei dem geringen Zufluß von 0,3 R/min zustande. Um unter diesen

Bedingungen mit Röntgenstrahlen die HED[1] zu erzielen, ist eine Dosis von ca. 2600 R nötig. Das bedeutet, daß man die röntgenäquivalente Dosis am Ovar nur mit ca. 120 R ansetzen kann, was 40% der Röntgendosis (ca. 300 R) entspricht, die zur Ovarialausschaltung notwendig ist. Auch Kirchhoff, Pickhan und Kottmeier sprechen sich dafür aus, daß die starke Protrahierung der Bestrahlung zur Erklärung für die geringere Wirkung der intrauterinen Radiumbestrahlung auf die Eierstöcke herangezogen werden muß. Die vorstehende Berechnung deckt sich nicht mehr mit den neueren Ansichten über die relative biologische Wirkungsdosis, die mit 0,9 angegeben wird. Legt man diese zugrunde, so würde die röntgenäquivalente Dosis am Ovar statt 120 R 190 R betragen, also eine Dosis, die etwa die Hälfte der Dosis ausmacht, die für die Ovarausschaltung nötig ist.

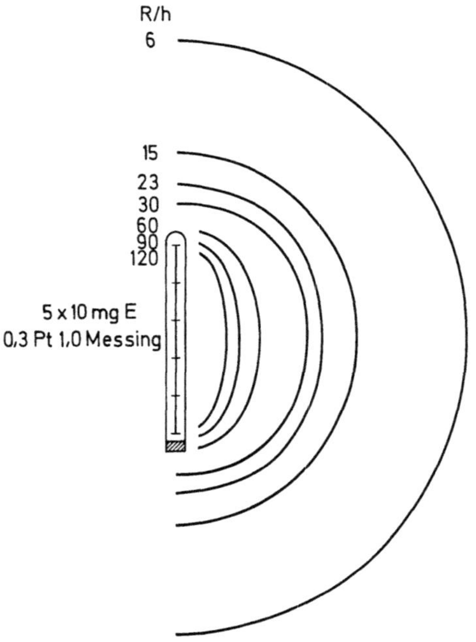

Abb. 3. Isodosen eines mit 50 mgel Radium gefüllten Messingträgers zur Gammabestrahlung vom Uterus aus

Die Wirkung der intrauterinen Radiumgammastrahlung ist also eine zweifache:

1. wird die Schleimhaut zerstört,
2. wird die Ovarfunktion mehr oder minder stark beeinflußt.

Der Ausfall der Funktion der Uterusschleimhaut bewirkt im übrigen noch, wie die operative Entfernung des Uterus zum Teil auch, ein Nachlassen der Eierstockfunktion. Der Eintritt in die Menopause ist damit annähernd natürlich.

Die Wirkung der Gammastrahlen auf den Eierstock ist abhängig von der Höhe der Dosis. Über die zugrunde liegenden morphologischen Veränderungen sind wir gut unterrichtet. Neben anderen Autoren hat als erster Halberstaedter (1905) und Reifferscheid (1910) über die Zellprozesse am bestrahlten Ovar berichtet. Wie beim Hoden finden wir auch hier die größte Strahlenempfindlichkeit bei den aktivsten Zellelementen des Keimepithels. Neben den im Ovar ruhenden Primordialfollikeln finden wir alle Übergangsstadien bis zur Follikelreifung hin und damit alle Grade der Wachstums- und Stoffwechselaktivität. Dementsprechend ist auch die Strahlenempfindlichkeit abgestuft. Am empfindlichsten ist der wachsende Graafsche Follikel. Der ruhende Primordialfollikel ist am wenigsten sensibel. Auch der ausgereifte Follikel ist weniger empfindlich. Beim Primordialfollikel verlaufen die Zellzerfallsvorgänge über 3—4 Tage, während beim wachsenden Follikel die ersten Veränderungen (Kernpyknose und Chromatinzerfall der Ovocyten) schon nach wenigen Stunden zu beobachten sind. Die Zerstörung des Follikelapparats führt zu einem Ausbleiben der Menstruationsblutung.

Neuerdings kommt im Präklimakterium oder Klimakterium, bei welcher eine gewisse Dosis am Ovar erwünscht ist, statt der Gammastrahlenbehandlung mit Radium auch die Behandlung mit radioaktiven isotopen Gammastrahlern in Frage (Gosch).

Aus dem bisher Dargestellten ergibt sich, daß die Radium-Gammabestrahlung am ehesten bei den Frauen indiziert ist, die altersentsprechend ohnehin vor dem Ende ihrer generativen Funktion stehen. Bei etwas jüngeren Frauen käme allenfalls die Anwendung von Beta-Strahlen in Frage, während man bei jungen Frauen, die erst am Beginn ihrer generativen Phase stehen (juvenile Blutungen), ganz auf eine Strahlenbehandlung verzichten sollte (s. unten). Ungeeignet für die Behandlung sind Frauen mit *entzündlichen Veränderungen* an den Adnexen und Parametrien, sofern es sich nicht um ganz alte Prozesse handelt und eine zwingende Indikation zur Behandlung vorliegt. Die reine Betastrahlung ist hier wohl am wenigsten gefährlich. Auch bei *submukösen Myomen*, bei

[1] Siehe Fußnote S. 364

denen die Gefahr besteht, daß sie sich infizieren und eitrig einschmelzen, kommt eine intrauterine Strahlenanwendung nicht in Frage. Die Endometritis, die vielfach noch als Gegenindikation angesehen wird, halten KEPP, RIES nicht für hinderlich. Auch die fixierte Retroflexion des Uterus, bei der die Möglichkeit einer Sekretstauung besteht (BACH und WINKLER) bildet keine absolute Kontraindikation.

Die dritte Möglichkeit, Blutungsstörungen zu beseitigen, besteht in der *Bestrahlung des Ovars mit Röntgenstrahlen.* Die Wirkung der Blutstillung ist indirekt. Sie kommt über das Nachlassen der Ovarialfunktion zustande, welche einen Wiederaufbau der hyperplastischen Uterusschleimhaut verhindert. Dies kann gelegentlich mehrere Monate in Anspruch nehmen. Nicht selten ist es jedoch so, daß zum folgenden Regeltermin keine Blutung mehr eintritt, wenn die Bestrahlung zu Beginn des Intermenstruums gegeben wird. Gewöhnlich erfolgt die Blutung noch ein- bis zweimal. Diese Verhältnisse schränken die sonst ungefährliche Methode ein. Wird sie trotzdem bei stark anämischen Patienten angewandt, so ist die nächstfolgende Regelblutung besonders zu beachten, denn nicht selten fällt diese stärker aus als die früheren. Der größte *Nachteil der Methode* liegt aber in den klimakterischen Ausfallserscheinungen, die in Abhängigkeit von der psychophysischen Konstitution der Kranken auch dann auftreten, wenn die nach MARTIUS optimale Dosis von 290 R am Ovar nicht überschritten wurde. Bei höheren Dosen fallen sie aber stärker aus. Deshalb sollte man sich mit der angegebenen Dosis begnügen und bei Versagen lieber eine zweite Dosis nachschicken. Bei jüngeren Frauen im nicht klimakterischen Alter benötigt man regelmäßig eine etwas höhere Dosis (etwa 320 R), um eine Funktionseinstellung des Ovars zu erzielen. Bei diesen Frauen sind auch die Ausfallserscheinungen stärker (DONALDSON und NASSIM, FIEBELKORN, FUCHS u. a.). Dies alles legt nahe, die Röntgenbestrahlung des Ovars nur dann auszuführen, wenn eine andere Behandlung kontraindiziert ist.

Die Röntgenbestrahlung des Ovars wird aber bis in die jüngste Zeit als reguläre Behandlungsmethode der cystisch-glandulären Endometriumhyperplasie geübt (SOIVA und PAAVOLA). Bei 163 Patientinnen erzielten die Autoren in 92,9% einen prompten Erfolg. Ausfallserscheinungen traten in 92,2% auf, aber nur 23,3% waren behandlungsbedürftig. Dieser Prozentsatz ist nicht sonderlich hoch, doch wird er, je nach der Zusammensetzung des Krankenguts, auch hinsichtlich des Alters, verschieden ausfallen. Berücksichtigt man, daß es heute durch Medikamente (konjugierte Oestrogene und Tranquilizer) viel leichter gelingt, die Ausfallserscheinungen zu beseitigen oder zumindest zu beherrschen, so würde man aus diesem Grunde die Indikation zur Röntgen-Ovarialbestrahlung keineswegs mehr so eng zu begrenzen brauchen wie früher, wenn sie nicht überhaupt an Bedeutung verloren hätte.

Die im Versagensfalle nötige zweite Dosis ist in ihrer Höhe variabel. Tritt auf die Röntgenbestrahlung überhaupt keine Wirkung ein, so hat das möglicherweise dislocierte Ovar gar keine ausreichende Dosis erhalten. Es empfiehlt sich dann, erneut 290—320 R zu geben. Dasselbe gilt, wenn zwischen dem Sistieren und dem erneuten Auftreten der Blutung nur wenige Monate liegen. Nur bei Frauen, die ihrem Alter nach kurz vor der Menopause stehen, kann man sich mit einer Zweit-Dosis von 240 R am Ovar begnügen, also mit einer Dosis, die erfahrungsgemäß nur zu einer temporären Menolipsierung führen würde.

Zum Schluß ist zu den oben angegebenen Bestrahlungsmethoden noch einmal kritisch zu bemerken, daß sie auf Grund der großen Fortschritte auf dem Gebiete der hormonellen und hämostasiologischen Therapie sehr an Bedeutung verloren haben, ja, daß sie fast nur mehr historisch interessant sind. Allenfalls in besonders gelagerten Einzelfällen wird man sich ihrer noch mit Vorteil bedienen. Dies allein rechtfertigt auch die folgende Darstellung.

b) Behandlungsmethoden

α) *Schleimhautbestrahlung mit radioaktiven Isotopen*

Die Schleimhautbestrahlung des Uterus ist nur möglich mit reinen Betastrahlen, deren Reichweite nicht über den Uterus hinausgeht. Wie schon oben erwähnt, hat sich der radioaktive Phosphor (^{32}P) bei der intrauterinen Anwendung nicht bewährt. J. H. Müller hat einen intrauterin einzuführenden Gummiballon beschrieben, der mit einer Lösung von ^{32}P gefüllt wird. Betrug die Aktivität der Füllung 10mCi, so bedurfte es einer Applikationsdauer von 4 Tagen, um an der Oberfläche des Endometriums 1600 rep zu erzielen. Die Dosis in 5 mm belief sich dabei nur noch auf ca. 400 rep. An den Ovarien war die Dosis praktisch gleich Null. Künkel, Schmermund und Schubert haben ein ähnliches Verfahren angegeben. Die verwendeten Gummiballons waren schon primär der Form der Uterushöhle angepaßt, so daß ein vollständiger Kontakt mit der Uterusschleimhaut gesichert schien. Durch eine Dosis von 6000—7000 rep gelang es, die Uterusschleimhaut bis zu einer Tiefe von 2 mm so zu schädigen, daß eine vollständige Nekrose auftrat. Die Basalschicht wurde bei dieser Dosierung nicht geschädigt.

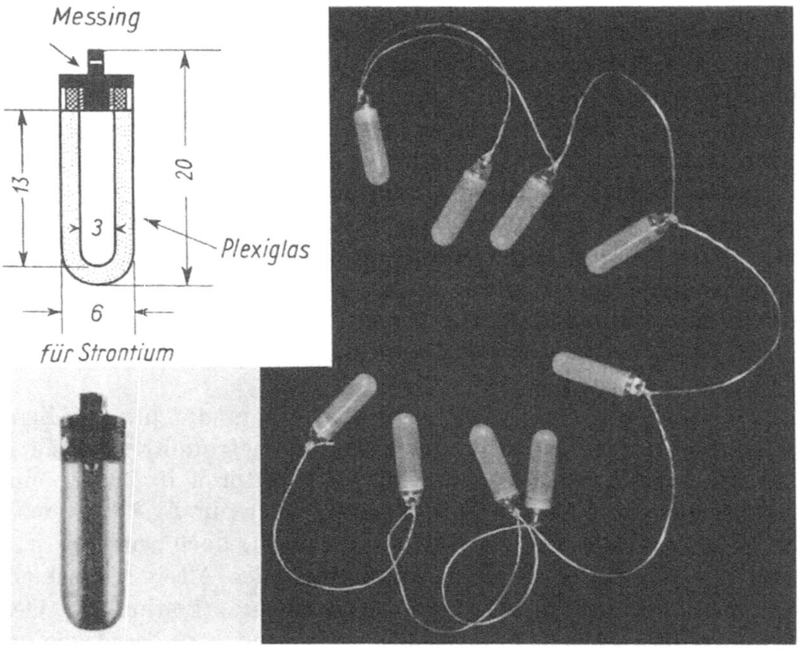

Abb. 4. Strontiumträger aus Plexiglas mit Messingverschluß und Plexiglasträger für ^{90}Sr kettenförmig verbunden

Die Anwendung von radioaktiven Flüssigkeiten in Gummiballons ist technisch etwas mühselig, außerdem ist besondere Sorgfalt anzuwenden, um zu vermeiden, daß radioaktive Flüssigkeit während der Applikation aus dem Gummiballon austritt.

Am wirtschaftlichsten, handlichsten und zweckmäßigsten ist zweifellos das *radioaktive Strontium* (^{90}Sr). In Deutschland steht es in Zellen von 13 mm Länge mit einer Aktivität von 25 mCi (^{90}Sr—^{90}Y) (Fa. Buchler & Co., Braunschweig) zur Verfügung. Die Hülle der Zellen besteht aus dünnem Leichtmetall. Ein Teil der Betastrahlen geht dadurch zwar verloren, doch ist das radioaktive Material auf diese Weise vollkommen betriebssicher untergebracht. Diese Zellen werden in besonderen Plexiglasträgern (Ries) so befestigt, daß sie von der Außenoberfläche 2 mm entfernt sind. Der Verschluß- und Befestigungsmechanismus besteht aus Messing, um eine hinreichende Stabilität zu gewährleisten. Man befestigt die Plexiglasträger in Abständen von 8—10 cm an einem zugfesten Hanf- oder Seidenfaden und packt sie nacheinander in den auf Hegar 12 erweiterten Uterus hinein. In einen normal großen Uterus lassen sich etwa 6—8 Plexiglasträger einlegen. Da von der Oberfläche des Plexiglasträgers aus gemessen die Betastrahlung eine Reichweite von 14 mm hat und in 1 mm Gewebstiefe nur noch 50 % Betastrahlung gemessen werden, besteht die absolute Gewähr, daß das Gewebe außerhalb des Uterus nicht mitbestrahlt werden kann. Die Liegezeit bemessen wir auf 2—4 Std (s. Abb. 4 und 5).

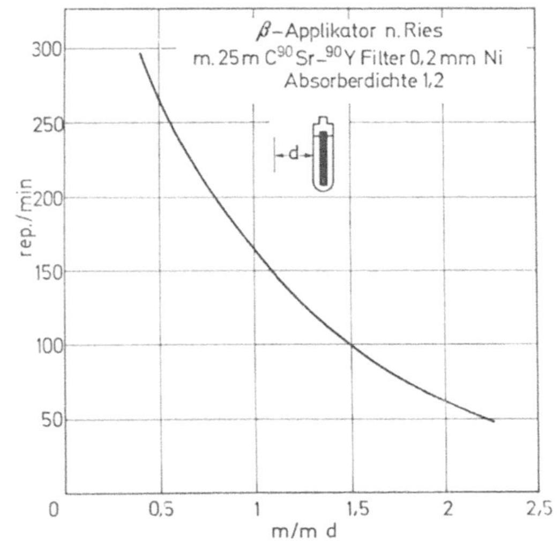

Abb. 5

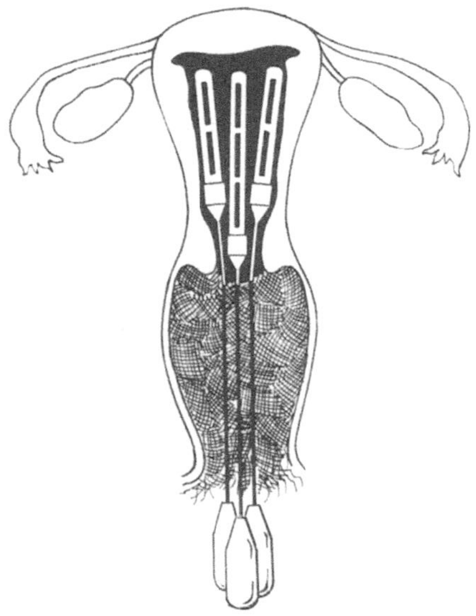

Abb. 6

Abb. 5. Dosiskurve des Plexiglas-Applikators nach RIES mit 25 mCi, ^{90}Sr (V-Filter 0,2 Ni Absorberdichte 1,2), gemessen ab der Oberfläche des Plexiträgers

Abb. 6. Plexiglasträger für die Radiumbetabestrahlung nach CZECH. (Aus „Gynäkologische Strahlentherapie" v. R. K. Kepp, Stuttgart 1952)

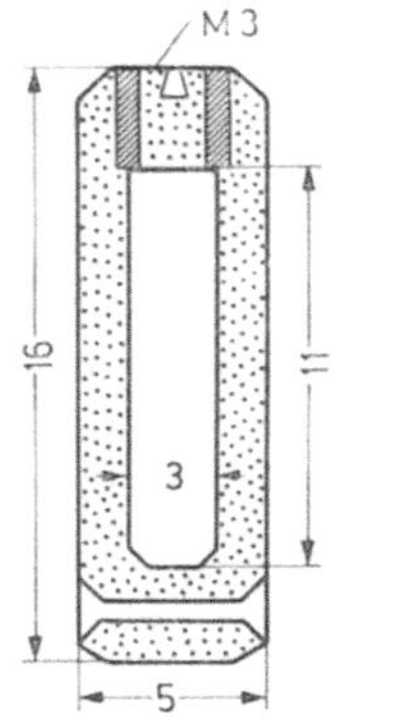

Abb. 7

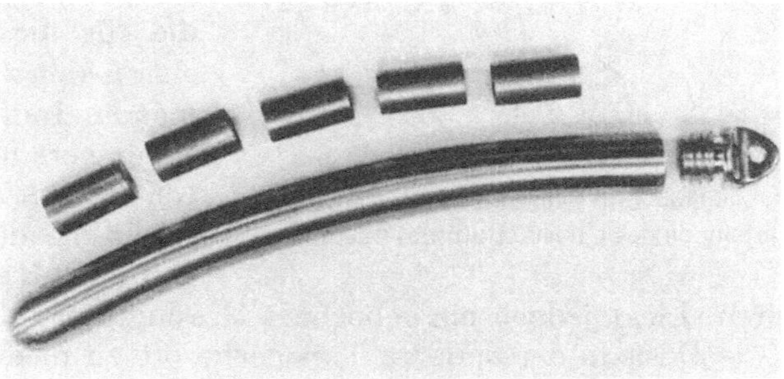

Abb. 8

Abb. 7. Plexiglas-Zylinder für monelgefiltertes Radium. Maße in mm

Abb. 8. 1 mm wandstarker Messingfilter zur Aufnahme von mehreren Radiumzellen in Kartuschen

β) *Schleimhautbestrahlung mit Radium-Betastrahlen*

Diese Methode, von CZECH entwickelt, nützt die natürliche Betastrahlung des Radiums aus, welche die 0,2 mm wandstarken Monelröhrchen passiert. Diese werden in drei Plexiglasstäbchen untergebracht (s. Abb. 6), von denen das mittlere gewöhnlich 3—4 Zellen, die seitlichen je 2 Zellen zu 10 mg Radium aufnehmen. Diese Anordnung ähnelt der F. G. Dietelschen Bouquet-Methode der Behandlung des Corpuscarcinoms (1929). Die 70—80 mg Radium bleiben 5—6 Std liegen. Gelegentlich werden bei großem Uterus auch einmal 100 mg Radium benötigt. Die Radiumträger, die mit einem flexiblen Kupferdraht versehen sind, an dessen Ende ein flacher Handgriff angelötet ist, werden nach Erweiterung des Uterus auf Hegar 12—13 nebeneinander eingelegt und durch Tamponade am Herausrutschen gehindert. Die Reichweite der Betastrahlung im Gewebe beträgt 7 mm. Der

Anteil der das Ovar treffenden, sekundären Gammastrahlung ist bei der kurzen Bestrahlungszeit ohne Bedeutung (s. oben). Geht man auf eine optimale Raumfüllung der Uterushöhle aus, so empfiehlt sich die Radiumbetabestrahlung nach Art der Packungsmethode (Ries). Die 10—15 mm langen Radium-Monelzellen werden in wenig längere Plexiglaszylinder (s. Abb. 7) eingefüllt, die in Abständen von 8—10 cm an einem zugfesten Hanf- oder Seidenfaden befestigt werden. Mit dieser Kette von Plexiglaszylindern wird der Uterus maximal gefüllt. Meist lassen sich etwa 10 Zylinder einführen. Die Bestrahlungszeit beträgt im Durchschnitt 6 Std.

γ) Schleimhaut- und Ovarbestrahlung mit Radium-Gammastrahlen und gammastrahlenden Isotopen

Bei der Radiumgammastrahlung vom Uterus aus bedient man sich verschieden langer 1—1,5 mm dicker Messingträger, welche die Betastrahlen vollkommen absorbieren. Man verwendet gerade und gebogene Filter, in die gewöhnlich 5mal 10 mgel Radium hintereinander untergebracht werden. Bei dieser Anordnung benötigt man eine lange Liegezeit, die oft als Nachteil empfunden wird (40—50 Std) (Abb. 3), statt dessen kann man dickere Messingfilter von 1,0 mm Wandstärke verwenden, die in Kartuschen je 2 × 10 mgel Radium nebeneinander aufnehmen können (Abb. 8), so daß insgesamt 80—90 mgel wirksam werden. Zahlreiche Autoren verfahren mit kleinen Abwandlungen in ähnlicher Weise. Auch die Radiumtamponade mit Aluminiumeiern (Ries) (Abb. 9), die für die Behandlung des Corpuscarcinoms entwickelt wurde, ist für die hier in Frage kommende Indikation geeignet. Verwendet man einen geraden Messingfilter mit einer 1,5 cm weiten Entfernung von den Fundusecken, so reicht die dort zur Wirkung kommende Dosis von 2000 R gerade aus, um die Schleimhaut zu zerstören. Liegt jedoch ein gebogenes Messingfilter mit seiner Spitze in einer Tubenecke, so ist die Dosis in der anderen Tubenecke oft zu niedrig. Bei der Radiumeiertamponade ist das gesamte Cavum, einschließlich der Tubenecken, ausgefüllt. Außerdem steht eine große Fläche der Uterusschleimhaut in direktem Kontakt mit der Wand der Aluminiumeier, so daß auch noch eine beträchtliche Menge sekundärer Betastrahlung zur Wirkung gelangt. Je nach der Größe des Uterus kommen zwei verschieden große Typen von Aluminiumeiern zur Anwendung. Die kleineren Eier, die 2—6 mgel Radium fassen, sind 8,5 mm lang und 5 mm breit, die größeren, die mit 10—20 mgel Radium gefüllt werden können, sind 19 mm lang und 10 mm dick. Die Gesamtfilterung der größeren Eier (Radiumzellen und Trägerwand) ist 0,63 mm Platinäquivalent. Die Eier werden in Abständen von 8—10 cm an einem zugfesten Hanf- oder Seidenfaden befestigt und in dieser Anordnung nacheinander in den Uterus hineingestopft (Abb. 9). Im Röntgenbild kann man kontrollieren, ob eine optimale Raumfüllung zustande gekommen ist. Die übliche Dosierung beträgt 1800 mgeh.

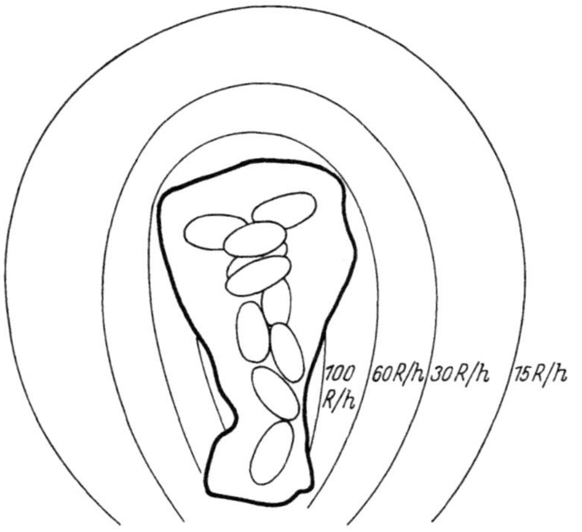

Abb. 9. Schema mit Isodosen einer 10 mgel-Al-Eiertamponade des Uterus (Radium) (nach Ries)

Für die *Schleimhaut-* und *Ovarbestrahlung* sind in idealer Weise auch die radioaktiven Kobaltperlen (^{60}Co) geeignet. Die mit einer 0,1 mm dicken Schicht von inaktivem Gold überzogenen Kugeln (Becker und Scheer) sind zentral durchbohrt und auf einem zugfesten Seidenfaden aufgereiht, auf welchem sie mittels eines besonderen Einführungsgeräts in die Uterushöhle hinaufgeschoben werden und diese vollkommen ausfüllen. In neuem Zustand entspricht jede Kugel 5,5 mCi. Bickenbach, Gärtner und Zoeppritz haben die Dosisleistung eines intrauterinen Längsfilters von 120 mgel Radium mit der

Dosis verglichen, die 26 Kobalt-60-Perlen an der Uterusaußenwand, im Parametrium und in den verschiedenen Adnexbezirken erzeugen. Es wurden in 2 cm Abstand vom Präparat im Mittel 300 R/h, in 3 cm Entfernung 160 R/h, in 10 cm Abstand nur noch 15 R/h gemessen. Die Dosis fällt also steil ab. Im Vergleich zu den Isodosen eines Radiumlängsfilters, bei dem nach KEPP die übliche Einzeldosis von 2000 mgeh einer Dosis von 1300 R in 3 cm Abstand entspricht, beträgt die von BICKENBACH u. Mitarb. am Kobalt-60-Perlenmodell gemessene Dosis in 3 cm Abstand 160 R/h. Zur Erzielung einer Dosis von 1300 R in 3 cm Tiefe ist demnach eine Liegezeit von 1300:160 = ca. 8 Std erforderlich. Das Äquivalent einer Radiumdosis von 2000 mgeh wird also in 8 Std erreicht, während 120 mg Radium 16,6 Std liegen bleiben müßten. Die Verkürzung der Liegezeit ist im Hinblick auf die Möglichkeit einer Sekretstauung und die Infektionsgefahr sehr willkommen. Die bei den Kontrollmessungen in situ gefundenen höheren Meßwerte an der

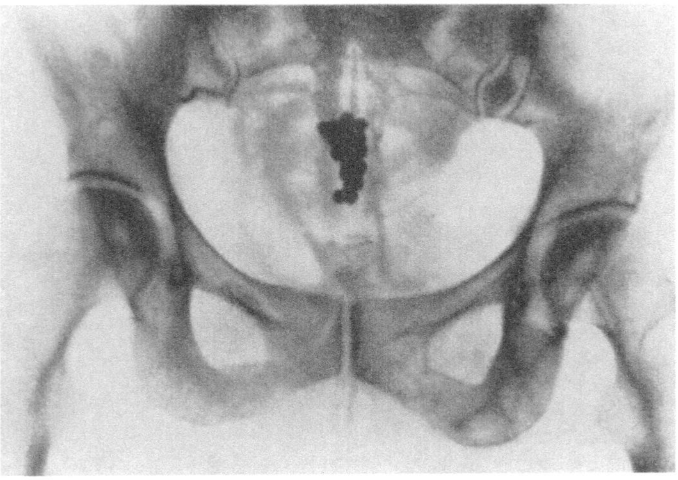

Abb. 10. Uterusfüllung mit ^{60}Co-Perlen (nach BICKENBACH u. Mitarb.)

Blase gegenüber der äquivalenten Radiumdosis spielen nur bei der Behandlung der malignen Prozesse im Uterus, die höhere Gesamtdosen erfordert, eine Rolle. Bei 8stündiger Liegezeit der Kobalt-60-Perlen wird die Toleranzdosis an der Blase nicht überschritten. Die im Rectum gemessenen Vergleichsdosen waren bei beiden Methoden gleich (BICKENBACH u. Mitarb.) (s. Abb. 10).

Jeder intrauterinen Bestrahlung mit radioaktiven Substanzen geht natürlich eine fraktionierte Abrasio (isolierte Auskratzung des Halskanals und des Corpus uteri) und histologische Untersuchung des gewonnenen Gewebsmaterials voraus, um einen malignen Prozeß auszuschließen, zugleich aber auch, um durch die Entfernung der hyperplastischen Schleimhaut die Distanz von der radioaktiven Strahlenquelle zu verringern. Kommt es während der Radiumeinlage zu Fieber über 38,5°, so sind die radioaktiven Substanzen zu entfernen und die Kranken mit bakteriostatischen Medikamenten zu behandeln.

δ) *Röntgenovarialbestrahlung*

Um Frauen im klimakterischen Alter mit 290 R, bzw. jüngere Frauen mit 320 R am Ovar (MARTIUS) zu versehen, kann man sich der verschiedensten Methoden bedienen. Das meist gebräuchliche Vorgehen besteht darin, daß man nach gynäkologischer Orientierung über die Lage des Ovars mit einem 8×10 oder besser 10×15 cm Tubus unter maximaler Ausnutzung der Kompression das rechte Ovar zentral anstrahlt. In gleicher Sitzung verabreicht man ein korrespondierendes Rückenfeld. Das linke Ovar wird in derselben Weise bestrahlt, doch empfiehlt es sich, diese zweite Sitzung aus Schonungsgründen am folgenden Tage vorzunehmen. Zur Dosisbestimmung genügt die indirekte

Dosimetrie unter Zuhilfenahme der Tabellen von GREBE-WIEBE, nachdem man den anterior-posterioren Durchmesser unter Berücksichtigung der Kompression festgestellt hat. Es steht aber nichts im Wege, eine Direktmessung, z.B. mit Hilfe des Siemens-Universal-Dosimeters vom seitlichen Scheidengewölbe aus vorzunehmen. Im übrigen gelingt mit dem anatomischen Tubus nach MARTIUS, bei welchem die der Leistengegend nahegelegene Feldbegrenzung gekrümmt verläuft, eine besonders gute Kompression (s. Abb. 11a u. b). Aus Bequemlichkeit und auch aus Sicherheitsgründen, um am Ovar nicht vorbeizuschießen, empfehlen sich Einfallsfelder, die beide Ovarien zugleich erfassen (Feldgrößen von 10 × 15 cm quer, 18 × 20 cm u. a.). Bei diesem Vorgehen kann man die gesamte Dosis bequem an einem Tage erzielen, doch ist es auch hier besser, aus Schonungsgründen die Behandlung auf zwei aufeinanderfolgende Tage zu verteilen. Einige Autoren haben übrigens höhere Dosen als die oben von MARTIUS angegebenen gefordert. GAUSS, R. SCHRÖDER, FIEBELKORN, KAHANPÄÄ u. a. empfehlen Herddosen von 400—420 R und

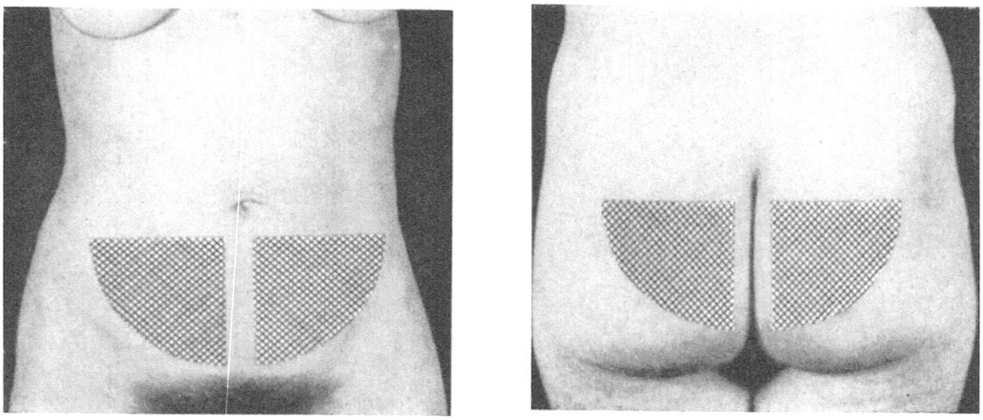

a b

Abb. 11. Feldbegrenzung bei der Röntgenbestrahlung mit dem anatomischen Tubus nach MARTIUS. a abdominale Felder, b dorsale Felder (aus „Gynäkologischer Strahlentherapie" von R. K. KEPP, Stuttgart 1952

darüber am Ovar, um die Primordialfollikel zuverlässig zu vernichten und spätere Schwangerschaften zu vermeiden (ZIMMER). Auch bei diesen Dosen bleibt ein Rest der innersekretorischen Funktion des Ovars noch einige Zeit erhalten (FUCHS, PANKOW).

2. Juvenile Blutungen und andere Blutungsanomalien

Bei der Behandlung juveniler Blutungen hat man es heute kaum noch nötig von strahlentherapeutischen Maßnahmen Gebrauch zu machen. Die moderne Behandlung mit 19-Nor-Testosteronderivaten und Oestrogenen hat alle anderen Methoden abgelöst. Nur selten noch wird man infolgedessen auf eine *Milzbestrahlung* zurückgreifen müssen, die früher wegen ihrer oft prompten Blutstillung sehr beliebt war. Da aber die Milzbestrahlung bis in die jüngste Zeit hinein eine Rolle gespielt hat und gelegentlich in besonderen Fällen noch Anwendung findet, soll doch einiges dazu gesagt werden.

Über den Wirkungsmechanismus der Milzbestrahlung wurde schon S. 367 berichtet. Seit STEPHAN auf die blutstillende Wirkung der Milzbestrahlung aufmerksam gemacht hatte, waren es schon sehr früh die Gynäkologen, welche diese Methode in ihre Therapie einbauten und sich um die Erklärung des Wirkungsmechanismus bemühten (L. SEITZ, WOLLMERSHÄUSER und EUFINGER, NÜRNBERGER, BERNHARD, MAIER, HORNUNG und MIKULICZ-RADECKI, G. H. SCHNEIDER, MERTZ, CAFFIER, ANTOINE, MARTIUS, U. WEBER, KEPP u. a.). Nach KEPP führte die Milzbestrahlung in 66% der Fälle zur sofortigen Blutstillung. Bei der Hälfte der erfolgreich behandelten Patientinnen kam es auch zu einer Regulierung der folgenden Periodenblutungen (WEBER, KEPP). Mißerfolge wurden hauptsächlich bei Kranken mit cystisch-glandulärer Schleimhauthyperplasie gesehen. Tabelle 1 gibt eine Übersicht über die Behandlungsergebnisse. Der prompte blutstillende Effekt der Milzbestrahlung war bei juvenilen Blutungen deshalb von so großem Wert, weil dadurch operative Eingriffe vermieden werden konnten, die anatomisch oder funktionell zu bleibenden Defekten am weiblichen Genitale geführt hätten. Kam es zu einem Rezidiv, so wurde die Milzbestrahlung unbedenklich und meist mit Erfolg wiederholt. Im übrigen geraten bei technisch richtig durchgeführter Milzbestrahlung die Ovarien nie in Gefahr, da sie außerhalb des Strahlenkegels liegen und die Streustrahlen, welche das Ovar treffen, minimal sind. Auch die internen Behandlungsmittel, die uteruskontrahierenden und blutgerinnungsfördernden Medikamente, Calcium, Vitamine, eventuell kleine Bluttransfusionen mit Schwangerenblut, haben ihre Bedeutung verloren. Die früher geübte Abrasio, die auf Grund des histologischen Schleimhautbildes auch Anhaltspunkte für die Hormonbehandlung gab, wird man heute in der Regel unterlassen können, da Basaltemperaturkurve und cytologische Cyclusdiagnostik hinreichende

Tabelle 1. *Milzbestrahlung*

	Momentaner Bestrahlungserfolg innerhalb 3—5 Tagen	
	bei allen Fällen in %	bei gland. cyst. Hyperplasie in % (+ juv. Blutung)
HORNUNG u. v. MIKULICZ-RADECKI	50—75	82
NÜRNBERGER	72	
WOLMERSHÄUSER u. EUFINGER	86,4	
WEBER, U.	73,8	87
CAFFIER		75
KEPP	72,3	66,6
SIPPEL	fast keine Erfolge	fast keine Erfolge
WAGNER	76,7%	66,7

Anhaltspunkte für die Hormontherapie geben. Bleibt die Hormontherapie ohne Effekt, so muß man an eine generell gestörte Hämostase denken, z. B. plasmatische, bzw. thrombocytogene Gerinnungsstörungen (v. Willebrand-Jürgens-Syndrom, chronisch idiopathische Thrombocytopenie, Thrombasthenie Glanzmann-Naegeli, Subhämophilie A). — Die von LAHM u. a. empfohlenen Hypophysenzwischenhirnbestrahlungen mit Dosen von 120—150 R/O pro Feld von zwei temporalen Feldern aus, in 4tägigem Abstand zweimal wiederholt, sind kaum mehr in Gebrauch. Auch auf die im äußersten Notfall bei schweren juvenilen Blutungen früher gelegentlich geübte temporäre Zerstörung der Gebärmutterschleimhaut mit Radiumbetastrahlen (KEPP, CZECH, OEHLERT) und reinen Betastrahlen (^{90}Sr) wird man heute ganz verzichten, zumal man es nicht in der Hand hat, die endgültige Zerstörung der Schleimhaut zu vermeiden. Außerdem ist bei jungen Patienten die krebsinduzierende Wirkung der Strahlen besonders zu fürchten. Die *dysfunktionellen Blutungsstörungen* im mittleren oder präklimakterischen Alter und *Blutungen bei entzündlichen Adnexerkrankungen* wird man wohl nur noch selten mit Milzbestrahlung behandeln müssen. Früher war dies eine dankbare Therapie (KEPP). — Allenfalls hat die Milzbestrahlung noch bei der chronisch idiopathischen *Thrombocytopenie* ein Indikationsgebiet, allerdings im Sinne eines symptomatischen Effektes. — Auch die bei *Hyperthyreoidismus* vorkommenden Blutungsstörungen, die man früher mit Hypophysen-Zwischenhirnbestrahlung behandelte, eventuell mit einer Bestrahlung der Schilddrüse kombiniert, sind heute durch die hormonale Behandlung allein zu beherrschen. Eine Indikation zur Milzbestrahlung, allerdings mehr im Sinne eines Versuches an Stelle einer hämostatisch medikamentösen Therapie (unter anderem auch lokale Maßnahmen in Form von Instillationen mit Fibrinolyse-Inhibitoren zur Ausschaltung der Urokinase), bilden Blutungen aus ausgedehnten Teleangiektasen in der Blasenschleimhaut, wie sie nach Radium-Röntgenbehandlung bei Collum- und Corpuscarcinom vorkommen. Da wegen der schlechten Heilungstendenz des stark bestrahlten Blasengewebes eine aktive Therapie etwa durch Elektrocoagulation nur im äußersten Falle durchgeführt werden soll, ist jede konservative Maßnahme, also auch die Milzbestrahlung, willkommen (RIES).

Technik der Milzbestrahlung s. oben.

3. Myomblutungen

Bei den Myomblutungen handelt es sich um verstärkte und verlängerte Menstruationsblutungen (Menorrhagie, Hypermenorrhoe). Am stärksten sind die Blutungen bei mucosanahen, am geringsten bei den subserösen Myomen. Bei submukösen Cervixmyomen können die Blutungen sehr schwer, ja sogar lebensbedrohend werden. Die Myomblutungen kommen offenbar dadurch zustande, daß die Kontraktionsfähigkeit der Uterusmuskulatur durch das Myom leidet. Möglicherweise spielt auch die Vergrößerung der Blutungsfläche eine Rolle. Die Methode der Wahl ist bei diesen Leiden die Operation. Bei allgemein inoperablen Kranken und Frauen mit schwerer Anämie ist die Strahlentherapie nach wie vor von Wert, ja sie stellt vielfach die allein wirksame Therapie dar, wenn hormonale und hämostatische Medikation versagen. In Frage kommen die intrauterine Gammabestrahlung und die Ovarialbestrahlung mit Röntgenstrahlen, in seltenen Fällen auch die Radiumbestrahlung unter Verwendung der Betastrahlen. Diese Methoden verlangen gewisse Vorbedingungen, wenn Mißerfolge vermieden werden sollen. Vor allem sind die Gegenindikationen zu beachten, die schon früh formuliert wurden (HALBAN, BÉCLÈRE, BEGOUIN, GAUSS, MARTIUS). Nach MARTIUS sind es folgende:

Unsicherheit der Diagnose,
Bestehen oder Verdacht einer Schwangerschaft,
sehr große Myome, welche die Mitte zwischen Nabel und Symphyse überragen,
Myome mit operationsbedürftigen Adnexkomplikationen,
gestielte subseröse Myome mit Stieldrehungsgefahr oder Stieldrehungserscheinungen,
submuköse Myome,
Myome mit starken Schmerz- oder Druckerscheinungen auf die Umgebung (z.B. Blase),
erweichte Myome,
schnell wachsende Myome,
Myome mit festgestelltem oder vermutetem Sarkom.

Auch das Alter spielt eine Rolle. Vor dem 45. Lebensjahr sollte man nicht bestrahlen, es sei denn, es bestehe eine absolute Kontraindikation für die Operation. Handelt es sich um präklimakterische Frauen mit Blutungsstörungen und kleinen Myomen, so ist die Behandlung mit intrauteriner Betastrahlung angezeigt. Sie ist schonend und erfolgssicherer als andere Methoden, ausgenommen die Bestrahlung, welche den allmählichen oder völligen Funktionsausfall des Ovars zum Ziele hat. Letztere ist aber mit stärkeren Ausfallserscheinungen belastet. Im übrigen gilt hier wieder, daß die Behandlung mit 19-Nor-Testosteronderivaten in vielen Fällen eine Strahlenbehandlung überflüssig macht, vor allem dann, wenn die eigentliche Blutung metropathischer Natur ist und von kleinen Myomen allenfalls begünstigt wird.

Die intrauterine Radiumgammabestrahlung wendet man noch bei Myomen bis zu Kindskopfgröße an. Durch die myombedingte Distanzierung der Ovarien sind die Ausfallserscheinungen hier dem natürlichen Klimakterium noch ähnlicher. Die Methode ist aber nur vertretbar, wenn keine Gegenindikationen bestehen.

Die *Röntgenovarialbestrahlung* wendet man bei Frauen im präklimakterischen oder klimakterischen Alter an, wenn Blutungsstörungen eine Behandlung erfordern und die Myome nicht zu groß sind, keine Verdrängungserscheinungen machen, für eine intrauterine Radiumgammabestrahlung aber, wie z.B. bei submuköser Myomentwicklung, die Voraussetzung fehlt. Die Bestrahlungsmethoden bei Myomblutungen sind die gleichen wie bei präklimakterischen und klimakterischen Blutungen (s. S. 381), d.h. 290 R am Ovar bei Frauen im klimakterischen Alter, 320 R bei jüngeren Frauen, wenn man den Angaben von MARTIUS folgen will, oder 400—420 R nach GAUSS, R. SCHRÖDER u. a. Bei der Ovarialbestrahlung ist besonders auf die mögliche Dislokation der Ovarien infolge der Myomentwicklung zu achten.

Im übrigen wird man über die angegebenen Richtlinien hinaus in jedem Einzelfalle das Vorgehen sorgfältig prüfen, sich eventuell auch einmal mit einem hämostyptischen Strahleneffekt auf die Schleimhaut begnügen und später unter günstigeren Bedingungen doch noch die Operation vornehmen. — Im ganzen ist die Entwicklung in der Richtung fortgeschritten, daß bei den gutartigen gynäkologischen Erkrankungen die Bestrahlung gegenüber der Operation ganz in den Hintergrund rückt.

Bei der Röntgenovarialbestrahlung kommt die Wirkung indirekt über das Ovar zustande. Eine direkte Wirkung auf das Myomgewebe ist zwar auch vorhanden, für den therapeutischen Effekt aber nicht von Bedeutung (WINTZ und WITTENBECK). Die reine Betastrahlenbehandlung wirkt nur auf die Schleimhaut, bzw. auf die unmittelbar benachbarte Uteruswand, Myom und Ovar. Die Gammastrahlung wirkt auf Schleimhaut, Myom und Ovar mit abnehmender Intensität nach der Peripherie.

Sind Myome, welche die Blutungen erzeugen oder begünstigen, nicht zu groß und handelt es sich um Kranke, die kurz vor dem Klimakterium stehen, so kann — wie schon angedeutet — in besonderen Fällen von der Testosterontherapie Gebrauch gemacht werden. Das Myomwachstum wird ja durch die Oestrogenproduktion der Ovarien unterhalten. Die Androgene haben eine antifibromatöse Wirkung. Testosteron führt im Uterus zu einem vasoconstrictorischen Effekt und drosselt dadurch die Blutzirkulation (ABARBANEL). Weiterhin unterdrückt es die Bildung der weiblichen Sexualhormone durch Hemmung der Hypophysenvorderlappen-Funktion. Eine Verkleinerung der Myome durch Testosteronmedikation ist durchaus möglich und damit zugleich die Beseitigung der Blutungsursache. Nach Aufhören der Medikation wirkt die wiedereintretende Ovarialfunktion aber erneut stimulierend auf das Myomwachstum. Man sollte von dieser Therapie nur dann Gebrauch machen, wenn auf Grund einer starken Anämie die Operation zunächst nicht in Frage kommt und die Bestrahlung nicht gewünscht wird oder eventuell noch Kinderwunsch besteht (WENNER) oder der baldige Eintritt in die Menopause bevorsteht. Bei Dosen von z.B. 2×250 mg pro Monat Testoviron-Depot ist mit Virilisierungserscheinungen zu rechnen. Auf die Blutungen, welche durch *tuberkulöse Veränderungen* der Portio, der Cervix und des Endometriums hervorgerufen werden, braucht an dieser Stelle nicht mehr eingegangen zu werden. Diese Krankheitsbilder werden in Kapitel N abgehandelt. Versagen die heute üblichen tuberkulostatischen Mittel, so tritt die Strahlenbehandlung in ihr Recht. Für diese stehen sowohl die reinen Betastrahlen wie auch die Radiumbetastrahlen und die Radiumgammastrahlen zur Verfügung. Aber auch das Hohlanodenrohr (KEPP) hat sich bei der Behandlung der Portiotuberkulose bewährt.

4. Gefahren der Strahlenbehandlung bei gynäkologischen Blutungen benigner Genese

a) Folgen der Behandlung und Komplikationen

Die Folgen und Komplikationen nach Strahlenbehandlung der weiblichen Genitalorgane erfahren in der Abhandlung über die gynäkologischen Carcinome eine breitere Darstellung. Einige wesentliche Punkte müssen aber auch an dieser Stelle erwähnt werden.

Abgesehen von den Symptomen des Strahlensyndroms, die auch bei den verhältnismäßig niedrigen Dosen, die bei der Behandlung gutartiger gynäkologischer Blutungen auftreten können, je nach Höhe der Raumdosis, spielen vor allem die entzündlichen Komplikationen eine Rolle, am ehesten dann, wenn alte entzündliche Prozesse an den Adnexen und den Parametrien übersehen wurden, die während der Bestrahlung exacerbieren und gelegentlich zu einer Pelveoperitonitis führen. Dasselbe kann ohne Aufflackern alter Entzündungsprozesse zustande kommen, wenn im Verlauf der intrauterinen Anwendung radioaktiver Substanzen eine bakterielle Durchwanderung der Uteruswand eintritt. Derartige Ereignisse bewirkten früher die sehr niedrige Quote von 0,1 % primärer Mortalität. Heute sind solche entzündliche Komplikationen durch die bakteriostatische Therapie leicht zu beherrschen. Der im Anschluß an die intrauterine Strahlenanwendung auftretende Fluor wurde oben schon erwähnt. Nur in Ausnahmefällen bleibt er hartnäckig und führt zu einer rezidivierenden Pyometra. Gelegentlich bildet sich eine Pyometra in längerem Abstand von der Behandlung, vor allem, wenn der Cervicalkanal durch Verklebung der Schleimhaut geschlossen und noch sekretionsfähige Uterusmucosa übriggeblieben ist. Die Behandlung erfolgt nach gynäkologischen Grundsätzen. Bleibt die Pyometra hartnäckig, so ist Verdacht zu hegen, daß es zur Nekrose eines dem Untersucher entgangenen cavumnahen Myoms gekommen ist. Im äußersten Falle wird dann eine Operation notwendig.

Auch chronisch rezidivierende Cystopyelitiden können während einer Strahlenbehandlung exacerbieren.

Bei der Röntgenovarialdosis hat man in der Regel nur mit einem Strahlenkater zu rechnen, kaum dagegen mit Komplikationen auf Grund alter Entzündungsprozesse, die konservativ mit bakteriostatischen Mitteln beherrscht werden können. Sollte wirklich das extrem seltene Ereignis eintreffen, daß eine Pyosalpinx platzt, so wäre chirurgisch vorzugehen.

b) Akute und direkte Strahlenfolgezustände

Solche kommen bei einer lege artis eingehaltenen Dosierung nicht vor, wohl dagegen bei Dosierungsfehlern, wie sie sich etwa aus der zu schematischen Anwendung der „Milligrammelementstunde“ ergeben. Wenn z.B., um eine Dosis von 2400 mgeh zu erhalten, ein Träger mit 40 mgel für 60 Std in einem dünnwandigen Uterus liegt, der von Blase und Rectum eine zu geringe Distanz hat, so kann es sowohl zur akuten Strahlencystitis und -proktitis, wie auch zu chronisch entzündlich induriertem Ödem an den Schleimhäuten kommen. Aus letzterem kann sich in seltenen Fällen sogar einmal ein Geschwür entwickeln. Heilen diese Zustände aus und bildet sich schlecht ernährtes, strahlennarbiges Gewebe, so können sich durch Hinzutreten eines mechanischen oder bakteriellen Insultes *Spätschäden*, sog. *Kombinationsschäden*, entwickeln, denen gelegentlich Blutungen aus geplatzten Teleangiektasen vorausgehen (RIES).

V. Strahleninduzierte maligne Neoplasmen in der Gynäkologie

Es besteht heute kein Zweifel darüber, daß ionisierende Strahlen beim Menschen Krebs induzieren können. Die Zahl der einschlägigen Beobachtungen ist groß. Von nicht geringem Gewicht ist die Tatsache, daß die Voraussagen über die Zunahme strahleninduzierter Neoplasmen (Sarkome), wie sie von K. H. BAUER (Thorotrast-Tumoren) vor Ablauf der Latenzzeit gemacht wurden, tatsächlich eintrafen. Die damit zusammenhängende Problematik wird an anderer Stelle noch eingehend behandelt werden.

Hier geht es darum festzustellen, ob es in der Gynäkologie Anhaltspunkte dafür gibt, einen Kausalnexus Strahlen-Krebsbildung anzunehmen.

Nachdem HESSE 1911 54 Fälle von Strahlenkrebs, den er Röntgencarcinom nannte, demonstriert hatte — 26 Opfer der Strahlen waren Ärzte, 24 Strahlentechniker und nur 4 Patienten —, berichtete der Gynäkologe BUMM schon 1912 zum erstenmal über einen einschlägigen Fall, bei dem die Strahlen als Ursache für die Krebsentstehung zur Diskussion standen. VOGT brachte 1923, 1926, 1935 und 1941 und WERNER 1925 kasuistische Beiträge zu dieser Frage. Dieses kleine Beobachtungsgut bot noch keinen Grund, sich über das Auftreten von Krebsen bei früher mit Radium- oder Röntgenstrahlen behandelten Frauen zu beunruhigen. F. G. DIETEL hatte 1936 in seiner Arbeit über die Radiumbehandlung gutartiger gynäkologischer Blutungen dem Problem der Sarkom- und Carcinombildung nach früherer Bestrahlung aber schon einen eigenen Abschnitt gewidmet. Er schreibt jedoch noch, er habe große Radiumstatistiken gefunden, in denen nicht über einen einzigen Fall von Carcinom als Nacherkrankung berichtet werde. Überraschend erscheint uns heute die Angabe DIETELs, daß das Auftreten von Sarkomen besonders selten sei. Er konnte im Schrifttum nur einen Fall auffinden, bei dem sich längere Zeit nach der Radiumbehandlung ein Sarkom zeigte (Fall Schmitz). Uteruscarcinome konnte DIETEL dagegen 15 sammeln.

Wir können uns heute vorstellen, warum zum damaligen Zeitpunkt noch so wenig Beobachtungen vorlagen. Es war nicht mangelnde Achtsamkeit gegenüber dem Krankengut, sondern die Latenzzeit war noch zu kurz. In der neuen Literatur werden Fälle von Krebsbildung nach früherer Bestrahlung häufiger beobachtet und demzufolge wird auch immer öfter die Meinung vertreten, daß ein ätiologischer Zusammenhang zwischen Bestrahlung und Tumorbildung bestehe. Zu dieser Ansicht bekennen sich unter anderem ABRUZZESE, BRADFORD, BURNAM, CORSCADEN, CROSSEN, MCFARLANE, LENZI, MCDONALD BRODERS and COUNSELLER, NOVAK und ANDERSON, SCHEFFEY, SMITH und BOWDEN, SPEERT u. PEIGTHAL, RIES, THORNTON, G. SCHUBERT. Dagegen halten MCALLISTER, DEHLER, DIETEL, HOFMANN, KEPP, KOCH, MANEVAL, H. H. SCHMID, WINTZ u. WITTENBECK, COPELAND, NELSON and PAYNE, SOIVA, K. and A. PAAVOLLA und STANDER einen Kausalnexus für nicht gegeben. Man darf annehmen, daß diese unterschiedlichen Auffassungen wesentlich bedingt sind durch die Verschiedenheit der Behandlungsmethoden des Krankengutes, das der jeweiligen statistischen Bearbeitung zugrunde liegt. In der Beurteilung dieser Frage haben lange Zeit die statistischen Untersuchungen von DEHLER und WINTZ u. WITTENBECK und später von KOCH am umfangreichen Material der Erlanger Universitäts-Frauenklinik eine dominierende Rolle gespielt. Sie zeigten, daß zwischen einer Röntgen-Kastrationsbestrahlung und einer später auftretenden malignen Geschwulst offenbar kein Zusammenhang besteht, ja daß sogar bei den so behandelten Kranken die Gefahr, später an einer bösartigen Geschwulst zu erkranken, geringer ist als bei den nicht Behandelten. Bei 2310 bis zum Jahre 1925 beobachteten Patienten fand DEHLER nur 0,09%, bei denen nach Röntgen-Kastration Carcinome entstanden waren. WINTZ und WITTENBECK errechneten 1933 an einem Krankengut von 3553 Röntgen-Kastrationen einen Anteil von 0,006% später auftretender Uteruscarcinome. Bezogen auf die Myomfälle kam DEHLER auf eine Ziffer von 0,12% und WINTZ u. WITTENBECK auf 0,088% späterer Carcinome. KOCH griff 1949 diese Problematik nochmals auf. Er stellte fest, daß von 5862 früher röntgenkastrierter Patienten 90 d.h. 1,54% später an malignen Tumoren erkrankten. Weitere 54 Patienten mit bösartigen Geschwülsten nach Röntgen-Kastration waren auswärts behandelt worden. Unter den insgesamt 144 Patienten fanden sich 101 Frauen mit Uteruscarcinomen und nur 4 mit Uterussarkomen. Zu letzteren gab KOCH noch an, daß die Kastrationsbestrahlung den Anteil der Sarkome an den Myomen herabsetzt. Im übrigen fand KOCH, daß das Intervall zwischen Röntgen-Kastration und dem Auftreten des malignen Neoplasmas um so größer wird, je jünger die Patienten sind zum Zeitpunkt der Behandlung. An diesen sehr beachtlichen Ergebnissen zu zweifeln, besteht kein Anlaß. Die Frage ist nur, wie sie bezüglich der Gesamtfragestellung zu werten sind. Die Unsicherheit der Situation hat im übrigen auch dazu geführt, die Frage eines Kausalnexus ganz offen zu lassen (H. HUBER). Rein statistisch ist der Beweis auch schwer zu erbringen. Es läßt sich aber auch nicht leugnen, daß es eine ganze Reihe von Beobachtungen gibt, die für einen Zusammenhang sprechen. So hat SPECHTER festgestellt, daß von 122 Uterussarkomen 23 Kranke früher wegen eines Myoms oder klimakterischer Blutungen bestrahlt worden waren. Nach Ausschaltung von drei unsicheren Fällen sind dies 16,6% aller Uterus-Sarkom-Kranken. Das Intervall (Latenzzeit) betrug durchschnittlich 12 Jahre. Auch andere Autoren, wie MACFARLANE, SPEERT und PEIGTHAL u.a., berichten über eine auffallend hohe Sarkomzahl unter ihren früher bestrahlten Kranken. MACFARLANE gibt ein durchschnittliches Intervall von

15 Jahren an. Thornton und Carter beobachten sogar eine 18%ige Sarkomquote bei früher mit einer intrauterinen Radiumeinlage behandelten Kranken und ein mittleres Intervall von 13,5 Jahren.

Diese Beobachtungen finden eine Parallele außerhalb der Gynäkologie, die mit Rücksicht auf die Dosisfrage erwähnt werden sollen. Alvina, O. Sabinas u. Mitarb. aus der Mayoklinik haben z.B. 1956 über 17 Fälle von Strahlensarkomen des Knochens berichtet, mit einem durchschnittlichen Intervall von 10 Jahren. Sie wiesen auf die Bedeutung der verabreichten Dosis hin, die in der Regel über der therapeutischen Dosis lag und bis zu 14000 R betrug. Derartige Dosen und sogar noch höhere sind bei der intrauterinen Radiumeinlage bei unmittelbarem Kontakt des Gewebes mit dem Radium die Regel. Bei Anwendung der Betastrahlen des Radiums kommen Dosen zustande die im Bereich von 15000 rep liegen, bei der reinen Betastrahlung des ^{90}Sr liegt die Dosis in 0,5 mm Distanz vom Präparat bei 36000 rep.

Tabelle 2. *Häufigkeit der Lokalisation der genitalen bösartigen Geschwülste an der I. Frauenklinik der Universität München und der Universitäts-Frauenklinik Kiel*

	Normale in % München	Verteilung in % Kiel	% nach früherer Bestrahlung	
			München	Kiel
Collumcarcinom	75,6	73,2	54	33,5
Corpuscarcinom	11,2	10,8	32	40,8
Ovarialcarcinom	7,7	9,4	6	14,5
Vaginalcarcinom	3,3%	3,3%	2	5,3
Vulvacarcinom		2,7		3,9
Tubencarcinom		0,6		0
Uterussarkom	2,2	1—2	6	

Ebenfalls im Jahre 1956 wiesen W. A. D. Andersen u. Mitarb. ihre experimentellen Ergebnisse vor, die sie an einem Mäusestamm machten, der keine spontanen Knochentumoren zeigt. Mit ^{45}Ca und ^{89}Sr gelang es ihnen in 50—60% der Fälle Knochentumoren zu erzeugen.

1954 hat Ries bei einer Gesamtzahl von 4093 wegen benigner Leiden bestrahlten Kranken 99 Fälle gefunden, bei denen später maligne Genitaltumoren aufgetreten waren. Da in 49 Fällen die Diagnose nicht ganz sicher war, blieben 50 Kranke mit einwandfrei bösartigen Geschwülsten übrig. Das sind nur 1,2%, also erstaunlich wenig. Zu berücksichtigen ist allerdings, daß sicher eine nicht unbeträchtliche Zahl von Frauen ihre Latenzzeit gar nicht mehr erlebte. Aber von den 50 Frauen hatten 27 ein Collum-Carcinom, 16 ein Corpus-Carcinom, 1 ein Scheiden-Carcinom und 3 ein Uterus-Sarkom. Diese recht auffällige prozentuelle Zusammensetzung, welche sich mit dem von Huber in Kiel gewonnenen Material ziemlich deckt, muß doch stutzig machen. Huber hatte 83 Kranke mit malignen Genitaltumoren gefunden, bei denen früher eine Kastrationsdosis verabreicht worden war. In der Tabelle 2 ist das Material von München und Kiel in Prozentsätzen verarbeitet. Aus der Tabelle geht hervor, daß die Corpus-Carcinome und die Ovarial-Carcinome nach früherer Bestrahlung relativ häufig beobachtet werden, was wohl mit einer hohen organspezifischen Proliferationstendenz im Zusammenhang steht. Diese kann im Ovar der Maus im Gegensatz zu anderen Tieren außerordentlich leicht induziert werden. So konnte Furth schon 1936 mit einer einzigen subletalen Bestrahlung bei 4—6 Wochen alten Mäusen nach etwa 9 Monaten Ovarialtumoren feststellen und im Alter von 17 Monaten entwickelte jede Maus einen Tumor, selbst dann, wenn nur eine Dosis von 87 R wirksam geworden war (Furth und Boon, 1947). Lorenz u. Mitarb. konnten 1947 nachweisen, daß auch eine fraktionierte Bestrahlung zu Ovarialtumoren führt, wobei die niedrigste wirksame Gamma-Strahlen-Tagesdosis 0,11 R betrug, bei einer

Totaldosis von 90 R. Es wurde festgestellt, daß zur Entstehung der Ovarialtumoren ein gewisser Schwellenwert der Dosis erreicht werden muß. Ganz eindeutig wird der krebserzeugende Effekt bei einer Dosis von 8,8 R pro Tag und einer Gesamtdosis von 90 R. In diesem Zusammenhang sei in Erinnerung gebracht, daß bei der Frau die Röntgen-Ovarialdosis zwischen 290 und 320 R liegt. Die Frage der Dosis ist also von ganz besonderer Bedeutung.

Dies geht auch aus den Untersuchungen von SCHUBERT, KÜNKEL, OVERBECK und UHLMANN hervor, welche durch lokale Beta-Strahleneinwirkung an Inzuchtratten (BD I und BD III) beiderlei Geschlechts Krebs experimentell erzeugen konnten, indem sie strahlende Glasperlen subcutan und intraperitoneal implantierten. Die Ergebnisse (von 214 Ratten erkrankten 91 an malignen Tumoren) sprechen dafür, daß zwischen der Tumorhäufigkeit und weiterhin der mittleren Latenzzeit und der Intensität der Strahlenquelle eine Abhängigkeit besteht. Geringere Intensitäten haben eine größere Latenzzeit zur Folge.

Betrachtet man diese Dinge oberflächlich, so kann man leicht den Eindruck gewinnen, der Kausalzusammenhang zwischen Strahlen und Krebsbildung sei auch bei der Frau ziemlich sicher. Aber es läßt sich einwenden, die später an Krebs erkrankten Frauen besäßen auf Grund der mit Strahlen behandelten Vorkrankheit die besten lokalen, hormonalen und allgemeinen Vorbedingungen für eine Krebsentstehung überhaupt, oder es bestehe eine irgendwie geartete Prädisposition z.B. im Sinne einer Tendenz zur Proliferation, wie sie in der Anschauung H. HUBERs von den System-Carcinomen des weiblichen Genitales zum Ausdruck kommt. Ernste Zweifel daran, daß die klinische Literatur wegen der Verschiedenheit des Krankenguts, der Fragestellung und des statistischen Ausgangsmaterials zur Klärung des Problems überhaupt etwas beizutragen vermag, haben den Versuch, einen statistisch fixierbaren Beleg für einen Kausalzusammenhang Strahlen-Krebsbildung beizubringen, nicht verhindern können (RIES und SCHUSTER). Diese Autoren fanden unter 2077 Fällen von sog. Radiumkastrationen der I. Universitäts-Frauenklinik München (1930—1951) 36 später an Uteruscarcinomen verstorbene Kranke. Zwischen diesen und der jährlichen Sterblichkeit an Uterus-Carcinomen (Todesursachenstatistik für Oberbayern), ermittelt auf 1000 Frauen der jeweiligen Altersgruppe, wurde ein statistischer Vergleich angestellt. Es ergab sich eine dreifach höhere Zahl an Uterus-Carcinomtodesfällen gegenüber der rechnerischen Erwartung. Dieser Wert ist statistisch gesichert für eine Latenzzeit von weniger als 7 Jahren. Bei den Fällen mit einer Beobachtungszeit von mehr als 7 Jahren ergibt sich keine Differenz zwischen beobachteten und errechneten Carcinomtodesfällen. Bei den 393 Fällen, die wegen glandulärer Hyperplasie des Endometriums mit Radium bestrahlt worden waren, erwies sich die Krebstodesrate sogar niedriger als dem erwarteten Wert entsprach. HOFMANN hat diese statistische Untersuchung bemängelt, weil er irrtümlicherweise annahm, es seien die errechneten Krebstodesfälle mit den beobachteten Erkrankungsfällen verglichen worden. In den Erläuterungen zur Methodik, die dem statistischen Material vorausgehen, heißt es aber ausdrücklich „Als Carcinomfälle wurden in Übereinstimmung mit der amtlichen Todesursachenstatistik nur Todesfälle gewertet, nicht aber Behandlungsfälle".

RIES betrachtet seine Ergebnisse nicht als Beweis im strengeren Sinne, sondern als einen Hinweis auf einen Kausalzusammenhang zwischen den Strahlen und der Cancerisierung. Er vertritt die Meinung, daß die Strahlen nur eine Teilursache für die Krebsbildung darstellen. Wäre dies nicht so, so müßten die sog. strahleninduzierten Krebse in einer viel größeren Zahl beobachtet werden, denn es sterben ja nicht alle Kranken vor Erreichung der Latenzzeit.

Was am deutlichsten auf einen Kausalzusammenhang zwischen Strahlen und Krebs hinzuweisen scheint, ist die Tatsache, daß das Erkrankungsmaximum bei den mit einer Kastrationsdosis bestrahlten Frauen in das Alter von 61—65 Jahre fällt, bei den nichtbestrahlten in das Alter von 51—55 Jahre. Dies hat SPECHTER am Krankengut der I Universitäts-Frauenklinik München festgestellt und es gibt wohl kaum eine andere

Erklärung dafür, als daß dieser zeitliche Unterschied auf die Latenzzeit zurückzuführen ist, d.h. die Zeit, die zwischen dem Strahleninsult und dem Auftreten des Tumors liegt.

Fragt man nun, wie diese sog. strahleninduzierten Tumoren zustande kommen, so betritt man das weite Feld der Theorien über die Cancerogenese. Die Mutationstheorie im engeren Sinne (K. H. Bauer), die Chromosomen-Mutations-Selektionstheorie (Fritz-Niggli, 1955), die Theorie der Blockierung der Atmungsfermente durch Strahlen (Warburg), die Virustheorie (Stanley), alles dies steht in permanenter Diskussion, welche von der Lösung der gestellten Fragen, die ja zugleich die Lösung des allgemeinen Krebsproblems bedeuten würde, noch weit entfernt zu sein scheint.

Erkennt man die Strahlen als Teilursache an, so drängt sich sowohl nach der klinischen Beobachtung wie auch nach den Tierversuchen der Gedanke auf, daß die *Dosis* eine entscheidende Bedeutung hat und zwar sowohl hinsichtlich der Dosishöhe am Ort der späteren Krebsentstehung wie auch hinsichtlich der Dosis am Ovar. Es ist deshalb unbedingt zwischen Radium und Röntgenbestrahlung zu unterscheiden. Bei der üblichen Röntgenovarialdosis von 290—320 R, die auch als Kastrationsdosis (KD) bezeichnet wird und die in der Regel zu einer Dauermenolipsierung führt, liegt der Strahleninsult am Uterus etwa in der gleichen Höhe. Es fällt schwer anzunehmen, daß eine Röntgendosis von 320 R am Ovar imstande sein soll, ein Ovarial-Carcinom, ein Corpus-Carcinom oder ein Sarkom zu induzieren. Es werden ja keine Gewebsveränderungen gesetzt, die zu chronischen Entzündungszuständen führen, die ihrerseits den Boden für die Cancerisierung vorbereiten. So braucht es auch nicht zu verwundern, daß Koch im Krankengut der Universitäts-Frauenklinik Erlangen eine relativ niedrige Tumorquote fand, da ausschließlich Röntgenstrahlen angewandt wurden. Ja es ist Koch und seinen Vorgängern sogar in ihrer Meinung zuzustimmen, die Kastrationsbestrahlung setze die natürliche Malignom-Rate herab. Die Kastrationsbestrahlung schaltet ja doch den hormonalen oestrogenen Stimulus aus oder setzt ihn zumindest stark herab, so daß für den Mutterboden des späteren malignen Neoplasmas auf Jahre und Jahrzehnte hinaus der physiologische Proliferationsreiz fehlt.

Anders bei der intrauterinen Radiumbestrahlung. Hier liegen die Dosen an Ort und Stelle oft über 10000 R, ohne daß ein vollkommener Funktionsausfall des Ovars eintritt. Bei so hohen Dosen haben wir, neben den direkten Strahleninsulten auf die Zellen des Endometriums und der Uteruswand, mit nachfolgenden chronischen Veränderungen, vor allem am Gefäßbindegewebe, und abnormen Ernährungsbedingungen zu rechnen, welche die Cancerisierung begünstigen können. Die teilweise erhaltene Tätigkeit der Ovarien, aber auch die nach dem Klimakterium vikariierend einsetzende Tätigkeit der Nebennieren als der „dritten Gonade", werden möglicherweise auch dann, wenn es nicht mehr zu einem cyclischen Aufbau des Endometriums kommt, noch zellstimulierend wirken können. Für diese Ansicht spricht nach Ries, daß gerade in der amerikanischen Literatur soviel über Uterus-Sarkome nach früherer Radiumbestrahlung berichtet wird, denn die Radiumbestrahlung wurde vorwiegend mit weicher Filterung (Aluminium) und hauptsächlich zur Erzielung einer guten örtlichen Wirkung durchgeführt, bei relativer Schonung der Ovarien.

Aber auch die Dosis-Effekt-Kurven (Bond u. Mitarb.) lassen sich dahingehend deuten, daß bei der Tumorinduktion durch Strahlen nicht nur somatische Mutationen infolge von Treffereignissen bei der Cancerisierung eine Rolle spielen, sondern auch hormonale Mechanismen. In der Literatur zum Problem der strahleninduzierten Krebsentstehung ist der Dosisfrage leider noch wenig Beachtung geschenkt worden. Auch das Problem Dosishöhe—Latenzzeit ist völlig ungeklärt.

Wie wenig die Ovarien durch die Gammabestrahlung des Radiums im Vergleich zur Röntgen-Ovarialdosis beeinträchtigt werden, hat Ries (s. S. 375) berechnet. Danach beträgt bei einer Dosis von 3000 mgeh die röntgenäquivalente Dosis in 4 cm von der Uterusachse entfernt liegenden Ovarien 280 R, bei 1800 mgeh ca. 170 R und bei 1500 mgeh 140 R. Es bleibt also eindeutig eine gewisse Funktion des Ovars erhalten, wie ja auch durch die Untersuchungen über die Ausscheidung von gonadotropem Hormon nach Ausschaltung der Ovarialfunktion mit Röntgenstrahlen und intrauteriner Radiumbestrahlung sichergestellt ist (GOLDSCHEIDER, KOTTMEIER u.a.). In noch stärkerem Maße ist dies bei der Anwendung der Radium-Betastrahlung und der reinen Betastrahlung der Fall. Bei dieser Methode kann sogar aus restierenden Schleimhautanteilen eine partielle oder völlige Regeneration des Endometriums mit entsprechender Funktion erfolgen (GEITEL und PILGRIM). Die Zellen des Endometriums übertragen dann den mutativen Insult von Zellgeneration zu Zellgeneration.

Aber selbst, wenn ein Wiederaufbau des Endometriums durch geeignete Technik vermieden werden kann, zeigen doch die Veränderungen an den Kernen des Bindegewebes und der Muskelfasern der Uteruswand (MASSENBACH und CZECH) die Stärke des Strahleninsults. Nach allem, was wir heute über die mutative Wirkung der Strahlen wissen, müssen wir damit rechnen, daß diese einen wichtigen Faktor für die spätere Krebs- oder Sarkomentstehung bilden. Allerdings ist nicht zu erwarten, daß wir in der Zukunft eine wachsende Zahl von strahleninduzierten Neoplasmen zu sehen bekommen, denn die in Frage stehenden Bestrahlungsmethoden treten gegenüber den anderen therapeutischen Möglichkeiten immer mehr zurück.

Aus diesem Grunde ist die Frage nur noch in besonders gelagerten Einzelfällen relevant, ob es mit Rücksicht auf die Möglichkeit des Auftretens strahleninduzierter Krebse erforderlich ist, die Strahlentherapie gutartiger gynäkologischer Erkrankungen ganz abzulehnen. HOFMANN, KEPP und RIES halten so weitgehende Folgerung nicht für berechtigt. Auch heute ist *eine Operation*, die statt der Bestrahlung im Versagensfalle der hormonalen Therapie ja ausgeführt werden müßte, nicht ganz ungefährlich. Verantwortungsvolle Indikationsstellung ist deshalb oberstes Gebot, auch hinsichtlich der Wahl der strahlentherapeutischen Methoden. Nach den vorstehenden Ausführungen wäre die Röntgenbestrahlung der intrauterinen Behandlung mit radioaktiven Substanzen vorzuziehen. Das Risiko der Strahlentherapie bei gutartigen gynäkologischen Erkrankungen ist äußerst gering, auch in bezug auf die strahleninduzierten Neoplasmen, von denen 50% und mehr kurabel sind, wenn sie rechtzeitig entdeckt und behandelt werden. Dies setzt allerdings voraus, daß die Frauen in regelmäßiger Kontrolle bleiben, eine Forderung die von VADURA jüngst wieder gestellt wurde.

Literatur

ABBÉ, J.: Uterusfibrome, Menorrhagie und Radium. Ref. Z. Gynäk. **39**, 661 (1915).

ANDERSEN, W. A. D., G. E. ZANDER, and J. F. KUZMA: Die Entstehung von Knochentumoren bei C F 1-Mäusen durch Ca 45 und Sr 89. Arch. Path. **62**, 262—271 (1956).

AUINGER, W., G. BRICHTA u. A. NEUMAYR: Über den Einfluß der Milz auf die Kapillarresistenz. Wien. Z. inn. Med. **38**, 96—100 (1957).

BACH, E., u. H. WINKLER: Die Radiumbehandlung der nicht malignen Blutungen des Uterus. Geburtsh. u. Frauenheilk. **5**, 140 (1943).

BAEUMER, J., u. K. MÜLLER: Beitrag zur Dosierung der Beta-Strahlen des Radiums nach der biologischen Methode. Strahlentherapie **87**, 310 (1952).

BAUER, K. H.: Über die Mutationstheorie der Geschwulstentstehung. Berlin 1928.

BAUER, R., u. H. HARTWEG: Einfluß der Milz auf die Reaktion des lokal bestrahlten Knochenmarks. Fortschr. Röntgenstr. 88, 31 (1958).

BECKER, J., u. K. E. SCHEER: Die radioaktiven Isotope in der Geburtshilfe und Gynäkologie. Basel u. New York: S. Karger 1956.

BECKER, J., K. E. SCHEER u. A. KÜBLER: Ein neues Strahlenmeßgerät mit einer biegsamen Kristallmeßsonde und seine Anwendung in der Klinik. Strahlentherapie **88**, 34 (1952).

BÉCLÈRE, M. A.: Über die Röntgentherapie der Uterus-Fibromyome nach dreihundert neuen Beobachtungen. Strahlentherapie **14**, 571 (1923).

BERNHARD, F.: Röntgenreizbestrahlung der Milzgegend und Blutgerinnung. Langenbecks Arch. klin. Chir. **130**, 93 (1924).

BICKENBACH, W., H. GÄRTNER u. U. ZOEPPRITZ: Intrauterine Anwendung von Radio-Kobalt-Perlen. Strahlentherapie **97**, 188 (1955).

BIRKNER, R., I. G. FREY u. I. TRAUTMANN: Über den Einfluß der Röntgenstrahlen auf das Prothrombinpotential des menschlichen Blutes. Strahlentherapie **88**, 44 (1951).

BOCK, H.: Die intrauterine Radiumbehandlung gutartiger Blutungen. Geburtsh. u. Frauenheilk. **6**, 98 (1944).

—, u. C. RAUSCHER: Über die Bedeutung der Blutgerinnungsvalenz für die Krebsdiagnose. Dtsch. med. Wschr. **73**, 2025 (1926).

Bone, J.: Statistiken über Spät-Wirkungen (25—40 J.) bei früheren medizinischen und industriellen Anwendungen von radioaktiven Substanzen. Surgery **38** A, 175—218 (1956).

Burse, G.: Über vorläufige und endgültige Blutstillung. Fortschr. Med. **1921**, 347.

Burgel, E.: Beeinflussung von vegetativen Körperfunktionen durch Röntgenstrahlen. Experimentelle Befunde. Strahlentherapie **81**, 299 (1950).

Burger, H.: Intrauterine Beta-Strahlenbehandlung mit Hilfe von radiostrontiumhaltigem Gummi. Strahlentherapie **92**, 654 (1953).

Caffier, P.: Zur Frage der Milzbestrahlung bei gynäkologischen Blutungen. Zbl. Gynäk. **61**, 1874 (1937).

Copeland, W. E., Ph. K. Nelson, and Fr. L. Payne: Intrauterine radium for dysfunctional bleeding. Amer. J. Obstet. **73**, 615—625 (1957).

Crainz, F.: Use of beta-rays in climacteric metrorrhagia. J. Obstet. Gynaec. Brit. Emp. **57**, 792 (1950).

— Yttrium 90 for intrauterine pure beta-ray therapy of climacteric metrorrhagia. Proc. Radioisotope Conf. **1**, 11—21 (1954).

Czech, H.: Über die Behandlung der klimakterischen Blutungen mit den Betastrahlen des Radiums. Geburtsh. u. Frauenheilk. **13**, 867 (1951).

Dietel, F. G.: Strahlenbehandlung der Uterus-Karzinome an der Universitäts-Frauenklinik Heidelberg. Strahlentherapie **46**, 201 (1932).

— Die Radiumbehandlung der gutartigen gynäkologischen Blutungen. In: Ergebnisse der medizinischen Strahlenforschung, Bd. VII. Leipzig: Georg Thieme 1936.

Döderlein, A.: 14 Jahre Strahlenbehandlung des Uterus-Carcinoms. Arch. Gynäk. **132**, 138 (1927).

Döring, F.: Zur operativen Therapie der Uterusmyome und der hämorrhagischen Metropathien. Inaug.-Diss. Würzburg 1942.

Donaldson, A., and J. R. Nassim: The artifical menopause. Brit. med. J. **4873**, 1228 (1954).

Donner, M.: Strahlenbedingte Hyperprothrombinämie und ihre therapeutischen Konsequenzen. Dtsch. med. Wschr. **77**, 1326 (1952).

Emmerich, J. P.: Carcinomheilung bei erhaltener Uterusfunktion. Zbl. Gynäk. **70**, 656 (1948).

Eymer, H.: Über die Behandlung gutartiger gynäkologischer Blutungen mit radioaktiven Substanzen. Strahlentherapie **10**, 900 (1920).

— Radium- und Mesothoriumbehandlung gutartiger gynäkologischer Blutungen. Klin. Wschr. **2**, 1761 (1923).

— Die gynäkologische Radiumbehandlung. Strahlentherapie **26**, 65 (1927).

Fiebelkorn, H.-J.: Zur Strahlenbehandlung gutartiger gynäkologischer Blutungen. Strahlentherapie **90**, 25 (1953).

Frings, J.: Erfahrungen in der Behandlung klimakterischer Blutungen mit den Betastrahlen des Radium. Zbl. Gynäk. **77**, 1790 (1955).

Fritz-Niggli, H.: Chromosomenanalysen bei Karzinomen des Menschen. Oncologia (Basel) 8, 121—135 (1955).

Fritz-Niggli, H.: Frühveränderungen der Zelle nach der Einwirkung cancerogener Stoffe. Bull. Schweiz. Akad. med. Wiss. **2**, 319—331 (1955).

— Strahlenbiologie, Grundlagen und Ergebnisse, S. 281—282. Stuttgart: Georg Thieme 1959.

Fuchs, H.: Die Ausfallserscheinungen nach der Röntgenmenopause. Strahlentherapie **12**, 742 (1921).

— Die Atmokausis uteri. Zbl. Gynäk. **60**, 1570 (1936).

Gauss, C. J.: Behandlung der Myome und Metropathien durch Operation oder Bestrahlung. Strahlentherapie **73**, 14 (1943).

Geipel, K., u. K. Pilgrim: Probleme bei der Behandlung gutartiger uteriner Blutungen mit monelgefiltertem Radium. Zbl. Gynäk. **78**, 1529—1538 (1956).

Gesch, J.: Recidive nach Strahlenbehandlung gutartiger Blutungen. Zbl. Gynäk. **70**, 684 (1948).

— Die Behandlung klimakterischer Blutungen mit Radio-Kobalt. Geburtsh. u. Frauenheilk. **13**, 841 (1953).

Goecke, H.: Über die Ergebnisse der Radiumbestrahlung gynäkologischer Blutungen gutartigen Ursprungs. Strahlentherapie **69**, 263 (1941).

Goldscheider, G.: Wirkung intrauteriner Radiumtherapie auf die Ovarialfunktion. Lancet **1949 I**, 521 (1949).

Graul, E. H., u. E. Scherer: Lehrbuch der Strahlenheilkunde v. R. du Mesnil de Rochement, S. 296. Stuttgart 1958.

Grebe, L., u. W. Wiebe: Tabellen zur Dosierung der Röntgenstrahlen. Berlin u. München: Urban & Schwarzenberg 1950.

Grumbrecht, E., u. F. Loeser: Die Funktion des Uterus bei der Wirkung der Ovarialhormone auf die Schilddrüse. Arch. Gynäk. **167**, 199 (1938).

Härtel, F.: Die Radiumbehandlung bei gutartigen uterinen Blutungen in der Universitäts-Frauenklinik Göttingen in den Jahren 1937—1941. Inaug.-Diss. Göttingen 1944.

Halberstaedter, L.: Die Einwirkung der Röntgenstrahlung auf die Ovarien. Berl. klin. Wschr. **42**, 64 (1905).

Hardisty, R. M., and R. S. Stacey: Platelet 5 hydroxytryptamine in disorders of the blood. Brit. J. Haemat. **3**, 292 (1957).

Heidler, H.: Ätiologie und Therapie gynäkologischer Blutungen. Wiss. med. Wschr. **105**, 1 (1955).

Heimann, F.: Die Röntgen- und konservative Behandlung der gutartigen Erkrankungen der weiblichen Sexualorgane. Strahlentherapie **17**, 290 (1924).

Heineke, H.: Wie verhalten sich die blutbildenden Organe bei der modernen Tiefenbestrahlung. Münch. med. Wschr. **60**, 2657 (1913).

Henkel, M., u. H. Gueffroy: Blutgerinnung bei Röntgentiefentherapie. Zbl. Gynäk. **11**, 409 (1922).

Hofbauer, J.: Ein neues Prinzip gynäkologischer Bestrahlung. Arch. Gynäk. **117**, 230 (1922).

Hornung, u. F. v. Mikulicz-Radecki: Milzbestrahlung als Therapie gynäkologischer Blutungen. Med. Ges. Leipzig **2**, 12 (1924). Ref. Klin. Wschr. **1925**, 235.

Hütten, F. v. d.: Zur Blutgerinnung nach Milz- und Leberbestrahlung. Münch. med. Wschr. **68**, 846 (1921).

JASCHKE, R. TH. v.: Radiumbehandlung der Myome und Metropathia haemorrhagica. Strahlentherapie **44**, 235 (1932).

JURASZ, A. T.: Zur Frage der therapeutischen und prophylaktischen Blutstillung in der Chirurgie. Zbl. Chir. **1920**, 824.

KAHANPÄÄ, V.: Über die gynäkologische Strahlenbehandlung außerhalb der Krebskrankheiten. Ann. Med. intern. Fenn. **48**, Suppl. 28, 89—98 (1954).

KASTNER: Über Reizmilzbestrahlung als Blutstillungsmittel. Med. Ges. Leipzig 12. 7. 1921. Münch. med. Wschr. **1921**, 1571.

KEPP, R. K.: Die Behandlung gutartiger uteriner Blutungen unter besonderer Berücksichtigung der zu erwartenden Ausfallserscheinungen. Z. Geburtsh. Gynäk. **127**, 196 (1946).

— Zur Wahl der Behandlungsmethode bei klimakterischen Blutungen. Geburtsh. u. Frauenheilk. **9**, 283 (1949).

— Die Milzbestrahlung. Geburtsh. u. Frauenheilk. **11**, 24 (1949).

— Gynäkologische Strahlentherapie, S. 5, 40—45. Stuttgart: Georg Thieme 1952.

—, u. G. OEHLERT: Die intrauterine Bestrahlung mit schwach gefiltertem Radium bei präklimakterischen Blutungsstörungen. Med. Wschr. **10**, 593—595 (1956).

KIRCHHOFF, H.: Methoden und Indikationen der Menolyse (einschließlich der Anwendung beim Mamma-Carcinom). Strahlentherapie **108**, 203—210 (1959).

KOLTA, E., u. J. FÖRSTER: Die Wirkung der Röntgenstrahlen auf das Blut. Strahlentherapie **21**, 644 (1926).

KOTTMEIER, H. L.: Clinical and experimental observations in radiotherapy in functional uterine hemorrhage. Acta radiol. (Stockh.) **28**, 736 (1947).

KÜNKEL, H. A., H. J. SCHMERMUND u. G. SCHUBERT: Grundlagen der intrauterinen Betastrahlentherapie mit künstlichen radioaktiven Isotopen. Geburtsh. u. Frauenheilk. **12**, 695 (1952).

— — u. R. STRUCKMANN: Fortschritte in der Strahlenbehandlung uteriner Blutungen. Strahlentherapie **97**, 194—201 (1955).

KUPFERBERG, H.: Zur Behandlung der Gebärmutterblutungen benignen Ursprungs. Strahlentherapie **11**, 269 (1920).

— Zur Radiumbehandlung benigner gynäkologischer Erkrankungen. Strahlentherapie **14**, 594 (1923).

KURTZAHN, H.: Zur Frage der Verminderung der Blutung bei Operationen nach prophylaktischer Röntgenbestrahlung der Milz. Dtsch. Z. Chir. **162**, 363 (1921).

LENZI, E.: Patologia genitale dopo radiumterapia endouterina per affezioni benigne. Riv. ital. Ginec. **38**, 185—202 (1955).

LINDEN, H.: Behandlungsergebnisse bei klimakterischen und präklimakterischen Blutungen mit der Betastrahlung. Zbl. Gynäk. **77**, 1186—1192 (1955).

LINHARDT, ST.: Einfluß der Röntgenstrahlung auf die Blutgerinnungszeit und das Blutbild. Strahlentherapie **16**, 754 (1924).

LUDWIG, H., u. W. MEHRING: Zur Behandlung uteriner Blutungen mit Epsilon-Aminokapronsäure. Fortschr. Med. **83**, 585 (1965).

LUTHER, W., u. W. LORENZ: Über die histologischen Veränderungen der Mäusemilz nach Röntgenbestrahlung und Urathembehandlung. Strahlentherapie **77**, 27 (1948).

MAIER, O.: Röntgenbestrahlung der Milz, ein zu wenig gewürdigtes Mittel gegen Blutungen. Wien. med. Wschr. **74**, 2496 (1924).

MARTIUS, H.: Die sogenannten Reizbestrahlungen in der Gynäkologie. Strahlentherapie **21**, 242 (1926).

— Behandlung der klimakterischen Blutungen mit Radium. Zbl. Gynäk. **58**, 1 (1934).

— Myombehandlung. Geburtsh. u. Frauenheilk. **2**, 1 (1940).

MERTZ, E.: Zur Frage der Blutstillung durch Milzbestrahlung. Z. Geburtsh. Gynäk. **92**, 544 (1928).

MÜLLER, J. H.: Medizinisch-therapeutische Verwendung der künstlichen Radioaktivität. Strahlentherapie **85**, 87 (1951).

NEUFFER, H.: Über Milzbestrahlung bei Hämophilie. Münch. med. Wschr. **68**, 40 (1921).

NICKSON, J. J.: Irradiation — carcinogenesis and protection. Med. Clin. N. Amer. **40**, 647—655 (1956).

NIGST, P.: Über therapeutische Gerinnungsverstärkung des Blutes speziell in bezug zur Chirurgie. Hämostyptische Wirkungen durch Reizbestrahlung innerer Organe. Schweiz. med. Wschr. **52**, 1211 (1922).

NORDMEYER, K.: Über die Atmokausis. Zbl. Gynäk. **62**, 2107 (1938).

NÜRNBERGER, L.: Milzbestrahlungen bei gynäkologischen Blutungen. Zbl. Gynäk. **47**, 19 (1923).

OEHLERT, G.: Der heutige Stand der intrauterinen Betastrahlenbehandlung von gutartigen gynäkologischen Blutungen. Strahlentherapie, Sonderbd **35**, 142 (1956).

OETTIKAR, F.: Beeinflussung der uterinen Blutungen durch Radium. Zbl. Gynäk. **41**, 809 (1917).

PAGNIEZ, M. RAVINA, u. SOLOMON: Action des Rayons de Röntgen sur la Coagulation du Sang. J. Radiol. Électrol. **7**, 153—157 (1923).

PANKOW, O.: Bestrahlung bei Myomen und hämorrhagischen Metropathien. Strahlentherapie **21**, 222 (1926).

PASCHEN, H. W.: Die Anwendung reiner Betastrahlen bei gynäkologischen Blutungen. Geburtsh. u. Frauenheilk. **18**, 522—525 (1958).

PAUWEN, J. G.: Geburt eines gesunden Kindes 8 Jahre nach Radium-Röntgenheilung eines Uterus-Carcinoms. Zbl. Gynäk. **70**, 795 (1948).

PAVLOVSKY, A.: Fibrinogen and fibrin turnover of clotting faktors (Herausg.: R. B. HUNTER, F. KOLLER u. E. BECK). Stuttgart: Schattauer 1963.

PAYR, E.: Konstitutionspathologie und Chirurgie. Dtsch. Ges. Chir. **30** (III) 1921. Ref. Münch. med. Wschr. **68**, 469 (1921).

PHILIPP, E.: Die Geburt eines lebenden Kindes nach Bestrahlung eines Portiokarzinoms. Z. Geburtsh. Gynäk. **99**, 179 (1931).

PICKHAN, A.: Die intrauterine Radiumbehandlung der haemorrhagischen Metropathien. Strahlentherapie **63**, 682 (1938).

Pinkus, A.: Die Mesothoriumbehandlung bei haemorrhagischen Metropathien und Myomen. Dtsch. med. Wschr. **39** (I), 1041 (1913).
— Weitere Erfahrungen über die konservative Behandlung der Uterusblutungen und Myome mit Mesothorium und Radium. Dtsch. med. Wschr. **42** (II), 1222 (1916).
Pohle, E. A., u. C. H. Bunting: Histologische Untersuchungen an der Rattenmilz nach abgestuften Röntgenstrahlendosen. Strahlentherapie **57**, 121 (1936).
Reifferscheid, K.: Histologische Studien über die Beeinflussung menschlicher und tierischer Ovarien durch Röntgenstrahlen. Zbl. Gynäk. **34**, 593 (1910).
Ries, J. K.: Zur intrakavitären Radiumbestrahlung des Uterus und ihrer Dosierung bei gutartigen Erkrankungen der Gebärmutter. Zbl. Gynäk. **72**, 1055 (1950).
— Röntgen- und Radiumstrahlen als Krebsursache in der Gynäkologie. In: La prophylaxie en gynécologie et obstétrique, p. 615—622. Genève: Georg 1954.
— Gynäkologie. In: Praktische Strahlentherapie, S. 138. Stuttgart-Wien-Zürich: Medica-Verlag 1957.
— Strahleninduzierte Carcinome in der Gynäkologie. Bay. Röntgenologen-Tagg Erlangen 12. u. 13. 3. 1960. Ref. Ärztl. Prax. **12**, 1278 (1960).
—, u. J. Breitner: Strahlenbehandlung in der Gynäkologie, S. 172, 173, 188. München u. Berlin: Urban & Schwarzenberg 1959.
Runge, H., u. A. Vöge: Über die Behandlung von Blutungen im Klimakterium unter besonderer Berücksichtigung der intrauterinen Radiumtherapie. Strahlentherapie **69**, 82 (1941).
Sabanas, O. Alvina, C. D. Dahlin, D. S. Child jr., and J. C. Ivins: Das Strahlensarkom des Knochens. Cancer (Philad.) **9**, 528—542 (1956).
Schaefer, W., u. H. Huber: Über eine neue Röntgenmethode bei klimakterischen Blutungen mit Schonung der Ovarien. Strahlentherapie **64**, 557 (1939).
Schinz, H. R.: Blutungszeit und Röntgenbestrahlung. Langenbecks Arch. klin. Chir. **132**, 402 (1925).
Schittenhelm, A.: Lehrbuch der inneren Medizin, II, S. 338. Berlin: Springer 1939.
Schmermund, H. J.: Interuterine Strahlentherapie mit radioaktivem Strontium 90. Arch. Gynäk. **186**, 367—369 (1955).
Schmid, E., S. Witte, J. Stern u. K. Th. Schricker: Untersuchungen über den Serotoningehalt des Blutes bei hämatologischen Erkrankungen. Verh. dtsch. Ges. inn. Med. **65**, 181 (1959).
Schömig, G.: Über einen Fall von Schwangerschaft nach Operation und Röntgennachbestrahlung eines Ovarial-Carcinoms. Med. Klin. **44** (III), 957 (1949).
Schröder, R.: Der mensuelle Genital-Zyklus des Weibes und seine Störungen. In: Handbuch der Gynäkologie (Veit-Stoeckel), Bd. 1, 2, S. 306. München: J. F. Bergmann 1928.
Scholten, C. J., u. F. Voltz: Unsere Milzbestrahlung bei Menorrhagien. Mschr. Geburtsh. Gynäk. **62**, 194 (1923).
Schröder, R.: Über die Röntgenkastration. Zbl. Gynäk. **56**, 2930 (1932).
Schubert, G., H. A. Künkel, L. Overbeck u. G. Uhlmann: Untersuchungen zur experimentellen Krebsauslösung durch lokale Strahleneinwirkung. Strahlentherapie **100**, 335 (1956).
Schultze, H. E., u. E. Hermann: Neuere Erkenntnisse über das Prothrombin und das Accelerator-Globulin von Seegers. Dtsch. med. Wschr. **75**, 607 (1950); — Naunyn-Schmiedebergs Arch. exp. Path. Pharmak. **207**, 173 (1949).
Seitz, L., u. H. Wintz: Unsere Methode der Röntgentiefentherapie und ihre Erfolge. Sonderband Strahlentherapie Berlin u. Wien 1920.
Shishida, O.: Die Einwirkung der Röntgenbestrahlung von Leber und Milz auf die Blutgerinnung. Jap. med. World **4**, 115 (1924); — Ber. ges. Gynäk. Geburtsh. **6**, 359 (1924).
Siegert, F.: Die intrauterine Radiumbestrahlung der Metropathia hämorrhagica und der Uterusmyome. Strahlentherapie **69**, 57 (1941).
Sippel, P.: Die Reizwirkung von Röntgenstrahlen in der Gynäkologie und ihre therapeutische Verwendung. Strahlentherapie **18**, 110 (1924).
Soiva, K., and A. Paavola: Results of radiotherapy in menopause dysfunctional uterine haemorrhagia. caused by cystic glandular hyperplasia of the endometrium. Ann. Chir. Gynaec. Fenn. **47**, 8—21 (1958).
Soost, H. J.: Ergebnisse der Behandlung klimakterischer und präklimakterischer Blutungen mit Radium-Betastrahlen. Zbl. Gynäk. 88, 1257—1267 (1958).
Spiess, H.: Schwere Strahlenschädigung nach Petrosthorbehandlung von Kindern. Dtsch. med. Wschr. 81, 1053—1054 (1956).
Stander, R. W.: Irradiation castration. A follow-up study of results in benign pelvic disease. Obstet. and Gynec. **10**, 223—229 (1957).
Stephan, R.: Über die Pathologie der Blutgerinnung. Dtsch. med. Wschr. **67**, 684 (1920).
— Reticulo-endothelialer Zellapparat und Blutgerinnung. Münch. med. Wschr. **67**, 309 (1920).
— Über das Wesen des Gerinnungsfermentes. Dtsch. med. Wschr. **69**, 282 (1922).
Stoeckel, W.: Lehrbuch der Gynäkologie, S. 275. Leipzig: S. Hirzel 1939.
Szenes, A.: Drüsenbestrahlung und Blutgerinnung. Münch. med. Wschr. **67**, 786 (1920).
Vadura, E.: Die Therapie der präklimakterischen und klimakterischen Blutung durch Strahlung. Prakt. Lék. (Praha) **38**, 585—587 (1962) [Tschechisch].
Vogt, E.: Über die Beziehungen der Milzbestrahlung zu den verschiedenen Abschnitten der Geschlechtstätigkeit. Oberrhein. Ges. Geburtsh. und Gynäk. Freiburg, 22. 5. 1921. Ref. Med. Klin. **1921**, 991.
Wagner, H.: Leukozytäre Abbauformen und Monomakrophagozytose nach Milzbestrahlung bei gynäkologischen Blutungen. Zbl. Gynäk. **73**, 1031 (1951).
— Das Koagulogramm nach Milzbestrahlung. Gynaecologia (Basel) **14**, 133 (1952).
— Milzbestrahlung und Blutmorphologie. Strahlentherapie **91**, 115 (1953).

WASOWSKI, T., u. MARJAN MIENICKI: Der Einfluß der Röntgenstrahlen auf die Blutgerinnungsfähigkeit und die Leukozytenformel im Lichte eigener Untersuchungen. Polska Gaz. lek **17**, 389—397 (1925).

WEBER, M.: Milzbestrahlung bei Uterusblutungen. Inaug.-Diss. Göttingen 1942.

WENNER, R.: Grundriß der gynäkologischen Endokrinologie. Basel 1952.

WINTZ, H., u. F. WITTENBECK: Klinik der gynäkologischen Röntgentherapie, Teil I. Die Behandlung der gutartigen Erkrankungen. In: Handbuch der Gynäkologie (VEIT-STOECKEL), Bd. IV/2, S. 221—223. München: J. F. Bergmann 1933.

WITTE, S.: Die biologische Bedeutung der Blutgerinnung beim Menschen. In: Medizinische Grundlagenforschung, Bd. 3. Stuttgart: Georg Thieme 1960.

WOEHLICH, E.: Milzbestrahlung bei hämorrhagischer Diathese. Med. Ges. Kiel 26. 5. u. 2. 6. 1921. Ref. Münch. med. Wschr. **68**, 228 (1921).

WOLMERSHÄUSER, O., u. H. EUFINGER: Die Milzbestrahlung bei Genitalblutungen. Münch. med. Wschr. **1922**, 1077.

ZIMMER, K.: Röntgenbestrahlung der Ovarien und nachfolgende Konzeption. Strahlentherapie **92**, 117 (1953).

N. Die Strahlenbehandlung der gutartigen gynäkologischen Erkrankungen (ohne Blutungen)

Von

J. Ries und **W. Mehring**

Mit 1 Abbildung

I. Einleitung

Zu den in diesem Kapitel zu behandelnden gynäkologischen Erkrankungen gehören die Myome, die Endometriose, die Mastitis, die Parametritis, die entzündlichen Adnexerkrankungen, vor allem die Adnextuberkulose zusammen mit der Peritonealtuberkulose, die Schleimhauttuberkulose des Endometriums und der Portio und die funktionellen Störungen. Bei allen diesen Leiden hat die Strahlentherapie heute viel von ihrer Vorrangstellung verloren. Die folgende Darstellung ist im wesentlichen durch die Fälle gerechtfertigt, bei denen die heute gültige Therapie versagt oder aus irgendeinem Grund nicht praktikabel ist, und durch das historische Interesse. Die Myome werden heute fast nur noch operiert, während früher jahrzehntelang die Strahlenbehandlung sogar als Methode der Wahl angesehen wurde (Gauss). Ist die Operation nicht möglich, so tritt die hormonelle Therapie in ihr Recht. Ist ein schneller symptomatischer Effekt erwünscht, z.B. bei Druck- oder Verdrängungssymptomen, so sollte man sich jedoch an die Wirksamkeit der Strahlentherapie erinnern. Ähnlich steht es mit der nicht operablen Endometriose. Hier dominiert die Hormontherapie, die fast immer zum Ziele führt. Es gibt aber fraglos Fälle, bei denen die Strahlentherapie vorteilhafter und wirksamer ist. Die nicht tuberkulösen Entzündungen der Adnexe und des Beckenzellgewebes scheiden heute jedoch wegen der hervorragenden Wirkung der bakteriostatischen und antientzündlichen Mittel praktisch ganz aus dem Indikationsbereich der Strahlentherapie aus. Ähnliches gilt für die Tuberkulose. Hier bestreiten die zahlreichen Tuberkulostatica und die Operation die Therapie ganz. Es fehlt jedoch nicht an Stimmen, die bei Inoperabilität und extrem chronischem Verlauf mit starker bindegewebiger Vernarbung der Strahlentherapie noch eine Chance geben (Breitner, Ries), zumindest im Sinne einer zusätzlichen Therapie.

Die genannten Erkrankungen, ehedem hervorragende Indikationsgebiete für die Strahlentherapie, zeigen beispielhaft den Wandel der Anschauungen in der therapeutischen Praxis, wie er durch die Fortschritte auf dem Gebiet der Chemotherapie und der Hormonbehandlung, der prä-, intra- und postoperativen Prophylaxe, einschließlich der modernen Anaesthesiemethoden, eingetreten ist. Es ist jedoch nicht zu verkennen, daß bei der Frage Operation *oder* Strahlentherapie letztere häufig zu Unrecht zurücktritt, obwohl sie das geringere Risiko birgt. Die Wertverschiebung innerhalb der therapeutischen Indikationen rechtfertigt im folgenden eine wesentlich kürzere Darstellung des gesamten Fragenkomplexes als es die riesige darüber vorliegende Literatur nahelegt.

II. Strahlenbehandlung der Myome

1. Allgemeines und historische Entwicklung der Myombestrahlung

Es ist nicht verwunderlich, daß die Strahlentherapie der Myome eine so große Rolle spielte, handelt es sich doch bei dem Myomleiden um eine häufige gynäkologische Erkrankung. Nach Sektionsstatistiken wurden bei etwa 20% aller Frauen über 35 Jahren Myome des Uterus gefunden. Man nimmt an, daß jede 4. bis 5. Frau über 35 Jahren Myomträgerin ist; vor dem 35. Lebensjahr sind es nur 2,4% (MÖBIUS). Freilich ist zu sagen, daß nicht jedes Myom Krankheits-Symptome erzeugt, die eine Behandlung verlangen. MÖBIUS fand unter 332 Frauen mit intramuralen, submucösen und cervicalen Myomen nur 48 mit normaler Regel und nur 11 ohne Blutung in der Menopause. Die Blutungsstörungen beim Myom, über die schon im Kapitel M, S. 384 berichtet wurde, sind also ein dominierendes Symptom. Schmerzen treten dagegen nur in 48% aller klinischen Myompatientinnen auf. In 15,3% sind es Blasenbeschwerden (tiefsitzende Myome in der Vorderwand des Corpus, Cervixmyome). 12,1% Darmbeschwerden sind hauptsächlich durch Myome der Hinterwand des Uterus bedingt. Schmerzen im Unterbauch bei Myompatientinnen können hervorgerufen werden durch zunehmende Muskelkontraktionen, Spannungsschmerzen der Serosa, schnell wachsende Myome, Adhäsionsspannungen, Abflußhindernisse durch Ventil-Verschluß des Cervicalkanals, weiterhin durch degenerative Vorgänge im Myom (Stieldrehung, Einklemmung, Erweichung, Nekrose).

Für ein so charakteristisches Leiden bedeutete die Strahlenbehandlung eine geradezu erlösende Hilfe, solange die operative Therapie mit einer relativ hohen Mortalität verbunden war und für einen großen Teil der Kranken die Operation ein zu großes Risiko bot. So schloß sich an die erste Myombestrahlung, die DEUTSCH (1902) in München durchführte, ein systematischer Ausbau der Bestrahlungsmethoden an, deren Erfolg an die zunehmende Tiefenausbeute der Röntgenstrahlen geknüpft war. Hier hat die Krönigsche Schule in Freiburg mit GAUSS und FRIEDRICH und die Erlanger Schule mit SEITZ und WINTZ neben der Hamburger Schule (ALBERS-SCHÖNBERG, HAENISCH) besondere Pionierarbeit geleistet. Aber auch anderwärts in der Welt wurden gleichartige Behandlungsversuche unternommen und die gewonnenen Erfahrungen systematisch ausgebaut. So führte ebenfalls 1902 WILLIAM JAMES MORTON in New York seine erste Myombestrahlung aus und 1904 berichtete FOVEAU DE COURMELLES über die gleiche Therapie. DEUTSCH berichtet über zwei ganz charakteristische Effekte, nämlich die deutliche Besserung von Blasenbeschwerden und die Schrumpfung der Myome bei gleichzeitigem Nachlassen der Blutung. Die Strahlentherapie der Myome fand aber erst eine sichere Basis als sich, analog den Beobachtungen von ALBERS-SCHÖNBERG an den männlichen Keimdrüsen, auch an den Ovarien Strahlenwirkungen feststellen ließen. HALBERSTÄDTER (1905) war der erste, der eine Strahlenschädigung an Tierovarien beobachtete, BERGONIÉ, TRIBONDEAU, RECAMIER und später SPECHT, KRAUSE und ZIEGLER, LENGFELLNER und FRAENKEL (1906) folgten.

Die ersten histologischen Untersuchungen an bestrahlten Ovarien der Frau stammen von VERA ROSEN (1907). Sie fand eine Verminderung der Primärfollikel ohne Strukturveränderungen. FABER (1910) stellte dagegen schon hochgradige degenerative Veränderungen der Follikel fest. Aus dem gleichen Jahr stammen die systematischen Untersuchungen von REIFFERSCHEID über die Beeinflussung der tierischen und menschlichen Ovarien durch die Röntgenstrahlen.

Degenerative Veränderungen am Follikelapparat radiumbestrahlter Ovarien beschreiben RUSSI, FRAENKEL, SCHIFFMANN, HEIMANN und H. EYMER.

Promotoren der neuen Therapie wurden in diesem Stadium der Myombestrahlung neben ALBERS-SCHÖNBERG vor allem GAUSS. Mit dem Referat von ALBERS-SCHÖNBERG über die gynäkologische Tiefentherapie auf dem IV. internationalen Kongreß für Physiotherapie in Berlin 1913 und der Statistik seines Assistenten MOHR, der über 796 Myombehandlungen berichten konnte, gelang der Strahlenbehandlung der Einbruch in ein neues, weites Feld der Therapie.

Die darauf folgende Zeit galt der Ausbildung der Bestrahlungstechnik, der bei den noch wenig leistungsfähigen Röntgenröhren eine besondere Bedeutung zukam. Diese Entwicklungsperiode entließ folgerichtig eine physikalische Epoche, in der Probleme der Absorption und Verteilung der Strahlen in den Geweben des menschlichen Organismus und die physikalisch exakte Dosierung im Vordergrund des Interesses standen. Die Namen

Behnken, Dessauer, Friedrich, Glasser, Glocker, Grebe, Grossmann, Hohlfelder, Holthusen, Jüngling, Küstner, Perthes, Schreus, Voltz und Wintz sind mit dieser Zeit untrennbar verbunden. Diese Entwicklung, die der gesamten Tiefentherapie zugute kam, fand ihren Abschluß mit der international eingeführten Maßeinheit für Röntgenstrahlen, der R (Röntgen)-Einheit, die erstmals eine echte und sicher reproduzierbare Relation zwischen Dosis und biologischen Effekt herstellte.

2. Grundlagen der Strahlentherapie der Uterusmyome

Die Strahlentherapie der Uterusmyome ist eine indirekte Heilmethode. Die Strahlen wirken nicht oder nur zum geringsten Teil auf den Uterus selbst, sondern auf dem Umweg über die Eierstöcke. Trenholme und Hegar (1870) erkannten als erste die Abhängigkeit des Myomwachstums von der Ovarialfunktion, als sie nach Ovarektomie zur Herbeiführung der Klimax eine Schrumpfung der Myome feststellten. Auch die spontane Schrumpfung der Myome in der Menopause und die Anregung des Myomwachstums durch hohe Dosen von Follikelhormon läßt die Abhängigkeit des Myomwachstums von der Eierstockstätigkeit erkennen. Letzteres macht die Annahme von R. Meyer, es besteht nur eine indirekte Abhängigkeit, unwahrscheinlich. Nach diesem Autor atrophiert der Uterus beim Versagen der Eierstocksfunktion, die Myome atrophieren auch, aber nicht weil ihnen das Follikelhormon fehlt, sondern weil die Blutgefäße des Uterus versagen.

Für die Strahlentherapie ist es irrelevant, ob die Abhängigkeit zwischen Myomwachstum und Ovarialtätigkeit eine direkte oder indirekte ist, entscheidend ist die hormonale Funktion der Eierstöcke, gleichgültig, ob diese normal oder pathologisch verstärkt ist. Letzteres trifft sicher für einen Teil der Fälle zu, da von zahlreichen Autoren kleincystische Degeneration der Ovarien bis zu 23,8%, von Möbius jedoch nur in 11,8% (1338:149) gefunden wurde. Gleichzeitig werden bei den Myomträgerinnen erhöhte Oestrogenwerte festgestellt. Obschon die Strahlentherapie der Myome ganz auf die indirekte Wirkung über die Ovarien, d.h. die Ausschaltung der hormonalen Funktion zielt, ist die Frage, ob nicht auch eine direkte Wirkung auf die Myomzellen und ihr Gefäßbindegewebe eine Rolle spielt, nie ganz zur Ruhe gekommen.

Vor allem in der älteren Literatur gibt es eine große Zahl von Autoren, die sich mit dieser Frage beschäftigen. Besonders französische Autoren, unter ihnen Béclère, der über ein Beobachtungsgut von mehr als 2000 Fällen berichtete, vertreten den Standpunkt einer direkten Wirkung. Nach den klinischen Beobachtungen und Messungen von Béclère verkleinern sich die Myome in einem großen Teil der Fälle schon bevor die Strahlenamenorrhoe eingetreten ist. Im günstigsten Falle beträgt die Abnahme der Distanz Tumorkuppe zu Schamfuge 1 cm pro Woche. Die prompte Besserung der lokalen Beschwerden, der Drucksymptome, der Blasenbeschwerden, die Verringerung des Leibesumfangs, die von den meisten Autoren der direkten Wirkung auf den Tumor zugeschrieben werden, dürften nach meiner Ansicht im Sinne der Wirkung einer Entzündungsbestrahlung zu deuten sein, indem die Bestrahlung den entzündlichen Reiz an den Geweben schon nach wenigen Stunden verschwinden läßt. In der deutschen Literatur haben vor allem Albers-Schönberg, Görl, Henkel, v. Seuffert, van de Velde, Weber, Zimmer u. v. a. die direkte Strahlenwirkung auf das Myom vertreten. Gräfenberg (1912) sprach sogar von einer spezifischen Affinität der Myomzelle zu den Röntgenstrahlen.

Im angelsächsischen Schrifttum erkennen Haendly, Moore und Siefert den Röntgenstrahlen eine direkte Wirkung auf das Myom zu.

Berücksichtigt man nun noch das widersprüchliche Schrifttum, das für die Feststellung der Strahlenwirkung auf das Myomgewebe histologische Kriterien heranzieht, so ist der Wirrwarr vollkommen. Fraglos ist die Strahlenempfindlichkeit des Myomgewebes verschieden, je nachdem es sich um zellreiche schnellwachsende Myome, oder um mehr oder weniger fibröse Myome handelt. Mitunter sind zellreiche Myome histologisch nur schwer von Sarkomen zu unterscheiden, die oft eine hohe Strahlensensibilität besitzen und deren

Zellen dann primäre Reaktionen auf die Bestrahlung erkennen lassen. Schon von dieser Seite her sind Fehlbeurteilungen möglich. Da die zur Ovarialausschaltung nötige Tiefendosis nur etwa 30% der zur Erzeugung des Hauterythems erforderlichen Dosis beträgt, kommt, wie MARTIUS mit Recht betont, eine direkte Wirkung auf die Zellen im Sinne einer Lähmung oder Abtötung bei der Ovarialbestrahlung nicht in Frage. Um dies zu erreichen sind wesentlich höhere Dosen, wie sie bei der Radiumbehandlung an peripheren Partien der Myome zustande kommen (evtl. mehrere Tausend R), nötig. All diese Phänomene würden aber, entsprechend der Art des chronischen Verlaufs regressiver Veränderungen, niemals die akute Verkleinerung des Myoms auf die Bestrahlung erklären können. Es ist deshalb keinesfalls abwegig, einen lokalen Faktor anzunehmen, der innerhalb des Stoffwechsels der Myomzelle eine vermehrte Haftung des normal oder vermehrt angebotenen Follikelhormons bewirkt und der durch eine relativ geringe Röntgendosis ausgeschaltet werden kann. Diese Annahme erscheint mir in Analogie zu einer Beobachtung von Riesen-Mammae bei einem jungen Mädchen (s. S. 421) erlaubt, die bei nicht erhöhtem Oestrogen-Blutspiegel nach Röntgenbestrahlung in wenigen Tagen wie schlaffe Säcke zusammenfielen.

Zusammengefaßt läßt sich also folgendes sagen: Klinische Beobachtungen und die Messungen von BÉCLÈRE zeigen, daß es Myome gibt, die sich schon vor Eintreten der Ovarialausschaltung zurückbilden, offenbar auf Grund einer direkten Strahleneinwirkung, die aber morphologisch nicht faßbar ist. Mit der Verkleinerung der Myome geht verständlicherweise ein Nachlassen der Drucksymptome einher. Das akute Nachlassen von Drucksymptomen oder Blasenbeschwerden läßt sich am ehesten im Sinne der Wirkung einer Entzündungsbestrahlung erklären. Die indirekte, über die Ovarien zustande kommende Wirkung auf das Myom ist die entscheidende für die Rückbildung.

3. Ovarialbestrahlung — „Kastrationsbestrahlung“

Da in der Literatur für die Art der Eierstockbestrahlung verschiedene Begriffe verwendet werden, ist eine genauere Bestimmung angezeigt. Mit Ovarialbestrahlung bezeichnet man die therapeutische Strahlendosis, die ausreicht, um die Funktion der Eierstöcke für die Dauer auszuschalten. Früher bezeichnete man sie als „Kastrationsbestrahlung“. Kastration bedeutet aber eigentlich Beseitigung der die Keimzellen produzierenden Organe. Die Dosis (290—320 R), die bei der Frau eine Daueramenorrhoe und Sterilität herbeiführt, bewirkt aber keineswegs die Zerstörung des gesamten follikulären Apparats bis zur Vernarbung — dies allein wäre zur operativen Kastration in Parallele zu setzen —, sondern sie verhindert nur die Follikelreifung und läßt einen großen Teil der ruhenden, unreifen und atretischen Follikel bestehen. Auch die von WINTZ für die „Totalkastration“ verlangten 45% der HED[1] dürften wegen der unterschiedlichen biologischen Wirkung der Strahlen je nach Individuum und Alter keineswegs immer zu einem der operativen Kastration vergleichbaren Zustand führen. Zur Erreichung des die Follikelreifung verhindernden Effekts genügt die Ovarialdosis, die eventuell aufgestockt werden muß, wenn die Funktion des Ovars wiederkehrt, bezüglich ihrer Endgültigkeit also einiges offen läßt. Mit Bezug auf die Verhinderung der Follikelreifung sprachen SEITZ und WINTZ früher von „Exovulierung“ und SEITZ und GUTHMANN von „Röntgenmenolipsierung“, d.h. der Aufhebung der Menses infolge der fehlenden Follikelreifung. DÖDERLEIN, GAUSS und MARTIUS haben sich aus den oben beschriebenen Gründen stets für den heute bevorzugten Begriff der Ovarialdosis eingesetzt, zumal sich die Ovarialdosis hinsichtlich der klinischen Folgen deutlich von den Folgen der Kastration unterscheidet. Diese Frage wird später noch einmal berührt.

In neuerer Zeit erhält jedoch der Begriff „Kastrationsdosis“ einen durchaus gerechtfertigten Inhalt. Im Interesse der vollständigen Ausschaltung der hormonalen Funktion der Ovarien beim Mammacarcinom benützt man nämlich eine Strahlendosis von 1200 R am Ovar. Erst bei dieser Dosishöhe gelingt die Totalausschaltung der hormonalen Aktivität des Ovars (NISSEN-MEYER).

[1] Siehe Fußnote S. 364.

4. Die Wirkung der intrauterinen Radiumbehandlung auf die Uterusmyome

Zu dieser Frage wurde bei der Darstellung der Behandlung der präklimakterischen Blutungen und Myomblutungen schon Stellung genommen (s. Kapitel M., S. 371, 384), so daß ich mich hier auf einige Ergänzungen und eine kurze Zusammenfassung beschränken kann.

Entscheidend für die Wirkung auf das Ovar ist, wie bei der Röntgen-Ovarialbestrahlung, die an Ort und Stelle inkorporierte Dosis. Da man sich lange Zeit — im Gegensatz zur Röntgen-Ovarialbestrahlung — über die erforderliche Dosis nicht im klaren war, sind die divergierenden Ansichten in der Literatur nicht verwunderlich. An ihnen sind ohne Frage die variablen anatomischen Bedingungen (Dislokation der Ovarien infolge der Größe und Form des Myomtumors, unterschiedliche Distanz der Ovarien vom Uteruscavum und damit zugleich von der Strahlenquelle) die verschiedene räumliche und zeitliche Dosisverteilung und der Zeitfaktor schuld. Von einer gewissen Größe des Myomtumors und der Dislokation der Ovarien an konnte mit den üblichen Methoden der intrauterinen Radiumeinlage die für die Funktionsausschaltung der Ovarien nötige Dosis gar nicht mehr erreicht werden. Daran konnten auch Empfehlungen, eine Dosierung von 2000 mgeh (Milligrammelementstunden) nicht zu unterschreiten, nichts ändern, denn es reichten 3000 mgeh und mehr oft nicht aus. Zu hohe Dosen brachten aber andererseits die Nachbarorgane Blase und Darm in Gefahr. Aus dieser Situation ergab sich selbst für die Verfechter der Radiumbestrahlung der Myome eine von deren Größe her bestimmte Abgrenzung des Indikationsbereichs zugunsten der Röntgenovarialbestrahlung, der die Myome zufielen, die Kindskopfgröße überschritten. Dieses Vorgehen weist schon darauf hin, daß der indirekten Wirkung auf das Myom via Ovarfunktion eine entscheidende Bedeutung beigemessen wurde. Dies ging schon aus den charakteristischen Befunden an radiumbestrahlten Ovarien hervor, wie sie z.B. von London (1905), Krönig und Gauss (1913), Schiffmann (1914), Eymer (1917), Lindig (1920) festgestellt wurden, die mit den histologischen Veränderungen röntgenbestrahlter Ovarien identisch sind.

Bei der reinen Myombestrahlung mit Hilfe der intracavitären Radiumbehandlung tritt aber, neben einer an sich nicht erforderlichen, jedoch unvermeidlichen „cytokaustischen" Strahlenwirkung (Regaud und Lacassagne) auf die Schleimhaut eine Direktwirkung auf die Myome ein, allerdings nur in den Bereichen besonders intensiv, die der Strahlenquelle am nächsten liegen. Es läßt sich sogar sagen, daß bei bestimmten Myomformen, nämlich den zell- und gefäßreichen, die direkte Wirkung der Strahlen auf das Myomgewebe im Vordergrund zu stehen scheint. Nach Siefert beruht sie auf einer Entvaskularisierung, der dann die Schrumpfung des Tumors folgt. Damit ist aber gewiß nur dann zu rechnen, wenn der gesamte Myomtumor von einer entsprechenden Dosis erfaßt wird, was eine Größenbegrenzung des Myoms zur Voraussetzung hat.

Die teilweise direkte Wirkung auf das Myom und die geringere, d.h. nicht röntgenäquivalente Dosis am Ovar bedingen wohl auch die klinischen Unterschiede, besonders hinsichtlich der klimakterischen Beschwerden (Ausfallserscheinungen) zwischen der Anwendung der Radium- und der Röntgenstrahlen.

5. Klinische Wirkungen und Folgen der Myombestrahlung

Den Wert einer therapeutischen Methode mißt man am Erfolg. So wäre also zu fragen, in welchem Prozentsatz die bestrahlten Myome schrumpfen oder vollständig verschwinden, innerhalb welcher Zeit dies zustande kommt und in welcher Abhängigkeit zur Dosis. Vorweg sei gesagt, daß es bezüglich der Wirksamkeit der Methode keine ernstzunehmenden Zweifler mehr gibt, und daß Myome, die überhaupt nicht reagieren, in der Minderzahl sind.

Begreiflicherweise finden sich in der Literatur unterschiedliche Erfolgsziffern, die sicher zum Teil in Unterschieden der Bestrahlungsmethode begründet sind. Die Zahlen schwanken in der älteren Literatur zwischen 25 und 100%, von Martius werden sie 1931 mit 80—90% angegeben, während sie später (Takahashi, 1935) bei etwa 60% liegen. In der italienischen Literatur, die in vielen Einzelarbeiten und an einem sehr großen Krankengut zu dieser Frage beisteuerte, finden wir sehr hohe Erfolgsziffern. BONETTA (1953) hatte bei 4011 röntgenbestrahlten Fibromyomen in 95,4% Erfolg, mit der Radiumbehandlung bei 15026 Frauen mit Fibromyomen in 96,6%. BORTINI (1953) registriert bei 826 Fällen eine Heilung in 97,2%.

Daß eine deutliche Abhängikeit der Myomschrumpfung von der Dosis besteht, haben DRIESSEN (1920) und GAUSS (Lehrbuch der Strahlentherapie von HANS MEYER, Bd.IV, Teil 1, S. 408) rechnerisch und statistisch belegt. GAUSS fand bei optimaler Dosierung in 93% der Fälle Schrumpfung, KAUFFMANN beim Material von BUMM in 92,4%, ZACHERL und BÉCLÈRE in 100%.

Auch bezüglich des vollständigen Verschwindens der Myome nach der Bestrahlung schwanken die Angaben in der Literatur, auf die nicht weiter eingegangen werden soll. Es genügt, das sehr sorgfältig bearbeitete Material von BÉCLÈRE zu erwähnen, der bei 272 Frauen 74mal (= 26,8%) eine palpatorisch vollkommene Rückbildung der bestrahlten Myome beobachten konnte, und neue Zahlen von SPINELLI, der 445 Fibromyome vorwiegend mit Radium behandelte und bei kleinen und mittelgroßen Tumoren eine fast 100%ige, bei großen eine 28—75%ige Rückbildung feststellte, sprechen im gleichen Sinn.

Zeitlich vollzieht sich die Rückbildung so, daß man sie erst nach 4—8 Wochen palpatorisch eindeutig nachweisen kann, daß sie jedoch sogar nach 1—1$^1/_2$ Jahren noch nicht sicher abgeschlossen zu sein braucht. Lediglich BÉCLÈRE gibt auf Grund sehr genauer fortlaufender Messungen an, daß die Verkleinerung schon nach der 1. Woche beginnt und die Annäherung der Tumorkuppe an das Schambein pro Woche 1 cm beträgt. Dies dürfte aber wohl nur bei zellreichen, lebhaft wachsenden Myomen der Fall sein, bei denen schon EYMER, WERNER und LOREY eine schnellere Reaktion auf die Bestrahlung beobachtet haben.

Die Rückbildung der bestrahlten Tumoren erfolgt nach GAUSS schneller als in der natürlichen Menopause. Grad und Schnelligkeit der Rückbildung lassen sich jedoch nicht voraussagen (MARTIUS).

Mit Bezug auf die oben dargestellten Verhältnisse besteht übrigens kein deutlicher Unterschied in der Wirkung zwischen Radium- und Röntgenstrahlen. HOWARD A. KELLY (1918), der 182 Fälle bearbeitete, sah in 94 Fällen die Tumoren vollständig oder so gut wie vollständig verschwinden und in weiteren 64 Fällen eine Verkleinerung. DRIESSEN fand eine Verkleinerung in 89%, KUPFERBERG in 75% und in 15% ein völliges Verschwinden.

6. Myombestrahlung und ovarielle Ausfallserscheinungen

Die ovariellen Ausfallserscheinungen nach der Bestrahlung haben in der vorhormonellen Ära mit Recht große Beachtung gefunden. Sie wurden in einer ungewöhnlich reichhaltigen Literatur hinsichtlich ihrer Qualität und Quantität, im Vergleich zur operativen Kastration und zur natürlichen Menopause und bezüglich ihrer Abhängigkeit von der therapeutischen Methode und der Dosis eingehend studiert. Das Ergebnis dieser Untersuchungen kann hier nur summarisch dargestellt werden.

Es verhält sich offenbar so, daß die in der Übergangsperiode auftretenden klimakterischen Symptome bei bestrahlten Frauen von der gleichen Qualität sind wie im natürlichen Klimakterium. Quantitativ leiden die künstlich in Menopause versetzten Frauen jedoch stärker unter Ausfallserscheinungen. Die Art der Ausfallserscheinungen gleicht jedoch derjenigen der natürlichen Menopause, entsprechend der jeweiligen psycho-physischen Konstitution (CURTIUS und KRÜGER, KEPP u.a.).

Dies gilt gleichermaßen für die vasomotorischen (Wallungen, Schwindel, Herzklopfen, Schweißausbrüche), die psychischen (Veränderungen des Gemütszustandes, Gedächtnisschwäche, sexuelle Veränderungen) und die somatischen Veränderungen (Rückbildungsvorgänge am Genitalapparat, Fettansatz, Haarausfall). Nach FUCHS leiden z.B. nach Ovarialbestrahlung 90—100% aller Frauen an Wallungen, die ja auch für das natürliche Klimakterium charakteristisch sind. ZURHORST-MEYER und LÜDICKE haben einmal die

Beziehungen des Körpergewichts zum physiologischen Klimakterium und zur Röntgenkastration an insgesamt 1000 Frauen untersucht. Nur bei zwei von 245 röntgenkastrierten Frauen war die Bestrahlung die Ursache der Adipositas.

Diese Folgen der Ovarialbestrahlung erachtete man nach anfänglichem Enthusiasmus für die neue Behandlungsmethode, die Gauss für die Methode der Wahl hielt, doch für so schwerwiegend, daß man empfahl, nur solche Frauen zu bestrahlen, die der Menopause zeitlich nahestanden, die übrigen jedoch nach Möglichkeit zu operieren.

Es verdient noch festgehalten zu werden, daß die Ausfallserscheinungen nach Meinung der meisten Autoren bei der Radiumbehandlung wesentlich geringer sind als bei der Röntgenbestrahlung (Krönig, 1913). Gauss und Krinski (1914) fanden bei der Radiumbehandlung Ausfallserscheinungen nur in 3% der Fälle. Dies liegt eindeutig an der geringeren Dosis am Ovar, das eventuell eine Restfunktion behält. Wie auf S. 375 berechnet bewirken 50 mg Radium im Uteruscavum, die insgesamt 2000 mgeh liefern, bei der Annahme einer 4 cm Distanz vom Ovar und unter Berücksichtigung des Zeitfaktors bei der Bestrahlung nur eine röntgenäquivalente Dosis von ca. 120 r, während die Röntgen-Ovarialdosis 290—320 R beträgt. Unter anderen Distanzbedingungen kann die Radiumstrahlen-Dosis am Ovar natürlich ganz beträchtlich schwanken, also auch höher sein. Dies hat natürlich unterschiedliche Folgen für die Oestrogenproduktion des Ovars. M. Galbis (1960) hat bei kolpocytologischen Untersuchungen bei mit Strahlen „kastrierten" Frauen bei einer Dosis von 1250—1500 mgeh noch eine ausreichende Oestrogenfunktion beobachtet, bei 2000—3000 mgeh jedoch nur noch einen geringen Oestrogeneffekt. Die Funktionsausschaltung der Ovarien erfolgt schonender mit entsprechend geringeren Ausfallserscheinungen (Wallon, Zweifel). Im übrigen lassen sich bei Begrenzung der Röntgen-Ovarialdosis auf 290 R die Ausfallserscheinungen auch in Grenzen halten (Martius). Die ganze Frage der „Ausfallserscheinungen" hat übrigens in neuerer Zeit einen wesentlich anderen Aspekt gewonnen. Durch die moderne hormonelle Therapie (z.B. konjugierte Oestrogene) lassen sich diese Folgen der Bestrahlung in der Regel vollständig beherrschen. Dadurch rückt die Röntgentherapie der gutartigen gynäkologischen Erkrankungen als Methode mit dem geringsten Risiko gegenüber der Radiumtherapie stark in den Vordergrund.

7. Indikation zur Behandlung der Uterusmyome

Es läßt sich nicht vermeiden an dieser Stelle einiges von dem zu wiederholen, was im Kapitel „Behandlung der Myomblutungen" (s. S. 384) schon ausgeführt wurde. Grundsätzlich gilt, daß eine Strahlenbehandlung nur in Frage kommt, wenn eine andere Therapiemöglichkeit nicht mehr besteht (allgemeine Inoperabilität, Versagen der Hormontherapie).

Als therapeutische Methoden stehen, wie schon beschrieben, die intrauterine Radiumbehandlung und die Röntgen-Ovarialbestrahlung zur Verfügung. Die Radiumbehandlung der Uterusmyome kennt aber folgende Gegenindikationen:

1. Die unsichere Diagnose. Die Möglichkeit einer gut- oder bösartigen Eierstocksgeschwulst muß ausgeschlossen sein. Ebenso ein schnell wachsendes Uterussarkom. Werden maligne Geschwülste dieser Art festgestellt, so muß bei Inoperabilität die Strahlenbehandlung nach Art der Carcinomtherapie durchgeführt werden. Auch erweichte Myome sollen nicht bestrahlt werden.

2. Submuköse Myome. Hier besteht bei der Radiumbehandlung die Gefahr der Nekrose und Sekundärinfektion, Prozesse, die sich eventuell über Jahre erstrecken können, wenn sie operativ nicht zu beenden sind. Auch kann es zu einer starken einseitigen Dislokation zwischen Radiumpräparat und Ovar kommen mit ungenügendem Funktionsausfall des Ovars. Wählt man überhaupt die Strahlenbehandlung, so nur die Röntgenovarialbestrahlung. Dasselbe gilt für Myome über Kindskopfgröße.

3. Entzündungen der Adnexe und des Beckenzellgewebes. Hier besteht die Gefahr einer Exacerbation mit eitriger Einschmelzung, Durchbruch in Nachbarorgane bzw. in die Peritonealhöhle.

4. Zu geringes Alter. Radiumbehandlung vor dem 40. Lebensjahr nur bei absoluter Inoperabilität und Versagen aller übrigen Methoden.

Bei der Dosierung richtet man sich nach der Größe des Myomtumors (2000—2500 bis 3000 mgeh). Die Technik ist die gleiche wie bei der Behandlung der Myomblutungen und der dysfunktionellen Blutungen. Der Radiumeinlage muß obligatorisch eine Abrasio zur histologischen Sicherung der Diagnose vorausgehen.

Verdient die Radiumbehandlung der Myome besonders bei einer zugleich vorhandenen Blutungsstörung wegen der prompten Wirkung auf letztere und der geringeren Ausfallserscheinungen den Vorzug, so hat bei der reinen Myombehandlung die percutane Röntgenbestrahlung der Ovarien durchaus noch ihre Bedeutung, wie bei den Gegenindikationen zur Radiumbehandlung schon ausgeführt wurde. Es gibt sogar eine Reihe von Autoren, welche die Röntgenbestrahlung wegen ihrer Ungefährlichkeit der Radiumbehandlung vorziehen (Bardachzi und Herzuin, Runge und Vöge, Zweifel), trotz der zu erwartenden akuteren und stärkeren Ausfallserscheinungen.

Heutzutage wird man all diese möglichen Komplikationen und Folgen der Strahlenbehandlung der Myome nur dann noch in Kauf nehmen, wenn für eine andere Therapie keine Wahl bleibt, obschon uns für die Behandlung der Komplikationen und der Ausfallserscheinungen derzeit ungleich bessere Mittel zur Verfügung stehen als früher. Letzteres gilt auch für die Bekämpfung der viel langsameren Erholungsfähigkeit der myombestrahlten Frauen, die schwerer ihre alte Leistungsfähigkeit wiedergewinnen als die operierten, wie Bumm, Franz, Sellheim, Henkel, Unterberger, Penkert, Martius, v. Massenbach, Kepp u.a. beobachtet haben. Hier spielt sicher der abrupte Übergang in die Menopausesituation eine Rolle, die aber therapeutisch beherrscht werden kann.

Bezüglich der Methode der Röntgenovarialbestrahlung kann ich auf meine Ausführungen auf S. 381 verweisen. Auf Varianten der Therapie kommt es dabei nicht an. Entscheidend sind die Inkorporierung der Tiefendosis von 290—320 R am Ovar. Dosen von 400—500 R HD, wie sie von Ott und Güldenberg (1958) und Kahanpää (6×400 R/O) empfohlen wurden und die die „Kastrationsdosis" nach Wintz (350 R) noch überschreiten, sind nicht notwendig und wegen der stärkeren Ausfallserscheinungen auch nicht wünschenswert, zumal im Rezidivfalle ja eine zweite Bestrahlung vorgenommen werden kann. Die Ovarien verfehlt man am wenigsten, wenn man von einem vorderen und hinteren Großfeld (10×15 oder 18×20 cm) aus bestrahlt. Dosisbestimmung entweder durch Berechnung auf Grund des anterior-posterioren Durchmessers oder durch direkte Messung vom Scheidengewölbe aus.

III. Endometriose

1. Indikation zur Therapie

Die Endometriose kann durch Operation, Hormone und Bestrahlung oder durch Kombination dieser Maßnahmen behandelt werden. Welche Therapie man wählt, hängt ab von der Lokalisation, der Ausdehnung des endometriotischen Gewebes, dem Alter und der Stärke der Beschwerden.

Die Operation hat das Ziel, die endometriotischen Veränderungen ganz oder doch zum größten Teil zu entfernen. Gelingt der chirurgische Eingriff infolge der häufigen Verwachsungen vor allem mit Nachbarorganen nicht vollständig, so kommt es trotzdem in vielen Fällen zu einer Besserung der Beschwerden, allerdings besteht die Gefahr eines Rezidivs. Von großen risikoreichen Operationen mit Excisionen aus dem Darm oder gar Resektionen ist man deshalb schon lange abgerückt (Sitzenfrey, Sampson, Menge, Albrecht, Martius, Heynemann, Seitz u.a.), zumal man im äußersten Falle in der Strahlentherapie eine sichere und ungefährlichere Behandlungsmethode besitzt.

Sowohl Operation wie auch Strahlentherapie haben jedoch viel von ihrer früheren Bedeutung durch die moderne Hormonbehandlung verloren. Hatte man schon früher versucht, mit Hilfe des Testosterons (Wenner) die Funktion des Hypophysenvorderlappens

(Gonadotropinsekretion) zu hemmen und auch die selektiv günstige lokale Wirkung auf das ektopische Endometrium auszunutzen, so bietet sich heute in den Gestagen-Präparaten die einen ovulationshemmenden Effekt ausüben und damit zugleich den hormonalen Stimulus für das endometriotische Gewebe einschränken, für einen Großteil der Fälle eine zuverlässige Hilfe an, der man sich an erster Stelle versichern soll, ehe man an eine Operation oder Bestrahlung denkt.

Ist eine Operation wegen der Ausdehnung des Prozesses (Endometriose der Adnexe) und der unverminderten Beschwerden nicht zu vermeiden, aber auch nicht radikal durchführbar, womit besonders bei der retrocervicalen Endometriose zu rechnen ist, so lassen sich die restierenden endometriotischen Veränderungen durch die nachfolgende Therapie mit Gestagen-Präparaten gut beherrschen. Das schonendere Vorgehen bei der Operation hatte sich in Deutschland unter dem Einfluß von Albrecht, Martius u.a. schon früher durchgesetzt, im Gegensatz zu der in der anglo-amerikanischen Literatur vertretenen Auffassung, die der radikalen operativen Therapie zuneigt (Dougal, Fallat, Counrelles u.a.). Das operativ schonende Vorgehen bezieht sich auch auf die Erhaltung von Ovargewebe besonders bei jüngeren Frauen. Die Rezidivhäufigkeit ist bei erhaltener oder partieller Ovarialfunktion keineswegs so groß wie man primär erwarten sollte. Heynemann beobachtete überhaupt kein Rezidiv, während v. Tongeren 5,6%, Vasterling 8%, Seitz und Albrecht 10%, Movers 23% Rezidive aufzuweisen hatten. Versagt die primäre Hormontherapie und besteht allgemeine Inoperabilität, so kommt vor allem bei der Endometriosis interna, die ja auf den Uterus beschränkt ist, die Strahlentherapie in Betracht. Hier verdient die intrauterine Radium-Gammabestrahlung als die schonendere Behandlungsmethode den Vorzug. Die Röntgenovarialbestrahlung ist zwar nach Philipp und Huber u. a. ebenso wirksam, doch hat Vasterling bei dieser Methode Rezidive beobachtet.

Soll eine inoperable Endometriose der Adnexe oder ein Operationsrezidiv mit Strahlen behandelt werden, so ist die percutane Röntgenovarialbestrahlung bei präklimakterischen oder klimakterischen Frauen von 290 R am Ovar, bei etwas jüngeren Frauen von 320 R am Ovar angezeigt. Nach Seitz soll es Fälle geben, bei denen die Endometriose auch mit viel höheren Dosen nicht zur Ruhe kommt. Möglicherweise spielt hier die vicariierende Follikelhormonproduktion der Nebenniere eine Rolle.

Seitz und Movers empfehlen bei der Strahlenbehandlung der Endometriose von vorneherein Dosen wie sie in der Carcinomtherapie üblich sind. Dies steht im Gegensatz zu der Erfahrung zahlreicher Autoren, die ihre Patientinnen mit Röntgendosen im oben angegebenen Bereich behandelten (Stoeckel, Heymann, Nürnberger, de Snoo, Brettschneider, Philipp und Huber, Antoine, Albrecht, Gardner u. a.). Junge Frauen sind grundsätzlich von der Strahlentherapie auszunehmen.

Die Strahlenbehandlung in Form der intrauterinen Radium-Gammabestrahlung oder der Röntgen-Ovarialbestrahlung wirkt nur indirekt über die Ausschaltung der Eierstocktätigkeit. Mit Aufhören der Regel verschwinden auch die endometriotischen Beschwerden. Versuche, gut zugängliche endometriotische Herde (Scheidengewölbe, retrocervicaler Raum) direkt mit Radium (z.B. Spickung) oder Röntgen (Körperhöhlenröhre, Kepp) zu bestrahlen, sind praktisch gescheitert, da das endometriotische Gewebe äußerst strahlenresistent ist. Im übrigen sind Bestrahlungen in Nähe des Rectums nicht ohne Gefahr.

2. Technik der Bestrahlung

Die intrauterine Radium-Gammabestrahlung wird auf die gleiche Weise geübt wie beim Myom. Als Dosen genügen in der Regel 2000—2400 mgeh.

Die Röntgen-Ovarialbestrahlung wurde auf S. 381 genauer beschrieben. Am einfachsten bedient man sich eines vorderen und hinteren Großfeldes (10×15, 18×20 cm). Die Dosis wird entsprechend dem gemessenen anterior-posterioren Durchmesser nach den Tabellen von Grebe-Wiebe berechnet oder direkt dosimetrisch vom Scheidengewölbe aus gemessen.

IV. Sterilisierung und Schwangerschaftsunterbrechung durch Strahlen

Die beschriebenen Bestrahlungsmethoden zur Funktionsausschaltung der Eierstöcke (präklimakterische und klimakterische Blutungen, Myom) stellen nichts anderes als eine Sterilisierung dar. Als primäre Maßnahme kommt sie am ehesten nach vorangegangener Operation und Bestrahlung eines Mammacarcinoms in Betracht. Das Ziel ist jedoch in diesem Falle nicht nur, durch Unterdrückung der Follikelreifung eine Schwangerschaft zu verhüten, sondern eine völlige Atrophie der Ovarien bis zur Vernarbung herbeizuführen, also eine echte „Strahlenkastration". Es genügen also die üblichen 290—320 R am Ovar nicht, wenn die Bestrahlung mit der Ovariotomie, die der Chirurg vorzieht, konkurrieren will. Die Ovariotomie wird ja vom Chirurgen als zusätzliche Maßnahme bei der Therapie des Mammacarcinoms nicht nur zum Zweck der Ausschaltung der Eierstocktätigkeit vorgenommen, sondern auch um früh in die Ovarien verschleppte Metastasen zu beseitigen. Beim Mammacarcinom ist es also nicht sinnvoll, die Sterilisierung durch die intrauterine Radium-Gammabestrahlung herbeizuführen, denn es geht ja nicht darum, einen gewissen Rest von Ovarfunktion im Interesse geringerer Ausfallserscheinungen zu erhalten, sondern das Ovar total auszuschalten. Aus diesem Grunde kommt nur die percutane Röntgenbestrahlung mit höheren Dosen in Frage (800—1000 R am Ovar). Andere Indikationen für die Strahlensterilisierung gibt es heute kaum noch.

Die temporäre Sterilisation, für die sich Wintz vor allem eingesetzt hat und die früher bei der Therapie der entzündlichen Unterleibserkrankungen der Frau eine beachtliche Rolle spielte, wurde wegen der Gefahr der Erbschäden und der unerwünschten Strahlenbelastung überhaupt schon Ende der Zwanziger Jahre aufgegeben und ist nur noch historisch interessant.

Aus den gleichen Gründen macht heute niemand mehr von der Schwangerschaftsunterbrechung durch Bestrahlung (Röntgenabort) Gebrauch, deren „Vorzüge" man in der Vermeidung eines operativen Eingriffs und der temporären oder dauernden Sterilisierung sah (Ganzoni und Widmer, Robecchi, Fürst, Hanig und Kean u. a.).

Als gewünschter Effekt kommt eine Schwangerschaftsunterbrechung durch Strahlen bei der Radium-Röntgenbehandlung fortgeschrittener Collum- oder Scheidencarcinome in den ersten Schwangerschaftsmonaten zustande. Der Abortus erfolgt gewöhnlich 3—5 Wochen nach Beginn der Bestrahlung.

V. Die Entzündungsbestrahlung gynäkologischer Erkrankungen

Die Entzündungsbestrahlung auch Schwachbestrahlung, früher Röntgenreizbestrahlung genannt, wird an anderer Stelle dieses Werks eine breitere Darstellung erfahren, die auch über die Spezialliteratur Auskunft gibt. Im Zusammenhang mit dem hier zu behandelnden Thema genügt es deshalb, einige wesentliche, die Wirkung dieser Bestrahlungsmethode betreffende Punkte zu berücksichtigen.

1. Allgemeines

Die Entzündungsbestrahlung verfolgt den Zweck, auf die örtliche Entzündung einzuwirken durch die Aktivierung aller Vorgänge, die natürlicherweise bei einer Entzündung ablaufen. Dabei kommt es zu allgemeinen und lokalen Wirkungen. Letztere stehen im Vordergrund. Die allgemeine Wirkung der Entzündungsbestrahlung wird wahrscheinlich sekundär durch die örtlichen Reaktionen ausgelöst. Lediglich über das vegetative Nervensystem scheinen direkte Wirkungen zustande zu kommen.

Die lokalen Wirkungen äußern sich zunächst in einer Verschiebung der Gewebsreaktion, wodurch die saure Phase, die jede Entzündung einleitet, verstärkt wird. Einige Stunden nach der Bestrahlung verschiebt sich die Gewebsreaktion nach der alkalischen Seite (Bestrahlungsalkalose), welche die Entzündungsacidose paralysiert. Die Gewebsalkalose dauert wesentlich länger und wird nach Reichel durch eine erneute Bestrahlung nicht mehr beeinflußt.

Außerdem kommt es zu einer Beeinflussung der Exsudation und der leukocytären Aktion. Die in das entzündete Gewebe eingewanderten Leukocyten werden durch die Röntgenbestrahlung geschädigt, so daß in der Anfangsphase der Entzündung die Eiterbildung verhindert wird. Bei fortgeschrittener Entzündung vollzieht sich die Abscedierung schneller. Offenbar durch die direkte Einwirkung der Strahlen auf das vegetative Nervensystem erweitern sich die Capillaren, verschwinden Gefäßspasmen und Stasen (Glauner) und begünstigen dadurch eine Hyperämie. An diesem Effekt sind aber auch vorwiegend in der Haut entstehende Histaminkörper, die Ellinger eingehend studiert hat, beteiligt. Weiterhin scheint durch die Bestrahlung die in den ersten 12 Std durch die Entzündung zustande kommende Aktivierung des Mesenchyms verstärkt zu werden.

Eine direkte Wirkung auf die Bakterien tritt durch die kleinen Entzündungsdosen sicher nicht ein, obwohl auch dies behauptet wurde. Dagegen ist die Änderung der Gewebsreaktion schon eher in der Lage die Bakterien zu beeinflussen.

Besonders beachtenswert ist die schmerzlindernde Wirkung der Entzündungsbestrahlung, die nicht nur bei der akuten Entzündung durch Umschaltung auf die Gewebsalkalose zurückzuführen ist, sondern auch auf die direkte Beeinflussung der vegetativen Nerven, die bei der lokalen Entzündung gereizt sind.

Die Fernwirkungen der Entzündungsbestrahlungen gleichen denen der unspezifischen Reizkörpertherapie. Sie kommen wohl über Zellzerfallsprodukte zustande.

Erfolgt die Bestrahlung im Anfangsstadium der Entzündung, so gelingt es der strahleninduzierten Alkalose des Gewebes die Entzündung zu kupieren. Bestehen jedoch schon größere Zellinfiltrationen, so ist vielfach eine Nekrose des Gewebes und Abceßbildung nicht zu vermeiden, zumal bei zu hohen Dosen, welche die lokale mesenchymale Abwehrreaktion schädigen.

Zur Dosisfrage, die an anderer Stelle noch eingehender behandelt wird, sei nur folgendes bemerkt. Als Maxime gilt: Je akuter die Entzündung, um so niedriger die Dosis. In der Praxis werden Dosen zwischen 30 und 100 R/O am häufigsten angewandt. Bei chronisch verlaufenden Entzündungen wurden jedoch auch höhere Dosen empfohlen. Diese kaum mehr diskutierte Praxis wird durch die Arbeiten von R. Pape, der Schwachbestrahlungen von 1—20 R am Herd anwendet, in Frage gestellt. Unter dem Aspekt der Strahlenbelastung des menschlichen Körpers überhaupt und insbesondere der Gonadenbelastung verdienen die Erfahrungen von Pape größte Beachtung (Schöneich, 1961).

Die Entzündungsbestrahlung hat in der Ära der Bakteriostatika, Antibiotika und Corticoide zweifellos an Bedeutung verloren, zumindest gilt dies für die akuten Entzündungen. Bei chronischen Entzündungen hat die Röntgenbestrahlung jedoch auch heute noch ihren Wert, da die antibakteriellen Medikamente durch den oft dicken chronischen Entzündungswall, in welchem die Stase dominiert, und die schlecht vascularisierten Schwielen entweder gar nicht, oder nicht in genügender Konzentration an den Herd gelangen können.

Es steht eigentlich nichts im Wege, sich besonders den gefäßerweiternden Effekt der Entzündungsbestrahlung in einer Kombinationstherapie mit antibiotischen Mitteln zunutze zu machen. Im übrigen sind bei jeder derartigen Therapie die Grundprinzipien der Entzündungsbehandlung, nämlich Ruhestellung und gute Allgemeinbehandlung zu beachten.

Um die Grundlagen und die Propagierung der Entzündungsbestrahlung hat sich vor allem Glauner verdient gemacht.

2. Mastitis

Der Entzündungsbestrahlung der Mastitis puerperalis hat man überall dort wieder Beachtung geschenkt, wo sich die Antibiotika-Resistenz der gelben Staphylokokken, die zumeist als Erreger in Frage kommen, bemerkbar macht (Fried). Nach wie vor stellt die Mastitis vom Organ her gesehen ein ideales Anwendungsgebiet der Entzündungsbestrahlung dar. Die reich vascularisierte, auf einem hohen Stoffwechselniveau arbeitende laktierende Mamma läßt von vornherein eine hohe Strahlensensibilität erwarten (Kruchen). Die nicht puerperale Mastitis reagiert keineswegs so gut auf die Bestrahlung. Entscheidend für den Effekt ist die frühzeitige Anwendung der Bestrahlung (Heidenhain und Fried, Wintz, Markgraf, Theiss, Glauner, Kruchen, Froewies, Goedel, Rech, Schmieman, Desgardins, Steinkamm, Frigyesi, Wirth und Peters, Vieten, Lipkovic u. Apasov, Müller, Gajzago, Ganev, Grassberger und Seyss). So erzielten Gajzágó in den ersten 24 Std 96%, Rech bei einem Gesamtmaterial von 422 Fällen 88% Heilungen ohne Incision, innerhalb 48 Std Gajzágó noch 90%, Rech 70%, nach 48 Std Rech nur noch 40%. Erfolgte die Bestrahlung innerhalb der ersten 4 Tage, so blieben nach Rech 77% der Frauen ohne Incision, gegenüber 67% bei sonstiger konservativer Behandlung. Böttger und Rumphorst, die 535 Fälle behandelten, erzielten eine Heilungsziffer von 72,2%. Wie sehr sich die Möglichkeit zur Frühbehandlung in der Klinik auswirkt, zeigt eine Aufstellung von W. Müller (zitiert nach Kruchen): Heilung ohne Abscedierung: Klinikfälle 88%, ambulante Fälle 58%, eingewiesene Fälle 39%. In der Mehrzahl der Fälle wird die Funktion der lactierenden Mamma nicht beeinträchtigt, und infolge der schnellen Schmerzlinderung ist die Stilltätigkeit meist schon nach 24 Std wieder möglich. Kommt es trotz der Strahlenbehandlung zur Einschmelzung des Entzündungsprozesses, so begünstigt die Bestrahlung die Entwicklung eines scharf abgegrenzten Abscesses.

Im Frühstadium der Entzündung genügen Dosen von 30—60 R an der Oberfläche, die, wenn nötig, täglich oder in 1—2 tägigen Abständen wiederholt werden können. Fieberanstieg nach vorausgegangenem Temperaturabfall spricht für ein Wiederaufflackern bzw. Fortschreiten der Entzündung und verlangt eine neuerliche Bestrahlung. Kleine Dosen um 50 R in kurzen Intervallen empfehlen auch Vieten, Lohse und Willmann, welche die Entzündungsbestrahlung der medikamentösen Therapie gegenüber für überlegen erachten, da Bakterienresistenz und Allergien nicht zu befürchten seien. Bleibt auf die Bestrahlung die örtliche Besserung aus, so ist die Wiederholung der Therapie mit höheren Dosen (110 bis 150 R an der Oberfläche, Kepp) in Abständen von mehreren Tagen anzuraten. Dasselbe empfiehlt sich auch bei spätem Beginn der Therapie und trägem Verlauf der Entzündung.

In der Literatur variieren übrigens, wie nicht anders zu erwarten, die Dosisangaben je nach dem Alter des Entzündungsprozesses ganz beträchtlich. Sosin z.B., der die Röntgenbestrahlung auch für ungefährlicher hält als die Antibiotika und zudem für billiger, bestrahlt die Frühfälle (bis 7. Tag) mit 100 R pro die, im ganzen bis 400—600 R, die Spätfälle (nach dem 7. Tag) mit 50 R pro die bis insgesamt 600 R.

Im Zusammenhang mit der Dosisfrage sind die Ergebnisse von Riedl und Wasiwoda, welche die Kleinstdosen (10 R) nach Pape benutzten, von besonderem Interesse. Bei Bestrahlungsbeginn in den ersten 30 Std war der Prozentsatz der raschen komplikationslosen Heilungen mit fast 100% sehr hoch. Nach 4 Tagen und später betrug er jedoch nur noch 25%, die durchschnittliche Heilungsziffer betrug 75%. Diese Resultate wurden an einem Gesamtkrankengut von 583 Frauen mit puerperaler Mastitis gewonnen. Die Empfehlung von Kleistdosen ist also gut fundiert.

a) Technik der Bestrahlung

Man bestrahlt unter den Bedingungen der Tiefentherapie oder Halbtiefentherapie. Manche Autoren beschränken das Einfallsfeld auf die sichtbaren Grenzen des Entzündungsherdes und seine unmittelbare Umgebung (Kepp), andere wieder führen eine homogene Bestrahlung der Mamma von zwei Seiten her aus (Scherer, Sosin). Ries und Breitner bestrahlen die gesamte Mamma einschließlich des Lymphabstromgebiets bis zur Axilla von einem Großfeld aus. Die Strahleneinfallsrichtung soll nach oben außen gehen, um die Streustrahlendosis am Ovar möglichst niedrig zu halten. Von letzterem Gesichtspunkt her ist die Frage zu überlegen, ob man die Betriebsbedingungen für die Bestrahlung anders wählen soll. Pape hat bei einem tangentialen Mammafeld von 10×15 cm, 40 cm FHD bei 180 kV, 0,5 mm Cu, pro 100 R eingestrahlter Dosis 50 mR am Ovar gemessen. Reduzierte er die Spannung auf 90 KV bei 3 mm Al, so betrug die Dosis nur 12 mR. Bezüglich

Spannung und Gesamtdosis fand er keinen Unterschied. 10—12 R einer weichen Strahlung von 60 KV und 1 mm Al.-Filterung mit einem Dosisabfall auf 1 R in 5 cm Gewebstiefe hatten den gleichen durchschnittlichen Heilungserfolg von 73,4 % wie die Tiefentherapie mit 150 R bei 160 KV und Thoraeusfilter, wobei im Durchschnitt 72,8 % Heilungen erzielt wurden.

Die tuberkulöse Mastitis, die hier nur kurz erwähnt werden soll, ist, wie viele andere lokalisierte Prozesse der Tuberkulose, ein dankbares Anwendungsgebiet für die Entzündungsbestrahlung. Die Bestrahlung erfolgt nach den gleichen Prinzipien, die für die chronischen Entzündungen gelten. Die Entzündungsbestrahlung ruft eine zusätzliche Entzündung hervor, welche die Peripherie der Tuberkel mobilisiert und den Prozeß aktiviert. Das ganze, vor allem die Stärkung der lokalen Abwehrkräfte, kommt wohl zum Teil über den Zerfall der sehr strahlensensiblen Lymphocyten zustande. Im übrigen wird wie bei der unspezifischen Entzündung die Durchblutung und die Regeneration des Bindegewebes angeregt.

Glauner und Cocchi haben mit der Strahlenbehandlung der Mammatuberkulose so günstige Erfahrungen gemacht, daß man sich trotz der modernen tuberkulostatisch-medikamentösen Therapie in hartnäckigen Fällen daran erinnern sollte. Sie ist zudem auch der Operation überlegen (Glauner). Es werden Röntgendosen von 90—150 R/O empfohlen, doch ist, wie bei anderen Lokalisationen der Tuberkulose auch, eine individuelle Anpassung an den Verlauf des Krankheitsprozesses nötig.

3. Strahlenbehandlung der Adnexentzündung und der Parametritis

a) Indikationen

Die Bestrahlung der entzündlichen Erkrankungen der Adnexe der Frau und des Beckenzellgewebes, auf die H. Eymer 1911 erstmals aufmerksam machte, spielt in der modernen Therapie gar keine Rolle mehr, durchaus zu Recht, denn die Methoden der antibakteriellen und physikalischen Therapie sind überlegen und ungefährlicher. Die Röntgenbestrahlung beschwor oft genug die Gefahr eitriger Einschmelzungen herauf und bewirkte gelegentlich den Durchbruch von Pyosalpingen in die Bauchhöhle. Bei chronischen, besonders mit Vernarbung und Verschwartung einhergehenden Prozessen wird deshalb die Operation bevorzugt, die unter Antibiotika-Schutz überlegene Heilungsergebnisse zeitigt. Bei akuten Entzündungen der Adnexe kommt die Bestrahlung ohnehin nicht in Frage. Nur bei therapiebedürftigen, absolut inoperablen Frauen, die vom Klimakterium nicht mehr weit entfernt sind und bei denen jede andere Behandlung versagt, wäre eine Bestrahlung zu erwägen. Allerdings muß man sich bei Frauen dieses Alters sorgfältig vergewissern, ob sich hinter den beobachteten Veränderungen nicht etwas Neoplastisches verbirgt. Dies gilt auch für die ,,Parametritis“. Die angezeigte Bestrahlung sollte jedoch eher im Sinne einer Ovarialbestrahlung durchgeführt werden, da auf diese Weise nicht nur die Adenxentzündungen, sondern auch die zur Zeit der Menstruation immer wieder aufflackernden Beschwerden mit dem Wegfall der monatlichen Regel zur Ruhe kommen.

b) Dosierung und Ergebnisse der Bestrahlung

Niedere und individuell angepaßte Dosierung gilt von jeher als Grundprinzip. Kamniker und Simon (1928) empfahlen Herddosen zwischen 2,5 und 13 % der HED und wiesen auf die initiale Zunahme der Symptome, wie auch auf die Möglichkeit der Einschmelzung hin. Zuralski (1929) dosierte ähnlich und erzielte in 25 % der Fälle vollständige Heilung, in 61 % Besserung. Siedentopf (1929) gab 50 % Besserungen bei der Parametritis an, vermerkt jedoch besonders die Verschlechterungen bei der akuten Adnexentzündung nach der Bestrahlung.

Die von Seisser (1929) besonders bei subakuten und chronischen Prozessen empfohlene Röntgenbestrahlung mit 100 % der HED hat mit einer Entzündungsbestrahlung im engeren Sinne nichts mehr zu tun, da sie zur Ausschaltung der Eierstockfunktion führt.

Eine Einschränkung der Ovarialfunktion hat derselbe Autor durch die von ihm propagierte „Halbseitenkastration" versucht. SEITZ hält die Strahlenbehandlung bei der Parametritis — er erzielte in 78% der Fälle Heilungen — für aussichtsreicher als bei der Adnexitis, von welcher nur die chronische Form dieser Behandlung unterzogen werden sollte. Die meisten Autoren sind sich in der Beurteilung der Gefahr (Einschmelzung, Eiterdurchbruch), welche die zu hoch dosierte Bestrahlung in sich birgt, einig, z. B. SCHUBERT (1930), HEYMANN (1930), SIEFERT (1931), WINTZ (1937) und empfahlen die Röntgenbestrahlung nur bei den nicht akuten Entzündungen des Genitales der Frau anzuwenden.

c) Technik der Bestrahlung

Die Entzündungsbestrahlung der Adnexe und des Beckenzellgewebes wird unter den Bedingungen der Tiefentherapie ausgeführt. KEPP verwendet zwei Bauchfelder (10 × 15 cm) mit 200 R an der Oberfläche pro Feld als erste Bestrahlung. Die Bestrahlung wird mit 100 R/O pro Feld noch zweimal im Abstand von 8 Tagen wiederholt. Die so erzielte Herddosis liegt unterhalb der für die temporäre Menolipsierung erforderlichen Dosis. Es läßt sich der gesamte Beckenraum jedoch genau so gut von einem abdominalen und evtl. auch dorsalen Großfeld aus durchstrahlen.

4. Strahlenbehandlung der Genitaltuberkulose der Frau

a) Geschichtliches

Die ersten Berichte über Versuche, tuberkulöse Erkrankungen mit Röntgenstrahlen zu beeinflussen reichen erstaunlich weit zurück. Bereits 1897 berichteten KÜMMEL und unabhängig von ihm FREUND und SCHIFF über gute Ergebnisse beim Lupus vulgaris, und 1899 teilten AUSSET und BÉDARD von einer erfolgreichen Anwendung der Röntgenbestrahlung bei einer Bauchfelltuberkulose mit. Obschon letztere in einem engen Zusammenhang mit der Genitaltuberkulose steht, dauerte es bis 1910 ehe SPAETH, EYMER und WETTERER die tuberkulösen Adnexerkrankungen erstmals bestrahlten. EYMER und MENGE und JUNG berichten 1912 über vier Fälle, die mit Erfolg behandelt worden waren. Zwischen 1913 und 1919 folgten wiederum Mitteilungen von EYMER (1913), MOHR (1913), HOLZBACH (1913), HOELDER (1914), REIFFERSCHEID (1914), doch war in dieser Zeit die Röntgenbestrahlung noch keineswegs allgemein bekannt. In manchen Publikationen über die Tuberkulose-Behandlung wird sie überhaupt nicht erwähnt oder hinsichtlich ihrer therapeutischen Wirkung in Zweifel gezogen oder abgelehnt (M. FRAENKEL, 1919). Seit 1920 erwacht dann das allgemeine Interesse. Einer Zusammenstellung von STEPHAN (1920) folgen zahlreiche Mitteilungen vor allem deutscher Autoren, die auch systematische Vergleiche mit den Ergebnissen anderer Behandlungsmethoden ziehen und eine gewisse Technik der Bestrahlung aufbauen. Von da an entwickelt sich die Strahlenbehandlung der weiblichen Genitaltuberkulose neben und mit der Operation zur maßgebenden Therapie. Dieser Weg der Strahlentherapie, der von BICKENBACH (1936) am vollständigsten und kritischsten beschrieben wurde, fand erst seine Begrenzung mit dem Einzug der Tuberkulostatika und Antibiotika in die Behandlungsmethoden der Tuberkulose.

b) Wirkungsweise der Röntgenbestrahlung auf die Tuberkulose

Bezüglich der Erklärung der Strahlenwirkung haben mannigfache Vorstellungen, Überlegungen und Deutungen von Versuchsergebnissen eine Rolle gespielt. Die schon 1898 von BONOMO, GROSS und RIEDER und später von HOLZKNECHT und SPIELER präzisierte Auffassung von einer direkten Wirkung der Strahlen auf die Tuberkelbacillen im Sinne einer Abtötung oder Entartung, die bei sehr hohen Dosen in vitro möglich ist (LANGE und FRÄNKEL, 1923; FRANT-ZIUS und BURNET), trifft für die beim Menschen verwendeten Strahlendosen sicher nicht zu (DE LA CAMP und KÜPFERLE, HABERLAND und KLEIN, BACMEISTER, PETERSEN und P. KRAUSE, BROCA und MAHAR, BAYREUTHER und RITTER und MOJE). Allgemein nimmt man heute an, daß die Röntgenstrahlen indirekt auf das tuberkulöse Granulationsgewebe wirken. Die Art der Wirkung ist jedoch keineswegs aufgeklärt und vieles ist hypothetisch. Stephan, Lang und Kohler nahmen eine direkte anregende Wirkung auf das Granulationsgewebe an im Sinne einer Funktionssteigerung der Epitheloidzellen des Tuberkels, denen sie für die natürliche Ausheilung eine besonders große Bedeutung zuerkennen. Um diese Zellen zu schonen wandte Stephan auch nur niedrige Strahlendosen an.

Stepp, Bacmeister und Küpferle, Ritter und Moje glaubten, daß das Granulationsgewebe zu schnellerer Vernarbung angeregt werde.

Die Untersuchungen der letzten 15 Jahre über die immunologische Funktion des lymphatischen Systems, die Bedeutung der kleinen Lymphocyten und ihrer Abkömmlinge, der Plasmazellen, der Immunoblasten und der an sie gebundenen Immunität vom cellulären Typ, machen es wahrscheinlich, daß diejenigen Forscher, die den Hauptangriffsort der Strahlen in die Zellen der Peripherie des Tuberkels, die Lymphocyten und Rundzellen, verlegen, dem wahren Sachverhalt wohl am nächsten kommen. Durch ihren Zerfall — sie besitzen wie Heineke schon 1905 nachwies, eine hohe Strahlensensibilität (schon von 5 R an) — wird die bindegewebige Ausheilung des Tuberkels angeregt. Die Vermehrung des Granulationsgewebes bei gleichzeitiger Verminderung der nekrotischen Massen ist histologisch nachgewiesen. Doch unterscheiden sich diese Vorgänge bezüglich des morphologischen Substrats von den natürlichen Abheilungsprozessen nicht, so daß man auf ihre Ursache nicht zurückschliessen kann (Prym, Lubarsch und Wätjen). Eine unterstützende Rolle mag wohl auch die von Dworzak herausgestellte Bestrahlungshyperämie spielen. Iselin meinte, durch den Zelluntergang würde Tuberkulin frei und dadurch eine „Autotuberkulinisierung“ herbeigeführt; er hatte nämlich beobachtet, daß entfernt liegende tuberkulöse Herde nach der Bestrahlung reagierten und daß die vor der Bestrahlung negative Pirquetsche Probe nachher positiv wurde. Vielleicht wird diese Frage, durch die oben erwähnte moderne Forschung über die immunologische Funktion des lymphatischen Systems, das bei den antigenen Kontakten — Infektionen, allergischen Sensibilisierungen, Autoimmunerkrankungen — mit komplizierten Reaktionsabläufen von teils günstigem, teils ungünstigem Effekt antwortet, gelöst. Es scheint nämlich, daß bei der Tuberkulose der cellulären Immunität größere Bedeutung zukommt und daß die Antikörper den Krankheitsverlauf sogar ungünstig beeinflussen können (F. J. Keuning). Greift die Röntgenbestrahlung in diesen Wirkungsmechanismus ein, so wäre es verständlich, daß bei zu hoher Dosis und zu starkem Zellzerfall, beim Freiwerden zu großer Antikörpermengen eine Verschlimmerung des Leidens nicht nur an Ort und Stelle der Strahleneinwirkung, sondern eher noch an entfernt liegenden Herden eintritt.

Diese Vorstellungen gehen sicher über den Bereich dessen hinaus, was man etwas unscharf zum Teil mit allgemeiner unspezifischer Aktivierung durch beim Zellverfall freiwerdende Eiweiß-Abbauprodukte (Bacmeister, Füth, Gal, v. Jaschke, Jüngling, Martius, Opitz, Vogt, Weibel und Weseling), zum Teil mit der Wirkung der aus den Zellen freiwerdenden Abwehrstoffe spezifischer Natur gemeint hat (Bickenbach). Danach wäre es so, daß die Röntgenstrahlen sowohl spezifische wie unspezifische Zellelemente freimachten, die den Gefäßbindegewebsapparat zu reaktiver Narbenbildung anregten. Die nur angedeutete Problematik weist darauf hin, daß hier noch viele Fragen offen sind. Abschließend sei noch erörtert, ob die Strahlenbehandlung der Tuberkulose eine lokale Wirkung ausübt oder ob Einflüsse auf den Gesamtorganismus im Vordergrund stehen. Die obigen Ausführungen weisen schon darauf hin, daß Allgemeinwirkungen (Stoffwechselerhöhung, Reiz auf das hämatopoetische System, Änderung der spezifischen Allergielage des Organismus, Fieber, Verschlechterung des Befindes, Positivwerden der Pirquetschen Reaktion und ähnliches), die vor allem Bacmeister, Wintz und Wittenbeck hervorheben, doch vorwiegend Rückwirkungen auf die strahleninduzierten lokalen Prozesse sind. Eine Beobachtung von Dworzak, der bei der Operation in den nicht von der Bestrahlung getroffenen Bereichen noch floride tuberkulöse Veränderungen fand, belegt dies sehr deutlich.

c) Behandlungsindikation

Bei der Abhandlung der Indikationsstellung möchte ich vom gegenwärtigen Stand der Therapie und der Wertigkeit der in Frage kommenden Behandlungsmethoden ausgehen.

Grundlage der Therapie ist die sichere oder doch wenigstens wahrscheinliche Diagnose einer Genital-Tuberkulose. Die Diagnose kann entweder bakteriologisch durch Spezialkultur oder Tierversuch aus dem Menstrualblut, Abradat und Punktat oder histologisch aus dem Abradat oder probeexcidierten Gewebe gesichert werden. Positive Fälle sind nach deutschem Recht meldepflichtig. Die Hysterosalpingographie erlaubt eventuell eine Wahrscheinlichkeitsdiagnose.

Bei den daraus resultierenden therapeutischen Vorgehen spielen die allgemeinen Maßnahmen die erste Rolle. Dazu ist eine ca. 3 monatige stationäre Behandlung unter gynäkologischer Kontrolle erforderlich. Diese vollzieht sich unter Anwendung der Tuberkulostatika, kalorienreicher Kost, allgemeiner physischer und psychischer Ruhestellung. Diese Behandlung wird in einer Heilstätte für extrapulmonale Tuberkulosen für mindestens 6 Monate fortgesetzt (auch Liegekuren). Einer ambulanten Behandlung für 1—2 Jahre folgt eine fachärztliche Kontrolle für mindestens 2 Jahre in 2—6 monatlichen Abständen.

In der medikamentösen Therapie nehmen Isonicotinsäurehydrazid = INR (Rimifon, Neoteben), Streptothenat eventuell auch Dihydrothenat (cave stärkere Acusticusstörungen, Audiometrie!) und PAS (= Paraaminosalizylsäure während der stationären Behandlung in Form von Infusionen) gleichzeitig über 3 Monate eine erstrangige Rolle. Wegen der Gefahr der Resistenzentwicklung empfiehlt sich ein Wechsel der Chemotherapeutika mit Thiosemicarbazon (Conteben, cave Leberschäden!) und 2 Äthyl-thioisonicotinsäureamid = Äthionamid (Iridocin).

Zur ambulanten Behandlung eignen sich von den Standardtherapeutika besonders INH (Rimifon, Neoteben) und PAS (z.B. PAS-Benzoyl-Casella, Apacizina).

Für die intrauterine Lokalbehandlung der Tuberkulose des Endometriums, die bei negativer Salpingographie in Frage kommt, wird eine 5%ige Neotebenlösung (6—8 ml ca. zehnmal) empfohlen.

Die operative Behandlung, die früher ebenso wie die Strahlenbehandlung trotz der relativ hohen Mortalität und der Gefahr der Fistelbildung eine wesentlich größere Bedeutung hatte, ist nur den Fällen vorbehalten, bei denen die konservativen Mittel allein nicht ausreichen (Rydén). Sie erfolgt bei Frauen über 40 Jahren am besten in Form der Totalexstirpation des Uterus mit den Adnexen, bei Frauen unter 40 Jahren in Form der Salpingektomie oder Adnexektomie.

Die genauere Indikation zur Operation ist gegeben:

a) nach mehrmonatiger erfolgloser konservativer Therapie,

b) bei Blasen- und Darmbeschwerden und Schmerzen, die jeglicher konservativer Therapie trotzten,

c) bei akuten Pyosalpingen mit peritonealen Reizerscheinungen,

d) bei chronischen Pyosalpingen mit Verschlechterung des Allgemeinzustandes,

e) bei Fisteleiterungen, die sich nach längerer konservativer Therapie nicht schließen und bei denen die eventuelle Strahlentherapie versagt,

f) bei sekundären Mischinfektionen mit Absceßbildung,

g) bei dem Zufallsbefund einer Genitaltuberkulose intra operationem eventuell mit Ascites.

Die Indikationen zur Strahlentherapie sind heute:

1. Resistenz gegen Chemotherapeutika.
2. Ergebnislose konservative Therapie.
3. Kontraindizierte operative Therapie.
4. Nachbestrahlung der bei einer Operation zurückgebliebenen Reste tuberkulösen Gewebes bei Frauen in der Prämenopause und nach beiderseitiger Ovariotomie bzw. Adnexektomie.

5. Erzeugung einer Entzündungshyperämie zur besseren Heranführung der chemischen Mittel an den Herd.

Auf diesen relativ schmalen Bereich ist die Indikation zur Strahlenbehandlung der Tuberkulose, die vor allem beim Befall der Adnexe einmal als Methode der Wahl (SPÄTH, WETTERER, EYMER, MENGE, GAUSS, FRÄNKEL, WEIBEL, STEPHAN, UTER, VOGT, v. FRANQUÉ, HEYNEMANN, MARTIUS, BICKENBACH, DIETEL, SCHMIEMAN, WINKLER, und WEGEMER, JAMESON, MOMIGLIANO, GÄL u.a.) galt, zusammengeschrumpft.

Die Behandlung erfolgt nach Art der Entzündungsbestrahlung mit kleinen Strahlendosen für die sich vor allem UTER, MENGE und EYMER eingesetzt haben. MENGE, auf UTER fußend, empfahl kleine von Sitzung zu Sitzung abfallende Dosen (120, 100, 80, 60, 40, 20 R/O) in 6-wöchentlichen Abständen und eventueller einmaliger Wiederholung in Abständen von einem halben Jahr. MARTIUS wählte eine andere Art der Dosierung und zeitlichen Verteilung der Bestrahlungen. Er begann mit einer Oberflächendosis von 140 R, der in 8-tägigen Abständen zwei Bestrahlungen von je 70 R/O folgten. Diese Serie wurde in Abständen von 6—8 Wochen eventuell wiederholt. Entscheidend für diese Art der Bestrahlung ist, daß die Ovarfunktion dabei nicht ausgeschaltet wird. Die Gefahr einer Gonadenschädigung wiegt hier nicht schwer, da Krankheitsprozesse, die überhaupt die Strahlentherapie in Betracht ziehen lassen, praktisch immer Sterilität im Gefolge haben.

Wie auf anderen Gebieten auch, war es schwierig, bei der Behandlung der Genitaltuberkulose die Überlegenheit der Strahlentherapie gegenüber den anderen therapeutischen Maßnahmen (Allgemeintherapie, Operation) zu beweisen. BICKENBACH (1936), der die umfassendste und kritischte Arbeit zu diesem Thema geleistet hat, kam zu einer Heilungsziffer von 76,8% der nur Operierten, bei 19% ($\pm$ 9,1 mittlerer Fehler) Mortalität, von 80% bei den nur Bestrahlten (Mortalität 10,7%), von 81% ($\pm$ 5,6) bei den vor der Bestrahlung Probelaparotomierten [Mortalität 11,8% ($\pm$ 4,6)].

Auch andere Autoren (DIETEL, JOST) erreichten Heilungsziffern bis 80%. Bezüglich der modernen medikamentösen Therapie fehlen vergleichende Untersuchungen.

Wie oben schon erwähnt, ist der Effekt der Entzündungsbestrahlung der Genitaltuberkulose nicht auf eine Ausschaltung der Eierstockstätigkeit zurückzuführen, wie viele Autoren z.B. WINTZ, FLASKAMP, BRAUN, GIBERT u.a. zeitweilig annahmen, die jedoch auch höhere Strahlendosen anwandten. Eine Ruhigstellung der Ovarien ist nur dann zu erwägen, wenn Frauen in der Prämenopause neben der Genitaltuberkulose oder durch sie begünstigt an hartnäckigen Blutungsstörungen leiden.

Bezüglich der übrigen Lokalisation der Genitaltuberkulsoe empfiehlt sich folgendes Vorgehen:

Bei der Peritonealtuberkulose, die gewöhnlich in mehr oder minderem Ausmaß mit der Adnextuberkulose vergesellschaftet ist, behandelt man wie bei letzterer in der Reihenfolge des oben gegebenen Schemas. Allenfalls ist vorher oder zwischenhinein ein vorhandener Ascites abzulassen oder bei der Probelaparotomie zu entfernen.

Bei der Tuberkulose des Endometriums darf nicht übersehen werden, daß nach Ausschabung der Schleimhaut ohne jede weitere Maßnahme die Symptome (Blutungsstörungen, Fluor) verschwinden und sogar Schwangerschaften eintreten können (HEYNEMANN und KERMAUNER, VOGT). Die Allgemeintherapie und die Chemotherapie hat hier gute Voraussetzungen. Man wird deshalb wohl nur noch selten auf die Strahlentherapie zurückgreifen müßen, die jedoch nur bei Frauen angewandt werden sollte, die nicht mehr im konzeptionsfähigen Alter sind.

Früher bediente man sich mit guten Ergebnissen der Röntgenbestrahlung (LOPEZ, WEIBEL, WINTZ und WITTENBECK) und der Radiumbehandlung, die von A. DÖDERLEIN und GAUSS bei der Endometritis tuberkulosa inauguriert worden war. EYMER bevorzugte bis in die Zeit nach dem 2. Weltkrieg Dosen von 2400 mgeh Radium intrauterin in 1 mm dicken Messingfiltern, nachdem er früher zwei- bis dreimalige Behandlungen mit Dosen von insgesamt über 5000 mgeh vorgeschlagen hatte. In der Regel kommt man mit 1000 bis

2000 mgeh (BICKENBACH) aus. Offenbar in Analogie zu den niedrigen Röntgen-Entzündungsdosen glaubte BICKENBACH mit noch kleineren Strahlenmengen auskommen zu können. Er dachte an 100 mgeh in Abständen von 8—10 Tagen zwei bis dreimal intrauterin unter der Voraussetzung, daß die Einlage ohne nennenswerte Dilatation der Cervix vorgenommen werden könne. WINTZ und HEYNEMANN lehnten die intrauterine Radiumbehandlung ab, weil sie das Aufflackern einer klinisch nicht manifesten Tubentuberkulose fürchteten, eine Komplikation, die BOTTARO und PAWLOVSKI in der Tat beobachteten, leider sogar mit tödlichem Ausgang. Ohne Frage ist die Röntgenbestrahlung weniger gefahrvoll. Man war deshalb schon immer darauf bedacht, Fälle die auf Tuben- oder Adnextuberkulose suspekt waren, von der intrauterinen Radiumbehandlung auszunehmen.

KEPP hat vorgeschlagen, bei der isolierten Endometriumtuberkulose von der Radiumbetabestrahlung s. S. 373 Gebrauch zu machen.

Bei der Behandlung der Portio- bzw. Cervixtuberkulose dominiert auch die Chemotherapie. Will oder muß man aus irgend einem Grunde auf die Strahlentherapie zurückgreifen, so bieten sich zwei Methoden an. Die Radiumbehandlung und die intravaginale Röntgenbestrahlung mit der Hohlanodenröhre, die BICKENBACH schon 1936 mit wiederholten Dosen von 100—200 R in 1 cm Gewebstiefe, im Abstand von 2—5 Tagen vorschlug, ohne jedoch damals schon auf eigene Erfahrungen zurückgreifen zu können. KEPP hält auf Grund seiner Erfahrungen eine Einzeldosis von 600 R in 3 cm Gewebstiefe für erforderlich.

Zumeist wurde jedoch die intravaginale Radiumtherapie bei der Portiotuberkulose bevorzugt. Über eine Heilung berichtete zum erstenmal GRAFF bei einer papillären Tuberkulose beider Muttermundslippen. 1000 mgeh in einer Filterung von 0,3 mm Platin und 1,5 mm Messing führten innerhalb eines Monats zum völligen Verschwinden des tuberkulösen Prozesses. PAVLOVSKI gelang mit je 460 mgeh im Abstand von 2 Wochen der gleiche Effekt. 1929 schlägt EYMER diese Therapie vor mit einer Dosis von 1200 mgeh, die er später bis 2400 mgeh erhöht. Er benutzt dabei einen runden plattenförmigen Radiumträger von 35 mm Durchmesser, wie er auch bei der Behandlung des Portiocarcinoms Anwendung findet. Auch BOLASSIO und AHUMADA berichten über erfolgreiche Behandlungen. Letzterer benötigte bei einer ausgedehnten Portio- und Cervixtuberkulose sogar 4750 mgeh in mehreren Fraktionen, ehe die Heilung eintrat. Die guten Ergebnisse veranlaßten KAPLAN, die Radiumbehandlung als die Methode der Wahl anzusehen. Seit MARTIUS 1931 die gute Wirkung kleiner, mehrfach wiederholter Radiumdosen beobachtete, häufen sich die Publikationen, in denen der niedrigeren Dosis das Wort geredet wird (z.B. GAL, MORSILLO). MÖBIUS (1950) empfiehlt auf Grund seiner Beobachtungen eine Radiumdosis von 800 R in 2,5 cm Gewebstiefe. Diese Dosis erreicht er mit 1000 mgeh; sie stimmt mit der von KEPP angegebenen Dosis von 600 R in 3 cm Gewebstiefe mittels der intravaginalen Hohlanodenrohrbestrahlung gut überein.

WINTZ, der jeglicher Radiumtherapie gegenüber, auch bei malignen Prozessen, stärkste Zurückhaltung übte, zog auch bei der Portiotuberkulose die Röntgenbestrahlung als ungefährlicher vor.

KREIBICH hat bei der Portio-Tuberkulose die Radium- und Röntgentherapie mit der Chemotherapie kombiniert (drei Heilungen von vier Fällen). SCHWARZ und AGUIRRE verzichten bei der Portio- und Cervixtuberkulose wegen der guten Wirkung der Tuberkulostatika und Antibiotika ganz auf die Strahlenanwendung.

Auch bei der Scheiden- und Vulvatuberkulose wird man nur noch in Ausnahmefällen auf die Strahlentherapie zurückgreifen müssen. Die konsequente chemische Therapie versagt in der Regel nicht. Der Elektroresektion und Koagulation mit nachfolgender Bestrahlung (kleine Dosen von 70—140 R/O) wird man kaum mehr bedürfen. Nur als ultima ratio empfiehlt KEPP die alleinige Strahlentherapie bei der lupösen Form der Vulvatuberkulose unter den Bedingungen der Nahbestrahlung mit Einzeloberflächendosen von 300—400 R und Gesamtdosen bis über 2000 R.

d) Technik der Bestrahlungsmethoden

Für die Bestrahlung der Peritoneal- bzw. Adnextuberkulose gelten die technischen Bedingungen der Tiefentherapie. Die Bestrahlung erfolgt durch offene, von Bleigummi abgedeckten Feldern aus, die je nach der Ausdehnung des Krankheitsprozesses von der Symphyse bis zum Nabel bzw. bis zum Rippenbogen reichen. Entsprechend den obigen Ausführungen soll man nicht schematisch an einer bestimmten Dosis haften, sondern sich den individuellen Gegebenheiten, vor allem auch dem Allgemeinzustand, anpassen. Es ist aber ratsam, im Interesse der Vermeidung von Allgemeinreaktionen, die Initialdosis nicht über 140 R/O zu steigern. Wir selbst bevorzugen den Bestrahlungsmodus von Uter-Menge — 120, 100, 80, 60, 40, 20 R/O in 6-wöchentlichen Abständen, das ganze in halbjährlichen Abständen einmal, in seltenen Fällen zweimal wiederholt — doch beginnen wir die Serie gelegentlich auch nur mit 100 oder 80 R, je nach Lage des Falles.

Die Hohlanodenrohrbestrahlung der Portiotuberkulose und die Nahbestrahlung der Vulvatuberkulose erfolgt nach den technischen Bedingungen, die für diese Geräte gelten.

Die intrauterine Radiumbestrahlung wird auf die gleiche Weise dosiert, wie bei der Behandlung der präklimakterischen Blutungen (s. S. 380). Dasselbe gilt für die Endometriumbestrahlung mittels der Radiumbetastrahlen (s. S. 373).

5. Genitalaktinomykose

Unter den Entzündungskrankheiten nimmt die Aktinomykose insofern eine Sonderstellung ein, als mit den üblichen kleinen Entzündungsdosen kein Erfolg zu erzielen ist. Mittlere Dosen führten nur bei kleinen Krankheitsherden zum Erfolg (Nielsen), für die allein auch nur die Bestrahlung unter Nahbestrahlungsbedingungen (Reisner) in Frage kommt. In allen übrigen Fällen sind höhere Dosen erforderlich, die an den unteren Bereich der Tumordosen grenzen.

Früher war die Jodkalitherapie und die Strahlentherapie überhaupt die einzig mögliche, neben einer guten Allgemeinbehandlung. Heute steht die antibiotische Therapie und die Chemotherapie an erster Stelle. Während für die cervicoviscerale Form, die 60% der Aktinomykosen überhaupt ausmacht, in der Literatur Heilungen von 75—90% angegeben werden, ist die Prognose der visceralen Form, zu welcher im weiteren Sinne auch die Adnexaktinomykose gehört, wesentlich ungünstiger. Man sollte deshalb versuchen, Operation, antibiotische Therapie und Strahlentherapie in Kombination anzuwenden. Diesem Vorschlag folgend, haben Knake und Zeiss bei einer primären Abdominalaktinomykose mit sekundärer Ausbreitung auf beide Tuben und das Netz Symptomfreiheit erzielt. Es handelt sich um eine 16jährige Virgo, bei der die Aktinomykose von der Appendix ihren Ausgang genommen und auf beide Tuben übergriffen hatte. Therapie: Resektion des Konglomerattumors, 60 g Supronal, 50 Mega Penicillin, 21 g Terramycin, 137 g Jodkalium, 300 R/Herddosis. Der Erfolg trat nach 6 Monaten ein. Da die Diagnose nicht einfach ist, steht die Laparotomie meist am Beginn der Therapie. Bei der Strahlentherapie sind mitunter Herddosen von 2000 R nötig. Die einzelnen Röntgenfraktionen müssen auf die örtliche und allgemeine Reaktion Rücksicht nehmen. Da die durch den Aktinomyces-Pilz hervorgerufene Entzündung äußerst träge ist, benötigt man gewöhnlich Einzeldosen von 200 R/O. Aus dem gleichen Grund darf man die Strahlenbehandlung nicht zu früh aufgeben und sich gelegentlich sogar nicht scheuen, regelrechte Tumordosen zu verabreichen. Abschließend sei noch vermerkt, daß die abdominale Form der Aktinomykose und damit zugleich auch die Genital-Aktinomykose sehr gefährlich ist. Häufig wird sie zunächst als Appendicitis operiert, die starke Verschwielung muß Verdacht auf Aktinomykose erwecken. Leider kommt es häufig zu Fistelbildungen. Ummauern die harten Schwielen die großen Gefäße, so sind schwerste Stauungen die Folge. Dauerheilungen bei der abdominalen Aktinomykose sind durchaus möglich. Außer dem oben erwähnten Fall wurden Heilungen von Sattler, Beck, v. Tempsky, Kaiser und Glauner u.a. mitgeteilt.

Es dauerte übrigens recht lange bis sich die Strahlentherapie der Aktinomykose durchgesetzt hatte. BEVAN hatte bereits 1904 einen Fall durch Röntgen-Bestrahlung und Jodkali geheilt, und auch später finden sich einzelne kasuistische Mitteilungen. Aber erst die Serie von 12 Fällen mit 11 Heilungen die GLAUNER (1919) vorwies, verschaffte der Strahlentherapie ein neues Indikationsgebiet. GLAUNER zeigte dabei auch, daß die mit Jodkali Behandelten keine bessere Heilungschance haben als die anderen.

a) Technik der Bestrahlung

Die Röntgentherapie der Genital-Aktinomykose erfolgt unter den Bedingungen der Tiefentherapie. Liegt der Herd vorwiegend innerhalb des kleinen Beckens, so kommt man mit zwei vorderen, zwei hinteren und eventuell je einem Seitenfeld von 10×15 cm aus. Reicht der Tumor weit ins untere Abdomen hinein, eventuell die Bauchwand miteinbeziehend, so sind zusätzliche Felder von oben für die Kreuzfeuerbestrahlung nötig. In letzterem Falle empfiehlt es sich, die Initialdosis zunächst auf 150 R an der Oberfläche zu begrenzen und erst bei guter Verträglichkeit zu steigern. KEPP belastet jedes Feld mit etwa 1000 R an der Oberfläche, schaltet dann eine 2—4wöchige Beobachtungspause ein und führt die Bestrahlung dann bis zur Erreichung einer Herddosis von 2000 R an der Oberfläche weiter. Bei Abscedierung ist chirurgische Entlastung nötig.

6. Seltenere entzündliche Erkrankungen des weiblichen Genitales

DUBRAUSZKY bestrahlte unspezifisch-hyperplastische Veränderungen der Scheidenwand mittels der intravaginalen Hohlanodenröhre, SCHAEFER Portioerosionen nach der gleichen Methode, MÜLLER und WESPI gutartige Epithelveränderungen der Portio mit Grenzstrahlen. Auch die spitzen Condylome der Vulva hat man zeitweilig gerne mit Röntgenstrahlen unter Nahstrahlbedingungen (CHAOUL) behandelt. ZUPPINGER wandte in der letzten Zeit Elektronenstrahlen an, in den wenigen bisher vorliegenden Fällen mit gutem Ergebnis. Ebenso versuchte man das Lymphogranuloma inguinale durch Bestrahlungen unter den Bedingungen der Tiefentherapie zu beeinflussen, und schließlich gehörte sogar einmal die Arthritis gonorrhoica zu den seltenen Indikationen der Entzündungsbestrahlung.

Bei allen diesen Erkrankungen spielt die Strahlentherapie keine Rolle mehr, ja es ist sogar zu sagen, daß bei diesen Krankheiten die Strahlentherapie aus dem Stadium des Versuchs eigentlich nie herausgekommen ist. Es erübrigt sich deshalb auf Einzelheiten einzugehen.

7. Arthrosen und klimakterische Arthropathien

Während klimakterische Arthropathien auf Oestrogene recht gut ansprechen, ist dies bei den häufig in der Menopause sich manifestierenden Arthrosen mit röntgenologisch nachweisbaren Veränderungen weniger der Fall. Da man Oestrogene bei einigen hormonabhängigen Krebserkrankungen der Frau (Corpus-Carcinom, Ovarial-Carcinom, Mamma-Carcinom vor dem 60. Lebensjahr) nicht verordnet, stellen sowohl die klimakterischen Arthropathien wie auch die Arthrosen ein Indikationsgebiet für die Röntgen-Entzündungsbestrahlung dar, besonders dann, wenn die übliche physikalische Behandlung erfolglos bleibt. Da die Röntgenbestrahlung der Arthrosen an anderer Stelle eine genauere Darstellung findet, kann ich mich auf wenige Anmerkungen beschränken. Durch die Bestrahlung kommt es an den Gelenken zwar nicht zur Rückbildung der krankhaften Veränderungen, doch lassen die Schmerzen nach oder verschwinden ganz. Besonders gut reagiert die Kniegelenks-Arthrose der klimakterischen Frauen, während am Hüftgelenk und an den Becken- und Wirbelgelenken die Wirkung der Strahlen unsicherer ist.

Die Bestrahlung wird unter Tiefentherapie-Bedingungen verabreicht. Die Felder sollen das ganze Gelenk, am besten von mehreren Seiten, erfassen. Jedes Gelenk wird im Abstand von 8—14 Tagen etwa drei- bis viermal bestrahlt. In Abständen von 4—6 Wochen kann man die Serie wiederholen. Mehr als drei Serien innerhalb eines halben Jahres zu verabreichen, ist aber zwecklos (Glauner).

Die Ileosacral- und Wirbelgelenke bestrahlt man am besten vom Rücken aus mit 150 R/O pro Feld. Das Hüftgelenk von vorne, hinten und von der Seite aus, wobei die Felder in einwöchentlichen Abständen wechseln. Die Einzeldosis beträgt 120—150 R/O. In einer Serie belastet man jedes Feld einmal mit dieser Dosis. Man bestrahlt das Kniegelenk gewöhnlich von 3—4 Feldern aus.

Zu diesen Dosisangaben ist ganz allgemein zu sagen, daß sie nicht zwingend sind. Man kommt oft bei röntgenologisch starken Veränderungen und großen Beschwerden mit kleinen Dosen ebenso gut zum Ziel wie mit größeren, wie Pape zeigte. Gerade bei der Entzündungsbestrahlung ist das Einfühlungsvermögen des Therapeuten in den Ablauf der Krankheitsvorgänge und die individuelle Abschätzung und Beurteilung der jeweiligen Reaktion jeglichem Schematismus überlegen.

VI. Funktionelle Strahlentherapie

Der Wirkungsmechanismus kleiner Röntgendosen bei der funktionellen Strahlentherapie ist keineswegs aufgeklärt. Die bisher erarbeiteten Grundlagen, die an anderer Stelle zur Darstellung kommen, haben zum Teil hypothetischen Charakter. Zum Verständnis dieser therapeutischen Methode bei gynäkologischen Erkrankungen mögen einige Anmerkungen genügen.

Offenbar beeinflußt eine Röntgenbestrahlung das Zusammenspiel zwischen den Zellen, Geweben, Organen und dem vegetativen Nervensystem. Eine örtliche direkte Wirkung auf die Zellen kann zu weitgehenden, indirekten Reaktionen am vegetativen Nervensystem führen. Andererseits ist die direkte von der indirekten Wirkung kaum zu trennen, da ja keine Bestrahlung beim Menschen denkbar ist, bei der nicht immer das Nervensystem irgendwie mitbestrahlt würde. Borak, Glauner, Vieten u.a. haben auf Grund klinischer Beobachtungen angenommen, daß kleine Dosen, die morphologisch keine Veränderungen setzen, direkte Strahlenwirkungen auf das vegetative Nervensystem ausüben. Montag hat experimentell nachgewiesen, daß die Nervenendigungen der Schilddrüse durch Strahlen direkt beeinflußt werden. Klinisch ist die nervöse Ausgangslage von Bedeutung. Je stärker der Tonus in der einen oder anderen Richtung ist, mit um so kleineren Dosen und um so prompter gelingt die Umschaltung in den entgegengesetzten Tonus. Ist der Tonus des vegetativen Nervensystems normal, besteht also annähernd Gleichgewichtslage, so kommt es anfänglich nur zu einer kurzzeitigen Sympatikotonie, die von einer mäßigeren Vagotonie gefolgt ist (Vieten). Entsprechend dieser Reaktionsweise des Nervensystems ist auch eine funktionelle Strahlentherapie möglich, die sich nicht nur auf die peripheren Anteile des Nervensystems, sondern auch auf die vegetativen Zentren erstreckt. Neuerdings spricht vieles dafür, daß auch gewisse Elemente des vegetativ-hormonalen Systems durch die Röntgenstrahlen unmittelbar beeinflußt werden (Hecht, Neumayr, Turnher). Diese Autoren haben nach einer Hypophysenbestrahlung von 10 R Fernwirkungen im Sinne einer Veränderung der Capillarpermeabilität festgestellt. Einen ähnlichen Hinweis geben die Untersuchungen von Graul. Der therapeutische Effekt einer Zwischenhirnbestrahlung mit nur 5 R auf therapieresistente juvenile Uterusblutungen hat geradezu den Charakter eines strahlenphysiologischen Experiments (Pape).

Die Ubiquität des vegetativen Nervensystems läßt von vornherein ein großes Indikationsgebiet oder, besser gesagt, Versuchsfeld zu. In der internen Medizin, z.B. bei Behandlung der Angiospasmen, Angina pectoris, essentiellen Hypertonie, Ulcusleiden, Neuralgien und des Asthma bronchiale.

In der Gynäkologie wurde die funktionelle Strahlentherapie bei folgenden Leiden angewandt:

1. Klimakterische Ausfallserscheinungen und Ovarialinsuffizienz

Die klimakterischen Symptome werden teilweise ausgelöst durch das Erlahmen der Eierstockstätigkeit, welche auf die sekretorische Tätigkeit des Hypophysenvorderlappens rückwirkt. Dabei kommt es — der Hypophysenvorderlappen wächst, die eosinophilen Zellen nehmen zu — zu einer Vermehrung der gonadotropen Hormone, die jedoch nicht der alleinige Grund der klimakterischen Beschwerden sind (Bickenbach). Neuerdings mißt man dem abfallenden Oestrogen-Spiegel die entscheidende Bedeutung für das Auftreten der klinischen Beschwerden zu. Eine Relation zwischen der Höhe des Gonadotropintiters und der Intensität der Beschwerden wurde nicht gesichert (Lloyd). Weitere Ausführungen und Literatur s. Kaiser u. Mitarb.

Nach W. R. Hess veranlassen Störungen des diencephalen Koordinationsapparates die klimakterischen Ausfallserscheinungen, wobei das Zusammenspiel Zwischenhirn-Hypophyse, deren jeweiliger Anteil nicht festzulegen ist, Bedeutung hat. Dieses Zusammenspiel ist stark abhängig von der psycho-physischen Konstitution. Es werden als Gegenregulation zum Ausfall der Ovarialfunktion aber nicht nur vermehrt gonadotrope Hormone ausgeschüttet, sondern auch thyreotropes Hormon, wodurch vorübergehend hyperthyreotische Symptome auftreten können. Die klimakterischen Ausfallserscheinungen beruhen demnach auf einer neurovegetativ-hormonalen Dysregulation. Innerhalb dieser Funktion spielt die Hypothalamusregion, die bei einer Hypophysenbestrahlung ja immer miteinbezogen ist, eine große Rolle. Im Tuber cinereum liegt ein Genitalzentrum, das für den Ablauf der hormonalen Steuerung der Hypophyse von großer Bedeutung ist. Wird der Hypothalamus zerstört, so atrophieren trotz Erhaltung der Hypophyse die Keimdrüsen. Auch die Geschlechtsentwicklung in der Pubertät ist an die Funktion dieses Sexualzentrums geknüpft (Hohlweg, Dorn).

Die Bestrahlung übt neben einer dämpfenden Wirkung auf den Hypophysenvorderlappen wohl auch eine Wirkung auf die vegetativen Zentren, besonders die Hypothalamusregion, aus (Birkner und Trautmann). Diese Autoren halten die klimakterischen Symptome mehr für einen „unspezifischen nervalen“ nicht für einen „spezifisch hormonalen“ Prozeß. Dies würde die günstige Wirkung der Röntgenbestrahlung auf die Übererregbarkeit des vegetativen Nervensystems verständlicher machen. Die Autoren empfehlen eine Einfallsdosis von 50—100 R, insgesamt 400 R. Birkner und Trautmann haben im übrigen auch beobachtet, daß die Bestrahlung des Zwischenhirns auch auf die Psyche, den Schlaf und die Potenz des Mannes wirkt. Die Probleme dieser Therapie sind jedoch vielfältiger als hier zum Ausdruck kommt (Del Buono, Koppenstein, Schober).

Französische Autoren, die sich überhaupt um den Ausbau der funktionellen Röntgenbestrahlung besonders verdient gemacht haben (z.B. Huant, Nadal, Buchet, Ansemant, Robieux und Jaquelin, Lamy, Gratay), empfehlen die Hypophysenbestrahlung bei Dysmenorrhoen, Ovarialinsuffizienz, Fettsucht, Migräne, hyperthyreotischen Zuständen. In zwei Drittel von 100 Fällen hatte Huant Erfolg. Bei Drüsenunterfunktion gab er Einzeldosen von 40 R, bei Überfunktion 100 R. Huet hat an einem sehr großen Krankengut von 1500 Fällen mit der Bestrahlung besonders gute Erfahrungen bei Störungen des „Follikulinhaushalts“ gemacht. Auch Benassi und Conill-Serro empfehlen diese Therapie. Da es heute praktisch immer gelingt, die klimakterischen Ausfallserscheinungen durch hormonale Behandlung zu beeinflussen, haben die beschriebenen strahlentherapeutischen Methoden im wesentlichen nur noch historische Bedeutung.

Nach der Literatur lassen sich, wie schon angemerkt, vor allem die vegetativ nervösen und psychischen Ausfallserscheinungen durch die Bestrahlung beeinflussen.

Nachdem Werner und Holzknecht die Methode eingeführt hatten, berichteten Borak, Lahm u.a. über Erfolge von 75—80%, doch fehlte es nicht an Gegenstimmen (Kotek), die sehr viel schlechtere Ergebnisse angeben.

Als Einfallsfelder wählte man zwei Schläfenfelder von 6×8 oder 8×10 cm. Die Herddosis beträgt 150—200 R. In Abständen von 1—3 Wochen kann diese Dosis bis dreimal wiederholt werden. Den Zentralstrahl richtet man auf einen Punkt, der auf folgende Weise gefunden wird. Man zieht eine Verbindungslinie vom Ortseingang zum lateralen Augenwinkel. 3 cm vom Ortseingang entfernt errichtet man eine Senkrechte, auf welcher man 2 cm oberhalb den gewünschten Einstellpunkt markiert. Die Möglichkeit eines Sistierens therapieresistenter juveniler Blutungen durch eine Dosis von 5 R auf die Sella-Region wurde oben schon erwähnt. Auch die Schilddrüsenbestrahlung, die man früher für indiziert hielt, wenn die hyperthyreotischen Symptome im Gefolge des Klimakteriums auf die Hypophysen-Zwischenhirnbestrahlung nicht verschwanden, ist ganz verlassen. Man wählte bei leichten Symptomen zwei seitliche Schilddrüsenfelder von 6×8 cm, die mit je 150 R/O unter Tiefentherapiebedingungen belastet wurden.

Bei schweren Hyperthyreosen erfolgte die Bestrahlung wie beim Basedow. Um die Wirkung auf die Schilddrüse zu erhöhen, bestrahlte man zusätzlich die Thymusdrüse (100 R/O), eventuell mit zwei- bis dreimaligen Wiederholungen im Abstand von mehreren Wochen.

In besonderer Weise muß noch zu der Frage der Strahlenbehandlung der Ovarialinsuffizienz bzw. der ovariellen Dysfunktion und der Sterilität der Frau Stellung genommen werden. Diese therapeutische Methode, die in Deutschland wegen der Gefahr der Gen-Schädigung gar keine Anhänger fand, wurde vor allem von amerikanischen Autoren propagiert und in großem Ausmaß praktiziert, zum Teil sogar bis heute. Zu dem Problem der strahleninduzierten Genmutationen, das eines der bedeutsamsten der Strahlenbiologie ist, kann hier nicht Stellung genommen werden. Eines ist jedenfalls zu sagen: auf Grund der Ergebnisse der experimentellen Mutationsforschung ist man — solange kein Gegenbeweis geführt ist — gezwungen anzunehmen, daß es für die Gonaden eine ungefährliche Minimaldosis ionisierender Strahlen nicht gibt. Infolgedessen hat jeder Arzt, der sich seiner Verantwortung vor den kommenden Generationen bewußt ist, sorgsam abzuwägen, ob eine strahlentherapeutische oder -diagnostische Maßnahme, die zu einer Strahlenbelastung der Ovarien führt, überhaupt nötig ist. Diese Formulierung ist von der Vorsorge für die Zukunft diktiert. Eine andere Frage ist es, wie sich die Bestrahlung der Ovarien bei Frauen im fortpflanzungsfähigen Alter quantitativ auswirkt. Wir sind ja heute über die Verdoppelungsdosis der normalen Mutationsrate zum mindesten bei den geschlechtsgebundenen Letalmutationen durch die Untersuchungen von Turpin und Lejeune gut unterrichtet. Sie haben gefunden, daß 30—40 R eine Verdoppelung dieser Mutationsrate bewirken. Da sich beim Menschen praktisch nur die recessiven Mutationen auswirken, ist bei nicht zu hoher Dosis die Gefahr für die kommende Generation nicht bedeutend. Zwar wird insgesamt die Mutationsrate leicht erhöht, doch fällt dies in Anbetracht der Seltenheit der Fälle nicht ins Gewicht.

Diese Einstellung führte schon Anfang der Dreißiger Jahre in Deutschland dazu, die temporäre Sterilisierung (Menolipsierung) abzulehnen. Aus dem gleichen Grunde kommt die Entzündungsbestrahlung in der Gynäkologie, wenn überhaupt noch, nur dann in Frage, wenn die Fortpflanzungsfähigkeit ausgeschlossen ist. Bei anderen Indikationsbereichen der gynäkologischen Strahlentherapie (Myome, dysfunktionelle Blutungen, Carcinome) ist dafür zu sorgen, daß zugleich mit der Therapie die Fortpflanzungsfähigkeit erlischt.

Dieser dezidierten Auffassung der Mehrzahl der Strahlentherapeuten steht die Ansicht von Kaplan, Mayer und Israel, Haman u.a., welche diese Therapie inaugurierten und ihrer nicht wenigen Anhänger gegenüber. Die Kaplansche Therapie der Amenorrhoe und Sterilität besteht in einer kombinierten Ovarien- und Hypophysenbestrahlung. Würde es sich nur um die Hypophysenbestrahlung handeln, die Lenk empfiehlt (insgesamt 600 R fraktioniert), so wäre die Besorgnis der Genetiker nicht groß. Aber leider ist die Wirkung der Hypophysenbestrahlung allein nicht so gut wie bei der Kombinationsbestrahlung Ovar-Hypophyse. Um die quantitativen Bezüge des in Frage stehenden Problems zu kennzeichnen, führe ich im folgenden einige Autoren an, die über ein besonders großes Beobachtungsgut verfügen. Ashermann (1952) hat von 1947—1949 100 therapieresistente Sterilitätsfälle behandelt. 90 davon wurden ausgewertet. 47 Frauen wurden nach Kaplan

(Ovarien und Hypophyse), 43 nach LENK (nur Hypophyse) bestrahlt. Mit der Kaplan-Methode wurden 43 % schwanger, mit der Lenk-Methode 23 %. Bei letzterer sei es jedoch „in vielen Fällen" zur Einregulierung des Cyclus gekommen. Jenseits des 35. Lebensjahres ist die Bestrahlung offenbar nicht mehr gefahrlos. Von 18 Frauen kamen zehn vorzeitig in die Menopause. Strahlengeschädigte Kinder wurden keine boebachtet. ISRAEL (1952) berichtete über 124 Frauen mit sekundärer Amenorrhoe und Oligomenorrhoe, die er mit 80—100 R am Ovar bestrahlte (140 KV, 50 cm FHD, 0,25 mm Cu. + 1,0 mm Al., ein Abdominalfeld 10 × 15 cm auf jedes Ovar, Feldgröße bei der Hypophysenbestrahlung 3 × 3 cm). Er beobachtete in 71 % Heilung, 5,6 % Besserung; in 23,3 % hatte er Mißerfolg. Von 90 Frauen, 1 Jahr und mehr beobachtet, wurden 27 gravide (1 Tubargravidität, 2 Abortus, 1 Mikrocephalus mit Exitus). Die Empfängnisbereitschaft ist angeblich sechsmal größer als bei Frauen ohne Bestrahlung. Als Kontraindikationen nennt ISRAEL die einseitige Oophorektomie, Alter unter 20 Jahren, die Frühgravidität. WILLIAMS (1953) stellte 412 Fälle aus seiner Praxis zusammen, bei denen er neben der routinemäßigen Sterilitätsuntersuchung die Ovulation besonders beobachtete, einschließlich Basaltemperatur, Cervixpathologie und Histologie des Endometriums. 58,8 % der Frauen ovulierten normal, 41,5 % zeigten einen monophasischen Cyclus. 116 Fälle hatten zweiphasische Basaltemperaturen mit cyclischen Unregelmäßigkeiten und Ovulationsstörungen, 55 Fälle nur „unklare Ovulationen mit monophasischer Basaltemperatur". 23 Frauen wurden mit Röntgenbestrahlung behandelt, 16 von diesen konzipierten und bekamen normale Kinder. Keinen Erfolg sah der Autor bei genitaler Hypoplasie, bei der auch die Hormonkur ergebnislos geblieben war, bei polycystischen Ovarien, bei festen pelvinen Verwachsungen und bei Hyperthyreoidismus. MURRAY und BULLA behandelten 270 Frauen mit Cyclusstörungen verschiedener Art und Stärke, davon 120 mit primärer und sekundärer Sterilität, Oligomenorrhoe, monophasischem Cyclus und Hypermenorrhoe. Sie erzielten in 88—93 %! Heilungen. Die Sterilitäten wurden in 44 %! behoben. In „leichten" Fällen wurde nur die Ovarialbestrahlung angewandt, in schweren Fällen zusätzlich die Hypophysenbestrahlung. Nach den genannten Autoren gilt eine Bestrahlung bei Frauen über 37 Jahren als zwecklos und kontraindiziert. Als Erfolge zählen nur die Fälle, bei denen die Besserung mindestens 1 Jahr anhielt. Bei den eingetretenen Schwangerschaften wurden keine Mißbildungen beobachtet. Unmittelbar nach der Bestrahlung eingetretene Schwangerschaften neigen angeblich zum Abort.

Zahlreiche andere Autoren, darunter MAZER und GREENBERG (1950), JOSHI (1952), BONAR und GARBER (1952), ALARCON (1952), RAFFAELE, DIPAOLA und LEHOY (1953), RAKOFF (1953), FERREIRA (1956), RUBIN (1956), MORGAN und REYES (1957), MAYOBRE (1958), hatten ähnliche Ergebnisse. Nach KAPLAN selbst (zitiert nach RUBIN) wurden von 539 bestrahlten Frauen 396 gravide, 303 trugen die Frucht aus, 63 mal kam es zu Frühgeburten, dreimal zu Anomalien (nach KAPLAN $^3/_4$ % niedriger als dem Durchschnitt entspricht). 21 Kinder stammen schon aus der 3. Generation und sind gesund. KAPLAN folgert: da der Effekt der Röntgenbestrahlung zahlenmäßig den der Hormonbehandlung übertrifft, rechtfertigt dies die Beibehaltung der Strahlentherapie, doch sollte die Entscheidung über die Art der Behandlung dem Ehepaar überlassen bleiben.

IBRAHIM (1954) hat die Kaplansche Methode abgewandelt. Er sucht mit der Hypophysenbestrahlung auszukommen und hat nur in 30 % der Fälle (50 insgesamt) die zusätzliche Bestrahlung des Ovars nötig. Andere Autoren stimmen der Strahlentherapie nicht uneingeschränkt zu (HOCHSTAEDT und LANGER, 1958). PAYNE (1954) z.B., der selbst 61 Frauen bestrahlte, bei denen die übliche Therapie ohne Erfolg geblieben war, hält die Röntgenbestrahlung ovarieller Dysfunktionen zwar allen anderen Behandlungsmethoden für überlegen, doch möchte er sie wegen der Gefahr der Erbschädigung auf die therapieresistenten Fälle beschränkt wissen. Auch INGALLS, LARSON und ROTHMEN (1955), die in 12 Jahren 106 Patientinnen mit gutem Ergebnis (81 % Erfolge) bestrahlten, halten die Methode für umstritten. MORGAN und REYES (1957) (55 bestrahlte Patientinnen) räumen die Möglichkeit der Mutationsauslösung ein. ZIMMER (1953) lehnt die Röntgenbestrahlung zur Sterilitätsbehandlung strikte ab. Im Gegensatz dazu weigert sich Leddy (1952) die Erkenntnisse der experimentellen Mutationsforschung auf den Menschen zu übertragen und bezieht sich dabei auf das große klinische Material von Della G. Drips (430 Fälle).

Läßt man die Frage der Genmutation einmal beiseite und berücksichtigt nur die histologischen Veränderungen, die Vermande van Eck an Rhesusaffen bei niedrig dosierter Röntgenbestrahlung der Hypophyse und der Ovarien fand, so dürfte die Zurückhaltung dieser Methode gegenüber nicht schwer fallen. Die Autorin beobachtete vermehrt Follikelatresie und Hyperämie der Ovarialgefäße und bei 3 von 12 adulten und 1 von 6 adoleszenten Tieren Ovulationen. Sie nimmt an, daß die Ovulation nach Röntgenbestrahlung auf einer gesteigerten ovariellen Hyperämie beruht, die durch eine andere hyperämisierende Therapie wesentlich ungefährlicher zu erzielen sei. Ob in der Hyperämie der Ovarien der entscheidende Faktor für die Wirkung der Röntgenbestrahlung zu sehen ist, sei dahingestellt. Im Grunde ist über den Wirkungsmechanismus beim Menschen nichts bekannt. Die Genetiker haben sich gegen diese Behandlungs-Methode ausgesprochen.

Die Kaplansche *Technik der Bestrahlung* ist folgende:

1. Sitzung: Ovar, 50 R abdominal auf je ein rechtes und linkes Feld (9 × 12 bis 12 × 15 cm)
   Hypophyse, 75 R von einem vorderen Feld aus (6 × 8 cm).
2. Sitzung: Ovar, 75 R dorsal auf je ein rechtes und linkes Feld
   Hypophyse, 75 R von einem hinteren Feld aus.
3. Sitzung: Wie bei 1. Sitzung.

Gelegentlich wird eine 4. Sitzung gegeben. Die einzelnen Sitzungen erfolgen im Abstand von einer Woche.

Die angegebenen Dosen bedeuten R in der Luft gemessen. Technische Bedingungen: Tiefentherapie, 200 kV, 5—10 mA, 0,5 mm Cu. + 1 mm Al.-Filter, 50 cm FHD.

2. Mastodynie und Mastopathie

Die Mastodynie ist eine Neuralgie der Brustdrüse auf der Basis einer vegetativen Übererregbarkeit. Bevor man sich auf die Diagnose Mastodynie festlegt, sollte man einige gar nicht so selten in Betracht kommende differential-diagnostische Überlegungen anstellen. Zunächst ist ein cervicales Syndrom auszuschließen, das in die Mammae ausstrahlende Schmerzen hervorruft. Bei linksseitigen Beschwerden kommen häufig cardiovasculäre Symptome in Betracht und seltener nach oben ausstrahlende Schmerzen, die von einer Pankreatopathie oder chronischer Pankreatitis herrühren. Rechtsseitige Beschwerden verlangen den Ausschluß von Hepatopathien und Gallenwegserkrankungen.

Die bei der echten Mastodynie in Frage kommende Behandlung im Sinne der funktionellen Strahlentherapie ist die wirksamste Therapie überhaupt. Man könnte sie als Methode der Wahl betrachten, falls man es in unserer Zeit nicht darauf anlegen müßte, jeden Strahleninsult zu vermeiden, vor allem an einem Organ, das ohnehin besonders häufig an malignen Geschwülsten erkrankt.

Es ist deshalb ratsam, möglichst mit Mitteln auszukommen, die das vegetative Nervensystem dämpfen, und mit der Anwendung von Hormonen (Progesteron, Testosteron), deren komplexe Wirkungsweise keineswegs aufgeklärt ist. Zusätzlich hat sich Vitamin A in hohen Dosen bewährt. Will man doch die Strahlentherapie anwenden, so sollte man die kleinen Dosen im Sinne Papes versuchen. Bisher waren Dosen von 100—150 R an der Oberfläche (Kepp: 130 R) üblich, die erforderlichenfalls in Abständen von eingen Wochen wiederholt werden konnten. Kepp betont in diesem Zusammenhang, daß die Mamma außerhalb der Zeit vor und in der Pubertät, der Schwangerschaft und der Lactation wenig strahlensensibel ist, die mehrmalige Bestrahlung mit den angegebenen Dosen keine Gefahr bedeutet.

Die therapeutische Wirkung von Progesteron und besonders Testosteron deutet darauf hin, daß diese Stoffe kompensierend oder verändernd in den follikelhormonstimulierten Stoffwechsel der Mamma eingreifen, in dem sie möglicherweise die Empfindlichkeit der

Zellen für das Follikelhormon herabsetzen. Dies scheint auch für die Strahlentherapie zu gelten. Um letztere Anschauung zu belegen, möchte ich den Fall einer ungewöhnlichen juvenilen Mammahyperplasie vorweisen, der nur durch die Strahlentherapie mit nachfolgender plastischer Operation aus kosmetischen Gründen geheilt werden konnte.

Die verkürzte Krankengeschichte lautet:

B. Irmgard, 12 Jahre alt (geb. 25. 2. 1940).

Klinikaufnahme 3. 3. 52 (I. Universitäts-Frauenklinik München).

Gynäkologische Anamnese: Menarche am 21. 1. 52, Blutung von dreitägiger Dauer; nächste Menstruation vom 14.—17. 2. 52, schwach, nicht schmerzhaft.

Jetzige Erkrankung. Im Sommer 1949, also im 9. Lebensjahr, setzte eine starke Entwicklung beider Brüste ein, die rechte war stets etwas größer als die linke, bisher noch kein Stillstand des abnormalen Wachstums.

Aufnahmebefund. Die rechte Mamma ist doppelkindskopfgroß hypertrophiert, die linke etwas weniger stark. Die Haut beider Brüste zeigt ausgedehnte Striaebildung, die Hypertrophie geht fast ausschließlich vom Drüsenparenchym aus. Die Mamillen sind etwa fünfmarkstückgroß.

Rectaler Untersuchungsbefund. Uterus kaum walnußgroß, etwas sinistroponiert, Adnexe o. B.

Klinische Beobachtung. Menstruationen: 4.—8. 3. 52, 30. 3.—3. 4. 52, 21.—24. 4. 52 und 15. 5. 52—19. 5. 52.

Die Basaltemperaturkurven zeigen einen biphasischen Verlauf, die Pregnandiolausscheidung ist am 16. bzw. 19. Tag in jedem Cyclus positiv, am 9.—10. Tag noch negativ. Die Cycluslänge beträgt 23—25 Tage.

Eine Röntgenaufnahme der Sella turcica ergibt unauffällige Konturen, die Größe der Sella ist bei Berücksichtigung des Alters der Patientin nicht anormal.

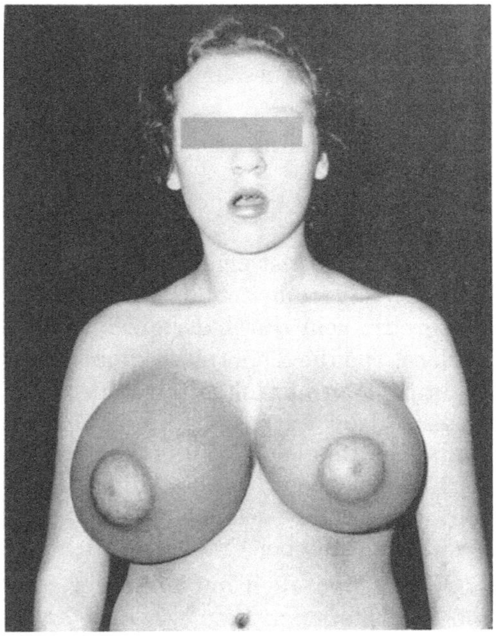

Abb. 1. B. Irmgard, 12 Jahre (geb. 25. 2. 40), Mammahyperplasie

Die Abb. 1 zeigt den Befund. Auffallend war die rote Verfärbung der Haut mit leichter Lividität und die „Hitze“ in den beiden Mammae im Vergleich zur Haut der Brustwand.

Die Spannung des Mammagewebes und der Oberfläche verursachten ständige Schmerzen.

Behandlung: Hypophysengesamtextrakt ohne Wirkung. Testosteron wirkte nur vorübergehend und verringerte einige Tage die Schmerzen, da die Spannung etwas nachließ.

Am 10. und 11. 7. 1952 führten wir eine Röntgenbestrahlung durch. Jede Mamma wurde an einem Tage von vier Feldern (10 × 15 cm) aus und je 150 R/O pro Feld tangential bestrahlt (von lateral, median, caudal und cranial). Daraufhin ließen die Schmerzen schon am 2. Tag nach und nach 8 Tagen hingen die Mammae wie schlaffe Säcke herab. Die dann folgende plastische Operation stellte einen kosmetisch guten Zustand her.

Die Deutung, die hier naheliegt, geht dahin, daß die Röntgenstrahlen das Mammadrüsengewebe für die Wirkung des in normaler Menge angebotenen Follikelhormons unempfindlicher machte (Einfluß auf zellenzymatische Prozesse ?).

Die Mastopathie, die vor allem durch Veränderungen nach Art der Mastopathia chronica cystica verursacht wird und für welche differentialdiagnostisch das gleiche gilt wie für die Mastodynie, ist durch hormonale Behandlung (vor allem Testosteron), Vitamin A und Sedativa so gut kurabel, daß wir seit Jahren von der Bestrahlung absehen konnten. In Frage kommt die Strahlentherapie überhaupt nur dann, wenn ein Carcinom klinisch ausgeschlossen werden kann (Mammographie).

Die Dosierung ist unterschiedlich. Du Mesnie de Rochemont bestrahlte den Drüsenkörper mit Dosen, die bei der präoperativen Mammabestrahlung gebräuchlich sind (2400—3200 R/O). Wir selbst haben früher Einzelherde im Kreuzfeuer mit dem Nahbestrahlungsgerät nach Chaoul (Herddosen bis 2500—3000 R) bestrahlt. Lahm empfahl von vier Mammafeldern aus je 240 R/O mit 4-tägigen Abständen zwischen jedem Feld. Demgegenüber verabfolgt Weber kleine Entzündungsdosen von 40 R/O. Bei dieser Dosis steht fraglos der symptomatische Effekt, der wohl über das vegetative Nervensystem zustande kommt, im Vordergrund.

Kepp verfährt in gleicher Weise wie bei der Mastodynie (130 R/O). Diese Dosis wird eventuell in mehrwöchentlichen Abständen auch mehrmals wiederholt mit dem Effekt der Beschwerdefreiheit bei den meisten Patientinnen.

Davies (1956) empfiehlt bei Versagen der Androgentherapie und sehr starken Beschwerden sogar die Ausschaltung der Ovarien entweder durch Operation oder „Röntgenkastration".

Die Bestrahlung erfolgt nach dem Modus der Tiefentherapie.

3. Pruritus Vulvae et Ani

Mit Pruritus ist eigentlich nur ein Symptom (der Juckreiz) bezeichnet, aber kein einheitliches Krankheitsbild. Deshalb muß der symptomatische vom essentiellen Pruritus abgegrenzt sein durch Erforschung des Grundleidens (z.B. Diabetes, psychosomatische Leiden), ehe die Therapie beginnt. Beim Pruritus ani sollte man noch auf Hämorrhoiden, Proktitis, Wurmkrankheiten achten, die als Ursache in Frage kommen. Beim Pruritus „sine materia", der hartnäckig und therapieresistent sein kann, ist eine Strahlentherapie oft von verblüffender Wirkung. Sie erfolgt offenbar direkt über die Nervenendigungen. Die Wirkung ist aber oft nur vorübergehend. Wiederholte Bestrahlung führt mit abnehmender Wirkung immer wieder einmal zum Erfolg. Sie kann jedoch wegen der Gefahr der Erbschädigung nur bei Frauen im nicht fortpflanzungsfähigem Alter gegeben werden.

Wenn man auch im Sinne der funktionellen Strahlentherapie mit kleinen Dosen bis 150 R auskommen kann, so darf man sich jedoch nicht scheuen, in hartnäckigen Fällen Dosen von 200—400 R zu geben, die eventuell noch einmal wiederholt werden. Ries sah mit den höheren Dosen (nur bei Frauen in der Menopause!) bei 190 kV, 3,0 Al., 40 cm FHD, die besseren Ergebnisse. Am besten benutzt man eine Feldgröße von 10 × 15 cm, die das ganze Vulva-Dammgebiet erfaßt. Nach Hilleman und Marchand kann man bei jungen Frauen die Entzündungsbestrahlung gonadennaher Körperteile auch heute noch verantworten. Auch Grenzstrahlen, drei- bis fünfmal 200 R in Abständen von 8—10 Tagen wurden empfohlen. Ebenso weiche Röntgenstrahlen in gleichen Zeitabständen mit Einzeldosen von 50—150 R und einer Gesamtdosis bis 500 R (s. Strahlentherapie in der Dermatologie).

Durch Alkoholinfiltration, die vor allem vor der Menopause in Betracht zu ziehen ist (v. Massenbach und Müller) läßt sich die Röntgenbestrahlung des Pruritus häufig vermeiden.

4. Kraurosis Vulvae

Die Kraurosis Vulvae ist durch eine Schrumpfung des gesamten Vulvagewebes, einschließlich der großen und kleinen Labien charakterisiert, die mit eigentümlichen perlmuttartigen Hautveränderungen, Excoreationen, Leukoplakien, Brennen und Juckreiz einhergeht. Da diese Erkrankung als fakultative Praecancerose gilt, ist die Strahlentherapie, wenn überhaupt, nur mit kleinen Dosen zum Zwecke der symptomatischen Besserung in Erwägung zu ziehen.

Versagt die örtliche und interne Medikation mit Oestrogenpräparaten und die von Knierer empfohlene Behandlung mit Atebrin oder Resochin (ein- bis dreimal täglich

0,25 je nach Verträglichkeit), so kommt die Elektrokoagulation nach BERVEN, wie sie für das Vulvacarcinom beschrieben ist, oder die oberflächliche Vulvaabtragung in Frage, nachdem man sich vorher vergewissert hat (histologische Untersuchung!), daß es noch an keiner Stelle zur Cancerisierung gekommen ist.

5. Beeinflussung der Nierenfunktion durch Bestrahlung

Wie eine eigene Beobachtung zeigt, ist eine Beeinflussung der Nieren nach Art der funktionellen Strahlentherapie offenbar durch direkte Wirkung auf das vegetative Nervensystem möglich. So gelang es uns bei einer Patientin (1946), die schon mehrere Tage wegen eklamptischer Urämie im Wochenbett vollkommen anurisch und vom Internisten aufgegeben war, die Nierensekretion wieder in Gang zu bringen. Obschon wir nur die eine Seite mit 200 R an der Oberfläche bestrahlten, reagierte die nicht bestrahlte Seite reflektorisch mit. An diese Möglichkeit der Therapie wird leider nur sehr selten gedacht. HEINTZ hat über drei Fälle von Anurie berichtet, die er durch Bestrahlung der Nierengegend mit 120-bis 220 R, eventuell am folgenden Tag wiederholt, beheben konnte.

Der Versuch die Nierenfunktion auszuschalten, wurde früher gelegentlich bei einseitigen Ureterscheidenfisteln gemacht, die operativ aus irgend einem Grund nicht angegangen werden konnten.

Zwar ist die Niere nicht ganz so strahlenresistent wie man früher annahm, jedenfalls ist sie es im Tierversuch nicht. DOMAGK konnte bei Kaninchen nach therapeutischen Röntgendosen Strahlenveränderungen an den Harnkanälchen feststellen und auch ZOLLINGER fand nach 3000 R bei der Ratte histologische Veränderungen, die noch nach mehreren Wochen nachweisbar waren.

Die Therapieergebnisse beim Menschen sind nicht gerade ermutigend. Während KLEIN, CONRAD, NAVRATIL und andere über gewisse Erfolge berichteten, haben STOECKEL, SPINDLER, WEIBEL u.a. nie den Verschluß einer Ureterfistel nach Nierenbestrahlung gesehen. Am ehesten könnte man sich eine Strahlenwirkung dort vorstellen, wo eine gleichzeitige Entzündung das Nierenparenchym empfindlicher macht.

a) Bestrahlungstechnik

Die Röntgenbestrahlung vollzieht sich unter Tiefentherapiebedingungen. Bei Bestrahlung der Patienten mit Anurie empfiehlt es sich, die ganze Niere in ein 10×15 cm Feld hineinzunehmen und durch Konvergenz zur Mitte hin die paravertebralen vegetativen Nervenstränge miteinzubeziehen. Von einer Bestrahlung der Nieren zum Zwecke der Funktionsausschaltung raten wir ab. Die dazu erforderlichen hohen Dosen, die Tumordosen entsprechen, sind zu belastend, die Wirkung ist fragwürdig.

VII. Schlußbemerkung

Bei den in diesem Kapitel abgehandelten gynäkologischen Erkrankungen hat die Strahlentherapie ihre teilweise führende Rolle längst verloren. Geht man von ihrer quantitativen Bedeutung heute aus, so hätte man sich bei der Darstellung dieser Therapie auf relativ weniges beschränken können. Zur Gesamtentwicklung der Strahlentherapie hat die Bestrahlung gutartiger gynäkologischer Leiden jedoch erheblich beigetragen. Wenn auch die historische Bedeutung des Dargestellten im Vordergrund steht, so ist doch nicht zu verkennen, daß es spezielle Situationen gibt, bei denen man mit Vorteil von der altbewährten Therapie Gebrauch machen kann und soll. Für diese Fälle ist, sowohl für den Radiologen wie auch für den Gynäkologen, die Kenntnis der Zusammenhänge und der Skala der therapeutischen Möglichkeiten unbedingt erforderlich, wenn jeder dieser Fachspezialisten mehr sein will als der Handlanger des anderen.

Literatur

Aguirre, P.: Un caso de tuberculosia bei cervix uterino curada con la hidracida del acido isonocotinico. Acta ginecol. (Madr.) **4**, 459 (1953).

Ahumada, O.: Ulzeröse Tuberkulose der Zervix und Vagina. Bol. Soc. Obstet. B. Aires **10**, 323 (1931).

Alarcon, A.: Radioterapia en las amenorrheas y afectos sobre la esterilidad. Sem. méd. (B. Aires) **3028** 117—118 (1952).

Albers-Schönberg: Röntgentherapie in der Gynäkologie. Zbl. Gynäk. **33**, 175 (1909).

— Über eine bisher unbekannte Wirkung der Röntgenstrahlen auf den Organismus der Tiere. Münch. med. Wschr. **50**, 1859 (1903).

— Referat über die gynäkologische Tiefentherapie. Fortschr. Röntgenstr. **20**, 93 (1913).

Albrecht, H.: Zur Frage der Bösartigkeit der Endometriosis rectouterina, Radikaloperation oder Bestrahlung? Auf Grund der Behandlungsergebnisse von 359 Fällen der Weltliteratur. Arch. Gynäk. **155**, 74 (1934).

Asherman, J. G.: X-ray therapy of sterility. (Tel-Aviv.) Gynaecologia (Basel) **133**, 65—73 (1952).

Ausset: Röntgenstrahlen bei Peritonitis tuberculosa. Soc. méd. de Lille Bull. méd. (1899) 1096. Ref. Wien. med. Wschr. **1900**, 726.

— et Bédard: Peritonitis tuberculosa. Arch. Electr. méd. **15**, 3 (1899).

Bacmeister, A.: Die Strahlenbehandlung der Lungentuberkulose. Strahlentherapie **48**, 747 (1933).

— u. Küpferle: Die Beeinflussung experimenteller Lungentuberkulose durch Röntgenstrahlen. Dtsch. med. Wschr. **39**, 1580 (1913).

Bardachzi, F., u. H. Herzum: Über Erfolge der Röntgentherapie bei großen und bei mit starker Anämie einhergehenden Uterusmyomen. Med. Klin. **30**, 1459 (1934).

Baron, H., u. H. Vieten: Über die Beeinflussung von Heilungsvorgängen durch Röntgenstrahlen. Strahlentherapie **106**, 354 (1958).

Béclère, M. A.: La Radiotherapie des fibromyomes uterins. Resultats, mode d'action et indications d'Apsis une Statistique de 400 observations personelles. J. Radiol. Électrol. **10**, 433 (1919); — Strahlentherapie **12**, 1064 (1921).

Behnken, H.: Maßnahmen zur Standardisierung der Röntgendosismessung in Deutschland. Strahlentherapie **20**, 115 (1925).

— Die Absolutbestimmung der Röntgeneinheit „1 Röntgen" in der physikalisch-technischen Reichsanstalt. Strahlentherapie **26**, 79 (1927).

— Zur Frage der Röntgendosiseinheit. Strahlentherapie **29**, 192 (1928).

Benassi, E.: Correlazioni ormoniche e radioterapia. Ann. Radio. diagn. (Bologna) **29**, 333—351 (1956).

Bickenbach, W.: Die Strahlenbehandlung der weiblichen Genitaltuberkulose. In: Ergebnisse der medizinischen Strahlenforschung, Bd. VII. Leipzig 1936.

Birkner, R.: Die Strahlenbehandlung bei Erkrankungen und Dysregulationen des neurovegetativhormonalen Systems. (Moabit.) Strahlentherapie **98**, 499—510 (1955).

Birkner, R., u. J. Trautmann: Die funktionelle Strahlentherapie in Klinik und Experiment. Strahlentherapie **105**, 46—56 (1958).

Böttger u. Rumphorst: Die Röntgenentzündungsbestrahlung der Mastitis puerperalis. Dtsch. med. Wschr. **81**, 1124 (1956).

Bolaffio, M.: Der gegenwärtige Stand der gynäkologischen Strahlentherapie. Strahlentherapie **36**, 201 (1930).

Bonar, L. D., and R. L. Garber: Radiation therapy in menstrual disorders and sterility. Amer. J. Obstet. **64**, 1350—1354 (1952).

Bonetta, C.: La nostra esperienza su dieci anni di radioterapia dei fibromi uterini. (Ist. di Radiol. Med. Univ. Parma.) G. Clin. med. **34**, 127—158 (1953).

Bonomo u. Gros: Wirkung der Röntgenstrahlen auf Bakterien. O. med. de R. Esercito Ital. (Juni 1897). Zit. nach H. Rieder. Münch. med. Wschr. **45**, 101 (1898).

Borak, J.: Theorien über die Wirksamkeit der Röntgenstrahlen bei entzündlichen Erkrankungen. Strahlentherapie **77**, 171 (1948).

Bortini, E.: La terapia radiologica ed operatoria dei fibromiomi dell'utero. (Milano.) Clin. Ter. Tumori **3**, 65—74 (1953).

Bottaro u. H. Pavlowski: Cervixtuberkulose. Sem. méd. (B. Aires) **30**, 1144 (1923). Ref. Ber. ges. Gynäk. Geburtsh. **2**, 365 (1924).

Breitner, J.: La terapia della tuberculosi an messiale. Riv. Ostet. Ginec. **9**, 381—386 (1954).

Broca u. Mahar: Die Röntgenbestrahlung bei lokaler Tuberkulose. Vortrag 17. Intern. med. Kongr. London 1913. Fortschr. Röntgenstr. **21**, 100 (1914).

Bumm, E.: Psychische Störungen nach Myombestrahlung. Diskussionsbemerkung. Z. Geburtsh. Gynäk. **86**, 666 (1923).

Burnet: Zit. nach Bacmeister, Die Bestrahlungstherapie der Lungentuberkulose. In: Lehrbuch der Strahlentherapie von H. Meyer, Bd. III, S. 206. Berlin u. Wien **1926**.

Coechi, U.: Erfolge und Mißerfolge bei Röntgenbestrahlung nichtkrebsiger Leiden. Strahlentherapie **73**, 255, 285 (1943).

Cónill-Serra, V.: Aportacióna la casuistica de la radioterapia hipofiso-ovarica en la esterilidad femenina. Acta ginec. (Madr.) **11**, 37—44 (1960).

Conrad, G.: Unblutige Nierenausschaltung durch Röntgenbestrahlung zur Heilung von Ureterfisteln. Zbl. Gynäk. **53**, 2520 (1929).

Counseller, V. S., and J. L. Crenshan: A clinical and surgical review of Endometriosis. Amer. J. Obstet. **62**, 930 (1951).

De la Camp u. Küpferle: Über die Behandlung der Lungentuberkulose mit Röntgenstrahlen. Med. Klin. **19**, 2018 (1913).

Del Buono, P.: Probleme der Bestrahlung endokriner Systeme. 9. int. Congr. Radiol. 23.—30. 7. 1959 München. Georg Thieme. Urban & Schwarzenberg. **1**, 749 (1961).

Desjardins, A. U.: Stimulation and immunity in radiotherapie. J. Amer. med. Ass. **87**, 1537 (1926).

De Snoo, K.: Ätiologie und Pathogenese der Endometriosen. Ned. T. Geneesk. **1940**, 1805. Ref. Ber. **41**, 622 (1940).

Dessauer, F.: Therapie der Röntgenstrahlen. Leipzig 1922.

—, u. F. Vierheller: Die Tiefenwirkung der Röntgenstrahlen. Strahlentherapie **12**, 655 (1921).

— — Kann durch Erhöhung der Filtration bei geringerer Spannung die gleiche Tiefenwirkung erreicht werden wie bei höherer Spannung? Strahlentherapie **12**, 691 (1921).

Deutsch, J.: Die Radiotherapie bei Gebärmuttergeschwülsten. Münch. med. Wschr. **51**, 1646 (1904).

Dietel, H.: Die Tuberkulose der weiblichen Geschlechtsorgane und des Bauchfells. In: Seitz-Amreich, Biologie und Pathologie des Weibes, Bd. V, S. 108. Berlin-München-Wien 1953.

Dubrauszky, V.: Papillomatöse Wucherungen der Scheidenhaut auf Grund unspezifischer, entzündlich-hyperplastischer Veränderungen. Zbl. Gynäk. **70**, 680 (1948).

Dworzak, H.: Zur Frage der Röntgentherapie der weiblichen Genitaltuberkulose. Histologische Untersuchungen eines bestrahlten Falles. Strahlentherapie **46**, 633 (1933).

Ellinger, F.: Medical radiation biology. Springfield (Ill.): Ch. C. Thomas 1957.

Eymer, H.: Gynäkologie und Röntgentherapie. Berlin 1912.

— Die Röntgentherapie in Gynäkologie und Geburtshilfe. Hamburg 1913.

— Entwicklung der gynäkologischen Strahlentherapie. Ther. d. Gegenw. **58**, 121 (1917).

— Experimentelles zur Bleifilterbestrahlung. Strahlentherapie **8**, 387 (1918).

— In: C. J. Gauss, Die Strahlentherapie in der Gynäkologie. Lehrbuch der Strahlentherapie von H. Meyer, Bd. 4/I, S. 576. Berlin u. Wien 1929.

— Weitere Erfahrungen mit der Röntgentherapie bei der Adnextuberkulose. Strahlentherapie **37**, 603 (1930).

—, u. C. Menge: Röntgentherapie in der Gynäkologie. Mschr. Geburtsh. Gynäk. **35**, 268 (1912).

Faber, A.: Beitrag zur Röntgentherapie von gynäkologischen Leiden. Inaug.-Diss. Jena Z. Röntgenk. 1910, H. 1/3.

Ferreira, C. D. A.: Röntgentherapie als Behandlung der Sterilität durch Ovulationsstörungen. An. bras. Ginc. **21**, 85—91 (1956).

Flaskamp, W.: Röntgentiefentherapie bei entzündlichen Adnexerkrankungen. Zbl. Gynäk. **47**, 100 (1923).

— Die artifizielle, temporäre Amenorrhoe im Heilplan der entzündlichen Adnexerkrankungen. Dtsch. med. Wschr. **51**, 1815 (1925).

Foveau de Courmelles, V.: Röntgentherapie der Myome. Fortschr. Röntgenstr. **20**, 9 (1913).

— Die Röntgen- und Radiumstrahlen in der Gynäkologie. Strahlentherapie **3**, 38 (1913).

Fraenkel, M.: Die Röntgenstrahlen in der Gynäkologie. Berlin 1911.

— Röntgenbehandlung in der Gynäkologie. Berl. Klinik **1912**, 1610.

— Die X-Strahlenbehandlung bei chirurgischer Tuberkulose. Strahlentherapie **9**, 263 (1919).

Fraenkel, M.: Die Wirkung von Röntgenstrahlen auf Tuberkelbazillen. Klin. Wschr. **2**, 1161 (1923).

Franqué, O. v.: Tuberkulose der weiblichen Genitalien, insbesonders der Ovarien. Med. Klin. **7**, 1036 (1911).

Frantzius: Zit. nach Martius, Die Behandlung der weiblichen Genitaltuberkulose. Strahlentherapie **42**, 479 (1931).

Franz, K.: Über Uterus-Myombehandlung. Münch. med. Wschr. **27**, 879 (1917).

— Myombehandlung. Arch. Gynäk. **107**, 129 (1917).

Freund u. Schiff: Beiträge zur Radiotherapie. Wien. med. Wschr. **1898**, Nr 22 u. 24.

Fried, C.: Die Röntgentherapie der Entzündungen drüsiger Organe. Strahlentherapie **36**, 161 (1930).

— Entzündungsbestrahlung und Antibiotika. (Sao Paulo.) Medizinische **1953**, 872—874.

Friedrich, W.: Die physikalischen Grundlagen der Radiumtherapie. Zbl. Gynäk. **46**, 919 (1922).

Füth, H.: Genitaltuberkulose beim Weibe mit besonderer Berücksichtigung der Strahlenbehandlung. Med. Welt **15**, 67 (1930).

Gajzágó, E.: Die Bedeutung der Röntgenschwachbestrahlung in der Gynäkologie. Strahlentherapie **62**, 167 (1938).

Gál, F.: Die Entwicklung der gynäkologischen Röntgenbestrahlung während der letzten 10 Jahre in der II. Universitäts-Frauenklinik Budapest. Strahlentherapie **37**, 623 (1930).

Galbis, M.: Kolpocytologische Untersuchungen bei Kastrationen nach intrauteriner Ra.Rx. Arch. Gynäk. **193**, 193 (1959).

Ganev, P.: Röntgenbehandlung der akuten nach Entbindung auftretender Mastitis. Radiobiol. Radiother. (Berl.) **3**, 511—512 (1962).

Ganzoni, M., u. H. Widmer: Weitere Erfahrungen über den Röntgenabort. Strahlentherapie **36**, 510 (1930).

Gardner, G. H.: Management of pelvic endometriosis. (Chicago.) 6. Amer. Congr. on Obstet. and Gynec. Chicago, 13.—17. 12. 1954. Obstet. and Gynec. **5**, 538—550 (1955).

Gauss, C. J.: Diagnose und Therapie der weiblichen Genital- und Peritonealtuberkulose. Strahlentherapie **13**, 579 (1922).

— Über die Therapie der Wahl bei Myomen und hämorrhagischen Metropathien. Strahlentherapie **27**, 5 (1927).

— Die Röntgenbehandlung der Myome und hämorrhagischen Metropathien. In: Lehrbuch der Strahlentherapie, Bd. 4, S. 345. Wien u. Berlin 1929.

— Unsere Röntgentherapie der weiblichen Genital- und Peritonealtuberkulose. Strahlentherapie **51**, 371 (1934).

—, u. B. Krinski: Die Mesothoriumbehandlung der Myome und Metropathien. Strahlentherapie **4**, 440 (1914).

Gibert, P.: Roentgentherapy in tuberculous adnexitis. Ann. J. physic. Ther. **6**, 75 (1929).

Glauner, R.: Die Röntgentherapie der Mammatuberkulose. Röntgenpraxis **8**, 38—42 (1936).

— Vegetatives Nervensystem und Röntgenstrahlen. Strahlentherapie **62**, 1 (1938).

— Die Indikationen der Röntgen- und Radiumbehandlung. Stuttgart 1948.

Glauner, R.: Die Entzündungsbestrahlung, 2. Aufl. Stuttgart 1951.
—, u. G. Holland: Experimenteller Beitrag zur Entzündungsbestrahlung. Strahlentherapie **67**, 502 (1940).
Goedel, R.: Die Röntgenbestrahlung der puerperalen Mastitis. Strahlentherapie **58**, 651 (1937).
Görl, L.: Röntgenbestrahlung wegen starker, durch Myome hervorgerufener Menorrhagien. Zbl. Gynäk. **30**, 1184 (1906).
— Die Sterilierung der Frau durch Röntgenstrahlen. Münch. med. Wschr. **57**, 1788 (1910).
— Über Röntgensterilisierung. Berl. klin. Wschr. **1914**, 1839.
Glocker, R.: Das Grundgesetz der physikalischen Wirkung von Röntgenstrahlen und seine Beziehung zum biologischen Effekt. Strahlentherapie **26**, 147 (1927).
Graff, E.: Papilläre Portiotuberkulose. Geburtsh. gynäk. Ges. Wien 12. 5. 25. Zbl. Gynäk. **49**, 2259 (1925).
Grassberger, A., u. R. Seyss: Beobachtungen über die Mastitis puerperalis und ihre Behandlung mit Röntgenstrahlen. (Neunkirchen NÖ.) Wien. klin. Wschr. **1957**, 776—779.
Grebe, L.: Die Messung der Röntgenstrahlendosis. Strahlentherapie **21**, 306 (1926).
—, u. W. Wiebe: Tabellen zur Dosierung der Röntgenstrahlen. Strahlentherapie, Sonderband **25**. Berlin u. München 1950.
Haberland u. Klein: Die Wirkung der Röntgenstrahlen auf Tuberkelbazillen. Münch. med. Wschr. **68**, 1049 (1921).
Haendly, P.: Die therapeutische Verwendung der Röntgenstrahlen in der Gynäkologie. Strahlentherapie **2**, 227 (1913).
— Pathologisch-anatomische Ergebnisse der Strahlenbehandlung. Strahlentherapie **12**, 1 (1921).
Halberstädter, L.: Die Einwirkung der Röntgenstrahlen auf Ovarien. Berl. klin. Wschr. **1905**, 69.
Harris, W., u. A. Kean: Über die therapeutische Schwangerschaftsunterbrechung durch Röntgenstrahlen. Bemerkungen zur gleichnamigen Arbeit von W. Fürst. Strahlentherapie **27**, 496 (1928); **28**, 637 (1928).
Hecht, H., A. Neumayr u. B. Turnher: Die indirekte Wirkung der Röntgenbestrahlung der Hypophysen-Zwischenhirnregion auf die Permeabilität der Kapillaren des Menschen. Strahlentherapie **91**, 261 (1953).
Heidenhain, L.: Röntgenbestrahlung und Entzündung. Strahlentherapie **24**, 37 (1927).
—, u. C. Fried: Röntgenstrahlen und Entzündung. Klin. Wschr. **3**, 1121 (1924).
Heimann, F.: Der Effekt verschieden gefilterter Mesothorstrahlung auf das Kaninchenovarium. Strahlentherapie **5**, 117 (1915).
— Eierstockfunktion und Bestrahlung. Strahlentherapie **11**, 731 (1920).
— Zur Biologie des bestrahlten Ovariums. Strahlentherapie **12**, 793 (1921).
Heineke, H.: Experimentelle Untersuchungen über die Einwirkung der Röntgenstrahlen auf innere Organe. Mitt. Grenzgeb. Med. Chir. Nr 14 (1905).
Heineke, H.: Experimentelle Untersuchung über die Einwirkung der Röntgenstrahlen auf das Knochenmark. Dtsch. Z. Chir. Nr 78 (1905).
Henkel, M.: Die modernen Gesichtspunkte der Myombehandlung. Ther. d. Gegenw. **63**, 451 (1922).
— Die individuelle Myombehandlung. Mschr. Geburtsh. Gynäk. **69**, 364 (1925).
Heynemann, Th.: Die Tuberkulose der weiblichen Genitalien und des Peritoneums. In: Handbuch der Gynäkologie von Stoeckel, Bd. VIII, S. 179—444. München 1933.
— Zur Klinik der Endometriose. Zbl. Gynäk. **63**, 1—7 (1939).
Hillemand, P., et J. H. Marchand: La Radiotherapie dans le traitement des affections inflammatoires de L'anus et du rectum. J. int. Coll. Surg. **30**, 623 (1958).
Hochstaedt, B., u. Gg. Langer: Röntgentherapie der weiblichen Sterilität und Menstruationsstörungen; Indikationsstellung. (Haifa.) Gynaecologia (Basel) **146**, 372 (1958).
Hoelder, H.: Über die Strahlenbehandlung in der Gynäkologie. Münch. med. Wschr. **37**, 688 (1914).
Hohlfelder, H.: Die geeignete zeitliche Verteilung der Röntgendosis, „das Problem“ in der Strahlentherapie. Langenbecks Arch. klin. Chir. **134**, H. 2/3 (1925).
Hohlweg, W., u. M. Dohrn: Über die Beziehungen zwischen Hypophysen-Vorderlappen und Keimdrüsen. Klin. Wschr. **11**, 233 (1932).
Holthusen, H.: Über die Beziehungen zwischen physikalischer und biologischer Dosimetrie. Strahlentherapie **17**, 49 (1924).
Holzbach, E.: Theoretisches und Praktisches zur Röntgentiefentherapie. Strahlentherapie **3**, 285 (1913).
Huant, E.: Points de vice sur la radiothérapie fonctionelle de l'hypophyse. Thérapie **6**, 34 (1951).
Huet, J. A.: Vingt ans de radiotherapie hypophysoire. J. Radiol. Électrol. **31**, 317 (1950).
Ibrahim, A., and A. El-Shebini: The effect of low dose irradiation on amenorrhoea and sterility. J. Egypt. med. Ass. **37**, 128—134 (1954).
Ingalls, E. N., P. N. Larson, and M. S. Rothmen: Irradiation and ovulation. X-ray treatment of ovaries and pituitary in anovulatory cycles. (Minneapolis.) Obstet. and Gynec. **6**, 610—614 (1955). Ber. ges. Gynäk. Geburtsh. **59**, 353 (1956).
Iselin, H.: Entgiftung des Tuberkuloseherdes durch Röntgenbestrahlung. Dtsch. med. Wschr. **39**, 297, 349 (1913).
— Die Röntgenbehandlung der chirurgischen Tuberkulose. Strahlentherapie **10**, 643 (1920).
Israel, S. L.: The empiric usage of low dosage irradiation in amenorrhea. 75. Ann. Meet. Amer. Gynec. Soc. Hot. Springs, Va., 12.—14. 5. 1952. Amer. J. Obstet. Gynec. **64**, 971—987 (1952).
Jameson, E.: Tuberculosis of the uterus and fallopian tube with a report of two cases treated with X-rays. Amer. J. Obstet. Gynec. **27**, 27 (1934).
Jaquelin, A., R. Lamy et A. Gratay: La roentgenthérapie diencéephalique dans l'asthme et divers syndrômes allergiques. 9. int. Congr. Radiol. **1** 727—731 (1961).

JOSHI, M. D.: Low dosage x-ray radiation in secondary amenorrhea and sterility. Indian J. Radiol. **6**, 57 (1952).

JOST, A.: Die Bestrahlungstherapie der weiblichen Genital- und Peritonealtuberkulose unter besonderer Berücksichtigung des Krankenmaterials der Universitäts-Frauenklinik Göttingen in den Jahren 1930—1945. Inaug.-Diss. Göttingen 1947.

JÜNGLING, O.: Die Röntgenbehandlung chirurgischer Krankheiten. Leipzig 1924.

— Zur Frage der Raumdosis in der Röntgentherapie. Münch. med. Wschr. **71**, 123 (1924).

KAHANPÄÄ, V.: Über die gynäkologische Strahlenbehandlung außerhalb der Krebskrankheiten. Ann. Med. intern. Fenn., **48**, Suppl. 28, 89 (1959).

KAISER, R., u. E. DAUME: Über eine einheitliche Nomenklatur für das Klimakterium und seine Begleitsymptome. Geburtsh. u. Frauenheilk. **25**, 974 (1965).

—, u. W. GÖRDES: Pathophysiologie und Therapie des klimakterischen Syndroms. Med. Klin. (im Druck) (1968).

KAMNIKAR, H., u. ST. SIMON: Zur Strahlenbehandlung von Entzündungen der weiblichen Anhänge. Strahlentherapie **30**, 441 (1928).

KAPLAN, I. I.: The radiation treatment of amenorrhea and sterility. With report of cases so treatet. Amer. J. Obstet. Gynec. **21**, 52 (1931).

— La radioterapia en el tratamient de la infertilidad y esterilidad femenina. Experiencia clinica en vez de especulacion experimental. Acta ginec. (Mad.) **7**, 321 (1956).

KAUFFMANN, F.: Zur Röntgentherapie der Myome und hämorrhagischen Metropathien. Klin. Wschr. **6**, 489 (1927).

KELLY, H.: Two hundred and ten fibroid tumors treated by radium. Surg. Gynec. Obstet. **27**, 402 (1918).

KEPP, R. K.: Die Behandlung gutartiger uteriner Blutungen unter besonderer Berücksichtigung der zu erwartenden Ausfallserscheinungen. Z. Geburtsh. Gynäk. **127**, 196 (1946).

— Gynäkologische Strahlentherapie. Stuttgart 1952.

KERMAUNER, F.: Die Behandlung der Genitaltuberkulose des Weibes. Wien. klin. Wschr. **1930**, 1245.

KEUNING, F. J.: Die immunologische Funktion des lymphatischen Systems. Organorama (Hauszeitschrift der Firma Organon) **3**, H. 5, 9 (1966).

KIRCHHOFF, H.: Die Genitaltuberkulose der Frau. Neue diagnostische und therapeutische Erkenntnisse. Dtsch. med. Wschr. **78**, 899 (1953).

KLEIN, P.: Zur Heilung der Ureterfisteln durch Nierenausschaltung mittels Röntgenbestrahlung. Zbl. Gynäk. **52**, 1500 (1928).

KNAKE, H.-J., u. K.-H. ZEISS: Primäre Abdominalaktinomykose mit sekundärer Ausbreitung auf beide Tuben und Netz. (Detmold.) Geburtsh. u. Frauenheilk. **15**, 816—822 (1955).

KNIERER, W.: Zur Therapie der Kraurosis vulvae mit Atebrin. Münch. med. Wschr. **96**, 169 (1954).

— Zur Behandlung der Kraurosis vulvae. Med. Klin. **49**, 1674 (1954).

KONJETZNY, G. E.: Pathologie, Klinik und Behandlung der Mastopathie. Stuttgart 1942 u. 1954.

KOPPENSTEIN, E.: Probleme der Bestrahlung endokriner und neurovegetativer Systeme. 9. int. Kongr. Radiol. **1**, 745—749 (1961).

KRAUSE u. ZIEGLER: Zit. nach ALBERS-SCHÖNBERG, Referat über die gynäkologische Tiefentherapie (Myome). IV. internat. Kongr. für Physiotherapie Berlin 1913. Fortschr. Röntgenstr. **20**, 93 (1913).

KRAUSE, P.: Studien der Einwirkung der Röntgenstrahlen auf Bakterien. Fortschr. Röntgenstr. **29**, 640 (1922).

KREIBICH, H.: Über die Tuberkulose der Portio vaginalis uteri. (Zwickau/Saale.) Zbl. Gynäk. **76**, 1987—1997 (1954).

KRÖNIG, B.: Zur temporären Sterilisierung mittels Radiumstrahlen. Strahlentherapie **22**, 41 (1926).

KRÖNIG u. GAUSS: Die Strahlentherapie in der Gynäkologie: Röntgen- oder Radiumtherapie? Zbl. Gynäk. **37**, 153 (1913).

KRUCHEN, C.: Röntgentherapie der puerperalen Mastitis. Strahlentherapie **73**, 464 (1943).

KÜMMEL, H.: Behandlung des Lupus mit Röntgenstrahlen. Ärztl. Verein Hamburg 14. 12. 1897. Ref. Münch. med. Wschr. **44**, 1486 (1897).

KÜSTNER, H.: Die Ionisationsmessung der Röntgenstrahlen. Ergebn. med. Strahlenforsch. **1**, 181 (1925).

LAHM, W.: Hypophysenbestrahlungen. Strahlentherapie **69**, 304 (1941).

— Die Röntgenbestrahlung der Mastitis cystica. Strahlentherapie **73**, 314 (1943).

— Die Röntgenbestrahlung der Arthritis deformans und der Spondylose. Strahlentherapie **79**, 73 (1949).

— Zur biologischen Dosierung der Röntgenstrahlen und die Röntgenbehandlung funktioneller Störungen. Strahlentherapie **81**, 425 (1950).

LANGE, L., u. M. FRÄNKEL: Die Wirkung der Röntgenstrahlen auf Tuberkelbazillen. Klin. Wschr. **2**, 1161 (1923).

LEDDY, E. T.: Roentgentherapy for ovarian dysfunction. Surg. Clin. N. Amer. 1101—1104 (1952).

LENARDUZZI, L.: Il trattamento attinico e chirurgico dei fibromiomi uterini. Clin. Ter. Tumori **3**, 75—90 (1953).

LENGFELLNER, K., u. FRAENKEL: Zit. nach ALBERS-SCHÖNBERG, Referat über die gynäkologische Tiefentherapie (Myome). IV. internat. Kongr. für Physiotherapie Berlin 1913. Fortschr. Röntgenstr. **20**, 93 (1913).

LINDIG, P.: Histologische Untersuchungen am radiumbestrahlten menschlichen Ovar und Uterus. Strahlentherapie **11**, 720 (1920).

LIPKOVIC, A. M., u. G. N. APASOV: Behandlung der akuten puerperalen Mastitis mit der diagnostischen Röntgenröhre. Akush. i. Cinek. **2**, 40—42 (1956).

LLOYD, CH.: Human Reproduction and sexual behavior. S. 305. Philadelphia: Lea and Febiger 1964.

LONDON, E. S.: Zur Lehre von den Bequerelstrahlen und ihrer physiologisch-pathologischen Bedeutung. Berl. klin. Wschr. **40**, 23 (1903).

— Weitere Untersuchungen über Radiumeinwirkung. Berl. klin. Wschr. **42**, 1336 (1905).

Lorey, A.: Zur Bewertung der Röntgenbehandlung bei Myomen und Metrorrhagien. Dtsch. med. Wschr. **44**, 13 (1918).

Lubarsch u. Wätgen: Allgemeine und spezielle pathologische Histologie der Strahlenwirkung. In: Handbuch der gesamten Strahlenheilkunde von Lazarus, S. 348. München 1931.

Margraf, C.: Die Stellung der Röntgenbestrahlung in der Behandlung der puerperalen Mastitis. Strahlentherapie **57**, 303 (1936).

Martius, H.: Die Strahlenbehandlung der Uterusmyome und Uterussarkome. In: Handbuch der Gynäkologie von Stoeckel, Bd. VI/2, S. 238. München: J. F. Bergmann 1931.

— Die Behandlung der weiblichen Genitaltuberkulose. Strahlentherapie **42**, 471 (1931).

Massenbach, W. v.: Zur Frage der Auswahl der Myome für die Operation oder Bestrahlung. Fortschr. Ther. **5**, 274 (1937).

—, u. K. Müller: Die Behandlung des Pruritus vulvae et ani mit Alkoholinjektionen. Dtsch. med. Wschr. **80**, 16 (1955).

Mayobre, R. A.: La radioterapia estimulante en las deficiencias functionales del ovario. Rev. Obstet. Ginec. **18**, 33 (1958).

Menge, C.: Die Beziehungen der Tuberkulose zu den weiblichen Urogenitalorganen. Experimentelles zur Genitaltuberkulose des Weibes. XIV. Kongr. Dtsch. Ges. Gynék. 7.—10. 6. 1911.

Meyer, R.: Beitrag zur Kenntnis der Röntgenstrahlenwirkung auf die anatomische Struktur des menschlichen Uterus und der Ovarien. Zbl. Gynäk. **17**, 529 (1912).

Möbius, W.: Beitrag zur Radiumbehandlung in der Gynäkologie. Leipzig 1951.

— Klinik der Myome. Vortr. Dtsch. Ges. Gynäk. Arch. Gynäk. **195**, 178—187 (1961).

Mohr, L.: Statistische Bearbeitung der bis zum 1. Januar 1913 veröffentlichten mit Röntgenstrahlen behandelten gynäkologischen Erkrankungen. Fortschr. Röntgenstr. **20**, 105 (1913).

Montag, C.: Über die Wirkung von Methylthiouracil und Röntgenstrahlen auf die Schilddrüse. Strahlentherapie **81**, 1 (1950).

Moore, V. M.: Radiation therapy of female pelvis for benign lesions. With report of 396 cases. Radiology **25**, 600 (1935).

Morgan, J. E., and C. T. Reyes: X-ray therapy for amenorrhea and sterility. Obstet. and Gynec. **9**, 175 (1957).

Morillo, L.: Tuberkulose des Gebärmutterhalses. Zbl. Gynäk. **110**, 166 (1935).

Movers, F.: Das Recidiv bei der Endometriose. Geburtsh. u. Frauenheilk. **2**, 460 (1940).

— Zur Frage der Strahlentherapie der Endometriose. Strahlentherapie **69**, 281 (1941).

Müller, J. H., u. H. J. Wespi: Über die Grenzstrahlentherapie der Portioschleimhaut. Zbl. Gynäk. **66**, 801 (1942).

Müller, W.: Die Erfolge der Röntgentherapie bei Mastitis puerperalis (235 Fälle). Inaug.-Diss. Hamburg 1940.

Müller, W. G.: Indikationen zur Röntgenstrahlentherapie bei entzündlichen Erkrankungen. (Zwickau.) Dtsch. Gesundh.-Wes. **1953**, 153—158.

Murray, E. G., y L. R. Bulla: Roentgenterapia en la insuficiencia ovarica y esterilidad endocrina. An. Clin. Cir. abdom. Policlin. Mejia **4**, 121—124 (1958).

Nadal, R., R. Buchet, Ansemant et Robieux: Radiothérapie fonctionelle hypophyso-hypothalamique dans les obésités. J. Radiol. Électrol. **42**, 218—221 (1961).

Navratil, E.: Zur Frage der Nierenausschaltung durch Röntgenstrahlung. Strahlentherapie **47**, 348 (1933).

Nielsen, J.: Dosierungsfragen bei der Röntgenbehandlung von zervico-fazialer Aktinomykose. Acta radiol. (Stockh.) **23**, 303 (1942).

Nürnberger, L.: Die gutartigen und bösartigen Neubildungen der Tuben. In: Handbuch der Gynäkologie von Stoeckel, Bd. 7, S. 652. München 1932.

Ott, P., u. J. Güldenberg: Wert der perkutanen Kastration der Frau mit ionisierender Strahlung. Strahlentherapie **107**, 520 (1958).

Pape, R.: Röntgenstrahlen und Vegetativum unter besonderer Berücksichtigung kleinster Dosen. (Wien.) Acta neuroveg. (Wien) **3**, 474—497 (1952).

— Fragen und Ergebnisse der Röntgenschwachbestrahlung. Radiobiol. Radiother. (Berl.) **2**, 169—177 (1961).

— Röntgentherapie mit kleinen Dosen unter besonderer Berücksichtigung der Behandlung Jugendlicher. In: Strahlenforschung und Strahlenbehandlung, S. 180. München u. Berlin 1963.

Pavlowski, H.: Tuberkulose der Zervix. Sem. méd. (B. Aires) **33**, 12 (1926). Ref. Ber. ges. Gynäk. Geburtsh. **10**, 545, 611 (1926).

Payne, S.: Use of low dosage irradiation in the treatment of infertile women with ovarian dysfunction. 8 Ann. Meet. Amer. Soc. f. the Study of Sterility, Chicago 8. 6. 1952. Fertil. and Steril. **3**, 500—526 (1952). Zbl. ges. Radiol. **40**, 352 (1953).

— The treatment of female infertility by x-ray therapy. West. J. Surg. etc. **62**, 173—176 (1954).

Penkert, M.: Die Behandlung der gutartigen Gebärmutterblutungen jenseits des 40. Lebensjahres unter besonderer Berücksichtigung der Ausfallserscheinungen. Arch. Gynäk. **168**, 209 (1939).

Perthes, G.: Versuche über den Einfluß der Röntgen- und Radiumstrahlen auf die Zellteilung. Dtsch. med. Wschr. **30**, 632, 668 (1904).

Peterson: Review of one hundred cases of women with pelveotuberculosis with special reference to the end results of operative treatment. Amer. J. Obstet. **4**, 234, 308 (1922).

Philipp, E., u. H. Huber: Die Entstehung der Endometriose. Zbl. Gynäk. **63**, 7 (1939).

— Die Klinik der Endometriose im Lichte neuer Forschungsergebnisse. Zbl. Gynäk. **63**, 482 (1939).

Prym, P.: Die therapeutische Röntgenbestrahlung vom pathologisch-anatomischen Standpunkt. In: Handbuch der Röntgentherapie von P. Krause. Leipzig 1924.

Raffaele, A. P., G. Di Padla y M. Lello: Röntgenterapia en la amenorrea. Sem. méd. (B. Aires) 3078, 37—38 (1953).

RAKOFF, A. E.: Hormonal changes following low dosage irradiation of pituitary and ovaries in anovulatory women. Further Studies. (Philadelphia.) Fertil. and Steril. **4**, 263 (1953).

RÉCAMIER, J.: Zit. nach ALBERS-SCHÖNBERG, Referat über die gynäkologische Tiefentherapie (Myome). IV. internat. Kongr. für Physiotherapie, Berlin 1913. Fortschr. Röntgenstr. **20**, 93 (1913).

RECH, W.: Unsere Erfahrungen mit der Röntgenbestrahlung der puerperalen Mastitis. Strahlentherapie **74**, 5 (1943).

REICHEL, W. S.: Über die Dosishöhe bei der funktionellen und Entzündungsbestrahlung. Strahlentherapie, Sonderbd. **35**, 126 (1956).

— Röntgentherapie des Schmerzes. Wirkungsweise, Möglichkeiten, Aussichten, Methodik. (Köln.) Radiologe **1**, 121—123 (1961).

REIFFERSCHEID, K.: Die Einwirkung der Röntgenstrahlen auf die tierischen und menschlichen Eierstöcke. Zbl. Gynäk. **38**, 715 (1914).

— Die Röntgentherapie in der Gynäkologie. Leipzig (1911).

— Über die Röntgentherapie in der Gynäkologie. Strahlentherapie **4**, 149 (1914).

RIEDER, H.: Weitere Mitteilungen über die Wirkung der Röntgenstrahlen auf Bakterien, sowie auf die menschliche Haut. Münch. med. Wschr. **45**, 101 (1898).

RITTER u. MOJE: Wirkungsweise der Röntgenstrahlen auf Tuberkelbazillen. Strahlentherapie **15**, 283 (1923).

ROBECCHI, E.: Der Röntgenabort in Theorie und Praxis. Betrachtungen über unmittelbaren und Dauererfolg in 5 Fällen. Ginecologia 8, 302 (1942).

ROSEN, V.: L'influence des rayons X sur les ovaires de la femme. Diss. Lausanne 1907.

RIES, J., u. J. BREITNER: Strahlenbehandlung in der Gynäkologie, S. 182. München 1959.

RUBIN, I. C.: Comparative value of x-ray irradiation and hormones in treatment of habitually delayed menstruation and sterility. Ann. Ostet. Ginec. **78**, 62—73 (1956).

RUNGE, H., u. A. VÖGE: Über die Behandlungen von Blutungen im Klimakterium unter besonderer Berücksichtigung der intrauterinen Radiumtherapie. Strahlentherapie **69**, 82 (1941).

RUSSI: Zit. nach H. MARTIUS, Röntgenstrahlenbehandlung in der Gynäkologie, S. 317. Leipzig 1923.

RYDEN, A.: The treatment of tuberculous salpingitis (Stockholm). Acta obstet. gynec. scand. **37**, 114—130 (1958).

SAMPSON, J. A.: The development of the implantation theory for the origin of peritoneal endometriosis. Amer. J. Obstet. **40**, 549 (1940).

SCHERER, E.: Entzündliche Erkrankungen. In: Lehrbuch der Strahlenheilkunde von R. DU MESNIL DE ROCHEMONT, S. 353. Stuttgart: Ferdinand Enke 1958.

SCHMIEMANN, R.: Unsere Behandlung der Genito-Peritonealtuberkulose der Frau mit Röntgenstrahlen nach Menge. Strahlentherapie **69**, 249 (1941).

SCHOBER, R.: Radiologische Funktionstherapie. Münch. med. Wschr. **104**, 1215—1218 (1962).

SCHÖNEICH, R.: Erfahrungen mit Kleinstdosen bei der funktionellen und Entzündungsbestrahlung. Radiobiol. Radiother. (Berl.) **2**, 179—183 (1961).

SCHREUS, H.: Die Grundlagen der Dosimetrie der Röntgenstrahlen. Leipzig 1922.

SCHWARZ, P.: Tuberkulose der Portio vaginalis. (Innsbruck.) Öst. Ärztekongr. Salzburg Sept. 1953. Wien. klin. Wschr. **1954**, 66—67.

SELLHEIM, H.: Erholen sich Frauen mit Blutungen besser nach Uterusexstirpation oder nach Bestrahlung? Münch. med. Wschr. **47**, 1406 (1923).

SEISSER, F.: Erfahrungen mit der Röntgenbehandlung der genitalen Entzündungen. Strahlentherapie **33**, 471 (1929).

SEITZ, L.: Die Röntgenreizbestrahlung der subakuten und chronischen Entzündungen der weiblichen Genitalorgane. Strahlentherapie **37**, 595 (1930).

— Entstehung, Klinik und Behandlung der Endometriose. Med. Welt **13**, 550 (1939).

—, u. GUTHMANN: Zit. nach MARTIUS, Die Strahlentherapie der Uterusmyome und Uterussarkome. In: Handbuch der Gynäkologie von STOECKEL, Bd. VI/2, S. 232. München 1931.

—, u. H. WINTZ: Die Abhängigkeit der Röntgenamenorrhoe vom Menstruationszyklus sowie von der Größe und Verteilung der Dosis. Münch. med. Wschr. **66**, 475—477 (1919).

— — Unsere Methode der Röntgentiefentherapie und ihre Erfolge. Strahlentherapie, Sonderbd. **5** (1920).

SEUFFERT, E. v.: Die Strahlenbehandlung der nicht malignen Metropathien und der Myome. In: Biologie und Pathologie des Weibes von HALBAN-SEITZ, Bd. 4, S. 537. Wien u. Berlin 1928.

SIEDENTOPF, H.: Klinische Erfahrungen mit der Röntgenschwachbestrahlung bei gynäkologischen Entzündungen. Strahlentherapie **33**, 637 (1929).

SIEFERT, A. C.: Therapeutic irradiation of the ovaries. Calif. Med. **35**, 290 (1931).

SOSIN, J.: Roentgentherapy of purulent mastitis. (Lodz.) Ginek. pol. **30**, 95—100 (1959).

SPAETH, F.: Ein Fall von Genitaltuberkulose geheilt durch Röntgenstrahlen. Ber. Ärztl. Verein Hamburg 17. 1. 1911. Ref. Münch. med. Wschr. **58**, 222 (1911); — Dtsch. med. Wschr. **37**, 741 (1911).

SPECHT: Zit. nach ALBERS-SCHÖNBERG, Referat über die gynäkologische Tiefentherapie (Myome). IV. internat. Kongr. für Physiotherapie, Berlin 1913. Fortschr. Röntgenstr. **20**, 93 (1913).

SPIELER: Zit. nach MARTIUS, Die Behandlung der weiblichen Genitaltuberkulose. Strahlentherapie **42**, 485 (1931).

SPINDLER, H. v.: Ausschaltung der Nierenfunktion bei der Ureterfistelbestrahlung. Strahlentherapie **41**, 336 (1931).

SPINELLI, M.: Chirurgia ed actinoterapia nel trattamento dei fibromiomi dell'utero. Clin. Ter. Tumori **3**, 4—23 (1952).

STEINKAMM, E.: Behandlung der puerperalen Mastitis mit Röntgenschwachbestrahlung. Zbl. Gynäk. **60**, 103 (1936).

STEINKAMM, J.: Die Strahlenbehandlung der Aktinomykose. Strahlentherapie **12**, 512 (1920).

Stephan, S.: Zur Röntgenbehandlung der Bauchfell- und Genitaltuberkulose des Weibes. Strahlentherapie **10**, 957 (1920).
— Zur Behandlung der Bauchfell- und Genitaltuberkulose des Weibes. Verh. dtsch. Ges. Gynäk. **2**, 110 (1920).
— Indikationsstellung zur Röntgenbehandlung der Peritoneal- und Genitaltuberkulose. Mschr. Geburtsh. Gynäk. **54**, 314 (1921).
Stepp, W.: Die Röntgenbehandlung der Drüsentuberkulose. In: Salzmann, Die Röntgenbehandlung innerer Krankheiten. München 1923.
Stoeckel, W.: Die Verletzungen und Fisteln der Harnorgane. In: Handbuch der Gynäkologie von Stoeckel, Bd. X/2, S. 94. München: J. F. Bergmann 1938.
Theiss, H.: Erfolge der Röntgentherapie bei der Mastitis puerperalis an 135 Fällen. Zbl. Gynäk. **59**, 1644 (1935).
Trenholme u. Hegar: Die Kastration der Frauen. Leipzig 1878.
Turpin, R., et J. Lejeune: Influence possible sur la stabilité du patrimoine héréditaire humain de l'utilisation industrielle de l'énergie atomique. Bull. Acad. Méd. (Paris) **139**, 104—106 (1955).
Uter, W.: Die Röntgentherapie der Peritoneal- und Genitaltuberkulose. Zbl. Gynäk. **48**, 1473 (1924).
Unterberger, E.: Experimentelle Untersuchungen über die Tätigkeit der Eierstöcke nach Uterusexstirpation. Zbl. Gynäk. **54**, 655 (1930).
Velde, Th. H. van de: Strahlenbehandlung in der Gynäkologie. Zbl. Gynäk. **39**, 313 (1915).
Vermande-van Eck, G. J.: Effekt of low dosage X-irradiation upon pituitary gland and ovaries of the rhesus monkey (New Haven). Fertil. and Steril. **10**, 190—202 (1959).
Vieten, H.: Der strahlenbiologische Reaktionsablauf im vegetativen Nervensystem. Strahlentherapie **79**, 13 (1949).
— H. Lohse u. K. H. Willmann: Dringliche Radiotherapie bei akuten Entzündungen. Mit besonderer Berücksichtigung der Mastitis puerperalis und der akuten (postoperativen) Parotitis. Radiologe **1**, 99 (1961).
Vogt, E.: Die Röntgentiefentherapie der Genitaltuberkulose. Strahlentherapie **11**, 956 (1920).
— Erfahrungen mit der postoperativen Röntgenbestrahlung der weiblichen Genitaltuberkulose hinsichtlich der Dauerheilung. Strahlentherapie **12**, 789 (1921).
— Über die Kombination der operativen Therapie der Genitaltuberkulose mit der Röntgenbestrahlung. (Prophylaktische Bestrahlung.) Dtsch. med. Wschr. **47**, 293 (1921).
Voltz, F.: Sensibilität und Sensibilisierung in der Strahlentherapie. Münch. med. Wschr. **69**, 782 (1922).
Wagenen, G. van, and W. U. Gardner: X-irradiation of the ovary in the monkey (Macaca mulatta). (New Haven.) Fertil. and Steril. **11**, 291 (1960).
Wariwoda, A., u. G. Riedl: Über die Röntgenbehandlung der Mastitis puerperalis mit Oberflächenkleinstdosen. (Linz und Wien.) Strahlentherapie **96**, 439 (1955).
Wallon, E.: La place du radium dans de traitement des fibromes. Rev. actinol. (Paris) 11 (1935).
Weber, H.: Unsere röntgentherapeutischen Erfahrungen 1920—1922. Strahlentherapie **15**, 323 (1923).
Weibel, W.: Die Tuberkulose des weiblichen Genitalapparates. In: Handbuch der Biologie und Pathologie des Weibes von Halban-Seitz, Bd. V/1, S. 325. Berlin u. Wien 1926.
— Zur Nierenbestrahlung bei postoperativen Ureterfisteln. Zbl. Gynäk. **57**, 343 (1933).
Werner, R.: Die Radiotherapie der Geschwülste. Strahlentherapie **2**, 614 (1913).
Wesseling, M.: Die Röntgenbehandlung der Genitaltuberkulose der Freiburger Frauenklinik. Strahlentherapie **24**, 459 (1927).
Wetterer, J.: Die Strahlenbehandlung der Tuberkulose. Strahlentherapie **11**, 361 (1920).
Winkler, H., u. E. Wegemer: Ergebnisse einer kombinierten klinischen und klimatischen Behandlung der Genitaltuberkulose. Zbl. Gynäk. **64**, 1961 (1940).
Williams, W. W.: The use of roentgen ray in the diagnosis and therapy of fautry ovulation. Amer. J. Roentgenol. **69**, 88 (1953).
Wintz u. Rump: Physikalische und technische Grundlagen der Röntgenstrahlentherapie. In: Lehrbuch der Strahlentherapie, Bd. IV/1. Wien u. Berlin 1929.
— u. Wittenbeck: Die Behandlung der bösartigen Geschwülste. In: Handbuch der Gynäkologie von Stoeckel, Bd. IV/2. München 1935.
Wintz, H.: Erfahrungen mit der Beeinflussung innersekretorischer Drüsen durch Röntgenstrahlen. Strahlentherapie **24**, 412 (1927).
— Die temporäre Röntgenstrahlenamenorrhoe. Dtsch. med. Wschr. **40**, 1667 (1928).
— Die konservative Behandlung der Entzündungen der weiblichen Genitalorgane unter Zuhilfenahme der Röntgenstrahlen. Fortschr. Röntgenstr. **56**, Beih. 2, 57 (1937).
— Die Röntgenbestrahlung entzündlicher Prozesse und ihr Wirkungsmechanismus. Strahlentherapie **68**, 3 (1940).
Zacherl, H.: Ergebnisse der Strahlenbehandlung der Myome und Metropathien an der Grazer Frauenklinik. Arch. Gynäk. **117**, 255 (1922).
Zimmer, G.: Über Röntgenbestrahlung bei Myomen. Monatsschr. Geburtsh. Gynäk. **75**, 157 (1926).
Zimmer, K.: Röntgenbestrahlung der Ovarien und nachfolgende Konzeption. (Frankfurt a. M.) Strahlentherapie **92**, 117 (1953).
Zollinger, U.: Histologische Befunde nach experimenteller Röntgenbestrahlung der Nieren. Schweiz. Z. allg. Path. **14**, 349 (1951).
Zur Horst-Meyer, H., u. K. Lüdicke: Die Beziehungen des Körpergewichtes zum physiologischen Klimakterium und zur Röntgenkastration. Z. ges. inn. Med. **14**, 324—327 (1959).
Zweifel, E.: Die Strahlenbehandlung der Myome und Metropathien des Uterus. Strahlentherapie **12**, 144 (1921).

O. Strahlentheraphie gutartiger Neubildungen (Hämangiome, Lymphangiome, Keloide)

Von

A. Jakob

Mit 17 Abbildungen

I. Einleitung

Seit Jahrzehnten wird die Strahlenbehandlung bei der Therapie der Hämangiome, der Lymphangiome und der Keloide angewandt. Eine außerordentlich große Literatur steht hierüber zur Verfügung, auf die im einzelnen nicht eingegangen werden muß, da vieles überholt ist.

Nun hat in den letzten 10 Jahren die Strahlenbehandlung aber insofern eine besondere Bedeutung gewonnen, als Strahlenarten und Strahlenqualitäten zur Verfügung stehen, die eine Behandlung erlauben, die dem jeweiligen Krankheitsbefund speziell angepaßt werden kann. Es liegen nunmehr gesicherte Erfahrungen über die zweckmäßigste Wahl der einzelnen Strahlenarten, über ihre Erfolgsaussichten und über die Vermeidung möglicher Schädigungen vor.

II. Physikalische Eigenschaften der für die Hämangiomtherapie in Frage kommenden Strahlungsquelle

Als Strahlungsquelle stehen zur Verfügung:

1. Radium (Radium 226);
2. Thorium X (Radium 224);
3. Röntgenstrahlen (Kontaktbestrahlung, Chaoulsche Nahbestrahlung, Weichstrahltherapie);
4. Betastrahlen (Strontium 90, Yttrium 90);
5. Tantal 182;
6. Iridium 192.

Abb. 1 zeigt die relativen Tiefendosen verschiedener Strahlungen, siehe auch Abb. 2a.

1. Radium

Auf die physikalischen Eigenschaften des Radiums hier näher einzugehen, erübrigt sich, da über diese in zahlreichen Handbüchern und Monographien eingehend berichtet wurde. Außerdem kommt heute das Radium als Strahlungsquelle für die Hämangiom- und Keloidbehandlung wegen der großen Gefahr der Schädigungen und Gonadenbelastung kaum mehr in Frage. Es muß jedoch in diesem Zusammenhang darauf hingewiesen werden, daß die Radiumtherapie, insbesondere der Hämangiome, wegen der ausgezeichneten kosmetischen Ergebnisse viele Jahrzehnte als die Methode der Wahl galt (Ratti, 1931, 1932; Wasserburger, 1937; Günsel, 1942; Andrews, 1952; Simone Laborde, 1956; Schreus, 1958).

2. Thorium X

Thorium X wird durch chemische Abtrennung aus dem Radiothor (Th-228) gewonnen. Es wird in alkoholischer Lösung als Lack oder als Salbe verwendet. Die Wirkungsstärke ist von der Applikationsform abhängig und steigert sich in der Reihenfolge Thorium X-Lack, Thorium X-Alkohol, Thorium X-Salbe (Graul, 1953).

Den Hauptanteil der Thorium X-Strahlung bilden Alphastrahlen und Betastrahlen, der Anteil der Gammastrahlung beträgt je nach Meßbedingung 0,5—2% der Betastrahlung. Die bei der Behandlung auftretenden Betadosen liegen jedoch in gleicher Größenordnung wie bei der Anwendung reiner Betastrahlen. Die Reichweite der Alphastrahlen ist nur sehr gering. In der Haut bleibt die Strahlung praktisch vollkommen in der Hornschicht stecken, so daß von einem therapeutischen Effekt der Alphastrahlung kaum mehr

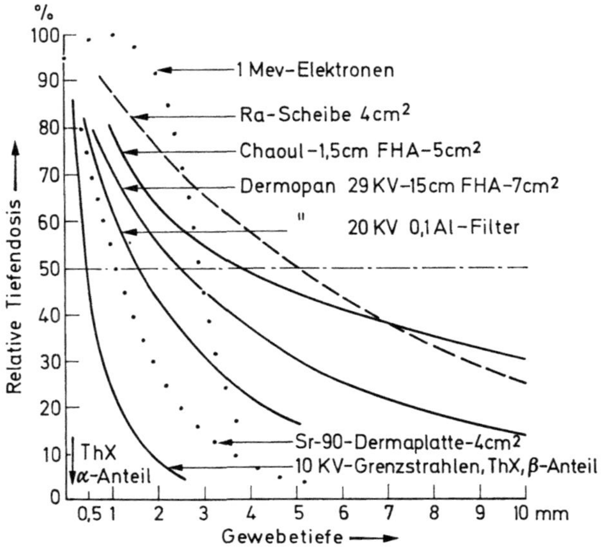

Abb. 1. Relative Tiefendosen verschiedener Strahlungen

gesprochen werden kann. In 50 μ Gewebetiefe beträgt die Alphastrahlendosis nur 16% der Oberflächendosis, in 90 μ ist sie Null (Kossel, 1964).

Durch die beim Thorium X auftretende Emanation erfolgt bei Entweichen derselben einmal eine Kontamination der Umgebung und zum anderen eine große Unsicherheit in der Dosierung, da der danach entstehende aktive Niederschlag teilweise fehlt. Die äußerliche Anwendung von Thorium X gilt heute als überholt und entspricht nicht mehr den Anforderungen einer modernen Strahlentherapie (Seelentag, Schmier u. Kossel, 1964).

3. Röntgenstrahlen

Kontaktbestrahlung und Nahbestrahlung haben im Prinzip soviel Gemeinsames, daß sie in einem abgehandelt werden können. Die Apparaturen für Kontaktbestrahlung und Nahbestrahlung arbeiten im allgemeinen mit 50—60 kV und 2—6 mA. Die Gewebehalbwerttiefen liegen zwischen 2—10 mm bzw. 3—12 mm, so daß unter Umständen die Knochenwachstumszonen unter Hämangiomen oder das Gehirn unter der Fontanelle bei Säuglingen noch geschädigt werden können.

Die Weichstrahlgeräte können zwischen 10 und 50 kV eingestellt werden, je nachdem, was therapeutisch erreicht werden soll.

Wir selbst arbeiten häufig mit 20 kV und 0,1 Al-Filter, um ungefähr die Eindringtiefe des Radiostrontium und des Radioyttrium zu erreichen, wobei mit 20 kV allerdings die Gewebehalbwerttiefe des Yttriums 90 etwas überschritten wird (etwa 1,6 mm). Die verwendeten Focushautabstände betragen 10, 15, 20 und 30 cm. Die Gewebehalbwerttiefe wird durch die Abstände nicht beeinflußt. Die Dosisleistung muß jedoch direkt gemessen werden, da die Schwächung der verschieden dicken Luftschichten sich bemerkbar macht und eine Umrechnung nach dem Abstandsgesetz nicht zuläßt. Bei Dermaplatten kann man gegenüber der Kontaktbestrahlung eine geringfügig größere Gewebehalbwerttiefe beobachten, wenn die Platte in 2 cm Entfernung von der Hautoberfläche angebracht wird. Mit den höheren Spannungen, wie 29, 43 und 50 kV, wird eine Eindringtiefe bis 1,3 cm erreicht. Erwähnt sei hier noch, daß es heute bereits auch Röntgeneinrichtungen, wie z.B. der RT 100 (Müller-Philips), gibt, bei dem der ganze Spannungsbereich von 10 bis 100 kV zur Verfügung steht. Es können damit Gewebehalbwerttiefen von 0,3—30 mm erreicht werden.

4. Strontium 90 und Yttrium 90

Das Strontium 90 hat eine Halbwertzeit von 27,7 Jahren, das Yttrium 90 ist die Tochtersubstanz des Radiostrontium mit einer Halbwertzeit von 63,9 Std. Das Strontium 90 ist somit ein langlebiger Dauerspender des relativ kurzlebigen Yttrium. Die mittlere Energie des Yttrium 90 liegt bei etwa 1 MeV, das Maximum liegt bei ungefähr 2,2 MeV. Die maximale Reichweite der Betateilchen beträgt im Gewebe 8—10 mm.

Die Radiostrontiumpräparate sind nur als streng umschlossene Präparate zu verwenden, die von Zeit zu Zeit auf Dichtigkeit zu kontrollieren sind. Verschiedene Firmen (Buchler & Co., Braunschweig; Uhlhorn & Co., Wiesbaden; Radiochemical Centre Amersham u.a.) haben derartige Präparate auf den Markt gebracht, die sich für die Oberflächentherapie recht gut eignen. So können zur Zeit Dermaplatten (Buchler) oder Betastrahlapplikatoren (Uhlhorn) in verschiedenen Größen (0,7—7 cm^2 usw.) verwendet werden. Die Aktivität in den *Betastrahlapplikatoren* ist dabei so angeordnet, daß durch stärkere Aktivität am Rand als in der Mitte das Dosismaximum nicht wie üblich in der Mitte, sondern am Rand des Strahlers auftritt. In diesem Zusammenhang sei noch darauf hingewiesen, daß die Schonung der gesunden Umgebung bei kleinen Hämangiomen durch Verwendung von Tantalblenden mit unterschiedlicher Blendenöffnung möglich ist.

Um eine Vorstellung von der Eindringtiefe zu geben, sei die Tiefendosis des von Friedell benutzten Applikators erwähnt. Sie liegt wie folgt:

Oberfläche 100%,
1 mm Tiefe 41%,
2 mm Tiefe 19%,
3 mm Tiefe 9%,
4 mm Tiefe 4%,
5 mm Tiefe 1%.

Die Aktivität des Strontium 90 nimmt gemäß der Halbwertzeit in folgender Weise ab:
nach 2 Jahren auf 95%,
nach 4 Jahren auf 90%,
nach 6 Jahren auf 86%,
nach 8 Jahren auf 82% usw.

Das Radioyttrium 90 muß ebenfalls als umschlossenes Präparat verwendet werden. Die Yttrium-Folien, die nach Schablonen, die genau den Grenzen des zu bestrahlenden Herdes angepaßt sind, angefertigt werden, sind in einer Hülle aus Polyäthylen eingelegt und luft- und wasserdicht verschweißt. Trotzdem sollte hiermit sehr vorsichtig umgegangen werden, da Fehler in der Schweißnaht auftreten und Verunreinigungen mit Strontium 90 vorhanden sein können.

5. Tantal 182

Unter den Radioisotopen, die weniger für die Hämangiomtherapie als vielmehr bei großen Hämangio-Kavernomen und Hämangio-Lymphangiomen doch von gewisser Bedeutung sind, muß auch das Radiotantal erwähnt werden.

Das Radiotantal ist ein Beta-Gamma-Strahler. Es ist stoffwechselinaktiv und wird als Draht interstitiell angewendet. Die Halbwertzeit des Tantal 182 beträgt 115 Tage. Geliefert wird Radiotantal als Draht in verschiedener Stärke. Am günstigsten hat sich ein Durchmesser von 0,5 mm bewährt.

Die Gammastrahlen-Zusammensetzung bei Radiotantal ist nicht ungünstig. Etwa 60% der Strahlung ist sehr hart (1,12—1,23 MeV), ungefähr 40% ist mittelhart, d.h. etwa 68, 100 und 222 keV. Die Betastrahlen des Radiotantal können durch einen genügend starken Platinüberzug des Drahtes unwirksam gemacht werden, da sie sehr weich sind (0,18—0,51 MeV).

Die erste Halbwertschicht des Radiotantal in Blei liegt bei etwa 12 mm, die für das Radium bei 10 mm (Jakob, 1964). Die harte Tantal 182-Strahlung belastet im übrigen den Knochen weniger als z.B. konventionelle Röntgenstrahlung.

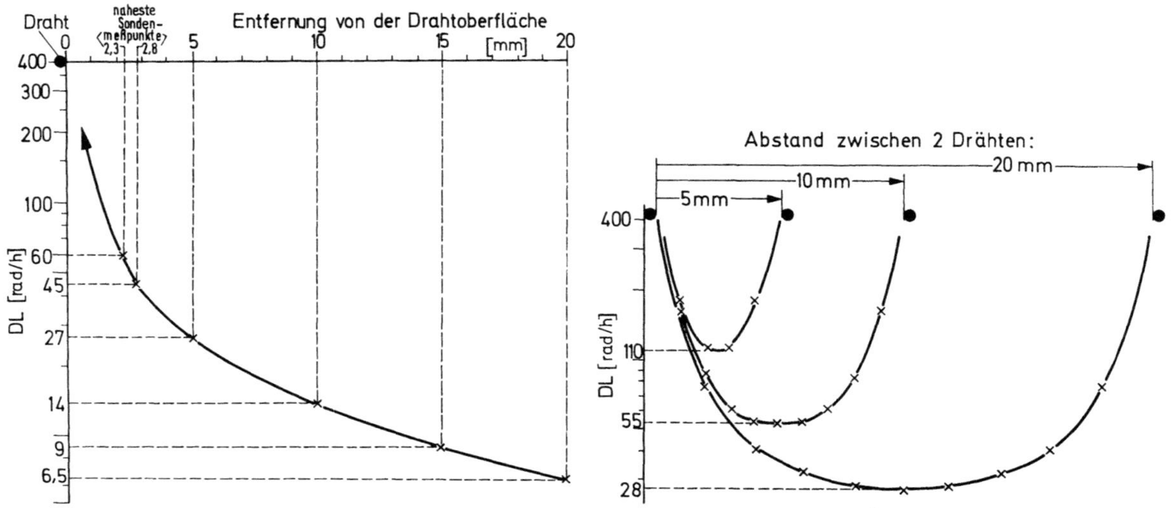

a b

Abb. 2a. Dosisleistung eines Ta-182-Drahtes. Aktivität 1 mCi/cm, Länge 8 cm, Durchmesser 0,5 mm

Abb. 2b. Dosisleistung zweier Tantaldrähte in Abständen von 5, 10 und 20 mm. Aktivität 1 mCi/cm, Länge 8 cm, Durchmesser 0,5 mm

Bezüglich der Dosimetrie wäre noch folgendes zu beachten: Bei einem Radiotantaldraht von 8 cm Länge und einer Aktivität von 1 mCi pro cm Drahtlänge beträgt die Dosisleistung etwa 400 rad pro Stunde am Draht. Am nahesten Meßpunkt, also in 2,3 mm Entfernung (halber Sondendurchmesser des Gammameters), beträgt die Dosis etwa 60 rad pro Stunde, in 5 mm Entfernung 27 rad, in 20 mm Entfernung nur noch 6,5 rad (Abb. 2a).

Werden nun 2 Drähte in 1 cm Abstand z.B. in ein Lymphangiom eingelegt, so ist bei einer gewünschten Gesamtdosis von 4000 rad am Draht (gemessen mit einer Sonde von 5,6 mm Durchmesser) die geschätzte Dosis an der Drahtoberfläche ungefähr 36000 rad, in der Mitte zwischen den 2 Drähten etwa 4900 rad und 5 mm oberhalb und unterhalb

Tabelle 1. *Dosiszusammenstellung für zwei Tantaldrähte in 10 mm Abstand (Eigene Messungen)*

Dosis an der Drahtoberfläche (Sondendurchmesser: 5,6 mm) Draht → ●⦶ ← Sonde	Dosis in der Mitte zwischen zwei Drähten mit einem Abstand von 10 mm ●⦶●	Dosis in der Mitte, jedoch 5 mm senkrecht dazu ● ● ⦶	Geschätzte Dosis an der Drahtoberfläche
4000 rad	4000 × 1,22 = 4900 rad	4000 × 0,865 = 3450 rad	36000 rad
6000 rad	7350 rad	5200 rad	54000 rad
8000 rad	9800 rad	6950 rad	72000 rad
10000 rad	12200 rad	8650 rad	90000 rad

des Drahtes bei 3450 rad. Bei 2 cm Entfernung beträgt dann die Dosis in der Mitte zwischen den Drähten annähernd 2500 rad und 5 mm oberhalb und unterhalb des Drahtes etwa 2200 rad (s. Abb. 2b und Dosiszusammenstellung Tabelle 1).

6. Iridium 192

Unter den neuen Radioisotopen, die für eine interstitielle Therapie bei ausgedehnten Kavernomen und Lymphangiomen an Bedeutung gewinnen werden, ist das Iridium 192 zu nennen. Radioiridium ist ein Beta-Gamma-Strahler. Der Hauptanteil der Gamma-

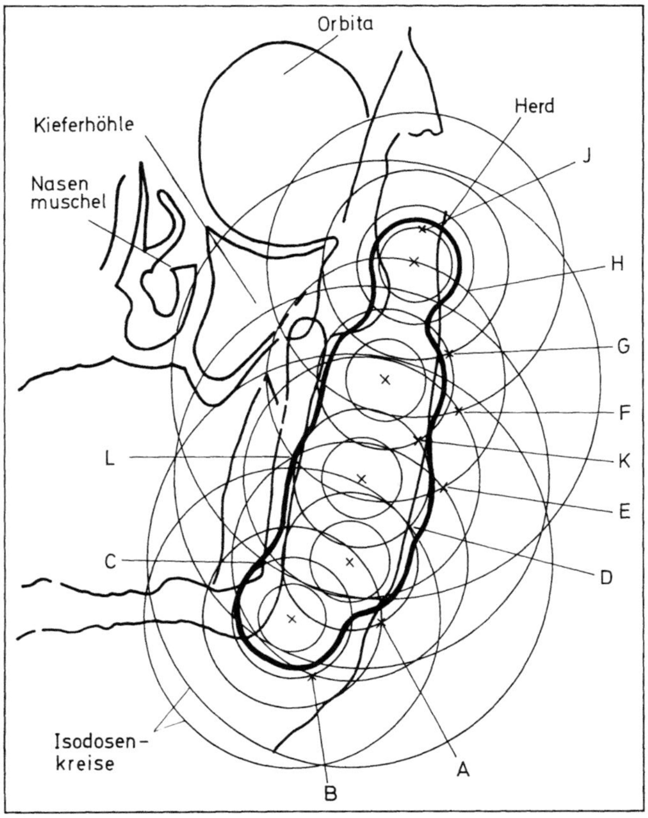

Abb. 3a. Dosierungsbeispiel nach Pierquin bei Tantaldrähten angewendet. A — L Dosisberechnungspunkte

strahlung liegt bei 316 keV, die anderen Komponenten bei 468, 296 und 308 keV. Die Betastrahlung liegt maximal bei 600 keV. Die Halbwertzeit des Iridium 192 beträgt 74,2 Tage, so daß die Verwendungszeit etwa 3 Monate beträgt. Radioiridium kommt in Drahtstärken von 0,3 und 0,5 mm Durchmesser zur Verwendung, die Dicke des Platinüberzuges beträgt dabei 0,1 mm. Die Aktivität liegt bei 1 mCi pro cm Drahtlänge.

Die Herddosisbestimmung bei der Spickung mit Tantal- oder Iridiumdraht kann in Anlehnung an die altbewährten Radiumdosierungstabellen erfolgen, so z.B. die Kurven von Paterson und Parker zur Berechnung der Dosis bei Palisadenanordnung der Radiumnadeln. Dabei ist zu beachten, daß die Aktivität des Drahtes (mCi pro cm × Drahtlänge) sicher bekannt sein muß; es muß also nachgemessen oder vom Hersteller ein Meßzertifikat verlangt werden. Bei der Nachmessung des Tantaldrahtes mittels eines Gammameters ist zu beachten, daß dieses wellenlängenabhängig ist. Ist der Tantaldraht z.B. mit ^{192}Ir verseucht, was vorgekommen ist, so zeigt das Gammameter eine zu hohe Dosisleistung an, z.B. 25% mehr. Bei Iridiumdraht zeigt das Gammameter fast den 1,5fachen Wert an.

Außerdem muß das Verhältnis der Dosiskonstanten vom Radium 226 (8,3) zu Tantal 182 (6,2) bzw. zu Iridium 192 (5) berücksichtigt werden. Daraus ergibt sich bei Tantal gegenüber Radium eine Verlängerung der Liegezeit um den Faktor 1,3, bei Iridium gegenüber Radium um den Faktor 1,6.

Pierquin (1960) hat eine sehr elegante und einfache Dosisbestimmung für Iridiumdrähte beschrieben. Indem er die Drähte von oben her betrachtet (Schichtaufnahme mit dem Horizontal- bzw. mit dem Transversaltomographen), ordnet er jedem Draht eine Serie von Entfernungskreisen zu, deren einzelne Dosisleistung bekannt ist. Die Schnittpunktswerte der Entfernungskreise werden dann addiert und ergeben die an dieser Stelle vorhandene Herddosisleistung. Abb. 3a, b zeigt ein Dosierungsbeispiel (Pierquin, 1964 und 1966). Wenn auch die Gewebehalbwerttiefe der weicheren Iridiumstrahlung nur etwa die Hälfte der Radiumstrahlung beträgt — hierauf beruht ja die Tatsache, daß die Gonadenbelastung bei Iridium gegenüber Radium und Tantal geringer ist —, so ist dies jedoch innerhalb des Spickbezirkes belanglos, da in diesem Bereich der Dosisabfall überwiegend durch das Abstandsgesetz bedingt und daher von der Strahlenqualität weitgehend unabhängig ist.

Größere Erfahrungen liegen in der Therapie mit Radioiridium auch vor. Es steht aber außer Zweifel, daß die Verwendung des Iridium 192 wegen seiner weichen Gamma-

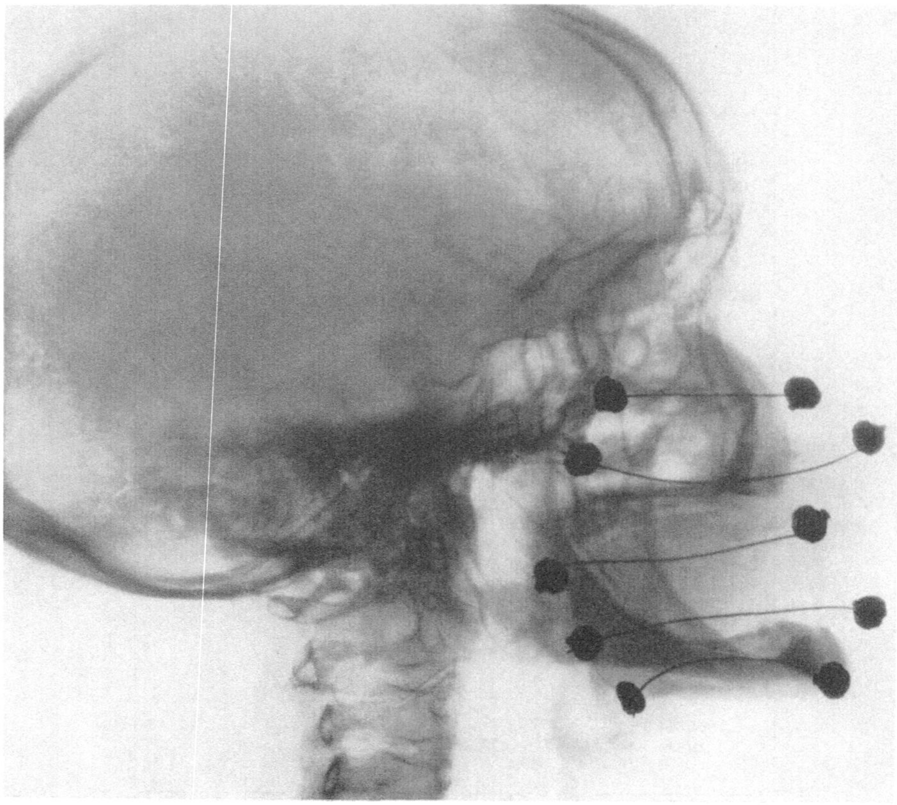

Abb. 3b. Röntgenologische Lagekontrolle der Tantaldrähte

strahlung bezüglich Strahlenschutz für ärztliches und technisches Personal und der geringen Gonadenbelastung des Patienten einen nicht zu unterschätzenden Fortschritt bedeutet. Wirtschaftlicher ist wegen der längeren Halbwertzeit Tantal 182.

III. Strahlenbelastung und Schädigungsmöglichkeiten durch die in der modernen Therapie verwendeten Strahlungen

Bei jeder therapeutischen Anwendung von ionisierenden Strahlen ist das Risiko der Behandlung und der zu erwartende Nutzen genau gegeneinander abzuwägen. Bei der Strahlenbehandlung muß man sich vor allem über die mögliche Strahlenbelastung der Gonaden informieren. Sie ist bei den einzelnen Formen der in Frage kommenden Arten sehr verschieden. Die genaue Kenntnis der Strahlenbelastung ist besonders geboten, da es offenbar keine Minimalwirkung mutativer Strahlenwirkung gibt. Außerdem müssen wir eingestehen, daß wir über die Folgen der Strahlenbelastung für das Individuum, besonders wenn es sich um Säuglinge und Kleinkinder handelt, zur Zeit noch unzureichende Kenntnisse besitzen. Weiterhin muß auch bei der Bestrahlung von Säuglingen beachtet werden, daß meist Begleitpersonen bei diesen Bestrahlungen und zwar sehr häufig eine junge Mutter oder junges Pflegepersonal zugegen sein müssen, um das Kind zu halten oder zu beruhigen. Daß dabei auch höchst unerwünschte Strahlenbelastungen auftreten können, darf nicht unerwähnt bleiben. Kurz gesagt, man muß sich streng an die allgemeinen Strahlenschutzregeln halten, und zwar auch bei Verwendung von Beta-Strahlern.

1. Strahlenbelastung bei der Radiumtherapie der Hämangiome

Bei den tiefliegenden und ausgedehnten großen Kavernomen und Lymphangiomen wird die Therapie mittels Radiumpunktur oder interstitieller Radiotantal- bzw. Iridiumanwendung, wie gesagt, auch in Zukunft eine gewisse Bedeutung behalten. Um nun im Einzelfall das Strahlenrisiko und den zu erwartenden Nutzen richtig abwägen zu können, ist es notwendig, sich ein Bild über die Strahlenbelastung der Gonaden bei den verschiedenen Formen dieser Therapie zu machen.

Lössl (1956/57) wies erstmalig auf die Keimdrüsenbelastung bei Säuglingen bei der Radiumtherapie der Hämangiome hin, die bis 1960 noch an vielen in- und ausländischen Stellen routinemäßig durchgeführt wurde. Die mit einem Stephendosimeter ermittelten Werte schwankten bei 50 mg Applikatoren und einer Auflagezeit von 30 min zwischen 0,6 und 1 R.

Messungen von Oelssner und Sieler (1960) ergaben Werte bei der Hämangiombestrahlung bei Kindern, die von 0,1—7 R schwankten. Die Untersuchungen wurden bei 50 Jungen und Mädchen im Alter von 3—36 Monaten durchgeführt, bei denen Hämangiome am Kopf, Hals, Körperstamm und Extremitäten mit Radium bestrahlt wurden. Die Radiummengen betrugen 5—8 mg bei einer Liegedauer von etwa 42 Std.

Die Belastung des wachsenden Knochens und der Epiphysen nach Radiumapplikation bei oberflächlichen Hämangiomen ist durch die Abstände leicht zu ermitteln. Die Gefahr der Knochenschädigung ist jedoch bei richtiger Applikation, wie die Vergangenheit gezeigt hat, relativ gering (Pfahler, 1951). Knochenwachstumsschädigungen sind meist durch grobe Fehler wie Spickung über Knochenwachstumszonen etc. entstanden. Praktisch ergibt sich aus diesen Messungen, daß die Radiumapplikation in der unteren Hälfte des Körpers und den Oberschenkeln vermieden werden muß. Bei Radiumapplikation an Händen und Unterarmen sowie Füßen kann durch entsprechende Lagerung eine wesentliche Gonadenbelastung vermieden werden (Oelssner, 1960).

Bei der Verwendung von Tantal 182 und Iridium 192 treten die gleichen Probleme auf, für Iridium in nicht so kritischer Form.

2. Strahlenbelastung bei der Strontium- und Yttriumtherapie

Strontium 90- und Yttrium 90-Präparate können bei Personal oder Begleitpersonen zu einer Strahlenbelastung führen, wenn nicht entsprechende Vorkehrungen getroffen werden. Wird z. B. eine Dermaplatte von 4 cm² und 42 mCi Strontium aufgelegt, so kommt es, wie eigene Messungen ergaben, in 30 cm Entfernung vom Patienten zu einer Belastung von etwa 160 mrad pro Stunde (Abb. 4). Wird jedoch das Präparat mit einem Holzmehlsack von etwa 10 cm Durchmesser abgedeckt, so sind in 30 cm Entfernung von der Dermaplatte nur noch 3 mrad pro Stunde nachweisbar. Aus diesen Gründen ist eine routinemäßige Abdeckung bei derartigen Bestrahlungen bei Säuglingen, die nahezu immer eine Betreuung durch eine Begleitperson erfordern, notwendig.

Eine weitere Quelle für die Strahlenbelastung der Umgebung ist die Aufbewahrung von Strontiumträgern. Strontium 90/Yttrium 90-Präparate senden eine harte Betastrahlung von etwa maximal 2 MeV aus. Wie nun Messungen der physikalischen Abteilung des Nürnberger Strahleninstituts von verschiedenen Absorbern ergaben, wird die Strahlung eines 42 mCi Strontiumträgers von 0,9 cm Durchmesser in folgender Weise geschwächt (Tabelle 2): 60 mm Holz schwächen die Strahlung auf 5,5 mrad pro Stunde. Das gleiche kann mit 20 mm Plexiglas erreicht werden. 4 mm Blei schwächt die Strahlung des gleichen Präparates auf 2,5 mrad pro Stunde, 9 mm Aluminium auf 6,0 mrad pro Stunde. Besteht nun ein derartiges Aufbewahrungskästchen innen aus Holz und außen aus Blei, so ergeben sich folgende Werte: 20 mm Holz + 6 mm Bleiauskleidung schwächen die austretende Strahlung auf 1,5 mrad pro Stunde. Nochmals kurz zusammengefaßt empfiehlt sich daher, für Strontiumpräparate Holzbehälter, die mit Blei ummantelt sind, zu verwenden. Die Behälter sollten nicht im Behandlungsraum stehen, sondern in einem

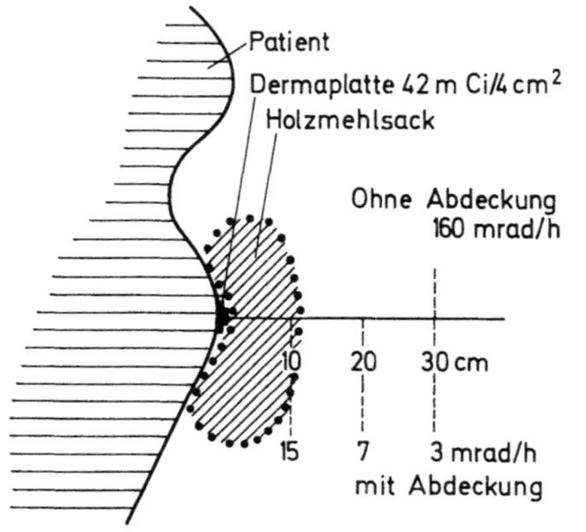

Abb. 4. Raumstrahlung einer Dermaplatte mit und ohne Abdeckung

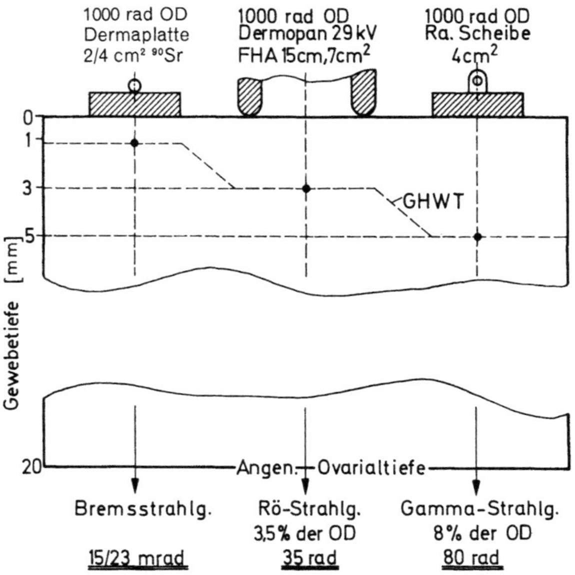

Abb. 5

Abb. 5. Ovarialdosis bei zunehmender Gewebehalbwerttiefe

Tabelle 2. *Schwächung der* $^{90}Sr/^{90}Y$*-Strahlung durch verschiedene Absorber*

Absorber	mrad/h	Absorber	mrad/h
—	>1000	20 mm Holz + 0,5 mm Pb	4,5
20 mm Holz	16	20 mm Holz + 1 mm Pb	3,5
30 mm Holz	6,5	20 mm Holz + 2 mm Pb	2,5
40 mm Holz	6,0	20 mm Holz + 3 mm Pb	2,0
60 mm Holz	5,5	20 mm Holz + 6 mm Pb	1,5
5 mm Plexiglas	160	Bleiglas BLGW 2,1 mm	2,5
10 mm Plexiglas	7,0	5 mm Plexiglas + Bleiglas	2,0
15 mm Plexiglas	6,0		
20 mm Plexiglas	5,5		
2 mm Blei	4,0		
4 mm Blei	2,5		
3 mm Al	28	5 mm Plexiglas + 3 mm Al	5,5
6 mm Al	6,5	5 mm Plexiglas + 6 mm Al	5,0
9 mm Al	6,0	10 mm Plexiglas + 3 mm Al	5,5

leichten Wandtresor mit feuerhemmender Tür (Innenseite mit Asbest belegt) untergebracht sein. Die Entfernung zum nächsten Arbeitsplatz muß unter Berücksichtigung der noch austretenden Bremsstrahlung gewählt werden, auch kann die Tür zusätzlich mit Blei belegt werden. Wird das Präparat in einem Radiumtresor untergebracht, so treten natürlich überhaupt keine Strahlenschutzprobleme mehr auf.

Neben der genetischen Strahlenbelastung von Begleitpersonen und Personal sei nun in diesem Zusammenhang auch nochmals auf die genetische Strahlenbelastung der unter der Haut unmittelbar liegenden Organe hingewiesen. Interessant ist hierbei der Vergleich von Meßergebnissen (Abb. 5), die bei der Bestrahlung

1. mit einer Dermaplatte von 2 bzw. 4 cm² bei 1000 rad OD,
2. mit einem Dermopan mit 29 kV, einem FHA von 15 cm und 7 cm² Bestrahlungsfläche bei 1000 rad OD und
3. mit einer Radiumscheibe von 4 cm² Bestrahlungsfläche bei 1000 rad OD erzielt werden (Jakob und Balz, 1964).

Bei der Dermaplatte von 4 cm² Durchmesser ergeben sich in einer Gewebetiefe von 20 mm (Ovariumtiefe beim Säugling) nur 23 mrad. Bei der Weichstrahltherapie mit dem Dermopan sind in 20 mm Tiefe bei 1000 rad OD noch 35 rad nachweisbar. Bei Radiumbestrahlung in 20 mm Tiefe beträgt die Gewebedosis noch 8% der Oberflächendosis = 80 rad.

Diese Meßergebnisse sollten bei der Bestrahlung von Hämangiomen einmal über Knochenwachstumszonen, dann besonders auch bei Hämangiomen in der Nähe der Ovarien und Hoden beim Säugling immer berücksichtigt und die sich daraus ergebenden Konsequenzen gezogen werden. Größtmögliche Schonung des unter dem Herd liegenden Gebietes kann durch eine geringere Gewebehalbwerttiefe erreicht werden. Allerdings muß dann eine gewisse Überbeanspruchung des oberflächlichen Gewebes in Kauf genommen werden.

3. Strahlenbelastung bei der Weichstrahltherapie

Auch bei einer Weichstrahltherapie, wie z.B. mit dem Dermopan, ist die Streustrahlung im Raum nicht unerheblich und darf mit Rücksicht auf das ärztliche und technische Personal auf keinen Fall vernachlässigt werden. Dies gilt insbesondere, wenn bei der Bestrahlung von Hämangiomen beim Säugling oder Kleinkind sich eine Begleitperson in unmittelbarer Nähe des Patienten aufhalten muß, eine Notwendigkeit, die in der Praxis meist nicht zu umgehen ist. Messungen haben dabei folgende Werte ergeben (Tabelle 3).

Tabelle 3. *Raumstrahlung Dermopan und ^{90}Sr-Dermaplatte bezogen auf die gleiche Oberflächendosis*

Dermopan	DL in 50 cm	HWD
50 kV 15 cm FHA 7 cm²	350 mrad/h	maximal 5 mm
43 kV 15 cm FHA 7 cm²	150 mrad/h	Plexiglas
29 kV 15 cm FHA 7 cm²	30 mrad/h	
20 kV 15 cm FHA 7 cm²	1,5 mrad/h	
^{90}Sr-Dermaplatte 50 mCi/4 cm²	60 mrad/h	—
abgedeckt mit Holzmehlsack	1 mrad/h	1 mm Pb

Bei 50 kV, 15 cm FHA und 7 cm² Feldgröße wird in 50 cm Abstand eine Strahlenbelastung von 350 mrad pro Stunde erzeugt, bei 29 kV 30 mrad pro Stunde. Es ist daher dringend empfehlenswert, daß sich insbesondere junges Begleitpersonal durch Bleischürzen schützt.

Interessant ist in diesem Zusammenhang der Hinweis, daß die Verabreichung von 1000 rad mit einer Dermaplatte von 4 cm² und 50 mCi Strontium 90 (entspricht, bezogen auf die Tiefendosis, etwa der 20 kV-Strahlung) in 50 cm Entfernung zu einer Strahlenbelastung von 60 mrad pro Stunde, also zu dem 40fachen Wert wie bei der Dermopanbehandlung führt. Wird aber das Präparat, wie vorgeschlagen, mit Holzmehl abgedeckt (Abb. 6), läßt sich die Strahlenbelastung in 50 cm Abstand auf 1 mrad pro Stunde senken. Man sieht auch daraus, daß es bei richtigem Strahlenschutz ziemlich gleichgültig ist, ob man bei den oberflächlichen Angiomen die Weichstrahltherapie der Strontiumtherapie vorzieht.

4. Zusammenfassung

Mit den Weichstrahlgeräten und dem Strontium 90 kann man bei einwandfreier Technik die meisten oberflächlichen und auch tiefen Hämangiome in der Nähe des wachsenden Knochens und des Gehirns ohne Gefährdung des Patienten bestrahlen. Auch die Belastung von Begleitpersonen läßt sich auf ein Minimum beschränken.

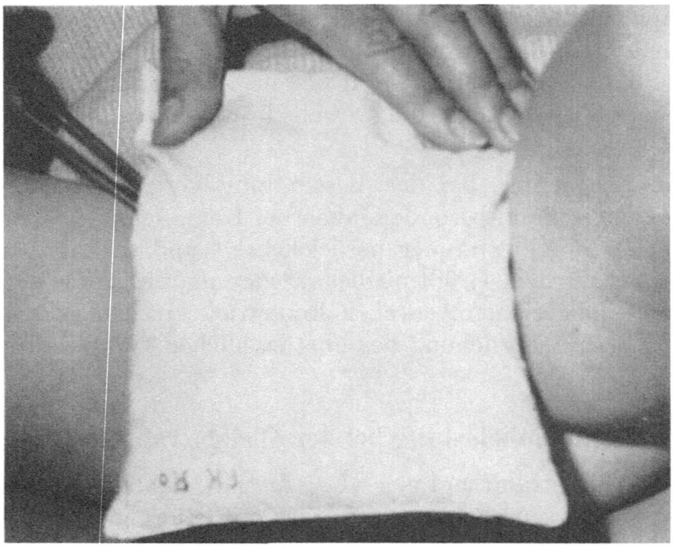

Abb. 6. Bestrahlung eines Vulvahämangioms mit einer ^{90}Sr-Dermaplatte. Abdeckung des Präparats mit einem Holzmehlsäckchen

IV. Einteilung, Strahlenempfindlichkeit und Lokalisation der Hämangiome

Die Hämangiome, die den Strahlentherapeuten am meisten interessieren, sind die Hämangiome der Haut und des Unterhautzellgewebes, die meistens bei der Geburt oder kurz nach der Geburt, selten später, auftreten. Zwischen dem 3. und 6. Monat werden am häufigsten dem Strahlentherapeuten Säuglinge mit Hämangiomen zur Bestrahlung vorgestellt (JAKOB, 1958), wobei die planotuberösen Angiome weitaus in der Mehrzahl sind. Von 1586 im Nürnberger Strahleninstitut behandelten Hämangiomen handelte es sich um 1098 planotuberöse und um 379 kavernöse Hämangiome.

Bezüglich der Einteilung der Hämangiome empfiehlt sich vom klinischen strahlentherapeutischen Standpunkt aus der von SCHNYDER (1955) aufgezeigte Weg, der vor allem auf praktischen strahlentherapeutischen Erfahrungen fußt.

Diese Einteilung spricht:

1. von den planen asymmetrischen, nichtinfiltrierenden fleckförmigen Angiomen, also dem Naevus flammeus, der nicht zu den Angioblastomen zählt und durch Bestrahlung schwer beeinflußbar ist,

2. von den geschwulstartigen Angiomen, die wiederum in zwei Typen auftreten und auf Strahlenbehandlung gut ansprechen:

a) oberflächliche planotuberöse Angiome,

b) tiefsitzende cutane und subcutane Angiome (Kavernome).

Als weitere Formen sind zu nennen:

3. Die hypertrophischen Angiome, die zum Teil mit arterio-venösen Anastomosen auftreten und oft riesige Ausmaße annehmen. Sie kommen für die Strahlentherapie nur in Ausnahmefällen in Betracht.

4. Das sternförmige Angiom (Angioma stellatum oder Naevus araneus). Es handelt sich hierbei um eine varixartige Erweiterung einer subpapillären Vene mit konsekutiver Ektasie der in sie einmündenden venösen Subcapillaren. Auch diese Form eignet sich nicht für die Strahlentherapie, sondern sollte der Elektrocoagulation zugeführt werden.

5. Die familiäre Angiomatose nach OSLER-RENDU. Hier liegt eine Erbkrankheit vor, bei der Teleangiektasien, kleine Angiome, vor allem im Bereich der Zunge, der Mundhöhle und insbesondere der Nase und auch der Haut auftreten. Ihre Zahl kann sich in kurzer Zeit erheblich vermehren. Gefürchtet dabei sind vor allem die gastrointestinalen Blutungen und unstillbares Nasenbluten (SIMONE LABORDE, 1956). Soweit diese Angiome oberflächlich liegen, ist Strahlentherapie indiziert und auch erfolgreich.

6. Das Syndrom von KLIPPEL-TRENAUNAY mit kongenitalen Varicen und erhöhtem Wachstum der Knochen. Es ist strahlentherapeutisch nicht beeinflußbar.

7. Das Kasabach-Merritt-Syndrom. Hierbei handelt es sich um ausgedehnte Hämangiome mit Thrombocytopenie und dadurch ausgelöster starker Blutungsneigung. Der Strahlentherapie fällt bei der Beeinflussung dieser Erkrankung eine wichtige Rolle zu.

8. Hämangiome können weiterhin vorkommen: in den Muskeln, im Gehirn, in der Lunge, im Darm (RIEDERER, 1963). Bei diesen Lokalisationen ist eine Strahlentherapie in den meisten Fällen nicht angezeigt. Bei Hämangiomen des Larynx und Trachea kann die Röntgentherapie zufriedenstellende Erfolge bringen (FERGUSON, 1944; KASABACH, 1945; HUDSON und MCALISTER, 1965).

In den letzten Jahren ist verschiedentlich in der Literatur (ADAMS, 1944; BERGSTROM, 1945) über Mediastinalhämangiome berichtet worden. HEBERER und MALKMUS (1956) sowie SCHULTE-BRINKMANN (1958) sind der Auffassung, daß die Operation die Therapie der Wahl ist. Insbesondere beim Erwachsenen hat die Bestrahlung von Hämangiomen praktisch keine Erfolge aufzuweisen, nur Mediastinalhämangiome im frühen Kindesalter können durch Strahlenbehandlung beeinflußbar sein. Die guten Operationsergebnisse sprechen für die Operation. Mediastinale Hämangiome sind selten. SCHULTE-BRINKMANN beobachtete unter 204 Mediastinaltumoren drei Hämangiome = 1,5%.

Kavernöse Leberhämangiome kommen nicht so selten bei Frauen vor (PH. ISSA, 1968). Vorwiegend handelt es sich dabei um multiple Veränderungen. Meist erfolgt die Diagnose zufällig bei der Laparotomie oder durch Aortographie. Die Strahlentherapie ist bei den multiplen diffusen Leberhämangiomen die Therapie der Wahl. ISSA erzielte mit einer Herddosis von 2500 R in 15 Tagen einen zufriedenstellenden Erfolg. Knochenhämangiome s. S. 455.

V. Lokalisation und Geschlechtsverteilung

Bezüglich der Lokalisation der Hämangiome sind der Kopf und die Extremitäten bevorzugt. BAENSCH (1943) fand in 57,8% Fällen Hämangiome am Kopf und Hals, wobei das Gesicht am häufigsten befallen war, in 23% der Fälle an den Extremitäten, in 19% der Fälle am Rumpf. Hier waren Schulterregion, Mamille, Oberbauch und Vulva bevorzugt (BEK, VRABEC und KOLÁŘ, 1968).

VAN VAERENBERGH (1964) fand bei 2338 Kindern in 40,7% der Fälle Hämangiome an Kopf und Hals, bei 32% Hämangiome an Rumpf und Genitalia, bei 13,5% Hämangiome an den oberen Extremitäten und bei 13,4% Hämangiome an den unteren Extremitäten.

Bezüglich der Geschlechtsverteilung ist eine allgemeine Erfahrung, daß immer mehr weibliche Patienten als männliche zur Strahlentherapie überwiesen werden. Auch eigene Beobachtungen sprechen für diese Tatsache. Von 1162 Patienten mit 1586 Hämangiomen waren 370, gleich 32% männlich und 792, gleich 68% weiblich. Ob sich dieser Unterschied auf geschlechtsspezifische Anlagen zurückführen läßt oder kosmetische Gründe mehr weibliche Patienten zum Arzt führen, sei dahingestellt.

Bezüglich des einzelnen bzw. multiplen Auftretens von Hämangiomen zeigte sich im Nürnberger Strahleninstitut bei 1162 Patienten, daß über 77% ein Hämangiom, 16% zwei Hämangiome, 4% drei, 1% vier, 1% fünf, der Rest mehr als fünf Hämangiome aufwiesen.

VI. Indikationen für die verschiedenen Strahlungen

Wenn auch durch die technische Entwicklung die strahlentherapeutischen Möglichkeiten außerordentlich erweitert worden sind, so hat die Tatsache, daß ein großes Risiko bezüglich genetischer oder somatischer Schädigung (Epiphysen, Gehirn) nicht in Kauf genommen werden kann, die strahlentherapeutische Möglichkeit nur auf wenige Strahlungen beschränkt. Es sind dies neben der Chaoulschen Nahbestrahlung vor allem die Weichstrahltherapie und die Strontium 90- und Yttrium 90-Therapie.

Diese Beschränkung ist um so eher geboten, als es sich

1. bei den Hämangiomen um gutartige Prozesse handelt, die vor allem bei Säuglingen und Kleinkindern auftreten,

2. da sich Hämangiome spontan zurückbilden können (Lister, 1938; Walter, 1953; Proppe, 1964; Klostermann und Just, 1964; Grothusen, 1968).

Allerdings weist Bredt (1964) in diesem Zusammenhang darauf hin, daß man bei der Frage einer Spontanheilung von Geschwülsten im Prinzip sehr zurückhaltend sein soll. Gefäßgeschwülste stellen nach dem gleichen Autor nicht ein rein onkologisches Problem dar. Gefäßgeschwülste sind tief in die Funktionskreise der allgemeinen Gefäßbiologie und Hämodynamik verankert, d.h. daß das völlig normale capillare Gefäß bei bestimmten hämodynamischen und trophischen Voraussetzungen kollabieren und sich zurückbilden kann.

Im übrigen weist die Mehrzahl der Autoren auf unangenehme Folgen hin, wenn die Strahlenbehandlung nicht frühzeitig genug begonnen wurde, da die erwartete Spontanheilung nicht eintrat. Dalicho (1963) lehnt es daher ab, auf eine fragliche Selbstheilung zu warten, vor allem nicht bei den schnell wachsenden, ästhetisch und funktionell störenden Hämangiomen.

Für eine frühzeitige Strahlentherapie sprechen folgende Faktoren (Gauwerky, 1964):

1. Starkes Hämangiomwachstum, insbesondere im Gesicht und in der Nähe von Mund, Auge, Ohr, Vagina, Anus.
2. Rasches Wachstum mit Neigung zur Ulceration.
3. Abnahme der Radiosensibilität mit zunehmendem Lebensalter.
4. Spontanrückbildung wird durch Bestrahlung nicht gestört.

Wirklich schwerwiegende Gründe, auf eine Strahlentherapie völlig zu verzichten, bestehen bei den heutigen technischen Möglichkeiten, die eine Gefährdung des Patienten nahezu ganz ausschließen, auch nach eigener Erfahrung nicht.

Die Therapie mit Radium oder Radiotantal und anderen harten Strahlern hat allerdings nur für sehr spezielle Fälle begrenzte Indikationen (Zungen, Hämangio-Lymphangiome, besonders große Hämangio-Kavernome).

Die planen, nur auf das subepidermale Gebiet beschränkten, meist aber über weite Flächen sich erstreckenden Angiome fordern eine Strahlung mit intensiver Oberflächenwirkung und möglichst geringer Durchdringungsfähigkeit. Dieser Zielforderung entsprechen die Weichstrahltherapie mit 20 bzw. 29 kV und die Strontium/Yttrium 90-Therapie.

Bei den tuberösen knotigen Angiomen, bei denen eine wesentlich größere Tiefenwirkung erwünscht ist, verbleiben entweder die Weichstrahltherapie mit 50 kV oder die Chaoulsche Nahbestrahlung mit ihren bekannten Möglichkeiten die Therapie der Wahl.

Lutterbeck (1951, 1963) empfiehlt bei der Bestrahlung großer Felder mit der Philipsschen Nahbestrahlungsröhre die Verwendung einer Gitterschablone, die eine homogene Bestrahlung ausgedehnter Hämangiome mit dieser Methode gestattet. Es fragt sich allerdings, ob hierbei Feldüberschneidungen in der Tiefe vermeidbar sind.

Evans, Mabbs (1962) empfehlen eine 140 kV-Strahlung. Die Hämangiome werden mittels einer Kunststoffklemme abgehoben und tangential bestrahlt. Das unter dem Hämangiom liegende Gewebe wird nach Angabe von Evans mehr geschont als z.B. bei Anwendung der Nahbestrahlung nach Chaoul.

Die Radiotantal-Therapie kann heute nur noch bei sehr tiefgreifenden und ausgedehnten Angiomen, z.B. beim Kasabach-Merritt-Syndrom, bei Kavernomen der Zunge, bei Hämangio-Kavernomen der Parotisgegend in Frage kommen. Wo eine Elektronenschleuder zur Verfügung steht, ist diese Therapie dem Tantal 182 vorzuziehen.

Die Grenzstrahlen waren in früheren Jahren sehr beliebte Behandlungsmethoden der oberflächlichen planen Angiome (Miescher, 1944; Höde, 1944).

Der Gedanke, ein extrem weiches Strahlengemisch bei der Behandlung von Hautkrankheiten zu verwenden, ist 1908 von FRANK SCHULZ praktisch durchgeführt worden. BUCKY (1926), HOEDE (1944) bauten diese Methode auf und führten auch die Bezeichnung Grenzstrahlen ein. MIESCHER (1944, 1950) versuchte durch eine leichte Aufhärtung der Strahlung mit einem zusätzlichen 0,5—1,0 mm Cellonfilter die sehr geringe Eindringtiefe der Strahlung zu erhöhen. Dieses Vorgehen ist jedoch heute durch die modernen Weichstrahlröhren überholt worden. Die Grenzstrahltherapie ist heute durch die oben angegebenen Möglichkeiten leicht ersetzbar.

Das gleiche gilt für die Behandlung mit Thorium X-Lack etc. Da den Hauptanteil der Thorium X-Strahlung Alphastrahlen bilden, ist auch hier nur ein geringer therapeutischer Effekt zu erwarten.

GRAUL schlug vor, die Haut vorher nicht durch Ätherabreibungen zu entfetten, sondern die Hornschicht soweit wie möglich durch eine von ihm empfohlene Abrißmethode zu entfernen (Heftpflasterabrisse bis zum Stratum lucidum). Aber wohl auch auf diese Methode kann heute verzichtet werden.

Aus folgenden Gründen ist nun die Anwendung von Thorium X zur Hämangiombehandlung abzulehnen (SEELENTAG, 1964; KOSSEL, 1964):

1. Unsicherheit in der Dosierung, hervorgerufen durch das Ausmaß der von Unterlage und Bindungsform abhängigen Emanierung.
2. Ungleichmäßigkeiten in der Dosisverteilung beim Auftragen und besonders bei Abdeckung durch die unterschiedliche Ansammlung von Thoron.
3. Kontamination der Umgebung, weil das Thorium X als offenes radioaktives Präparat verwendet wird.
4. Kontamination der Raumluft durch Thoron und Folgeprodukte.
5. Strahlenbelastung durch begleitende Gammastrahlung.

VII. Technik, Dosierung und Ergebnisse der Strahlentherapie der planotuberösen Angiome

Bei den planen wie bei den planotuberösen Angiomen beschränkt sich die angiomatöse Umwandlung auf das Gebiet des Papillarkörpers und der subpapillären Schicht. Das eigentliche Corium bleibt frei (MIESCHER, 1944).

Bei der Therapie hat man nun die Wahl zwischen

1. weicher Röntgenstrahlung und
2. Strontium 90 bzw. Yttrium 90.

Die Wahl muß nach den gegebenen Verhältnissen getroffen werden gemäß den technischen Kenntnissen, der Übung und der Erfahrung des behandelnden Arztes.

Beeinflußt wird die Behandlung

1. durch das Alter des Patienten,
2. durch Größe und
3. Lokalisation der Herde,
4. durch Tiefe und Dicke der Herde und
5. insonderheit durch Komplikationen infolge früherer Behandlungen.

Es ist immer unangenehm und riskant, nach bereits vorher durchgeführter Behandlung nochmals eine Strahlentherapie anzuwenden, selbst wenn genaue physikalische und klinische Daten vorliegen.

Im allgemeinen wird man für die 1—2 cm im Durchmesser messenden oberflächlichen Angiome von 1—2 mm Dicke die Strontium-Therapie wählen.

Es sollten daher vor allem die Hämangiome am Schädel, insbesondere im Bereich der Fontanellen, über den Epiphysen, an der Mamma, am Unterbauch, an der Vulva (Abb. 7a, b), am Penis und am Augenlid mit Strontium 90 behandelt werden. Mit den heute im Handel befindlichen Strontiumpräparaten ist diese Therapie leicht und ungefährlich für den Patienten durchzuführen.

Es ist das Verdienst von FRIEDELL, THOMAS und KROHMER (1954), das Strontium 90 als Strahlenquelle einschließlich eines handlichen Applikators beschrieben zu haben.

1. Technik

Es muß immer angestrebt werden, daß der Hämangiomrand bei der ersten Bestrahlung erfaßt wird, um hier ein Weiterwachsen von vornherein zu hemmen. Bei größeren Hämangiomen wird man die Felder daher so anlegen, daß erst die Ränder und später das Zentrum bestrahlt werden, so wie das OESER (1942) bei der Chaoulschen Therapie der Hämangiome bereits empfohlen hat.

Gar nicht selten kommt es dann im Laufe der Jahre zu einer vollkommenen Rückbildung der bestrahlten und unbestrahlten Anteile des Hämangioms. Da man aber den endgültigen Erfolg nicht mit Sicherheit voraussehen kann, wird es sich immer empfehlen, in 3—4monatlichen Abständen die Rückbildung des Hämangioms zu beobachten, gegebenenfalls die Bestrahlung zu wiederholen.

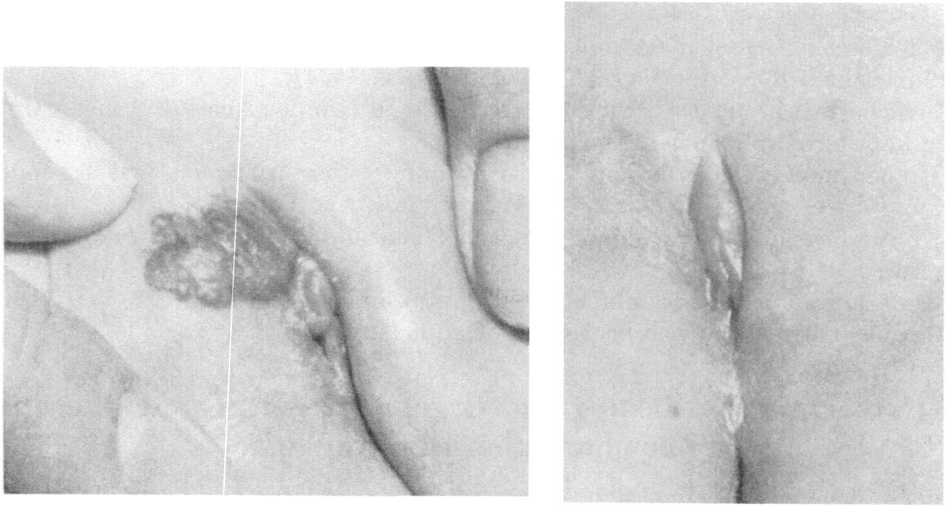

a b

Abb. 7a. Hämangiom an der linken oberen Labie bei einem 9 Monate alten Säugling

Abb. 7b. Zustand nach Radio-Strontium-Bestrahlung nach 6 Jahren

a) Pflege der Applikatoren

Nicht unwichtig ist die schonende Reinigung der Applikatoren nach der Applikation (GERSING, 1958). Die Dermaplatten der Fa. Buchler, Stand 1969, sind in Edelstahl ausgeführt. Die Fassung des Applikators hat eine Stärke von 1,5 mm Edelstahl und schirmt daher die Betastrahlung nach hinten ab. Die Strahlenaustrittseite ist mit einem nur 0,1 mm starken Edelstahlblech verschlossen. Die Reinigung der Applikatoren ist nicht ganz einfach, da unbedingt vermieden werden muß, daß halogenhaltige Desinfektionslösungen verwendet werden (Gefahr der Lochkorrosion). Man muß sich daher auf die Reinigung der Bodenfläche durch Abreiben mittels eines mit Alkohol oder Petroläther befeuchteten Zellstoffes beschränken. Es wird auch empfohlen, eine sterile Kunststoff-Folie zwischen Krankheitsherd und Präparat zu legen. Die Reinigung der Dermaplatten kann dann vermieden werden.

2. Dosierung

Nach LUTTERBECK (1955) wird das Schwellenerythem der Haut mit einem Strontium 90-Applikator durch etwa 325 rep[1] erzeugt. Eigene Versuche von JAKOB und DIETRICH (1958) haben gezeigt, daß bei 1000 rad sicher nicht nässende Strahlenreaktionen auftreten. Etwa 12 Tage nach der Bestrahlung kommt es zu einer leichten Rötung, die dann später in Bräunung übergeht.

[1] rep ist nach der derzeitigen Definition des Röntgen 1 R gleichzusetzen.

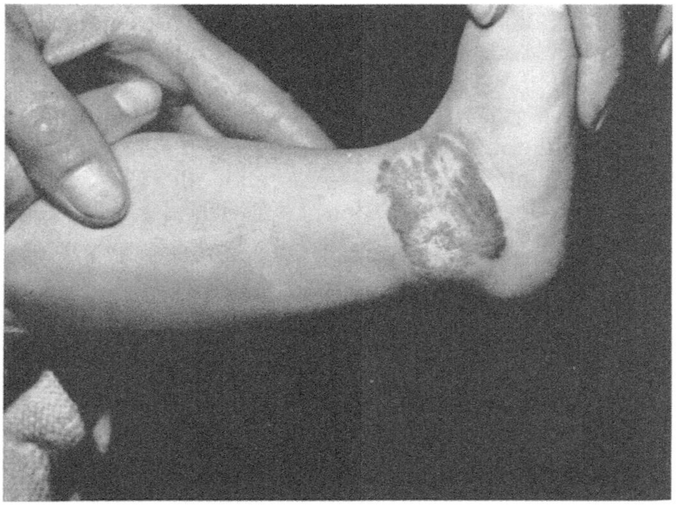

Abb. 8a. Hämangiom am rechten Außenknöchel

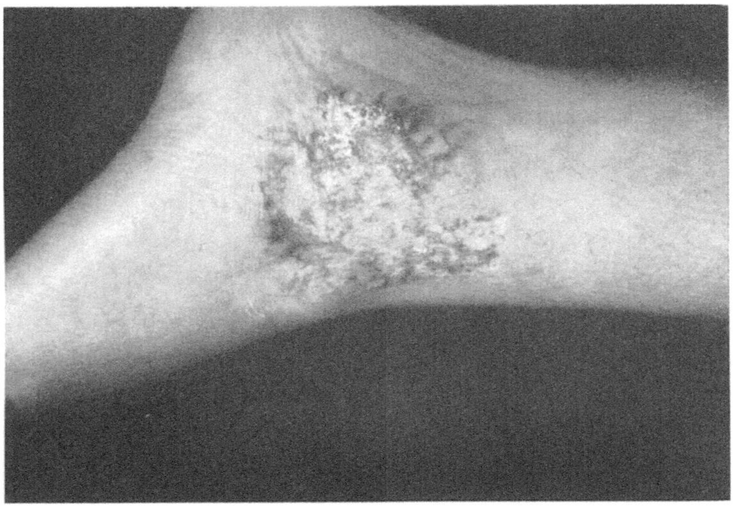

Abb. 8b. Nach Radio-Strontium-Therapie 4400 rad, nach 7 Jahren starke Teleangiektasiebildung

Als Einzeldosis sind 1000 rad OD, als Gesamtdosis 2000 bis höchstens 3000 rad erforderlich (JAKOB, 1964). BECKER und SCHEER (1955) geben als Einzeldosis 600—750 rep pro Sitzung an. SKLAROFF (1957) erzielte bei einigen Fällen mit der einmaligen Dosis von 250—500 R ein gutes kosmetisches Ergebnis.

SCHMIDT (1964) sah Erblassung in den meisten Fällen nach Verabreichung von 1000 rad Oberflächendosis.

BORN (1959) empfiehlt als Einzeldosis 250 rep und eine Wiederholung nach jeweils 4 Wochen. Die Grenzdosis von 2000 rep (in 1 mm Gewebetiefe) ist nach BORN nur selten notwendig.

Wir selbst sind in den letzten Jahren bezüglich der Gesamtdosis erheblich zurückhaltender geworden. Nachdem wir in den vergangenen Jahren nicht selten die Beobachtung gemacht hatten, daß bei etwa 3000 rad Gesamtoberflächendosis nach 2—4 Jahren sehr ausgeprägte Teleangiektasien auftraten (Abb. 8a, b), wurde die Gesamtoberflächendosis in den allermeisten Fällen auf 2000 rad, die Einzeldosis auf 1000 rad beschränkt. Zwischen den einzelnen Bestrahlungen wurden Pausen von mindestens 3—4 Monaten eingelegt. In der Mehrzahl der Fälle genügte diese Dosierung, um die oberflächlichen Hämangiome mit gutem therapeutischen Erfolg und ohne Spätbildung von Teleangiektasien zu einem fast vollkommenen Abblassen zu bringen. Man kann an Dosis nach unseren Erfahrungen erheblich einsparen, wenn man nicht so lange bestrahlt, bis der letzte Hämangiomrest in relativ kurzer Zeit verschwunden ist. Geduld wird hier mit

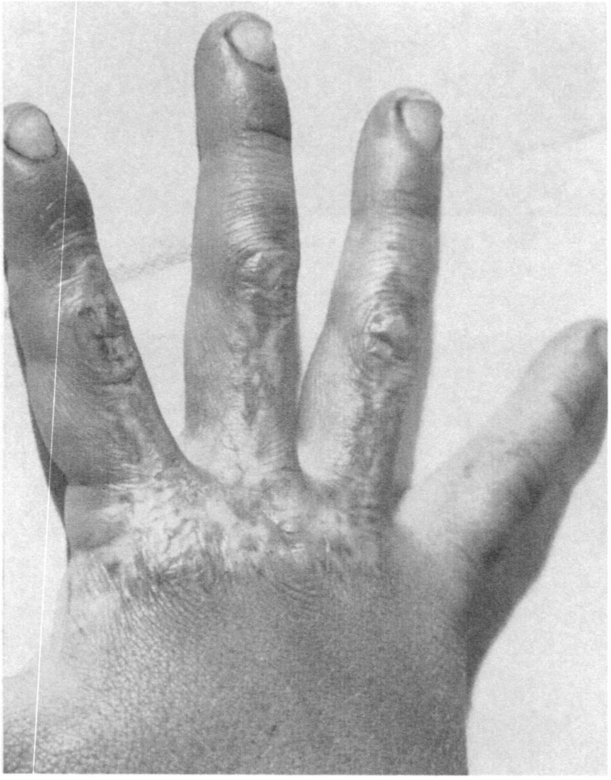

Abb. 9. Hautschädigung nach Radio-Yttrium-Bestrahlung eines Hämangioms im Säuglingsalter

einem guten kosmetischen Dauererfolg belohnt. 4000—5000 rad (Frei, 1959) sind sicher zu hoch und daher abzulehnen.

Die Yttrium 90-Therapie für die großen flächenhaften, gering erhabenen Hämangiome kann heute durch die Weichstrahltherapie (Dermopan) ersetzt werden.

Die Herstellung von Radioyttrium-Folien, die sich an sich für die Therapie großer Flächen bewährt haben ist durch die schwierige Herstellung dieser Folien und dem damit verbundenen hohen Preis behindert.

Eigene Erfahrungen in der Dosimetrie dieser Radioyttrium-Folien haben gezeigt, daß es unbedingt notwendig ist, vor der Anwendung die Folien auszumessen. Es erwies sich seinerzeit (Jakob, 1958), daß eine Dosisangabe der Firmen in mCi pro cm^2 sehr unzuverlässig ist. Nicht selten zeigten uns die Ergebnisse, daß Unter- und Überdosierungen bei Radioyttrium-Folien leicht vorkommen können. Diese Erfahrungen veranlaßten, die Phantomkammer der Siemens-Reiniger-Werke, die ja an sich für die Chaoulsche Nahbestrahlung entwickelt ist, auch für die Messung der Betastrahlenpräparate zu verwenden. Die Meßergebnisse zeigten, daß diese Phantomkammer mit ihrem dünnen Strahleneintrittsfenster für die Messungen von Yttrium 90-Flächenpräparaten und Strontium 90-Dermaplatten in der Praxis bei Verwendung eines Kammerfaktors von $F = 18$ statt 15, ausreichend ist. Mit dieser Methode wurde auch öfters eine nicht unerhebliche Inhomogenität der Flächenpräparate festgestellt. Die Inhomogenität wurde ganz besonders häufig beobachtet, wenn die Folien mehrmals verwendet wurden.

Die Abb. 9 zeigt die strahlenveränderte Haut etwa 7 Jahre nach Radioyttrium-Bestrahlung eines großen Hämangioms am Handrücken. Die Bestrahlung war seinerzeit mit 1000 rad gemäß der Dosisangabe der Lieferfirma durchgeführt worden. Retrospektiv gesehen, muß aber die Dosis das 3—4fache betragen haben.

Gersing (1958) empfiehlt zur Dosismessung der Betastrahler die Betakammer der Physikalisch-Technischen Werkstätten Freiburg in Kombination mit dem Simplexdosimeter.

3. Ergebnisse der Strontium 90- und Yttrium 90-Therapie

Die Erfolge mit der Radiostrontium-Therapie entsprechen nach Jakob (1964) in vollem Maße der früher angewandten Radiumtherapie oder der Röntgentherapie mit Nahbestrahlung (Abb. 10a, b). Bei etwa 80 % aller Fälle erfolgt eine sehr zufriedenstellende

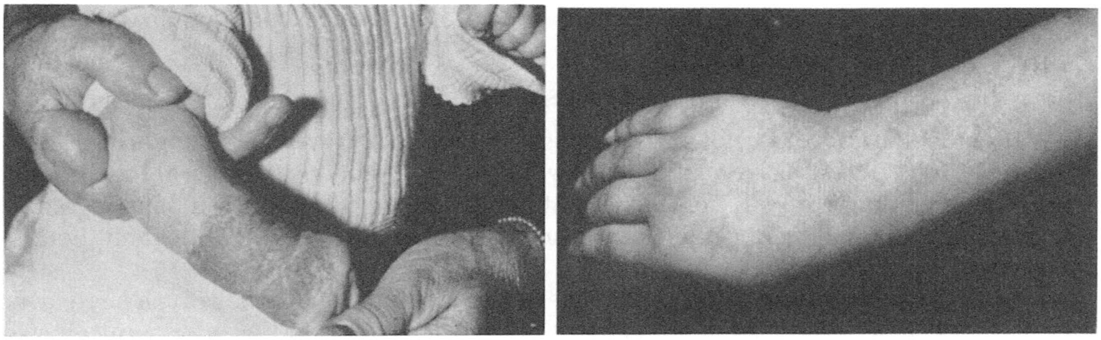

a b

Abb. 10a. Hämangiom am rechten Handgelenk vor der Bestrahlung

Abb. 10b. Therapie mit Yttrium 90, Einzeldosis 1000 rad, Gesamtdosis 1000 rad. Nach 4 Jahren sehr guter kosmetischer Erfolg

Rückbildung der Hautveränderungen bei der oben angegebenen vorsichtigen Bestrahlungstechnik. Höhere Dosen als 3000 rad Gesamtdosis, insbesondere ab 4000—5000 rad, führen fast mit Sicherheit zur Bildung von Teleangiektasien.

Renner, Hallabach (1962) stehen ebenfalls zu einer zurückhaltenden Dosierung und empfehlen je nach Feldgröße und Lokalisation Fraktionierung. Die beiden Autoren machen darauf aufmerksam, daß man nicht selten vor der Entscheidung steht, entweder ein meist nur geringes Resthämangiom in Kauf zu nehmen oder weiter zu bestrahlen, um das Hämangiom vollständig zu beseitigen. Dann muß aber meistens eine Strahlenveränderung der Haut hingenommen werden. Es ist auch nach unserer Ansicht zweckvoller, sich unter Umständen zunächst mit einem kleinen Resthämangiom abzufinden. Die Rückbildungstendenz nach Bestrahlung kann sich bekanntlich über Jahre erstrecken. Die Möglichkeit einer späteren weiteren Strahlenserie steht dabei immer noch offen.

VIII. Kavernome und Übergangsformen

Während bei den planen, ausschließlich im subepidermalen Gebiet lokalisierten Angiomen die Strahlung mit großer Oberflächenwirkung, aber möglichst geringer Durchdringungsfähigkeit, wie sie das Strontium 90 bietet, gefordert werden muß, ist bei den kavernösen und insbesondere subcutanen Hämangio-Kavernomen eine wesentlich größere Tiefenwirkung notwendig. Während, wie bereits erwähnt, bis 1945 diese geschwulstmäßigen Formen der Angiome vorwiegend mit Radium behandelt wurden, löste die Röntgen-Nahbestrahlung allmählich die Radiumtherapie ab (Graul, 1953; Montag, 1953).

In den letzten Jahren hat dann die Weichstrahltherapie wiederum die Chaoulsche Therapie aus ihrer Vorzugsstellung verdrängt. Es hatte sich nämlich allmählich herausgestellt, daß die Röntgennahbestrahlung auch mit den kürzesten Focus-Haut-Abständen, wie bereits eingangs erwähnt wurde, doch eine Tiefendosis aufweist, die zur Schädigung von strahlenempfindlichen Geweben unter der Haut, wie z. B. der Epiphysen, der Brustdrüsen bei Säuglingen, führen kann.

1. Technik

Die Wahl der Spannung und der Filterung bei der Weichstrahltherapie richtet sich nach der Tiefenausdehnung des Angioms. Ob eine Spannung bis 50 kV und den entsprechenden Filtern verwendet wird, ist die Frage einer Schätzung, die auf großer Erfahrung basieren muß. Für Nahbestrahlungsbedingungen ist nach Nordberg und Sundberg (1963) eine Strahlenqualität von 50 kV mit 0,5—2 mm Al-Filter, 2—4 cm Focus-Hautabstand und einer Gewebehalbwerttiefe von 3—6 mm zu empfehlen. Dies entspricht etwa einer Tiefendosis bei der Anwendung eines normalen Radiumapplikators.

2. Dosierung

Während Chaoul (1944) als zweckmäßigstes Bestrahlungsverfahren tägliche Einzeldosen von 100—150 R bei Säuglingen bzw. 200 R bei größeren Kindern bis zu einer Gesamtdosis von etwa 2500 R vorschlägt, hat die Erfahrung in den letzten Jahren gezeigt, daß man auch mit einer geringeren Dosis kosmetisch gute Resultate erzielen kann (Schondorf, 1964).

Über die zweckmäßigste Fraktionierung sind die Meinungen allerdings auch heute noch geteilt (s. Tabelle 4). Sicher ist aber, daß große Einzeldosen sowohl wegen der schlechteren kosmetischen Ergebnisse als auch wegen der Möglichkeit einer somatischen Schädigung abzulehnen sind. Bis 400 R Herddosis sollen Schäden nach fraktionierter Bestrahlung

Tabelle 4. *Einzel- und Gesamtdosen bei der Chaoulschen Nahbestrahlung*

Autor	Einzeldosis R OD, Fraktionierung	Gesamtdosis
Brodersen (1940)	300 R, Wiederholung der Serie nach 8 Wochen, 4 Serien	3000 R pro Serie
Sö Kikuziro (1940)	200 R, 4wöchentlich	3000—3600 R
Pendergrass (1940)	100—300 R, Abstand 6—12 Wochen	
Hoede (1941)	550 R, Abstand 4—8 Wochen	1000—2700 R
Oeser (1942)	800 R, 8wöchentlich	2500 R
Chaoul (1943)	100—150 R, täglich	1500—2500 R
Volarsch (1943)	600 R, 2—4wöchentlich	2400 R
Kindler (1943)	800 R, Abstand 6 Monate	1800—2500 R
Schaefer, Haede (1943)	550 R, Abstand 6—8 Wochen	2000 R
Helmke (1947)	500 R, Abstand 4—8 Wochen	3000 R
Graul (1948)	150 R (Test 350 R), Abstand 4 Wochen	800—1600 R
Miescher/Weder (1951)	400 R, Abstand 4—8 Wochen	1200—1600 R
Greve (1953)	400 R	1500 R
Montag (1953)	500 R, Abstand 4 Wochen	1000 R
Lemaitre (Lille) (1953)	250—500 R, Abstand 1—4 Monate	1000—6000 R
Lipski (Polen) (1955)	200 R, Abstand 3—6 Wochen	800 R
Liebel (Berlin) (1955)	500 R, Abstand 8 Wochen	2000 R
Wilson (1957)	200 R, Abstand 1—3 Monate	500—1000 R
Weishaar/Koslowski (1959)	300—500 R, Abstand 4—12 Wochen	1000—1800 R
Gendolfo (Genua) (1959)	250—400 R	500—4500 R
Kolar u. Beck (1960)	100—150 R, täglich	600—700 R
Haubold (1960)	200—400 R, Abstand 4—8 Wochen	1400—1800 R
Bösche (1962)	200 R, Abstand 4 Wochen	3000 R
Dalicho (1963)	um 200 R	2000 R

an den Epiphysen kindlicher Knochen nicht auftreten. Bei Herddosen über 700 R wurden deutliche, bei höheren Dosen schwere Schäden beschrieben (RAUSCH, KOCH, HAGEMANN, 1956). SCHIRREN (1959) schlägt bei größeren subcutanen Hämangiomen 3—4mal 100 R oder 6—8mal 50 R vor. NORDBERG und SUNDBERG (1963) schlagen für die erste Behandlung eine Einzeldosis von 800—900 R für die Kontakttherapie vor. Kleinere Dosen sollen nach WALTER (1953) schlechtere kosmetische Ergebnisse zeitigen. Mit 400 R konnte der Autor nur 9% Abheilung, mit 800 R dagegen 45% Abheilung erzielen. HULTBERG (1943) und WALTER (1953) weisen darauf hin, daß höhere Einzeldosen, wie 1000—1500 R, rascheres Abheilen, aber auf die Dauer einen schlechteren kosmetischen Erfolg, wie Depigmentierung, Hautatrophie etc., zur Folge haben.

Eigene Erfahrungen sprechen dafür, mit kleinen Einzeldosen von 200 rad, appliziert in wöchentlichen Abständen, eine Gesamtdosis von 1000—1200 rad zu geben. Dies gilt auch für die ulcerierenden Fälle. Die Selbstheilungstendenz der Hämangiome wird damit in Rechnung gesetzt und ausgenützt. Eine Schädigung, z.B. der Epiphysen, die nach einmaliger Applikation von 300 rad immerhin möglich ist, wird damit unwahrscheinlich. Allerdings weisen NORDBERG und SUNDBERG (1963) darauf hin, daß sie in ihrem Material keine Skeletschädigungen mit 900 rad Einzeldosis bei einer Gesamtdosis von 1800 rad in 17 Monaten nachweisen konnten.

Trotzdem ist unseres Erachtens Vorsicht geboten, wenn auch die geringste Möglichkeit einer Schädigung besteht. Selbst wenn eine Schädigung mit einer bestimmten Bestrahlungsmethode nur sehr selten auftritt, sollte man dieses Risiko nicht eingehen, nur um einen guten kosmetischen Erfolg zu erzielen. Für ein Kind, das durch Behandlung mit ionisierenden Strahlen z.B. an einer Extremität eine Wachstumshemmung erleidet, ist die Schädigung sehr einschneidend und der Trost ist gering, daß ein solches Ereignis an sich nur selten auftritt. Eine derartige Schädigung ist zudem nicht notwendig, da die technischen Voraussetzungen zu ihrer Vermeidung heute bestehen. In diesem Zusammenhang sei auch darauf hingewiesen, daß die kosmetische Grenzdosis, d.h. also die Dosis, mit der es gelingt, ohne sichtbare Strahlenveränderungen ein Hämangiom zu beseitigen, ohne Schwierigkeiten ermittelt werden kann (RENNER, HALLERBACH, 1962).

Auf jeden Fall ist unseres Erachtens die Röntgentherapie mit Weichstrahlgeräten, wie dem Dermopan, die auf alle gewünschten Strahlenqualitäten eingestellt werden können, wegen der Vielseitigkeit ihrer Verwendung und auch der Möglichkeit, große flächenhafte und auch ulcerierende Hämangiome zu behandeln — mit Röntgenkontakttherapie nicht immer ganz einfach — wohl das empfehlenswerteste Verfahren. Mit derartigen Apparaturen können sowohl oberflächliche Hämangiome als auch intracutane und subcutane und somit alle Übergangsformen erfaßt werden. Als Dosierung ist auch bei den Weichstrahlgeräten, wie bei der Chaoulschen Nahbestrahlung, 200 rad wöchentlich bei einer Gesamtdosis von 1200—1400 rad empfehlenswert. Hautreaktionen sollen auf jeden Fall nach Möglichkeit vermieden werden, da unerwünschte Spätveränderungen sonst oft nicht ausbleiben. Die Erythemgrenze liegt bei Feldgrößen bis 5 cm, ähnlich wie bei CHAOUL, bei 600—700 rad bei einmaliger Bestrahlung.

Abb. 11a—c zeigen eine Serie von Aufnahmen

a) bei erstmaliger Untersuchung;

b) 2 Monate später wurde nach Entwicklung eines großen, teilweise zur Ulceration neigenden Kavernoms des Oberlides die Weichstrahltherapie begonnen. Es wurden in 3 Monaten unter folgenden Bedingungen Dermopan, 43 kV (Stufe 3), 25 mA, Tubus 7 × 7 cm, FHA 10 cm, Feldgröße 4 × 7 cm, Einzeldosen von 200 rad bis zu einer Gesamtdosis von 1450 rad verabreicht.

c) 3 Jahre nach Weichstrahltherapie recht guter kosmetischer Erfolg.

3. Ergebnisse

Die Erfolge der Röntgennahbestrahlung und deren Weiterentwicklung der Weichstrahltherapie stehen der früher oft angewandten Radiumtherapie in keiner Weise nach. Sie liegen bei guter Technik bei etwa 80%, d.h. das Angiom ist ganz oder fast ganz ohne

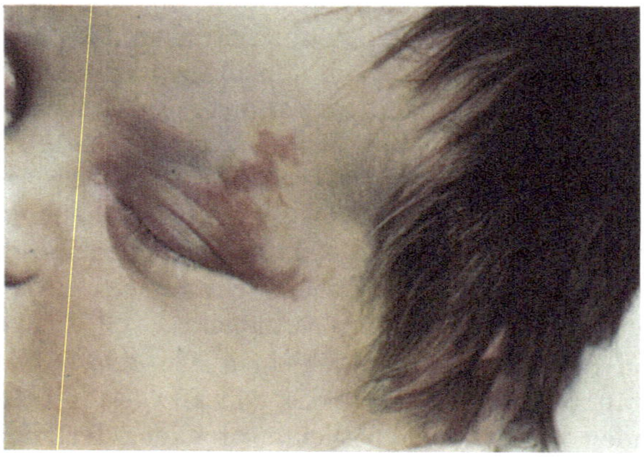

Abb. 11a. Hämangiom am Auge

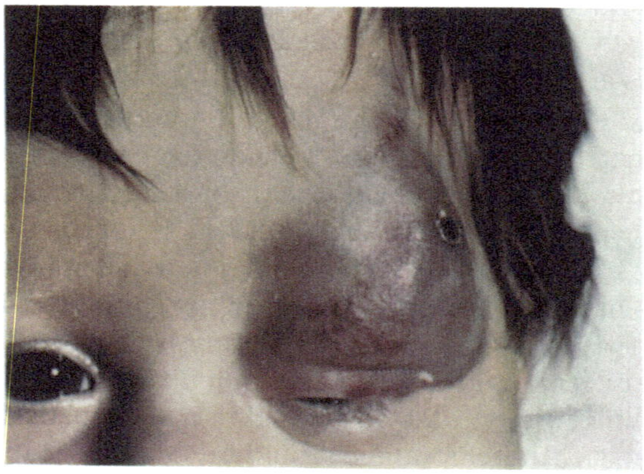

Abb. 11b. Nach 2 Monaten Entwicklung eines Kavernoms

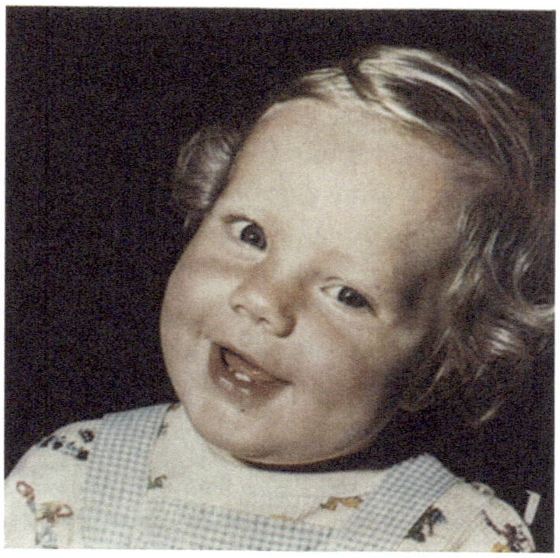

Abb. 11c. Zustand nach Weichstrahltherapie (nach 3 Jahren)

wesentliche Strahlenschädigung der Haut verschwunden. Bezüglich der Therapie der Kavernome der Zunge s. Kapitel Hämangio-Lymphangiome.

Abb. 12a zeigt ein großes ulcerierendes Hämangio-Kavernom am linken Unterarm, das bereits bei der Geburt als flaches Hämangiom bestand, das sich aber dann ziemlich rasch zu einem riesigen Kavernom entwickelte. Bestrahlung mit Dermopan, 43 kV, (Stufe 3) 25 mA, 200 rad wöchentlich. Gesamtdosis 1200 rad. Abb. 12b Zustand nach 4 Jahren.

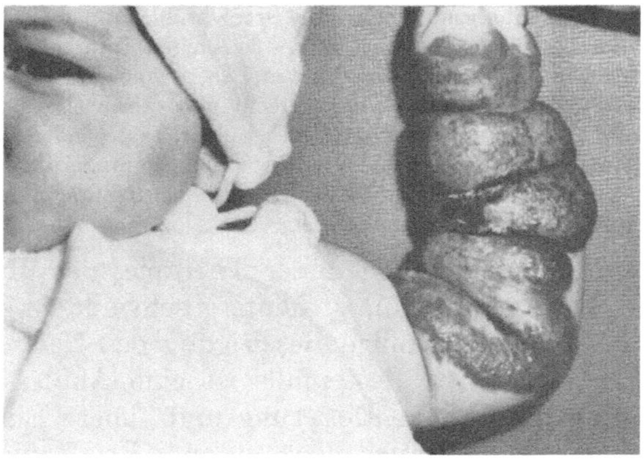

Abb. 12a. Kavernöses Hämangiom am Unterarm vor der Bestrahlung

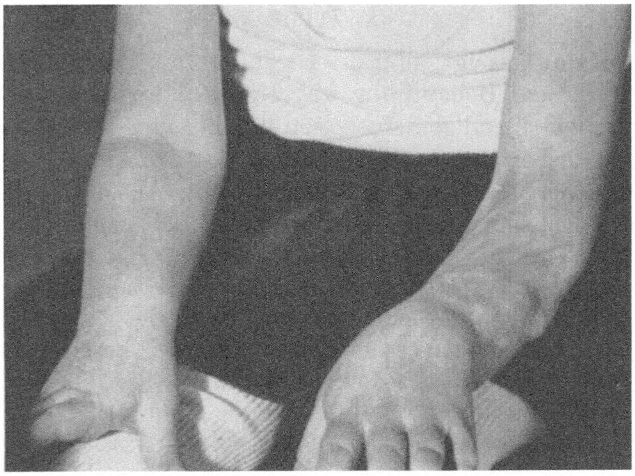

Abb. 12b. Kavernöses Hämangiom 4 Jahre nach Weichstrahltherapie

IX. Therapie des Naevus flammeus

Das plane Hämangiom (Naevus flammeus — Feuermal — tache de vin) ist kongenitalen Ursprungs. Seine Farbe wechselt vom hellsten Rosa zum tiefsten Rot. Ist er symmetrisch angeordnet, so wird er im allgemeinen nach VAN DER WERF und SCHNYDER (1954) eine Rückbildungstendenz ohne therapeutische Maßnahmen zeigen. Die asymmetrisch lokalisierten Formen dagegen, die vor allem im Gesicht als äußerst störend auftreten können, zeigen in der Regel keinerlei Rückbildungstendenz.

Die räumliche Ausdehnung eines solchen Hämangioms ist bereits bei der Geburt festgelegt. Eine Größenzunahme erfolgt meist im gleichen Verhältnis mit dem Wachstum der betreffenden Körperregion. Nur selten erfolgt ein schnelleres Wachstum. Diese Möglichkeit erfordert daher eine recht genaue Überwachung einer derartigen Hautveränderung in den ersten Wochen nach der Geburt.

Eine Rückbildungstendenz wird bei den planen Angiomen nur unter den blaßroten Typen beobachtet. Dazu gehören vor allem die außerordentlich häufigen Feuermale der Nackengegend, von welchen die Mehrzahl erfahrungsgemäß noch im Kindesalter wieder verschwindet (MIESCHER, 1944). Bei den burgunderroten planen Angiomen tritt dagegen ein Rückgang extrem selten auf.

Der im subepidermalen Gebiet lokalisierte Naevus flammeus verlangt eine Strahlung mit intensiver Oberflächenwirkung bei möglichst geringer Eindringfähigkeit.

In früheren Jahren war die Thorium X-Behandlung mit Salbe, Lack oder Alkohol sowie Grenzstrahlen von 9—12 kV eine beliebte Behandlungsmethode. Mit Grenzstrahlenapparaturen wurden seinerzeit Einzeldosen von 800—1000 R verabreicht, die 2—6mal in 4—6wöchigen Intervallen wiederholt wurden. Wurde diese Behandlung sehr frühzeitig, möglichst in den ersten Lebenswochen und -monaten begonnen, so sollen in einem hohen Prozentsatz, 87% (MIESCHER, 1944), recht gute kosmetische Erfolge erzielt worden sein. Es gelang mit diesen Methoden, die unmittelbar unter der Epidermis liegenden intrapapillären Gefäßektasien zur Rückbildung zu bringen. Die tiefer gelegenen, subpapillären Veränderungen, wurden nicht erfaßt. Die kleineren Formen sprachen dabei erheblich besser an als die ausgedehnteren Angiome. Hier soll nur etwa in der Hälfte der Fälle eine Rückbildung eingetreten sein.

Der damalige Optimismus bezüglich dieser Therapie, der übrigens nicht von allen Autoren geteilt wurde (PFAHLER, 1952), ist heute geschwunden. Ziemlich einstimmig ist man jetzt der Meinung, daß eine völlige Beseitigung des Naevus flammeus durch die Strahlentherapie nicht möglich ist. Bestenfalls ist eine Abblassung zu erzielen. Wird mehr als eine Abblassung durch hohe Dosierung und höhere Eindringtiefe der verwendeten Strahlen erzwungen, so sind auch nach unseren Erfahrungen Hautschädigungen, insbesondere Teleangiektasien, mit Sicherheit zu erwarten.

1. Technik

Wie schon eingangs aufgezeigt, sind die Eigenschaften der Thorium X-Strahlung und der Grenzstrahlen für diese Behandlung ungeeignet. Man benötigt eine Strahlung, die eine Gewebehalbwerttiefe im allgemeinen von 1,5 bis vielleicht 1,8 mm aufweist. Diese Eigenschaften weisen insbesondere die Radioisotope Strontium 90 und Yttrium 90 auf. Auch die Weichstrahltherapie mit 20 kV und 0,1 mm Al ist für diese Behandlung geeignet. Der Behandlungsbeginn sollte in den ersten Lebensmonaten liegen. Die besten Erfolge haben wir selbst mit der Radioyttrium-Therapie erzielt. Die Radioyttrium-Folien (s. Kapitel Strontium 90 und Yttrium 90) eignen sich besonders für diese Behandlung, da die Folie sehr genau der oft recht bizarren Form des Naevus flammeus angepaßt werden kann. Wie in dem obigen angeführten Kapitel bereits erwähnt wurde, wird mittels einer Schablone die Form des Naevus flammeus festgehalten. Nach dieser Schablone wird dann vom Hersteller eine entsprechende Folie geliefert, die den Krankheitsherd genau abdeckt. Damit ist es möglich, den gesunden Hautpartien Strahlenbelastung zu ersparen. Auch können z.B. Lippe, Auge, Ohr, Nase etc. leichter ausgespart werden

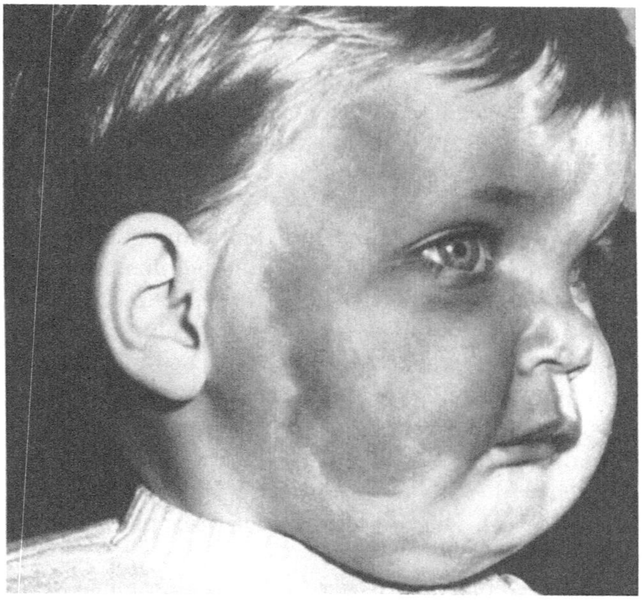

Abb. 13a. Naevus flammeus der rechten Gesichtshälfte

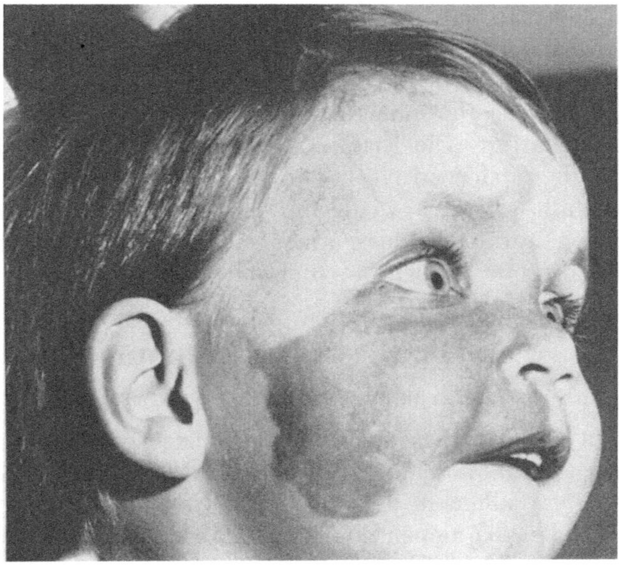

Abb. 13b. Naevus flammeus nach ^{90}Y-Therapie der oberen Gesichtshälfte. Dosis 1000 rad

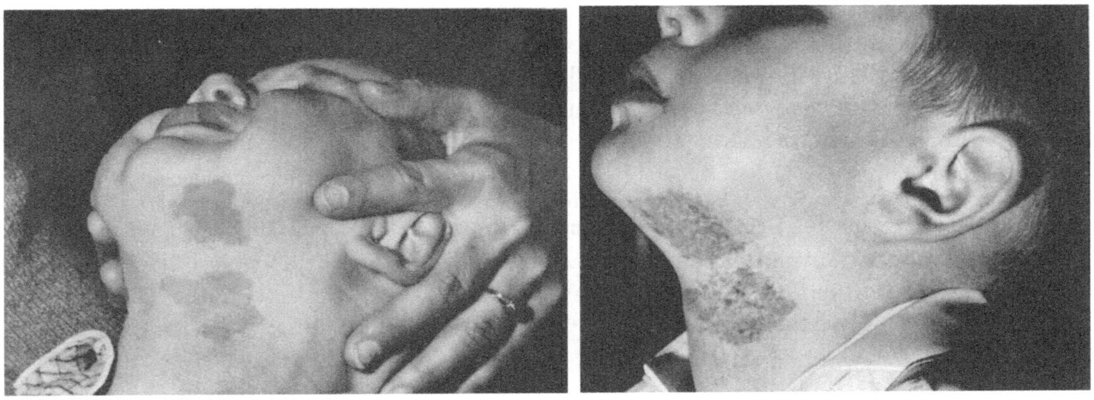

a b

Abb. 14a. Naevus flammeus am Hals

Abb. 14b. Naevus flammeus nach ^{90}Y-Therapie mit 4000 rad fraktioniert bestrahlt. Teleangiektasiebildung nach 7 Jahren

als mittels der Weichstrahltherapie, bei der die Bestrahlungsfläche an die Form der mitgelieferten Tubusse gebunden ist.

Abb. 13a zeigt einen Naevus flammeus bei einem 1 Jahr alten Säugling, der versuchsweise im Stirn-Schläfen-Bereich mit Radioyttrium einzeitig mit 1000 rad bestrahlt wurde. Abb. 13b zeigt den Zustand 4 Jahre nach der Bestrahlung. Die bestrahlte Hautfläche ist nahezu ganz abgeblaßt, während die nichtbestrahlten Hautabschnitte unverändert geblieben sind.

Abb. 14a zeigt einen schlechten kosmetischen Erfolg bei einem mit Radioyttrium bestrahlten Naevus flammeus am linken Unterkinn infolge Überdosierung. Bestrahlung mit je 1000 rad in Zeitabständen von 6, 8 und 15 Monaten. Gesamtdosis 4000 rad. Abb. 14b 7 Jahre später starke Teleangiektasien im bestrahlten Hautabschnitt.

2. Dosierung

Als Dosis haben sich 1000 rad an der Oberfläche bewährt (Jakob, 1964). Nach etwa 14 Tagen kommt es dann zu einer stärkeren Rötung des Naevus, die im Laufe von 2 bis 4 Monaten meist deutlich abblaßt. Diese Behandlung kann frühestens nach 6 Monaten bis 1 Jahr wiederholt werden. Mehr als 2000 rad Oberflächen-Gesamtdosis zu verabreichen, ist aber nach unseren langjährigen Erfahrungen mit dieser Behandlung nicht empfehlenswert. Bei 3000 rad haben wir relativ häufig sehr entstellende Teleangiektasien gesehen. Mit der Weichstrahltherapie von 20 kV und 0,1 mm Al liegen in der Literatur keine Erfahrungen vor.

Die Therapie des Naevus flammeus hat die Strahlentherapeuten vor allem in der Vergangenheit viel beschäftigt. Die Erfolge dieser Therapie waren und sind unbefriedigend, auch wenn man die modernen Methoden anwendet.

Kurz zusammengefaßt sei auch wiederum hier darauf hingewiesen, derartige Fälle frühzeitig zu bestrahlen, als Einzeldosis nicht mehr als 1000 rad pro Sitzung zu verabfolgen und schließlich große Pausen (4—6 Monate) einzulegen.

X. Die Riesenhämangiome

(Das Kasabach-Merritt-Syndrom)

Seitdem Kasabach und Merritt (1940) das gleichzeitige Vorkommen von Thrombocytopenie und einem Riesenhämangiom bei einem 2 Monate alten Säugling beschrieben haben, sind bis heute, vor allem in der englischen und amerikanischen Literatur, etwa 40 Fälle bekannt geworden, bei denen eine Thrombocytopenie bei großen Hämangiomen zu schwersten lebensbedrohlichen Blutungen führte.

Das Alter der Patienten lag meistens zwischen 1—12 Monaten. Eine Blutungstendenz bei einem Hämangiom mit Thrombocytopenie wurde unmittelbar nach der Geburt nur selten beobachtet (Hill, 1962). Die Thrombocytopenie stellte sich meist erst nach einem raschen Wachstum des Hämangioms ein.

All diesen Fällen ist gemeinsam, daß große oberflächliche Hämangiome vorlagen. Aber auch subcutan gelegene und intestinale Hämangiome können zu diesem Krankheitsbild führen (A. Backmann, 1957; E. Fischer, 1960; James, 1961; Hill, 1962).

Cooper und Martin (1962) beobachteten bei einer 32jährigen Frau bei einem großen Leberhämangiom eine Thrombocytopenie von 65000. Sie weisen darauf hin, daß die Blutplättchenzahl zunächst völlig normal sein kann, um aber dann bei Hämangiomwachstum abzusinken. Dabei können Blutungen auftreten.

Die Thrombocytenwerte lagen in den meisten bisher beschriebenen Fällen bei 10000 bis 20000 (Kasabach und Merritt, 1940; Rhodes, 1944; Silver, 1948; Bogin, 1951; Southard, 1951; Franklin, 1953; Ronchese, 1953; Weissmann, 1953; Good, 1955; Meeks, 1955; Dicke, 1957; Gilon, 1957; Huyzinga, 1957; Petit, 1957; Scherz, 1958; Suurmond, 1958; Beller, 1959; Blix, 1959, 1961; Dargeon, 1959; Paletta, 1959; Nelson, 1960; Wilson, 1960; Boon, 1961; James, 1961; Stein, 1961; Hill, 1962; Sutherland, 1962; Atkins, 1963; Furuhjelm, 1963).

Die Knochenmarkspunktion ergab oft unreife Megakaryocyten in normaler Zahl. Beller (1959) und Blix (1961) haben zudem auch auf Afibrinogenämie bzw. Fibrinogenopenie hingewiesen.

Histologische Untersuchungen von Gilon (1959) ergaben, daß die Blutplättchenzahl im Hämangiom erheblich höher war als in den peripheren Gefäßen. Man hielt es für möglich, daß das Hämangiom als Reservoir für die Blutplättchen aufgefaßt werden muß.

Bei den bisher beobachteten Fällen verlief die Erkrankung oft tödlich. Autoptisch wurden meist capillare oder kavernöse Hämangiome vorgefunden.

Good und Carnazzo (1955) weisen auf die Ähnlichkeit der thrombopenischen Purpura und der chronischen idiopathischen thrombocytopenischen Purpura hin. Der Grad der Herabsetzung der Zahl der Blutplättchen, der chronische Verlauf der Erkrankung sowie auch die Knochenmarksmorphologie sind nach Angabe dieser Autoren ähnlich oder fast identisch.

Auffällig ist allerdings, daß die Entfernung der Milz bei der chronischen essentiellen thrombopenischen Purpura lebensrettend ist, daß aber die Splenektomie bei dem Kasabach-Merritt-Syndrom offenbar nach den bisherigen Erfahrungen nur in einem Falle Meeks' (1955) zum Sistieren der Blutung führte.

Die Zahl der Megakaryocyten ist nach Angaben in der einschlägigen Literatur vermehrt. Das Auftreten von Blutplättchenthromben innerhalb der Gefäße des Hämangioms wird hervorgehoben. GOOD (1955) weist ferner darauf hin, daß in seinem Fall die Zerstörung des Hämangioms mit der Rückkehr der Blutplättchen in den Kreislauf einherging.

Blutplättchentransfusionen führen nur für eine kurze Zeit zu einer normalen Blutungszeit. Bei operativen Eingriffen kann dies aber natürlich lebensrettend sein.

SILVER u. Mitarb. (1948) erklären die Thrombocytopenie bei Hämangiomen folgendermaßen:
1. Erhöhte Phagocytose der Thrombocyten durch die Milz und anderer reticulo-endothelialer Gewebe.
2. Erhöhter Gebrauch der Thrombocyten, um die multiplen capillaren Defekte zu reparieren und
3. herabgesetzte Produktion von Thrombocyten durch die Megakaryocyten im Knochenmark.

1. Therapie und Dosierung

Nach den bisher vorliegenden Erfahrungen ist die Strahlentherapie die Methode der Wahl. Die radikale und vollkommene Exstirpation eines großen Hämangioms ist oft unmöglich, die Splenektomie ist nach den bisherigen Erfahrungen meist ohne Erfolg. Allerdings sei darauf hingewiesen, daß nach den vorliegenden Erfahrungen der Anstieg der Blutplättchen nach chirurgischer Behandlung rascher erfolgt als nach Strahlentherapie (SOUTHARD, 1951; JAMES, 1961; SUTHERLAND, 1962).

Die Strahlenbehandlung mit Röntgenstrahlen richtet sich nach der Tiefenausdehnung des Hämangioms. Mit der konventionellen Röntgentherapie (140—250 kV) bei täglichen Dosen von 50—100—250 rad und Gesamtdosen von 500—1100 rad ließ sich ein zufriedenstellendes Resultat erzielen. ATKINS (1963) empfiehlt, Gesamtdosen von 300 R nicht zu überschreiten. Er weist darauf hin, daß strahleninduzierte Wachstumsstörungen und die Entstehung eines Osteochondroms 11 Jahre nach Röntgen- und Radiumtherapie in dem Falle von KASABACH und MERRITT beobachtet wurden. ATKINS vertritt weiterhin die Auffassung, daß mehr die klinische Verfassung des Patienten als die Thrombocytenzahl das radiotherapeutische Vorgehen beeinflussen sollte.

BELLER (1959) erzielte mit der Elektronenbestrahlung bei einer Einzeldosis von 150 R und einer Gesamtdosis von 1500 R einen guten klinischen Erfolg. Diese Therapie ist wohl wegen der Möglichkeit, Epiphysen und Gonaden wirksamer schützen zu können als bei der Anwendung von Röntgenstrahlen in erster Linie zu empfehlen.

Radiumtherapie wurde bisher nur von KASABACH und MERRITT (1940) und BOGIN (1951) angewendet. Im allgemeinen wird man aber heute auf diese Therapie aus Strahlenschutzgründen verzichten müssen (s. Kapitel Radiumtherapie). Bei der Röntgentherapie müssen sorgfältig Gonaden und Epiphysen (soweit möglich) abgedeckt werden (FURUHJELM, 1963).

Schließlich sei hier in diesem Zusammenhang nochmals darauf hingewiesen, daß sich auch Riesenhämangiome gelegentlich spontan zurückbilden können. WALLENSTEIN (1961) berichtet über einen 3 Tage alten Säugling, der an Hämatemesis nach einem großen Hämangiom am linken Oberschenkel erkrankt war. Die bestehende Thrombocytopenie wurde lediglich durch eine Bandagierung des Tumors am Oberschenkel behandelt. Diese Therapie führte zu einer Nekrose des Tumors. Innerhalb von 3 Monaten waren die Blutplättchen wieder normal. Nach 19 Monaten sah man lediglich im Bereich des Hämangioms am Oberschenkel eine Narbe. Auch bei diesem Beispiel zeigt sich wiederum, daß die spontane Rückbildung von großen kavernösen Hämangiomen ein Faktum ist, das man nicht unberücksichtigt lassen kann.

XI. Strahlentherapie der Knochenhämangiome

Knochenhämangiome können im Bereich des gesamten Skelets auftreten. Vorwiegend sind jedoch die Wirbelsäule, selten der Schädel und die flachen oder Röhrenknochen befallen. Ob es sich bei dieser Veränderung um eine Geschwulst oder um eine Mißbildung handelt, ist heute noch nicht entschieden. ALBERTINI vermutet, daß es sich bei einem großen Teil der Fälle um Mißbildungen handelt, wobei es möglich ist, daß sich aus den Mißbildungen echte Geschwülste entwickeln können.

Histologisch unterscheidet man capillare und kavernöse Angiome. Manche capillare hypertrophische Angiome neigen zum infiltrativen Wachstum. Klinisches Verhalten und Histologie widersprechen sich nicht selten. Capillare Knochenhämangiome sprechen auf Strahlentherapie sehr gut an.

Die Wirbelkörperangiome kommen relativ häufig vor und sind nicht selten ein Zufallsbefund bei der Röntgenuntersuchung der Wirbelsäule. JUNGHANNS (1932) fand unter 3829 Wirbelsäulen in 10,7% Angiome, TOPPER bei 2154 Autopsien 11,9%.

DÖPPER und SCHREYER (1964) konnten bei 2875 Wirbelsäulen — durch Flachschnitt auf dem Sektionstisch untersucht — dagegen nur in 1,04% Hämangiom- bzw. Lymphohämangiomträger entdecken. Nach JUNGHANNS (zit. nach DÖPPER und SCHREYER) scheint eine Geschlechtsdisposition zugunsten der Frauen vorzuliegen. Im allgemeinen sind die höheren Altersgruppen häufiger von diesem Leiden befallen. Nach SCHIEFER (1962) stellen jedoch die mittleren Altersgruppen um 50 Jahre die meisten Patienten mit klinisch manifesten Erscheinungen. Dabei scheint das weibliche Geschlecht bevorzugt zu sein.

Ruhende Hämangiome ohne klinische Erscheinungen bedürfen keiner Therapie (SCHIEFER, 1962; DÖPPER, 1964).

Bei allen Wirbelhämangiomen, die sich jedoch klinisch-neurologisch bemerkbar machen wird zu entscheiden sein, ob der Röntgentherapie oder der Operation der Vorzug gegeben werden soll. Nach SCHIEFER (1962) ist bei allen Fällen mit kompletter Querschnittslähmung eine sofortige Laminektomie zur Entlastung des komprimierten Marks erforderlich, da eine Bestrahlungswirkung in solchen Fällen zu spät einsetzen würde. Irreparable Schäden würden dabei nicht ausbleiben. Die Entscheidung, ob eine zusätzliche Strahlentherapie von Nutzen ist, wird durch das histologische Präparat gefällt. Werden unreife Zellsubstanzen, also strahlensensibles Gewebe, nachgewiesen, dann sollte bestrahlt werden. Liegt ein Prozeß vor, der sich vor unbekannt langer Zeit entwickelte, kann man sich auf die Entlastung durch Operation beschränken (DÖPPER, 1963). Beachten sollte man meines Erachtens auch bei der Indikationsstellung zur Strahlentherapie, daß gelegentlich Wirbelhämangiome mit nicht strahlensensiblen Elementen wie Lipomen oder Fibromen vergesellschaftet sind. Nach Strahlentherapie läßt überdies der objektive Röntgenbefund auch nach eigenen Erfahrungen meist jegliche Änderung vermissen. Diffuse Schmerzen und radikuläre Symptome dagegen sind nach Ansicht von SCHIEFER eine Indikation für die Röntgenbestrahlung, wenn die Diagnose gesichert ist.

1. Technik

Nach BRICHTZI (zit. nach SCHIEFER, 1962) ist die Bestrahlung mit stehenden Feldern bei der Behandlung der Wirbelhämangiome nicht mehr empfehlenswert, da der bestrahlte Rückenmarksabschnitt mit einer zu hohen Strahlendosis belastet würde. Die Konvergenzstrahlermethode soll dafür geeigneter sein. Da aber im Röntgenbild die Ausdehnung eines Wirbelhämangioms nie ganz mit Sicherheit diagnostiziert werden kann, scheint es nach eigenen Erfahrungen fast unmöglich, dem Rückenmark eine starke Strahlenbelastung zu ersparen, zumal Angiome nach den Angaben in der Literatur nur auf Tumordosen ansprechen. Nach DÖPPER (1964) ist es von untergeordneter Bedeutung, ob mit der konventionellen Tiefentherapie oder mit den modernen Gammabestrahlungs-Anlagen gearbeitet wird.

Die Schädigung des Rückenmarks bei der Röntgenbestrahlung (BREIT, 1958; FRANKE, 1960) schränkt die Strahlentherapie bei Wirbelkörperhämangiomen ganz erheblich ein. Wo es möglich ist, sollte der neurochirurgischen Behandlung der Vorzug gegeben werden. Eine weitere Indikation zur Strahlentherapie ist nur dann gegeben, wenn die exakt geprüften neurologischen Zeichen Sitz und Ausbreitung eines Wirbelangioms abgrenzen.

2. Dosierung

Die Herddosis wechselt in der Literatur von 3000—7000 R.

KAPLAN (1946) berichtet von einem $12^1/_2$ Jahre alten Knaben mit Paraplegie, bei dem bei einem operativ gesicherten Wirbelhämangiom mit einer Gesamtdosis von 7100 R eine vollständige Wiederherstellung erzielt wurde.

Vereinzelt wird es (DÖPPER, 1964) für notwendig erachtet, die Behandlung in unterschiedlichen Abständen (Monate bis Jahre) zu wiederholen.

Hämangiome des Schädels, der flachen und der Röhrenknochen sind nach unserer Erfahrung sehr selten. COLAY (1943) weist auf das nicht so seltene Vorkommen von Hämangiomen der Gelenke hin.

Alle Altersklassen sind bei den Knochenhämangiomen ziemlich gleichmäßig beteiligt. Die Arteriographie wird vor allem bei Hämangiomen des Schädels und der flachen — sowie der Röhrenknochen zur Diagnose führen. Manchmal ist eine Probeexcision nicht zu umgehen. Nach DÖPPER (1964) ist die Behandlung der Schädelangiome eine unbestrittene Domäne des Radiologen. Die Technik der Bestrahlung richtet sich nach Größe und Art des Herdes, wobei mit Halbtiefentherapie eine Tumordosis appliziert werden sollte, die das benachbarte Hirngewebe weitgehend schont. Bei den Angiomen der flachen und der Röhrenknochen, die vorwiegend bei Kindern und Jugendlichen auftreten, ist ebenfalls die Apllikation einer Tumordosis von mindestens 3000—4000 rad erforderlich.

Es fragt sich, ob die hier zitierten hohen Dosen bei der Bestrahlung von Wirbelhämangiomen nicht doch in manchen Fällen zu Markschädigungen führen bzw. geführt haben. Bei langer Lebenserwartung sollte man meines Erachtens zurückhaltend sein.

XII. Strahlentherapie der Lymphangiome und Hämangio-Lymphangiome

Diese Tumoren sind, ähnlich wie die Hämangiome, kongenitalen Ursprungs. Es gibt oberflächliche und tiefe Formen. Sie treten gerne im Gesicht, vor allem in der Parotisgegend auf und können insbesondere bei Säuglingen infolge Behinderung des Saugaktes zu erheblichen Ernährungsstörungen führen. Nicht selten ist dann vor allem auch noch die Zunge befallen, so daß es unter Umständen zu einer enormen Makroglossie kommen kann, die die Nahrungsaufnahme stark behindert. Die Wachstumstendenz derartiger Tumoren, die oft in gemischter Form als Hämangio-Lymphangiome auftreten, kann schließlich zu recht erheblichen Deformierungen des Kiefers führen, falls die Therapie nicht frühzeitig einsetzt.

In der einschlägigen Literatur sind nur sehr spärliche Angaben über die Strahlentherapie dieser Hämangio-Lymphangiome zu finden. SIMONE LABORDE (1956) berichtet, daß Lymphangiome und Hämangio-Lymphangiome der Parotisgegend auf Radiumspickung oder Röntgentherapie gut ansprechen, während die Hämangio-Lymphangiome der Zunge kaum durch Bestrahlung gebessert werden können.

Man wird sich heute in jedem Fall von großen Hämangio-Lymphangiomen in der Parotis- oder Zungengegend überlegen müssen, ob man der chirurgischen Behandlung oder der Strahlenbehandlung den Vorzug geben soll. Bei der chirurgischen Behandlung solcher Tumoren der Parotisgegend wird die Gefahr der Facialisschädigung vorhanden sein. Bei den großen Hämangio-Lymphangiomen der Zunge ist oft eine verstümmelnde Operation kaum zu umgehen.

Bei der Strahlentherapie im Säuglingsalter kommt alles darauf an, eine Strahlenart zu wählen, mit der man den Herd, auf welchen man einzuwirken wünscht, mit einer großen Dosis gut durchstrahlen kann, ohne die Umgebung zu stark zu belasten. Eine genetische Belastung muß in solchen Fällen leider in Kauf genommen werden.

Unseres Erachtens ist für diese Therapie vor allem die interstitielle Radiotantal- bzw. Iridium-Therapie geeignet, da hier die Verabreichung einer großen örtlichen Dosis, auf die es bei der Lymphangiomtherapie ganz besonders ankommt, möglich ist. Auch die Elektronen-Therapie wird in solchen Fällen zum Erfolg führen können (VAN VAERENBERGH, 1964).

Bei der Hämangio-Kavernom-Therapie der Zunge bei Erwachsenen ist ebenfalls die Radiotantal-Therapie sehr geeignet, insbesondere dann, wenn eine genetische Schädigung aus Altersgründen außer acht gelassen werden kann. Bei jüngeren Menschen ist die interstitielle Radioiridium-Therapie vorzuziehen.

1. Bestrahlungstechnik der Radiotantal-Therapie bei Hämangio-Lymphangiomen

Die erforderliche Länge der Tantal 182-Drähte richtet sich nach der Ausdehnung des Herdes. Es ist besondere Sorgfalt darauf zu verwenden, daß der Herd grundsätzlich ganz durchstrahlt wird. Dabei erfordern vor allem die Peripherie und die Tiefenausdehnung unsere Aufmerksamkeit. Die Drähte sollen parallel angeordnet eingelegt werden. Der Normalabstand zwischen den einzelnen Drähten darf 1 cm möglichst nicht überschreiten. Besonders muß bei den Hämangio-Lymphangiomen in der Parotisgegend darauf geachtet werden, daß der Abstand vom aufsteigenden Unterkieferast mindestens 1—1,5 cm beträgt, um eine zu starke Strahlenbelastung des Knochens zu vermeiden.

2. Dosierung

Die optimale Dosis bei der Radiotantal-Behandlung der Hämangio-Lymphangiome liegt nach unseren Erfahrungen bei etwa 4000 rad am Herd. An sich ist die Dosisverteilung bei der Radiotantal-Therapie eine heikle Angelegenheit (JAKOB, 1964). Es ist aber zweifellos ein therapeutischer Vorteil dieser Methode, daß der Strahler direkt in den Herd gebracht wird und daß außerhalb des Herdes nur eine relativ geringe Belastung der Umgebung vorhanden ist. Der Vorteil, daß sich nun der Strahler im Herd befindet, führt aber andererseits dazu, daß eine völlige Homogenität der Dosisverteilung praktisch nicht möglich ist. Am Strahler selbst treten höchste Dosen auf, der Focus-Haut-Abstand ist Null. Je nach Entfernung vom Strahler nimmt die Strahlung exponentiell ab.

Infolge des steilen Dosisabfalls, den wir ja auch bei der Radiumtherapie kennen, kann die Peripherie leicht eine zu geringe Dosis erhalten. Bei reinen großen Kavernomen ist dies kein Nachteil, wie unsere Erfahrungen zeigen. Dagegen kann es bei Hämangio-Lymphangiomen doch nach vielen Jahren in der Peripherie leider zu Rezidiven kommen (JAKOB, 1964).

3. Applikationstechnik

Die Spickung mit dem Tantal 182- oder Iridium 192-Draht ist einfach durchzuführen. Es wird wie folgt vorgegangen:

Auf einem Strahlenschutztisch wird der Radiotantal-Draht, der der Länge des zu bestrahlenden Kavernoms angepaßt ist, in eine Spezialkanüle probeweise eingeführt, die zu diesem Zweck entwickelt wurde (Buchler, Braunschweig). Dies geschieht, um auch ganz sicher zu sein, daß die Kanüle gut durchgängig und so der Draht rasch und mühelos (unter Vermeidung unnötiger Strahlenbelastung) eingeführt werden kann. Nun wird die Kanüle selbst leer in das zu bestrahlende Gewebe eingestochen. Es muß dabei beachtet werden, daß die Kanüle etwa 1 cm unter der Oberfläche zu liegen kommt, damit zu hohe Hautbelastungen vermieden werden. Nach Möglichkeit soll ihr Ende 1 cm vom Tumorrand entfernt wieder austreten. In die liegenden Kanülen wird der Draht nun rasch eingeführt und so lange vorgeschoben, bis man ihn mittels einer Pinzette an der Spitze der Kanüle gut greifen kann. Die Kanülen werden dann entfernt, so daß die Drähte schließlich allein im Lymphangiom liegen. Die aus der Haut herausragenden freien Enden werden aufrecht umgebogen und mit Heftpflaster oder Bleiplomben fixiert, um ein Verschieben bei Bewegung zu vermeiden. Die Drähte, die oft mehrere

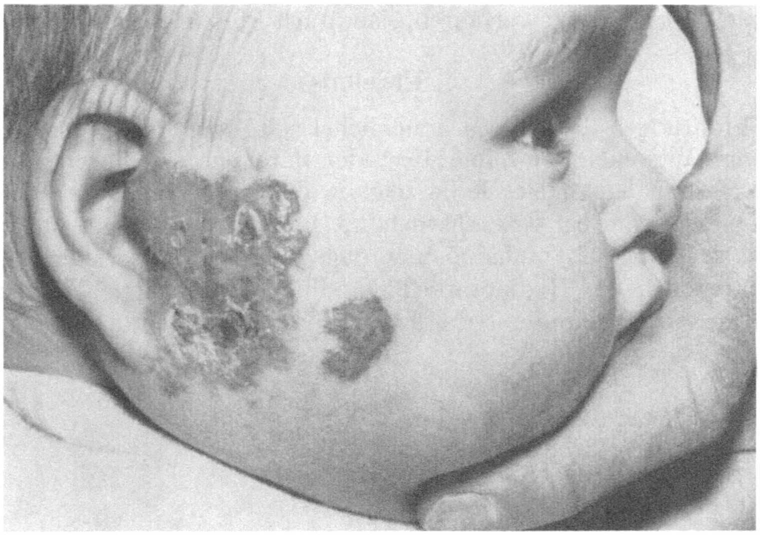

Abb. 15a. Hämangio-Kavernom der rechten Parotis vor Bestrahlung

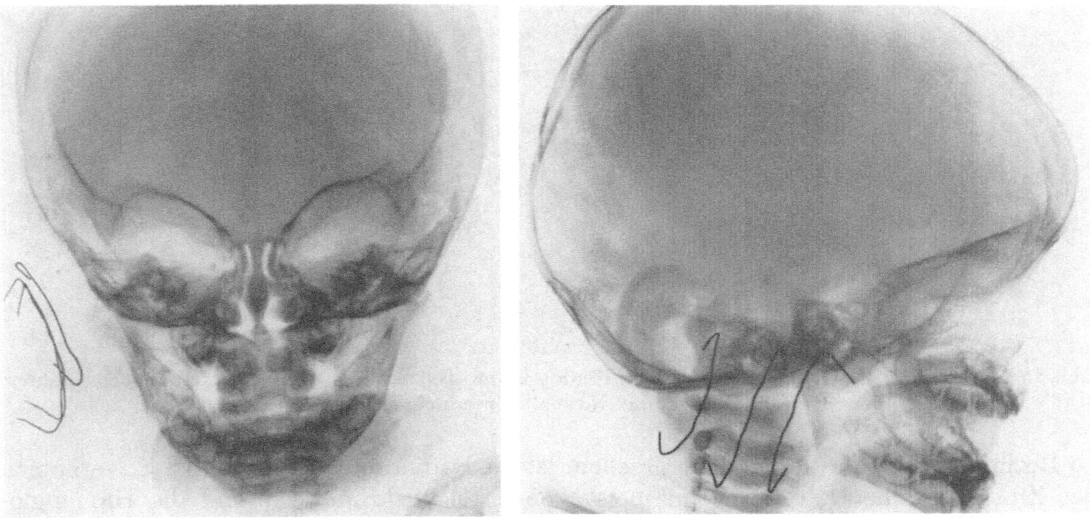

Abb. 15b. Lage der ^{182}Ta-Drähte

Tage in der Zunge oder in der Parotisgegend liegen, stören bei Bewegungen nur wenig. Dies ist ein großer Vorteil dieser Methode, der insbesondere bei der Behandlung von Säuglingen und Kindern von Wichtigkeit ist, da die Nahrungsaufnahme ungestört bleibt.

Die Lage der Drähte muß durch eine Röntgenaufnahme kontrolliert werden, um sowohl die Abstände der Drähte voneinander als auch den Abstand Draht—Knochen zu kontrollieren.

Das wesentliche Merkmal dieser Technik stellt also die Möglichkeit dar, daß man eine starke Strahlenquelle sehr rasch zentral in große Tumoren legen und sie der Form des Tumors anpassen kann. Die Belastung der Oberfläche, also der Haut, ist gering. Teleangiektasien haben wir bei dieser Therapie in der Parotisgegend auch nach Jahren nie beobachtet. Die Strahlenbelastung des Personals ist bei der Technik nur gering (etwa 5—10 mrad).

Die großen Kavernome der Zunge bzw. die Lymphangio-Kavernome können in gleicher Weise behandelt werden.

Bei Verwendung von Radio-Iridium ist mit der Applikationstechnik und der Dosimetrie wie beim Tantaldraht zu verfahren, siehe auch Abb. 3 (PIERQUIN, 1960, 1964, 1966).

4. Ergebnisse

Größere Erfahrungen bei diesen glücklicherweise nur relativ selten auftretenden Hämangio-Lymphangiomen der Zunge bzw. der Parotisgegend liegen nicht vor. Eigene, in den letzten Jahren behandelte Fälle zeigten, daß sich nach Tantal 182-Therapie die Kavernome, insbesondere bei Erwachsenen im Bereich der Zunge, vollständig zurückbilden. Bei den Hämangio-Lymphangiomen dagegen haben wir wiederholt Spätrezidive, etwa 3—4 Jahre nach der Radiotantal-Behandlung, beobachtet. Wir haben in diesen Fällen eine chirurgische Behandlung durchführen lassen, die aber auch wieder gelegentlich

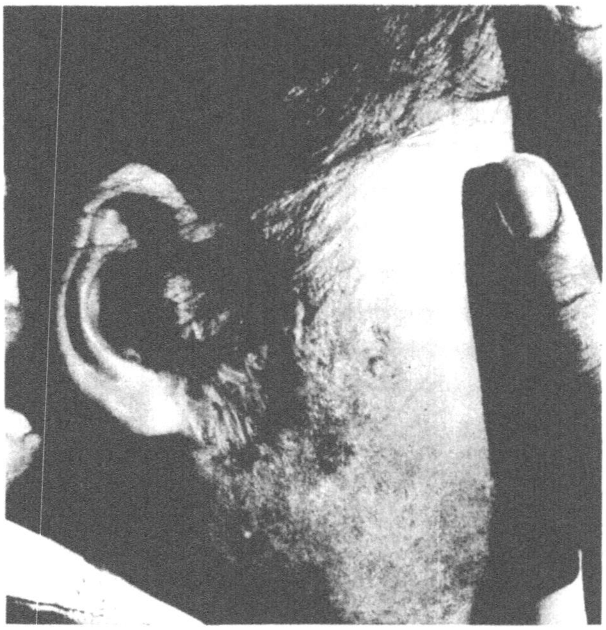

Abb. 15c. Zustand nach ^{182}Ta-Therapie mit einer Herddosis von 4000 rad, Gonadendosis 2,5 rad, nach 5 Jahren. Normale Zahnentwicklung. Normale Unterkieferentwicklung rechts

zu Rezidiven führte. Alles in allem gesehen, ist die Radiotantal-Therapie bei Kavernomen der Zunge und der Parotisgegend meist von Erfolg gekrönt, während die Hämangio-Lymphangiome ein Problem für die Strahlentherapie und auch für die Chirurgie wegen ihrer großen Rezidivneigung sind (Abb. 15a—c).

XIII. Strahlentherapie der Keloide

Das Keloid ist eine bindegewebige, cutane, gutartige Geschwulst, die das Hautniveau überragt und aus kollagenen Fasern zusammengesetzt ist. Das Keloid ist von einer papillenlosen zarten, wenig oder nicht verhornenden Epidermis überdeckt.

Im Anfang ist das Keloid kernreich und von netzförmig angeordneten Capillaren durchsetzt. Das frisch wachsende Keloid ist daher noch relativ gut durchblutet und damit strahlenempfindlich. Es wird erst mit zunehmendem Alter unter Einstellung des Wachstums immer fibröser, härter und durch Bestrahlung weniger beeinflußbar. Die Rundzelleninfiltrate um die Gefäße nehmen mit zunehmendem Alter ab.

Alle Formen der Hitze wie Flammeneinwirkung, Heißwasser sowie Verätzungen durch Säuren oder Laugen können zur Keloidbildung führen. Im allgemeinen scheint aber doch eine individuelle familiäre und rassenmäßige Disposition (bei Negern) vorzuliegen (ALLAN, 1954).

Auch hormonelle Faktoren spielen bei der Keloidbildung eine Rolle. Nach DALICHO (1949) werden mehr Frauen als Männer von Keloiden betroffen. GRAUL (1955) sah unter 88 Patienten nur 18 Männer. Dabei scheint die Frequenz in der Jugend bei den männlichen Patienten bis zum 10. Lebensjahr am größten zu sein. Bei weiblichen Kranken ergibt sich ein Höhepunkt der Keloidbildung zwischen dem 15. und 20. Lebensjahr (GRAUL, 1955).

Der Begriff der Spontankeloide wird heute allgemein abgelehnt, da sich fast immer minimalste Hautverletzungen nachweisen ließen (SIMONS, 1930; BAENSCH, 1937; DALICHO, 1959).

HÖFS (1952) vermutet für die Entstehung der Keloide weniger eine vorhandene Disposition als vielmehr eine Besonderheit der Reaktion gewisser Schichten der mittleren Cutislage. Er begründet diese Ansicht mit seinen Erfahrungen bei der Entstehung von Keloiden nach tiefen Verätzungen. Nach seiner Auffassung spielen die Eigenart des Traumas, wie Wundtiefe, Ausdehnung, Heilungsdauer, Komplikationen, Lokalisation eine entscheidende Rolle.

Unter der Vielzahl der therapeutischen Verfahren, wie chirurgische Exstirpation, Galvanokaustik, Elektrolyse, Hochfrequenz, Kohlensäureschnee, medikamentöse Behandlung, Iontophorese etc. hat sich die Strahlenbehandlung wohl am besten bewährt.

Von einer erfolgreichen Behandlung wird folgendes erwartet:

1. Rückbildung der fibromatösen Wucherungen und Besserung der Verfärbung.
2. Verhinderung des Weiterschreitens des Prozesses.
3. Beseitigung etwaiger Beschwerden.
4. Beseitigung funktioneller Folgen.
5. Unschädlichkeit des strahlentherapeutischen Eingriffs bezüglich genetischer und somatischer Schädigungen.

Sämtliche Forderungen zu erfüllen ist sehr schwierig und die Vielzahl der empfohlenen Methoden deuten auf diese Schwierigkeiten hin.

Folgende Möglichkeiten stehen zur Zeit in der Strahlentherapie zur Verfügung:

1. Die Weichstrahltherapie einschließlich der Nahbestrahlung.
2. Die Therapie mit Radiostrontium und Radioyttrium.
3. Die Radiumtherapie.
4. Die prophylaktische Nachbestrahlung nach chirurgischer Exstirpation mit einer der oben angegebenen Methoden.

Bevor nun im einzelnen auf die Bestrahlungstechnik eingegangen wird, soll kurz auf die Spontanrückbildung von Keloiden hingewiesen werden. DALICHO (1947) hat noch nach einem Jahr bei einem Keloid im Anschluß an eine Verletzung Rückbildungen gesehen. Eigene Erfahrungen bestätigen dies. Ich selbst habe eine Rückbildung bei einem riesigen flächenhaften Keloid nach Verbrennung mit heißem Wasser in einer Ausdehnung von etwa 20 cm² bei einem $1^1/_2$jährigen Kind nach 2 Jahren beobachtet. Es fragt sich aber, ob es zweckmäßig ist, länger als 6 Monate abzuwarten, da ohne Zweifel frische Keloide auf die Strahlentherapie besser ansprechen als alte. In diesem Zusammenhang sei auch erwähnt, daß Keloide traumatischer Genese besser auf Strahlentherapie ansprechen als Keloide nach Verbrennungen, Verbrühungen oder Verätzungen (FISCHER und STORK, 1957).

1. Nahbestrahlung und Weichstrahltherapie der Keloide

Ist man zu einer Strahlentherapie entschlossen, so sollte zweifellos der Weichstrahltherapie der Vorzug gegeben werden, da erstens praktisch nur durch sie große flächenhafte Keloide bis zu 1 cm Dicke erfaßt werden können und zweitens die Gewebehalbwerttiefe der Strahlung auf die Dicke des Keloids ziemlich genau eingestellt werden kann. Dies gilt vor allem auch für alle die Keloide, die bereits einmal operiert und wieder rezidiviert sind.

a) Dosierung

FISCHER und STORK (1957) empfehlen insbesondere die Chaoulsche Nahbestrahlung. Als Einzeldosis werden 400 R in 4—8wöchigen Intervallen empfohlen. Als Gesamtdosis werden 2400 R angegeben. KNIERER (1957) empfiehlt Einzeldosen von 200 R in 8 bis 10tägigem Abstand und einer Gesamtdosis von 2000 R. KALKOFF (1949) schlägt Einzeldosen von 300 R bei einer Halbwertschicht von 2 mm Al vor. Mehrmalige Wiederholung in 3—5 Wochen. HALTER (1942) gibt Einzeldosen von 300—500 R in 4—6wöchigen Abständen mit der Chaoulschen Röhre an. CHAOUL erzielte mit seiner Nahbestrahlungsmethodik bei 3000—4500 R OD bei täglichen Einzeldosen von 300 R gute Resultate. GÜNSEL (1949) schlägt bei älteren und gefäßarmen Keloiden die hohe Gesamtdosis von 6000—8000 R bei 10—12 Einzelsitzungen im Abstand von 2—3 Tagen vor. KRÜGER (1954) sah die besten Resultate bei Gesamtdosen von 3000—3500 R, appliziert in Einzeldosen von 200—500 R bei täglicher oder zweitägiger Fraktionierung. COLIEZ (1956) empfiehlt höhere Spannungen. Die besten Resultate zeigten sich mit 100—150 kV bei 1—3 mm Al-Filter mit 4—6mal 100—150 R und einer Gesamtdosis von etwa 500—700 R, wobei der Focus-Haut-Abstand entsprechend der Gewebehalbwerttiefe gewählt sein muß. Bei weniger erhabenen Keloiden wurde die Kontaktbestrahlung mit 50 kV verwendet. ROXIN (1956) verwendet bei jüngeren Narbenkeloiden eine 100 kV-Strahlung (1 mm Al-Filterung), bei den älteren 120—150 kV (3—5 mm Al-Filterung). Als Einzeldosis werden 150—200 R, als Gesamtdosis 1200—1500 R vorgeschlagen. Bei Anwendung der Nahbestrahlung lagen die Einzeldosen bei 300 R, die Gesamtdosis bei 3000 R. Nach eigenen Erfahrungen mit dem Weichstrahlgerät kommt man meistens mit Oberflächendosen von insgesamt 2000 rad, wöchentlich fraktioniert mit 500 rad, zum Ziel.

Die in der Literatur allenthalben angegebenen hohen Dosen, die ja, wie bereits erwähnt, bei 6000—8000 rad und höher liegen, halte ich für nicht unbedenklich.

Bezüglich der Heilungen schwanken die Erfolge zwischen 60—80% (DALICHO, 1949).

2. Strontium 90-Therapie der Keloide

Bei flachen, relativ frischen Keloiden, bei frischeren planierten Keloiden oder bei Keloiden nach Excision und Naht lohnt es sich, die Radiostrontium- bzw. Radioyttrium-Therapie zu versuchen. COLIEZ (1956), JAKOB (1959) weisen auf diese Bestrahlungsmöglichkeit hin, die sehr schonend ist und bei der vor allem auch praktisch keinerlei Schädigungsmöglichkeiten bestehen. KNIERER (1957) lehnt die Strontium-Yttrium-Therapie wegen der zu geringen Eindringtiefe der Betastrahlung ab. Wir sind auf Grund unserer mehrjährigen Erfahrungen der Auffassung, daß mit der Radiostrontium-Therapie zumindest frische und flache Keloide von 2—3 mm Dicke mit sehr gutem Erfolg behandelt werden können.

Für die Radiostrontium-Therapie, hauptsächlich schmaler Keloide, z. B. in Operationsnarben nach Appendektomie oder nach Impfung können mit Erfolg Dermaplatten verwendet werden. Bei großen flächenhaften Keloiden empfiehlt sich dagegen die Verwendung von Radioyttrium-Folien, die der Herdgröße gut angepaßt werden können. Bei der Therapie ist zu beachten, daß nur das Keloid und nicht auch die angrenzende gesunde Umgebung bestrahlt wird.

Abb. 16a und b zeigt ein Narbenkeloid, das sich nach der Entfernung eines Fibroms aus der rechten Brust bei einem 19 Jahre alten Mädchen entwickelte. Das Keloid war vor der Bestrahlung tiefrot und etwa 2 mm erhaben. Nach der Bestrahlung mit Radiostrontium, Einzeldosis 1000 rad, 5 Monate später nochmals 1000 rad, Gesamtdosis 2000 rad, trat ein völliger Schwund des Keloides ein. Allerdings kam es zu geringer Teleangiektasiebildung an einzelnen Stellen des bestrahlten Feldes. Jetzt nach 5 Jahren haben sich in der Umgebung wieder Keloide gebildet, die außerhalb des Bestrahlungsfeldes lagen, wobei die Entstehungsursache unerklärt blieb.

a) Dosierung

Bestrahlungstechnik und Dosierung entsprechen im großen und ganzen dem Vorgehen bei der Strontium-Yttrium-Therapie der Hämangiome (s. Kapitel Strontium-Therapie). Als Einzeldosis empfiehlt sich die Verabreichung von 1000 rad. Nach 3 bis

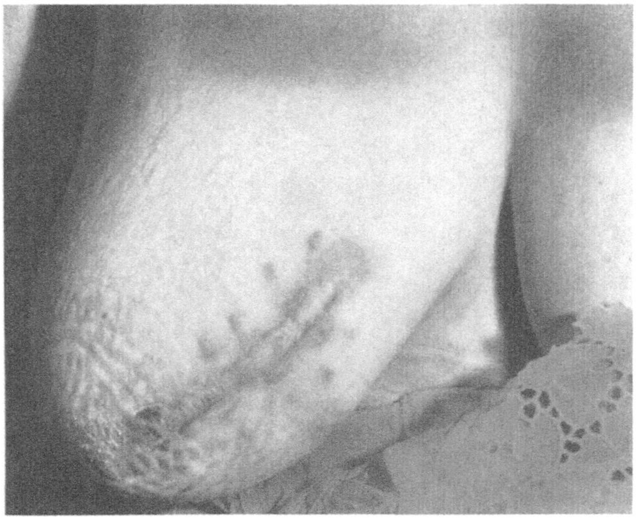

Abb. 16a. Narbenkeloid vor Bestrahlung

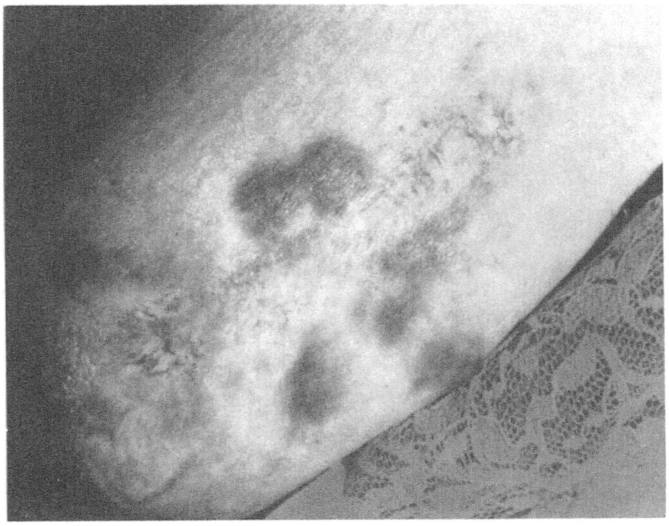

Abb. 16b. Narbenkeloid nach Bestrahlung mit 2000 rad nach 5 Jahren

4 Monaten, falls noch keine Rückbildung des Keloids eingetreten ist, kann diese Bestrahlung wiederholt werden. Es empfiehlt sich, wie bei der Hämangiom-Therapie, auch hier, *nicht* die Gesamtdosis von 2000 rad zu überschreiten, da sonst das Auftreten von Teleangiektasien möglich ist.

Abb. 17a zeigt ein Narbenkeloid, das sich nach einem Autounfall im 8. Lebensjahr allmählich entwickelte. Zunächst chirurgische Exstirpation, dann neue Keloidbildung. Nach der Bestrahlung in halbjährigen Abständen mit je 1000 rad, Gesamtdosis 2000 rad, sehr gute Zurückbildung (Abb. 17b) nach 3 Jahren.

3. Die prophylaktische Nachbestrahlung nach Keloidexcision

Die Kombination von Operation und sofortiger Nachbestrahlung wird von verschiedenen Autoren in der Vergangenheit und auch in der Gegenwart empfohlen. Allenthalben wird Operation und Nachbestrahlung als die Methode der Wahl mit Recht bezeichnet (Passot, 1933; Hoffmann, 1937; Allan, 1954; Reinaldo, 1958; Winkler, 1958; Arnold, 1959). Mit dieser kombinierten Behandlung wurde nach dem Schrifttum eine

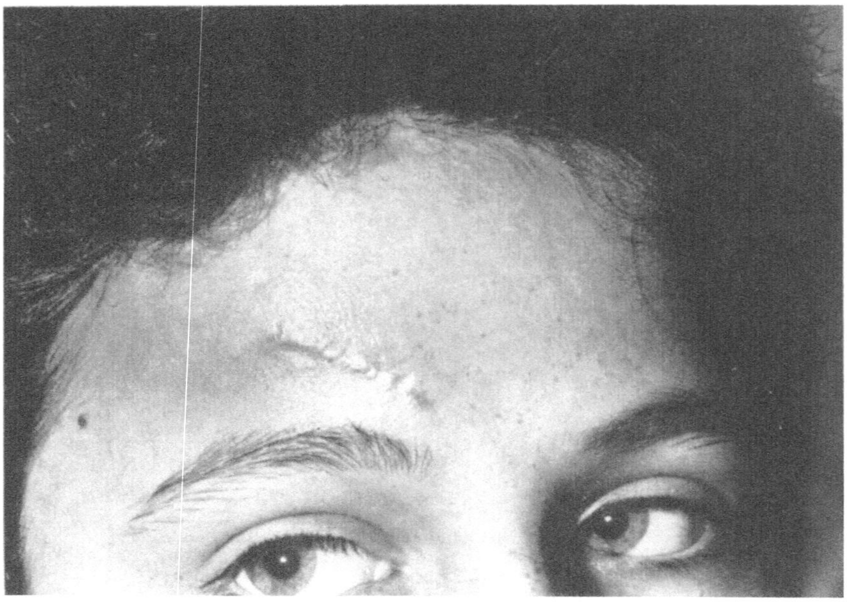

Abb. 17a. Narbenkeloid nach Autounfall

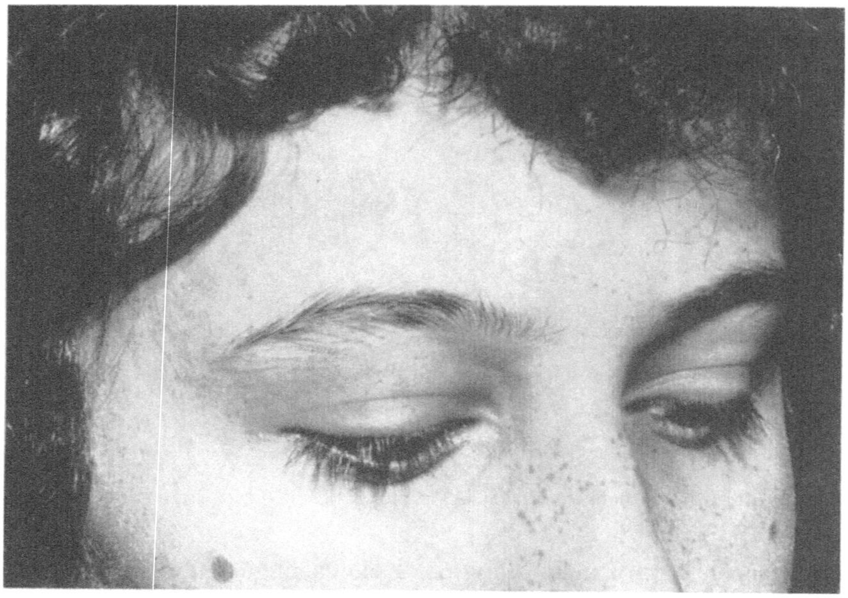

Abb. 17b. Das Narbenkeloid nach ^{90}Sr-Therapie (2000 rad) 3 Jahre später

besonders hohe Erfolgsquote (bis 93%) erreicht. ALLAN und KEEN (1954) empfehlen vor der Excision Einzeldosen von zweimal 400 R im Abstand von 8—14 Tagen. Nach der Excision werden 1200 R verabreicht. Bereits längere Zeit bestehende Narbenkeloide empfiehlt SCHIRREN (1956, 1959) kosmetisch-chirurgisch zu entfernen und dann 7 bis 14 Tage nach der Excision nachzubestrahlen (PFEIFFER, 1968).

MURRAY (1963) sah besonders bei Weißen gute Resultate, wenn nach der Excision Hydrocortison (Triaminchinoloracid) als Injektion und in Salbenform in Kombination mit 800 R, in 4 Sitzungen verteilt, gegeben wurde. Bei Negern waren die Erfolge mit dieser Therapie unbefriedigend. WERNSDÖRFER (1962) planiert die Keloide mit der elektrischen Schlinge und empfiehlt anschließend eine fraktionierte Röntgenbestrahlung mit

Dermopan Stufe 2, Einzeldosis 200 R, Wiederholung nach 2 Tagen, bis zu einer Gesamtdosis von 1400 R. Auch hier wird die Unterspritzung mit Hydrocortison angeraten. Als Gesamtdosis scheinen bei täglicher (200 R) oder auch wöchentlicher (500 R) Fraktionierung etwa 2000 R ausreichend. Leider lassen sich auch bei Anwendung dieser Methode Mißerfolge nicht vermeiden.

4. Radium-Therapie der Keloide

Die Radiumbehandlung der Keloide war früher die Methode der Wahl. Zahlreiche Arbeiten, auf die im einzelnen nicht eingegangen werden kann, da sie nur mehr von historischem Interesse sind, haben über dieses Behandlungsverfahren berichtet (SHERMAN, 1932; DUBOIS-TREPAGNE, 1933; FUHS, 1934; HODGES, 1934; WICKHAM, 1934; HINTZE, 1936; BAENSCH, 1937; SCHÖNFELD, 1937; REISNER, 1938; KRÜGER, 1954; DALLI, 1958). Die Kontaktbestrahlung, Distanzbestrahlung und Radiumpunktur führten nach Meinung vieler älterer Autoren zu einem besseren kosmetischen Resultat als die Röntgentherapie. Nach BAENSCH (1937) verhielten sich refraktär nach Röntgenbestrahlung etwa 32%, nach Radiumbehandlung nur 16%. Was die Technik anlangt, so empfiehlt BAENSCH vor allem die Spickung wie bei malignen Tumoren. Die Dosen schwanken von 80 bis 800 mgeh[1], je nachdem, ob es sich um kleine oder große flächenhafte Keloide handelt. DALICHO (1949) gibt bei der Radiumbehandlung 15—500 mgeh als Einzeldosis und 30 bis 1900 mgeh als Gesamtdosis an, die in durchschnittlich 4—5 Sitzungen verabfolgt wurde. Auch er hält die Spickmethode für wesentlich günstiger als die Distanzbestrahlung. REISNER (1949) empfiehlt dagegen die Moulage-Methode, wobei er eine Gesamtdosis von 1200—1400 R auf 3 Sitzungen in 2—3 tägigen Abständen verteilt. Eine Wiederholung kann, wenn notwendig, in einer Pause von 2—3 Monaten 2—3mal erfolgen. KRÜGER (1954) erzielte gute Resultate mit der Spickmethode bei Einzeldosierungen von 35—1512 mgeh; pro Quadratzentimeter waren 70—90 mgeh bei einer guten Rückbildung erforderlich.

Aus den bereits früher angeführten Gründen (s. Radium-Therapie der Hämangiome) dürfte die Radium-Therapie jedoch nur auf ganz bestimmte Fälle und dann nur bei Erwachsenen vertretbar sein, zumal heute mit der Röntgentherapie bei entsprechender Einstellung der Gewebehalbwerttiefe kaum schlechtere Resultate erzielt werden können als mit der Radiumtherapie.

5. Zusammenfassung

Als Methode der Wahl für die Bestrahlung kleiner sowie auch großer flächenhafter Keloide ist die Weichstrahltherapie anzuführen. Mit dieser Methode gelingt es fast immer, auch dickere und große Keloide günstig zu beeinflussen.

Bei alten Keloiden führen Excision und Bestrahlung zu den besten Ergebnissen.

Kleine, flache Keloide, die in Operationsnarben auftreten oder excidierte Keloide, sind für Radiostrontium-Therapie geeignet.

In allen Fällen ist eine frühzeitige Therapie, d.h. solange die Keloide noch weich sind, empfehlenswert. Es ist nicht ratsam, länger als 6 Monate auf eine spontane Rückbildung zu warten.

Die Radiumtherapie ist insbesondere bei jüngeren Patienten abzulehnen.

Literatur

ADAMS, W. E., and R. G. BLOCH: Hemangioma of fhe mediastinum. Arch. Surg. **48**, 126—129 (1944).

ALLAN, J. C., and P. KEEN: The management ot keloid in the South African Bantu. S. Afr. med. J. **1954**, 1034—1037.

ANDREWS, G. C., and A. N. DOMONKOS: Why treat haemangiomata? Proceedings of the X. Internat. Congr. of Dermatologie, London 1953, p. 347.

ANDREWS, G. C., A. N. DOMONKOS, and CH. F. POST: Treatment of angiomas. Summary of 20 years experience at columbia Prestbytherian Medical Center. Amer. J. Roentgenol. **67**, 273—285 (1952).

ANZILOTTI, A.: Zur Radiumbehandlung der Hämangiome. Röntgenpraxis 8, 620 (1936).

— Über die Radiumpunktur bei der Behandlung der Hämangiome. Strahlentherapie **63**, 543—544 (1939).

[1] Eine mgeh (Milligramm-Element-Stunde) entspricht dem Produkt Milligramm-Element-Radium mal Verabreichungszeit in Stunden. Da die dabei an den verschiedenen Stellen des Raumes sich ergebende Dosis in starkem Maße von der Form des Radiumapplikators abhängt, stellt die mgeh nur sehr bedingt ein Dosismaß dar.

Arnold, H. L.: Keloids: Etiology and management by excision und intensive prophylactic radiation. Arch. Derm. **80**, 772—777 (1959).

Atkins, H. L., J. A. Wolf, and A. Sitarz: Giant hemangioma in infancy with secundary thrombocytopenie purpura. Amer. J. Roentgenol. **89**, 1062—1066 (1963).

Backman, A., and Parkkulainen: Thrombocytopenia associated with intestinal hemangioma in a child. Ann. Paediat. Fenn. **4**, 264 (1957).

Baensch, W.: Über die Strahlenbehandlung der Keloide. Strahlentherapie **60**, 204—209 (1937).

— Über die Radiumbehandlung der Hämangiome. Strahlentherapie **63**, 496—505 (1938).

— Über die Radiumbehandlung der Hämangiome. Dtsch. med. Wschr. **1943 I**, 923—925.

— Zur Strahlenbehandlung der Hämangiome. Strahlentherapie **73**, 423—436 (1943).

Becker, G., u. K. E. Scheer: Oberflächentherapie kleiner und großer Herde mit Strontium 90. Strahlentherapie **97**, 372—375 (1955).

Bek, V., R. Vrabec, and Kolář: The biological behavior of haemangioma in children. Acta Chir. plast. (Praha) **1**, 28 (1968).

Beller, F. K., u. J. Ruhrmann: Zur Pathogenese des Kasabach-Merritt-Syndroms (Riesenhämangiom, Blutungen, Thrombocytopenie und Afibrinogenämie. Klin. Wschr. **1959**, 1078.

Bergstrom, V. W.: Hemangioma of the mediastinum causing death in the newborn. New York State J. Med. **45**, 1867—1871 (1945).

Blix, S., and K. Aas: Giant hemangioma, thrombocytopenia, fibrinogenopenia and fibrinolytic activity. Acta med. scand. **169**, 63 (1961).

Bösche: Zur Behandlung cavernöser Hämangiome mit Röntgenstrahlen. Dtsch. med. Wschr. **87**, 1716 (1962).

Bogin, M., and J. Thurmond: Hemangioma with purpura, Thrombocytopenia and erythrocytopenia. Amer. J. Dis. Child. **81**, 675—680 (1951).

Boon, W. H., and C. K. Boon: Giant haemangioma with thrombocytopenia and bleeding. Singapore med. J. **2**, 44—47 (1961).

Born, W.: Klinische Anwendung radioaktiver Substanzen. In: Handbuch Strahlentherapie von Hautkrankheiten, S. 840—849. Berlin-Göttingen-Heidelberg: Springer 1959.

Bredt, H.: Formen der Angiome. Strahlentherapie, Sonderbd. **55**, 111—120 (1964).

Breit, A.: Über die Wirkung fraktionierter Röntgenbestrahlung auf das Rückenmark beim Tier. Strahlentherapie **106**, 446—450 (1958).

Bucky: Tatsächliche Oberflächentherapie und ihre Beziehungen zu inneren Organen. Strahlentherapie **23**, 136—142 (1926).

Chaoul, H.: Die Nahbestrahlung. Leipzig: Georg Thieme 1944.

Chaoul, H., u. F. Wachsmann: Die Nahbestrahlung. Stuttgart: Georg Thieme 1953.

Cocchi, U.: Zur Diagnose und Therapie der Wirbelhämangiome. Strahlentherapie **92**, 368—374 (1953).

Colay: Haemangioma of joints. Arch. Surg. **46**, 465—488 (1943).

Coliez, R.: Traitement des cicatrices cheloidiennes par les radiations. J. belge Radiol. **39**, 650—656 (1956).

Cooper, W. H., and F. M. James: Hemangioma of the liver with thrombocytopenia. Amer. J. Roentgenol. 88, 751—755 (1962).

Dalicho, W.: Zur Therapie der Keloide mit besonderer Berücksichtigung der Radiumbehandlung. Strahlentherapie **78**, 87—92 (1949).

Dalicho, W. A.: Zu einigen Problemen der Hämangiombehandlung. Strahlentherapie **120**, 326—334 (1963).

Dalli, C., et F. Boeri: Le forme cheloidee et il loro trathamento radioterapico. Radiobiol. Radioter. Fis. med. **13**, 132—156 (1958).

Dargeon, H. W., A. C. Adio, and G. T. Pack: Hemangioma with thrombocytopenia. J. Pediat. **54**, 285 (1959).

Dicke, W. K., and K. van Rooden: Malignant hemangiomas. Arch. chir. **9**, 135—149 (1957).

Diethelm, L.: Erfahrungen mit der Radiumspickung von cavernösen Hämangiomen. Strahlentherapie **88**, 73—86 (1952).

Döpper, Th., u. W. Schreyer: Knochenhämangiome. Strahlentherapie, Sonderbd. **55**, 146—154 (1964).

Dubois-Trepagne: Volumineuse cheloide de la face guerie par curietherapie. J. belge Radiol. **22**, 28—41 (1933).

Evans, W. G., and D. V. Mabbs: Treatment of superfinal benigne lesions with x-rays. Brit. J. Radiol. **35**, 866—868 (1962).

Ferynson: Haemangioma of adult and of infant larynx. Arch. otolaryng. **40**, 189—195 (1944).

Fischer, E.: Subkutane noduläre Hämangiomatosis in Kombination mit Thrombocytopenia. Helv. paediat. Acta **15**, 88 (1960).

—, u. H. Stork: Zur Röntgentherapie der Keloide. Schweiz. med. Wschr. **1957**, 1281—1285.

Franke, H.: Die Strahlentoleranz des Rückenmarks. Fortschr. Röntgenstr. **93**, 63—64 (1960).

Franklin, A. W., and D. A. J. Williamson: Haemangio-endothelioma with hemorrhage and thrombocytopenia. Arch. Dis. Childh. **28**, 490—494 (1953).

Freund, L.: Ein mit Röntgenstrahlen behandelter Fall von Naevus pigmentosus piliferus. Wien. med. Wschr. **1897**, 428.

Friedell, H. L., C. J. Thomas, and J. S. Krphmer: An evoluation of the clinical use of a strontiom-90 β-ray applicatur with a review of the underlying principles. Amer. J. Roentgenol. **71**, 25—39 (1954).

Fuhs, H.: Zur Radiumbehandlung der Keloide (hypertrophische Narben). Med. Klin. **1934**, 160—161.

Furuhjelm, P., Mäkrlä, and A. Voutilainen: Giant hemangioma and thrombocytopenia in a newborn infant treated by irradiation therapy. Acta radiol. Therapy **1**, 417—422 (1963).

Gauwerky, F.: Diskussionsbemerkungen zum Thema Strahlentherapie der Hämangiome. Strahlentherapie, Sonderbd. **55**, 226—228 (1964).

Gersing, R.: Die Strontium-90-Dermaplatten und ihre Anwendung zur Hämangiombehandlung. Fortschr. Röntgenstr. 88, 233—241 (1958).

Gilon, E., B. Ramot, and C. Sheba: Multiple haemangiomata associated with thrombocytopenia. Remarks on the pathogenesis of the thrombocytopenia in this syndrom. Blood **14**, 74—79 (1959).

Good, T. A., S. F. Carnazzo, and R. A. Good: Thrombocytopenia and giant hemangioma in infants. Amer. J. Dis. Child. **90**, 260—274 (1955).

Graul, E. H.: Kritische Betrachtung zur Praxis der Hämangiombehandlung. Strahlentherapie **89**, 409—432 (1953).

— Zur Klinik des Keloids. Strahlentherapie **98**, 119—132 (1955).

Grothusen, G.: Spontane Rückbildungsvorgänge an Hämangiomen des Säuglingsalters. Aesthet. Med. **2**, 27 (1968); **3**, 47 (1968).

Günsel, E.: Über die Radiumbehandlung der Hämangiome bei Kindern. Zbl. Chir. **1942**, 82—88.

— Die Radiumtherapie. In: Die Strahlentherapie, Erlanger Röntgentherapeutischer Fortbildungskurs 1948, S. 354—358. Stuttgart: Georg Thieme 1949.

Halter, K.: Über Röntgennahbestrahlung verschiedener, zumeist gutartiger Dermatosen. Strahlentherapie **71**, 102—113 (1942).

Haubold, W.: Unsere Bestrahlungstechnik bei Hämangiomen. Röntgen-Bl. **13**, 173—176 (1960).

Heberer, G., u. S. Malkmus: Pathogenese, Klinik und Therapie der Hämangiome des Mediastinums. Langenbecks Arch. klin. Chir. **281**, 427—453 (1956).

Hess, P.: Röntgen- und Radiumbehandlung. Strahlentherapie, Sonderbd. 24 (1948).

Hilke, H., u. W. Schulte-Brinkmann: Blutgefäßgeschwülste im Mediastinum. Zbl. Chir. **83**, 1741—1755 (1958).

Hill, G. J., and L. A. Longino: Giant hemangioma with thrombocytopenia. Surg. Gynec. Obstet. **114**, 234 (1962).

Hintze, A.: Die Keloidgeschwulst und ihre Heilung durch Bestrahlung. Strahlentherapie **57**, 224—240 (1936).

Hodges, P. M.: Radiation therapy of keloid and keloidal scars. Amer. J. Roentgenol. **31**, 238—243 (1934).

Hoede, K.: Grenzstrahlen bei der Behandlung von Hautkrankheiten. Strahlentherapie **74**, 553—617 (1944).

Hoede, K.: Nuove acquisizioni nel trattemanto degli emangiomi. Atti. Soc. ital. Derm. Sif. **4**, 222—226 (1941).

Höfs, W.: Zur Frage der Keloidentstehung. Derm. Wschr. **125**, 316—369 (1952).

Hoffmann, W. J.: Treatment of Keloids. Arch. phys. Ther. (Omaha) **18**, 135—138 (1937).

Hudson, H. L., and W. H McAlister: Obstructing tracheal hemangioma in infancy Amer. J. Roentgenol. **93**, 428—431 (1965).

Hultberg, S.: Untersuchungen über die Röntgennahbestrahlung. Acta radiol. (Stockh.), Suppl. 54 (1943).

Huyzinga, J. K., and W. H. Minder: Hemangiomatosis and thrombocytopenia. Arch. chir. neerl. **9**, 193 (1957).

Inglefield jr., J. T., and J. P. Fairchild: A case of hemangioma with thrombocytopenia in the newborn infant treated by total excision. J. Pediat. **59**, 238 (1961).

Issa, Ph.: Cavernous haemangioma of the liver: the role of radiotherapy. Br. J. Radiol. **41**, 26—32 (1968).

Jakob, A.: Strahlentherapie der Hämangiome. Strahlentherapie, Sonderbd. **55**, 137—145 (1964).

Jakob, A., u. G. Balz: A propos du traitment des angiomes et des cheloides avec Radiostrontium et le Radioyttrium. J. Radiol. Électrol. **40**, 377—378 (1959).

Jakob, A., u. G. Dietrich: Unsere Ergebnisse mit der Radiostrontium- und Radioyttrium-Bestrahlung des Hämangioms und des Naevus flammeus. Strahlentherapie **107**, 532—536 (1958).

Jakob, A., u. J. Hiller: Methoden und Indikationen der Therapie mit künstlichen Radioisotopen. Strahlentherapie **98**, 284—290 (1955).

— Radioisotopentherapie. In: Knierer, Praktische Strahlentherapie, S. 71—88. Stuttgart: Medica-Verlag 1957.

James jr., D. H., and A. H. Tuttle: Congenital haemangioma with thrombocytopenia. J. Pediat. **59**, 234—237 (1961).

Junghanns, H.: Über die Häufigkeit gutartiger Geschwülste in den Wirbelkörpern (Angiome, Lipome, Osteome). Langenbecks Arch. klin. Chir. **169**, 204—212 (1932).

Kalkoff, K. W.: In: Die Strahlentherapie. Stuttgart 1949.

Kaplan: Vertebral haemangioma in children. J. Pediat. **28**, 498—502 (1946).

Kasabach, H. H.: Roentgen-therapy of hemangioma of larynx in infants. J. Pediat. **26**, 374—378 (1945).

Kasabach, H. H., and K. K. Merritt: Capillary hemangioma with extensive purpura: report of case. Amer. J. Dis. Child. **59**, 1063—1070 (1940).

Klostermann, G. F., u. J. Just: Untersuchungen an unbehandelten Hämangiomen. Strahlentherapie **125**, 10—19 (1964).

Knierer, W.: Praktische Strahlentherapie. Stuttgart-Wien-Zürich: Medica Verlag 1957.

Kossel, F.: Physik und Dosimetrie bei der Behandlung von Hämangiomen mit Thorium X. Strahlentherapie, Sonderbd. **55**, 215—222 (1964).

Krüger, A.: Über Keloide und ihre Behandlung unter besonderer Berücksichtigung der Strahlentherapie. Strahlentherapie **93**, 426—433 (1954).

Kumer, L.: Über die Radiumbehandlung der Gefäßgeschwülste der Haut. Strahlentherapie **15**, 506—521 (1923).

Laborde, S.: Le traitment des angiomes chez les enfants. Paris: Masson & Cie. 1956.

Levine, R., T. M. Hotcomb, and M. A. Lutzner: Hemangioma associates with thrombocytopenia. Arch. Derm. **82**, 94—96 (1960).

Lister, W. A.: The natural history of strawberry naevi. Lancet **1938I**, 1429.

Lössl, H. J.: Über die Strahlenbelastung der Gonaden bei diagnostischer und therapeutischer Anwendung von ionisierenden Strahlen. Vortrag auf der Herbsttagung der Bay. Röntg.-Vereinigung 1956. Strahlentherapie **103**, 614—619 (1957).

Lutterbeck, E. F.: Klinische Erfahrungen mit dem Strontium 90-Applikator. Strahlentherapie **97**, 568—574 (1955).

Lutterbeck, E. F.: Erfahrungen mit der Röntgen-Nahbestrahlung ausgedehnter Felder. Radiol. clin. (Basel) **32**, 379—392 (1963).

—, and J. F. Hummon: Uniforme contact Roentgentherapie for large areas. Radiology **56** (1), 108—111 (1951).

Meeks, E. A., H. B. Jay, and L. D. Heaton: Thrombocytopenic purpura occurring with large hemangioma. Amer. J. Dis. Child. **90**, 349—351 (1955).

Miescher, G.: Die Strahlentherapie der Angiome. Strahlentherapie **74**, 664—684 (1944).

Miescher, G.: Neuere Erfahrungen über Röntgenbehandlung mit weichen Strahlen. Dermatologica (Basel) **100**, 258 (1950).

Minder, W.: Dosimetrie der Strahlungen radioaktiver Stoffe, S. 210. Wien: Springer 1961.

Montag, C.: Die Strahlenbehandlung des Hämangioms. Medizinische **1953**, 213—215.

Murray, R. D.: Kenalog and the treatment of hypertrophied scars and keloids in negroes and whites. Plast. reconstr. Surg. **31**, 275—280 (1963).

Nelson, T. Y.: Giant haemangioma with thrombocytopenia. M. J. Aust. 47 (2), 815—818 (1960).

Nordberg, U. B., and J. Sundberg: Indications and methods for radiotherapy of cavernons haemangiomas — a study of 1191 haemangiomas. Acta radiol. (Stockh.) **1**, 257—274 (1963).

Oelssner, W., u. H. Sieler: Die Gonadenbelastung bei der Radiumbehandlung kindlicher Hämangiome. Radiobiol. Radiother. (Berl.) **1**, 255—262 (1960).

Oeser, H.: Bestrahlungstechnik und Dosierung bei Behandlung der Angiome. Strahlentherapie **71**, 220—231 (1942).

— E. Krokowski u. K.-W. Schondorf: Die Berechtigung zur Bestrahlung der cutanen Angiome. Radiologe **4**, 204—206 (1964).

Paletta, F. X., J. Walker, and J. King: Hemangioma thrombocytopenia syndrome. Plast. reconstruct. Surg. **23**, 615—620 (1959).

Parchwitz, H. K.: Ergebnisse einer Strahlenbehandlung der Hämangiome in Abhängigkeit von Lebensalter und Lokalisation. Strahlentherapie, Sonderbd, **55**, 223—225 (1964).

Passot, R.: Traitement esthetique des cheloides: ablation chirurgicale suivie d'irradation immediate. Presse med. **1933**, 544—546.

Pendergrass, E. P., Ph. J. Hales u. C. J. Garrakan: Die Röntgenbehandlung mit der Chaoulschen Methode. Strahlentherapie **68**, 263—276 (1940).

Petit, P., O. Schweisguth, A. Cotoni, and Y. Chapuis: Giant angiomas in infants with thrombocytopenia. Arch. franç. Pédiat. **14**, 789 (1957).

Pfahler, G. E.: Die Behandlung von Muttermalen mit besonderer Berücksichtigung des cavernösen Hämangioms. Fortschr. Röntgenstr. **75**, 141 (1951) (Sonderheft).

— Die Strahlenbehandlung des Hämangioms. Arch. Derm. **72**, 425—437 (1955).

Pfeiffer, J.: Die Behandlung von Keloiden. Med. Klin. **26**, 1040 (1968).

Pierquin, B., and J. V. Fayos: Dosimetry by tomography in interstitial Curietherapy: Point technique. Amer. J. Roentgenol. **83**, 585—591 (1960).

Pierquin, B., M. Mortreuil et H. Beyer: Les aiguilles d'yttrium 90 en endo-électron-curiethérapie (Bétathérapie interstitielle). J. Radiol. Électrol. **45**, 78—81 (1964).

— Précis de curiethérapie. Paris: Masson 1964.

—, et A. Dutreix: Pour une nouvelle méthodologie en curiethérapie: le système de Paris (endo et plésioradiothérapie avec préparation non radioactive). Note préliminaire. Ann. Radiol. **9**, 757—760 (1966).

Proppe, A.: Hämangiome und ihre Behandlung. Strahlentherapie **55**, 121—135 (1964).

Ratti, A.: La radiumterapia degli angiome. Osped. maggiore **19**, 75—80 (1931).

— Risultati della radiumterapia degli emangiomi cavernosi della cute. G. ital. Derm. **73**, 1430—1436 (1932).

Rausch, L., W. Koch u. G. Hagemann: Klinische und dosimetrische Untersuchungen zur Frage der Kritischen Dosis und typischer Strahlenschäden am Skelett bestrahlter Angiom-Patienten. Strahlentherapie, Sonderbd. **55**, 198—214 (1964).

Reinaldo, V. Ch., y L. D. Eladio: Tratamiento con roentgenterapia de queloides et angiomas. Rev. méd. Valparaiso **11**, 21—26 (1958).

Reisner, A.: Die Behandlung der Blutschwämme und Keloide. Med. Klin. **1938**, 1233—1235.

— Behandlung der Hautgeschwülste. Strahlentherapie **79**, 373—382 (1949).

Renner, K. H., u. H. Hallerbach: Strahlendosis und kosmetisches Ergebnis bei der Hämangiombehandlung während der ersten 3 Lebensjahre. Med. Klin. **1962**, 2758—2761.

Rhodes, A. W., and F. J. Borelli: Giant hemangioendothelioma with thrombocytopenia purpura. Amer. J. Roentgenol. **52**, 323—326 (1944).

Riederer, J.: Zur Röntgen-Diagnostik der intestinalen Hämangiomatose. Radiol. clin. (Basel) **32**, 264—276 (1963).

Ronchese, F.: Spontaneous involution of cutaneous vascular tumors. Amer. J. Surg. **86**, 376—386 (1953).

Roxin, T.: Bestrahlungstechnik der Keloide und die erzielten Ergebnisse nach erfolgter Röntgenbehandlung. Radiologia (Buc) **1**, 10—14 (1956).

Scherz, R. G., J. M. Lauro, and L. J. Geppert: Giant hemangio-endothelioma with associates thrombocytopenia. J. Pediat. **52**, 212—216 (1958).

Schiefer, W.: Erkennung und Behandlung der Hämangiome an der Wirbelsäule. Die Wirbelsäule in Forschung und Praxis **25**, 191—197 (1962).

Schirren, C. G.: Über die Bedeutung des Strahlenschutzes bei der Röntgennahbestrahlung. Hautarzt **4**, 160 (1953).

— Therapie einer Keloidase im Gesicht. Med. Klin. **1956**, 326—327.

— Röntgentherapie gutartiger und bösartiger Geschwülste. Strahlentherapie von Hautkrankheiten. In: Handbuch der Haut- und Geschlechtskrankheiten, S. 302—318. Berlin-Göttingen-Heidelberg: Springer 1959.

— N. Hamayr u. R. Dittmar: Die genetische Strahlenbelastung des Patienten bei der Röntgentherapie von Hautkrankheiten. Strahlentherapie **108**, 127—144 (1959).

Schmidt, E.: Die chirurgische Behandlung von Gesichtshämangiomen. Strahlentherapie, Sonderbd. **55**, 155—162 (1964).

Schmidt, W.: Zur Hämangiombehandlung mit Strontium 90. Strahlentherapie **125**, 406—412 (1964).

Schnyder, U. W.: Zur Klinik und Histologie der Angiome. II. Mitt. Die Feuermäler. Arch. Derm. Syph. (Berl.) **198**, 51—74 (1954).

— Zur Klinik und Histologie der Angiome. III. Mitt.: Zur Histologie und Pathogenie der senilen Angiome. Arch. Derm. Syph. (Berl.) **198**, 333—342 (1954).

— Zur Pathologie und Therapie der Angiome des Kindesalters. Praxis **1955**, 240—244.

Schnyder, U. W.: Zur Klinik und Histologie der Angiome. Arch. Derm. Syph. (Berl.) **200**,483—490 (1955).

— Zur Klinik und Histologie der Angiome. IV. Mitt.: Die plano-tuberösen und tubero-nodösen Angiome des Kleinkindes. Arch. klin. exp. Derm. **204**, 457—471 (1957).

Schönfeld, H. J.: Ergebnisse der Röntgen- und Radiumbehandlung der Keloide. Diss. Leipzig 1937.

Schondorf, K. W.: Dosis-Effekt-Beziehung bei der Bestrahlung von Hämangiomen. Strahlentherapie, Sonderbd. **55**, 178—181 (1964).

Schreus: Die Behandlung des tiefliegenden Anteils von Hämangiomen. Derm. Wschr. **137**, 358—363 (1958).

Seelentag, W., H. Schmier u. F. Kossel: Ergänzendes Gutachten über die Behandlung mit Thorium X. Bundesgesundheitsamt Berlin-Dahlem 1964.

Sherman, B. H.: X-ray treatment of keloidal and hypertrophic scars. Radiology **18**, 754—757 (1937).

Silver, H. K., P. M. Aggeler, and J. T. Crane: Hemangioma (capillary and cavernous) with thrombocytopenic purpura. Report of a case with observation at autopsy. Amer. J. Dis. Child. **76**, 513 (1948).

Simons, A.: Zur Therapie der Keloide und Narbenhypertrophien. Strahlentherapie **37**, 89—123 (1930).

Sklaroff, D. A.: Treatment of hemangiomas with the strontium 90 β-ray-applicator. Radiology **68**, 87—89 (1957).

Southard, S. C., A. G. de Sanctis, and R. J. Waldron: Hemangioma associates with thrombocytopenie purpura: report of case and review of literature. J. Pediat. **38**, 732—737 (1951).

Strandquist, M.: Radiumbehandlung von cavernösen Hauthämangiomen mittels oberflächlicher Anwendung von Radiumröhrchen in Glaskapseln. Acta radiol. (Stockh.) **20**, 185—211 (1939).

Sundberg, J.: Eine Nachuntersuchung von 1191 radiotherapeutisch behandelten Hämangiomen. Behandlung, Ergebnisse und Schlußfolgerungen. Strahlentherapie, Sonderbd. **55**, 229—230 (1964).

Sutherland, D. A., and H. Clatk: Hemangioma associated with thrombocytopenia. Amer. J. Med. **33**, 150 (1962).

Suurmond, D.: Haemangio-endothelioma (Angioplastic sarcoma). Brit. J. Derm. **70**, 132—138 (1958).

Vaerenbergh van: 25 ans de contact therapie pour angiomes cutanes. Strahlentherapie, Sonderbd. **55**, 172—177 (1964).

Wallenstein, R. O.: Spontaneous involution of giant hemangioma. Amer. J. Dis. Child. **102**, 233—235 (1961).

Walter, J.: On the treatment of cavernous haemangioma with special reference to spontaneous regression. J. Fac. Radiol. (Lond.) **5**, 134—140 (1953).

Wasserburger, K.: Radiumschwachbestrahlung. Strahlentherapie **58**, 668—675 (1937).

Weissmann, J., and H. J. Tagnon: Syndrome of hemangioma and thrombocytopenic purpura in infants. Arch. intern. Med. **92**, 523 (1953).

Wernsdörfer, R.: Das Keloid und seine Therapie. Med. Mschr. **16**, 659—663 (1962).

Wickham, Yl., et A. Zimmern: Le traitement des cheloides par le radium. Verh. 4. internat. Kongr. Radiol. **2**, 331—332 (1934).

Wilson, C. J., and M. E. Haggard: Giant vascular tumors and thrombocytopenia. Arch. Derm. **81**, 432—437 (1960).

Winkler, E.: Keloide und Narbenhypertrophie. Wien. med. Wschr. **108**, 1023—1028 (1958).

P. Mesenchymale Tumoren des Zwischenbereichs von Gut- und Bösartigkeit*

Von

E. Ruckensteiner

Mit 4 Abbildungen

I. Einleitung

Die Unmöglichkeit, die Geschwülste in scharf zu trennende Gruppen einzureihen, hat Kliniker und Pathologen schon vielfach in Verlegenheit versetzt. In der Tat hat jede Klassifizierung biologischer Phänomene wegen der großen Variabilität und der immer wieder auftretenden Übergangsformen etwas Künstliches und Unvollkommenes an sich. So ist zwar die Unterscheidung der Mehrzahl der pathologischen Gewächse als gut- oder bösartig durchaus möglich und berechtigt; mitunter kommen aber Gewächstypen vor, die in klinischer und morphologischer Hinsicht weder nach der einen noch nach der anderen Seite hin eindeutig gekennzeichnet sind.

Wir bezeichnen ein Gewächs als einen malignen Tumor, wenn er sich örtlich infiltrierend und destruierend gegenüber seiner Umgebung verhält, wenn er Fernmetastasen und — häufig über ein kachektisches Stadium — den Tod seines Trägers verursacht. Die Unruhe des mikroskopischen Bildes entspricht meistens dem Malignitätsgrad. Das Gewebe und die Zellen sind anaplastisch. Die Zellkerne deuten durch Polymorphie einen wechselnden Chromatingehalt und vermehrte und atypische Teilungsfiguren das aggressive Verhalten einer Neubildung an.

Man bezeichnet einen Tumor als benign, wenn er expansiv und langsam wächst, ohne zu infiltrieren oder zu zerstören, wenn er nie Metastasen oder eine Kachexie verursacht. Das histologische Bild ist dann auch entsprechend ruhig. Die Zellkerne sind isomorph und ausgereift, Kernteilungsfiguren werden nur ganz selten, pathologische Mitosen nie beobachtet. Wenn ein Gewächs, wie zuweilen ein Hämangiom, neben allen Benignitätszeichen unabgekapselt das umliegende Gewebe infiltriert, so bezieht es damit eine Sonderstellung, wird aber erfahrungsgemäß und mit Recht als benign aufzufassen sein.

Es gibt nun auch Gewächse, die sich örtlich bösartig zeigen, die die Umgebung infiltrieren und zerstören, die eine große Neigung zum Rezidivieren nach einer Exstirpation bekunden, die auch ein wechselnd abgeändertes histologisches Bild darbieten, dennoch aber nie Fernmetastasen oder eine Kachexie im Gefolge haben. Sie nehmen eine häufiger vorkommende Zwischenstellung ein. Obwohl ihre Symptomatologie wechselvoll ist, hat die Zwischenstellung zwischen gut- und bösartig doch dazu geführt, daß sie in einer Gruppe, in die Kategorie der semimalignen Geschwülste zusammengefaßt werden. Die Wahl dieser Bezeichnung ist keineswegs glücklich; sie hat sich aber aus praktischen Gründen durchgesetzt (Büngeler, 1951).

Es gibt semimaligne Tumoren, die epithelialen Ursprungs sind und solche bindegewebig-mesenchymaler Herkunft. Zu ersteren kann man bestimmte cystopapilläre Geschwülste der Schilddrüse und des Ovars rechnen, die Mischgeschwülste der Speicheldrüsen, auch einige zottige Gewächse der Harnblase. Hier werden von manchen Autoren auch die Basaliome der Haut, die von der ektodermalen Zahnanlage ausgehenden Adamantinome und die Cylindrome eingereiht, deren Ursprung in Zellen schleimbildender

* Weitere Ausführungen über semimaligne und bedingt gutartige Tumoren finden sich bei Sträuli, Bd. XVIII, S. 1.

Drüsen vermutet wird. Ihnen allen stehen Gewächse des Mesenchyms gegenüber, deren histologisches Bild charakteristisch ist und Diagnose und Prognose zu stellen ermöglicht, die nach unradikaler Entfernung rezidivieren, aber nie metastasieren: Es handelt sich um das Desmoid und um das Dermato-fibrosarcoma protuberans, das im französischen Schrifttum als Morbus Darier-Ferrand bezeichnet wird. Eine weitere Gruppe wird von diffus auftretenden Fibromen, Lipomen und Myxomen gebildet. Diese seltenen Geschwülste sind histologisch gutartig aufgebaut; sie neigen aber nach operativen Eingriffen immer wieder zum Rezidiv und vermögen, allerdings nur in einem späteren Stadium, Metastasen zu verursachen. Wir werden uns in dieser Abhandlung auf die Besprechung der letzteren Gruppen, der mesenchymalen Tumoren des Zwischenbereichs von Gut- und Bösartigkeit beschränken, da die epithelialen Gewächse analoger Art schon in den entsprechenden Kapiteln behandelt worden sind.

II. Die Desmoid-Geschwülste

Es handelt sich um diffuse, fibroplastische Geschwülste, die aus „muskel-aponeurotischen“ Strukturen entstehen, die infiltrierend wachsen, aber histologisch gutartig sind.

Die auffallendste Eigenschaft liegt im Mangel jeglicher Abkapselung, und die häufigste Lokalisation stellt die Bauchwand dar. Diese Geschwülste können sich aber in jeder Muskelgruppe des Körpers entwickeln. Am Straßburger pathologischen Institut wurden von 1927—1950 bei 60000 Obduktionen 23 Desmoid-Geschwülste der Bauchwand und sechs in anderer Lokalisation beobachtet (Grohs). Eine Statistik der Mayo-Klinik, die sich über die Jahre 1906—1945 erstreckt, enthält 85 Desmoide der Bauchwand und 45 anderswo entstandene. Die Bauchwandtumoren befallen am häufigsten das weibliche Geschlecht. Unter 400 Fällen traf Pfeiffer 87% bei Frauen an, Jobard unter 33 Fällen 29 bei Frauen. Dieses Überwiegen des weiblichen Geschlechts gilt auch, allerdings weniger ausgeprägt, für die seltenen Lokalisationen (Gatschell, Clagett und McDonald, 1957). Musgrove und McDonald (1948) fanden Desmoide außerhalb der Bauchwand bei 25 Frauen und 10 Männern, Jobard bei 7 Frauen und 5 Männern. Diese Geschwulst kommt hauptsächlich bei Erwachsenen zwischen dem 20. und 30. Lebensjahr vor. In der Vorgeschichte der Bauchwand-Desmoide wird oft eine Schwangerschaft erwähnt; Pfeiffer konnte dies bei 265 Frauen 250mal feststellen. Als ursächliche Faktoren spielen offensichtlich Traumen und endokrine Einflüsse eine Rolle. Hierfür kommen das Trauma einer Entbindung, einer Operation, auch Unfallereignisse in Betracht, aber auch — wie wir durch die Arbeit von Geschickter und Lewis (1935), von Lipschütz und Vargas (1939) wissen — die fibrogene Wirkung östrogener Hormone. Pack und Ehrlich (1944) beobachteten den Wachstumsstillstand und die Regression nach Röntgenkastration bei einer 28jährigen Frau, deren Desmoid der Bauchdecke vorher rasch gewachsen und inoperabel war. Miller und Durrane (1961) konnten bei einem 9jährigen Mädchen weder anamnestisch noch klinisch die Ätiologie eines Bauchwanddesmoms erklären und diskutierten die wahrscheinlich ausschlaggebende Bedeutung der angeborenen Disposition.

Die Desmoide bestehen histologisch aus spindelförmigen, fibroplastischen Zellen, die sich zu breiten, faserreichen Bindegewebszügen formieren und die sich ohne scharfe Grenze in benachbartes Gewebe erstrecken. In mikroskopischer Hinsicht sind die Gewächse ausgereift, makroskopisch fehlt ihnen die Kapsel eines echten Fibroms und eine gutartige Abgrenzung (Betz, 1950; Wangh, 1940).

Die klinischen Symptome sind gering. Mitunter wird das Gewächs vom Patienten bemerkt, aber nicht weiter beachtet, oder es wird bei einer ärztlichen Untersuchung zufällig festgestellt. Die Desmoide wachsen langsam, und erst wenn sie wesentlich an Umfang gewonnen haben, kann ein Gefühl von Bedrängtheit, können Schmerzen entstehen. Alle unbehandelten Desmoide wachsen zu ansehnlicher Größe heran. Eine solche Geschwulst aus der Beobachtung von Rokitansky (1880) wog 17 kg. Schließlich können sich Kompressionserscheinungen einstellen. Ruppaner (1936) berichtet von einem intraperitonealen Bauchwanddesmoid bei einer 35jährigen Frau, das, nachdem zwei normale Entbindungen vorausgegangen waren, zum absoluten Geburtshindernis wurde. Ein klinisch führendes Zeichen ist die Rezidivneigung nach unradikaler Operation. Hingegen wurden Fernmetastasen nur in Spätstadien und nur nach mehrfach vergeblichen Exstirpationsversuchen und Rezidiven beobachtet (Pack und Ehrlich, 1944; Pearman und Mayo, 1942; Pfeiffer, 1904).

Die Behandlung hat in erster Linie eine chirurgische zu sein. Die beste Aussicht auf Erfolg besitzt eine frühe Exstirpation, die so radikal und sorgfältig durchzuführen ist, als würde es sich um ein erwiesen bösartiges Gewächs handeln. Eine Präparation entlang der sichtbaren Tumorgrenzen führt mit Sicherheit zum Rezidiv, da die zahlreichen zarten Ausläufer der Geschwulst makroskopisch nicht wahrgenommen werden können. Die Strahlentherapie ist aber als alleinige Behandlungsmethode nicht zu empfehlen. Der Grad der Differenzierung des Tumors unterscheidet sich von dem der Umgebung nur sehr wenig, so daß es praktisch unmöglich erscheint, die Geschwulst nachhaltig zu beeinflussen, ohne gleichzeitig das umgebende Gewebe zu zerstören. Eine Strahlentherapie muß aber unbedingt angewendet werden in allen Fällen, in denen die Exstirpation unmöglich oder unradikal war. Da sich die restlose Tumorentfernung meistens nur sehr schwer ausführen läßt, spricht sich die Mehrzahl der Autoren für eine systematische, postoperative Strahlentherapie aus. Nach mehreren Rezidiven und selbstverständlich auch dann, wenn aus irgendwelchen Gründen ein chirurgischer Eingriff nicht möglich wäre, ist eine Strahlenbehandlung angezeigt (Nichols, 1923; Ramsey, 1955; Stewart und Mouat, 1924).

Durch die spärlichen Veröffentlichungen, die sich auf Erfahrung stützen können, werden hohe Dosen (wenigstens 4000—5000 R) empfohlen, wie sie für die Vernichtung eines Carcinoms notwendig erscheinen (Pack und Ehrlich, 1944). Die Bestrahlungsfelder müssen, um Randrezidive zu vermeiden, den Erkrankungsbereich allseits überragen. Bisher wurde immer nach den Bedingungen der Röntgentiefentherapie, also mit durchschnittlich 200 kV bestrahlt. Angesichts der zumeist „halbtiefen“ Lokalisierung dieser Geschwülste erscheint aber die Elektronentherapie mit Hilfe eines Betatrons besonders angebracht. Sie ermöglicht es leicht, die notwendig hohe Dosis homogen auf die Geschwulst zu verteilen und das Geschwulstbett zu schonen, was für eine 200 kV-Röntgenbestrahlung in gleichem Maße nicht zutrifft. Die räumliche Dosisverteilung muß der Lokalisation und der Ausbreitung der Geschwulst angepaßt werden. In zeitlicher Hinsicht ist es angebracht, die beabsichtigte Gesamtdosis auf 4—6 Wochen zu verteilen.

Die Behandlungsergebnisse der Desmoide und das durch die beiden grundsätzlichen Behandlungsmethoden Erreichbare sind verschieden, je nachdem ob die Geschwülste in der Bauchwand oder anderswo lokalisiert waren. Bei ersteren ist eine radikale Exstirpation meistens leichter möglich als bei den anderen (Nemeth u. Paliago, 1960).

Pearman und Mayo (1942) kamen zu folgendem bemerkenswerten Ergebnis: Von 47 Desmoiden der Bauchwand wurden 30 bloß chirurgisch behandelt, wonach drei rezidivierten; die Exstirpation mit nachfolgender Radiotherapie von acht Desmoiden hatte ein Rezidiv im Gefolge. Zehn Desmoide in extraabdomineller Lokalisation wurden operiert und nicht bestrahlt; es rezidivierten alle zehn Geschwülste; bei fünf Fällen wurde nachbestrahlt und davon rezidivierte keiner. Daraus erscheint der Schluß berechtigt, daß eine Nachbestrahlung bei den chirurgisch leichter angehbaren Bauchwanddesmoiden die Prognose kaum verbessert, während ihre Wirkung bei beschränkter chirurgischer Möglichkeit unzweifelhaft ist.

III. Das progressive und rezidivierende Dermatofibrom der Haut (Morbus Darier-Ferrand)

Bei dieser Erkrankung treten faserig aufgebaute Geschwülste auf, die sich an umschriebener Stelle entwickeln und ihren Sitz gewöhnlich in der Bauchwand haben. Diese Geschwülste wachsen langsam und lassen sich durch jegliche Behandlungsart nur schwer beeinflussen. Sie sind lokal bösartig, erzeugen aber nie Metastasen. In dieser Art gekennzeichnet stellt das rezidivierende und progressive Dermatofibrom ein Krankheitsbild dar, das sich von ähnlichen Zuständen unterscheiden läßt. DARIER und FERRAND haben es 1924 zum erstenmal beschrieben, und 1925 hat es von E. HOFFMANN den Namen „Dermatofibrosarcoma protuberans" erhalten. Heute ist schon eine große Anzahl einschlägiger Fälle bekanntgegeben worden.

Die Erkrankung ist selten und kommt hauptsächlich bei Männern zwischen 30 und 50 Jahren vor. Sie tritt ohne erkennbare Ursache auf. Der bevorzugte Sitz ist die Bauchwand, die Gegend des Nabels, der Inguinalfalten, der hypo- oder auch epigastrischen Bereiche. Seltener kommen die Geschwülste lumbal oder glutäal vor, an den Schultern, im Nacken oder an den Extremitäten (PAUTRIER und WORINGER, 1937).

Das Wachstum der Dermatofibrome läßt gewöhnlich zwei Perioden unterscheiden. Der Anfang der Erkrankung kennzeichnet sich durch eine örtlich fibröse Hautveränderung, die tastbare Verhärtungen mit sich bringt. Erst nach längerer Zeit erscheint an dieser Stelle die eigentliche Geschwulst. Der Beginn ist also schleichend und durch das Auftreten einer sklerodermieartigen Stelle gekennzeichnet, in der sich allmählich ein oder mehrere harte Knötchen bilden, die zu einem noch kaum über das Hautniveau vorragenden Tumor anschwellen. Der Bereich gewinnt langsam an Dicke und Umfang und kann sich über Handtellergröße ausdehnen. Die anfängliche Läsion ist unscharf begrenzt und nimmt eine rundliche oder polycyclisch begrenzte Form an. Die Oberfläche ist glatt oder feinwarzig, hart und nicht faltbar. Die Veränderung bleibt auf die Haut beschränkt ohne in die Tiefe zu wachsen; sie ist nie schmerzhaft (BÉRARD, BÉRARD und DARGENT, 1938).

Nach einer mehr oder weniger langen Zeit, manchmal nach Jahren, erscheinen im erkrankten Bereich ziemlich rasch eine oder mehrere geschwulstartige Bildungen, die das klinische Bild vollkommen verändern. Einmal ausgebildet, stellt sich die Läsion in Form einer einzigen Geschwulst oder einer Reihe von Geschwülsten dar, die sich in verschiedenen Entwicklungsstadien befinden. Sie können erbsen-, nuß- oder apfelgroß sein oder auch die Größe eines Kindskopfes erreichen. Die Farbe wechselt mit dem Wachstum und kann von Blaurot über Bräunlichrot bis zu einem glänzenden Gelb reichen. Bei einer Betastung wird die knorpelige Härte des Gewächses offenkundig (BÉRARD, COLSON u. DARGENT, 1937).

Die Dermatofibrome sind nicht schmerzhaft, sie besitzen keine Neigung zur Erweichung oder zur Nekrose. Erwähnt sei, daß bei manchen Patienten zwei voneinander getrennte Herde beobachtet worden sind.

Die Entwicklung eines Dermatofibroms erstreckt sich über Jahre. Mitunter kommt es zu akuten Schüben, die den Umfang der Geschwulst plötzlich vergrößern. Das Gewächs kann sich allmählich vermehren, manchmal sogar hundertfach, so daß große Hautpartien ergriffen werden. Aber die Bösartigkeit bleibt immer lokal beschränkt, wie DARIER und FERRAND (1924) hervorgehoben haben. Rezidive pflegen mitunter rasch nach einer chirurgischen Entfernung oder nach Elektrokoagulation aufzutreten. Die sich dann neu bildenden Tumoren können in kurzer Zeit ansehnliche Größen erreichen und das exstirpierte Gewächs übertreffen. Aber es wurden nie Fernmetastasen beobachtet.

In morphologischer Hinsicht werden die ersten Veränderungen lediglich durch eine örtliche Hautverdickung hervorgerufen. Die sich später entwickelnden Geschwülstchen sind grob fasciculär aufgebaut und besitzen eine glänzend weiße Farbe. Größere Tumoren sind nicht abgekapselt; sie berühren unmittelbar die Epidermis und überschreiten das Unterhautzellgewebe erst in einem späteren Stadium. Die Aponeurosen und benachbarte Muskeln bleiben gewöhnlich verschont.

Histologisch bemerkt man, wie ein junges, fasciculäres Bindegewebe die normalen, kollagenen Fasern zu ersetzen beginnt. Aus diesem Gewebe entstehen allmählich geschwulstartige Bildungen, die im Grunde denselben fibro-konjunktiven Aufbau erkennen lassen, die sich aber doch — je nach Wachstumsintensität — bezüglich der Differenzierung und des Kollagengehalts der Fasern unterscheiden. So kann man Stellen mit überwiegend zarten Fäserchen und schwach färbbarem Kollagen antreffen bis zu solchen mit der derb bindegewebigen Struktur des einfachen Fibroms. Im allgemeinen überwiegt die Zwischensubstanz gegenüber dem rein zelligen Element, was als Unterscheidungsmerkmal gegenüber einem Sarkom in die Waagschale fällt.

Die einzig in Betracht kommende Behandlung des progressiven und rezidivierenden Dermatofibroms stellt die weit in gesundes Gewebe ausgreifende Exstirpation dar. Es ist aber nicht nur die Geschwulst selbst auszuschneiden, sondern auch ihre indurierte Basis und möglichst radikal seine unmittelbare Umgebung, auch wenn diese makroskopisch tumorfrei erscheinen sollte. Andernfalls riskiert man ein Rezidiv, das in Kürze umfangreicher als der entfernte Tumor werden kann. Das Dermatofibrom nach DARIER-FERRAND ist strahlenunempfindlich und kann daher durch eine Röntgentherapie nicht günstig beeinflußt werden (MERZ, TOUZARD u. RATTE, 1939).

IV. Diffus wachsende Fibrome, Lipome, Myxome und komplex-conjunctive Geschwülste

Es handelt sich um mesenchymale Geschwülste, die nicht in den Rahmen der Desmoid- oder der Dermatofibrome hineinpassen. Es sind dies gereifte Neoplasmen, die anderswo als in der Haut oder in muskelaponeurotischen Strukturen entstehen. Histologisch gesehen sind sie vielgestaltig. Man trifft Gewächse an mit dicht fibromatösem Charakter, reich an kollagenen Elementen; oder es handelt sich um Myxome, Myxofibrome, Lipome, auch komplex-kombinierte Tumoren, alle durch eine eigenartig diffuse Ausbreitung gekennzeichnet. Diese morphologische Vielgestalt bedingt eine Uneinheitlichkeit des klinischen Bildes, ist aber auch für die Tatsache verantwortlich, daß es bisher nicht möglich war, diese Gebilde in morphologisch-klinischer Hinsicht befriedigend einzugliedern.

Die genannten Geschwülste kommen bei Patienten jeden Alters vor, etwas häufiger jedoch bei Jugendlichen. Bezüglich der Lokalisation kann man zwei Typen unterscheiden; die diffus-mesenchymatösen Tumoren der Extremitäten und die des Retroperitonealraumes, des Nierenbetts und des Mesenteriums. Die Symptomatologie wird von der Lokalisation, aber auch vom biologischen Verhalten bestimmt. Eine hartnäckige Neigung zum Rezidivieren fällt am häufigsten auf. Auch kann es zu einer ausgesprochen malignen Entartung mit Fernmetastasen kommen. Aber selbst in diesem Stadium verrät das histologische Bild nichts, was die bereits klinisch gesicherte Bösartigkeit bestätigen könnte. Dennoch kann sich mit einer lokalen und allgemeinen Ausbreitung der Erkrankung auch das histologische Bild verändern. So werden drei Arten des Verhaltens innerhalb dieser Gruppe beobachtet: rezidivierende Gewächse, die nie metastasieren und den Desmoiden und den Dermatofibromen gleichen, oder klinisch bösartige Geschwülste, die sich wie Sarkome verhalten, aber dem Pathologen keine morphologischen Malignitätszeichen darbieten; schließlich kann eine mesenchymale Geschwulst, die ursprünglich als vollkommen gutartig gekennzeichnet war, nach mehrfachen Rezidiven auch histologisch einen sarkomatösen Charakter erhalten.

Die Behandlung ist in erster Linie eine chirurgische. Dabei ist auf Radikalität größte Sorgfalt zu legen. Angesichts des unsicheren Verhaltens dieser Geschwülste und der Möglichkeit einer eindeutig malignen Entartung ist aber eine postoperative Röntgentherapie immer angebracht. Die Herddosis hat dann 6000 R und — wenn möglich und angezeigt — auch mehr zu betragen. Die räumliche Aufteilung der Dosis hat sich dem Sitz und der Ausbreitung der Geschwulst anzupassen. Retroperitoneal gelegen ist sie weitaus am schwersten erreichbar. Die konventionelle Tiefentherapie wurde bis in die letzten Jahre angewandt. Eine Gammastrahlung oder die ultraharten Röntgenstrahlen eines Betatrons sind bei den tiefliegenden Herden besonders angebracht. Es empfiehlt sich, bei täglich verabfolgten Bestrahlungen die Gesamtdosis auf 4—6 Wochen zu verteilen.

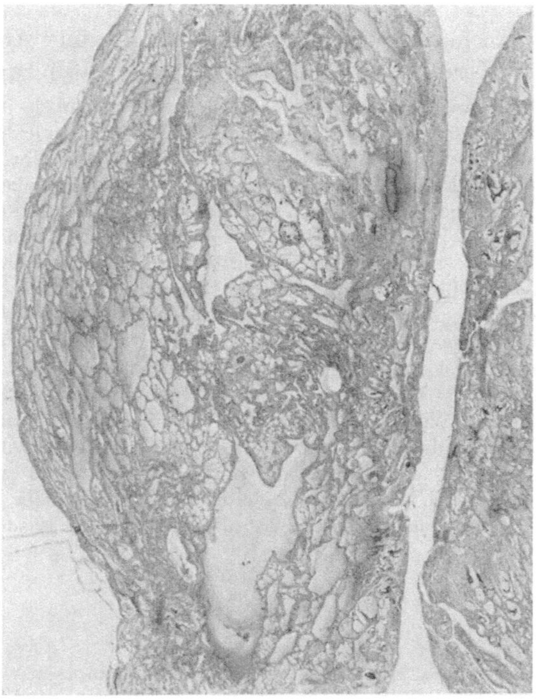
Abb. 1

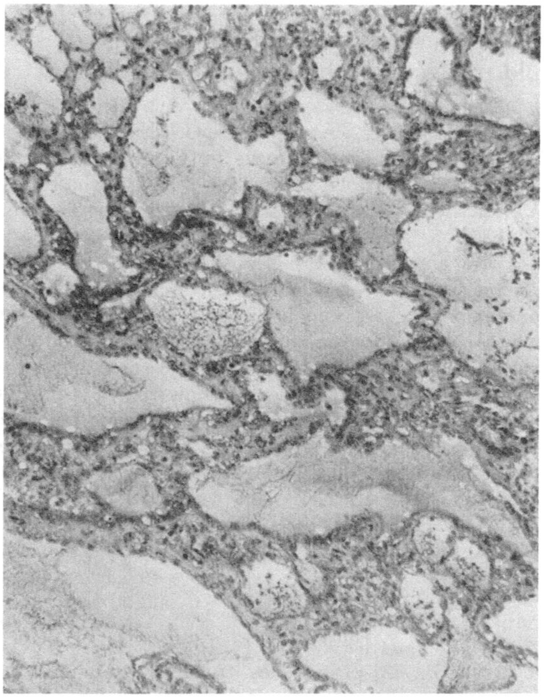
Abb. 2

Abb. 1. Mesenchymatöse Geschwulst des Oberschenkels ($8^1/_2$mal vergrößert); zum Typus des teilweise kavernösen Lymphangioms gehörend

Abb. 2. Starke Vergrößerung (110mal); die Endothelbekleidung der Lymphgefäße und ihren serösen Inhalt zeigend

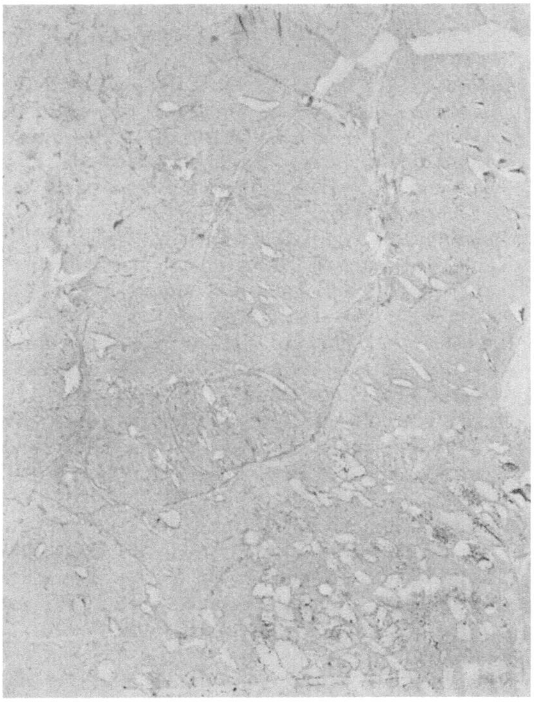
Abb. 3

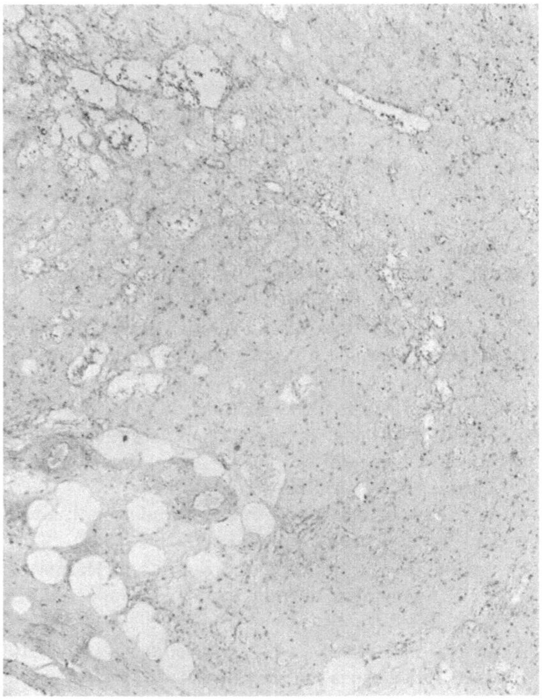
Abb. 4

Abb. 3. Rezidiv 7 Jahre später ($8^1/_2$mal vergrößert); die Form eines Lymphangiomyxoms annehmend. In den myxoiden Wucherungen sind einige lymphangiomatöse Höhlen wiederzufinden

Abb. 4. Starke Vergrößerung (70mal); diffuse Extension in das Fettgewebe

Da solche Fälle selten sind, da sich ihr Krankheitsverlauf über Jahre hinzieht und die Patienten immer wieder den Arzt wechseln, läßt sich das therapeutisch Erreichbare schwer beurteilen. Ein Beispiel möge dies veranschaulichen (Krankengeschichte und Abbildungen verdanke ich der Freundlichkeit der Herren Grohs und Keiling, Straßburg):

Eine 51jährige Frau bemerkte eine kleine Schwellung an der Innenseite des linken Oberschenkels im proximalen Drittel. Es wuchs eine Geschwulst heran, die nach 6 Jahren die Größe eines Fetuskopfes erreichte. Das Gewächs wurde chirurgisch entfernt, aber nicht histologisch untersucht. Es rezidivierte nach kurzer Zeit. Ein Jahr später erfolgte erneut eine chirurgische Intervention. Es fanden sich gallertige Massen, die in Muskelinterstitien eingedrungen waren und weit in die Tiefe reichten. Die histologische Untersuchung (Prof. Fruhling) ergab ein „teilweise kavernöses Lymphangiom" (Abb. 1 und 2). Vier Jahre später hatte sich erneut ein Rezidiv in Form einer diffusen Verhärtung im oberen Narbenanteil entwickelt, worauf eine Röntgentherapie eingeleitet wurde. Es wurden bei 200 kV durch 1 mm Cu zwei 10×15 cm große Felder bestrahlt. Sie erhielten innerhalb von 18 Tagen je 3500 R. Die Geschwulst ging zurück, und der Oberschenkel wurde wieder ganz normal. Nach 3 Jahren wurde ein 5 cm im Durchmesser betragendes Rezidiv unradikal entfernt. Histologisch wurde eine „umgreifende, diffuse, mesenchymatöse Geschwulst lymphangio-myxomatöser Art, ohne histologische Bösartigkeitszeichen" diagnostiziert (Prof. Fruhling) (Abb. 3 und 4). Bei einer unmittelbar angeschlossenen Röntgenbestrahlungsserie wurden innerhalb von 3 Wochen auf ein äußeres 10/15 cm großes Feld 3000 R, auf ein inneres, gleichgroßes 1000 R verabreicht. Daraufhin wurde der Oberschenkel wieder vollkommen geschmeidig. Das nächste Rezidiv erschien aber schon nach 2 Jahren. Es war 4×5 cm groß und saß im unteren Teil der Narbe. Es wurde wieder röntgenbestrahlt. Über 10 Tage erhielten zwei große Felder je 1000 R. Daraufhin bildete sich der Rezidivtumor um $^3/_4$ seiner Masse zurück; 2 Jahre später war aber wieder ein allerdings langsames Wachstum festzustellen.

Literatur

Bérard, L.: A propos des tumeurs conjonctives profondes de la cuisse. Lyon chir. **26**, 629—632 (1929).

— M. Bérard et Dargent: A propos des tumeurs conjonctives des membres (conjonctivomes). Lyon chir. **36**, 698—705 (1938).

— Colson et Dargent: A propos des tumeurs conjonctives de la région thoraco-axillaire. Lyon chir. **34**, 454—463 (1937).

Betz, H.: Les tumeurs desmoides ou fibromes récidivants. Rev. méd. Liège **5**, 12—15 (1950).

Bowen, J. T.: Dermatofibrosarcoma protuberans. J. cutan. Dis. **15**, 65 (1897).

Büngeler, W.: Die Definition des Geschwulstbegriffes und die Abgrenzung der Hyperplasien gegenüber den Geschwülsten. Verh. dtsch. Ges. Path., 35. Tagg 1951, S. 10—28.

Carol, W. L. L.: Dermatofibrosarcoma protuberans. Ned. T. Geneesk. **1939**, II, 4473.

Costa, O. G.: Progressive recurrent dermatofibroma (Darier-Ferrand). Arch. Derm. Syph. (Chic.) **54**, 432 (1946).

Darier, J., avec la collaboration de M. Ferrand: Dermatofibromes progressifs et récidivants ou fibrosarcomes de la peau. Ann. Derm. Syph. (Paris), sér. VI, **5**, 545—562 (1924).

— — Dermato-fibrome de la paroi abdominal. Bull. Soc. franc. Derm. Syph. **31**, 63—64 (1924).

Doornink, F. I., u. P. I. L. Scholte: Dermatofibrosarcoma van de huid; Ned. T. Geneesk. **94**, 92 (1950).

Favre et Josserand: Les fibro-sarcomes de la peau. Nouv. prat. derm. (Paris) **6**, 824—831 (1936).

Gatchell, F. G., O. Th. Clagett, and J. R. Mc Donald: Desmoid tumor of intercostal muscles and thoracic wall. J. thorac. Surg. **34**, 184—189 (1957).

Gentele, H.: Malignant, fibroblastic tumors of the skin. Clinical and pathologic-anatomical studies of 129 cases of malignant, fibroblastic tumors from cutaneous and subcutaneous layers observed at Radiumhemmet during the period 1927—1947. Acta derm.-venereol. (Stockh.) **31**, Suppl. 27, (1951).

Gschickter, C. F., and D. Lewis: Experiments on tumorigenesis; Amer. J. Cancer **25**, 630—638 (1935).

Greither, A., u. H. Tritsch: Das Dermatofibrosarcoma protuberans; In: Die Geschwülste der Haut, S. 196—198. Stuttgart: Georg Thieme 1957.

Hoffmann, E.: Über das knollentreibende Fibrosarkom der Haut (Dermatofibrosarcoma protuberans). Derm. Z. **43**, 1 (1925).

Jobard (Strassburg): Persönliche Mitteilung.

Kron, S. D., and V. P. Satinsky: Desmoid tumors of the sternocleidomastoid muscle. J. int. Coll. Surg. **23**, 253—256 (1955).

Lipschütz, A., and L. Vargas jr.: Experimental tumorigenesis with subcutaneous tablets of oestradiol. Lancet **1939 I**, 1313—1318.

Merz, Touzard et Ratte: Tumeurs conjonctives des parties molles de l'avant-bras, récidives locales in situ aprés exérèse. Lyon chir. **35**, 615—621 (1939).

Miller, L. F., and K. M. Durrane: Desmoid tumor in a child. J. int. Coll. Surg. **36**, 561—566 (1961).

Musgrove, J. E., and J. R. McDonald: Extraabdominal desmoid tumors, their differential diagnosis and treatment. Arch. Path. **45**, 513—540 (1948).

Nemeth, A., e A. Paliago: Patologia e clinica del desmoide della parete addominale. Policlinico, Sez. chir. **67**, 300—328 (1960).

Nichols, R. W.: Desmoid tumors: A report of thirty-one cases. Arch. Surg. **7**, 227—236 (1923).

PACK, G. T., and H. E. EHRLICH: Neoplasms of the abdominal wall with special consideration of desmoid tumors; experience with 391 cases and a collective review of the literature. Int. Abstr. Surg., Suppl. to Surg. Gynec. Obstet. **79**, 177—197 (1944).
PAUTRIER, L. M., et F. WORINGER: Dermato-fibrome progressif et récidivant de Darier-Ferrand. Bull. Soc. franç. Derm. Syph. **41**, 611—617 (1934).
— — Dermato-fibrome de Darier-Ferrand. Bull. Soc. franç. Derm. Syph. **44**, 2171—2174 (1937).
PEARMAN, R. O., and CH. MAYO: Desmoid tumors; a clinical and pathologic study. Ann. Surg. **115**, 114—125 (1942).
PFEIFFER, C.: Die Desmoide der Bauchdecken und ihre Prognose. Beitr. klin. Chir. **44**, 334—401 (1904).
POLLOSSON, E.: Contribution à l'étude des tumeurs des parties molles des membres; (Du conjonctivome dit de la gaine des vaisseaux en particulier). Thèse Lyon 1925, p. 182, pp. bibliographie.
RAMSEY, R. H.: The pathology, diagnosis and treatment of extraabdominal desmoid tumors. J. Bone Jt Surg. A **37**, 1012—1018 (1955).
ROKITANSKY, K. v.: Exstirpation eines Fibroms der vorderen Bauchwand. Wien. med. Presse **21**, 105—107, 140—142 (1880).
RUPPANER, E.: Zur Kasuistik der Desmoide der Bauchdecken. Schweiz. med. Wschr. **17**, 1180—1182 (1936).
STEWART, M. J., and T. B. MOUAT: Fibroma of the abdominal wall. Brit. J. Surg. **12**, 355—377 (1924).
USHER, B.: Progressive and recurrent dermatofibrosarcoma (Dermatofibrosarcoma protuberans). Brit. J. Derm. **41**, 363 (1929).
WALKER, H.: Fascien-Desmoide, zugleich eine Betrachtung des Semimalignitätsbegriffs. Helv. chir. Acta **20**, 175—195 (1953).
WANGH, J. M.: Fibroma of the musculofascial layers of the abdominal wall (Desmoid tumors). Amer. J. Surg. **50**, 694—697 (1940).
WOLFRAM, ST.: Über die Behandlung von Hautkrankheiten mit der Röntgennahbestrahlung. Wien. klin. Wschr. **1946 I**, 241.
WORINGER, FR.: Dermatofibrome progressif et récidivant. Nouv. prat. derm. (Paris) **6**, 573—580 (1936).

V. Solitäre Riesenzelltumoren (Osteoklastome) des Knochens

Mit 3 Abbildungen

Von einer Reihe von Autoren wird die Röntgentherapie des solitären Riesenzelltumors des Knochens als die Methode der Wahl angesehen. Diese Auffassung wird auch von neutraler Seite geteilt. EWING betonte, daß in einschlägigen Fällen in erster Linie der Strahlentherapeut zu Rate zu ziehen sei. EWING hat aber auch über Fälle berichtet, bei denen die auf radiologischem Weg erzielten Behandlungsergebnisse nicht befriedigt haben. An Hand eines großen Beobachtungsgutes erörtert der erfahrene Pathologe Fragen, die diese eigentümlichen Gewächse in pathologischer, in diagnostischer und in behandlungstechnischer Hinsicht betreffen. Diese Fragen haben sich ihm als weitgehend problematisch erwiesen, und es zeigt sich, daß sie sich heute, 30 Jahre später, in nur wenig veränderter Form darbieten.

Die Auffassungen über das Wesen einer Erkrankung bestimmen Art und Weise ihrer Behandlung. Um diese beim solitären Riesenzelltumor verständlich darlegen zu können, ist es notwendig, auf Vorstellungen einzugehen, die man sich über seine nosologische Einordnung und Pathogenese gemacht hat. Dem Therapeuten ist es auch wichtig, das biologische Verhalten, die Diagnose, die Prognose und Irrtumsmöglichkeiten bei der Beurteilung des Krankheitsverlaufes zu kennen.

1. Ansichten über die Natur und die Pathogenese

B. L. COLEY zufolge haben COOPER und TRAVERS im Jahre 1818 als erste, kennzeichnende Symptome der Riesenzellgewächse im Knochen aufgezeigt. J. PAGET (1853) hat die Riesenzellen, die er in einigen Knochengewächsen beobachtete, als Abkömmlinge des Knochenmarks angesehen und gab solchen Veränderungen den Namen „Myeloidtumor". GRAY (1856) hat von ihnen als von „myelocystic tumours" gesprochen. Er beabsichtigte, mit einem Hinweis auf die Neigung, Cysten bilden zu können, ihre Gutartigkeit darzulegen. A. NÉLATON führte den Namen „tumeur à myéloplaxes" ein. Aber NÉLATON glaubte nicht, daß eine Geschwulstbildung vorläge; vielmehr faßte er die Veränderung als lokale Hyperplasie des Knochenmarks auf. R. VIRCHOW wandte sich gegen GRAY und NÉLATON. Er verfocht die Ansicht, daß es sich um echte Neoplasmen und in der Mehrzahl um bösartige Geschwülste handle. Er führte den Begriff des „schaligen, myelogenen Riesenzellsarkoms" ein. Die Ansicht, die er damit zum Ausdruck brachte, hat über Jahrzehnte einer radikal-chirurgischen Behandlung Vorschub geleistet. Auch Ribbert war vom sarkomatösen Charakter der Erkrankung überzeugt und hielt daran auch gegenüber klinischen Erfahrungen fest, die eine „verhältnismäßige Gutartigkeit" immer mehr anzunehmen geneigt waren.

Nélatons Bezeichnung der Riesenzelltumoren als „tumeurs à myéloplaxes" ist heute noch im französischen Schrifttum allgemein üblich.

Von Recklinghausen beschrieb (1891) eine generalisierte Knochenerkrankung, bei der mehr oder weniger ausgedehnte Skeletabschnitte in ein fibröses, riesenzellhaltiges Gewebe umgewandelt werden. Es kommt darin zur Entwicklung von Cysten und Geschwülsten, und letztere enthalten Riesenzellen in besonders reichlichem Maß. Wegen ihrer durch Hämosiderin bedingten Verfärbung hat sie v. Recklinghausen als „braune Tumoren" bezeichnet. Er sprach von einer tumorbildenden und einer nicht tumorbildenden Ostitis fibrosa und hielt die Tumoren für Sarkome. Rehn (1904) sah dann bei einem Fall von Recklinghausenscher Erkrankung, den er über 9 Jahre beobachten konnte, solche Sarkome spontan abheilen. Er folgerte daraus, daß es sich nicht um bösartige Geschwülste handeln könne, vielmehr um vorübergehende Erkrankungsstadien, wahrscheinlich um entzündliche Bildungen, die den deformierenden Gewebewucherungen an die Seite zu stellen wären. Analoge Beobachtungen und Auffassungen wurden später in großer Zahl mitgeteilt.

Benecke (1904) führte die Entstehung von Knochencysten und braunen Tumoren auf Blutungen ins Knochenmark zurück. Er brachte sie mit den apoplektischen Gehirncysten in Parallele. Pommer (1920) und Looser (1925) kamen auf Grund eingehender histologischer Untersuchungen zur gleichen Ansicht. Nach ihnen sind es Fehlresorptionen von Markhämatomen, welche zur Entstehung von flüssigkeitserfüllten Hohlräumen im Knochen und von tumorartigen Granulomen führen. Traumen seien es demnach in erster Linie, die innerhalb des Knochenmarks Blutungen hervorrufen und die über sekundär fehlgesteuerte Reparationsketten eine pathogenetisch entscheidende Rolle spielen. Eine traumatische Genese der solitären Riesenzelltumoren wird aber heute abgelehnt (v. Albertini, Ewing, Jaffé und Lichtenstein, Freund und Meffert, Hultberg und Zimmermann u.a.).

Bei den Diskussionen, die in der ersten Zeit nach der Jahrhundertwende geführt wurden, stehen die multipel auftretenden Riesenzellgeschwülste im Blickfeld des Interesses. Ihr histologischer Bau scheint dem der solitären Veränderung zu gleichen. Er ist hier wie dort gekennzeichnet durch ein vorwiegend fibröses, spindelzelliges Gewebe, in das Riesenzellen eingestreut sind. Deshalb, und weil auf ein gutartiges Verhalten der Tumoren mit Spontanregressionen allgemein hingewiesen wurde, sprach man von einer Ostitis fibrosa und unterschied nur noch durch die Adjectiva generalisata und localisata. Die multiplen braunen Tumoren und die solitären Riesenzellgeschwülste schienen Simon (1923) eine Einheit zu bilden. Es wurde übersehen, daß in einem Fall multiple Herde in einem allgemein erkrankten Skelet auftreten, im anderen aber ein einziger Tumor in sonst vollkommen gesundem Knochen.

Erst Lubarsch hat sich mit den solitären Tumoren speziell wieder befaßt und nachgewiesen, daß es sich dabei nicht nur um gutartige Veränderungen sondern auch nicht um Blastome handle, wie Virchow postuliert hatte. Veranlaßt durch die Gleichförmigkeit des spindelzelligen Aufbaues und durch das Fehlen von Kernabnormalitäten bewertete er nun auch die solitären Gewächse bewußt als chronisch-entzündliche, resorptiv-reparative Wucherungen. Diese Ansicht des Pathoanatomen wurde durch die klinischen Erfahrungen Konjetznys bestätigt. Konjetzny bezeichnete die Solitärgewächse als vollkommen gutartige, resorptive Granulome, als „Aufsauge-Geschwülste", die „wie jedes andere Granulationsgebilde die Neigung zur Vernarbung und Schrumpfung und, ihrem osteogenen Ursprung im Knochenmarkraum entsprechend, auch die Tendenz zur Verknöcherung besitzen". Der erfahrene Chirurg formulierte scharf, daß es einen Kunstfehler bedeute, wenn in solchen Fällen radikal oder gar verstümmelnd operativ vorgegangen würde.

Für die Mehrzahl deutscher Autoren sind die Publikationen von LUBARSCH und KONJETZNY über 2—3 Jahrzehnte hin maßgebend geworden. Sie haben vor allem die Behandlungsverfahren bestimmt, da „gutartige Überschußbildungen von Granulationsgewebe" keine eingreifenden Maßnahmen erheischen, weder in chirurgischer noch in radiologischer Hinsicht. HOLFELDER, der der erste gewesen sein dürfte, der bewußt eine Ostitis fibrosa und nicht ein Riesenzellsarkom bestrahlt hat, schrieb, daß „die Ostitis fibrosa unter kleineren Dosen weit sicherer heilt, als das Osteosarkom unter großen". Für BORAK schien es strahlentherapeutische Versager nur dann geben zu können, wenn der Granulationstumor durch Vernarbung, Verknöcherung oder Cystenbildung ganz oder teilweise strahlenunempfindlich geworden ist.

In einem der ersten Berichte über die Forschungsergebnisse des Ausschusses amerikanischer Chirurgen für Knochentumoren hat KOLODNY die solitären Riesenzellgewächse zwar von den osteogenen und myelogenen Sarkomen abgegrenzt, er hat sie aber als echte Tumoren in das Register aufgenommen. Hierfür sind hauptsächlich die Arbeiten von BLOODGOOD bestimmend gewesen. EWING, GESCHICKTER und COPELAND, JAFFÉ und LICHTENSTEIN u.a. haben diese Auffassung gefestigt, so daß sie im anglo-amerikanischen Schrifttum bis heute führend geblieben ist. In Deutschland wurde sie von einer nur viel kleineren Anzahl von Forschern, in erster Linie von v. ALBERTINI, von HELLNER, von SCHINZ und UEHLINGER vertreten. Folgendes wurde geltend gemacht: Die Riesenzelltumoren sind bei weitem nicht so bösartig wie die Knochensarkome. Es fehlt ihnen ein ausgesprochen infiltratives Wachstum. Die Patienten verfallen nicht einem Marasmus und gehen zumeist nicht an dieser ihrer Erkrankung zugrunde. Aber sie entstehen blastomartig innerhalb gesunder Knochen und breiten sich expansiv-destruierend aus. Durch Knorpellagen und Periost werden sie in ihrem Wachstum behindert. Das Periost bleibt befähigt, Knochen zu apponieren, wodurch schalige Gewächse resultieren. Die Beinhaut verliert ihre Funktion als Barriere, wenn sie auf irgend eine Weise, z.B. durch eine Probeexcision, lädiert wird. Mitunter wird die Periostgrenze aber auch vom Tumor durchbrochen, der dann in der Nachbarschaft ein destruierendes Wachstum bekunden kann. Ferner können, wie SCHINZ und UEHLINGER nachgewiesen haben, Riesenzellgeschwülste über ligamentäre Verbindungen hinweg von einem Knochen auf einen benachbarten übergreifen. Die Neigung, nach einer Excochleation zu rezidivieren, ist so ausgeprägt, wie man sie bei einem bösartigen Tumor anzutreffen pflegt. Man hat zwar keine regionären Absiedelungen beobachtet, wohl aber Lungenmetastasen. Die Stichhaltigkeit solcher Mitteilungen ist angezweifelt worden, JAFFÉ stellt aber ein solches Vorkommnis eindeutig fest und er beruft sich dabei auf eigene und fremde Erfahrungen. Die Lungenmetastasen eines Riesenzellgewächses können gleichartig und benign aufgebaut sein, wie der Primärtumor. Oder die Tochtergeschwülste sehen fibrosarkomatös aus. Gelegentlich wurden Riesenzellgeschwülste beschrieben, die wegen ihres histologischen Bildes und vor allem wegen ihres klinischen Verhaltens von Anfang an als Malignom aufgefaßt werden mußten (JAFFÉ). EWING zufolge sind es vielmehr die Eigentümlichkeiten des Neoplasmas als die eines Granuloms, welche das histologische Bild kennzeichnen. Andererseits fehlen auch zwingende Beweggründe, die rechtfertigen würden, daß die Neubildungen lediglich als reaktive anzusehen seien. Bei der überaus großen Häufigkeit der das Skelet treffenden Schädigungen und bei der bekannt prompten Reaktionsfähigkeit mesenchymalen Gewebes auf Reize erscheint die Seltenheit der Riesenzellgewächse allein schon als triftiger Grund, ihre reaktiv-resorptive Genese ablehnen zu müssen (HILLEMANNS).

Die Auffassung, es handle sich um echte Neoplasmen, gewann in den letzten Jahren auch in Deutschland an Raum. Nach außen hin kommt dies nicht zuletzt durch den besonders im angelsächsischen Schrifttum zunehmenden Gebrauch der Bezeichnung „Osteoklastom" zum Ausdruck. Nicht alle, die sie verwenden, sind sich ganz darüber im klaren, ob bloß die knochenzerstörende Eigenschaft der Gewächse oder ihre mögliche Ableitbarkeit von den Osteoklasten angedeutet werden soll. Allgemein wird aber der Name zur Kennzeichnung eines Neoplasmas gebraucht.

2. Über die „Semimalignität“ der Riesenzellsarkome und ihre Prognose

Unter dem Gesichtspunkt, daß die Riesenzellgeschwülste echte Blastome sind, ist die Behandlung zu einer ausschließlich strahlentherapeutischen oder chirurgischen oder zu einer koordiniert radiologisch-chirurgischen geworden. Bei dem hohen Stand von Vollkommenheit, den diese beiden Methoden erreicht haben, und bei der immer wieder hervorgehobenen Gutartigkeit der Riesenzellgeschwülste wäre eine absolut günstige Prognose zu erwarten. Daß eine solche heute nicht mehr uneingeschränkt gestellt und die Behandlung als nicht einfach bezeichnet werden kann, haben erst später gereifte Erfahrungen erwiesen.

Virchow hat die Therapie radikalisiert, Konjetzny hat sie entschärft. Der Virchowschen Bezeichnung „Sarkom“ wurde bewußt das Adjektiv „gutartig“ entgegengesetzt. Mandl und Dwek und eine Reihe jüngerer Chirurgen sind wieder für eingreifende Maßnahmen eingetreten. Sie erachten die Riesenzelltumoren als „semimalign“. Zweifellos wurden durch jedes sinnvolle Behandlungsverfahren Heilungen erzielt. Auch Spontanremissionen und Spontanheilungen sollen beobachtet worden sein. Ungünstig verlaufende Fälle in früheren Statistiken sind kurzerhand als Fehldiagnosen deklariert worden. Es muß dahingestellt bleiben, inwieweit dies richtig ist und berechtigt war.

Von den wenigen bekannt gewordenen Fällen mit Riesenzelltumoren, die unbehandelt geblieben sind, weiß man, daß sie im allgemeinen einen unheilvollen Verlauf nahmen. In der Regel wachsen die Geschwülste allmählich zu großen Dimensionen heran, durchbrechen die Haut, werden infiziert und nekrotisch. Der Tod erfolgt durch Blutungen, Kachexie oder Metastasen (Leucutia und Cook).

Hingegen pflegt sich nach zweckentsprechend durchgeführten Bestrahlungen die aufgelockerte Tumorstruktur zu verdichten und Knochendefekte füllen sich auf. Es kann zu einer mehr oder minder vollständigen Konsolidierung und zur bleibenden Wiederherstellung ursprünglicher Formen und Funktionen kommen. Auch die durch eine Excochleation gesetzte Höhle vermag in gleicher Weise auszuheilen. Sie benötigt hierzu längere Zeit, als wenn nur bestrahlt worden ist. Durch die Implantation von Knochenspänchen kann der Heilungsprozeß gefördert und beschleunigt werden. In nicht ganz der Hälfte der Fälle ist dieses günstige Ergebnis primär zu erreichen (Coley). Doch verhältnismäßig häufig kommt es zu Komplikationen.

Bloodgood stellte bei 42 curettierten Fällen 16, Geschickter und Copeland unter 105 Fällen 31 Rezidive fest. Konjetzny hat Rückschläge solcher Art ausschließlich auf eine unvollständige Entfernung krankhaften Gewebes zurückgeführt. Er empfiehlt deshalb auch, mächtig ausgedehnte Prozesse teilzuresezieren, da sie nicht genügend gründlich ausgekratzt werden können. Es können aber technische Unzulänglichkeiten nicht allein die Ursache so zahlreicher Rezidive sein, denn diese finden in neueren Statistiken in eher gesteigerter Anzahl Erwähnung. Von 13 pathoanatomisch gesicherten Fällen der orthopädischen Universitätsklinik in Lund sind 7 rezidiviert und 2 dieser Rückfälle waren malign (Werne). Von 14 Fällen aus einer Beobachtungsreihe der Autoren Jaffé, Lichtenstein und Portis sind ebenfalls 7 rezidiviert und 3 davon bösartig. Mitteilungen von Coley, Gershon-Cohen, Leucutia und Cook, vor allem auch von Hutter und Mitarb. stellen eine Rezidivhäufigkeit von 40—60% fest und dies ausschließlich bei Fällen, die bei der ersten Behandlung als gutartig diagnostiziert worden waren. Diese Neigung wiederzukehren ist gleichmäßig ausgeprägt, und — dies festzustellen war besonders wichtig — sie ist unabhängig davon, ob radiologisch oder chirurgisch oder kombiniert vorbehandelt worden ist. Die meisten Rezidive haben histologisch einen gutartigen Charakter. Sie verhalten sich auch klinisch in dieser Art, bloß können sie sich wiederholen und mehrmals wiederkehren. Es ergibt sich dann keine Veranlassung, die erneut einzusetzende konservative Therapie zu ändern. Man ist in solchen Fällen weiterhin radiologisch oder chirurgisch vorgegangen und damit war es auch möglich, eine Reihe von Fällen endgültig auszuheilen. Nach der Erfahrung von HUTTER u. Mitarb. treten gutartige Rezidive innerhalb der ersten 2 Jahre, spätestens nach 4 Jahren auf. Ein Rezidiv hingegen, das 5 oder mehr Jahre nach der zuletzt vorangegangenen Behandlung auftritt, müsse zumindest als malignitätsverdächtig erachtet werden.

Die ersten Berichte über Riesenzelltumoren, die maligne entartet sind, finden sich nahezu ausschließlich in der anglo-amerikanischen Literatur (PFAHLER und PARRY). STONE und EWING teilten 1923 die Krankengeschichte eines 19jährigen Burschen mit, dessen Riesenzelltumor in einer proximalen Tibiaepiphyse saß. Die Veränderung wurde mehrfach curettiert und einmal mit eingelegten Radon-seeds behandelt; schließlich mußte amputiert werden. Der Patient starb $^1/_2$ Jahr nach der Amputation an Lungenmetastasen. Kurz darauf veröffentlichten MACGUIRE und MCWHORTER aus einer Serie von 20 Riesenzelltumorfällen 4, die nach Curettagen, nach intrakavitärer Radiumapplikation oder nach Röntgenbestrahlungen an Lungenmetastasen starben. Das gleiche Schicksal ereilte einen Patienten, den DYKE veröffentlicht hat. Die Behandlung war ausschließlich eine chirurgische gewesen. 1931 legten SIMMONS, 1937 CODMANN einschlägige Listen des Knochentumor-Registers des American College of Surgeons vor. Unter 116 Fällen von gutartigen Riesenzelltumoren der Simmonsschen Reihe verstarben 6 Patienten an Metastasen. CODMAN registrierte die Erfahrungen an 153 Fällen mit Riesenzellgeschwülsten am Kniegelenk; bei 14 Patienten traten im späteren Krankheitsverlauf maligne Symptome auf. MEYERDING veröffentlichte 124 Fälle der Mayo Clinic; sie sind chirurgisch und radiologisch und kombiniert behandelt worden. Bei 23 Fällen traten im Beobachtungsverlauf Malignitätssymptome auf und die 5-Jahresheilung betrug 65%; beim Rest betrug sie 97%. LEUCUTIA und COOK überblickten 77 Fälle; bei sieben degenerierte der Tumor bösartig; dies traf viermal nach Röntgentherapie, zweimal nach chirurgischen Maßnahmen, einmal spontan zu. HUTTER u. Mitarb. haben ein großes Beobachtungsgut sorgfältig gesichtet und alle Fälle ausgeschieden, die diagnostisch nicht vollkommen geklärt waren. Es verblieben 76 Fälle. Davon waren 48 Fälle benign, fünf Patienten wurden als Grenzfälle aufgefaßt und bei 23 nahm die Erkrankung einen malignen Verlauf. Diese Autoren sind es besonders, die den Riesenzelltumor als eine ernste Erkrankung ansehen; sie ist, ihnen zufolge, in ihrer gutartigen Phase mit einer Rezidivrate von 62% und insgesamt mit Neigung zu maligner Degeneration von 30% behaftet.

Wenn heute über „benigne" Riesenzelltumoren geschrieben wird, dann pflegt man das kennzeichnende Adjektiv unter Anführungszeichen zu setzen und will damit andeuten, daß diese Gewächse einmal als benign gegolten haben und es tatsächlich nicht sind. SCHINZ hat sie sinngemäß zwischen einer Gruppe ausgesprochen gutartiger und der der bösartigen Knochentumoren eingereiht und hat sie semimalign genannt. Diese Bezeichnung hat allgemein Anklang gefunden. Von den amerikanischen Autoren wird lediglich die Betonung mehr auf die 2. Hälfte dieses Wortes gelegt.

JAFFÉ, LICHTENSTEIN und PORTIS haben eine Meinung geäußert, die zahlreiche Diskussionen auslöste. Sie schrieben, daß „die Zahl der aggressiven und bösartig metastasierenden Riesenzelltumoren offenbar seit Beginn der strahlentherapeutischen Ära zugenommen hat". Sie hielten also eine strahleninduzierte maligne Umwandlung für möglich. Dieser Auffassung wurde entgegengetreten, und besonders energisch geschah dies durch die Züricher Radiologenschule (SCHINZ, ZUPPINGER, MIGNOLI und COCCHI, KUKLIANSKIS). Wohl ist bekannt, daß sich tierexperimentell durch eine chronische Strahleneinwirkung Knochensarkome erzeugen lassen. UEHLINGER und SCHÜRCH haben dies durch ihre klassischen Experimente erwiesen. Bekannt wurde auch aus der Humanmedizin eine Reihe von Fällen, bei denen nach Strahleneinwirkung osteogene Sarkome aufgetreten sind (CRUZ u. Mitarb.). Aber die dazu erforderlichen Dosen waren meistens exorbitant und weit über dem üblichen therapeutischen Dosierungsausmaß gelegen. Mustakallio sah ein anaplastisches Rezidiv auftreten, nachdem 27600 R verabfolgt worden waren. Radiogene Tumoren werden nur nach langen Latenzzeiten manifest. Noch nie war es möglich, durch 2000—3000, auch 4000 R ein Knochensarkom zu erzeugen. Wenn dies aber bei der Riesenzelltumorerkrankung vorkam, wie mehrfach berichtet worden ist, dann muß die Ursache in einer Disposition zur malignen Entartung gesucht werden und nicht in einem cancerogenen Strahleneinfluß. Diese Disposition der Riesenzelltumoren wird übrigens auch durch die malignen Rezidive nach Curettagen erwiesen. Es ist unmöglich, diesen auch einen malignitätsfördernden Einfluß zuschreiben zu wollen.

Hellner und Poppe stehen die Erfahrungen des Deutschen Knochengeschwulst-Registers unmittelbar zur Verfügung. Sie stellen fest, daß die meisten Autoren, die die Möglichkeit der malignen Entartung eines primär gutartigen Riesenzelltumors durch therapeutische Bestrahlungen behaupten, den histologischen Beweis schuldig bleiben. Somit sei die Prüfung dieser Frage an Hand der einschlägigen Literatur nur beschränkt möglich. Als gesichert kann lediglich angenommen werden, daß in Skeletbereichen, die intensiv röntgenbestrahlt wurden, 5, 7, 9 und selbst 11 Jahre später das Auftreten von Knochensarkomen beobachtet wurde. Histologisch hat es sich immer um Fibrosarkome gehandelt.

Da aber diese Geschwulstart typisch für das strahleninduzierte Knochensarkom ist, haben Hellner und Poppe die Möglichkeit geprüft, ob es sich bei Riesenzelltumoren, die nach einer Strahlentherapie bösartig wurden, nicht viel mehr um echte Neubildungen im Sinne solcher strahleninduzierter Knochensarkome gehandelt hat, als um Rezidive des Riesenzelltumors, der durch die Behandlung malignisiert wurde. Die beiden Autoren vertreten die Ansicht, daß das Vorkommen malignisierter Riesenzellgeschwülste bisher nicht bewiesen ist, daß es sich aber bei einschlägigen Beobachtungen viel wahrscheinlicher um echte strahleninduzierte Sarkome gehandelt hat. Diese Auffassung wird durch einen entsprechenden histologischen Befund und durch die zumeist lange Latenzzeit nach der Strahleneinwirkung nahegelegt.

Für die therapeutische Praxis ergeben sich folgende Konsequenzen: Man darf die Riesenzelltumoren nicht als gutartig schlechthin ansehen. Spontanheilungen stellen eine seltene Ausnahme dar (Fuchs und Hofbauer). Die Erkrankung bedarf stets einer frühzeitig einsetzenden Behandlung. Die Bezeichnung „benign“ bedeutet in einem röntgenologischen Befund, besonders aber auch in einem histologischen, einen Fehler (Ewing). Auch wenn sie im Augenblick zutrifft, ist sie nur dazu angetan, dennoch notwendige Vorsichtsmaßregeln außer Acht zu lassen. Die Riesenzelltumoren sind semimalign, und dies bedeutet einen ernsten Zustand (Hutter u. Mitarb.). Die Prognose ist zweifelhaft. Sie läßt sich im Sinne amerikanischer Autoren folgendermaßen formulieren: Ein Drittel aller Riesenzelltumoren wird primär geheilt; man darf damit rechnen, daß sich die bei einem weiteren Drittel auftretenden Komplikationen beherrschen lassen; beim Rest ist mit einem früher oder später einsetzenden bösartigen Verhalten zu rechnen.

3. Diagnose und Differentialdiagnose

Riesenzelltumoren können monotop im ganzen Skelet und in den Primordialknochen des Schädels auftreten. Die Wirbelsäule ist häufiger als der Schädel befallen, der Beckengürtel öfter als der Schultergürtel. Die meisten Riesenzelltumoren sitzen in den Enden der langen Röhrenknochen, davon bei $^2/_3$ aller Fälle im distalen Radiusende, im distalen oder proximalen Abschnitt des Femur und im proximalen Tibiaende. Die epiphysäre Lokalisation überwiegt bei Erwachsenen gegenüber der metaphysären.

Riesenzelltumoren treten im frühen Erwachsenenalter auf. Ein Drittel der Fälle erkrankt in der 3. Lebensdekade, zwei Drittel in der 3. und 4. Lebensdekade zusammen. Die Erkrankung befällt Männer und Frauen in gleicher Häufigkeit. Bei den Frauen soll die gutartige Variante deutlicher gegenüber der malignen überwiegen als bei Männern (HUTTER u. Mitarb.).

Die Riesenzelltumoren pflegen geringe Beschwerden und in den Anfangsstadien überhaupt kaum subjektive Erscheinungen hervorzurufen. So stellt mitunter eine örtliche Schwellung das erste Symptom dar. Schmerzen treten auf, wenn Nerven- oder Gefäßstränge bedrängt werden, was besonders leicht beim Befallensein eines Wirbels zutreffen kann. Mitunter werden in der Anamnese Traumen angegeben, sie spielen aber keine ätiologische Rolle. Manchmal wird die Aufmerksamkeit erst durch eine pathologische Fraktur im Tumorbereich auf die Erkrankung gelenkt.

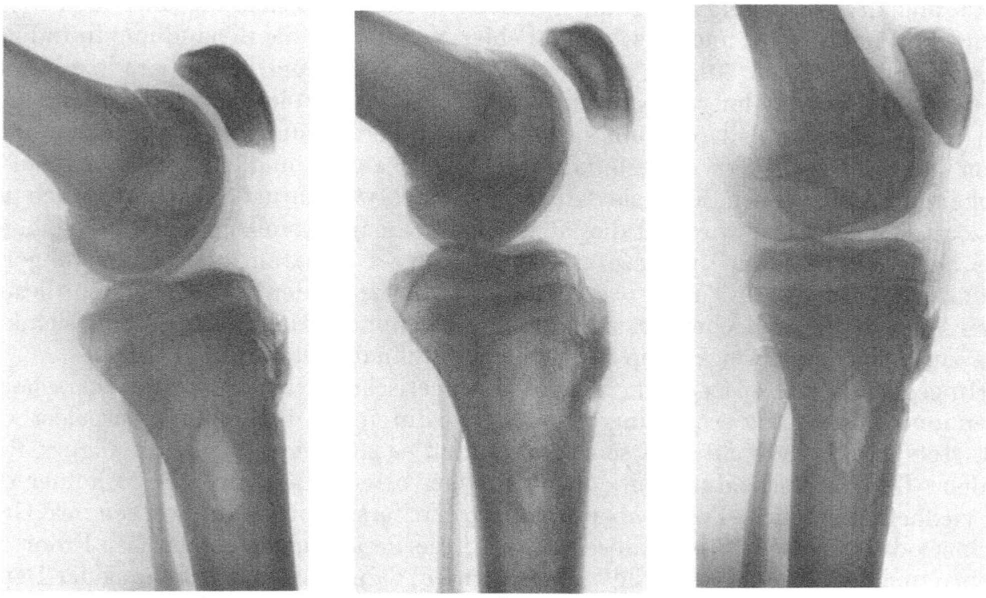

a b c

Abb. 1 a—c. Metaphysär gelegener, histologisch bestätigter Riesenzelltumor bei 14jährigem Knaben; Schmerzen am linken Knie seit 2 Monaten; sie wurden als Ausdruck einer Schlatterschen Erkrankung gedeutet; kein Anhalt für die Annahme eines Hyperparathyreoidismus; Probeauskratzung am 10. 6.; Bestrahlungen mit 30 MeV Elektronen in der Zeit vom 22. 6. bis 9. 7.; Verabfolgung von insgesamt 4000 rad. (Fall von Prof. Dr. ZUPPINGER.) a Zustand 2 Monate nach Beginn der Beschwerden. b Zustand nach Probeexcochleation. c Zustand $1^1/_2$ Jahre nach Behandlungsabschluß. Patient beschwerdefrei

Das Röntgenbild ist charakteristisch, wenn die Veränderung nicht noch sehr klein oder schon recht umfangreich ist. Es treten, entsprechend der ausgeprägten Osteoklasie, Aufhellungen auf, die meistens exzentrisch zur mittleren Knochenlängsachse in der Epiphyse liegen. Sie sind scharf begrenzt und ein allmähliches Übergehen auf normale Knochendichte hängt mit ihrer rundlich-ovoiden Gestalt zusammen. Die Veränderung sieht dann wie eine Cyste aus, und wie eine solche pflegt sie die Corticalis zu verdünnen und vorzuwölben. Diese äußere Deformierung des Knochens kann sehr weit gehen, so daß der Knochen ballonartig aufgeblasen aussieht. Eine periostal-reaktiv entstandene, eierschalenartige Knochenlamelle pflegt dann das Gewächs von den Weichteilen abzugrenzen; diese Grenzlinie kann auch durchbrochen sein. Das Tumorinnere nimmt meistens eine trabeculierte Struktur an. Man hat vielfach von einem „seifenblasenartigen Bild" gesprochen, dessen Fehlen allerdings nicht gegen die Annahme eines Riesenzelltumors spricht. Große Gewächse involvieren auch die angrenzende Metaphyse, selten den benachbarten Knochen. Dieses Fortschreiten über ein Gelenk wird gewöhnlich durch die Gelenkkapsel oder durch verbindende Bandmassen vermittelt. Es wird an der Wirbelsäule am häufigsten angetroffen. Viel weniger charakteristisch ist das Bild des Riesenzelltumors in kleinen oder flachen Knochen.

Es hängt von der Art der Therapie ab, wie nachher das Röntgenbild aussieht. Nach einer entsprechenden Bestrahlung wird die Tumoraufhellung allmählich durch den Schatten dicht neugebildeten Knochens ersetzt (Abb. 1). Über 1—2 Jahre hin kann der erkrankte Bereich allmählich sklerosieren und verharrt fernerhin in diesem Zustand, wenn die Ausheilung eine endgültige ist. War ein chirurgischer Eingriff vorangegangen, auch wenn es sich nur um eine Probe-Excision gehandelt hat, dann wird der Film den gesetzten Defekt mehr oder weniger deutlich machen; späterhin können osteomyelitische Veränderungen das Bild überlagern.

Kurze Zeit, wenige Wochen bloß, nach einer Bestrahlungsserie werden mitunter Vergrößerungen der Aufhellungsbezirke bemerkt. Es scheint, als würde die Osteoklasie erneut und in beschleunigtem Tempo einsetzen. Diese Erscheinung darf man nicht als Frührezidiv mißdeuten, und es wäre ein Fehler, wollte man die Behandlung in radikalerer Weise gleich wieder in Angriff nehmen. Es handelt sich um eine „paradoxe Strahlenreaktion", die den Heilungsvorgang nach einer Radiotherapie nicht unterbricht und der nach entsprechender Zeit eine um so kräftigere Sklerosierung des Tumorbereichs nachfolgen kann. Herendeen und, 8 Jahre später, Pfahler und Parry haben auf diese Erscheinung hingewiesen, und sie haben sie „osteolytic thrust" genannt. Auch in der französischen Literatur wird auf die Möglichkeit verhängnisvoller Folgen bei Unkenntnis eines an sich harmlosen „poussée ostéolytique après radiation" besonders hingewiesen (Baclesse, Lacharité, Trifaud et al.). Bei Hummel finden wir den ersten diesbezüglichen Hinweis im deutschen Schrifttum. Man hat „nur abzuwarten und darf sich keineswegs zu neuen, geschweige denn zu radikalen Maßnahmen veranlaßt sehen".

Hingegen hat das späte Aufkommen osteoklastischer Bezirke oder ihr Inerscheinungtreten innerhalb von Sklerosierungen, die bereits durch eine Behandlung ausgelöst worden sind, stets rezidivverdächtig zu sein. Dabei muß es sich nicht um ein malignes Rezidiv handeln. Die Unterscheidung gut- und bösartiger osteolytischer Herde ist immer schwer und vielfach unmöglich. Treten aber umfangreiche Zerstörungen auf, werden ihre Grenzen an einer oder mehreren Stellen unscharf, wird die Periostschale auf breiter Front durchbrochen und ein „Tabula rasa-Bild" hervorgerufen, dann wird, mit zunehmender Deutlichkeit dieser Symptome immer mehr, die Annahme einer malignen Veränderung oder Entartung nahegelegt. Primär maligne Riesenzellgeschwülste können genau so aussehen wie benigne. Andererseits kann aber ein großer, maligner Tumor ein Röntgenbild hervorrufen, das sich von dem eines osteolytisch osteogenen Sarkoms oder eines Knochenfibrosarkoms nicht mehr unterscheidet.

Dies zwingt dazu, in allen zweifelhaften Fällen, vor allem aber dann, wenn der Krankheitsverlauf den Erwartungen nicht entspricht, die Diagnose durch bioptische Untersuchungen zu sichern.

Im feingeweblichen Bau der Riesenzelltumoren herrschen zwei Zelltypen vor. Es sind dies vorwiegend spindelig gestaltete Stromazellen und Riesenzellen. Letztere sind im Stroma mehr oder weniger gleichmäßig verteilt, vielfach aber in Gruppen angeordnet. Die Kerne der Riesenzellen sind in deren Zentrum angehäuft und manche Riesenzelle enthält mehrere Dutzend Kerne. Das Gewebe ist reichlich vascularisiert und das Vorkommen von Hämorrhagien oder Blutungsresten mit Einlagerungen von Hämosiderin stellt die Regel dar. Dies ist die Art, in der Jaffé, Lichtenstein und Portis die histologisch gutartige Tumorform dargestellt haben. Die Autoren unterscheiden aber drei Tumortypen. Bei einem zweiten, dem der „borderline-cases" sowie auch bei gutartigen Rezidiven wird das Bild hauptsächlich des Tumorstromas unruhig und die Spindelzellformen ändern sich und werden polymorph. Schließlich ist es nur noch eine Zellpolymorphie, verbunden mit dem Vorkommen zahlreicher Kernteilungsbilder, die zum 3. Typus, zum malignen, hinführt. Diesen nennen Trifaud u. Mitarb. „Sarcome ostéolytique à cellules géantes". Sie stellen ihm den Typ 1, den „Tumeur à myéloplaxes" gegenüber und halten den Typ 2 für äußerst selten. Hutter u. Mitarb. glauben feingewebliche Unterschiede zwischen den primär malignen und den sekundär bösartig ge-

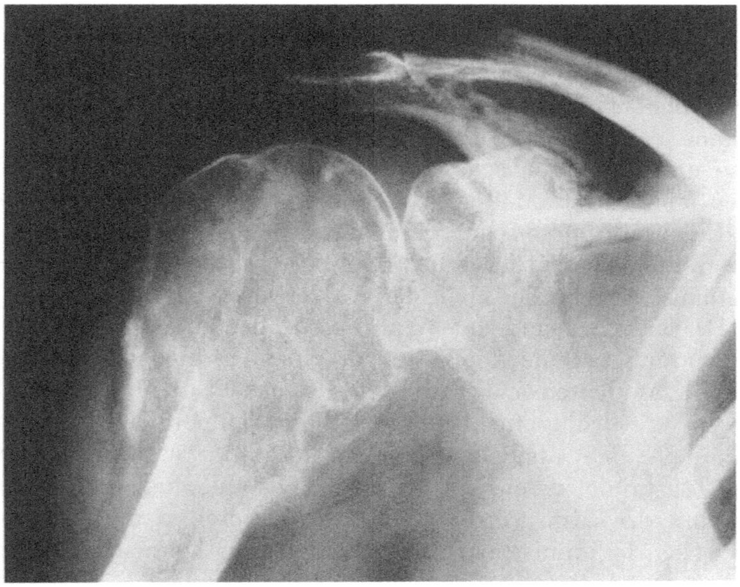

a

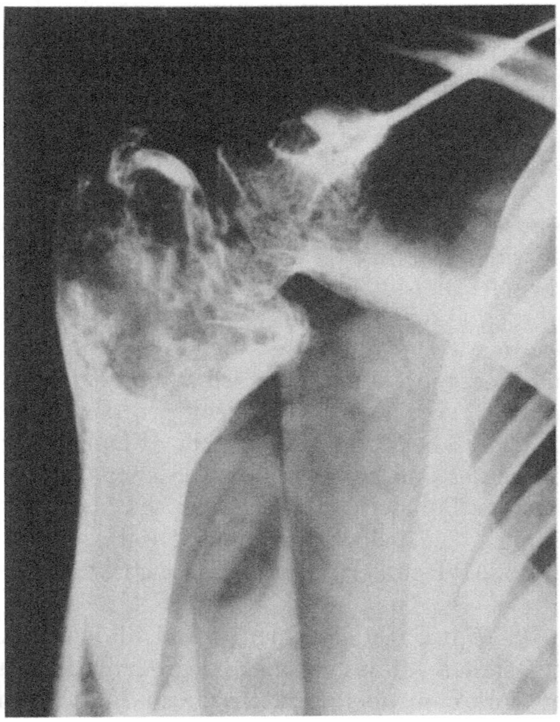

b

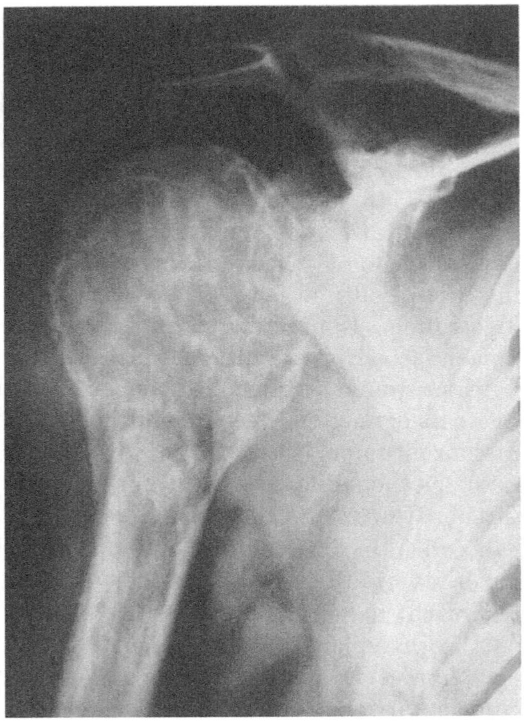

c

Abb. 2a—c. Histologisch erwiesener Riesenzelltumor des Humeruskopfes mit pathologischer Fraktur bei einer 33jährigen Frau; Verabfolgung von 1100 R Tumordosis innerhalb von 3 Monaten. (Der Fall wurde dankenswerterweise von Herrn Prof. Papillon, Lyon, zur Verfügung gestellt.) a Zustand vor der Röntgenbehandlung. b Zustand nach Bestrahlung. c Zustand 1 Jahr später. Die Patientin ist seither 10 Jahre rezidivfrei geblieben bei ausreichender Beweglichkeit des Schultergelenks wordenen Riesenzelltumoren angeben zu können. Nach JAFFÉ ist aber die Einschätzung der Art, wie sich ein Riesenzelltumor biologisch verhält, aus dem histologischen Bild sehr schwierig. Eindeutig seien die Verhältnisse erst dann, wenn der Aufbau des Gewächses fibrosarkomatös geworden ist. Dann unterscheidet er sich auch nicht mehr von dem eines primären Knochenspindelzellsarkoms, gegebenenfalls eines osteogen osteolytischen Sarkoms.

Serologische und hämatologische Untersuchungen sind heute zur Behandlung jedes Tumorpatienten eine Selbstverständlichkeit. Sie sollten aber bei der Überwachung von Kranken mit Riesenzelltumoren eine besondere Rolle spielen, da sie zur Erfassung einer malignen Umwandlung Wesentliches beitragen. Sie schützen vor einer Verwechslung mit der v. Recklinghausenschen oder auch der Kahlerschen Krankheit am sichersten.

Da keine Erkrankung, mit der das Riesenzellsarkom verwechselt werden kann, bestrahlt werden muß, ist die Diagnose vor einem radiologischen Eingriff zu sichern (COMPÈRE). Zwei Krankheiten sind es, die dem Riesenzelltumor radiologisch und biologisch ähnlich sehen und die früher für Varianten dieser Tumoren gehalten worden sind. Es handelt sich um das ,,nicht ossifizierende Knochenfibrom" und um die ,,aneurysmatische Knochencyste", Zustände, deren nosologische Selbständigkeit hauptsächlich von JAFFÉ und LICHTENSTEIN erwiesen wurde. Seit diese Autoren darauf aufmerksam gemacht haben, ist man sich der klinischen und radiologischen Unterschiede bewußt geworden. Das Knochenfibrom bedarf im allgemeinen keiner Therapie. Nur wenn es Schmerzen verursacht, ist es zu curettieren. Es ist strahlenunempfindlich.

Die aneurysmatische Knochencyste ist früher als ,,corticale oder subperiostale Variante" der Riesenzelltumoren angesehen worden. Das erklärt sich daraus, daß diese Cystenform den Knochen — und wieder handelt es sich meistens um einen langen Röhrenknochen — einseitig aufzublähen scheint und größtenteils von einer papierdünnen Knochenschale umgeben ist. Der Chirurg trifft einen mit Blut und Blutkoagula erfüllten Hohlraum an. Die Abtragung der dünnen Cystenwand und die Excochleation des Grundes genügen meistens, um die Veränderung zur Rückbildung zu bringen. Da es eine maligne Entartung nicht gibt, ist die Prognose gut. UEHLINGER rät zur Röntgenbestrahlung dann, wenn die Veränderung chirurgisch schwer zugänglich ist. Vielfach genügt eine Eröffnung der Cyste mit Fensterung ihrer Wand.

Die solitäre Knochencyste ist pathoanatomisch verschieden von der aneurysmatischen. Das röntgenologische und das klinische Bild sind bekannt, so daß sich Verwechslungen mit Riesenzelltumoren meistens vermeiden lassen. Die solitäre Cyste wird im Kindesalter angetroffen. Röntgenbestrahlungen nützen nichts und können gefährlich sein, wenn benachbarte Epiphysenfugen mitbestrahlt werden.

Noch wenig Erfahrungen liegen bezüglich des von CODMAN als selbständige Tumorform abgegrenzten ,,benignen Chondroblastoms" vor. Es ist früher als ,,verkalkender Riesenzelltumor" beschrieben worden. Es enthält aber hyalin chondroide Elemente im histologischen Bild und neigt zur Verkalkung dieser und nekrotisch gewordener Gewebeanteile. CODMAN, JAFFÉ, UEHLINGER halten den Tumor für vollkommen gutartig. Ein Fall, von HATCHER und CAMPBELL beschrieben, ist jedoch sarkomatös entartet. Die Autoren vermuten, daß eine vorher verabfolgte 3600 R Röntgenbestrahlung die Umwandlung verursacht haben könnte.

Die juvenile fibröse Knochendysplasie (JAFFÉ und LICHTENSTEIN) und die generalisiert fibröse Dysplasie (v. RECKLINGHAUSEN) stellen klinisch wohl abgegrenzte Erkrankungen dar. Die Röntgenbilder der bei ihnen vorkommenden Skeletherde sind mit denen von Riesenzelltumoren verwechselt worden. Durch eine gründliche Untersuchung wird sich aber ein Irrtum leicht vermeiden lassen. Röntgenbestrahlungen können bei der juvenilen Dysplasie örtlich auftretende Schmerzen verringern. Sie können bei der v. Recklinghausenschen Krankheit nur zur Beeinflussung der Epithelkörperchenadenome herangezogen werden, wenn diese aus irgendeinem Grund operativ nicht beseitigt werden können.

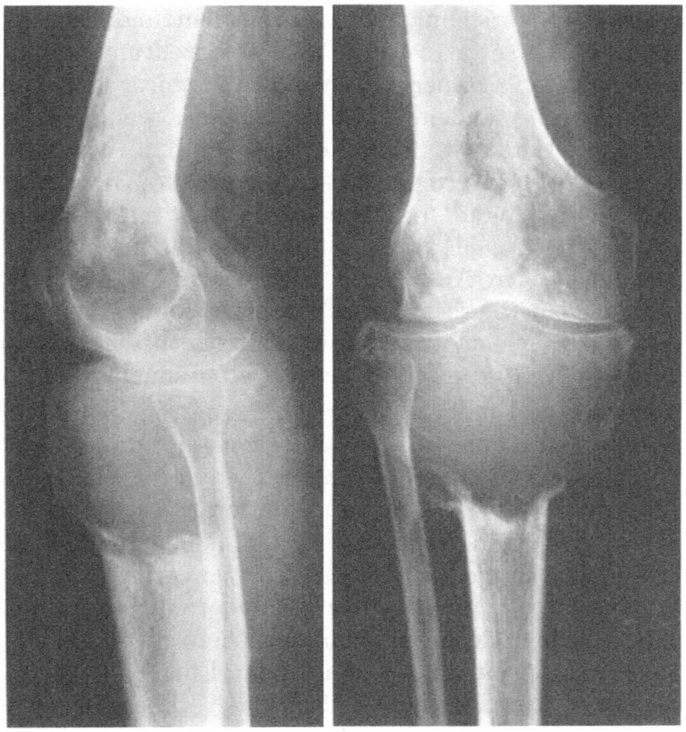

a

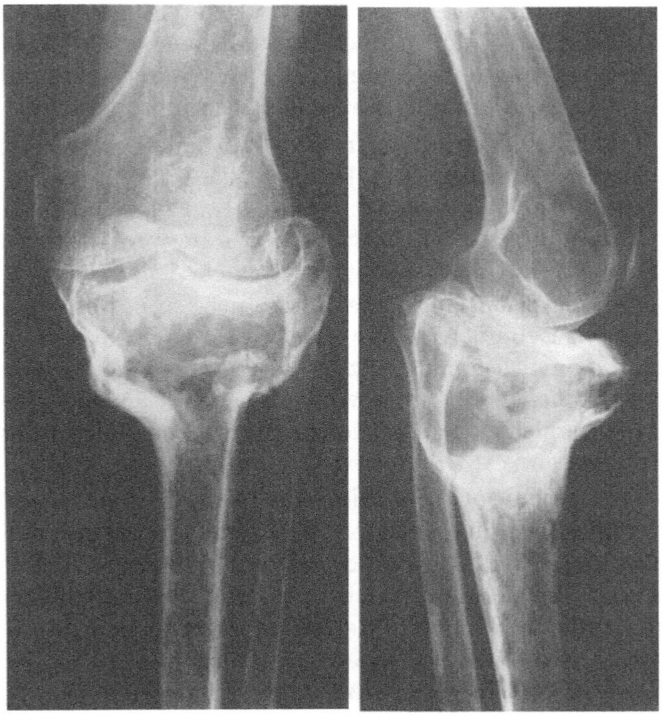

b

Abb. 3a u. b. Histologisch erwiesener Riesenzelltumor im Schienbeinkopf eines 68jährigen Mannes. (Auch dieser Fall wurde von Herrn Prof. PAPILLON dankenswerterweise zur Verfügung gestellt.) a Zustand vor Bestrahlung. Da ein maligner Zustand befürchtet wurde, sind 3000 R Kobaltstrahlung verabreicht worden. b Zustand $4^1/_2$ Jahre nach der Behandlung

4. Therapie

Mit Ausnahme des der Vorstellung, es mit einer entzündlichen Veränderung zu tun zu haben, entsprungenen Versuches von Coley, Riesenzelltumoren mit Bakterientoxinen zu behandeln, hat die Therapie bisher ausschließlich in chirurgischen, radiologischen oder kombinierten Maßnahmen bestanden. Es ist verständlich, wenn eine operativ eingestellte Klinik, wie es die Mayo-Clinic ist (Johnson und Dahlin, Meyerding) und versierte Chirurgen (Coley, Konjetzny, Hillemanns, Kleinberg, Mandl und Dwek, Werne u.a.) das Hauptgewicht auf eine Operation legen. Aber ein heute schon sehr groß gewordenes Erfahrungsmaterial lehrt, daß mit sachgemäß durchgeführten Bestrahlungen bezüglich der morphologischen Ausheilung Gleiches und der funktionellen Ergebnisse Besseres als mit operativen Eingriffen erreicht werden kann. Wenn eine Radikalität auf einem chirurgischen oder einem strahlentherapeutischen Weg angestrebt wird, so ist damit zu rechnen, daß der chirurgische Eingriff verstümmelnder ist.

Der Röntgentherapie wird immer wieder nachgesagt, sie würde einer malignen Entartung des Riesenzelltumors Vorschub leisten. Dem sei eine aus großer Erfahrung gewonnene Feststellung von Buschke und Cantril entgegengehalten: „Die Wahrscheinlichkeit eines bösartigen Verlaufs nach angemessener Röntgentherapie eines korrekt diagnostizierten Riesenzelltumors ist so gering, daß sie die Indikation nicht beeinflussen kann in Fällen, bei denen ein noch ausreichender operativer Eingriff zu bleibender Verstümmelung oder zu schwerer funktioneller Behinderung führen würde". Damit wird auch gesagt, daß mit radiologischen Maßnahmen allein nicht immer ein Auslangen gefunden werden kann. So ist ein akut entlastender Eingriff nicht zu umgehen, sobald ernsten Komplikationen, wie z.B. einem drohenden Querschnittsyndrom bei Wirbeltumoren, begegnet werden muß (Cardauns, Friedmann und Nittner, Fuchs und Hofbauer u.a.). Brandsma hat über eine analoge Erfahrung bei einem Riesenzellentumor des Sitzbeins berichtet: Die Geschwulst hatte durch Druck auf den N. ischiadicus ischiasartige Beschwerden hervorgerufen und wurde mit gutem Erfolg erst excochleiert und dann bestrahlt. Radikale Resektionen und Amputationen stellen bei bösartigen Riesenzelltumoren die einzig adäquate Maßnahme dar. Probeexcisionen oder Curettagen sind angezeigt, wenn die Diagnose klinisch-röntgenologisch nicht gesichert werden kann.

Bei Kindern gefährden Bestrahlungen das Längenwachstum von Knochen, wenn Epiphysenfugen getroffen werden. Die kritische Dosis liegt bei 400 R. Fraktioniert verabfolgt, werden höhere Dosen schadlos vertragen. Fuchs und Hofbauer haben für eine vollkommene Ausheilung eines Osteoklastoms im proximalen Humerusanteil bei einem 6jährigen Knaben eine Verkürzung um 2 cm bedenkenlos hingenommen.

In den meisten übrigen Situationen, besonders auch dann, wenn der Tumor chirurgisch schwer erreichbar ist, wird von der Mehrzahl der Autoren die Strahlentherapie bevorzugt. Mit ihrer Hilfe gelangt man schonender zum Ziel und vermeidet sicherer einen Infekt. Auch konsolidiert der abheilende Tumor vollkommener. Für beide Methoden gelten also gesonderte Indikationsbereiche, die mit zunehmender Erfahrung immer deutlicher gegeneinander abgegrenzt werden.

Pfahler hat 1906 einen solitären Riesenzelltumor röntgenbestrahlt, und 25 Jahre später ist es dem Patienten gut gegangen. Pfahler ist mit vorsichtig kleinen Dosen vorgegangen. Herendeen und Jüngling haben die gleiche Technik angewandt. Sie waren mit Einzeldosen von 200—300 R und insgesamt 1200—2000 R erfolgreich. Daland und Haines konnten die Ausheilung eines Riesenzelltumors nach einer Serie von insgesamt 1800 R histologisch erweisen. Edeiken gelang ein voller Erfolg mit 960 R in sechs Sitzungen bzw. 1263 R in acht Sitzungen. Holfelder hat, wie wir von seinem Schüler Hummel erfahren, mit Gesamtdosen unter 2000 R gearbeitet, die serienweise gegeben, allerdings auch serienweise wiederholt worden sind. Zur Dosierungsfrage verdanken wir Papillon et al. und Trifaud et al. besonders wertvolle Hinweise. Diese Autoren sind auf Grund eines umfangreichen Beobachtungsmaterials von ursprünglich großen auf allmählich kleinere Dosen übergegangen. Sie lehnen Gesamtbelastungen von mehr als 3000 R ab und verabfolgen in einer Serie 1000—1500 R in 4—6 Wochen. JANSSON verabreichte mehrere kleine Serien. Er bestrahlte einen Patienten innerhalb von $2^1/_2$ Monaten mit 1825 R, einen zweiten innerhalb von 8 Monaten mit insgesamt 2750 R; der gute Erfolg hat noch nach 10 bzw. 12 Jahren angehalten. Niedere Dosen werden meistens öfter wiederholt.

Behandlungen mit einer einzigen Bestrahlungsserie erfordern größere Gesamtdosen. BUSCHKE und CANTRIL bekennen sich bewußt zu dieser Methode. Sie glauben, daß mit der Anwendung von Kleindosen in ungerechtfertigter Weise mit einer Neigung der Riesenzelltumoren zur Spontanheilung gerechnet würde. Sie sind dem Beispiel von BACLESSE gefolgt. Dieser erfahrene Therapeut bevorzugte die Verabfolgung von 4000 R, in 6 Wochen gegeben, entschieden gegenüber 3000 R, die auf 4 Wochen aufgeteilt wurden. BACLESSE hatte ein Gutteil des Krankengutes von LACHARITÉ nachzuuntersuchen Gelegenheit gehabt. LACHARITÉ hatte mit Serien von 6000—7000 R gearbeitet. Trotz der damit erzielten guten Erfolge hatte BACLESSE seine eigene Dosierung reduziert. Zur Anwendung mittlerer Dosen in der Höhe von 3000—5000 R bekennen sich unter anderem CIRLA, FIEBELKORN, HALDAR, FUCHS und HOFBAUER.

MIGNOLI und COCCHI gaben Einzeldosen von 150—200 R/l, Gesamtdosen bis 13500 R/l: Es handelt sich dabei um „frei in Luft" gemessene Energiemengen. Nach Rückfrage dürfte es sich um Herddosen bis 7000 R gehandelt haben. Die Autoren haben stark fraktioniert und ihre Serien über 20—50 Tage ausgedehnt. TUDWAY behandelt den malignen Geschwulsttyp mit rund 8000 rad. Er verwendet hierzu ultraharte Strahlung, die vom Knochengewebe erheblich besser vertragen wird. Er macht geltend, daß die Belastung des Knochens gleich der der Weichteile sei, weshalb die Gefahr einer Knochenschädigung wesentlich absinke. TUDWAYs Anregung scheint für die Behandlung von Riesenzelltumoren wertvoll zu sein. HULTBERG und ZIMMERMANN haben in gleicher Weise gearbeitet.

Auch POPPE bestrahlt ultrahart. Es muß aber vermerkt werden, daß dieser mit dem Problem der Knochengeschwülste besonders vertraute Autor bezüglich der Strahlentherapie der Riesenzellgeschwülste zugunsten des chirurgischen Eingriffs zurückhaltend ist. Er empfiehlt, Geschwülste, die dem ersten Differenzierungsgrad zuzurechnen sind, zu excochleieren und die Knochenhöhle mit autologem oder homologem Knochenmaterial aufzufüllen. Geschwülste des 2. Grades sollten im Gesunden reseziert, solche des 3. Grades möglichst radikal, eventuell mit Amputation der erkrankten Extremität, entfernt werden. Eine kurative Strahlenbehandlung sollte solchen Eingriffen vorausgeschickt werden.

Im Gegensatz zur Teleradiotherapie ist die intratumorale oder intracavitäre Anwendung von Nucliden verlassen worden. Die örtliche Einwirkung wird dadurch leicht zu groß und es kommt sehr darauf an, die osteoblastische Fähigkeit des Tumorbetts zu erhalten. Nur durch ihre Hilfe vermag der Erkrankungsherd vollständig auszuheilen (COLEY, EWING, JAFFÉ und LICHTENSTEIN, JOHNSON und DAHLIN u.a.).

Zur Zeit herrscht vielfach die Auffassung, daß Riesenzelltumoren chirurgisch oder radiologisch, nicht aber kombiniert behandelt werden sollten. Eine Vorbestrahlung erscheint zunächst tatsächlich nur bei den seltenen Fällen sinnvoll, bei denen der Tumor primär bösartig ist. Man kann sich aber auch vor Augen halten, daß die Verhütung von Rezidiven eine wichtige Aufgabe bei der Behandlung der Riesenzelltumoren darstellt und Vorbestrahlungen erfahrungsgemäß gerade hierzu besonders angetan sind. Die Frage, ob nachbestrahlt werden soll, wird ebenfalls diskutiert. Neuerer Literatur zufolge bevorzugen jetzt Chirurgen und Strahlentherapeuten unabhängig voneinander vorzugehen. Dies ist aber nicht möglich, sobald Komplikationen auftreten. Nahezu unbestritten ist die Notwendigkeit nachzubestrahlen, wenn eine Excochleation unvollkommen gewesen ist.

Auf einen bedeutsamen Behandlungsfaktor weist unter anderem GERSHON-COHEN hin. GERSHON-COHEN geht von der Annahme aus, daß Riesenzelltumoren häufiger spontan heilen könnten, wenn die erkrankte Skeletpartie ruhiggestellt würde. GERSHON-COHEN fixiert den Erkrankungsbereich während und nach den Röntgenbestrahlungen, und er entlastet die untere Extremität, wenn sie vom Tumor befallen ist. Damit konnte er den Heilungsverlauf fördern und deutlich beschleunigen. Diese Maßnahmen werden im Fall einer paradoxen Reaktion ganz besonders empfohlen. Der osteolytische Schub schwächt den erkrankten Knochen zusätzlich. Infraktionen können dann die Folge sein und die Heilung empfindlich stören. Pathologische Frakturen bei Riesenzelltumoren entwickeln weit unvollkommeneren Callus als bei Knochencysten. Möglich ist auch, daß überhaupt eine rechtzeitige und ausreichend lange Fixation das Zustandekommen von paradoxen Reaktionen weitgehend hintanzuhalten imstande ist. Der „osteolytic thrust" ist nicht die Folge einer radiogenen Schwächung der Regenerationskraft des Knochens, wie Coley angenommen hat, sondern er dokumentiert eine gesteigerte Osteoklastentätigkeit, die einen nachhaltigen Umbau im erkrankten Knochenbereich einleitet und die von einer vermehrten Aktivität der Osteoblasten abgelöst wird. Es gilt, um optimale Resultate zu erzielen, diesen natürlichen Verlauf zu fördern und zu unterstützen und nicht durch eine überstürzte Maßnahme zu unterbrechen. Dieser Verlauf wird, eine Zeitlang mechanisch ruhiggestellt und sich selbst überlassen, zweifellos sehr wesentlich gefördert.

Bei der Behandlung eines Rezidivs ist das zu beachten, was in therapeutischer Hinsicht vorangegangen ist. Waren es Bestrahlungen, dann sind die bereits verabfolgten Dosen zu beachten. Es ist von vorneherein nicht auszuschließen, daß das Rezidiv strahlenunempfindlich geworden ist. Andererseits ist zu berücksichtigen, daß auch ein mehrfaches Rezidiv noch strahlentherapeutisch beeinflußbar sein kann. Je deutlicher maligne Charakterzüge bemerkbar werden, um so mehr fällt das Schwergewicht der Behandlung dem Chirurgen zu. Bei der noch relativ geringen Neigung zur Metastasierung sind Resektionen und Amputationen viel aussichtsreicher als bei den osteogenen oder myelogenen Knochensarkomen.

Herendeen hat Richtlinien für die Behandlung der Riesenzelltumoren gegeben. Sie sind von Schinz und Uehlinger unterstrichen worden und haben heute noch Gültigkeit: Jede gutartige Riesenzellgeschwulst des Knochens ist primär zu bestrahlen. Dies gilt um so mehr, je größer die Geschwulst und je weniger sie für den Chirurgen zugänglich ist. Es gibt aber besondere Komplikationen, die eine Operation als erste Maßnahme erfordern. Zu operieren ist auch, wenn es gilt, die Diagnose histologisch zu sichern, wenn sich Rezidive mehren und Malignitätszeichen auftreten.

Tománek kommt zu folgendem beherzigenswerten Schluß: Die Behandlung der Riesenzelltumoren ist kein einfaches Problem, und sie verlangt einen wissenschaftlich begründeten Behandlungsplan. Aus diesem Grund stellt die verständnisvolle Zusammenarbeit des Chirurgen mit dem Strahlentherapeuten die ideale Lösung für den Kranken dar.

Nach Durchsicht und Prüfung der Literatur kamen wir zu folgender Auffassung: Solitäre Riesenzellgeschwülste des Skelets können sowohl strahlentherapeutisch wie chirurgisch behandelt werden. Mit beiden Verfahren läßt sich bei Geschwülsten vom 1. und 2. Differenzierungstyp eine nahezu gleiche Heilungsquote erreichen, aber auch eine nahezu gleiche Rezidivquote nicht vermeiden. Die Strahlentherapie stellt zweifellos das schonendere Verfahren dar, besonders wenn mit Hochvoltenergien gearbeitet wird, die vom Knochengewebe besser vertragen werden. Eine Operation wird nicht behindert, wenn es nach Bestrahlungen zu einem Rezidiv kommt und die Dosis von ca. 4000 R nicht überschritten worden ist. Hingegen wird die Erfolgsaussicht der Strahlenbehandlung beeinträchtigt, wenn durch einen vorangegangenen chirurgischen Eingriff das ganze Matrixgewebe entfernt wurde, aus dem eine Reparation erwachsen muß. Die Probeexcision wird sich nur in den seltensten Fällen umgehen lassen, da sie nicht nur für die Diagnose, sondern auch zur Bestimmung des Differenzierungstyps notwendig ist. Ob dieser diagnostische Eingriff als einfache Excision oder als radikale Exstirpation durchzuführen ist, sollte nach dem darauffolgenden Behandlungsplan ausgerichtet werden.

Auf Grund solcher Überlegungen ist der von Schinz und Uehlinger ausgesprochenen Empfehlung beizupflichten, daß die gutartigen Riesenzellgeschwülste primär zu bestrahlen sind. Handelt es sich aber um einen malignen Typus, dann ist koordiniert chirurgisch und strahlentherapeutisch radikal vorzugehen.

Literatur

Ackerman, L. V., and H. J. Spjut: Tumors of bone and cartilage. Amer. Registry of Pathol... Armed Forces, Washington 25 D. C. 1961.

Albertini, A. v.: Gutartige Riesenzellgeschwülste. Leipzig: Georg Thieme 1928.

Allende, G.: Die Riesenzellgeschwülste der Knochen. Rev. Ortop. 8, 113—175 (1938).

Andersen, S. R.: The malignancy of giant-cell tumors. Acta radiol. (Stockh.) **26**, 11—35 (1945).

Ascanio, E.: Considerazioni sul trattamento radioterapico dei tumori a mieloplassi. Radioter. Radiobiol. Fis. med., Ser. 3, **14**, 464—482 (1959).

Axhausen, G.: Über Osteodystrophia fibrosa und Epulis. Langenbecks Arch. klin. Chir. **174**, 434—446 (1933).

Baclesse, F.: Quelques remarques sur les tumeurs à myeloplaxes et leur traitement radiotherapique considéré à longue échéance. J. Radiol. Électrol. **26** 41—46 (1944).

Bergmann, E.: Ostitis fibrosa und ihre Ausgänge. Langenbecks Arch. klin. Chir. **136**, 308—338 (1925).

Bloodgood, J. C.: Diagnosis and treatment of central bone tumours. J. Bone Jt Surg. 8, 471 (1926).

Borak, J.: In: Die Strahlenbehandlung gut- und bösartiger Geschwülste, herausgeg. v. F. Heimann. Berlin: G. Stilke 1928.

Brandsma, A. G.: Destruktion des Os ischii durch eine gutartige Riesenzellgeschwulst. Ned. T. Geneesk. **1941**, 3460—3465.

Brunschwig, A.: Observations on the changes occurring at benign giant cell tumor sites several years following treatment by conservative mesures. Amer. J. Roentgenol. **40**, 817—827 (1938).

Buschke, F., and S. T. Cantril: Roentgentherapie of benign giant-cell tumor of bone. Cancer (Philad.) **2**, 293—315 (1949).

Caffarelli, F., e C. La Grutta: Giudizi e pregiudizi sulla radioterapia dei tumori ossei gigantocellulari. Radiol. prat. 8, 61—98 (1958).

Cardauns, H., G. Friedmann u. K. Nittner: Bericht über 4 Riesenzelltumoren der Wirbelsäule. Zbl. Neurochir. **21**, 3—14 (1961).

Cirla, A.: I tumori gigantocellulari della colonna vertebrale. Radiol. med. (Torino) **42**, 151—167 (1956).

Codman, E. A.: Epiphyseal chondromatous giant cell tumors of the upper end of the humerus. Surg. Gynec. Obstet. **52**, 543 (1931).

— Treatment of giant cell tumors about the knee. Study of 153 cases collected by the registry of bone sarcoma of the American College of Surgeons. Surg. Gynec. Obstet. **64**, 485—496 (1937).

Coley, B. L.: Neoplasm of bone and related conditions; etiology, pathogenesis, diagnosis and treatment, 2. ed. New York: P. B. Hoeber 1960.

Coley, W. B.: Malignant changes in so-called benign giant-cell tumor. Amer. J. Surg. **28**, 768—820 (1935).

Compère, E. L.: The diagnosis and treatment of giant-cell tumors of bone. J. Bone Jt Surg. A **35**, 822—830 (1953).

Cooper, A. P., and B. Travers: Surgical essays 1. London: Cox & Son and Longman & Co. 1818. Zit. bei B. L. Coley.

Cruz, M., B. L. Coley, and F. W. Stewart: Postradiation bone sarcoma: Report of 11 cases. Cancer (Philad.) **10**, 72—88 (1957).

Dahlin, D. C.: Bone tumors, general aspects and data on 3, 987 cases; second ed. Springfield (Ill.): Ch. C. Thomas 1967.

Daland, E. M., and C. R. Haines: Giant-cell tumors of bone. New Engl. J. Med. **254**, 587—593 (1956).

Dechambre, S., E. Dechambre et J. Nebout: Tumeur à myeloplaxes du fémur traitée par des rayons X. Bull. Soc. Electroradiol. méd. France **26**, 379—380 (1938).

Dyke, S. C.: Metastasis of "benign" giant-cell tumour of bone (osteoclastoma). J. Path. Bact. **34**, 259—263 (1931).

Edeiken, L.: Benign giant celltumor of bone. Five year cure. Amer. J. Roentgenol. **44**, 884—886 (1940).

Ewing, J.: A review of the classification of bone tumors. Surg. Gynec. Obstet. **68**, 971—992 (1939).

— Neoplastic diseases. A. treatise on tumors. Philadelphia and London 1942.

Fiebelkorn, H.-J.: In: Lehrbuch der Strahlenheilkunde von R. Du Mesnil de Rochemont, S. 510—512. Ferdinand Enke 1958.

Franchi, M.: Su alcuni problemi di radioterapia dei tumori ossei giganto-cellulari. Minerva fisioter. **4**, 300—308 (1959).

Freund, E., and C. B. Meffert: Giant cell tumors of bone. Experience with surgical and roentgen treatments on a material of fifteen cases. Amer. J. Roentgenol. **37**, 36—45 (1937).

Fuchs, G., u. J. Hofbauer: Zur Röntgentherapie des Osteoklastoms. Krebsarzt **18**, 313—323 (1963).

Fyre-Brook, A. L., A. D. Thomson, and H. A. Sissons: Giant-cell tumour of bone and related conditions. Proc. roy. Soc. Med. **49**, 409—422 (1956).

Gallavresi, L.: La radioterapia dei tumori a cellule giganti. Arch. ital. Chir. **52**, (Donati-Festschrift) 3 262—292 (1938).

Gee, V. R., and D. G. Pugh: Giant-cell tumor of bone. Radiology **70**, 33—45 (1958).

Gershon-Cohen, J.: Giant-cell tumors: radiation therapy and late results. Radiology **41**, 261—267 (1943).

Geschickter, C. F.: Treatment of giant-cell tumors of the long bones. A. by surgery, B. by irridiation. J. Bone Jt Surg. **17**, 550—551 (1935).

—, and M. Copeland: Tumors of bone. New York 1931.

Haldar, P. K.: Osteoclastoma, its treatment with radiotherapy. Indian J. Radiol. **14**, 43—50 (1960).

HELLNER u. H. POPPE: Handbuch der Knochengeschwülste. Stuttgart: Georg Thieme (im Druck).

HELLNER, H.: Die Knochengeschwülste. Springer 1950.

HATCHER, C. H., and C. C. CAMPELL: Zit. nach UEHLINGER.

HERENDEEN, R. E.: The roentgen ray in treatment of giant-cell tumors. Amer. J. Roentgenol. **12**, 117—125 (1924).

— Results in roentgen-ray therapy of giant-cell tumors of bone. Ann. Surg. **93**, 398—411 (1931).

HILLEMANNS, H. G.: Das Osteoklastom; Beobachtungen aus der Tübinger Chirurg. Univ.-Klinik. Bruns' Beitr. klin. Chir. **189**, 455—479 (1954).

HOLFELDER, H.: Die Röntgentherapie der Sarkome. Med. Klin. **17**, 1464—1465 (1921).

— Die Erfahrungen mit der Röntgentherapie der malignen Tumoren an der Schmiedenschen Klinik. Strahlentherapie **15**, 715—731 (1923).

HULTBERG, S., u. V. B. ZIMMERMANN: Ein Beitrag zur Strahlenbehandlung der xanthomatösen Riesenzellgeschwülste. Strahlentherapie **100**, 489—495 (1956).

HUMMEL, R.: Die Behandlung der solitären Riesenzellgeschwülste. Röntgenpraxis **4**, 545—564 (1932).

HUTTER, R. V. P., J. N. WORCESTER, K. C. FRANCIS, F. W. FOOTE, and F. W. STEWART: Benign and malignant giant-cell tumors of bone. Cancer (Philad.) **15**, 653—690 (1962).

JAFFÉ, H. L.: Giant-cell tumour (Osteoclastoma) of bone: Its pathology delimination and the inherent clinical implications. Ann. roy. Coll. Surg. Engl. **13**, 343 (1953).

— Tumors and tumorous conditions of the bones and joints. Philadelphia: Lea & Febiger 1959.

— L. LICHTENSTEIN, and R. B. PORTIS: Giant-cell tumors of bone. Its pathologic appearance, grading, supposed variants and treatment. Arch. Path. **30**, 993—1031 (1940).

JANECEK, M., u. V. HORN: Zur Problematik und Behandlung der Riesenzellgeschwülste. Beitr. Orthop. Traum. 8, 383—390 (1961).

JANSSON, G.: Roentgen treatment and the course of cure of giant-cell tumour in the osseous system. Acta radiol. (Stockh.) **25**, 569—579 (1944).

JENKINSON, E. L., A. F. HUNTER, and E. W. ROBERTS: Giant cell tumor of the vertebrae. Report of two cases. Amer. J. Roentgenol. **40**, 344—347 (1938).

JOHNSON, E. W., and D. C. DAHLIN: Treatment of giant-cell tumor of bone. J. Bone. Jt Surg. A **41**, 895—904, 947 (1959).

JÜNGLING, O.: Allgemeine Strahlentherapie. Ferdinand Enke 1938.

KEPLINGER, J. E., and P. C. BUCY: Giant cell-tumors of spine. Ann. Surg. **154**, 648—661 (1961).

KIENBÖCK, R.: Über Röntgendiagnose der Geschwülste des Knochens und der Gelenke. Wien. klin. Wschr. **1921**, 472, 488.

KIRKLIN, B. R., and C. MOORE: Roentgenologic manifestation of giant cell tumor. Amer. J. Roentgenol. **28**, 145—155 (1932).

KLEINBERG, S.: Malignant giant-cell tumor of bone. Report of a case involving the tibia. J. Bone Jt Surg. **21**, 433—441 (1939).

KOLODNY, A.: Bone sarcoma. Surg. Gynec. Obstet. Suppl. (1927).

KONJETZNY, G. E.: Knochensarkome und ihre Begrenzung. Langenbecks Arch. klin. Chir. **176**, 335—397 (1933).

KRANTZ, S.: Benign giant cell tumor of bone. Amer. Surg. **19**, 636—649 (1953).

KUKLIANSKIS, I. L.: Röntgendiagnostik und Röntgentherapie der gutartigen solitären Riesenzelltumoren. Radiol. clin. (Basel) 8, 305—318, 339—358 (1939).

LACHARITÉ, H.: Les tumeurs de os a cellules geant. Etude clinique, histologique et radiotherapique. Radiophysiol. et radiother. **1**, 535—585 (1929).

LEUCUTIA, T., and J. C. COOK: Malignant degeneration of benign giant cell tumor of bone. Amer. J. Roentgenol. **62**, 685—706 (1949).

— E. R. WITWER, and G. BELANGER: Late results in benign giant-cell tumor of bone obtained by radiation therapy. Radiology **37**, 1—17 (1941).

LICHTENSTEIN, L.: Giant-cell tumor of bone; current status of problems in diagnosis and treatment. J. Bone Jt Surg. A **33**, 143—150 (1951).

LOOSER, E.: Über die Zysten und braunen Tumoren der Knochen. Dtsch. Z. Chir. **189**, 113—188 (1925).

LUBARSCH, O.: Aussprache zum Vortrag KONJETZNY über Ostitis fibrosa. Langenbecks Arch. klin. Chir. **121**, 149 (1922).

MACGUIRE, C. J., and J. E. MCWHORTER: Sarcoma of bone; analysis of 50 cases. Arch. Surg. **9**, 545—568 (1924).

MANDL, F., and J. DWEK: An appeal for a more radical attitude in the treatment of bone cysts and giant cell tumors. J. int. Coll. Surg. **9**, 79—98 (1946).

MEYERDING, H. W.: Benign and malignant giant-cell tumor of bone; diagnosis and results of treatment. J. Amer. med. Ass. **117**, 1849—1855 (1941).

MIGNOLI, E., u. U. COCCHI: Die Röntgendiagnostik und Strahlentherapie des Osteoklastoms. Züricher Erfahrungen 1920—1949. Fortschr. Röntgenstr. **73**, 391—411 (1950).

MORTON, J. J.: Giant cell tumor of bone. Cancer (Philad.) **9**, 1012—1026 (1956).

MURPHY, W. R., and L. V. ACKERMAN: Benign and malignant giant cell tumors of bone; a clinical-pathological evaluation of thirty one cases. Cancer (Philad.) **9**, 317—339 (1956).

MUSTAKALLIO, S.: Contribution to the question of giant-cell sarcoma of the bone system. Acta radiol. (Stockh.) **18**, 528—529 (1937).

PAPILLON, J., J. F. MONTBARBON et L. CHOLLAT: La roentgenthérapie des tumeurs à myéloplaxes. J. Radiol. Électrol. **39**, 288—299 (1958).

PEIRCE, C. B., and J. LAMPE: Giant-cell bone tumor. J. Amer. med. Ass. **107**, 1867—1871 (1936).

PFAHLER, G. E., and L. D. PARRY: The treatment of giant cell bone tumors by Roentgen irradiation. Amer. J. Roentgenol. **28**, 151—166, 188—191 (1932).

POHLE, E. A.: Clinical roentgen therapy. Philadelphia: Lea & Febiger 1938.

POMMER, G.: Zur Kenntnis der progressiven Hämatome und Phlegmasie-Veränderungen der Röhrenknochen auf Grund der mikroskopischen Befunde im neuen Knochencystenfall HANS v. HABERERS. Arch. Orthop. **17**, 17 (1920).

POPPE, H.: Differentialdiagnostik der benignen, semimalignen und malignen Knochengeschwülste. Tagg der Schweiz. Ges. für Radiologie und Nuklearmedizin in Chur 1967 und persönliche Mitteilungen.

RAVELLI, A.: Über braune Tumoren. Bruns Beitr. klin. Chir. **188**, 247, 251 (1954).

SAMSON, P. C., and C. HAIGHT: Giant cell bone tumor of costal origin. J. Amer. med. Ass. **105**, 1020—1023 (1935).

SANTERO, N.: Sui tumori giganto-cellulari delle ossa. Arch. ital. Chir. **54** (Donati-Festschrift), 5, 463—490 (1938).

SCHINZ, H. R., u. E. UEHLINGER: Zur Diagnose, Differentialdiagnose, Prognose und Therapie der primären Geschwülste und Cysten des Knochensystems. Ergebn. med. Strahlenforsch. **5**, 387—506 (1931).

—, u. A. ZUPPINGER: Siebzehn Jahre Strahlentherapie der Krebse. Zürcher Erfahrungen 1919—1935. Leipzig: Georg Thieme 1937.

SIMMONS, C. C.: Malignant changes occurring in benign giant-cell tumors of bone. Surg. Gynec. Obstet. **53**, 469—478 (1931).

SIMON, W. V.: Die Knochensarkome. Ergebn. Chir. Orthop. **16**, 199 (1923).

STEWART, F. W., B. L. COLEY, and J. H. FARROW: Malignant giant cell tumor of bone. Amer. J. Path. **14**, 515—536 (1938).

STONE, W. S., and J. EWING: An unusual alteration in the natural history of a giant cell tumor of bone. Arch. Surg. **7**, 280—296 (1923).

TOMÁNEK, F.: Über die Indikationsstellung der Strahlenbehandlung der primären Knochengeschwülste. Strahlentherapie **53**, 682—709 (1935).

TRIFAUD, A., R. FAYSSE et J. PAPILLON: Les tumeurs à myéloplaxes des os ou tumeurs osseuses à cellules géantes. Rev. Chir. orthop. **42**, 413—513 (1956).

TUDWAY, R. C.: Giant cell tumor of bone. Brit. J. Radiol. **32**, 315—321 (1959).

UEHLINGER, E.: Benigne und semimaligne cystische Knochengeschwülste. In: Röntgendiagnostik, Ergebnisse 1952—1956. Stuttgart: Georg Thieme 1957.

—, u. O. SCHÜRCH: Experimental production of sarcoma with radium and mesothorium. Schweiz. med. Wschr. **68**, 860—861 (1938).

VATER, H., u. W. ABEL: Zur sarkomatösen Entartung der Riesenzelltumoren und der Ostitis deformans Paget. Chirurg **11**, 147—151 (1939).

VITTALI, H. P.: Zur Diagnose der gutartigen „zystischen“ Knochentumoren. Münch. med. Wschr. **105**, 514—523 (1963).

WERNE, S.: Über Riesenzelltumor oder Osteoklastom. Chirurg **26**, 346—351 (1955).

WINDEYER, B. W., and P. B. WOODYATT: Osteoclastoma. J. Bone Jt Surg B **31**, 252—267 (1949).

ZUPPINGER, A.: Zur Diagnostik und Therapie der Knochentumoren. Fortschr. Röntgenstr. **71**, 373—394 (1949).

VI. Das maligne Adamantinom (Angioblastoma malignum) unter besonderer Berücksichtigung der Lokalisation in den langen Röhrenknochen

Von

L. Campana und G. C. Schubert

Mit 4 Abbildungen

Das Adamantinom des Kiefers wird einhellig als radioresistenter Tumor aufgefaßt. Chirurgische Therapie ist unbestritten. Strahlentherapie kommt nur in Frage, wenn eine maligne Entartung histologisch nachgewiesen ist und chirurgische Maßnahmen nicht möglich sind. Über eine günstige Beeinflussung mit Hochvolt-Bestrahlung, sei es als alleinige Maßnahme, sei es in Kombination mit chirurgischer Intervention, liegen noch keine Berichte vor.

Eine eingehendere Erörterung verdient das Adamantinom der langen Röhrenknochen, besonders weil seine Beziehung zum Adamantinom des Kiefers sehr fraglich ist und es sich wahrscheinlich um eine unabhängige Geschwulst handelt.

Fischer-Wasels beschrieb 1913 als erster einen eigenartigen Knochentumor im Tibiaschaft eines 37jährigen Mannes, den er wegen seiner histologischen Ähnlichkeit mit dem Kieferadamantinom als „sog. Adamantinom der langen Röhrenknochen" bezeichnete. Es handelt sich hierbei um eine äußerst selten vorkommende Geschwulst. In der gesamten Literatur wurden bisher an die 60 Einzelfälle beschrieben. Das Interesse an dieser noch keineswegs geklärten Geschwulst ist nach wie vor unvermindert, wie dies etwa 20 Mitteilungen des letzten Jahrzehnts zeigen (Benedetti und Guarino, Besemann und Perez, Campana, Küffer, Schubert und Wagner, Cohen, Dahlin und Pugh, de la Rue, Chaumette und Bousquet, de la Rue, Chaumette und Brocheriou, Diepeveen, Hjort und Pock-Steen, Elliott, Etchart, Viviani und Behn, Fontaine, Warter, Müller, Bridier und Mandaz, Gikas und Headington, Gloor, Merle d'Aubigné, Naji, Murphey, Stasney, Neville und Chrenka, Salmon, Payan und Trifaud, Trifaud, Payan und Legré).

Mikroskopisches Bild. Histologisch handelt es sich um einen adamantinom-ähnlichen soliden Tumor von sehr uneinheitlichem Bild. In der Regel findet man nach Gloor folgende Veränderungen:

a) Kompakte Zellzapfen, die an Basaliomstränge erinnern und nicht selten das histologische Bild beherrschen können.

b) Zellkomplexe, die Ähnlichkeit haben mit Adamantinomzapfen.

c) Verzweigte Spalträume, die mit verschieden hohen epithelartigen Zellen ausgekleidet sind.

d) Teils ödematös aufgelockertes und ziemlich stark vascularisiertes, teils zellarmes, kollagenes Stroma.

Ferner werden von den verschiedenen Autoren gelegentlich epidermale Bildungen mit parakeratotischen Kugeln (Anderson und Saunders, Baker, Dockerty und Coventry, Dockerty und Meyerding, Pérochon und Velnet, Rehbock und Barber, Salmon, Payan und Trifaud) oder tubuläre bzw. auch adenomatöse Muster (Bishop, Dockerty und Meyerding, Dunne, Holden und Gray, Richter, Ryrie) oder zottenartige Formationen (Gloor, Lederer und Sinclair) und schließlich auch mehrkernige Riesenzellen mit Zeichen einer Phagocytose (de la Rue, Chaumette und Bousquet,

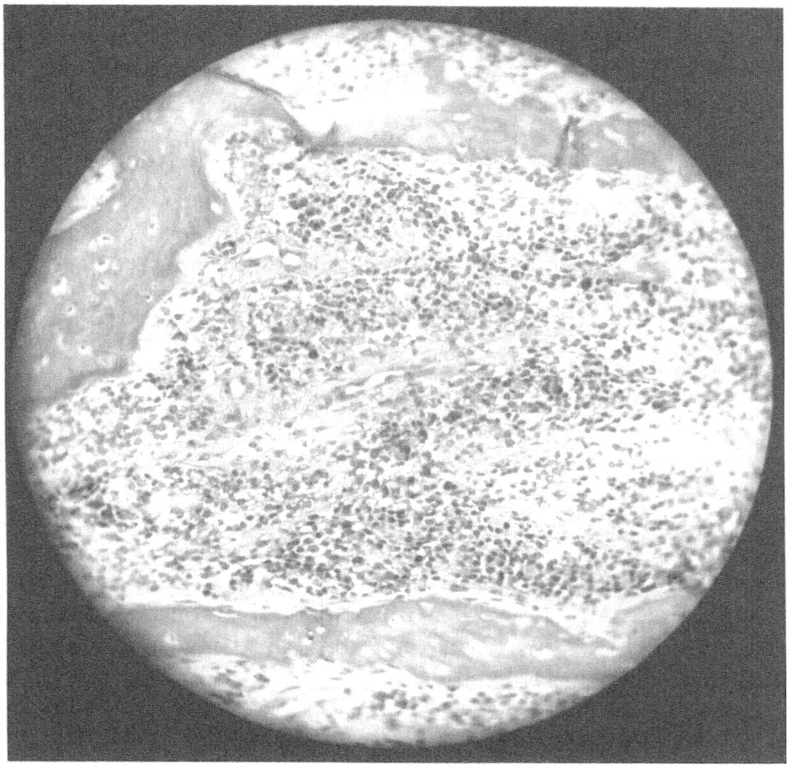

a

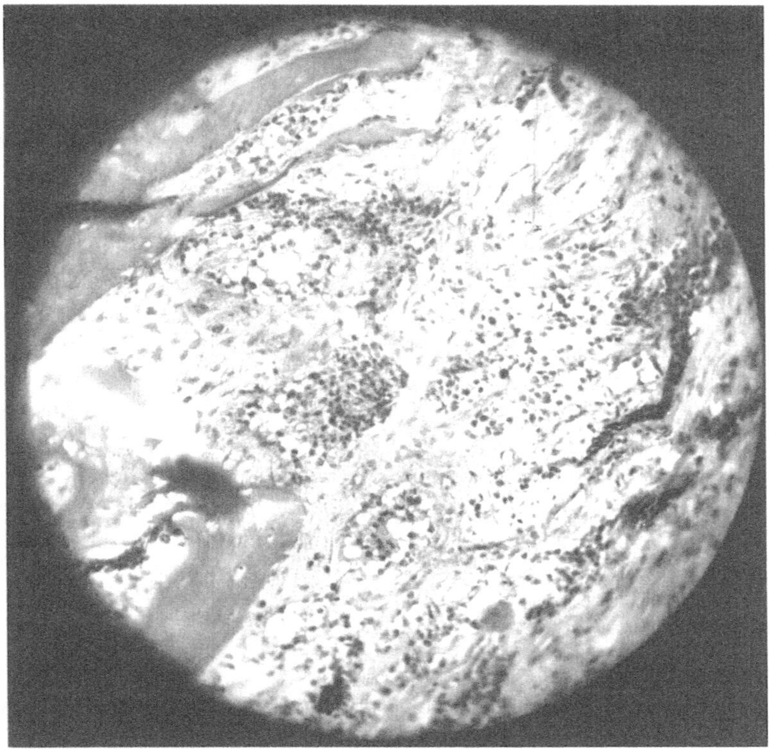

b

Abb. 1a u. b. Histologischer Schnitt des in der oberen Tibiadiaphyse gelegenen Tumors. Färbung HE; Vergrößerung 75×

GLOOR, HICKS) beschrieben. Bei anderen standen Eigenheiten eines Synovialoms oder Fibrosarkoms im Vordergrund (ANDERSON und SAUNDERS, COHEN, DAHLIN und PUGH, HICKS, MEFFLEY und NORTHUP, RANKIN, RYRIE). Die Kombination vom Adamantinom der langen Röhrenknochen mit Herden von fibröser Dysplasie (BAKER, DOCKERTY und COVENTRY, CHANGUS, SPEED und STEWART, COHEN, DAHLIN, PUGH, DE LA RUE, CHAUMETTE und BROCHERIOU, DOCKERTY und MEYERDING, ETCHART, VIVIANI und BEHN) wurde bereits mehrfach beschrieben. Die fibröse Dysplasie kann dabei an der gleichen Stelle wie das Adamantinom oder unabhängig davon in den angrenzenden Skeletabschnitten vorkommen. Es stellt sich hier die Frage, ob es sich bei solchen Kombinationen um ein zufälliges Zusammentreffen handelt, oder ob zwischen den beiden Erkrankungen eine kausale Beziehung besteht. Die in unserem eigenen Fall gefundenen histologischen Bilder sind in Abb. 1 veranschaulicht. Diese ähneln sehr den von CHANGUS veröffentlichten Befunden.

1. Lokalisation

Von allen Röhrenknochen wird die Tibia weitaus am häufigsten betroffen. Die Geschwulst nimmt hier verschiedenen Sitz ein und zeigt bald einen umschriebenen, bald einen ausgedehnten Befall des Schaftes. Es sind aber auch Einzelfälle bekannt mit Sitz in der Ulna (ANDERSON und SAUNDERS, ETCHART, VIVIANI und BEHN, TRIFAUD, PAYAN und LEGRÉ), in der Fibula (BAKER und HAWKSLEY, FONTAINE, WARTER, MÜLLER, BRIDIER und MANDAZ, MANGALIK und MEHROTRA), im Humerus (BESEMANN und PEREZ, HERZOG), im Femur (BELL; FONTAINE, WARTER, MÜLLER, BRIDIER und MANDAZ), im Radius (LICHTENSTEIN) und sogar im Os capitatum (DIEPEVEEN, HJORT und POCK-STEEN).

2. Geschlechts- und Altersverteilung

Eine Geschlechtsdisposition besteht nicht. Man findet aber ein deutliches Überwiegen der jüngeren Altersklassen zwischen 10 und 40 Jahren. Der jüngste bisher beobachtete Fall war 11jährig, der älteste Patient 72jährig. Bei unserem eigenen Fall handelt es sich um einen 13jährigen Knaben.

3. Wachstum

Die Geschwulst wächst meistens sehr langsam. Nach Curettage oder lokaler Resektion muß in der Regel mit einem Lokalrezidiv gerechnet werden. Solche Rezidive können bei fehlender operativer Radikalität am gleichen Patienten mehrmals hintereinander beobachtet werden. In etwa $^1/_5$ der Fälle wird frühestens 3 Jahre nach Beginn der Behandlung eine Fernmetastasierung beschrieben.

4. Malignität

Auf Grund des langsamen Wachstums und der nicht obligaten und meist sehr späten Metastasierung gilt das Adamantinom der langen Röhrenknochen im allgemeinen als semimaligner Tumor (UEHLINGER).

Neuerdings wird es häufig auch als maligne Geschwulst bezeichnet wegen seiner Fähigkeit zu lokal infiltrierendem Wachstum, zu Rezidiven nach unvollständiger operativer Ausräumung und nicht zuletzt wegen der Möglichkeit einer generalisierten Metastasierung, besonders in Spätstadien.

5. Klinik

Das Adamantinom der langen Röhrenknochen zeigt über seinem Sitz in der Regel eine derbe, häufig leicht schmerzhafte Schwellung, deren langsames Wachstum vielfach über mehrere Jahre beobachtet wird. Es wurde nur in seltenen Fällen ein rasches Wachstum über wenige Monate (eigene Beobachtung) beschrieben. Die Geschwulst wird häufig im Anschluß an ein Trauma erkannt. Allgemeinbefinden und Blutchemismus sind nicht beeinflußt. Lymphknotenmetastasen oder Fernmetastasen sind im Anfangsstadium außergewöhnlich, kommen aber in Spätstadien gehäuft vor und führen dann zum Tode. Ein eigener Fall von Tibia-Adamantinom hatte bereits bei Behandlungsbeginn regionäre Metastasen in den iliacalen Lymphknoten und Absiedlung im Mediastinum (Abb. 2).

6. Röntgenbild

Dieses zeigt keine typischen Veränderungen. Das Adamantinom der langen Röhrenknochen kann im Prinzip das Bild vieler anderer Knochentumoren im metaphysären und diaphysären Bereich nachahmen. Meist findet man Veränderungen wie bei einem

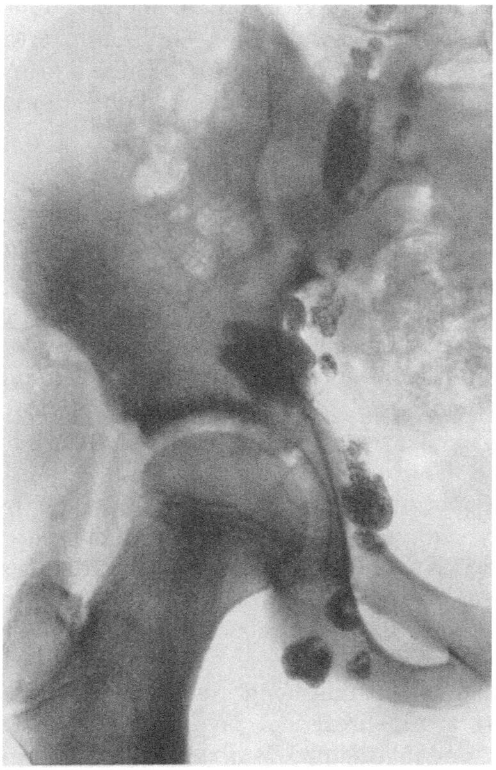

Abb. 2. Metastatischer Befall im Bereiche der rechten iliacalen Lymphknotenkette

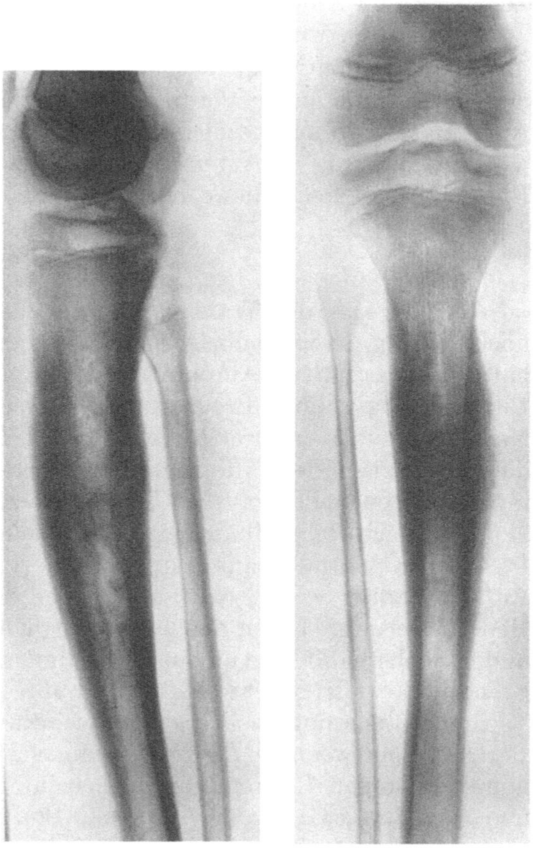

Abb. 3. Röntgenaufnahme des Tumors im Bereich der proximalen Tibiadiaphyse rechts in 2 Ebenen

gemischten Osteosarkom mit osteolytischen und osteosklerotischen Zonen. In fortgeschritteneren Stadien wird der größte Teil des Knochenschaftes befallen mit spindeliger oder cystischer Auftreibung. Die Corticalis ist häufig unterbrochen, stark verdünnt ohne Spiculabildung. Periostale Reaktionen sind selten. Die Weichteile können infiltriert sein und auch pathologische Verkalkungen enthalten (Abb. 3).

7. Makroskopisches Bild

Die Geschwulst wird meist als glatt bis leicht höckerig, von grauweißer Farbe und von häufig fester, aber auch weicher Konsistenz beschrieben. Sie ist nicht selten durchsetzt von Cysten mit seröser Flüssigkeit oder von Kalk. Die Corticalis ist stellenweise sehr brüchig, nicht selten zerstört. Die angrenzenden Weichteile können infiltriert sein.

8. Pathogenese

Diese ist sehr umstritten und bis heute eigentlich ungeklärt. Fischer war der Auffassung, daß es sich um Verlagerungen von embryonalen Epithelzellen in den Knochen handelte, und zwar zu einem Zeitpunkt, in dem das Ektoderm noch die Fähigkeit zur Bildung von Ameloblasten hat. Dieser Annahme schlossen sich verschiedene weitere Autoren (Baker und Hawksley, Halpert und Dohn, Hertz, Oberling, Vermes und Cheverau, Petrow und Glasunow) an. Ryrie und später noch weitere Autoren (Anderson und Saunders, Dockerty und Meyerding, Herzog, Willis) äußerten die Ansicht, es handle sich um traumatisch verschleppte Epidermiskeime. — Unabhängig voneinander kamen Lauche und Hicks zum Schluß, daß die Adamantinome der langen Röhrenknochen den Synovialomen zuzurechnen seien, eine Ansicht, die in der letzten Zeit auch von anderen Autoren (Lederer und Sinclair) vertreten wird.

Changus u. Mitarb. kamen an Hand einer Überprüfung von 33 Fällen zum Schluß, daß die Adamantinome der langen Röhrenknochen nicht den Synovialomen, sondern den Gefäßtumoren zuzuordnen seien. Sie leiten die Geschwulst von indifferenzierten Angioblasten ab und bezeichnen sie daher als „Angioblastoma malignum". Diese Ansicht wird heute häufig vertreten (Baker, Dockerty und Coventry, Besemann und Perez, Elliott, Hicks, Lederer und Sinclair, Salmon, Payan und Trifaud).

9. Therapie

Als *Therapie* der Wahl gilt heute unangefochten die Operation. Man ist sich aber noch uneinig, in welchem Ausmaß diese zu erfolgen hat. Salmon, Payan und Trifaud halten eine primäre Amputation bei umschriebenen Formen nicht für gerechtfertigt wegen der langsamen Progression und wegen der seltenen, meist späten Metastasierung. Nach konservativer Curettage oder lokaler Excision ist mit einer erhöhten Rezidivneigung, die mit bis zu $^2/_3$ der Fälle angegeben wird, zu rechnen. Am häufigsten treten die Rezidive in den ersten 2 Jahren nach Therapiebeginn auf. Es wurden aber auch Rezidive 4 bis 18 Jahre nach Behandlungsbeginn beobachtet.

Cohen, Dahlin und Pugh befürworteten die primäre Amputation auch schon bei Anfangsstadien wegen der auffallenden Rezidivneigung und der Gefahr einer späten Generalisierung. Wegen der neuen Möglichkeit des Knochenersatzes wird die Indikation in den nächsten Jahren eine neue Stellungnahme erfordern, wobei vom tumorbiologischen Standpunkt aus die hohe Rezidivwahrscheinlichkeit und die relativ häufige spätere Fernmetastasierung das Vorgehen beeinflussen müssen.

Die bisher wenigen *Bestrahlungsversuche* fielen sehr enttäuschend aus. Das Adamantinom der langen Röhrenknochen scheint äußerst strahlenresistent zu sein (Benedetti und Guarino, Campana, Küffer, Schubert und Wagner, Marzet, Petrow und Glasunow). Der eigene Fall (Campana, Küffer, Schubert und Wagner) zeigte 4 Monate nach Bestrahlungsabschluß mit 7500 rad 35 MeV schnellen Elektronen in 50 Tagen im histologischen Schnitt nicht die geringsten regressiven Zeichen. Auch von einer chemotherapeutischen Behandlung dieses Tumors ist keine wesentliche Beeinflussung zu erwarten.

10. Prognose

Sie ist nicht selten ungünstiger als im allgemeinen angenommen wird und offenbar je nach Ausgangssituation und Therapie unterschiedlich. Umschriebene Adamantinome ohne Anhaltspunkte für regionäre Metastasen haben in der Regel eine gute Prognose. Liegen bereits regionäre Metastasen vor, so ist die Prognose als infaust zu bewerten, und es muß mit einer generalisierten Metastasierung innerhalb kurzer Zeit gerechnet werden. Obwohl die klinisch und röntgenologisch nachgewiesenen Lungen- und Skeletmetastasen in keinem Fall durch die Autopsie gesichert werden konnten, ist dennoch anzunehmen, daß die meisten noch jungen Patienten den Metastasen ihres Adamantinoms erlagen. Unser eigener Fall wies im Lymphogramm schon bei Behandlungsbeginn iliacale Lymphknotenmetastasen auf und starb $^1/_2$ Jahr später an einer rapid progredienten Generalisation mit Lungen- und Skeletmetastasen (Abb. 4).

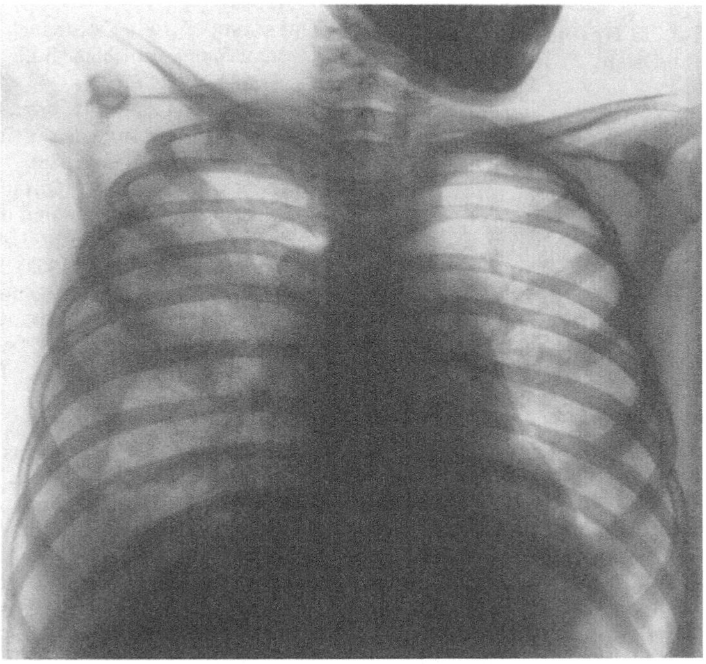

Abb. 4. Thoraxaufnahme 5 Monate nach Therapiebeginn ante finem: Massive Lungenmetastasierung, rechts ausgeprägter als links. Mediastinale Metastasierung. Ausgedehnter Pleuraerguß rechts

Literatur

ANDERSON, C. E., and J. B. SAUNDERS: Primary adamantinoma of the ulna. Surg. Gynec. Obstet. **75**, 351—356 (1942).

BAKER, P. L., M. B. DOCKERTY, and M. B. COVENTRY: Adamantinoma (so-called) of the long bones. J. Bone Jt Surg. **36** A, 704—720 (1954).

—, and L. M. HAWKSLEY: Case of primary adamantinoma of the tibia. Brit. J. Surg. **18**, 415—421 (1931).

BELL, A. L.: Case of adamantinoma of femur. Brit. J. Surg. **30**, 81—82 (1942).

BENEDETTI, G. B., e M. G. GUARINO: Arch. Putti Chir. Organi Mov. **15**, 64—82 (1961).

BESEMANN, E. F., and M. A. PEREZ: Malignant angioblastoma, so-called adamantinoma, involving the humerus. Amer. J. Roentgenol. Vol. C, No 3 (July 1967).

BISHOP, E. L.: Adamantinoma of the tibia. Sth. med. J. (Bgham, Ala.) **30**, 571—573 (1937).

CAMPANA, L., FR. KÜFFER, G. C. SCHUBERT u. H. P. WAGNER: In Vorbereitung.

CHANGUS, G. W., J. S. SPEED, and F. W. STEWART: Malignant angioblastoma of bone. A reappraisal of adamantinoma of long bone. Cancer (Philad.) **10**, 540—559 (1957).

COHEN, D. M., D. C. DAHLIN, and D. G. PUGH: Fibrous dysplasia associated with adamantinom of the long bones. Cancer (Philad.) **15**, 515—521 (1962).

DE LA RUE, J., G. CHAUMETTE et M. BOUSQUET: Les "adamantinomes" du tibia. A propos de deux observations. Ann. Anat. path. **5**, 336—351 (1960).

— — et C. BROCHERIOU: Adamantinome du tibia et "dysplasie fibreuse". Ann. Anat. path. **9**, 373—378 (1964).

DIEPEVEEN, W. P., G. H. HJORT, and O. CH. POCKSTEEN: Adamantinoma of the capitate bone. Acta radiol. (Stockh.) **53**, 377—384 (1960).

DOCKERTY, M. B., and H. W. MEYERDING: Adamantinome of the tibia. A report of two new cases. J. Amer. med. Ass. **119**, 932—937 (1942).

DUNNE, R. F.: Primary adamantinoma of tibia. New Engl. J. Med. **218**, 634—639 (1938).

ELLIOTT, G. B.: Malignant angioblastoma of long bone. So-called "tibial adamantinoma". J. Bone Jt Surg. **44** B, 25—33 (1962).

ETCHART, M., G. VIVIANI u. K. BEHN: Adamantinom der Ulna. Fortschr. Röntgenstr. **95**, 415—418 (1961).

FISCHER-WASELS, B.: Über ein primäres Adamantinom der Tibia. Frankfurt. Z. Path. **12**, 422—441 (1913).
FONTAINE, R., J. WARTER, J. N. MÜLLER, J. J. BRIDIER et J. C. MANDAZ: Les adamantinomes des os longs. J. Radiol. Électrol. **49**, 114—118 (1966).
GIKAS, P. W., and J. T. HEADINGTON: Angioblastic tumor of bone and skin. J. Bone Jt Surg. **1** A, 554—560 (1963).
GLOOR, R.: Das sogenannte Adamantinom der langen Röhrenknochen. Virchows Arch. path. Anat. **336**, 489—502 (1963).
HALPERT, B., and H. D. DOHN: Adamantinoma in the tibia. Arch. Path. **43**, 313—317 (1947).
HERTZ, J.: Adamantinoma of long bones, report of a case of tibial adamantinoma. Acta orthop. scand. **22**, 64—75 (1952).
HERZOG, G.: In: Handbuch der speziellen Pathologie von HENKE-LUBARSCH, Bd. IX/5, S. **374** ff. Berlin: Springer 1944.
HICKS, J. D.: Synovial sarcoma of the tibia. J. Path. Bact. **67**, 151 (1954).
HOLDEN, E., JR., and J. W. GRAY: Adamantinoma of tibia. J. Bone Jt Surg. **16**, 401—417 (1934).
LAUCHE, A.: Zur Kenntnis von Pathologie und Klinik der Geschwülste mit synovalmembranartigem Bau (Synovaliome oder synoviale Endothelio-Fibrome und Sarkome). Frankfurt. Z. Path. **59**, 163—168 (1947).
LEDERER, H., and A. J. SINCLAIR: Malignant synovioma simulating "adamantinoma of the tibia". J. Path. Bact. **67**, 163—168 (1954).
LICHTENSTEIN, L.: Bone tumors, p. 321. St. Louis: C. V. Mosby Co. 1959.
MANGALIK, V. S., and R. M. L. MEHROTRA: Adamantinoma of tibia: report of a case. Brit. J. Surg. **39**, 429—432 (1952).
MARZET, M. A.: Un cas d'adamantinome du tibia. Mém. Acad. Chir. **80**, 190—196 (1954).
MEFFLEY, W. H., and S. W. NORTHUP: Adamantinome of tibia. J. int. Coll. Surg. **10**, 291—293 (1947).
MERLE D'AUBIGNÉ, R.: Adamantinome du tibia. Rev. Chir. orthop. **46**, No 1, 92—96 (1960).
MORGAN, A. D., and D. H. MACKENZIE: A metastasing adamantinoma of tibia. J. Bone Jt Surg. 38 B, 892—898 (1956).
NAJI, A. F., J. A. MURPHEY, R. J. STASNEY, W. J. NEVILLE, and P. CHRENKA: Adamantinoma of long bones. J. Bone Jt Surg. **46** A, 151—158 (1964).
OBERLING, C., F. VERMES et J. CHEVERAU: Adamantinoma du tibiae. Bull. Ass. franç. Cancer **27**, 373—382 (1938).
PÉROCHON et VELNET: A propos du diagnostic radiologique d'une tumeur du tibiae. J. Radiol. Électrol. **12**, 178—181 (1928).
PETROW, D. J., u. M. GLASUNOW: Über die sog. Knochenendotheliome und die primären epithelialen Knochengeschwülste. Langenbecks Arch. klin. Chir. **175**, 589—606 (1933).
RANKIN, J. O.: Adamantinome of tibia. J. Bone Jt Surg. **21**, 425—432 (1939).
REHBOCK, D. J., and C. G. BARBER: Adamantinome of tibia: report of case. J. Bone Jt Surg. **20**, 187—192 (1938).
RICHTER, C. S.: Ein Fall von adamantinomartiger Geschwulst des Schienbeins. Z. Krebsforsch. **32**, 273—279 (1930).
RYRIE, B. J.: Adamantinoma of the tibia, aetiology and pathogenesis. Brit. med. J. **1932 II**, 1000—1003.
SALMON, H. PAYAN et A. TRIFAUD: Adamantinome du tibia. Resection large, greffe, guérison de 6 ans. Rev. Chir. orthop. **46**, No 1, 56—65 (1960).
TRIFAUD, A., H. PAYAN et G. LEGRÉ: Adamantinome du cubitus. Rev. Chir. orthop. **46**, No 1 V, 97—103 (1960).
UEHLINGER, E.: Das Skelettsynoviom (Adamantinom). In: Röntgendiagnostik. Ergebnisse 1952—1956 (Hrsg. H. R. SCHINZ, R. GLAUNER u. E. UEHLINGER), S. 96—103. Stuttgart: Georg Thieme 1957.
— Benigne und semimaligne cystische Knochengeschwülste. In: Röntgendiagnostik, Ergebnisse 1952—1956 (Hrsg. H. R. SCHINZ, R. GLAUNER u. E. UEHLINGER), S. 73—103. Stuttgart: Georg Thieme 1958.
WILLIS, R. A.: Pathology of tumors. London: Butterworth & Co. 1948.

VII. Das Gemmangiom

Mit 1 Abbildung

F. ORSÓS beschrieb 1933 eine besondere, selten vorkommende Gefäßgeschwulst, die aus ähnlichen Gefäßprozessen wie das Granulationsgewebe besteht, meist aber nicht rein vorkommt, sondern verschieden viel Zwischengewebe, ferner lymphatisches und myeloisches Gewebe produziert. Die führende Rolle bei der neoplastischen Wucherung kommt aber immer dem sprossenden Gefäßgewebe zu.

ORSÓS unterscheidet gutartige Formen und solche mit bösartigem Charakter. — Die gutartigen Gemmangiome wachsen nicht grenzenlos, sondern reifen in der Regel aus, kommen zum Stillstand, degenerieren, verkalken oft in ihrer Gesamtheit und stellen ihr geschwulstartiges Wachstum ein. Sie sind also zu einer spontanen Heilung fähig. — Die bedingt bösartigen Gemmangiome zeigen demgegenüber ein rapides infiltratives und destruierendes Wachstum. Sie können bei nicht radikaler Entfernung mehrfach rezidivieren. Fernmetastasen scheinen nach Orsòs nicht vorzukommen.

Lokalisation. Das Gemmangiom soll mit Vorliebe im Kopf- und Halsbereich vorkommen und zwar als polypöse, leicht blutende Nasengangsgeschwulst, als epulisähnlicher Tumor am Alveolarkamm und auch am Gaumen. Andererseits findet man die Geschwulst gelegentlich subcutan ohne Vorzugslokalisation, selten auch am Skelet.

Geschlechts- und Altersverteilung. Das weibliche Geschlecht wird häufiger befallen als das männliche. Man findet ein deutliches Überwiegen der mittleren Altersklassen zwischen 40 und 60 Jahren.

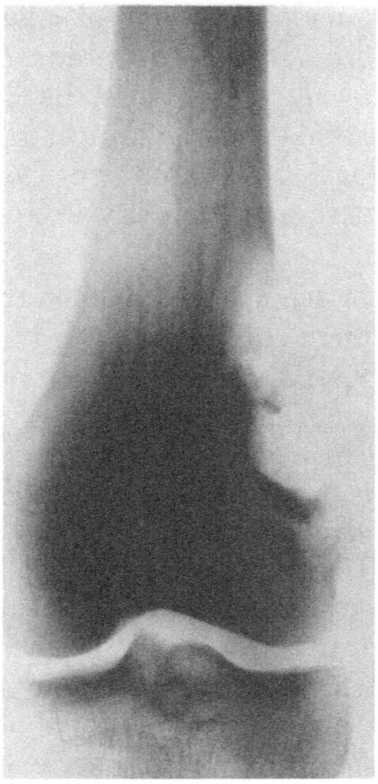

Abb. 1a

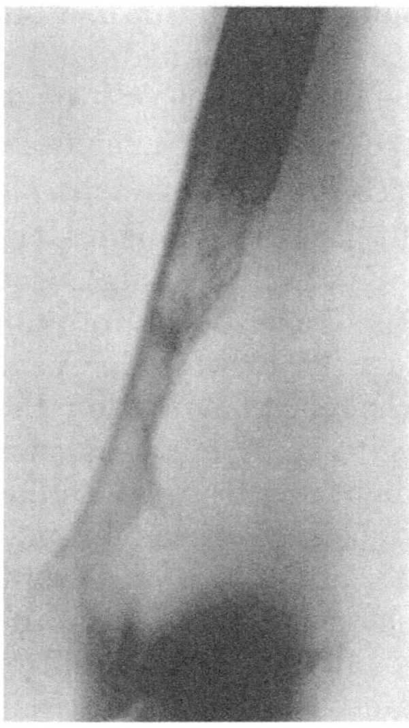

Abb. 1b

Abb. 1a. Gemmangiom bei 19jährigem Mann. Unscharf begrenzter Knochendefekt in der distalen Femurmetaphyse ohne periostale Reaktion (die halbmondförmige Verdichtung rührt von Vioform nach Probeexcision her). Danach konventionelle Strahlentherapie

Abb. 1b. Zustand $3^1/_2$ Jahre später: Enorme Progression des Tumors. Oberschenkel wurde anschließend amputiert. Patient lebt seither über 20 Jahre metastasenfrei

Röntgenbild. Zuppinger beschrieb 1949 einen Fall (Abb. 1), der sich durch einen osteolytischen Prozeß mit unscharfer Grenze, aber raschem Übergang der Osteolyse zum normalen Knochenbau auszeichnet. In der Originalarbeit ist diese Veränderung irrtümlicherweise als Hämangiom gesetzt worden. In der Regel findet sich dabei ein mehr oder weniger großer Weichteiltumor.

Literatur

Orsós, F.: Gefäßsprossengeschwulst (Gemmangioma). Beitr. path. Anat. **93**, 120—139 (1934).

Zuppinger, A.: Zur Diagnostik und Therapie der Knochentumoren. Fortschr. Röntgenstr. **71**, 3, 373—394 (1949).

Q. Die Therapie der Polycythaemia rubra vera Vaquez-Osler

Von

E. Ruckensteiner

I. Der Krankheitsbegriff

Der Ausdruck Polycythämie wird vielfach synonym zu dem der Polyglobulie gebraucht. Er kennzeichnet zunächst nur eine Vermehrung der roten Blutkörperchen im strömenden Blut, die mit einer absoluten Vermehrung des Hämoglobins vergesellschaftet ist. Dieser Zustand kann sekundär bedingt sein, also symptomatisch auftreten; dafür wird die Bezeichnung Polyglobulie schlechthin, auch die der Erythrocytose, bevorzugt. Als primäre Polyglobulie, als Erythrämie oder Polycythaemia rubra vera hingegen bezeichnet man ein essentielles Krankheitsbild, dessen Ätiologie unbekannt ist. Dementsprechend werden auch die Ausdrücke Erythrocytose und Erythrämie (auch Erythrocythämie) analog denen wie Leukocytose und Leukämie gebraucht.

Die sekundäre Polyglobulie tritt als kompensatorische Begleiterscheinung eines Sauerstoffmangels auf bei angeborenem Herzfehler, bei einem chronischen Cor pulmonale, einem arteriovenösen Kurzschluß innerhalb des kleinen Kreislaufs, einem chronischen Lungenleiden unter erheblicher Einschränkung der Atemoberfläche (Emphysem, Silikose etc.). Sie wurde bei der Thrombose der Vena portae beschrieben. Eine Erythrocytose kann bei Flüssigkeitsverlusten, nach starker Perspiration, nach profusen Durchfällen vorkommen, auch nach Vergiftungen mit Kohlenmonoxyd, Phosphor, Acetanilid u. a. Komplizierter und vielfach nicht restlos verständlich sind die Ursachen ihres Zustandekommens bei Gehirntumoren, beim Hypernephrom, bei Nierencysten und anderen Erkrankungen. LAWRENCE u. Mitarb. (1953) wiesen darauf hin, daß bei übergewichtigen, psychoneurotischen Leuten mit Angstzuständen ein Krankheitsbild nicht selten ist, bei dem auch ein Hochdruck und eine Polyglobulie besteht, ein Bild, das die Autoren als „Polycythämie durch Streß" bezeichnen. Die symptomatische Polyglobulie bedarf keiner speziellen Behandlung, da ihr Vorhandensein und der Grad ihrer Ausprägung von den auslösenden Faktoren abhängig ist. Steht die Polyglobulie im Vordergrund eines solchen Krankheitsbildes, dann ist es wichtig, daß ihr sekundärer Charakter erkannt und das Grundleiden behandelt wird. Die Zweckmäßigkeit einer Strahlentherapie, die bloß mit der Absicht, die Zahl der Blutkörperchen zu senken, verbunden wird, ist unter der Vorstellung, daß ein kompensatorischer Effekt vorliegt, besonders sorgfältig abzuwägen.

Das klassische Beispiel einer sekundären Polyglobulie stellt die Höhenkrankheit dar, die VIAULT 1890 an den Bewohnern hochgelegener Gebiete in den peruanischen Anden beschrieben hat. Sie hängt mit der Abnahme der Sauerstoffspannung zusammen. Sie ist bei Tieren in gleicher Weise erkennbar, wie beim Menschen. Sie geht mit einer Vergrößerung des rechten Herzens, einer verminderten arteriellen Sauerstoffsättigung, einem gesteigerten Umsatz des Erythrocyteneisens, aber nie mit einer Milzvergrößerung einher.

Eine persistierende Vermehrung roter Blutkörperchen wurde von VAQUEZ im Jahre 1892 der Pariser Gesellschaft für Biologie als spezielle Form einer Hyperglobulie vorgestellt und als idiopathisches Krankheitsbild gekennzeichnet. VAQUEZ sah sich dazu veranlaßt, als er den zunächst angenommenen sekundären Charakter der Blutkörperchenvermehrung bei seinem Patienten autoptisch nicht erweisen konnte und die Milz für das primär erkrankte Organ hielt. TÜRK machte 1902 darauf aufmerksam, daß neben den roten auch die weißen Blutkörperchen und die Blutplättchen vermehrt sind, daß es sich nicht allein um eine Milzerkrankung, sondern in erster Linie um eine hyperplastische Störung des gesamten blutbildenden Apparats, hauptsächlich des Knochenmarks handeln müsse. OSLER präzisierte schließlich 1903 den Krankheitsbegriff der Polycythaemia rubra vera, dem, später zusammenfassenden Arbeiten zufolge (GAISBÖCK, ZADEK, NAEGELI, HEILMEYER und seine Schule, HARROP und WINTROBE, LAWRENCE und seine Schule, SCHOEN und DOERING u. a.), nur noch wenig grundlegend Bedeutsames hinzugefügt worden ist.

Im Gegensatz zu allen symptomatischen Polyglobulien, deren Ursache meistens aufgefunden werden kann, ist die Ätiologie der Polycythämie heute noch in Dunkelheit gehüllt. Die Sauerstoffmangeltheorie ist bedeutungslos geworden: Es vermag eine Hypoxie nur die Zahl der roten, nicht auch der weißen Blutzellen und der Thrombocyten zu vermehren. Das Sistieren des Sauerstoffmangels normalisiert den Zustand sofort. Um eine primäre Milzerkrankung kann es sich nicht handeln, da Milzexstirpationen das Blutbild in keiner Weise beeinflussen. Der primär gering ausgeprägte Milztumor ist auf eine Plethora zurückzuführen und nur die als Komplikation auftretende myeloide Metaplasie verursacht eine Splenomegalie. Dem Zwischenhirn-Hypophysen-System kommt für die Regulation der Hämopoiese Bedeutung zu. Störungen in diesem Bereich können eine Blutzellvermehrung hervorrufen, aber immer nur sekundär; sie sind in Zusammenhang mit einer echten Polycythämie nie beobachtet worden. Die Vorstellung, daß der Erythrocytenabbau bei Polycythämie abnorm gehemmt sei, wurde von der Lawrenceschen Schule mit Hilfe von Radioindicatoren widerlegt. Die Lebenszeit der polycythämischen Blutkörperchen ist demnach nicht verlängert, sondern sogar verkürzt. Auch konnte als entscheidende Feststellung eine vermehrte Produktion von Erythrocyten erwiesen werden. MORRIS vermutete, ein Überschuß des Castle Faktors könne eine Polycythämie erzeugen, da sein Mangel zur perniziösen Anämie führt. Bisher wurde aber weder durch klinische Beobachtung noch durch das Experiment ein Beweis für die Richtigkeit dieser Annahme erbracht. Viel mehr Anklang findet die Auffassung der Polycythämie als neoplastischer Prozeß. Das nicht seltene Umschlagen des polycythämischen in ein leukämisches Bild legt diese Annahme nahe. Allerdings sind im Blut des Polycythämikers nur reife Zellen vorhanden und der echt leukämische Charakter der leukämoiden Endphasen ist fraglich geworden, seitdem die Häufigkeit des Myelofibrose-Osteomyelosklerose-Syndroms bei Polycythämie bekannt geworden ist (SCHOEN und DOERING). Nach WASSERMANN (1954) handelt es sich bei der Polycythämie um eine Retikulose mit dem initialen Hauptsyndrom einer erhöhten Erythropoiese. Ein Stimulus auf das erythropoietische System, in geringerem Grad auf die Vorläufer der Granulo- und Thrombocyten, herrscht initial vor. Im weiteren Verlauf können auch nicht blutbildend mesenchymale Zellen angeregt werden, was zur Osteosklerose und Myelofibrose führt. Polycythämisch veränderte Blutbildungsstätten bleiben auf das Knochenmark beschränkt und kommen in anderen Organen nicht vor. So stellt sich die Polycythämie als reine Hyperplasie des Knochenmarkparenchyms dar, ohne Anaplasie und sie bleibt auf dieses und auf die Blutmasse beschränkt, wodurch sie sich von den bösartig systematisierten, leukämischen Prozessen unterscheidet. HEILMEYER stellt die Affektion als reifzellige den unreifzelligen Myelosen gegenüber. Sie wird demnach am häufigsten als echte und primäre Neoplasie des erythropoietischen Systems, aber auch als relativ gutartige Hämoblastose aufgefaßt.

1. Das klinische Bild

Die Polycythämie ist vorwiegend eine Alterskrankheit und pflegt im mittleren und vorgeschrittenen Lebensalter vorzukommen. Das Alter der meisten Patienten wird zu Beginn mit 35—55 Jahren angegeben. LAWRENCE hat bei 221 Kranken die ersten Symptome vorwiegend zwischen dem 50. und 60. Lebensjahr auftreten sehen, er räumt aber ein, daß die Erkrankung wegen ihrer subjektiv wenig empfundenen Anfangserscheinungen schon lange bestehen kann, bevor sie erkannt wird. Der jüngste Patient von LAW-

RENCE zählte 18, der älteste 80 Jahre. Kinder erkranken außerordentlich selten. AGGELER u. Mitarb. (1961) fanden nur 6 Fälle von echter Polycythämie im Kindesalter beschrieben und konnten eine eigene Beobachtung hinzufügen. HALBERTSMA (1933) zufolge handelt es sich bei Mitteilungen solcher Art vielfach nicht um echte, sondern um sekundäre Polyglobulien und auch der familiär auftretende Typ der Erkrankung ist, wie NADLER und COHN (1939) annehmen, nicht der echten Polycythämie gleichzusetzen. Von ENGELKING, HITTMAIR, WIELAND u. a. sind Stammbäume mit mehreren, sogar zahlreich erkrankten Familienmitgliedern beschrieben worden. — Männliche Patienten überwiegen um ein Geringes. LAWRENCE gibt das Verhältnis mit 57% Männern zu 43% Frauen an, CALABRESI und MEYER (1959) mit 64:36%, WASSERMANN (1954) mit 1,8:1.

Charakteristisch ist der allmähliche Beginn der Krankheit, deren subjektive Symptome durch eine Überbeanspruchung des Herzens und des Kreislaufs bestimmt werden. Die Patienten klagen über Kopfschmerzen, Müdigkeit, Schwindelanfälle, Ohrensausen, Hautjucken, über Beklemmungen, Atemnot, auch über psychische Störungen, wie Schlaflosigkeit, Depressionen, Gereiztheit u. a. m.

Die meisten objektiven Zeichen sind auf die große Blutmenge, auf die Verlangsamung der Blutzirkulation und die andersartige Blutzusammensetzung zurückzuführen. Es besteht eine Erythrocyanose, und die sichtbaren Schleimhäute, vor allem die Konjunktiven, sind dunkelrot verfärbt. Die Gefäßzeichnung der Lungen tritt röntgenologisch ungewöhnlich deutlich in Erscheinung. Die Schatten der vergrößerten Hili und verbreiterten Gefäße sind scharf begrenzt und pulsieren, was kymographisch nachgewiesen werden kann (BREDNOW, 1952). Nach RICHTER (1960) unterscheidet sich das Lungenröntgenbild der sekundären von der primären Polyglobulie in charakteristischer Weise: Bei ersterer sind die pulmonalen Stammarterien hochgradig erweitert und verengen ihr Kaliber sprunghaft nach der Peripherie. Die echte Polycythämie geht hingegen mit einer bis in die Randzonen verstärkten Gefäßzeichnung einher. Zunehmende Unschärfen und Trübungen im Röntgenbild deuten ein Versagen des kleinen Kreislaufs an. Der Blutdruck ist wie bei anderen Patienten zu bewerten, und die Abgrenzung der von GAISBÖCK (1922) beschriebenen Sonderform erscheint heute nicht mehr berechtigt. Das gleiche gilt für das von MOSSE (1914) beschriebene Syndrom der mit Lebercirrhose und Ikterus vergesellschafteten Polycythämie. Die Leber wird meistens lediglich infolge einer abnormen Blutfüllung vergrößert angetroffen (SOHVAL, 1938). Ein Milztumor ist konstant vorhanden; er pflegt primär klein zu sein und kann mitunter nur röntgenologisch nachgewiesen werden. Nach BERLIN und LAWRENCE (1951) besteht eine Korrelation zwischen ausgeprägten Splenomegalien und der Erhöhung der Zahlen von normalen und unreifen weißen Blutzellen. Osteosklerosen im Röntgenbild, z.B. der Befund eines Bürstenschädels u. a., gehören nicht zum Krankheitsbild, deuten aber einen Übergang in eine Osteomyelosklerose an. Peptische Geschwüre des Magens und des Zwölffingerdarms kommen häufiger als bei anderen Patienten vor, und es sind Thrombosen der Schleimhautgefäße, denen hierfür ein pathogenetisches Moment zugeschrieben wird (WILBUR und OCHSNER, 1935). Auf Zusammenhänge zwischen Mesenterial- und Portalvenenthrombosen und Polycythämie hat JACOBI (1928—1030) aufmerksam gemacht. Die Plethora der Nieren führt zu Harnveränderungen, zu einer Hemmung der Harnsäureausscheidung, u.U. zum Zustandekommen einer echten Gicht (WINTROBE, 1961). Harnkonkremente kommen häufig vor. Im Verlauf der Polycythämie kann sich die erhöhte Nierendurchblutung durch Verlangsamung des Blutstromes erniedrigen und zu einer Verminderung des Plasma- und Glomerulusfiltrats führen. Hieraus ergibt sich die Gefahr einer Nierenfunktionsstörung und im weiteren Verlauf die einer Urämie. DELAMORE u. Mitarb. (1962) haben den Harntrakt bei Polycythämiekranken systematisch untersucht. Sie fanden röntgenologisch nachweisbare Veränderungen an den Nieren, den Nierenkelchen und -becken bei sekundären Erythrocytosen, aber nie bei der Polycythaemia vera.

RAMES (1961) reiht die häufigsten Symptome in seinem Beobachtungsmaterial folgendermaßen ein: In 100% der Fälle wies die Haut eine starke Rotfärbung auf, in 93% klagten die Patienten über Kopfschmerzen, in 33,5% über ein Unlust- und Mattigkeitsgefühl; bei 3,7% traten thrombotische Erkrankungen auf, bei 1% neurologische oder psychiatrische Symptome.

2. Der Blutbefund

Das klinische Bild wird in erster Linie durch den Blutbefund gekennzeichnet. Die Zahl der roten Blutkörperchen ist erhöht, 6—8 Millionen werden gewöhnlich angetroffen; über Zahlen bis 15 Millionen wurde berichtet. Letztere Werte sind allerdings mit Kritik hinzunehmen, da bereits 12 Millionen Blutzellen bei normalem Volumen der Einzelzelle den gesamten Raum eines Kubikmillimeters ausfüllen müssen (WINTROBE, 1961). Es sind, wie zu erwarten, aber wie sich auch durch Supravitalfärbung leicht feststellen läßt, hauptsächlich die jungen Erythrocyten vermehrt.

Die Blutmenge ist vergrößert, doch nicht im Verhältnis zur Zellvermehrung. Das Gesamtvolumen der Erythrocyten, das am besten mit ^{32}P oder ^{51}Cr bestimmt wird, ist erhöht. Das Plasmavolumen kann normal oder erniedrigt sein, es ist von SISKINA (1961) als stets erniedrigt angetroffen worden. Der Hämatokrit ist erhöht und übersteigt den Wert von 50% meistens beträchtlich. Die Viscosität des Blutes ist erhöht ($\eta = 8-10$), die Sinkgeschwindigkeit der Blutkörperchen verzögert. Das Blut sättigt sich zu normalem Ausmaß mit Sauerstoff. Der Hämoglobinwert ist absolut erhöht, der Färbeindex liegt bei eins oder darunter. Die Steigerung der Erythropoiese und eine beschleunigte Eisenclearance im Plasma führen zu einem Plasmaeisenmangel, der zu den Erscheinungen des Plummer-Vinson-Syndroms führen kann. Dies wird insbesondere nach zahlreichen Aderlässen beobachtet. Fälle, die mit verminderten Eisenwerten und gleichzeitig vermindertem Färbeindex einhergehen hat HEILMEYER als chlorotische Polycythämien bezeichnet. Die Erythrocyten sind in mäßigem Grad anisocytotisch, weniger poikilocytotisch. Die Price-Jones-Kurve ist gewöhnlich verbreitert.

Das regelmäßige Vorkommen einer neutrophilen Leukocytose ist differentialdiagnostisch wichtig. Normale oder leicht erhöhte Zahlen von weißen Zellen entsprechen einer sekundären Polyglobulie, solche von 10000—15000 einer Polycythämie, höhere Werte einer leukämischen Entartung. Geringe Linksverschiebungen pflegen vorhanden zu sein. In typischen Fällen sind die Blutplättchen vermehrt, aber die große Thrombosebereitschaft wird auch auf eine erhöhte Lädierbarkeit des Gefäßendothels zurückgeführt. Gleichzeitig besteht auch eine große Blutungsbereitschaft, die früher nur auf eine Erniedrigung des Fibrinogens (Faktor I) bezogen wurde. Neuere Forschungen haben die Möglichkeit von Verminderungen des Prothrombins (II) und anderer Prothrombinumwandlungsfaktoren erwiesen, wie des Proaccelerins (V), des Proconvertins (VII) und des Stuartfactors (X) (AGGELER u. Mitarb., 1961). Unter 12 Patienten mit Polycythämie stellten THIES und SAUER (1955) 2mal einen Faktor V-Mangel, 3mal einen Faktor VII-Mangel fest; bei 3 weiteren Patienten waren beide Faktoren vermindert. Nach ROSENTHAL und BASSEN (1938) ist das Coagulum Polycythämiekranker mit hohen Thrombocytenwerten locker, zerfließlich und wenig retraktionsfähig. Diese Autoren erblicken in ihren Befunden eine Erklärung für das gleichzeitige Bestehen einer Neigung zu Hämorrhagien und auch zur Thrombosierung. Sie warnen vor der Anwendung von Antikoagulantien bei Polycythämikern ausdrücklich.

Das Punktat des Knochenmarks erweist eine Hyperaktivität erythroblastischer, granulocytärer und megakaryocytärer Elemente. Die Zahl der Erythroblasten schwankt, bezogen auf 100 kernhaltige weiße Zellen, zwischen 50 und 140%. Die reifen Formen überwiegen gegenüber den Proerythroblasten und Makroblasten. Auch die Markreticulocyten sind vermehrt. Die lebhaftere Granulopoiese kommt in einer Vermehrung der Myeloblasten und Promyelocyten zum Ausdruck. Die Megakaryocyten können deutlich vermehrt sein, wobei die reifen Formen stärker als die unreifen beteiligt sind. Das Zellbild ist vielmehr in quantitativer als in qualitativer Hinsicht verändert. NAEGELI (1931) bezeichnet es als den Ausdruck einer hyperplastischen Panmyelopathie, DAMESHEK und

Henstell (1940) als den einer Panmyelose. Die Natur dieses Zustandes bringt es mit sich, daß Übergänge in Thrombocytämien und in terminale Leukämien vorkommen. Übergänge zur Myelofibrose äußern sich am frühesten in Markpunktaten, wie die Markfibrose, das Vorkommen von Fibrocyten und Reticulumzellen vermischt mit immer spärlicher werdenden Markelementen, erweisen (Rohr, 1960).

3. Verlauf und Prognose

Die Polycythaemia vera ist eine chronisch schleichend beginnende Erkrankung, die vielfach erst nach schon längerem Bestand erkannt wird. Die gerötete Gesichtsfarbe kann als Zeichen besonderer Gesundheit mißdeutet, eine allgemeine Müdigkeit, Kopfschmerzen, Ohrensausen und ähnliche Symptome als Ausdruck allgemein nervöser Beschwerden aufgefaßt werden. Subjektive Symptome fehlen mitunter über lange Zeit überhaupt, so daß die Diagnose zufällig gestellt wird. Die Polycythämie kann lange Zeit gutartig verlaufen. Sie ist aber unheilbar und verkürzt die Lebenserwartung, wenn nicht behandelt wird, in eindeutiger Weise. Die Lebenserwartung beträgt nach Videbaeck (1950) bei Männern 4,5, bei Frauen 7,3, im Durchschnitt 6,7 Jahre. Tinney u. Mitarb. (1945) haben 163 Krankengeschichten epikritisch untersucht; nur 36 Patienten überlebten das 5. Jahr nach der Diagnosestellung. Es sind aber auch Überlebenszeiten bis zu 20 Jahren beobachtet worden. Lee (1937) sagt wörtlich: „Die Prognose ist unvermeidlich fatal, man muß sich aber erinnern, daß es sich um eine chronische Erkrankung handelt, die sich über mehrere Monate, aber auch über viele Jahre hinziehen kann. Der Verlauf der echten Polycythämie, deren Diagnose gewöhnlich nicht früher als nach einem Jahr gestellt wird, erstreckt sich über eine Reihe von Jahren.“ Remissionen und Exacerbationen wechseln ab. Die Kranken werden am meisten durch Kreislauf- und kardiale Insuffizienzen, durch thrombotische, embolische und hämorrhagische Ereignisse bedroht. Übergänge in eine Myelosklerose oder häufiger in eine Leukämie kommen vor und beschleunigen den Krankheitsverlauf wesentlich (s. Abschnitt IV).

Die moderne Therapie vermag allerdings, die Prognose der Polycythämie entscheidend zu beeinflussen. Lawrence, der die größte Erfahrung auf diesem Gebiet besitzt, verweist darauf, daß es heute möglich ist, die Überlebensdauer, die er im Durchschnitt bei behandelten Patienten mit 13,3 Jahren (in einer Diskussionsbemerkung zu Dameshek sogar mit 16,3 Jahren) angibt, schlechthin zu verdoppeln. Demnach ist die Lebenserwartung von Polycythämiepatienten, die mit ^{32}P behandelt werden „nur um ein Geringes ungünstiger als bei normalen Menschen der gleichen Altersklasse und günstiger als sie von Diabetespatienten unter Insulinbehandlung oder von Perniciosapatienten unter der Behandlung mit Leberextrakten berichtet wird“.

II. Allgemein therapeutische und medikamentöse Maßnahmen

Eine Behandlung, durch welche die Polycythämie vollkommen ausgeheilt werden kann, ist nicht bekannt. Durch allgemein therapeutische und medikamentöse Maßnahmen kann die Strahlentherapie, die heute als Methode der Wahl gilt, wirksam unterstützt werden.

Die, der Plethora entsprechend, am nächsten liegende und am längsten gehandhabte Behandlungsmethode stellt der Aderlaß dar. Ein solcher drückt tatsächlich die Zellzahl brüsk herab, er löst aber gleichzeitig einen Reiz zu intensivierter Blutneubildung aus. Oft wiederholte Aderlässe verfehlen schließlich ihren Zweck und werden wegen zunehmender Thromboseneigung immer schwerer durchführbar. Der Aderlaß ist daher mehr bei Fällen mit niedrigen Thrombocytenwerten indiziert. Er hat volle Berechtigung in Situationen, in denen eine rasch wirksame, wenn auch nur temporäre Entlastung angestrebt wird. In Verbindung mit der Radiophosphor-Therapie wird er heute wieder von vielen Autoren empfohlen, da durch ihn der nur langsam einsetzenden Strahlenwirkung ein akuter Effekt vorangesetzt wird, der durch die nachfolgende Blutbildungshemmung von seiten des Isotops den flüchtigen Charakter und die Reizwirkung auf eine Blutneubildung verliert.

Für sich und ohne sonstige Maßnahmen angewandt, führt der Aderlaß zu keiner echten Remission und ist heute nur bei schwangeren Frauen oder bei Kindern gerechtfertigt, die zu bestrahlen, oder denen Radiophosphor zu geben man sich scheut.

Eine eisenarme Diät zu verordnen ist versucht und wieder aufgegeben worden. Sie wurde von DAMESHEK (1950) in Verbindung mit systematischen Aderlässen als eine der Pathophysiologie der Erkrankung weitgehend gerecht werdende Maßnahme empfohlen. Eine eiweißarme Kost scheint förderlich zu sein. Polycythämiekranke sollen psychische und physische Anstrengungen meiden, auch Alkohol. Sie dürfen kein allzu seßhaftes Leben führen, da eine mangelnde Kreislaufbelebung das Zustandekommen von Thrombosen fördert. Wegen der Blutungsgefahr sollten chirurgische Eingriffe nach Möglichkeit vermieden werden.

Als Medikamente fanden hämolytische Gifte und Cytostatica Anwendung. Man hat sich am meisten des Phenylhydrazins bedient, mit dem es möglich ist, intravital Blut zu zerstören. Dieser Stoff ist toxisch und greift nur reife Erythrocyten an, während er einer Neubildung dieser Zellen keinen Einhalt gebietet. Arsen, hauptsächlich in Form der Fowlerschen Lösung, hat sich als unwirksam erwiesen, und Cytostatica, wie Urethan, Triäthylen, Melamin (TEM), auch Trenimon u. a., sind von zweifelhafter Wirkung. Die zu erzielenden Erfolge sind unsicher und rechtfertigen höchstens einen Versuch bei strahlenrefraktären Fällen.

Bei Patienten, die auf ^{32}P-Gaben refraktär geworden sind, oder die sich gegen die Anwendung eines radioaktiven Mittels sträuben, empfahl LOUIS (1958) die Anwendung von Busulfan (Myleran). Er empfiehlt, mit 5 mg Myleran täglich zu beginnen und nach 2—3 Monaten, je nach dem Ansprechen, die Dosis zu erhöhen oder zu senken. Eine mindestens wöchentliche Überprüfung des Blutbildes ist unumgänglich notwendig, um Leuko- und Thrombopenien zu vermeiden.

Des Interesses halber möge noch die 1940 von DUVOIR inaugurierte Behandlung der Polycythämie mit Ankylostoma duodenale erwähnt werden. Dieser Parasit saugt sich an der Dünndarmschleimhaut fest und erzeugt durch konstante Blutentziehung eine Anämie. Durch einen künstlich gesetzten Infekt soll es gelingen, das Blutbild Polycythämiekranker zu normalisieren. Hierüber berichteten NAGATY und ZANATY vor der Royal Society of Tropical Medicine and Hygiene in London im März 1949.

1. Historisches zur Strahlentherapie

LEOPOLD FREUND zufolge hat der amerikanische Arzt NIKOLAS SENN (1903) zum erstenmal Röntgenstrahlen zur Behandlung einer Blutkrankheit angewandt. Durch Bestrahlungen der Milz ist es SENN 1902 bei zwei Leukämikern gelungen, Splenomegalien zu verringern und den Blutbefund zu bessern. Da zu dieser Zeit der Milzveränderung bei der Polycythämie eine ursächliche Bedeutung zugeschrieben wurde, lag es nahe, die Milz auch bei diesen Kranken zu bestrahlen. Die Ergebnisse haben aber enttäuscht. PARKES-WEBER, VAQUEZ und LAUBRY, v. DECASTELLO und KIENBÖCK, PAGNIEZ u. Mitarb., PANCOAST, KÜTTNER u. a. konnten Milz-Tumoren mit Hilfe von Röntgenstrahlen wohl mitunter verkleinern, das übrige Krankheitsbild aber in keiner Weise beeinflussen. Die meisten Autoren berichteten über ein Versagen, einige sogar über ungünstige Beeinflussungen durch die Therapie. Da aber selbst Splenektomien stets wirkungslos blieben, besann man sich bezüglich eines röntgenologischen Vorgehens auf die von TÜRK (1902) entwickelte Vorstellung, daß der Polycythämie primär eine Knochenmarkerkrankung zugrunde liegen muß. Man begann Skeletabschnitte zu bestrahlen. JOHN PARKINSON (1912) machte den ersten Versuch und konnte 1912 berichten, daß ihm bei einigen Fällen durch langdauernde Röntgenbestrahlungen von Knochen Besserungen des Erkrankungszustandes gelungen waren. Die Besserungen betrafen das Blutbild und das subjektive Befinden; sie hielten über Zeitabschnitte an, wie vorher noch nach keiner anderen Behandlungsmethode. Zögernd wurde diesem Beispiel gefolgt. Durch die Röntgenbestrahlung des

Sternums und der Tibien erzielte ARNSPERGER 1916 bei seinem Patienten eine „wesentliche Besserung". TANCRÉ (1917) beobachtete nach einer Arsenkur eine Verschlechterung, nach „ausgiebiger" Bestrahlung langer Röhrenknochen eine „sehr wesentliche Besserung des Allgemeinzustandes". Im Zweifel darüber, eine gesteigerte Erythropoiese zu hemmen oder eine abnorme Hemmung des Erythrocytenuntergangs zu lösen, tastete sich HERRNHEISER (1919) vorsichtig an ein therapeutisches Ziel heran und erreichte es durch Bestrahlung der Oberschenkel und des Sternums mit insgesamt 230 X-Einheiten. Schließlich legte LUEDIN 1917 und 1920 Arbeiten vor, durch die eine planvolle, zielbewußte Bestrahlungstechnik bei der Polycythämie ausgearbeitet werden konnte.

2. Die segmentäre Skeletbestrahlung nach Parkinson

LUEDIN bestrahlte sämtliche Knochen des Körpers der Reihe nach und zwar am Anfang täglich eine Knochenpartie mit zwei „Volldosen nach SABOURAND-NOIRÉ", später täglich zwei Knochenpartien mit je zwei Volldosen. Er verabfolgte bis 94 solcher Volldosen innerhalb von 7 Wochen. Die an 3 Patienten erzielten Erfolge veranlaßten den Autor, Röntgenbestrahlungen von Polycythämiekranken sehr zu empfehlen. Bei FORSCHBACHS (1919) Fall stellte sich erst nach der 96. Bestrahlung ein Erfolg ein, der dem Autor sehr ermutigend erschien. STRAUSS (1920) hielt die Bestrahlung großer Skeletabschnitte für befähigt, eine Besserung auch bei hoffnungslos erscheinenden Patienten herbeiführen zu können. BÖTTNER (1920) forderte, daß jeder Polycythämiekranke einer systematischen Röntgentiefenbestrahlung unter Kontrolle des Blutbildes, besonders des Leukocytenbefundes, unterzogen würde. Er empfahl, die kurzen und langen Knochen in verschiedener Ausdehnung, je nach der Schwere der Erkrankung, unter Bevorzugung der Röhrenknochen, intensiv zu bestrahlen und kleine „Reizdosen" auf die Milz zu verabfolgen. FÖRSTER (1920) beschloß, bei seinem Patienten, dessen Milz schon erfolglos vorbestrahlt war, das die roten Blutzellen aufbauende Knochenmark durch hohe Dosen so zu schwächen, daß es die Produktion von roten Zellen einstellt. Damit gelang es ihm, eine als Heilung imponierende Besserung zu erreichen. STEIGER (1923) bestrahlte „mäßig intensiv" und ausschließlich Skeletabschnitte, auch wenn sich die Milz als das am meisten veränderte Organ dazu anbot. SCHÜTZE (1923) bestrahlte die Milz mit schwachen, das Knochenmark mit hohen Dosen. Er verfolgte damit den doppelten Zweck der Vermehrung der Blutzerstörung und der Verminderung der Blutbildung. MILANI (1926 und 1929) bestrahlte nur lange Röhrenknochen und verabfolgte 40% der HED* jedesmal, bei 40 Sitzungen insgesamt. Im Verlauf dieser Behandlung sah er Milztumoren spontan zurückgehen. BAKKE (1926) bestrahlte 30mal und pro Sitzung mit $^3/_4$ der HED. RYSER (1926) hielt sich an LUEDINS Bestrahlungsplan. SCHMIDT (1926) beobachtete die Umwandlung roten Knochenmarks in Fettmark als Auswirkung von Bestrahlungen. WETTERER (1928) scheute sich nur dann, Schädelfelder einzustellen, wenn auf den Haarwuchs Rücksicht genommen werden mußte. DUBOWY (1929) forderte, daß jeder Fall von Polycythämie einer Röntgenbehandlung unterzogen werde. Er legte Wert auf hohe, doch individualisierte und durch Blutbildkontrollen überwachte Dosierung. Ein Fall von VEDEL u. Mitarb. (1929) mit leukämisch überlagertem Blutbild konnte durch 8 Bestrahlungen über mehrere Monate beschwerdefrei gemacht werden. PACK und CRAVER (1930) betonen, daß Röntgenbestrahlungen bei der echten Polycythämie indiziert, bei sekundären Polyglobulien kontraindiziert sind. CONNERY (1931) konnte Erythromegalien mit Röntgenstrahlen gezielter und nachhaltiger behandeln als mit Phenylhydrazin. MEYER und SLUYS (1932) setzten sich für die Verabreichung geringerer Dosen, von insgesamt nur 900 R ein und lehnten die Milzbestrahlung grundsätzlich ab. HOLFELDER und REISNER (1933) bestrahlten lange und platte Knochen, hielten ersteres Vorgehen für wirksamer und verzichteten auf Beckenbestrahlungen bei jüngeren Frauen. Sie bestrahlten bei schweren Fällen stets auch die Wirbelsäule und verwandten Gesamtdosen von 6000—12000 R innerhalb von 4—7 Wochen, Einzeldosen von 150—400 R OD. Auch KAPLAN (1939) dosierte noch relativ hoch, während LAHM (1943), ein Autor mit besonders langjähriger Erfahrung, vor Überdosierungen ausdrücklich warnte und Gesamtdosen von 3000 R nie überschritt. In den zwanziger Jahren hatte die „segmentäre Knochenmarkbestrahlung" bei der Behandlung der Polycythämie eine Vorrangsstellung inne. Da sie sehr schonend durchgeführt werden kann, ist sie „in Abstimmung mit den modernen Methoden auch heute noch vielfach berechtigt" (GILBERT, 1938).

3. Andere Bestrahlungsmethoden

Einen vollkommen anderen Weg schlug BUCKY (1927, 1928, 1939) ein. Er glaubte, mit Grenzbestrahlungen der Haut gleiche therapeutische Ergebnisse erreichen zu können wie mit Tiefenbestrahlungen des Knochenmarks. Er erklärte die Grenzstrahlenwirkung, die sich nur über Bruchteile von Millimetern in die Haut erstreckt, als reflektorischen Einfluß auf das vegetative Nervensystem. Wegen ihrer Gefahrlosigkeit könne die Methode beliebig wiederholt werden. An Hand gleichartiger Gedankengänge glaubte BALLERO (1928) sogar, nur mit Ultraviolettbestrahlungen auskommen zu können. Diese Anregung ist aber von keinem anderen Autor aufgegriffen worden.

Die Methode von LANGER (1935) stützt sich auf eine Theorie, derzufolge „hyperplastische Blutdyskrasien", wie die Leukämie, die Polycythämie, die Hodgkinsche Erkrankung, Folgen einer fehlgesteuerten, krankhaften Überfunktion des vegetativen Nervensystems darstellen sollen. Erfolge, die bei diesen Erkrankungen mit Hilfe von Röntgenstrahlen erzielt wurden, würden sich aus der Mitbestrahlung der vegetativen Ganglien und der durch diese ausgelösten Fernwirkung erklären lassen. LANGER bestrahlte bewußt nur die Grenzstränge aus paravertebralen Hals-, Brust- und Lendenfeldern. Seine Methode hat aber keine Nachahmung gefunden. Die Methode von HITZENBERGER (1934) hingegen hat die originelle Vorstellung von MORRIS zur Pathogenese der Polycythämie aufgegriffen und die Arbeitsweise mehrerer Strahlentherapeuten zu beeinflussen vermocht.

HITZENBERGER (1934) hat durch Intensivbestrahlungen des Magen-Pförtner-Bereichs den Hämoglobinwert bei seinen Patienten über mehrere Monate senken können. ANDERSEN u. Mitarb. (1938) bestrahlten den Pförtner und das Duodenum, um die suponierte Überproduktion des Intrinsic-Faktors durch die Pförtner- und Brunnerdrüsen zu dämpfen. RAVINA (1939) kontrollierte sogar die Feldeinstellung am Röntgenschirm, um die kritischen Organe genau zu treffen und die umliegenden zu schonen. Seine Dosierung beläuft sich auf mehrere Serien von 800 R mit Einzeldosen von 200 R jeden 3. Tag. ZUBIANI (1946) wandte wesentlich höhere Dosen an. HEILIG (1952) wählte große Oberbauchfelder und bestrahlte absichtlich auch die Leber, da dieses Organ den Intrinsic-Faktor speichert. STENSTROM u. Mitarb. (1940) waren an Hand einer sehr exakt durchgeführten Technik nicht imstande, die auf diesem Weg von anderen Autoren mitgeteilten Ergebnisse zu reproduzieren. Was tatsächlich erzielt wurde, führen sie auf die transabdominelle Bestrahlung der Wirbelsäule zurück, und spätere Autoren geben ihnen recht.

4. Die Ganzkörperbestrahlung nach Sgalitzer

Als viel gewichtiger ist der Vorschlag SGALITZERs erachtet worden, demzufolge der ganze Körper von Polycythämiekranken bestrahlt werden soll. SGALITZER folgte damit einem im Jahre 1905 von DESSAUER geäußerten Gedanken, durch mehrere zweckentsprechend im Behandlungsraum angeordnete Röhren den Patienten aus Distanz homogen zu durchstrahlen, ihn gewissermaßen in ein „Röntgenbad" zu versetzen. TESCHENDORF hat Ganzkörperbestrahlungen solcher Art bei Leukämiekranken angewandt, und SGALITZER hat ihre Indikation für die Polycythämie ausgebaut. Dem Vorschlag SGALITZERs wurde sofort von HOLZKNECHT zugestimmt, und eine Reihe von Autoren folgte, unter anderem PALTRINIERI (1933), PAPE (1934), GILBERT (1938), SIMON (1939), PIERSON und SMITH (1940), DECOURT (1942), RICHARDSON und ROBBINS (1948), PATERSON (1949). Die Technik wurde in Form von Distanzbestrahlungen aus $1^1/_2$—2 m bei vorderer und rückwärtiger Einstellung einheitlich gehandhabt, nicht aber so die Dosierungen.

SGALITZER verabreichte $^1/_2$ H-Einheit ($=^1/_{25}$ HED $=25$ R) pro Feld. PAPE 90 R. PATERSON empfahl mit 2×5 R (dorsal und abdominal) zu beginnen, täglich um 1 R zu steigern und über 2×10 R pro Sitzung, sowie über 175 R insgesamt innerhalb von 3 Wochen nicht hinauszugehen. Auch GILBERT dosierte sehr vorsichtig und unter ständiger Blutbildkontrolle, um Katererscheinungen und Zwischenfälle zu vermeiden. Er begann die Behandlungen mit abschnittsweisen Skeletbestrahlungen und ging erst dann auf die eingreifenderen Totalbestrahlungen über, wenn ersteres Verfahren versagte. HULSE hat experimentelle Untersuchungen durchgeführt und gefunden, daß ein Schädigungseffekt auf die erythropoietischen Knochenmarkelemente nicht proportional zu der auf den ganzen Körper eingestrahlten Dosis auftritt, sondern beim Überschreiten eines relativ niedrigen Schwellenwertes wieder absinkt. Eine optimale Beeinflussung läßt sich daher mit relativ kleinen Dosen besser als mit großen erzielen. RICHARDSON und ROBBINS (1948) berichteten über „ausgezeichnete Erfolge" bei 28 Kranken, die sie totalbestrahlt hatten. Im Hinblick auf die Phosphortherapie werden die Ganzbestrahlungen manchmal als für den Patienten unbequem bezeichnet. Dies trifft aber nur zum Teil zu. Ganzbestrahlungen lassen sich jedenfalls exakter dosieren, eine Tatsache, die für PATERSON Grund genug ist, sie der Isotopen-Methode vorzuziehen.

Diese Ansicht des sehr erfahrenen Strahlentherapeuten hat offensichtlich noch zu wenig Anklang gefunden. Nur FINZE sprach sich 1956 dahingehend aus, daß die Sgalitzersche Methode auch neben der Radiophosphorbehandlung an Bedeutung nicht verloren hat, und BUSCHMANN und KAESTNER (1961) ziehen sie bei jungen Patienten vor, wenn mit Komplikationen bei der ^{32}P-Behandlung gerechnet werden muß oder diese sich erschöpft hat.

5. Behandlungsversuche mit anderen Isotopen als mit Radiophosphor

Auf Anregung von OESER wandte KRÜGER im Jahre 1951 bei einem Fall von Polycythämie das natürliche Radioisotop Thorium X erfolgreich an. Nach intravenösen Injektionen von insgesamt 3000 elektrostatischen Einheiten in Einzeldosen von 500 bis 1000 Einheiten innerhalb eines Monats normalisierte sich der Blutbefund, ein Milztumor bildete sich zurück, und der Patient wurde beschwerdefrei. Thorium X ist ein Alphastrahler mit schwacher Gamma-Komponente (HWZ 3,64 Tage). Die geringe Reichweite der Alphapartikel und eine daraus resultierende Schwierigkeit bezüglich der Dosierung, auch eine geringe Elektivität stellen Nachteile der Behandlungsform dar. Auf sie ist zurückzuführen, daß die Methode gegenüber dem ^{32}P-Verfahren ganz in den Hintergrund gerückt wurde. Mit Natrium 24 haben JACOX (1948) sowie EVANS u. Mitarb. (1948) Versuche angestellt. Die Autoren berichten über unerwünschte Nebenwirkungen dieses kombinierten Beta-Gamma-Strahlers (HWZ 15 Std) und lehnen seine therapeutische Anwendung ab. Strontium-89, ein Betastrahler (HWZ 53 Tage), kann, JACOBSON und SMITH (1949) zufolge, eine toxische Wirkung entfalten, die innerhalb weniger Tage zu einer schweren Anämie und Leukopenie führt. Arsen-76 (ein Betastrahler mit Gamma-Komponente, HWZ 26,8 Std) wurde von MALLET u. Mitarb. (1957) versuchsweise angewandt, aber wegen des geringen Selektiveffekts auf blutbildendes Gewebe für die Polycythämiebehandlung als unzulänglich bezeichnet. DOBSON u. Mitarb. (1949) stellten mit radioaktivem Yttrium, mit Zirkonium und Niobium Untersuchungen an. Mit Hilfe von Yttrium-90 (Betastrahler, HWZ 61 Std) konnten BERLIN und LAWRENCE (1951) brauchbare Resultate erzielen; dennoch hat sich keine dieser Methoden einen Anhängerkreis zu erwerben vermocht.

III. Die Radiophosphorbehandlung nach Lawrence

In einer vorläufigen Mitteilung schlug LAWRENCE im Jahre 1940 vor, anstelle der bisher in der Medizin angewandten natürlichen radioaktiven Stoffe künstliche zu verwenden. Er hatte 7 Patienten radioaktives Natriumphosphat einverleibt, von denen 5 an Leukämie und 2 an Polycythämie erkrankt waren. Bei letzteren erzielte LAWRENCE gute und über längere Zeit anhaltende Resultate. Diesem Bericht folgten von anderen Autoren erst zögernd, dann lawinenartig ansteigend, weitere Publikationen. Sie bestätigten die Angaben von LAWRENCE und die Brauchbarkeit der Methode. Die Literatur zum Thema ist heute bereits sehr umfangreich. Das darin überwiegend geäußerte Urteil besagt, daß die ^{32}P-Methode, sachgemäß durchgeführt, zur Zeit als die Therapie der Wahl der Polycythaemia vera angesehen wird.

Die Indikation ist gegeben, wenn eine behandlungsbedürftige Polycythaemia vera diagnostiziert wird. Als Gegenanzeige werden niedrige Leukocytenwerte — unter 4000 — und niedrige Blutplättchenzahlen — unter 150000 — angesehen (DOERING). AGGELER u. a. scheuen sich, das Medikament Kindern zu verabreichen. Vorsicht erscheint auch bei Patienten im zeugungsfähigen Alter geboten, da, wie DOERING mit Recht annimmt, eine konzentriertere Bindung von Phosphor in den Gonadenzellkernen erfolgen kann. GOLDECK, GROTH und HORST haben im Tierversuch eine reversible Schädigung der Spermiogenese tatsächlich beobachtet. Auch während einer Schwangerschaft ist Zurückhaltung geboten. WOLFERS empfiehlt, solche Fälle weder radiologisch noch cytostatisch zu behandeln, sondern möglichst nur mit Aderlässen auszukommen. DAMESHEK hält eine Radiophosphorbehandlung der Polycythämie nur dann für angezeigt, wenn bereits manifeste Thrombosen vorliegen. HARMANN u. Mitarb. fassen auf Grund großer Erfahrung ihr Urteil über die ^{32}P-Therapie der Polycythämie wie folgt zusammen: „Sie ist von allen Methoden die aussichtsreichste und beansprucht den Patienten am wenigsten.

1. Zum physikalisch-chemischen und biologischen Verhalten des Radiophosphors

Der wirksame Stoff, den LAWRENCE ursprünglich angegeben hat und der heute noch allgemein verwendet wird, ist Radiophosphor 32 ($^{32}_{15}$P). Er stellt das erste künstlich radioaktive Element dar, das in der medizinischen Therapie angewandt wurde. Er wird durch Beschuß von natürlichem, rotem Phosphor ($^{31}_{15}$P) mit Deuteronen gewonnen, oder, einfacher, durch Bestrahlung von inaktivem Schwefel ($^{32}_{16}$S) mit Neutronen. Dabei entsteht unstabiler Schwefel ($^{33}_{16}$S) als kurzlebiges Zwischenprodukt. Das stabile Endprodukt aus dem Zerfall von $^{32}_{15}$P stellt $^{32}_{16}$S dar. Radiophosphor ist ein Betastrahler; die maximale Reichweite der β-Teilchen innerhalb von Wasser und Gewebe beträgt 7,5 mm, die mittlere 2 mm. Die maximale Energie entspricht 1,701, die mittlere 0,696 MeV. Die Halbwertzeit entspricht 14,2 Tagen. Wegen der geringen Reichweite ist der Strahleneinfluß örtlich beschränkt. Die integrierte Dosis von 1 μCi innerhalb von 1 g Gewebe beträgt insgesamt 726,5 rad, innerhalb der ersten 24 Std 35 rad. LAMERTON berechnet, daß eine Dosis von 0,2 mCi ^{32}P pro kg Körpergewicht zu einer Konzentration von 1 μCi pro Gramm Knochengewebe führt.

Da sich aktiver Phosphor in chemischer Hinsicht genau so wie inaktiver verhält, tritt er im Organismus in alle Phosphorverbindungen ein. Unter physiologischen Bedingungen wird der Gewebesaft nach der Injektion von ^{32}P sofort aktiv, was FREYSCHMIDT u. Mitarb. (1954) als Ausdruck eines hohen Phosphorbedarfs der Zellen werten. Radiophosphor wird in die Kreatinphosphorsäure und in die Adenosintriphosphorsäure (ATP) der Muskulatur eingebaut und ist im Apatit des Knochengewebes nachweisbar. Er wird von den Lipoidmembranen der Zellen und den Nucleinsäuren der Zellkerne aufgenommen. Die ersten Untersuchungen über den Einbau von ^{32}P in die Desoxyribonucleinsäure erfolgten durch HAHN und HEVESY (1940). Weitere experimentelle Untersuchungen über die Verteilung von zugeführtem ^{32}P liegen vor von MARINELLI, BAGLIONI u. Mitarb. u. a. Sie alle fanden eine nahezu ubiquitäre, aber dennoch inhomogene Verteilung im Körper.

Phosphor wird in keinem Organ in dem Maß gespeichert, wie Jod in der Schilddrüse, aber das Skelet nimmt den größten Anteil auf. Er konzentriert sich vornehmlich in den spongiösen, markhaltigen Knochenabschnitten und wird dort auch am längsten zurückgehalten, so daß der prozentuale Anteil im Skelet mit abklingender Gesamtaktivität allmählich ansteigt. Nach dem Knochengewebe nehmen Leber und Milz den größten Phosphoranteil auf. Die Konzentration in diesen drei für die Blutbildung besonders wichtigen Organen ist rund 6—10mal größer als in den übrigen Geweben (v. HEVESY, 1961). Zur Erklärung der geradezu spezifisch anmutenden Wirksamkeit des ^{32}P bei der Polycythämiebehandlung macht HEILMEYER auf folgende, z.T. experimentell belegte Zusammenhänge aufmerksam: Das polycythämische Knochenmark ist wegen geringer Gewebedifferenzierung nach dem Gesetz von BERGONIE und TRIBONDEAU strahlensensibler als normales Mark. Darauf beruht der auch durch Röntgenstrahlen erzielbare therapeutische Effekt. Phosphor wird aber vom proliferierenden Markgewebe in erhöhtem Maß aufgenommen, da die sich teilenden Zellen größere Mengen von Nucleinsäure produzieren und infolgedessen einer größeren Phosphormenge bedürfen. Der im ganzen Zellorganismus aufgenommene Radiophosphor übt auf diesen von innen her eine aktinische Wirkung aus. Dazu kommt, daß der in die Nucleinsäure eingebaute ^{32}P sich allmählich spontan in inaktiven Schwefel umwandelt. Schwefelatome sind aber an den entsprechenden Lokalisationen der Zellkernmoleküle nicht vorgesehen. Ihr Erscheinen anstelle von Phosphoratomen vermag den ganzen Molekülverband zu sprengen, so daß die Zelle auch noch durch rein chemische Späteinflüsse, durch das Auftauchen eines molekülfremden Stoffes geschädigt wird. Innerhalb des roten Blutsystems sind daher die kernhaltigen Vorstufen einer ungleich nachhaltigeren Beeinflussung ausgesetzt, als die kernlosen Erythrocyten des strömenden Blutes. Die mittlere Lebensdauer der Erythrocyten beträgt 120 Tage. Daraus erklärt sich vollauf die übrigens auch schon nach Röntgenbestrahlung immer wieder gemachte Erfahrung, daß die Zahl der roten Blutkörperchen langsam und erst nach längerer Zeit absinkt. Eine nennenswerte Beeinflussung des führenden Symptoms der Polycythämie kann vor der 6. Woche nach der ^{32}P-Gabe gar nicht erwartet werden (HEILMEYER).

LOW-BEER u. Mitarb. (1952) haben wertvolle Berechnungen zur Bestimmung der Strahlendosis nach intravenöser Verabreichung von ^{32}P angestellt. Sie fassen Knochen, Leber und Milz wegen der höheren und untereinander wenig differierenden Isotopenaufnahme, auch wegen ihrer gemeinsamen Beziehung zur Blutbildung als Knochenanteil („bone compartment") zusammen und stellen sie den restlichen Geweben („soft tissue compartment") gegenüber. Auf Grund von Messungen der Retention und der Ausscheidung nehmen sie eine zunächst gleichmäßige Verteilung des Phosphors im Organismus an, nach 3 Tagen aber einen spezifischen Konzentrationsunterschied innerhalb der beiden Compartments von 10:1. Vom 3. Tage an verlieren diese, entsprechend einer effektiven Halbwertszeit des Phosphors von 11 Tagen, 6,1% pro Tag. Die 12% der verabreichten Dosis, die während der ersten 3 Tage im Körper zerfallen, ergeben mit weiteren 58% der Dosis, die vom 3. Tag an zerfallen, eine Gesamtmenge von 70%, die innerhalb des Körpers aktiv wird. Nach Messungen und Berechnungen kommen 34% der ursprünglich verabreichten Dosis innerhalb des Knochencompartments zum Zerfall und 36% innerhalb des Weichgewebes. Die Integral-Dosis beträgt 316 gR pro μCi für den Knochen und 305 gR pro μCi für das gesamte Weichgewebe. Daraus ergibt sich eine Integraldosis für den gesamten Organismus von 621 gR pro μCi.

2. Die Applikation des Radiophosphors

Der Radiophosphor wird oral oder intravenös verabfolgt. Die Mehrzahl der Autoren bevorzugt letztere Form. Sie macht geltend, daß die Resorption aus dem Verdauungstrakt unsicherer ist, besonders wenn gleichzeitig eine Magen-Darm-Affektion besteht. Durch die orale Verabfolgung wurden sogar Durchfälle ausgelöst (ERF, LAWRENCE). Außerdem wird die Resorption durch die Anwesenheit von inaktivem Phosphor, durch Milch etc. und adsorbierende Stoffe beeinträchtigt. Die Ausscheidung erfolgt zum größten Teil mit dem Stuhl, und ihre Bestimmung ist schwieriger als aus dem Harn, durch den der wesentlichste Anteile des i.v. applizierten Phosphors eliminiert wird. Nachprüfungen haben ergeben, daß nach oraler Einverleibung 39% und nach intravenöser 52% der Dosis im Körper fixiert werden. Durch oral gegebenen Phosphor wird der Darm stärker belastet.

Die zu injizierende Lösung wird meistens trägerfrei verabfolgt, doch empfiehlt Oeser, 0,005% Na_2 HPO_4 als Trägersubstanz zuzusetzen. Der pH-Wert, der gegebenenfalls durch Zusatz von Natronlauge zur Phosphorsäure eingestellt werden muß, hat 7,3 zu betragen. Es ist zweckmäßig, wenn die Flüssigkeit durch Zusatz von isotonischer Kochsalzlösung auf eine Aktivität von 0,5 mCi pro cm^3 verdünnt und anschließend sterilisiert wird (Heilmeyer). Nur einmal wurde nach Injektion in eine schlechte Vene von einer kurzdauernden lokalen Strahlenreaktion berichtet.

Zugunsten der oralen Applikationsform spricht die größere Einfachheit der Methode und der Umstand, daß zumeist doch mit einer ausreichenden Resorption der einverleibten Dosis gerechnet werden kann. Dazu wird das Mittel dem Patienten morgens in nüchternem Zustand gegeben, und 3 Std nachher erhält er keine Nahrung. Kimarskaja verabreicht den Phosphor in einer 10%igen Glucoselösung. Goldeck, Groth und Horst sind von der intravenösen zur oralen Applikation übergegangen und halten letztere in der Praxis für günstiger.

Lamerton und Harris (1951) erhoben den Einwand, daß ein Teil des intravenös applizierten Phosphors in kolloidaler Form mehr vom reticulo-endothelialen System als vom Knochenmark aufgenommen werden könnte, für das er eigentlich bestimmt ist. Trotz dieses Bedenkens, das auch noch nicht vollkommen begründet erscheint, stellt die intravenöse Verabreichung heute den üblicheren und öfter begangenen Weg dar.

Es empfiehlt sich, unmittelbar oder besser noch 24 oder 48 Std vor der Verabreichung von Radiophosphor einen Aderlaß vorzunehmen. Besonders Heilmeyer setzt sich dafür ein, da er dem Proliferationsreiz durch diesen Eingriff eine die Sensibilität gegen Radiophosphor steigernde Wirkung zuschreibt. Dadurch kann, diesem Autor zufolge, die notwendige Dosis sogar herabgesetzt werden, was im Interesse einer geringeren Belastung der übrigen Organe wünschenswert ist. Ein Aderlaß, von dem ein ausreichender Reizeffekt erwartet werden kann, sollte 300 cm^3 (Goldeck et al.) oder, wenn der Hämatokrit mehr als 55% beträgt, 500 cm^3 nicht unterschreiten (Oeser). Zur Erleichterung eines großen Aderlasses spritzt man 10 min vorher 10000 E Heparin intravenös.

3. Die Bemessung der Dosis und ihre zeitliche Aufteilung

Die Behandlung mit Radiophosphor soll das Ziel verfolgen, das hyperplastische Knochenmark hemmend, aber nicht zerstörend zu beeinflussen. Bloß durch eine künstlich verminderte, verlangsamte Neubildung von Blut sollen dessen pathologische Werte normalisiert und die subjektiven und objektiven Krankheitssymptome günstig beeinflußt werden. Dabei strebt die Therapie unmittelbar nur eine Minderung des Erythrocytenvolumens an und erreicht dies durch Drosselung des Aufbaues, nicht durch Förderung des Abbaues. Die normale Abbaurate von 0,85% pro Tag soll also nicht überschritten werden. Nur eine Dosierung, die einer Reihe von Faktoren, auch solcher ganz individueller Art, gerecht wird, vermag ein optimales Ergebnis zu erreichen.

Fauvert u. Mitarb. gehen von einer pauschalen Standarddosis aus, die sie mit 7 mCi angeben; kleinere Mengen seien deutlich weniger erfolgreich. Da es aber in erster Linie gilt, die Menge des aktiven Stoffs der Masse des Körpers anzupassen, dosieren zahlreiche Kliniker in Abhängigkeit vom Körpergewicht. Buschmann und Kaestner berechnen 0,07—0,08 mCi pro kg Körpergewicht, Colier et al. 0,1 mCi/kg, Dörffel 0,08—0,1 mCi pro kg, Friedberg 0,1—0,14 mCi/kg, Goldeck und Horst 0,062—0,072 mCi/kg, Pabst et al. 0,1 mCi/kg, Schmidt 0,08—0,1 mCi/kg, Waschulewski 0,08—0,1 mCi/kg. Der Gewichtsfaktor wird also weitgehend einheitlich beurteilt. Vergleicht man aber absolute Mengenangaben, so fallen Differenzen und weitgesteckte Dosierungsspannen auf. Es wurden Einzeldosen von 1—12 mCi verabfolgt, und erst solche von 15 mCi aufwärts werden allgemein als gefährlich angesehen. Die Mehrzahl der Autoren entscheidet sich für Anfangsdosen innerhalb der Grenzwerte von 3 und 7 mCi (Abbatt, Calabresi und Meyer, Heilmeyer, Horst, Lawrence, Oeser u. a.). Solche Unterschiede überraschen nur zum Teil, da die Radiosensibilität von Fall zu Fall differiert oder doch als sehr differierend aufgefaßt wird. Heilmeyer betonte besonders die Notwendigkeit einer dem Einzelfall angepaßten Dosierung. Der Faktor der individuellen Ansprechbarkeit müsse, so schwer er auch zu ermitteln ist, doch nach Möglichkeit berücksichtigt werden. Der Allgemeinzustand, das Alter, das Geschlecht sind ins Kalkül zu ziehen. Jüngere Patienten sind empfindlicher, und bei Frauen lassen sich Remissionen mit geringerer Aktivität erzielen. Reinhard u. Mitarb. wollen die Schwere des Krankheitsbildes berücksichtigt wissen. Sicher spielen die Ausgangswerte von Hämoglobin und Erythrocyten für die Dosisbemessung nur eine untergeordnete Rolle. Hohe Erythrocytenzahlen lassen sich besser beeinflussen als relativ niedrige, und sie bedürfen daher keiner höheren Dosierung (Goldeck, Heilmeyer, Lawrence u. a.). Es war besonders Dörffel, der an Hand genauer Beobachtungen feststellt, daß das rote Blutbild für die individuelle Dosierung bedeutungslos ist; vielmehr ist das weiße Blutbild zu berücksichtigen. Fälle mit hohen Leukocytenausgangswerten sprechen schlecht an, dürfen aber nicht höher, sondern müssen vorsichtiger dosiert werden. Dörffel empfiehlt hierbei zu fraktionieren. Vorsicht ist besonders angezeigt, wenn sich eine Erythroleukämie bemerkbar macht. Auch bei niedrigen Leukocytenausgangswerten darf man unbedenklicher vorgehen, und eine Fraktionierung empfiehlt sich in solchen Fällen nicht. Zur Frage des konstitutionellen Faktors äußert sich Dörffel: Hagere, untergewichtige Männer bedürfen einer relativ höheren Dosis als übergewichtige, da letztere mit stoffwechselinaktiver Masse behaftet sind, die bei der Dosisberechnung mitzählt, aber kein Phosphat aufnimmt. Die Blutbildungsstätten schwerer Männer erhalten daher die relativ höhere Dosis. Nur bei Frauen scheinen solche Beziehungen nicht zu bestehen. Dörffel hält auch Bestimmungen der ^{32}P-Ausscheidung, wenigstens in den ersten Tagen, für notwendig, da diese, zwischen 5 und 45% schwankend, für eine individuelle Dosierung sehr ins Gewicht fällt. Russische Autoren verabfolgen den Radiophosphor mit Vorliebe fraktioniert in kleinen Dosen. Donskoj und Polenko gaben 1,5 bis 2 mCi jeden 5.—10. Tag, bis insgesamt 6—10 mCi. Fil'kova verabreichte in Abständen von 10 Tagen 2 mCi und steigerte bis maximal 8 mCi. Auch Leroy wiederholte in Abständen von 8—14 Tagen Mengen von 1 mCi so lange, bis er den gewünschten Erythrocytenabfall feststellen konnte. Wolfers ließ einer Aktivität von 2—7 mCi eine zweite ähnlich große Dosis nach 120 Tagen folgen. Er erzielte damit prompte Remissionen, mitunter sogar eine vorübergehende Anämie. Aber die Mehrzahl der Autoren vermeidet es zu fraktionieren und strebt grundsätzlich danach, eine möglichst nachhaltige Remission durch eine Volldosis zu erreichen. Sie nimmt dabei bewußt den Nachteil in Kauf, nach einigen Monaten eine zweite oder auch weitere Behandlungen durchführen zu müssen. Es sind eben nur Remissionen, die bei der echten Polycythämie erreicht werden können und keine Dauerheilungen.

Doering hat einen Weg angebahnt, um die zu den blutbildenden Organen gelangende Radiophosphoraktivität in R oder in rad vorauszubestimmen. Mit Recht verweist Doering auf die Nachteile der Dosierung in mCi. Sie vermag nicht, die im Gewebe tatsächlich zur Wirkung gelangende Strahlenmenge zu ermitteln und daher auch individuelle Unterschiede zu berücksichtigen. Diesem Autor zufolge bietet die mCi-Dosierung überhaupt keine Möglichkeit für eine vergleichende Beurteilung des therapeutischen Erfolges, Doering hat das Ergebnis komplizierter mathematischer Ableitungen auf graphischen Tafeln veranschaulicht und dadurch für den praktischen Gebrauch ausgerichtet. Er verabreicht seinen Patienten als Erstgabe grundsätzlich eine mittlere Körperdosis von 40 rad. Meistens war noch eine zweite Verabreichung, mitunter eine dritte zur Erzielung einer befriedigenden Remission notwendig. Durchschnittlich waren hierzu insgesamt 58 rad, mit einer Streuung zwischen 33 und 88 rad notwendig. Dabei ließ sich feststellen, daß die zur Erreichung gleicher mittlerer Körperdosen erforderlichen mCi-Zahlen bei verschiedenen Körpergewichten bis 150 % differieren. Gleiche, in mCi bemessene Radiophosphormengen können also verschiedene Patienten einer völlig verschiedenen Strahlenwirkung aussetzen. Durch sein Vorgehen und gestützt auf die Arbeit von Low-Beer, Blais und Scofield war es Doering möglich, die Dosis pro Gramm Gewebe im „Knochenanteil" (Skelet, Leber und Milz) und im „Restgewebeanteil" in R, also auch in rad, zu ermitteln. Da die Speicherfähigkeit des „Knochenanteils" größer ist, fand er unter Berücksichtigung des im Verhältnis zur gesamten Körpermasse geringen Skeletgewichts eine pro Gramm „Knochengewebe" rund 9—10mal höhere Aktivität als pro Gramm „Restgewebe". Die geringe mittlere Dosis von 6,86 mCi ^{32}P, die Doering bei 18 Patienten benötigte, um eine lang anhaltende Remission zu erzielen, scheint zu erweisen, daß er sparsamer, also auch zweckentsprechender, weil individueller dosierte als die meisten anderen Kliniker.

Die zweite und weitere nachfolgende Radiophosphorgaben sind bezüglich ihrer Höhe und ihrer zeitlichen Anordnung nach dem Erfolg der ersten auszurichten. Sie werden von der Mehrzahl der Kliniker geringer dosiert, von Heilmeyer mit $^1/_2$—$^3/_4$ der Erstgabe. Dieser Autor bleibt insgesamt bei einem Durchschnitt von 7—10 mCi maximal von 30 mCi. Noch höhere Gesamtdosen, auch über lange Zeit hin verteilt, werden vielfach als leukämiegefährdend angesehen. Der Fall von Skversky u. Mitarb., dem im Verlaufe von 11 Jahren 61 mCi ^{32}P verabreicht wurden, steht einzig da. Die Frage, wann wieder ^{32}P gegeben werden soll, beantwortet ausschließlich der Zustand des Patienten. Allgemeine Beschwerdefreiheit sollte die Wiederholung der Behandlung möglichst hinauszögern, wenn sich auch das Blutbild bereits wieder verschlechtert haben sollte (Dörffel, 1960). Die nächstfolgende Verabreichung darf frühestens 3—4 Monate nach einer vorangegangenen Volldosis durchgeführt werden, da diese bis dahin noch wirksam ist und die entsprechende Remission zu dieser Zeit erst einsetzen kann.

4. Ergebnisse der ^{32}P-Behandlung und ihre Komplikationen

Die bisher vorgelegten Erfahrungen sind bereits umfangreich. Lawrence u. Mitarb. überblickten 1953 ein Krankengut von 263 Fällen, Heilmeyer (1961) von 220 Fällen, Stroebel und Law an der Mayoklinik (1958) von 371 Fällen, Calabresi und Meyer (1959) von 97 Fällen. Low-Beer legte am 7. Internationalen Kongreß für Radiologie eine Sammelstatistik von 2140 Fällen vor. Daraus erfährt man übereinstimmend, daß sich ein Behandlungsergebnis am besten aus dem subjektiven Befinden der Kranken feststellen und am Blutbefund objektivieren läßt, daß jedes Einzelsymptom der Polycythämie beeinflußbar ist.

Die frühesten Auswirkungen der ^{32}P-Therapie sind subjektiver Art. Das Krankheitsgefühl schwindet, die allgemeine Mattigkeit geht zurück. Zentralnervöse Erscheinungen, wie Vergeßlichkeit, Gereiztheit, Kopfschmerzen und depressive Stimmungslage, verschwinden oder bessern sich weitgehend. Erweisen sie sich als unbeeinflußbar, dann liegen meistens irreversible Gehirnveränderungen auf Grund von Thrombosen, Blutungen und sklerotischen Gefäßschäden vor. Ein Pruritus, Erythromyalgien pflegen sich zurückzubilden. Der Verminderung der Plethora entsprechend, bessern sich die Rubrocyanose, das rotsträhnige Aussehen der Augen etc.

Das Verhalten des Blutbildes stellt einen wesentlichen Prüfstein der Therapie dar. Die Rückbildbarkeit der Zellzahlen ist eindeutig. Die Reticulocyten, die bereits nach 14 Tagen abnehmen, werden als empfindlicher Indicator angesehen. Umgekehrt wird auch ihr Wiederanstieg als Vorläufer eines Rezidivs erachtet. Die Zahl der roten Blutkörperchen beginnt nach den 120 Tagen, die ihrer mittleren Lebensdauer entsprechen, abzusinken und geht bei entsprechender Dosierung vollkommen oder nahezu zur Norm zurück. Anämische Zustände gleichen sich meistens bald wieder spontan aus. Nur eine Überdosierung führt zu einer ausgesprochenen Anämie, die Bluttransfusionen und entsprechende Medikationen erforderlich macht. Untersuchungen Doerings zufolge ändern sich die roten Blutkörperchen selbst nicht, ihre osmotische Resistenz, ihr elektrokinetisches Oberflächenpotential bleiben erhalten. Nie wurde eine hämolytische Wirkung des ^{32}P beobachtet.

Abbatt hat ein promptes Absinken der Thrombocyten festgestellt, dessen Minimum nach 4—6 Wochen erreicht wird. Anschließend sollen sich die Plättchen rasch wieder vermehren. Der Tiefwert wird übersehen, wenn man nicht häufig, mindestens einmal pro Woche, nachsieht. Er wird von Abbatt als frühes Kriterium für die Wirksamkeit der Therapie angesehen, denn eine Vollremission sei nur dann zu erwarten, wenn zur genannten Zeit die Thrombocyten auf ungefähr 50000 absinken. Zweifellos stellt diese temporäre Thrombopenie auch einen Gefahrenmoment dar, mit dem gerechnet werden muß. Eine Reihe von Klinikern hat über tödliche Hämorrhagie im Anschluß an die ^{32}P-Therapie berichtet (Buschmann und Kaestner, Pabst u. Mitarb., Tubiana u. a.). Odenthal, Reinhard u. Mitarb. beobachteten eine flüchtige Purpura auf thrombotischer Basis. Scott glaubt, daß letale Thrombocytenstürze nur in 1% der Fälle zu befürchten sind, wenn man von einer Phosphorbehandlung bei Thrombocytenzahlen von 15000 und darunter überhaupt Abstand nimmt und bei nur wenig höheren Werten vorsichtig dosiert. Heilmeyer und Keiderling glauben, daß es Fälle mit isolierter Strahlensensibilität der Megakaryocyten gibt, die wegen ihrer besonderen Gefährdung durch spätere Radiophosphorgaben nicht übersehen werden dürfen. Das Verhalten der Thrombocyten ist aber auch im Hinblick auf die Neigung der Polycythämiekranken zu Thrombosen von großer Bedeutung. Diese Neigung läßt sich konstant und nachhaltig im günstigen Sinn beeinflussen. Lawrence zufolge kann durch die ^{32}P-Behandlung die Häufigkeit thrombotischer Ereignisse bei Polycythämiekranken von 25—27% auf 2—4% herabgedrückt werden. Dabei ist auch die Minderung des Erythrocytengesamtvolumens und der erhöhten Blutviscosität, die die Strömungsgeschwindigkeit erhöht, entscheidend beteiligt. Bei thrombosegefährdeten Kranken ist also die Methode in besonderem Maß indiziert und mitunter unmittelbar lebensrettend. Innerhalb des Gerinnungsfermentsystems fanden Vetter und Vinazzer eine Verminderung des Proacceleringehaltes (Faktor V).

Der kürzeren Lebensdauer der Leukocyten entsprechend, pflegt sich die Zahl der weißen Blutkörperchen früher als die der roten zu senken, meistens in der 2.—3. Woche. Sie kann zu verschiedenen Zeitpunkten abfallen und erheblich schwanken, so daß sich mit ihrer Hilfe die Dosierung nicht verläßlich steuern läßt. Ein mäßiger Abfall ist erwünscht, ein solcher bis zu 1000 Zellen pro mm^3 als Folge einer Überdosierung zu werten. Meistens erholt sich das Knochenmark dennoch innerhalb weniger Wochen (Erf, Heilmeyer, Reinhard u. a.). Wenn die Leukocytenzahl schon vor der Behandlung niedrig war, ist Zurückhaltung bei der Dosierung geboten, denn eine Drosselung einer bereits geschädigten Leukopoiese oder eine massive Überdosierung überhaupt sind unbedingt zu vermeiden, da sie zur Agranulocytose führen. Als Ausdruck der großen Strahlensensibilität des leukopoietischen Apparats treten fast regelmäßig kurze Zeit nach der ^{32}P-Verabreichung, mitunter schon nach den ersten Tagen, toxische Granulationen in den Leukocyten auf. Nach der Behandlung verschiebt sich das Differentialbild nach links. Bei Kranken, die schon vorher eine Linksverschiebung erkennen ließen, konnte Stroebel nicht so günstige Resultate erzielen, wie bei solchen mit ausgereiftem weißen Bild.

Der Milztumor, der ein konstantes Symptom der Polycythämie darstellt und der bei fehlenden myeloischen Zellen im peripheren Blut gewöhnlich nicht ausgeprägt ist, verkleinert sich nach ausreichenden ^{32}P-Gaben nahezu regelmäßig. Dabei können Schmerzen auftreten, wenn perisplenitische Adhäsionen das Organ fixieren. Persistiert der Milztumor oder ist im Fall seines besonderen Umfangs die Beeinflußbarkeit durch Radiophosphor nur gering, dann empfehlen Fauvert, Mallarmé und Rapin (1952) lokal zusätzliche Röntgenbestrahlungen. Eine durch Stauung bedingte Lebervergrößerung geht mit den Remissionen zurück. Zeichen einer Parenchymschädigung dieses Organs und auch der Nieren durch die Behandlung wurden nicht beobachtet. Eine Stauungsalbuminurie bessert sich oder schwindet gänzlich. Durch das Ingangkommen des Kreislaufs gestaltet sich die kardiale Situation günstiger. Ein erhöhter Blutdruck sinkt, wenn nicht eine vom Grundleiden unabhängige Hypertonie vorhanden ist. Komplikationen der Polycythämie, wie besonders Thrombophlebitiden, heilen auch bei unvollkommener Remission aus (DÖRFFEL).

HEILMEYER erachtet eine ^{32}P-Dosis als zu klein, wenn ihr schon nach wenigen Monaten ein Wiederanstieg der Erythrocyten folgt. Die Dauer der Remissionen schwankt aber sehr, und sie läßt sich im voraus nur unvollkommen beurteilen. REINHARD u. Mitarb. geben als längste Remissionsperioden 6—8 Jahre an; durchschnittlich betragen sie 1 bis 2 Jahre, nach TINNEY 1,6 Jahre, nach TUBIANA 10 Monate. HEILMEYER konnte, trotz geringerer ^{32}P-Dosierung, bei Frauen längere symptomfreie Perioden erzielen als bei Männern. Rezidive pflegen, diesem Autor zufolge, immer wieder anzusprechen, doch schwächt sich die Wirkung des Radiophosphors allmählich ab. VEREL (1954) glaubt hingegen feststellen zu können, daß nach wiederholten gleichen ^{32}P-Gaben die Remissionszeiten immer länger werden. Allgemein wird empfohlen, mit der nächsten Gabe nicht rasch bei der Hand zu sein, sondern sie von einer erneuten Indikation abhängig zu machen.

IV. Zur Frage der strahleninduzierten Leukämie bei Polycythämiekranken

Es gehört zum Wesen der Polycythaemia vera, daß ihr Krankheitsbild in einigen Fällen in das einer Leukämie oder einer Knochenmarkfibrose übergeht. WINTROBE und eine Reihe anderer Autoren nennen als häufigste Todesursache der Polycythämie das Kreislaufversagen, Folgen von Hämorrhagien und Thrombosen, die Leukämie und die Osteomyelosklerose.

Der Entwicklung des typischen Bildes der Osteomyelosklerose geht vielfach als eine sich über mehrere Jahre erstreckende Vorphase eine Polycythämie voraus. Das sich allmählich entwickelnde Bild kündigt sich durch ein erhebliches Größerwerden eines Milztumors und durch eine Zunahme der Leukocytenzahl mit Vermehrung unreifer Zellformen an. Am Skelet treten röntgenologisch nachweisbare Veränderungen auf. DAMESHEK äußert sich dahin, daß ein Viertel der Polycythämiefälle in eine Osteomyelosklerose übergeht, und daß dies das Schicksal aller Fälle sei, wenn sie entsprechend lange leben.

Häufiger noch als diese Komplikation wurde der Übergang der Polycythämie in eine zumeist chronisch myeloische Leukämie beschrieben. Schon sehr früh können besonders hohe Leukocytenzahlen, unreife Zellelemente und ein Milztumor das Bestehen des „leukämischen Typs“ der Polycythämie andeuten. Es handelt sich um Fälle, deren Prognose, MASOUREDIS und LAWRENCE (1957) zufolge, deutlich ungünstiger als beim Vaquez-Oslerschen Krankheitsbild ist. Die beiden Autoren beobachteten diesen Typ in 17% unter 179 Fällen, TINNEY u. Mitarb. in 17% unter 163 Fällen. Im Jahre 1924, also zu einer Zeit, da die Strahlentherapie der Polycythämie noch nicht systematisch durchgeführt wurde, stellten MINOT u. Mitarb. eine Leukämieanfälligkeit bei 20% ihrer Polycythämiekranken fest, TESCHENDORF und HERZOG 1940 bei 21%.

Die Häufigkeit der myelofibrotischen und der leukämischen Entgleisung scheint somit annähernd gleich zu sein. ROHR weist darauf hin, daß die Symptome dieser Krankheitsbilder ineinanderfließen, so verschieden in nosologischer Hinsicht ihre Genese aufzufassen sein mag. Die Blutbilder können sich vollkommen gleichen. Die Milztumoren der Myelofibrose pflegen sich nur um ein Geringes mächtiger zu entwickeln. So vermutet ROHR, daß manche Berichte über leukämoide Endstadien auf eine Vermehrung einer Osteomyelofibrose zurückzuführen seien. Nur das Sternalpunktat und der Röntgenskeletbefund ermöglichen die Differentialdiagnose; die Bestimmung der alkalischen Phosphatase der Granulocytose sichert sie. Beide Typen verhalten sich auch der Strahlentherapie gegenüber ähnlich; sie sprechen sowohl auf Röntgenstrahlen wie auf Radiophosphor deutlich schlechter an als die unkomplizierte Form Vaquez-Osler.

Die Frage, ob das leukämische Endstadium nicht überhaupt durch die Strahlentherapie ausgelöst wird, ist vielfach erörtert worden. Die Meinungen darüber differieren erheblich. Ein Teil der Autoren (HEILMEYER, STROEBEL, WASCHULEWSKI u. a.) hält eine entschiedene Stellungnahme für verfrüht, da die bisher möglichen Beobachtungszeiten zu kurz, die Vergleichsmöglichkeiten zu gering seien. Daß sich eine Polycythämie spontan in eine Leukämie umwandeln kann, ist durch zahlreiche Beobachtungen nicht entsprechend behandelter Fälle erwiesen. DOERING, ERF, LAWRENCE u. a. lehnen daher einen ursächlichen Zusammenhang ab. LAWRENCE vermutet, daß in Hinkunft leukämische Bilder wohl häufiger beobachtet werden könnten, da die Lebenserwartung durch die Strahlentherapie vergrößert wird und die Patienten dadurch erst die späten Stadien ihrer Krankheit erleben. Bisherigen Erfahrungen entsprechend würde aber die Leukämieentstehung bei der Polycythämie nicht gefördert, eher herabgesetzt werden. Auch LEDLIE hat an einem großen Beobachtungsgut die Induzierung einer Leukämie durch die ^{32}P-Behandlung statistisch nicht erweisen können. Eine kleinere Anzahl von Autoren, BJERKELUND, DAMESHEK, WASSERMANN u. a. verweisen allerdings auf die Tatsache, daß den ionisierenden Energien eine leukämogene Wirkung nicht mehr abgesprochen werden kann. Besonders wenn hohe Dosen verabfolgt worden sind und die nachfolgende Myelose akut einsetzt, sei der ursächliche Zusammenhang sehr wahrscheinlich und zumindest nicht in Abrede zu stellen. Mit vollem Recht warnen diese Autoren vor jeder Unvorsichtigkeit bei der Überdosierung.

Für die Praxis ergeben diese noch weitgehend problematischen Diskussionen immerhin die wichtige Erkenntnis, daß die Indikation zur Strahlentherapie der Polycythämie durch die Möglichkeit einer Entartung des Krankheitsbildes zwar nicht eingeschränkt wird, die Therapie aber nicht schematisch, sondern „überlegt und individualisierend" durchzuführen ist (LAWRENCE).

Literatur

ABBATT, J. D.: Experiences of management and treatment of polycythemia vera using P 32 as a therapeutic weapon. J. Fac. Radiol. (Lond.) **5**, 141 (1953).

AGGELER, P. M., M. POLLYCOVE, S. HOAG, W. G. DONALD, and J. H. LAWRENCE: Polycythemia vera in childhood. Studies of iron kinetics with Fe 59 and blood clotting factors. Blood **17**, 345 (1961).

ANDERSEN, FIND, TORBEN, GEILL, and EM. SAMUELSEN: Polycythemia treated with Roentgen irradiation of the pylorus organ. Acta med. scand. **97**, 547 (1938).

ANDREJEVIĆ, M.: Zeitgemäße Behandlung der Polycythaemien mittels radioaktivem Isotop des Phosphors P 32 und ihr Wert. Srpski Arkh. tselok. Lek. **86**, 2384 (1958). Zit. nach Zbl. ges. Radiol. **61**, 65 (1958).

ARNSPERGER: Vorstellung eines Kranken mit primärer Polyglobulie in der Gesellschaft für Natur- und Heilkunde, Dresden 16. 12. 1916. Ref. in Münch. med. Wschr. **64**, 814 (1917).

BAGLIONI, T., C. GAVAVAGLIA, P. LADO, A. PERUSSIA e C. POLVANI: Tentative analysis of radiophosphorus distribution in mice auring the equilibrations period. Radiol. clin. (Basel) **24**, 45 (1955).

BAKKE, S. N.: The roentgenray treatment of polycythaemia rubra (Vaquez-Osler). Acta radiol. (Stockh.) **6**, 128 (1926).

BALLERO, A.: Le irradiazioni della milza coi raggi in terapia e le cure coadiuvanti coi "raggi ultravioletti". Raggi ultraviol. **4**, 140 (1928).

BERLIN, N. J., and J. H. LAWRENCE: The changes in the bone marrow differential in chronic leukemia treated with P 32 and Y 90. Acta med. scand. **140**, 99 (1951).

BJERKELUND, CHR.: Polycythaemia vera-radioactive phosphorus-acute leukemia. Nord. Med. **48**, 1037 (1952).

BÖTTNER, A.: Zur Röntgentherapie der Polycythämie nebst einigen Bemerkungen zur Röntgentherapie der Leukämie. Dtsch. med. Wschr. **46**, 66 (1920).

BREDNOW: Zitiert nach SCHINZ, Lehrbuch der Röntgendiagnostik. Stuttgart: Georg Thieme 1952.

BUCKY, G.: Grundlinien und Ausblicke der Grenzstrahltherapie. Strahlentherapie **24**, 524 (1927).

—, u. E. FREUND: Die Beeinflussung der Polycythaemia rubra durch Grenzstrahlen. Münch. med. Wschr. **1928 II**, 1405.

—, and I. UTTAL: Consideration of polycythemia and Grenz-Ray therapy. Radiology **33**, 577 (1939).

BUSCHMANN, O., u. A. KAESTNER: Erfahrungen mit der Radiophosphorbehandlung bei der Polycythaemia vera. Strahlentherapie **115**, 303 (1961).

CALABRESI, P., and O. O. MEYER: Polycythemia vera II. Course and therapy. Amer. intern. Med. **50**, 1182, 1203 (1959).

CHODOS, R. B., and J. F. ROSS: The use of radioactive phosphorus in the therapy of leukemia, polycythemia vera and lymphomas. A report of 10 years experience. Ann. intern. Med. **48**, 956 (1958).

COLIER, R. T., M. TUBIANA, and D. ALAGILLE: J. Radiol. **38**, 405 (1957).

CONNERY, J.: Treatment of polycythaemia vera with phenylhydrazine hydrochloride and deep X-ray radiation. A case report. Med. Clin. N. Amer. **14**, 1569 (1931).

DAMESHEK, W.: Physiopathology and course of polycythemia vera as related to therapy. J. Amer. med. Ass. **142**, 790 (1950).

—, and H. H. HENSTELL: The diagnosis of polycythemia. Ann. intern. Med. **13**, 1360 (1940).

DECASTELLO, A. v., u. R. KIENBÖCK: Über die Radiotherapie der Leukämie. Ges. f. Inn. Med. und Kinderheilk. Wien. Ref. in Münch. med. Wschr. **54**, 1459 (1907).

DECOURT, J.: Maladie de Vaquez traitée par la téléroentgen thérapie totale; Guérison complète se maintenant cinq ans et demi après le traitement. Bull. Soc. méd. Hôp. Paris III, **58**, 217 (1942).

DELAMORE, J. W., A. F. MACDONALD, and E. SAMUEL: The radiological investigation of polycythaemia with particular emphasis on the renal tract. Brit. J. Radiol. **35**, 671 (1962).

DESSAUER, F.: Zit. nach TESCHENDORF.

DJALDETTI, M., and P. CZERNIAK: Primary polycythaemia treated with radioactive phosphorus (32 P). Harefuah **59**, 229 (1960). Ref. im Zbl. ges. Radiol. **68**, 195 (1960).

DOAN, C. A., B. K. WISEMAN, C. S. WRIGHT, J. H. GEYER, W. G. MYERS, and J. W. MYERS: Radioactive phosphorus P 32, a six year clinical evaluation of internal radiation therapy. J. Lab. clin. Med. **32**, 943 (1947).

DOBSON, E. L., J. W. GOFMAN, H. B. JONES, L. S. KELLY, and L. W. WALKER: The controlled selective localization of radioisotopes of Yttrium, Zirkonium and Columbium in the bonemarrow, liver and spleen. J. Lab. clin. Med. **34**, 305 (1949).

DÖRFFEL, E. W.: Weitere Erfahrungen bei der Behandlung der Polycythämien mit P 32. Radiobiol. Radiother. (Berl.) **1**, 98 (1960).

DOERING, P.: Die Therapie der Polycythaemia rubra vera mit radioaktivem Phosphor (P 32). Klin. Wschr. **34**, 1165 (1956).

— Zur Radiophosphortherapie der Polycythaemia vera. Strahlentherapie **105**, 106 (1958).

DONNER, J., and F. HEŘMANSKÝ: Experience of treatment with radioactive phosphorus in primary polycythaemia. Acta Univ. Carol. Med. (Praha) Suppl. 10, 179 (1960).

DONSKOJ, M. D., and V. K. POLENKO: The character of changes in the blood of patients with polycythaemia treated by radioactive phosphorus. Vestn. Rentgenol. Radiol. **32**, 55 (1957). Ref. im Zbl. ges. Radiol. **58**, 176 (1957).

DUBOWY, E. D.: Ergebnisse der Anwendung der X-Strahlen bei Polycythaemia rubra. Strahlentherapie **32**, 343 (1929).

DUVOIR: Zit. nach NAGATY und ZANATY.

ENGELKING, E.: Über familiäre Polycythämie und die dabei beobachteten Augenveränderungen. Klin. Mbl. Augenheilk. **64**, 675 (1920).

ERF, L. A.: Radiophosphorus as the treatment of choice in primary polycythemia. Amer. J. Med. **1**, 362 (1946).

— Primary polycythemia; remissions induced by therapy with radiophosphorus. Blood **1**, 202 (1946).

ERF, L. A.: Radioactive phosphorus in the treatment of primary polycythemia (vera). Progr. in Hematol. **1**, 153 (1956).

—, and H. W. JONES: Radiophosphorus, an agent for the satisfactory treatment of polycythemia and its associated manifestations: A report of a case of polycythemia secondary possibly to the Banti's syndrome. Ann. intern. Med. **19**, 587 (1943).

EVANS, T. C., M. LENZ, C. P. DONLAN, and M. J. LEMAY: Effects of radioactive sodium on leukemia and allied diseases. Amer. J. Roentgenol. **59**, 469 (1948).

FALCONER, E. H.: Treatment of polycythemia. The reticulocyte response to venesection, phenylhydrazine and irradiation. Ann. intern. Med. **7**, 172 (1933).

FARAGÓ, S.: Röntgenbehandlung bei Polycythaemia rubra. Magy. Röntgen. Közl. **5**, 153 (1931).

FAUVERT, R., P. BOIVIN, J. MALLARMÉ et F. NICOLLO: Conduite et résultats du traitement des polyglobulies par le radiophosphore 32. Etude de 200 cas. Nouv. Rev. franç. Hémat. **1**, 459 (1961).

— J. MALLARMÉ et F. NICOLLO: La maladie de Vaquez et son traitement par le phosphore radioactif. Sem. Hôp. Paris **76**, 42 (1954).

— — et M. RAPIN: Quelques observations de polyglobulies traitées par le P 32. Bull. Soc. méd. Hôp. Paris **1/2**, 76 (1952).

FIL'KOVA, E. M.: On radiation therapy of erythremia. Vestn. Rentgenol. Radiol. **33**, 64 (1958). Ref. Zbl. ges. Radiol. **59**, 186 (1958).

FINZE, H.: Zur Röntgenganzbestrahlung der chronischen lymphatischen Leukämie und Polycythämie. Strahlentherapie **101**, 88 (1956).

FITZGERALD, O., P. FITZGERALD, D. CANTWELL, and J. A. MEHIGAN: Diagnosis and treatment of the Budd-Chiari-syndrom in polycythemia vera. Brit. med. J. **1956**, No 5005, 1343.

FÖRSTER, W.: Über einen Fall von Polycythaemia rubra mit als Heilung imponierender Besserung durch Röntgenbestrahlung der langen Röhrenknochen und Blut-Transfusionen. Münch. med. Wschr. **67**, 754 (1920).

FORSCHBACH: Zur Radiotherapie der Erythrozythaemie. Berl. klin. Wschr. **56**, 1034 (1919).

FOUNTAIN, J. R.: Treatment of polycythemia vera with radioactive phosphorus. Brit. med. J. **1957**, No 5057, 1335.

FREUND, L.: Grundriß der gesamten Radiotherapie für praktische Ärzte. Berlin u. Wien: Urban & Schwarzenberg 1903.

FREYSCHMIDT, P., H. G. MEHL u. J. KREMPIN: Fraktionierte Gewebssaft-Untersuchung. VI. Mitt. Vergleichende Bestimmung der Radioaktivität im Blut, Plasma und Gewebssaft nach Injektion von radioaktivem Phosphor 32 P bei Polycythaemikern. Z. ges. exp. Med. **123**, 177 (1954).

FRIEDBERG, D. H.: The treatment of polycythaemia vera by irradiation. A follow up study of 52 cases. J. Fac. Radiol. (Lond.) **10**, 77 (1959).

GAISBÖCK, F.: Die Polyzythämie. Ergebn. inn. Med. Kinderheilk. **21**, 204 (1922).

GENNARELLI, L., e R. LENTI: Il radiofosforo nella policitemia vera. Minerva med. **52**, 329 (1961).

Gessert, C. F., and Ph. Phillips: Cobalt-induced polycythemia and survival of X-irradiated albino rats. Proc. Soc. exp. Biol. (N.Y.) **89**, 651 (1955).

Gilbert, R.: De la roentgenthérapie segmentaire et de la téléroentgenthérapie totale dans certaines affections systématisées (leucémies chroniques, érythrémie essentielle, granulomatose maligne). Radiol. Rdsch. **7**, 228 (1938).

Goldeck, H., H. Groth u. W. Horst: Die radiophosphat-behandelte Polycythaemia rubra vera mit längerer Nachbeobachtung. Z. klin. Med. **151**, 173 (1953).

—, u. W. Horst: Zur Radiophosphat-Behandlung der Polycythaemia rubra vera. Radioaktive Isotope in Klinik und Forschung. Strahlentherapie, Sonderbd. **33**, 183 (1955).

— — u. H. Sauer: Radiophosphat in der Polycythaemietherapie. Fortschr. Röntgenstr. **77**, 33 (1952).

— — — Radiophosphat in der Polycythämie-Therapie. Strahlentherapie **91**, 99 (1953).

Gross, W.: Demonstration eines Falles von Polycythaemie. Med. Klin. **1928 II**, 1648.

Guggenheimer, H.: Röntgentherapie der Polycythaemie. Z. phys. diätet. Ther. **22**, 233 (1919).

Gutzeit, K.: Zur Therapie der Polycythaemia rubra mit besonderer Berücksichtigung der Strahlentherapie. Münch. med. Wschr. **69**, 1569 (1922).

Hahn, L., and G. v. Hevesy: Turn over rate of nucleic acid. Nature (Lond.) No 3675, 549 (1940).

Halbertsma, J.: Polycythemia in childhood; with report of a case in a boy, six years old, with tower head. Amer. J. Dis. Child. **46**, 1356 (1933).

Hamilton, J. G., and J. H. Lawrence: Recent clinical developments in the therapeutic application of radiophosphorus and radioiodine. J. clin. Invest. **21**, 624 (1942).

Harmann, J. B., P. L. Hart, and E. M. Ledlie: Treatment of polycythemia with radioactive phosphorus. Brit. med. J. **1955**, No 4919, 930.

Harrop jr., A.: Polycythaemia. Medicine (Baltimore) **7**, 291 (1928). Ref. in Zbl. ges. Radiol. **6**, 458 (1928).

Harrop, G. A., and M. M. Wintrobe: Polycythemia. In: Handbook of hematology von H. Downey. New York: P. B. Hoeber 1938.

Haynal, E., F. Gráf, and E. Matsch: Polycythemia and erythremia treated with parahydroxypropiophenone (Parox). Lancet **1953 I**, 714.

Heilig, W.: Die Röntgenbestrahlung des Oberbauches bei Polycythaemia rubra vera. Wien. med. Wschr. **1952**, 456.

Heilmeyer, L.: Radioisotopenbehandlung bei Blutkrankheiten. Strahlentherapie **91**, 81 (1953).

— Die Radioisotopenbehandlung bei Blutkrankheiten. In: Radioaktive Isotope in Klinik und Forschung. München u. Berlin: Urban & Schwarzenberg 1954.

—, u. H. Begemann: Im Handbuch der inneren Medizin Bd. II. Berlin-Göttingen-Heidelberg: Springer 1952.

—, u. W. Keiderling: Blutkrankheiten. In: Künstliche radioaktive Isotope in Physiologie, Diagnostik und Therapie, 2. Aufl. Berlin-Göttingen-Heidelberg: Springer 1961.

Herrnheiser, G.: Polycythaemia rubra vera. Dtsch. Arch. klin. Med. **130**, 315 (1919).

Hevesy, G. v.: Historische Übersicht der Anwendung von Isotopen-Indikatoren. In: Künstliche radioaktive Isotope in Physiologie, Diagnostik und Therapie. Berlin-Göttingen-Heidelberg: Springer 1961.

Hittmair, A.: Kleine Hämatologie. München u. Wien: Urban & Schwarzenberg 1949.

Hitzenberger, K.: Die Rolle des Magens in der Blutbildung. Klin. Wschr. **13**, 1345 (1934).

Holfelder, H., u. A. Reisner: Die therapeutische Beeinflussung der Polycythaemia rubra durch Röntgenstrahlen. Strahlentherapie **47**, 274 (1933).

Holzknecht, G.: Zit. bei Sgalitzer.

Hulse, E. V.: Quantitative changes in the erythropoietic cells of the rat bone marrow during the first fortyeight hours after whole-body X-irradiation, in Proceedings of the 5. Internat. conference on Radiobiology held in Stockholm, August 1956. Edinburgh and London: Oliver & Boyd.

Hupka, S., and Š. Šimko: The treatment of polycythaemia with radioactive phosphorus. Bratisl. lek. Listy **38**, 346 (1958). Ref. Zbl. ges. Radiol. **60**, 290 (1958).

Jacobi, A.: Polycythaemie und Mesenterialvenenthrombose; ihre Beziehungen zu Unfallverletzungen. Mitt. Grenzgeb. Med. Chir. **41**, 555 (1928—1930).

Jacobson, L. O., and T. R. Smith: The evaluation of present forms of treatment of polycythemia vera. Amer. Practit. **3**, 267 (1949).

Jacox, H. W.: Thrombocytopenic purpura following therapeutic administration of radioactive sodium. Radiology **51**, 860 (1948).

Kaplan, I.: The treatment of polycythemia vera with the Roentgen ray. Radiology **33**, 166 (1939).

Kimarskaja, I. V., and L. J. D'Jačenko: A 5-years experience of radiophosphorus therapy of polycythemia. Sovietsk. Med. **25**, 53 (1960). Ref. in Zbl. ges. Radiol. **67**, 288 (1960).

Klewitz, F.: Über Röntgentiefentherapie bei inneren Krankheiten. Strahlentherapie **12**, 203 (1921).

Krüger, H. H.: Ein Beitrag zur Behandlung der Polycythaemia rubra vera mit dem Präparat „Thorium X". Ärztl. Wschr. **6**, 449 (1951).

Kuttner, L.: Zwei Fälle von Polycythämie. Berl. klin. Wschr. **49**, 150 (1912).

Lahm, W.: Über die Röntgenbehandlung der Polycythämie. Strahlentherapie **73**, 306 (1943).

Lamerton, L. F.: In: Advances in Radiobiology, Proceedings of the fifth international conference on Radiobiology held in Stockholm, August 1956. Edinburgh and London: Oliver & Boyd 1957.

—, and E. B. Harriss: Some autoradiographic studies of nonuniform distribution of radioactive phosphorus in tissues. Brit. med. J. **1951**, No 4737, 932.

Langer, H.: Roentgen therapy in lymphatic blood dyscrasias. New technique for myeloid and lymphatic leucemia, polycythemia rubra vera and Hodgkin' disease. Amer. J. Roentgenol. **34**, 214 (1935).

LAWRENCE, J. H.: Nuclear physics and therapy: Preliminary report on a new method for the treatment of leukemia and polycythemia. Radiology **35**, 51 (1940).
— The control of Polycythemia by marrow inhibition, a ten year study on 172 patients. J. Amer. med. Ass. **141**, 13 (1949).
— Radioactive isotopes in hematological therapy. Proc. Internat. Conf. Genf, vol. X, p. 183 (1955).
— Polycythemia. New York and London 1955.
— N. J. BERLIN, and R. L. HUFF: The nature and treatment of polycythemia. Medicine (Baltimore) **32**, 323 (1953).
— — — The nature and treatment of polycythemia. Amer. J. med. Sci. **233**, 268 (1957).
— N. ROSENTHAL, M. STICKNEY, L. R. WASSERMANN, and W. DAMESHEK: The treatment of polycythemia vera. Blood **10**, 655 (1955).
—, and G. DAL SANTO: Therapy of polycythemia vera with radiophosphorus. Acta med. patav. **17**, 463 (1957). Ref. in Zbl. ges. Radiol. **60**, 179 (1957).
LEDLIE, E. M.: The incidence of myeloid leukemia in a series of patients with polycythemia vera treated by radioactive phosphorus from 1948—1958. IX. Internat. Congr. of Radiologie, München 1959.
— The incidence of leukemia in patients with polycythemia vera treated by 32 P. Clin. Radiol. (Edinb.) **11**, 130 (1960).
LEE, R. L.: A case of polycythemia vera or erythremia. Med. Clin. N. Amer. **21—24**, 369 (1937).
LEROY, G. V.: The treatment of blood diseases with radioactive phosphorus. Proc. int. Med. (Chic.) **18**, 63 (1950).
LOUIS, J.: The treatment of polycythemia vera with Busulfan (Myleran). J. Amer. med. Ass. **168**, 1880 (1958).
LOW-BEER, B. V. A.: The external and internal use of P 32. VII. Internat. Congr. of Radiology, Kopenhagen 1953. Urban & Schwarzenberg 1955.
— R. S. BLAIS, and N. E. SCOFIELD: Estimation of dosage for intravenously administered P 32; Calculation based on two compartments distribution of the isotope. Amer. J. Roentgenol. **67**, 28 (1952).
LUEDIN, M.: Ein Beitrag zur Kenntnis zur Symptomatologie und Therapie der primären Polyzythämie. Z. klin. Med. **84**, 460 (1917).
— Die Röntgentherapie der Polycythaemia rubra. Strahlentherapie **10**, 213 (1920).
MALLARMÉ, J.: Le traitement de la polycythémie vraie (maladie de Vaquez). Méd. et Hyg. (Genève) **15**, 404 (1957).
MALLET, L., G. MARCHAL et G. DUHAMEL: L'arsenic radio-actif dans le traitement de la maladie de Hodgkin et du mycosis fungoide. Acta haemat. (Basel) **7**, 27 (1952).
MASOUREDIS, S. P., and J. H. LAWRENCE: The problem of leukemia in polycythemia vera. Amer. J. med. Sci. **233**, 268 (1957).
MCALPIN, K. R.: A case of polycythemia rubra vera with leukemic blood picture. J. Amer. med. Ass. **92**, 1825 (1929).
MEYER, DE, and SLUYS: Deux cas de maladie de Vaquez (Polycythaemia vera) traités par la roentgenthérapie de la moelle osseuse. J. belge Radiol. **21**, 68 (1932).
MILANI, G.: Un caso di morbo di Vaquez trattato con la radioterapia. Policlinico, Sez. med. **33**, 547 (1926).
— Roentgen treatment of Vaquez's Disease. J. Amer. med. Ass. **93**, 1205 (1929).
MINOT, G. R., T. E. BUCKMAN, and R. ISACS: Chronic myelogenous leukemia; age incidence, duration and benefit derived from irradiation. J. Amer. med. Ass. **82**, 1489 (1924).
MÖNCH, G.: Ein Erfolg der Strahlenbehandlung bei einem Fall von Polyzythämie. Münch. med. Wschr. **66**, 269 (1919).
MORCZEK, A.: Über die Strahlentherapie der Polycythaemia vera. Z. ges. inn. Med. **14**, 406 (1959).
MORRIS, R. S.: Erythremia, a therapeutic suggestion. J. Amer. med. Ass. **101**, 200 (1933).
MOSSE, M.: Über Polycythämie mit Urobilinikterus und Milztumor. Dtsch. med. Wschr. **33**, 2175 (1907).
— Polyglobulie und Lebererkrankung. Z. klin. Med. **79**, 431 (1914).
MOZAROVA, E. N., and V. T. BÊLUGINA: Combined treatment of polycythemia vera by radioactive isotopes Co 60 and P 32. Vestn. Rentgenol. Radiol. **32**, 34 (1957). Ref. in Zbl. ges. Radiol. **56**, 356 (1957).
NADLER, S. B., and J. COHN: Amer. med. Sci. **198**, 41 (1939). Zit. nach SCHOEN und DOERING.
NAEGELI, O.: Blutkrankheiten und Blutdiagnostik. 5. Aufl. Berlin: Springer 1931.
NAGATY, H. F., and A. F. ZANATY: Treatment of polycythemia vera by artificial infection with ancylostoma duodenale. J. Amer. med. Ass. **141**, 161 (1949).
ODENTHAL, F.: Die Behandlung der Polycythaemia vera mit radioaktivem Phosphor. Strahlentherapie **85**, 199 (1951).
— Über die therapeutische Anwendung von radioaktivem Phosphor bei der Polycythaemia vera. Dtsch. med. Wschr. **1951**, 765.
—, u. K. PHILIPP: Erfahrungen bei der klinischen Anwendung von radioaktivem Phosphor. Münch. med. Wschr. **1952**, 2363.
OESER, H.: Strahlenbehandlung der Geschwülste. München u. Berlin: Urban & Schwarzenberg 1954.
OSLER, W.: Chronic cyanosis with polycythemia and enlarged spleen; a new clinical entity. Amer. J. med. Sci. **126**, 187 (1903).
PABST, H. W., R. MARX u. H. CRAMER: Neuere Erfahrungen bei der Behandlung der Polycythämie mit radioaktivem Phosphor. Med. Klin. **1953**, 274.
— CH. STROHM u. TH. KELLERMANN: Therapie der Polycythaemia vera. Schweiz. med. Wschr. **90**, 1206 (1960).
PACK, G., and L. F. CRAVER: Radiation therapy of polycythaemia vera. Amer. J. med. Sci. **180**, 609 (1930).
PAGNIEZ, LE SOURD et BEAUJARD: Arch. Mal. Cœur **1913**, Nr 6. Zit. nach J. WETTERER.
PALTRINIERI, G.: Risultati della supertelerentgentherapia con irradiazione totale del corpo nel morbo di Vaquez. Riv. Radiol. Fis. med. **7**, 340 (1933).
PANCOAST, H. K.: Arch. physiol. Therapy (1906). Zit. nach J. WETTERER.

Pape, R.: Röntgentherapie der Blutkrankheiten. Wien. klin. Wschr. **47**, 1459 (1934).

Parkes-Weber, F.: Zit. bei Schenck.

Parkinson, J.: Erythraemia: with an account of six cases. Lancet **1912**, 1425.

Paterson, R.: The treatment of malignant disease by radium and X-rays. London: E. Arnold & Co. 1949.

Pierson, J. W., and C. D. Smith: Treatment of polycythaemia vera by roentgen irradiation of entire body. Amer. J. Roentgenol. **43**, 577 (1940).

Polenko, V. K., and M. D. Donskoj: Radioactive phosphorus in the treatment of polycythemia and chronic leukemia. Sovietsk. Med. **22**, 106 (1958). Ref. im Zbl. ges. Radiol. **58**, 337 (1958).

Pribilla, W., u. M. Hunski: Über die Behandlung der Polycythaemia vera mit radioaktivem Phosphor. Liječn. Vjesn. **77**, 321 (1955).

—, u. H. Wolfers: Das Verhalten des Serumeisens bei Polycythaemikern vor und während der Behandlung mit radioaktivem Phosphor. Klin. Wschr. **1955**, 960.

Rameš, M.: The use of radioactive phosphorus P 32 in the treatment of polycythemia rubra. Čsl. Rentgenol. **15**, 123 (1961).

Ravina, A.: Traitement de la polyglobulie primitive par l'irradiation du pylore. Presse méd. **1939 I**, 246.

Reinhard, E. H., and B. Hahnemann: The treatment of polycythemia vera. J. chron. Dis. **6**, 332 (1957).

— C. V. Moore, O. S. Bierbaum, and S. Moore: Radioactive phosphorus as a therapeutic agent. A review of the literature and analysis of the results of treatment of 155 patients with various blood dyscrasias, lymphomas and other malignant neoplastic diseases. J. Lab. clin. Med. **31**, 107 (1946).

Richardson, W., and L. L. Robbins: The treatment of polycythemia vera by spray irradiation. New Engl. J. Med. **238**, 78 (1948).

Richter, K.: Lungenveränderungen bei Polycythaemia vera und symptomatische Polyglobulie bei Lungenkrankheiten. Röntgenologische und spirometrische Untersuchungen zur Differentialdiagnose. Dtsch. Gesundh.-Wes. **15**, 2012 (1960).

Rohr, K.: Das menschliche Knochenmark, 3. Aufl. Stuttgart: Georg Thieme 1960.

Rosenfeld, G., u. D. M. Cillo: Behandlung der Polycythaemia vera mit radioaktivem Phosphor (P 32). Rev. paul. Med. **43**, 404 (1953).

Rosenthal, N., and F. A. Bassen: Course of Polycythemia. Arch. intern. Med. **62**, 903 (1938).

Ruckensteiner, E.: Zur Strahlentherapie der Polycythaemia rubra vera (Vaquez Osler). Wien. Klin. Wschr. **79**, 772—775 (1967).

Ryser, H.: Beitrag zur Pathologie und Therapie der Polycythaemia vera. Schweiz. med. Wschr. **56**, 786 (1926).

Savitsch, E. de, M. Radford, B. H. Blocksom, S. P. Terry, and N. Tupikowa: The effect of Roentgen irradiation on experimentally produced polycythemia in rats with special reference to blood and bone marrow. Amer. J. Roentgenol. **35**, 786 (1936).

Schenck, E.: Über die Behandlung der Leukämie durch Röntgenstrahlen. Münch. med. Wschr. **51**, 2135 (1904).

Schmidt, W.: Beitrag zur Pathologie und Therapie der Polycythaemia rubra. Med. Klin. **22**, 1758 (1926).

Schoen, R., u. P. Doering: Im Handbuch der gesamten Hämatologie. Bd. 3. München u. Berlin: Urban & Schwarzenberg 1960.

Schütze: Die Röntgenbehandlung der Polycythämie. Berl. med. Ges. 14. 2. 1923. Ref. in Klin. Wschr. **10**, 468 (1923).

Scott, R. B.: Treatment of polycythaemia rubra vera. Brit. med. J. **1953**, No 4820, 1128.

Senn, N.: Case of splenomedullary leukemia successfully treated by the use of Roentgen-ray. N.Y. med. Record **2**, 281 (1903). Zit. bei L. Freund.

Sgalitzer, M.: Über Röntgenbestrahlungen des ganzen Körpers bei verschiedenen Erkrankungen. Fortschr. Röntgenstr. **38**, 13 (1928) (Kongreßheft).

— Röntgenallgemeinbestrahlung bei Polycythämie. Wien. klin. Wschr. **1932 I**, 605.

— Röntgentotalbestrahlung bei Polycythämie. Wien. klin. Wschr. **1935 I**, 675.

— Praktische Anwendung der Röntgentotalbestrahlung bei Polycythämie und chronischen Leukämien. Strahlentherapie **56**, 341 (1936).

Simon, O.: Zur Polycythämiebehandlung mit Körperganzbestrahlungen. Strahlentherapie **65**, 424 (1939).

Siskina, V. V.: Functional shifts in radiophosphorus therapy of patients with polycythemia vera. Med. Radiol. (Mosk.) **6**, 3 (1961). Ref. Zbl. ges. Radiol. **71**, 306 (1962).

Skolova, T. S.: The phosphorus metabolism in polycythemia patients in the course of radiophosphorus therapy. Klin. Med. (Mosk.) **37**, 37 (1959). Ref. in Zbl. ges. Radiol. **62**, 80 (1960).

Skversky, N., Th. H. Mendell, and A. M. Frumin: Polycythemia vera terminating in acute leukemia. Report of a case and review of literature. Arch. intern. Med. **96**, 565 (1955).

Sohval, A. R.: Hepatic complications in Polycythaemia vera, Arch. int. Med. **62**, 925 (1938).

Steiger, M.: Die Röntgenbehandlung der Polycythaemia rubra. Schweiz. med. Wschr. **4**, 376 (1923).

Stenstrom, K. W., P. H. Hallock, and C. J. Watson: Negative results of irradiation therapy of the pylorus and Brunner's gland area in patients with polycythaemia vera. Amer. J. med. Sci. **199**, 646 (1940).

Stolkind, E.: Case of polycythaemia rubra vera (Vaquez disease) treated twice with application of X-rays to the bones; duration of improvement. Proc. roy. Soc. Med. **19**, 19 (1926).

Strauss, O.: Über Strahlenbehandlung der Polycythaemie. Ther. d. Gegenw. **22**, 180 (1920).

Stroebel, Ch. F.: Treatment of polycythemia vera with radiophosphorus. Proc. VI. Int. Congr. Int. Soc. Hemat. 1958, S. 359.

— Current status of radiophosphorus therapy. Proc. Mayo Clin. **29**, 1 (1954).

— B. E. Hall, and G. L. Pease: Evaluation of radiophosphorus therapy in primary Polycythemia. J. Amer. med. Ass. **146**, 1301 (1951).

—, and W. H. Law: Polycythaemia vera. Med. Clin. N. Amer. **40**, 1045 (1956).

Tancré, E.: Zur Polycythaemia rubra. Dtsch. Arch. klin. Med. **123**, 435 (1917).

Teschendorf, W.: Über Bestrahlung des ganzen menschlichen Körpers bei Blutkrankheiten. Strahlentherapie **26**, 720 (1927).

— Die Indikation zur Bestrahlung des ganzen menschlichen Körpers mit Röntgenstrahlen (Leukämie, Aleukämie, Polycythaemie, Lymphogranulom und Tumor-Metastasen). Fortschr. Ther. **13**, 481 (1937).

—, u. K. Herzog: Mehrjährige Beobachtungen über chronische Leukämien und Polycythämien. Dtsch. Arch. klin. Med. **185**, 560 (1940).

Thibaud, E., et J. Gary-Bobo: Le traitement de la maladie de Vaquez par le phosphore radio-actif. Montpellier méd. **99**, 87 (1956).

Thies, H. A., u. A. Sauer: Faktor V- und Faktor VII-Gehalt bei Polycythaemia vera. Klin. Wschr. **33**, 591 (1955).

Tinney, W. S., B. E. Hall, and H. T. Giffin: Prognosis of polycythemia rubra. Proc. May Clin. **20**, 306 (1945).

Tubiana, M.: Le traitement de la polyglobulie éssentielle par le P 32. Bull. Soc. méd. Hôp. Paris **1/2**, 124 (1952).

—, et J. Gazel: Action du phosphore radio-actif sur la polyglobulie éssentielle et l'augmentation du nombre des plaquettes. Presse méd. **40**, 857 (1955).

Türk, W.: Splenomegalie, Hyperglobulie und Zyanose. Wien. klin. Wschr. **15**, 163, 372 (1902).

— Beiträge zur Kenntnis des Symptomenbildes Polycythämie mit Milztumor und Zyanose. Wien. klin. Wschr. **17**, 153, 189 (1904).

Vaquez, H.: Sur une forme spéciale de cyanose s'accompanant d'hyperglobulie excessive et persistente. C. R. Soc. Biol. (Paris) **44**, 384 (1892), ergänzende Bemerkungen: Bull. Soc. méd. Hôp. Paris **12**, 60 (1895).

— A propos du proces-verbal: hyperglobulie et splenomegalie. Bull. Soc. méd. Hôp. Paris 579 (1899).

—, et L. Laubry: La lucémie. Paris, Soc. méd. des hôp., 22. Juli 1904.

Vedel, Vidal, Laux et Gondard: Un cas de maladie de Vaquez traité par la radiothérapie. Arch. Soc. Sci. méd. biol. Montpellier **10**, 271 (1929).

Verel, D.: Treatment of polycythemia rubra vera with radioactive phosphorus. Proc. roy. Soc. Med. **47**, 857 (1954).

Vetter, H., and H. Vinazzer: Proaccelerin déficiency following irradiation with therapeutic dosis of radiophosphorus. Blood **9**, 163 (1954).

Viault, F.: Sur l'augmentation considérable du nombre des globules rouges dans le sang chez les habitants des hautes plateaux de l'Amerique du Sud. C. R. Acad. Sci. **111**, 917 (1890).

Videbaek, A.: Polycythemia vera — course and prognosis. Acta med. scand. **138**, 179 (1950).

Villanueva-Meyer, H.: Metabolismo del hierro en la policitemia antes y despues de la terapia con fosfcrɔ radioactivo. Rev. clín. esp. **65**, 23 (1957). Ref. in Zbl. ges. Radiol. **56**, 94 (1957).

Wahlund, H.: The total amount of haemoglobin and the blood volume in polycythaemia vera treated with radiophosphorus. Acta med. scand. **150**, 199 (1954).

Waschulewski, H., u. E. W. Dörffel: Erfahrungen mit P 32 bei Polycythämien. Strahlentherapie **105**, 87 (1958).

Waschulewski, L. R., J. H. Lawrence, N. J. Brain, R. L. Dobson, and S. Estran: The bone marrow picture in polycythemia before and after treatment with radioactive phosphorus. Acta med. scand. **143**, 442 (1952).

Wassermann, L. R.: Polycythemia vera — its course and treatment: relation to myeloid metaplasia and leukemia. Bull. N.Y. Acad. Med. **30**, 343 (1954).

Wetterer, J.: Handbuch der Röntgen- und Radiumtherapie. Kempten: Otto Nemnich 1928.

Wieland, W.: Weitere Untersuchungen über Polycythaemia vera im Kindesalter. Z. Kinderheilk. **53**, 703 (1932).

Wilbur, D. L., and H. C. Ochsner: The association of polycythemia vera and peptic ulcer. Ann. intern. Med. 8, 1667 (1935).

Wintrobe, M. M.: Clinical hematology. Philadelphia: Lea & Febiger 1961.

Wiseman, B. K.: The treatment of polycythemia vera with radioactive phosphorus. Ann. intern. Med. **34**, 311 (1951).

Wittkowsky, C.: Die Röntgentherapie der Blutkrankheiten. Fortschr. Röntgenstr. **34**, 739 (1926).

Wolfers, H.: Die Behandlung der Polycythaemia vera unter Berücksichtigung atypischer Verlaufsformen. Medizinische **1957**, 1482.

Zadek, H.: Die Polycythämien. Berl. med. Wschr. **55**, 1193 (1918 II).

Zubiani, G.: A propos de l'irradiation de la région pylorique dans les syndromes polyglobuliques. Radiol. clin. (Basel) **15**, 74 (1946).

Namenverzeichnis — Author Index

Die *kursiv* gesetzten Seitenzahlen beziehen sich auf die Literatur
Page numbers in *italics* refer to the bibliography

Aas, K., s. Blix, S. 454, *466*
Abarbanel 385
Abba, G. C., Salvini, L. *224*
Abbarucci, J., s. Redon, H. *212*
Abbatt, J. D. 514, 516, *518*
— Brown, W. M. C., Farran, H. E. A. 174, 177, *198*
— Farran, H. E., Greene, R. 177, *198*
— Lea, G. A. 9, *17*, 103, *104*
— s. Brown, M. C. 9, *17*
— s. Brown, W. M. 57, *65*, 103, *104*
— s. Fraser, R. 167, 173, *203*
— s. Sinclair, W. K. 165, 166, *214*
Abbé, J. 145, 374, *391*
Abbey, H., s. Masi, A. T. 196, *209*
Abbruzzese 387
Abe, H., s. Miyai, K. 145, *210*
Abel, W., s. Vater, H. *493*
Abe, Y. 331, *356*
Abou-Senna, I. A. 332, 339, *356*
Aboul-Khair, S. A., s. Greig, W. R. 149, 188, *204*
Abrami s. Widal 133, 135, *143*
Abramowitsch, Th., s. Kogan-Jasny, V. 135, 137, *142*
Abramson, W., s. Pedigo, G. W. 196, *211*
Acchiote 145
Ackerman, M., s. Tubiana, M. 170, 181, *215*
Ackerman, L. V., Spjut, H. J. *491*
— s. Murphy, W. R. *492*
Adams, A. B., s. Gilroy, J. A. 333, *358*
Adams, D. D. 145, *198*
— Kennedy, T. H. 145, *198*
— Purves, H. D. *198*
Adams, E. F., s. Moe, R. H. 173, *210*
Adams, W. E., Bloch, R. G. 441, *465*
Adio, A. C., s. Dargeon, H. W. 454, *466*
Aeppli 374
Aggeler, P. M., Pollycove, M., Hoag, S., Donald, W. G., Lawrence, J. H. 504, 505, 511, *518*
— s. Silver, H. K. 454, 455, *469*
Agress, R. M., s. Prinzmetal, M. 173, *212*
Aguirre, P. 413, *424*
Ahringsmann, H., Illig, W. 119, *128*
Ahumada 413, *424*
Aimé, P., s. Huc, G. 83, *105*
Ainsi 326
Åkerlund, Å., s. Kahlmeter, G. 76, 92, *105*
Akins 454
Alagille, D., s. Colier, R. T. 513, *518*
Alarcon, A. 419, *424*
Alban, B., Rabischong, P. *356*
Albers-Schönberg 397, 398, *424*
Albert, A., s. Bates, R. W. 186, *198*
Albertini, A. v. 456, 478, 479, *491*
Albrecht, H. 403, 404, *424*
Albright, E. C., Soder, P. D., Crumpton, C. W. 261, 263, *299*
— s. Gordon, E. S. 173, 174, *204*
Alden, H. S., Jones, J. W., Rankin, J. 336, 337, *356*
Alexander, A. S., Young, R. W. 269, *299*
Alexander, G. L., s. Miller, E. R. 173, 184, *210*
Alexander, W. D., s. Buchanan, W. W. 182, *200*
Alieri, V. 276, 278, *299*
Allan, J. C., Keen, P. 460, 463, 464, *465*
Allen jr., H. C. 161, *198*
— Goodwin, W. E. *198*
Allen, M. S., Dunham, H. H., Montgomery, Ch. E., Siler, E. T. 173, *198*
Allende, G. *491*
Almaric s. Audier, M. 276, 277, 278, *299*
Altenbrunn, H.-J., Ernst, H. *198*
Althausen, T. L., s. Rider, J. A. 288, *308*
Altschul, W. 92, *104*, 110, *128*, 134, *141*
— s. Schiller, V. 287, 293, *308*
Alvarez, A. S., s. Gabrilove, J. L. 190, *203*
Alvaro, M. E. 324, 331, 343, 344, 348, *356*
Amersbach, K. 219, *224*
Ammonsov, M. M., Golynski, V. S. 118, *128*
Amreich 365
Anders, Dahland, Pfahler 75, *104*
Andersen, Find, Torben, Geill, Samuelsen, Em. 509, *518*
Andersen, S. R. *491*
Andersen, W. A. D., Zander, G. E. Kuzma, J. F. 388, *391*
Anderson 387
Anderson, B. G. 173, *198*
Anderson, C. E., Saunders, J. B. 494, 495, 498, *499*
Anderson, J. R., s. Buchanan, W. W. 182, *200*
Anderson, R. M., s. Thomas jr., W. C. *215*
André, P. *198*
Andrejević, M. *518*
Andrews 329
— Domonkos *465*
— Post, Domonkos 431, *465*
Andrews, G. A. *198*
Andrus, W., s. Hoffmann, R. L. 37, *68*
Angevine, D. M. 29, *65*
Angius, T., Mojne, G. 334, 335, 337, 344, *357*
Anjou, I., Cederquist, E. 348, *357*
Anno, Y., Murakami, T., Hara, M., Takeshita, A. *198*
Ansell, G., Miller, H. *198*
Ansemant s. Nadal, R. 417, *428*
Anspaugh, L. R. 165, *198*
Antoine 382, 404
Anton, M. 336, *357*
Anzilotti, A. 135, *141*, 146, *198*, 245, 246, 277, 289, *299*, *465*
Apasov, G. N., s. Lipkovic, A. M. 407, *427*

Aranjo, J. D., s. Thomas jr., W. C. *215*
Argentom, H., s. Becker, Hj. 29, *65*
d'Arman, S. 119, *128*
Arnim, D. v., s. Seelentag, W. 11, *18*
Arnold, H. L. 463, *466*
Arnsperger 508, *518*
Arrillaga, F. C. 243, 244, 247, 249, *299*
Arzt, L., Fuhs, H. *224*
Asboe-Hansen, G., s. Wegelius, O. *216*
Ascanio, E. *491*
Ascarelli, A. 271, *299*
Ascher, K. 342, *357*
Ascoli, M., Fagiuoli, A. 133, 135, *141*
Asherman, J. G. 418, *424*
Asper, S. P., s. McGill, D. A. *209*
Asper jr., S. P., s. Wilson, E. H. 178, *216*
Assmann, H., s. Schmidt, H. 184, *213*
Astier, A. 148
Astwood, E. B. 146, *198*
— s. Cassidy, C. E. 174, *200*
— s. Stanley, M. M. *214*
Atabek, A. A. 174, *198*
Atkins, H. L., Wolf, J. A., Sitarz, A. 455, *466*
Atria, A., s. Barzellato, J. *198*
Attili, S. 278, *299*
Audier, M., Almaric 276, 277, 278, *299*
Auinger, W., Brichta, G., Neumayr, A. 370, *391*
Ausset *424*
— Bédard 409, *424*
Austoni, M., Ziliotto, D., Scandellari, C. 174, *198*
Awiossor, M. L., s. Kruglikowa, R. K. 288, 294, 295, *305*
Axhausen, G. *491*

Baastrup, Ch. I. 126, *128*
Babaiantz, L., s. Gilbert, R. 231, *236*
Babinski, J. 124, *128*
— s. Charpentier 124, *129*
Bach, E., Winkler, H. 374, 377, *391*
Bach, H. G., Ruttenberg, D. 49, *65*
Backer, J. de, s. François, J. 343, *357*
Backman, A., Parkulainen 454, *466*
Baclesse, F. 484, 489, *491*
Bacmeister, A. 409, 410, *424*
— Küpperle 410, *424*
Bade, H. 240, *299*
Baensch, W. 43, 45, 57, *65*, 77, 78, 92, 93, *104*, 223, *224*, 441, 461, 465, *466*
Baer, R. L., s. Sulzberger, M. B. 103, *107*
Baeumer, J., Müller, K. 373, *391*
Bagdasaroff, A., Kopelmann, S. 288, 289, 290, 291, *299*
Baglioni, T., Gavavaglia, C., Lado, P., Perussia, A., Polvani, C. 511, *518*
Bahn, R. C., s. Paris, J. 196, *211*
Baine, J. *128*
Bakay, L. v. 114, *129*
Baker, C. F., s. Goldberg, S. A. 111, *130*
Baker, J. de, s. Baker, P. de *198*
Baker, P. de, Baker, J. de *198*
Baker, P. L., Dockerty, M. B., Coventry, M. B. 494, 495, 498, *499*
— Hawksley, L. M. 495, 498, *499*
Bakke, S. N. 75, 77, 79, 80, 81, 92, *104*, 508, *518*
Balan, M., s. Milcu, St.-M. *209*
Balassa, L., s. Barsoni, Th. 109, *129*
Balavoine, C., s. Franceschetti, A. 333, 335, 337, 338, 343, 348, *357*
Balázs, J., Czunft, W. 281, 282, *299*
Balestra, G. 88, *104*
Bálint, R. 287, *299*, *300*
Ballentine, M. R., s. O'Gorman, P. *211*
Ballentyne, A. I. 349, *357*
Ballero, A. 509, *518*
Balls, K. F., Chamberlain, R. H., Rose, E., Gorson, R. O., Blount, H. C. 173, 175, *198*
Baltimore 146
Baltin, M. 347, 349, *357*
Bangerter s. Hohl 328, 348
Bansi, H. W. 144, 145, 148, 149, 194, 195, *198*
— Hübner, E., Laubinger, G. 174, 197, *198*
— Leppin, W., Lodenkämper, H. 195, 197, *198*
Baptista, A. M., s. Clode, W. *201*
Barambon, D. 173, *198*
Barber, A. N., Brauer, R. W., Muelling jr., R. I. 346, *357*
— s. Haik, G. M. 346, *358*
Barber, C. G., s. Rehbock, D. J. 494, *500*
Barbera 319, *321*
Barcaglia, A., s. Micheli, E. de 223, *226*
Barclay, Fellows 148
Bardachzi, F., Herzum, H. 403, *424*
Barden, R. P., s. Pendergrass, E. P. 272, 274, 276, *307*
Barjon, P., s. Levy, A. 153, 184, *208*
— s. Pourquier, H. *212*
Barnes, J. M. 222, *224*
Baron, D. N., s. Gurling, K. J. 144, *204*
Baron, H., Vieten, H. *424*
Barraquer-Moner, J. 339, *357*
Barré, J., Gunsett, A. 124, *129*
Barrieu, A. R., Nemours-Auguste, M. H. *300*
— s. Lian, C. 244, 245, *305*
— s. Nemours-Auguste, M. H. 243, 244, 246, 249, *306*
Barsoni, Th., Balassa, L. 109, *129*
Bársony, Th., Friedrich, L. v. 287, *300*
Bartalenai, R., s. Zacutti, A. *216*
Bartels, E. C. 180, *198*
— Bell, G. O., Zellmann, H. E. *198*
Barth 375
Barth, G. 59, *65*
— Kern, W., Schnöckel, F. 81, *104*
— Wachsmann, F. 77, 84, *104*
Barthelheimer, H. 100, *104*
— Schmidt-Rohde, J. M. *104*
Bartholomew, L. G., Cain, J. C., Woolner, L. B., Utz, D. C., Ferris, D. O. 196, *198*
Bartsch, W. 126, *129*
Barzellato, J., Stevenson, C., Atria, A., Tellez, M., Pinada, G., Bobadilla, E., Medina, E. *198*
Bascourret, M., s. Beau, H. 244, 247, 248, *300*
Basedow 185
Basile, G. *236*
Bassen, F. A., s. Rosenthal, N. 505, *522*
Bassler, A. 288, *300*
Bates, R. W., Albert, A., Condliffe, P. G. 186, *198*
Batsakis, J. G., s. Nishiyama, R. H. *210*
Baude, J., s. Zimmern, A. 268, *309*
Bauer, F. K. *198*
— Blahd, W. H., Shoop, L. E. *198*
— Catz, B. 189, *199*
— s. Blahd, W. H. 169, *199*
— s. Goodwin, W. E. 161, *204*
Bauer, H., s. Pette, H. 117, *131*
Bauer, K. H. 386, 390, *391*
Bauer, R., Hartweg, H. *391*
Baumbach, G., s. Schönfeld, H. 219, *227*
Bay, V. 184, *199*
— s. Zukschwerdt, L. 179, *217*
Bayer, H., s. Börner, W. *199*

Bayer, L., s. Tannenberg, J. 23, 31, 35, 36, 38, *72*
Bayreuther 409
Bazso, E., s. Policzer, M. 174, *212*
Beahrs, O. H., s. McConahey, W. M. 193, *209*
— s. Raphael, H. A. 196, *212*
— s. Woolner, L. B. 195, 197, *216*
Beau s. Delherm 135, 136, 139, *141*, *201*
Beau, H. 239, 246, 247, 248, 249, 250, *300*
— Bascourret, M. 244, 247, 248, *300*
— s. Delherm, L. 230, *236*, 238, 240, 241, 244, 245, 246, 249, 250, 271, *302*
Beaujard, J., L'Hermitte, J. 122, *129*
— s. L'Hermitte, J. 122, *131*
— s. Pagniez, Le Sourd 507, *521*
Beck 145, 414
— s. Kolar 448
Beck, C., Lau, H. H. 62, *65*
Beck, R. E., Hobbs jr., A. A. *199*
Becker, Scheer 444, *466*
Becker, D. V., s. Berman, M. *199*
— s. Furth, E. D. 186, *203*
Becker, F., s. Henschen, C. 234, *236*
Becker, Hj., Kudo, Y., Argentom, H., Fischer, H. 29, *65*
Becker, J., Frischbier, H. J. 45, 50, 51, 59, *65*
— Scheer, K. E. 380, *391*
— — Kübler, A. *391*
Becker, K. L., Titus, J. L., Woolner, L. B. 196, *199*
— — — Ferguson, R. H. 196, *199*
Becker, W. 137, *141*
Becker-Christensen, P., s. Bertelsen, A. *199*
Béclère, Haret 116, *129*
Béclère, M. A. 374, 384, *391*, 398, 399, 401, *424*
Bédard s. Ausset 409, *424*
Bedürftig, G., Grüpner, G. 239, 271, *300*
Beebe, G. W., s. Hollingworth, D. R. *205*
Beeck, L. A., Hirsch, R. 243, *300*
Begemann, H., s. Heilmeyer, L. *520*
Begouin 384
Behn, K., s. Etchart, M. 494, 495, *499*
Behnken, H. 398, *424*
Bei 170
Beierwaltes, W. H. 174, 189, *199*
— Johnson, P. C., Solari, A. J. *199*
— Johnson, P. R. 173, 174, 181, *199*
Beierwaltes, H. W., s. Blahut, R. J. 189, *199*
— s. Haynie, T. P. *205*
— s. Nofal, M. M. 174, 181, *210*
Belak, S. 135, *141*
Belanger, G., s. Leucutia, T. *492*
Belden, W. W., s. Remer, J. *277*
Beling, U., Einhorn, J. 180, 181, 182, *199*
Bell, A. L. 495, *499*
Bell, G. O., s. Bartels, E. C. *198*
Bell, H. G., s. Sheline, G. E. 178, *213*
Bell, R. E., Graham, R. L. 151, *199*
Beller, F. K., Ruhrmann, J. 454, 455, *466*
Bellis, N. de, s. Toti, A. 114, *132*
Bellucci, M. 84, *104*
Belot, J. *224*
Beltrando, L., s. Chatton, P. 50, *65*, 195, 196, 197, *201*
Bélugina, V. T., s. Mozarova, E. N. *521*
Bembé, C. 125, *129*
Benassi, E. 417, *424*
— Scarzella, M. *224*
— s. Scarzella, M. *227*
Benassi, G. 92, *104*
Benecke 478
Benedetti, G. B., Guarino, M. G. 494, 499, *499*
Bennett, W. A., s. Mortenson, J. D. *210*
Bensaude, R., Solomon, I., Marchand 315, *321*
— — Oury, P. 286, *300*
Bente, D., Schneider, W. 123, *129*
Bente, O., s. Hirschmann, J. 118, *130*
Benua, R. S., Dobyns, B. M. *199*
— s. Berman, M. *199*
Bérard, L. *476*
— Bérard, M., Dargent 473, *476*
— Colson, Dargent 473, *476*
Bérard, M., s. Bérard, L. 473, *476*
Beraud, Th., s. Dorta, T. 196, *202*
Berchtold, R., s. Jubin, E. J. 194, 196, *207*
Bergamini, M. 120, *129*
Bergeder, H. D. 32, *65*
Bergen, S. 194, *199*
Berger, J., s. Zimmern, A. 230, *237*
Bergerhoff, W. 135, *141*
Bergman, H. C., s. Prinzmetal, M. 173, *212*
Bergmann, E. *491*
Bergmann, G. v. 285, *300*
Bergonié 146, 397, 512
— Tribondeau 318
Bergonzi, L., Ferolla, G., Borghi, P. L. 123, *129*
Bergstrom 441, *466*
Bering, F. 111, *129*
Berkman, A. T. *199*
Berliev, B., Nikolov, P., Usev, I. 174, *199*
Berlin, D. D. 257, *300*
— s. Blumgart, H. L. 256, 257, 258, 259, 261, 263, 265, *300*, *301*
Berlin, N. J., Lawrence, J. H. 504, 510, *518*
— s. Lawrence, J. H. 502, 515, *521*
Berman, M., Becker, D. V., Benua, R. S. *199*
Berna, P. *224*
Bernard, Cl. 186
Bernardy, Th., s. Kruchen, C. 61, *69*
Bernatz, P. E., s. Haché, L. 196, *204*
Bernhard, F. 382, *391*
Bernstein *224*
Berstein, A., s. Nelson, R. B. 175, *210*
Bertelsen, A. 58, *65*
— Christensen, E., Bruun, E., Becker-Christensen, P. *199*
Berthaux, P., Colas-Belcour, J. F., Lemarchal, A., Vignalou, J. *199*
Bertolotti, M. 239, *300*
Bertram, G., s. Proppe, A. 239, *307*
Bertrand, Labeau 247, 250, *300*
Berven 423
Besemann, E. F., Perez, M. A. 494, 495, 498, *499*
Best, M. M., Coe, W. S., Moore, J. W., Reed, E. S., Clay, H. L. 275, *300*
Betetto, M., s. Goldschmidt, H. 218, *225*
Bétoulières, P., Paleirac, R. *224*
Bettinardi, G. 282, 283, *300*
Betz, H. 471, *476*
Beust, v. 2
Beutel, A. 147, *199*
Bevan 415
Beyer, H., s. Pierquin, B. 460, *468*
Bickenbach, W. 409, 410, 412, 413, 417, *424*
— Gärtner, H., Zoeppritz, U. 380, 381, *391*
Biedermann, F., s. Zukschwerdt, L. *107*
Bienvenue, A., s. Gouin, J. *236*, 238, 241, *303*
— s. Pruche, A. 243, 248, 249, *307*
Bierbaum, O. S., s. Reinhard, E. H. 514, 516, 517, *522*
Bierling, G., Reisch, D. 99, *104*
Billion, H. 158, 162, 163, 164, 173, *199*

Billion, H., s. Oeser, H. 153, 154, 158, 161, 162, 167, 169, 170, 175, 180, 183, 184, 185, *211*
Bilucaglia, R., Bilucaglia, R. 335, *357*
Bindeballe, W., s. Weissbecker, L. *216*
Birch-Hirschfeld 350, *357*
Bircher, R. 3
Birgus, J. 234, *236*
Birk, W. 219, *224*
— Schall, L. 120, *129*, 220, *224*
Birkhill, F. R., Corrigan, K. E., Hayden, H. S. 258, 265, *300*
Birkner, R. 60, *65*, 240, 241, 244, 245, 246, 247, 289, 297, *300*, *424*
— Frey, I. G., Trautmann, I. 369, *391*
— Trautmann, J. *17*, 109, 113, *129*, 240, 241, 250, 272, 297, *300*, 417, *424*
— Werner, W. 239, 289, 290, 291, 292, 293, 297, *300*
Bishop, E. L. 494, *499*
Bistolfi, P., Ciurlo, L. 139, 140, *141*
Bjerkelund, Chr. 518, *518*
Black, B. M., s. McConahey, W. M. 193, *209*
Black, P., s. Thier, S. O. 195, 196, *215*
Blagg, C. R. *199*
Blagojevič, M., s. Milosevič, B. 344, *360*
Blaha, H. *236*
Blahd, W. H., Bauer, F. K., Cassen, B. 169, *199*
— s. Bauer, F. K. *198*
Blahut, R. J., Beierwaltes, W. H., Lampe, I. 189, *199*
Blais, R. S., s. Low-Beer, B. V. A. 512, 515, *521*
Blamoutier, P., s. Vallery-Radot, P. 137, 139, *143*
Blanco-Soler, C. *199*
— Hoz-Fabra, J. de la 260, 262, *300*
Blass, G. 92, *104*
Blaxter, P. L. 331, *357*
Blegvad, O. 339, *357*
Blix, S., Aas, K. 454, *466*
Blizzard, R. M., Hamwi, G. J., Skillman, Th. G., Wheeler, W. E. 196, *199*
— s. Thomas jr., W. C. *215*
Bloch, R. G., s. Adams, W. E. 441, *465*
Block, Dallas 342
Block, H. *357*
Block, W. 229, 232, *236*
Blocksmo, B. H., s. Savitsch, E. de *522*
Blom, P., Querido, S. A., Leeksma, C. H. W. 177, *199*
Blomfield, G. W. 192
— Eckert, H., Fisher, M., Miller, H., Munro, D. S., Wilson, G. M. 158, 161, 164, 165, 169, 171, 173, 174, 175, 176, 177, 179, 181, 184, *199*
— Jones, J. C., MacGregor, A. G., Miller, H., Wayne, E. J. 158, 169, 173, 175, 181, 184, *199*
— — — — — Wetch, R. S. 169, 181, 184, *199*
— s. Kilpatrick, L. 178, *207*
— s. Wayne, E. J. *215*
— s. Wilson, G. M. 178, *216*
Bloodgood, J. C. 479, 480, *491*
Blount, H. C., s. Balls, K. F. 173, 175, *198*
Blumensaat, C. 98, *104*
Blumgart, H. L., Berlin, D. D., Davis, D., Riseman, J. E. F., Weinstein, A. S. 257, 258, 259, 261, 263, 265, *300*
— — Riseman, J. E. F., Weinstein, A. A. 257, 258, 259, 261, 263, 265, *300*
— Freedberg, A. A. 257, 258, 259, 261, 263, 265, *300*
— — Buka, R. B. 257, 258, 259, 261, 263, 265, *300*
— — Kurland, G. S. 257, 258, 259, 260, 261, 262, 263, 264, 265, *300*
— Levine, S. A., Berlin, D. D. 256, 257, 258, 259, 261, 263, 265, *301*
— Riseman, J. E. F., Davis, D., Berlin, D. D. 257, 258, 259, 261, 263, 265, *301*
— s. Freedberg, A. S. 162, 166, 167, *203*, 257, *303*
— s. Gilligan, D. R. 264, *303*
Bobadilla, E., s. Borzellato, J. *198*
Bock, H. 374, *391*
— Rauscher, C. 368, *391*
Böhme, A., Kühl, H. 147, *199*
Böhme, W. 125, *129*
Böhringer, V. 222, 223, *224*
Boeri, F., s. Dalli, C. *466*
Börner, W. *199*
— Hohbach, M., Moll, E., Bayer, H. *199*
Bösche 448, *466*
Böttger, H., Rumphorst, K. 48, *65*, 407, *424*
Böttner, A. 508, *518*
Bogin, M., Thurmond, J. 454, *466*
Boijeau, Naudin 92
Boine 124
Boiti, D. *65*
Boivin, P., s. Fauvert, R. 513, *519*
Bol, F. 83, *104*
Bolaffio, M. *424*
Bolassio 413
Boldyreff, W. N., s. Case, J. T. 287, *301*
Boles-Carenini, B., Cima, V. 330, 331, 332, 334, 335, 339, *357*
Bollini, Manni 118, *129*
Bolsakowa, M. 135, 137, *141*
Bonanno, A. M., Virano, G. 289, *301*
Bonar, L. D., Garber, R. L. 419, *424*
Bond, V. P., s. Cronkite, E. P. 177, *201*
Bondy, P. K., s. Man, E. B. 170, *208*
Bone, J. *392*
Bonetta, C. 401, *424*
Bonfiglioli, T. *224*
Bonmann, K. H., s. Hess, P. 57, *68*, 78, 92, 97, *105*
Bonnet, L. M. 122, *129*
Bonomo, Gros 409, *424*
Bonse, G. 43, 44, 47, 64, *65*
— Graf, R. 329, *357*
— s. Goldschmidt, H. 218, *225*
Bonte, F. J. *199*
Boon 388
Boon, C. K., s. Boon, W. H. *466*
Boon, W. H., Boon, C. K. *466*
Booth, E., s. Rugh, R. *212*
Borak, J. 3, 23, 32, 35, 36, 37, *65*, 146, 147, *200*, *224*, 230, *236*, 416, 417, *424*, 479, *491*
— Taylor, H. K. 56, *65*
Bordier, H. 120, *129*
Borejko, J. 57, *65*
Borelli, F. J., s. Rhodes, A. W. 454, *468*
Borghi, P. L., s. Bergonzi, L. 123, *129*
Boriani, G. 137, *141*
Born, W. 445, 454, *466*
Borota, A., s. Sulzberger, M. B. 103, *107*
Borst, M. 218, *224*
Bortini, E. 401, *424*
Bossi, R. *224*
Botelho, L., s. Clode, W. *201*
Botev, B., s. Marrodinov, N. 273, 274, 275, *306*
Bottaro, Pavlowski, H. 413, *424*
Bouchard 118, *129*
Bougoslavskaia, T. V. 269, *301*
Boulet, P., Mirouze, J., Ribstein, M. *200*
Boulle, S., s. Graciansky, P. de 218, *225*
Bourel, M., s. Coste, F. 83, 88, *104*
Bouslog, J. S. *236*
Bousquet, M., s. De la Rue, J. 494, *499*
Bowden 387
Bowen, J. T. *476*
Bowers, R. F. *200*

Bowie, E. R., s. Buys, L. R. de *224*
— s. Samuel, E. C. 245, 246, 247, 249, *308*
Boyd, L. J., s. Scherf, D. 229, *237*
— s. Scherf, D. 254, *308*
Boyle, D., s. Kogut, M. D. 179, *207*
Boyle, J. A., s. Greig, W. R. 149, 188, *204*
Bracchi, P. P., s. Orlandini, J. 139, 140, *142*
Bradford 387
Braestrup 220
Braun, N. J., s. Waschulewski, L. R. 513, 518, *523*
Brain, R. 127, *129*, 186, 190, *200*
Brakier, T., Merchie, G., Brull, L., Nizet, A. 174, 175, *200*
Brandi, B., s. Gaza, W. v. 34, *67*
Brandsma, A. G. 488, *491*
Brandt, C. 58, *65*
Brantner, K., s. Papa, R. 240, 241, *307*
Brauer, R. W., s. Barber, A. N. 346, *357*
Braun 412
Braun, H., Moeller, J. 60, *65*, 283, *301*
Braun, S. 148
Braunbehrens, H. v. 318, 319, *321*
Braunstein, H., s. King, L. R. 186, *207*
Brednow 504, *518*
Bredt, H. 442, *466*
Breffeilh, L. A., s. Haik, G. M. 346, *358*
Breit, A. 456, *466*
Breitländer, K. 99, 100, *104*, 116, *129*, 139, *141*, *224*, 289, 290, 291, 292, 293, 294, 295, 296, 297, *301*
Breitner, B. 312, *321*
Breitner, J. 396, *424*
— s. Ries, J. *394*, 396, 407, *429*
Brenner, F. W., s. Störmer, A. 122, *132*
Brenckmann, E., Nadand, P. 92, *104*
Brettschneider 404
Bricaire, H., Leprat, J. *200*
Brichta, G., s. Auinger, W. 370, *391*
Brichtzi 456
Bridier, J. J., s. Fontaine, R. 494, 495, *500*
Bril, E., s. Olchowskaja, M. 288, 289, *306*
Brill, A. B., s. Werner, S. C. 173, 180, *216*
Brinck, B. 87, *104*
Brinckerhoff, R. F., s. Marinelli, L. D. 157, *208*
Brinkley, D., Haybittle, J. L., Plested, K. J. 169, *200*
Brinkman, R., Lamberts, H. B., Zuideveld, J. 32, *65*
Brobeil, A. 112, 113, *129*
Broca, Mahar 409, *424*
Brocher, J. E. W. 87, *104*
Brocheriou, C., s. De la Rue, J. 494, 495, *499*
Broders 387
Brodersen 448
Brodie, S. S., s. Rubenfeld, S. 153, 154, 165, 174, *212*
Brooke, M. S., s. Cline, M. J. *201*
Brown, G. 288, *301*
— Scott, R. K., Holman, W. P., Wood, I. J., Finckh, E. S., Weiden, S., Davis, P. 288, *301*
— Wood, I. J. 288, *301*
Brown, M. C., Abbat, J. D. 9, *17*
Brown, W. M. C., Abatt, J. D. 57, *65*, 103, *104*
Brucer, M., s. Comas, F. *201*
Bruegel, C. 285, *301*
Brügel, H. 169, 173, *200*
Brüll, L., Pee, B. van, Dumont, P. *200*
— s. Brakier, T. 174, 175, *200*
Brunet, R., s. Zimmern, I. 146, *216*
Brunetti 23, *65*
Brunish, R. 186, *200*
Brunner, E., s. Rösler, H. 193, *212*
Brunner, H. E., Labhart, A. *200*
Brunschwig, A. *491*
Brusa, P., s. Menghi, P. *226*
Bruun, E., s. Bertelsen, A. *199*
Buchanan, T. J., Tulloch, M. 170, *200*
Buchanan, W. W., Alexander, W. D., Crooks, J., Koutras, D. A., Wayne, E. J., Anderson, J. R., Goudie, R. B. 182, *200*
— Koutras, D. A., Alexander, W. D., Crooks, J., Richmond, M. H., MacDonald, E. M., Wayne, E. J. *200*
— Harden, R. McG., Clark, D. H. *200*
— s. Crooks, J. *201*
— s. Greig, W. R. 149, 188, *204*
Buchet, R., s. Nadal, R. 417, *428*
Buchman 196
Buchtala, V., Viehweger, G. 6, *17*, 45, 53, *65*
Buckman, T. E., s. Minot, G. R. 517, *521*
Bucky, G. 240, 243, 245, 288, 289, 290, 292, *301*, 443, *466*, 509, *518*
— Freund, E. *518*
— Manheimer, O. 270, *301*
— Müller, E. F. *301*
— Uttal, I. *518*
Bucy, P. C., s. Keplinger, J. E. *492*
Büchner, F. 29, *65*
Büngeler, W. 470, *476*
Bürgel, E. 241, 270, 271, *301*
Bürkle de la Camp, H. 317, 319, *321*
Buesseler, J. A., s. Scheie, A. G. 338, *361*
Bufe, W., Dieckmann, M. 289, 294, 296, 297, *301*
Bugyi, B. 77, 80, 83, 87, *104*
Buhre 364
Buhtz 5, *17*
Buhtz, H. 36, 38, *65*
Buka, R. B., s. Blumgart, H. L. 257, 258, 259, 261, 263, 265, *300*
Bulla, L. R., s. Murray, E. G. 419, *428*
Bumm, E. 374, 386, 401, 403, *424*
Bunting, C. H., s. Pohle, E. A. 367, *394*
Buono, P. del 270, *301*
Burg, S., s. Gros, C. M. 88, 92, 93, *105*
Burger, H. 373, *392*
Burgeson, P. A., s. Klostermyer, L. L. 119, *130*
Burke, G. M., Levinson, M. J., Zitman, I. H. 179, *200*
Burkinshaw 161
Burmeister, Möhring *466*
Burnam 387
Burnam, C. F., s. Crowe, S. J. 220, 221, *224*
Burnet 409, *424*
Burnet, R., s. Zimmern, A. *237*
Burnier s. Gougerot 313, *321*
Burns, T. W., Vickers, R., Lowney, J. F. 177, *200*
Burrows, B. A., Ross, J. R. *200*
Burse, G. *392*
Buschke, F., Cantril, S. T. 488, 489, *491*
Buschmann, O., Kaestner, A. 510, 513, 516, *518*
Busse-Grawitz, P. 29, *65*
Bustad, L. K., s. McClellan, R. O. *209*
Butler, J. A. V. 33, *65*
Butz, H. 23, 31
Buys, L. R. de, Samuel, E. C., Bowie, E. R. *224*

Cace, M. 289, 296, 297, *301*
Caffarelli, F., La Grutta, C. *491*
Caffey, J., di Liberti, Ch. 224, *224*
Caffier, P. 365, 382, 383, *392*
Cain, J. C., s. Bartholomew, L. G. 196, *198*

Calabrese, G. A. 224, *224*
Calabresi, P., Meyer, O. O. 504, 514, 515, *518*
Caldwell, Unkauf *104*
Calkins, L. L., s. Scheie, A. G. 338, *361*
Campailla, G. 114, *129*
Campana, L., Küffer, Fr., Schubert, G. C., Wagner, H. P. 494, 499, *499*
Campbell, N., s. Roitt, I. M. 196, *212*
Campell, C. C., s. Hatcher, C. H. 486, *492*
Cañadell, J. M., s. Vilanova, X. 190, *215*
Candel, S. 194, *200*
Canigiani, Th. 92, 97, *104*
Cantalamessa, L., s. Giustina, G. *204*
Cantril, S. T., s. Buschke, F. 488, 489, *491*
Cantwell, D., s. Fitzgerald, O. *519*
Capua, A. 276, *301*
Cara jr., D. J., s. Heacock, C. H. 50, *67*
Cardauns, H., Friedmann, G. Nittner, K. 488, *491*
Cardinale, G. B. 75, *104*
Carnazzo, S. F., s. Good, T. A. 454, 455, *467*
Carneiro, L., Dorrington, K. H., Munro, D. S. 145, *200*
Caroit, s. Klotz, H. P. *207*
Carol, W. L. L. *476*
Carpender, J. W. J., Levin, E., Clayman, C. B., Miller, R. E. 288, *301*
Charpentier, Babinski, Delherm 124, *129*
Carter 388
Carulla, V., Queralto, J. G., Gonzalez, P. M. 276, 277, *301*
Carvalho, N. 175, *200*
Case, J. T., Boldyreff, W. N. 287, *301*
— s. Hutton, J. H. 272, 273, *304*
Caspari 365
Cassen, B., s. Blahd, W. H. 169, *199*
— s. Goodwin, W. E. 161, *204*
Cassidy, C. E. *200*
— Astwood, E. B. 174, *200*
Castagnoli, M. 54, *65*
Castri-Patti, L. L., s. Lacconi, A. 123, *130*
Castroviejo 339
Caswell, M. T., Robbins, R. R., Rosemund, G. P. 174, *200*
Caswell, R. S. 158, *200*
Catz, B., s. Bauer, F. K. 189, *199*
Cauvet, St. 109, *129*
Cavenagh, J. B., s. Nelson, R. B. 175, *210*
Cederquist, E., s. Anjou, I. 348, *357*
Ceresa, F., Lacroix, L., Randone, G. *224*
Cervenansky, J. *321*
Chaikoff, I. L., s. Goldberg, R. C. *204*
— s. Lindsay, St. *208*
— s. Nichols jr., C. W. *210*
— s. Potter, G. D. 178, *212*
Chamba 276, 277, 278, *301*
Chamberlain, R. H., s. Balls, K. F. 173, 175, *198*
— s. Wolferth, C. C. 257, 261, 263, *309*
Chambers, D., s. King, L. R. 186, *207*
Chamovitz, D. L., s. Freedberg, A. S. 157, 162, 170, 173, *203*, 257, *303*
Changus, G. W., Speed, J. S., Stewart, F. W. 495, 498, *499*
Chaoul, H. 219, *224*, 415, 422, 442, 448, 449, 462, *466*
— Wachsmann, F. 219, *224*, *357*, *466*
Chaperon 247, 249, *301*
Chapman, E. M. 177, *200*
— Corner jr., G. W., Robinson, D., Evans, R. D. 179, 180, 184, 185, *200*
— Evans, R. D. 173, 174, 179, 180, 184, 185, *200*
Chapman, E. M., Maloof, F. 179, 180, 184, 185, *200*
— — Maisterrena, J., Martin, J. M. 169, 173, 175, 179, 180, 184, 185, *200*
— Rall, J. E., Heslin, J. 179, 180, 184, 185, *200*
— Skanse, B., Evans, R. D. 173, 179, 180, 184, 185, *200*
— s. Dobyns, B. M. 166, *202*
— s. Dunn, J. T. 174, 181, *202*
— s. Hagen, G. A. 165, 170, *204*
Chapman, E. M., s. Maloof, F. 173
Chapuis, Y., s. Petit, P. 454, *468*
Chase, W. 374
Chassagne, P., s. Turpin, R. *228*
Chatton, P., Rochedix, J., Pellissier, M., Beltrando, L. 50, *65*, 195, 196, 197, *201*
Chaumet, G. 91, *104*
Chaumette, G., s. De la Rue, J. 494, 495, *499*
Chavany, A., s. Zimmern, I. 124, *132*, 146, *216*
Chelmonski, A. 134, *141*
Chérigié *236*
Cherubino, M., Toniolo, G. 61, *65*
Chevalley, J., McGavack, T. H., Kenigsberg, S., Pearson, S. *200*
Cheverau, J., s. Oberling, C. 498, *500*
Chèvremont, M., s. Firket, J. *225*
Chianello, C. 287, *301*
Chiari 315, *321*
Childs, D. 177, *200*
Chiorazzo, G. 276, *301*
Chiron 374
Chitnis, V. K., s. Duggan, J. 331, 351, *357*
Chizzola, G. 120, *129*
Chodos, R. B., Ross, J. F. *518*
Chollat, L., s. Papillon, J. 485, 487, 488, *492*
Chrenka, P., s. Naji, A. F. 494, *500*
Christensen, B. C., Dahl, V., Petersen, K. B. *200*
Christensen, E., s. Bertelsen, A. *199*
Chudyk, J. 289, 290, 292, 293, 294, 296, *301*
Churg, J., s. Gabrilove, J. L. 190, *203*
Ciabotti, A. *201*
Cillo, D. M., s. Rosenfeld, G. *522*
Cima, V., s. Boles-Carenini, B. 330, 331, 332, 334, 335, 339, *357*
Cirla, A. 489, *491*
Ciurlo, L., s. Bistolfi, P. 139, 140, *141*
Clagett, O. Th., s. Gatchell, F. G. 471, *476*
Clamen, M., s. McCullagh, E. P. 189, *209*
— s. Skillern, P. G. *214*
Clark, D. E. 173, 174, 178, 189, *201*
— Trippel, O. H., Sheline, G. E. *201*
— Rule, J. H. 175, 181, *201*
— — Trippel, O. H., Cofrin, D. A. 173, *201*
— s. Miller, E. R. 184, *210*
— s. Moe, R. H. 173, *210*
— s. Trippel, O. H. *215*
Clark, D. H., s. Buchanan, W. W. *200*
Clark, R. L., s. Russell, W. O. *213*
Clarke, W. J., s. McClellan, R. O. *209*
Clarks jr., E. A., s. Haynie, T. P. *205*
Clatk, H., s. Sutherland, D. A. 454, 455, *469*
Claude, F., s. Vallery-Radot, P. *143*
Clay, H. L., s. Best, M. M. 275, *300*
Clayman, C. B., s. Carpender, J. W. J. 288, *301*
— s. Levin, E. 288, *305*
Clayton, C. G. 165, *201*

Clemens, H., s. Hofmann, D. 48, *68*
Clerici, A. 244, 245, 246, 250, *301*
Clermett, A. R., s. Scanlon, G. T. 186, *213*
Clever, J. E. *201*
Cline, M. J., Selenkow, H. A., Brooke, M. S. *201*
Clode, W., Sobral, V., Baptista, A. M., Perez-Fernandez, M. A., Martins, M. L., Botelho, L., Freire da Cruz, M., Magalhaes Colaco, F. *201*
Cobay 457
Cocchi, U. 50, 52, 63, 64, *65*, 75, 78, 80, 81, 83, 88, 91, 92, 93, 97, 98, *104*, 223, *224*, *466*
— s. Mignoli, E. 481, 489, *492*
Cocovinis, C., s. Gennes, L. de *203*
Codman, E. A. 481, 486, *491*
Coe, W. S., Best, M. M. 275, *300*
Coechi, U. 408, *424*
Coelho, B., s. Werner, S. C. 173, 174, 175, 180, *216*
Cofrin, D. A., s. Clark, D. E. 173, *201*
Cogan 355
Cohen, s. Fry 346
— s. Marques 276, *306*
Cohen, D. M., Dahlin, D. C., Pugh, D. G. 494, 495, 499, *499*
Cohn, J., s. Nadler, S. B. 504, *521*
Cohnheim, J. 28, *66*
Coile 195
Colagrande, C., s. Torsoli, A. *215*
Colaneri, L. J. 270, *301*
Colas-Belcour, J. F., s. Berthaux, P. *199*
Colay *466*
Coley, B. L. 477, 480, 488, 489, 490, *491*
— s. Cruz, M. 481, *491*
— s. Stewart, F. W. *493*
Coley, W. B. *491*
Colier, R. T., Tubiana, M., Alagille, D. 513, *518*
Coliez, R. 462, *466*
Collier, R., s. Proust, R. 122, *131*
Collipp, P. J., s. Kogut, M. D. 179, *207*
Colombo 331
Colson, s. Bérard, L. 473, *476*
Comas, F., Brucer, M. *201*
Combée, B., s. Scholte, P. J. L. 339, *361*
Commons, R. R., s. Dewind, L. T. *201*
Comolli, E. *224*
Compère, E. L. 486, *491*
Condliffe, P. G., s. Bates, R. W. 186, *198*
Cónill-Serra, V. 417, *424*
Connery, J. 508, *519*
Conrad, B., s. Horst, W. 184, *206*
Conrad, G. 423, *424*
Conrad, R. A., Wall, J. E., Sutow, W. W. *201*
Constantinesco, M. N. *321*
Conte, A. 75, *104*
Conti, E. A., Patton, G. D., Conti, J. E., Hempelmann, L. H. 223, *224*
Conti, J. E., s. Conti, E. A. 223, *224*
Cook, J. C., s. Leucutia, T. 480, 481, *492*
Cook, J. R., Jones, R. W., McCullagh, E. P. 174, *201*
Cooper, A. G. S., Steinbeck, A. W. 9, *17*
Cooper, A. P., Travers, B. 477, *491*
Cooper, W. H., James, F. M. *466*
Copeland, M., s. Geschickter, C. F. 479, 480, *491*
Copeland, W. E., Nelson, Ph. K., Payne, Fr. L. 387, *392*
Corbett, B. D., s. Pochin, E. E. *18*, 177, *212*
Corday, E., Gold, H., Jaffe, H. L. 260, 264, *301*
Cordes, F. C., Schwartz, A. 349, *357*
Corner jr., G. W., s. Chapman, E. M. 179, 180, 184, 185, *200*
Cornet, A., s. Jaquelin, A. *141*
Corrigan, K. E., s. Birkhill, F. R. 258, 265, *300*
— s. Ruedemann, A. D. *212*
Corscaden 387
Corsten, M. 77, *104*
Costa, A., s. Cottino, F. 153, *201*
Costa, O. G. *476*
Coste, F., Bourel, M. 83, 88, *104*
Costolow, s. Soiland 148
Cotoni, A., s. Petit, P. 454, *468*
Cottenot, P. 3, 231, 232, *236*, 268, *301*
— s. Pariaux, A. 124, *131*
— s. Sergent, E. 268, *308*
— s. Zimmern, A. 124, *132*, 251, 268, 271, *309*
Cottino, F., Costa, A. 153, *201*
— s. Ferraris, G. M. *203*
Counseller, V. S. 387
— Crenshan, J. L. 404, *424*
Court Brown, W. M., Doll, R. 177, *201*
— s. Abbatt, J. D. 174, 177, *198*
Coutard 318
Coventry, M. B., s. Baker, P. L. 494, 495, 498, *499*
Coyle 22
Coyon, A., s. L'Hermitte, J. 122, *131*
Crainz, F. 373, *392*
Cramer, H., s. Pabst, H.W. 513, 516, *521*
Cramer, J., s. Jaquelin, A. *141*
Crane, J. T., s. Silver, H. K. 454, 455, *469*
Craver, L. F., s. Pack, G. 508, *521*
Crémieu, R., s. Regaud, Cl. 222, *227*
Crenshan, J. L., s. Counseller, V. S. 404, *424*
Crile, G., Glasser, O. 173, *201*
— McCullagh, E. P. 173, 175, *201*
— s. Furr, W. R. *203*
— s. Richards, C. E. 173, *212*
Crile jr., G., 178, 195, 196, *201*
— Hazard, J. B. 195, *201*
— Schumacher, P. *201*
Cristescu, M., s. Hillel, A. 47, *68*
Cristini, G. 346, *357*
Cronkite, E. P., Moloney, W., Bond, V. P. 177, *201*
Crooks, J., Buchanan, W., Wayne, E. J., Macdonald, E. *201*
— s. Buchanan, W. 182, *200*
— s. Greig, W. R. 149, 188, *204*
Crossen 387
Crowe, S. J., Burnam, C. F. 220, 221, *224*
Crumpton, C. W., s. Albright, E. C. 261, 263, *299*
Cruz, M., Coley, B. L., Stewart, F. W. 481, *491*
Culpepper, W. L., Madden, E. E., Olson, C. E., Hutton, J. H. 272, *301*
— s. Hutton, J. H. 272, 273, *304*
Curran, R. C., s. Wilson, G. M. 178, *216*
Curschmann 133, 136
Curtius, Krüger 401
Curtzwiler, F. C., s. Hufford, C. E. 347, 348, *359*
Custodis, E. 342, *357*
Cutter, E. C., s. Levine, S. A. 256, 257, *305*
Cytronberg, S. 287, *302*
Czech, H. 373, 374, 379, 383, 391, *392*
Czepa, A. 280, *302*
Czerniak, P., s. Djaldetti, M. *519*
Czerny, L. J., s. Heinismann, J. J. 122, *130*
Czunft, W., s. Balázs, J. 281, 282, *299*

Dadone, Moreno *225*
Dahl, V., s. Christensen, B. C. *200*
Dahland, s. Anders 75, *104*
Dahlin, C. D., s. Sabanas, O. A. 388, *394*

Dahlin, D. C. *491*
— s. Cohen, D. M. 494, 495, 499, *499*
— s. Johnson, E. W. 488, 489, *492*
Daikos, G. K., Koukou, A., Malamos, B. *201*
— s. Malamos, B. K. *208*
Dailey, M. E., Lindsay, St., Miller, E. R. 166, 173, *201*
— s. Lindsay, St. 166, 195, *208*
— s. Miller, E. R. 173, 184, *210*
Daland, E. M., Haines, C. R. 488, *491*
Dalicho, W. A. 7, *17*, 77, 84, 85, 87, 88, 89, 90, *104*, 124, *129*, 442, 448, 461, 462, 465, *466*
Dallas, s. Block 342
Dalli, C., Boeri, F. *466*
Dal Santo, G., s. Lawrence, J. H. *521*
Dame 374
Dameshek, W. 506, 507, 511, 517, 518, *519*
— Henstell, H. H. 505, *519*
— s. Lawrence, J. H. *521*
Damminger, K., s. Graul, E. H. 32, *67*
Daniel, G. *17*, 21, 45, *66*, 241, *302*
— s. Huguet, J. 21, *68*
Dannegger, M., Pöschl, M. 50, *66*
Dargent, s. Bérard, L. *476*
Dargeon, H. W., Adio, A. C., Pack, G. T. 454, *466*
Darier, J., Ferrand, M. 473, 474, *476*
Daughaday, W. H., s. Scott, W. G. 173, *213*
Daume, E., s. Kaiser, R. 414, 417, *427*
Dausset, H., Lucy 76, *104*
Dautwitz, F. 288, *302*
David, O. 270, *302*
— Gabriel, G. 239, 280, *302*
Davies 422
Davis, D., s. Blumgart, H. L. 257, 258, 259, 261, 263, 265, *300*, *301*
— s. Gilligan, D. R. 264, *303*
Davis, P., s. Brown, G. 288, *301*
Davis, P. L., s. Shumway, M. 194, *214*
Dazzi 465
DeAlbuquerque, D., s. Nodine, J. H. 169, *210*
Debrulle, F., s. Swyngedauw, J. *214*
Decastello, A. v., Kienböck, R. 507, *519*
Dechambre, E., s. Dechambre, S. *491*
Dechambre, S., Dechambre, E., Nebout, J. *491*
Deckart, H., Tautz, M. *201*
Decker, K. 57, *66*, 91, 92, *104*, 116, 122, 124, 126, *129*
Deckers, H. J. N., s. Ebbenhorst, Tengbergen, J. van 57, *66*
Decourt, J. 509, *519*
Degrais, s. Wickham *469*
Dehler 387
Dekking, H. M. 336, *357*
De la Camp, Küpperle 409, *424*
Delamore, J. W., MacDonald, A. F., Samuel, E. 504, *519*
De la Rue, J., Chaumette, G., Bousquet, M. 494, *499*
— — Brocheriou, C. 494, 495, *499*
Delarue, J., Tubiana, M., Dutreix, J. 177, *201*
Del Buono, P. 116, 120, *129*, 417, *424*
Delherm, L. 125, *129*, 146, 231, *236*
— Beau, H. 135, 136, 139, *141*, *201*, 230, *236*, 238, 240, 241, 244, 245, 246, 249, 250, 271, *302*
— Laquerrière 23
— Morel-Kahn, Targowla, R. 118, *129*
— s. Charpentier 124, *129*
— s. Laquerriére *69*
Delorme, G., s. Reboul, J. 78, 83, *106*
Demidas, V. V., s. Dubowskji, E. D. 174, *202*
Denier 139, *141*, *236*
Denis, A., s. Sèze, S. de *107*
Denisiuk, S. D. *357*
Denker, Kahler 219
Dennis, R. H., s. Scheie, A. G. 338, *361*
Deodhar, S. D., s. Weaver, D. R. 196, *216*
D'Ermo, F. 337, *357*
Desjardins, A. U. 36, 37, 38, *66*, 269, *302*, 407, *424*
Desmarais, M. H. L. 56, 57, *66*
De Snoo, K. *425*
Despeignes *2*
Desplats, R. *104*, 147, *201*, *236*, 239, 269, 271, *302*
— Langeron, L. 231, 232, *236*
— s. Langeron, L. 230, *237*, 238, 241, 245, 269, 271, *305*
Dessauer, F. 148, 398, *425*, 509, *519*
— Vierheller, F. *425*
Deutsch, J. 397, *425*
Deutsch, M., s. Downing, J. R. 157, *202*
— s. Metzger, F. *209*
Dewind, L. T., Commons, R. R., Starr, P. *201*
Dewing, S. B. *129*
Diaz de Rabago, J. 45, *66*
Dicke, W. K., Rooden, K. van 454, *466*
Didtschenko, F., s. Dobyns, B. M. 167, *201*
Dieckmann, M., s. Bufe, W. 289, 294, 296, 297, *301*
Diepeveen, W. P., Hjort, G. H., Pock-Steen, O. Ch. 494, 495, *499*
Dietel, F. G. 386, 387, *392*
Dietel, H. 412, *425*
Dieterich, W. *104*
— Rost, F. 287, *302*
Diethelm, L. *357*, *466*
Dietrich 116, *129*
Dill, K. G., Winkler, C. 190, *201*
Dimitriou, T., s. Hart, E. 333, *358*
Dipadla, G., s. Raffaele, A. P. 419, *428*
d'Istria, A. 120, *129*
Dittmar, R., s. Schirren, C. G. 218, *227*, 464, *468*
Djaldetti, M., Czerniak, P. *519*
Djurdjević, Dj., s. Jovanović, M. *206*
Doan, C. A., Wiseman, B. K., Wright, C. S., Geyer, J. H., Myers, W. G., Myers, J. W. *519*
Dobbs, W. G. 23, *66*
Dobreva, I., s. Mavrodinov, N. 273, 274, 275, *306*
Dobson, E. L., Gofman, J. W., Jones, H. B., Kelly, L. S., Walker, L. W. 510, *519*
Dobson, R. L., s. Goldgraber, M. B. 288, *303*
— s. Waschulewski, L. R. 513, 518, *523*
Dobyns, B. M. 175, 186, 188, 189, *201*
— Didtschenko, I. 167, *201*
— Steelman, S. L. 186, *201*
— Vickery, A. L., Maloof, R., Chapman, E. M. 166, *202*
— Wilson, L. A. 186, *202*
— Wright, A., Wilson, L. 186, *202*
— s. Benua, R. S. *199*
— s. Maloof, F. *208*
Dockerty, M. B., Meyerding, H. W. 494, 495, 498, *499*
— s. Baker, P. L. 494, 495, 498, *499*
Döderlein, A. 374, 375, *392*, 399, 412
Dömel, E., s. Kolta, E. 287, *304*
Döpke, G. 169, *202*
Döpper, Th., Schreyer, W. 456, 457, *466*
Dörffel, E. W. *202*, 513, 514, 515, 517, *519*
— Vollmar, R. *202*
— s. Waschulewski, H. *215*, 518, *523*

Döring, F. 374, *392*
Doering, P. 511, 514, 515, 518, *519*
— Kramer, K. 161, *202*
— s. Harbers, E. *204*
— s. Schoen, P. 503, *522*
Doerr, K. W. 48, *66*
Dohn, H., s. Halpert, B. 498, *500*
Dohrn, M., s. Hohlweg, W. 417, *426*
Doig, R. K., Funder, J. F., Weiden, S. 288, *302*
Doll, R., s. Court Brown, W. M. 177, *201*
Dollfus 334
Dollfus, M. A., s. Haye, C. 342, *358*
Domagk, G. 320, *321*
Dombrovsky, A. L., s. Grabenko, I. K. 261, 263, *303*
Domnitz, J., Hurd, H. F., Goldzieher, J. W. 169, 170, *202*
Domonkos, s. Andrews 431, *465*
Donald, W. G., s. Aggeler, P. M. 504, 505, 511, *518*
Donaldson, A., Nassim, J. R. 377, *392*
Donaldson, D. M., Marcus, S., Gyi, K. K., Perkins, E. H. 38, *66*
Donaldson, S. W. *225*
Donato, L., s. Monasterio, G. 174, *210*
Doniach, D., Hudson, R. V. *202*
— Roitt, I. M. 196, *202*
— Roitt, I. M. 196, *212*
Doniach, I. 178, *202*
Donlan, C. P., s. Evans, T. C. 510, *519*
Donner, J., Heřmanský *519*
Donner, M. 368, *392*
Donskoj, M. D., Polenko, V. K. 514, *519*
— s. Polenko, V. K. *522*
Doornkaat, M. ten, s. Horvitz, E. 118, *130*
Dornuf, G., Schönwald, H. 43, 44, *66*
Dorrington, K. H., s. Carneiro, L. 145, *200*
Dorta, T., Beraud, Th. 196, *202*
Doubovyi, E., Schwarz, J. 48, *66*
Dougal 404
Dougherty, Withe 368
Douglas, D. M., s. Mukherjee, S. R. 288, *306*
Dowell, Arnold, D., s. Kelly, James F. 52, *68*
Downing, J. R., Deutsch, M. Roberts, A. 157, *202*
Dozorets, Y. L., s. Perlin, M. S. 174, 175, *211*
Drabe, J. 139, *141*
Dresel, H., s. Melching, H. J. *209*
Drey, L., Lossen, H. 133, 134, *141*
Driessen 401
Drips, D. G. 420
Drouet, P. L. 272, 274, *302*
Drouet, Meriel 244, 245, 246, 247, 250, *302*
Drungis, A., s. Sallmann, L. V. 328, 356, *361*
Dubois-Trepagne 465, *466*
Dubowskji, E. D., Voronenko, T. V., Demidas, V. V. 174, *202*
Dubowy, E. D. 508, *519*
— Olschanowskyi, E. I. 219, *225*
Dubrauszky, V. 415, *425*
Düben, W. 53, *66*
Dürre, G., s. Schneider, W. *132*, 271, *308*
Duffy, B. J. 178, *202*
Duffy jr., B. J., Fitzgerald, P. J. 178, *202*
Duggan, J., Chitnis, V. K. 331, 351, *357*
Duhain 118, 122, *129*
Duhamel, G., s. Mallet, L. 510, *521*
Duhamel, J., s. Reboul, J. 78, 83, *106*
Duhem, P., Goubert, J. *225*
Du Mesnil de Rochemont, R. 218, *225*
Dumont, P., s. Brüll, L. *200*
Dunay, B., s. Kolta, E. 287, *304*
Dunham, H. H., s. Allen, M. S. 173, *198*
Dunn, J. T., Chapman, E. M. 174, 181, *202*
Dunne, R. F. 494, *499*
Dunphy, E. B. 343, *357*
Duplay, S. 57, *66*
Duran-Reynals, F., McCrea, J. F. 25, *66*
Durrane, K. M., s. Miller, L. F. 471, *476*
Dutreix, A., s. Pierquin, B. 436, 460, *468*
Dutreix, J., s. Delarue, J. 177, *201*
— s. Tubiana, M. *215*
Duvoir 507, *519*
Dwek, J., s. Mandl, F. 480, 488, *492*
Dworzak, H. 410, *425*
Dyes, O. 23, *66*
Dyke, S. C. 481, *491*
Dysart, B. R. 61, *66*

Ebbenhorst Tengbergen, J. van, Deckers, H. J. N. 57, *66*
Eber, O., s. Schneck, O. *213*
Eberl, J., s. Schimert, G. 242, *308*
Ecker, L. C. 243, 245, 247, *302*
Eckert, H., Green, M., Kilpatrick, R., Wilson, G. M. 170, *202*
— s. Blomfield, G. W. 158, 161, 164, 165, 169, 171, 173, 174, 175, 176, 177, 179, 181, 184, *199*
— s. Wilson, G. M. 178, *216*
Eckstein, G. 31, *66*, 134, *141*
Edeiken, L. 488, *491*
Edsmyr, F., Einhorn, J. 174, 175, *202*
Egan, R. W., s. Paine, J. R. 194, *211*
— s. Witebsky, E. 194, *216*
Egert, H., s. Fellinger, K. 174, 182, *203*
Eggs, F. 289, 290, 291, 294, *302*
Egloff, B. *202*
Ehling, U., Krokowski, E. *357*
— s. Krokowski, E. 351, 354, 355, *359*
Ehrenfeld, E. N., s. Stein, J. A. *214*
Ehrich, W. E. 25, 26, 27, 28, 29, 30, 35, *66*
Ehrlich, H. E., s. Pack, G. T. 471, 472, *477*
Eichhorn, H. J. 135, 137, *141*
Eichhorn, J. 99, *104*
Eilermann, G. 45, *66*
Einhorn, J., Fagraeus, A., Jansson, J. 182, *202*
— Hastad, K. 170, *202*
— Larsson, L.-G. *202*
— Säterborg, N.-E. 167, *202*
— s. Beling, U. 180, 181, 182, *199*
— s. Edsmyr, F. 174, 175, *202*
— s. Säterborg, N.-E. 174, *213*
Eisenbusch, W., s. Weissbecker, L. *216*
Eisler, F. 233, 234, *236*
Eladio, L. D., s. Reinaldo, V. Ch. 463, *468*
Elinghausen, H. P., s. Krautzun, K. 83, *105*
Eller, M., Silver, S., Yohalem, B., Segal, R. S. 174, *202*
Ellinger, F. 23, 35, 37, *66*, 239, 271, *302*, 406, *425*
Elliott, G. B. 494, 498, *499*
Ellis 326
Ellis, F., Oliver, R. 154, *202*
Ellis, G. S., s. Haik, G. M. 331, *358*
El-Shebini, A., s. Ibrahim, A. 419, *426*
Elson, M. W. *202*
El-Taoudi, Saad El-Din 330, 331, 332, 337, 339, *357*
Emmerich, J. P. 375, *392*
Emmert, A. 85, *104*
Emminger, E., s. Zukschwerdt, L. *107*

Emrich, D. *202*
— s. Keiderling, W. 192, 193, *207*
Endres, H.-J. *357*
Engelking, E. 504, *519*
Engelstad, R. B. 253, 296, *302*
Englmann 318, *321*
Epifanio, G. 133, 135, *141*, 289, *302*
Eppinger, E. C., s. Levine, S. A. 256, 257, *305*
Eppinger, H., Hess, L. 133, 134, *141*
Erb 114, *129*
Erbslöh, J. *357*
Erdelyi, J., Irsik, J. 148, 149, *202*
Erf, L. A. 512, 516, 518, *519*
— Jones, H. W. *519*
Erikson, S. 43, *66*
Erler 23, *66*
Ernst, H., Haasner, E., Heilmann, H.-P., Kunze, H. 157, 174, *202*
— Motzkus, F. 185, *202*
— s. Altenbrunn, H.-J. *198*
— s. Heilmann, H. P. 171, 181, *205*
Esch 219, 220, *225*
Escherich 2, 22, *66*
Esrin, C., s. Volpe, R. 174, 175, 180, *215*
Estran, S., s. Waschulewski, L. R. 513, 518, *523*
Etchart, M., Viviani, G., Behn, K. 494, 495, *499*
Eufinger, H., s. Wolmershäuser, O. 382, 383, *395*
Evans, R. D., s. Chapman, E. M. 173, 174, 179, 180, 184, 185, *200*
Evans, T. C., Lenz, M., Donlan, C. P., Lemay, M. J. 510, *519*
— s. Gowin, E. L. de 174, *204*
Evans, W. G., Mabbs, D. V. 442, *466*
Evens, L., s. François, J. *357*
Ewald 319, *321*
Ewald, G. 113, *129*
Ewing, J. 477, 478, 479, 482, 489, *491*
— s. Stone, W. S. 481, *493*
Eylan, E., Zumcky, R., Shera, C. 194, *202*
Eymer, H. 371, 372, 374, 375, *392*, 397, 400, 401, 408, 409, 412, 413, *425*
— Menge, C. 409, *425*

Faber, A. 397, *425*
Fabre 374
— s. Marques 276, *306*
Fagiuoli, A., s. Ascoli, M. 133, 135, *141*
Fagraeus, A. 368
— s. Einhorn, J. 182, *202*
Fahlstrom, S., s. Hutton, J. H. 272, 273, *304*
Fairchild, J. P., s. Inglefield jr., J. T. *467*
Fairley, K. D., Holman, W. P., King, W. E. *203*
Falconer, E. H. *519*
Fanconi, G., Prader, A. 221, *225*
Faragó, S. *519*
Farnarier *336*
Faroy, G. 287, *302*
Farr, L. E., s. Rall, J. E. *212*
Farran, H. E. A., s. Abbatt, J. D. 174, 177, *198*
— s. Sinclair, W. K. 165, 166, *214*
Farrow, J. H., s. Stewart, F. W. *493*
Farschidpur, D., Meiisel, P. 180, *203*
Fauvert, D., Nicollo, S. 173, *203*
Fauvert, R., Boivin, P., Mallarmé, J., Nicollo, F. 513, *519*
— Mallarmé, J., Nicollo, F. 513, *519*
— — Rapin, M. 513, 516, *519*
— s. Gennes, L. de *203*
Favre, Josserand *476*
Fayos, J. V., s. Pierquin, B. 435, 460, *468*
Faysse, R., s. Trifaud, A. 484, 488, *493*
Fazakas, S., Petranyi, G. *203*
Fazakas jr., S., Petranyi, Gy. *203*
— s. Petranyi, Gy. 188, *211*
Fearon, H. D., s. Love, L. 245, 247, 248, *306*
Feder, B. H., Smith, J. L. 121, 129
Feer, E. *225*
Feine, s. Maurer 140
Feine, K., s. Hug, O. 10, *17*
Feine, U. 60, *66*
Feitelberg, Kaunitz, Silver, Simon, Wasserman, Yohalem 173, 175, *180*
Feitelberg, S., s. Quimby, E. H. *212*
Felix-Davies, D. 194, *203*
Fella, B., s. Torsoli, A. *215*
Feller, A. 246, *302*
Fellinger, K. *203*
— Höfer, R., Egert, H., Vetter, H. 174, 182, *203*
— — Schatz, H., Meister, F. 182, *203*
Fellows, s. Barclay 148
Felt, V., s. Soumar, J. *214*
Ferguson 441
Ferguson, R. H., s. Becker, K. L. 196, *199*
Ferolla, G., s. Bergonzi, L. 123, *129*
Ferrand, M., s. Darier, J. 473, 474, *476*
Ferrandis, R. N., s. Nodine, J. H. 169, *210*
Farraris, G. M., Marocco, F., Cottino, F. *203*
Ferreira, C. D. A. 419, *425*
Ferri, L., Pisani, L. 335, 337, 338, 339, 340, *357*
Ferris, D. O., s. Bartholomew, L. G. 196, *198*
Ferynson *466*
Feszenko, F. F., s. Mischtschenko, J. P. 5, *17*, 34, 35, 37, *69*
Fetterman, G. H. 178, *203*
Fetzer, H. 59, *66*, 375
Feuerstein 329, *357*
Fiandesio, D. *225*
— s. Ollino, P. *211*
Fiebelkorn, H.-J. 122, 123, *129* 218, *225*, 377, 382, *392*, 489, *491*
— s. Scherer, R. 63, *71*
Fields, T., s. Seed, L. *213*
Fifbelkorn, H.-J. 51, *66*
Figgis, P. M., s. Myhill, J. 161, *210*
Fil'kova, E. M. 514, *519*
Finckh, E. S., s. Brown, G. 288, *301*
— s. Scott, R. K. 288, *308*
Find, s. Andersen 509, *518*
Finke, L. 64, *66*
Finnerud, C. W. *225*
Finze, H. 510, *519*
Firket, J., Chèvremont, M. *225*
Fischer 148
Fischer, B., s. Hess, P. *358*
Fischer, E. 454, *466*
— u. Stork, H. 461, 462, *466*
Fischer, H., s. Becker, Hj. 29, *65*
Fischer, J. 85, 86, *104*
Fischer-Wasels, B. 494, 497, *500*
Fischl, R. *225*
Fish, R. G., s. Kennedy, W. M. 177, *207*
Fisher, D. A., Panos, T. C. *203*
Fisher, J. A. *225*
Fisher, M., s. Blomfield, G. W. 158, 161, 164, 165, 169, 171, 173, 174, 175, 176, 177, 179, 181, 184, *199*
— s. Green, M. 176, 177, *204*
Fisher, W. D., Voorhess, M. L., Gardner, L. I. *203*
Fitzgerald, O., Fitzgerald, P., Cantwell, D., Mehigan, J. A. *519*
Fitzgerald, P. J., s. Duffy jr., B. J. 178, *202*
— s. Fitzgerald, O. *519*
Fitzsimons, E., s. Thomas, L. D. *215*

Flaskamp, W. 412, *425*
Flatman, G. E., s. Markson, J. L. 149, *209*
Fleckenstein, A. 27, *66*
Flipo, M. 276, 277, 278, *302*
Florian, F., s. Pfunder, E. 83, 84, *106*
Fochem, K., Grünberger, V. 48, *66*
Focht, E. F., s. Merriam jr., G. R. 354, *360*
Förster, J., s. Kolta, E. 364, 393
Förster, W. 243, *302*, 508, *519*
Fomenko, F. F., s. Mischtschenko, J. P. 34, 35, 37, *69*
Fomin, G. B., s. Gurewich, E. B. F. *130*
Fontaine, R., Warter, J., Müller, J. N., Bridier, J. J., Mandaz, J. C. 494, 495, *500*
— s. Leriche, R. 232, *237*
Foote, F. W., s. Hutter, R. V. P. 480, 481, 482, 483, 484, *492*
Foreman, N., s. Kinsell, L. W. 190, *207*
— s. Miller, E. R. 173, 184, *210*
— s. Soley, M. H. 173, *214*
Forfota, E., Karády, S. 287, *302*
Fornenko, s. Mischtschenko 5, *17*
Forrest, A. W. 330, 334, 337, 339, *357*
Forsberg, R. 87, *104*
Forschbach 508, *519*
Forsell, Sandström 148
Forster, C. E., s. Rall, J. E. *212*
Forster, P., s. Schnyder, W. F. 235, *237*
Fortelius, P., s. Hintze, G. 194, *205*
Fortier, s. Redon, H. *212*
Foster, J. B. 339, *357*
Fóti, M. 289, *302*, *303*
— Friedrich, L. 60, *66*, 289, 290, 294, 296, *303*
Fountain, J. R. *519*
Foveau de Courmelles, V. 397, *425*
Fowler, J. F., s. Matthews, C. M. E. *209*
Fraenkel 318, *321*
— s. Lengfellner, K. 397, *427*
Fränkel, M. 110, 124, *129*, 397, 409, 412, *425*
— s. Lange, L. 409, *427*
Fraikin *236*
Franceschetti, A., Sarasin, R., Balavoine, C. 333, 335, 337, 338, 343, 348, *357*
Franchetti *225*
Franchi, B., s. Gardini, G. F. 337, *358*
— s. Marano, M. 336, 337, 343, 344, 345, *360*
Franchi, M. *491*
Francis, K., s. Hutter, R. V. P. 480, 481, 482, 483, 484, *492*
Franco, P. M. *303*
Franco, V. H., Quina, M. G. 161, *203*
Francois, J., Backer, J. de 343, *357*
— Kluyskens, J., Rabaey, M. 333, *357*
— Rabaey, M., Evens, L. *357*
Frank, A. 60, *66*
— s. Naumann, W. 289, 293, 294, 296, 297, *306*
Frank, P., s. Fulgosi, A. 331, *358*
Franke, H. 456, *466*
— s. Horst, W. *206*
Frankel, R. S., s. Kratzmann, E. A. 91, 92, 93, *105*
Frankenthal, J. 342, *358*
Franklin, A. W., Williamson, D. A. J. 454, *466*
Franqué, O. v. 412, *425*
Frantz, V. K., s. Hanford, J. M. *204*
— s. Harland, W. A. 195, *205*
Frantzius 409, *425*
Franz, A., s. Nurra, A. 99, *106*
Franz, K. 403, *425*
Fraser, H., Naunton, W. J. 334, 335, 336, 337, *357*
Fraser, R., Abbatt, J. D., Stewart, G. F. S. 167, 173, *203*
Fratini, C. 277, *303*
Freedberg, A. S., Blumgart, H. L., Kurland, G. S., Chamovitz, D. L. 257, *303*
— Chamovitz, D. L., Kurland, G. S. 170
— Kurland, G. S., Blumgart, H. L. 162, 166, 167, *203*
— — Chamovitz, D. L., Ureles, A. L. 157, 162, 173, *203*
— s. Blumgart, H. L. 257, 258, 259, 260, 261, 262, 263, 264, 265, *300*
— s. Kurland, G. S. 176, *207*
Freedman, L. M. 257, *303*
Freeman, A. G. 186, *203*
Frei, E. 445, 446, 448, *466*
Freinkel, N., s. Ingbar, S. H. *206*
Freire da Cruz, M., s. Clode, W. *201*
Frejka, G. *104*
Freudenthal, W., Spitzer, R. 218, *225*
Freund 146
— Schiff 409, *425*
Freund, C. 2
Freund, E., Meffert, C. B. 478, *491*
— s. Bucky, G. *518*
Freund, F. 20, 23, 38, *66*
Freund, L. 22, 23, *67*, 124, *129*, *225*, *466*, 507, *519*
Frey, I G., s. Birkner, R. 369, *391*
Frey, K. W., Locher, D. W., Heinze, H. G. 193, *203*
Frey, S. 20, *67*
Freyberg, R. H., s. Smyth, C. J. 56, *72*
Freyer, B. *203*
Freyschmidt, P., Mehl, H. G., Krempin, J. 511, *519*
— s. Linder, F. 183, 184, 194, 195, *208*
Fridrich, R., Walser, A. *203*
Fried, s. Heidenhain 3
Fried, C. 6, *17*, 39, 45, 59, *67*, *225*, 231, 232, *236*, 343, 344, *358*, 406, *425*
— s. Heidenhain, L. 19, 23, 31, 43, 45, 48, *67*, 407, *426*
Fried, G. 75, 76, 77, 78, 80, 81, *104*
Friedberg, C. K. 255, 261, *303*
Friedberg, D. H. 513, *519*
Friedell, H. L., Potts, A. M. *203*
— Thomas, C. I., Krohmer, J. S. 325, 331, 332, 333, 336, 337, 339, *358*, 443, *466*
— s. Shipley 173
— s. Storaasli, J. P. 258, 259, 261, 262, 263, 265, *308*
Friedländer, A. 222, *225*
Friedlander, J., s. Lindsay, St. 195, *208*
Friedmann, G., s. Cardauns, H. 488, *491*
Friedrich, L. v., s. Bársony, Th. 287, *300*
Friedrich, L., s. Fóti, M. 60, *66*, 289, 290, 294, 296, *303*
Friedrich, W. 397, 398, *425*
Frigyesi 407
Frings, J. *392*
Frisch, E. *236*
Frischbier, H. J., s. Becker, J. 45, 50, 51, 59, *65*
Frisk, A. R., Lindgren, I. 257, *303*
Fritsch, H. 281, 282, *303*
Fritz 343, 344, *358*
Fritz-Niggli, H. 390, *392*
Fröhlich, M., s. Leffkowitz, M. 195, *208*
Froewies 407
Frost, D., s. Heim, W. 184, *205*
Fruhling 476
Frumin, A. M., s. Skversky, N. 515, *522*
Frunder, H. 26, *67*
Fry, Cohen 346
Fuchs, G. 40, 57, *67*, 84, *104*, *203*, 401
Fuchs, G., Hofbauer, J. 49, 57, 59, *67*, 102, *104*, 235, *236*, 482, 488, 489, *491*
— Lassmann, G. 234, *236*

Fuchs, H. 377, 382, *392*
Fürnrohr 119, *129*
Fürst 405
Füth, H. 410, *425*
Fugazzola, F. 50, *67*, 85, 195, 196, *203*
Fuhs, H. *466*
— s. Arzt, L. *224*
Fukase, S. 20, 23, 32, 38, *67*
Fukuchi, M., s. Miyai, K. 145, *210*
Fulgosi, A., Frank, P. 331, *358*
Fuller, L. M., s. Simpson, C. L. 178, *214*, 222, 223, *227*
Fulton, S., s. Greig, W. R. 149, 188, *204*
Funder, J. F., s. Doig, R. K. 288, *302*
Furey, W. W., s. Hutton, J. H. 272, 273, *304*
Furr, W. R. 196
— Crile, G. *203*
Furth 388
Furth, E. D., Becker, D. V., Ray, B. S., Kane, J. W. 186, *203*
Furuhjelm, P., Mäkrlä, Voutilainen, A. 454, 455, *466*
Fuss 465
Fyre-Brook, A. L., Thomson, A. D., Sissons, H. A. *491*

Gabriel, G., s. David, O. 239, 280, *302*
Gabrilove, J. L., Alvarez, A. S., Churg, J. 190, *203*
— s. Shane, L. L. 196, *213*
— s. Soffer, L. J. 224, *227*
Gadermann, E., s. Horst, W. *206*, 258, 260, 261, 262, 264, 265, *304*
Gaebel, E., Teschendorf, W. 115, *129*
Gärtner, H., s. Bickenbach, W. 380, 381, *391*
Gaisböck, F. 503, 504, *519*
Gajzágó, E. 407, *425*
Gajzágó, J. *236*
Gál, F. *225*, 365, 410, 412, 413, *425*
Galante, M., s. Sheline, C. E. 178, *214*
Galbiati, L. 339, *358*
Galois, M. 402, *425*
Gali, P., s. Gilbert-Dreyfus, J. *203*
Gallardo, E., Weidenheim, C. W. 342, *358*
Gallavresi, L. *491*
Galletti, P. M., s. Jallut, O. *206*
Gallina, F. 139, 140, *141*
Gally 336
Gally, L., s. Haguènau, J. 98, *105*
Gamp, A. 85, *105*
Gamp, D., Gros, H. 85, *105*
Ganev, P. 48, *67*, 407, *425*

Ganzoni, M., Widmer, H. 405, *425*
Garagashyan, A. A. 174, *203*
Garber, R. L., s. Bonar, L. D. 419, *424*
Gardini, G. F., Franchi, B. 337, *358*
Gardner, G. H. 404, *425*
Gardner, L. I., s. Fisher, W. D. *203*
Gardner, W. J., s. McCullagh, E. P. 189, *209*
Gardner, W. U., s. Wagenen, G. van *430*
Gargill, S. L., s. Hermanson, L. *205*
Garner, L. L., Grossmann, E. E. 331, *358*
Garrahan, C. J., s. Pendergrass, E. P. 219, *227*
Garrakan, C. J., s. Pondergrass, E. P. *468*
Garrett, M. 178, *203*
Gartmann, H. 316, *321*
Gary-Bobo, J., s. Levy, A. 153, 184, *208*
— s. Thibaud, E. *523*
Gary-Boro, J., s. Pourquier, H. *212*
Gasteiger, H. 337, 343, 344, *358*
Gat, G., s. Petranyi, Gy. 188, *211*
Gatchell, F. G., Clagett, O. Th., McDonald, J. R. 471, *476*
Gauducheau, R. 125, *129*
Gault, J. T., s. Zimmermann, L. M. *237*
Gauss, s. Krönig 400, *427*
Gauss, C. J. 371, 374, 382, 384, 385, *392*, 396, 397, 399, 401, 412, *425*
— Krinski, B. 402, *425*
Gauwerky, F. 181, *203*, 442, *466*
— Petersen, F. 182, *203*
— s. Petersen, F. 184, *211*
Gavavaglia, C., s. Baglioni, T. 511, *518*
Gavazzeni, A. 111, *129*, 278, *303*
Gaza, W. v., Brandi, B. 34, *67*
Gazel, J., s. Tubiana, M. *523*
Gee, V. R., Pugh, D. G. *491*
Geeraets, W. J., s. Lieb, W. A. *360*
Gefferth, K. 120, *129*
Géher, F. *358*
Geigy 369
Geill, s. Andersen 509, *518*
Geipel, K., Pilgrim, K. 374, 391, *392*
Geller, W. 114, *130*
Gelmi, P. A., Tunesi, G. 331, *358*
Gendolfo 448
Gennarelli, L., Lenti, R. *519*
Gennes, L. de *203*
— Cocovinis, C., Fauvert, R., Loverdo, A., Nicollo, S. *203*
Gentele, H. *476*

Gentili, A. *130*
George, J., s. Tubiana, M. 174, 180, 182, *215*
Geppert, L. J., s. Scherz, R. G. *468*
Gerber 135
Gerber, G., s. Rajewsky, B. 33, *71*
Gersfelt, I. 78, 80, *105*
Gershon-Cohen, J. 480, 489, *491*
Gersing, R. 326, *358*, 444, 445, 447, *466*
Gerstenberg, E., Osterland, G., Schondorf, K. W. 329, *358*
Gertz, W. 288, 290, 292, *303*
Gesch, J. *392*
Geschickter, C. F. *491*
— Copeland, M. 479, 480, *491*
Gessert, C. F., Phillips, Ph. *520*
Geyer, E., Landgraf, K. 84, *105*
Geyer, J. H., s. Doan, C. A. *519*
Ghys, R. 75, 77, 79, 80, 81, 87, 98, *105*
Gibert, s. Solomon 148
Gibert, P. 45, *67*, 133, 137, *141*, 412, *425*
— s. Vallery-Radot, P. *143*
Giffin, H. T., s. Tinney, W. S. 506, 517, *523*
Gikas, P. W., Headington, J. T. 494, *500*
Gilbert, D. 135, 137, *141*
Gilbert, R. 119, *130*, 244, 245, 246, 247, 249, 250, 251, *303*, 509, 510, *520*
— Babaiantz, L. 231, *236*
Gilbert-Dreyfus, J., Gali, P. *203*
— Savoie, C., Gali, P. *203*
— Zara, A. M., Trantophyllidis *203*
Gilligan, D. R., Volk, M. C., Davis, D., Blumgart, H. L. 264, *303*
Gilliland, I. C., s. Graham, A. *204*
— s. Querido, A. L. 186, *212*
Gilon, E., Ramot, B., Sheba, C. 454, *466*
Gilroy, J. A., Adams, A. B. 333, *358*
Giménez-Andreu, G. 349, *358*
Gimlette, T. M. D. 186, *203*
Girard, L., s. Lance, M. 101, *105*
Giraudi, G. 76, *105*
Gittelsohn, A. M., s. Werner, S. C. 173, 180, *216*
Giustina, G., Lodeserto, A., Valentini, F., Cantalamessa, L., Vallino, F. *204*
Gläser-Dalicho 85
Glanzmann, E. 223, *225*
Glass, W. 196, *204*
Glasser 398
Glasser, O., s. Crile, G. 173, *201*
Glasunow, M., s. Petrow, D. J. 498, 499, *500*

Glauner, R. 2, 3, 4, 5, 6, 7, 13, 15, 16, *17*, 23, 32, 34, 42, 46, 48, 51, 54, 59, 60, 61, 64, *67*, 76, 78, 79, 83, 94, 102, *105*, 109, 110, 111, 112, 113, 116, 119, 120, 124, 125, 127, 128, *130*, 134, 135, 139, *141*, 147, *204*, 223, *225*, *236*, 239, 240, 244, 245, 250, 272, 273, 274, 289, 297, *303*, 313, 316, *321*, 323, 350, 351, *358*, 406, 407, 408, 414, 415, 416, *425*, *426*
— Holland, G. *426*
— Messner, D., Thelen, P. O. 11, 12, 16, *17*, 41, 43, 45, 48, *67*, 102, *105*
— s. Jüngling, O. 240, 244, *304*
— s. Rohrschneider, W. 352, *361*
Gleichmann, F. *105*
Glocker, R. 398, *426*
— Macherauch, E. 151, *204*
Gloor, R. 494, 495, *500*
Gluecker, L., s. Michaelson, J. C. 338, *360*
Gocht, H. 2, 22, *67*, 116, 123, *130*
Godwin, J. T., s. Robertson, J. S. *212*
Goecke, H. 374, 375, *392*
Goedel, R. 407, *426*
Gölles, D., s. Pape, R. 12, 15, *18*, 21, 39, 44, 56, *70*, 83, *106*, 110, 116, 125, *131*, 240, 241, *307*
Gördes, s. Kaiser 427
Görl, L. 398, *426*
Goette 148
Gofman, J. W., s. Dobson, E. L. 510, *519*
Gold, E. *204*
Gold, H., s. Corday, E. 260, 264, *301*
Goldberg, R. C. 178, *204*
— Chaikoff, I. L. *204*
Goldberg, R. F., s. Hamwi, G. J. *204*
Goldberg, S. A., Baker, C. F., Hurff, J. W. 111, *130*
Goldeck, H., Groth, H., Horst, W. 511, 513, 514, *520*
— Horst, W. 513, *520*
— — Sauer, H. 513, *520*
Goldgraber, M. B., Rubin, C. E., Palmer, W. L., Dobson, R. L., Massay, B. W. 288, *303*
Goldmann 347
Goldmann, R. 61, *67*
Goldscheider, T. 375, 391, *392*
Goldschmidt, H., Betetto, M., Bonse, G. 218, *225*
Goldsmith, R. 169, *204*
— Saenger, E. L. 173, *204*
— s. King, L. R. 186, *207*
Goldzieher, J. W., s. Domnitz, J. 169, 170, *202*
Golonsko, R. A. 288, 291, 294, *303*
Golynski, V. S., s. Ammonsov, M. M. 118, *128*
Gondard, s. Vedel *523*
Gonzalez, P. M., s. Carulla, V. 276, 277, *301*
Good, R. A., s. Good, T. A. 454, 455, *467*
Good, T. A., Carnazzo, S. F., Good, R. A. 454, 455, *467*
Goodwin, L. D., s. Werner, S. C. 173, 180, *216*
Goodwin, W. E., Cassen, B., Bauer, F. K. 161, *204*
— s. Allen jr., H. C. *198*
Gool, J. van, s. Oosterhuis, J. A. 349, *361*
Goolden, A. W. G. 178, *204*
Gordon, D., s. Oppenheimer, A. 50, *70*
Gordon, E. S., Albright, E. C. 173, 174, *204*
Gorinstejn, M. L. 273, 274, 275, 276, *303*
Gorjainowa, R. 48, *67*
Gorson, R. O., s. Balls, K. F. 173, 175, *198*
Gorup, v. 326
Gosch 374, 375, 376
Gottlieb, L., s. Scott, W. G. 173, *213*
Gottschalk 133, 134, 135, *141*
Goubert, J., s. Duhem, P. *225*
Goudie, R. B., s. Buchanan, W. W. 182, *200*
Gougerot, Burnier, Tissot 313, *321*
Gouin, J. 3
— Bienvenue, A. *236*, 238, 241, *303*
Gowin, E. L. de, Hodges, R. E., Hamilton, H. E., Evans, T. C. 174, *204*
Grab, W., Oberdisse, K. *204*
Grabener, E. *204*
Grabenko, I. K., Dombrovsky, A. L., Kudinov, A. S. 261, 263, *303*
Grabiger, A., s. Hamelmann, H. *204*
Grabiger, R. 12, *17*
Graciansky, P. de, Boulle, S. 218, *225*
Gradle, H. S. 235, *236*
Gräfenberg 398
Gräve, McGuire 233
Grävinghoff, W. 138, *141*
Gráf, F., s. Haynal, E. *520*
Graf, R., s. Bonse, G. 329, *357*
Graff, E. 413, *426*
Graham, A., Gilliland, I. C. *204*
Graham, R. L., s. Bell, R. E. 151, *199*
Gramegna 116, 119, *130*
Grancini, L. E., u. F. Rosti 335, *358*
Grassberger, A., Seyss, R. 48, *67*, 407, *426*
Gratay, A., s. Jaquelin, A. 477, *426*
Grauer, S. 76, 92, *105*
Graul, E. H. 23, 32, 41, *67*, *358*, 416, 432, 447, 448, 461, *467*
— Damminger, K. 32, *67*
— Rausch, L. 14, *17*, 42, *67*
— Scherer, E. 320, *321*, 368, *392*
Graves 185
Gray 477
Gray, J. W., s. Holden jr., E. 494, *500*
Gray, L. H., s. Latarjet, R. 31, *69*
Greaves, D. P. 333, *358*
Grebe, L. 398, *426*
— Wiebe, W. 382, *392*, 404, *426*
Green, G. F., Tait, J. F., Worsnop, R. *204*
Green, M., Fisher, M., Miller, H., Wilson, G. M. 176, 177, *204*
— Wilson, G. M. 181, *204*
— s. Eckert, H. 170, *202*
Greenberg, s. Mazer 419
Greene, R., s. Abbatt, J. D. 177, *198*
Greeves, R. A., s. Snelling, M. D. 326, *362*
Greig, W. R. *204*
— Aboul-Khair, S. A., Mohamed, S. D., Crooks, J. 149, 188, *204*
— Boyle, J. A., Buchanan, W. W., Fulton, S. 149, 188, *204*
— Crooks, J., Macgregor, A. G. *204*
Greiner, s. Gros, C. M. 88, *105*
Greither, A. *225*
— Tritsch, H. *225*, *476*
Greve 448
Grier, G. W. *225*
Griessen, M., s. Lemarchand-Beraud, Th. 144, 145, *208*
Griffith jr., J. Q., s. Pendergrass, E. P. 272, 274, 276, *307*
Grinberg, M., s. Tubiana, M. *215*
Groedel, F. M. 133, 134, *141*, 243, 269, *303*
— Lossen, H. 243, 256, 269, *303*
Grohs 471, 476
Groover, T. A. 148
Gros, s. Bonomo 409, *424*
Gros, C. M., Burg, S. 92, 93, *105*
— Greiner, Burg, S. 88, *105*
Gros, H., s. Gamp, D. 85, *105*
Grosglik, A. 287, *303*
Gross, W. *520*
Grossmann 398
Grossmann, E. E., s. Garner, L. L. 331, *358*
Groth, H., s. Goldeck, H. 511, 513, 514, *520*

Grünberger, V., s. Fochem, K. 48, *66*
Grüneis, P. 253, 254, 255, 256, 269, *303*
Grüpner, G., s. Bedürftig, G. 239, 271, *300*
Grumbrecht, E., Loeser, F. 372, *392*
Grummach 123, *130*
Grunmach, E. 285, *303*
Gschickter, C. F., Lewis, D. 471, *476*
Guarino, M. G., s. Benedetti, G. B. 494, 499, *499*
Gueffroy, H., s. Henkel, M. 368, *392*
Güldenberg, J., s. Ott, P. 403, *428*
Gülzow, M. 51, *67*, 148
Günsel, E. 431, 462, *467*
Günther 338
Gütig, C. 96, *105*
Guggenheimer, H. *520*
Guion, C. M., s. McCombs, P. 127, *130*
Guix-Melcior, J. R. 330, 331, 332, 337, 339, *358*
Gunsett, A., s. Barré, J. 124, *129*
— s. Ritter, J. 148
Gurevič, R., s. Jugenburg, A. 294, *304*
— s. Rochlin, D. G. 46, *71*
Gurewich, E. B. F., Fomin, G. B., Shklovskaia, P. B. *130*
Gurling, K. J., Baron, D. N., Smith, E. J. R. 144, *204*
Gusek, W. 29, *67*
— s. Zukschwerdt, L. 179, *217*
Gustafson, J. R. 49, *67*
Guthmann, s. Seitz, L. 399, *429*
Guttmann, L. 114, *130*
Gutzeit, K. *520*
Guyton, J. S., Reese, A. B. 348, 349, *358*
Gyi, K. K., s. Donaldson, D. M. 38, *66*

Haag, F. E., Schreus, H. Th. 139, 140, *141*
Haas, H. 289, 294, 296, 297, *303*
Haas, M., s. Heidrich, L. 114, *130*
Haasner, E., s. Ernst, H. 157, 174, *202*
Haberland, Klein 409, *426*
Habermann, R., Schreus, H. Th. *225*
Haché, L., Utz, D. C., Woolner, L. B. 196, *204*
— Woolner, L. B., Bernatz, P. E. 196, *204*
Haede, s. Schaefer 448
Haendly, P. 398, *426*
Haenisch 397
Haenisch, G. F., Holthusen, H. *225*
Härtel, F. 375, *392*
Hagemann, G., s. Rausch, L. 449, *468*
Hagen, G. A., Quelette, R. P., Chapman, E. M. 165, 170, *204*
Hagen, U. 33, *67*
Haggard, M. E., s. Wilson, C. J. 454, *469*
Haguènau, J. 336
— Gally, L., Lichtenberg, D. 98, *105*
Hahn, B. H., s. Masi, A. T. 196, *209*
Hahn, L., Hevesy, G. v. 511, *520*
Hahnemann, B., s. Reinhard, E. H. 514, 516, 517, *522*
Haight, C., s. Samson, P. C. *493*
Haik, G. M., Breffeilh, L. A., Barber, A. 346, *358*
— Ellis, G. S., Nowell, J. F. 331, *358*
— Lyda, W., Waugh jr., R. L., Ellis, G. *358*
Haines, C. R., s. Daland, E. M. 488, *491*
Haines, S. F., Keating, F. R., Power, M. H., Williams, M. M. D., Kelsey, M. P. 173, *204*
— s. Kelsey, M. P. *207*
Hajos, K. 133, 134, 135, *141*
Hakkila, R., s. Lamberg, B. A. 174, *208*
Halban, J. 233, 234, *236*, 384
Halberg, P. 196, *204*
Halberstädter, L. 376, *392*, 397, *426*
Halbertsma, J. 504, *520*
Haldar, P. K. 489, *491*
Hales, I., s. Thomas, L. D. *215*
Hales, I. B., s. Myhill, J. *210*
Hales, Ph. J., s. Pondergrass E. P. *468*
Hall B. E., s. Stroebel, Ch. F. *522*
— s. Tinney, W. S. 506, 517, *523*
Halla, F. 85, *105*
Hallerbach, H., s. Renner, K. H. 447, 449, *468*
Hallock, P. H., s. Stenstrom, K. W. 509, *522*
Halnan, K. E. *358*
Halpern, S. S., s. Zimmermann, L. M. *237*
Halpert, B., Dohn, H. D. 498, *500*
Halter, K. 462, *467*
Ham jr., W. T. 355, *358*
Haman 418
Hamann, A., s. Levin, E. 288, *305*
— s. Ricketts, W. E. 288, *307*, *308*
Hamburger, H. J., Hekma, E. 27, *67*
Hamburger, J. I., Kadian, G., Rossin, H. W. 174, *204*
— — — Sills, R. 165, 174, *204*
Hamelmann, H. *204*
— Grabiger, A. *204*
Hamilton, H., s. Werner, S. C. 154, 173, 180, *216*
Hamilton, H. B., Lawrence, J. H. 145, *204*
— Werner, S. C. *204*
— s. Hollingworth, D. R. *205*
Hamilton, H. E., s. Gowin, E. L. de 174, *204*
Hamilton, J. G., Lawrence, J. H. *520*
Hammerl, H., Pichler, O., Siedeck, H. 136, *141*
Hamperl, H. 218, 221, *225*
Hamwi, G. J., Goldberg, R. F. *204*
— s. Blizzard, R. M. 196, *199*
Handl, O. 349, *358*
Hanford, I. M., Quimby, E. H., Frantz, V. K. *204*
Hanke, W. 240, *303*
Hantschmann, L. 272, 274, 275, *303*
Hara, M., s. Anno, Y. *198*
Harbers, E., Doering, P. *204*
Harden, R. McG., s. Buchanan, W. W. *200*
Hardisty, R. M., Stacey, R. S. 367, *392*
Hardmeier, Th., Hedinger, Chr. 196, *205*
Haret s. Béclère 116, *129*
Harland, W. A., Frantz, V. K. 195, *205*
Harmann, J. B., Hart, P. L., Ledlie, E. M. 511, *520*
Harper, P. V., s. Mullan, S. 112, *131*
Harris, W., Kean, A. 405, *426*
Harriss, E. B., s. Lamerton, L. F. 513, *520*
Harrisund, E. B., s. Sinclair, W. K. 165, 166, *214*
Harrop jr., A. *520*
Harrop, G. A., Wintrobe, M. M. 503, *520*
Hart, E., Dimitriou, T. 333, *358*
Hart, P. L., s. Harmann, J. B. 511, *520*
Harter, M., s. Jayle, G.-F. 349, *359*
Hartmann, W. H., s. Masi, A. T. 196, *209*
Hartweg, H., s. Bauer, R. *391*
Hashimoto, H. 166, 170, 182, 187, 193, 195, *205*
Hashizume, A., s. Socolow, E. L. *214*
Hasley, C. K. *225*
Hastad, K., s. Einhorn, J. 170, *202*

Hatcher, C. H., Campell, C. C. 486, *492*
Haubold, W. 448, *467*
Haudek, M. 287, *303*
Haumayr, N., s. Schirren, C. G. 218, *227*, 464, *468*
Hauser, s. Thomas *132*
Hauss, H., s. Proppe, A. 329, *361*
Hauswaldt, Ch., s. Keiderling, W. 192, 193, *207*
Hawarth, E. M. 122, *130*
Hawksley, L. M., s. Baker, P. L. 495, 498, *499*
Haybittle, J. L., s. Brinkley, D. 169, *200*
Haydar, N. A. 187, 196, *205*
Hayden, H. S., s. Birkhill, F. R. 258, 265, *300*
Haye, C., Jammet, H., Dollfus, M.-A. 342, *358*
Hayer, E., Hufschmied 148
Hayes, M. R. J. 148
Haynal, E., Gráf, F., Matsch, E. *520*
Haynie, T. P., Winzler, R. J., Matovinovic, J., Clarks jr., E. A., Beiertwaltes, W. H. *205*
Hays, R. A., s. Portmann, U. V. 173, *212*
— s. Skillern, P. G. *214*
Hazard, J. B., s. Crile jr., G. 195, *201*
— s. Weaver, D. R. 196, *216*
Heacock, C. H., Cara jr., D. J. 50, *67*
Headington, J. T., s. Gikas, P. W. 494, *500*
Heaton, L. D., s. Meeks, E. A. 454, *467*
Heberer, G., Malkmus, S. 441, *467*
Hecht, A., Neumayr, A., Turnher, B. *205*
Hecht, H., Neumayr, A., Thurnher, B. 240, *303*, 416, *426*
Heckel, P., s. Murray, R. 223, *226*
Hedfeld, A. 60, *67*, 271, 289, 290, 291, 293, 294, 295, *303*
Hedinger, Chr., s. Hardmeier, Th. 196, *205*
Heer, G. 115, *130*, 349, *358*
Heesen, H., s. Weissbecker, L. *216*
Hegar, s. Trenholme 398, *430*
Heidelmann 116, *130*
Heidenhain, L. *105*, 310, *321*, *426*
— Fried, C. 3, 19, 23, 31, 43, 45, 48, *67*, 407, *426*
Heidler, H. 372, *392*
Heidrich, L., Haas, M., Silberberg, M. 114, *130*
Heilig, W. 509, *520*
Heilmann, H. P., Ernst, H. 171, 181, *205*
— s. Ernst, H. 157, 174, *202*
Heilmeyer, L. 503, 505, 512, 513, 514, 515, 516, 517, 518, *520*
— Begemann, H. *520*
— Keiderling, W. 516, *520*
— Müller, W. 196, *205*
Heim, W., Schumacher, W., Frost, D. 184, *205*
Heimann, F. 374, *392*, 397, *426*
Heineke, H. 222, *225*, 367, *392*, 410, *426*
Heinismann, J. J., Czerny, L. J. 122, *130*
Heintz, R. 60, *68*, 281, 282, *304*, 423
Heinze, H. G., s. Frey, K. W. 193, *203*
Heinzel, F., s. Horst, W. 184, *206*
Hekma, E., s. Hamburger, H. J. 27, *67*
Helle, R., s. Hoppe, G. 165, 167, 176, *205*
Hellerstein, H. K., s. Storaasli, J. P. 258, 259, 261, 262, 263, 265, *308*
Hellner, Poppe, H. 482, *492*
Hellner, H. 479, *492*
Helmke 448
Helweg-Larsen, P. 58, *68*
Hempelmann, L. H. *225*
— s. Conti, E. A. 223, *224*
— s. Murray, R. 223, *226*
— s. Pincus, R. A. *211*
— s. Simpson, C. L. 10, *18*, 178, *214*, 222, 223, *227*
Hendrix, L. 22, *68*
Henkel, M. 398, 403, *426*
— Gueffroy, H. 368, *392*
Henle, C. B. 92, *105*
Hennig, K. 174, *205*
Henschen, C., Becker, F. 234, *236*
Hensel, E. *17*, 253, 254, 255, *304*
Henstell, H. H., s. Dameshek, W. 505, *519*
Herendeen, R. E. 484, 488, 490, *492*
Herman, E. 118, *130*
Hermann, E., s. Schultze, H. E. 368, *394*
Hermanson, L., Gargill, S. L., Lesses, M. F. *205*
Heřmanský, F., s. Donner, J. *519*
l'Hermitte, J., s. Beaujard, J. 122, *129*
Hernberg, C. A., s. Lamberg, B. A. 174, *208*
Herrnheiser, G. 508, *520*
Hertel, E. 331, *358*
Hertz, J. 498, *500*
Hertz, S., Roberts, A. 145, *205*
Herxheimer 218
Herzog, G. 495, 498, *500*
Herzog, K., s. Teschendorf, W. 517, *523*
Herzum, H., s. Bardachzi, F. 403, *424*
Heslin, J., s. Chapman, E. M. 179, 180, 184, 185, *200*
Hess, F. *68*
Hess, G. H. *225*
Hess, L., s. Eppinger, H. 133, 134, *141*
Hess, P. 19, 23, 49, 58, *68*, 75, 78, 80, 81, 87, 93, *105*, 135, *141*, 146, *205*, 218, 219, *225*, 244, 273, 274, *304*, 316, *321*, *467*
— Bonmann, K. H. 57, *68*, 78, 92, 97, *105*
— Fischer, B. *358*
Hessberg, R. *237*, 343, *358*, *359*
Hesse 386
Hetzar 317, 318, 319, *321*
Heuwieser, H. *205*
Hevesy, G. v. 512, *520*
— s. Hahn, L. 511, *520*
Heydenreich, A. 329, 342, *359*
— Morczek, A., Kurras, U. 189, *205*
Heynemann, Th. 403, 404, 409, 412, 413, *426*
Hicks, J. D. 495, 498, *500*
Higuchi, S. 289, 296, *304*
Hilgartner, H. L., Wilson, R. T., Wilson, J. D. 331, *359*
Hilke, H., Schulte-Brinkmann, W. *467*
Hill, G. J., Longino, L. A. 454, *467*
Hill, R. F., s. Marinelli, L. D. *209*
Hillel, A., Cristescu, M. 47, *68*
Hillemand, P., Marchand, J. H. 311, 315, *321*, 422, *426*
Hillemanns, H. G. 479, 488, *492*
Himanka, E., Larsson, L. G. 161, *205*
Hine, G. J., s. Loevinger, R. 159, *208*
— s Marinelli, L. D. 155, 156, 157, 158, *209*
Hintze, A. 465, *467*
Hintze, G., Fortelius, P., Railo, J. 194, *205*
Hirabayashi, R. N., Lindsay, S. 195, *205*
Hirsch, H. 370
Hirsch, P. 331, 336, 337, 338, 339, 343, 356, *359*
Hirsch, R., s. Beeck, L. A. 243, *300*
Hirschmann, J., Bente, O., Schmid, E. E. 118, *130*
Hirst, Wachs 126
Hittmair, A. 504, *520*
Hitzenberger, K. 509, *520*

Hjort, G. H., s. Diepeveen, W. P. 494, 495, *499*
Hoag, S., s. Aggeler, P. M. 504, 505, 511, *518*
Hobbs jr., A. A., s. Beck, R. E. *199*
Hochman, A., s. Stein, J. A. *214*
Hochstaedt, B., Langer, Gg. 419, *426*
Hodes, Ph. J., s. Pendergrass, E. P. 219, *227*
Hodges, F. J., s. Latourette, H. B. 178, *208*, 223, *226*
Hodges, P. M. 465, *467*
Hodges, R. E., s. Gowin, E. L. de 174, *204*
Hoed, den 356
Hoede, K. 442, 443, 448, *467*
Höfer, R., s. Fellinger, K. 174, 182, *203*
— s. Vetter, H. 177, *215*
Höfs, W. 461, *467*
Hoelder, H. 409, *426*
Hör, G. 50, *68*
Höschl, R., Němec, J., Šilink, K., Kubal, J. 175, *205*
Hofbauer, J. 370, *392*
— s. Fuchs, G. 49, 57, 59, *67*, 102, *104*, 235, *236*, 482, 488, 489, *491*
Hoff, F. 14, *17*, 30, *68*, *225*, *237*
Hoffman, E. 195, *205*
Hoffmann, E. 473, *476*
Hoffmann, G. 192, *205*
— s. Keiderling, W. 192, 193, *207*
Hoffmann, J. *225*
Hoffmann, R. L., Wollmann, S. H., Andrus, W. 37, *68*
Hoffmann, W. 326, 327, 329, 330, 331, 332, 334, 336, 342, 343, 344, 345, 347, 348, 349, 350, 355, 356, *359*
Hoffmann, W. J. 463, *467*
Hofmann 387, 389, 391
Hofmann, D., Clemens, H. 48, *68*
Hofmann, H. *359*
Hohbach, M., s. Börner, W. *199*
Hohl, Bangerter 328, 348
Hohlfelder, H. 398, *426*
Hohlweg, W., Dohrn, M. 417, *426*
Holan, J., s. Simig, J. 339, *362*
Holden jr., E., Gray, J. W. 494, *500*
Holeczke, F. 42, *68*
Holfelder, H. 64, *68*, 119, *136*, 146, 148, *237*, 479, 488, *492*
— Peiper, H. 253, 269, *304*
— Reisner, A. 508, *520*
— s. Klose, H. 223, *226*
Holland, G., s. Glauner, R. *426*
Hollander, I. M., s. Strominger, D. 151, 160, *214*
Hollingworth, D. R., Hamilton, H. B., Tamagaki, H., Beebe, G. W. *205*
Holman, W. P. *205*
— s. Brown, G. 288, *301*
— s. Fairley, K. D. *203*
— s. Scott, R. K. 288, *308*
Holmes, A. V., s. Miller, E. R. 173, 184, *210*
Holst, L., Kaplunowa, D. 134, 137, *141*
— Schaal, G., Negovskij, N. 289, 290, 291, 292, 294, 296, 297, *304*
Holt, J. G., s. Loevinger, R. 159, *208*
Holta, O. B. *205*
Holthusen, H. 5, 355, 365, *426*
— s. Haenisch, G. F. *225*
Holub, D. A., s. Jailer, J. W. *206*
Holzbach, E. 409, *426*
Holzknecht, G. 5, 23, *68*, 146, *205*, 280, 287, *304*, 409, 417, 509, *520*
— s. Lenk, R. *305*
Hoogendijk-van Dort, T. E., s. Linderboom, G. A. *208*
Hoppe, G., Helle, R. 165, 167, 176, *205*
— Meiisel, P. 161, *205*
Horn, V., s. Janecek, M. *492*
Hornung, Mikulicz, F. v., Radecki 365, 369, 382, 383, *392*
Hornykiewytsch, Th. 23, 32, 33, 57, 58, *68*
Horst, W. 153, 157, 165, 167, 173, 182, 184, 188, 189, 193, 194, *205*, *206*, 514
— Gadermann, E. *206*, 258, 260, 261, 262, 264, 265, *304*
— Jores, A., Schneider, C. 178, 191, *206*
— Kuhlencordt, F. 169, 170, 175, *206*
— Petersen, J., Zuckschwerdt, L. *206*
— Prevot, R., Franke, H. *206*
— Rösler, H., Schneider, C., Heinzel, F., Conrad, B. 184, *206*
— Sautter, H., Ullerich, K. 173, 187, 188, 189, 190, *206*
— Schneider, C., Thiemann, Kl. J. 165, 184, *206*
— Ullerich, K. 189, *206*
— s. Goldeck, H. 511, 513, 514, *520*
— s. Prevot, R. 173, 175, *212*
— s. Rösler, H. 193, *212*
— s. Villanueva-Meyer, H. *215*
— s. Zukschwerdt, L. *217*
Horster, F. A. 187, 188, 190, *206*
— Klein, E. *206*
Horvitz, E., Doornkat, M. ten, Koolmann 118, *130*
Hotcomb, T. M., s. Levine, R. *467*
Hotz, A. *226*
Houstralanz, M., s. Kinderen, P. E. der 186, *207*
Howard, N. 9, 11, *17*, 57, *68*, 103, *105*
Howard-Flanders, P., Scott, O. C. A. 36, *68*
Hoz-Fabra, J. de la, s. Blanco-Soler, C. 260, 262, *300*
Hrabowsky, Z. v. 134, *141*
Huant, E. 417, *426*
Hubay, C. A. *206*
Huber, H. 387, 388, 389
— s. Philipp, E. 404, *428*
— s. Schaefer, W. 372, *394*
Huc, G., Aimé, P. 83, *105*
Hudson, E. V., s. Roitt, I. M. 196, *212*
Hudson, R. V., s. Doniach, D. *202*
Hübner, E., s. Bansi, H. W. 174, 197, *198*
Huet, J. A. 274, *304*, 417, *426*
— Sobel 137, *141*
Hütten, F. v. d. 364, 365, *392*
Huff, R. L., s. Lawrence, J. H. 502, 515, *521*
Hufford, C. E., Curtzwiler, F. C., Roberts, J. L. 347, 348, *359*
Hufschmied s. Hayer, E. 148
Hug, O. *68*, *206*
— Feine, K. 10, *17*
Hughes jr., W. F. 331, 332, 334, 338, 339, *359*
— Iliff, C. E. 338, *359*
Huguet, J. *68*
— Daniel, G. 21, *68*
Hulse, E. V. 510, *520*
Hultberg, S. 449, *467*
— Zimmermann, V. B. 478, 489, *492*
Humbert, R., s. Rosselet, A. 46, *71*
Hummel, R. 116, *130*, 484, 488, *492*
Hummon, J. F., s. Lutterbeck, E. F. *467*
Hummon jr., J. V., s. Lutterbeck, E. F. 325, 326, 330, 331, 339, 342, *360*
Humphreys, E. M., s. Ricketts, W. E. 288, *307*
Hundemer, K. *226*
Hunski, M., s. Pribilla, W. *522*
Hunt 355
Hunter, A. F., s. Jenkinson, E. L. *492*
Hupka, S., Šimko, Š. *520*
Hurd, H. F., s. Domnitz, J. 169, 170, *202*
Hurff, J. W., s. Goldberg, S. A. 111, *130*
Hurmuzache, C., Pineles, S. *226*
Hurxthal, L. M., Wilson, W. H. 255, *304*
Husler, J., s. Lust, F. 221, *226*

Hutchinson, F., Preston, A., Vogel, R. 31, *68*
Hutter, R. V. P., Worcester, J. N., Francis, K., Foote, F. W., Stewart, F. W. 480, 481, 482, 483, 484, *492*
Hutton, J. H. 272, 274, 275, 276, *304*
— Case, J. T., Olson, E. C., Furey, W. W., Fahlstrom, S., Culpepper, W. L., Madden, E. E. 272, 273, *304*
— Culpepper, W. L., Olson, E. C. 272, 273, *304*
— s. Culpepper, W. L. 272, *301*
Huyzinga, J. K., Minder, W. H. 454, *467*

Ibanez, M. L., s. Russell, W. O. *213*
Ibrahim, A., El-Shebini, A. 419, *426*
Ihdima, K. 287, *304*
Iliff, C. E. 330, 332, 333, 334, 335, 336, 337, 339, *359*
— s. Hughes jr., W. F. 338, *359*
Illig, L. 28, *68*
Illig, W., s. Ahringsmann, H. 119, *128*
Imre, G. 349, *359*
Inaba, C., Sgalitzer, M., Spiegel, F. A. 114, *130*
Ingalls, E. N., Larson, P. N., Rothmen, M. S. 419, *426*
Ingbar, S. H., Freinkel, N. *206*
Inglefield jr., J. T., Fairchild, J. P. *467*
Ipantoff, K. W., Romanova-Lescowa, A. A. 118, *130*
Irsik, J., s. Erdelyi, J. 148, 149, *202*
Isacs, R., s. Minot, G. R. 517, *521*
Iselin, H. 410, *426*
Isola, R., s. Redi, F. 332, 340, *361*
Israel, S. L. 418, 419, *426*
Issa, Ph. 441, *467*
Ivins, J. C., s. Sabanas, O. A. 388, *394*

D'Jačenko, L. J., s. Kimarskaja, I. V. 513, *520*
Jackson, A. S., Shams-Avari, P. 183, *206*
Jacobi, A. 504, *520*
Jacobson, L. O., Smith, T. R. 510, *520*
Jacox, H. W. 510, *520*
Jaffe, B., s. Seed, L. 162, 173, 181, *213*
Jaffé, H. L. *206*, 257, 260, 264, *304*, 479, 486, *492*
— Lichtenstein, L., Portis, R. B. 478, 479, 480, 481, 484, 486, 489, *492*
Jaffé, H. L., Rosenfeld, M. H., Pobirs, F. W., Stuppy, L. J. 257, 260, 262, *304*
— Corday, E. 260, 264, *301*
— s. Starr, P. 176, 179, 181, *214*
— s. Williams, R. K. 153, 173, *216*
Jaguttis, P. 148
Jahn, E., s. Schmidt, H. 184, *213*
Jahrmärker, H., s. Schwiegk, H. 242, 265, *308*
Jailer, J. W., Holub, D. A. *206*
Jakob 434, 440, 444, 446, 447, 453, 462, *467*
Jakob, A., s. Lössl, H.-J. *360*
Jakob-Balz 439, *467*
Jakob-Dietrich 444, *467*
Jakob-Hiller *467*
Jakoubková, J., Lokajicek, M., Stasek, V. *17*, 101, *105*
Jallut, O. *206*
— Galletti, P. M. *206*
— Koenig, P. M., Labhart, A. 186, *206*
James jr., D. H., Tuttle, A. H. 454, 455, *467*
James, F. M., s. Cooper, W. H. *466*
Jameson, E. 412, *426*
Jammet, H., s. Haye, C. 342, *358*
Janecek, M., Horn, V. *492*
Jansson, G. 489, *492*
Jansson, J., s. Einhorn, J. 182, *202*
Jaquelin, A. 135, *141*
— Lamy, R., Gratay, A. 417, *426*
— Turiaf, J., Cornet, A. *141*
— — Roman, M., Cramer, J. *141*
Jaschke, R. Th. v. 374, 375, *393*, 410
Jasky, K., s. Pape, R. 240, 241, *307*
Jay, H. B., s. Meeks, E. A. 454, *467*
Jayle, G.-F., Vola, J.-L., Sédan, R., Harter, M., Saracco, J. 349, *359*
Jelliffe, A. M., Jones, K. M. *206*
Jenkinson, E. L., Hunter, A. F., Roberts, E. W. *492*
— Norman, R. C., Wilson, I. A. 57, *68*, 92, 93, *105*
— s. Snead, Cl. R. 235, *237*
Jenner, Th. 287, *304*
Jents, E., Yppen, E. 139, *141*
Jepson, R. P., s. Wilson, G. M. 178, *216*
Jesserer, H. 100, *105*
— Kirchmayr, W. *105*
Jobard 471, *476*
Jochims, J. 115, *130*
Joffe, V., Salzmann, G. 289, 294, 296, *304*
John, F. 13, *17*
Johns, H. E. 326, *359*
Johnson, E. W., Dahlin, D. C. 488, 489, *492*
Johnson, L. V. 334, *359*
Johnson, P. C., s. Beierwaltes, W. H. *199*
Johnson, P. R., s. Beierwaltes, W. H. 173, 174, 181, *199*
Johnston, M. W., s. Volpe, R. 174, 175, 180, 194, *215*
Joly, M. 244, 246, 249, 250, *304*
Jones, H. B., s. Dobson, E. L. 510, *519*
Jones, H. W., s. Erf, L. A. *519*
Jones, J. C., s. Blomfield, G. W. 158, 169, 173, 175, 181, 184, *199*
Jones, J. W., s. Alden, H. S. 336, 337, *356*
Jones, K. M., s. Jelliffe, A. M. *206*
Jones, M. D., s. Lindsay, St. 166, *208*
Jones, R. W., s. Cook, J. R. 174, *201*
Jong, J. de, s. Linderboom, G. A. *208*
Jores, A. *206*
— s. Horst, W. 178, 191, *206*
Josephsen, J. O. 195, *206*
Joshi, M. D. 419, *427*
Josserand s. Favre *476*
Jost, A. 412, *427*
Jovanović, M., Djurdjević, Dj., Sinadinović, J. *206*
Joyet, G. 165, *206*
— Miller, M. 158, 159, 162, 163, 164, 180, 181, *206*
Jubin, E. J., Schmid, J. R., Berchtold, R. 194, 196, *207*
Judd, E. S. *207*
Jüngling, O. 45, *68*, *226*, 286, *304*, 318, *321*, 343, 398, 410, *427*, 488, *492*
— Glauner, R., Langendorff, H. 240, 244, *304*
Jugenburg, A. 146, *207*
— Gurevič, R. 294, *304*
— Schlepakow, B. *207*
— s. Nemenow, M. 288, 292, 293, 295, 297, *306*
Jung 409
Junghanns, H. 456, *467*
Jurasz, A. T. *393*
Jurkiewic, M. J., s. Thomas jr., W. C. *215*
Justus, G. 161, *207*

Kadian, G., s. Hamburger, J. I. 165, 174, *204*
Kadir-Zadé, N. D. 337, *359*
Käding, K. 76, *105*, 119, *130*, 287, 292, 293, *304*
Kämmerer, H. 133, 136, 138, 139, *142*

Kämmerer, H., Michel, H. *142*
Kaestner, A., s. Buschmann, O. 510, 513, 516, *518*
Kahanpää, V. 375, 382, *393*, 403, *427*
Kahler, s. Denker 219
Kahlmeter, G. 78, 81, *105*, 124, *130*
— Åkerlund, Å. 76, 92, *105*
Kahnt, E. 43, *68*
Kaipainen, W. J. *207*
Kaiser, R., Daume, E. 414, 417, *427*
— Gördes, W. 427
Kalkoff, K. W. 64, *68*, 462, *467*
Kamnikar, H., Simon, St. 408, *427*
Kane, J. W., s. Furth, E. D. 186, *203*
Kaniowski, T. 234, *237*
Kaplan *467*
Kaplan, I. I. 56, *68*, 115, *130*, 413, 418, 419, *427*, 508, *520*
Kaplan, S. A., s. Kogut, M. D. 179, *207*
Kaplunowa, D., s. Holst, L. 134, 137, *141*
Karády, S., s. Forfota, E. 287, *302*
Karlan, M. S., Pollock, W. F., Snyder, W. H. *207*
Kasabach 441, *467*
Kasabach, H. H., Merritt, K. K. 454, 455, *467*
Kasdorf, H., s. Rodriguez-Barrios, R. 331, 332, 334, 335, 338, 339, *361*
Kastner 364, *393*
Katayama, K. *226*
Katsch, G., Pickert, H. 284, *304*
Katscher, M. L., s. Kruglikowa, R. K. 288, 294, 295, *305*
Katzin, H. M., Okrainetz, C. 338, *359*
Kauffmann, F. 401, *427*
Kaunitz, s. Feitelberg 173, 175, 180
Kaznelson, P., Lorant, J. St. 33, *68*
Kean, A., s. Harris, W. 405, *426*
Kearns, P. E., s. Moe, R. H. 173, *210*
Keating, F. R., s. Haines, S. F. 173, *204*
— s. Kelsey, M. P. *207*
— s. Molnar, G. D. *210*
Keating jr., F. R., s. McConahey, W. M. 193, *209*
Keen, P., s. Allan, J. C. 460, 463, 464, *465*
Keiderling, W. 153, 169, 173, 191, *207*
— Emrich, D., Hauswaldt, Ch., Hoffmann, G. 192, 193, *207*
— s. Heilmeyer, L. 516, *520*
Keijser, S. 122, *130*
Keiling 476
Keiser, V. *359*
Keller, R. 25, *68*
Kellermann, Th., s. Pabst, H. W. 513, 516, *521*
Kelley, J. F. 45, *68*
Kelly, F. J. 161, *207*
Kelly, H. 401, *427*
Kelly, J. F., Dowell, D. A. 52, *68*
Kelly, L. S., s. Dobson, E. L. 510, *519*
Kelsey, M. P., Haines, S. F., Keating jr., F. R. *207*
— s. Haines, S. F. 173, *204*
Keminger, K. 196, *207*
— s. Piribauer, J. *211*
Kenigsberg, S., s. Chevalley, J. *200*
Kennedy, R. J., s. McCullagh, E. P. 189, *209*
Kennedy, T. H., s. Adams, D. D. 145, *198*
Kennedy, W. M., Fish, R. G. 177, *207*
Keplinger, J. E., Bucy, P. C. *492*
Kepp, R. K. 365, 372, 374, 375, 379, 381, 382, 383, 385, 387, 388, *393*, 401, 403, 404, 407, 409, 413, 415, 420, 422, *427*
— Oehlert, G. 374, *393*
Kerley, Ch. G. *226*
Kermauner, F. 412, *427*
Kern, W., s. Barth, G. 81, *104*
Keuning, F. J. 410, *427*
Kibler, M., Schimmel 85, *105*
Kiefer, E. D., Smedal, M. I. 288, *304*
Kienböck, R. *492*
— s. Decastello, A. V. 507, *519*
Kikuziro 448
Kilpatrick, L., Blomfield, G. W., Neal, F. E., Wilson, G. M. 178, *207*
Kilpatrick, R., s. Eckert, H. 170, *202*
— s. Wilson, G. M. 178, *216*
Kimarskaja, I. V., D'Jačenko, L. J. 513, *520*
Kinderen, P. E. der, Houstralanz, M., Schwarz, F. 186, *207*
Kindler 448
King, J. C. *226*
— s. Paletta, F. X. 454, *468*
King, L. R., Braunstein, H., Chambers, D., Goldsmith, R. 186, *207*
King, W. E., s. Fairley, K. D. *203*
Kingreen, O. 43, 45, *68*
Kinney, M. J., Taylor, R. G. *226*
Kinsell, L. W., Partridge, J. W., Foreman, N. 190, *207*
Kirchhoff, H. 64, *68*, 376, *393*, *427*
Kirchmayr, W., s. Jesserer, H. *105*
Kirkeby, K. 190, *207*
Kirkland, R. H. *207*
Kirklin, B. R., Moore, C. *492*
Kirmisson 2
Kirsner, J. B., s. Levin, E. 288, *305*
— s. Ricketts, W. E. 288, *307*, *308*
Kiss, J. 239, *304*
Kleberger, E. 347, *359*
Klein, s. Haberland 409, *426*
Klein, E. 50, *68*, 153, 154, 173, 174, 184, *207*
— Zimmermann, H., Lins, H. *207*
— s. Horster, F. A. *206*
— s. Oberdisse, K. 153, 182, *211*
Klein, P. 423, *427*
Kleinberg, S. 488, *492*
Kleine, R. 355, *359*
Klemm, J. 52, *68*
Klewitz, F. 133, 135, 137, *142*, *520*
Klieneberger, O. 110, *130*
Klinken, L. 92, 93, *105*
Klippel-Trenaunay 441
Klose, H. 221, *226*
— Holfelder, H. 223, *226*
Klostermyer, L. L., Burgeson, P. A. 119, *130*
Klotz, E., s. Seelentag, W. 11, *18*
Klotz, H. P. *207*
— Caroit, Lombroso, P. *207*
Kluyskens, J., s. François, J. 333, *357*
Klyachko, V. R. *207*
Knake, H.-J., Zeiss, K.-H. 414, *427*
Knierer, W. 63, *68*, *226*, 422, *427*, 462, *467*
— Schirren, C. G. 356, *359*
Knutsson, F. 87, *105*
Kobayashi, T. *226*
Koch 387, 390
Koch, R., s. Polhemus, D. W. 223, *227*
Koch, W., s. Rausch, L. 449, *468*
Kocher 145
Kodon, E. 109, *130*, 285, *304*
König, E., Panning, G. 114, *130*
Koenig, P. M., s. Jallut, O. 186, *206*
Körbler, J. *226*
Kogan-Jasny, V., Abramowitsch, Th. 135, 137, *142*
Kogut, M. D., Kaplan, S. A., Collipp, P. J., Tiamsic, T., Boyle, D. 179, *207*
Kohler, A. 78, 99, *105*, 410
Kohlmann, G. 114, 118, *130*
Kohn, A., s. Rubenfeld, S. 153, 164, 165, 174, *212*

Kok-v. Alphen, C. C., s. Scholte, P. J. L. 339, *361*
Kolar, Beck 448
Koller, F. 365, 366
Koller, S. 137, *142*
Kolodny, A. 479, *492*
Kolta, E. 286, *304*
— Dömel, E. 287, *304*
— Dunay, B. 287, *304*
— Förster, J. 364, *393*
Komai, S., s. Tani, M. 342, *362*
Konjetzny, G. E. *427*, 478, 479, 480, 488, *492*
Koolmann, s. Horvitz, E. 118, *130*
Kopary 319, *321*
Kopelmann, S., s. Bagdasaroff, A. 288, 289, 290, 291, *299*
Koppenstein, E. 417, *427*
Korbsch, R. 287, *304*, *305*
Koren, K., Maudal, S. 11, *17*, 102, *105*
Koslowski, s. Weishaar 448
Koslowski, L., Poppe, H., Walther, E. 239, *305*
Kossel, s. Seelentag 443, *469*
Kossel, F. 432, 443, *467*
Kostamis, P. *207*
Kostka, D., Niepel, G. 57, *68*, *69*
Kotek 417
Kottmaier, J. 286, 293, *305*
Kottmeier, H. L. 375, 376, 391, *393*
Koukou, A., s. Daikos, G. K. *201*
Koutras, D. A., s. Malamos, B. K. 182, *200*, *208*
Kovač, M. 83, 92, 93, 94, 97, *105*, 116, 124, 125, 127, *130*
Kovacs, F. *321*
Kovács, K. 32, *69*
Kozlowa, E. P. 123, *130*
Kramer, K., s. Doering, P. 161, *202*
Krantz, S. *492*
Kraus, F. 75, *105*, 124, *130*
Krause, Ziegler 397, *427*
Krause, G. P. 44, *69*
Krause P. 112, *130*, 146, 148, *207*, 409, *427*
Krautzun, K. *17*, 122, 127, *130*, 239, *305*
— Elinghausen, H. P. 83, *105*
— s. Schulte, G. 116, *132*
Kratzmann, E. A., Frankel, R. S. 91, 92, 93, *105*
Krayenbühl, H., Richter, H. R. 112, *130*
Kreibich, H. 413, *427*
Kreibig, W. 347, *359*
Kreiker 330
Krempin, J., s. Freyschmidt, P. 511, *519*
Kremser, C. 119, *130*
Kressner, A. *226*
Kreuzwald, Th. 75, *105*
Krieg, E. *237*
Krinski, B., s. Gauss, C. J. 402, *425*
Kröker, P. 87, *105*
Krönig, B. 374, 402, *427*
— Gauss 400, *427*
Kroetz, Ch. 32, *69*
Krohmer, J. S., s. Friedell, H. L. 325, 331, 332, 333, 336, 337, 339, *358*, 443, *466*
Krokowski, E., Ehling, U. 351, 354, 355, *359*
— s. Ehling, U. *357*
— s. Oeser, H. 329, *360*, *468*
Kron, S. D., Satinsky, V. P. *476*
Kruchen, C. 135, *142*, 243, *305*, 407, *427*
— Bernardy, Th. 61, *69*
Krüger, s. Curtius 401
Krüger, A. 462, 465, *467*
Krüger, H. H. 510, *520*
Krüger, K. E., s. Lohse, K. *360*
Kruglikowa, R. K., Katscher, M. L., Awiossor, M. L. 288, 294, 295, *305*
Kubal, J., s. Höschl, R. 175, *205*
Kudinov, A. S., s. Grabenko, I. K. 261, 263, *303*
Kudo, Y., s. Becker, Hj. 29, *65*
Kübler, A., s. Becker, J. *391*
Küffer, Fr., s. Campana, L. 494, 499, *499*
Kühl, H., s. Böhme, A. 147, *199*
Kühne, P. *207*
— s. Oeser, H. 153, 154, 158, 161, 162, 167, 169, 170, 175, 180, 183, 184, 185, *211*
Kühtz, E. H., s. Metzler, M. 34, *69*, 112, *131*
Kümmel, H. 409, *427*
Künkel, H.A., Schmermund, H. J., Schubert, G. 372, 373, 378, *393*
— — Struckmann, R. 373, *393*
— s. Schubert, G. 389, *394*
Küpperle, s. Bacmeister, A. 410, *424*
— s. De la Camp, 409, *424*
Küstner, H. 398, *427*
Küttner 317, *321*
Kuhlencordt, F., s. Horst, W. 169, 170, 175, *206*
Kuklianskis, I. L. 481, *492*
Kumahara, Y., Miyai, K. 145, *210*
Kumer, L. *467*
— Sallmann, L. 327, 330, 331, 332, 333, 334, 335, 336, 342, 344, 345, *359*
Kummer, E. 109, *130*
Kummer, P. *207*
Kunlin, J. 229, 232, *237*
Kunze, H., s. Ernst, H. 157, 174, *202*
Kupferberg, H. 374, *393*, 401
Kurland, G. S., Freedberg, A. S. 176, *207*
— s. Blumgart, H. L. 257, 258, 259, 260, 261, 262, 263, 264, 265, *300*
— s. Freedberg, A. S. 157, 162, 166, 167, 170, 173, *203*, 257, *303*
Kurras, U., s. Heydenreich, A. 189, *205*
Kurtzahn 364, *393*
Kurtzahn, H. 110, *130*
Kushelevsky, B. P., s. Sheffer, D. G. 273, 274, 275, *308*
Kutruev, A. F. 289, 290, 292, 293, 294, 296, *305*
Kuttig, H., s. Zumwinkel, K. *217*
Kuttner, A. 138, *142*
Kuttner, L. 507, *520*
Kutzim, H. 186, *208*
Kuzma, J. F., s. Andersen, W. A. D. 388, *391*

Labeau, s. Bertrand 247, 250, *300*
Labhart, A. 100, *105*
— s. Brunner, H. E. *200*
— s. Jallut, O. 186, *206*
Laborde, S. 431, 441, *467*
Lacassagne, A., s. Regaud, Cl. 400
Lacconi, A., Castri-Patti, L. L. 123, *130*
Lacharité, H. 484, 489, *492*
Lacroix, L., s. Ceresa, F. *224*
Lado, P., s. Baglioni, T. 511, *518*
Lagrange, J., s. Reboul, J. 78, 83, *106*
La Grutta, C., s. Caffarelli, F. *491*
Lahm, W. *105*, 146, 147, *208*, 383, 417 422, *427*, 509, *520*
Laitinen, H., s. Mustakallio, S. 98, *106*
Lamb, s. Woldridge 313, *321*
Lambadarides, A. *208*
Lamberg, B.-A. 186, 188, 189, *208*
— Hernberg, C. A., Wahlberg, P., Hakkila, R. 174, *208*
— s. Wegelius, O. *216*
Lamberts, H. B., s. Brinkman, R. 32, *65*
Lamerton, L. F. 511, *520*
— Harriss, E. B. 513, *520*
— s. Sinclair, W K. 165, 166, *214*
Lameyer, D. F., s. Querido, A. L. 186, *212*
Lami, G., Toniolo, G. 276, 277, *305*
Lampe, J., s. Blahut, R. J. 189, *199*
— s. Peirce, C. B. *492*
— s. Smyth, C. J. 56, *72*

Lampert, H. 85, 88, *105*
Lamy, R., s. Jaquelin, A. 417, *426*
Lance, M., Girard, L., Lance, P. 101, *105*
Lance, P., s. Lance, M. 101, *105*
Landgraf, K., s. Geyer, E. 84, *105*
Lang 410
Lang, F. I. 74, *106*
Lange 5
Lange, L., Fränkel, M. 409, *427*
Lange, S. 221, *226*
Langenbach, J. 196, *208*
Langendorff, H., s. Jüngling, O. 240, 244, *304*
Langer, Gg., s. Hochstaedt, B. 419, *426*
Langer, H. 134, 135, 136, 137, *142*, 146, *208*, *237*, 239, 240, 245, 246, 249, 273, 274, 293, *305*, 509, *520*
Langeron, L. 147, *237*
— Desplats, R. 230, *237*, 238, 241, 245, 269, 271, *305*
— s. Desplates, R. 231, 232, *236*
Langford 186
Lanz, T., Wachsmuth, W. 312, *321*
Lapatie, J. L., s. Riviere, J. *212*
Laquerrière, Delherm *69*
— s. Delherm 23
Laroit, Lumbroso, P. *208*
Larsen, H. W. 348, *359*
Larson, P. N., s. Ingalls, E. N. 419, *426*
Larsson, L. G. 157, 169, *208*
— Ragnhult, J. *208*
— s. Einhorn, J. *202*
— s. Himanka, E. 161, *205*
Larsson, S. 332, *359*
Lasco, Fl., s. Schmitzer, G. 343, 344, *361*
Lasner, J., s. Snead, Cl. R. 235, *237*
Lassmann, G., s. Fuchs, G. 234, *236*
Lassueur 22, *69*
Latarjet, R., Gray, L. H. 31, *69*
Latchmore, A. J. C., La Touche, A. A. D., Shucksmith, H. S. 49, *69*
La Touche, A. A. D., s. Latchmore, A. J. C. 49, *69*
Latourette, H. B., Hodges, F. J. 178, *208*, 223, *226*
Lattmann, I. 92, *106*
Lau, H. H., s. Beck, C. 62, *65*
Laubie, B., s. Riviere, J. *212*
Laubinger, G., s. Bansi, H. W. 174, 197, *198*
Laubry, Ch. 268, *305*
Laubry, L., s. Vaquez, H. 507, *523*
Lauche, A. 498, *500*
Lauge-Hansen, N., Lyndrup, S. 44, *69*
Laughlin, J. S., Pullman, I. 11, *17*
Lauro, J. M., s. Scherz, R. G. *468*
Lauterwein 375
Laux, s. Vedel 508, *523*
Law, W. H., s. Stroebel, Ch. F. 515, *522*
Lawrence, J. H. 3, 503, 504, 506, 510, 511, 512, 514, 516, 518, *521*
— Berlin, N. J., Huff, R. L. 502, 515, *521*
— Dal Santo, G. *521*
— Rosenthal, N., Stickney, M., Wassermann, L. R., Dameshek, W. *521*
— s. Aggeler, P. M. 504, 505, 511, *518*
— s. Berlin, N. J. 504, 510, *518*
— s. Hamilton, H. B. 145, *204*
— s. Hamilton, J. G. *520*
— s. Masouredis, S. P. 517, *521*
— s. Waschulewski, L. R. 513, 518, *523*
Lax, F., s. Walter, F. K. 116, *132*
Lazarew, N. W. *69*, *305*
— Lazarewa, A. 35, *69*, 271, *305*
Lazarewa, A., s. Lazarew, N. W. 35, *69*, 271, *305*
Lazarus, P. 108, *130*
Lazerson, R., s. Rall, J. E. 173, *212*
Lea, A. J., s. Abatt, J. D. 103, *104*
Lea, G. A., s. Abbat, J. D. 9, *17*
Ledanow, S. N., s. Mischtschenko, J. P. 5, *17*, 34, 35, 37, *69*
Leddy, E. G., Maytum, Ch. K. 135, 136, 137, *142*
— s. Maytum, Ch. 137, *142*
Leddy, E. T. 420, *427*
Lederer, E. v. 114, *130*
Lederer, H., Sinclair, A. 494, 498, *500*
Lederman, M. 326, 327, 329, 330, 331, 333, 334, 335, 337, 339, *359*
Ledlie, E. M. 518, *521*
— s. Harmann, J. B. 511, *520*
Lee, R. E., s. Molnar, G. D. *210*
Lee, R. L. 506, *521*
Leeksma, C. H. W., s. Blom, P. 177, *199*
Lefebvre, J., s. Turpin, R. *228*
Leffkowitz, M., Fröhlich, M. 195, *208*
Legré, G., s. Trifaud, A. 494, 495, *500*
Legréze, W. *208*
Leitner, Z. A. 334, 337, *359*
Lejeune, J., s. Turpin, R. 418, *430*
Lello, M., s. Raffaele, A. P. 419, *428*
Lemaitre, L. *360*, 448
Lemarchal, A., s. Berthaux, P. *199*
Lemarchand-Beraud, Th., Vanotti, A., Griessen, M. 144, 145, *208*
Lenarduzzi, G. *142*
Lenarduzzi, L. *427*
Lemay, M. J., s. Evans, T. C. 510, *519*
Lengfellner, K., Fraenkel 397, *427*
Lenk, R. 109, 116, 119, 125, *130*, *131*, *226*, 286, 287, 292, 293, 295, 297, *305*, 418
— Holzkneeht, H. *305*
Lenti, R., s. Gennarelli, L. *519*
Lenz, M. 339, *360*
— s. Evans, T. C. 510, *519*
Lenzi, E. 387, *393*
Lepennetier, F. *17*
Leppin, W., s. Bansi, H. W. 195, 197, *198*
Leprat, J., s. Bricaire, H. *200*
Lequerrière, A. 139, 140, *142*
Leriche, R. 126, *131*, 229, *237*, 243, 271, 319, *321*
— Fontaine, R., 232, *237*
Leroy, G. V. 514, *521*
Lesses, M. F., s. Hermanson, L. *205*
Letterer, E. 24, *69*
Leucutia, T., Cook, J. C. 480, 481, *492*
— Witwer, E. R., Belanger, G. *492*
Leuret, J. Ph., s. Riviere, J. *212*
Levin, E., Clayman, C. B., Palmer, W. L., Kirsner, J. B. 288, *305*
—, Hamann, A., Palmer, W. L. 288, *305*
— s. Carpender, J. W. J. 288, *301*
Levine, R., Hotcomb, T. M., Lutzner, M. A. *467*
Levine, S. A., Cutler, E. C., Eppinger, E. C. 256, 257, *305*
— s. Blumgart, H. L. 256, 257, 258, 259, 261, 263, 265, *301*
Levinson, M. J., s. Burke, G. M. 179, *200*
Levy, A., Barjon, P., Pourquier, H., Gary-Bobo, J., Thibaud, E. 153, 184, *208*
— s. Pourquier, H. *212*
Levy-Dorn, M. 134, *142*
— Weinstein, S. 269, *305*
Lewis, D., s. Gschickter, C. F. 471, *476*
Leydhecker 347
L'Hermitte, J., Coyon, A., Beaujard, J. 122 , *131*

Lian, C., Barrieu, A. R., Nemours-Auguste, M. H. 244, 245, *305*
— Marchal, M. 243, 245, 248, 250, *305*
Libby 161
Liberti, Ch. di, s. Caffey, J. 224, *224*
Lichtenberg, D., s. Haguènau, J. 98, *105*
Lichtenberg, R., s. Schmitzer, G. 343, 344, *361*
Lichtenstein, L. *492*, 495, *500*
— s. Jaffé, H. L. 478, 479, 480, 481, 484, 486, 489, *492*
Lieb, W. A., Geeraels, W. J. *360*
Liebel, H. 329, *360*, 448
Liebersohn, J. 45, 61, *69*
Lieshout, van, s. Wapstra 160
Liess, G. 11, *17*
Ligorio, A., Pansini, T. 335, *360*
Linden, H. 374, *393*
Linder, F., Freyschmidt, P. 183, 184, 194, 195, *208*
Linderboom, G. A., Hoogendijk-van Dort, T. E., Jong, J. de *208*
Lindgren, I., s. Frisk, A. R. 257, *303*
Lindig, P. 400, *427*
Lindner, E., s. Zita, G. 169, *217*
Lindsay, St., Chaikoff, I. L. *208*
— Dailey, M. E. 166, 195, *208*
— — Friedlander, J., Yee, G., Soley, M. 195, *208*
— — Jones, M. D. 166, *208*
— Potter, G. D. *208*
— — Chaikoff, I. L. *208*
— s. Dailey, M. E. 166, 173, *201*
— s. Hirabayashi, R. N. 195, *205*
— s. Miller, E. R. 184, *210*
— s. Nichols jr., C. W. *210*
— s. Potter, G. D. 178, *212*
— s. Sheline, C. E. 178, *214*
— s. Sheline, G. E. 178, *213*
Linhardt, St. 368, *393*
Linnen, H. J. 342, *360*
Lins, H., s. Klein, E. *207*
Lipkovic, A. M., Apasov, G. N. 407, *427*
Lipross, O. 254, *305*
Lipschütz, A., Vargas jr., L. 471, *476*
Lipski, J. *360*, 448
Liquette, M., s. Swyngedauw, J. *214*
Lister 442, *467*
Littleton, J. T., Motsay, D. S., Perry, S. P. *226*
Livingston, S., s. Ward, A. T. 136, *143*
Lloyd, Ch. 417, *427*
Locher, D. W., s. Frey, K. W. 193, *203*
Lockhart, G., s. McCullagh, E. P. 189, *209*
Lodenkämper, H., s. Bansi, H. W. 195, 197, *198*
Lodeserto, A., s. Giustina, G. *204*
Löbe, J. 193, *208*
— s. Oelssner, W. *211*
Loebell, H. 219, *226*
Löhlein, W. 330, 334, 344, *360*
Löhr 46, *69*, 113
Loeser, F., s. Grumbrecht, E. 372, *392*
Lössl, H. J. 437, *467*
— Jakob, A. *360*
Loevinger, R., Holt, J. G., Hine, G. J. 159, *208*
Löwenstein, A., Reiser, E. *237*
Loewer-Sieger, D. A., s. Oosterhuis, J. A. 349, *361*
Lohse, H., s. Vieten, H. 49, *72*, 407, *430*
Lohse, K., Krüger, K. E. *360*
Lokajicek, M., s. Jakoubková, J. *17*, 101, *105*
Lombroso, P., s. Klotz, H. P. *207*
London, E. S. 400, *427*
Longino, L. A., s. Hill, G. J. 454, *467*
Loos, D. 276, 278, *305*
Looser, E. 478, *492*
Lopez 412
Lorant, J. St., s. Kaznelson, P. 33, *68*
Lorenz 367, 388
Lorenz, R. *69*
Lorenz, W. 40, *69*, 103, *106*
— s. Luther, W. 368, *393*
Lorey, A. 401, *428*
Lorimier, A. A. de 93, *106*
Lossen, H., s. Drey, L. 133, 134, *141*
— s. Groedel, F. M. 243, 256, 269, *303*
Louis, J. 507, *521*
Love, J. 47, *69*
Love, L., Fearon, H. D. 245, 247, 248, *306*
Loverdo, A., s. Gennes, L. de *203*
Low-Beer, B. V. A. 146, 515, *521*
— Blais, R. S., Scofield, N. E. 512, 515, *521*
Lowenthal, M., s. Rubenfeld, S. 153, 164, 165, 174, *212*
Lowney, J. F., s. Burns, T. W. 177, *200*
Lubarsch, O. 478, 479, *492*
— Wätjen, J. 38, *69*, 410, 428
Lucy, s. Dausset, H. 76, *104*
Ludány, G. 27, *69*
Ludwig, H., Mehring, W. 371, *393*
Lüdicke, K., s. Zur Horst-Meyer, H. 401, *430*
Lüdin 3, 148
Luedin, M. 508, *521*
Lukin, D. A., s. Sukonscikova, A. A. 343, 344, *362*
Lumbroso, P., s. Laroit *208*
Lundar, J. 87, 88, *106*
Lushbaugh, C. C., Storer, J. B. 38, *69*
Lust, F., Pfaundler, M. v., Husler, J. 221, *226*
Luther, W., Lorenz, W. 368, *393*
Lutterbeck, E. F. 442, 444, *467*
— Hummon jr., J. V. 325, 326, 330, 331, 339, 342, *360*, *467*
Lutzner, M. A., s. Levine, R. *467*
Lyda, W., s. Haik, G. M. *358*
Lyle, D. J. 350, *360*
Lyndrup, S., s. Lauge-Hansen, N. 44, *69*
Lyon, E. 194, *208*

Mabbs, D. V., s. Evans, W. G. 442, *466*
MacBryde, C., s. Scott, W. G. 173, *213*
MacDonald, A. F., s. Delamore, J. W. 504, *519*
Macdonald, E., s. Crooks, J. *201*
MacDonald, E. M., s. Buchanan, W. W. *200*
MacGregor, A. G., s. Blomfield, G. W. 158, 169, 173, 175, 181, 184, *199*
— s. Greig, W. R. *204*
— s. Wayne, E. J. *215*
MacGuire, C. J., McWhorter, J. E. 481, *492*
Macherauch, E., s. Glocker, R. 151, *204*
Mack, R. E. *208*
Mackenzie, D. H. 146
— s. Morgan, A. D. *500*
MacRae, J. D. *226*
Madden, E. E., s. Culpepper, W. L. 272, *301*
Madden, E. E., s. Hutton, J. H. 272, 273, *304*
Mäkrlä, s. Furuhjelm, P. 454, 455, *466*
Magalhaes Colaco, F., s. Clode, W. *201*
Magas, St. *208*
Magnus, H., s. Specht, H. *214*
Mahar, s. Broca 409, *424*
Maier, O. 382, *393*
Maislich, R. M., s. Porchownik, J. B. 277, 278, *307*
Maisterrena, J., s. Chapman, E. M. 169, 173, 175, 179, 180, 184, 185, *200*
Makiola, K., s. Petersen, F. 184, *211*

Malamos, B. K., Daiko, G. K., Samara, S., Koutras, D. A. *208*
— s. Daikos, G. K. *201*
Maleki, A. 278, *306*
Malkmus, S., s. Heberer, G. 441, *467*
Mallarmé, J. *521*
— s. Fauvert, R. 513, 516, *519*
Mallet, L., Marchal, G., Duhamel, G. 510, *521*
— s. Proust, R. 122, *131*
Maloof, F. 175
— Chapman 173
— Dobyns, B. M., Vickery, A. L. *208*
— s. Chapman, E. M. 169, 173, 175, 179, 180, 184, 185, *200*
Maloof, R., s. Dobyns, B. M. 166, *202*
Mamo, L., s. Tubiana, M. 170, 181, *215*
Man, E. B., Bondy, P. K. 170, *208*
Mand, R. 367
Mandaz, J. C., s. Fontaine, R. 494, 495, *500*
Mandl, F., Dwek, J. 480, 488, *492*
Mandras, G. 331, 332, 338, 339, *360*
Mandt 126, *131*
Maneval 387
Mangalik, V. S., Mehrotra, R. M. L. 495, *500*
Manginelli, L. 287, *306*
Manheimer, O., s. Bucky, G. 270, *301*
Mann, L. S. 92, *106*
Mann, W. A., Watt, R. H. 354, *360*
Mannaberg 146
Manni, s. Bollini 118, *129*
Manthey, H. G. 173, 176, *208*
Marburg, O. 114, 120, *131*
— Sgalitzer, M. 108, 109, 110, 111, 113, 114, 116, 118, 124, 126, *131*, *237*
March, H. C. 8, *17*
Marchal, G., s. Mallet, L. 510, *521*
Marchal, M. 244, 249, *306*
— s. Lian, C. 243, 245, 248, 250, *305*
Marchand, s. Bensaude 315, *321*
Marchand, J. H., s. Hillemand, P. 311, 315, *321*, 422, *426*
Marcus, S., s. Donaldson, D. M. 38, *66*
Mardensteig, K. 87, *106*
Margatschow, A. W., s. Mischtschenko, J. P. 34, 35, 37, *69*
Margraf, C. 407, *428*
Marinelli, L. D. *208*, 511
— s. Brinckerhoff, R. F., Hine, G. J. 157, *208*
— Hill, R. F. *209*
— Quimby, E. H., Hine, G. J. 155, 156, 157, 158, *209*
Marinesco 118, *131*
Markson, J. L., Flatman, G. E. 149, *209*
Marocco, F., s. Ferraris, G. M. *203*
Marques, Fabre, Cohen 276, *306*
Marshall, J. H. 151, *209*
Martenstein, H. 218, *226*
Martin *348*
Martin, J. M., Stanbury, J. B. *209*
— s. Chapman, E. M. 169, 173, 175, 179, 180, 184, 185, *200*
Martini, P. 184, *209*
Martino, C. de 332, *360*
Martinovic, D., s. Najdanovic, B. 265, *306*
Martins, M. L., s. Clode, W. *201*
Martins, H. 365, 371, 372, 374, 375, 381, 382, 384, 385, *393*, 399, 400, 401, 402, 403, 404, 410, 412, 413, *428*
Marton, M., s. Policzer, M. 174, *212*
Marum, G. 135, 137, *142*
Marx, R., s. Pabst, H. W. 513, 516, *521*
Marzet, M. A. 499, *500*
Marzio, Q. di 345, *360*
— Strazzi, A. *17*
Masi, A. T., Hartmann, W. H., Hahn, B. H., Abbey, H., Shulman, L. E. 196, *209*
— Sartwell, P. E., Hartmann, W. H. 196, *209*
Mason, R. E., Walsh, F. B. 187, 196, *209*
Masouredis, S. P., Lawrence, J. H. 517, *521*
Massay, B. W., s. Goldgraber, M. B. 288, *303*
Massenbach, W. v. 391, 403, *428*
— Müller, K. 422, *428*
Matoni, H. 286, *306*
Matovinovic, J., s. Haynie, T. P. *205*
Matsch, E., s. Haynal, E. *520*
Matt, F. *226*
Matthews, C. M. E., Fowler, J. F. *209*
Mau, C. 98, *106*
Mauclair 91, *106*
Maudal, S., s. Koren, K. 11, *17*, 102, *105*
Maupertius 15
Maurer, Feine 140
Maurer, G. 98, *106*
Maurer, H. J. 25, *69*
Mavrodinov, N., Toškova, B., Botev, B., Raduilska, A., Dobreva, I. 273, 274, 275, *306*
Mawas, H. 334, *360*
Maximow, A. A. 38, *69*
Maxwell, J. D., s. Ravdin, J. S. *212*
Mayer 418
— Zdansky 10
Mayer, E. G. 9, 10, *17*, 40, *69*, 103, *106*, *209*, *226*
Mayer, O. 219, 223, *226*
Mayneord, W. V., Sinclair, W. K. *209*
Mayo 145
Mayo, Ch., s. Pearman, R. O. 472, *477*
Mayobre, R. A. 419, *428*
Mayou 331
Maytum, Ch., Leddy, E. 137, *142*
— s. Leddy, E. G. 135, 136, 137, *142*
Mazer, Greenberg 419
McAllister 387
McAlpin, K. R. *521*
McClellan, R. O., Clarke, W. J., Regan, H. A., Wood, D.H., Bustad, L. K. *209*
McCollum 146
McCombs, P., Tuggle, A., Guion, C. M. 127, *130*
McConahey, W. M. *196*
— Keating jr., F. R., Beahrs, O. H., Woolner, L. B. 193, *209*
— Woolner, L. B., Black, B. M., Keating, F. R. 193, *209*
— s. Paris, J. 196, *211*
— s. Owen jr., C. A. 170, 196, *211*
— s. Woolner, L. B. 195, 197, *216*
McCorkle, H. J., s. Miller, E. R. 173, 184, *210*
McCormack, K. R., Sheline, G. E. 177, *209*
— s. Sheline, C. E. 178, *214*
McCrea, J. F., s. Duran-Reynals, F. 25, *66*
McCullagh, E. P. 173, 190, *209*
— Clamen, M., Gardner, W. J. 189, *209*
— — — Kennedy, R. J., Lockhart, G. 189, *209*
— Richards, C. E. 173, 189, *209*
— s. Cook, J. R. 174, *201*
— s. Crile, G. 173, 175, *201*
— s. Portmann, U. V. 173, *212*
— s. Richards, C. E. 173, *212*
— s. Skillern, P. G. *214*
McCullough, J. A., s. Steen, O. T. 91, 92, *107*
McCullough, J. Y. 288, *306*

McDonald 387
McDonald, J. E., Wilder, H. C. 328, 338, *360*
— Wilson, F. M. 328, 331, 334, *360*
McDonald, J. R., s. Gatchell, F. G. 471, *476*
— s. Musgrove, J. E. 471, *476*
McEachern, J. 135, 137, *142*
McFarlane 387
McGavak, T. H. *209*
— s. Chevalley, J. *200*
McGill, D. A., Asper, S. P. *209*
McGregor, A. G. *209*
McGuire, s. Gräve 233
McGuire, J. C. *237*
McIlroy, W. J., Richardson, J. C. 122, *131*
McInally, M., s. Mukherjee, S. R. 288, *306*
McKinney, J. W. 334, *360*
McLaren u. Mitarb. 372
McMillan, R. L., Rousseau, J. P. 254, *306*
McWhinney, I. R. 194, *209*
McWhorter, J. E., s. MacGuire, C. J. 481, *492*
Meachim, G., Young, M. H. *209*
Mead, J. J., s. Wolferth, C. C. 257, 261, 263, *309*
Mead, K. W. 331, *360*
Medina, E., s. Barzellato, J. *198*
Meeks, E. A., Jay, H. B., Heaton, L. D. 454, *467*
Meerhoff 330
Meffert, C. B., s. Freund, E. 478, *491*
Meffley, W. H., Northup, S. W. 495, *500*
Mehigan, J. A., s. Fitzgerald, O. *519*
Mehl, H. G. 161, *209*
— s. Freyschmidt, P. 511, *519*
Mehring, W., s. Ludwig, H. 371, *393*
Mehrotra, R. M. L., s. Mangalik, V. S. 495, *500*
Meier, R. 25, 27, *69*
Meigen, B., Rother, K., Mertz, D. P. 182, *209*
Meigs 375
Meiisel, P., s. Farschidpur, D. 180, *203*
— s. Hoppe, G. 161, *205*
Meisner, W. 350, *360*
Meister, E. *209*
Meister, F., s. Fellinger, K. 182, *203*
Melamed, S., s. Seidlin, S. M. *213*
Meland, s. Soiland 148
Melching, H.-J., Dresel, H. *209*
Melchior 315, *321*
Mele, M., s. Torsoli, A. *215*
Meltzer, Kühtz 34, *69*
Mendell, Th. H., s. Skversky, N. 515, *522*
Menezo, J. L., s. Quintana, M. 331, *361*
Menge, C. 403, 412, 414, *428*
Menge, C., s. Eymer, H. 409, *425*
Mengel, Ch. L. *226*
Menghi, P., Brusa, P. *226*
Menkin, V. 27, 28, 29, 36, *69*
Menville, L. 148
Menzel, K. M. *69*, 139, *142*
Menzer, A. 134, *142*, 286, *306*
Merchie, G., s. Brakier, T. 174, 175, *200*
Meriel, s. Drouet 244, 245, 246, 247, 250, *302*
Merle D'Aubigné, R. 494, *500*
Merriam jr., G. R. 328, 333, 339, 354, 355, 356, *360*
— Focht, E. F. 354, *360*
Merill, A. S. 122, *131*
Merritt, K. K., s. Kasabach, H. H. 454, 455, *467*
Mertz, D. P. *209*
— Müller, G. *209*
— Meigen, B. 182, *209*
Mertz, E. 365, 368, 382, *393*
Merz, Touzard, Ratte 474, *476*
Meschan, I., s. Oddie, T. H. *211*
Mesnil de Rochemont, R. du 5, *106*, *142*, 147, *209*, 250, *422*
Messel, D. 122, *131*
Messner, D., s. Glauner, R. 11, 12, 16, *17*, 41, 43, 45, 48, *67*, 102, *105*
Mészöly, P. 124, *131*
Metzger, F., Deutsch, M. *209*
Metzler, M., Kühtz, E. H. 112, *131*
Meyer, de, Sluys 508, *521*
Meyer, E. 5, *17*
Meyer, F. M. *226*
Meyer, H. 15, 108, *131*, 318, *321*, 401
Meyer, O. O., s. Calabresi, P. 504, 514, 515, *518*
Meyer, R. 398, *428*
Meyer, W. H. 148
Meyer-Laack, H. 99, *106*
Meyer-Langsdorff, H. 57, *69*, 86, 87, 92, 94, *106*, 124, *131*
Meyerding, H. W. 481, 488, *492*
— s. Dockerty, M. B. 494, 495, 494, *499*
— Gluecker, L., Stieglitz, E. 338, *360*
Michaelson, J. C., Schreiber, H. 338, *360*
Michalk, K. H., s. Morczek, A. 96, 97, *106*
Michel, H., s. Kämmerer, H. *142*
Micheli, E. de, Pellini, M., Barcaglia, A. 223, *226*
Mienicki, Marjan, s. Wasowski, T. 368, *395*
Miescher, G. 35, *69*, 286, *306*, 329, *360*, 442, 443, 448, 451, 452, *467*, *468*
Mignoli, E., Cocchi, U. 481, 489, *492*
Mikulicz-Radecki, F. v., s. Hornung 365, 369, 382, 383, *392*
Milani, E. 23, 35, *69*
Milani, G. 508, *521*
Milcu, St.-M., Vaisler, L., Balan, M. *209*
Miller, E. R. 166, *210*
— Clark, D. E., Rawson, R., Werner, S. C. 184, *210*
— Dailey, M. E., McCorkle, H. J. 173, 184, *210*
— Lindsay, St., Dailey, M. E. 184, *210*
— Sheline, G. E. 162, 184, *210*
— Soley, M. H., Foreman, N., Holmes, A. V., Alexander, G. L., Sheline, G. E. 173, 184, *210*
— s. Dailey, M. E. 166, 173, *201*
— s. Sheline, C. E. 174, *214*
— s. Soley, M. H. 173, *214*
Miller, H., s. Ansell, G. *198*
— s. Blomfield, G. W. 158, 161, 164, 165, 169, 171, 173, 174, 175, 176, 177, 179, 181, 184, *199*
— Green, M. 176, 177, *204*
— Wilson, G. M. 178, *216*
Miller, L. F., Durrane, K. M. 471, *476*
Miller, M., s. Joyet, G. 158, 159, 162, 163, 164, 180, 181, *206*
Miller, R. E., s. Carpender, J. W. J. 288, *301*
Milosevič, B., Blagojevič, M. 344, *360*
Minder, W. *210*, *360*, *468*
— s. Huyzinga, J. K. 454, *467*
Minot, G. R., Buckman, T. E., Isacs, R. 517, *521*
Miranda-Gallino, M. 137, *142*
Mirouze, J., s. Boulet, P. *200*
Mischtschenko, J. P., Fomenko, M. M., Feszenko, F. F., Ledanow, S. N., Margatschow, A. W. 5, *17*, 34, 35, 37, *69*
Mitchell, A. G., Warkany, J. *266*
Mitchell, J. S. 36, *69*, *210*
Mitchell, N., s. Rubenfeld, S. 153, 164, 165, 174, *212*
Mittelmeier, H. 229, *237*
Mittermaier, R. 33, 34, 37, 38, *69*
Miyai, K., Fukuchi, M., Kumahara, Y., Abe, H. 145, *210*
Moe, R. H., Adams, E. F., Rule, J. H., Moore, M. C., Kearns, J. E., Clark, D. E. 173, *210*
— s. Trippel, O. H. *215*

Möbius, W. 144, 397, 413, *428*
Möhring, s. Burmeister *466*
Moeller, H. C., s. Rider, J. A. 288, *308*
Moeller, J., s. Braun, H. 60, *65*, 283, *301*
— s. Wollheim, E. 267, 276, 283, *309*
Mönch, G. *521*
Moffat, D. A., s. Ward, A. T. 136, *143*
Mohamed, S. D., s. Greig, W. R. 149, 188, *204*
Mohr, L. 409, *428*
Moir, W. W., s. Pohle, E. A. 38, *70*
Moje, s. Ritter 409, 410, *429*
Mojne, G., s. Angius, T. 334, 335, 337, 344, *357*
Moll, E., s. Börner, W. *199*
Molnar, G. D., Wilber, R. D., Lee, R. E., Woolner, L. B., Keating, F. R. *210*
Moloney, W., s. Cronkite, E. P. 177, *201*
Momigliano 412
Monasterio, G., Donato, L., Saracci, R. 174, *210*
Mondry, F., Montag, C. 127, *131*
Moniz 113
Montag, C. 147, *210*, *360*, 416, *428*, 447, 448, *468*
— s. Mondry, F. 127, *131*
Montana, G., s. Spencer, R. P. *214*
Montbarbon, J. F., s. Papillon, J. 485, 487, 488, *492*
Montgomery, Ch. E., s. Allen, M. S. 173, *198*
Moore, C., s. Kirklin, B. R. *492*
Moore, C. V., s. Reinhard, E. H. 514, 516, 517, *522*
Moore, J. I. *360*
Moore, J. W., s. Best, M. M. 275, *300*
Moore, M. C. 326, 332, 334, 338, *360*
— s. Moe, R. H. 173, *210*
Moore, M. J. *210*
Moore, S., s. Reinhard, E. H. 514, 516, 517, *522*
Moore, V. M. 398, *428*
Moorhead, M. T. 288, *306*
Morano, M., Franchi, B. 336, 337, 343, 344, 345, *360*
Morczek, A. 32, *69*, *521*
— Michalk, K. H. 96, 97, *106*
— s. Heydenreich, A. 189, *205*
Moreau, F., s. Riviere, J. *212*
Morel-Kahn, s. Delherm, L. 118, *129*
Moreno, s. Dadone *225*
Moretti, E. *210*
Morgan, A. D., Mackenzie, D. H. *500*
Morgan, J. E., Reyes, C. T. 419, *428*
Morgatschow, s. Mischtschenko 5, *17*
Morillo, L. *428*
Morosov, V. I. 343, 344, 345, *360*
Morris, R. S. *521*
Morsillo 413
Morten 23, *69*
Mortenson, J. D., Woolner, L. B. Bennet, W. A. *210*
Morton 2
Morton, D. v. *360*
Morton, J. J. *492*
Morton, W. J. 397
Mortreuil, M., s. Pierquin, B. 460, *468*
Morvay, E. *17*, 58, *70*, 97, *106*
Moseley, R. O., s. Mullan, S. 112, *131*
Moser, F., s. Sarre, H. 60, *71*
Moses, P. 75, *106*
Mosse, M. 504, *521*
Motojima, R. 32, 38, *70*
Motsay, D. S., s. Littleton, J. T. *226*
Motta, R. 85, *106*
Motzkus, F., s. Ernst, H. 185, *202*
Mouat, T. B., s. Stewart, M. J. 472, *477*
Movers, F. 404, *428*
Mozarova, E. N., Bêlugina, V. T. *521*
Mühlmann, E. 280, 281, 282, *306*
Müller, A. 116, *131*, 135, *142*
Müller, C. H. F. 328
Müller, E. 134, *142*
Müller, E. F., s. Bucky, G. *301*
Müller, G. 139, *142*
Müller, H. 281, 282, *306*
Müller, H.-F. 58, 63, *70*
Müller, J. H. 372, 378, *393*
— Wespi, H. J. 415, *428*
Müller, J. N., s. Fontaine, R. 494, 495, *500*
Müller, K., s. Baeumer, J. 373, *391*
— s. Massenbach, W. v. 422, *428*
Müller, L., s. Mertz, D. P. *209*
Müller, W. 407, *428*
— Schemmel, K., Uthgenannt, H., Weissbecker, L. 189, *210*
— Heilmeyer, L. 196, *205*
— s. Uthgenannt, H. 165, 179, 182, *215*
— s. Weissbecker, L. *216*
Müller, W. G. 50, 54, *70*, *428*
Müller-Matheesen, W. G. *17*
Muelling jr., R. I., s. Barber, A. N. 346, *357*
Mukherjee, S. R., McInally, M., Douglas, D. M. 288, *306*
Mullan, S., Moseley, R. O., Harper, P. V. 112, *131*
Mumford, E. B. 99, *106*
— s. Ochsner, H. C. 101, *106*
Munoz, C. M., s. Sallmann, L. v. 328, 356, *361*
Munro, D. S., s. Blomfield, G. W. 158, 161, 164, 165, 169, 171, 173, 174, 175, 176, 177, 179, 181, 184, *199*
— s. Carneiro, L. 145, *200*
Muntean, E. 7, *17*, 88, 90, *106*
Murakami, M. 139, *142*
Murakami, T., s. Anno, Y. *198*
Murphy, J. A., s. Naji, A. F. 494, *500*
Murphy, W. R., Ackerman, L. V. *492*
Murray, E. G., Bulla, L. R. 419, *428*
Murray, R. 464, *468*
— Heckel, P., Hempelmann, L. H. 223, *226*
Muscettola, G. 277, *306*
Musgrove, J. E., McDonald, J. R. 471, *476*
Mustakallio, S. 57, *70*, 91, 93, 95, 97, *106*, 482, *492*
— Laitinen, H. 98, *106*
Muth, H. 11, *17*
Myant, N. B. 162, 170, 176, *210*
— s. Pochin, E. E. *18*, 177, *212*
Myers 222, *226*
Myers, J. W., s. Doan, C. A. *519*
Myers, W. G., s. Doan, C. A. *519*
Myhill, J., Oddie, T. H., Rundle, F. F., Hales, I. B., Thomas, I. D. *210*
— Reeve, T. S., Figgis, P. M. 161, *210*
— s. Thomas, L. D. *215*

Nachmansohn, D. 240, *306*
Nachtsheim, H. 352
Nadal, R., Buchet, R., Ansemant, Robieux 417, *428*
Nadand, P., s. Brenckmann, E. 92, *104*
Nadelyaeva, V. M., Shneidman, A. A. 346, *360*
Nadler, S. B. *210*
— Cohn, J. 504, *521*
Naegeli, O. 503, 505, *521*
Nagaty, H. F., Zanaty, A. F. 507, *521*
Nagy 110, *134*
Najdanovic, B., Martinovic, D. 265, *306*
Naji, A. F., Murphy, J. A., Stasney, R. J., Neville, W. J., Chrenka, P. 494, *500*
Narins, L., s. Oppenheimer, A. 50, *70*
Nassim, J. R., s. Donaldson, A. 377, *392*
Nathanson 375

Naudin, s. Boijeau 92
Nauenberg, W. 287, *306*
Naumann, W., Frank, A. 289, 293, 294, 296, 297, *306*
Naunton, W. J., s. Fraser, H. 334, 335, 336, 337, *357*
Navratil, E. 423, *428*
Neal, F. E. 174, *210*
— Kilpatrick, L. 178, *207*
Nebout, J., s. Dechambre, S. *491*
Neff 313, *321*
Negovskij, N. P. 126, *131*
— s. Holst, L. 289, 290, 291, 292, 294, 296, 297, *304*
Negru, D. 145, 146, 147, *210*
Nelaton, A. 477, 478
Nell, W., s. Pausdorf, H. 271, *307*
Nelson, Ph. K., s. Copeland, W. E. 387, *392*
Nelson, R. B., Cavenagh, J. B., Berstein, A. 175, *210*
Nelson, T. Y. 454, *468*
Němec, J., Neradilová, M., Zamrazil, V., Vohnout, S. *210*
— Polak, H. *210*
— s. Höschl, R. 175, *205*
Nemenow, M. 135, *142*, 239, 240, 288, 289, 290, 291, 292, 293, *306*, 344
— Jugenburg, A. 288, 292, 293, 295, 297, *306*
Nemeth, A., Paliago, A. 472, *476*
Nemeth, M. R., s. Werner, S. C. 154, 173, 180, *216*
Nemours-Auguste, M. H. 247, 249, 250, *306*
— Barrieu, A. R. 243, 244, 246, 249, *306*
— Barrieu, A. R. *300*
— s. Lian, C. 244, 245, *305*
Neradilová, M., s. Němec, J. *210*
Neriishi, S., s. Socolow, E. L. *214*
Nestorov, B. 133, 135, *142*
Neuffer, H. 364, *393*
Neumann, H. 219, *226*, 375
Neumayr, A., Thurnher, B. 5, *18*, 23, 35, *70*, 238, *306*
— s. Auinger, W. 370, *391*
— s. Hecht, H. *205*, 240, *303*, 416, *426*
Neuweiler 374
Neville, W. J., s. Naji, A. F. 494, *500*
Newman, C. G. H. 178, *210*
Nichols jr., C. W., Lindsay, S., Sheline, G. E., Chaikoff, I. L. *210*
Nichols, R. W. 472, *476*
Nickson, J. J. *393*
Nicolesco, M., s. Schmitzer, G. 343, 344, *361*
Nicollo, F., s. Fauvert, R. 513, *519*
Nicollo, S., s. Fauvert, D. 173, *203*
— s. Gemmes, L. de *203*
Nicosia, A. 344, *360*
Nielsen, J. 43, *70*, 414, *428*
Niemann, F. 138, 139, 140, *142*
Niepel, G., s. Kostka, D. 57, *68*, *69*
Nigst, P. *393*
Niitani, R., s. Socolow, E. L. *214*
Nijgh, s. Wapstra 160
Nikolov, P., s. Berliev, B. 174, *199*
Nishiyama, R. H., Schmidt, R. W., Batsakis, J. G. *210*
Nissen-Meyer 399
Nittner, K., s. Cardauns, H. 488, *491*
Nitzsche 134, *142*
Nizet, A., s. Brakier, T. 174, 175, *200*
Nodine, J. H., Perloff, W. H., Sopp, T. E., Ferrandis, R. N., Albuquerque, D. De 169, *210*
Noeggerath, C., Schneider, M., Viethen, A. 120, *131*
Noelpp, B., Noelpp-Eschenhagen, I. 133, 138, *142*
Noelpp-Eschenhagen, I., s. Noelpp, B. 133, 138, *142*
Nofal, M. M., Beierwaltes, W. H., Patno, M. E. 174, 181, *210*
Nordberg, U. B., Sundberg, J. 448, 449, *468*
Nordmeyer, K. *393*
Norez, L., s. Schmitzer, G. 343, 344, *361*
Norman, R. C., s. Jenkinson, E. L. 57, *68*, 92, 93, *105*
Northup, S. W., s. Meffley, W. H. 495, *500*
Novak 387
Nowell, J. F., s. Haik, G. M. 331, *358*
Nürnberger, L. 365, 382, 383, *393*, 404, *428*
Numberger, F., s. Seelentag, W. 11, *18*
Numberger, J. 159, *210*
Nurra, A., Franz, A. 99, *106*
Nuvoli 111, *131*

Ober 372
Oberdisse, K. 167, 173, *211*
— Klein, E. 153, 182, *211*
— s. Grab, W. *204*
Oberling, C., Vermes, F., Cheverau, J. 498, *500*
O'Brien, F. W. 91, *106*, 122, 127, *131*, *226*
Ochsner, A. *211*
Ochsner, H. C., Mumford, E. B. 101, *106*
— s. Wilbur, D. L. 504, *523*
Oddie, T. H. 165, *211*
— Rundle, F. F., Meschan, I. *211*
— s. Myhill, J. *210*
— s. Thomas, L. D. *215*
Odenthal, F. 173, *211*, 516, *521*
— Philipp, K. *521*
Oehlecker, F. 98, *106*, *321*
Oehlert, G. 373, 383, *393*
— s. Kepp, R. K. 374, *393*
Oelssner, W., Löbe, J. 211
— Sieler, H. 437, *468*
Oeser, H. 39, *70*, 173, *360*, 444, 448, *468*, 510, 513, 514, *521*
— Billion, H., Kühne, P. 153, 154, 158, 161, 162, 167, 169, 170, 175, 180, 183, 184, 185, *211*
— Krokowski, E., Schondorf, K. W. 329, *360*, *468*
Oettikar, F. 374, *393*
Oettingen jr., L., s. Starr, P. 176, 179, 181, *214*
Ogasawara, K., Taschiiri, H. 135, 137, *142*
Ogloblina, Z. V., s. Rochlin, D. G. 46, *71*
O'Gorman, P., Staffurth, J. S., Ballentine, M. R. *211*
Ogura, H., s. Tsujy, S. 186, *215*
Okawa 313, *321*
Okrainetz, Cl. L. 331, 332, 334, 337, 338, *360*
— s. Katzin, H. M. 338, *359*
Olchowskaja, M., Bril, E., Sorina, W. 288, 289, *306*
Oliver, R., s. Ellis, F. 154, *202*
Ollino, P., Fiandesio, D., Quaglio, C. *211*
Olschanowskyi, E. I., s. Dubowyi, E. D. 219, *225*
Olson, C. E., s. Culpepper, W. L. 272, *301*
Olson, E. C., s. Hutton, J. H. 272, 273, *304*
Oosterhuis, J. A., Loewer-Sieger, D. A., Gool, J. van 349, *361*
Opitz 410
Oppenheimer, A. 59, *70*
— Gordon, D., Narins, L., Simon, N. 50, *70*
Orlandi, E., Prevedi, G. 114, *131*
Orlandini, J., Bracchi, P. P. 139, 140, *142*
Orsós, F. 500, *501*
Osler, W. 503, *521*
Osler-Rendu 441
Osmond jr., J. D., Portmann, U. V. 195, *211*
Osterland, G., s. Gerstenberg, E. 329, *358*
Ott, P., Güldenberg, J. 403, *428*
Otto, E. 43, *70*
Oudin 374
Oury, P. 287, *306*
— Bensaude, R. 286, *300*

Overbeck, L., s. Schubert, G. 389, *394*
Owen jr., C. A., McConahey, W. M. 170, 196, *211*
Ozanics, V., s. Smelser, K. G. 186, 188, *214*
Ozzano, T. 289, *306*

Paavola, A., s. Soiva, K. 377, 387, *394*
Pabst, H. W. *211*
— Marx, R., Cramer, H. 513, 516, *521*
— Strohm, Ch., Kellermann, Th. 513, 516, *521*
Pacciardi, A. 342, *361*
Pace, L. *226*
Pack, G. T., Craver, L. F. 508, *521*
— Ehrlich, H. E. 471, 472, *477*
— s. Dargeon, H. W. 454, *466*
Padis, N., s. Pendergrass, E. P. 272, 274, 276, *307*
Paget, J. 477
Pagniez, Le Sourd, Beaujard 507, *521*
Pagniez, M., Ravina, Solomon 368, *393*
Paine, J. R., Terplan, K., Rose, N. R., Witebsky, E., Egan, R. W. 194, *211*
— s. Witebsky, E. 194, *216*
Paisseau, s. Zimmern, A. 230, *237*
Paleirac, R., s. Bétoulières, P. *224*
Paletta, F. X., Walker, J., King, J. 454, *468*
Paliago, A., s. Nemeth, A. 472, *476*
Palmer, W. L., Templeton, F. 288, *306*
— s. Goldgraber, M. B. 288, *303*
— s. Levin, E. 288, *305*
— s. Ricketts, W. E. 288, *307*, *308*
Paltauf, A. 221, *226*
Paltrinieri, G. *226*, 509, *521*
Palugyay, J. von 62, *70*, 137, *142*
Pancoast, H. K. *226*, 507, *521*
Pankow, O. 382, *393*
Pannewitz, G. v. 5, 6, 7, 11, 12, 15, 16, 18, 23, 41, 50, 56, 57, 58, *70*, 75, 76, 77, 79, 80, 81, 82, 84, 87, 92, 97, *106*, 127, 128, *131*, 243, *306*
Panning, G., s. König, E. 114, *130*
Panos, T. C., s. Fisher, D. A. *203*
Pansdorf, Trautmann 112
Pansini, T., s. Ligorio, A. 335, *360*
Pantzer, L., s. Schmitzer, G. 343, 344, *361*
Papagni, L. *211*
Pape, R. 3, 5, 12, *18*, 21, 23, 32, 35, 45, 46, 50, 53, 57, 58, 59, 61, 62, *70*, *106*, 109, 113, 116, *131*, 241, 253, *306*, *307*, 368, 406, 407, 416, 420, *428*, 509, 510, *522*
— Brantner, K., Jasky, K. 240, 241, *307*
— Gölles, D. 12, 15, *18*, 21, 39, 44, 56, *70*, 83, *106*, 110, 116, 125, *131*, 240, 241, *307*
— Riedl, G. 240, 241, *307*
— Riehl, G. 5, 12, 15, *18*, 240, 241, *307*
— Seyss, R. 53, *70*
Papillon, J., Montbarbon, J. F., Chollat, L. 485, 487, 488, *492*
— s. Trifaud, A. 484, 488, *493*
Parchwitz *468*
Pariaux, A., Zimmern, A., Cottenot, P. 124, *131*
Paris, J., McConahey, M., Tauxe, W. N., Woolner, L. B., Bahn, R. C. 196, *211*
Parker 157, 435
Parkes-Weber, F. 507, *522*
Parkinson, J. 507, *522*
Parkulainen, s. Backman, A. 454, *466*
Parrisius, W. *106*, *226*, 286, *307*
Parry 185
Parry, L. D., s. Pfahler, G. E. 481, 484, 488, *492*
Parsons, W. H., Purks, W. K. 257, *307*
Partridge, J. W., s. Kinsell, L. W. 190, *207*
Paschen, H. W. 373, *393*
Pass, K. E. 114, *131*
Passot, R. 463, *468*
Paterson 435
Paterson, R. 509, 510, *522*
Patno, M. E., s. Nofal, M. M. 174, 181, *210*
Patton, G. D., s. Conti, E. A. 223, *224*
Paufique, L. 337, *361*
— Rougier, J. 334, 335, 339, *361*
Pauly, H., s. Rajewsky, B. 33, *71*
Pausdorf, H., Nell, W. 271, *307*
Pautier 3
Pautier, L. M., Woringer, F. 473, *477*
Pauwen, J. G. 375, *393*
Pavlovsky, A. 365, 366, *393*
Pavlowski, H. 413, *428*
— s. Bottaro 413, *424*
Payan, H., s. Salmon 494, 498, *500*
— s. Trifaud, A. 494, 495, *500*
Payne, Fr. L., s. Copeland, W. E. 387, *392*
Payne, S. 419, *428*
Payr, E. 74, *106*, 364, *393*
Peacock, W., s. Rall, J. E. *212*
Peard, M. C. 187, 196, *211*
Pearman, R. O., Mayo, Ch. 472, *477*
Pearson, S., s. Chevalley, J. *200*
Pease, G. L., s. Stroebel, Ch. F. *522*
Pedigo, G. W., Abramson, W. 196, *211*
Pee, B. van, s. Brüll, L. *200*
Peigthal 387
Peiper, H., s. Holfelder, H. 253, 269, *304*
Peirce, C. B., Lampe, J. *492*
Pelissier, M., s. Chatton, P. 50, *65*, 195, 196, 197, *201*
Pellegrini, G. 257, *307*
Peller, J. A., s. Volpe, R. 174, 175, 180, *215*
Pellini, M., s. Micheli, E. de 223, *226*
Pende, N. 224, *226*
Pendergrass, E. P. 448
— Griffith jr., J. Q., Padis, N., Barden, R. P. 272, 274, 276, *307*
— Hodes, Ph. J., Garrahan, C. J. 219, *227*
Penkert, M. 403, *428*
Penzholz, H., Schlungbaum, W. 190, *211*
Perez, M. A., s. Besemann, E. F. 494, 495, 498, *499*
Perez, R. *211*
— s. Tubiana, M. 174, 180, 182, *215*
Perez-Fernandez, M. A., s. Clode, W. *201*
Perkins, C. W. *227*
Perkins, E. H., s. Donaldson, D. M. 38, *66*
Perlin, M. S., Dozorets, Y. L., Popova, L. I. 174, 175, *211*
Perloff, W. H. 194, *211*
— s. Nodine, J. H. 169, *210*
Pérochon, Velnet 494, *500*
Perry, C. H. 158, 160, *211*
Perry, S. P., s. Littleton, J. T. *226*
Perthes, G. 364, 398, *428*
Perussia, A., s. Baglioni, T. 511, *518*
Peter 375
Peter, G. *361*
Peters, s. Wirth 407
Petersen 409
Petersen, F., Gauwerky, F., Makiola, K. 184, *211*
— s. Gauwerky, F. 182, *203*
Petersen, J., s. Horst, W. *206*
Petersen, K. B., s. Christensen, B. C. *200*
Peterson *428*
Petit, P., Schweisguth, O., Cotoni, A., Chapuis, Y. 454, *468*

Petranyi, Gy., Fazakas jr., S., Gat, G. 188, *211*
— s. Fazakas, S. *203*
— s. Fazakas jr., S. *203*
Petrow, D. J., Glasunow, M. 498, 499, *500*
Pette, H. *131*
— Pette, H., Bauer, H. 117, *131*
Pettinati, S. 343, 349, *361*
— Rossi, A. 343, *361*
— s. Vannini, A. 335, *362*
Pfahler, s. Anders 75, *104*
Pfahler, G. E. 148, *227*, 232, *237*, 437, 452, *468*
— Parry, L. D. 481, 484, 488, *492*
Pfalz, G. J. 37, *70*
Pfalz, R. 62, *70*
Pfaundler, M. v., s. Lust, F. 221, *226*
Pfeifer, W. 57, *70*
— Würdinger, H. 157, *211*
Pfeiffer, C. 471, 472, *477*
Pfender 75, *106*
Pfunder, E., Florian, F. 83, 84, *106*
Philipp, E. 375, *393*
— Huber, H. 404, *428*
Philipp, K., s. Odenthal, F. *521*
Philips, H. B. 230, *237*
— Tunick, I. S. 229, 230, *237*
Philipp, K., Ruf, F. *211*
Phillips, Ph., s. Gessert, C. F. *520*
Pia, H. W., Tönnis, W. 86, 89, 90, *106*
Pichler, O., s. Hammerl, H. 136, *141*
Pickert, H., s. Katsch, G. 284, *304*
Pickhan, A. 373, 374, 376, *393*
Pierquin, B. 436, 460, *468*
— Dutreix, A. 436, 460, *468*
— Fayos, J. V. 435, 460, *468*
— Mortreuil, M., Beyer, H. 460, *468*
Pierson, J. W., Smith, C. D. 509, *522*
Pilgrim, K., s. Geipel, K. 374, 391, *392*
Pinada, G., s. Barzellato, J. *198*
Pincus, M. H. 342, *361*
Pincus, R. A., Reichlin, S., Hempelmann, L. H. *211*
Pineles, S., s. Hurmuzache, C. *226*
Pinkus, A. 372, 374, *394*
Pippart, H. 289, 294, 296, 297, *307*
Piribauer, J., Keminger, K. *211*
Pisani, L., s. Ferri, L. 335, 337, 338, 339, 340, *357*
Pitter, J., Rubeš, R. *361*
Pizon 7, *18*
Pizon, P. 57, *70*, 81, 87, 88, 92, 94, 97, 98, 101, *106*
Pizon, P., s. Weissenbach, R. I. 90, 92, *107*
Plaats, van der 219
Plenk, H. P. *106*
Plested, K. J., s. Brinkley, D. 169, *200*
Plummer 145, 147, 185
Pobirs, F. W., s. Jaffe, H. L. 257, 260, 262, *304*
Pochin, E. E. 173, 177, *211*, *212*
— Myant, N. B., Corbett, B. D. *18*, 177, *212*
Pock-Steen, O. Ch., s. Diepeveen, W. P. 494, 495, *499*
Podkaminsky, N. A. 133, 135, *142*
Pöhlmann, C. 135, *142*
Pöschl, M., s. Dannegger, M. 50, *66*
Pötzl, O. 109, *131*
Pohl, A. 48, *70*
Pohle, E.A. *492*
— Bunting, C. H. 367, *394*
— Ritchie, G., Moir, W. W. 38, *70*
— — Wright, C. S. 23, *70*
Pokorny, A., Pokorny, L. 139, *142*
Pokorny, L. 98, *106*, 140, *142*
— s. Pokorny, A. 139, *142*
Polak, H., s. Němec, J. *210*
Polenko, V. K., Donskoj, M. D. *522*
— s. Donskoj, M. D. 514, *519*
Pohlemus, D. W., Koch, R. 223, *227*
Policzer, M., Marton, M., Bazso, E. 174, *212*
Polk, D. St., Rose, E. K. 222, *227*
Pollitzer 146
Pollock, W. F., s. Karlan, M. S. *207*
Pollosson, E. *477*
Pollycove, M., s. Aggeler, P. M. 504, 505, 511, *518*
Polvani, C., s. Baglioni, T. 511, *518*
Pommer, G. 478, *493*
Pondergrass, E. P., Hales, Ph. J., Garrakan, C. J. *468*
Ponseti, J. 55, *71*
Pope, C. 287, *307*
Popova, L. I., s. Perlin, M. S. 174, 175, *211*
Poppe, H. 489, *493*
— s. Hellner 482, *492*
— s. Koslowski, L. 239, *305*
Porcelli, T. *227*
Porcher, s. Zimmern, A. 230, *237*
Porchownik, J. B., Maislich, R. M. 277, 278, *307*
Pordes, F. 5, 18, 20, 37, *71*, 280, *307*, 318, *321*
Portis, R. B., s. Jaffé, H. L. 478, 479, 480, 481, 484, 486, 489, *492*
Portmann, J. 49, *71*
Portmann, U. V. 61, *71*, *212*
— Hays, R. A., McCullagh, E. P., Richards, C. E. 173, *212*
— s. Osmond jr., J. D. 195, *211*
Post s. Andrews 431, *465*
Potter, G. D., Lindsay, S., Chaikoff, I. L. 178, *212*
— s. Lindsay, St. *208*
Potts, s. Shipley 173
Potts, A. M., s. Friedell, H. L. *203*
Poulsen, B. R. 136, 137, 138, *142*
Pourquier, H., Gary-Boro, J. *212*
— — Barjon, P., Levy, A. *212*
— s. Levy, A. 153, 184, *208*
Power, M. H., s. Haines, S. F. 173, *204*
Prader, A., s. Fanoni, G. 221, *225*
Prassoli, A. 32, *71*
Presser, K. 293, *307*
Preston, A., s. Hutchinson, F. 31, *68*
Prevedi, G., s. Orlandi, E. 114, *131*
Prevot, R., Horst, W. 173, 175, *212*
— s. Horst, W. *206*
Pribilla, W., Hunski, M. *522*
— Wolfers, H. *522*
Prietzel, A. 133, 137, *142*
Prinzmetal, M., Agress, R. M., Bergman, H. C., Simkin, B. 173, *212*
Proppe, A. 47, *71*, 442, *468*
— Bertram, G. 239, *307*
— Hauss, H. 329, *361*
Proust, R., Mallet, L., Collier, R. 122, *131*
Pruche, A., Bienvenue, A. 243, 248, 249, *307*
Prüfer 148
Prym, P. 410, *428*
Psenner, L., Wachtler, F. 109, 115, 116, 117, 121, 123, 125, 126, 127, *131*
Püschel, A., s. Ruge, E. 287, *308*
Pugh, D. G., s. Cohen, D. M. 494, 495, 499, *499*
— s. Gee, V. R. *491*
Pujadas, A. A., s. Taltavuli, R. J. 235, *237*
Pullman, I., s. Laughlin, J. S. 11, *17*
Pulvermacher, E. 43, 44, *71*
Puppe, D. 150, 160, *212*
Purks, W. K., s. Parsons, W. H. 257, *307*
Purves, H. D., s. Adams, D. D. *198*
Purwin 145

Quadrone, C. 268, *307*
Quaglio, C., s. Ollino, P. *211*
Quelette, R. P., s. Hagen, G. A. 165, 170, *204*

Queralto, J. G., s. Carulla, V. 276, 277, *301*
Querido, A. L., Lameyer, D. F., Gilliland, I. C. 186, *212*
Querido, S. A., s. Blom, P. 177, *199*
Quervain, F. de 50, 193, 194, *212*
Quimby, E. H., Feitelberg, S., Silver, S. *212*
— Werner, V. C. 178, *212*
— s. Hanford, J. M. *204*
— s. Marinelli, L. D. 155, 156, 157, 158, *209*
— s. Werner, S. C. 173, 174, 175, 177, 180, *216*
Quina, M. G., s. Franco, V. H. 161, *203*
Quintana, M., Menezo, J. L. 331, *361*

Raab, W. 251, 252, 253, 254, 255, 256, 257, 269, *307*
— Schönbrunner, E. 254, 269, *307*
Rabaey, M., s. François, J. 333, *357*
Rabinovici, N., s. Stein, J. A. *214*
Rabischong, P., s. Alban, B. *356*
Radford, M., s. Savitsch, E. de *522*
Raduilska, A., s. Mavrodinov, N. 273, 274, 275, *306*
Raffaele, A. P., Dipadla, G., Lello, M. 419, *428*
Ragnhult, J., s. Larsson, L. G. *208*
Raigorodsky, S. A. 57, *71*
Railo, J., s. Hintze, G. 194, *205*
Rajewsky, B., Gerber, G., Pauly, H. 33, *71*
Rakoff, A. E. 419, *429*
Rall, J. E., Forster, C. E., Peacock, W. *212*
— Robbins, J., Lazerson, R., Farr, L. E., Rawson, R. W. *212*
— Sonenberg, M. S., Robbins, J., Lazerson, R., Rawson, R. W. 173, *212*
— s. Chapman, E. M. 179, 180, 184, 185, *200*
Ramot, B., s. Gilon, E. 454, *466*
Rameš, M. 504, *522*
Ramsay 195
Ramsey, R. M. 472, *477*
Randone, G., s. Ceresa, F. *224*
Rankin, J., s. Alden, H. S. 336, 337, *356*
Rankin, J. O. 495, *500*
Raphael, H. A., Beahrs, O. H., Woolner, L. B., Scholz, D. A. 196, *212*
Rapin, M., s. Fauvert, R. 513, 516, *519*
Ratcoczy 133
Ratschow, M. *237*
Ratte, s. Merz 474, *476*
Ratti, A. 431, *468*
Rauhs, R. 114, *131*
Rausch, L. *361*
— Koch, W., Hagemann, G. 449, *468*
— s. Graul, E. H. 14, *17*, 42, *67*
Rauscher, C., s. Bock, H. 368, *391*
Ravdin, J. S., Rose, E., Maxwell, J. D. *212*
Ravelli, A. *493*
Raventos, A., Winship, T. *212*
Ravina, A. 509, *522*
Rawson, R., s. Miller, E. R. 184, *210*
Rawson, R. W., s. Rall, J. E. 173, *212*
Ray, B. S., s. Furth, E. D. 186, *203*
Raymond, Zimmern 118, *131*
Rebaza Balbi, M. *227*
Reboul, J., Duhamel, J., Delorme, G., Lagrange, J. 78, 83, *106*
Récamier, J. 397, *429*
Rech, W. 407, *429*
Recklinghausen, v. 478, 486
Redi, F., Isola, R. 332, 340, *361*
Redon, H., Tubiana, M., Abbarucci, J., Fortier *212*
Redslob 330
Reed, E. S., s. Best, M. M. 275, *300*
Reese 348
Reese, A. B., s. Guyton, J. S. 348, 349, *358*
Reeve, T. S., s. Myhill, J. 161, *210*
Regan, H. A., s. McClellan, R. O. *209*
Regaud, Cl., Crémieu, R. 222, *227*
— Lacassaggne, A. 400
Rehbock, D. J., Barber, C. G. 494, *500*
Rehn 145, 478
Reichel, L. 119, *131*
Reichel, W. S. 3, 4, 5, 11, 12, 13, 15, 16, *18*, 23, 32, 33, 51, *71*, 77, 83, *106*, 147, 148, 149, *212*, 289, 296, 297, 307, 316, *321*, *429*
Reichle, R. 98, *107*, 314, 315, *321*
Reichlin, S., s. Pincus, R. A. *211*
Reifferscheid, K. 376, *394*, 397, 409, *429*
Reifferscheidd, W. 48, *71*
Reilly, W. A., s. Whit, W. E. *216*
Reinaldo, V. Ch., Eladio, L. D. 463, *468*
Reinhard, E. H., Hahnemann, B. 514, 516, 517, *522*
— Moore, C. V., Bierbaum, O. S., Moore, S. 514, 516, 517, *522*
Reinhold, H., Sauerbrey, R. 57, 58, *71*
Reisch, D., s. Bierling, G. 99, *104*
Reischauer, F. 87, 90, *107*, 124, *131*
Reisenauer, R., s. Soumar, J. *214*
Reiser, E., s. Löwenstein, A. *237*
Reisner 414
Reisner, A., s. Holfelder, H. 508, *520*
Reissner, A. 465, *468*
Remer, J., Belden, W. W. *227*
Renck, G. 76, 78, 80, 92, *107*
Renfer, H. R. 84, 85, 96, *107*
Renner, K. H., Hallerbach, H. 447, 449, *468*
Reviglio, G. M. *227*
Reyes, C. T., s. Morgan, J. E. 419, *428*
Rhodes, A. W., Borelli, F. J. 454, *468*
Rhys-Levis, R. D. S. 128, *131*
Ribstein, M., s. Boulet, P. *200*
Rice 375
Richards, C. E., Crile, G., McCullagh, E. P. 173, *212*
— s. McCullagh, E. P. 173, 189, *209*
— s. Portmann, U. V. 173, *212*
Richardson, J. C., s. McIlroy, W. J. 122, *131*
Richardson, W., Robbins, L. L. 509, 510, *522*
Richarz, A. 96, 97, *107*
Richmond, M. H., s. Buchanan, W. W. *200*
Richter, C. S. 494, *500*
Richter, H. R., s. Krayenbühl, H. 112, *130*
Richter, K. 504, *522*
Ricker, G. 28, *71*, 134, 239, 290, *307*
Ricketts, W. E., Kirsner, J. B., Humphreys, E. M., Palmer, W. L. 288, *307*
— Palmer, W. L., Kirsner, J. B., Hamann, A. 288, *307*, *308*
Rider, J. A., Moeller, H. C., Althausen, T. L., Sheline, G. E. 288, *308*
Riechert, T. 113, *131*
Riedel 50, 196
Rieder, H. 409, *429*
Rieder, W. 124, *131*, *212*
Riederer, J. 441, *468*
Riedl, G., s. Pape, R. 240, 241, *307*
— s. Wariwoda, A. *18*, 48, *72*, *430*
Rieger 332
Riehl, G., s. Pape, R. 5, 12, 15, *18*, 240, 241, *307*
Ries, J. K. 370, 373, 378, 380, 384, 386, 387, 388, 389, 391, *394*

Ries, J. K., Breitner, J. *394*, 396, 407, 429
Rigler, R. G., Scanton, P. W. 175, *212*
Rimondi, C., Romaguoli, C. 123, *131*
— Schiavi, G. F. 123, *131*
Rinkoff, S. *212*
Ripple, R. C., s. Scheie, A. G. 338, *361*
Riseman, J. E. F., s. Blumgart, H. L. 257, 258, 259, 261, 263, 265, *300*, *301*
Ritchie, G. 23, *71*
— s. Pohle, E. A. 23, 38, *70*
Ritter, Moje 409, 410, *429*
Ritter, J., Gunsett, A. 148
Riviere, J., Leuret, J. Ph., Laubie, B., Lapatie, J. L., Moreau, F. *212*
Robbins, J., s. Rall, J. E. 173, *212*
— s. Thier, S. O. 195, 196, *215*
Robbins, L. L., s. Richardson, W. 509, 510, *522*
Robbins, R. R., s. Caswell, H. T. 174, *200*
Robecchi, E. 405, *429*
Roberts, A., s. Downing, J. R. 157, *202*
— s Hertz, S. 145, *205*
Roberts, E. W., s. Jenkinson, E. L. *492*
Roberts, J. L., s. Hufford, C. E. 347, 348, *359*
Robertson, J. S., Godwin, J. T. *212*
Robieux s. Nadal, R. 417, *428*
Robin, I., s. Sèze, S. de *107*
Robinson, D., s. Chapman, E. M. 179, 180, 184, 185, *200*
Rocha, H., Soares, R. 333, *361*
Rochedix, J., s. Chatton, P. 50, *65*, 195, 196, 197, *201*
Rochlin, D. G., Ogloblina, Z. U., Gurević, R. G. 46, *71*
Rodriguez-Barrios, R., Vásquez-Barriere, R., Kasdorf, H. 331, 332, 334, 335, 338, 339, *361*
Rösler, H., Horst, W., Schneider, C., Brunner, E. 193, *212*
— s. Horst, W. 184, *206*
Rössle 4
Rogers, W. F., s. Williams, R. K. 153, 173, *216*
Rohet, J., s. Swyngedauw, J. *214*
Rohr, K. 506, *522*
Rohrbach, R. 43, *71*
Rohrschneider, W. *361*
— Glauner, R. 352, *361*
Roitt, I. M., Doniach, D., Campbell, N., Hudson, E. V. 196, *212*
— s. Doniach, D. 196, *202*
Rokitansky, K. v. 471, *477*
Romaguoli, C., s. Rimondi, C. 123, *131*
Roman, M., s. Jaquelin, A. *141*
Romanova-Lescowa, A. A., s. Ipantoff, K. W. 118, *130*
Romorino, M. L., s. Torsoli, A. *215*
Ronchese, F. *361*, 454, *468*
Rooden, K. van, s. Dicke, W. K. 454, *466*
Rose 124, *131*
Rose, E., s. Balls, K. F. 173, 175, *198*
— s. Ravdin, J. S. *212*
Rose, E. K., s. Polk, D. St. 222, *227*
Rose, H., s. Russell, K. P. *213*
Rose, N. R., s. Paine, J. R. 194, *211*
Rose, N. R., s. Witebsky, E. 194, *216*
Rosemund, G. P., s. Caswell, H. T. 174, *200*
Rosen, V. 397, *429*
Rosenberger 23, *71*
Rosenfeld, G., Cillo, D. M. *522*
Rosenfeld, M. H. 257, *308*
— s. Jaffe, H. L. 257, 260, 262, *304*
Rosenkrantz, H. *361*
Rosenthal, J. W. 331, *361*
Rosenthal, N., Bassen, F. A. 505, *522*
— s. Lawrence, J. H. *521*
Ross, J. F., s. Chodos, R. B. *518*
Ross, J. R., s. Burrows, B. A. *200*
Rosselet, A. 37, *71*
— Humbert, R. 46, *71*
Rosselet, E. 324, 336, 343, 347, 350, *361*
Rossi, A., s. Pettinati, S. 343, *361*
Rossin, H. W., s. Hamburger, J. I. 165, 174, *204*
Rost, F. 43, *71*
— s. Dietrich, W. 287, *302*
Rosti, F., s. Grancini, L. E. 335, *358*
Rother 148
Rother, J., s. Strauss, O. 270, *309*
— s. Szegö, E. 286, *309*
Rother, K., s. Meigen, B. 182, *209*
Rothmen, M. S., s. Ingalls, E. N. 419, *426*
Rougier, J., s. Paufique, L. 334, 335, 339, *361*
Rousseau, J. P., s. McMillan, R. L. 254, *306*
Roxin, T. 462, *468*
Rubenfeld, S., Kohn, A., Lowenthal, M., Mitchell, N., Brodie, S. S. 153, 164, 165, *212*
Rubenfeld, S.. Lowenthal, M., Kohn, A., Mitchell, N., Brodie, S. S. 165, 174, *212*
Rubeš, R., s. Pitter, J. *361*
Rubin, C. E., s. Goldgraber, M. B. 288, *303*
Rubin, I. C. 419, *429*
Rubinrot, S. 287, *308*
Rudberg, H. 222, *227*
Rudder, B. de 219, *227*
Rudolf, W. *212*
Ruedemann, A. D. 326, 330, 331, 332, *361*
— Corrigan, K. E. *212*
Rüsken, W. 109, 111, 112, 113, 114, 115, 116, 118, 119, 120, 121, 124, 125, 126, 127, 128, *131*, *237*
Rütz, A. 43, *71*
Ruf, F., s. Philipp, K. *211*
Ruge, E., Püschel, A. 287, *308*
Rugh, R. *212*
— Booth, E. *212*
Ruhrmann, J., s. Beller, F. K. 454, 455, *466*
Rule, J. H., s. Clark, D. E. 173, 175, 181, *201*
— s. Moe, R. H. 173, *210*
Rump, s. Wintz *430*
Rumphorst, K., s. Böttger, H. 48, *65*, 407, *424*
Rundle, F. F., s. Myhill, J. *210*
— s. Oddie, T. H. *211*
Runge, H., Vöge, A. 374, 375, *394*, 403, *429*
Ruppaner, E. 471, *477*
Russell, K. P., Rose, H., Starr, P. *213*
Russell, W. O., Ibanez, M. L., Clark, R. L., White, E. C. *213*
Russi 397, *429*
Russinow, A. 122, *132*
Ruttenberg, D., s. Bach, H. G. 49, *65*
Rybak, A. M., Stern, E. A. 281, 282, *308*
Ryden, A. 411, *429*
Ryrie, B. J. 494, 495, 498, *500*
Ryser, H. 508, *522*

Sabanas, O. A., Dahlin, C. D., Schmid jr., D S., Ivins, J. C. 388, *394*
Sabourand-Noiré 508
Sachs, R., Sachs, W. 351, *361*
Sachs, W., s. Sachs, R. 351, *361*
Sack, G. M. 98, *107*, 133, 135, 136, 137, *142*
Saenger, E. L., Silverman, F. N., Sterling, T. D., Turner, M. E. 223, *227*
— s. Goldsmith, R. E. 173, *204*
Säterborg, N.-E., Einhorn, J. 174, *213*
— s. Einhorn, J. 167, *202*

Saidman, J. 287, *308*
Saint-Yves, de 185
Saitmacher, H. 122, *132*, 191, *213*
Salis, v. 318, *321*
Sallinen, I., s. Vannas, M. 334, 343, 344, 345, 347, 348, *362*
Sallmann, L. v., Munoz, C. M., Drungis, A. 328, 356, *361*
— s. Kumer, L. 327, 330, 331, 332, 333, 334, 335, 336, 342, 344, 345, *359*
Salmon, Payan, H., Trifaud, A. 494, 498, *500*
Salomone, P. *227*
Salvini, L., s. Abba, G. C. *224*
Salvioli, G. 281, 282, *308*
Salzmann, G., s. Joffe, V. 289, 294, 296, *304*
Samara, S., s. Malamos, B. K. *208*
Sampson, J. A. 403, *429*
Samson, P. C., Haight, C. *493*
Samuel, E. C., Bowie, E. R. 245, 246, 247, 249, *308*
— s. Buys, L. R. *224*
— s. Delamore, T. W. 504, *519*
Samuelsen, Em., s. Andersen 509, *518*
Sanctis, A. G. de, s. Southard, S. C. 454, 455, *469*
Sandström, s. Forsell 148
Sandström, C. 92, 94, *107*
Sandström, O. 148
Sanna, G., Serantini, G. 336, *361*
Santagada, A. 63, *71*
Santero, N. *493*
Santos, C. *213*
Saracci, R., s. Monasterio, G. 174, *210*
Saracco, J., s. Jayle, G.-F. 349, *359*
Sarasin, R., s. Franceschetti, A. 333, 335, 337, 338, 343, 348, *357*
Sarre, H., Moser, F. 60, *71*
Sartwell, P. E., s. Masi, A. T. 196, *209*
Satinsky, V. P., s. Kron, S. D. *476*
Sattler 414
Sauer, A., s. Thies, H. A. 505, *523*
Sauer, H., s. Goldeck, H. 513, *520*
Sauerbrey, R., s. Reinhold, H. 57, 58, *71*
Saunders, J. B., s. Anderson, C. E. 494, 495, 498, *499*
Saupe, E. *213*
Sautter, H. 189, *213*
— s. Horst, W. 173, 187, 188, 189, 190, *206*
Savitsch, E. de, Radford, M., Blocksmo, B. H., Terry, S. P., Tupikowa, N. *522*
Savoie, C., s. Gilbert-Dreyfus, J. *203*
Scandellari, C., s. Austoni, M. 174, *198*
Scanlon, G. T., Clermett, A. R. 186, *213*
Scanton, P. W., s. Rigler, R. G. 175, *212*
Scarzella, M., Benassi, E. *227*
— s. Benassi, E. *224*
Schaal, G., s. Holst, L. 289, 290, 291, 292, 294, 296, 297, *304*
Schade, H. 26, *71*
Schaefer 415
— Haede 448
Schaefer, W., Huber, H. 372, *394*
Schaer, H. 91, *107*
Schall, L. 63, *71*, 219, 220, *227*
— s. Birk, W. 120, *129*, 220, *224*
Schatz, D. L., s. Volpe, R. 174, 175, 180, *215*
Schatz, H., s. Fellinger, K. 182, *203*
Scheer, H. E. *213*
Scheer, K. E., s. Becker, J. 380, *391*, 444, *466*
Scheerer, R. 343, *361*
Scheffey 387
Scheid, W. 117, *132*
Scheie, A. G., Dennis, R. H., Ripple, R. C., Calkins, L. L., Buesseler, J. A. 338, *361*
Schemmel, K., s. Müller, W. 189, *210*
— s. Weissbecker, L. *216*
Schenk, E. *522*
Schenck, S. G., s. Wasch, M. G. 244, 245, 246, 247, 249, *309*
Scherer, E. 3, 4, 5, 7, *18*, 76, 100, *107*, 109, 123, 127, *132*, 147, *227*, *237*, 239, 246, 250, 251, 272, 289, 297, *308*, 315, 316, 317, *321*, 368, 407, *429*
— s. Graul, E. H. 320, *321*, 368, *392*
— s. Schermuly, W. 111, 112, *132*
Scherer, R. 23, 32, 35, 36, 49, 50, 58, 63, 64, *71*
— u. Fiebelkorn, H.-J. 63, *71*
Scherf, D., Boyd, L. J. 229, *237*, 254, *308*
Schermuly, W., Scherer, E. 111, 112, *132*
Scherz, R. G., Lauro, J. M., Geppert, L. J. *468*
Schiavi, G. F., s. Rimondi, C. 123, *131*
— s. Volta, A. 121, *132*
Schieber 120, *132*
Schiefer, W. 456, *468*
Schiff, s. Freund 409, *425*
Schiffmann 397, 400
Schiller, V., Altschul, W. 287, 293, *308*
Schilling, E. 288, *308*
Schilling, Ph. 133, 134, *143*
Schilling, V. 30, *71*
Schimerl, G., Schimmler, W., Schwab, H., Eberl, J. 242, *308*
Schimmel, s. Kibler, M. 85, *105*
Schimmler, W., s. Schimert, G. 242, *308*
Schinz, H. R. 364, *394*
— Uehlinger, E. 479, 481, 490, *493*
— Zappinger, A. 481, *493*
Schirren, C. G. *18*, 449, 464, *468*
— Haumayr, N., Dittmar, R. 218, *227*, 464, *468*
— s. Knierer, W. 356, *359*
Schittenhelm, A. 146, 147, *213*, 253, 254, 272, 273, 274, *308*, 370, *394*
Schlepakow, B., Jugenburg, A. *207*
Schloessmann, H. *321*
Schloss, W. *237*
Schlungbaum 351
Schlungbaum, W., s. Penholz, H. 190, *211*
Schmaus, H. 218, *227*
Schmermund, H. J. 373, *394*
— s. Künkel, H. A. 372, 373, 378, *393*
Schmerz 454
Schmid jr., D. S., s. Sabanas, O. A. 388, *394*
Schmid, E., Witte, S., Stern, J., Schricker, K. Th. 367, *394*
Schmid, E. E., s. Hirschmann, J. 118, *130*
Schmid, H. H. 387
Schmid, J. R., s. Jubin, E. J. 194, 196, *207*
Schmidt *468*
Schmidt, C., s. Werner, S. C. 173, 180, *216*
Schmidt, E. *321*
Schmidt, H., Jahn, E., Assmann, H. 184, *213*
Schmidt, H. E. 23, 45, *71*, 119, 125, *132*, 317
Schmidt, R. W., s. Nishiyama, R. H. *210*
Schmidt, W. 508, 513, *522*
Schmidt-Rohde, J. M., s. Barthelheimer, H. *104*
Schmiemann, R. 407, 412, *429*
Schmier, s. Seelentag 443, *469*
Schmitt, H. G. *107*
Schmitz, W. *213*
Schmitzer, G., Lichtenberg, R., Lasso, Fl., Pantzer, L., Norez, L., Nicolesco, M. 343, 344, *361*

Schneck, O., Eber, O., Wascher, H. *213*
Schneider, C. 174, 175, 176, 180, 181, *213*
— s. Horst, W. 165, 178, 184, 191, *206*
— s. Rösler, H. 193, *212*
Schneider, G. H. 382
Schneider, H. 96, *107*
Schneider, M., s. Noeggerath, C. 120, *131*
Schneider, W., Dürre, G. *132*, 271, *308*
— s. Bente, D. 123, *129*
Schnöckel, F., s. Barth, G. 81, *104*
Schnyder, s. Werf, van der 451
Schnyder, U. W. 440, *468*, *469*
Schnyder, W. F., Forster, P. 235, *237*
Schober, R. 22, *71*, 324, *361*, 417, *429*
Schömig, G. 375, *394*
Schoen, H. *18*, *107*, *132*
Schoen, R., Doering, P. 503, *522*
Schönbrunner, E., s. Raab, W. 254, 269, *307*
Schoeneich, R. 12, *18*, *132*, 406, *429*
Schönfeld, H. 220, *227*
— Baumbach, G. 219, *227*
Schönfeld, H. J. 465, *469*
Schönfeld, W. *227*
Schoenhof, S. *227*
Schoeniger, E. L., s. Storaasli, J. P. 258, 259, 261, 262, 263, 265, *308*
Schönwald, H., s. Dornuf, G. 43, 44, *66*
Scholte, P. J. L., Kok-v. Alphen, C. C., Combée, B. 339, *361*
Scholten, C. J., Voltz, F. 370, *394*
Scholz, D. A., s. Raphael, H. A. 196, *212*
Schondorf, K. W. 448, *469*
— s. Gerstenberg, E. 329, *358*
— s. Oeser, H. 329, *360*, *468*
Schreiber, H., s. Michaelson, I. C. 338, *360*
Schrems, H. 78, 103, *107*
Schrens 431, *469*
Schreus, H. Th. 139, 140, *143*, 398, *429*
— Willms, E. 135, 137, *143*
— s. Haag, F. E. 139, 140, *141*
— s. Habermann, R. *225*
Schreus, Th. 43, 45, *71*
Schreyer, W., s. Döpper, Th. 456, 457, *466*
Schricker, K. Th., s. Schmid, E. 367, *394*
Schroeder, C. 270, *308*
Schröder, R. 365, 371, 382, 385, *394*
Schubert, G. 176, *213*, 387, 409
— Künkel, H. A., Overbeck, L., Uhlmann, G. 389, *394*
— s. Campana, L. 494, 499, *499*
— s. Künkel, H. A. 372, 373, 378, *393*
Schüle, H. 111, *132*
Schürch, O., s. Uehlinger, E. 481, *493*
Schütze 508, *522*
Schulte 375
Schulte, D. 350, *361*
Schulte, G. 51, *71*, 219, 220, *227*
— Krautzun, K. 116, *132*
Schulte-Brinkmann, W. 441
— s. Hilke, H. *467*
Schultz, A. L., Zieve, L. 169, *213*
Schultze, H. E., Hermann, E. 368, *394*
Schulz, F. 443
Schulz, M. D. 331, 333, 336, 350, *362*
Schulze-Berge, A. 286, 293, *308*
Schumacher, P., s. Crile jr., G. *201*
Schumacher, W. 196, *213*
— Tosch, R. 193, 194, 195, 196, *213*
— s. Heim, W. 184, *205*
Schumann, E. 342, *362*
Schuster 389
Schwalb, H., s. Schimert, G. 242, *308*
Schwartz, A., s. Cordes, F. C. 349, *357*
Schwarz, F., s. Kinderen, P. E. der 186, *207*
Schwarz, G. 36, *71*, *227*, 280, 281, 282, *308*
Schwarz, J., s. Doubovyi, E. 48, *66*
Schwarz, K. *213*
Schwarz, P. 413, *429*
Schweisguth, O., s. Petit, P. 454, *468*
Schwenk, A. *227*
Schwiegk, H., Jahrmärker, H. 242, 265, *308*
Scofield, N. E., s. Low-Beer, B. V. A. 512, 515, *521*
Scott, A., s. Volpe, R. 174, 175, 180, *215*
Scott, O. C. A., s. Howard-Flanders, P. 36, *68*
Scott, R. B. 516, *522*
Scott, R. K. *213*
— Holman, W. P., Finckh, E. S. 288, *308*
— s. Brown, G. 288, *301*
Scott, S. G. 135, 137, *143*
Scott, W. G., Seaman, W. B., MacBryde, C., Gottlieb, L., Daughaday, W. H., Sweeney, B. J. 173, *213*
Scuderi, G., Simone, G. de 324, 338, *362*
Seaborg, G. T., s. Strominger, D. 151, 160, *214*
Seaman, W. B., s. Scott, W. G. 173, *213*
Sédan, R., s. Jayle, G.-F. 349, *359*
Sederholm, E., s. Sjögren, T. 2, 22, *72*
Seed, L. *213*
— Fields, T. *213*
— Jaffe, B. 162, 173, 181, *213*
Seefelder 343, 345
Seelentag, Kossel, Schmier 443, *469*
Seelentag, W., Arnim, D. v., Klotz, E., Numberger, F. 11, *18*
Seemann, O. 43, 45, *71*
Segal, R. S., s. Eller, M. 174, *202*
Seidlin, S. M. *213*
— Siegel, E., Yalow, A. A., Melamed, S. *213*
— Yalow, A. A., Siegel, E. 177, *213*
Seif, F. 145, *213*
Seisser, F. 408, *429*
Seitz, L. 403, 404, 409, *429*
— Guthmann 399, *429*
— Wintz, H. 365, 368, 370, 382, *394*, 397, 399, *429*
Selenkow, H. A., s. Cline, M. J. *201*
Sellheim, H. 403, *429*
Selye, H. 30, *71*, 175, *237*
Selyes 368
Senn, N. 507, *522*
Serantini, G., s. Sanna, G. 336, *361*
Serfling, H. J., Unger, R. R. *213*
Sergent, E., Cottenot, P. 268, *308*
Serio, N. de 332, *362*
Serkina, A. V., Shneidman, A. A. 311, 315, *321*
Seuffert, E. v. 398, *429*
Seyle, H. 285, *308*
Seyss, R. *72*, 78
— s. Grassberger, A. 48, *67*, 407, *426*
— s. Pape, R. 53, *70*
Sèze, S. de, Robin, I., Denis, A. *107*
Sgalitzer, M. 3, 509, 510, *522*
— s. Inaba, C. 114, *130*
— s. Marburg, O. 108, 109, 110, 111, 113, 114, 116, 118, 124, 126, *131*, *237*
Shaffer, R. N. 325, 342, *362*
Shams-Avari, P., s. Jackson, A. S. 183, *206*
Shane, L. L., Valensi, A. J., Sobrevilla, L., Gabrilove, J. L. 196, *213*
Shapiro, M. R. *213*

Sharpe, M. 75, *107*
Shaw, G. B. *72*
Sheba, C., s. Gilon, E. 454, *466*
Sheets, R. F. 194, *213*
Sheffer, D. G., Kushelevsky, B. P. 273, 274, 275, *308*
Sheline, C. E., Lindsay, St., McCormack, K. R., Galante, M. 178, *214*
— Miller, E. R. 174, *214*
Sheline, G. E., Lindsay, St., Bell, H. G. 178, *213*
— s. Clark, D. E. *201*
— s. McCormack, K. R. 177, *209*
— s. Miller, E. R. 162, 173, 184, *210*
— s. Nichols jr., C. W. *210*
— s. Rider, J. A. 288, *308*
— s. Trippel, O. H. *215*
Shera, C., s. Eylan, E. 194, *202*
Sherman, B. H. 465, *469*
Shipley, Stroaasli, Friedell, Potts 173
Shishida, O. 365, *394*
Shklovskaia, P. B., s. Gurewich, E. B. F. *130*
Shneidman, A. A., s. Nadelyaeva, V. M. 346, *360*
— s. Serkina, A. V. 311, 315, *321*
Shoop, L. E., s. Bauer, F. K. *198*
Shucksmith, H. S., s. Latchmore, A. J. C. 49, *69*
Shulman, L. E., s. Masi, A. T. 196, *209*
Shulman, S., s. Witebsky, E. 194, *216*
Shumway, M., Davis, P. L. 194, *214*
Siedamgrotzky 114, *132*
Siedeck, H., s. Hammerl, H. 136, *141*
Siedentopf, H. 408, *429*
Siefert, A. C. 398, 400, 409, *429*
Siegel, E., s. Seidlin, S. M. 177, *213*
Siegert, F. 374, *394*
Sieler, H., s. Oelssner, W. 437, *468*
Sielmann, R. 148, *227*
Sighinolfi, P. 120, *132*
Silberberg, M., s. Heidrich, L. 114, *130*
Siler, E. T., s. Allen, M. S. 173, *198*
Šilink, K., s. Höschl, R. 175, *205*
Silinov 119
Sills, R., s. Hamburger, J. I. 165, 174, *204*
Silver 167
— s. Feitelberg 173, 175, 180
Silver, H. K., Aggeler, P. M., Crane, J. T. 454, 455, *469*
Silver, S., s. Eller, M. 174, *202*
— s. Quimby, E. H. *212*
Silverberg, St. G., Vidone, R. A. *214*
Silverman, F. N. *227*
— s. Saenger, E. L. 223, *227*
Simig, J., Holan, J. 339, *362*
Simkin, B., s. Prinzmetal, M. 173, *212*
Šimko, Š., s. Hupka, S. *520*
Simmons, C. C. 481, *493*
Simon, s. Feitelberg 173, 175, 180
Simon, N., s. Oppenheimer, A. 50, *70*
Simon, O. 509, *522*
Simon, St., s. Kamnikar, H. 408, *427*
Simon, W. V. 478, *493*
Simone 431
Simone, G. de, s. Scuderi, G. 324, 338, *362*
Simons, A. 461, *469*
Simpson, C. L. 178, *214*, *227*
— Hempelmann, L. H. 10, *18*, 178, *214*
— — Fuller, L. M. 178, *214*, 222, 223, *227*
Sinadinović, J., s. Jovanović, M. *206*
Sinclair, A., s. Lederer, H. 494, 498, *500*
Sinclair, W. K., Abbatt, J. D., Farran, H. E., Harrisund, E. B., Lamerton, L. F. 165, 166, *214*
— Trott, N. G. 325, *362*
— s. Mayneord, W. V. *209*
Singer, R. 243, *308*
Sippel, P. 383, *394*
Siskina, V. V. 505, *522*
Sissons, H. A., s. Fyre-Brook, A. L. *491*
Sitarz, A., s. Atkins, H. L. 455, *466*
Sitzenfrey 403
Sjögren, T., Sederholm, E. 2, 22, *72*
Skanse, B., s. Chapman, E. M. 173, 179, 180, 184, 185, *200*
Skillern, P. G., McCullagh, E. P., Clamen, M. *214*
— — Hays, R. A. *214*
Skillman, Th. G., s. Blizzard, R. M. 196, *199*
Sklaroff, D. A. 445, *469*
Skolova, T. S. *522*
Skversky, N., Mendell, Th. H., Frumin, A. M. 515, *522*
Sluys, s. Meyer, de 508, *521*
Smedal, M. I., s. Kiefer, E. D. 288, *304*
Smelser, K. G., Ozanics, V. 186, 188, *214*
Smelser, K. G. *214*
Smith 387
Smith, C. D., s. Pierson, J. W. 509, *522*
Smith, E. J. R., s. Gurling, K. J. 144, *204*
Smith, J. L., s. Feder, B. H. 121, *129*
Smith, R. N., Wilson, G. M. 165, *214*
Smith, T. R., s. Jacobson, L. O. 510, *520*
Smithers, D. W. *214*
Smyth, C. J., Freyberg, R. H., Lampe, J. 56, *72*
Snead, Cl. R., Lasner, J., Jenkinson, E. L., Takats, G. de 235, *237*
Sneddon, J. M., Turner, P. 190, *214*
Snegireff, L. S. 223, *227*
Snelling, M. D., Greeves, R. A. 326, *362*
Snoo, de 404
Snyder, W. H., s. Karlan, M. S. *207*
Soares, R., s. Rocha, H. 333, *361*
Sobel, s. Huet, J. H. 137, *141*
Sobel, H. J. 167, *214*
Sobral, V., s. Clode, W. *201*
Sobrevilla, L., s. Shane, L. L. 196, *213*
Socolow, E. L., Hashizume, A., Neriishi, S., Niitani, R. *214*
Soder, P. D., s. Albright, E. C. 261, 263, *299*
Soffer, L. J., Gabrilove, J. L., Wolf, B. S. 224, *227*
Sohval, A. R. 504, *522*
Soiland, A., Costolow, Meland 148
Soiva, K., Paavola, A. 377, 387, *394*
Sokoloff 75, *107*
Sokolow 2, 22, *72*
Solari, A. J., s. Beierwaltes, W. H. *199*
Soley, M. H., Foreman, N. *214*
Soley, M. H., Miller, E. R. *214*
— — Foreman, N. 173, *214*
— Stone, K. S. *214*
— s. Lindsay, St. 195, *208*
— s. Miller, E. R. 173, 184, *210*
Solomon, s. Bensaude 315, *321*
— Gibert 148
— s. Pagniez, Ravina, M. 368, *393*
Solomon, I. 287, *308*
— s. Bensaude, R. 286, *300*
Sonenberg, M. S., s. Rall, J. E. 173, *212*
Soost, H. J. 374, *394*
Sopp, T. E., s. Nodine, J. H. 169, *210*
Sordello, A. 120, *132*
Sorina, W., s. Olchowskaja, M. 288, 289, *306*
Sosin, J. 407, *429*
Soumar, J., Felt, V., Reisenauer, R. *214*

Southard, S. C., Sanctis, A. G. de, Waldorn, R. J. 454, 455, *469*
Spaeth, F. 409, 412, *429*
Specht 397, *429*
Specht, H., Magnus, H. *214*
Spechter 387, 389
Speed, J. S., s. Changus, G. W. 495, 498, *499*
Speert 387
Spencer, R. P., Montana, G. *214*
Spiegel, F. A., s. Inaba, C. 114, *130*
Spieler 409, *429*
Spiess, H. *394*
Spindler, H. v. 423, *429*
Spinelli, M. 401, *429*
Spitzer, R., s. Freudenthal, W. 218, *225*
Spjut, H. J., s. Ackerman, L. V. *491*
Stacey, R. S., s. Hardisty, R. M. 367, *392*
Staffurth, J. S. 179, *214*
— s. O'Gorman, P. *211*
Stanbury, J. B., s. Martin, J. M. *209*
Stander, R. W. 387, *394*
Stanley, M. M. *214*, 390
— Astwood, E. B. *214*
Starr, P., Jaffe, H. L., Oettingen jr., L. 176, 179, 181, *214*
— s. Dewind, L. T. *201*
— s. Russel, K. P. *213*
Stasek, V., s. Jakoubková, J. *17*, 101, *105*
Stasney, R. J., s. Naji, A. F. 494, *500*
Staunig, K. 75, *107*, 243, *308*
Stech, H. 289, 293, 294, 296, *308*
Steelman, S. L., s. Dobyns, B. M. 186, *201*
Steen, O. T., McCullough, J. A. 91, 92, *107*
Steiger, M. 109, 124, *132*, 508, *522*
Stein 454
Stein, A. A. *214*
Stein, J. A., Ehrenfeld, E. N., Hochman, A., Rabinovici, N. *214*
Stein, R. O. *227*
Steinbeck, A.W., s. Cooper, A. G. S. 9, *17*
Steinberg, F. U. *214*
Steiner, E. *237*
Steiner, H. 193, *214*
Steinitz, K. *214*
Steinkamm, E. 407, *429*
Steinkamm, J. *429*
Stelzner, F. 311, 314, 315, *321*
Stembo 123
Stenbeck 2
Stenstrom, K. W., Hallock, P. H., Watson, C. J. 509, *522*
Stephan, R. 269, 280, 281, 282, *308*, 363, 364, 368, 382, *394*
Stephan, S. 409, 410, 412, *430*
Stepp, W. 410, *430*
Sterling, T. D., s. Saenger, E. L. 223, *227*
Stern, E. 281, 283, *308*
Stern, E. A., s. Rybak, A. M. 281, 282, *308*
Stern, J., s. Schmid, E. 367, *394*
Stevens, Thompson 148
Stevenson, C., s. Barzellato, J. *198*
Stewart, F. S., s. Fraser, R. 167, 173, *203*
Stewart, F. W., Coley, B. L., Farrow, J. H. *493*
— s. Changus, G. W. 495, 498, *499*
— s. Cruz, M. 481, *491*
— s. Hutter, R. V. P. 480, 481, 482, 483, 484, *492*
Stewart, M. J., Mouat, T. B. 472, *477*
Stickney, M., s. Lawrence, J. H. *521*
Stieglitz, E., s. Michaelson, J. C. 338, *360*
Stock 343, 344, 348
Stoeckel, W. 365, *394*, 404, 423, *430*
Stoel 356
Stoeltzner, W. 221, *227*
Störk 146
Störmer, A., Bremer, F. W. 122, *132*
Stolkind, E. *522*
Stoll, B. A. 57, *72*
Stolle, A. 54, *72*
Stone, K. S., s. Soley, M. H. *214*
Stone, W. S., Ewing, J. 481, *493*
Storaasli, J. P., Schoeniger, E. L., Hellerstein, H. K., Friedell, H. L. 258, 259, 261, 262, 263, 265, *308*
Storer, J. B., s. Lushbaugh, C. C. 38, *69*
Stork, H., s. Fischer, E. 461, 462, *466*
Strandquist *469*
Strauss, H. 44, 45, *72*
Strauss, O. 109, 110, 119, 122, *132*, 286, *308*, *309*, 508, *522*
— Rother, J. 270, *309*
Strazzi, A. 333, 334, 335, 336, 337, 338, 347, *362*
— s. Marzio, Q. di *17*
Streda, A. 50, *72*
Streil, W. 51, *72*
Streuli 470
Stroaasli, s. Shipley 173
Stroebel, Ch. F. 516, 518, *522*
— Hall, B. E., Pease, G. L. *522*
— Law, W. H. 515, *522*
Strohm, Ch., s. Pabst, H. W. 513, 516, *521*
Strominger, D., Hollander, I. M., Seaborg, G. T. 151, 160, *214*
Stropeni 318, 319, *321*
Struckmann, R., s. Künkel, H. A. 373, *393*
Stuppy, L. J. 257, *309*
— s. Jaffe, H. L. 257, 260, 262, *304*
Stutte, H., Vogt, A. 109, 110, 112, 113, 114, 116, 118, 122, 124, 125, *132*
Sudeck, P. 98, *107*
Sukonscikova, A. A., Lukin, D. A. 343, 344, *362*
Sulger 43, *72*
Sulzberger, M. B., Baer, R. L., Borota, A. 103, *107*
Sundberg, J. *469*
— s. Nordberg, U. B. 448, 449, *468*
Surányi, S. 64, *72*
Sussman, M. L. 244, 245, 246, 247, *309*
Sutherland, D. A., Clatk, H. 454, 455, *469*
Sutow, W. W., s. Conrad, R. A. *201*
Suurmond, D. 454, *469*
Suzuki, S. 270, *309*
Swann, N. H. 194, 195, *214*
Sweeney, B. J., s. Scott, W. G. 173, *213*
Swjadoschtsch, B. I., Turtschenko, I. A. 342, *362*
Swyngedauw, J., Liquette, M., Debrulle, F., Rohet, J. *214*
Sysi, R., s. Vannas, M. 334, 343, 344, 345, 347, 348, *362*
Szegö, E., Rother, J. 286, *309*
Szenes 364, 365, *394*

Tagnon, H. J., s. Weissmann, J. 454, *469*
Tagnon, R., s. Williams, R. K. 153, 173, *216*
Tait, J. F., s. Green, G. F. *204*
Takahashi 400
Takats, G. de, s. Snead, Cl. R. 235, *237*
— s. Zimmermann, L. M. *237*
Takeshita, A., s. Anno, Y. *198*
Talia, F. 287, *309*
Talley, D. B. 55, *72*
Taltavuli, R. J., Pujadas, A. A. 235, *237*
Tamagaki, H., s. Hollingworth, D. R. *205*
Tancré, E. 508, *522*
Tanew, N. 342, *362*
Tani, M., Komai, S., Yuge, T. 342, *362*
Tannenberg, J., Bayer, L. 23, 31, 35, 36, 38, *72*

Targowla, R., s. Delherm, L. 118, *129*
Taschiiri, H., s. Ogasawara, K. 135, 137, *142*
Tashiro, B. *228*
Tautz, M. 160, *214*
— s. Deckart, H. *201*
Tauxe, W. N., s. Paris, J. 196, *211*
Taylor, H. K., s. Borak, J. 56, *65*
Taylor, L. *214*
Taylor, R. G., s. Kinney, M. J. *226*
Taylor, S. 195, *215*
Tellez, M., s. Barzellato, J. *198*
Temesváry, M. *228*
Templeton, F., s. Palmer, W. L. 288, *306*
Tempsky, v. 414
Terplan, K., s. Paine, J. R. 194, *211*
— s. Witebsky, E. 194, *216*
Terry, S. P., s. Savitsch, E. de *522*
Teschendorf, W. 119, 509, *523*
— Herzog, K. 517, *523*
— s. Gaebel, E. 115, *129*
Theiss, H. 48, *72*, 407, *430*
Thelen, P. O., s. Glauner, R. 11, 12, 16, *17*, 41, 43, 45, 48, *67*, 102, *105*
Thibaud, E., Gary-Bobo, J. *523*
— s. Levy, A. 153, 184, *208*
Thiel, R. 334, 335, 341, 347, *362*
Thiemann, K. L. J., s. Horst, W. 165, 184, *206*
Thier, S. O., Blach, P., Williams, H. E., Robbins, J. 195, 196, *215*
Thies, H. A., Sauer, A. 505, *523*
Thoma, G. 177, *215*
Thomas, Hauser *132*
Thomas, C. J. 328, 354, 356, *362*
— s. Friedell, H. L. 325, 331, 332, 333, 336, 337, 339, *358*, 443, *466*
Thomas, H. M. 186, *215*
Thomas, I. D., s. Myhill, J. *210*
Thomas, L. D., Oddie, T. H., Hales, I., Myhill, J., Fitzsimons, E. *215*
Thomas jr., W. C., Anderson, R. M., Jurkiewic, M. J., Aranjo, J. D., Blizzard, R. M. *215*
Thompson, s. Stevens 148
Thompson, W. O. 146, *215*
Thomson, A. D., s. Fyre-Brook, A. L. *491*
Thomson, J. A. *215*
Thornton 387, 388
Thullen, A. 62, *72*, 220, *228*
Thurmond, J., s. Bogin, M. 454, *466*
Thurn, P. 56, *72*
Thurnher, B., s. Hecht, H. 240, *303*
— s. Neumayr, A. 5, *18*, 23, 35, *70*, 238, *306*
Thygeson 334
Tiamsic, T., s. Kogut, M. D. 179, *207*
Tichy 365
Tietze, A. 55, *72*
Tighe, W. J. 175, *215*
Tinney, W. S., Hall, B. E., Giffin, H. T. 506, 517, *523*
Tissot, s. Gougerot 313, *321*
Tittarelli, R. 328, 348, *362*
Titus, J. L., s. Becker, K. L. 196, *199*
Tobias, C. A. 31, *72*
Tönnis, W., s. Pia, H. W. 86, 89, 90, *106*
Töppner, R. 146, 147, 148, 191, *215*
Tománek, F. 490, *493*
Tongeren, v. 404
Toni, G. de *228*
Toniolo, G., s. Cherubino, M. 61, *65*
Toniolo, G., s. Lami, G. 276, 277, *305*
Torben, s. Andersen 509, *518*
Torsoli, A., Mele, M., Romorino, M. L., Fella, B., Colagrande, C. *215*
Tosch, R., s. Schumacher, W., 193, 194, 195, 196, *213*
Toschke, G. 75, 77, *107*
Tosetti, R. 277, *309*
Toškova, B., s. Mavrodinov, N. 273, 274, 275, *306*
Toti, A., Bellis, N. de 114, *132*
Touzard, s. Merz 474, *476*
Towery, B. T., s. Williams, R. K. 153, 173, *216*
Trantophyllidis, s. Gilbert-Dreyfus, J. *203*
Trautmann, J., s. Birkner, R. *17*, 109, 113, *129*, 240, 241, 250, 272, 297, *300*, 369, *391*, 417, *424*
— s. Pansdorf 112
Travers, B., s. Cooper, A. P. 477, *491*
Trenholme, Hegar 398, *430*
Tresanchez, J. M. 185, *215*
Tretter, M. 22, 23, 51, 52, 54, 55, 58, *72*
Tribondeau 397, 512
— s. Bergonnié 318
Trifaud, A., Faysse, R., Papillon, J. 484, 488, *493*
— Payan, H., Legré, G. 494, 495, *500*
— s. Salmon, H. P. 494, 498, *500*
Trippel, O. H., Sheline, G. E., Moe, R. H., Clark, D. E. *215*
— s. Clark, D. E. 173, *201*
Tritsch, H., s. Greither, A. *225*, *476*
Trostler, I. S. *228*
Trott, N. G., Wheatley, B. M. 327, *362*
— s. Sinclair, W. K. 325, *362*
Trotter 180, 182
Truffi, A. 116, *132*
Tsuchiya, T. *215*
Tsujy, S., Ogura, H. 186, *215*
Tubiana, M. 215, 516, 517, *523*
— Ackerman, M., Mamo, L. 170, 181, *215*
— Dutreix, J., Grinberg, M. *215*
— Gazel, J. *523*
— Perez, R., George, J. 174, 180, 182, *215*
— Vallée, G. *215*
— s. Colier, R. T. 513, *518*
— s. Delarue, J. 177, *201*
— s. Redon, H. *212*
Tudway, R. C. 489, *493*
Türk, W. 502, 507, *523*
Tuggle, A., s. McCombs, P. 127, *130*
Tulloch, M., s. Buchanan, T. J. 170, *200*
Tunesi, G., s. Gelmi, P. A. 331, *358*
Tunick, I. S., s. Philips, H. B. 229, 230, *237*
Tunni 111, *132*
Tupikowa, N., s. Savitsch, E. de *522*
Turano, L. 35, *72*, 239, *309*
Turchettu, G., s. Zacutti, A. *216*
Turel, M. 288, 291, *309*
Turiaf, J., s. Jaquelin, A. *141*
Turner, M. E., s. Saenger, E. L. 223, *227*
Turner, P., s. Sneddon, J. M. 190, *214*
Turnher, B., s. Hecht, H. *205*, 416, *426*
Turpin, R., Chassagne, P., Lefebvre, J. *228*
— Lejeune, J. 418, *430*
Turtschenko, I. A., s. Swjadoschtsch, B. I. 342, *362*
Tuttle, A. H., s. James jr., D. H. 454, 455, *467*

Uehlinger, E. 486, *493*, 496, *500*
— Schürch, O. 481, *493*
— s. Schinz, H. R. 479, 481, 490, *493*
Uemura, Y. *215*
Uhlemann, H. J. 124, *132*
Uhlmann, G., s. Schubert, G. 389, *394*
Ullerich, K., s. Horst, W. 173, 187, 188, 189, 190, *206*
Ullrich, O. *228*
Ulrich, H. 8, *18*
Umbach, K. 63, *72*

Ungeheuer, E. 84, 96, *107*
Unger, R. R., s. Serfling, H. J. *213*
Unkauf, s. Caldwell *104*
Unterberger, E. 403, *430*
Ureles, A. L., s. Freedberg, A. S. 157, 162, 173, *203*
Usev, I., s. Berliev, B. 174, *199*
Usher, B. *477*
Uter, W. 412, 414, *430*
Uthgenannt, H., Müller, W., Weinreich, L. 165, 179, 182, *215*
— Weinreich, J. 179, 184, *215*
— s. Müller, W. 189, *210*
— s. Weissbecker, L. *216*
Utili *132*
Uttal, I., s. Bucky, G. *518*
Utz, D. C., s. Bartholomew, L. G. 196, *198*
— s. Haché, L. 196, *204*

Vadura, E. 391, *394*
Vaerenbergh, van 441, 458, *469*
Vaghi, A. 245, *309*
Vaisler, L., s. Milcu, St,-M. *209*
Vale, J. M., s. Volpe, R. 174, 175, 180, *215*
Valensi, A. J., s. Shane, L. L. 196, *213*
Valentini, F., s. Giustina, G. *204*
Vallée, G., s. Tubiana, M. *215*
Vallery-Radot, P., Blamoutier, P. 137, 139, *143*
— Gibert, P., Blamoutier, P., Claude, F. *143*
Vallino, F., s. Giustina, G. *204*
Vannas, M., Sallinen, I., Sysi, R. 334, 343, 344, 345, 347, 348, *362*
Vannini, A., Pettinati, S. 335, *362*
Vanotti, A. *215*
— s. Lemarchand-Beraud, Th. 144, 145, *208*
Vaquez, H. 502, *523*
— Laubry, L. 507, *523*
Vargas jr., L., s. Lipschütz, A. 471, *476*
Vasquez-Barriere, s. Rodriguez-Barrios, R. 331, 332, 334, 335, 338, 339, *361*
Vasterling 404
Vater, H., Abel, W. *493*
Vecchi, G. de 233, *237*
Vedel, Vidal, Laux, Gondard 508, *523*
Veirs, E. R. 346, *362*
Velde, Th. H. van de 398, *430*
Velloso Vianna, E. *362*
Velnet, s. Pérochon 494, *500*
Verchère 374
Verel, D. 517, *523*
Vermande-van Eck, G. J. *430*
Vermes, F., s. Oberling, C. 498, *500*
Verney, G. L. 186, *215*
Verzár, F., Vidovic, F. *215*
Vetter, H., Höfer, R. 177, *215*
— Vinazzer, H. 516, *523*
— s. Fellinger, K. 174, 182, *203*
Viault, F. 502, *523*
Vickers, R., s. Burns, T. W. 177, *200*
Vickery, A. L., s. Dobyns, B. M. 166, *202*
— s. Maloof, F. *208*
Vidal, s. Vedel 508, *523*
Videbaek, A. 506, *523*
Vidone, R. A., s. Silverberg, St. G. *214*
Vidovic, F., s. Verzár, F. *215*
Viehweger, G., s. Buchtala, V. 6, *17*, 45, 53, *65*
Vierheller, F., s. Dessauer, F. *425*
Vieten, H. 5, 13, *18*, 23, 45, 58, *72*, 76, 99, 100, *107*, 114, *132*, 133, 134, 135, 136, 137, 139, *143*
Vieten, H. 239, 240, *309*, 407, 416, *430*
— Lohse, H., Willmann, K. H. 49, *72*, 407, *430*
Vieten, H., s. Baron, H. *424*
Viethen, A. *132*
— s. Noeggerath, C. 120, *131*
Vignali 368
Vignalou, J., s. Berthaux, P. *199*
Vilanova, X., Cañadell, J. M. 190, *215*
Villanueva-Meyer, H. *523*
— Horst, W. *215*
Vinazzer, H., s. Vetter, H. 516, *523*
Virano, G., s. Bonanno, A. M. 289, *301*
Virchow, R. 477, 480
Vischia, Q. 250, *309*
Vittali, H. P. *493*
Viviani, G., s. Etchart, M. 494, 495, *499*
Viviani, R. 287, *309*
Vlamynck 10, *18*
Vöge, A., s. Runge, H. 374, 375, *394*, 403, *429*
Vogel, R., s. Hutchinson, F. 31, *68*
Vogt, A., s. Stutte, H. 109, 110, 112, 113, 114, 116, 118, 122, 124, 125, *132*
Vogt, E. 365, 386, *394*, 410, 412, *430*
Vohnout, S., s. Němec, J. *210*
Vola, J.-L., s. Jayle, G.-F. 349, *359*
Volarsch 448
Vollhard, F. 280, 282, *309*
Volicer, L. 281, 282, *309*
Volk, M. C., s. Gilligan, D. R. 264, *303*
Vollmar, R., s. Dörffel, E. W. *202*
Volpe, R., Johnston, M. W. 180, 194, *215*
Volpe, R., Schatz, D. L., Scott, A., Peller, J. A., Vale, J. M., Esrin, C., Johnston, M. W. 174, 175, 180, *215*
Volta, A., Schiavi, G. F. 121, *132*
Voltz, F. 398, *430*
— s. Scholten, C. J. 370, *394*
Voorhess, M. L., s. Fisher, W. D. *203*
Voronenko, T. V., s. Dubowskji, E. D. 174, *202*
Voutilainen, A. 342, *362*
— s. Furuhjelm, P. 454, 455, *466*
Vries, de 356
Vuletie, V. L. 135, 137, *143*

Wachs, s. Hirst 126
Wachsmann, F. *237*, 375
— s. Barth, G. 77, 84, *104*
— s. Chaoul, H. 219, *224*, 357, *466*
Wachsmuth, W., s. Lanz, T. 312, *321*
Wachter, F. 286, *309*
Wachtler, F. *215*, *228*
— Zdansky, E. 339, 343, 345, 347, *362*
— s. Psenner, L. 109, 115, 116, 117, 121, 123, 125, 126, 127, *131*
Wätjen, J., s. Lubarsch, O. 38, *69*, 410, *428*
Wagenen, G. van, Gardner, W. U. *430*
Wagner 3
Wagner, H. 369, 383, *394*
Wagner, H. P., s. Campana, L. 494, 499, *499*
Wahlberg, P., s. Lamberg, B. A. 174, *208*
Wahlund, H. *523*
Waldbott, G. L. 137, *143*
Waldorn, R. J., s. Southard, S. C. 454, 455, *469*
Walker, H. *477*
Walker, J., s. Paletta, F. X. 454, *468*
Walker, L. W., s. Dobson, E. L. 510, *519*
Wall, J. E., s. Conrad, R. A. *201*
Wallace, H. J. 329, *362*
Wallenstein, R. O. 455, *469*
Wallon, E. 402, *430*
Walser, A., s. Fridrich, R. *203*
Walsh, A. 48, *72*
Walsh, F. B., s. Mason, R. E. 187, 196, *209*
Walter 442, 449, *469*
Walter, F. K., Lax, F. 116, *132*

Walter, M. E. 92, *107*
Walthard, B., Zuppinger, A. 55, *72*
Walther 329
Walther, E., s. Koslowski, L. 239, *305*
Walton, R. J. 327, 328, *362*
Wangh, J. M. 471, *477*
Wapstra, Nijgh, Lieshout, van 160
Warburg 390
Ward, A. T., Livingston, S., Moffat, D. A. 136, *143*
Wariwoda, A., Riedl, G. 18, 48, *72*, *430*
Warkany, J., s. Mitchell, A. G. *226*
Warter, J., s. Fontaine, R. 494, 495, *500*
Wasch, M. G., Schenck, S. G. 244, 245, 246, 247, 249, *309*
Wascher, H., s. Schneck, O. *213*
Waschulewski, H., Dörffel, E. W. *215*, 518, *523*
Waschulewski, L. R., Lawrence, J. H., Brain, N. J., Dobson, R. L., Estran, S. 513, 518, *523*
Wasowski, T., Marjan Mienicki 368, *395*
Wasserburger 431, *469*
Wasserman, s. Feitelberg 173, 175, 180
Wassermann, L. R. 503, 504, 518, *523*
— s. Lawrence, J. H. *521*
Watson, C. J., s. Stenstrom, K. W. 509, *522*
Watt, R. H., s. Mann, W. A. 354, *360*
Waugh jr., R. L., s. Haik, G. M. *358*
Wayne, E. J. *215*
— MacGregor, A. G., Blomfield, G. W. *215*
— s. Blomfield, G. W. 158, 169, 173, 175, 181, 184, *199*
— s. Buchanan, W. W. 182, *200*
— s. Crooks, J. *201*
Weaver, D. R., Deodhar, S. D., Hazard, J. B. 196, *216*
Weber, G. 312, 313, *321*
Weber, H. 398, *430*
Weber, M. *216*, *395*
Weber, U. 382, 383
Weder 448
Weekers 346
Wegelin, C. 193, *216*
Wegelius, O., Asboe-Hansen, G., Lamberg, B.-A. *216*
Wegemer, E., s. Winkler, H. 412, *430*
Wegmann, W. 148, *216*
Wehner, E. 316, *321*
Weibel, W. 410, 412, 423, *430*
Weiden, S., s. Brown, G. 288, *301*
— s. Doig, R. K. 288, *302*
Weidenheim, C. W., s. Gallardo, E. 342, *358*
Weinreich, L., s. Uthgenannt, H. 165, 179, 182, 184, *215*
Weinstein, A. A., s. Blumgarth, H. L. 257, 258, 259, 261, 263, 265, *300*
Weinstein, P. 346, 347, *362*
Weinstein, S., s. Levy-Dorn, M. 269, *305*
Weishaar, Koslowski 448
Weiss, K. 73, 74, 99, *107*
Weissbecker, L. *216*
— Uthgenannt, H., Schemmel, K., Müller, W., Heesen, H., Eisenbusch, W., Bindeballe, W. *216*
— s. Müller, W. 189, *210*
Weissenbach, R. I., Pizon, P. 90, 92, *107*
Weissmann, J., Tagnon, H. J. 454, *469*
Weitzel, G., s. Zumwinkel, K. *217*
Welti, H. 183, *216*
Wenner, R. 385, *395*, 403
Werdenberg, E. 343, *362*
Werf, van der, Schnyder 451
Werne, S. 480, 488, *493*
Werner 386
Werner, R. 401, 417, *430*
Werner, S. C. 173, 175, 187, *216*
— Coelho, B., Quimby, E. H. 173, 174, 175, 180, *216*
— Gittelsohn, A. M., Brill, A. B. 173, 180, *216*
— Goodwin, L. D., Quimby, E. H., Schmidt, C. 173, 180, *216*
— Hamilton, H., Nemeth, M. R. 154, 173, 180, *216*
— Quimby, E. H. 173, 177, 180, *216*
— — Schmidt, C. 173, 180, *216*
— s. Hamilton, H. B. *204*
— s. Miller, E. R. 184, *210*
Werner, V. C., s. Quimby, E. H. 178, *212*
Werner, W., s. Birkner, R. 239, 289, 290, 291, 292, 293, 297, *300*
Wernsdörfer, R. 464, *469*
Wespi, H. J., s. Müller, J. H. 415, *428*
Wesseling, M. 410, *430*
Westwater, J. O. 194, *216*
Wetch, R. S., s. Blomfield, G. W. 169, 181, 184, *199*
Wetterer, J. 23, 56, *72*, 75, *107*, 119, 134, *143*, 218, *228*, 409, 412, *430*, 508, *523*
Wex, G. 58, *72*, 98, *107*
Wheatley, B. M., s. Trott, N. G. 327, *362*
Wheeler, W. E., s. Blizzard, R. M. 196, *199*
Whit, W. E., Reilly, W. A. *216*
White, E. C., s. Russell, W. O. *213*
Wickham, Degrais *469*
Wickham, Yl., Zimmern, A. 465, *469*
Widal, Abrami 133, 135, *143*
Widmer, H., s. Ganzoni, M. 405, *425*
Wiebe, W., s. Grebe, L. 382, *392*, 404, *426*
Wiedemann, A. *18*
Wieland, C. 78, *107*
Wieland, W. 504, *523*
Wien, S. van 349, *362*
Wiener, C. 287, *309*
Wieser, W. v. 110, 114, 115, 118, *132*, *216*
Wilber, R. D., s. Molnar, G. D. *210*
Wilbur, D. L., Ochsner, H. C. 504, *523*
Wildbott 135
Wilder 5, 135
Wilder, H. C., s. McDonald, J. E. 328, 338, *360*
Wilder, J. 239, *309*
Williams, A. 148
Williams, F. H. 145, *216*
Williams, H. E., s. Thier, S. O. 195, 196, *215*
Williams, M. M. D., s. Haines, S. F. 173, *204*
Williams, R. K., Towery, B. T., Jaffe, H., Rogers, W. F., Tagnon, R. 153, 173, *216*
Williams, W. W. 419, *430*
Williamson, D. A. J., s. Franklin, A. W. 454, *466*
Willis, J. 178, *216*
Willis, R. A. 498, *500*
Willmann, K. H., s. Vieten, H. 49, *72*, 407, *430*
Willms 139
Willms, E., s. Schreus, H. Th. 135, 137, *143*
Wilms 285, 286, *309*
Wilms, M. 116, *132*
Wilson 448
Wilson, C. J., Haggard, M. E. 454, *469*
Wilson, E. H., Asper jr., S. P. 178, *216*
Wilson, F. M. *362*
— Wilson, J. W. 339, *362*
— s. McDonald, J. E. 328, 331, 334, *360*
Wilson, G. M., Kilpatrick, R., Eckert, H., Curran, R. C., Jepson, R. P., Blomfield, G. W., Miller, H. 178, *216*

Wilson, G. M., s. Blomfield, G. W. 158, 161, 164, 165, 169, 171, 173, 174, 175, 176, 177, 179, 181, 184, *199*
— s. Eckert, H. 170, *202*
— s. Green, M. 176, 177, 181, *204*
— s. Kilpatrick, L. 178, *207*
— s. Smith, R. N. 165, *214*
Wilson, J. A., s. Jenkinson, E. L. 57, *68*, 92, 93, *105*
Wilson, J. D., s. Hilgartner, H. L. 331, *359*
Wilson, J. W., s. Wilson, F. M. 339, *362*
Wilson, L. A., s. Dobyns, B. M. 186, *202*
Wilson, R. T., s. Hilgartner, H. L. 331, *359*
Wilson, W. H., s. Hurxthal, L. M. 255, *304*
Windeyer, B. W., Woodyatt, P. B. *493*
Windholz, F. 219, 220, *228*
Winkler, C. *216*
— s. Dill, K. G. 190, *201*
Winkler, E. 463, *469*
Winkler, H., Wegemer, E. 412, *430*
— s. Bach, E. 374, 377, *391*
Winship, T., s. Raventos, A. *212*
Winter, F. 218, *228*
Wintrobe, M. M. 504, 505, 517, *523*
— s. Harrop, G. A. 503, *520*
Wintz, H. 3, 271, *309*, 398, 399, 403, 405, 407, 409, 412, 413, *430*
— Rump *430*
— Wittenbeck, F. 368, 385, 387, *395*, 410, 412, *430*
— s. Seitz, L. 365, 368, 370, 382, *394*, 397, 399, *429*
Winzler, R. J., s. Haynie, T. P. *205*
Wirth, Peters 407
Wiseman, B. K. *523*
— s. Doan, C. A. *519*
Witebsky, E., Rose, N. R., Shulman, S. 194, *216*
— — Terplan, K., Paine, J. R., Egan, R. W. 194, *216*
— s. Paine, J. R. 194, *211*
Withe, s. Dougherty 368
Witte, S. 367, *395*
— s. Schmid, E. 367, *394*
Wittenbeck, F., s. Wintz, H. 368, 385, 387, *395*, 410, 412, *430*
Wittermann, E. 110, *132*
Wittkowsky, C. 319, *321*, *523*
Witwer, E. R., s. Leucutia, T. *492*
Woehlich, E. *395*
Woenckhaus, E. 148, 287, *309*
Woldridge, Lamb 313, *321*
Wolf, B. 271, *309*
Wolf, B. S., s. Soffer, L. J. 224, *227*
Wolf, J. A., s. Atkins, H. L. 455, *466*
Wolfers, H. 511, 514, *523*
— s. Pribilla, W. *522*
Wolferth, C. C., Chamberlain, R. H., Mead, J. J. 257, 261, 263, *309*
Wolfram, St. 219, *228*, *477*
Wollheim, E., Moeller, J. 267, 276, 283, *309*
Wollmann, S. H., s. Hoffmann, R. L. 37, *68*
Wolmershäuser, O. 270, *309*
— Eufinger, H. 382, 383, *395*
Wood, I. J., s. Brown, G. 288, *301*
Woodyatt, P. B., s. Windeyer, B. W. *493*
Woolner, L. B., McConahey, W. M., Beahrs, O. H. 195, 197, *216*
— s. Bartholomew, L. G. 196, *198*
— s. Becker, K. L. 196, *199*
— s. Haché, L. 196, *204*
— s. McConahey, W. M. 193, *209*
— s. Molnar, G. D. *210*
— s. Mortenson, J. D. *210*
— s. Paris, J. 196, *211*
— s. Raphael, H. A. 196, *212*
Wood, D. H., s. McClellan, R. O. *209*
Worcester, J. N., s. Hutter, R. V. P. 480, 481, 482, 483, 484, *492*
Woringer, Fr. *477*
— Pautier, L. M. 473, *477*
Worsnop, R., s. Green, G. F. *204*
Wright, A., s. Dobyns, B. M. 186, *202*
Wright, C. S., s. Doan, C. A. *519*
— s. Pohle, E. A. 23, *70*
Würdinger, H., s. Pfeifer, W. 157, *211*

Yalow, A. A., s. Seidlin, S. M. 177, *213*
Yee, G., s. Lindsay, St. 195, *208*
Yohalem, B., s. Eller, M. 174, *202*
— s. Feitelberg 173, 175, 180
Young, M. H., s. Meachim, G. *209*
Young, R. W., s. Alexander, A. S. 269, *299*
Yppen, E., s. Jents, E. 139, *141*
Yuge, T., s. Tani, M. 342, *362*

Zacherl, H. 401, *430*
Zacutti, A., Turchettu, G., Bartalena, R. *216*
Zadek, H. 503, *523*
Zamrazil, V., s. Němec, J. *210*
Zanaty, A. F., s. Nagaty, H. F. 507, *521*
Zander, G. E., s. Andersen, W. A. D. 388, *391*
Zanetti, S. 276, 277, *309*
Zara, A. M., s. Gilbert-Dreyfus, J. *203*
Zara, M. *216*
Zarniko, C. 219, *228*
Zdansky, E. *18*, 109, 116, *132*, 253,
— s. Mayer 10
— s. Wachtler, F. 339, 343, 345, 347, *362*
Zeiss, K.-H., s. Knake, H.-J. 414, *427*
Zellmann, H. E., s. Bartels, E. C. *198*
Zettel, H., s. Zukschwerdt, L. *107*
Zeydler, L. 350, *362*
Ziegler s. Krause 397, *427*
Zierhut, E. *18*
Zieve, L., s. Schultz, A. L. 169, *213*
Ziliotto, D., s. Austoni, M. 174, *198*
Zimmer, E. A. 3, *18*, 146, 148, *216*
Zimmer, G. *430*
Zimmer, K. 382, *395*, 398, 419, *430*
Zimmermann, H., s. Klein, E. *207*
Zimmermann, L. M., Gault, J. T., Halpern, S. S., Takats, G. de *237*
Zimmermann, V. B., s. Hultberg, S. 478, 489, *492*
Zimmermann-Meinzingen, O. v. 255, *309*
Zimmern, A. 3, 116, 268, *309*
— Baude, J. 268, *309*
— Berger, J., Paisseau, Porcher 230, *237*
— Burnet, R. *237*
— Cottenot, P. 251, 268, 271, *309*
— — Chavany, J. A. 124, *132*
— s. Pariaux, A. 124, *131*
— s. Raymond 118, *131*
— s. Wickham, Yl. 465, *469*
Zimmern, I., Chavany, A., Brunet, R. 146, *216*
Zingale, S. 235, *237*
Zipperlen, V. R. 135, 137, *143*
Zita, G., Lindner, E. 169, *217*
Zitman, I. H., s. Burke, G. M. 179, *200*
Zoelch, Ph. *228*
Zoepffel, H. 219, 220, *228*
Zoeppritz, U., s. Bickenbach, W. 380, 381, *391*
Zollinger, H. U. 23, 32, 36, 37, *72*
Zollinger, U. *430*

Zsebök, Z. 120, *132*
Zubiani, G. 509, *523*
Zuideveld, J., s. Brinkman, R. 32, *65*
Zukschwerdt, L. *217*
— Bay, V., Gusek, W. 179, *217*
— Emminger, E., Biedermann, F., Zettel, H. *107*
— Horst, W. *217*
— s. Horst, W. *206*
Zumcky, R., s. Eylan, E. 194, *202*
Zum Winkel 63, *72*
Zum Winkel, K., Weitzel, G., Kuttig, H. *217*
Zunin, C. *228*
Zuppa, A. 133, 135, *143*
Zuppinger, A. 40, *72*, 91, 103, *107*, 195, *228*, 415, 483, 493, 501, *501*
Zuppinger, A., s. Schinz, H. R. 481, *493*
— s. Walthard, B. 55, *72*
Zuppinger, H. *18*
Zuralski 408
Zur Horst-Meyer, H., Lüdicke, K. 401, *430*
Zweifach, B. W. 24, 26, 28, *72*
Zweifel, E. 146, *217*, 402, 403, *430*

Sachverzeichnis

(Deutsch-Englisch)

Bei gleicher Schreibweise in beiden Sprachen sind die Stichwörter nur einmal aufgeführt

Abdomen, Tuberkulose, *abdomen, tuberculosis* 64
Absceß, perimandibulärer, *abscess, perimandibular* 52, 61
—, Schweißdrüsen, *abscess, sweet glands* 43, 44
— der Bauchorgane, *abscess of abdominal organs* 60
—, perinephritischer, *abscess, perinephritic* 60
—, subhepatischer, *abscess, subhepatic* 60
—, subphrenischer, *abscess, subphrenic* 60
Acidität, *acidity* 287, 294
Aciditätssenkung, *decrease of acidity* 287
Aciditätsvermehrung, *rise of acidity* 287
Acidose, Entzündung, *acidosis, inflammation* 26
Acne conglobata, *acne conglobata* 47
— vulgaris, *acne vulgaris* 46
Adamantinom, *adamantinoma* 470, 494
— des Kiefers, *adamantinoma of jaw* 494ff.
— der langen Röhrenknochen, *adamantinoma of long bones* 499
Adenom, toxisches, *adenoma, toxic* 165, 184
Adnexitis, *adnexitis* 62, 408
Adrenalin, *adrenaline* 251
Aktinomykose, *actinomycosis* 43
—, Strahlenbehandlung, *actinomycosis, x-ray therapy* 414
Albuminurie, *albuminuria* 268
Amyotrophische Lateralsklerose, *amyotrophic lateral sclerosis* 123
Aneurysmatische Knochencyste, *aneurysmatic bone cyst* 486
Angina pectoris, *angina pectoris* 238, 242
Angioblastoma malignum, *angioblastoma malign* 494
Angiom, Augenlid, *angioma, eye lid* 328
—, Orbita, *angioma, orbita* 349
—, planotuberöses, *angioma, planotuberous* 443
Angiomatose, familiäre, *angiomatosis, constitutional* 441
Angiomatosis retinae, *angiomatosis retinae* 349
Angiome, geschwulstartige, *angioma, tumour like* 440
—, hypertrophische, *angioma, hypertrophic* 440
Ankylostoma duodenale, *ancylostoma duodenale* 507
Antidiabetische Therapie, *antidiabetic treatment* 272
Antidiuretische Hormone, *antidiuretic hormones* 272
Antikoagulantien, *anticoagulant drugs* 234, 260
Anurie, *anuria* 238, 280
Anus, Pruritus, *anus, pruritus* 422
Appendicitis, *appendicitis* 60
Arachnitis spinalis adhaesiva, *arachnitis spinalis adhesiva* 121
Arndt-Schulzsche Regel, *Arndt-Schulz' law* 280
Arsen[76], Behandlung, Polycythämie, *arsen[76], therapy, polycythaemia* 510
Arteriitis obliterans, *arteritis obliterans* 230
Arteriitis, senile, *arteritis senilis* 231
Arteriosklerose, *arteriosclerosis* 264, 268
Arthritis, *arthritis* 56
—, chronische, *arthritis, chronic* 56
—, syphilitica, *arthritis, syphilitic* 56
—, tuberculosa, *arthritis, tuberculous* 56
— urica, *arthritis urica* 56
Arthropathie, klimakterische, *arthropathia, climacteric* 41
Arthrose der Costotransversal-Gelenke, *arthrosis of costo-transversal joints* 87
— der Intervertebralgelenke, *arthrosis of intervertebral joints* 87
Arthrosen, Telegammatherapie, *arthrosis, telegamma therapy* 78
Arthrosis deformans, *arthrosis deformans* 73ff.
— —, Ergebnisse, *arthrosis deformans, results* 79
— —, Klinik, *arthrosis deformans, clinical symptomatology* 74
— —, Pathogenese, *arthrosis deformans, pathogenesis* 73
— —, Strahlentherapie, *arthrosis deformans, radiation therapy* 75
Asthma bronchiale, Ergebnisse, *asthma bronchiale, results* 136
— —, Strahlentherapie, *asthma bronchiale, radiation therapy* 133
Atrophie, Gehirn, Pick-Alzheimer, *atrophy, brain, Pick-Alzheimer* 113
—, Kleinhirn, progressive, *atrophy, cerebellum, progressive* 113
Auge, Angiom, Entzündung, *eye, angioma, inflammation* 323
—, Bestrahlungstechnik, *eye, x-ray therapy, technique* 324
—, Erkrankungen der Iris, *eye, diseases of iris* 341, 343
—, Glaskörperblutungen, Exsudationen, *eye, vitreous body, haemorrhages, exudations* 324, 347
—, gutartige Erkrankungen, Strahlentherapie, *eye, benign diseases, x-ray treatment* 323
—, Herpes corneae, *eye, herpes corneae* 335
—, Hornhauterkrankungen, *eye, corneal diseases* 333—338
—, Hornhautvascularisation, *eye, vascularization of cornea* 328
—, Liderkrankungen, *eye, lid diseases* 328—330
—, Periphlebitis retinae, *eye, periphlebitis retinae* 348
—, Rosacea-Keratitis, *eye, rosacea-ceratitis* 323
—, Strahlenanwendung, Komplikationen, *eye, x-ray effects, complications* 351

Auge, Strahlenschutzmaßnahmen, *eye, radiation protection measures* 355
—, Uveitis anterior, *eye, uveitis anterior* 343
—, Zentralvenenthrombose, *eye, central vein thrombosis* 348
—, Zoster ophthalmicus, *eye, zoster ophthalmicus* 336
Augenlid, planotuberöses Angiom, *eye lid, planotuberous angioma* 443
Ausfallserscheinungen, Radiumtherapie, *hormonal deficiency symptoms, radium therapy* 402
Autoantikörper bei Struma lymphomatosa, *autoantibodies, lymphomatous goiter* 196
Autoimmunisation, *auto-immunization* 182

Bazin, Erythema induratum, *Bazin, erythema induratum* 64
Bechterewsche Erkrankung, *Bechterew's disease* 56
Behandlung, gynäkologische Blutungen, *treatment, gynecological haemorrhages* 377
Behandlungsergebnisse, Einteilungsschema, *therapeutic results, classification* 77
Bestrahlung s. Strahlenbehandlung
—, Mechanismus, *x-ray therapy, mechanism* 365
— der Arthrosis deformans, Dosierung, *x-ray therapy, arthrosis deformans, dose* 82
Bestrahlungstechnik, Auge, *radiological technique, eye* 41, 324
—, Endometriose, *radiation technique, endometriosis* 403
—, Milz, *radiation technique, spleen* 370
—, Periarthritis humeroscapularis, *radiation technique, periarthritis humeroscapularis* 94
Betastrahlen, Hämangiombehandlung, *β-rays, treatment of haemangioma* 433
Betastrahlengeräte, Messungen, *β-ray therapy, apparatus, measurement* 446
Bindegewebe, Gewebeaufbau, *connective tissue, architecture* 24, 25
Bindehaut, Erkrankungen, *conjunctiva, diseases* 330—332
—, Herpes, *conjunctiva, herpes* 335
Blepharitis, *blepharitis* 330
Blutgefäße, Gewebsaufbau, *blood vessels, tissue architecture* 24
Blutgerinnung, Mechanismus, *blood clotting, mechanism* 369
Blutstillung, Milzbestrahlung, *haemostyptic effect, radiation therapy of spleen* 368
—, Schema nach Koller, Pavlovsky, *blood clotting, schema of Koller, Pavlovsky* 366
Blutung, *haemorrhage* 292
Blutungen, Glaskörper, *haemorrhages, vitreous body* 324, 347
—, Historisches, *haemorrhages, history* 363
—, Netzhaut, *haemorrhages, retina* 235, 324
—, nicht gynäkologische, Strahlenbehandlung, *haemorrhages, non gynecological, x-ray therapy* 370
—, präklimakterische, klimakterische, *metrorrhagies, preclimacteric, climacteric* 371
—, Strahlenbehandlung, *haemorrhages, x-ray therapy* 363
—, Werlhofsche Erkrankung, *haemorrhages, Werlhof's disease* 370
Blutungsanomalien, *bleeding anomalies* 382
Bulbusdeformierung, *duodenal bulb deformity* 294

Calcaneodynie, Röntgenbestrahlung, *calcaneodynia, x-ray therapy* 98
Calcinosis interstitialis localisata, *calcinosis interstitialis, localized* 58, 92
— — universalis, *calcinosis interstitialis, universal* 58
Cancerogener Effekt, Röntgenstrahlen, *cancerogenous effect, x-rays* 102
Capillarpermeabilität, *capillar permeability* 240
Carcinom, Schilddrüse, *carcinoma, thyroid gland* 179
Castle-Faktor, *Castle's factor* 503
Cellulär-fermentative Theorie, *cellular-fermentative theory* 5
Cerebralsklerose, *cerebral sclerosis* 113
Chaoul-Apparat, 60 kV, *Chaoul's apparatus, 60 kV* 313, 320, 442
Chaoulsche Nahbestrahlung, Hämangiom, *Chaoul's contact therapy, haemangioma* 290, 432
— —, Kavernom-Behandlung, *Chaoul's contact therapy, treatment of cavernomas* 449
— —, planotuberöses Angiom, *Chaoul's contact therapy, planotuberous angioma* 443
Chemotherapie, *chemotherapy* 316
Cholecystitis, *cholecystitis* 60
Cholesterinspiegel, *cholesterine level* 264
Chondrose, *chondrosis* 55
Chorioiditis, *chorioiditis* 345
Claudicatio intermittens, *claudicatio intermittens* 231
Coccygodynie, *coccygodynia* 126
Colitis ulcerosa, *colitis ulcerosa* 60
Commotio cerebri, *commotio cerebri* 115
Conjunctivitis vernalis, *conjunctivitis vernalis* 330, 332
Coronarsklerose, *coronar sclerosis* 242, 264
Coronarthrombose, *coronary thrombosis* 256
Cylindrome, *cylindroma* 470
Cyste, Knochen, aneurysmatische, *cyst, bone, aneurysmatic* 486
Cysten, epitheliale, *cysts, epithelial* 349
—, Iris, *cysts, iris* 341
Cystopapilläre Geschwülste des Ovars, *cystopapillar tumours, ovarium* 470
— — der Schilddrüse, *cystopapillar tumours, goiter* 470

Degeneration, Bindehaut, *degeneration, conjunctiva* 331
Degenerative Gelenkerkrankungen, Wirkungsdauer verschiedener Behandlungsmethoden, *degenerative joint diseases, effect of different therapeutic methods* 85
Dekompensation, kardiale, *cardial insufficiency* 256
Depression nach Radiojodtherapie, *depression after radioiodine therapy* 175
Dermato-fibrosarcoma, progressives, *dermato-fibrosarcoma, progressive* 471
—, rezidivierendes, *dermato-fibrosarcoma, recidivation* 471
Dermatomykosen, *dermatomycoses* 41
Dermoid, Orbita, *dermoid cyst, orbita* 349
Deutsches Knochengeschwulst-Register, *German bone tumour register* 482

Diabetes mellitus, *diabetes mellitus* 272
Diverticulitis, *diverticulitis* 60
Dosis, Entzündung, *dose, therapeutic, inflammation* 5
—, Gonaden, Strahlentherapie, *dose, gonad, x-ray therapy* 11, 101
—, Iridium^{192}-Drähte, *dose, iridium^{192}-wires* 435
—, kleine, Wirkung, *dose, small, effect* 30, 31
—, Periarthritis humeroscapularis, *dose, periarthritis humeroscapularis* 94
—, Yttrium^{90}, Strontium^{90}, *dose, yttrium^{90}, strontium^{90}* 444, 446
Drahtspickung, Iridium^{192}, *wire, smoked, iridium^{192}* 435, 458
Dünndarmtumor, *small intestine tumours* 60
Durchblutungsstörungen, *regional circulatory disturbances* 229
Dysplasie, generalisierte, fibröse, *dysplasia, generalized, fibrous* 486

Ekzem, endogenes, *eczema, endogenous* 47
—, Kontaktekzem, *eczema, contact* 47
Ekzematöse Keratitis, *eczematous ceratitis* 334
Elektrokardiographische Untersuchung, *electrocardiographic investigation* 254
Elliotsche Trepanation, *Elliot's trepanation* 340
Encephalitis, *encephalitis* 111
— lethargica, *encephalitis lethargica* 111
—, luetische, *encephalitis luetic* 110
Encephalomyeloradiculitis, *encephalo-myeloradiculitis* 119
Endangiitis obliterans, *endangitis obliterans* 112
Endokrine Ophthalmopathie, *endocrine ophthalmopathy* 185—190
Endometriose, *endometriosis* 403
—, Indikation zur Therapie, *endometriosis, therapeutic indication* 403
—, Technik der Bestrahlung, *endometriosis, radiation technique* 403
Endometrium, Tuberkulose, *endometrium, tuberculosis* 412
Entzündliche Exsudation, *inflammatory exudation* 29
Entzündung, Bestrahlung, gynäkologische Erkrankungen, *inflammation, x-ray therapy, gynecological diseases* 405
—, —, Indikationen, Gegenindikationen, *inflammation, x-ray therapy, indications, contraindications* 3, 21, 38
—, —, prä- und postoperative, *inflammation, x-ray therapy, pre- and postoperative* 312
—, Cornea, *inflammation, cornea* 334
—, Fisteln, *inflammation, fistulas* 310—313
—, Gewebsveränderungen, *inflammation, tissue alterations* 32, 33
—, Histamin, *inflammation, histamine* 27
—, Infiltration, *inflammation, infiltration* 29
—, Knorpel, Knochen, *inflammation, cartilage, bone* 51—55
—, Lymphgewebe, *inflammation, lymphatic tissue* 62
—, Pathologie und Pathophysiologie, *inflammation, pathology, pathophysiology* 24
—, radiologische Funktionstherapie, *inflammation, radiological functional therapy* 22—24, 39
—, Schweißdrüsen, *inflammation, sweet glands* 43
Entzündung, sekundäre Gewebsalterationen, *inflammation, secondary tissue alterations* 26
—, therapeutische Dosis, *inflammation, therapeutic dose* 5
—, Ursachen, *inflammation, causes* 25, 26
— der Weichteile, *inflammation, soft tissue* 51
Entzündungen, akute, chronische, *inflammations, acute, chronic* 19—65
—, Haut, *inflammations, skin* 41ff.
Entzündungsvorbestrahlung, *inflammation, preoperative x-ray therapy* 315
Eosinophiles Granulom, *eosinophil granuloma* 55
Epicondylitis humeri, *epicondylitis humeri* 96
— radialis humeri, *epicondylitis radialis humeri* 58
Epilationsbestrahlung, folliculitis barbae, *epilatory x-ray therapy, folliculitis barbae* 44, 45
Epilepsie, *epilepsy* 109
—, genuine, symptomatische, *epilepsy, genuine, symptomatological* 110
Epiphyse, planotuberöses Angiom, *epiphysis, planotuberous angioma* 443
Epithelcysten, Orbita, *epithelial cysts, orbita* 349
Epitheldystrophien, Hornhaut, *epithelial dystrophias, cornea* 333
Epitheliale Tumoren, *epithelial tumours* 320
Erysipel, *erysipelas* 46
Erysipeloid, *erysipeloid* 46
Erythema induratum Bazin, *erythema induratum* Bazin 64
Erythrämie, *erythraemia* 502
Euthyreotische Schilddrüse, Radioresektion, *euthyroidism, thyroid gland, radioresection* 256
— Struma bei Hyperthyreose, Röntgenbestrahlung, *euthyroidism, goiter, x-ray therapy* 191
Excision, Keloid, prophylaktische Nachbestrahlung, *excision, keloid, prophylactic x-ray therapy* 463
Exophthalmus, *exophthalmos* 185ff.
—, maligner, *exophthelmos, malign* 351
—, Rückbildung nach Radiojodtherapie, *exophthalmos, regression after radioiodine therapy* 172f.
Exsudation, entzündliche, *exudation, inflammatory* 29
— und Infiltration, *exudation and infiltration* 36
Exsudationen, Glaskörper, *exudations, vitreous body* 324, 347

Familiäre Angiomatose, *constitutional angiomatosis* 441
Fibröse Dysplasie, Knochen, *fibrous dysplasia, bone* 486
— Ostitis, *fibrous ostitis* 478
Fibrom, Knochen, *fibroma, bone* 474, 486
Fistel, Operation, *fistula, surgery* 312
—, prä- und postoperative Bestrahlung, *fistula, pre- and postoperative x-ray therapy* 311
—, primäre, anlagebedingte Fehlbildungen, *fistula, primary, congenital anomalies* 310—313
—, sekundäre, Entzündung, *fistula, secondary, inflammation* 313
—, Speichel-, Bestrahlung, *fistula, salivary duct, x-ray therapy* 318
Folliculitis, barbae, Strahlenbehandlung, *folliculitis, barbae, x-ray therapy* 44, 45

Fontanelle, planotuberöses Angiom, *fontanel, planotuberous angioma* 443
Funktionelle Strahlentherapie, *functional x-ray therapy* 238
Funktionstherapie, radiologische, Entzündung, *functional therapy, radiological, inflammation* 3, 22—24, 39
Furunkulose, Strahlenbehandlung, *furunculosis, x-ray therapy* 19, 45

Gamma-Strahlen, Ovarium, *gamma-rays, ovarium* 380
Ganglion stellare, *stellate ganglion* 244
Ganzkörperbestrahlung, Polycythämie, *whole body x-ray therapy, polycythaemia* 509
Gasbrand, *gas-gangrene* 52
Gastroenterostomie, *gastro-enterostomy* 286
Gefäßerkrankungen, *vascular diseases* 112, 229
—, obliterierende, *vascular diseases, obliterative* 229
Gegenindikationen, Strahlentherapie, *contraindications, x-ray treatment* 12
Gehörgang, Furunkulose, *auditory channel, furunculosis* 45, 61
Gelenke, Tuberkulose, *joints, tuberculosis* 64
Gelenkerkrankungen, Behandlungsergebnisse, *joint diseases, results* 85
Gemmangiom, Geschlechts-, Altersverteilung, Lokalisation, *gemmangioma, sex and age distribution, localization* 501
Generalisierte fibröse Dysplasie, *generalized fibrous dysplasia* 486
Genitale, Tuberkulose, *genital organs, tuberculosis* 64
Genitalaktinomykose, *genital actinomycosis* 414
Genitaltuberkulose, Strahlenbehandlung, *genital tuberculosis, x-ray therapy* 409—413
Geschichtliches, Entzündungsbestrahlung, *history, x-ray therapy of inflammation* 22
—, Strahlentherapie gutartiger Erkrankungen, *history, x-ray treatment, benign diseases* 2
Gesetz von Wilder, *law of Wilder* 239
Gesicht, Furunkulose, *face, furunculosis* 19, 45
Gewebe, Veränderungen, Strahlenwirkung, *tissue, alterations, x-ray effect* 38
Gewebehalbwerttiefe, *tissue half value depth* 432
—, Iridium-Radium, *tissue half value depth, iridium-radium* 436
Gewebsalterationen, Entzündung, *tissue alterations, inflammation* 26
Gewebsaufbau, *tissue architecture* 24, 25
Glaskörper, Blutungen und Exsudationen, *vitreous body, haemorrhages, exudations* 324, 347
Glaukom, *glaucoma* 345
Gonaden, Strahlenbehandlung, Säugling, *gonads, x-ray therapy, babies* 437
Gonadenabdeckung, *gonad protection* 286
Gonadendosen, Messungen, *gonad doses, measure ments* 11
— bei der Strahlentherapie gutartiger Erkrankungen, *gonad doses, x-ray therapy of benign diseases* 101
Gonadendosis, Strahlenbehandlung der Mastitis, *gonad dosis, x-ray therapy of mastitis* 48
Granulom, eosinophiles, *granuloma, eosinophil* 55
—, postoperatives, *granuloma, postoperative* 331
Grenzstrahlen, *border rays* 288
Grenzstrahlen, Hämangiombehandlung, *border rays, treatment of haemangiomas* 442
—, Naevus flammeus, *border rays, therapy of naevus flammeus* 452
Grenzstrang, *sympathetic chain* 240
Grenzstrangbestrahlung, *sympathetic chain, x-ray therapy* 241
Grenzstrangganglien, *sympathetic chain, ganglia* 232
Grundumsatzerhöhung, *basal metabolic rate, rise* 256
Guillain-Barré-Syndrom, *Guillain-Barré's syndrome* 119
Gutartige gynäkologische Blutungen, *benign metrorrhagias* 370
— — Erkrankungen, *benign gynecological diseases* 396
Gynäkologische Blutungen, *metrorrhagias* 370, 386
— Erkrankungen, gutartige, *gynecological diseases, benign* 396
— —, Entzündung, Strahlenbehandlung, *gynecological diseases, inflammation, x-ray therapy* 405

Hämangio-Lymphangiom, verschiedene Bestrahlungsmethoden, *haemangio-lymphangioma, different methods of x-ray therapy* 457, 458
Hämangiom, Knochen, *haemangioma, bone* 455
—, Larynx, *haemangioma, larynx* 441
—, Wirbelkörper, *haemangioma, vertebral body* 456
Hämangiome, Einteilung, Lokalisation, *haemangiomas, classification, localization* 431—440
—, Strahlenbehandlung, *haemangiomas, x-ray therapy* 442
Halbwerttiefe, Gewebe, *half value depth, tissue* 432
—, Iridium-Radium, *half value depth, iridium-radium* 436
Halbwertzeit, Iridium^{192}, *half value time, iridium*^{192} 435
Halsfistel, tuberkulöse, Strahlenbehandlung, *neck fista, tuberculous, x-ray therapy* 316
Harnapparat, Strahlenbehandlung, *urinary apparatus, x-ray treatment* 60
Harnblase, Tuberkulose, *urinary bladder, tuberculosis* 64
—, zottige Gewächse, *urinary bladder, villous tumours* 470
Harnsteinleiden, *urolith diseases* 280
Hashimoto-Struma, *Hashimoto's goiter* 195
Haut, benigne Lymphadenose Bäverstedt, *skin, benign lymphadenosis of Bäverstedt* 63
—, Nervenendigungen, *skin, nerve endings* 240
—, Tuberkulose, *skin, tuberculosis* 64
Herpes corneae, *herpes corneae* 335
— zoster, *herpes zoster* 127
Herzinsuffizienz, *myocardial insufficiency* 238, 242, 250
Herzrhythmusstörungen, *heart rhythm disturbances* 263
Heuschnupfen, *hay fever* 138ff.
—, Strahlentherapie, *hay fever, x-ray treatment* 139ff.
—, —, Ergebnisse der, *hay fever, results* 140
Hidradenitis, *hidradenitis* 43
Hirnatrophie, Pick-Alzheimer, *brain atrophy, Pick-Alzheimer* 113

Hirnstamm, *brain stem* 273
Histamin, Gewebsentzündung, *histamine, tissue inflammation* 27
Histaminkörper, *histamine bodies* 239
Hochdruck, *hypertension* 238, 267
Hormone, antidiuretische, *hormones, antidiuretic* 272
Hornhaut, Erkrankungen, *cornea, diseases* 333—338
Hydrocephalus, Strahlenbehandlung, *hydrocephalus, x-ray therapy* 114
Hydrocortison-Injektion, *hydrocortison injection* 7
Hyperthyreose, *hyperthyroidism* 144
—, Ätiologie, Pathogenese, *hyperthyroidism, etiology, pathogenesis* 256
—, Ergebnisse, *hyperthyroidism, results* 147
—, Radiojodtherapie, *hyperthyroidism, radioiodine therapy* 149
—, Rezidive nach Radiojodtherapie, *hyperthyroidism, recurrence after radioiodine therapy* 180
—, Röntgenbestrahlung, *hyperthyroidism, x-ray therapy* 146
Hypoparathyreoidismus nach Radiojodtherapie, *hypoparathyroidism after radioiodine therapy* 175
Hypophyse, Eosinophilen-Kurve nach Bestrahlung, *hypophysis, eosinophilic cell curve after x-ray therapy* 12
—, Zwischenhirn, Bestrahlung, *hypophysis, diencephalon, x-ray therapy* 240, 272
Hypothyreose, *hypothyroidism* 179
— nach Radiojodtherapie, *hypothyroidism after radioiodine therapy* 180
— nach Röntgenbestrahlung, *hypothyroidism after x-ray therapy* 149

Idiopathische Neuritis, *idiopathic neuritis* 124
Ileocoecal-Tuberkulose, *ileo-cecal tuberculosis* 64
Immunthyreoiditis, *immunity thyroiditis* 181
Impetigo contagiosa, *impetigo contagiosa* 42
Indikation, γ-Bestrahlung, Ovar, *indication, γ-ray therapy, ovarium* 371
—, Radiojodtherapie, *indication, radiojodine therapy* 149
Indikationen, Entzündungsbestrahlung, *indications, inflammation, x-ray therapy* 3, 21, 38
—, Strahlenbehandlung, Hämangiom, *indication, x-ray therapy, hemangioma* 442
—, Strahlentherapie, *indications, x-ray treatment* 12
Infiltration, entzündliche, *infiltration, inflammatory* 29
Injektionstherapie, *injection therapy* 85
Insuffizienz, Nebenniere, *insufficience, suprarenal gland* 255
Intercostalneuralgie, *intercostal neuralgia* 125
Intermittierendes Hinken, *intermittent claudicatio* 231
Interstitielle Therapie, Iridium^{192}, *interstitial therapy, iridium^{192}* 435
— —, Lymphangiom, *interstitial therapy, lymphangioma* 457
Intrinsic-Faktor, *intrinsic factor* 509
Iridium^{192}, Behandlung, Lymphangiom, *iridium^{192}, therapy, lymphangioma* 457
—, Dosisbestimmung, *iridium^{192}, dose estimation* 435
Iridium, Gewebe-Halbwerttiefe, *iridium^{192}, tissue half value depth* 436
—, Hämangiombehandlung, *iridium^{192}, tratment of haemangioma* 435
—, Halbwertzeit, *iridium^{192}, dose estimation* 435
Iridocyclitis, *iridocyclitis* 343
Ischialgie, *ischialgia* 124
Isotope, γ-Strahlen, Ovar, *isotopes, γ-rays, ovarium* 380
—, radioaktive, gynäkologische Blutungen, *isotopes, radioactive, gynecological haemorrhages* 377

Jod s. Radiojod, *iodine see radioiodine*
Jodstoffwechsel nach Radiojodtherapie, *iodine metabolism after radioiodine therapy* 169
Juvenile fibröse Knochendysplasie, *juvenile fibrosis bone dysplasia* 486

Karbunkel, *carbuncle* 22, 46
Kasabach-Merrit-Syndrom, *Kasabach-Merrit's syndrome* 441, 454
Kastrationsbestrahlung, *castration by x-ray therapy* 62
Katecholamine, *katecholamines* 252
Kavernöse Hämangiome, *cavernous haemangiomas* 440
Kavernom, Iridiumtherapie, *cavernoma, iridium therapy* 435
—, Röntgentherapie, *cavernoma, x-ray therapy* 447—449
Keimdrüsen s. Gonaden
Keloid, *keloid* 460
—, Augenlid, *keloid, eyelid* 330
—, Nahbestrahlung, *keloid, contact therapy* 461
—, Radiumtherapie, *keloid, radium therapy* 465
—, Strontium^{90}-Behandlung, *keloid, strontium^{90} therapy* 462
Keratitis, verschiedene Formen, *ceratitis, different forms* 336—338
— ekzematosa, *ceratitis eczematosa* 334
Kleinhirnatrophie, progressive, *cerebellar atrophy, progressive* 113
Kleinstdosen-Therapie, *minimal dose therapy* 3
Klimakterische Blutungen, *climacteric metrorrhagias* 371
Klippel-Trenauny-Syndrom, *Klippel-Trenauny's syndrome* 441
Knochen, Riesenzelltumoren, *bone, giant cell tumours* 477
—, Tuberkulose, *bone, tuberculosis* 64
Knochencyste, aneurysmatische, *bone cyst, aneurysmatic* 486
Knochendysplasie, juvenile, fibröse, *bone dysplasia, juvenil, fibrous* 486
Knochenfibrom, *bone fibroma* 486
Knochenhämangiom, *bone haemangioma* 455
Knochenschädigung, Strahlentherapie, Hämangiom, *bone lesion, x-ray therapy, haemangioma* 437
Komplex-conjunctive Geschwülste, *complex conjunctive tumours* 474
Komplikationen, Strahlenwirkung am Auge, *complications, x-ray effect of eye* 351
Kontaktbestrahlung, s. Nahbestrahlung, *contact x-ray therapy* 432

Kontraindikationen, Entzündungsbestrahlung, *contraindications, inflammation, x-ray therapy* 3, 21, 38
Kraurosis Vulvae, *kraurosis vulvae* 422
Krebs nach Radiojodtherapie, *cancer after radioiodine therapy* 178
Kreislaufstörung, entzündliche, *circulatory disturbance, inflammatory* 28, 35
Kreislaufzeit, *circulation time* 256
Kurzwellen, *short waves* 7

Larynx, Hämangiom, *larynx, haemangioma* 441
—, Tuberkulose, *larynx, tuberculosis* 64
Leberhämangiome, *liver haemangioma* 441
Lederhaut, Erkrankungen, *corium, diseases* 333—336
Leukämie, Polycythaemia vera, *leukaemia, polycythaemia vera* 517
— nach Radiojodtherapie, *leukaemia after radioiodine therapy* 177
Leukämierate, ionisierende Strahlen, *leukaemia rate, ionizing rays* 103
Leukocyten, entzündliche Exsudation, *leukocytes, inflammatory exudation* 36, 37
Lichen simplex, *lichen simplex* 47
Lipom, diffus wachsendes, *lipoma, diffusely growing* 474
Liquorrhoe, *liquorrhoea* 115
Liquorveränderungen, entzündliche, *liquor, inflammatory alterations* 110
Luetische Encephalitis, *luetic encephalitis* 110
Lunge, Tuberkulose, *lung, tuberculosis* 64
Lupus vulgaris, *lupus vulgaris* 64
Lymphadenitis mediastinalis, *lymphadenitis mediastinalis* 59
Lymphadenosis benigna cutis solitaria Bäverstedt, *lymphadenosis benigna cutis solitaria Bäverstedt* 63
Lymphangiom, Iridiumtherapie, *lymphangioma, iridium therapy* 435
—, verschiedene Bestrahlungsmethoden, *lymphangioma, different methods of x-ray therapy* 457—458
Lymphatisches Gewebe, Bestrahlung, *lymphatic tissue, x-ray therapy* 367
Lymphgewebe, Entzündung des, *lymphatic tissue, inflammation* 62
—, Lymphadenosis benigna cutis solitaria Bäverstedt, *lymphatic tissue, lymphadenosis benigna cutis solitaria Bäverstedt* 63
—, Lymphogranuloma inguinale, *lymphatic tissue, lymphogranuloma inguinale* 62
Lymphgefäße, Gewebeaufbau, *lymphatic vessels, tissue architecture* 25
Lymphogranuloma inguinale, *lymphogranuloma inguinale* 62
Lymphom, Bindehaut, *lymphoma, conjunctiva* 331
—, Orbita, *lymphoma, orbita* 349
Lymphome, tuberkulöse, *lymphomas, tuberculous* 62

Magengeschwür, *gastric ulcer* 238, 284
Maligner Exophthalmus, *malign exophthalmos* 351
Mamma, planotuberöses Angiom, *breast, planotuberous angioma* 443
Manchester-Methode, *Manchester method* 9
Mastitis, *mastitis* 48, 406ff.
Mastitis, Gonadendosis, *mastitis, gonad dosis* 48
—, Milchproduktion, *mastitis, milk production* 48
— puerperalis, *mastitis puerperalis* 48
— tuberculosa, *mastitis tuberculosa* 64
Mastodynie und Mastopathie, *mastodynia, mastopathy* 48, 420
Mediastinum, Hämangiom, *mediastinum, haemangioma* 441
—, Lymphadenitis, *mediastinum, lymphadenitis* 59
Meningitis, *meningitis* 111
Mesenchym, Gewebeaufbau, *mesenchyma, tissue architecture* 25
Mesenchymale Tumoren, Zwischenhirn, *mesenchymal tumours, diencephalon* 470
Mesenterium, Tuberkulose, *mesenterium, tuberculosis* 64
Methimazol, *methimazol* 259
Methodik, allgemeine, *technique, general* 14
Migräne, *migraine* 113
Mikuliczsche Erkrankung, *Mikulicz' disease* 350
Mikulicz-Syndrom, *Mikulicz' syndrome* 49
Milz, Strahlenbehandlung, *spleen, x-ray therapy* 370
Milztumor, *splenomegaly* 616
Mischgeschwülste der Speicheldrüsen, *mixed tumours of salivary glands* 470
Morbus Cushing, *Cushing's disease* 272
— Darier-Ferrand, *Darier-Ferrand' disease* 471
Myleran, Behandlung, Polycythämie, *myleran, therapy, polycythaemia* 507
Myokardhypoxie, *myocardial hypoxia* 252
Myokardinfarkt, *myocardial infarction* 242, 250
Myom, Strahlenbehandlung, *myoma, x-ray treatment* 396
Myositis ossificans circumscripta, *myositis ossificans circumscripta* 58
Myxödem, *myxedema* 256
Myxom, *myxoma* 474

N. opticus, Neuritis, *N. opticus, neuritis* 115, 349
Naevus flammeus, *naevus flammeus* 440, 451
—, Strahlenbehandlung, *naevus flammeus, x-ray therapy* 452
Nageltrichophytie, *nail trichophytia* 41
Nahbestrahlung, *contact x-ray therapy* 290, 432
— s. Chaoulsche Nahbestrahlung, *contact x-ray therapy see Chaoul's contact therapy* 442
—, Chaoul, Hämangiom, *contact x-ray therapy, Chaoul, haemangioma* 432
—, —, Kavernome, *contact therapy, Chaoul, cavernomas* 449
—, Keloid, *contact x-ray therapy, keloid* 461
Narbe, Keloid, Strahlenbehandlung, *scar, keloid, x-ray therapy* 460—465
—, Strahlenwirkung, *scar, x-ray effect* 30, 38
Nase, Furunkulose, *nose, furunculosis* 45
Nasennebenhöhlen, *paranasal sinus* 61
Nebenniere, Beziehung zu den Gefäßerkrankungen, *suprarenal gland, relation to vascular diseases* 229
—, Eosinophilen-Kurve nach Bestrahlung, *suprarenal gland, eosinophil cell curve after x-ray therapy* 12
Nebennierenbestrahlung, *suprarenal gland, x-ray therapy* 251, 268
Nebenniereninsuffizienz, *suprarenal gland, insufficiency* 255

Nebennierentuberkulose, *suprarenal gland, tuberculosis* 255
Neoplasma, strahleninduziert, *neoplasma, x-ray induced* 386
Nephritis, *nephritis* 238, 280
Nephrose, *nephrosis* 280
Nervenendigungen in der Haut, *nerve endings of skin* 240
Nervus sympathicus, *sympathetic nerve* 238
Netzhautblutungen, *retinal haemorrhages* 235, 324
Netzhautvenenthrombosen, *retina vein thromboses* 235
Neuralgia spermatica, *neuralgia spermatica* 126
Neuralgie des N. facialis, *neuralgia, facial nerve* 117
— des N. glossopharyngeus, *neuralgia, glossopharyngic nerve* 117
Neuritis nervi optici, *neuritis nervi optici* 115, 349
Neurodermatitis, *neurodermatitis* 47
Neuro-regulatorische Theorie, *neuroregulatory theory* 5
Nierentuberkulose, *kidney tuberculosis* 64, 255
Nobium, radioaktives, *nobium, radioactive* 510
Nomenklatur, Strahlentherapie, *nomenclature, x-ray therapy* 3
Noradrenalin, *noradrenaline* 252

Obliterierende Gefäßerkrankungen, *obliterative vascular diseases* 112, 229
Occipitalneuralgie, *occipital neuralgia* 124
Oligurie, *oliguria* 238, 280
Onychomycosis, *onychomycosis* 42
— trichophytica, *onychomycosis trichophytica* 41, 42
Operation, Genitaltuberkulose, *surgery, genital tuberculosis* 411
Ophthalmie, sympathische, *ophthalmia, sympathetic* 345
Ophthalmopathie, endokrine, *ophthalmopathy, endocrine* 185—190
Orbita, Erkrankungen, *orbita, diseases* 349—351
Osteochondrosis, *osteochondrosis* 55
— cervicalis, Klinik, *osteochondrosis cervicalis, clinical symptoms* 86
— —, Röntgenbestrahlung, *osteochondrosis cervicalis, x-ray therapy* 87
— —, verschiedene Behandlungsmethoden, *osteochondrosis cervicalis, different therapeutic methods* 89
— dorsi, *osteochondrosis dorsi* 86
Osteogenes Sarkom, Strahlenwirkung, *osteogenous sarcoma, x-ray effect* 481
Osteoklastom, *osteoclastoma* 477
Osteomyelitis, *osteomyelitis* 54
—, akute, chronische, *osteomyelitis, acute, chronic* 54
Osteomyelosklerose, Polycythämie, *osteomyelosclerosis, polycythaemia* 517
Osteoporosis dorsi, schmerzhafte präsenile, Röntgentherapie, *osteoporosis dorsi, painful, presenile, x-ray therapy* 100
Ostitis deformans Paget, *ostitis deformans Paget* 55
— fibrosa, *ostitis fibrosa* 478
Otitis media, akute, chronische, *otitis media, acute, chronic* 61

Ovar, Ausfallserscheinungen nach Strahlenbehandlung, *ovarium, hormonal deficiency symptoms after x-ray therapy* 411
—, Bestrahlung, *ovarium, x-ray therapy* 269
—, cystopapilläre Tumoren, *ovarium, cystopapillar tumours* 470
—, Röntgenbestrahlung, *ovarium, x-ray therapy* 381
Ovarialinsuffizienz, *ovarial insufficiency* 417

Pachymeningitis cervicalis hypertrophicans, *pachymeningitis cervicalis hypertrophicans* 119
Paget, Ostitis deformans, *Paget' ostitis deformans* 55
Panaritium, *panaritium* 53
—, ossale, *panaritium, osseous* 19
Pankreatitis, akute, chronische, *pancreatitis, acute, chronic* 50
Papillom, Augenlid, *papilloma, eyelid* 329
Paradoxe Strahlenreaktion, *paradoxical x-ray reaction* 484
Paralyse, progressive, *paralysis, progressive* 110
—, spastische Spinal-, *paralysis, spastic spinal-* 123
Parametritis, *parametritis* 62, 408
Parasympathicusreizung, *parasympathetic stimulation* 270
Paronychie, *paronychia* 42
Parotitis epidemica, *parotitis epidemica* 49
—, postoperative, *parotitis, postoperative* 19
Parulis, *parulis* 61
Paterson und Barker, Radiumdosierung, *Paterson and Parker, radium dose register* 435
Penis, planotuberöses Angiom, *penis, planotuberous angioma* 443
Periarthritis humeroscapularis, *periarthritis humeroscapularis* 57, 90
— —, Dosierung und Bestrahlungstechnik, *periarthritis humeroscapularis, dose, radiation technique* 94
— —, Strahlentherapie, *periarthritis humeroscapularis, x-ray therapy* 92
— —, verschiedene Behandlungsmethoden, *periarthritis humeroscapularis, different therapeutic methods* 95
Perichondrosis, *perichondrosis* 55
Periduodenitis, *periduodenitis* 294
Periodontitis, *periodontitis* 61
Periostosen, schmerzhafte, Strahlenbehandlung, *periostoses, painful, x-ray therapy* 96
Periphlebitis retinae, *periphlebitis retinae* 348
Peritendinitis calcarea, *peritendinitis calcarea* 58, 92
Peritonealtuberkulose, Strahlenbehandlung, *peritoneal tuberculosis, x-ray therapy* 412
Peritonitis, *peritonitis* 60
Phagocytose, *phagocytosis* 36
Phantomschmerz, *phantom pain* 126
Phlegmone, *phlegmon* 51
—, Orbita, *phlegmon, orbita* 351
—, Sehnenscheiden, *phlegmon, tendon-sheath* 51
—, V-Phlegmone, *phlegmon, V-phlegmon* 51
Phosphor, radioaktiver, *phosphorus, radioactive* 3
Phrenicusneuralgie, *phrenic nerve neuralgia* 125
Pick-Alzheimersche Hirnatrophie, *Pick-Alzheimer's brain atrophy* 113
Planotuberöse Angiome, verschiedene Lokalisationen, *planotuberous angiomas, different localizations* 443

Pleuritis, exsudativa, sicca, *pleuritis, exsudativa, sicca* 59
Plexus brachialis, *brachial plexus* 124
— cardiacus, *plexus cardiacus* 240
— coeliacus, *plexus coeliacus* 240
Pneumonie, *pneumonitis* 59
Poliomyelitis, *poliomyelitis* 120, 230
Polyarthritis, *polyarthritis* 56
Polycythaemia rubra vera, *polycythaemia rubra vera* 502—510
Polycythämie, strahleninduzierte Leukämie, *polycythaemia, ray induced leukaemia* 517
Portio-Tuberkulose, *portio uteri, tuberculosis* 413
Postoperative Fisteln, *postoperative fistulas* 311
— Parotitis, *postoperative parotitis* 19
— Strahlenbehandlung, *postoperative x-ray therapy* 312
— —, gynäkologische Erkrankungen, *postoperative x-ray therapy, gynecological diseases* 405
— —, Keloidexcision, *postoperative x-ray therapy, keloid excision* 463
Postoperatives Granulom, *postoperative granuloma* 331
Präklimakterische Blutungen, *preclimacteric metrorrhagias* 371
Präoperative Strahlenbehandlung, Entzündung, *preoperative x-ray therapy, inflammation* 312
— —, Fisteln, *preoperative x-ray therapy, fistulas* 311
Präsenile Osteoporose, Strahlenbehandlung, *presenile osteoporosis, x-ray therapy* 100
Proliferation, Strahlenwirkung, *proliferation, x-ray effect* 38
Pressorhormone, *pressor hormones* 272
Progressive Paralyse, *progressive paralysis* 110
Proliferation, *proliferation* 30
Propylthiouracil, *propylthiouracil* 259
Prostatitis, *prostatitis* 62
Proteinkörpertherapie, *protein body therapy* 286
Pruritis vulvae et ani, *pruritus vulvae et ani* 422
Pseudotumoren, Orbita, *pseudotumours, orbita* 350
Psychose nach Radiojodtherapie, *psychosis after radioiodine therapy* 175
Pulpitis dentium, *pulpitis dentium* 61
Pyodermien, *pyodermias* 47

Radioaktive Isotopen, gynäkologische Blutungen, *radioactive isotopes, gynecological haemorrhages* 377
Radioiridium, Therapie, *radioiridium, therapy* 435, 436
Radiojodtest, *radioiodine test* 259
Radiojodtherapie, Exophthalmus, Rückbildung, *radioiodine therapy, exophthalmos, regression* 172
—, Hypoparathyreoidismus nach, *radioiodine therapy, hypoparathyroidism after* 175
—, Hypothyreose nach, *radioiodine therapy, hypothyroidism after* 180
—, Leukämie nach, *radioiodine therapy, leukaemia after* 177
—, Psychose nach, *radioiodine therapy, psychosis after* 175
—, Rezidive, Hyperthyreose, *radioiodine therapy, recurrence, hyperthyroidism* 180
Radiojodtherapie, Schilddrüsencarcinom nach, *radioiodine therapy, thyroid carcinoma after* 178, 179
Radiojodzerfall, *radioiodine decay* 151
Radiologische Funktionstherapie, Entzündung, *radiological functional therapy, inflammation* 22—24, 39
Radionobium, *radionobium* 510
Radiophosphor, *radiophosphorus* 3, 511
—, Applikator, *radiophosphorus, applicator* 512
—, Milztumor, *radiophosphorus, splenomegaly* 616
—, Therapie, Polycythämie, *radiophosphorus, therapy, polycythaemia* 506
Radiotantal, Therapie des Hämangioms, *radiotantalum, treatment of haemangioma* 442
Radiotantaltherapie, Hämangiom, Lymphangiom, *radiotantalum therapy, haemangioma, lymphangioma* 457
Radioyttrium, Behandlung des Naevus flammeus, *radioyttrium, therapy of naevus flammeus* 452
Radiozirkonium, *radiozirkonium* 510
Radium, β-Strahlen, gynäkologische Blutungen, *radium, β-rays, gynecological haemorrhages* 379
—, Iridium, Gewebehalbwerttiefe, *radium, iridium, tissue half value depth* 436
—, Keloidbehandlung, *radium, keloid therapy* 465
—, Therapie, Hämangiom, *radium, therapy, haemangioma* 433, 437
Radiumdosierungstabellen von Paterson und Parker, *radium, dose register of Paterson and Parker* 435
Radiumtherapie, Ausfallserscheinungen, *radium therapy, hormonal deficiency symptoms* 402
Raynaudsche Erkrankung, *Raynaud's disease* 230
v. Recklinghausensche Krankheit, *v. Recklinghausen's disease* 486
Regel, Arndt-Schulz, *law of Arndt-Schulz* 280
Reizung, Parasympathicus, *stimulation, parasympathetic nerve* 270
Resorptive Granulome, *resorptive granuloma* 478
Retina, Periphlebitis, *retina, periphlebitis* 348
Retinopathia diabetica, *retinopathia diabetica* 348
Rezidive, Hyperthyreose nach Radiojodtherapie, *recurrence, hyperthyroidism after radioiodine therapy* 180
Rezidivulcera, *recurrent ulcers* 295
Rhinitis vasomotorica, *rhinitis vasomotorica* 139
Riedel-Struma, *Riedel's goiter* 196
Riesenhämangiome, *giant haemangiomas* 454
Riesenzellsarkom, *giant cell sarcoma* 478
Riesenzelltumoren, osteogenes Sarkom, *giant cell tumours, osteogenous sarcoma* 481
Röntgenbestrahlung s. Strahlenbehandlung, *roentgen therapy see x-ray therapy*
—, Ausfallserscheinungen, *roentgen ray therapy, deficiency symptoms* 402
Röntgenreizbehandlung, *x-ray stimulation therapy* 3
Röntgenstrahlen, cancerogener Effekt, *x-rays, cancerogenous effect* 102
—, Hämangiombehandlung, *x-rays, treatment of haemangiomas* 432
Röntgentherapie, Kavernome, *x-ray therapy, cavernomas* 447—449
Rosaceakeratitis, *rosacea ceratitis* 334

Säugling, Strahlenbehandlung, Gonaden, *baby, x-ray-treatment, gonads* 437
Säure-Basen-Gleichgewicht, Strahlenwirkung, *acid-base-balance, x-ray effect* 76
Salzsäuresekretion, *hydrochloric acid secretion* 287
„Sarcome osteolytique à cellules géantes", *sarcome osteolytique à cellules géantes* 484
Sarkom, Riesenzell-, *sarcoma, giant cell-* 478
—, osteogenes, nach Röntgenbestrahlung, *sarcoma, osteogenous, after x-ray therapy* 481
Scheiden- und Vulva-Tuberkulose, *vaginal and vulvar tuberculosis* 413
Schilddrüse, Carcinom und Radiojodtherapie, *thyroid gland, carcinoma after radioiodine therapy* 179
—, cystopapilläre Tumoren, *thyroid gland, cystopapillar tumours* 470
—, Erkrankungen, *thyroid gland, diseases* 144—160
—, Gewicht, *thyroid gland, weight* 160
—, Hyperthyreose, *thyroid gland, hyperthyroidism* 144
Schilddrüsenblutungen, *thyroid gland, haemorrhages* 260
Schilddrüsenfunktion, *thyroid gland, function* 256
Schilddrüsenhormon, *thyroid gland, hormones* 252, 257
Schilddrüsenunterfunktion, *thyroid gland, hypofunction* 265
Schleimhaut, Bestrahlung, gynäkologische Blutungen, *mucous membrane, x-ray treatment, gynecological haemorrhages* 377
Schmerz, Strahlenbehandlung, *pain, x-ray therapy* 3, 76, 96
Schweißdrüsen, Absceß, *sweet glands, abscess* 19
—, Entzündung, *sweet glands, inflammation* 43
Scrofuloderm, *scrofuloderma* 64
Sehnenscheide, Phlegmone, *tendon sheath, phlegmon* 51
Sehnenscheidenentzündung, *tendosynovitis* 51
Sgalitzer, Ganzkörperbestrahlung, Polycythämie, *Sgalitzer's whole body x-ray therapy, polycythaemia* 509
Sinus caroticus, Bestrahlung, *sinus caroticus, radiation therapy* 276
Sinusitis, *sinusitis* 61
Skleritis, *scleritis* 339
Solitäre Riesenzelltumoren des Knochens, *solitary giant cell tumours of bone* 477
Spätrezidive der Hyperthyreose nach Radiojodtherapie, *late recurrence of hyperthyroidism after radioiodine therapy* 180
Spastische Spinalparalyse, *spastic spinal paralysis* 125
Speicheldrüsen, temporäre Funktionsausschaltung, *salivary glands, temporary functional interruption* 314
—, Mischgeschwülste, *salivary glands, mixed tumours* 470
Speichelfistelbestrahlung, *salivary duct, fistula, x-ray therapy* 318
Spickung, Iridium^{192}-Draht, *smoked iridium^{192} wire* 435, 458
Spondylarthritis ankylopoetica, *spondylarthritis ankylopoetica* 56
Spontanrückbildung, Keloid, *spontaneous regression, keloid* 461
Sporotrichose, *sporotrichosis* 42
Staphylodermie, *staphylodermia* 45
Sterilisierung durch Strahlen, temporäre Sterilisation, *sterilization by x-rays, temporary sterilization* 405
Stoffwechsel, Radiojod, *metabolism, radioiodine* 169
Strahlenanwendung am Auge, Komplikationen, *x-ray effects of eye, complications* 351
Strahlenbehandlung, Aktinomykose, *x-ray therapy, actinomycosis* 414
—, Bechterewsche Erkrankung, *x-ray therapy, Bechterew's disease* 56
—, endokrine Ophthalmopathie, *x-ray therapy, endocrine ophthalmopathy* 189
—, Entzündung, gynäkologische Erkrankungen, *x-ray therapy, inflammation, gynecological diseases* 405
—, Fisteln, *x-ray therapy, fistulas* 310—313
—, Folliculitis barbae, *x-ray therapy, folliculitis barbae* 44, 45
—, Furunkulose, *x-ray therapy, furunculosis* 45
—, Genitaltuberkulose, *x-ray therapy, genital tuberculosis* 409—413
—, Gonaden, Säugling, *x-ray therapy, gonads, baby* 437
—, Gonadendosen, *x-ray therapy, gonad dose* 11, 101
—, Grenzstrang, *x-ray therapy, sympathetic chain* 241
—, Grundlagen, *x-ray therapy, fundamentals* 398
—, gynäkologische Blutungen, *x-ray therapy, metrorrhagias* 370
—, Hämangiom, *x-ray therapy, haemangioma* 442
—, Harnapparat, *x-ray treatment, urinary apparatus* 60
—, Heuschnupfen, *x-ray therapy, hay fever* 138—140
—, Hydrocephalus, *x-ray therapy, hydrocephalus* 114
—, Hypophyse, Eosinophilenkurve, *x-ray therapy, hypophysis, curve of eosinophilic cells* 12
—, Hypophyse-Zwischenhirn, *x-ray therapy, hypophysis-diencephalon* 240, 272
—, Hypothyreose nach Hyperthyreose, *x-ray treatment, hypothyroidism after hyperthyroidism* 149
—, Iridium^{192}, *x-ray therapy, iridium^{192}* 435, 436
—, Kastration, *x-ray therapy, castration* 62
— mit Kleinstdosen, *x-ray therapy with minimal doses* 3
—, Mastitis, *x-ray treatment, mastitis* 48, 406
—, Milz, *x-ray therapy, spleen* 370
—, Myom, *x-ray treatment, myoma* 396
—, Naevus flammeus, *x-ray therapy, naevus flammeus* 452
—, Nebenniere, *x-ray therapy, suprarenal gland* 251, 268
—, nicht gynäkologische Blutungen, *x-ray therapy, non gynecological haemorrhages* 370
—, Osteochondrosis cervicalis, *x-ray therapy, osteochondrosis cervicalis* 87
—, osteogenes Sarkom nach, *x-ray therapy, osteogenous sarcoma after* 481
—, Osteomyelitis, *x-ray therapy, osteomyelitis* 54
—, Otitis media, *x-ray therapy, otitis media* 61
—, Pankreatitis, *x-ray therapy, pancreatitis* 50
—, Parotitis, *x-ray treatment, parotitis* 19, 49

Strahlenbehandlung, Periarthritis humeroscapularis, *x-ray therapy, periarthritis humeroscapularis* 92
—, Periodontitis, *x-ray therapy, periodontitis* 61
—, Peritendinitis, *x-ray treatment, peritendinitis* 58, 92
—, Peritonitis, *x-ray therapy, peritonitis* 60
—, Phantomschmerz, *x-ray therapy, phantom pain* 126
—, präsenile Osteoporose, *x-ray therapy, presenile osteoporosis* 100
—, Prostatitis, *x-ray treatment, prostatitis* 62
—, Radiojod, *x-ray therapy, radioiodine* 169
—, Schmerz, *x-ray therapy, pain* 3, 76, 96
—, schmerzhafte Periostosen, *x-ray therapy, painful periostoses* 96
—, Struma, Hyperthyreose, *x-ray therapy, goiter, hyperthyreosis* 191
—, Sudecksches Syndrom, *x-ray therapy, Sudeck's syndrome* 98
—, Sympathicus, *x-ray therapy, sympathetic nervous system* 244
—, tuberkulöse Halsfistel, *x-ray therapy, tuberculous neck fistula* 316
Strahlenbiologie, Grundlagen, *radiobiology, fundamentals* 4
Strahleneffekt kleiner Dosen, *x-ray effect of small doses* 30
— — —, Diffusionstheorie, *x-ray effect of small doses, diffusion theory* 31
— — —, direkte und indirekte Strahlenwirkung, *x-ray effect of small doses, direct and indirect effect* 31
Strahlenkater, *radiation sickness* 290
Strahlenqualität, *radiation quality* 16
Strahlenreaktion, paradoxe, *x-ray reaction, paradoxical* 484
Strahlenschädigungen, Hämangiombehandlung, *x-ray lesions, treatment of haemangioma* 437
Strahlenschutzmaßnahmen für das Auge, *radiation protection measures for the eye* 355
Strahlentherapie, Arthrosis deformans, *radiation therapy, arthrosis deformans* 75
—, Asthma bronchiale, *radiation therapy, asthma bronchiale* 133
—, funktionelle, *x-ray therapy, functional* 238
—, gutartige Erkrankungen, *x-ray treatment, benign diseases* 1—17
Strahlenwirkung, Gewebeveränderungen, *x-ray effect, tissue alterations* 38
—, gynäkologische Blutungen, *x-ray effect, metrorrhagias* 386
— auf das Säure-Basengleichgewicht, *radiation effect, acid-base-balance* 76
Stress, *stress* 30
Strontium^{89}, Behandlung, Polycythämie, *strontium*^{89}, *therapy, polycythaemia* 510
Strontium^{90}, Behandlung des Hämangioms, *strontium*^{90}, *treatment of haemangioma* 442
—, Behandlung des Naevus flammeus, *strontium*^{90}, *therapy of naevus flammeus* 452
—, Dosis, *strontium*^{90}, *dose* 444, 446
—, Keloidbehandlung, *strontium*^{90}, *keloid therapy* 462
—, planotuberöses Angiom, *strontium*^{90}, *planotuberous angioma* 443
Strontium- und Yttriumtherapie, *strontium and yttrium therapy* 437
— —, Strontium^{90}-Dermaplatten, Messungen, *strontium and yttrium therapy, strontium*^{90} *derma discs, measurement* 446
Strümpell-Marie-Bechterewsche Krankheit, *Strümpell-Marie-Bechterew's disease* 56
Struma, euthyreoide, *goiter, euthyroid* 191
— fibrosa, *goiter, fibrous* 50
—, Hashimoto, *goiter, Hashimoto* 196
—, Hyperthyreose, Röntgenbestrahlung, *goiter, hyperthyreoidism, x-ray therapy* 153, 191
— lymphomatosa, *goiter, lymphomatous* 195
— maligna, *goiter, malign* 50
—, Radiojodtherapie, *goiter, radioiodine therapy* 191
—, Riedel, *goiter of Riedel* 196
—, Röntgenbestrahlung, *goiter, x-ray therapy* 191
—, toxische, *goiter, toxic* 184
Styloiditis radii, *styloiditis radii* 97
Sudeck-Syndrom, Röntgentherapie, *Sudeck's syndrome, x-ray therapy* 98
Sykosis, simplex non parasitaria, *sycosis simplex non parasitaria* 45
Sympathicotonie, *sympathicotonia* 244, 286
Sympathicusbestrahlung, *sympathetic nervous system, x-ray therapy* 244
Sympathische Ophthalmie, *sympathetic ophthalmia* 345
Synapse, *synapsis* 240
Syndrom, Guillain-Barré, *syndrome of Guillain-Barré* 119
—, Kasabach-Merrit, *syndrome, Kasabach-Merrit* 441, 454
—, Klippel-Trenaunay, *syndrome, Klippel-Trenaunay* 441
—, Mikulicz, *syndrome of Mikulicz* 49
—, Sudeck, *syndrome of Sudeck* 98
Syringomyelie, *syringomyelia* 121

Tabes dorsalis, *tabes dorsalis* 119
Tachykardie, paroxysmale, *tachycardia, paroxysmal* 260
Tantal, radioaktives, Behandlung des Hämangioms, *tantalum, radioactive, treatment of haemangioma* 433, 442
Tantal^{182}, Drahtspickung, *tantalum*^{182}, *smoked wire* 458
Technik s. Bestrahlungstechnik, *technique see radiation technique*
Teleangiektasie, Bindehaut, *teleangiectasia, conjunctiva* 331
Tendinitis, *tendinitis* 58
Tendovaginitis, *tendovaginitis* 58
Theorie, cellulär-fermentative, *theory, cellular-fermentative* 5
—, neuro-regulatorische, *theory, neuroregulatory* 5
—, Strahlenwirkung, *theory, x-ray effect* 30, 31
Thiouracilbehandlung, *thiouracil therapy* 257
Thorium X, Behandlung des Naevus flammeus, *thorium X, therapy of naevus flammeus* 452
—, —, Polycythämie, *thorium X, therapy, polycythaemia* 510
—, Lack, Hämangiombehandlung, *thorium X, lac, treatment of haemangioma* 432, 443
Thrombangiitis, *thrombangitis* 230

Thrombocyten, Blutgerinnung, *thrombocytes, blood clotting* 369
Thrombophlebitis, *thrombophlebitis* 233—235
Thymushyperplasie, *thymus hyperplasia* 50
Thyreoiditis, *thyroiditis* 50, 193—195, 259
—, Immun-, *thyroiditis, immunity* 181
Thyreoidektomie, *thyroidectomy* 256
Thyreotoxikose, *hyperthyroidism* 256
Tonsillektomie, *tonsillectomy* 50
Tonsillitis, *tonsillitis* 50
Trachom, *trachoma* 331
Trepanation, Elliot, *trepanation, Elliot* 340
Triäthylen, Behandlung, Polycythämie, *triethylene, therapy, polycythaemia* 507
Trichophytia profunda, *trichophytia profunda* 42
— —, Epilation, *trichophytia profunda, epilation* 42
Trichophytie, Nagel, *trichophytia, nail* 41
Trigeminusneuralgie, *trigeminus neuralgia* 115
Tuberkulöse Keratitis, *tuberculous ceratitis* 337
Tuberkulose, Genitalorgane, Strahlenbehandlung, *tuberculosis, genital organs, x-ray therapy* 409—413
—, Halsfisteln, Röntgenbestrahlung der, *tuberculous neck fistula, x-ray therapy* 316
—, Nebenniere, *tuberculosis, suprarenal gland* 255
—, Niere, *tuberculosis, kidney* 255
—, verschiedene Lokalisationen, Strahlenbehandlung, *tuberculosis, different localizations, x-ray therapy* 64
Tuberöse Sklerose, *tuberous sclerosis* 123
Tuberöses Angiom, Augenlid, *tuberous angioma, eye lid* 329
„Tumeur à myéloplaxes“, "*tumeur a myéloplaxes*" 477
Tumor, Riesenzell-, nach Strahlentherapie, *tumour, giant cell-, after x-ray therapy* 481
—, strahleninduziert, *tumour, x-ray induced* 386
Tumoren, Bindehaut, *tumours, conjunctiva* 332
—, cystopapilläre, Ovar, *tumours, cystopapillar, ovarium* 470
—, Dünndarm, *tumours, small intestine* 60
—, epitheliale, *tumours, epithelial* 320
—, Harnblase, *tumours, urinary bladder* 470

Ulcus corneae, *ulcer, corneal* 292, 336
— pepticum, *ulcer, peptic* 284, 292
Ureterstein, *ureterolith* 60
Urethan, Behandlung, Polycythämie, *urethan, therapy, polycythaemia* 507
Ursachen, Entzündung, *causes, inflammation* 25, 26
Uvea, Erkrankungen der, *uveal diseases* 343
Uveitis anterior, *uveitis anterior* 343

Vagotonus, *vagotone* 286
Vagusreizung, *vagus stimulation* 270
Vaquez-Osler, Polycythaemia vera, *Vaquez-Osler, polycythaemia vera* 502—510
Varicen, *varices* 233
Varicophlebitis, *varicophlebitis* 233
Vaskularisation, Hornhaut, *vascularization, cornea* 338
Vasomotorenzentrum, *vasomotor centre* 273
Vegetatives Nervensystem, *vegetative nervous system* 238
Verbrennungen, *burns* 47
Vorbestrahlung, Entzündung, *preoperative x-ray therapy, inflammation* 315
Vulva, Pruritus, *vulva, pruritus* 422
—, planotuberöses Angiom, *vulva, planotuberous angioma* 443

Weiche Röntgenstrahlen, planotuberöses Angiom, *soft x-rays, planotuberous angioma* 443
Weichstrahlgeräte, *soft ray apparatus* 432
Weichstrahltherapie, Hämangiom, *soft ray-therapy, haemangioma* 442
—, Naevus flammeus, *soft ray therapy, naevus flammeus* 452
Weichteile, Entzündung, *soft tissue, inflammation* 51
Werlhofsche Erkrankung, *Werlhof's disease* 370
Wilder, Gesetz, *Wilder's law* 239
v. Winiwarter-Buergers Erkrankung, *v. Winiwarter-Buerger's disease* 112
Wirbelkörperhämangiome, *vertebral body, haemangioma* 456

Xanthelasma, Augenlid, *xanthelasma, eyelid* 330

Yttrium^{90}, Behandlung des Hämangioms, *yttrium*^{90}, *treatment of haemangioma* 433, 442
—, — des Naevus flammeus, *yttrium*^{90}, *therapy of naevus flammeus* 452
—, —, Polycythämie, *yttrium*^{90}, *therapy, polycythaemia* 510
—, Dosis, *yttrium*^{90}, *dose* 444, 446
—, Gewebshalbwerttiefe, *yttrium*^{90}, *tissue half value layer* 432
—, planotuberöses Angiom, *yttrium*^{90}, *planotuberous angioma* 443

Zirkonium, radioaktives, *zirkonium, radioactive* 510
Zoster ophthalmicus, *zoster ophthalmicus* 336
Zwischenhirn, Hypophyse, Strahlenbehandlung, *diencephalon, hypophysis, x-ray therapy* 240, 272, 291
—, Tumoren, *diencephalon, tumours* 470
Zwölffingerdarmgeschwür, *duodenal ulcer* 238, 284

Subject Index

(English-German)

Where English and German spelling of a worel is identical, the German version is omitted

Abscess of abdominal organs, *Absceß der Bauchorgane* 60
—, perimandibular, *Absceß, perimandibulärer* 52, 61
—, perinephritic, *Absceß, perinephritischer* 60
—, subhepatic, *Absceß, subhepatischer* 60
—, subphrenic, *Absceß, subphrenischer* 60
—, sweet glands, *Absceß, Schweißdrüsen* 43, 44
abdomen, tuberculosis, *Abdomen, Tuberkulose* 64
acid-base-balance, x-ray effect, *Säure-Basen-Gleichgewicht, Strahlenwirkung* 76
acidity, *Acidität* 287, 294
acidosis, inflammation, *Acidose, Entzündung* 26
acne conglobata, *Acne conglobata* 47
— vulgaris, *Acne vulgaris* 46
actinomycosis, *Aktinomykose* 43
—, x-ray therapy, *Aktinomykose, Strahlenbehandlung* 414
adamantinoma, *Adamantinom* 470, 494
— of jaw, *Adamantinom des Kiefers* 494ff.
— of long bones, *Adamantinom der langen Röhrenknochen* 499
adenoma, toxic, *Adenom, toxisches* 165, 184
adnexitis, *Adnexitis* 62, 408
adrenaline, *Adrenalin* 251
albuminuria, *Albuminurie* 268
amyotrophic lateral sclerosis, *amyotrophische Lateralsklerose* 123
ancylostoma duodenale, *Ankylostoma duodenale* 507
aneurysmatic bone cyst, *aneurysmatische Knochencyste* 486
angina pectoris, *Angina pectoris* 238, 242
angioblastoma, malign, *Angioblastoma malignum* 494
angioma, eye lid, *Angiom, Augenlid* 328
—, hypertrophic, *Angiome, hypertrophische* 440
—, orbita, *Angiom, Orbita* 349
—, planotuberous, *Angiom, planotuberöses* 443
—, tumour like, *Angiome, geschwulstartige* 440
angiomatosis, constitutional, *Angiomatose, familiäre* 441
angiomatosis retinae, *Angiomatosis retinae* 349
anticoagulant drugs, *Antikoagulantien* 234, 260
antidiabetic treatment, *antidiabetische Therapie* 272
antidiuretic hormones, *antidiuretische Hormone* 272
anuria, *Anurie* 238, 280
anus, pruritus, *Anus, Pruritus* 422
appendicitis, *Appendicitis* 60
arachnitis spinalis adhesiva, *Arachnitis spinalis adhaesiva* 121
Arndt-Schulz' law, *Arndt-Schulzsche Regel* 280
arsen[76], therapy, polycythaemia, *Arsen[76], Behandlung, Polycythämie* 510
arteriosclerosis, *Arteriosklerose* 264, 268
arteritis obliterans, *Arteriitis obliterans* 230
— senilis, *Arteriitis, senile* 231
arthritis, *Arthritis* 56
—, chronic, *Arthritis, chronische* 56
—, syphilitic, *Arthritis syphilitica* 56
—, tuberculous, *Arthritis tuberculosa* 56
— urica, *Arthritis urica* 56
arthropathia, climacteric, *Arthropathie, klimakterische* 41
arthrosis of costo-transversal joints, *Arthrose der Costotransversal-Gelenke* 87
— of intervertebral joints, *Arthrose der Intervertebralgelenke* 87
—, telegamma therapy, *Arthrosen, Telegammatherapie* 78
— deformans, *Arthrosis deformans* 73ff.
— —, clinical symptomatology, *Arthrosis deformans, Klinik* 74
— —, pathogenesis, *Arthrosis deformans, Pathogenese* 73
— —, radiation therapy, *Arthrosis deformans, Strahlentherapie* 75
— —, results, *Arthrosis deformans, Ergebnisse* 79
asthma bronchiale, radiation therapy, *Asthma bronchiale, Strahlentherapie* 133
— —, results, *Asthma bronchiale, Ergebnisse* 136
atrophy, brain, Pick-Alzheimer, *Atrophie, Gehirn, Pick-Alzheimer* 113
—, cerebellum, progressive, *Atrophie, Kleinhirn, progressive* 113
auditory channel, furunculosis, *Gehörgang, Furunkulose* 45, 61
auto-antibodies, lymphomatous goiter, *Autoantikörper bei Struma lymphomatosa* 196
auto-immunization, *Autoimmunisation* 182

Baby, x-ray-treatment, gonads, *Säugling, Strahlenbehandlung, Gonaden* 437
basal metabolic rate, rise, *Grundumsatzerhöhung* 256
Bazin, erythema induratum, *Bazin, Erythema induratum* 64
Bechterew's disease, *Bechterewsche Erkrankung* 56
benign gynecological diseases, *gutartige gynäkologische Erkrankungen* 396
— metrorrhagias, *gutartige gynäkologische Blutungen* 370
Bestrahlung s. Strahlenbehandlung
β-rays, treatment of haemangioma, *Betastrahlen, Hämangiombehandlung* 433
β-ray therapy, apparatus, measurement, *Betastrahlengeräte, Messungen* 446
bleeding anomalies, *Blutungsanomalien* 382
blepharitis, *Blepharitis* 330

blood clotting, mechanism, *Blutgerinnung, Mechanismus* 369
— —, schema of Koller, Pavlovsky, *Blutstillung, Schema nach Koller, Pavlovsky* 366
— vessels, tissue architecture, *Blutgefäße, Gewebsaufbau* 24
bone, giant cell tumours, *Knochen, Riesenzelltumoren* 477
—, tuberculosis, *Knochen, Tuberkulose* 64
— cyst, aneurysmatic, *Knochencyste, aneurysmatische* 486
— dysplasia, juvenil, fibrous, *Knochendysplasie, juvenile, fibröse* 486
— fibroma, *Knochenfibrom* 486
— haemangioma, *Knochenhämangiom* 455
— lesion, x-ray therapy, haemangioma, *Knochenschädigung, Strahlentherapie, Hämangiom* 437
border rays, *Grenzstrahlen* 288
— —, therapy of naevus flammeus, *Grenzstrahlen, Naevus flammeus* 452
— —, treatment of haemangiomas, *Grenzstrahlen, Hämangiombehandlung* 442
brachial plexus, *Plexus brachialis* 124
brain atrophy, Pick-Alzheimer, *Hirnatrophie, Pick-Alzheimer* 113
— stem, *Hirnstamm* 273
breast, planotuberous angioma, *Mamma, planotuberöses Angiom* 443
burns, *Verbrennungen* 47

Calcaneodynia, x-ray therapy, *Calcaneodynie, Röntgenbestrahlung* 98
calcinosis insterstitialis, localized, *Calcinosis interstitialis, localisata* 58, 92
— —, univeral, *Calcinosis interstitialis, universalis* 58
cancer after radioiodine therapy, *Krebs nach Radio*jodtherapie 178f.
cancerogenous effect, x-rays, *Cancerogener Effekt*, Röntgenstrahlen 102
capillar permeability, *Capillarpermeabilität* 240
carbuncle, *Karbunkel* 22, 46
carcinoma, thyroid gland, *Carcinom, Schilddrüse* 179
cardial insufficiency, *Dekompensation, kardiale* 256
Castle's factor, *Castle-Faktor* 503
castration by x-ray therapy, *Kastrationsbestrahlung*, 62
causes, inflammation, *Ursachen, Entzündung* 25, 26
cavernoma, iridium therapy, *Kavernom, Iridiumtherapie* 435
—, ~~x-ray therapy, *Kavernom, Röntgentherapie*~~ 447—449
cavernous haemangiomas, *kavernöse Hämangiome* 440
cellular-fermentative theory, cellulär-fermentative Theorie 5
ceratitis, different forms, *Keratitis, verschiedene Formen* 336—338
— eczematosa, *Keratitis ekzematosa* 334
cerebellar atrophy, progressive, *Kleinhirnatrophie, progressive* 113
cerebral sclerosis, *Cerebralsklerose* 113
Chaoul's apparatus, 60 kV, *Chaoul-Apparat, 60 kV* 313, 320, 442
— contact therapy, haemangioma, *Chaoulsche Nahbestrahlung, Hämangiom* 290, 432
— — —, planotuberous angioma, *Chaoulsche Nahbestrahlung, planotuberöses Angiom* 443
— — —, treatment of cavernomas, *Chaoulsche Nahbestrahlung, Kavernom-Behandlung* 449
chemotherapy, *Chemotherapie* 316
cholecystitis, *Cholecystitis* 60
cholesterine level, *Cholesterinspiegel* 264
chondrosis, *Chondrose* 55
chorioiditis, *Chorioiditis* 345
circulation time, *Kreislaufzeit* 256
circulatory disturbance, inflammatory, *Kreislaufstörung, entzündliche* 28, 35
claudicatio intermittens, *Claudicatio intermittens* 231
climacteric metrorrhagias, *klimakterische Blutungen* 371
coccygodynia, *Coccygodynie* 126
colitis ulcerosa, *Colitis ulcerosa* 60
commotio cerebri, *Commotio cerebri* 115
complex conjunctive tumours, *komplex-conjunctive Geschwülste* 474
complications, x-ray effect of eye, *Komplikationen, Strahlenwirkung am Auge* 351
conjunctiva, diseases, *Bindehaut, Erkrankungen* 330—332
—, herpes, *Bindehaut, Herpes* 335
conjunctivitis vernalis, *Conjunctivitis vernalis* 330, 332
connective tissue, architecture, *Bindegewebe, Gewebeaufbau* 24, 25
constitutional angiomatosis, *familiäre Angiomatose* 441
contact therapy, Chaoul, cavernomas, *Nahbestrahlung, Chaoul, Kavernome* 449
— x-ray therapy, *Kontaktbestrahlung s. Nahbestrahlung* 432
— — —, see Chaoul's contact therapy, *Nahbestrahlung s. Chaoulsche Nahbestrahlung* 290, 432, 442
— — —, Chaoul, haemangioma, *Nahbestrahlung, Chaoul, Hämangiom* 432
— — —, keloid, *Nahbestrahlung, Keloid* 461
contraindications, inflammation, x-ray therapy, *Kontraindikationen, Entzündungsbestrahlung* 3, 21, 38
—, x-ray treatment, *Gegenindikationen, Strahlentherapie* 12
corium, diseases, *Lederhaut, Erkrankungen* 333—336
cornea, diseases, *Hornhaut, Erkrankungen* 333—338
~~coronar sclerosis~~, *Coronarsklerose* 242, 264
coronary thrombosis, *Coronarthrombose* 256
Cushing's disease, *Morbus Cushing* 272
cylindroma, *Cylindrome* 470
cyst, bone, aneurysmatic, *Cyste, Knochen, aneurysmatische* 486
cystopapillar tumours, goiter, *Cystopapilläre Geschwülste der Schilddrüse* 470
— —, ovarium, *Cystopapilläre Geschwülste des Ovars* 470
cysts, epithelial, *Cysten, epitheliale* 349
—, iris, *Cysten, Iris* 341

Darier-Ferrand' disease, *Morbus Darier-Ferrand* 471
decrease of acidity, *Aciditätssenkung* 287
degeneration, conjunctiva, *Degeneration, Bindehaut* 331
degenerative joint diseases, effect of different therapeutic methods, *Degenerative Gelenkerkrankungen, Wirkung verschiedener Behandlungsmethoden* 85
depression after radioiodine therapy, *Depression nach Radiojodtherapie* 175f.
dermato-fibrosarcoma, progressive, *Dermato-fibrosarcoma, progressives* 471
— —, recidivation, *Dermato-fibrosarcoma, rezidivierendes* 471
dermatomycoses, *Dermatomykosen* 41
dermoid cyst, orbita, *Dermoid, Orbita* 349
diabetes mellitus, *Diabetes mellitus* 272
diencephalon, hypophysis, x-ray therapy, *Zwischenhirn, Hypophyse, Strahlenbehandlung* 240, 272, 291
—, tumours, *Zwischenhirn, Tumoren* 470
diverticulitis, *Diverticulitis* 60
dose, gonad, x-ray therapy, *Dosis, Gonaden, Strahlentherapie* 11, 101
—, iridium^{192}-wires, *Dosis, Iridium^{192}-Drähte* 435
—, periarthritis humeroscapularis, *Dosis, Periarthritis humeroscapularis* 94
—, small, effekt, *Dosis, kleine, Wirkung* 30, 31
—, therapeutic, inflammation, *Dosis, Entzündung* 5
—, yttrium^{90}, strontium^{90}, *Dosis, Yttrium^{90}, Strontium^{90}* 444, 446
duodenal bulb deformity, *Bulbusdeformierung* 294
— ulcer, *Zwölffingerdarmgeschwür* 238, 284
dysplasia, generalized, fibrous, *Dysplasie, generalisierte, fibröse* 486

Eczema, contact, *Ekzem, Kontaktekzem* 47
—, endogenous, *Ekzem, endogenes* 47
eczematous ceratitis, *ekzematöse Keratitis* 334
electrocardiographic investigation, *elektrokardiographische Untersuchung* 254
Elliot's trepanation, *Elliotsche Trepanation* 340
encephalitis, *Encephalitis* 111
— lethargica, *Encephalitis lethargica* 111
—, luetic, *Encephalitis, luetische* 110
encephalo-myelo-radiculitis, *Encephalomyeloradiculitis* 119
exophthalmos, *Exophthalmus* 185ff.
—, malign, *Exophthalmus, maligner* 351
—, regression after radioiodine therapy, *Exophthalmus, Rückbildung nach Radiojodtherapie* 172ff.
exudation and infiltration, *Exsudation und Infiltration* 36
—, inflammatory, *Exsudation, entzündliche* 29
exudations, vitreous body, *Exsudationen, Glaskörper* 324, 347
eye, angioma, inflammation, *Auge, Angiom, Entzündung* 323
—, benign diseases, x-ray treatment, *Auge, gutartige Erkrankungen, Strahlentherapie* 323
—, central vein thrombosis, *Auge, Zentralvenenthrombose* 348
—, corneal diseases, *Auge, Hornhauterkrankungen* 333—338
eye, diseases of iris, *Auge, Erkrankungen der Iris* 341, 343
—, herpes corneae, *Auge, Herpes corneae* 335
endangitis obliterans, *Endangiitis obliterans* 112
endocrine ophthalmopathy, *endokrine Ophthalmopathie* 185—190
endometriosis, *Endometriose* 403ff.
—, radiation technique, *Endometriose, Technik der Bestrahlung* 403
—, therapeutic indication, *Endometriose, Indikation zur Therapie* 403
endometrium, tuberculosis, *Endometrium, Tuberkulose* 412
eosinophil granuloma, *eosinophiles Granulom* 55
epicondylitis humeri, *Epicondylitis humeri* 96
— radialis humeri, *Epicondylitis radialis humeri* 58
epilatory x-ray therapy, folliculitis barbae, *Epilationsbestrahlung, Folliculitis barbae* 44, 45
epilepsy, *Epilepsie* 109
—, genuine, symptomatological, *Epilepsie, genuine, symptomatische* 110
epiphysis, planotuberous angioma, *Epiphyse, planotuberöses Angiom* 443
epithelial cysts, orbita, *Epithelcysten, Orbita* 349
— dystrophias, cornea, *Epitheldystrophien, Hornhaut* 333
— tumours, *epitheliale Tumoren* 320
erysipelas, *Erysipel* 46
erysipeloid, *Erysipeloid* 46
erythema induratum Bazin, *Erythema induratum Bazin* 64
erythraemia, *Erythrämie* 502
euthyroidism, goiter, x-ray therapy, *euthyreotische Struma bei Hyperthyreose, Röntgenbestrahlung* 191
— thyroid gland, radioresection, *euthyreotische Schilddrüse, Radioresektion* 256
excision, keloid, prophylactic x-ray therapy, *Excision, Keloid, prophylaktische Nachbestrahlung* 463
—, lid diseases, *Auge, Liderkrankungen* 328—330
—, periphlebitis retinae, *Auge, Periphlebitis retinae* 348
— lid, planotuberous angioma, *Augenlid, planotuberöses Angiom* 443
—, radiation protection measures, *Auge, Strahlenschutzmaßnahmen* 355
—, rosacea-ceratitis, *Auge, Rosacea-Keratitis* 323
—, uveitis anterior, *Auge, Uveitis anterior* 343
—, vascularization of cornea, *Auge, Hornhautvascularisation* 328
—, vitreous body, haemorrhages, exudations, *Auge, Glaskörperblutungen, Exsudationen* 324, 347
—, x-ray effects, complications, *Auge, Strahlenanwendung, Komplikationen* 351
—, x-ray therapy, technique, *Auge, Bestrahlungstechnik* 324
—, zoster ophthalmicus, *Auge, Zoster ophthalmicus* 336

Face, furunculosis, *Gesicht, Furunkulose* 19, 45
fibroma, bone, *Fibrom, Knochen* 474, 486
fibrous dysplasia, bone, *fibröse Dysplasie, Knochen* 486
— ostitis, *fibröse Ostitis* 478

fistula, pre- and postoperative x-ray therapy, *Fistel, prä- und postoperative Bestrahlung* 311
—, primary, congenital anomalies, *Fistel, primäre, anlagebedingte Fehlbildungen* 310—313
—, salivary duct, x-ray therapy, *Fistel, Speichel-, Bestrahlung* 318
—, secondary, inflammation, *Fistel, sekundäre, Entzündung* 313
—, surgery, *Fistel, Operation* 312
folliculitis barbae, x-ray therapy, *Folliculitis barbae, Strahlenbehandlung* 44, 45
fontanel, planotuberous angioma, *Fontanelle, planotuberöses Angiom* 443
functional therapy, radiological, inflammation, *Funktionstherapie, radiologische, Entzündung* 3, 22—24, 39
— x-ray therapy, *funktionelle Strahlentherapie* 238
furunculosis, x-ray therapy, *Furunkulose, Strahlenbehandlung* 19, 45

Gamma-rays, ovarium, *Gamma-Strahlen, Ovarium* 380
gas-gangrene, *Gasbrand* 52
gastric ulcer, *Magengeschwür* 238, 284
gastro-enterostomy, *Gastroenterostomie* 286
gemmangioma, sex and age distribution, localization, *Gemmangiom, Geschlechts-, Altersverteilung, Lokalisation* 501
generalized fibrous dysplasia, *generalisierte fibröse Dysplasie* 486
genital actinomycosis, *Genitalaktinomykose* 414
— organs, tuberculosis, *Genitale, Tuberkulose* 64
— tuberculosis, x-ray therapy, *Genitaltuberkulose, Strahlenbehandlung* 409—413
German bone tumour register, *Deutsches Knochengeschwulst-Register* 482
giant cell sarcoma, *Riesenzellsarkom* 478
— — tumours, osteogenous sarcoma, *Riesenzelltumoren, osteogenes Sarkom* 481
— haemangiomas, *Riesenhämangiome* 454
glaucoma, *Glaukom* 345
goiter, euthyroid, *Struma, euthyreoide* 191
—, fibrous, *Struma fibrosa* 50
—, Hashimoto, *Struma, Hashimoto* 195
—, hyperthyroidism, x-ray therapy, *Struma, Hyperthyreose, Röntgenbestrahlung* 153, 191
—, lymphomatous, *Struma lymphomatosa* 195
—, malign, *Struma maligna* 50
—, radioiodine therapy, *Struma, Radiojodtherapie* 191
— of Riedel, *Struma, Riedel* 196
—, x-ray therapy, *Struma, Röntgenbestrahlung* 191
—, toxic, *Struma, toxische* 184
gonad doses, measurements, *Gonadendosen, Messungen* 11
— —, x-ray therapy of benign diseases, *Gonadendosen bei der Strahlentherapie gutartiger Erkrankungen* 101
— dosis, x-ray therapy of mastitis, *Gonadendosis, Strahlenbehandlung der Mastitis* 48
— protection, *Gonadenabdeckung* 286
gonads, x-ray therapy, babies, *Gonaden, Strahlenbehandlung, Säugling* 437
granuloma, eosinophil, *Granulom, eosinophiles* 55
—, postoperative, *Granulom, postoperatives* 331
Guillain-Barré's syndrome, *Guillain-Barré-Syndrom* 119
gynecological diseases, benign, *gynäkologische Erkrankungen, gutartige* 396
— —, inflammation, x-ray therapy, *gynäkologische Erkrankungen, Entzündung, Strahlenbehandlung* 405

Haemangio-lymphangioma, different methods of x-ray therapy, *Hämangio-Lymphangiom,* verschiedene Bestrahlungsmethoden 457, 458
haemangioma, bone, *Hämangiom, Knochen* 455
—, larynx, *Hämangiom, Larynx* 441
—, vertebral body, *Hämangiom, Wirbelkörper* 456
haemangiomas, classification, localization, *Hämangiome, Einteilung, Lokalisation* 431—440
—, x-ray therapy, *Hämangiome, Strahlenbehandlung* 442
haemorrhage, *Blutung* 292
haemorrhages, history, *Blutungen, Historisches* 363
—, non gynecological, x-ray therapy, *Blutungen,* nicht gynäkologische, Strahlenbehandlung 370
—, retina, *Blutungen, Netzhaut* 235, 324
—, vitreous body, *Blutungen, Glaskörper* 324, 347
—, Werlhof's disease, *Blutungen, Werlhofsche Erkrankung* 370
—, x-ray therapy, *Blutungen, Strahlenbehandlung* 363 .
haemostyptic effect, radiation therapy of spleen, *Blutstillung, Milzbehandlung* 368
half value depth, iridium-radium, *Halbwerttiefe, Iridium-Radium* 436
— — —, tissue, *Halbwerttiefe, Gewebe* 432
— — time, iridium^{192}, *Halbwertzeit, Iridium*^{192} 435
Hashimoto's goiter, *Hashimoto-Struma* 195
hay fever, *Heuschnupfen* 138f.
— —, results, *Heuschnupfen, Ergebnisse der* 140
— —, x-ray treatment, *Heuschnupfen, Strahlentherapie* 139f.
heart rhythm disturbances, *Herzrhythmusstörungen* 263
herpes corneae, *Herpes corneae* 335
— zoster, *Herpes zoster* 127
hidradenitis, *Hidradenitis* 43
histamine, tissue inflammation, *Histamin, Gewebsentzüdnung* 27
— bodies, *Histaminkörper* 239
history, x-ray therapy of inflammation, *Geschichtliches, Entzündungsbestrahlung* 22
—, x-ray treatment, benign diseases, *Geschichtliches, Strahlentherapie gutartiger Erkrankungen* 2
hormonal deficiency symptoms, radium therapy, *Ausfallserscheinungen, Radiumtherapie* 402
hormones, antidiuretic, *Hormone, antidiuretische* 272
hydrocephalus, x-ray therapy, *Hydrocephalus, Strahlenbehandlung* 114
hydrochloric acid secretion, *Salzsäuresekretion* 287
hydrocortison injection, *Hydrocortison-Injektion* 7
hypertension, *Hochdruck* 238, 267
hyperthyroidism, *Thyreotoxikose* 256
—, *Hyperthyreose* 144
—, etiology, pathogenesis, *Ätiologie, Pathogenese* 256

hyperthyroidism, radioiodine therapy, *Radiojodtherapie* 149
—, etiology, pathogenesis, *Hyperthyreose, Ätiologie, Pathogenese* 256
—, radioiodine therapy, *Hyperthyreose, Radiojodtherapie* 149
—, recurrence after radioiodine therapy, *Hyperthyreose, Rezidive nach Radiojodtherapie* 180
—, results, *Hyperthyreose, Ergebnisse* 147
—, x-ray therapy, *Hyperthyreose, Röntgenbestrahlung* 146
hypoparathyroidism after radioiodine therapy, *Hypoparathyreoidismus nach Radiojodtherapie* 175
hypophysis, diencephalon, x-ray therapy, *Hypophyse, Zwischenhirn, Bestrahlung* 240, 272
—, eosinophilic cell curve after x-ray therapy, *Hypophyse, Eosinophilen-Kurve nach Bestrahlung* 12
hypothyroidism, *Hypothyreose* 179
— after radioiodine therapy, *Hypothyreose nach Radiojodtherapie* 180
— after x-ray therapy, *Hypothyreose nach Röntgenbestrahlung* 149

Idiopathic neuritis, *Idiopathische Neuritis* 124
ileo-cecal tuberculosis, *Ileocoecal-Tuberkulose* 64
immunity thyroiditis, *Immunthyreoiditis* 181
impetigo contagiosa, *Impetigo contagiosa* 42
indication, γ-ray therapy, ovarium, *Indikation, γ-Bestrahlung, Ovar* 371
—, radioiodine therapy, *Indikation, Radiojodtherapie* 149
—, x-ray therapy, hemangioma, *Indikationen, Strahlenbehandlung, Hämangiom* 442
indications, inflammation, x-ray therapy, *Indikationen, Entzündungsbestrahlung* 3, 21, 38
—, x-ray treatment, *Indikationen, Strahlentherapie* 12
infiltration, inflammatory, *Infiltration, entzündliche* 29
inflammation, cartilage, bone, *Entzündung, Knorpel, Knochen* 51—55
—, causes, *Entzündung, Ursachen* 25, 26
—, cornea, *Entzündung, Cornea* 334
—, histamine, *Entzündung, Histamin* 27
—, fistulas, *Entzündung, Fisteln* 310—313
—, infiltration, *Entzündung, Infiltration* 29
—, lymphatic tissue, *Entzündung, Lymphgewebe* 62
—, pathology, pathophysiology, *Entzündung, Pathologie und Pathophysiologie* 24
—, preoperative x-ray therapy, *Entzündungsvorbestrahlung* 315
— radiological functional therapy, *Entzündung, radiologische Funktionstherapie* 22—24, 39
—, secondary tissue alterations, *Entzündung, sekundäre Gewebsalterationen* 26
—, soft tissue, *Entzündung der Weichteile* 51
—, sweet glands, *Entzündung, Schweißdrüsen* 43
—, therapeutic dose, *Entzündung, therapeutische Dosis* 5
—, tissue alterations, *Entzündung, Gewebsveränderungen* 32, 33
inflammation, x-ray therapy, gynecological diseases, *Entzündung, Bestrahlung, gynäkologische Erkrankungen* 405
— — —, indications, contraindications, *Entzündung, Bestrahlung, Indikationen, Gegenindikationen* 3, 21, 38
—, — —, pre- and postoperative, *Entzündung, Bestrahlung, prä- und postoperative* 312
inflammations, acute, chronic, *Entzündungen, akute, chronische* 19—65
—, skin, *Entzündungen, Haut* 41 ff.
inflammatory exudation, *entzündliche Exsudation* 29
injection therapy, *Injektionstherapie* 85
insufficience, suprarenal gland, *Insuffizienz, Nebenniere* 255
intercostal neuralgia, *Intercostalneuralgie* 125
intermittent claudicatio, *intermittierendes Hinken* 231
interstitial therapy, lymphangioma, *interstitielle Therapie, Lymphangiom* 457
— —, iridium^{192}, *interstitielle Therapie, Iridium^{192}* 435
intrinsic factor, *Intrinsic-Faktor* 509
iodine see radioiodine, *Jod siehe Radiojod*
— metabolism after radioiodine therapy, *Jodstoffwechsel nach Radiojodtherapie* 169 f.
iridium^{192}, dose estimation, *Iridium^{192}, Dosisbestimmung* 435
—, half value time, *Iridium^{192}, Halbwertzeit* 435
—, therapy, lymphangioma, *Iridium^{192}, Behandlung, Lymphangiom* 457
—, tissue half value depth, *Iridium^{192}, Gewebe-Halbwerttiefe* 436
—, treatment of haemangioma, *Iridium^{192}, Hämangiombehandlung* 435
iridocyclitis, *Iridocyclitis* 343
ischialgia, *Ischialgie* 124
isotopes, γ-rays, ovarium, *Isotope, γ-Strahlen, Ovar* 380
—, radioactive, gynecological haemorrhages, *Isotope, radioaktive, gynäkologische Blutungen* 377

Joint diseases, results, *Gelenkerkrankungen, Behandlungsergebnisse* 85
joints, tuberculosis, *Gelenke, Tuberkulose* 64
juvenile fibrosis bone dysplasia, *Juvenile fibröse Knochendysplasie* 486

Kasabach-Merrit's syndrome, *Kasabach-Merrit-Syndrom* 441, 454
katecholamines, *Katecholamine* 252
keloid, *Keloid* 460
—, contact therapy, *Keloid, Nahbestrahlung* 461
—, eyelid, *Keloid, Augenlid* 330
—, radium-therapy, *Keloid, Radiumtherapie* 465
—, strontium^{90}-therapy, *Keloid, Strontium^{90}-Behandlung* 462
kidney tuberculosis, *Nierentuberkulose* 64, 255
Klippel-Trenaunay's syndrome, *Klippel-Trenaunay-Syndrom* 441
kraurosis vulvae, *Kraurosis vulvae* 422

Late recurrence after of hyperthyroidism radioiodine therapy, *Spätrezidive der Hyperthyreose nach Radiojodtherapie* 180

larynx, haemangioma, *Larynx, Hämangiom* 441
—, tuberculosis, *Larynx, Tuberkulose* 64
law of Arndt-Schulz, *Regel, Arndt-Schulz* 280
— of Wilder, *Gesetz von Wilder* 239
leukaemia, polycythaemia vera, *Leukämie, Polycythaemia vera* 517
— after radioiodine therapy, *Leukämie nach Radiojodtherapie* 177
— rate, ionizing agents, *Leukämierate, ionisierende Strahlen* 103
leukocytes, inflammatory exudation, *Leukocyten, entzündliche Exsudation* 36, 37
lichen simplex, *Lichen simplex* 47
lipoma, diffusely growing, *Lipom, diffus wachsendes* 474
liquor, inflammatory alterations, *Liquorveränderungen, entzündliche* 110
liquorrhoea, *Liquorrhoe* 115
liver haemangioma, *Leberhämangiome* 441
luetic encephalitis, *luetische Encephalitis* 110
lung, tuberculosis, *Lunge, Tuberkulose* 64
lupus vulgaris, *Lupus vulgaris* 64
lymphadenitis mediastinalis, *Lymphadenitis mediastinalis* 59
lymphadenosis benigna cutis solitaria Bäverstedt, *Lymphadenosis benigna cutis solitaria Bäverstedt* 63
lymphangioma, different methods of x-ray therapy, *Lymphangiom, verschiedene Bestrahlungsmethoden* 457—458
—, iridium therapy, *Lymphangiom, Iridiumtherapie* 435
lymphatic tissue, inflammation, *Lymphgewebe, Entzündung des* 62
— —, lymphadenosis, *Lymphgewebe, Lymphadenosis benigna cutis solitaria Bäverstedt* 63
— —, lymphogranuloma inguinale, *Lymphgewebe, Lymphogranuloma inguinale* 62
— —, x-ray therapy, *lymphatisches Gewebe, Bestrahlung* 367
— vessels, tissue architecture, *Lymphgefäße, Gewebeaufbau* 25
lymphogranuloma inguinale, *Lymphogranuloma inguinale* 62
lymphoma, conjunctiva, *Lymphom, Bindehaut* 331
—, orbita, *Lymphom, Orbita* 349
lymphomas, tuberculous, *Lymphome, tuberkulöse* 63

Malign exophthalmos, *maligner Exophthalmus* 351
Manchester method, *Manchester-Methode* 9
mastitis, *Mastitis* 48, 406ff.
—, gonad dosis, *Mastitis, Gonadendosis* 48
—, milk production, *Mastitis, Milchproduktion* 48
— puerperalis, *Mastitis puerperalis* 48
— tuberculosa, *Mastitis tuberculosa* 64
mastodynia, mastopathy, *Mastodynie und Mastopathie* 48, 420
mediastinum, haemangioma, *Mediastinum, Hämangiom* 441
—, lymphadenitis, *Mediastinum, Lymphadenitis* 59
meningitis, *Meningitis* 111
mesenchyma, tissue architecture, *Mesenchym, Gewebeaufbau* 25
mesenchymal tumours, diencephalon, *mesenchymale Tumoren, Zwischenhirn* 470
mesenterium, tuberculosis, *Mesenterium, Tuberkulose* 64
metabolism, radioiodine, *Stoffwechsel, Radiojod* 169
methimazol, *Methimazol* 259
metrorrhagies, *gynäkologische Blutungen* 370, 386
—, preclimacteric, climacteric, *Blutungen, präklimakterische, klimakterische* 371
migraine, *Migräne* 113
Mikulicz' disease, *Mikuliczsche Erkrankung* 350
— syndrome, *Mikulicz-Syndrom* 49
minimal dose therapy, *Kleinstdosen-Therapie* 3
mixed tumours of salivary gland, *Mischgeschwülste der Speicheldrüsen* 470
mucous membrane, x-ray treatment, gynecological haemorrhages, *Schleimhaut, Bestrahlung, gynäkologische Blutungen* 377
myleran, therapy, polycythaemia, *Myleran, Behandlung, Polycythämie* 507
myocardial hypoxia, *Myokardhypoxie* 252
— infarction, *Myokardinfarkt* 242, 250
— insufficiency, *Herzinsuffizienz* 238, 242, 250
myoma, x-ray treatment, *Myom, Strahlenbehandlung* 396
myositis ossificans circumscripta, *Myositis ossificans circumscripta* 58
myxedema, *Myxödem* 256
myxoma, *Myxom* 474

Naevus flammeus, *Naevus flammeus* 440, 451
— —, x-ray therapy, *Naevus flammeus, Strahlenbehandlung* 452
nail trichophytia, *Nageltrichophytie* 41
neck fistula, tuberculous, x-ray therapy, *Halsfistel, tuberkulöse, Strahlenbehandlung* 316
neoplasma, x-ray induced, *Neoplasma, strahleninduziert* 386
nephritis, *Nephritis* 238, 280
nephrosis, *Nephrose* 280
nerve endings of skin, *Nervenendigungen in der Haut* 240
neuralgia, facial nerve, *Neuralgie des N. facialis* 117
—, glossopharyngic nerve, *Neuralgie des N. glossopharyngeus* 117
— spermatica, *Neuralgia spermatica* 126
N. opticus, neuritis 115, 349
neuritis nervi optici, *Neuritis nervi optici* 115, 349
neurodermatitis, *Neurodermatitis* 47
neuroregulatory theory, *neuro-regulatorische Theorie* 5
nobium, radioactive, *Nobium, radioaktives* 510
nomenclature, x-ray therapy, *Nomenklatur, Strahlentherapie* 3
noradrenaline, *Noradrenalin* 252
nose, furunculosis, *Nase, Furunkulose* 45

Obliterative vascular diseases, *obliterierende Gefäßerkrankungen* 112, 229
occipital neuralgia, *Occipitalneuralgie* 124
oliguria, *Oligurie* 238, 280
onychomycosis trichophytica, *Onychomycosis trichophytica* 41, 42

ophthalmia, sympathetic, *Ophthalmie, sympathische* 345
ophthalmopathy, endocrine, *Ophthalmopathie, endokrine* 185—190
orbita, diseases, *Orbita, Erkrankungen* 349—351
osteochondrosis, *Osteochondrosis* 55
— cervicalis, clinical symptoms, *Osteochondrosis cervicalis, Klinik* 86
— —, different therapeutic methods, *Osteochondrosis cervicalis, verschiedene Behandlungsmethoden* 89
— —, x-ray therapy, *Osteochondrosis cervicalis, Röntgenbestrahlung* 87
— dorsi, *Osteochondrosis dorsi* 86
osteoclastoma, *Osteoklastom* 477
osteogenous sarcoma, x-ray effect, *osteogenes Sarkom, Strahlenwirkung* 481
osteomyelitis, *Osteomyelitis* 54
—, acute, chronic, *Osteomyelitis, akute, chronische* 54
osteomyelosclerosis, polycythaemia, *Osteomyelosklerose, Polycythämie* 517
osteoporosis dorsi, painful, presenile, x-ray therapy, *Osteoporosis dorsi, schmerzhafte, präsenile, Röntgentherapie* 100
ostitis deformans Paget, *Ostitis deformans Paget* 55
— fibrosa, *Ostitis fibrosa* 478
otitis media, acute, chronic, *Otitis media, akute, chronische* 61
ovarial insufficiency, *Ovarialinsuffizienz* 417
ovarium, cystopapillar tumours, *Ovar, cystopapilläre Tumoren* 470
—, hormonal deficiency symptoms after x-ray therapy, *Ovar, Ausfallserscheinungen nach Strahlenbehandlung* 411
—, x-ray therapy, *Ovar, Röntgenbestrahlung* 269, 381

Pachymeningitis cervicalis hypertrophicans, *Pachymeningitis cervicalis hypertrophicans* 119
Paget' ostitis deformans, *Paget, Ostitis deformans* 55
pain, x-ray therapy, *Schmerz, Strahlenbehandlung* 3, 76, 96
panaritium, *Panaritium* 53
—, osseous, *Panaritium, ossale* 19
pancreatitis, acute, chronic, *Pankreatitis, akute, chronische* 50
papilloma, eyelid, *Papillom, Augenlid* 329
paradoxical x-ray reaction, *Paradoxe Strahlenreaktion* 484
paralysis, progressive, *Paralyse, progressive* 110
—, spastic spinal, *Paralyse, spastische Spinal—* 123
parametritis, *Parametritis* 62, 408
paranasal sinus, *Nasennebenhöhle* 61
parasympathetic stimulation, *Parasympathicusreizung* 270
paronychia, *Paronychie* 42
parotitis, epidemica, *Parotitis epidemica* 49
— postoperative, *Parotitis postoperative* 19
parulis, *Parulis* 61
Paterson and Parker, radium dose register, *Paterson und Parker, Radiumdosierung* 435
penis, planotuberous angioma, *Penis, planotuberöses Angiom* 443
periarthritis humeroscapularis, different therapeutic methods, *Periarthritis humeroscapularis, verschiedene Behandlungsmethoden* 95
periarthritis humeroscapularis, dose, radiation technique, *Periarthritis humeroscapularis, Dosierung und Bestrahlungstechnik* 94
— —, x-ray therapy, *Periarthritis humeroscapularis, Strahlentherapie* 92
perichondrosis, *Perichondrosis* 55
periduodenitis, *Periduodenitis* 294
periodontitis, *Periodontis* 61
periostoses, painful, x-ray therapy, *Periostosen, schmerzhafte, Strahlenbehandlung* 96
periphlebitis retinae, *Periphlebitis retinae* 348
peritendinitis calcarea, *Peritendinitis calcarea* 58, 92
peritoneal tuberculosis, x-ray therapy, *Peritonealtuberkulose, Strahlenbehandlung* 412
peritonitis, *Peritonitis* 60
phagocytosis, *Phagocytose* 36
phantom pain, *Phantomschmerz* 126
phlegmon, *Phlegmone* 51
—, orbita, *Phlegmone, Orbita* 351
—, tendon-sheath, *Phlegmone, Sehnenscheiden* 51
—, V-phlegmon, *Phlegmone, V-Phlegmone* 51
phosphorus, radioactive, *Phosphor, radioaktiver* 3
phrenic nerve neuralgia, *Phrenicusneuralgie* 125
Pick-Alzheimer's brain atrophy, *Pick-Alzheimersche Hirnatrophie* 113
planotuberous angiomas, different localizations, *planotuberöse Angiome, verschiedene Lokalisationen* 443
pleuritis, exsudativa, sicca, *Pleuritis, exsudativa, sicca* 59
plexus cardiacus, *Plexus cardiacus* 240
— coeliacus, *Plexus coeliacus* 240
pneumonitis, *Pneumonie* 59
poliomyelitis, *Poliomyelitis* 120, 230
polyarthritis, *Polyarthritis* 56
polycythaemia, ray induced leukaemia, *Polycythämie, strahleninduzierte Leukämie* 517
— rubra vera, *Polycythaemia rubra vera* 502—510
portio uteri, tuberculosis, *Portio-Tuberkulose* 413
postoperative granuloma, *postoperatives Granulom* 331
— parotitis, *postoperative Parotitis* 19
— x-ray therapy, fistulas, *postoperative Strahlenbehandlung, Fisteln*
— — —, gynecological diseases, *postoperative Strahlenbehandlung, gynäkologische Erkrankungen* 405
— — —, keloid excision, *postoperative Strahlenbehandlung, Keloidexcision* 463
preclimacteric metrorrhagias, *präklimakterische Blutungen* 371
preoperative x-ray therapy, fistulas, *präoperative Strahlenbehandlung, Fisteln* 311
— — —, inflammation, *präoperative Strahlenbehandlung, Entzündung* 312
— — —, inflammation, *Vorbestrahlung, Entzündung* 315
presenile osteoporosis, x-ray therapy, *präsenile Osteoporose, Strahlenbehandlung* 100
pressor hormones, *Pressorhormone* 272
progressive paralysis, *progressive Paralyse* 110
proliferation, *Proliferation* 30
—, x-ray effect, *Proliferation, Strahlenwirkung* 38
propylthiouracil, *Propylthiouracil* 259

prostatitis, *Prostatitis* 62
protein body therapy, *Proteinkörpertherapie* 286
pruritus vulvae et ani, *Pruritis vulvae et ani* 422
pseudotumours, orbita, *Pseudotumoren, Orbita* 350
psychosis after radioiodine therapy, *Psychose nach Radiojodtherapie* 175
pulpitis dentium, *Pulpitis dentium* 61
pyodermias, *Pyodermien* 47

Radiation effect, acid-base-balance, *Strahlenwirkung auf das Säure-Basengleichgewicht* 76
— protection measures for the eye, *Strahlenschutzmaßnahmen für das Auge* 355
— quality, *Strahlenqualität* 16
— sickness, *Strahlenkater* 290
— technique, endometriosis, *Bestrahlungstechnik, Endometriose* 403
— —, periarthritis humeroscapularis, *Bestrahlungstechnik, Periarthritis humeroscapularis* 94
— —, spleen, *Bestrahlungstechnik, Milz* 370
— therapy, arthrosis deformans, *Strahlentherapie, Arthrosis deformans* 75
— —, asthma bronchiale, *Strahlentherapie, Asthma bronchiale* 133
radioactive isotopes, gynecological haemorrhages, *radioaktive Isotopen, gynäkologische Blutungen* 377
radiobiology, fundamentals, *Strahlenbiologie, Grundlagen* 4
radioiodine decay, *Radiojodzerfall* 151
— test, *Radiojodtest* 259
— therapy, exophthalmos, regression, *Radiojodtherapie, Exophthamlus, Rückbildung* 172
— —, hypoparathyroidism after, *Radiojodtherapie, Hypoparathyreoidismus nach* 175
— —, hypothyroidism after, *Radiojodtherapie, Hypothyreose nach* 180
— —, leukaemia after, *Radiojodtherapie, Leukämie nach* 177
— —, psychosis after, *Radiojodtherapie, Psychose nach* 175
— —, recurrence ,hyperthyroidism, *Radiojodtherapie, Rezidive, Hyperthyreose* 180
— —, thyroid carcinima after, *Radiojodtherapie, Schilddrüsencarcinom nach* 178, 179
radioiridium, therapy, *Radioiridium, Therapie* 435, 436
radiological functional therapy, inflammation, *radiologische Funktionstherapie, Entzündung* 22—24, 39
— technique, eye, *Bestrahlungstechnik, Auge* 41, 324
radionobium, *Radionobium* 510
radiophosphorus, *Radiophosphor* 3, 511
—, applicator, *Radiophosphor, Applikator* 512
—, splenomegaly, *Radiophosphor, Milztumor* 616
—, therapy, polycythaemia, *Radiophosphor, Therapie, Polycythämie* 506
radiotantalum, treatment of hemangioma, *Radiotantal, Therapie des Hämangioms* 442
— therapy, haemangioma, lymphangioma, *Radiotantaltherapie, Hämangiom, Lymphangiom* 457
radioyttrium, therapy of naevus flammeus, *Radioyttrium, Behandlung des Naevus flammeus* 452
radiozirkonium, *Radiozirkonium* 510
radium, β-rays, gynecological heamorrhages, *Radium, β-Strahlen, gynäkologische Blutungen* 379
—, dose register of Paterson and Barker, *Radiumdosierungstabellen von Paterson und Parker* 435
—, iridium, tissue half value depth, *Radium, Iridium, Gewebehalbwerttiefe* 436
—, keloid therapy, *Radium, Keloidbehandlung* 465
—, therapy, haemangioma, *Radium, Therapie, Hämangiom* 433, 437
— —, hormonal deficiency symptoms, *Radiumtherapie, Ausfallserscheinungen* 402
Raynaud's disease, *Raunaudsche Erkrankung* 230
v. Rechlingkausen's disease, *v. Recklinghausensche Krankheit* 486
recurrence, hyperthyroidism after radioactive therapy, *Rezidive, Hyperthyreose nach Radiojodtherapie* 180
recurrent ulcers, *Rezidivulcera* 295
regional circulatory disturbances, *Durchblutungsstörungen* 229
resorptive granuloam, *resorptive Granulome* 478
retina, periphlebitis, *Retina, Periphlebitis* 348
— vein thromboses, *Netzhautvenenthrombosen* 235
retinal haemorrhages 235, 324, *Netzhautblutungen*
retinopathia diabetica, *Retinopathia diabetica* 348
rhinitis vasomotorica, *Rhinitis vasomotorica* 139
Riedel's goiter, *Riedel-Struma* 196
rise of acidity, *Aciditätsvermehrung* 287
roentgen ray therapy, deficiency symptoms, *Röntgenbestrahlung, Ausfallserscheinungen* 402
— therapy see x-ray therapy.
rosacea ceratitis, *Rosaceakeraittis* 334

Salivary duct, fistula, x-ray therapy, *Speichelfistelbestrahlung* 318
— glands, mixed tumours, *Speicheldrüsen, Mischgeschwülste* 470
— —, temporary functional interruption, *Speicheldrüsen, temporäre Funktionsausschaltung* 314
sarcoma, giant cell-, *Sarkom, Riesenzell-* 478
—, osteogenous, after x-ray therapy, *Sarkom, osteogenes, nach Röntgenbestrahlung* 481
sarcome osteolytique à cellules géantes, *Sarcome osteolytique a cellules geantes* 484
scar, keloid, x-ray therapy, *Narbe, Keloid, Strahlenbehandlung* 460—465
—, x-ray effect, *Narbe, Strahlenwirkung* 30, 38
scleritis, *Skleritis* 339
scrofuloderma, *Scrofuloderm* 64
Sgalitzer's whole body x-ray therapy, *Sgalitzer, Ganzkörperbestrahlung, Polycythämie* 509
short waves, *Kurzwellen* 7
sinus caroticus, radiation therapy, *Sinus caroticus, Bestrahlung* 276
sinusitis, *Sinusitis* 61
skin, benign lymphadenosis of Bäverstedt, *Haut, benigne Lymphadenose Bäverstedt* 63
—, nerve endings, *Haut, Nervenendigungen* 240
—, tuberculosis, *Haut, Tuberkulose* 64
small intestine tumours, *Dünndarmtumor* 60
smoked iridium^{192} wire, *Spickung, Iridium^{192}-Draht* 435, 458
soft ray apparatus, *Weichstrahlgeräte* 432

soft ray therapy, haemangioma, *Weichstrahltherapie, Hämangiom* 442
— — —, naevus flammeus, *Weichstrahltherapie, Naevus flammeus* 452
— tissue, inflammation, *Weichteile, Entzündung* 51
— x-rays, planotuberous angioma, *Weiche Röntgenstrahlen, planotuberöses Angiom* 443
solitary giant cell tumours of bone, *Solitäre Riesenzelltumoren des Knochens* 477
spastic spinal paralysis, *Spastische Spinalparalyse* 125
spleen, x-ray therapy, *Milz, Strahlenbehandlung* 370
splenomegaly, *Milztumor* 616
spondylarthritis ankylopoetica, *Spondylarthritis ankylopoetica* 56
spontaneous regression, keloid, *Spontanrückbildung, Keloid* 461
sporotrichosis, *Sporotrichose* 42
staphylodermia, *Staphylodermie* 45
stellate ganglion, *Ganglion stellare* 244
sterilization by x-rays, temporary sterilization, *Sterilisierung durch Strahlen, temporäre Sterilisation* 405
stimulation, parasympathetic nerve, *Reizung, Parasympathicus* 270
stress, *Stress* 30
strontium and yttrium therapy, *Strontium- und Yttriumtherapie* 437
— —, strontium^{90} derma discs measurement, *Strontium- und Yttriumtherapie, Strontium^{90}-Dermaplatten, Messungen* 446
strontium^{89}, therapy, polycythemia, *Strontium^{89}, Behandlung, Polycythämie* 510
strontium^{90}, dose, *Strontium^{90}, Dosis* 444, 446
—, keloid therapy, *Strontium^{90}, Keloidbehandlung* 462
—, planotuberous angioma, *Strontium^{90}, planotuberöses Angiom* 443
—, therapy of naevus flammeus, *Strontium^{90}, Behandlung des Naevus flammeus* 452
—, treatment of haemangioma, *Strontium, Behandlung des Hämangioms* 442
Strümpell-Marie-Bechterew's disease, *Strümpell-Marie-Bechterewsche Krankheit* 56
styloiditis radii, *Styloiditis radii* 97
Sudeck' syndrome, x-ray therapy, *Sudeck-Syndrom, Röntgentherapie* 98
suprarenal gland, insufficiency, *Nebenniereninsuffizienz* 255
— —, eosinophil cell curve after, x-ray therapy, *Nebenniere, Eosinophilen-Kurve nach Bestrahlung* 12
— —, relation to vascular diseases, *Nebenniere, Beziehung zu den Gefäßerkrankungen* 229
— —, tuberculosis, *Nebennierentuberkulose* 255
— —, x-ray therapy, *Nebennierenbestrahlung* 251, 268
surgery, genital tuberculosis, *Operation, Genitaltuberkulose* 411
sweet glands, abscess, *Schweißdrüsen, Abszess* 19
— —, inflammation, *Schweißdrüsen, Entzündung* 43
sycosis, simplex, non parasitaria, *Sykosis, simplex, non parasitaria* 45
sympathetic chain, *Grenzstrang* 240
— —, ganglia, *Grenzstrangganglien* 232
— —, x-ray therapy, *Grenzstrangbestrahlung* 241
sympathetic nerve, *Nervus sympathicus* 238
— nervous system, x-ray therapy, *Sympathicusbestrahlung* 244
— ophthalmia, *Sympathische Ophthalmie* 345
sympathicotonia, *Sympathicotonie* 244, 286
synapsis, *Synapse* 240
syndrome, of Guillain-Barré, *Syndrom, Guillain-Barré* 119
—, Kasabach-Merrit, *Syndrom, Kasabach-Merrit* 441, 454
—, Klippel-Trenaunay, *Syndrom, Klippel-Trenaunay* 441
—, of Mikulicz, *Syndrom, Mikulicz* 49
—, of Sudeck, *Syndrom, Sudeck* 98
syringomyelia, *Syringomyelie* 121

Tabes dorsalis, *Tabes dorsalis* 119
tachycardia, paroxysmal, *Tachykardie, paroxysmale* 260
tantalum, radioactive, treatment of haemangioma, *Tantal, radioaktives, Behandlung des Hämangioms* 433, 442
tantalum^{182}, smoked wire, *Tantal, Drahtspickung* 458
technique, general, *Methodik, allgemeine* 14
— see radiation technique, *Technik s. Bestrahlungstechnik*
teleangiectasia, conjunctiva, *Teleangiektasie, Bindehaut* 331
tendinitis, *Tendinitis* 58
tendon sheath, phlegmon, *Sehnenscheide, Phlegmone* 51
tendosynovitis, *Sehnenscheidenentzündung* 51
tendovaginitis, *Tendovaginitis* 58
theory, cellular-fermentative, *Theorie, cellulär-fermentative* 5
—, neuroregulatory, *Theorie, neuro-regulatorische* 5
—, x-ray effect, *Theorie, Strahlenwirkung* 30, 31
therapeutic results, classification, *Behandlungsergebnisse, Einteilungsschema* 77
thiouracil therapy, *Thiourycilbehandlung* 257
thorium-x lac, treatment of haemangioma 432, 443 *Thorium-X, Lack, Hämangiombehandlung* 432, 443
—, therapy of naevus flammeus, *Thorium-X, Behandlung des Naevus flammeus* 452
—, —, polycythaemia, *Thorium-X, Behandlung, Polycythämie* 510
thrombangiitis, *Thrombangiitis* 230
thrombocytes, blood clotting, *Thrombocyten, Blutgerinnung* 369
thrombophlebitis, *Thrombophlebitis* 233—235
thymus hyperplasia, *Thymushyperplasie* 50
thyroid gland, carcinoma after radioiodine therapy, *Schilddrüse, Carcinom nach Radiojodtherapie* 179
— —, cystopapillar tumours, *Schilddrüse, cysto-Tumoren* 470
— —, diseases, *Schilddrüse, Erkrankungen* 144—160
— —, function, *Schilddrüsenfunktion* 256
— —, haemorrhages, *Schilddrüsenblutungen* 260
— —, hormones, *Schilddrüsenhormon* 252, 257
— —, hyperthyroidism, *Schilddrüse, Hyperthyreose* 144
— —, hypofunction, *Schilddrüsenunterfunktion* 265
— —, weight, *Schilddrüse, Gewiccht* 160
thyroidectomy, *Thyreoidektomie* 256

thyroiditis, *Thyreoiditis* 50, 193—195, 259
—, immunity, *Thyreoiditis, Immun-* 181
tissue alterations, inflammation, *Gewebsalterationen, Entzündung* 26
—, alterations, x-ray effect, *Gewebe, Veränderungen, Strahlenwirkung* 38
— architecture, *Gewebsaufbau* 24, 25
— half value depth, *Gewebehalbwerttiefe* 432
— — — —, iridium-radium, *Gewebehalbwerttiefe, Iridium-Radium* 436
tonsillectomy, *Tonsillektomie* 50
tonsillitis, *Tonsillitis* 50
trachoma, *Trachom* 331
treatment, gynecological haemorrhages, *Behandlung, gynäkologische Blutungen* 377
trepanation, Elliot, *Trepanation, Elliot* 340
trichophytia, nail, *Trichophytie, Nagel* 41
— profunda, *Trichophytia profunda* 42
— —, epilation, *Trichophytia profunda, Epilation* 42
triethylene, therapy, polycythaemia, *Triäthylen, Behandlung, Polycythämie* 507
trigeminus neuralgia, *Trigeminusneuralgie* 115
tuberculosis, different localizations, x-ray therapy, *Tuberkulose, verschiedene Lokalisationen, Strahlenbehandlung* 64
—, genital organs, x-ray therapy, *Tuberkulose, Genitalorgane, Strahlenbehandlung* 409—413
—, kidney, *Tuberkulose, Niere* 255
—, suprarenal gland, *Tuberkulose, Nebenniere* 255
tuberculous ceratitis, *Tuberkulöse Keratitis* 337
— nack fistula, x-ray therapy, *Tuberkulose, Halsfisteln, Röntgenbestrahlung der* 316
tuberous angioma, eye lid, *Tuberöses Angiom, Augenlid* 329
— sclerosis, *Tuberöse Sklerose* 123
tumeur à myéloplaxes, *Tumeur à myéloplaxes* 477
tumour, giant cell-, after x-ray therapy, *Tumor, Riesenzell-, nach Strahlentherapie* 481
—, x-ray induced, *Tumor, strahleninduziert* 386
tumours, conjunctiva, *Tumoren, Bindehaut* 332
—, cystopapillar, ovarium, *Tumoren, cystopapilläre, Ovar* 470
—, epithelial, *Tumoren, epitheliale* 320
—, small intestine, *Tumoren, Dünndarm* 60
—, urinary bladder, *Tumoren, Harnblase* 470

Ulcer corneal, *Ulcus corneae* 292, 336
— peptic, *Ulcus pepticum* 284, 292
ureterolith, *Ureterstein* 60
urethan, therapy, polycythaemia, *Urethan, Behandlung, Polycythämie* 507
urinary apparatus, x-ray treatment, *Harnapparat, Strahlenbehandlung* 60
— bladder, tuberculosis, *Harnblase, Tuberkulose* 64
— —, villous tumours, *Harnblase, zottige Gewächse* 470
urolith diseases, *Harnsteinleiden* 280
uveal diseases, *Uvea, Erkrankungen der* 343
uveitis anterior, *Uveitis anterior* 343

Vaginal and vulvar tuberculosis, *Scheiden- und Vulva-Tuberkulose* 413
vagotony, *Vagotonus* 286
vagus stimulation, *Vagusreizung* 270
Vaquez-Osler, polycythaemia vera, *Vaquez-Osler, Polycythaemia vera* 502—510
varices, *Varicen* 233
varicophlebitis, *Varicophlebitis* 233
vascular diseases, *Gefäßerkrankungen* 112, 229
— —, obliterative, *Gefäßerkrankungen, obliterierende* 229
vascularization, cornea, *Vaskularisation, Hornhaut* 338
vasomotor centre, *Vasomotorenzentrum* 273
vegetative nervous system, *Vegetatives Nervensystem* 238
vertebral body, haemangioma, *Wirbelkörperhämangiome* 456
vitreous body, haemorrhages, exudations, *Glaskörper, Blutungen und Exsudationen* 324, 347
vulva, planotuberous angioma, *Vulva, planotuberöses Angiom* 443
—, pruritus, *Vulva, Pruritus* 422

Werlhof's disease, *Werlhofsche Erkrankung* 370
whole body x-ray therapy, polycythaemia, *Ganzkörperbestrahlung, Polycythämie* 509
Wilder's law, *Wilder, Gesetz* 239
v. Winiwarter-Buerger's disease, *v. Winiwarter-Buergers, Erkrankung* 112
wire, smoked, iridium^{192}, *Drahtspickung, Iridium*^{192} 435, 458

Xanthelasma, eyelid, *Xanthelasma, Augenlid* 330
x-ray effect, metrorrhagies, *Strahlenwirkung, gynäkologische Blutungen* 386
— —, diffusion theory, *Strahleneffekt* 31
— —, direct and indirect, *Strahleneffekt, direkte und indirekte Strahlenwirkung* 31
— —, of small doses, *Strahleneffekt kleiner Dosen* 30
— —, tissue alterations, *Strahlenwirkung, Gewebeveränderungen* 38
— effects of eye, complications, *Strahlenanwendung am Auge, Komplikationen* 351
— lesions, treatment of haemangioma, *Strahlenschädigungen, Hämangiombehandlung* 437
— reaction, paradoxical, *Strahlenreaktion, paradoxe* 484
— stimulation therapy, *Röntgenreizbehandlung* 3
— therapy, actinomycosis, *Strahlenbehandlung, Aktinomykose* 414
— —, arthrosis deformans, dose, *Bestrahlung der Arthrosis deformans, Dosierung* 82
— —, Bechterew's disease, *Strahlenbehandlung, Bechterewsche Erkrankung* 56
— —, castration, *Strahlenbehandlung, Kastration* 62
— —, cavernomas, *Röntgentherapie, Kavernome* 447—449
— —, endocrine ophthalmopathy, *Strahlenbehandlung, endokrine Ophthalmopatnie* 189
— —, fistulas, *Strahlenbehandlung, Fisteln* 310—313
— —, folliculitis barbae, *Strahlenbehandlung, Folliculitis barbae* 44, 45
— —, functional, *Strahlentherapie, funktionelle* 238
— —, fundamentals, *Strahlenbehandlung, Grundlagen* 398
— —, furunculosis, *Strahlenbehandlung, Furunkulose* 45

x-ray effect, genital tuberculosis, *Strahlenbehandlung, Genitaltuberkulose* 409—413
— —, goiter, hyperthyreosis, *Strahlenbehandlung, Struma, Hyperthyreose* 191
— —, gonad dose, *Strahlenbehandlung, Gonadendosen* 11, 101
— —, gonads, baby, *Strahlenbehandlung, Gonaden, Säugling* 437
— —, hay fever, *Strahlenbehandlung, Heuschnupfen* 138—140
— —, hemangioma, *Strahlenbehandlung, Hämangiom* 442
— —, hydrocephalus, *Strahlenbehandlung, Hydrocephalus* 114
— —, hypophysis, curve of cosinophilic cells, *Strahlenbehandlung, Hypophyse, Eosinophilenkurve* 12
— —, hypophysis — diencephalon, *Strahlenbehandlung, Hypophyse — Zwischenhirn* 240, 272
— —, inflammation, gynecological diseases, *Strahlenbehandlung, Entzündung, gynäkologische Erkrankungen* 405
— —, iridium^{192}, *Strahlenbehandlung, Iridium*^{192} 435, 436
— —, mechanism, *Bestrahlung, Mechanismus* 365
— —, metrorrhagias, *Strahlenbehandlung, Gynäkologische Blutungen* 370
— —, with minimal doses, *Strahlenbehandlung mit Kleinstdosen* 3
— —, naevus flammeus, *Strahlenbehandlung, Naevus flammeus* 452
— —, non gynecological haemorrhages, *Strahlenbehandlung,* nicht gynäkologische Blutungen 370
— —, osteochondrosis cervicalis, *Strahlenbehandlung, Osteochondrosis cervicalis* 87
— —, osteogenous sarcoma after, *Strahlenbehandlung, osteogenes Sarkom nach* 481
— —, osteomyelitis, *Strahlenbehandlung, Osteomyelitis* 54
— —, otitis media, *Strahlenbehandlung, Otitis media* 61
— —, pain, *Strahlenbehandlung, Schmerz* 3, 76, 96
— —, painful periostoses, *Strahlenbehandlung,* schmerzhafte Periostosen 96
— —, pancreatitis, *Strahlenbehandlung, Pankreatitis* 50
— —, periarthritis humeroscapularis, *Strahlenbehandlung, Periarthritis humeroscapularis* 92
— —, periodontitis, *Strahlenbehandlung, Periodonditis* 61
x-ray effect, peritonitis, *Strahlenbehandlung, Peritonitis* 60
— —, phantom pain, *Strahlenbehandlung, Phantomschmerz* 126
— —, presenile osteoporosis, *Strahlenbehandlung, präsenile Osteoporose* 100
— —, radioiodine, *Strahlenbehandlung, Radiojod* 169
— —, spleen, *Strahlenbehandlung, Milz* 370
— —, Sudeck's syndrome, *Strahlenbehandlung,* Sudecksches Syndrom 98
— —, suprarenal gland, *Strahlenbehandlung, Nebenniere* 251, 268
— —, sympathetic chain, *Strahlenbehandlung, Grenzstrang* 241
— —, — nervous system, *Strahlenbehandlung, Sympathicus* 244
— —, tuberculous neck fistula, *Strahlenbehandlung, tuberkulöse Halsfistel* 316
— treatment, benign diseases, *Strahlentherapie,* gutartige Erkrankungen 1—17
— —, hypothyroidism after hyperthyroidism, *Strahlenbehandlung, Hypothyreose nach Hyperthyreose* 149
— —, mastitis, *Strahlenbehandlung, Mastitis* 48, 406
— —, myoma, *Strahlenbehandlung, Myom* 396
— —, parotitis, *Strahlenbehandlung, Parotitis* 19, 49
— —, peritendinitis, *Strahlenbehandlung, Peritendinitis* 58, 92
— —, prostatitis, *Strahlenbehandlung, Prostatitis* 62
— —, urinary apparatus, *Strahlenbehandlung, Harnapparat* 60
x-rays, cancerogenous effect, *Röntgenstrahlen, cancerogener Effekt* 102
—, treatment of haemangioma, *Röntgenstrahlen, Hämangiombehandlung* 432

Yttrium^{90}, dose, *Yttrium*^{90}, *Dosis* 444, 446
—, planotuberous angioma, *Yttrium*^{90}, *planotuberöses Angiom* 443
—, therapy of naevus flammeus, *Yttrium*^{90}, *Behandlung des Naevus flammeus* 452
—, —, polycythaemia, *Yttrium*^{90}, *Behandlung, Polycythämie* 510
—, tissue half value layer, *Yttrium*^{90}, *Gewebshalbwerttiefe* 432
—, treatment of hemangioma, *Yttrium*^{90}, *Behandlung des Hämangioms* 433, 442

Zirkonium, radioactive, *Zirkonium, radioaktives* 510
zoster ophthalmicus, *Zoster ophthalmicus* 336

GPSR Compliance

The European Union's (EU) General Product Safety Regulation (GPSR) is a set of rules that requires consumer products to be safe and our obligations to ensure this.

If you have any concerns about our products, you can contact us on ProductSafety@springernature.com

In case Publisher is established outside the EU, the EU authorized representative is:

Springer Nature Customer Service Center GmbH
Europaplatz 3
69115 Heidelberg, Germany

Batch number: 10692513

Printed by Printforce, the Netherlands